Surgery of the Hand

手外科学

第 3 版

主 编 王澍寰

编著者（以姓氏笔画为序）

王树锋　王澍寰　韦加宁　田　文　田光磊　苏彦农

李　淳　李庆泰　杨　亭　杨克非　沈祖尧　张友乐

张长清　陆廷仁　金鸣苍　赵俊会　胡　溱　常万绅

人民卫生出版社

图书在版编目(CIP)数据

手外科学/王澍寰主编. —3 版. —北京:人民卫生
出版社,2011.12
　ISBN 978 - 7 - 117 - 14574 - 9

　Ⅰ.①手…　Ⅱ.①王…　Ⅲ.①手-外科手术
Ⅳ.①R658.2

中国版本图书馆 CIP 数据核字(2011)第 124994 号

| 人卫社官网 | www. pmph. com | 出版物查询,在线购书 |
| 人卫医学网 | www. ipmph. com | 医学考试辅导,医学数据库服务,医学教育资源,大众健康资讯 |

手 外 科 学
第 3 版

主　　编:王澍寰
出版发行:人民卫生出版社(中继线 010-59780011)
地　　址:北京市朝阳区潘家园南里 19 号
邮　　编:100021
E - mail:pmph @ pmph. com
购书热线:010-59787592　010-59787584　010-65264830
印　　刷:人卫印务(北京)有限公司
经　　销:新华书店
开　　本:889×1194　1/16　印张:52
字　　数:1683 千字
版　　次:1978 年 2 月第 1 版　　2021 年 5 月第 3 版第 18 次印刷
标准书号:ISBN 978-7-117-14574-9/R·14575
定　　价:299.00 元

打击盗版举报电话:010-59787491　E-mail:WQ @ pmph. com
(凡属印装质量问题请与本社市场营销中心联系退换)

王澍寰 1924 年生于北京,1950 年毕业于北京大学医学院医学系。历任北京人民医院外科住院医师,骨科主治医师,北京积水潭医院创伤骨科主治医师,副主任,手外科主任、主任医师,创伤骨科研究所副所长、研究员,北京医科大学第四临床医学院副教授、教授,北京积水潭医院院长、名誉院长,中国工程院院士。

曾担任中华医学会骨科学会主任委员。中华医学会骨科学会手外科学组组长,中华医学会手外科学会主任委员、名誉主任委员。《中华外科杂志》副总编辑,《中华骨科杂志》编委会常委,《中华手外科杂志》总编辑、名誉总编辑。中国医学基金会理事。

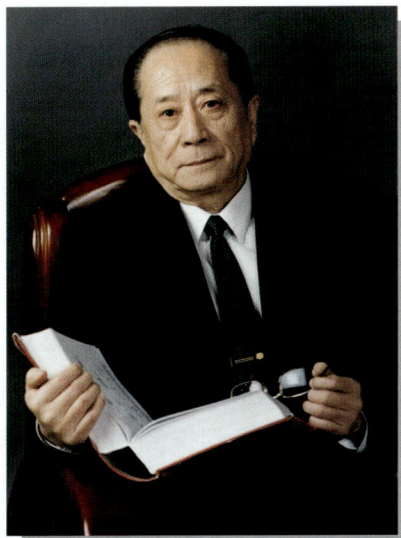

在 20 世纪 50 年代初期,从事普外、整形外科及骨科,在外科基本功方面接受过严格训练。在此基础上,于 1959 年创建我国手外科专业。建科初始,即重视临床医疗、应用基础研究及培养年轻医生并举,使专业技术很快达到国际水平,并改进和创新多项手术技术,同时培养了一批技术精湛、医德高尚的专业医生。

1963 年在上海第六人民医院断肢再植成功的启发下,在国内首先开展 1.0mm 以下的显微血管外科研究,并于 1964 年相继取得家兔断耳再植及临床断指再植成功,对我国显微外科的发展起到推动作用。

1972 年开始,利用自己积累的大量临床及科研资料着手编写专著,于 1978 年出版我国第一部《手外科学》。该书至今已印刷五次,共发行 38 280 册,成为全国各地手外科医生和骨科医生学习和参考的主要专著。对普及我国手外科技术,推动专业发展,起到重要作用。

自 1959 年以来,主编或与其他人合作编著出版有关手外科学的专著共 15 部。在国内外发表论文 60 余篇。获科研成果奖 14 项,其中国家级及部级成果奖 5 项。

曾先后多次应邀赴亚太、北美、欧洲、非洲等国家和地区参加学术交流和讲学,为我国手外科和纤维外科争得了很多荣誉。1981 年被美国马里兰州手外科中心聘为客座教授,1982 年被"美国手外科学会"接纳为通讯会员。

● 第三版前言

　　光阴荏苒,似水流年,第二版《手外科学》出版后又已历经了11个春秋。在这段时间中,手外科领域中虽没有突飞猛进的发展,但随着时间的推移,在基础理论方面还是不断有新的认识;在应用技术方面也还是不断有新的术式出现;在临床工作方面继续不断有新的经验积累。为了符合时代的要求,在本书第二版的基础上,将部分章节作了补充修改或重新改写,以便更好地为读者参考。

　　概括来说,第三版内容较之第二版有如下的变动:随着药物的进展,本书中的麻醉用药,作了新旧药物的更替;肌电生理方面,增加了一些临床案例;皮肤移植方面,特别是皮瓣移植技术,变化日新月异,本书汇集了国内外一些手外科适用的皮瓣移植术,以便于读者查阅;近些年来,作者对腕关节损伤的诊治,作过一些探索,取得一些认识,愿呈现于读者面前,以供切磋;臂丛神经损伤,也是作者近几年经治较多的病例,取得一些正反方面的经验体会,也愿奉献给读者共同商讨;异体肌腱移植,临床上虽已应用多年,但还存在不少未知问题。作者作了一些相关的综述,以供同道们作进一步深入研究;我国的断肢(指)再植技术,虽不能说已经登峰造极,但确属已达尖端。故本书在原有内容基础上,补充了一些高难的再植技术实例,以示与时俱进;手部先天性畸形与手部肿瘤不断积累有新的案例,补充进来以利参阅;新兴起的组织工程学,与手部伤病的修复与重建关系密切,本书对其作了概括介绍,以表重视。

　　本书自1978年问世以来,一直得到同道们特别是年轻手外科医生们的青睐,第三版的出版,希望继续得到读者们的关注,及时反馈意见和建议,以使本书的质量能不断改进。

王澍寰
2011 年 4 月

手外科是在外科中比较年轻的学科,它所服务的对象绝大多数是在工农业战线上负伤的劳动群众。我院创伤骨科手外科专业组,是在1958年组建起来的。近20年来,我院手外科专业组在我院党委的领导下,在培训人员开展手外科技术等方面,做了一些工作,治疗了大量急诊和门诊病人,收住院治疗的患者达八千多人次,积累了一些临床经验。在此基础上,我们编写了本书。我们希望本书能在普及和推广防止手部伤病方面,对从事外科及骨科的同志们有所帮助。

本书初稿完成以后,还得到全国170多个医院的同志们的大力支持,对本书的内容及编排等,提出了不少建议和批评,对我们帮助很大。本书大部分插图是华北七所附属医院郝铸仁医师所绘。在此,我们对各单位的领导和同志们的热情支持和帮助表示衷心感谢。

由于我们政治思想水平低,业务实践经验不足,本书仍然存在不少问题和缺点,如中西医结合方面开展的比较差,有的新技术如显微外科,因经验不足而未写入等等。我们迫切希望广大读者对本书、对我们的工作提出批评和帮助,以使我们更好地为广大病人服务。

王澍寰

1976 年 10 月 30 日

外科学

● 第二版序言

　　1959 年,在沸腾的中国大地上,王澍寰医生创建了我国第一个手外科专业——北京积水潭医院手外科,是他,开创了我国手外科专业的历史进程。

　　1978 年,改革开放给科学带来了永恒的春天,王澍寰院长带领手外科同道总结了20 年手外科临床经验,编写了我国第一部手外科大型专业参考书《手外科学》,为我国手外科的普及与提高奠定了基础。

　　1998 年,弹指又是 20 年,正是这 20 年,在王澍寰院士的不懈努力下,使中国手外科专业水平和队伍,由局部向全面、由低级向高级、由国内向国际不断提高、不断发展的过程,《手外科学》第二版就是这个过程的历史见证。

　　《手外科学》使你了解中国手外科的过去,现在和未来;

　　《手外科学》让你掌握手外科专业基础知识和临床技能的最新信息;

　　《手外科学》是你进入手外科殿堂的钥匙,攀登手外科高峰的云梯。

顾玉东

1998 年 4 月

第二版前言

《手外科学》自1978年问世迄今已20年整,20年来共印刷5次出版38 280册。在广大读者的关怀和出版家的鼓励下,作者们从繁重的医疗工作中偷闲,经过3年的努力,完成了第一版的修订,第二版《手外科学》终于与敬爱的读者见了面。

近20年来,手外科领域中的理论与技术虽有很大发展,但某些基本的原则与方法并没有多大的改变,如"手部手术的基本技术"、"复杂损伤的晚期处理原则"、"手部肿瘤"、"长期不愈合伤口的治疗"等章节,仍旧沿用第一版的内容,改动不大,其余篇章都有较大改动,其中不少是重新改写。

原书"功能解剖"与"检查法"两章,内容虽比较丰富,但具体应用到神经、肌肉、骨关节损伤的诊疗时,不免有脱节之感。有鉴于此,在新版中将两章内容分散到各有关章节中,结合具体情况阐述功能解剖与检查方法。

自60年代初开始,显微外科技术从萌芽、发展到成熟,大大地丰富了手外科领域中的治疗手段。末节手指离断可以再植,发明了几十个可用于游离移植的皮瓣、筋膜瓣、肌肉、复合组织瓣,使手部的早期修复和晚期的功能重建技术以及其效果发生了飞跃性的变化。新版中收入了这些先进技术,以使"皮肤移植"、"拇、手指再造"等章节的内容符合时代的水平。

在60年代末,西方手外科专家提出"腕关节不稳"这一新概念,随时带动了对腕关节功能解剖、生物力学、损伤机制、治疗方法等一系列的深入研究。这方面的文章如雨后春笋,大部头专著也应运而生。然而30年来,国内这方面的文献却寥寥无几,对这类损伤还未显示出有足够的重视。新版中搜集编入了这方面的内容,愿与读者共勉,以提高我国手外科医生对腕关节损伤的诊疗水平。

X线影像对诊断腕部损伤极为重要,新版中介绍较多。按说,X线的投照体位、投照方法等本属放射科的事,书中不应多占篇幅,但不同的损伤需用不同的体位拍照,才有可能显示出真实的损伤情况,如临床医生不了解什么体位才能显示什么样骨关节的影像,则无法申请符合要求的拍照方法,不免贻误诊断。故本书不避越俎代庖之嫌,编写了些有关投照的要求,以供手外科医生参阅。

这些年来,经济发达国家已把康复医学提到很高位置给予重视,很多医院都投入很大人力、物力来发展康复工作。手外科工作者的最终目的,是使伤、病的手尽可能地恢复到最好功能。传统的手术及非手术疗法,只是为伤、病的手恢复功能创造了重要的条件,但要达到目的还需要做大量康复医疗。有经验的医生都知道,有理想的康复训练包括运动的和感觉的,与没有康复训练相比,其疗效大有区别。我国不少手外科医生已开始注意并开展了这方面的工作,本书再版增添了"手康复"一章权作引玉与同道们共同切磋。

手部伤、病治疗前后效果的对比,劳动保护对致残程度的评估,都需要有一个统一的功能评定标准和方法。但手的功能繁多,既有复杂灵敏的运动,又有精细敏锐的感觉,随着社会文明的不断发展,手外观方面的缺陷也会不同程度地影响社交活动和导致思想障碍。所以,要想建立一个比较全面、确切、合理、简便的手功能评定方法不是一件容易的事。作者结合国内外较实用的方法并加以改进,提出一个"手功能评定"试行方案,望请读者们在实践过程中,不断给予充实完善,使其逐渐符合要求。

本书由多人执笔写成,虽经统一审编,但内容不免有交叉重复。如在植皮术中讲了某一皮瓣的解剖及移植方法,而在其他章节中应用此一皮瓣时,仍有可能提到皮瓣的血液供应及手术要点。因作者经验不同,对同类问题可能说法不尽相同,但如不涉及原则问题,则未强求一致。

本书特点是章与章的内容性质相差很远,如"断肢再植"和"手部感染"很少有共同之处,故每章的文字结构,节、段标题以及序号等,均未要求统一,允许按各章特点各行其是。

知识无尽头,学习无止境。对本书不足之处请读者不吝指出,作者愿诚心听取,以利他日改进。

王澍寰

1999 年 4 月

目 录 ●

第 一 章

手部手术的几项基本技术

当前,手术还是手外科治疗的主要手段。除闭合骨折、关节脱位、早期感染和其他少数病例以外,绝大多数病例几乎都需采用手术治疗。

一、皮肤消毒及铺单法

(一) 特点

皮肤消毒及铺盖无菌单巾,主要目的是防止污染手术野,但同时应考虑到方便手术操作。皮肤消毒和单巾铺盖的范围和方法,直接与能否防止污染手术野及是否便利手术操作有关。手术野准备得越小,越妨碍手术操作,也就越容易超越所准备的范围,而导致污染手术野。

在手及前臂上做手术有一个特点,就是手术过程中要经常翻动或屈伸患肢,如果皮肤消毒只到肘部,无菌单巾只铺到前臂近端,稍加活动患肢后,单巾极易松脱下滑,从而妨碍手术操作,势必将滑下的单巾向上推回。如此下滑上推,反复两三次后,手术野即被污染。至于双臂交叉皮瓣或腹部皮瓣的手术,其皮肤消毒范围及铺单方法,要求就更高些,如果漫不经心从事,会给手术带来一定困难和不良影响。

(二) 手外科手术常用的几种铺单法

1. 手和前臂手术的铺单法　皮肤消毒至上臂中部,无菌单巾铺至肘上(图1-1)。
2. 双臂交叉皮瓣移植术的铺单法(图1-2)。
3. 腹臂交叉皮瓣移植术的铺单法(图1-3)。

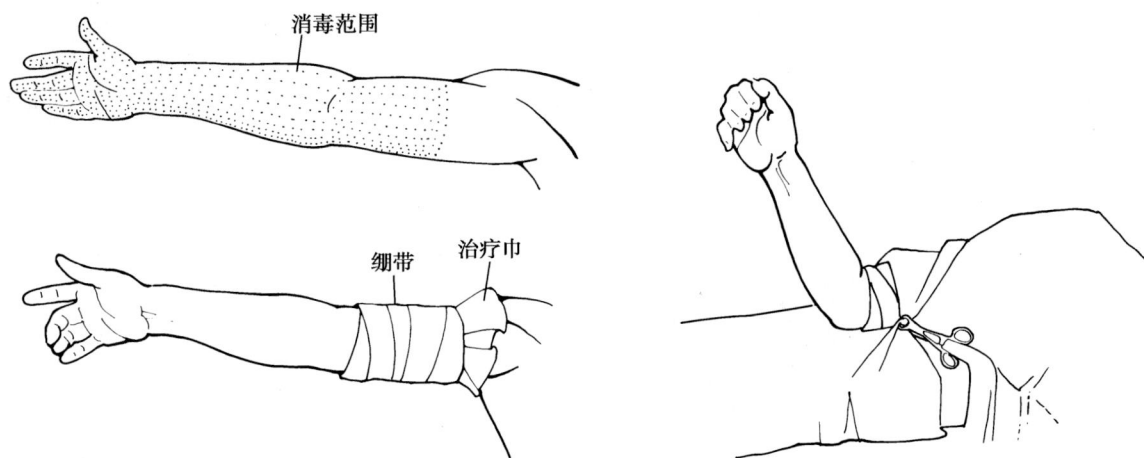

图 1-1　手及前臂手术的铺巾方法

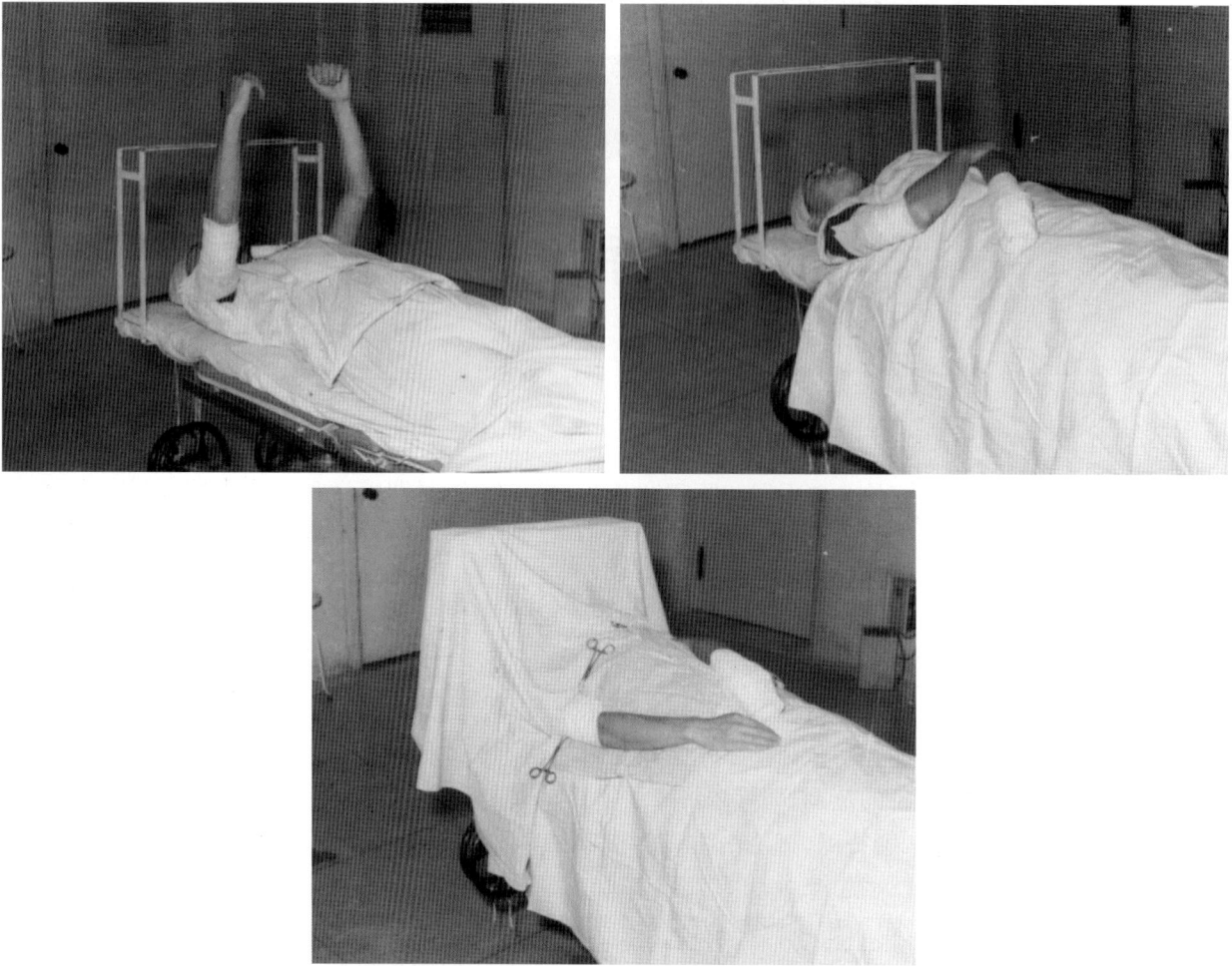

图 1-2　双臂交叉皮瓣移植术的铺单步骤

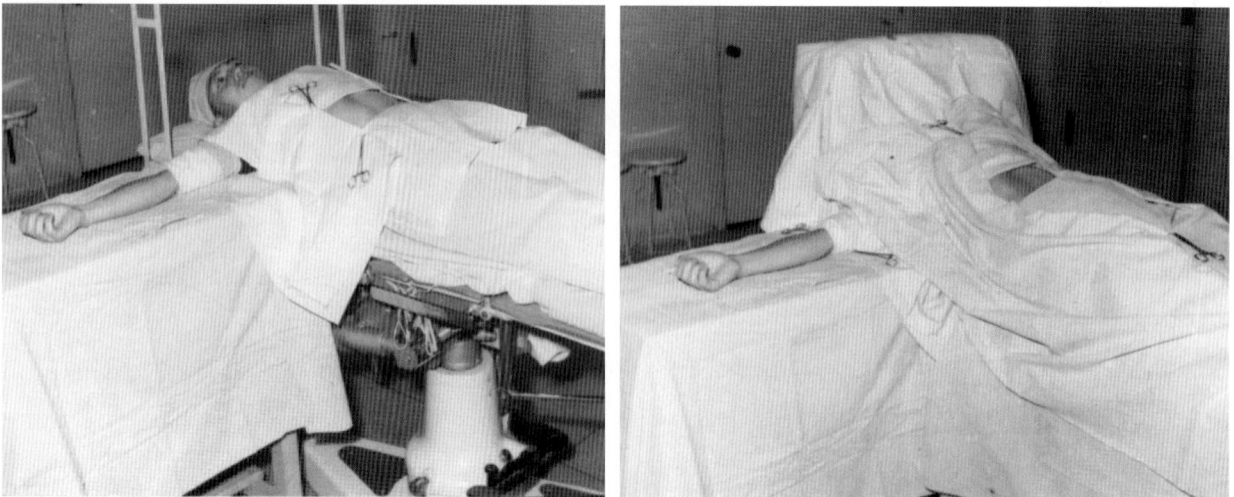

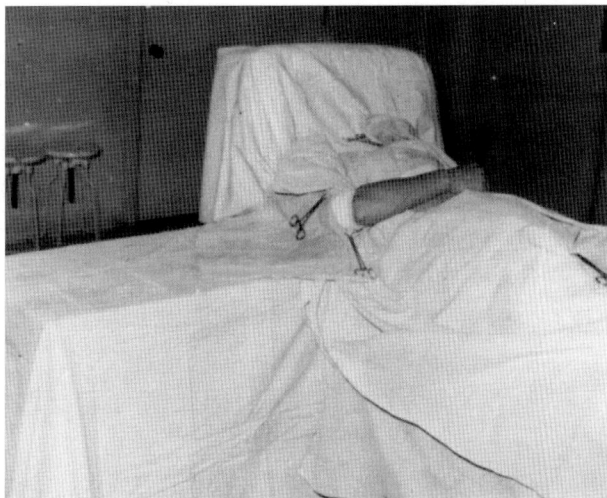

图 1-3　腹臂交叉皮瓣移植术的铺单方法

二、止血带的应用

手部组织结构精细,末梢血运又较丰富,手术时出血较多,不容易辨认组织结构,手术需要在无血手术野中才好进行,所以,止血带为手外科手术的必备用品,除少数禁忌证外,手术时均需使用止血带。

使用气囊止血带或血压表的气囊,可以控制压力,较为理想。用弹性橡胶带做止血带,无法掌握准确的压力,每缠一圈都有加压作用,压力容易过大,造成止血带麻痹的机会较气囊者要多,所以最好不用。在指根部,可用 1cm 宽的弹性橡胶条或橡胶管做止血带,拉紧后用血管钳夹住即可。

止血带的压力,需要超过人体动脉压,即超过患者收缩压 100mmHg,使血液不能流入肢体。上肢使用止血带,一般成年人压力为 200～250mmHg。儿童为 150～200mmHg 即可。如果压力低于动脉压,则动脉血可以流入肢体,静脉血受阻不能回流,会使肢体发生阻性充血,手术时反倒出血更多。阻性充血对肢体组织的损伤,比组织缺血要严重,应注意避免。

止血带气囊充气以前,先用驱血带(弹性橡胶带)从指端向肢体近端缠绕驱血,一般缠绕到肘部,或距止血带下端 5cm 处停止,等气囊充气至理想的压力后,再解除驱血带。

需特别注意,在肢体患有感染或恶性肿瘤时,不宜使用驱血带或用手挤压排血,以免将细菌或瘤细胞挤入血流,扩散到身体其他部位。遇到这种情况,只好将患肢举高两分钟,利用地心引力排除肢体内部分血量,然后迅速将气囊充气至所需压力。

止血带如果压力合适,可以连续使用 1 小时,对肢体不会有明显损伤。如果因手术需要使用更长时间,每到 1 小时后,可完全放松止血带,让肢体恢复血运,5 分钟后,再重新驱血充气。

肢体缺血,毕竟对组织会有一定的影响,而且随着缺血时间的延长,影响也就更大些。因此,应该尽量缩短止血带的使用时间。在手外科手术中,切口、剥离、切除等容易出血的操作,需在止血带控制下进行。等到修复阶段,如缝合神经、肌腱、植皮等操作时,可放松止血带,将创面止血后进行。这样在整个手术过程中,使组织缺血时间大为缩短。

应用止血带,在组织缺血的情况下,应注意避免使手术野的温度增高,如用温生理盐水热敷创面,手术照明灯温度太高等,以免增加缺血组织的损伤程度。应用止血带时,创面很容易干燥,需经常用生理盐水湿润创面组织。

止血带如果使用不当,也可产生并发症。如一次持续使用时间太长,组织因缺血引起渗透压改变,术后肢体可发生明显肿胀。如果局部压力太大,压迫时间过长,可发生神经麻痹。这种神经麻痹多为暂时性的,少则数日,多则半年,可自行恢复。但也有少数病例成为永久性麻痹。在肌肉有明显萎缩的肢体上,如原有脊髓灰质炎后遗症或臂丛神经损伤等,使用止血带时,应适当减少压力和持续时间。因为这类病例,局部肌肉萎缩,皮下脂肪薄,神经容易被压损伤。

肢体血运不良的病例,如原有血管损伤,或患有血栓闭塞性脉管炎等,应避免使用止血带。

三、无 创 技 术

在外科手术中,一类是属于破坏性的,如病灶清除、肿瘤切除、截肢等;另一类手术是属于修复性的,如植皮、肌腱移植、指再造等。后者对操作技术要求更高些,同一类型手术高标准的操作和低水平的操作,疗效会显然不同。粗糙的操作,轻者会减低疗效,重者会使手术失败。

粗暴的操作,给创面施加许多不必要的撕拉、夹捏、挫擦以及因暴露时间过长,使表层细胞干燥等,都会降低组织活力。因而愈合能力较差,使纤维组织增生,增加瘢痕,增加粘连机会。无活力组织为细菌繁殖的好基地,容易招致感染。

手外科中,很少是破坏性手术,绝大部分为修复性操作。因此,对手术操作标准要求较高,要求手外科医师要掌握无创操作技术。

手术,不可能做到没有创伤。更确切地说,无创技术,应是将不可避免的创伤减少到最小程度。

无创操作要求用组织学的概念爱护组织。用锐利刀和钝刀所做的切口,用蚊式钳和大血管钳所钳夹的止血点,锐剥离和钝剥离的创面等,用肉眼看来,组织的改变没有什么明显不同,但如用组织学的概念考虑,被破坏的细胞数目,二者相差却是悬殊的。在愈合过程中,组织学上的变化,二者也是有显著区别的。因此,术者每一举一动都要从组织学的概念出发,轻柔、耐心、细致地操作,以减少对机体组织不必要的创伤。

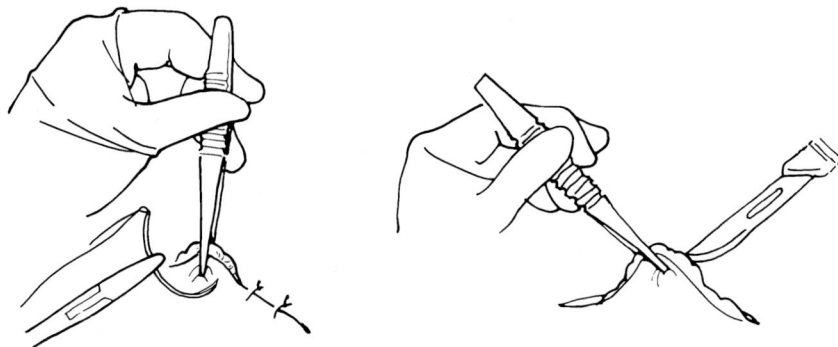

图 1-4　这样使用镊子不符合手外科中的无创操作

无创操作要求正确使用器械。镊子是夹捏的工具,外科医师已习惯于在做切口或缝合时用它来夹创缘皮肤(图 1-4),这在做一般手术是无可非议的,但做手外科手术,要重新养成使镊子的习惯。在无创操作技术中,镊子常是用以起推挡和拉钩的作用,避免直接夹捏组织,只有一些疏松结缔组织、肌腱、神经、血管的外膜等组织,在不可避免时用其夹捏。外科医师的另一个习惯,是喜欢用剪刀或止血钳的前端进行分剥组织。这也是创伤较大的一种操作(图 1-5),在手外科手术中,应完全用锐剥离技术来代替其他的钝剥离方法。无创操作中常用一种末端很尖的皮肤拉钩,牵拉皮肤协助暴露,这种拉钩对皮肤损伤较小,但如果用其牵拉深部组织,会给肌肉、神经、血管等造成意外的损伤。用大针、粗线缝合伤口,和用小针、细线缝合的伤口,同样能够愈合,可是愈合的质量却有很大的区别。做惯了大手术的医师,不习惯用小针、细线,为了符合无创操作的需要,应该重新适应。总之,在一般手术操作中,被认为当然正确的方法,在进行无创技术操作时,都需要重新考虑是否适用。

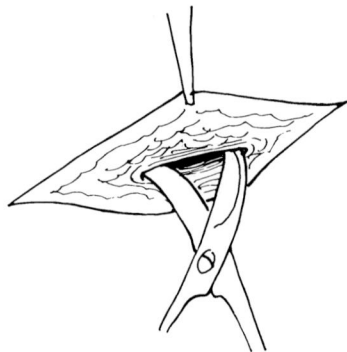

图 1-5　不符合无创操作的剥离方法

无创操作要求争取手术时间。创面暴露在空气中,由于污染、干燥或其他物理性刺激所致的创伤,是无形的,不可估量的。手术时间越长,这种创伤越大。所以,缩短手术时间,是无创操作中很重要的一个环节。

四、皮 肤 切 口

握笔式的执刀法,动作稳准、灵活,在手外科手术中都采用这种执刀方法(图1-6)。拿琴弓式的执刀法不适用。

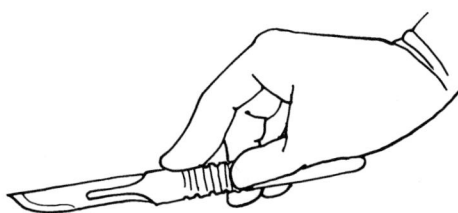

（1）拿琴弓式执刀法

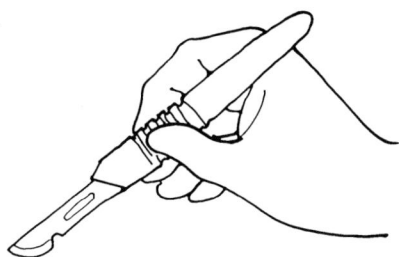

（2）握笔式执刀法

图 1-6　执刀方法

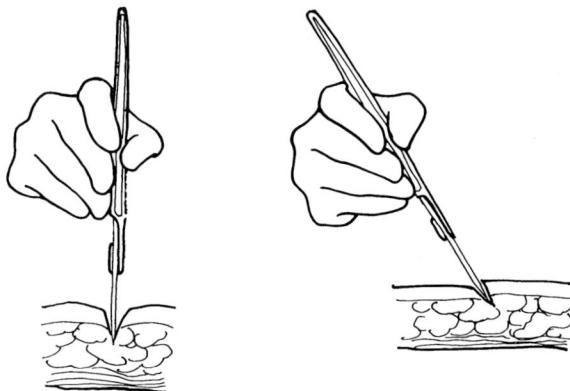

（1）垂直切皮,切口对合整齐　（2）倾斜切皮,切口不易对合整齐

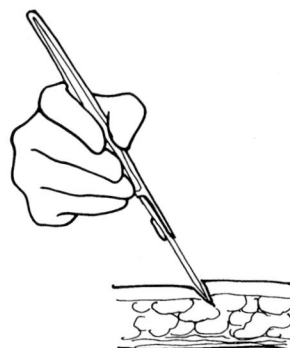

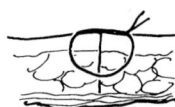

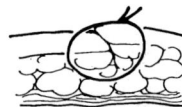

图 1-7　手术刀与皮肤的角度

不论在任何部位做任何形状的切口,需随时注意手术刀一定要垂直皮肤切（图1-7）。这样,皮肤的创缘最小,最整齐,缝合时对合精确,愈合后瘢痕细小。在平坦部位,做直线切口,要求刀片垂直皮面比较容易。在凹凸不平的部位,或做弯曲状切口时,便不容易掌握。一个半圆形、圆形或波浪形的切口,可以化整为零采取分段切开法,这样,使每段切口成为接近直线的一个弧形,最后连接一起（图1-8）。

皮下没有重要组织的部位,做切口时应一次切开皮肤,直达皮下组织。为了避免损伤皮下的重要结构,不能一次直达皮下,需反复数刀才能切开时,要严格注意,每次重复切割都需沿原切口线进行。否则,皮肤创

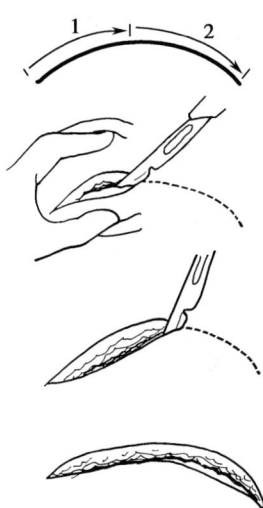

（1）弧形切口分段切开法

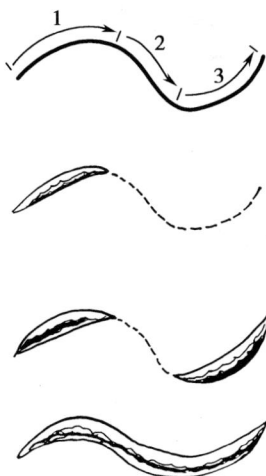

（2）波浪形切口分段切开法

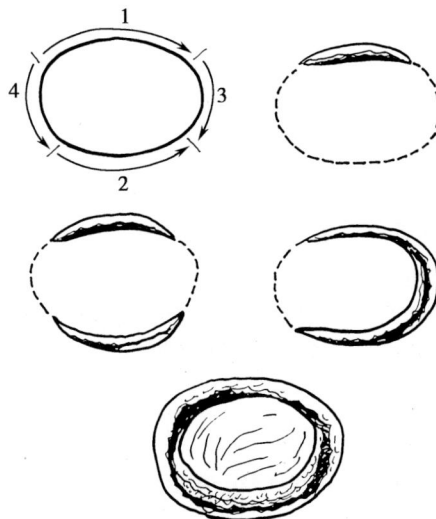

（3）圆形或椭圆形切口分段切开法

图 1-8　不规则切口分段切开法

缘会参差不齐,不符合无创技术的要求(图1-9)。

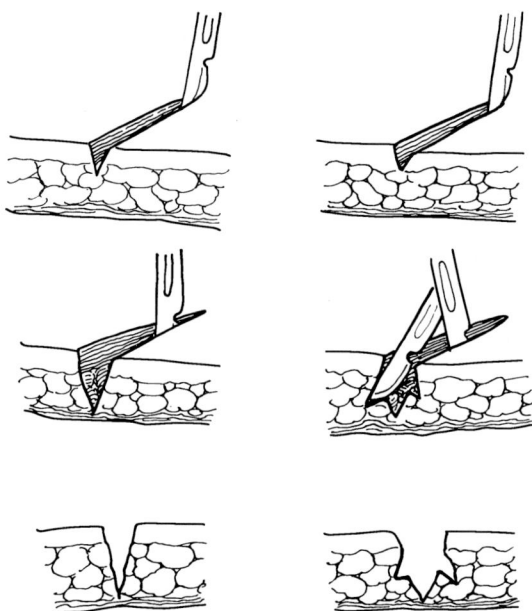

(1)符合无创技术操作　　(2)不符合无创技术操作

图1-9　在同一切口内重复切割的方法

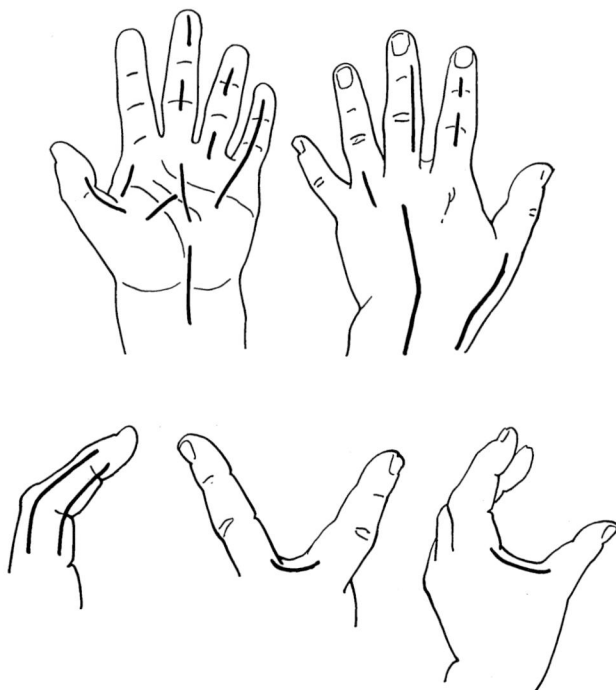

图1-10　手部不正确的皮肤切口

切口的大小,不能做固定的规定。以能够适当地暴露深部组织,使手术顺利进行为标准。切口过大,增加创伤,固然没有必要。但切口过小,暴露不充分,在手术中反复用暴力牵拉,所造成的无形创伤,并不次于有形的过大切口。

手部的构造及功能有很多特点,在手上设计切口时,必须考虑这些特点,避免不良后果,得到预期结果。

手掌侧真皮内,有大量弹力纤维和结缔组织纤维,平行于掌侧的屈曲横纹排列,手指掌侧纵行切口,或垂直跨越手掌横纹的切口,易切断弹力纤维,术后由于屈伸活动的牵拉,造成切口瘢痕增生及挛缩,妨碍手的伸直。手背纵行切口,正好与皮下的肌腱走行方向一致,切口瘢痕易与肌腱粘连一起,妨碍手指屈曲。手指末节指腹当中的切口,其瘢痕易影响触觉。末节背侧中央的切口,易伤及甲床,生长畸形指甲。平行指蹼的切口,易使指蹼挛缩,妨碍分指功能(图1-10)。由于上述这些特点,致使手部很多手术,不能通过直接切口来显露深部组织,必须通过符合手部解剖构造和功能要求的,所谓"生理"切口,来间接显露,或连接"生理"切口形成皮瓣而达到理想的显露。

手指侧方中线上做切口,既不影响手指屈伸,也远离屈伸肌腱,避免粘连,同时也避开指血管神经束,以免切口时损伤。平行手掌屈曲横纹的切口,不致横断真皮内弹力纤维,可免除晚期瘢痕挛缩。手背侧做横形或纵弧形切口,切口线与伸肌腱只是垂直相交一点或数点,从而避免切口瘢痕与肌腱纵形粘连,妨碍肌腱滑动功能。垂直指蹼的切口,不会因切口挛缩而妨碍分指功能。前臂上做波浪式切口,既可减少与肌腱粘连范围,又可使深部组织显露充分(图1-11)。

在手部连接切口形成皮瓣时,需注意皮瓣角不可过小,剥离范围不能太长,以免皮瓣远端发生缺血性坏死(图1-12)。

五、组　织　剥　离

组织剥离是手术中很重要的一个步骤,操作也比较难,手术做的好坏、快慢,与组织剥离技术的熟练与否有密切关系。

组织剥离方法有两种:一种是锐剥离,在手外科手术中,以这种方法为主。即以锐利的手术刀剥离。有的组织如神经、血管等,可用直接切开的方法分离;有的组织如疏松的皮下组织、肌间隙等处,可用手术刀刃

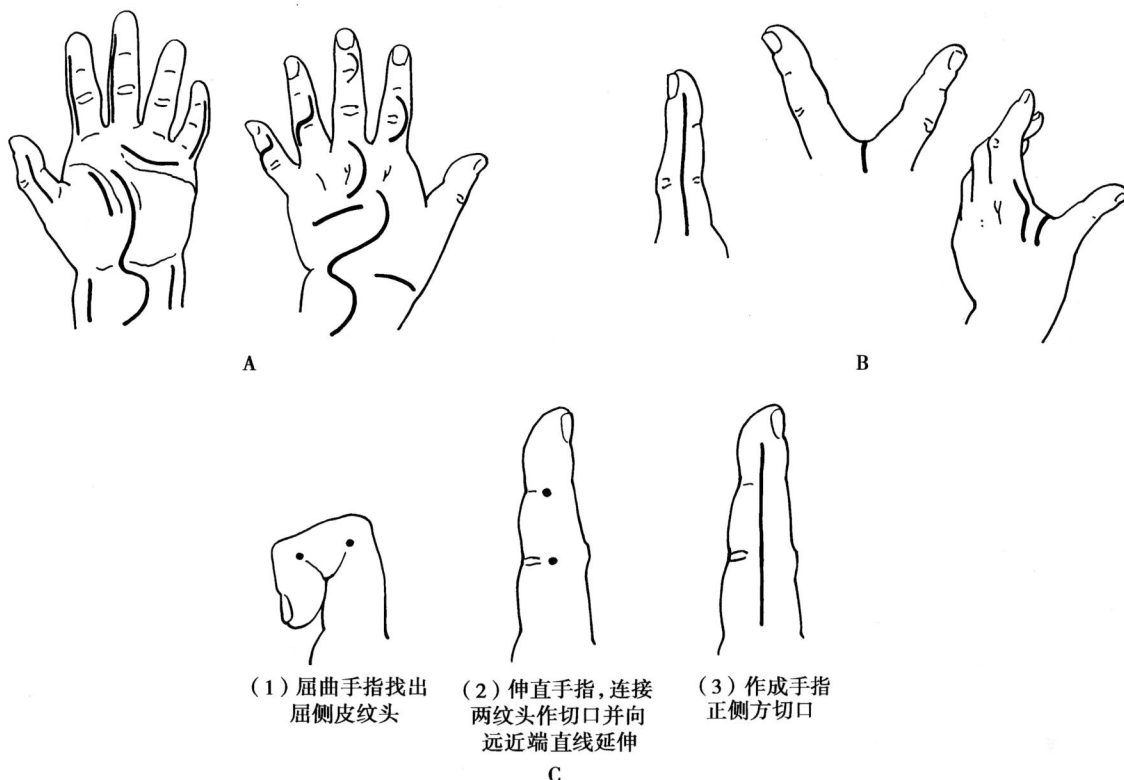

A

B

（1）屈曲手指找出　　　（2）伸直手指，连接　　　（3）作成手指
　　　屈侧皮纹头　　　　　　两纹头作切口并向　　　　正侧方切口
　　　　　　　　　　　　　　远近端直线延伸

C

图 1-11　手部正确的皮肤切口

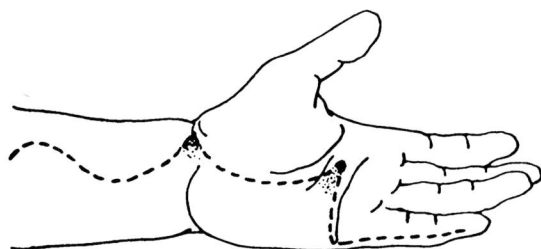

图 1-12　手部联合切口拐角处过于窄小容易坏死

边推边切剥的动作剥离；某些组织如松薄的条带样组织，可以用剪刀剪开。这种方法对组织损伤小，符合无创操作的要求。另一种方法是钝剥离，是用手指、纱布、刀柄或剪刀的圆头分离组织，主要是靠撕裂，对组织创伤大，手外科手术中，基本不用这种方法。

要做好组织剥离，术者必须熟悉局部解剖，做到对技术精益求精。

在正常的组织中进行剥离，比较容易。在病理的情况下，特别是在瘢痕组织中进行剥离，比较困难。遇有这种情况，可以从瘢痕边缘的正常组织开始剥离，沿着神经、血管、肌腱等重要结构进入瘢痕。这样，易于分辨组织，又比较安全。

六、创面止血

术后伤口内积血，能妨碍组织愈合，增加感染机会，发生粘连，影响修复手术的效果，甚至使手术失败。手外科手术，必须强调止血。

一般手外科手术，切口、剥离等操作，都在止血带控制下进行。切断较大的血管时，当即用细丝线结扎。放松止血带时，因肢体有一段时间缺血，血管有反应性扩张，出血点及出血量很多，此时若急于寻找出血点进行钳夹、结扎等，不但失血很多，而且还会给伤口中留下较多的线头异物。所以，松止血带以前，先用温生理盐水纱布或纱垫盖好创面，术者用手稍加压迫，将患肢抬高。等数分钟后，轻轻移开覆盖，边揭开边钳夹较大的出血点，但不要立即结扎，再等数分钟后，松开止血钳，出血多已自行停止。如个别出血点仍出血再结扎。这样，可使伤口内留下最少的结扎线。

用温湿纱布压迫创面时，压力不可过大，否则，将组织压入纱布网眼，互相粘附较紧，揭开时容易再出血。

创面上的血，只能用湿纱布轻轻压上去将血吸走，而不能用纱布去擦抹。因为擦抹的动作，不但对组织创伤较大,且可以使已经不出血的出血点再出血。

抬高患手,是手外科手术中常用而有效的止血方法。

等待时间,是自行止血的另一个简便有效的措施。一般需等候5～10分钟。

电烧止血,破坏组织较多。用双极电凝器止血,对组织损伤相对较小,可以使用。止血海绵或其他止血类药物,对组织的反应尚不清楚,均不宜使用。

在止血带控制下做手术,应该先放松止血带,充分止血后再闭合伤口。先闭合伤口,包扎固定后再松止血带的方法,在手外科手术中,最好不用。

术后适当的压力包扎,对防止伤口内渗血和避免形成血肿很起作用,应广泛使用。

虽然细心止血,但术后仍可能有渗血的病例,如断肢再植术后,可在适当的部位放一橡皮引流条,使不可避免的渗血不致积存伤口内。24～48小时应取出引流条,如留置时间过长,除给伤口增加感染机会外,还会引起不良的组织反应。

七、闭 合 伤 口

很多外科医师,在设法寻求一种简便、快速、可靠的理想闭合伤口的方法,但到目前为止,还是以手工缝合法最为实用。

在一般手术中,缝合伤口不是一项重要操作。但在手外科手术中,闭合一个伤口,常须缝数十针到数百针,而且对缝合质量要求也较高,如果没有纯熟的缝合技巧,将会拖长每个手术的时间,影响手术的效果。

（一）缝合工具与材料

缝合针要求细、小、锐利。要有相应的小针持,如蚊式钳大小,松紧要适度,末端夹针面要平滑,或有极细的刻纹,对合要严密,以利夹针稳固并便于夹线打结。

4-0或5-0细丝线质软,打结不易滑脱,组织反应较小,是目前经济适用的缝合材料。

（二）缝合伤口注意事项

1. 避免在张力下缝合伤口　如张力过大,勉强用缝线拉拢伤口,创缘势必缺血,缝线反应也大,有时创缘可被缝线拉豁。伤口即便愈合,也会造成瘢痕增生。

2. 创缘对合要精确　在伤口两侧皮肤上进针与出针时,针的角度应与皮面垂直,打结后创缘始能对合平整(图1-13)。手背侧皮肤薄,有向内翻卷趋势,应采用外翻缝合法进针与出针,当缝线打第一个结后,如创缘仍有内翻,可提起缝线两端,相互交错提拉,创缘即可翻出,然后继续打结。如一侧创缘内翻,可将缝线两端同时拉向该侧,经交错提拉后,可将该侧创缘翻出,得到平整缝合(图1-14)。如创缘一侧薄一侧厚,在厚侧穿针的厚度应与薄侧的厚度相同,缝合后皮面始能平整(图1-15)。

缝线打结的张力要适中,以正好对合创缘为准。张力太小,创缘不能密切靠拢,愈合较慢,瘢痕较多。但张力太大,使创缘缺血,同样也可愈合不良,瘢痕增生。

3. 缝合密度要适宜　缝合的密度不能做统一的规定,以能使创缘对合严密为合适。一般来说,创缘皮肤厚而硬韧的,如手掌侧皮肤,缝线距离需大一些。创缘皮肤薄而软,且有内翻趋向的,如手背侧皮肤,缝合需密一

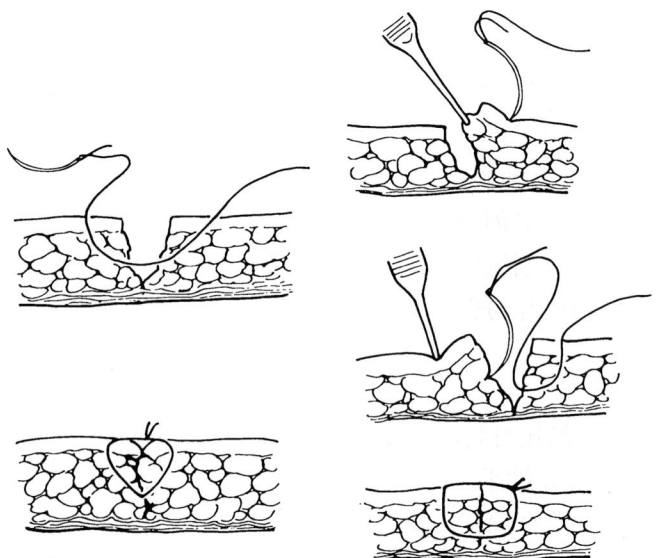

（1）缝针不与皮肤　　（2）镊子助缝与缝针
垂直,则创缘内翻　　　垂直皮肤的下针方法

图1-13　缝合皮肤时,进针方法不同效果也不同

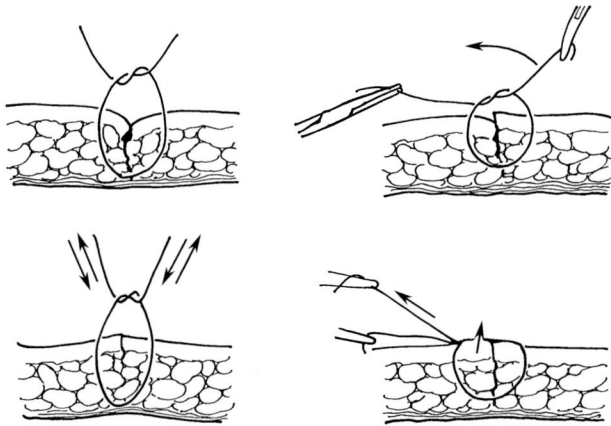

（1）翻出创缘的手法　　　　（2）拉平创缘的手法

图 1-14　打结时外翻创缘的方法

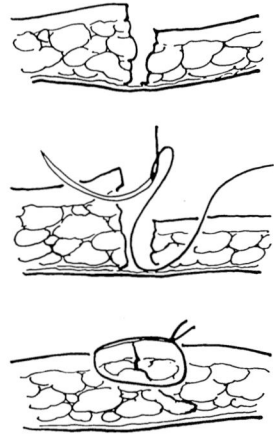

图 1-15　不等厚创缘的缝合法

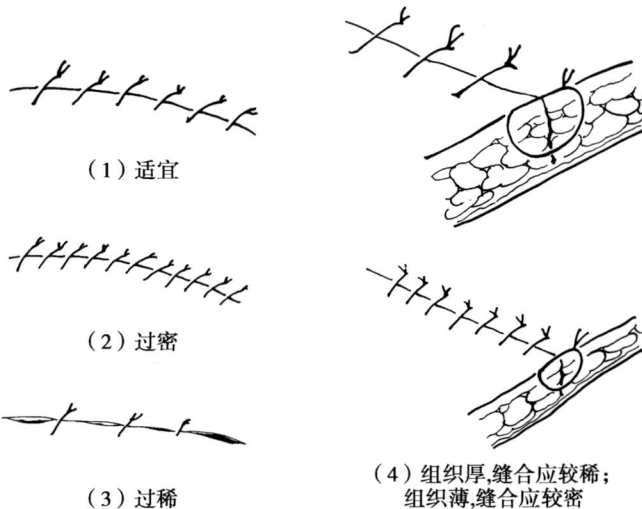

（1）适宜

（2）过密

（3）过稀

（4）组织厚,缝合应较稀；
组织薄,缝合应较密

图 1-16　皮肤缝合密度

些。稀疏的缝合,使创缘对合不好,固然不合乎无创操作的要求,但无目的过密的缝合,也会给创缘皮肤增加缝线反应(图 1-16)。

（三）几种特殊形状伤口的缝合方法

1. 几种角形创缘的缝合法(图 1-17)。

2. 不等长创缘的缝合法(图 1-18)。

3. 游离皮片与创缘的缝合法(图 1-19)。

八、术后包扎与制动

术后的包扎与制动,在某些手术中,如阑尾切除术、脊椎融合术等,是无关紧要的步骤。在手外科手术中,特别是修复性手术,如果对包扎制动潦草从事,处理不当,可直接影响疗效。

包扎的目的,不单纯是为了保护伤口,防止污染,和吸收由伤口中渗出的液体,更重要的,还利用其起一定的压迫作用。适当的压力,可以防止或减少深部组织渗血和肢体水肿;还可以预防或矫正皮瓣移植后的静脉充血,改进皮瓣血运。

包扎的方法,因手术不同,部位不一样,无法强求一致。但其操作步骤不外是,第一层伤口缝合线上敷盖一层凡士林纱布,以防伤口缝线与敷料粘在一起,但油质不可过多,以便于伤口渗出物仍能由纱布网眼溢出。

（1）这样缝合尖部易坏死或对合不良

（2）较好的缝合方法

（3）不同形状角的缝合法

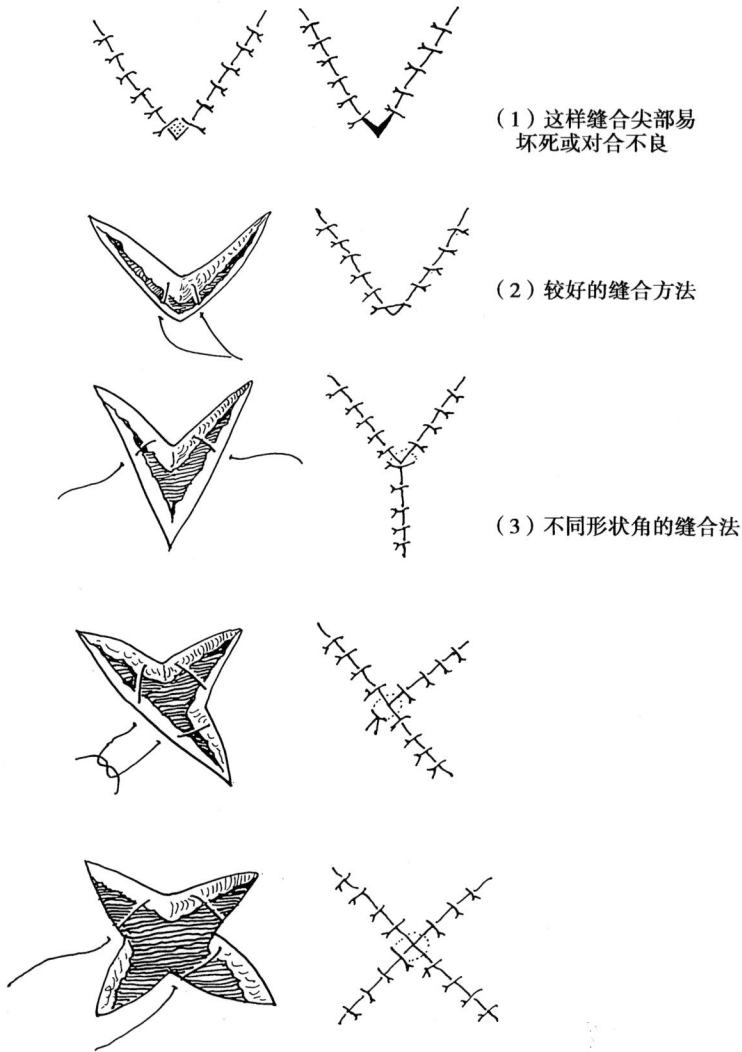

图 1-17　角形创缘缝合法

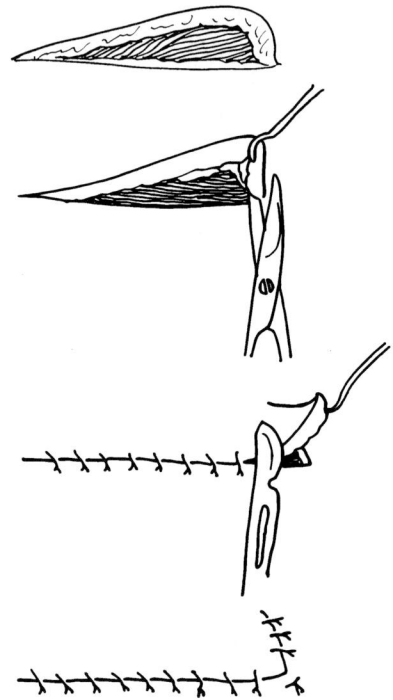

图 1-18　长度不等的创缘的处理

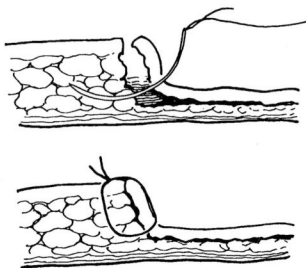

图 1-19　游离皮片与创缘的缝合方法

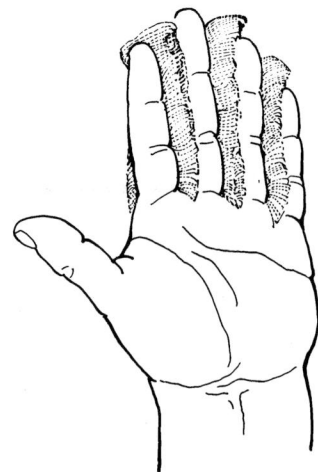

图 1-20　用纱布隔开相邻的皮肤面

在其上覆盖数层质软吸水纱布。此层的厚薄,视创面情况而定,低凹处多放,或将纱布团成球状填充,隆凸处少放,骨隆起部多放,软组织多处少放。最外层放棉垫,再用绷带加压包扎。相邻的皮肤面,如指,或臂交叉皮瓣术时两臂皮肤相接触处,应以纱布隔开,然后再包扎,否则,因出汗或渗出物的浸泡,相接触的皮肤容易糜烂(图1-20)。

手为一扁平状结构,希望压迫敷料的作用力在掌背侧,一般环绕状包扎,则手的桡尺侧首先承受压力,因而骨间肌受压较大,掌背侧反而得不到应有的压力。所以,在加压包扎前,常需在手掌或手背侧放一宽窄适度的石膏托,待石膏稍干后,再用绷带环绕包扎。如此,其桡尺侧的作用力由石膏托来支撑,而掌背侧方向则受到应有的压力(图1-21)。

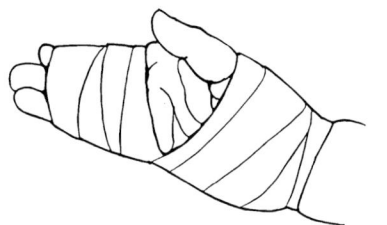

（1）不恰当的包扎

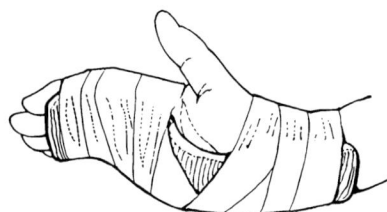

（2）合理的包扎

图1-21　加压包扎

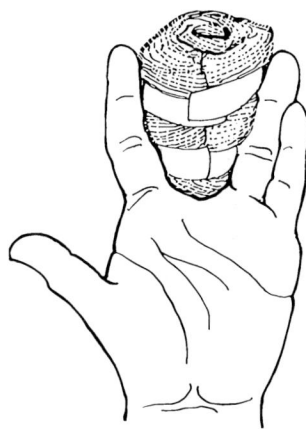

图1-22　臃肿且易脱落的包扎方法

术后制动的主要目的是为了给组织愈合创造条件。如骨折整复后,神经、肌腱吻合后,皮片移植后,给以适当时间的制动,直到各该组织愈合;此外,适当的固定还可以减少组织反应,减轻组织粘连及瘢痕形成;还有助于减轻术后疼痛。

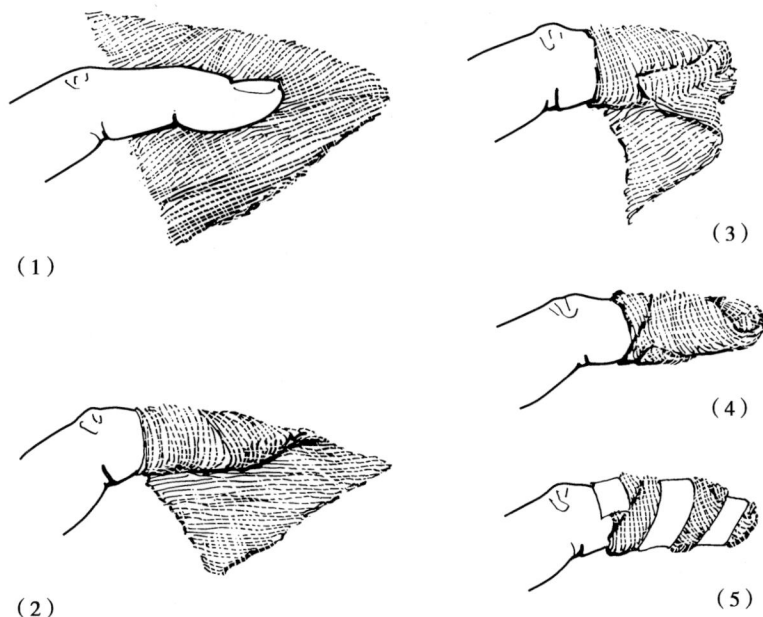

（1）

（2）

（3）

（4）

（5）

图1-23　手指包扎法

术后制动首先应该考虑将患肢制动在功能位。但常常由于手术的需要,不得不将患肢固定在非功能位。如伸指肌腱修复术后,需将腕及手支托在过伸位,以便放松伸指肌腱。又如正中神经在腕部吻合术后,需将腕制动在极度屈曲位,以利神经愈合。

为了达到某些手术目的,包扎与制动是不可缺少的,但同时也是不得已才采取的措施。所以,应该尽可能地减少包扎制动的范围,缩短包扎制动的时间。

包扎制动,在做到符合要求的同时,还应尽可能做到使其轻便、牢固、较舒适。如一个手指手术后,敷料包扎得松散臃肿,不但敷料本身容易松脱,而且也会妨碍邻近手指的活动(图1-22、23)。

在比较复杂的包扎和制动的同时,应考虑到如何便利术后查看伤口的问题。

九、手外科手术的基本器械

手术的成败,不决定于手术器械的好坏。但器械适用与否,确能影响手术的质量。手外科手术强调无创操作技术,手术器械的设计与选择,都应以对组织损伤小为首要原则。对手术器械的具体要求是要尖、锐、细、小(图1-24)。

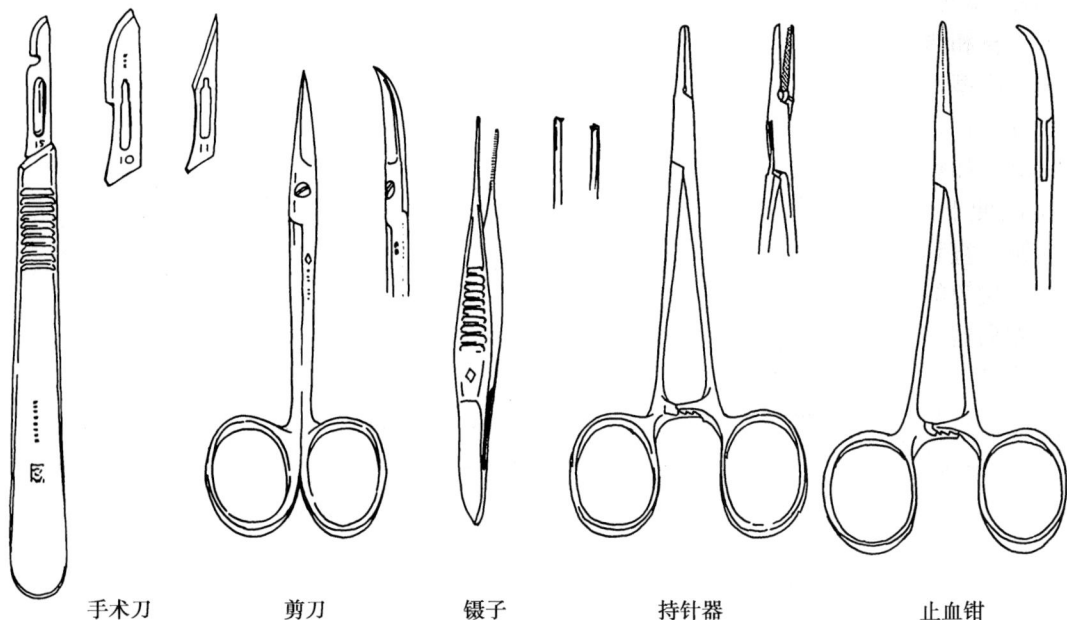

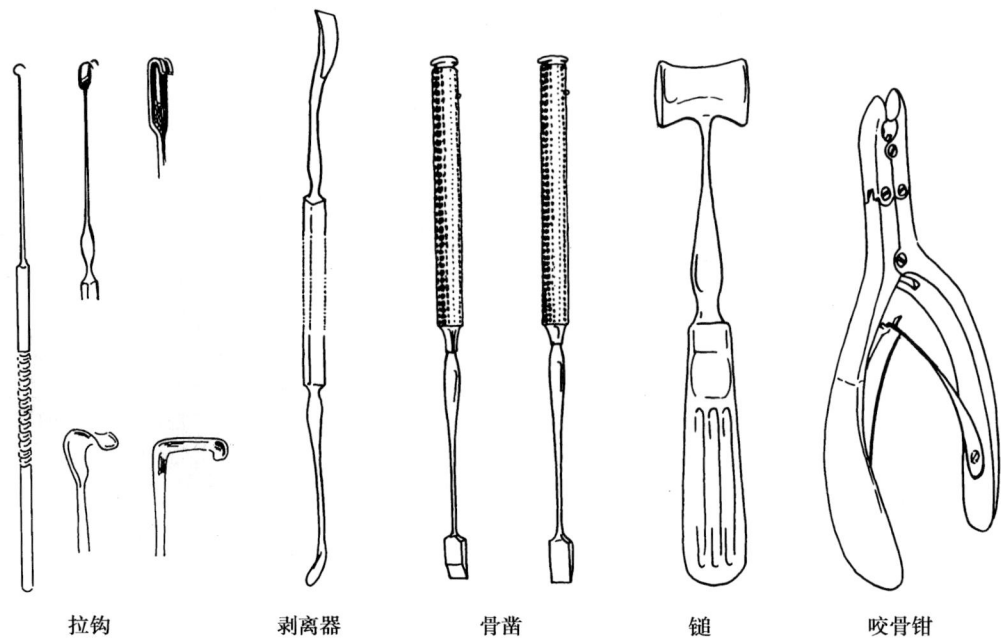

手术刀　　剪刀　　镊子　　持针器　　止血钳

拉钩　　剥离器　　骨凿　　锤　　咬骨钳

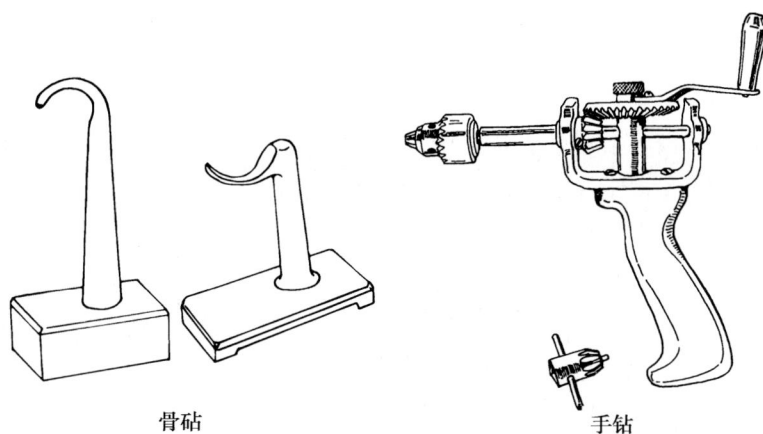

骨砧　　　　　　　　　　　手钻

图 1-24　基本手术器械

1. 手术刀　3 号刀柄,15 号、20 号和 11 号刀片。

2. 剪刀　直和弯两种小型剪刀。

3. 镊子　小型镊子,分有牙和无牙两种。镊子前端要细而坚强,牙要短而尖对合好,弹性要适度。

4. 缝合针　针体细小,针尾要穿线式而不要夹线式,针尖锐利,弯度及硬度合适。有刃针及圆针两种。

5. 持针器　如蚊式钳大小,夹针处要宽窄适宜(太宽易断针,太窄时夹针不牢易翻转)。夹针面要平滑或有极细刻纹,便于夹线打结用。柄的弹性要合适。

6. 止血钳　直和弯两种止血钳,要求尖端对合严密。

7. 拉钩　尖锐的拉钩,用于牵拉皮肤。圆钝的拉钩用于牵拉肌肉、神经、血管等。

8. 骨膜剥离器　前端扁、圆、窄而有弹性。

9. 骨凿及骨刀　宽窄不同型号数个。要求凿刀锐利,凿体细而质硬不易弯。

10. 锤　小型。

11. 骨砧　凿切掌、指骨时,用以支托。

12. 咬骨钳　小型。

13. 手钻　小型,安装不锈钢针及钻头两用。

（王澍寰）

第二章

手外科的麻醉

手外科常用的麻醉方法有许多种,总体上可以分为全身麻醉和局部麻醉两大类。在本章,我们主要讨论各种局部麻醉的操作技术、局部麻醉药物的药理学以及手外科麻醉的一些特点,而对全身麻醉仅做简单介绍。通过学习麻醉的原理和方法,以便在手外科临床工作中合理选择使用正确的麻醉方法。

第一节 局 部 麻 醉

一、基 本 概 念

局部麻醉是手外科常用的麻醉方法,与全身麻醉相比,局部麻醉对机体的生理活动如新陈代谢、呼吸系统、循环系统以及主要器官如心、肝脏、肾脏的影响都比较小,这对于有严重心血管系统疾病、呼吸系统疾病和肾脏疾病的患者来说非常重要,这类患者对全麻耐受性比较差,属于全麻高危患者,但他们可以耐受局部麻醉,经受上肢的手术,只要审慎的处理,在大多数情况下不会出现严重的后果。

局部麻醉的机制是局部神经受到阻滞,一方面阻断手术局部的神经冲动传入中枢神经系统,另一方面阻断来自中枢的收缩血管的神经冲动传到手术局部的血管壁,从而解除患者的疼痛,同时并可使局部血管扩张,避免肢体的缺血。

局部麻醉具有下列许多优点:①局部麻醉时,患者神志清醒,各种保护性反射存在,因此大多数急诊手术适合采用局部麻醉。急诊患者多数是饱胃患者(餐后时间不长,胃内容物没有排空),饱胃患者一旦神志丧失,就有发生吸入性肺炎的危险,所以不适合用全身麻醉。②局部麻醉的优点是安全,适用于门诊患者。③局部麻醉没有全麻的各种并发症,如恶心、呕吐、肺不张、健忘、嗜睡和躁动等。④局部麻醉术后护理的难度和工作量比较小。大多数患者可以直接回病房,而不必去麻醉恢复室。⑤一个麻醉师可以同时处理多个接受局部麻醉的患者。⑥对于有颈椎骨折或者有严重气道问题的患者,局部麻醉可以避免活动患者的颈部和气管插管,以免加重病情。⑦局部麻醉能够为患者提供术后镇痛。⑧对有恶性高热病史的患者,采用酯类局麻药如氯化普鲁卡因和丁卡因进行局部麻醉,可以预防发生恶性高热。

尽管局部麻醉有上述许多优点,但有很多因素限制局部麻醉的使用。首先,局部麻醉从开始实施到完全起效所需的时间比较长,而且麻醉不全的发生率较高。有时由于局部麻醉效果不好,需要中途改用全身麻醉;其次,经验不足的麻醉师施行臂丛神经阻滞麻醉获得完全麻醉的概率比较低,这些麻醉师由于担心麻醉效果不好,不愿意选择局部麻醉;再者,由于患者怕疼,害怕扎针,害怕针头刺到神经上诱发的异感(如以前经历过臂丛阻滞麻醉),害怕听见手术室的各种声音等原因,而不愿意接受局部麻醉。

为了获得满意的麻醉效果,手术之前需要术者、麻醉师和患者三方进行充分的沟通,充分达成一致的意见。由麻醉师针对具体患者选择合适的麻醉方法。在麻醉之前的访问中,麻醉师要向患者介绍局部麻醉的优点、麻醉的操作方法,解答患者提出的各种问题;施行麻醉之前,选用合适的麻醉前用药如镇静药,以减轻患者的焦虑情绪,让患者进入浅睡眠状态。只要做好充分准备,就能获得良好的效果。

二、局部麻醉的过程

决定采用局部麻醉后,麻醉师要根据患者的身体状况以及手术情况选择具体的麻醉方法和药物。通常麻醉师在手术前一天访问患者,向患者介绍麻醉的方法步骤,以获得患者的合作。对未成年患者,要向患者的父母介绍与麻醉有关的问题,以获得家属的同意。麻醉之前用镇静药能够缓解麻醉前或麻醉施行过程中患者的焦虑情绪。不同的麻醉师喜欢用不同的药物,可以配合使用巴比妥类药、镇静剂、抗胆碱能药。对手术之前有疼痛问题的患者,用阿片类药具有镇痛作用,可减轻施行麻醉过程中患者的不适。不过要注意对老年患者,如果用阿片类药物镇静过度,就不能诱发出神经异感,反而影响麻醉的施行。对年轻健康的成年患者,用吗啡 0.1mg/kg 或者哌替啶 1mg/kg 加小量镇静剂羟嗪 1mg/kg 或咪达唑仑 0.03 ~ 0.07mg/kg,麻醉前 1 小时肌注,能够起到良好的镇静效果。有的人喜欢只用苯二氮䓬类药(地西泮、咪达唑仑)而不用阿片类药,以免患者出现恶心、呕吐症状。苯二氮䓬类药有利于减轻局部麻醉药物对中枢神经系统的毒性作用。对老年患者,麻醉前 1 小时,单纯使用地西泮 5 ~ 10mg,口服,或者在患者到达手术室后静脉点滴小剂量咪达唑仑 0.5 ~ 1.0mg。必要的时候可以静脉用阿托品或格隆溴铵,对老年患者,尽量不用抗胆碱能药,特别是东莨菪碱,以防出现口干、烦躁不安等症状。

患者进入手术室后,首先给插上静脉点滴。控制点滴的速度,以仅仅维持静脉通道开放即可,避免速度过快,短时间内输入大量的液体,患者会产生憋尿的感觉。监测患者的血压和心率,作为基础值,必要时可以进一步给镇静药,用咪达唑仑 1mg 和(或)芬太尼 0.025mg。还可以静脉点滴异丙酚 10mg/ml[10 ~ 50μg/(kg · min)]。这些药除了使患者术中感觉较舒适外,还可能引起术后健忘症。

在开始进行神经阻滞麻醉之前,一定要准备好各种设备,以便在出现各种并发症时,能够立即进行治疗甚至复苏抢救。在施行麻醉操作过程中,注意无菌操作,用有机碘消毒局部皮肤,操作者戴无菌手套。

麻醉之后,至少需要 20 分钟使麻醉效果达到高峰。在确定患者痛觉消失以后,再开始手术或者刷洗有开放伤的肢体。需要注意的是,即使患者的痛觉消失,本体感觉可能仍然存在,这时患者有某种挤压感。为了缓解患者的紧张和焦虑情绪,可以再给些镇静剂。用咪达唑仑、芬太尼、异丙酚加上氧化亚氮-氧气混合气(比例为 50∶50 或者 60∶40),不过要注意过度镇静会导致呼吸抑制和气道阻塞。

三、局麻药的药理学

目前使用的局部麻醉药有多种多样。通常根据手术时间的长短、术中是否需要阻滞运动功能、患者的药物过敏史等情况选择合适的药物。

(一)作用机制

局部麻醉药的作用机制是通过阻断神经细胞膜的钠离子通道,抑制动作电位的形成,而暂时阻断神经的传导功能。

(二)分类

根据化学结构不同局部麻醉药分为两大类:酯类和酰胺类。酯类局麻药有可卡因、普鲁卡因、丁卡因、氯普鲁卡因、苯佐卡因。酰胺类局麻药有利多卡因、甲哌卡因、丙胺卡因、丁哌卡因、依替卡因、罗哌卡因。

(三)代谢

酯类麻醉药在人体内被血浆假性胆碱酯酶快速水解。由于氯普鲁卡因被水解的速度最快,不会通过胎盘屏障,其血药浓度也很低,因此适用于怀孕的患者。酰胺类麻醉药在肝细胞内分解,过程比较长。反复使用酰胺类麻醉药会产生蓄积,从而引起全身的毒性反应。

(四)过敏反应

局部麻醉药的过敏反应很罕见。术前要全面了解患者的药物过敏史,接着了解患者的血管迷走反应和对肾上腺素的反应。如果患者确实有过药物过敏的表现,如荨麻疹、哮喘等,提示患者很可能对酯类局麻药过敏。可以先进行皮试,阴性就可以放心使用,否则禁止使用。酰胺类局麻药的过敏反应非常罕见。对酯类局麻药过敏者,可以改用酰胺类局麻药。

（五）药代动力学

注射到组织中的局部麻醉药物被吸收进入血液循环,终止局部麻醉作用。酯类麻醉药在人体内快速被血浆假性胆碱酯酶水解,而酰胺类麻醉药在肝细胞内分解。在血浆中,不同的局部麻醉药物与血浆蛋白的结合率不同,丁哌卡因、依替卡因、罗哌卡因与血浆蛋白的结合率为85%~90%,而利多卡因与血浆蛋白的结合率为65%,结合率高的药物作用持续时间长。丁哌卡因常用于产科麻醉,适用于孕妇。局部麻醉药的代谢产物经肾脏排出体外。依替卡因是一种高脂溶性药,对运动神经纤维的作用很强,对运动神经纤维阻滞的持续时间长于对感觉神经纤维阻滞的持续时间。

（六）毒性反应

临床使用剂量的局部麻醉药对神经、皮肤和脂肪直接的刺激作用很小。对神经的毒性作用微小,可以忽略不计。局麻药进入血循环产生全身反应。全身反应的大小取决于血药浓度的高低。把药物注入血管内或者使用大量的药物,就会达到产生全身毒性反应的血药浓度。表2-1罗列年轻健康成年人使用各种局部麻醉药物的最大剂量。对年老体弱者、多脏器功能不全者,用较小的剂量就可能会产生全身毒性反应。

表2-1 常用局麻药的特点

药物	浓度（mg/dl）		最大剂量*（mg/kg）	作用时间
	浸润麻醉	神经阻滞		
普鲁卡因	0.75	1.5~3	10~14	45~90分钟
氯化普鲁卡因	0.75	1.5~3	12~15	短效
利多卡因	0.5	1~2	8~11	1.5~3小时
甲哌卡因	0.5	1~2	8~11	中效
丁卡因	0.05	0.15~0.2	2	
丁哌卡因	0.25	0.25~0.5	2.5~3.5	3~10小时
依替卡因	0.5	0.5~1	4~5.5	长效
罗哌卡因	0.25	0.25~0.5	2.5~3.5	

*加入1:200 000肾上腺素

罗哌卡因是一种新型的酰胺类麻醉药,其心脏毒性小于丁哌卡因,对心律、心脏传导系统和心肌收缩的影响比丁哌卡因的小。用0.5%罗哌卡因进行臂丛神经阻滞,在起效时间和持续时间方面与0.5%丁哌卡因一样。由于罗哌卡因对全身毒性作用小,用于臂丛神经阻滞或者其他神经阻滞效果好。0.25%罗哌卡因在起效时间和持续时间方面与0.25%丁哌卡因一样,但是需要反复追加。

1. 毒性反应的预防 为预防全身的毒性反应,首先要避免把麻醉药物注入血管内,其次应用最小的剂量和浓度以免达到产生全身毒性反应的血药浓度。正确使用肾上腺素。用1:200 000浓度的肾上腺素收缩血管。除了能够延长麻醉药物的作用时间,还能迟延血管摄取局麻醉药和降低血药浓度的峰值。但必须牢记,在行手指阻滞麻醉时,为防止手指坏死,禁忌使用肾上腺素。有缺血性心脏病的患者也要避免使用肾上腺素。肾上腺素的最大剂量应小于0.25mg,以免肾上腺素本身产生全身毒性反应。一旦意外把大量利多卡因注入血管内,就会引起惊厥。麻醉前1个小时使用地西泮,可以提高人体发生惊厥的阈值。对于利多卡因、丁哌卡因和依替卡因,咪达唑仑也有提高人体惊厥阈值的作用。应用试验剂量可以及早判断注射针头是否在血管内。先注射0.5~2ml局麻药,如果患者有下列症状:嘴里感觉有金属的味道、口周围麻木、耳鸣、面部肌肉抽动等,表示针头在血管内。如果注射3ml局麻药和1:200 000肾上腺素的混合液,患者在30秒内出现心动过速说明针头在血管内。用试验剂量后,没有出现上述的症状,表示针头在血管外面。

2. 毒性反应的症状和体征 把麻醉药物意外注入血管内或者所用局麻药剂量过大,会引起全身的中毒反应。麻药的中毒反应与人体对肾上腺素的反应有时容易相混淆。两者的区别是:把麻醉药物注入血管内引起的惊厥,往往发生在注射的过程中,而肾上腺素引起的心悸和烦躁一般发生在注射后1~2分钟内。用药过量引起的反应,通常发生在注射以后大约20分钟左右,这时血药浓度达到峰值。药物过量早期症状有头痛、耳鸣、口舌发麻、面部肌肉抽动和烦躁不安等。随着血药浓度的升高,出现惊厥,然后延髓呼吸中枢受到抑制,出现呼吸抑制。心血管系统的抑制表现为心动过缓,心脏传导系统功能受到影响出现心律不齐,再加上血管扩张,结果导致血压下降。

3. 毒性反应的治疗　如果惊厥刚发生,首先要预防患者受伤,如防止患者从手术床上坠落,立即用呼吸机人工通气。用氧气过度通气能够快速降低 $PaCO_2$,常常能够很快制止惊厥。随后由于麻醉药物在体内重新分布,血药浓度很快降低,因此不需要再进一步治疗。

如果惊厥持续,可静脉注射小剂量苯二氮䓬类药(如地西泮或咪达唑仑),或者50~100mg硫喷妥可控制惊厥,但是要注意大剂量苯二氮䓬类药能够对心血管和中枢神经系统产生额外的抑制作用。有顽固惊厥的时候还可以使用琥珀胆碱。心血管系统的抑制比较容易处理。如果有低血压,就静脉输液、抬高下肢、用缩血管药。缩血管药通过收缩血管和刺激心脏纠正低血压。丁哌卡因引起的心血管方面的毒性反应,处理起来比较棘手。治疗丁哌卡因引起的心律失常,溴苄铵比利多卡因更有效。在治疗某些顽固的心律不齐病例时,需要用人工心肺机。

四、局部麻醉的方法

局部麻醉的方法有臂丛神经阻滞、周围神经阻滞和上肢静脉内麻醉等。

(一)臂丛神经阻滞麻醉

1. 臂丛神经的解剖　臂丛神经由 $C_{5\sim8}$ 和 T_1 脊神经的前支组成。脊神经出椎间孔后,前支的主要分支位于相应横突的前、后结节之间的小凹中,往下走行在中斜角肌前面。中斜角肌起自下6个颈椎横突的后结节,止于第1肋骨。前斜角肌起自下4个颈椎横突的前结节,止于第1肋骨的斜角肌结节。前斜角肌在位于第1肋的止点处把锁骨下动脉和静脉分隔开。锁骨下沟位于前斜角肌和中斜角肌在第1肋骨上的止点之间,其中有臂丛下干和锁骨下动脉经过(图2-1,2)。

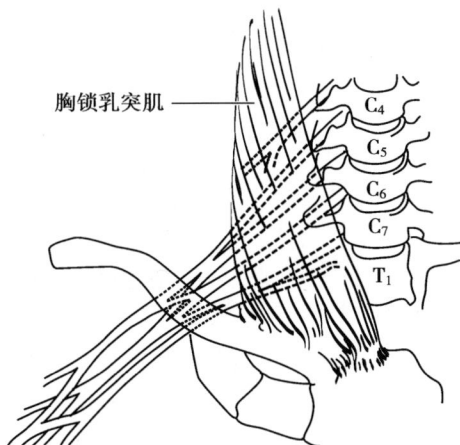

图 2-1　臂丛神经的解剖

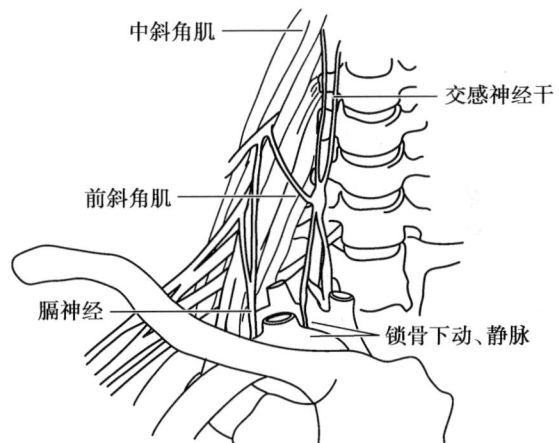

图 2-2　臂丛与周围血管神经的关系

斜角肌周围的筋膜来自椎旁筋膜。椎旁筋膜先从斜角肌的内侧分开包裹肌肉,然后在斜角肌的外侧融合。神经根经过横突后,走行于前斜角肌和中斜角肌之间,形成臂丛神经上、中、下干,向下直到第1肋骨。前斜角肌和中斜角肌的筋膜就像神经鞘一样把臂丛神经包裹在中间(图2-3)。臂丛神经经过第1肋骨以后,锁骨下动脉伴行臂丛神经,位置靠近臂丛神经的前面。下干位于锁骨下动脉后面,而上干和中干的位置比锁骨下动脉的位置高。在这个部位,锁骨下动脉和臂丛神经从第1肋骨的外侧经过,形成所谓的锁骨下血管周围间隙,它与内上方的斜角肌间隙和外下方的腋血管周围间隙相通(图2-4),这种结构特点有利于施行臂丛神经阻滞麻醉。可以在臂丛神经根、干、股、束、支不同的水平进行臂丛神经阻滞麻醉。

在腋部臂丛神经形成内侧、外侧、后侧束,接着由束分出肌皮神经、正中神经、尺神经、腋神经和桡神经。正中神经位于腋动脉的前上方,尺神经位于腋动脉的前下方,桡神经位于腋动脉的后方。腋静脉位于腋动脉的内侧。腋动脉、静脉和上面提到的几个主要神经,包裹在臂丛神经筋膜鞘内。肌皮神经和腋神经也在喙突

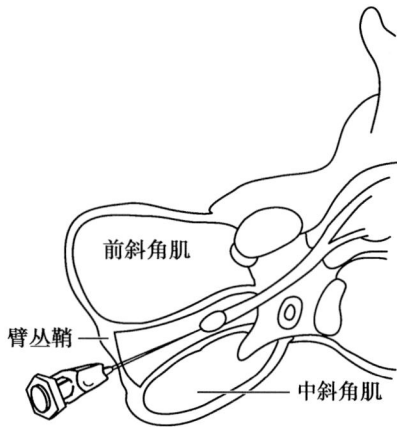

图 2-3 臂丛鞘的结构

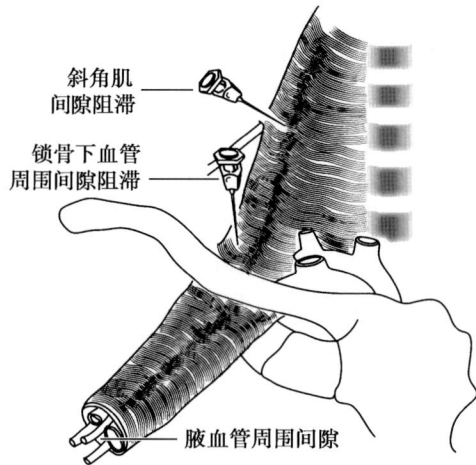

图 2-4 臂丛鞘的结构

水平离开筋膜鞘。如果麻药的容量少,肌皮神经和腋神经就不会受到阻滞。为阻滞肌皮神经,可在喙肱肌腹内注射少许麻药。

下面详细介绍各种臂丛神经阻滞麻醉的方法。

2. 臂丛神经阻滞麻醉的方法

(1) 锁骨上入路:经锁骨上入路施行臂丛神经阻滞,最早由 Kulenkampf 和 Hirschel 描述,方法是从锁骨上在第 1 肋骨附近臂丛神经周围注射麻醉药。为提高成功率并降低并发症的发生率,以后人们对这种方法进行了许多改良。最常用的经典锁骨上阻滞法由 Bonica 和 Moore 描述,该方法从锁骨中点上 0.5cm 处进针,找到第 1 肋骨,沿第 1 肋骨从前斜角肌外缘向中斜角肌前缘移动针头,当出现异感时,注入 8～10ml 局部麻醉药。可以寻找不同神经的异感,以便获得满意的麻醉效果。

该方法的优点是麻醉效果好,起效快,副作用小,并发症少,适用于大多数上肢手术。施行锁骨上阻滞麻醉,患侧手臂放置在身体侧方,不用移动,这对于上肢有伤痛的患者有好处。锁骨上阻滞麻醉辅以其他麻醉,适用于上臂上部和肩部的手术。缺点则是可能出现:气胸、膈神经阻滞、Horner 综合征等并发症。

1) 气胸:锁骨上阻滞麻醉进针不能超过第 1 肋骨。由于锁骨的中点经常不与第 1 肋骨对应,针尖刺破肺尖会造成气胸,发生率大约为 0.5%～6%。最初的症状是患者主诉胸部疼痛,尤其在深呼吸时加重。由于气胸通常需要 6～12 小时出现,所以一开始,物理检查或(和)在 X 线平片上无异常表现。治疗气胸的方法是吸氧、镇痛。气胸小于 20%,不需要胸腔闭式引流,肺部能够重新膨胀。气胸大于 20%,需要胸腔闭式引流,从胸膜腔吸出空气,对患者进行监护,直到在 X 线平片证实肺部重新膨胀为止。

2) 膈神经阻滞:由于药物弥散到前斜角肌的前面,造成膈神经麻醉,发生率大约为 40%～60%。患者主诉呼吸困难,但是仍然能够扩张胸廓,症状由来自横膈的神经传入冲动减少所致。可以通过拍 X 线平片证实,分别在深吸气和深呼气时拍片,观察膈肌的位置。一侧膈神经阻滞通常不需要特殊治疗,随着麻醉药物作用消退,症状会自然消失。

3) Horner 综合征:局麻药弥散,阻滞颈交感神经链,引起 Horner 综合征,发生率约为 70%～90%,表现为上睑下垂、瞳孔缩小、同侧面部无汗。麻药作用消退后,症状自然消失,不需要治疗。必要时可以用去氧肾上腺素治疗眼部的症状。

(2) 血管周围臂丛神经阻滞麻醉:1964 年,Winnie 和 Collins 描述了血管周围臂丛阻滞法。这种方法的解剖基础是从颈椎横突到腋窝以远数厘米存在一个筋膜鞘:其中包含臂丛神经根和上臂的主要神经分支。可以从不同的部位把局部麻醉药注入该筋膜鞘中,注入麻药的容量决定麻醉的范围。只需要注射 1 针。这种方法提高了臂丛神经阻滞的安全性,降低了并发症的风险。有三个注射部位可供选择:即斜角肌间、锁骨下动脉周围和腋窝。

1) 斜角肌间阻滞麻醉:斜角肌间隙位于肺尖和锁骨下动脉的上方,前、中斜角肌之间。施行斜角肌间阻滞,患者采用仰卧位,头稍微转向对侧。先让患者主动抬头,突显胸锁乳突肌。麻醉师把示指和中指放在胸锁乳突肌锁骨头后缘的后面,然后让患者放松头部。此时麻醉师的手指位于前斜角肌的上面。向后外方向轻轻移动示、中指,可找到斜角肌间沟。在环状软骨水平,即第 6 颈椎横突水平,从示、中指之间进针,进针方向与颈部侧面垂直,针尖稍微偏向下方。慢慢进入直到出现异感,就推药;或者先把针尖抵到颈椎横突,接着从前向后移动针头找异感,一出现异感就推药。注射 20ml 麻醉药能够阻滞臂丛和颈丛下部。尺神经有可能麻醉不完全。注射 40ml 能够完全阻滞臂丛和颈丛。施行肩部手术时,可采用这种麻醉方法。在施行麻醉时,如果能找到放射到肩部的异感,则麻醉效果会更满意(图 2-5)。

斜角肌间阻滞麻醉的优点是操作简单,尤其适合肥胖的患者。用较少的麻醉药就能够获得较好的上臂和肩部的麻醉效果,适用于上臂和肩部的手术。由于进针点位置比较高,可以避免引起气胸。对上肢感染或恶性肿瘤患者,因为进针点高于颈部淋巴结的位置,可以避免感染和肿瘤的播散,所以适合采用这种麻醉方法。缺点是对尺神经阻滞不全,甚至完全没有效果。补救的办法是增加麻醉药物的容量,或者在肘部封闭尺神经。有报道把药物注射到蛛网膜下腔、硬脊膜外腔、椎动脉内等并发症。在麻醉时,进针方向稍微偏向下方,就能够避免这些并发症的发生。反射性交感神经萎缩非常少见。膈神经阻滞是由于把药物注射到前斜角肌前面或者药物向头侧弥散阻滞 $C_3 \sim C_5$ 而引起。单侧膈神经阻滞降低肺功能,因此,对侧膈肌麻痹的患者不能用这种麻醉方法。

2)锁骨下动脉周围间隙臂丛阻滞麻醉:锁骨下动脉周围间隙位于前、中斜角肌之间。斜角肌间沟的定位方法与上面介绍的相同,找到斜角肌间沟后,手指向下移动,触及锁骨下动脉搏动后,从锁骨下动脉后缘进针,针尖方向朝尾侧。如果没有触及锁骨下动脉搏动,就沿中斜角肌前面进针。臂丛神经位于中斜角肌的前面,针头碰到臂丛神经干诱发异感。在大多数情况下,首先会遇到臂丛中干。如果没有遇到臂丛神经,针头就抵到第 1 肋骨,接着沿第 1 肋骨找异感,一出现异感就注射 20 ~ 40ml 麻药(图 2-6)。

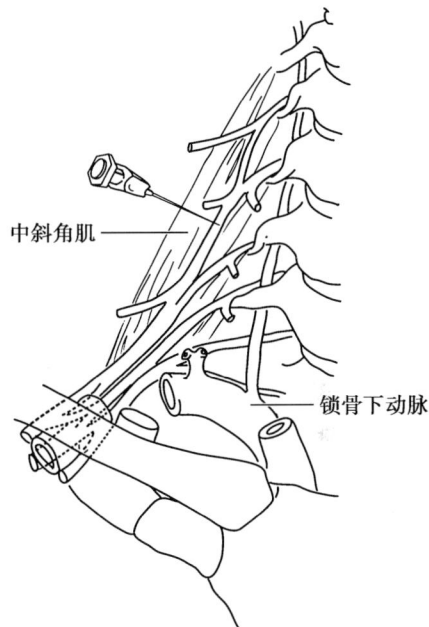

图 2-5 斜角肌间的阻滞麻醉

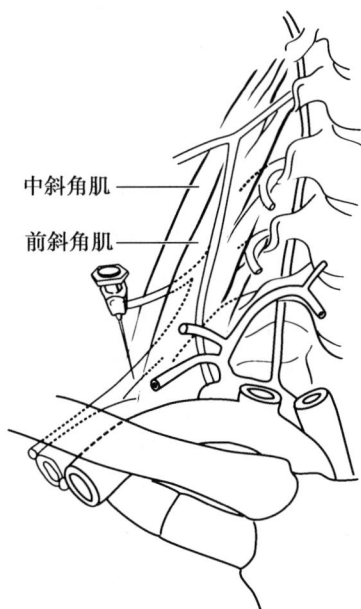

图 2-6 A. 锁骨下阻滞麻醉

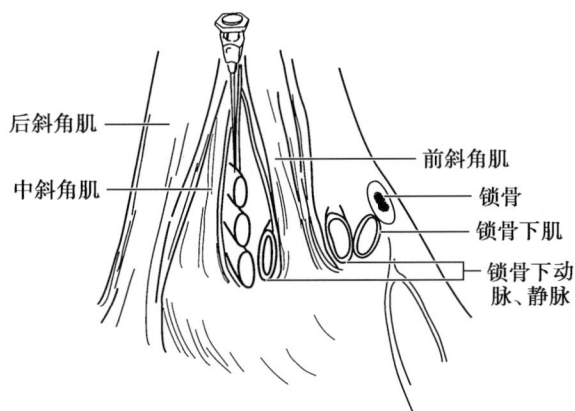

图 2-6 B. 锁骨下阻滞麻醉(矢状面)

该方法的优点是操作简单,麻药用量少,起效快。不会出现把药物注射到蛛网膜下腔、硬脊膜外腔、椎动脉内等并发症。缺点是有以下并发症:膈神经阻滞,非常罕见,发生率低于2%,一般不需要特殊处理;喉返神经阻滞引起声音嘶哑,发生率低于1%,只发生在右侧,原因是右侧的喉返神经绕过锁骨下动脉,而左侧的喉返神经绕过主动脉弓;发生气胸非常罕见,是由于进针太靠内侧或者外侧,刺破肺尖所致,所以在进针的时候,要沿着中斜角肌向下。

3)腋部臂丛神经阻滞麻醉:腋部臂丛神经阻滞麻醉早在1911年由Hirschel提出,后来人们对该方法进行了许多改良。由于腋动、静脉和臂丛神经的位置表浅,所以操作比较简单,该方法是手外科最常用的麻醉方法。在实施腋部臂丛神经阻滞麻醉时,患者上臂置于外展外旋位。下面介绍常用的几种方法。

a. 腋动脉穿刺法:在腋部,上肢的多个主要神经位于腋动脉的周围,所以有些麻醉师有意用针头穿刺腋动脉,当有回血后,慢慢地边退注射器边回吸,直到没有血液被抽出,这时针尖已退到血管外面,但仍在筋膜鞘内。注入40~50ml局麻药。

另一种方法先穿刺腋动脉,当有回血后,慢慢地边前进边回吸注射器,直到没有血液被抽出,这时表明针尖在血管外面,但仍在筋膜鞘内。稳住注射器,注入局麻药。注射完毕后拔出注射器,用手指压迫注射部位,防止出现血肿。若血液流出血管,不仅可稀释麻药而且可水解麻药,从而影响麻醉效果。有的麻醉师喜欢先穿出腋动脉向深部注射一半麻药,然后,向后退出腋动脉再注射另一半麻药,这样可以缩短起效时间。

b. 腋动脉周围找异感法:针头沿腋动脉上缘切线方向进入腋鞘,针尖略微偏向头侧,有利于避开腋静脉。分别在腋动脉上面和下面找异感,异感一出现,就注射10~20ml麻药,总共用30~40ml。尺神经和正中神经的异感容易找到,而桡神经由于位于腋动脉的后方其异感不容易找到。注意找异感有可能损伤神经(图2-7)。注射完毕后,用手指压迫注射点远侧,有助于麻药在腋鞘内向近侧弥散。上臂内收能够减轻肱骨头对腋鞘的压迫,也有助于麻药在腋鞘内向近侧弥散。可以用神经异感、动脉穿刺、电刺激、突破感等方法判断针头是否在腋鞘内。

腋部臂丛神经阻滞麻醉的优点是既简单又安全,几乎不会造成气胸、膈神经麻痹、星状神经节阻滞、麻药误入蛛网膜下腔、硬脊膜外腔或脊椎动脉等合并症,适应证比较广泛,适用于双侧臂丛神经阻滞或有肺气肿的患者、儿童患者、不太合作的患者以及门诊患者等。

缺点:如果患者肩部不能被动外展,就不能用这种方法。通常所用麻药剂量比肌间沟麻醉用量大。在麻药使用剂量较小的情况下,肌皮神经得不到阻滞,这时可以在位于腋动脉上方的喙肱肌腹内单独注射5ml麻药以阻滞肌皮神经。有报道腋动脉或腋静脉由于受到穿刺,引起上肢的血供不全或者回流障碍,虽然这种情况非常罕见,但应该特别注意。

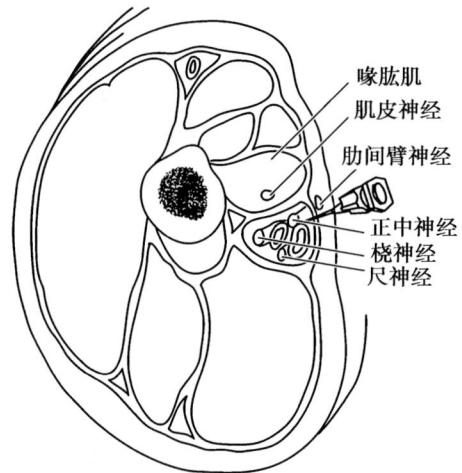

图2-7　腋部臂丛神经阻滞麻醉

c. 腋动脉周围广泛浸润法:这种方法不用刻意找腋鞘和神经,而是用麻药把皮肤与肱骨之间腋动脉周围的组织广泛浸润。在体表标志不明显,并且其他方法不适用的情况下,可用这种方法。Thompson和Rorie认为腋鞘内有纤维隔,限制麻药的弥散,主张用广泛浸润法。用1.5cm长的25号针头在腋动脉上、下分别注射10ml麻药,每次改变针头的方向。如果出现异感,就注射3ml麻药。初次注射后,如果麻醉效果不好,还可以在腋动脉上方或者下方重复注射1次。有人不同意这种看法,认为没有纤维隔,或者即使有纤维隔,其阻隔作用也是有限的,否则,怎么解释1针注射法麻醉成功率这样高呢?该方法的优点:用少量的麻药就能够获得好的效果,降低麻药的毒性作用;缺点为对桡神经的阻滞效果比较差。

在进行各个部位的臂丛神经阻滞麻醉时,使用神经电刺激仪可以对各个神经进行准确定位。用神经电刺激仪时,根据哪个肌肉收缩,判断是相应的哪个神经受到刺激。这种方法的优点是不必穿刺腋动脉,以免形成局部血肿。在不同的部位,如斜方肌间沟、锁骨上、腋窝使用神经电刺激仪,效果都不错。在臂丛神经鞘内留置插管,可以连续或者多次给药,还可用于术后镇痛。插管时,感觉到突破感,寻找神经异感或者用电刺激仪定位,以确认导管放置在正确的位置。

（二）周围神经阻滞麻醉

1. 肘部周围神经阻滞麻醉　在肘关节周围可以对尺神经、正中神经、桡神经、前臂内侧和外侧皮神经进行封闭。在临床上单纯应用肘部周围神经阻滞并不多。原因是同时封闭多个神经,所用麻药的容量不比臂丛神经阻滞所用的少,且患者不能耐受上臂止血带痛,所以一般只在臂丛神经阻滞不全的情况下作为补充使用。比如,用肌间沟阻滞麻醉不容易封闭尺神经,可以在肘部封闭尺神经。

（1）尺神经阻滞:在肱骨内上髁后尺神经沟内触及尺神经,在局部注射 5ml 麻药。注意针尖不要刺入尺神经,避免损伤神经。

（2）正中神经阻滞:在肘关节稍上方正中神经位于肱动脉的后内侧。在肘横纹略上方从肱动脉的内侧进针,找到正中神经异感后,注入 5 ~ 10ml 麻药。

（3）桡神经阻滞:在肱骨外上髁上方 3 ~ 4cm,桡神经紧靠肱骨下端。针头穿过外侧肌间隔,找到桡神经异感后,注入 5 ~ 10ml 麻药。

（4）前臂内侧和外侧皮神经阻滞:在肘部皮下环行注射麻药,可以封闭前臂内侧皮神经和外侧皮神经。

2. 腕部周围神经阻滞麻醉　腕部周围的神经阻滞在手外科很常用,操作简单,术中能够保留手指的主动活动。可以对正中神经、尺神经、桡神经进行封闭。

（1）正中神经阻滞:正中神经在腕部位于掌长肌和桡侧腕屈肌肌腱之间。腕部正中神经的阻滞方法如下:在近侧腕掌侧横纹从掌长肌和桡侧腕屈肌肌腱之间入针。如果掌长肌缺如,就从桡侧腕屈肌肌腱尺侧进针。找到异感后,注入 5ml 麻药。注意把麻药注射在神经周围而非神经内。另一种方法把麻药注入腕管,阻滞正中神经。操作方法如下:从掌长肌肌腱尺侧进针,腕关节轻微背伸,针头方向朝向腕管,稍微偏向桡侧,如果未引出异感,就稍微退回针头,改变方向后重新往腕管深处进针,注射 5 ~ 7ml 麻药。如果针头在腕管内,注射时,操作者放在腕管远侧的另外一只手的示、中指可以觉察到膨胀感(图 2-8)。

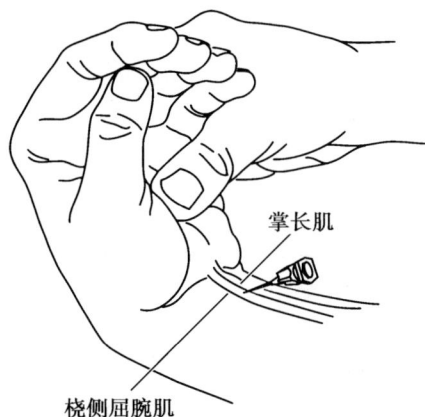

图 2-8　腕部正中神经阻滞

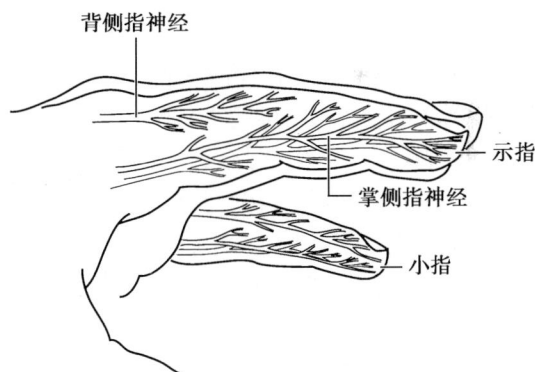

图 2-9　指神经的解剖

（2）尺神经阻滞:尺神经的背侧皮支在腕部以近发出,在腕部尺神经邻近尺侧腕屈肌肌腱桡侧,尺动脉位于尺神经的桡侧。在腕部封闭尺神经,从尺侧腕屈肌肌腱桡侧进针,出现异感后,注射 5ml 麻药,接着在进针点与腕背中点之间皮下注射 5ml 麻药,可封闭尺神经背侧皮支。

（3）桡神经浅支阻滞:桡神经浅支在桡骨茎突水平分成多个终末皮支。在桡动脉桡侧与腕背中点之间皮下注射 5 ~ 7ml 局麻药可以封闭桡神经浅支。

3. 指神经阻滞麻醉　每个手指感觉由四个神经支支配:背侧两支、掌侧两支(图 2-9)。

（1）指根环行阻滞:指根环行阻滞,顾名思义就是在指根的皮下环行注射局麻药,这种方法有可能造成手指的坏死,现在要避免使用。

（2）掌侧入路:在远侧手横纹近侧屈指肌腱上方皮肤内注射一个皮丘,在肌腱两侧的神经血管束周围分别注射 2 ~ 3ml 麻药。这种方法简单,效果良好,缺点是由于手掌皮肤痛觉神经纤维丰富,操作时患者感觉特别疼痛(图 2-10)。

（3）背侧入路：在手指蹼稍近侧伸指肌腱侧方注射一个皮丘，然后在伸指肌腱腱帽浅层注射 1ml 麻药，以阻滞手指背侧神经，然后向掌侧慢慢进针，直到隔着掌侧皮肤能够摸到针尖为止，注射 1ml 麻药，以阻滞掌侧指神经。退回针头，改变方向，从伸指肌腱上面横过，到达手指对侧，在皮内注射麻药形成一个皮丘，退出针头，从手指对侧的皮丘进针，一直到掌侧皮下，注射 1ml 麻药，完成麻醉。相比之下，经背侧入路麻醉时，患者的疼痛较轻(图 2-11)。

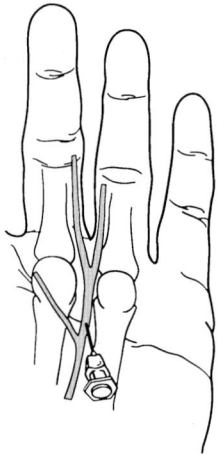

图 2-10 经掌侧入路指神经阻滞

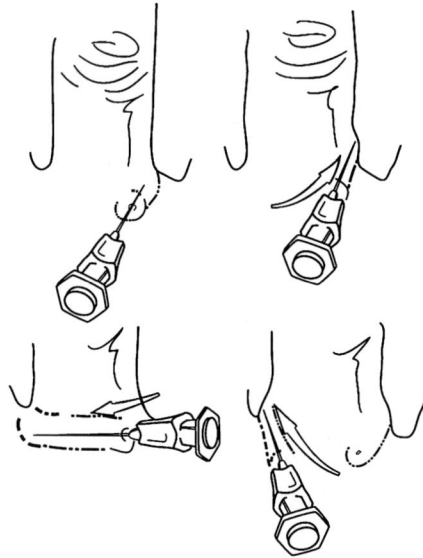

图 2-11 经背侧入路指神经阻滞

（4）屈指肌腱鞘管内麻醉：在屈指肌腱鞘管内注射 2ml 麻药，能够获得良好的效果。方法是在远侧手掌横纹或者掌指横纹处垂直皮肤进针，抵达指骨后，边退注射器边轻轻注射，当感觉注射的阻力明显减小，停止倒退，稳住注射器，这时针尖在肌腱与鞘管之间，注射 2ml 麻药即可。这种麻醉方法简单，不会误伤指神经血管束，只需注射 1 针，麻药用量较少，起效快，尤其适合儿童。缺点是偶尔手指背侧的麻醉效果不完全，需要在手指背侧补加麻药。

（5）手指掌侧皮下麻醉：在掌指纹中点稍远处进针，在手指掌侧皮下注射 2～3ml 麻药，只需要注射 1 针，其效果与鞘管内麻醉相同。优点和缺点与鞘管内麻醉相似，但操作更简单。

神经损伤是各种局部神经阻滞麻醉的并发症之一。与神经损伤有关的严重的持续时间长的并发症非常罕见。偶尔术后出现疼痛性异感。这种症状有时自发出现，有的在神经受到压迫时或者当手臂外展时出现。在大多数情况下，疼痛性异感在数周或数月后消失。有个别报道症状持续 1 年以上。造成神经损伤的原因有很多。其中一个重要原因是注射针头直接损伤神经所致。选择短斜针尖的针头(45°)，能够有效地降低这种并发症的发生。

4. 局部浸润麻醉 局部浸润麻醉适合小面积浅表麻醉，也可以在神经阻滞麻醉不完全的时候，作为一种补充方法应用。这种方法不宜大范围使用，否则麻药容量大，会使组织异常水肿。

（三）上肢静脉内麻醉

1. 方法 在术侧上臂安放两个止血带，用 20～22 号套管针头做静脉插管，固定好套管针。抬高术侧上肢，用驱血带从手指尖到止血带驱血。然后给近侧止血带充气，拆除驱血带。慢慢注射局部麻醉药利多卡因 3mg/kg，浓度 0.5%，大约 4～6 分钟起效。麻醉持续时间由止血带控制，只要不松止血带，就一直有效。近侧止血带保持充气状态 20 分钟，或者当患者感觉止血带不适时，给远侧止血带充气，充气完成后，松开近侧的止血带。因远侧的止血带位于麻醉区域，一般能够持续大约 40 分钟患者可没有不适感。等手术完成以后，如果手术时间短于 20 分钟，松止血带，过 15 秒，重新打气，保持 30 秒，再松开止血带，以防麻醉药一次回流到全身过多；如果手术时间长于 40 分钟，可以直接松开止血带，不必再给止血带充气。松止血带后大约有

50%的麻药继续与局部组织结合持续30分钟。如果需要在止血带放松后30分钟以内重新麻醉,这时麻药用量是初始剂量的一半。

如果术前估计手部手术的时间很长,就在肘静脉留置插管,可以反复驱血,重复给药,以延长麻醉的时间。

该方法操作简单,适用于门诊患者。双侧上肢使用也很安全。在这种麻醉过程中,患肢的运动功能能够很快恢复,因此适用于肌腱松解术,便于判断肌腱松解是否彻底。

2. 有关问题

(1) 止血带疼痛:对超过1个小时的手术来说,止血带疼痛是上肢静脉内麻醉的一个主要问题。

(2) 止血带漏气:止血带漏气到止血带内的气压低于静脉压时,就会有大量麻药进入全身循环,在1分钟内达到血药浓度的峰值,随后很快降低。这种变化会引起全身中毒反应,患者表现为惊厥、心律失常等,严重者最后死亡。止血带保持充气的时间越长,进入全身麻药的血药浓度就越低。在松止血带之后的数分钟内大约有1/3初始剂量麻药被代谢。如果放松止血带后,过15秒,重新充气保持30秒,再松开止血带,就会降低麻药血药浓度的峰值,降低发生全身中毒反应的风险。另一方面,如果由于漏气,止血带的气压逐渐降低,达到低于动脉压而高于静脉压,导致静脉扩张,伤口出血不止,就会影响手术。

(3) 麻醉作用过早消失:如果手外科医师在手术当中需要放松止血带进行止血,然后再缝合伤口,放松止血带以后的镇痛时间只能持续约5~10分钟,这对许多手术是不够的。

(4) 术侧上肢肌肉不能完全松弛:在上肢静脉麻醉下肌肉没有完全松弛,会影响手术的操作。如果手术需要肌肉充分松弛,可以在麻醉药中加入肌松剂:维库溴铵1mg或者泮库溴铵1mg,这么小的剂量,即使进入血循环也不会引起任何问题。但是重症肌无力患者禁忌用肌松剂。

(5) 设备问题:压力表、气囊止血带的性能要稳定可靠,避免发生意外漏气。

(6) 感染和肿瘤:由于驱血会使感染和肿瘤扩散,所以对于感染和肿瘤的患者,禁忌用上肢静脉内麻醉。

(7) 严重的并发症有死亡、肢体坏死截肢,发生率极少。

第二节　全身麻醉

一、全麻的适应证

全身麻醉适用于儿童患者、涉及多个部位的手术、持续时间很长的手术、不合作的患者、拒绝局部阻滞麻醉的患者。对于成年患者和部分儿童患者,如果手术时间短,可以用面罩吸入麻醉,不用做气管插管。如果手术时间长、伴有气道问题以及术中需要仰卧位之外的体位时,则需要进行气管插管。全身麻醉根据用药途径不同分为吸入麻醉和静脉麻醉两种。

二、吸入麻醉药

目前使用的吸入麻醉药有氟烷、恩氟烷、异氟烷、地氟烷和七氟烷等。吸入麻醉药可以与氧化亚氮一起使用,也可以单独使用。其优点是非易爆性气体,用于麻醉诱导十分平稳,起效迅速。麻醉深度容易控制。缺点是反复使用氟烷会导致药物性肝炎。用氟烷或恩氟烷全麻,术中用肾上腺素,有引起室性心律不齐的风险。氧化亚氮本身不能产生充分的镇痛作用,常与吸入麻醉药和静脉麻醉药合用。

三、静脉麻醉药

超短效静脉麻药有硫喷妥钠、甲己炔巴比妥和丙泊酚,常用于全身麻醉的诱导。常用芬太尼0.05mg/ml,辅以氟哌利多2.5mg/ml、氧化亚氮和肌松剂。血压下降(由于扩张血管)、呼吸抑制、胸壁强直是静脉麻醉药的缺点。

氯胺酮能够起到镇痛作用,同时保留患者的通气功能和保护性反射功能。优点是用于儿童患者比较安全。对儿童患者,可以在麻醉一开始就使用氯胺酮,肌注4~5mg/kg。肌注1针氯胺酮3~4分钟后,就可以开始静脉全麻。氯胺酮的缺点是成年患者麻醉后常常会有多梦、幻觉等症状。血压降低和心率加快对有心血管系统疾病的患者有严重的影响。当患者有呼吸道分泌物过多、气道激惹、痉挛性咳嗽、气道阻塞等情况时,静脉全麻的难度增加。

第三节 麻醉方法的选择和术后镇痛

一、麻醉方法的选择

双侧臂丛阻滞麻醉时,需要适当减少药物用量,两侧阻滞之间必须间隔30分钟以上,至少有一侧经腋窝入路阻滞麻醉,以免出现双侧气胸和膈神经麻痹,在一侧大腿或在头部(颞浅动脉)监测血压。一侧上肢手术,同时需要做腹部皮瓣、足趾移植、取皮肤或取肌腱等,可以选择臂丛阻滞和连续硬膜外阻滞并用。手术涉及多个部位,如双侧上肢和胸、腹部的手术,应该采用全麻。对门诊、急诊(不住院的)患者以及儿童患者,选择腋窝臂丛阻滞麻醉,以防发生气胸或膈肌麻痹。对儿童患者用全麻,或在基础麻醉下做臂丛麻醉。神经刺激仪对于麻醉的实施很有帮助,能确保把药物准确地注射在神经周围。儿童臂丛麻醉多用利多卡因8~10mg/kg,10岁以下用0.5%~0.8%,10岁以上用0.8%~1%,断指、断掌再植用长效臂丛麻醉。丁哌卡因、罗哌卡因、依替卡因的镇痛效果可以持续8~10小时,待麻醉作用消退到一定程度,用斜角肌间沟阻滞麻醉追加麻醉。对手术时间特别长的患者,可以在臂丛神经鞘管插管,连续用药,手术完成后保留插管,用于术后镇痛。断臂(准备再植)合并其他部位损伤适宜用全麻。对怀孕的患者要尽量避免择期手外科手术。对怀孕的患者施行急诊手术,用麻醉有两点问题:由于应激反应可能导致流产;可能出现药物导致的胎儿发育缺陷,尤其在妊娠前3个月这种危险更大。尽量选用周围神经阻滞或者局部浸润麻醉,一般用普鲁卡因或丁哌卡因,剂量越小越好,以减小对胎儿的影响。普鲁卡因在体内快速水解,血药浓度很低,不会经过胎盘影响胎儿,大部分丁哌卡因在体内与血浆蛋白结合,只有极少一部分在血液中以游离方式存在,可以经过胎盘。必要时用吗啡1~2mg或芬太尼0.025mg或0.05mg静脉注射。地西泮对胎儿的影响不清楚,尽量避免使用。

二、术后镇痛

无论使用局部或全身麻醉,术中在闭合伤口之前,在伤口内留置一个细导管,在体外一端连接一个10~20ml注射器,配制0.25%~0.5%丁哌卡因或罗哌卡因10ml备用。手术后每8小时注射2~10ml,注射量视伤口部位和切口大小而定。这是一种既简单易行又安全可靠的镇痛方法。

(苏彦农 金鸣苍)

参 考 文 献

1. Abadir A. Anesthesia for hand surgery. Orthop Clin North Am,1979,1:205-212

2. Ang ET,Lassale B,Goldfarb G. continuous axillary brachial plexus block——A clinical and anatomical study. Anesth Analg,1984,63:680-684

3. Arthur DS,Mcnicol LR. Local anesthetic techniques in paediatric surgery. Br J Anaesth,1986,58:760-778

4. Barutell C,Vidal F,Raich M,et al. A neurological complication following interscalene brachial plexus block. Anesthesia,1980,35:365-367

5. Bonica JJ,Buckley FP. Regional analgesia with local anesthetics. p 1883-1966 In Bonica JJ(ed). The management of Pain. 2nd Ed. Lea & Febiger,Philadelphia,1990

6. Bridenbaugh PO. Complications. Regional Anesthesia for Upper Extremity Surgery Symposium. Reg Anesth,1980,5:6-8

7. Brown DL,Cahill DR,Bridenbaugh LD. Superclavicular nerve block. anatomic analysis of a method to prevent pneumothorax. Anesth Analg,1993,76:530-534

8. Campbell RJ,Ilett KF,Dusci L. Plasma bupivacaine concentrations after axillary block in children. Anaesth Intensive Care,1986,14:343-346

9. Chiu DTW. Transthecal digital block flexor tendon sheath used for anesthetic infusion. J Hand Surg,1990,15(A):471-473

10. Cockings E,Moore P,Lewis RC. Transarterial brachial plexus blockade using 50ml of 1. 5% mepivacaine. Reg Anesth,1987,12: 159-164

11. Covino BG,Vassallo HG. Local Anesthetics. Mechanism of Action and Clinical Use. Grune & Stratton,New York,1976

12. DeJong RH. Local Anesthetics. 2nd Ed. Charles C Thomas,Springfield,IL,1977

13. Feldman HS,Arthur GR,Covino BG. Comparative systemic toxicity of convulsant and supraconvulsant doses of intravenous ropivacaine,bupivacaine and lidocaine in the conscious dog. Anesth Analg,1989,69:794-801

14. Gillespie JH,Menk EJ,Middaugh RE. Reflex sympathetic block dystrophy. A complication of interscelene block. Anesth Analg, 1987,66:1316-1317

15. Green DP. Diagnostic and therapeutic value of carpal tunnel injection. J Hand Surg,1984,9(A):850-854

16. Heath ML. Death after intravenous regional anesthesia. BMJ,1982,285:913-914

17. Heath ML. Bupivacaine toxicity and bier blocks (letter). Anesthesiology,1983,59:481

18. Hickey R,Candido KD,Ramamurthy S,et al. Brachial plexus block with a new local anaesthetic. 0. 5 percent ropivacaine. Can J Anesth,1990,37:732-738

19. Hickey R,Garland TA,Ramamurthy S. Subclavian perivascular block. influence of location of paresthesia. Anesth Analg,1989,68: 767-771

20. Hickey R,Hoffman J,Ramamurthy S. A comparison of ropivacaine 0. 5% and bupivacaine 0. 5% for brachial plexus block. Anesthesiology,1991,74:639-642

21. Hickey R,Ramamurthy S. The diagnosis of phrenic nerve block on chest X-ray by a double exposure technique. Anesthesiology, 1989,70:704-707

22. Hickey R,Rowley CL,Candido KD,et al. A comparative study of 0. 25% ropivacaine and 0. 25% bupivacaine for brachial plexus block. Anesth Analg,1992,75:602-606

23. Kasten GW,Martin ST. Bupivacaine cardiovascular toxicity. Comparison of treatment with bretylium and lidocaine. Anesth Analg, 1985,64:911-916

24. Kirkpatrick AF,Bednarczyk LR,Hime GW,et al. Bupivacaine blood levels during continuous interscalene block. Anesthesiology, 1985,62:65-67

25. Kroll DA,Caplan RA,Posner K,et al. Nerve injury associated with anesthesia. Anesthesiology,1990,73:202-207

26. Kulenkampf D. Anesthesia of brachial plexus. Zentralbl Chir,1991,38:1337

27. Lanz EK,Theiss D,Jankovic D. The extent of blockade following various techniques of brachial plexus block. Anesth Analg,1983, 62:55-58

28. Lim EK,Pereira R. Brachial plexus injury following brachial plexus block. Anesthesia,1984,39:691-694

29. Long WB,Rosenblum S,Grady IP. Successful resuscitation of bupivacaine-induced cardiac arrest using cardiopulmonary bypass. Anesth Analg,1989,69:403-406

30. Luce EA,Mangubat E. Loss of hand and forearm following Bier block. a case report. J Hand Surg,1983,8:280-283

31. Merrill DG,Brodsky JB,Hentz RV. Vascular insufficiency following axillary block of the brachial plexus. Anesth Analg,1981,60: 162-164

32. Miller RD. Anesthesia. 3rd Ed. Churchill Livingstone,New York,1990

33. Moller R,Covino BG. Cardiac electrophysiologic properties of bupivacaine and lidocaine compare with those of ropivacaine,a new amide local anesthetic. Anesthesiology,1990,72:322-329

34. Moore DC. "Traditional" or supraclavicular technique. Regional Anesthesia for upper Extremity Surgery Symposium. Reg Anesth, 1980,5:3-5

35. Nancarrow C,Rutten AJ,Runciman WB,et al. Myocardial and cerebral drug concentrations and the mechanisms of death after fatal intravenous doses of lidocaine,bupivacaine,and ropivacaine in the sheep. Anesth Analg,1989,69(3):276-283

36. Neimkin RJ,May JW Jr,Roberts J,et al. Continuous axillary block through an indwelling Teflon catheter. J Hand Surg,1984,9(6): 830-833

37. Partridge BL,Katz J,Benirschke K. Functional anatomy of the brachial plexus sheath. implications for anesthesia. Anesthesiology, 1987,66(6):743-747

38. Pham-Dang C,Meunier JF,Poirier P,et al. A new axillary approach for continuous brachial plexus block. A clinical and anatomic study. Anesth Analg,1995,81(4):686-693

39. Quinlan JJ, Oleksey K, Murphy FL. Alkalinization of mepivacaine for axillary block. Anesth Analg, 1992, 74(3): 371-374

40. Raj PP. Ancillary measuresto assure success. Regional Anesthesia for upper Extremity Surgery Symposium. Reg Anesth, 1980, 5: 9-12

41. Randalls B. Continuous brachial plexus blockade. A technique that uses an axillary catheter to allow successful skin grafting. Anaesthesia, 1990, 45(2): 143-144

42. Reiz S, Haggmark S, Johansson G, et al. Cardiotoxicity of ropivacaine-a new amide local anaesthetic agent. Acta Anaesthesiol Scand, 1989, 33(2): 93-98

43. Reiz S, Nath S. Cardiotoxicity of local anaesthetic agents. Br J Anaesth, 1986, 58(7): 736-746

44. Restelli L, Pinciroli D, Conoscente F, et al. Insufficient venous drainage following axillary approach to brachial plexus blockade. Br J Anaesth, 1984, 56(9): 1051-1053

45. Roch JJ, Sharrock NE, Neudachin L. Interscalene brachial plexus block for shoulder surgery. a proximal paresthesia is effective. Anesth Analg, 1992, 75(3): 386-388

46. Rosenblatt R, Pepitone-Rockwell F, McKillop MJ. Continuous axillary analgesia for traumatic hand injury. Anesthesiology, 1979, 51(6): 565-566

47. Sada T, Kobayashi T, Murakami S. Continuous axillary brachial plexus block. Can Anesth Soc J, 1983 30(2): 201-205

48. Sarma VJ. Long-term continuous axillary plexus blockade using 0.25% bupivacaine. A study of three cases. Acta Anaesthesiol Scand, 1990, 34(6): 511-513

49. Scott DB, Lee A, Fagan D, et al. Acute toxicity of ropivacaine compared with that of bupivacaine. Anesth Analg, 1989, 69(5): 563-569

50. Selander D. Catheter technique in axillary plexus block. Presentation of a new method. Acta Anaesthesiol Scand, 1977, 21(4): 324-329

51. Tetzlaff JE, Walsh M, Yoon HJ. PH adjustment of mepivacaine decreases the incidence of tourniquet pain during axillary brachial plexus anaesthesia. Can J Anesth, 1993, 40(2): 133-136

52. Thompson GE, Rorie DK. Functional anatomy of the brachial plexus sheaths. Anesthesiology, 1983, 59(2): 117-122

53. Thomson S. Long-term indwelling catheter for intermittent axillary plexus blocks with bupivacaine. Anaesth Intensive Care, 1990, 18(2): 276-277

54. Torbiner ML, Yagiela JA, Mito RS. Effect of midazolam pretreatment on the intravenous toxicity of lidocaine with and without epinephrine in rats. Anesth Analg, 1989, 68(6): 744-749

55. Tulchinsky A, Weller RS, Rosenblum M, et al. Nerve stimulator polarity and brachial plexus block. Anesth Analg, 1993, 77(1): 100-103

56. Tuominen M, Haasio J, Hekali R, et al. Continuous interscalene brachial plexus block. clinical efficacy, technical problems and bupivacaine plasma concentrations. Actá Anaesthesiol Scand, 1989, 33(1): 84-88

57. Tuominen M, Pitkanen M, Rosenberg PH. Postoperative pain relief and bupivacaine plasma levels during continuous interscalene brachial plexus block. Acta Anaesthesiol Scand, 1987, 31(4): 276-278

58. Urmey WF, McDonald MHemidiaphragmatic paresis during interscalene brachial plexus block. effects on pulmonary function and chest wall mechanics. Anesth Analg, 1992, 74(3): 352-357

59. Vatashsky E, Aronson HB. Continuous interscalene brachial plexus block for surgical operations on the hand. Anesthesiology, 1980, 53(4): 356

60. Vatashsky E, Aronson HB, Wexler MR, Rousso M. Anesthesia in a hand surgery unit. J Hand Surg, 1980, 5(5): 495-497

61. Vester-Andersen T, Broby-Johansen U, Bro-Rasmussen F. Perivascular axillary block VI. the distribution of gelatine solution injected into the axillary neurovascular sheath of cadavers. Acta Anaesthesiol Scand, 1986, 30(1): 18-22

62. Winnie AP. Perivascular techniques. Regional Anesthesia for upper Extremity Surgery Symposium. Reg Anesth, 1980, 5: 5-6

63. Winnie AP. Considerations concerning complications, side effects and untoward sequelae, In Plexus Anesthesia. Vol 1, WB Saunders, Philadelphia, 1990

64. Winnie AP. Perivascular techniques of brachial Plexus Anesthesia. Vol. 1, WB Saunders, Philadelphia, 1990

65. Winnie AP, Collins VJ. The subclavian perivascular technique of brachial plexus anesthesia. Anesthesiology, 1964, 25: 353-363

66. Yaster M, Maxwell LG. Pediatric regional anesthesia. Anesthesiology, 1989, 70(2): 324-338

第三章

电生理检查在手外科的应用

电生理检查在手外科的应用变得日益频繁,这要求手外科医师掌握这种检查的方法和原理,了解其局限性,以便在临床工作中能够充分利用这种检查方法的优势,发挥其作用。在诊断、制订治疗方案和分析预后时,电生理检查的结果必须结合临床病史、症状、体征进行,片面依靠肌电图报告的结果决定治疗方案难免会导致不良的后果。

第一节　运动单位及神经肌肉动作电位

一、运动单位解剖生理

1. **定义及组成**　运动单位由一个前角运动细胞及其支配的若干个肌纤维组成,是神经肌肉活动的最小功能单位。

2. **运动单位的范围**　每个前角运动细胞支配的肌纤维数目,可由数条至几千条不等,支配越少,神经控制越精细,如眼外肌每个运动单位只有 5 ~ 7 条纤维,内在肌约100 条,腓肠肌约2000 条,而且每块肌肉含运动单位的数目也差别甚大。单个运动单位的横径大约为 5 ~ 10mm,不同运动单位内的肌纤维存在一定的交叉排列,因而用细胞外针电极可引导出若干个运动单位的电激动(图3-1)。

3. **运动单位兴奋活动的特性:**

(1) 一个运动单位内活动的同时性:同一运动单位内肌纤维的兴奋来自同一运动神经元,虽因终末神经不等长,传导上存在极小的时间差异,但兴奋基本同步,所以综合图形平整光滑。

(2) 不同运动单位具备活动的不同步特性:不同前角细胞兴奋以及冲动传导至肌纤维,在时间上是不同步而是相继活动,以保证肌肉随意收缩活动的协调平稳,否则会产生节跳式的动作。不同运动单位兴奋活动的不同步性,是适应生理要求的结果。

(3) 运动单位兴奋活动的递增性:正常肌肉可根据用力大小,改变参与兴奋活动运动单位的数量及每个运动单位兴奋活动的频率,从而产生不同的肌肉力量,以完成各种不同功能,这称为运动单位兴奋活动的递增性。当神经受损正常运动单位数量减少时,临床表现为肌力减弱,电生理也有

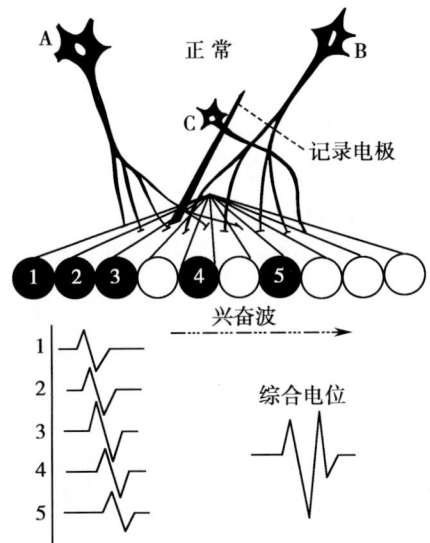

图 3-1　正常运动单位
A、B、C 表示前角细胞;1、2、3……
表示肌纤维

相应的改变。

二、神经肌肉的动作电位及传递

神经纤维由神经元的轴突构成,根据结构不同分为有髓和无髓纤维两种。前角细胞兴奋时刺激相连的神经纤维,局部出现去极化(内正外负),与临近膜之间存在电位差而出现电荷移动的局部电流,即神经的动作电流。以上过程沿神经纤维依次传递,构成神经冲动的传导。在有髓纤维,冲动沿郎飞结跳跃式传导;而无髓纤维冲动均匀一致传播,直至神经终板(图3-2)。

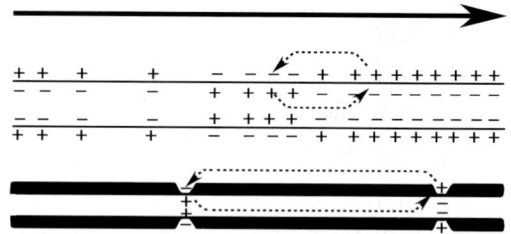

图3-2 局部电流学说传导示意图
上排:箭头表示传导方向;中排:无髓神经纤维;
下排:有髓神经纤维

三、冲动在神经肌肉连接处的传播

神经肌肉相连处为板状结构,故称为终板。冲动在终板的传播是由化学变化和电变化组成的综合过程。冲动使神经末梢释放神经介质乙酰胆碱(Ach),Ach弥散通过突触间隙,与突触后膜上的Ach受体结合,使突触后膜的通透性发生改变,形成终板电位。终板电位达到阈值时,可兴奋邻近的肌肉纤维,使肌膜去极化,触发出峰形电位,即肌肉的动作电位。

四、肌肉动作电位产生的原理及细胞外有引导

肌膜受到冲动刺激时,细胞膜阻抗迅速下降,失去对离子的选择性渗透作用,钠离子进入细胞内,细胞内正离子增加,静息膜电位消失,发生去极化反应。此过程沿着肌纤维传播,引起整个肌纤维的去极化,形成肌肉的动作电位。

第二节 肌 电 图

记录电极探测到与肌肉动作电位相关的微小电压变化,把它们传递到放大器,信号经过放大后,接着进行过滤,除去外来的干扰信号(会歪曲波形),最后经过转换器把模拟信号转化为数字信号,形成肌电图。

为将肌肉和神经兴奋时微弱的生物电流描记成图,必须有灵敏的肌电图机及引出生物电流的适宜电极。肌电导出电极,一般使用插入肌肉的针状电极。常用的同轴单心针电极类似一有针芯的小穿刺针,针芯和针管相互绝缘,各连绝缘导线,尖端为一斜形断面。这样,作为细胞外电极,即可引导断面直接接触的肌纤维及附近肌纤维传导而来的电位变化。此外,尚有通过体表引导的皮肤电极(图3-3)。

针电极通过导线连于肌电图机。肌电图机由放大器、阴极示波管、扬声器及照像记录系统几部分组成。通过针电极引出的微弱电流,经过多极放大,在阴极示波管的荧光屏上显示出来,也可通过扬声器辨别不同电位产生的不同声音。同时通过记录系统,将需要的图形拍照,便于进一步分析。描记的波形,纵向代表

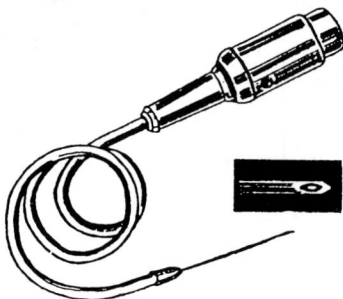

图3-3 同轴单心针电极

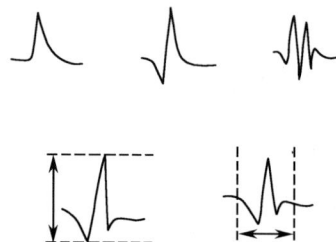

图3-4 肌电图的位相、波幅和时限
上排自左至右为单相、双相、多相(六相)波;
下排为波幅、波宽测量示意图

波幅(电压),每个波的波幅由上下波峰之差距来测定,常用微伏(μV)或毫伏(mV)表示。横向代表波宽(时限),每个波的波宽,即从基线开始倾斜到终末返回基线的时间,以毫秒(ms)表示。每个波中,向上、向下偏转一次方向,称为一个位相。向上为负,向下为正(图3-4)。

一、正常肌电图

(一) 放松

1. 插入电位　正常肌肉在针极插入的一刹那,由于插针的损伤及机械刺激,有短暂的电位变化,一般表现为基线的漂移,据我院肌电图室的分析统计,平均持续时间为465.3±278.3ms(X±2SD)。在兴奋性提高、容易激惹的情况下,可出现插入电活动的延长。一般以大于3秒为延长的指征。

2. 终板电位　当针极接近终板时,可以引出在基线上起伏的微小终板电位,声如海啸,称之为终板噪声,电压在50μV以下,易误认为放大器干扰,此时轻轻挪动电极常可引出较为清晰的单个负相小终板电子位,时限约0.5~2.0ms,电压约100μV左右。

3. 高频负电位　又称为神经负电位。插入及挪动针极时,可以引出猝发的高频率电子活动,波形为单相或双相,但以负相为主,且第一相为负相,称之为高频电位或神经负电位,一般认为由肌内神经支产生(图3-5)。

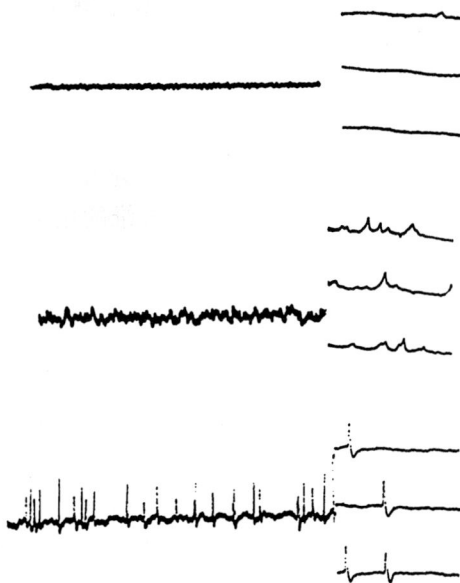

图3-5　肌肉放松时的肌电图
上排:电静息;中排:终板电位;下排:神经负电位

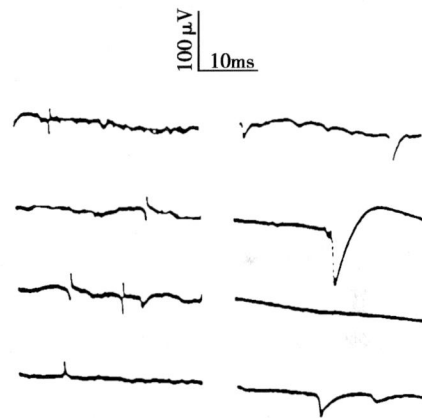

图3-6　纤颤及正相电位

4. 电静息　除了可能出现以上电位以外,针极刺入后肌肉完全松弛时,因为没有兴奋过程,因而没有电位的变化,在肌电图上描记为一直线,称为电静息。

5. 自发电位

(1) 纤颤电位和正相电位:在正常人身上有时也能记录到少量纤颤电位与正相电位。Buchthal等在197例正常人中测得有10%的肌肉在一个部位出现纤颤电位和(或)正相电位(图3-6)。我们对310例正常国人肌电图研究结果为:894块肌肉中38块(4.3%)在一个部位出现纤颤电位和(或)正相电位,其中拇短展肌最多,占17.4%,肱二头肌最少,占1.4%。所以可以认为,在一个部位发现少量上述电位,只有可疑病理价值。两个部位以上发现,可确认为有病理价值。

(2) 束颤电位:一束肌肉兴奋发生的自发电活动称束颤电位,形态上与正常运动电位难以区别,正常肌肉可以出现。此外,常在前角细胞、神经根与刺激性病变兴奋性提高时产生,有一定的参考价值。只有在同时发现纤颤电位和正相电位的情况下,才有肯定的病理意义。

(二) 轻收缩时的肌电图

正常肌肉做一级左右的轻收缩时,可引导出清晰的动作电位,它是来自于针极下几个运动单位的电活动。

1. 时限　运动单位电位的时限,是指运动单位电位变化的总时间,包括肌内神经支传导、终板延搁及肌内扩布的过程。时限的长短与针极下肌纤维密度及兴奋性是否同步有关。肌纤维密度大,兴奋性同步性差时,时限较长,反之波形较窄,即时限较短。

测量时限在横坐标上进行,指从偏离基线到波形返回基线所经历的时间,用毫秒(ms)表示。每块肌肉应测定 20 个不同电位的时限,再取平均数,称之为运动单位电位的平均时限。其峰值部分来自针极附近的肌纤维,起始和终末的小波则来自距离针极较远部分肌纤维的容积传导,测量时均应包括在内。

不同肌肉的平均时限不同。平均时限与年龄呈正相关关系,即平均时限随年龄的增长而增宽。其原因为随着年龄的增加,终板之间距离增加,终板不断更新,而芽生的终板传导较慢以及运动单位内肌纤维密度增加所致。正常值为平均时限均值±两个标准差,不同医院的正常值不同。

2. 波幅　波幅是运动单位肌纤维兴奋时动作电位幅度的总和,波幅最高的棘波,来源于最接近针极的一小群肌纤维,测量其正负电位的峰值,以微伏或毫伏表示。每块肌肉测定 20 个不同电位,取其平均值,称之为平均电压。

肌电检查时运动单位电位电压与以下因素有关:针电极距兴奋的肌纤维愈近则电压愈高。针极下肌纤维数量愈多,密度越大,电压越高。引导针电极的斜面大,引导范围大,则电压高。反之则波幅较低。

波幅与年龄有显著正相关关系,即波幅随年龄的增长而增高,其原因可能与肌纤维增粗及纤维密度增加有关。判断时以超出正常值±70% 视为有病理意义。

3. 波形(位相)

(1) 波形离开基线偏转一次方向称为一相,根据偏转次数多少分为单相、双相、三相、四相波等。五相及五相以上称为多相波。偏转幅度小未到达基线而呈锯齿状者称为不规则波(图3-7、8)。

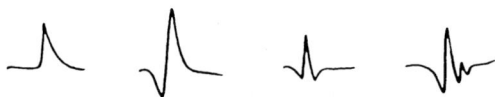

图 3-7　正常运动电位

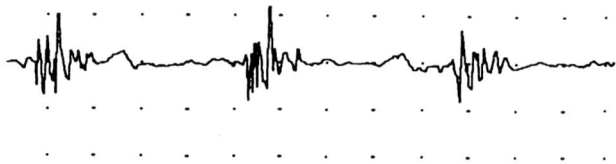

图 3-8　多相波

(2) 正常肌肉多相波形成的原因及百分比:造成多相波的原因取决于各肌纤维尤其是接近针极少数纤维同步化的程度。正常由于一个运动单位内兴奋的同时性,图形平整光滑,一般在四相以内。又由于不同运动单位的肌纤维交错分布可能出现同步较差位相增多的情况,但比例较小且波形不会过于繁杂。多相波的多少与年龄没有相关性。判断时高于正常均值即为多相波增多。

(三) 肌肉不同用力收缩时的波形

1. 类型　肌肉不同程度用力收缩时,动员的运动单位数量不一,每个运动单位放电频率亦不相同,因而出现不同的类型。

(1) 单纯相:肌肉轻度收缩时,只有少数运动单位参与兴奋,肌电图表现为孤立或较稀疏的运动电位,称为单纯相(图3-9)。

(2) 混合相:肌肉中等度用力收缩时,出现较上密集但仍有稀疏平段的图形(图3-9)。

(3) 干扰相:当肌肉用最大力量收缩时,兴奋的运动单位最多、放电频率亦最高,出现重叠相互干扰的图形(图3-9、10)。

宏观测定多数电位的峰值,称为峰值电压。

2. 正常人结果　我院肌电图室对 301 例正常人研究显示,最大用力收缩呈干扰相者占 91.5%,混合相占 8.5%,其峰值电压中位数为 2500μV,其范围为 900～5500μV。手内在肌最高可达 8mV。临床应用一般以 2～4mV 为标准。

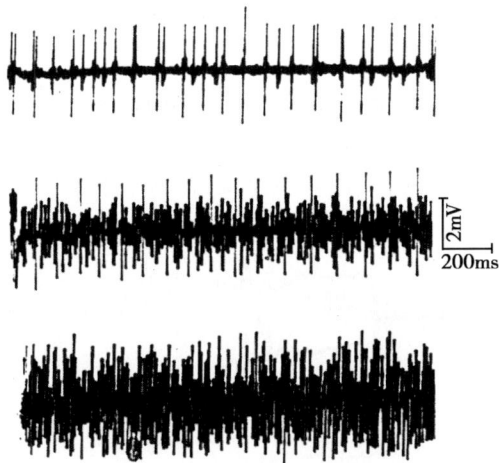

图 3-9　正常不同用力收缩图
上排:单纯相;中排:混合相;下排:干扰相

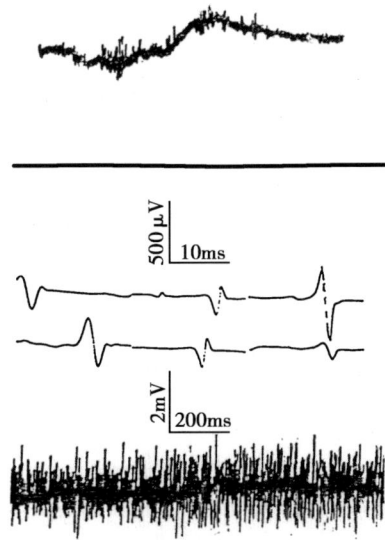

图 3-10　正常肌电图

二、神经源性受损及神经再生时的肌电图

(一) 神经源性受损肌电图

当脊髓前角细胞(或脑神经运动核)及其轴索发生损伤或变性时,肌电图显示以下改变:

1. 插入电位延长　插入电位指针极插入、挪动时出现电位的骤发排放,可由纤颤电位、正相电位、束颤电位等组成,时间超过 3 秒以上,是由于失神经支配以后,肌膜对机械刺激兴奋性提高的结果,是神经源性受损的可靠指征。

2. 放松时出现自发电位

(1) 纤颤电位:当神经轴索断离以后,肌纤维失去了神经系统的抑制性调节,对体内乙酰胆碱敏感性增高,会发生单个肌纤维的自发性兴奋和震颤运动。因此,在放松时肌电图不再是静息状态的一条直线,可以描记出这些肌纤维颤动的图形来,称之为纤颤电位。因为系一个运动单位内单个肌纤维的兴奋收缩,所以其特点是波形很纤细,既窄又低(时限多在 1~2ms,波幅<300μV,100μV 居多),可有规律间歇,也可不规律。纤颤电位自神经变性以后发生,所以多在受损后 15~20 天出现,一直可持续若干年,直至完全修复或肌肉纤维化失去兴奋性方消失。

(2) 正相电位:神经受损后出现的第二种异常波特点是,有一个大而锐的正向放电,然后有一低而长的负相,其波形是肌电图中最恒定不变者,并因波形特点而得名,实际上可能是一种损伤电位。

以上电位如在两处以上出现,可视为有病理意义,亦是神经源性受损的可靠指征,特别是在周围神经损伤时多见,且因机械刺激等而诱发增多。

(3) 束颤电位:系于肌肉放松时出现的自发运动单位,常在前角细胞、神经根等刺激性病变兴奋性增高时产生,为诊断时的参考。

3. 运动单位电位及最大收缩波形的变化　在完全失去神经支配的肌肉,试图做随意收缩时,没有动作电位出现,称病理静息,这说明运动功能的完全丧失(图 3-11)。

在神经细胞或轴索部分受损,以至肌肉部分失去神经支配的病例,随意收缩时有运动电位,但平均时限多增宽,大于正常值的 20% 则有诊断价值。波

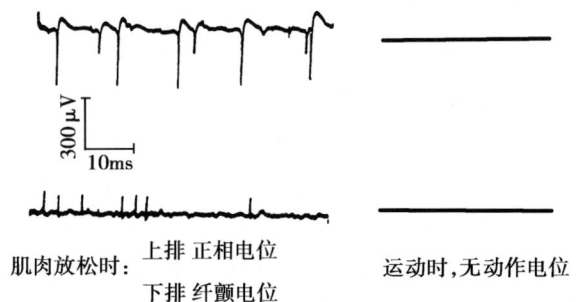

肌肉放松时:　上排 正相电位　　　运动时,无动作电位
　　　　　　　下排 纤颤电位

图 3-11　完全损伤肌电图

幅早期可下降,在慢性期,由于神经末梢侧支芽生增多,运动单位范围代偿性扩大,波幅可以增高,超过正常值±70% 有病理意义。此外,多相波可明显增多,且波形繁杂,这是因为在一个运动单位内,神经受损及修复程度不一,造成肌纤维的兴奋不同步,综合而成的图形分散,位相增多,各肌肉发生率高于正常值时,即有诊断意义。

让患者某些肌肉作最大收缩时,因为动员起来的运动单位亦较正常减少,所以波形达不到干扰的程度,因受损程度不同可为混合相或单个运动电位不等(图 3-12)。

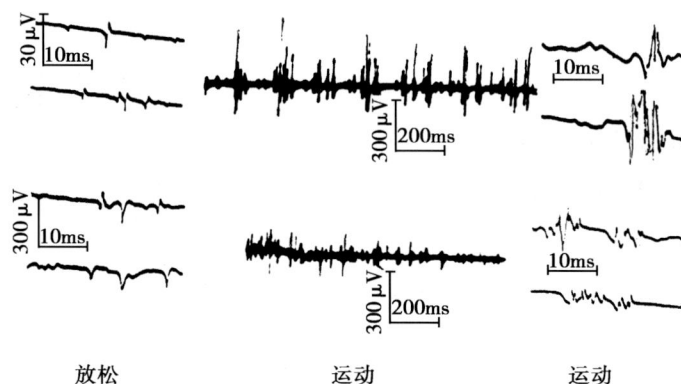

图 3-12 不全损伤肌电图

4. 脊髓前角病变及周围神经损伤肌电图表现的异同点 脊髓前角病损或周围神经损伤,均发生轴索变性,造成肌肉失神经支配,由于机制相同,因而肌电图均呈现上述神经源性受损表现。但由于病损部位不同,可能存在以下差异:

(1)损害分布不同:脊髓病变常为节段性或散在分布。周围神经损害有其特定支配区运动及感觉障碍,肌电图检查证实有相应的改变。

(2)前角细胞疾病时,由于残存细胞代偿芽生的结果,支配肌纤维范围扩大,常出现高电压宽时限之巨大电位,但数量减少。

(3)脊髓灰质炎、运动神经元病等仅侵犯前角细胞,轴索虽发生继发性变性,但传导功能常无明显变化,特别是感觉传导功能正常。而周围神经系混合神经,感觉传导速度测定常有明显异常。

以上可在诊断时参考,但原则上肌电图不作病因诊断。

(二)神经再生时的肌电图征象

1. 纤颤电位和正相电位的变化 当神经膜管道存在或经手术修复,神经纤维沿着此通道由近端向远端以 1~2mm/d 速度生长。当神经轴索长入终板后,肌纤维对乙酰胆碱的敏感性逐渐恢复正常。如果定期检查肌电图,对神经损伤进行动态观察,表现为纤颤电位及正相电位的减少直到消失,开始时(一般在损伤后 15~20 天),针极刺入肌腹,即有声如暴雨之排放的多数纤颤电位及正相电位,且持续存在,以后变为针刺入虽有以上电位发现,但数量减少,随着修复期的延长,数量更少,需要挪动针头探查才能发现,神经修复后应告消失,但实际观察,多年后常仍残存少量失神经电位(图 3-13)。

2. 运动单位电位的演变 运动单位电位的变化尤为显著。如果神经外膜的连续性存在,或经手术缝合,则新生之神经纤维,沿着此通路逐渐长入肌腹。在修复后早期,运动单位内只有少数肌纤维恢复了神经支配,这些肌纤维恢复的程度、兴奋性、传导性还不尽相同,还不能达到同步兴奋和收缩,表现为成簇的小波在基线上起伏,其特点为多相,组成簇的每一棘波时限很短、低电压,一般在 100μV 左右,在收缩,甚至在放松时亦可出现,称为新生电位。这是神经再生的可靠指征,可早于临床 8~12 周出现。

随着新生轴索支配的肌纤维数目的增多,兴奋仍然不能很好同步,则描记出每个棘波时限较上增宽,波幅增高之多相电位,这个阶段亦称之为复形电位。

以后,恢复较好的大多数肌纤维综合成一个大电位,而少数兴奋同步性较差的肌纤维可能形成其后拖延

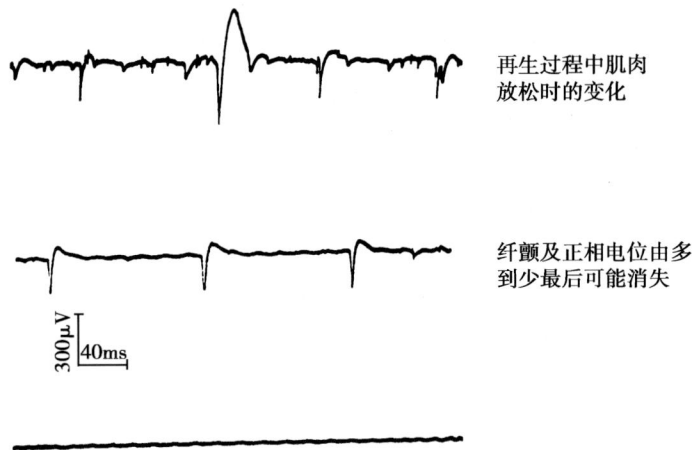

再生过程中肌肉
放松时的变化

纤颤及正相电位由多
到少最后可能消失

300μV 40ms

图3-13 神经再生过程中肌肉放松时肌电图电位的变化

的次波,亦称之为再生电位。

最后,肌肉的神经支配恢复正常,运动电位的波形、波时限亦恢复正常。以上是神经修复过程中,运动单位电位的演变过程(图3-14)。

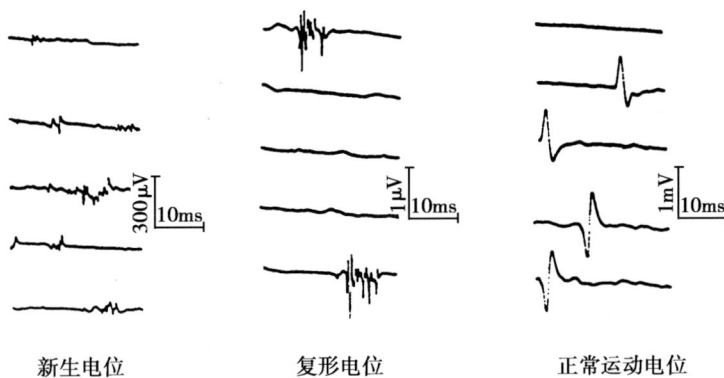

新生电位　　　　　复形电位　　　　　正常运动电位

图3-14 神经再生过程中肌肉运动电位
波形的衍变(质的变化)

3. 最大用力收缩时动作电位数量增加　随着恢复神经支配的肌肉运动单位数目的增加,最大收缩时放电频率增加,可以由少数单个运动单位电位,发展成混合相及干扰相电位。此时肌力正常或接近正常。有时由于病损较重,手术欠佳,神经再生受阻、受伤后时间过长及肌肉出现纤维化等,最大用力收缩波形亦常达不到干扰相,而呈不同的移行类型(图3-15)。

4. 再生受阻及恢复不良的肌电图表现　在观察过程中,如果纤颤电位及正相电位不见减少,或运动单位电位波形长期停留于某一阶段,或最大用力收缩运动单位电位频率不见增加,仅有少数运动单位代偿性工作,表现为电压较高之单个运动单位电位。则显示神经进一步再生受阻碍,预后较差。

如果神经受伤后长久未修复而肌肉纤维化,由于肌肉兴奋及收缩功能基本丧失,肌电图表现为纤颤电位及正相电位消失,运动单位电位消失或仅残存有少数单个运动单位电位。

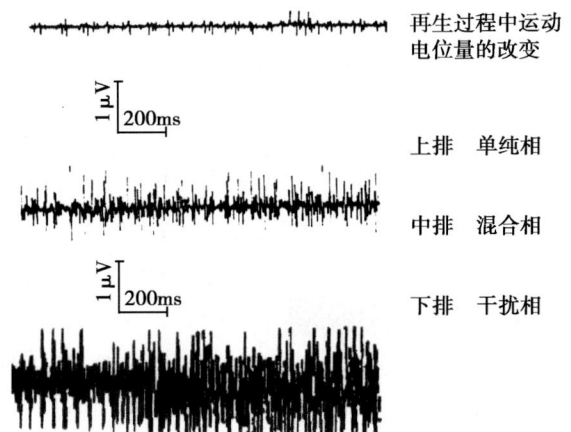

再生过程中运动
电位量的改变

1μV 200ms

上排　单纯相

中排　混合相

1μV 200ms

下排　干扰相

图3-15 神经再生过程中运动电位量的改变

三、肌原性疾病的肌电图

肌原性疾病指不同原因引起的原发性肌病,如进行性肌营养不良、多发性肌炎及皮肌炎、肌强直综合征、内分泌及代谢障碍引起的疾病等,临床表现为肌肉萎缩力弱,进行性加重,无神经受损征象。

其组织学特点为肌纤维变性、坏死及肥大,间质细胞浸润,结缔组织增生及继发终板皱缩、神经终末支变性等。肌电图表现主要为运动单位电位时限、波幅、波形的改变。

(一) 放松时可能出现以下自发电位

1. 纤颤电位及正相电位 由于变性的肌纤维渗透性改变,以及终板、细小神经支继发改变等因素,膜电位发生变化且不稳定,可能于放松时出现少量纤颤电位及正相电位。

2. 肌强直电位 是一组高频发放的特殊电位,由针刺、挪动、叩击时诱发,独特的声响如俯冲轰炸机声,是肌强直疾患的特征性表现(图3-16)。

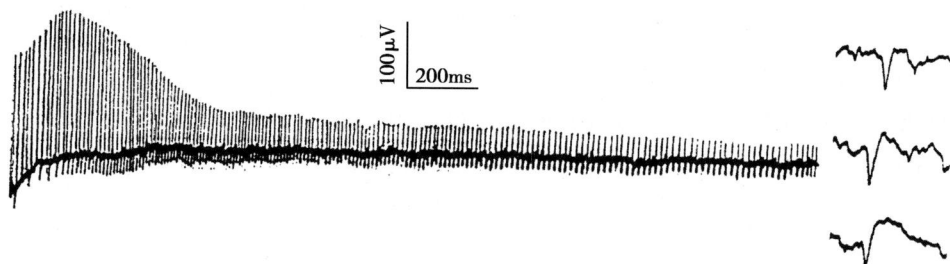

100μV
200ms

图3-16 肌强直电位

(二) 运动单位电位的改变

1. 平均时限缩短 由于肌纤维变性、坏死、数量减少、密度下降、电激动在运动单位内扩布的时间缩短,因而运动单位电位平均时限缩短。比正常值少20%,即有诊断意义。

2. 平均波幅下降 波幅为单位面积内肌纤维电压的总和。由于针极下肌纤维数量减少,所以平均波幅下降比正常值低70%为阳性。

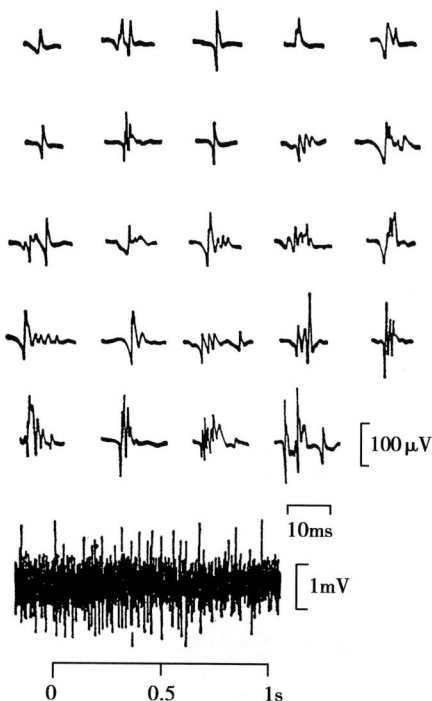

100μV
10ms
1mV

0   0.5   1s

图3-17 肌病电位

3. 出现短棘波多相电位 因针极下肌纤维兴奋同步性差,常出现棘波时限短、波幅低的多相电位,又称之为肌病电位(图3-17)。

(三) 重收缩

出现密集细碎的干扰相电位,称之为病理干扰相,亦是肌原性受损的特征性表现。

(四) 神经传导速度

由于病变不涉及神经干,因而传导速度保持正常。

四、神经肌肉接头病损

神经肌肉接头疾病常见者为重症肌无力及肌无力综合征。重症肌无力是一种自身免疫性疾患,病变主要在神经肌肉接头后膜上的乙酰胆碱受体。表现为眼外肌、骨骼肌的无力及易疲劳,活动后加重,休息后减轻。常规肌电图检查无明显改变。特殊的单纤维肌电图(SFEMG)可有90%左右的诊断阳性率,但该项技术操作难度大,不易推广。

肌无力综合征(Eaton-Lambert综合征)是继发于肺癌等癌症的肌无力症候群。发病机制是运动末梢乙酰胆碱释放障碍,临床表现主要是上下肢近端肌无力,下肢尤著,晨起及休息后无力加重。

以上两者在重复神经电刺激试验中,均有明显阳性所见(详见后文)。

第三节　神经传导功能测定

神经受到刺激时将发生兴奋,兴奋沿着神经的扩展即为神经传导性。运动神经来自中枢,向远心端传导;感觉神经冲动来自末梢感受器,向近心侧传导。测定兴奋在单位时间内传导的距离,即为神经冲动的传导速度。有运动神经传导速度和感觉神经传导速度之分。

一、运动神经传导速度

(一)　使用仪器

1. 电极

(1) 刺激电极:一般采用皮肤电极,一正一负,相距 2～3cm。操作时用生理盐水浸湿,置于神经远近端刺激点。在进行近神经法测定时,则需使用针电极。

(2) 记录电极:可为同心针电极和表面电极,置于受试神经支配之远侧肌腹。

(3) 地极:置于以上二者之间,以减少干扰。

2. 刺激器　给予波宽 0.2～0.5ms,频率 1 次/s 的电刺激,恒流及恒压输出。

3. 肌电图仪　用以记录诱发动作电位。

(二)　测定方法及计算

1. 肢体置于自然松弛位,测定受试肢体皮温。如低于 30℃ 时则应采取升温措施。

2. 在测定的神经干通路上,远近端选择两点(分段测定时可选择 3、4 点等),给予超强脉冲电刺激,一般大于 20mA,或大于 200V,以兴奋快纤维。

3. 在远端所支配的肌肉,用肌电图记录诱发动作电位。在荧光屏或图纸上准确计算自刺激伪极至动作电位起始的时间,T1 为刺激神经近端的传导时间,T2 为刺激远端的传导时间。

4. 再从体表测定两刺激点的间距,即神经干在体表的投影距离。

5. 计算

(1) $$神经干传导速度 = \frac{间距(mm)}{T1-T2(ms)} = m/s$$

(2) 测定远端潜伏期:包括终末神经支传导,终板延搁及肌肉扩布的时间(图 3-18)。

(三)　人体主要神经刺激及记录位置

1. 上肢

正中神经　刺激点在腋窝、肘前肱动脉内侧、腕横纹正中。记录点在拇短展肌。

尺神经　刺激点在腋窝、肘部尺神经沟处、腕横纹尺侧。记录点在小指展肌。

桡神经　刺激点在腋窝、神经沟、肱骨外上髁旁。记录电极在伸指总肌。

此外,由于临床工作的需要,我们还测定几处神经干至肌腹中点的正常传导时间即潜伏期,有一定的参考意义。

2. 下肢

坐骨神经　刺激点在臀横纹处、腘窝部。记录点可取足部及小腿的肌肉。

胫神经　刺激点在腘窝外侧缘、内踝后侧。记录点置于小趾

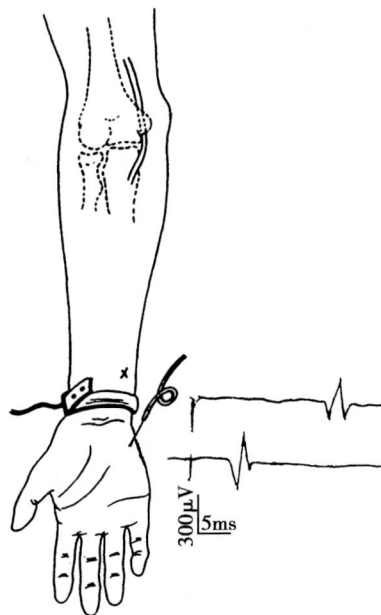

图3-18　尺神经运动传导速度测定示意图

展肌。

腓神经　刺激点在腘窝外侧缘、踝背侧正中。记录电极可置于趾短伸肌。

股神经　刺激点在腹股沟股动脉外侧、大腿中下1/3内侧肌间隔处。记录电极可置于股内侧肌。

（四）正常与否的判断

1. 首先应将测得的传导速度的具体数据，与国人正常值比较。

2. 注意诱发电位的波幅是否减低，位相是否增多。

二、感觉传导速度或感觉神经动作电位

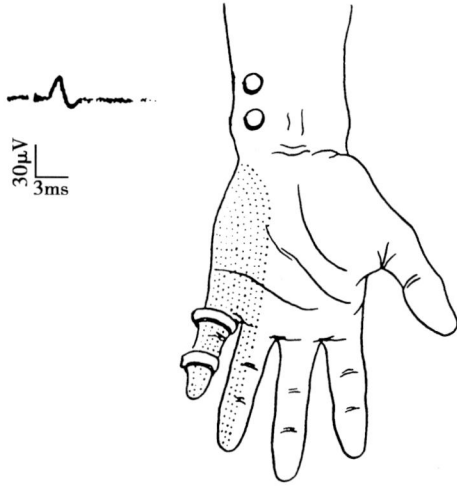

图 3-19　尺神经感觉传导测定示意图

（一）仪器和方法

1. 由于感觉神经电位的幅度很小，因而要求仪器灵敏度高。最好使用平均仪，以叠加处理消除随机性干扰波。平均次数可为 16 ~ 32 次。

2. 刺激电极为环形电极，置于指、趾末端。

3. 接收点，皮电极或针电极在神经干常规定点接收，一般即运动神经之刺激点。

4. 测量自刺激伪极到负向波峰的传导时间 T1 及 T2。T1 为末梢至近端接收点的传导时间，T2 为自末梢至远端接收点的传导时间（图 3-19）。

计算方法同前。

（二）结果分析

传导速度数据与正常值比较，波幅可与健侧比，减低 50% 为异常。

三、影　响　因　素

（一）生理因素

1. 纤维粗细　纤维粗则传导快，所以神经近端较远端传导速度为快。

2. 年龄　神经传导速度与年龄大小有关，新生儿传导速度很慢，3 ~ 5 岁后由于髓鞘成熟和神经纤维增加而接近成人，老年以后由于节段性脱髓鞘等因素而又趋减慢。

3. 肢体温度　肢体温度对神经传导速度影响较大。一般认为体温度变化 1℃，传导速度变化约 5%（2.2 ~ 2.4m/s），体温降低，传导速度减慢。我们对此作了观察，将肢体升温 4 ~ 8℃，结果显示神经干传导速度改变不大，而远端潜伏期却有明显变化（改变 0.5 ~ 2.1ms）。其原因可能是，神经的实际温度与皮温不完全一致。在冷热变化时，远端神经较为表浅，与皮温差异较小，而近端神经周围软组织丰富，实际变化较小，因而反映在神经传导功能上，产生了以上的差异性。所以，受检肢体必须保暖，特别是在寒冷季节，遇到远端潜伏期延长时，需测定并提高肢体温度。否则易造成误诊。对肢体升温，选择均匀一致及导热较深方法最为适宜。

（二）病理因素

1. 机械压迫　机械压迫首先引起传导功能障碍，并随压迫的严重程度和时间的增长而趋于显著，最终可以丧失传导功能。而减压处理后可能恢复。

2. 脱髓鞘　髓鞘脱失和神经断裂时，传导功能受损。

3. 缺氧　血流阻滞造成神经缺氧时，传导速度减慢。

四、临　床　意　义

1. 神经传导速度正常与否有助于鉴别诊断。在肌病、癔病等疾患时传导速度均正常。前角细胞病损时一般可能正常。

2. 在根以下周围神经病损时,意义很大。首先,传导功能检查有助于嵌压综合征的确立。在神经受压时,于压迫局部及其远端,出现传导功能阻滞,如受压较著,轴索发生变性,则于远端肌腹呈失神经支配表现。其次,在周围神经损伤中,有助于判断受损的程度及连续性是否存在。如肌电图检查显示完全性受损而又丧失传导功能,说明神经完全损伤且轴索连续性中断,但外膜连续性可能存在。如刺激神经干近端可以引出清晰的诱发电位,提示连续性存在。

3. 可能发现神经的变异支配。利用刺激点及接收点的变化进行神经传导功能测定,可发现神经的变异支配。例如刺激正中神经干,如果在小指展肌或第1背侧骨间肌引出可靠的诱发动作电位,说明该肌存在正中神经的异位支配,可能来源于前臂或手部交通支。

五、针电极近神经测定法

在一般情况下,使用皮电极刺激,操作简单,患者痛苦较小,结果亦相当可靠,可作为常规测定方法。而在个别肥胖或病损严重,操作困难且需要细微的观察时,应选用针电极近神经测定方法。

操作要点为:①在远端肌腹插入同心针电极作为接收电极;②在神经干远近端刺入单极针电极,无关电极置于附近横开2.0cm处;③给予刺激电流后不断调整刺激针电极位置,当可引出诱发电位而电流又小于1.0mA时,刺激针极距神经干约1.0mm;④以此位置固定,给予电刺激进行运动传导速度测定;⑤以此位置进行感觉传导接收。

第四节　躯体感觉诱发电位

一、定义及通路

对躯体感觉系统末梢主要是深感觉系统进行电刺激,冲动通过后索和内侧丘系上达皮层,在其通路上定点接收反应波,称之为躯体感觉诱发电位(SEP)。此项测试可以反映整个感觉通路情况。骨科主要对其近场电位,即短潜伏期诱发电位进行分析,应用于有关临床诊断及手术监护。

二、上肢检查方法及诱发电位图

(一) 刺激

脉冲电刺激手指或混合神经远端,刺激强度约 $2 \sim 2.5$ 倍感觉阈,频率 $2 \sim 3$ 次/s,目的是引起皮肤、关节感觉纤维及肌肉本体感觉的兴奋。

1. 刺激周围神经　电刺激腕正中神经,反映 $C_{6 \sim 7}$ 及 $C_8 \sim T_1$ 脊神经本体通路情况,常作为上肢 SEP 代表性试验。

电刺激腕尺神经,反映 $C_8 \sim T_1$ 脊神经感觉通路情况。

电刺激肌皮神经皮支,反映 $C_{5 \sim 6}$ 主要是 C_5 脊神经通路。

2. 刺激手指

刺激拇指,反映 C_6 脊神经通路。

刺激示指,反映 C_7 脊神经通路。

刺激小指,反映 C_8 脊神经通路。

(二) 接收

常于臂丛点,C_7 棘突及对侧皮层感觉中枢接收。

(三) 上肢 SEP 典型图(图3-20)

N9:臂丛点接收到的综合电位以向上负波为主。

N11:C_7 处收到的一较小诱发电位,代表冲动到达脊髓后柱。

N13:C_7 收到的另一电位,代表冲动到达脊髓后角。

N20:为皮层的原发反应波,代表冲动到达皮支。

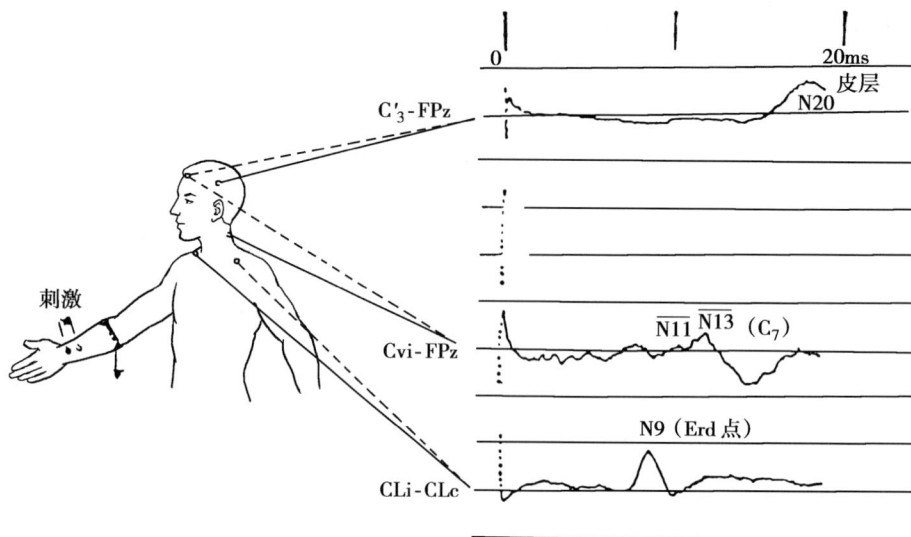

图 3-20 上肢 SEPs 检查示意及图形

（四）分析

对常规潜伏期（传导时间）及波幅进行分析。

三、临床意义及应用

对于脊髓病损,SEP 是一个较好的检查手段,如脊髓外伤,颈椎病脊髓型及其他神经疾患。N9→N13 延长提示可能有椎间孔或髓腔部分受损。N13 波幅下降或消失可能有脊髓病损。上肢 SEP 测试在手外科主要是用于根及臂丛神经损伤的定性及定位诊断,有十分重要的诊断价值。

第五节 重复刺激试验

一、重复刺激试验

给予神经不同频率的脉冲电刺激,观测肌肉相应的兴奋收缩反应,从而对神经肌肉接头病损做出判断。

（一）方法

1. 对神经干施加每秒 1~5 次的低频刺激及每秒 20、30、50 次的高频刺激。

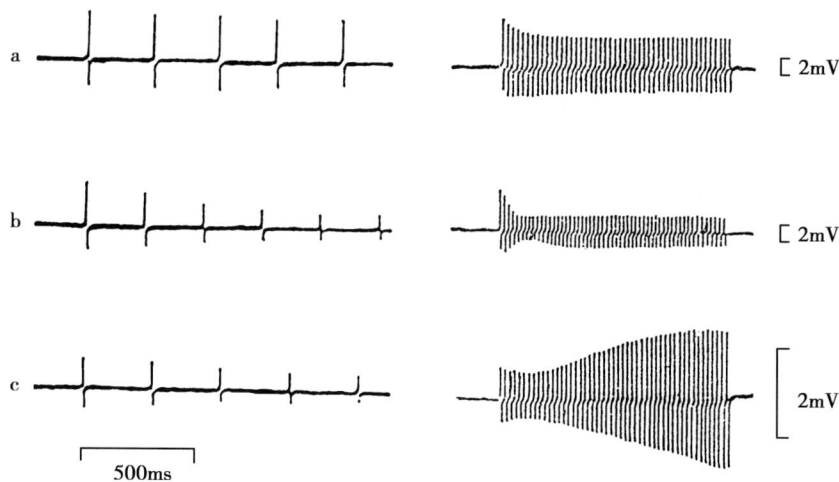

图 3-21 重复电刺激（超强刺激尺神经）

左图 4 次/s;右图 50 次/s a. 正常;b. 重症肌无力;c. Eaton-Lambert 综合征

2. 在其支配的肌肉记录诱发动作电位,分析诱发动作电位幅度变化,以判断神经肌肉接头功能。

(二) 结果

1. **正常结果**　诱发电位波幅应保持稳定,但 50 次/s 的高频刺激,可以出现波幅的衰减(图 3-21)。

2. **重症肌无力**　低频刺激即出现疲劳,反映波幅衰减(图 3-22)。

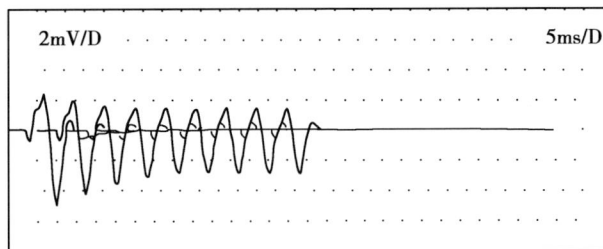

图 3-22　重症肌无力
患者 3 次/s 刺激波幅衰减

3. **Eaton-Lambert 肌无力综合征**　于高频刺激时出现诱发电位波幅的递增。

二、F 波

(一) F 波产生的生理基础

超强刺激一条周围神经,在肌肉动作电位 M 波之后,尚可以引出另一个低幅的肌肉动作电位,出现率约为 79%。Maglodery 和 Medougal 首先发现,称之为 F 波。F 波在脊神经后根切断或脊髓横断后仍继续存在,因而认为其本质主要是运动神经受到刺激后,逆向向脊髓传导,兴奋前角细胞再回返,顺向传导至远端肌肉,即在兴奋点的上段神经冲动经历了一个来回,再经刺激点到肌肉,是运动神经的一个折返反应,与传入纤维无关(图 3-23)。

(二) F 波的潜伏期及近端传导速度

1. **潜伏期的测定**　由刺激伪极开始至 F 波的起始部,一般需测定 10 ~ 20 个,再取其平均值。

2. **近端神经传导速度**

(1) 近端潜伏期:F 波减 M 波潜伏期之差,代表了由刺激点至脊髓及返回刺激点时间,其中 1ms 是神经细胞中的传递时间。

(2) 近端传导速度计算法:

$$\frac{距离(刺激点至\ C_7\ 棘突)\times 2(mm)}{F\ 波潜伏期(ms)-M\ 波潜伏期(ms)-1}$$

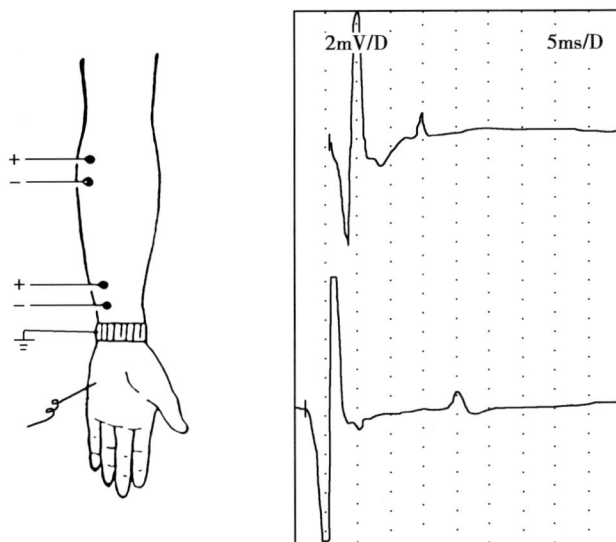

图 3-23　F 波检查及图形

(三) 应用

F 波对估计近端神经传导障碍有一定意义,可以用于某些神经内科疾患、神经根病损、胸腔出口综合征等病征的辅助诊断。如有条件,肌电图配合 F 波等检查,可以提高阳性率。

第六节　电生理检查在手外科的应用

一、在诊断应用方面

(一) 肌肉萎缩、肢体麻痹的鉴别诊断

手外科工作中经常遇到上肢及手部肌肉麻痹及萎缩的患者,应首先除外以下几种情况。

1. **脊髓前角细胞疾病**　常见为运动神经元病(MND),是一种退行性疾病,不同年龄组均可发病,某些类型好发于中年以后,损害局限于运动神经元,而不累及感觉系统。临床常表现为手肌萎缩,以骨间肌为主,双侧性但一侧为重,无感觉障碍,肉眼可见肌束震颤。

电生理检查:病损相应节段的手肌或肢体肌出现神经源性受损表现。放松时出现束颤、纤颤及正相电位,而由于前角细胞受损、运动单位代偿芽生支配范围扩大,轻收缩时常出现时限宽、波幅高的巨大电位,但运动神经单位数量减少,重收缩时达不到干扰型活动。

病例:男性,58 岁。1 年来双手肌力弱,进行性肌肉萎缩,右侧为著,无明显感觉障碍,无吞咽困难等脑神经症状。无外伤史。在外院疑为尺神经炎。体检见双手骨间肌萎缩,右侧明显,肌力约 1 ~ 2 级,浅感觉正常,尺神经沟处未触及异常。肌电图检查显示双手第 1 背侧骨间肌、小指展肌有中等量失神经电位、运动单位平均时限延长 28% ~ 34% ,平均波幅增高约 1 倍。重收缩时呈近混合相,峰值电位 6mV,C_7 ~ T_1 椎旁肌发现明显正相电位。正中神经、尺神经运动及感觉传导速度正常。诊为双手肌及颈部椎旁肌神经性受损,符合颈段运动神经元病(图 3-24)。

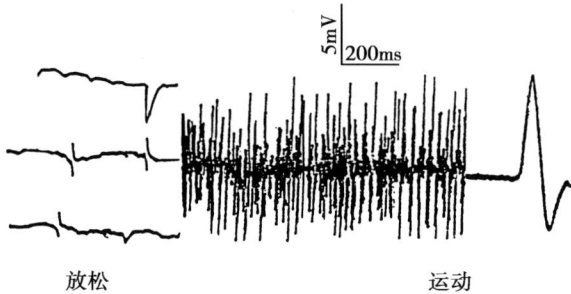

图 3-24 运动神经元病手肌肌电图

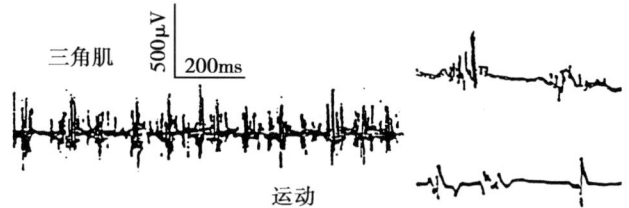

图 3-25 肌营养不良肌电图

2. 原发性肌病进行性肌营养不良面肩肱型 此型常见于青少年,特征为肩带肌和面肌最先受累,造成翼状肩胛。肌电图于肩带肌、上臂肌显示前述肌原性受损表现,须测试 20 ~ 25 个参数,与正常值比较可明确诊断。

病例:女性,11 岁。近半年发现肩带肌力弱,发现翼状肩胛。肌电图检查左前锯肌及双三角肌,发现运动单位电位平均时限下降 32.6% ~ 37.7% ,短棘波多相电位增多,呈典型肌原性受损表现,从而确定诊断(图 3-25)。

3. 功能性麻痹 部分患者在外伤后由于心理及社会的原因,出现癔症瘫或夸大病情等功能性麻痹,肌电图检查可以提供确切的客观指征而明确诊断,有利于临床处理。

病例:男性,45 岁。3 年前右上肢被重物砸伤,无骨折,伤后右上肢瘫。在外地住院多年,诊为右臂丛完全损伤,拟手术探查而来神经电生理科会诊。体检见霍纳征(-),右上肢肌肉无萎缩,无主动运动,浅感觉均消失,上肢腱反射存在。针电极肌电图检查三角肌、肱二头肌、伸指诸肌、拇短展肌均未见失神经电位,亦无动作电位。运动传导功能及感觉传导功能测定均正常,利用反射动作可引导出肌电活动。感应电刺激诸肌腹均可引起正常收缩反应。诊为右上肢癔症性瘫,经心理及暗示治疗两次痊愈(图 3-26)。

(二) 颈神经根及臂丛神经损伤的诊断

臂丛神经及颈神经根损伤的定性及定位诊断与治疗及预后关系密切,手外科医师具有丰富的临床经验,一般均可做出判断,但尚需综合电生理测定及分析,进行更精确的定性定位分类诊断。

1. 有关解剖要点

(1)脊神经:共 31 对,其中颈神经 8 对,胸神经 12 对,腰神经 5 对,骶神经 5 对,尾神经 1 对。

(2)脊神经与脊柱:由于解剖学上发育不一致,脊髓短于椎骨,脊神经被牵拉向上后出椎间孔,所以,造成脊髓及神经根的始部高于同名椎骨 1 ~ 3

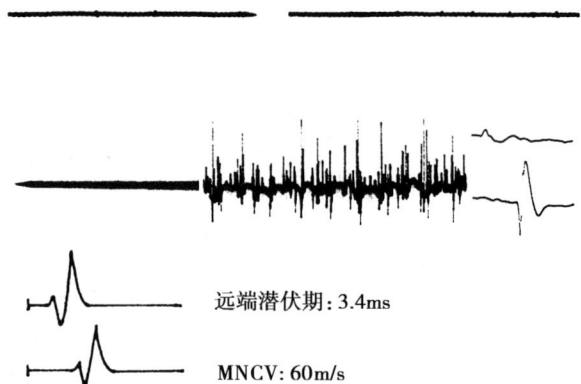

远端潜伏期:3.4ms

MNCV: 60m/s

图 3-26 功能性麻痹

上排:上肢肌放松及运动均呈电静息;中排:利用反射可引发正常肌电图;下排:运动传导功能正常

节。因而在颈椎脱位等损伤时,涉及的神经根为多发性。在颈椎上段差异较小,在胸腰段差异较大。又由于颈椎为7节而颈神经为8对,所以C_{1-7}在同名椎体上方出椎间孔,C_8以下均在同名椎体下方出椎间孔。

（3）脊神经的主要结构(图 3-27、28)。

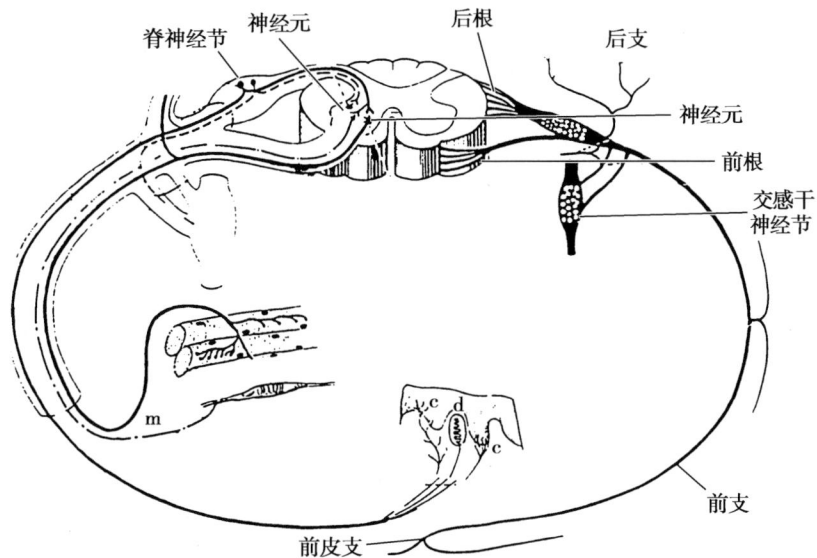

图 3-27　脊神经的组成、分支和分布(模式图)

1）前根:运动性,由脊髓前角 α 及 γ 细胞发出运动轴索组成。

2）后根:感觉性,主要包括感觉纤维及其胞体。感觉神经的一级神经元在脊神经后根形成膨大的神经节,脊神经的近心端称节前,远心端称之为节后。

3）前支:脊神经出椎间孔后立即分为前支与后支,均为混合神经,含有运动和感觉神经。前支除胸段外形成丛,支配颈、躯干及四肢的皮肤及肌肉。

4）后支:较细,支配以同节段为主的椎旁肌及皮肤。

2. 电生理检查的选择

（1）常规肌电图检查:原则是按根性支配选择检测检查肌肉。

1）检查前支:一般 C_5 脊神经检测三角肌及冈下肌,C_6 脊神经检测肱二头肌及肱桡肌,C_7 脊神经检测肱三头肌、指总伸肌,$C_8 \sim T_1$ 脊神经检查手内在肌。

2）检查后支:深层椎旁肌受同节段脊神经根后支支

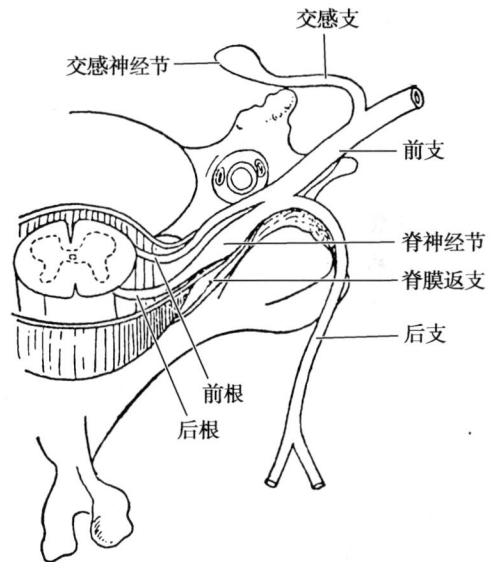

图 3-28　脊神经分支模式图

配,所以在同节段脊突旁开 1.5 ~ 2cm,垂直深刺约 4cm,检查深层椎旁肌肌电图可以反映相应根后支受损情况。

3）检查前锯肌支:胸长神经起自 C_{5-7} 脊神经,神经根支配前锯肌支,如 EMG 显示受损,说明为根性损害,平面接近中线。

（2）感觉神经动作电位(SNAP):分别测定正中神经、尺神经、肌皮神经等 SNAP,观察其传导时间及波幅的改变。

（3）躯体感觉诱发电位(SEP):可以分别测定肌皮神经、正中神经、尺神经的 SEP,以反映不同根感觉通路情况。

（4）运动神经传导速度(MNCV):于完全损伤时传导功能丧失。

3. 诊断分类及判断标准 我院对 376 例臂丛神经损伤电生理诊断进行了总结分析,证实综合电生理检查可对臂丛及根损伤提出明确的定性定位诊断,为临床考虑治疗方案及决定手术方式提供了可靠指征。其分类诊断及标准如下:

（1）根性节前完全撕脱:诊断依据为临床运动感觉完全丧失。肌电图检查见前锯肌、上肢肢体肌完全失神经支配。椎旁肌存在大量失神经电位,运动神经传导丧失。由于撕脱时后根脊神经节处一级感觉神经元连同撕下,变性只发生到脊神经节为止,所以外周部分 SNAP 基本正常,但与中枢连续性中断,故 SEP、N13、N20 消失。376 例中经电生理诊断,全臂丛根撕脱 69 例,部分根撕脱 10 例(图 3-29)。

（2）孔外根性节后损伤:

1）根性受损指征:霍纳征阳性或前锯肌有失神经支配表现,椎旁肌正常,说明受损累及神经根,但在孔外。

2）节后受损依据为:节后部分 SNAP 异常或消失,SEP 之 N9 变化明显。本组共 1 例。

（3）根性孔内外联合损伤:即根性节前节后联合损伤。肌电图显示前锯肌、肢体肌、椎旁肌失神经支配,但代表节后功能之 SNAP 及 N9 有明显变化,即可做出诊断。

（4）臂丛干及干以下:肌电图检查前锯肌、椎旁肌阴性,仅肢体肌存在神经受损表现,SNAP 及 N9 常存在改变。

4. 臂丛神经损伤中根受损的比例及伤情的复杂性 臂丛神经根性损伤,治疗难度较大,恢复亦较困难。受损水平是否整齐,与手术处理及预后密切相关。有些作者认为,单纯用电生理的方法决定臂丛是否存在多发损伤是不可能的,只能进行单一水平的诊断。我们观察结果如下:

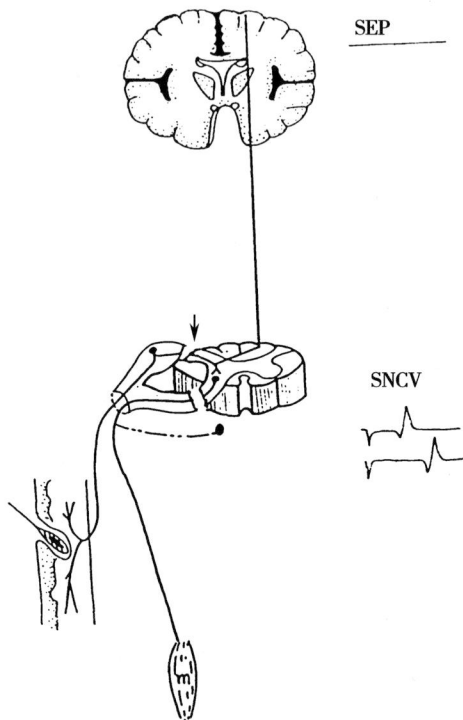

图 3-29 根撕脱模式图

（1）根干损伤比例:本组 376 例臂丛损伤中,根性受损 226 例占 60.1%,臂丛干以下损伤 150 例占 39.9%。

（2）平面不整齐标准及结果:电生理测试可以鉴定各种神经根受损平面及程度是否一致,我们对 226 例根部受损进行分析,具有以下二者之一即判断为受损平面不整齐。①各根受损平面不一致;②一根兼有孔内、外,节前节后损伤。

本研究首次发现,在臂丛神经损伤中,根性受损占 60.1%,而其中各根受损水平及程度参差不齐占 69.9%,特别是颈神经根不全损伤组,平面不整齐占 93.9%,说明臂丛及颈神经根受损的复杂性,对临床医师起到了重要参考作用。

5. 其他有关经验及发现

（1）椎旁肌的诊断意义及注意点:

1）椎旁肌神经支配的节段性及交叉性:椎旁肌为四层,受相应脊神经后支支配,深层节段性最为显著,我们观察全臂丛完全根性撕脱 69 例及部分根撕脱 10 例,肌电图显示前支完全受损者,测试其相应后支支配的深层椎旁肌 137 块,结果为全部受检肌均存在大量失神经电位。运动时呈电静息仅 4 块占 2.9%,其余 133 块(97.1%)均存在不同程度运动电位,椎旁肌的神经支配存在明显的节段性,因而具有诊断意义。但同时又存在支配的交叉性,不能因存在动作电位而否定根撕脱的诊断。

2）诊断意义及注意点:颈神经在椎间孔处分为前支及后支,$C_5 \sim T_1$ 脊神经前支形成臂丛,后支则支配以同节段为主的深层椎旁肌及皮肤,所以如果椎旁肌肌电图呈失神经支配表现,说明为根性孔内损伤。有学者认为据此即可做出根性节前撕脱的诊断,尚可在 SNAP 消失的情况下去发现节前损伤。在具体操作时,以脊突为标志,旁开 1.5～2cm,应垂直深刺至骨,再稍回缩即可,如进针过浅,则不易获得阳性结果。

（2）完全根性撕脱电生理诊断标准的探讨:文献报道完全根性节前撕脱的诊断标准为,SNAP 正常,SEP

消失,对波幅问题未做肯定论述。但我们对 69 例肯定诊断的患者进行 114 条次 SNAP 测试结果是 82.5% 显示波幅降低,进而说明根撕脱的主要诊断依据应为:在浅感觉丧失的前提下,SNAP 存在,SEP 消失,与波幅高低无肯定关系。机制可能为传导过程中的衰减及 SNAP 发放上的分散等所致。是否存在根撕脱合并节后损伤的因素,是一个存疑的问题,有待进一步研究。

6. 本组部分患者手术探查,电生理术前诊断符合率为 93.9% 。

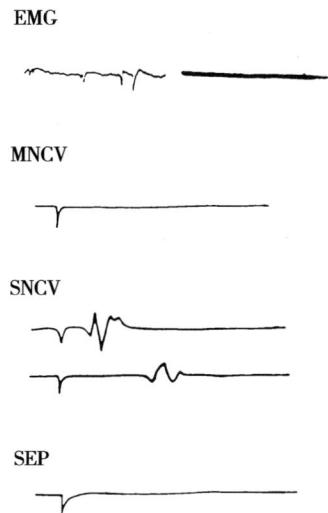

图 3-30　根性撕脱电生理测定结果

病例 1　男性,26 岁。半年前右颈肩部砸伤,致右锁骨、肩胛骨骨折及右上肢全瘫。自肩带肌至手内在肌广泛萎缩,肌力 0 级,感觉完全丧失。电生理检查:前锯肌、肩带肌至手内在肌均呈完全失神经支配表现。上肢运动神经传导速度测定均不能引出诱发电位,丧失传导功能。正中、尺神经感觉传导速度测定,腕至肘及远端潜伏期均正常,诱发电位亦正常。体感皮层诱发电位(SEP)检查刺激右正中、尺神经,左顶叶记录显示,传导丧失无诱发电位。对侧正常。肌电图诊断为右臂丛神经完全性受损,定位于脊神经节近端高位根性撕脱,而行神经移植术(图 3-30)。

病例 2　男性,16 岁。1 个月前被刀砍伤左颈部,伤后肩带肌麻痹,屈肘不能。肩带肌、肱二头肌、肱桡肌 0 级,其余肌力近于正常,$C_{5,6}$ 脊神经支配区浅感觉消失。肌电图显示前锯肌支不全受损,冈下肌、肱二头肌完全失神经支配。肌皮神经 SNAP、SEP 消失,诊断为 $C_{5,6}$ 脊神经根性节后完全损伤,确诊后即行手术探查,见 $C_{5,6}$ 脊神经断裂,瘢痕连续,脉冲电刺激无反应,遂行游离神经移植术,术后 10 个月复查已有明显恢复(图 3-31 、32)。

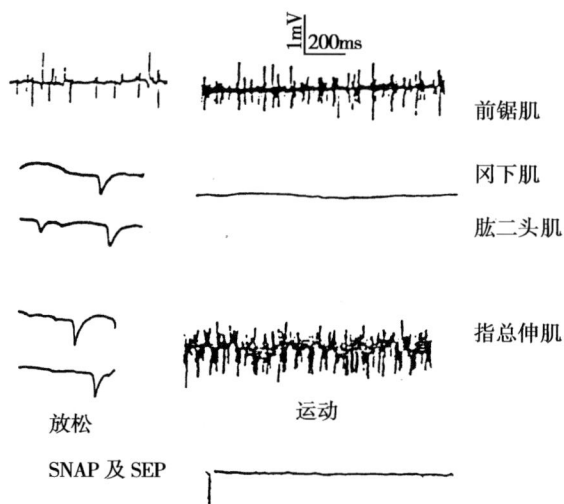

图 3-31　$C_{5,6}$ 根前支完全损伤

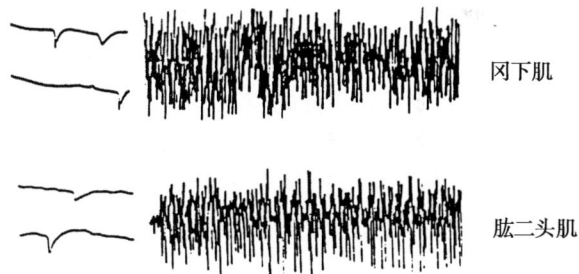

图 3-32　$C_{5,6}$ 游离神经移植术后 10 个月

病例 3　男性,36 岁。1 个月前被机器挤压伤左肩部,致锁骨骨折,伤后左肩主动活动力弱。冈上肌、三角肌、肱二头肌肌力 1^+ 级,其余大致正常。肌电图检查以上三肌插入电位延长,运动单位电位多相波增加,重收缩呈混合相,前锯肌、椎旁肌及其他肢体肌均正常,肌皮神经 SEP,N9 波幅下降,诊为左臂丛神经上干不全损伤(图 3-33)。

(三)上肢周围神经损伤的定性定位诊断

1. 一般神经损伤　我院电生理检查上肢周围神经及多发神经损伤 3200 例,几乎全部存在失神经电位,而且一般数量繁多,查找极为容易,与脊髓性受损自发电位出现的概率相比,有显著的差异。因而,可以提出确切的定性诊断。其阳性率几乎达 100% 。因而,平均时限等测定可以从简。定位诊断的原则是按神经分支顺序进行肌电图检查,肌肉检测应照顾到以下几点:①按分支顺序检测。既不宜过多,又要代表神经的不同

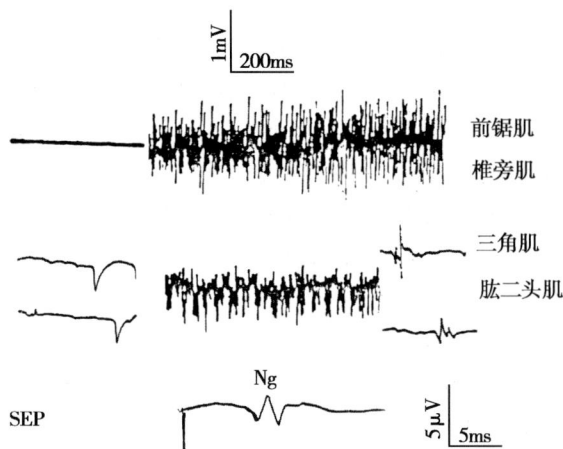

图 3-33　臂丛上干损伤图例

平面;②尽可能检测浅层肌肉或与其他肌腹重叠交叉较小的肌肉,以减少误差。以桡神经为例,一般可根据伤情估计平面后检测肱桡肌、指总伸肌、尺侧腕伸肌等。这样既可照顾不同的分支水平,以便于定位,又可避免操作误差。拇长伸肌由于肌腹交错深在,一般不宜作为常规检查。不全损伤时由于部分快传导纤维仍然存在,运动神经传导速度的测定,常可表现为大致正常。而反映感觉传导功能的 SNAP 常有明显改变,可藉以诊断感觉支状况。

神经不全受损时,肌电图表现为插入电位延长,出现纤颤及正相电位,轻收缩运动单位电位多相波增多,重收缩放电频率减少,达不到干扰相,因存在神经纤维的多少呈混合相、单纯相不等。如肌电图存在大量上述失神经电位,动作电位及神经传导功能丧失,则可诊为该神经完全受损。但需注意的是,肌电图显示完全受损,不排除神经外膜连续性存在。所以对神经连续性是否存在的问题,需动态观察,方可做出判断。

2. 电烧伤合并神经损伤　上肢电烧伤一般均合并神经损伤,低压电烧伤所致损伤较轻,且多数均可恢复,而高压电烧伤所致神经损伤均较严重,恢复困难。我们观察了腕部高压电烧伤后 26 例神经损伤的自然转归,其后期总的自然恢复率为 38.5%。而在伤后 3 个月左右肌电图检查如呈完全性受损,恢复率则为 11.8%。同一患者正中神经常较尺神经受损严重。以上结果说明,人体内神经电阻最低,高压电常导致神经严重变性,后期多为瘢痕组织代替,预后不良。因而建议临床应适时进行神经修复手术。

病例　男性,40 岁。被 1 万伏高压电烧伤双腕,右腕位正中,左腕偏尺侧。伤后 5 个月肌电图检查右正中神经、左尺神经仍呈完全性损伤表现。而行神经探查术,见神经连续性存在,但已瘢痕化,右正中神经瘢痕切除后缺损 4.5cm,取腓肠神经移植,而左尺神经行瘢痕松解术。术后 8 个月、1 年 9 个月两次肌电图检查移植的右正中神经有近于中等恢复,松解的左尺神经无恢复征。同一患者不同神经手术显示了不同效果。说明高压电烧伤的神经已丧失正常结构,一般不宜只行松解手术(图 3-34)。

(四) 确定卡压综合征的存在

在周围神经的径路上,往往在某些特定的部位容易造成神经的嵌压,称之为卡压综合征(Entrapment syndrome)。利用神经传导速度和肌电图测定,可以有助于明确诊断。

1. 神经传导速度测定　在神经受压时,主要特征表现为神经冲动传导速度的减慢,减慢的程度随卡压严重的增长而趋于显著,而且表现于受压局部或其远端。压迫的近侧节段,常具有相对正常的传导速度。在压迫较著,近端存在逆行性变时,可显示轻度异常。尚有部分病例,诱发电位出现位相增多、时限延长及波幅下降。因而,此项检查在神经卡压综合征中,具有十分重要的意义。

2. 肌电图检查　针电极可以准确刺入肌腹,从而反映受损的平面和范围。除检查受压水平以下特定支配的肌肉外,尚须选该神经受压以外分支支配的肌肉,以便定位和鉴别。

轻症患者,肌电图可能不显示明显异常或仅于运动时多相电位增多。而压迫较著,受压水平以下发生瓦氏变性时,则该水平以下诸肌显示失支配,即于放松时出现纤颤及正相电位,运动时出现运动单位动作电位位相、时限和波幅的变化,重收缩动作电位数量减少。重症患者由于神经完全变性,可能为完全失神经支配

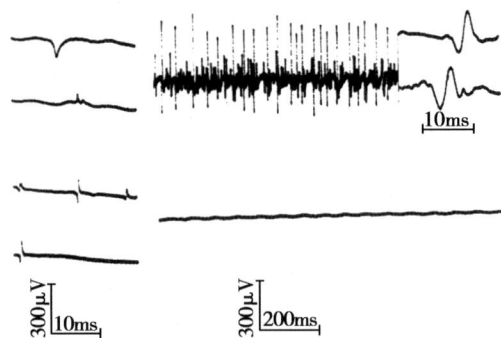

图 3-34　腕部高压电烧伤二期神经术后
上排:拇短展肌(自体神经移植术后,有恢复);
下排:小指展肌(神经松解术后,无恢复)

表现,即于放松时出现大量纤颤及正相电位,动作电位丧失。

（1）胸出口综合征:上肢常规肌电图检查往往仅显示轻度神经源性受损,运动传导及感觉传导速度测定均正常,缺乏特征时阳性所见。有作者报道 SEP 之 N9-N13 潜伏期及近段 F 波传导速度可能出现异常。

（2）肘管综合征:我们对 210 例此类患者作了检测,发现电生理表现的规律是,在早期仅有尺神经分布区麻木疼痛时,其支配肌群显示轻度的神经源性受损,没有传导功能的改变。应注意结合临床,除外其他尺神经受损的可能性。随着病程的进展,肌电图呈现明显的神经受损及传导功能阻滞,从而可以肯定地确立诊断并应及早手术治疗。在上述传导功能检查中,感觉神经传导功能常先于运动神经传导功能出现异常,是较为敏感的观察指标。

此外,经过尺侧腕屈肌、小指展肌及第 1 骨间背侧肌等的肌电图进行分析,显示尺侧腕屈肌受累程度常相对较轻或大致正常,而手内肌却有明显的失神经支配表现,说明尺侧腕屈肌分支多在肘上,肘管综合征时一般不出现高位尺神经损伤表现,尺侧腕屈肌的状况亦不宜作为诊断的依据。

（3）前臂骨间背侧神经麻痹:桡神经深支即前臂骨间背侧神经,是纯运动神经,支配旋后肌,指总伸肌等肌。该神经常在通过旋后肌腱时受压发生麻痹。肌电图检查显示上述肌群神经受损。此外,测定桡神经干至指总伸肌潜伏期和正常值与健侧对比,可以确立诊断。

病例　男性,28 岁。右手软组织蜂窝组织炎波及前臂亦肿胀。10 天后消肿,1 个月后出现垂指,保守治疗无好转,半年后来我院就诊。检查见前臂外侧平桡骨颈水平内 1.5cm 有压痛,未触及肿物。肱桡肌、桡侧腕伸肌好,指总伸肌以下肌力 0～1 级,无感觉障碍。肌电图检查示肱桡肌、桡侧腕伸肌正常,指总伸肌。拇长伸肌呈重度部分失神经表现。桡神经中段(桡神经沟处)至肱桡肌传导时间即潜伏期正常,至指总伸肌潜伏期延长。诊为前臂背侧骨间神经麻痹。手术探查,见桡神经深支进入旋后肌间隙之前,神经增粗、膨大、触之坚硬,并与周围组织紧密粘连,剥离松解并切开旋后肌腱弓之纤维带,术中用脉冲电刺激深支神经,于正常量 10 倍时指总伸肌呈弱收缩反应。松解术后 10 天复查肌电图无明显改变,而传导功能好转。术后 5 个月复查,前臂旋后、伸指、伸拇功能已恢复正常。

（4）前臂骨间掌侧神经麻痹:正中神经在相当于桡骨颈水平发出骨间掌侧神经,支配指深屈肌的桡侧部分、拇长屈肌及旋前方肌。而在前臂近端,穿过旋前圆肌两个头之间及指浅屈肌处,常具有异常之纤维带,造成神经受压。肌电图检查可明确受损范围,从而确立诊断。检查时除上述肌群外,尚应检查正中神经另一分支支配之拇短展肌等,以便除外更广泛的正中神经受损。

病例　男性,32 岁。进行性左上肢旋前、屈拇力弱,疑为前臂掌侧骨间神经受压。肌电图检查前臂掌侧神经支配的示、中指指深层肌、拇长屈肌、旋前方肌均呈严重失神经支配表现,而正中神经另一分支支配之拇短展肌所见正常,定位诊断为前臂掌侧骨间神经麻痹。而行松解术(图 3-35)。

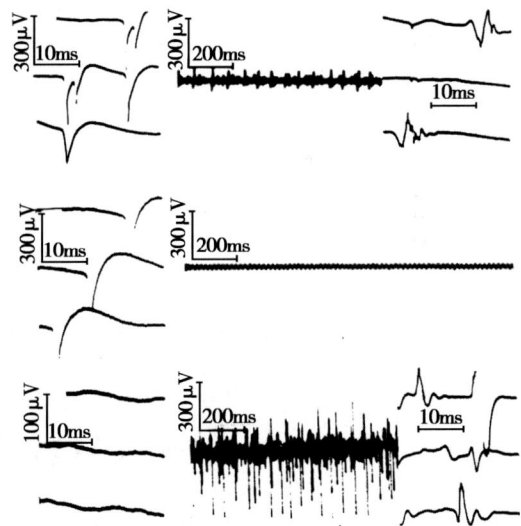

图 3-35　前臂骨间掌侧神经麻痹
上排:屈拇长肌;中排:旋前方肌;下排:拇短展肌

（5）腕管综合征:腕管综合征系正中神经在腕管内受压,表现为拇、示、中指麻,拇外展力弱等。针极肌电图检查可选拇短展肌及指浅屈肌,结果是拇短展肌显示异常而指浅屈肌正常。神经传导测定腕以下潜伏期延长。如大于 4.5ms 即可明确诊断。4.0ms 以上为早期卡压或可疑。此外,有的患者以感觉支改变为主,诊断时尚应注意 SNAP 的变化。重症患者可能完全阻滞,丧失传导功能。我们观测了 430 例此类患者,均可提供明确的诊断依据。

减压术后,轻者在 2～14 天内远端潜伏期可明显缩短,重者恢复较慢。多数在 3 个月至半年可恢复正常。因神经受压变性而导致的上述肌电图阳性所见,恢复不如传导功能显著。重者术后可以长期后遗少许失神经支配表现。最长 1 例术后 5 年,传导功能早已恢复了正常,但拇短展肌肌支神经仍是不全受损改变。

这提示了及早手术减压的重要性。

病例 女性,49 岁。1 年来示、中指发麻,近 3 个月拇外展力弱,大鱼际肌出现萎缩。正中神经远端潜伏期延长为 11.3ms,肘到腕传导速度正常。肌电图检查指浅屈肌正常,拇短展肌部分失神经支配。综合以上结果,诊为腕管综合征,而行手术治疗。术中见正中神经于腕管入口处丧失正常光泽,受压部狭窄变扁,切除腕横韧带减压松解之。术后 3 周复查远端潜伏期为 7.3ms,术后 2 个月为 5.5ms,术后 100 天为 4.5ms,以上过程中肌电图恢复不似传导速度显著,术后 100 天时尚有少许部分失神经支配表现(图 3-36, 37)。

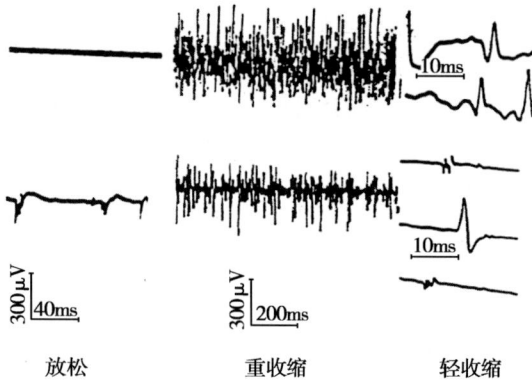

图 3-36 腕管综合征肌电图
上排:指浅屈肌;下排:拇短展肌

放松　重收缩　轻收缩

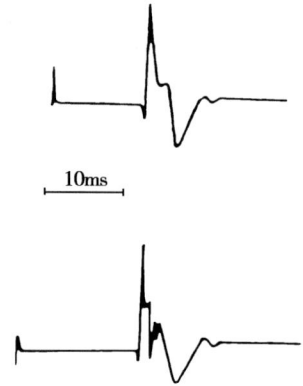

图 3-37 术前传导速度测定
上排:正中神经远端潜伏期延长至 11.3ms;下排:
正中神经近端潜伏期 15.3ms,肘至腕传导速度
50.0m/s

（五） 用电生理手段可以发现和研究神经变异支配

前臂和手部有两种交通支,即 Martin-Gruber 和 Riche-Cannieu 变异应引起注意。

Martin-Gruber 交通,指在前臂段正中神经和尺神经的联合交通支。有作者报道发生率为 17%,其中 68% 是双侧。该变异支配可分为三种类型(图 3-38)。

Riche-Cannieu 变异发生在正中神经返支和尺神经深支之间,首先由 Cannieu(1896)、Riche(1897)报道,故此得名(图 3-39)。

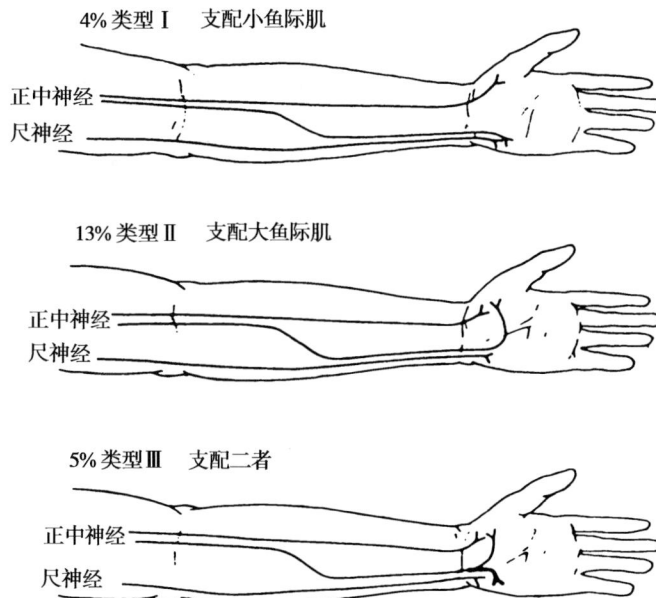

4% 类型Ⅰ 支配小鱼际肌
正中神经
尺神经

13% 类型Ⅱ 支配大鱼际肌
正中神经
尺神经

5% 类型Ⅲ 支配二者
正中神经
尺神经

图 3-38 前臂交通三种类型

1949 年 Rowntree 解剖 236 只手中,20% 有明显神经支配变异。1971 年 Harness 和 Seleles 解剖 35 只手,27 只存在 Riche-Carnieu 变异占 77%,所以作者认为此交通支应视为正常手肌支配。

利用神经传导功能测定等电生理测试,有助于发现变异支配的存在。1984 年 Itarn 等用皮电极接收、观察了美国、西班牙等不同人种 85 例 150 只手,认为拇短展肌 83.3% 存在尺神经分支支配,第 1 背侧骨间肌 43.3%,小指展肌 16%,存在正中神经联合支配。我们曾测定正常人 50 例 90 只手,双侧 40 例。

1. 检测手肌神经支配状况　①针电极于拇短展肌、小指展肌、第 1 背侧骨间肌接收记录;②近神经法针电极,正中神经、尺神经于肘部进行超强刺激;③分别测定上述手肌诱发动作电位波幅;④根据波幅分别计算各肌的正中及尺神经支配比率。

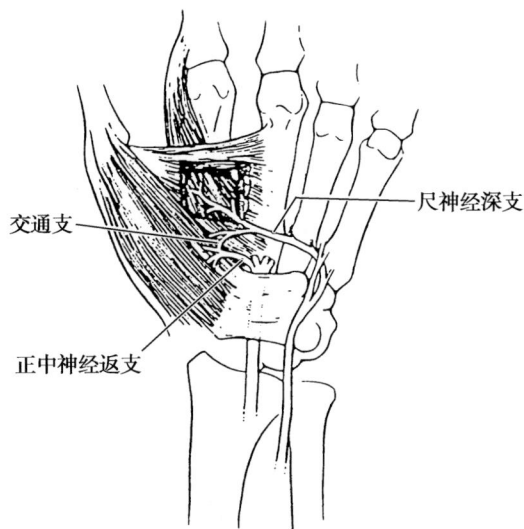

图 3-39　手部 R-C 交通

计算公式为:

$$尺神经支配率 = \frac{A}{A+B}$$

$$正中神经支配率 = \frac{B}{A+B}$$

A:代表刺激尺神经诱发动作电位波幅。

B:代表刺激正中神经诱发动作电位波幅。

2. 鉴定变异来源　①近神经法针电极刺激正中神经肘部,针电极尺神经腕部接收。同样刺激尺神经肘部,正中神经腕部接收;②腕部异名神经获可靠神经动作电位者为前臂交通。否则为 R-C 交通。

3. 结果

(1) 本组变异支配率:90 只手,14 只手肌存在正中及尺神经双重支配,占 15%。

(2) 手肌来源于前臂交通支,6 例均为正中神经到尺神经。来源于 R-C 交通支 9 例,均为尺神经深支到拇外展肌,其中 1 例二者兼有。

(3) 双重支配比率:拇外展肌存在尺神经支配者 9 例,平均支配率 11.8%,最高 18.8%,第 1 背侧骨间肌存在正中神经支配 6 例,平均支配率 17.4%,最高 40.7%。

本组所有前臂交通均系由正中神经到尺神经,与国外报道一致。所有 R-C 交通均系由尺神经深支到拇外展肌,国外对比未见详细分析。各手肌具体双重支配的比率,本结果与国外某些作者有较大的差异,但与我院肌电图室大量日常工作观察大致相符。估计与具体方法(皮电极误差较大)、判断的严密程度、人种差异等多种因素有关。

病例　男性,20 岁。1990 年 7 月前臂下段砍伤,在外地清创缝合,缝合正中神经。大鱼际肌轻度萎缩,肌力 2 级,浅感觉迟钝。肌电图检查:①拇外展肌存在部分神经支配;②电刺激肘部正中神经,拇外展肌可引出诱发动作电位,电压 12mV,而在腕部刺激正中神经不能引出动作电位;③刺激肘部正中神经,于小指展肌、第 1 背侧骨间肌均可引出可靠动作电位,电压 7mV;④刺激腕部尺神经,拇短展肌可引出动作电位(图 3-40)。

诊断:腕部正中神经完全损伤,拇外展肌存在部分神经支配,来源考虑为:①正中神经通过前臂交通至尺神经;②经手部 R-C 交通支配拇短展肌。

术中电刺激证实以上诊断。

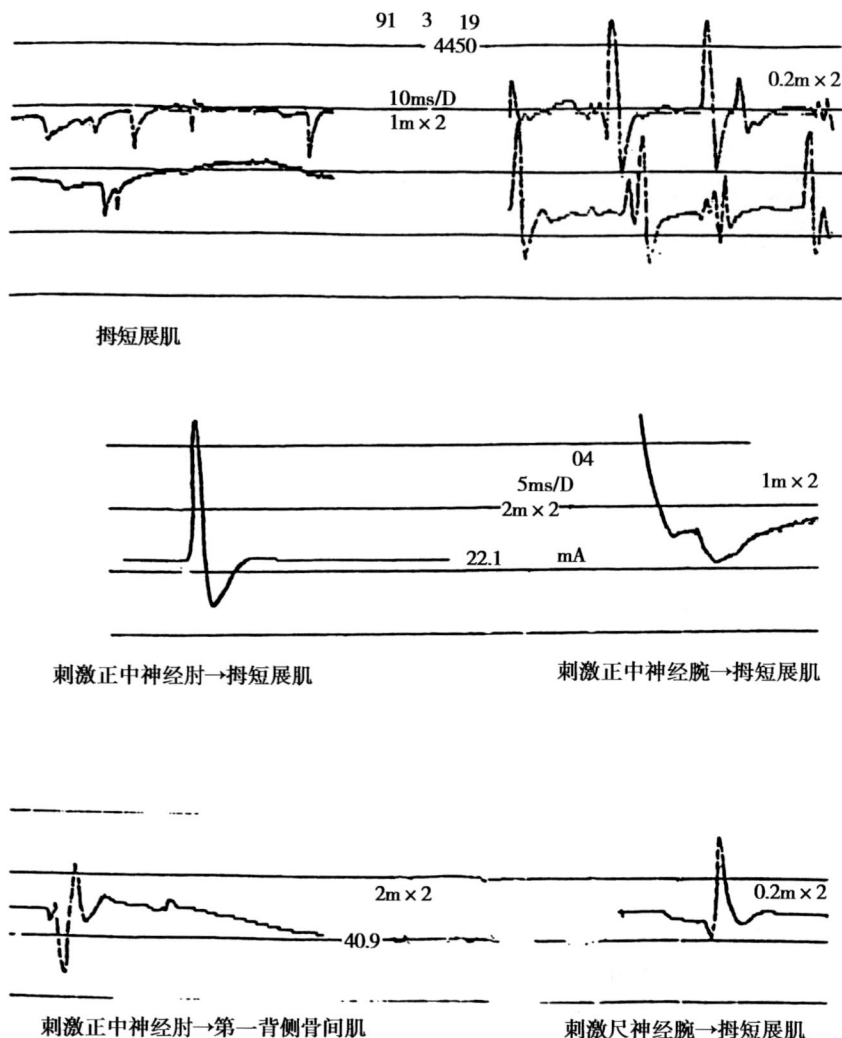

拇短展肌

刺激正中神经肘→拇短展肌　　　　　　刺激正中神经腕→拇短展肌

刺激正中神经肘→第一背侧骨间肌　　　　刺激尺神经腕→拇短展肌

图3-40　神经变异支配肌电图图例

二、观察神经再生情况

藉以判断神经自然恢复及手术治疗效果。如前所述,神经再生时,肌电图主要反映在运动电位的变化上。新生电位一般可先于临床12周发现。而且由于兴奋性的异常,往往于放松时即可自发出现。这是神经恢复的最早信号。但需注意与密集的纤颤电位区别并追踪观察之。以后这种新生电位可逐渐转变为复形电位,直至最后过渡为正常运动电位。其转变为相互移行的过程,所需要的时间因再生途径长短及再生顺利与否而异。重收缩的图像,则根据再生程度的不同,恢复到混合相、干扰相而不一样。再生受阻、恢复不良时,肌电图显示运动电位长期停留于某一阶段无进展,或重收缩时仅有少量运动电位代偿性工作。这说明预后较差,往往需要进行神经修复或其他手术。如果为时过长,肌肉纤维瘢痕化,其兴奋性基本消失,运动基本均呈电静息状态。这类患者,进行神经修复手术已无意义。而应考虑肌腱移位等其他修复术。

根据以上规律性,肌电图检查可以观察自然恢复,及各种手术修复后神经再生的情况及转归,作为临床及科研的客观依据。我院曾用电生理手段观测1160例各类上肢神经修复术后恢复情况,均能提示可靠信息。

病例　男性,34岁。肱骨干中段骨折,行钢板螺丝钉固定术出现肱桡肌以下桡神经瘫,垂腕垂指畸形。半月后肌电图检查肱桡肌、桡侧腕伸肌、指总伸肌均呈完全失神经支配表现。神经探查术,见桡神经被钢板压迫发生坏死变性,切除后缺损4cm,行自体神经移植术。术后半年,肌电图检查先于临床发现再生迹象,即肱桡肌已有新生电位,术后 10 个月,按分支顺序已有不同程度恢复。术后 14 个月肌力近 5 级,肌电图恢复正常(图 3-41 ~ 43)。

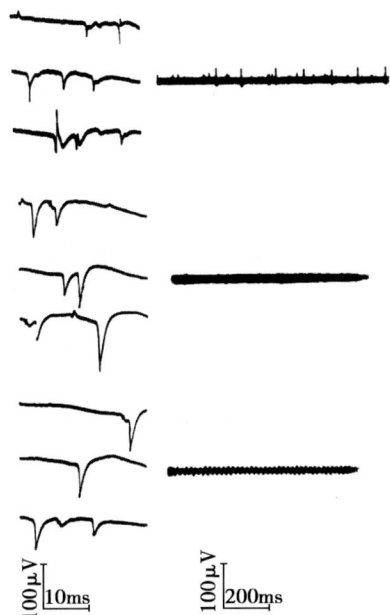

图 3-41 桡神经损伤术前
上排:肱桡肌;中排:桡侧腕伸肌;下排:指总伸肌;
图左半侧为放松;右半侧为运动

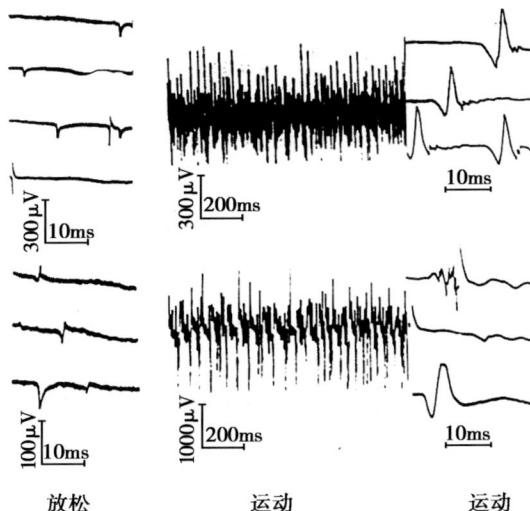

图 3-42 左桡神经自体神经移植术后 10 个月
上排:肱桡肌;下排:桡侧腕伸肌

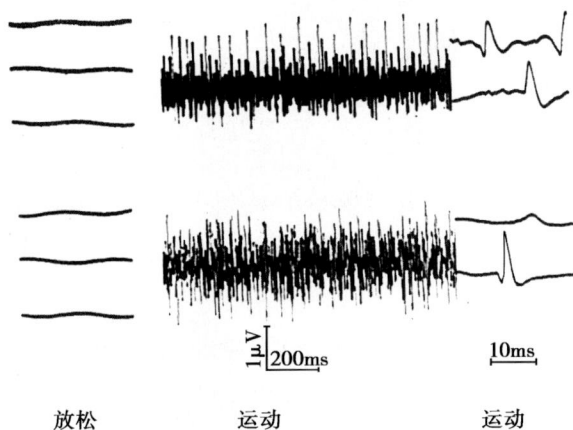

图 3-43 左桡神经自体神经移植术后 14 个月
上排:肱桡肌;下排:桡侧腕伸肌

三、配合肌肉移位等手术时的应用

临床由于神经受损、肌肉缺失等常需进行肌肉移位等功能重建。术前肌电图检查可以观察肌肉质和量的情况,有助于动力肌的筛选,有利于手术设计。

术后可用肌电图作为指标,对手术效果加以观察评定,并作为功能再训练的指导依据。我们曾对 46 例此类患者作了观察,发现和体会如下:

对不切断神经的较大幅度肌肉移位,90% 移位肌有神经受损表现,可持续 6 个月 ~ 1 年半,最后可恢复正常。移位肌早期一般不能完成新的功能,但经过训练做新的随意动作时,出现运动电位正常发放,证实可完成功能转化。但多年后于肢体进行原功能活动时,移位肌仍有收缩反应,亦参与原有反射活动。说明新的功能分化仍不是绝对的,而原始主肌肌电图显示重收缩时动作电位频率及峰值电压下降,说明原功能有所减弱。电生理总的观察证实,不切断神经的各种肌肉移位后期,具有良好的康复效果。

病例 男性,19 岁。1981 年 1 月左上肢卷入机器内致右臂丛神经受损。肌电图检查诊为中、上干受损为主,肱二头肌支完全损伤。伤后 7 个月仍无恢复,而背阔肌肌电图表现正常,行背阔肌移位重建屈肘功能。术后 3 周肌电图检查,移位之背阔肌已有少许屈肘功能,但转化尚不充分,仍以原功能的肩后伸内收为主。且由于牵拉,肌支神经呈轻度受损表现。据此指导患者进行了功能锻炼。术后半年复查肌电图,神经损伤恢复,屈肘已有进步。术后 3 年,肌电图显示虽仍保留有少许背阔肌原运动功能,但屈肘已达正常。临床肌力 5 级,完成了功能转化(图 3-44 ~ 46)。

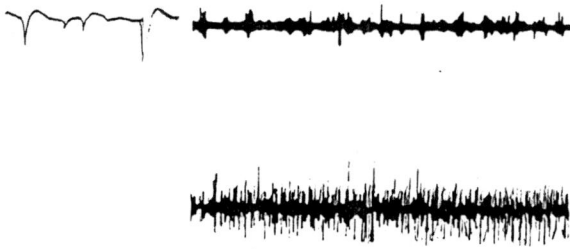

图 3-44 背阔肌移位重建屈肘功能术后 3 周
上排:屈肘;下排:上臂内收

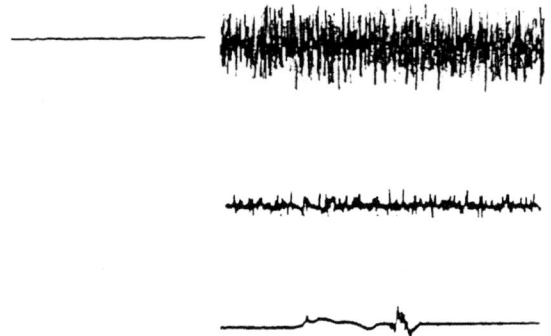

图 3-45 背阔肌移位(屈肘)术后 3 年
上排:屈肘;中排:上臂内收;下排:咳嗽反射

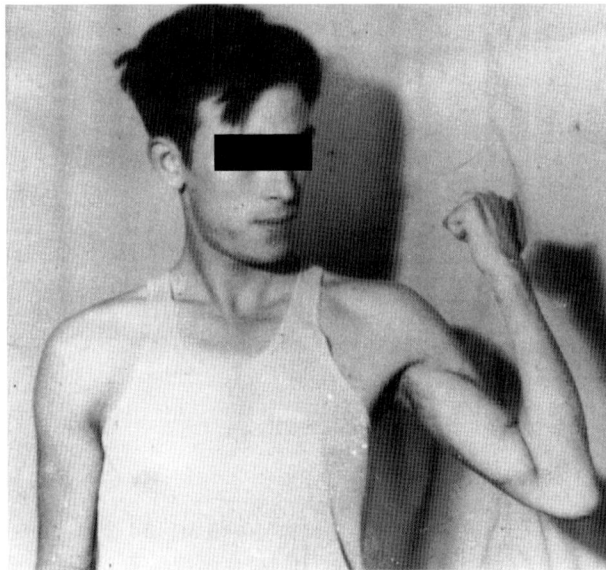

图 3-46 背阔肌移位重建屈肘

四、术中脉冲电刺激的应用

肌电图测定可以用于术中,较准确地解决一些问题,但受仪器条件限制,且无菌要求较高,我院曾利用较为简单的脉冲电刺激,用于周围神经手术术中,取得了一定的经验。周围神经不全受损而存在部分连续性时,外观连续的神经并不一定有足够的轴索通过和功能,因而,手术时是否保留还是切断神经再吻合,有时难以决定。此外,肢体外伤后的粘连及神经错位吻合亦常造成解剖关系的紊乱。Hakstian(1968)在手术中首次用电刺激方法区别运动束或感觉束,而后又有些学者进行了研究和临床应用。为了提供一个客观而又简易的手段和依据,我们采用了手术台脉冲电刺激的方法,进行了判断观察,较好地协助术者解决了决定手术方案等问题。

（一）仪器

丹麦产 1500 型肌电图仪附件神经刺激器、恒压输出、电压 1～500mV。刺激电极为双极针电极。白金丝合金制成，无电解作用，如因条件所限，一般脉冲电疗仪可代替使用。

（二）方法

麻醉下暴露神经，给予波宽 0.2～0.5ms、频率 1 次/s 脉冲电刺激，运动神经刺激病损近端或远断端，调整输出电压，肉眼观察其支配之远端肌肉收缩反应。疑为感觉束者刺激近断端，请患者告知主观感觉。在此基础上决定受损神经的处理。

（三）操作时注意的问题

1. 关于麻醉问题　国外报道使用局麻。但本组病例多为臂丛或硬膜外麻醉，神经虽说受到阻滞，仍可引起运动束及感觉束的相应反应。考虑其机制可能是，电刺激神经时距麻醉时间已 1～2 小时，神经阻滞不全所致。

2. 必须松开止血带 10～15 分钟再行电刺激，否则神经由于缺氧及压迫，将不发生反应或反应迟钝。我们观察了 10 条神经，松开止血带前后对比，刺激阈值相差 10 倍。

3. 受试神经用橡皮条提起，以防容积传导。

（四）正常及受损神经观察

手术中以上述条件刺激暴露之正常神经 5 条，2～5V（均数为 3.6V），可引起远端肌群明显收缩（约 2～3 级），与国外报道一致。而对陈旧性损伤、外观仍连续的神经，我们的体会是，如用 20V 上下刺激能引起反应，经松解术效果良好。用 100V 左右才能引起反应，尚可考虑松解术。大于 200V，一般需进行神经修复或其他手术。

（五）电刺激方法在术中可解决的问题

1. 对神经解剖关系不清者通过电刺激，可以协助术中判断神经支配的解剖关系，再由术者抉择，加以不同处理。

2. 外观为瘢痕连接或断端埋于组织中的神经，可以判断轴索的连续性及功能如何，从而协助决定手术选择。

3. 协助判断感觉束及运动束。操作时患者需清醒配合，50～75V 刺激损伤神经近断端，患者有原支配区串麻感证实为感觉束，反之为运动束。再刺激神经远断端，引起肌肉收缩反应为运动束，反之为感觉束。

4. 尚可证实和发现神经的异位支配。

第七节　肌电图等电生理检查的适应证和禁忌证

一、适　应　证

（一）肌电图等电生理检查

可用于肌肉萎缩、肢体麻痹的诊断及鉴别诊断。

1. 诊断下运动神经元病损　①脑神经及脊髓前角病损；②颈神经根及臂丛神经损伤的定性定位诊断；③周围神经病损的定性定位诊断；④确立卡压综合征的定位诊断。

2. 诊断肌原性受损　如进行性肌营养不良、炎性肌病、肌强直等。

3. 诊断神经肌肉接头病损。

4. 鉴别功能性麻痹。

5. 磁刺激可以对影响锥体束功能的多发硬化等上运动神经元病进行观察诊断。

（二）其他应用

可用于周围神经术前术后观察神经再生；肌肉移位等术前动力肌的筛选；术后观察评定功能转化情况；研究及发现神经的变异支配等。

二、禁　忌　证

1. 有出血倾向,如血友病及血小板减少等出血性疾病,不宜用针刺电极,以免形成血肿。
2. 活动性肝炎,以免造成交叉感染。
3. 严重高血压、冠心病患者,以免造成突发性意外。

三、临床医师注意事项

1. 掌握适应证及禁忌证。
2. 写明检查的目的性。
3. 提出申请检查的肌肉及其他项目,以供考虑选择。

四、神经电生理检查

神经电生理检查的局限性及工作人员应具备的素质条件

1. 肌电图等电生理测定可以反映运动及感觉神经系统的病理变化,结合临床加以判断,但不能作病因诊断。如脊髓病与周围神经病损在表现上大致相同而存在较小的区别,因而它并不是临床医师所期望的那样能解决一切问题。
2. 肌电图检查需受试者配合进行随意收缩,动作电位在不断变化,在动态下进行观察,与自主节律的心电图截然不同,存在一定的人为误差因素。
3. 各项电生理检查均是有创性的,患者均有相当程度的痛苦或不适。
4. 工作人员的临床经验,操作准确性,分析判断能力与诊断的可靠性密切相关。

（苏彦农　杨　亭）

参 考 文 献

1. 汤晓芙编著.临床肌电图学.北京:北京医科大学中国协和医科大学联合出版社,1995,146-158
2. Slutsky DJ. Electromyography in hand surgery. J Am Soc Surg Hand,2004,176-188
3. Slutsky DJ. Nerve conduction studies in hand surgery. J Am Soc Surg Hand,2003,152-169
4. Campion D. Electrodiagnostic testing in hand surgery. J Hand Surg,1996,21(A):947-956
5. Brumback RA,Bobele GB,RayanGM. Electrodiagnosis of compressive nerve lesions. Hand Clin,1992,8:241-254
6. Bennett JB,Crouch CC. Compression syndrome of the recurrent motor branch of the median nerve. J Hand Surg,1982,7:407-409
7. Dellon AL,Schlegel RW,Mackinnon. Validity of nerve conduction velocity studies after anterior transposon of the ulmer nerve. J Hand Surg,1987,12(A):700-703
8. Corwin HM,Kasdan ML. Electrodiagnostic reports of median neuropathy at the wrist. J Hand Surg,1998,23(A):55-57
9. Tomaino MM,Brach PJ,Vansickle DP. The rationale for and efficacy of surgical intervention for electrodiagnostic-negative cubital tunnel syndrome. J Hand Surg,2001,26(A):1077-1081

手外科常用的皮肤移植术

第一节　皮肤移植术总论

皮肤作为人体的一种器官,在成人约占人体体重的16%,皮肤面积1.6~2.1m²,可行移植术。皮肤移植可分为自体移植(autograft)、异体移植(allograft)和异种移植(xenograft),本章内容仅限于皮肤自体移植。

一、皮肤移植术在手外科的重要性

无论是对新鲜手外伤的处理,还是晚期修复改善手的功能与外观,约有1/3的病例需要应用皮肤移植术。我科自1959年建立以来共收治住院患者62 973例,其中应用过皮肤移植术的14 589例,占住院患者手术总数的23.2%。因此,熟练掌握和运用皮肤移植术,是手外科各项治疗技术中相当重要的一部分。否则,将很难胜任手外科的治疗工作。

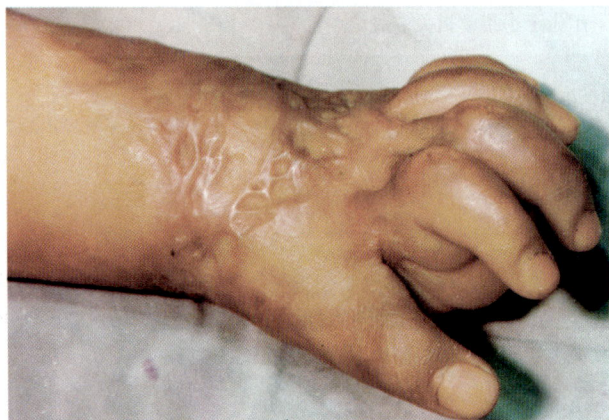

图4-1　手背皮肤深Ⅱ°、Ⅲ°烧伤后瘢痕挛缩
男性,6岁。左手背烧伤2年。从创面愈合情况判断,烧伤深度应以深Ⅱ度和Ⅲ度为主,深部组织未受直接损伤。因瘢痕挛缩伤手失去正常外观,表现为背侧皮肤挛缩,拇指内收,示指至小指掌指关节背侧脱位,手指屈曲畸形。患手已基本丧失所有功能

手的功能主要是抓、握、捏,这些基本动作的完成不仅需要骨的支撑,关节的活动,肌肉、神经和血管的完整,而且覆盖全手皮肤的正常与否也直接影响手功能的发挥。缺乏正常的皮肤,即便骨关节、肌肉、神经正常,手的功能也将会受到很大影响。例如手部深Ⅱ°~Ⅲ°烧伤,这种损伤除皮肤直接受损外,骨、关节、肌肉和肌腱等均无损伤或基本正常,但如果处理不当会严重影响手的功能与外观(图4-1)。长期的皮肤挛缩会导致关节与肌腱的挛缩,在婴幼儿还会引起骨、关节发育的畸形(图4-2)。发生这种情况,单纯解决皮肤缺损,也很难达到恢复手功能的目的,从而说明早期正确处理皮肤缺损的重要性。对于晚期复杂损伤,即皮肤、骨关节、肌腱、肌肉等均已累及者,治疗往往不能一次完成,皮肤移植术常作为处理复杂畸形、修复骨、关节、神经、肌腱的第一步。只有在解决了皮肤缺损的前提下,才能逐步完成深部组织的修复,达到最终治疗的目的。因此,在手外科治疗中,认识、掌握和正确运用皮肤移植术是相当重要的。

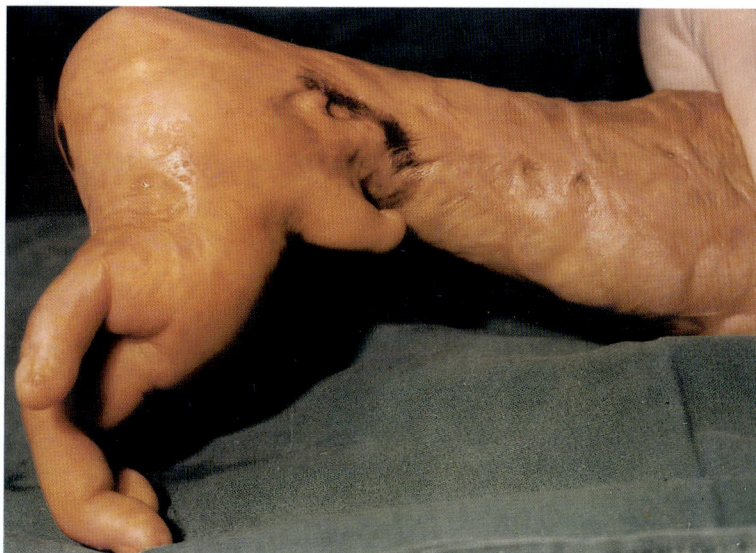

（1）女性,17岁。右上肢烧伤15年,伤愈后未经治疗。表现为该肢体短小、肩内收、屈肘、屈腕畸形,掌指关节向背侧脱位,拇指与前臂桡侧紧密相连。患手无任何功能

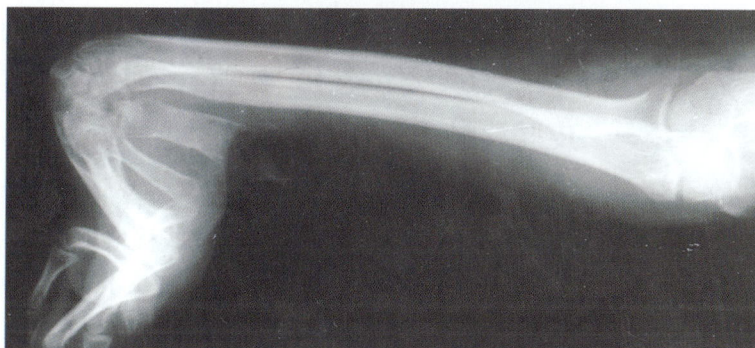

（2）X线示桡、尺骨短小。两骨远端及腕骨发育畸形,示指至小指掌指关节脱位

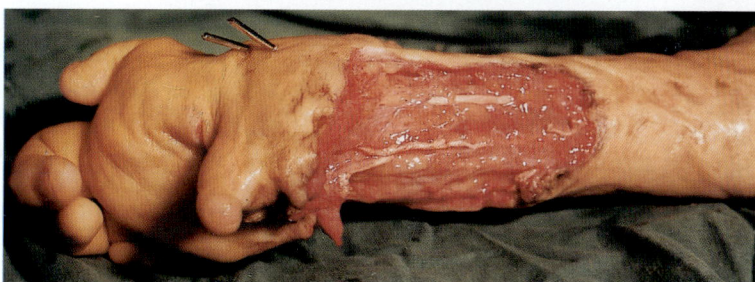

（3）手术于前臂远端掌侧行瘢痕切除,桡侧腕屈肌腱、掌长肌腱延长;背侧另做切口行近排腕骨切除,克氏针固定腕关节背伸20°,拇指呈外展位。手的外形有较大改进

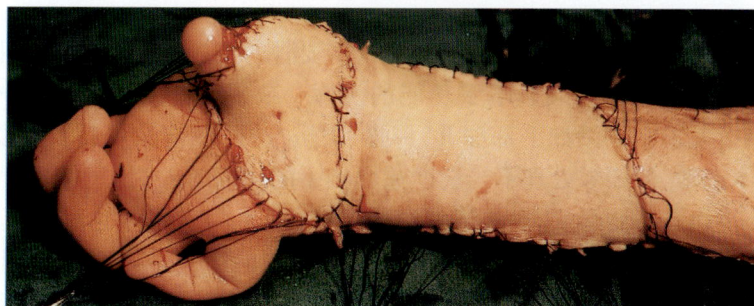

（4）前臂创面行游离植皮,皮片100%存活,克氏针2个月后拔除

图4-2　单纯因皮肤问题影响骨、关节畸形的病例

二、皮肤的组织结构与血液供应

（一）皮肤的组织结构

皮肤由表皮、真皮和皮下组织三层构成。其间附有由表皮衍生的附属器,如毛发、皮脂腺和汗腺(图4-3)。

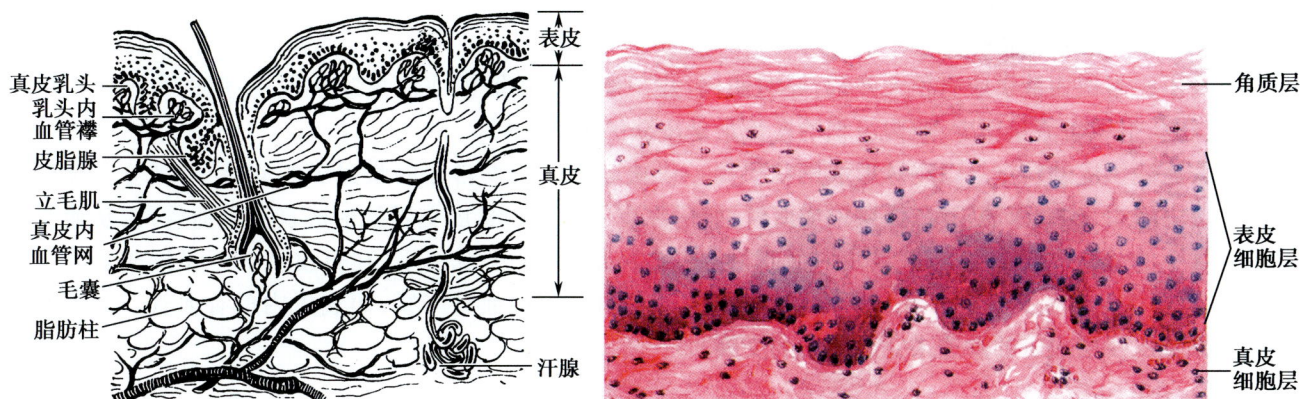

图4-3 皮肤的组织结构示意图和组织学切片

成人的表皮主要由角质层、透明层、颗粒层、棘层和基底细胞层构成。棘层深方和基底细胞层具有分裂增殖能力,又名生发层。表皮由生发层不断向表面生长,逐渐角化而脱落。因此,表皮由深层至表面的层次反映了表皮细胞的逐渐角化过程,每个表皮细胞从基底到表面迁移过程大约需10天左右。表皮厚度为0.2～1.4mm。

真皮由结缔组织组成,其厚度为0.2～2.4mm。真皮又由浅方的乳突层和深方的网状层构成。乳突层内结缔组织形成向表皮的隆起,形成乳突,扩大了与表皮的接触面,乳突中含有丰富的毛细血管和神经感受器,利于组织液透过基膜与表皮内的组织液交通。网状层较致密,主要由胶原纤维、网织纤维和弹力纤维构成。纤维成束排列,有的与皮肤表面平行,有的交织成网,增强了皮肤的牢固程度,并使皮肤保持一定的弹性和张力。皮肤附属器,如毛发、毛囊、皮脂腺、汗腺位于真皮内。毛囊、皮脂腺位置较浅,汗腺位置较深。

皮下组织主要由疏松结缔组织和脂肪组织构成,其间含有少量的弹性纤维。真皮与皮下组织之间的联结也不是呈一平面,而是脂肪柱伸入真皮下,真皮纤维束又伸入脂肪柱之间,使脂肪和真皮间呈相互嵌插状,皮下组织的厚薄取决于脂肪组织的多少。皮下组织的纤维与深方的筋膜、骨膜等相连,加强了皮肤与深部组织的联系,并使皮肤既与深部组织之间相对固定,还允许在附着的基底上作有限的滑动。皮下组织内有较大的血管、淋巴管和神经,并有分支进入真皮。

皮肤的厚度一般为0.5～4cm,身体不同部位的皮肤,其厚度也不相同。背部较腹部皮厚,四肢伸侧较屈侧厚;同一肢体的皮肤从近端至远端逐渐变薄(手掌、脚掌除外)。皮肤的厚度与年龄、性别、职业有关,小儿皮肤比成人薄,老年人皮肤较青壮年薄,女性皮肤较男性薄,室外作业劳动者皮肤较室内作业脑力劳动者厚。

研究表明,不同部位的皮肤还具有方向不同的纹路。早在1861年Langer经对尸体皮肤的研究,绘出了全身的Langer线。后人从皮肤劈裂线、皮肤张力线、皮肤回缩线和最小皮肤扩展线方面加以总结,多年来成为整形外科切口选择的参考。1961年Holmstand用X线照射及显微照

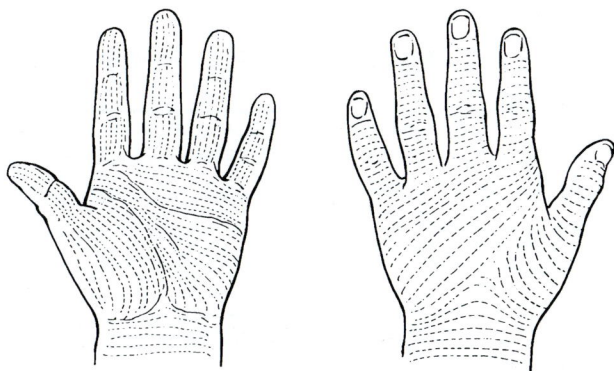

图4-4 手的Langer线及皮纹

相技术显示了皮肤皱纹线(Wrinkle-line),发现在面部许多皱纹线垂直于 Langer 线,因而提出切口应与皮肤趋纹线平行为宜。正常人 Langer 线和手的特殊皮纹基本一致(图4-4)。手术时遵循皮纹方向作切口,则所留瘢痕小,垂直于纹路的切口,伤口虽可愈合,但遗留较大瘢痕。这是由于真皮内胶原纤维排列的主要方向不同,当切口平行于主要纤维排列方向,形成的瘢痕会小,将纤维垂直或斜行切断,形成的瘢痕明显。值得注意的是,手部切口应平行于皮纹,但不应当正在皮纹上。

(二) 皮肤的血液供应

全身不同组织血液供应有很大差别,经对肌肉、皮下脂肪和皮肤的血流量观察发现:肌肉组织血流量十分丰富,脂肪组织血流量很少,肌肉组织的血流量是皮肤的182.3倍。

皮肤血液供应的特点是以动脉形成网状供血。供血动脉一般发自深筋膜深层的动脉干,其分支穿过深筋膜和皮下组织,先在深筋膜深、浅层形成血管网,后在皮下脂肪和真皮交界处形成真皮下血管网,从血管网再形成细小的分支进入真皮,形成真皮内血管网,上行小动脉延伸至乳头下,在真皮乳头下又形成了乳头下血管网(图4-5),由乳头下血管网形成终末支到达乳头。真皮层内血管丰富,而表皮内没有血管。表皮的成活要依靠真皮浅层血管的渗透来完成物质的交换。

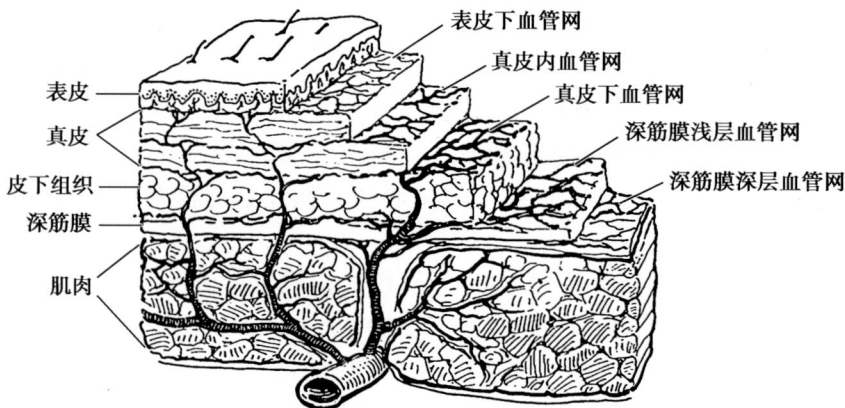

图 4-5　皮肤血液供应动脉网示意图

皮肤的静脉回流主要也是由体被覆组织中的四层微静脉血管网来完成。四层静脉网为皮肤乳头下层、皮肤网状层、浅筋膜层及深筋膜层;这些微静脉网间联系丰富,存在着无瓣膜吻合。皮肤组织的静脉系统分为浅、深两组。浅静脉组主要接收皮肤浅层的静脉血,在皮下汇成较大的静脉支和干行于皮下浅层,如上肢的头静脉、贵要静脉;深静脉组也接收皮肤浅层的静脉血,汇成穿支静脉或动脉的伴行静脉,垂直走向深层。在穿深筋膜之前,还收集深筋膜微静脉网的静脉血,最后经深静脉干回流。浅、深静脉干间以两种途径沟通:一是口径 1~3mm 的静脉直接将浅静脉内血导入深静脉回流,两者间有朝向深侧的静脉瓣;二是口径较小的穿支静脉直接将血从深层静脉网导入深静脉,其数目较多且伴穿动脉而行,穿静脉干中也有静脉瓣,使静脉由浅入深回流(图4-6)。

皮肤的微循环由循环系统最小的血管组成。从功能观点上讲,微循环担负着物质交换(营养及废物),并通过动脉、毛细血管、静脉以及动静脉吻合调节血流两种作用。血流的调节作用主要由交感神经来控制动脉、前毛细血管扩约肌和动静脉吻合(又称动静脉短路)来实现。动静脉吻合(短路)是具有特殊功能的毛细血管,起控制血流是否真正通过微循环的作用。正常每百克皮肤血流 20ml/min,血流的调节主要靠交感神经的血管控制纤维作用于血管壁上的效应器,以完成血管的收缩与舒张,而由内分泌系统通过激素对血管血流的调节作用,在皮肤中其作用十分微弱。

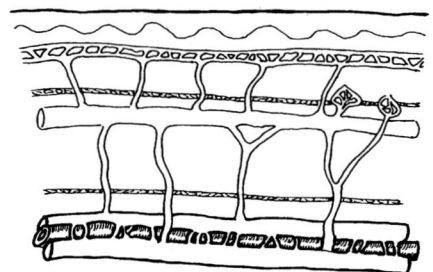

图 4-6　皮肤静脉回流示意图

皮肤移植后的质量与皮肤血液循环建立的好坏有关。要获得质地好且富有弹性的皮肤覆盖,应包括皮下组织,保持多层血管网的完整;带真皮下血管网的皮肤移植,由于缺少脂肪组织,其弹性会下降;保留乳突下血管网的皮肤移植质地还会下降;表层皮片的移植已无血管网,皮片血液供给更差,其移植效果最差。

近年来,随着对皮肤血液供给研究的深入,人们对皮肤的血液供应有了较为深入的认识,使皮瓣移植术较过去有了突破性进展。概括起来,皮肤的血液供应可分为,肌皮血管型和间隔皮下血管型两大类。后者根据血管所处位置又可分为直接皮动脉、动脉干网状皮血管和肌肉间隔或肌间隙皮血管。肌皮血管型供血在躯干皮肤较常见,而后者多见于四肢皮肤。

1. 肌皮血管型　肌皮血管型的动脉来源是供应肌肉的动脉干,发出 1 支或多支血管供应肌肉。这些供应肌肉的血管除分支供应肌肉外,还形成许多穿过深筋膜和皮下的血管,再经分支进入覆盖该肌表面的皮肤(图 4-7)。切取肌皮瓣要保护这些进入肌肉的血管,还要保护从肌肉至皮下、皮肤的穿支,不使肌肉与所覆盖的皮肤分离。

2. 直接皮血管型　直接皮血管型来自深部动脉干,穿出深筋膜后,在皮下组织内平行于皮肤表面行走较长一段距离,沿途发出分支供应皮下组织和皮肤(图 4-8)。直接皮血管的起源、行走方向、所处的解剖层次,供养皮肤的范围有一定的规律,但有时出现变异,如与其他血管合干、缺如等。切取这类皮瓣前或术中要检查血管的有无,如血管存在,可以该血管为轴心形成较长的皮瓣。如血管不存在,则不能按一般规律行轴型皮瓣的切取。

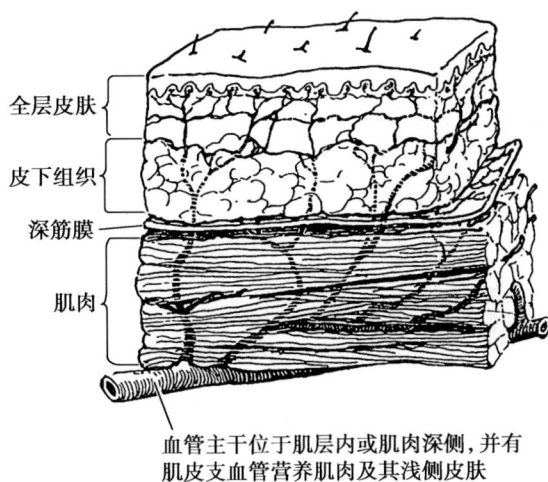

全层皮肤
皮下组织
深筋膜
肌肉

血管主干位于肌层内或肌肉深侧,并有肌皮支血管营养肌肉及其浅侧皮肤

图 4-7　肌皮血管型供血示意图

3. 动脉干网状皮血管型　此类动脉供血特点是由位于深筋膜深方的动脉干直接发出众多的细小分支,穿过深筋膜后形成丰富的网状血管供血(图 4-9)。此种供血方式变异较少,血管干较粗,位置恒定,供养皮肤面积较大。切取这种供血类型的皮瓣,需要从侧方深筋膜下显露血管,保护好垂直于动脉干向浅方发出细小的血管分支。其供血特点是分支的管径都不大,但数量多。

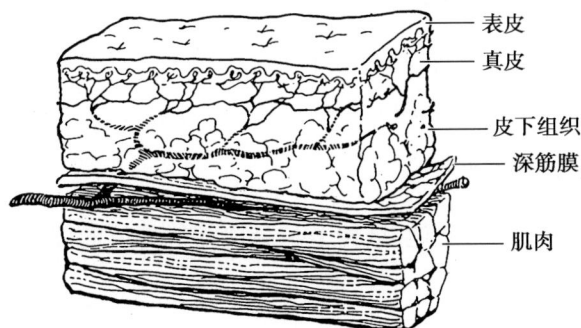

表皮
真皮
皮下组织
深筋膜
肌肉

图 4-8　直接皮血管型供血示意图

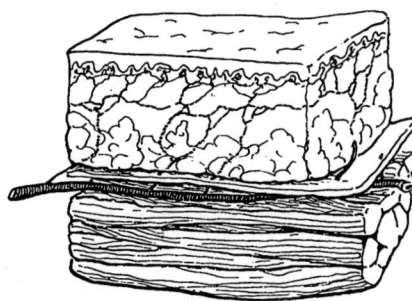

图 4-9　动脉干网状血管供血示意图

4. 肌间隔及肌间隙皮血管型　四肢动脉由近及远行于肌间隔或肌间隙之间,沿途发出许多分支穿出肌间隔或肌间隙进入皮下及皮肤(图 4-10)。这类血管有静脉伴行,皮下有浅静脉可以利用。沿肌间隔还可显露更长的血管蒂,且易于分离。切取这种供血的皮瓣从侧方切口找到从肌间隔发出的分支后,保护好这些分支,并可沿分支找到肌间隔内的血管主干,而后再纵向打开肌间隔。

解剖学及外科学专家为能在临床上更好地解决皮肤覆盖问题,近 20 年来一直对皮肤的供血系统进行不断地研究和探索。目前,人们对皮肤供血的特点又有了新的认识。

（1）四肢沿肌间隔的深筋膜不断地接受来自肌间隔穿血管分支营养,由于深筋膜上有丰富的血管网可以营养表面的皮肤,所以,可以将深筋膜上丰富的血管网看作一条沿肌间隔走向的供养表面皮肤的动、静脉干(图4-11)。

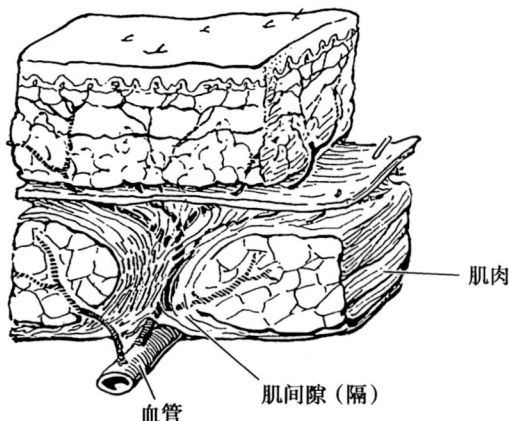

图4-10　肌间隔皮血管供血示意图

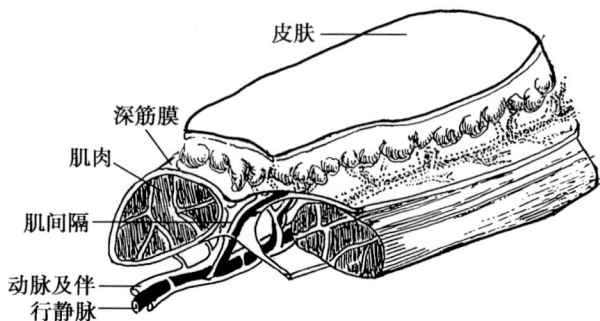

图4-11　沿肌间隔穿血管营养皮瓣

（2）皮神经位于皮下行走过程中,其两旁存在众多吻合支的皮神经营养链,这些血管链还发出分支营养皮肤。因此,也可将皮神经旁的营养血管链视为一条营养表面皮肤的动、静脉干(图4-12)。

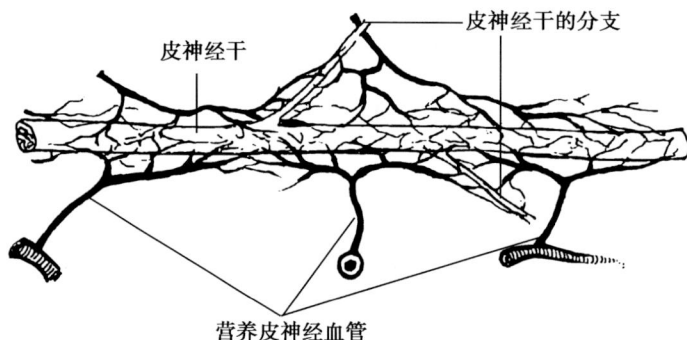

图4-12　皮神经营养血管示意图

（3）知名动、静脉或其分支恒定地在肌下或皮下长距离行走,行程过程中直接发出小分支营养其表面的皮肤,可将此血管看作是营养皮肤的轴心血管,沿此血管形成轴型皮瓣。

三、手部皮肤的特点

手是人的劳动器官,为了适应功能的需要,手部皮肤在厚度、质地、结构上与身体其他部位的皮肤有所不同,并具有皮肤的特殊结构——较大的皮纹和指甲。

（一）手掌手背皮肤的不同特点

手掌、手指掌侧皮肤较他处皮肤厚韧、富有弹性,无毛发并有较厚的角质层,显得粗糙且移动性很小。国人手掌皮厚度约1.6mm。

手掌侧的皮肤移动性很小,是由于掌部特殊结构掌腱膜决定的。掌腱膜为增厚的深筋膜,近端与掌长肌腱相连,远端纤维止于中节指骨基底两侧,呈倒置的三角形位于手掌中部(图4-13)。掌腱膜较厚,在其浅、深两面均有垂直纤维与皮下和骨间掌侧筋膜相连,使手掌皮肤不能有过多的移动,缺少伸缩性。手掌皮下有较厚的脂肪垫,又有与皮肤表面相垂直的纤维分隔,使皮肤显得紧密,并富有弹性。手指掌侧也有较厚的脂肪垫,皮肤和指骨间也有垂直的纤维相连,两侧还有起自关节囊和指骨侧缘的骨皮韧带,止于手指两侧的皮肤。

这些结构是手指掌侧皮肤比较固定,不易移动,在指间关节屈曲时,皮肤也能保持一致屈曲的解剖学基础(图4-14)。

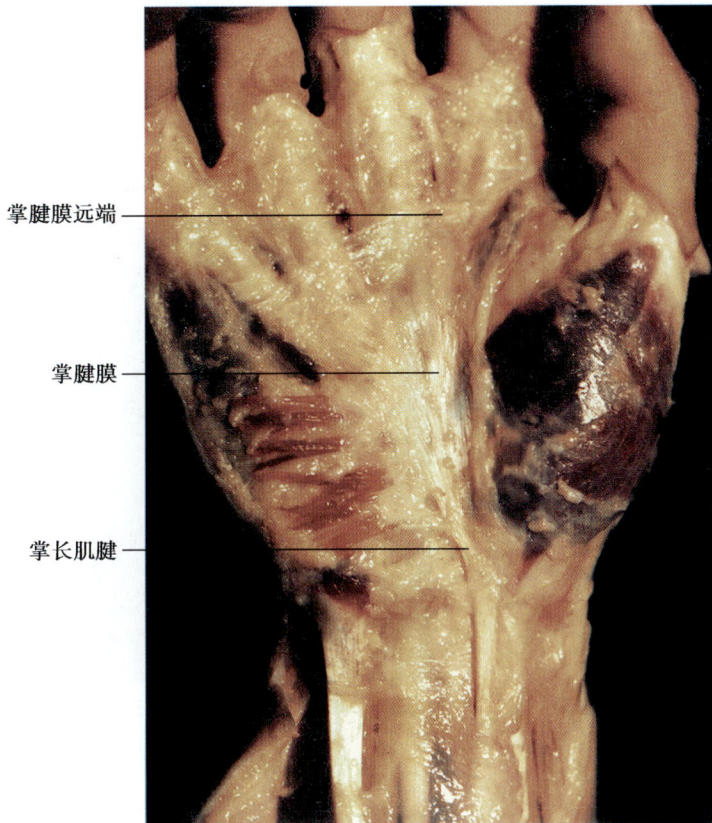

图4-13　掌腱膜解剖

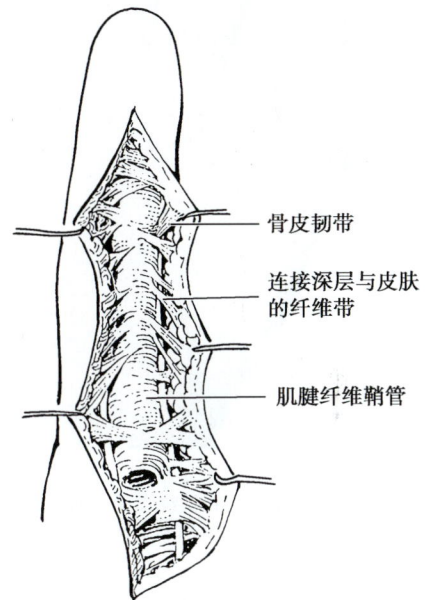

图4-14　手指掌侧皮肤与深层结构间的韧带示意图

（掌腱膜标注：掌腱膜远端、掌腱膜、掌长肌腱）
（韧带示意图标注：骨皮韧带、连接深层与皮肤的纤维带、肌腱纤维鞘管）

　　手掌、指掌侧皮肤的这些特点使得掌侧皮肤缺损后不易拉拢缝合,常需要用植皮覆盖。掌侧皮下组织感染时,炎性渗出或浓液易积于组织间隔内,产生剧烈疼痛,不易引流,且容易向骨及腱鞘扩展,形成化脓性腱鞘炎和骨髓炎。

　　背侧皮肤较他处皮肤薄而软,国人手背皮肤厚度约1.2mm。皮下组织很薄,与深层组织仅有少量的疏松结缔组织相连,有较大的移动性。手背指背的皮肤在手完全伸直时显得很松弛,并在关节背侧形成多个皱褶,可用手指将皮提起。但当握拳时,多余的皱褶消失,背侧皮肤变紧,这些特点为手指诸关节的屈曲提供了解剖基础。不注意这一特点,往往在背侧缺皮时,不适当地用伸直手指以达到直接拉拢缝合的做法,术后常因手背侧皮肤的紧张,影响掌指关节及指间关节的屈曲。由于手背侧皮肤与深层组织联系不紧密,使背侧皮肤经常容易产生潜行剥脱和撕脱伤。

　　（二）手部皮肤的特殊结构

　　1. 皮纹　皮纹的方向和位置与关节的活动相对应,故可称为皮肤的"关节"。关节有较大活动,则关节的屈、伸侧会有较显著的皮纹。先天性远侧指间关节融合者,则手指掌侧无常人所有的指横纹;手掌侧皮肤缺损做过植皮或皮瓣的患者,术后早期无横纹,长期使用后,在指间关节掌侧可有横纹形成。由此可见,皮纹为关节运动提供了有利条件。手上的皮纹很多,背侧在关节处均有横向纹,掌侧纹路更清楚。

　　掌横纹　手掌有3条横纹(图4-15)。近侧掌横纹位于大鱼际尺侧,从示指桡侧掌指关节的侧方向手掌基底的中部,呈以拇指掌指关节为圆心的一条弧线,适应拇指的对掌、对指及内收活动。掌中横纹远端一般与近侧掌横纹一样位于示指掌指关节桡侧,先横行后斜向近端尺侧,位于近、远掌横纹间。此横纹利于示指掌指关节屈曲,并协助远侧掌横纹共同利于中、环、小指掌指关节的完全屈曲。远侧掌横纹位于手掌的远侧

1/3,桡侧从示、中指指蹼间,先斜向尺侧后呈横行,位于掌指关节掌侧直至手掌的尺侧,以适应尺侧 3 个手指掌指关节的屈曲。由此可见,掌指关节在皮肤上的投影是在远侧及掌中横纹上,而不是在手掌皮肤的最远端。

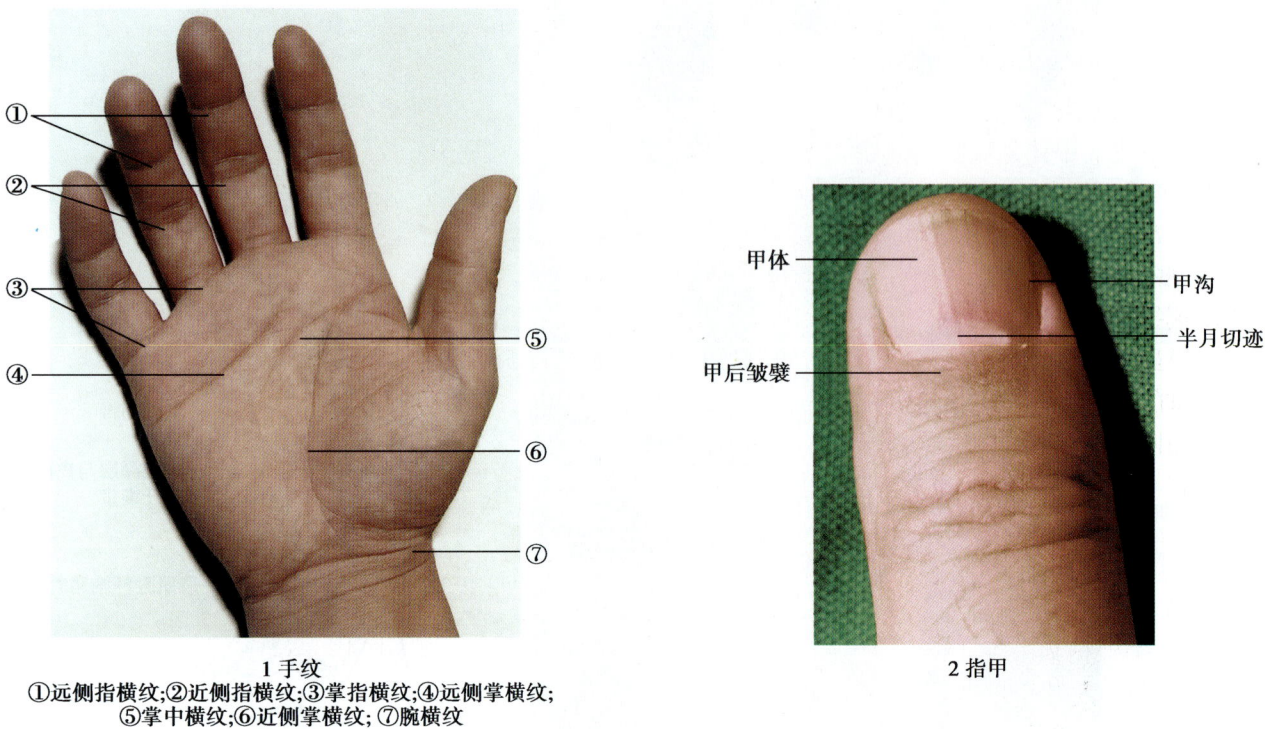

1 手纹
①远侧指横纹;②近侧指横纹;③掌指横纹;④远侧掌横纹;
⑤掌中横纹;⑥近侧掌横纹;⑦腕横纹

2 指甲

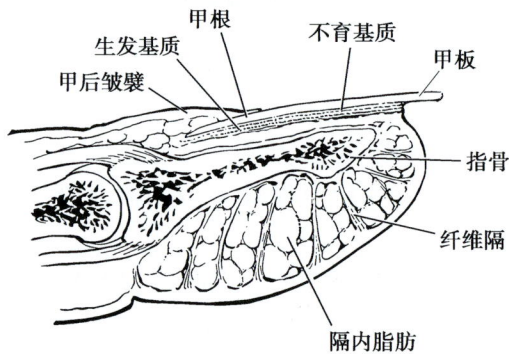

3 指端皮肤的特殊结构示意图

图 4-15　手纹、指甲与指端皮肤

　　除拇指外,其他手指掌侧有 3 条横纹(图 4-15)。最近的位于指蹼远端,近节指骨的中部,称作掌指横纹。应当说明掌指横纹并不与掌指关节相对应,它的功能是在手指完全屈曲时,能使较长的近节指骨掌侧多一个折叠处,以便缓解此节掌侧皮肤的过长而堆积,避免握物不牢。近侧、远侧指横纹分别与近侧和远侧指间关节相对应。由于近侧指间关节屈曲的角度比远侧大,其横纹也比远侧指横纹宽。

　　手掌、手指横纹处皮下组织较少,皮肤也薄于他处,并有纤维和深部组织或手指屈肌腱鞘相连。因而,如此处受伤,容易伤及深部组织,也容易引起深部组织的感染。在手掌、手指横纹的隆嵴上还有一排汗腺的开口,分泌汗液,使手掌、手指掌侧始终保持湿润,也增加了皮肤与物体的磨擦力,增加握物的牢固度。从手指远端至手掌的真皮内感觉小体十分丰富,触觉小体、环层小体和麦克尔触盘等数量较他处皮肤多。因此,手的皮肤感觉,尤其是远节手指指腹对物体的分辨力极强,可作为"眼睛"使用。手部皮肤的这一特点是他处皮肤无法比拟的。当手指屈曲时,手指各横纹的纹头连线常作为手指侧方切口的标志,偏向此连线掌侧或背侧的切口,将会影响手指正常的伸屈功能。

2. 指甲　指甲是表皮衍生的一种特殊结构,起保护指端,提高指端敏感程度和增加手抓、握、捏动作的稳定作用,同时还可增加手的美观。

各手指远节背侧的1/2无皮肤覆盖,而由扁平略带弧形半透明的板状结构——指甲所覆盖。指甲外露部分称作甲体,甲体的近端位于皮肤深方部分称甲根,甲体的远端与掌侧皮肤脱离部分称为游离缘。甲体的两侧缘埋入突起的甲皱襞(亦称甲廓)深方,形成两个凹陷称为甲窦(亦称甲沟)。覆盖甲体近端甲根浅方的皮肤称为甲后皱襞,甲后皱襞最远端与甲体衔接的薄层皮肤为甲上皮,甲体游离缘与掌侧皮肤衔接部的薄层皮肤称甲下皮。甲体深部并与之密切相连的部分为甲床,甲床由未角化的表皮和真皮组成,甲床上富有血管,透过半透明的角质层呈淡红色。但在甲体后缘与甲上皮前缘有向远端呈弧形影的白色区域称为半月切迹(图4-15)。因半月中血管较少,屈光细胞较多,故此处发白。甲床从功能上可划分为两个区域,半月切迹和其近侧的甲床有较厚的生发层,是指甲生长的基础,称作生发基质。半月切迹以远的甲床与甲生长无关,仅为甲板提供向前移动的基床和甲生长的营养,称作不育基质。

指甲虽小,但结构复杂,当甲床损伤或缺损时,容易发生甲畸形,尤其是生发基质的损伤会引起甲生长障碍或严重的甲畸形。当指甲周围结构受损时,如甲上皮、甲下皮及甲皱襞等缺损很难完全修复,也易导致甲后皱襞的回缩、增厚,甲下皮处愈合不良常遗留游离缘下创面。甲每日生长约0.1mm,重新更换一次需3~6个月左右。

四、皮肤移植术的种类和适应证

(一) 皮肤移植术的种类

目前,手外科常用的皮肤移植术(表4-1)可分为两大类,皮片移植术和皮瓣移植术。前者取材方便,取材部位广泛,技术操作简单,掌握好适应证可以解决很多皮肤缺损覆盖问题,能在较短的时间内使创面愈合。后者取材较繁琐,取材的部位要适应受区的需要,操作技术上要求较高,手术所用时间较长,但其可以解决用皮片移植所不能解决的问题。两者之间不能说哪种方法更为重要,而是要根据病情的需要,患者全身的情况、年龄、职业等全面综合考虑决定。一般情况下,在两种方法均可获得相似的结果,能用游离植皮术解决的就不用皮瓣移植术。然而,在遇到比较复杂的外伤,考虑到晚期还要进一步处理骨关节或神经肌腱的修复问题,虽然急诊可用皮片移植消灭创面,但应选用皮瓣移植术。因为这样可以减少手术次数,减少患者的痛苦,为尽快恢复手功能节约了时间。

表4-1　手外科常用的皮肤移植术

游离皮片移植	皮瓣移植
表层皮片移植 断层皮片移植 全层皮片移植 甲床及甲移植	传统皮瓣 带真皮下血管网皮瓣 筋膜皮瓣、皮神经营养血管皮瓣 轴型皮瓣、复合组织瓣 静脉皮瓣

1. 皮片移植的分类　皮片移植术的特点是皮片自身体的一部分取下后,失去了血液供应而移植到身体的另一部位,皮片要在新的部位重新建立血液循环而成活。根据切下皮片的厚度与成分的不同分为表层皮片、断层皮片、全层皮片、带真皮下血管网皮片和甲床及指甲游离移植术(图4-16)。

2. 皮瓣移植的分类　皮瓣移植术的特点是皮瓣自身体的一部形成,不完全游离,借助于相连部分的血液供给而移植到身体的另一部位;或者皮瓣也呈完全游离状态,移植后在新的部位用吻合血管的方法,使之立即恢复血液循环,使移植物存活的方法。根据皮瓣蒂部的有无可分成带蒂皮瓣和游离皮瓣;根据皮瓣蒂的数目可分成单蒂及双蒂皮瓣;根据皮瓣血供的特点可分为随意皮瓣及轴型皮瓣;根据皮瓣形成与所要修复部位的远近分为局部、近位及远位皮瓣;根据皮瓣内所含组织的成分不同又分为皮瓣、筋膜皮下瓣、肌皮瓣、骨皮瓣、复合组织瓣等。

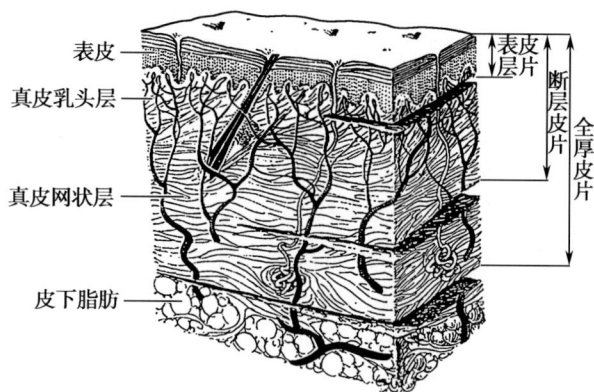

图 4-16 取皮厚度示意图

（二）不同类型皮肤移植术的适应证

1. 皮片移植术适应证

（1）皮肤缺损面积较大，创面不能用直接缝合达到闭合，或虽可勉强缝合，必将导致晚期功能障碍。

（2）皮肤较大面积缺损，但创面基底平整，血液循环丰富，无重要结构外露。

（3）皮肤缺损的面积过大，虽有重要结构外露，但应用皮瓣无法覆盖全部时，重要部位应用皮瓣，其余部位适于用皮片移植。

（4）患者全身情况不良，不宜行皮瓣移植术，为挽救患者生命采用皮片移植消灭创面，待全身情况好转后可再进一步处理。

（5）肢体的血液循环不良，手术时不能确定伤肢是否能够存活的创面。或为解除肢体过度肿胀而减张，或创面不很规则，用皮片移植为达到闭合创面目的。

（6）皮肤缺损的面积较大，创面局部条件不好，或有感染的肉芽创面。

2. 皮瓣移植术的适应证

（1）骨、关节软骨面、肌腱、神经干和较大血管外露的新鲜或陈旧的创面。

（2）复合性组织损伤，除要解决皮肤缺损以外，同期或二期还需在创面内修复骨、关节、神经或肌腱等深部组织。如肌皮瓣可同期解决皮肤缺损合并肌肉缺损，骨皮瓣可同期解决皮肤及骨缺损，复合组织移植可以行拇指及手指的缺损再造。

（3）软组织缺损过多，失去正常的外观；瘢痕挛缩使功能丧失；伤口局部或伤口以远的血液循环差，或感觉功能减退，均可设计不同类型的皮瓣达到改善外观，增加功能，改善血运和感觉的目的。

第二节　皮肤移植术各论

一、皮片移植术

（一）概况

将表皮及部分或全层真皮自身体某部切取下来，移植到身体另一皮肤缺损区域的手术方法为皮片移植术。提供皮肤来源的部位称供皮区，接受皮片的部位为受皮区。由于皮片在切取后，其血液循环停止，移植后的成活完全依靠受皮区的基底与移植皮间重新建立血液循环，所以临床上又将此术式称为游离植皮术。

世界上最早应用皮片移植术并获得成功者是 Cooper，他于 1817 年切取患者截断下来拇指的全层皮肤移植到指端创面上。其后 Bunger（1823）、Warren（1840）也相继报告皮片移植到鼻部的成功。在 19 世纪中、后期皮片移植术主要应用于颜面，20 世纪早期皮片移植术在口腔、普通外科中有了较为广泛的应用。据统计，在我科住院患者手术中，应用过皮片移植术的约占 15%。

皮片移植术的缺点是皮片在成活后缺乏正常皮肤的弹性，皮片会有不同程度的回缩、干燥、感觉差、不耐磨，皮肤色泽上深于正常皮肤。上述的缺点与植皮厚度有密切关系，皮片越厚缺点越少，皮片越薄缺点越多。

（二）各类皮片移植术的适应证和手术要点

在手外科除了为消灭肉芽创面而使用表层皮片移植外，绝大多数均采用断层皮片或全层皮片移植。带真皮下血管网的皮肤移植，以及甲床、指甲移植也常应用。

1. 表层皮片　此种皮片包括表皮和真皮的乳头层（图 4-16），皮片厚度约 0.3mm 左右。

这种皮片容易成活，在创面有轻度感染，或血液循环不很理想的情况下也可成活。供皮区创面愈合快，一般术后 10 ~ 14 天可痊愈,不留瘢痕。缺点是皮片成活后收缩重,质地较硬,肤色深暗,极不耐磨。稍一摩擦就容易起水泡,常破溃成小创面。成活的皮片干燥,易皲裂,感觉也差。

适应证　感染的肉芽创面,或全身情况不良,或创面条件较差,不适合行理想的皮肤移植时,仅以此法暂时闭合创面,待以后再行其他手术。

手术要点　当所需皮片面积较小时,可徒手持取皮刀片,或用止血钳、小取皮刀架夹持保险刀片取皮。如需皮片面积较大,用滚轴刀取皮。

取皮前应在刀片和供皮区涂些液状石蜡,以防因干涩刀片不易在皮肤上移动。助手用双手手掌或用木板将供皮区两侧压紧绷平,术者下刀时使刀片和皮肤表面呈 20° ~ 30° 角,将刀片从一端开始向另一端作前、后幅度不大的移动。在取皮开始,应注意取下皮片的厚度,皮片的厚度取决于刀片和皮肤间的角度。所取皮片呈完全透明,说明过薄,仅取下角质层,应加大刀片与皮肤表面的角度。当皮片不透明且边缘向下翻卷,供皮区渗血点稀而大,说明皮片过厚,应减小刀片与皮面的角度。

标准的表层皮片呈半透明状,平整、边缘不向下卷曲,供皮区创面呈密密麻麻的小出血点。

2. 断层皮片　皮片包括表皮和大部分真皮,相当于全厚皮肤的 1/3 ~ 3/5,厚度在 0.3 ~ 0.8mm 之间,较薄的为中厚断层,较厚的为厚断层皮片(图 4-16)。

这种皮片成活后有一定的弹性,皮片收缩较小,可承受摩擦,肤色加深不重,有较好的外观。厚断层皮片内含有较多的神经终末小体,其感觉恢复也较快较好。由于皮片较厚,成活能力较表层皮片差。因此,对受皮区创面要求较高,受皮区基底应有较好的血液循环。供皮区可以自愈,但所需时间较长,一般需 3 ~ 4 周。供皮区常形成不同程度的瘢痕。厚断层供皮区常形成增生性瘢痕,有的可形成瘢痕疙瘩,影响美观,并伴有奇痒、溃疡形成等弊病。因此,供皮区不宜选择在暴露区域。

适应证　手是劳动器官,经常触摸物品或使用劳动工具,故而在手外科植皮以厚断层皮片移植为主。

手术要点

(1) 手术刀取皮法:所需断层皮片面积较小时可用普通手术刀取皮。根据受皮区所需皮片面积、形状在供皮区画出轮廓线,依所需厚度切开边缘后,再从切口的一端掀起皮片的一角。为便于操作,可在掀起的皮片上做 1 ~ 2 针牵引线,术者左手持牵引线,并用左手示指桡侧顶住皮片,使皮片与真皮基底分开,用手术刀在同一层次剥离,直至取下。如果取下的皮片厚薄不太均匀,再用剪刀加以修整。

供皮区残存的真皮再予以切除。取皮面积小的可以直接闭合创面。创面较大时,将伤口的边缘作潜行剥离,增加边缘皮肤的移动性,再直接缝合创面。

(2) 滚轴刀取皮法:滚轴取皮刀由刀架、刀柄、调节厚度的旋钮、刀片及滚轴组成(图 4-17)。取皮前,装好刀片,转动调节旋钮观察滚轴与刀片间的距离,调好即为取皮的厚度。具体操作见表层皮片取皮法。

应用滚轴刀取皮除了注意调整好刀架上的旋钮外,还应注意取皮刀片和皮肤所成的角度,以及术者向下按压力量的大小。因此,在取皮过程中要边取边观察皮片的厚薄,及时调整刀片的角度和按压力量。皮片过薄时,应加大取皮刀向下的按压力量并加大刀片切割皮肤的角度。取皮过厚时,要减小按压力量,同时使刀片与皮肤面接近平行轻轻切取。用滚轴刀在肢体上取较宽的皮片,由于肢体呈圆形,故取下的皮片一般中间较厚,两边薄,并常呈锯齿状,植皮前常需修剪。

(3) 鼓式取皮机取皮法:鼓式取皮机由鼓、鼓面、轴杠、刀架、螺旋刻度盘、刀片夹和刀片构成(图 4-18)。

用鼓取皮切取的皮片厚度均匀,边缘整齐,并可根据创面形状切取形状不规则皮片。具体操作过程如下:

1) 安装刀片,使刀片平的一侧对着鼓面,斜的一侧对着皮肤。

2) 调节螺旋刻度盘到切取皮肤的厚度。刻度盘上每 1 格代表刀片和鼓面间的距离是 0.1mm。将备好的取皮鼓架在刀架上,凸面向上。

3) 涂抹胶水,供皮区及鼓面先用纱布拭净,发现有油脂时可用乙醚脱油。按取皮形状以一定顺序在鼓面和供皮区涂上胶水,注意涂抹要均匀,要一次完成,不要反复涂抹。

4) 待胶水干后,左手握住轴杠,右手持刀架上的弓形柄,将鼓从鼓架上取下,检查刻度盘的刻度,并目测鼓面与刀片间距离,验证取皮厚度。把鼓面与供皮区涂胶水面悬空对齐,先以鼓面最前缘按压在供皮区上几

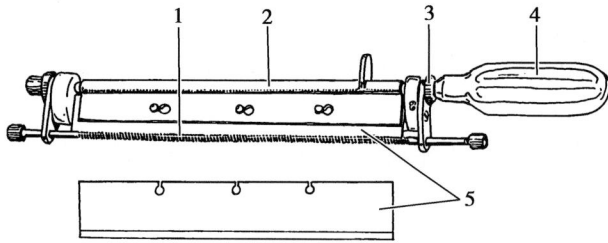

图 4-17 滚轴取皮刀

1. 滚轴;2. 刀架;3. 螺旋调节钮;4. 刀柄;5. 刀片

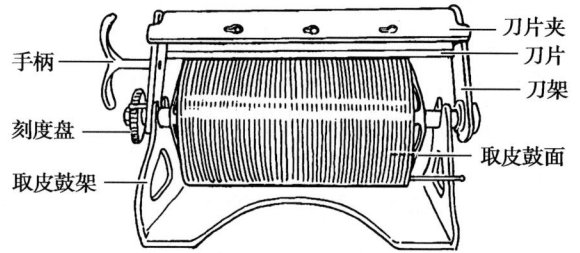

图 4-18 鼓式取皮机

秒钟,以便鼓前缘与皮肤粘合牢固,再将鼓的前缘部分下压并略向前推。此时鼓的前缘已向上移动,鼓面与皮肤的黏合面积加大。右手持弓形柄下移并沿鼓面做拉锯式动作开始取皮,边取边观察取皮情况,左手用力压紧前推,右手一直做拉锯式动作,直至将皮片完全取下(图 4-19)。

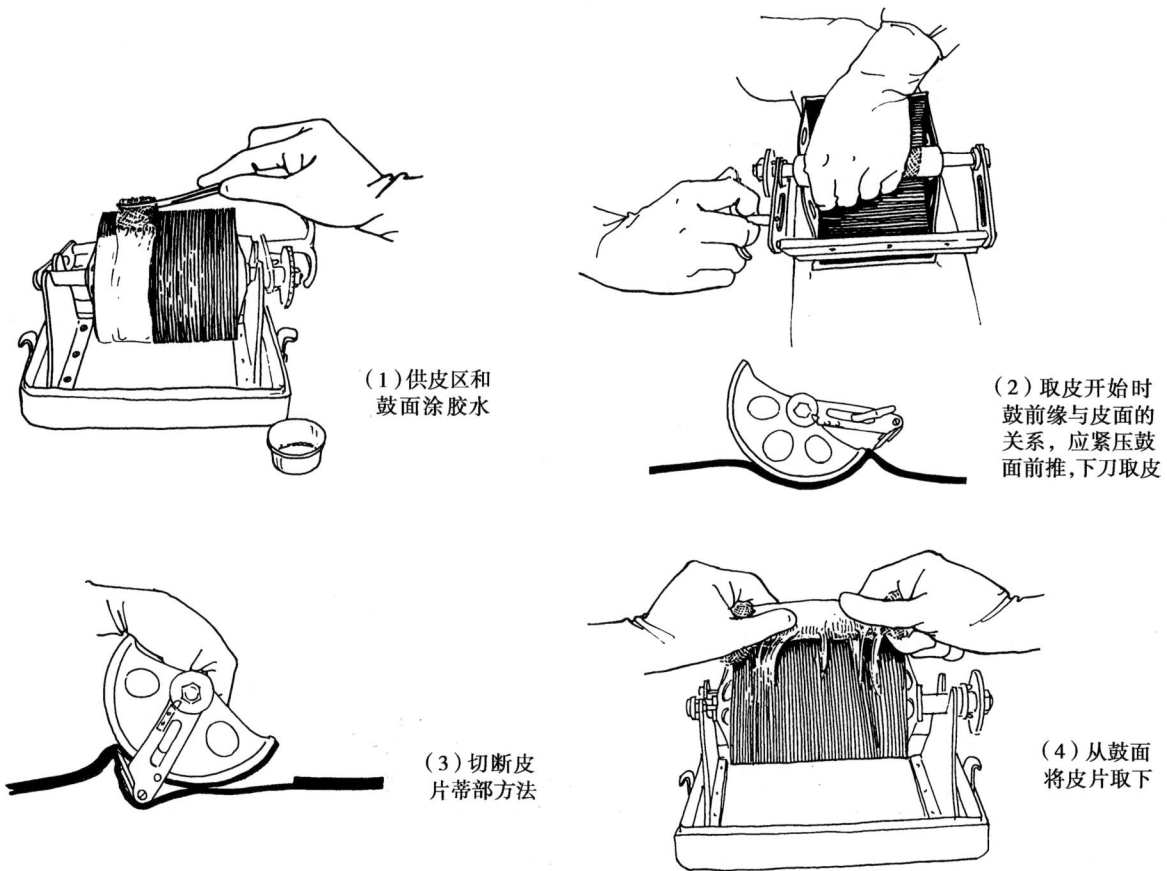

(1)供皮区和鼓面涂胶水

(2)取皮开始时鼓前缘与皮面的关系,应紧压鼓面前推,下刀取皮

(3)切断皮片蒂部方法

(4)从鼓面将皮片取下

图 4-19 鼓式取皮机取皮步骤

用鼓取皮过程中需注意以下几点:

1)涂胶要均匀,待胶水干后再取皮。否则,干的地方黏合,湿的地方不黏合,取下的皮片边缘不整或中间有洞。在局麻下用鼓取皮,局麻药一定要从供皮边缘向中间作局部浸润,否则,供皮区如有针眼漏液,使针眼周围胶水不干不黏,会导致取皮失败。

2)能否取好一整鼓皮的关键是能否取好鼓前缘的皮肤。最前缘压不紧或术者企图看到鼓前缘的黏合情况再下刀,往往前缘切取不整,后继则难以保证切取整鼓皮片。

3)取皮鼓取皮要有助手配合,助手的工作不是像用滚轴刀取皮绷紧供皮区,而是观察术者切取皮片的情况。当鼓的一侧压力过大时,可将鼓边皮肤连同脂肪取下。在发生此情况时,术者在这一侧减少压力,助手应协助下压这部分皮肤;当鼓的另一侧压力过小时,这侧鼓面取皮不完整,皮片变窄,术者应在该侧加大压力,助手应向上推移该侧皮肤向上,使皮肤与鼓面接触面加大。

4)最后切断皮片,如操作不当,往往会切得过深。为避免此情况,可稍将鼓上提并向前转动鼓面,使皮片蒂部紧绷在刀片上,然后再做拉锯动作,则把皮片切断;或将鼓面提起从后向前转动,使皮片与鼓面适当脱离,再用剪刀将皮片剪断。

(4)电动取皮刀取皮:电动取皮刀是由国外引进的新型取皮器械,它由刀把和刀片组成。刀把有导线连接电源,上好刀片后,侧方调节取皮厚度。供皮区涂以液状石蜡后,由助手绷紧皮肤。术者将刀头水平放置,略加压力,向前推进。可以取下厚薄一致的整齐皮片(图4-20)。

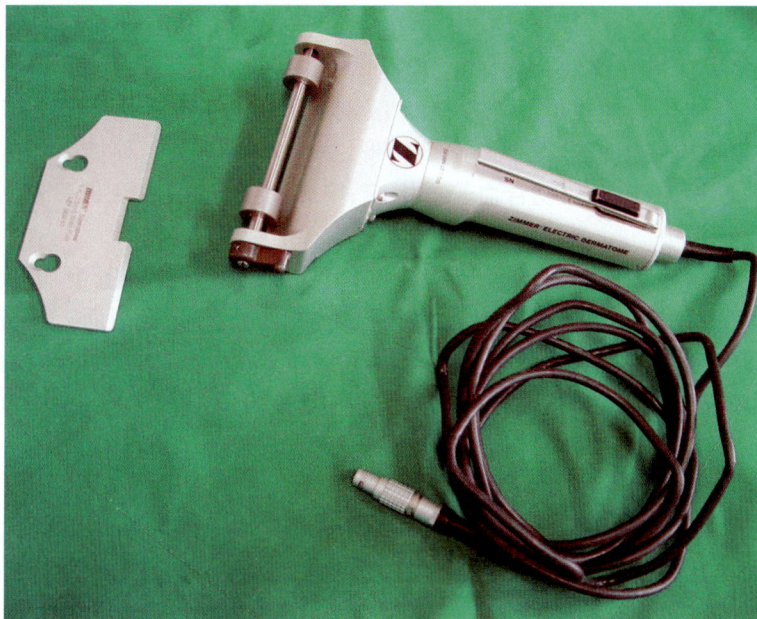

图 4-20　电动取皮刀

3. 全层皮片　此种皮片包括表皮及全部真皮,但不带皮下组织(见图4-16)。

这种皮片具有断层皮片的各种优点,而且更为优越。但因皮片厚不易成活,受皮创面要求更高,基底血液循环要丰富、无感染。供皮区不能自愈,需要缝合或从他处取皮覆盖。因此,仅适合做无菌小创面的覆盖。

小面积全层皮片可用手术刀切取,常选隐蔽处作供皮区,如锁骨上、腕横纹以及腹股沟等处。取皮后供皮区可直接缝合。较大面积的全层皮片可用滚轴刀或鼓式取皮机取全层皮片,但需从他处切取薄的皮片覆盖供皮区。

4. 带真皮下血管网皮片　皮片除全层皮肤外还包括真皮下血管网。由于真皮与皮下脂肪组织间无明显界限,取下真皮下血管网必然带有少许脂肪组织。因此,皮片较全层皮片厚,其厚度在1.0~6.5mm之间。

冢田贞夫于1977年率先报道此种皮片。由于皮片厚,质地又与皮瓣移植的效果相差不多,比皮片移植简单易行,又减少了患者的痛苦,被视为一种新的植皮术。国内多人以微循环、光镜、电镜和微血管灌注等方法对此进行了较为深入的研究,临床上也有不少应用。结果表明,带真皮下血管网的皮片易于和受皮区建立血液循环。一部分血管网中的血管干可以与受皮区相应的血管干沟通,其血液循环的建立优于断层皮片和全层皮片的移植。但也有人认为这种带真皮下血管网皮片移植的成功率不很稳定,成活好的皮片,质地、色泽接近正常皮肤,且无皮瓣移植后过于臃肿之弊病;成活不好时,有的皮片全部坏死,有不少皮片上出现水疱,或出现真皮浅层的坏死。愈合后皮肤软硬不均匀,并有色素沉着形成花斑状,限制了这种方法的进一步推广。供皮区不能自愈,面积大者需在供皮区上再植皮,也使较大面积的应用受到限制。

此种方法适用于手部关节周围的无菌创面,截肢或截指的残端,以及修复较为凹陷的部位。近年来,由于有了带蒂的带真皮下血管网皮瓣的移植,可缩短断蒂时间,皮肤成活更有保证,几乎替代了这一方法的应用。

切取带真皮下血管网皮片,应在较隐蔽部位(大块的可于腋窝或腹股沟区域)用手术刀将皮肤及皮下脂肪一起取下,最好在手术放大镜下将皮肤展开修剪皮下脂肪。修整过程中尽量不破坏真皮下血管网的完整性,部分地方可露出血管壁,部分地方留一薄层脂肪。供皮区一般可直接缝合。

5. 甲床及指甲移植

(1) 概况:指甲及甲床是由表皮与真皮衍生的一种特殊结构。甲床缺损,尤其全部甲床缺损不宜行植皮覆盖。失去甲床和指甲的指端触摸敏感度下降,拣拾细小物件能力降低,故常用甲床及指甲移植术。

1929 年 Sheehan 首次获得甲床游离移植术的成功,像取表层皮片那样切取甲床表层(0.2mm 左右),移植到缺损处为甲床移植术;将部分甲体和甲根以及深方的不育及生发基质或全部切取下来,移植到缺损区称作部分或全指甲移植。

部分甲床移植可恢复甲床的完整性,为甲的生长提供较好的基床。同时,对供区影响不大。部分指甲及全指甲移植成活好的,外观和生长速度同正常甲无大区别。但部分指甲,尤其是全指甲移植的成功率不很高,有时虽早期成活,但移植甲在生长过程中可出现畸形,影响美观。有的移植甲床未能全部成活而成畸形甲,不能达到预期目的。近年来,已有用吻合血管的甲床、甲床周围皮肤,以及带骨骼的复合组织瓣修复整个指甲缺损的报告,可获得正常甲。

总之,全指甲移植的供区有限,常用的是足趾趾甲。足部除踇趾外其他趾甲均较小,面积仅为手指指甲的 1/2 ~ 1/3,且当足趾取甲后,常需缩短供甲趾,用跖侧皮肤翻向背侧覆盖创面。部分甲床移植一般容易成活,甲床切取后对供区影响不大。但对部分指甲或全指甲移植,如无废弃的手指作供区,应当慎用。由于移植物过多,面积较大,游离移植后成活不够稳定。即使应用类似踇甲瓣游离移植的方法,也可能出现吻合的血管栓塞而告移植失败。

(2) 甲床及指甲移植手术要点:

1) 甲床移植术:先在供区行拔甲术,用保险刀片像取表层皮片一样取下 0.2mm 厚的甲床。如受区无骨质外露,可用甲床片覆盖,边缘用无创缝合线缝合。在其浅面,最好用原来拔下的指甲戳洞后盖在甲床上,加压包扎。如受区有骨质外露,可切取全厚甲床,并带上甲床下的骨膜一并移至受区,周缘缝合,加压包扎后用石膏托制动。

2) 部分指甲及全指甲移植术:从废弃手指上切取甲体、甲根及全部甲床,移至受区后要使甲床与基底紧密相贴,用垂直褥式缝合,在甲体和指腹用钮扣加大缝合线的固定面积。加压包扎并制动。指甲及其周围皮肤同时缺损时,可在供区切取甲板、甲床、甲皱襞、甲上皮和甲下皮,整块移到受区,边缘缝合后,再用褥式缝合加压包扎制动。

甲床及指甲移植术后,加压缝线不要过早拆除。如无分泌物,术后 10 天再交换敷料,2 周拆除加压缝合线。术后 1 个月左右甲床表层有坏死,并形成干痂,待其脱落后正常甲床才能露出。

3) 带血管蒂游离甲床移植术:与踇甲瓣游离移植类似,仅切取的范围较小,所带的血管蒂管径更细。

4) 甲袋成形术:由于全指甲移植术后效果不肯定,可用游离植皮制成甲袋,甲袋内装人造指甲,可获得较美观的外形。

用较长的美容甲或仿照健侧指甲用自凝牙托粉制成甲体,其根部略长,使甲体的长宽比达 2∶1。取中厚皮片,真皮朝外包裹人造甲体,边缘缝合。于患指指端背侧做横行切口,用止血钳在皮下与指骨间行钝性分离,形成可容纳真皮包裹的甲体为度,将其纳入并缝合伤口,指端加压包扎。术后 10 天拆线,切开甲袋前缘皮肤,取出人造甲体。以后每日取出甲体清洗后再放入甲袋,持续 3 周。然后切除甲袋背侧远 1/3 的皮肤和覆盖甲袋背侧的皮肤,露出甲体,经换药使周缘愈合。为防止脱落,可在甲体与基底皮肤间用黏合剂粘合。

(三) 皮片移植术注意的问题

1. 受皮区的准备及术中、术后注意事项

(1) 肉芽创面:在这种创面上植皮的成败与手术时机的选择有密切关系。当肉芽组织不新鲜,创面苍白无渗血,有较厚的脓苔,或创面感染重,肉芽创面周围组织有炎症反应时,不宜行皮肤移植术。

术前应做创面分泌物培养,选择好适当的抗生素;创面应用盐水或高渗盐水湿敷,使肉芽组织水肿消退,分泌物减少,肉芽组织颗粒致密,触之易出血为度。

术中不应在肉芽创面上用剧烈消毒剂,以防损伤肉芽组织;不平整的肉芽要作必要的修剪;植皮前反复用盐水清洗创面;皮片下可适当应用抗生素;表层皮片菲薄,边缘不宜缝合,包扎不好很容易使皮片在基底上移动,导致植皮失败。为防止皮片移动可用下述方法使皮片与基底固定。一种是皮片角质层面与油纱相贴,并用镊子展平,按皮片大小将多余的油纱剪除,使皮片与油纱成一体,覆盖创面后边缘固定几针,用网眼纱压迫,加压包扎。另一种方法是把皮片覆盖创面后,在皮片上放少许网眼纱,再于其上用一块面积较大的网眼纱覆盖,四角展平后用胶水将这层网眼纱与皮片周围正常皮肤粘合,再用敷料加压包扎。

术后为防止肢体的运动而使皮片与基底分离,应用石膏托制动2周,以利皮片的成活。

(2)新鲜创面:

1)急诊病例:清创时彻底清除异物及失去活性的组织,当有少量的肌腱、骨皮质或关节软骨外露时,应设法用周围血液循环较好的软组织敷盖;受皮区应彻底止血,尽量减少结扎线头;皮片与创缘间用间断缝合,并留长线备用,包扎前用盐水冲净皮片下的积血块,最后用大量网眼纱堆积在皮片上,并用所留长线在皮片及纱布上打一荷包。加压部位不仅限于皮片中央,更重要的是四周要用网眼纱填满,使整个皮片受到均匀的压力。

2)晚期病例:一般为瘢痕松解或切除后的创面要用皮片移植。应将瘢痕彻底切除,以露出正常组织为度。充分止血后再植皮。

2. 供皮区的选择和术后处理 人的体表面积很大,除手掌、跖底角质层过厚不宜作供皮区外,其他部位均可。原则上应选用与受皮区皮肤质地、色泽相近部位为佳,供区最好比较隐蔽。特别是妇女和儿童尽量避免选用暴露的部位作供皮区,以免影响美观。需要较大面积皮片时,常以大腿内侧、腹部作供区;皮片较小时可在上臂内侧、腹股沟处取皮。肉芽创面植皮,供皮区应与受皮区间相隔一段距离,以免过近,造成供皮区的感染。

供皮区创面应用油纱、纱布、较厚的棉垫加压包扎。表层皮片的供区术后2周多可完全愈合;断层皮片供区需3~4周愈合。无特殊情况,一般不用更换敷料,直至创面愈合,内层敷料自行脱落。

供皮区敷料虽不需常换,但要严密观察。敷料松动时应包紧,创面外露时应及时换药敷盖。术后供皮区如分泌物多,应及时换药。在供皮区愈合后,可用弹性绷带加压包扎2~3个月,防止瘢痕增生。

3. 皮片移植术的术后处理

(1)更换敷料时间:肉芽创面植皮较薄,一般应于术后3~4天首次更换敷料。换药过早皮片尚未建立血液循环,容易将皮片掀起,使植皮失败;换药过晚因肉芽创面有感染,分泌物多也会使皮片坏死。皮片刚刚与基底建立血液循环时,尚未达到愈合程度,因此,内层敷料不要硬揭,应用盐水润湿后再小心去除。清洁创面后,仍需加压包扎,以免皮片与基底间水肿、分离。第2次更换敷料的时间根据分泌物的多少决定。分泌物多者每2~3天换1次,分泌物少者4~5天换1次即可。

新鲜创面所植皮片较厚,过早更换敷料由于皮片上压力骤减,不利于皮片与基底部血液循环的建立,容易使皮片坏死,约10天左右可行第1次换药。皮片成活则可拆线,继续加压包扎2周。如皮片上有水疱形成可剪开引流,但不将表皮去除,以免去除表皮后,使真皮外露发生坏死。皮片有部分坏死应剪除,创面用油纱覆盖,继续加压包扎。

(2)全身情况变化:皮片移植术后患者发热、患肢局部疼痛加重,白细胞增高,或有局部淋巴结肿大,则创面有感染可能。应及时换药,剪除坏死皮片,局部加强引流,并做分泌物培养,调整抗生素。所留创面暂时换药处理,待急性炎症期过去,肉芽创面健康后再次植皮。

(四)皮片移植失败的原因

皮片移植术虽然不复杂,但关系到改善功能与外观。植皮失败不仅延误治疗时间,还给患者增加痛苦。因此,需了解导致植皮失败的原因,减少植皮的失败率。

1. 适应证选择不当 不适合皮片生长的创面上强行植皮,皮片必然坏死。常见的原因是皮片直接和血液循环差的组织接触,清创不彻底仍有坏死组织存留,肉芽创面准备不足,水肿老化、感染较重,或肉芽创面上植皮过厚等都会导致植皮失败。患者全身情况差,营养不良,低蛋白血症、贫血、脱水或患有糖尿病、有出血倾向,植皮也不易存活。术前应做好全身和局部的准备。

2. 血肿形成 在皮片下形成血肿,阻隔了血管自基底向皮片生长,而致皮片坏死,是植皮失败的一个重要原因。常见的原因有创面止血不彻底;加压包扎前未用盐水冲洗业已缝好的皮片下积血;加压包扎的敷料不够大,未将整块皮片全都覆盖。基底不平的在凹陷处应多放网眼纱,凸出部位少放,最终使加压敷料成一压力均匀的整体;术后肢体制动不良,手指、手腕、前臂或上臂有过多的活动,不仅创面容易渗血,皮片也易移动。

3. 感染 皮片下感染积脓,皮片无法和基底建立血液循环。一旦发现感染,应及时处理,以免感染扩散,使原已成活的皮片也发生坏死。

4. 包扎、制动不良 皮片与基底必须有较好的接触,并保持一定的压力,直到皮片建立血液循环。敷料压力不均匀,过早地拆除敷料,关节过早活动,都可以导致植皮失败。

黎卫东等分析了 649 例断层或全层皮片植皮失败的原因,血肿占 55.73%,感染占 33.50%,其他原因仅占 10.77%。这一资料充分说明在行皮片移植术时预防血肿形成和感染的重要性。

(五) 皮片成活过程

皮片自供区切取下来脱离了血液供给,移植到受区的成活过程,要经过血清吸收期(又名血浆营养期)和血管重建期。

1. 血清吸收期 切下的皮片颜色发白,失去了原有的肤色,移植到受区时颜色没有改变。移植不久就开始肿胀,1 个小时后皮片重量可增加原重量的 10%,10 小时重量增加 38.2%,20 小时可达 52%。其肿胀主要发生在组织间。很快,皮片毛细血管内由含有纤维蛋白原的液体及宿主少量的血细胞所充填。此时,皮片由白变成略发蓝,镜下可见血管内皮细胞增生活跃,但皮片和基底间尚未建立血液循环。这一时期大约持续 2 天。

2. 血管重建期 术后 48 小时在显微镜下可见到皮片内初步形成少量血液循环,皮片开始转变成暗红色。刚刚通血的血管十分脆弱,以后随着毛细血管数目的增加,皮片内有缓慢的血流恢复。4~5 天时,毛细血管内血流已较快,皮片呈现红色。成纤维细胞有的已形成纤维细胞,皮片和基底间初步愈合,但仍不牢固。7 天时皮片内毛细血管量较周围皮肤还多,血管密度较正常皮肤还大,皮片血供恢复已很好,皮片转变成鲜红色。随着血循环恢复,皮片内的肿胀逐渐消退,皮片和基底间已愈合。之后,血管进行改建,有的毛细血管壁增厚成为小动脉或小静脉,有的毛细血管则发生退行性变,闭塞、吸收。术后 12 天血管改建初步完成,皮片内毛细血管密度接近正常水平,皮片颜色由鲜红色变为浅黄,皮片和基底间纤维性愈合也较牢固,皮片成活。

(六) 皮片成活后的远期变化

1. 皮片的收缩 皮片成活后因受区与皮片间纤维组织从幼稚阶段向成熟发展,皮片的面积会有不同程度的缩小,称皮片的收缩。皮片收缩因受皮区条件、皮片的厚度、皮片最初成活的好坏而不同。肉芽创面上植皮,无论皮片薄厚都会有较大的收缩,只是厚的皮片较薄层皮片相对收缩小些。皮片植在新鲜创面上,成活后收缩小,而植在肉芽创面上收缩较多,说明除皮片本身有收缩外,创面的重要性。同样的创面用不同厚度的皮片移植,皮片越厚,将来收缩得越小,皮片越薄,收缩越多。

创面收缩的原因,过去认为是结缔组织的联接、沉积造成。Gabbiani 等(1971)发现创面的收缩,是因成肌原纤维细胞(一种间充质细胞)的多少而决定。这种细胞含有丰富的细胞内原生质网及大量的细胞质内微丝束。这种细胞广泛存在,并参与多种不同组织的收缩,例如肉芽组织、腱鞘、患掌腱膜挛缩患者的掌腱膜内。皮片下这种细胞的多少决定着皮片的收缩程度,薄层皮片下这种细胞多,断层皮片下这种细胞较少,全厚皮片下这种细胞更少。

动物实验还证实,不同皮片收缩开始至高峰的时间不同,薄层皮片收缩开始很早,约在术后 3 周,收缩高峰在 3 个月;厚的皮片收缩开始较晚,较短时间即到高峰,其持续时间也较短。

目前还没有什么药物可以有效地控制皮片收缩,临床上常用持续压迫包扎、局部理疗或弹性牵引等方法,对减轻皮片的收缩有一定的效果。

2. 皮片的颜色变化 皮片移植成活后一般颜色会加深,薄层皮片颜色加深重,断层皮片次之,全层皮片颜色改变不大。皮肤的颜色取决于皮肤表皮颗粒层的厚薄及颗粒对光的反射,还取决于皮肤血管的扩张与收缩,以及血中血红蛋白的含量。植皮后,因皮片失去了血液循环与神经支配,成活后虽建立了新的血液循环,但色素的合成与代谢的平衡已被扰乱,常有色素沉着。皮片颜色的变化除和皮片厚度有关以外,还和皮片愈合的好坏以及紫外线过多照射有关。移植后愈合较差,表皮有水疱或浅层坏死,皮片将来的颜色较暗;植皮后在强烈阳光下暴晒,也可使皮片颜色加深。皮片颜色的变化可随时间的推移有一定程度的减退。

为减少皮片内色素沉着,尽可能使用较厚的皮片,选择皮肤颜色较浅的部位作供皮区,皮片成活后避免暴晒,或涂防晒油加以保护。

3. 皮肤附属器的功能恢复 皮片移植成活后,表皮仍具供区表皮的特性。皮片附属器的功能恢复依赖于皮片的厚度和供区原来的情况。由于皮肤附属器大都位于真皮深层,所以表层皮片不会有汗液分泌及毛发生长。断层皮片皮肤附属器功能的多少要看皮片内含毛囊、汗腺的多少。而全层皮片由于皮肤附属器基本无破坏,成活一段时期后可以有汗液、油脂的分泌,以及毛发的正常生长。

4. 皮片感觉的恢复 皮片成活后都有感觉的恢复,业已证明皮片感觉恢复的好坏主要不取决于供区,而由受区决定。例如,植在骨膜或肌肉上的皮片感觉恢复均不太好,而植在原来感觉较好的部位,皮片感觉恢复也较好。组织学检查证实,皮片成活30天,可在新生血管周围见到神经的再生。60天时,再生的神经纤维数量增多。6个月在毛囊颈部见到神经丛的形成。1年后,在真皮乳头层,形成了新的神经丛。人类皮肤移植后,最快的可在术后1~2个月开始恢复感觉,但直至术后1~2年感觉仍恢复不到正常。各类感觉以痛觉恢复最快,而冷、热觉、触觉恢复较慢。感觉恢复的过程是从边缘到中央,以及从基底到表面。皮肤感觉纤维的生长并不是沿着雪旺鞘生长,而是神经纤维走最短的距离到达皮片,开始时以无髓纤维为主,以后渐髓鞘化。皮片感觉的恢复相当缓慢,因此,对移植的皮片应注意保护,在其感觉尚未恢复完全时不要受到伤害。

5. 皮下组织的再生 皮片成活后随着瘢痕的成熟与软化,皮片有一个由硬变软的过程。2~3个月后,皮片下可有脂肪组织的沉积,1年后真皮内有较多的弹力纤维形成,皮片渐变柔软并有一定的弹性,甚至可以从基底提起,和正常皮肤相差不多。

二、皮瓣移植术

(一)概念及简史

目前有关组织移植的概念、方法较复杂,因此给皮瓣下个确切的定义比较困难。Webster 所著《新世界词典》中将皮瓣定义为:"把一块组织部分地与周围组织分开并作为移植物应用"。传统皮瓣的定义为:"在身体的一部分切取创面所需要的皮肤和皮下组织,并在切取过程中保留部分组织与身体相连,用于覆盖另一部位创面的方法"。被切取用来覆盖创面的部分称为皮瓣,保留与身体相连的部分称皮瓣蒂,接受移植物的创面称为受区,提供皮肤和皮下组织来源的部位称作供区。目前,较新的概念是"为了覆盖创面并替代组织缺损,用于恢复外观与功能的组织移植方法"。

皮瓣移植与皮片移植的根本区别在于,皮瓣本身自带血液循环。即使是游离移植也需要在受区行血管吻合,使皮瓣移植后不受受区血液循环的影响而自行成活。

临床应用皮瓣移植的历史长于皮片移植。早在公元前600年已有应用特殊皮瓣修复鼻、耳外伤缺损的记载。但在其后的2000多年,由于宗教信仰的束缚,以及知识传播的限制,使皮瓣技术没有更多的进展,并险些被遗弃。大约在14~15世纪,形成了以局部皮瓣为特点的印度式皮瓣,以邻位皮瓣为主要形式的法国式皮瓣,及以远位皮瓣为主要修复手段的意大利式皮瓣。直到20世纪前半叶,皮瓣的设计仍有严格的要求,在肢体上长宽比例为1:1,在面部为5:1。

在1965年以前皮瓣形成的长宽比例一直受到限制,没有太大的发展。Esser(1917)第1个报告皮瓣蒂内包含一个动脉可以增加长度,其可以视为轴形皮瓣的奠基人。可惜的是当时未引起足够的重视。1948年后Bakamjian(1965),应用蒂内含有小动脉的躯干皮瓣,不需要迟延可一次形成超常规比例皮瓣。从而,出现了要增加皮瓣的长度,不靠增加皮瓣宽度的方法。于是,促进人们对皮肤血液供给的深入研究。Daniel(1973)观察到皮瓣内如含有较大的动脉确实可以增加皮瓣成活的长度。他和Wiliams通过实验研究发现,皮肤的血液供给,主要依靠两种形式:一种是直接动脉型;另一种是肌皮动脉型。几乎在同时,McGregor 和 Jackson 设计了含旋髂浅动脉的腹股沟皮瓣,并获得了成功。Ger利用带血管的肌瓣转移,并在移位的肌肉上植皮也获得了成功。使人们打破了多年来皮瓣要求严格的长宽比例的束缚,懂得了不仅皮肤可以带血供移植,肌肉也可以移植,为皮瓣移植迅速发展提供了理论和实践基础。

20世纪60~70年代,由于显微外科技术的发展,与杨东岳(1973)几乎同时 Daniel 和 Taylor(1973)将轴型皮瓣通过血管吻合游离移植获得成功。大大减少了传统皮瓣术后需要肢体制动、断蒂等缺点,使显微外科技术在皮瓣移植中有了广泛的应用。

随后,经过大量的解剖学研究与临床探索,在人体上可以形成带血管蒂的轴型皮瓣、肌瓣、骨瓣、肌皮瓣、骨皮瓣以及骨关节等复合组织瓣相继涌现(图4-21)。

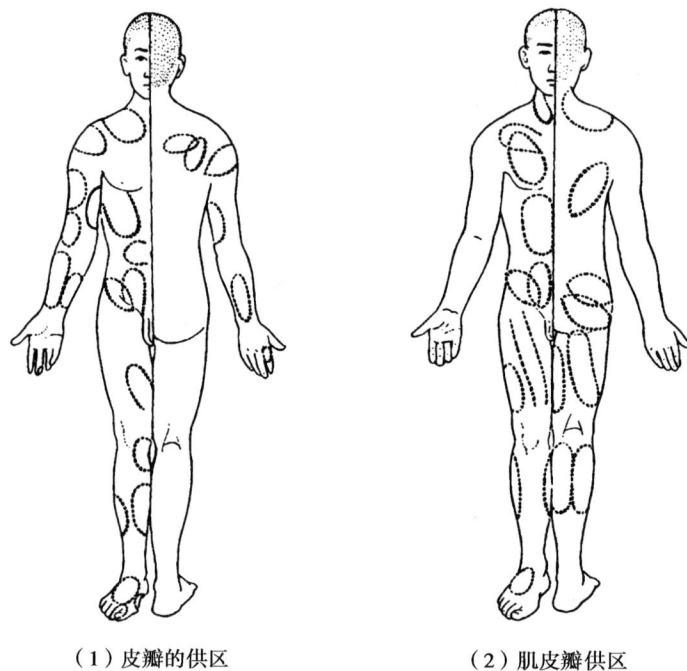

（1）皮瓣的供区　　　　　　　　　（2）肌皮瓣供区

图4-21　全身可切取的轴型皮瓣、肌皮瓣示意图

吻合血管的游离组织移植术由于对设备要求较高,操作技术复杂,手术时间长,以及血管吻合有一定失败率等缺欠,使得没有显微外科技术的医师很难完成这种手术。Ponten(1981)通过对自己治疗病例的仔细观察,阅读、总结了前人大量的文献,提出了不用显微外科技术,很容易完成的深筋膜皮瓣。发表了第一篇小腿后侧筋膜皮瓣的论文,其手术不用迟延一期完成长宽比例达到2.5∶1的皮瓣获得成功。这一当时被认为是"超级皮瓣"的成活,引起了世界各国的重视。此后,按照这个筋膜皮瓣形成的方法,Barclay(1982)将小腿皮瓣的长宽比例扩展到了3∶1;Tolhurst(1982)再将筋膜皮瓣的比例扩大到4∶1;我国学者又将此皮瓣扩大到了5∶1。这一结果又将深筋膜皮瓣的研究与应用推向了一个新高度,在全身各处寻找到不少部位可以形成筋膜皮瓣的供区。为此,英国在1986年出版了《The Arterial Anatomy of Skin Flaps》(皮瓣动脉的解剖),美国在1992年出版了《Fasciocutaneous Flaps》(筋膜皮下组织皮瓣)两部专著。

近年来,经血管灌注和铸形等项研究更加明确了许多知名中、小动脉有较大的皮支较为恒定地进入皮肤,以及这些血管的终末支在其分布区的远端与周围其他的血管有丰富的交通与吻合,使得原来只能顺行应用的轴型皮瓣在保护好远端吻合支的情况下,形成逆行岛状皮瓣。因此,可以利用粗大的皮支而不再用主干形成皮瓣,减少因切取皮瓣后对供区远端血供的影响;或者利用远端吻合支形成逆行岛状皮瓣,从而扩大了原来皮瓣的使用半径,使皮瓣可以从近端向远端转移。

过去的解剖研究证实:虽然皮神经由邻近组织中的血管呈阶段性营养,但在皮神经旁,这些营养血管之间有丰富的吻合,只要保持一条主要营养血管通畅,就可以形成以皮神经及营养血管为蒂的岛状皮瓣。1992年 Masguelet 在临床上应用腓肠神经营养血管为蒂岛状皮瓣获得成功。同时,Bertelli(1991,1992)在上肢应用此类皮瓣也取得满意的效果。由于皮神经的位置表浅,取材方便,切取后对供区影响很小,给这种皮瓣的应用提供了更为广阔的天地。其后,Nakajima(1999)又报道了小隐静脉也有相应的动脉供血系统,若皮瓣内带上浅静脉及其旁边的供血血管也可以形成皮瓣。这些临床病例的成功鼓舞了国内、外同行在有关方面进行探索,开展了对上、下肢皮神经及其营养血管的解剖与临床应用的相关研究。经实验证实:单纯以皮神经干为蒂,单纯以浅静脉为蒂,或单纯以窄小的筋膜为蒂形成的岛状皮瓣均不能存活。要达到以皮神经为蒂岛状皮瓣的存活,必须在蒂部包含皮神经、营养皮神经的血管以及具有一定宽度的筋膜蒂,以保证皮神经及表面皮肤的血供与回流。截至目前,有关这方面的报道颇多,皮瓣的数量达二三十种,但在应用中还存在一些问题。

(二) 皮瓣移植的特点

皮瓣移植早期的存活与皮片移植所不同的是,完全依赖于蒂部的血液供给,皮瓣蒂是皮瓣早期存活的生命线。不同的皮瓣,其蒂的构成不同。概括起来说,皮瓣的供血可分为蒂部有轴心血管(或轴心血管网)的轴型皮瓣,以及蒂内没有轴心血管的传统皮瓣两大类。上述的轴心血管既可以是知名的动、静脉,也可以是沿深筋膜或皮神经的走向,沿皮瓣长轴的较细的分支形成的血管丛状吻合。

传统皮瓣蒂由皮肤和皮下组织构成。四肢的筋膜皮瓣蒂部必须带上由肌间隔内行走的动、静脉主干分出的进入深筋膜的穿支血管蒂;形成皮神经营养血管皮瓣,必须保持营养皮神经和皮肤的血管蒂部与深部的联系,以及在皮神经两旁的链状吻合丛的完整;而有知名轴心血管的轴形皮瓣蒂内,既可以有轴心血管在内的皮下组织和皮肤构成,也可以仅由一组血管-血管蒂构成。既可以保留血管蒂作局部的转移,也可以切断血管蒂移至远位受区,并与受区的动、静脉行血管吻合使皮瓣得以存活。后者称皮瓣的游离移植。

传统皮瓣蒂内不含知名血管,在设计、形成过程中皮瓣有严格的长宽比例,一般为1.5:1;即使在血液循环十分丰富的手部,其长宽比例也不能超过2:1。由于它可以在身体的任何部位形成,临床上又称为随意皮瓣(random flap)。传统皮瓣的蒂位于一端的叫单蒂皮瓣,位于两端的称为双蒂皮瓣。

沿肌间隔形成的筋膜皮瓣的蒂部因有肌间隔穿支动、静脉在内,在保护好穿支血管与深部的连续性,并保证深筋膜的完整的情况下,皮瓣的长、宽比例可以很大。而含知名动、静脉的轴型皮瓣则可以扩大皮瓣的长宽比例,形成面积宽大而蒂部窄小的皮瓣。

轴型皮瓣蒂内含知名动脉、伴行静脉或浅静脉,可以按该血管所供血的长宽设计皮瓣。一个很细的血管蒂可以携带一大块该血管供血的皮肤和皮下组织。这种皮瓣不能在身体任何部位形成,要求有一定的解剖学知识,熟悉解剖层次。如有解剖变异,或切取过程中未将轴心血管带上,则皮瓣超比例部分不能成活。因此,手术有一定难度。

皮瓣移植因自带血液供应,可以覆盖不能接受游离植皮的创面,并可以改善受区不良的血液循环。皮瓣内有全层皮肤和较厚的脂肪组织,可以改善受区凹陷畸形或色泽不一的外观。皮瓣移植还为深部组织的进一步修复提供良好的条件。因此,皮瓣移植术在手外科应用十分普遍,各种皮瓣移植术约占我科住院患者手术的18%。

一般说来,皮瓣移植修复的效果优于皮片移植,但不可完全替代皮片植皮。原因在于:

1. 皮瓣移植术从设计、手术操作上较皮片移植复杂,有一定的技术难度。

2. 随意皮瓣,尤其是远位皮瓣移植,术后肢体需要制动以保障皮瓣的存活。在制动期间患者生活多不便。较长时间的关节制动,特别是老年患者容易产生关节僵硬等并发症。

3. 游离皮瓣移植可以改变关节制动的缺点,但增加了手术的技术难度。即便具有这方面的技术,游离组织移植也有失败的可能。

4. 皮瓣移植后局部显得过分臃肿,外观不理想。在手背、指背等特殊部位,如创面可以接受皮片植皮,往往不用皮瓣移植。

5. 皮片植皮术治疗时间短,患者痛苦少,经费便宜;而用皮瓣移植术则治疗时间长,痛苦大,经费要贵得多。因此,在选择手术适应证上,主要根据病情的需要来决定。如果最终治疗效果相差不大,能用皮片移植解决的则不选用皮瓣移植,能用近位皮瓣移位解决的不用远位移植,能用带蒂皮瓣移植解决不用游离皮瓣移植。

（三）皮瓣移植术的适应证

主要从受区情况、恢复功能与外观考虑。

1. 伤情需要 ①有肌腱、无骨膜的皮质骨、关节软骨面、较大的血管或神经干裸露的新鲜或陈旧创面需要覆盖；②骨面上紧贴不稳定瘢痕，或溃疡形成久治不愈；③复合性组织缺损，除局部皮缺损以外，其深部的骨、关节或神经、肌腱也需要修复。

2. 功能需要 手及手指的先天性或外伤后缺损需功能重建。手指重要部位感觉丧失时，影响手功能的正常发挥，为改善血液循环和感觉的恢复，需要有感觉的皮瓣移植。

3. 改善外观 ①肢体或手指较大的皮肤缺损，创面又不能接受游离植皮，为保全肢（指）体的长度；②伤肢因组织缺损有明显的凸凹不平，颜色不一，需要改善外观。

（四）皮瓣的分类

由于皮瓣的种类繁多，分类方法也不一致。有的作者根据使用方式的不同，将传统皮瓣分为扁平皮瓣和管型皮瓣；有的则根据皮瓣距受区的距离分为近位皮瓣和远位皮瓣；有的根据皮瓣血液供给的差别划分为有严格长宽比的随意皮瓣、可以适当加长的带深筋膜皮瓣、长宽不受限的轴型皮瓣、筋膜皮瓣以及皮神经营养血管皮瓣；有的又根据皮瓣转移后作不作血管吻合，分为普通皮瓣和游离皮瓣等。笔者从手外科常用皮瓣的角度，先介绍长、宽比例有较高要求的传统皮瓣；再到长、宽比例可以扩展的带穿支血管筋膜皮瓣、皮神经营养血管皮瓣及其带知名血管的轴型皮瓣。

上述分类主要根据皮瓣在设计、形成时各有各自特点所决定。虽然传统皮瓣、筋膜皮瓣、皮神经营养血管皮瓣、轴型皮瓣、复合组织瓣，以及静脉皮瓣均以有蒂为共同点，但彼此间又有较大差别，因此划分成几大类。每一类中虽包含多种皮瓣，但其必须具有此类皮瓣的共同点。如不管哪种传统皮瓣，都必须具有严格的长宽比例为特点。而筋膜皮瓣、皮神经营养血管皮瓣和轴型皮瓣虽在长宽比例上无严格限制，但它们之间也有较大差别。皮瓣内必须带有轴心血管，可以一次形成并作转移。皮瓣的游离移植未单列一类的原因是它的原理仍与轴型皮瓣相同，仅仅是在切取下来远位移植后再行血管吻合而已。因此，放在轴型皮瓣类别中一并论述。皮神经营养血管皮瓣位置表浅，切取方便，另作介绍。分类中将皮瓣中含有肌肉的带深侧肌腱的带骨组织的带关节的带趾甲的列入一类，为复合组织移植。静脉皮瓣单列一类，以示此类皮瓣不同于一般皮瓣由动脉供血，由静脉回流的生理循环，在违反了正常生理情况下改用新的供血方式，也可以使皮瓣得以存活的方法。无论是哪种分类法都是人为划分的，目的是便于一个类别、一个专题地加以介绍，利于读者了解和掌握。实际上，各类之间可以根据实际需要加以变换使用。一个肌皮瓣可作为轴型皮瓣行局部转移，解决皮肤缺损的同时也可利用肌肉行功能重建。也可以仅保留血管蒂，切断运动神经，不利用肌肉功能而仅作较深组织和皮肤缺损的覆盖。还可以作为游离肌皮瓣远位移植。有时为了修复多手指的缺损，可将数个轴型皮瓣串联起来应用，一次手术可以解决以往多次手术才能解决的问题。

（五）皮瓣移植术应注意的问题

皮瓣移植术是一种兼修复与再造性质的手术。又常为一个患者多次手术中的一次手术。因此，在术前要精心设计，术中严格地执行无创操作，术后细心观察，及时发现、处理出现的问题，每一步都应保质保量地完成，才能达到最终的治疗目的。必须取得患者的认可与密切合作，精神状态不正常或患者不愿意时不宜施行这种手术。

术前应对患者进行仔细的询问和检查。了解受伤的性质和患者的要求，检查患者存在的问题，瘢痕挛缩的程度，骨关节运动障碍的原因，最终受区的形状和面积，以及基底可能出现的情况。根据上述受区的条件，设计供区的部位，从而做全面整体的安排，这一点在皮瓣移植术中极为重要。否则，因术前估计不足，原设计方案不能实施，在手术台上不得不临时修改方案，更改麻醉方法，重新消毒铺单，使整个手术在慌乱中进行，不会有良好的效果。轻的会使皮瓣出现血液循环障碍，修复与重建效果不理想，不能达到预想的治疗目的；重的会发生皮瓣坏死，深部组织裸露，导致整个手术方案的失败。

术前还应对皮瓣的类型进行选择，以安全、简便、效果可靠为宗旨。应根据受区的需要，选择色泽相近、厚薄适中的皮瓣移植。还应根据功能的需要选择皮瓣、肌皮瓣或复合组织瓣，以期减少手术次数和痛苦，尽快恢复功能。

1. 皮瓣的设计　逆行设计法是行皮瓣移植必须严格遵守的方法。设计传统皮瓣术时,术前依受区缺损的大小、形态以及蒂的部位制成皮瓣样布,将样布移至供区。蒂部固定后,试将样布覆盖受区,观察样布瓣的方向、大小和形状是否符合受区的需要,蒂部是否扭转,肢体的体位是否舒适。当上述诸项均适合后,再按样布在供区切取。由于受区切除瘢痕后创面边缘要回缩,供区皮瓣切取后皮瓣面积也会缩小,所以切取时应较样布面积大 10% 左右。

制作样布时,一定要记好样布的正、反面。一旦忽略,当按样布反面形状切取,则形成的皮瓣与创面不符,会使手术进退两难。

筋膜轴型皮瓣在设计时,因切取后皮瓣回缩较传统皮瓣要大,故设计时其面积要比创面大 20% 左右。肌皮瓣转移后,因肌肉体积大,按创面设计后往往不能完全闭合;术前要设计肌肉移位后的体积,皮瓣的面积要较一般皮瓣设计时更大。

以肌间隔分出的穿支动脉为轴心血管的筋膜皮瓣,以皮神经营养血管为蒂的岛状皮瓣,以及轴型皮瓣,其皮瓣的中心均在轴心血管或轴心血管网,因此在设计上有其共同点,分别在本节具体标题下加以论述。

2. 皮瓣的比例　移植皮瓣的早期存活,要靠蒂部的血液供应。传统皮瓣蒂内不含知名动脉,又无轴心血管网,仅靠蒂内血管通过和皮瓣内真皮下血管网、真皮内血管网和乳头下血管网的沟通及侧支吻合而存活,其营养面积有限,所以皮瓣要求一定的长宽比例。单蒂皮瓣为 1:1,双蒂皮瓣为 2:1,手部血液循环丰富其长宽比也不能大于 2:1。不带穿支血管的深筋膜皮瓣的长宽比例虽可放宽,是靠深筋膜上、下的血管网,长宽比例的增加有限,一般可较随意皮瓣大出 20%;有的是减少脂肪层的厚度,完整保存真皮下血管网,长宽比例可放宽到 2~2.5:1;带穿支血管的深筋膜皮瓣、皮神经营养血管皮瓣、以及有知名血管的轴型皮瓣可带较大面积的皮瓣,长宽比例也无严格的要求,但每个轴心血管所供养皮肤的面积也有限度,因此都有切取面积的限制(图 4-22)。

3. 皮瓣的厚度　传统皮瓣一般在深筋膜浅层剥离,剥离后可根据受区的需要适当修剪脂肪层;带深筋膜皮瓣切取的层次应在深筋膜深层,使深筋膜层的血管网带在皮瓣的深面;穿支血管营养的筋膜皮瓣应保持深筋膜的完整,而且要保证穿支血管(动、静脉)与深部的连续性。带真皮下血管网皮瓣一般按随意皮瓣的厚度切取,然后修剪皮瓣下脂肪,使皮瓣下保留真皮下血管网和约 2~3mm 厚的脂肪层。皮神经营养血管皮瓣要在深筋膜下剥离,使皮神经和浅静脉均在皮瓣内,营养皮神经的主要血管要保持与深部的连续性。轴型皮瓣的切取厚度要依赖轴心血管的层次,形成皮瓣时应在血管的深侧剥离,切取过程中保护好轴心血管,以及它向皮下及皮肤发出的分支;肌皮瓣的供血血管一般位于该肌的深层或肌肉侧方,在找到动脉后连带肌肉,以及肌肉浅侧的皮下和皮肤一并剥离,不能将轴心血管与肌肉、皮下组织和皮肤分离开;游离皮瓣移植在找到轴心血管后,往往还要向近端游离血管蒂,使血管蒂具有足够的长度,便于移植到受区后血管容易吻合。

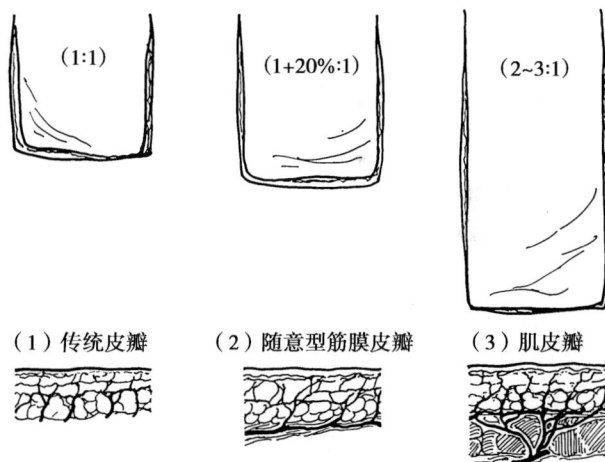

图 4-22　不同皮瓣切取比例、厚度示意图

(1) 传统皮瓣　(1:1)
(2) 随意型筋膜皮瓣　(1+20%:1)
(3) 肌皮瓣　(2~3:1)

总之,一般情况下皮瓣形成的厚度主要由皮瓣的供血方式决定,而受区的需要只能放在第二位。除非行皮瓣移植纯属为了改善外观,则以满足外观为主,选择适当厚度的皮瓣。

4. 皮瓣的止血　无论是扁平皮瓣还是管状皮瓣,不管是带蒂皮瓣还是游离皮瓣,手术中充分止血防止术后血肿形成,是保障皮瓣顺利成活的一个重要环节。手术时,由于切割、剥离的刺激,小血管发生收缩,伤断的小血管可很快自行停止出血,如当时不仔细止血,待到血管扩张时,原来暂停出血的血管可再次出血,积少成多皮瓣下可形成血肿。小的血肿会影响皮瓣的血液循环及皮瓣的质量,大的血肿皮瓣可发生坏死。

5. 皮瓣蒂的处理　蒂部是移植皮瓣早期存活的生命线。因此,术中要注意蒂的方向和张力。术后包扎、制动时不能受压或扭转。传统带蒂皮瓣的蒂部缝合，有时闭合不理想，容易形成创面，也易感染，严重的会影响皮瓣的血液循环。为闭合好蒂部应注意：

（1）蒂要有足够的长度，在皮瓣转移后肢体能有一定的活动度，便于术后肢体的制动，并防止皮瓣的撕脱。

（2）覆盖供区创面的皮片要够大，当皮片的一边与靠近蒂部的创缘缝时可覆盖蒂部创面。皮片在蒂部的反折处往往呈90°角，注意皮片要与供区及蒂部创面服贴，完全覆盖。

（3）包扎时应沿蒂的宽度用纱布填塞加压，以利皮片反折处与基底紧密相贴（图4-23）。

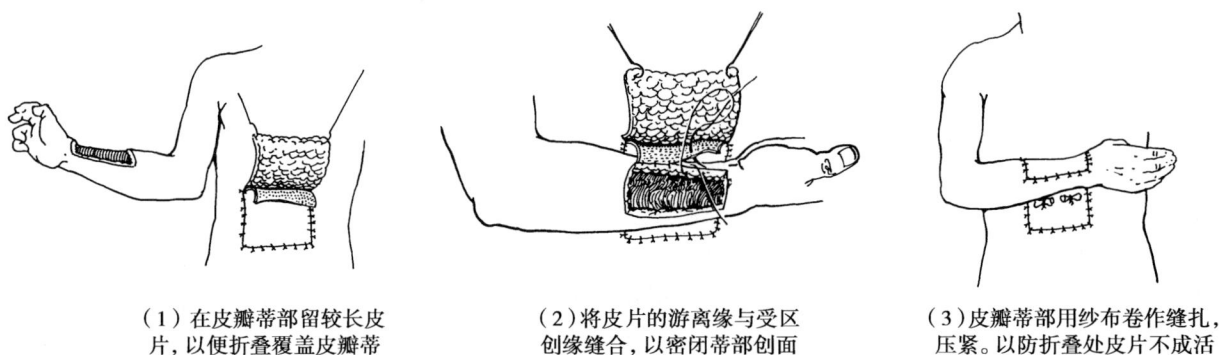

| （1）在皮瓣蒂部留较长皮片，以便折叠覆盖皮瓣蒂 | （2）将皮片的游离缘与受区创缘缝合，以密闭蒂部创面 | （3）皮瓣蒂部用纱布卷作缝扎，压紧。以防折叠处皮片不成活 |

图4-23 皮瓣蒂部处理示意图

筋膜皮瓣、皮神经营养血管皮瓣的蒂部，因营养血管相对比具有知名动、静脉的轴型皮瓣细小，尤其是静脉更加脆弱。当蒂部受牵拉，或过度扭转时成为发生血液循环障碍的原因。因此，形成皮瓣时要考虑蒂部应有适当的长度，且必须保持一定宽度。

6. 逆行岛状皮瓣注意的问题 所谓逆行岛状皮瓣是利用营养皮瓣主要血管（筋膜皮瓣为穿支血管；皮神经营养血管皮瓣为营养该神经的一条主要血管；轴型皮瓣是形成皮瓣的轴心血管）的远端，因与其他血管有丰富的吻合，在切断主要营养血管后，可借助于这些吻合支来的血液供养皮瓣存活。以此吻合支为蒂，皮瓣自近端切取后，将皮瓣向远侧转移，为逆行岛状皮瓣。为保证逆行岛状皮瓣的存活需注意以下几个问题：

（1）牢记每种皮瓣设计、切取的要点。

（2）由近向远侧转移，距离受区越远，形成蒂的长度要越长。临床实践证实，筋膜皮瓣、皮神经营养血管皮瓣蒂部越长，营养血管的吻合支越少；因此，应限制不多于10cm为宜。

（3）由于形成远端蒂皮瓣时，瓣内静脉的近端已被结扎，通过皮下浅静脉干直接回流通道也被阻断，皮瓣内静脉血最终进入深静脉系统，由近及远回流。当蒂部保留的静脉数量多时，皮瓣不会产生问题；一旦保留的静脉数量不够时，术后皮瓣会发生静脉危象，如皮瓣青紫，起水疱，轻者虽然可以存活，但皮瓣变硬，质量下降；重者皮瓣部分或大部坏死。临床病例报告中逆行岛状皮瓣术后出现皮瓣静脉危象占25%左右，值得临床医师注意。最好在行逆行皮瓣转移时，浅静脉近端多游离出一段，移到受区后将之与受区近端回流静脉做吻合，这一方法行之有效。国内张世民、田立杰、柳昊等已于临床得到证实。

（4）逆向岛状皮瓣转移，蒂部要穿过皮下隧道，隧道要宽敞，足够容纳蒂部。若发现皮下隧道很紧，则改明道转移，最好在皮瓣蒂部保留1～1.5cm宽的皮肤条，以便扩大隧道容积，避免蒂部血管折叠受压。王华柱等总结160例岛状皮瓣，失败15例（9例为完全坏死，6例不全坏死），总失败率9.4%。主要原因是蒂部受压，静脉回流不畅。

7. 术后肢体的制动 皮瓣移植后，尤其是远位带蒂皮瓣术后，肢体制动的好坏，也将直接影响皮瓣术的成败。制动不牢靠，肢体有较大范围的移动，会牵拉或扭转蒂部，不及时处理会影响皮瓣的血液循环，严重者可致皮瓣坏死。肢体术后较大的活动也会导致出血，形成血肿会增加皮瓣的血液循环障碍。制动不良还可能与皮瓣设计不够合理有关。由于切取的皮瓣位置不当，或受区肢体的关节僵硬，当皮瓣缝合到受区后，肢体很难维持住制动的姿势，或呈强迫体位勉强维持制动。当麻醉恢复后，难以忍受强迫体位，很容易使皮瓣牵拉蒂部变位。

8. 皮瓣断蒂 除了局部转移皮瓣和游离移植皮瓣外,传统带蒂皮瓣均要在移植到受区一定时间内,切断蒂部,分别闭合供区和受区的创面为断蒂术。

(1)皮瓣形成后血液循环的变化:皮瓣形成后,最早的变化是交感神经支配真皮内静脉的收缩与舒张功能丧失。皮下小动脉及真皮内静脉的口径增大。2~3周内没有较长的血管生长,主要是横向的血管互相沟通。Pang(1986)测定皮瓣内血管密度,在2周内未见明显增加。

代谢方面,皮瓣在糖的利用上,术后3天消耗最大,乳酸盐堆积,直到术后7天这一情况才有所恢复(Cohen,1983)。无论是随意皮瓣,还是游离皮瓣,以及迟延的皮瓣内,缺血部分的无氧酵解增强,并产生超氧化集团毒素(Manson,1983)。Hoopes(1985)测定皮瓣远端的过氧化歧化酶(superoxide dismustase,SOD),一种抗组织过氧化毒素酶含量的下降,说明代谢毒素的堆积。

血液动力学,经放射自显影及毛细血管相研究证实,若将所设计皮瓣的血流作为100%,当皮瓣形成后第1天,皮瓣远端血流减少到18%;在第1周内血流逐渐增加到65%;2周内增加到75%~90%;术后30天,皮瓣内血流才接近正常水平(Palmer,1972;Nothason,1975)。

(2)断蒂时间:大部分近位、远位扁平皮瓣转移后,在无感染和血液循环障碍情况下,3~4周断蒂。管状皮瓣从形成后3周起,可在皮管蒂部行夹管训练,夹管时间从短到长,直到夹管1小时,皮管仍不改变颜色即可断蒂。其断蒂时间多在术后5~6周。带深筋膜皮瓣断蒂时间同一般的扁平皮瓣。带真皮下血管网的薄皮瓣7天即可断蒂。

(3)缩短断蒂时间的探讨:近位、远位皮瓣或皮管转移后均需2周以上的制动,会给患者带来痛苦和不便。为了缩短断蒂时间有不少作者做了探讨:陆裕朴等报告皮瓣转移后3天开始夹蒂训练,1周后皮瓣断蒂成活。沈祖尧等报告在皮瓣形成时,将受区已结扎的血管断端埋入皮瓣,可在皮瓣转移后7~8天断蒂。凌彤等在形成皮瓣时,故意留长蒂部,从术后第6天起患者自行折蒂锻炼,14天内断蒂。

对于带真皮下血管网皮瓣的断蒂时间观点不一。孙永华等在术后3~5天不经训练断蒂皮瓣存活;夏双印等术后5天行蒂部训练,5~7天断蒂而皮瓣存活;杨东等在术后3天开始夹蒂试验,3~7天断蒂皮瓣均成活。

各作者依据自己的实践得出结论不一,目前尚无统一认识。笔者认为皮瓣移至受区后,4~5天开始和受区建立血液循环,从少到多,直至完善。过早地断蒂,如血液循环建立仍不充足时,必然皮瓣会受到一次血液循环危机的打击,皮瓣即便存活,也会增加一次组织反应过程,或多或少会影响皮瓣的质量。如果皮瓣移植单纯为了覆盖创面,皮瓣质地的好坏不会有太大的影响。而在手部应用,尤其皮瓣移植的目的不仅仅为了覆盖创面,还有改善局部的血液循环,或为修复深部组织打好软组织基础的,晚断蒂1周或10天是值得的。

9. 皮瓣的迟延 皮瓣迟延术是指传统皮瓣形成或断蒂前只将皮瓣周围或基底做部分切开,断绝皮瓣部分的血液供应,促使蒂部有更多的血液供应,使随意皮瓣覆盖面积增大的手术方法。

(1)迟延现象的机制:为什么皮瓣超过正常比例一次形成远端会发生坏死,而经过迟延术能适当增加皮瓣的长度,是个临床上常用而机制仍不很清楚的问题。

一般的解释是,皮瓣经过了迟延术,促使皮瓣内血管走行方向发生变化。皮瓣内部分血管失去交感神经控制,管径扩大,经过侧支循环改善超长部分皮瓣的血液供应(图4-24)。

(2)皮瓣迟延的方法:如所需皮瓣的长宽比例超过正常,需在皮瓣形成过程中先行迟延术。一种方法是切开皮瓣的远端,部分剥离;另一种是将皮瓣边缘全部切开,仅剥离一小部分;第三种是切开皮瓣的两侧,剥离基底(图4-25)。如需要皮瓣的比例太大,一次迟延不能解决,需要经过2~3次迟延术。

对已形成并转移的皮瓣,为了扩大断蒂时蒂部的皮瓣面积,需要在蒂的近侧(供区)按所需的面积行迟延术(图4-26)。

(3)迟延的时间:一般认为,皮瓣在迟延术后10~14天行转移术。超过了这个时间,迟延部分已与周围有较多的血管沟通,即失去迟延的意义。

10. 皮瓣移植的并发症及其防治

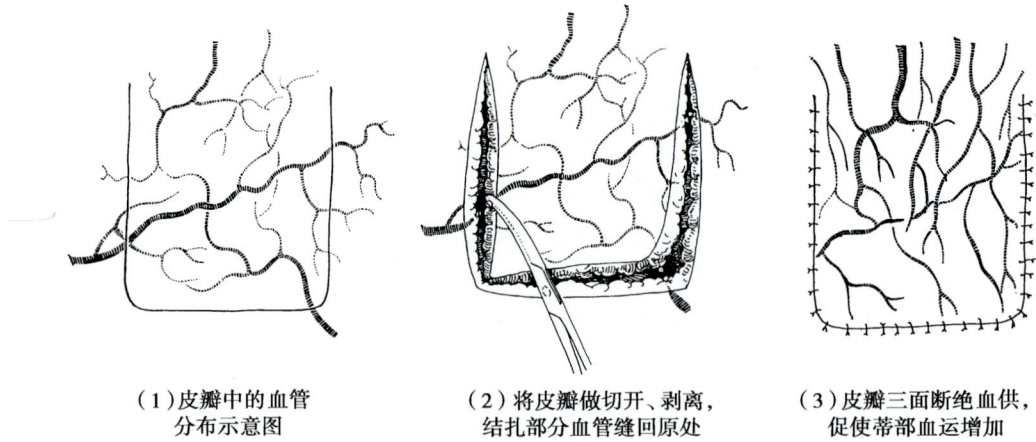

（1）皮瓣中的血管　　　　　（2）将皮瓣做切开、剥离，　　　（3）皮瓣三面断绝血供，
分布示意图　　　　　　　结扎部分血管缝回原处　　　　促使蒂部血运增加

图 4-24　皮瓣迟延术前、后血运变化示意图

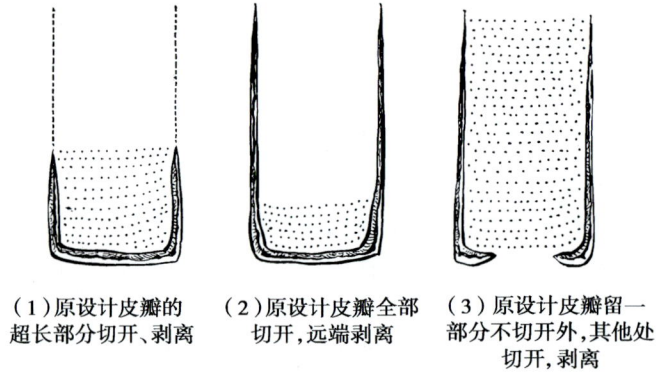

（1）原设计皮瓣的　　　（2）原设计皮瓣全部　　　（3）原设计皮瓣留一
超长部分切开、剥离　　　切开，远端剥离　　　　部分不切开外，其他处
切开，剥离

图 4-25　皮瓣迟延方法示意图

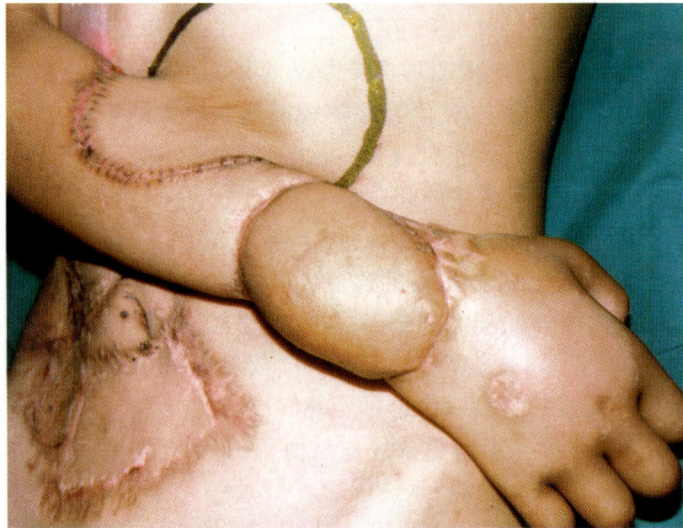

（1）根据需要在供皮区设计迟延切口

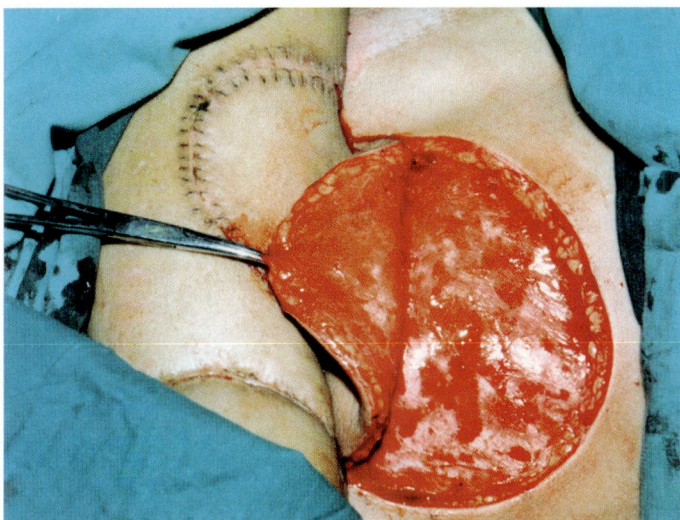

（2）迟延皮瓣边缘切开,大部分剥离

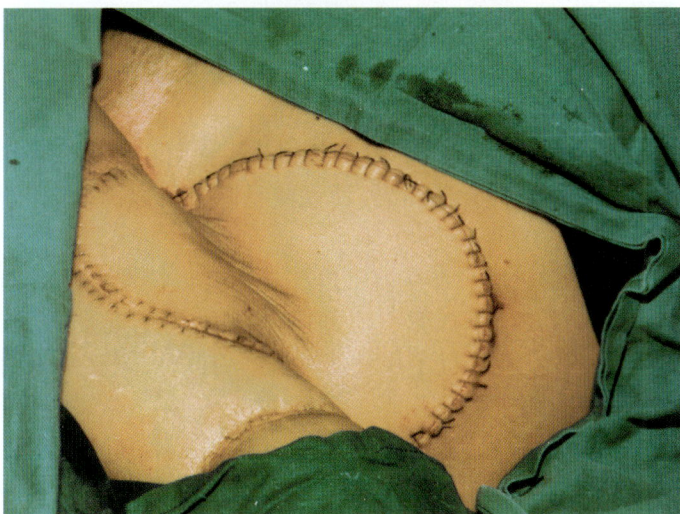

（3）缝合伤口10~14天拆线,按原切口切取皮瓣
转移至右前臂掌侧,完成皮瓣移植

图 4-26　已形成的皮瓣,用迟延法扩大蒂部皮瓣面积

（1）皮瓣的血液循环障碍:带蒂皮瓣移植早期的成活依赖于蒂部良好的动脉供应和静脉、淋巴的回流。断蒂后则靠皮瓣与受区四周和基底重新建立的血液循环。所以,血液循环障碍均发生在移植早期。皮瓣设计、形成、转移、制动、断蒂与迟延的每个步骤都关系着皮瓣移植术的成功与失败。游离皮瓣移植,除上述步骤外,还有血管吻合技术,以及供血血管、回流血管的通畅与否,血管蒂吻合后张力大小,是否折叠与扭转也直接关系到皮瓣血液循环障碍的发生。

1）临床表现:①动脉供血不足:带蒂皮瓣的远端皮肤颜色苍白,局部温度下降,边缘无血渗出;游离皮瓣整个皮瓣颜色不转红润,呈苍白色或花斑状,皮瓣边缘无渗血,吻合的血管不充盈。②静脉回流受阻:皮瓣多呈紫绀,组织水肿,皮肤表面出现水疱,严重的皮瓣呈黑紫色。静脉回流不畅在术中较难发现,有时仅皮瓣颜色略暗,毛细血管按压后充盈时间较快,多在术后逐渐加重。游离皮瓣的静脉回流不畅,常有皮瓣边缘渗血较多,渗血呈暗紫色,整个皮瓣颜色加深很快,多在手术后几个小时内就已相当严重。而带蒂皮瓣的静脉发生问题往往不是整个皮瓣,多发生在远端,而且多在术后 10 余小时至 1 天变化才较明显,颜色逐渐加深,范围逐渐扩大。多在术后 72 小时血循环变化趋于稳定,以后多不再进一步扩展。

2）治疗:当出现动脉灌注不足现象时,可用热盐水或含有利多卡因的溶液局部湿敷,如为血管反射性痉挛引起,不久即可缓解。同时,静脉可输入低分子右旋糖酐 500ml,或肌肉注射罂粟碱 30mg,暂停手术操作,观察血循环的变化。筋膜、皮神经营养血管皮瓣应检查蒂部是否受压,必要时打开皮下隧道。如果游离皮瓣血循环仍无改善,需检查吻合口,给予适当处理。带蒂皮瓣则可将皮瓣缝回原处,仅当一次迟延术,10天后再作转移。如果在行轴型皮瓣移植时未能将轴心血管带在皮瓣内,可将轴型皮瓣超长部分的脂肪组织切除,将之变成带蒂皮瓣,远端变为中厚或全层皮片。

皮瓣静脉回流轻度障碍时,常用的方法为抬高皮瓣部位作体位引流,或在皮瓣上从远至近端行局部按摩,以助静脉回流。必要时可拆除皮瓣边缘的缝线,剪开皮缘的小静脉,再用含肝素、利多卡因的盐水湿敷,使淤滞的静脉血流出,以改善皮瓣内静脉回流不畅的状况。

3)发生血循环障碍的原因及预防:

a. 皮瓣设计不合理:随意皮瓣的长宽比例过大,轴型皮瓣的设计超过了该血管所能供应的范围,未经迟延术而一次形成是皮瓣血液循环发生障碍的一个重要原因。因此,根据受区情况合理地设计皮瓣,是防止皮瓣血液循环障碍的重要措施。当所需皮瓣超长时,事先应做迟延术。

b. 血管的解剖变异:多发生在筋膜皮瓣、皮神经营养血管皮瓣,以及轴型皮瓣的轴心血管缺如或解剖层次的变异,或与邻近血管共干,使皮瓣按常规形成后未能将轴心血管带在皮瓣内。这一情况多发生在直接由皮动脉供血类型的轴型皮瓣。因此,在术前最好用多普勒仪探测血管,确定轴心血管的有无,以及血管的行走与深度,根据血管情况设计皮瓣。轴型皮瓣做逆行岛状皮瓣移植时,术前必须了解此轴心血管的远端与其他血管吻合支的通畅情况。否则,由于术前检查不仔细,在吻合支不通畅的情况下切取了皮瓣,术后皮瓣会出现严重的血液循环障碍,甚至发生坏死。

c. 手术操作不当解剖层次不对,或手术动作粗糙直接损伤了血管。皮瓣或受区止血不彻底,术后皮瓣下血肿形成。缝合时蒂部张力过大,或蒂部折叠、扭转,使血流受阻。所以,熟悉解剖,强调无创操作及小血管吻合技术,是预防血液循环发生障碍的重要环节。

d. 术后处理不当:包扎时敷料压力过大,常使被压迫部分和其远端发生血液循环障碍。制动松动,皮瓣经常受到牵拉或蒂部折叠。术后未在皮瓣下放置引流,血肿形成也可引起皮瓣血液循环障碍。术后观察不仔细,当皮瓣业已接近坏死时再处理,往往错过了挽救的时机。因此,皮瓣移植术的患者回病房安排就绪后,就应检查皮瓣的包扎、制动以及皮瓣血液循环情况。当晚、第2天、第3天均应重复检查,遇有问题不能拖延,应及时处理。对游离皮瓣移植术的患者,术后必须每小时观察皮瓣血液循环情况,必要时做特殊护理及记录,发现问题立即解决。实验证明,游离皮瓣动脉完全受阻,如能在6~10小时内发现,予以纠正,皮瓣仍可存活。如超过15小时即便手术重新吻合血管,皮瓣也很难成活。如果游离皮瓣术后静脉回流受阻,超过8小时还未处理,则皮瓣成活率明显降低。

(2)皮瓣下血肿形成:不仅仅因张力过大影响皮瓣的血液循环,更重要的是血肿本身可以产生毒素,刺激皮瓣内血管发生痉挛,进一步加重皮瓣的血液循环障碍。

术前应对患者做凝血机制检查,术中必须仔细止血,术后皮瓣下常规放置引流。当皮瓣下已形成血肿,应及时清除。

(3)皮瓣撕脱:多因皮瓣设计不合理,体位不适合,术后制动不牢固。偶见有因跌倒或睡梦中乱动发生皮瓣撕脱的。发生撕脱应及时行扩创术重新缝合、制动。

(4)皮瓣感染:由于皮瓣自带血液供应,抗感染能力较游离植皮强,发生感染的机会很少。临床上还应用皮瓣有较强的抗感染能力的特点,特意设计覆盖感染的创面。当用其覆盖感染创面时,术前应行必要的创面准备,做创面分泌物培养,选好抗生素。术中严格扩创,术后勤观察,发现问题及时处理。

皮瓣蒂反折处常因潮湿容易发生感染。发生感染后,应及时拆除部分缝线,加强引流,保持干燥。

三、手外科常用的皮瓣移植术

(一)传统皮瓣

这类皮瓣可在身体的各部位根据受区的要求形成,但皮瓣长宽必须有一定比例,单蒂皮瓣为1~1.5:1,双蒂皮瓣为2~3:1。皮瓣的厚度可依据受区的需要加以修整,但最薄也要带上真皮下血管网和少许的脂肪组织。此类皮瓣因取材方便,可依受区要求随便在适合部位形成。手术安全可靠,成功率最高,操作技术也相当容易,即使在显微外科技术已相当普及的今天,仍为手外科经常选用的方法。

传统皮瓣按其形成特点以及皮瓣距受区的距离可分为局部皮瓣、邻位皮瓣、远位皮瓣、袋状皮瓣和管形皮瓣五种。

1. 局部皮瓣 局部皮瓣的形成就在皮肤缺损周围的正常皮肤上。利用皮肤的弹性和可移动性。形成皮瓣,仅作局部移位覆盖创面。这种皮瓣的优点是皮瓣色泽、质地和厚度与受区一致,手术简单易行,一次完成,无需断蒂和肢体的固定。缺点是皮肤的弹性与移动性有限。只有在创面面积小,且周围皮肤条件较好的情况下才适合应用。

(1) 局部推进皮瓣:在皮肤缺损区一侧或两侧的正常皮肤上做辅助切口,形成不同形状的皮瓣,利用皮肤的弹性及皮下组织的移动性,使皮瓣向缺损区滑行、覆盖创面。常用的有矩形、三角形和双蒂推进皮瓣。

1) 矩形推进皮瓣:早在古罗马时代 Celsus 就描述过矩形皮瓣。在皮肤缺损的两侧做两个相互平行的切口,在深筋膜的浅层剥离,形成一个矩形皮瓣。牵拉皮瓣的远端,可使整个皮瓣向缺损区滑行,将创面覆盖。

[手术要点]

a. 皮肤的弹性有限,故皮瓣推进的范围不会太大。因此,这种皮瓣仅限于覆盖较小面积的皮肤缺损。

b. 皮瓣推进后张力必然增大,为保证整个皮瓣血液循环,缝合时使每针缝线都均匀负担一定的张力。这样,皮瓣的血液循环才不会受到很大影响。

c. 矩形皮瓣推进后,在蒂两侧的正常皮肤会多出来形成两个"猫耳朵"影响外观。在蒂的两侧切除两个多余的三角形皮肤,即可解决(图 4-27)。

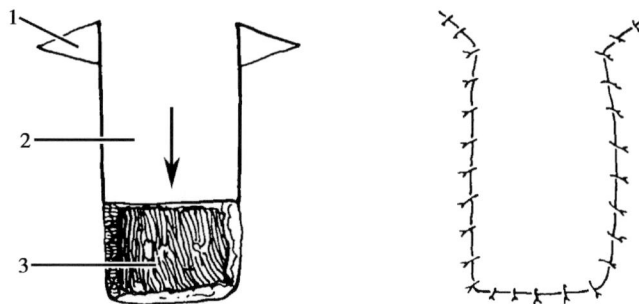

图 4-27 局部推进皮瓣示意图
1. 切除的两个三角形皮肤;2. 局部皮瓣推进;3. 皮肤缺损创面

[注意事项]

当手指指端缺损而选用矩形推进皮瓣时,为缓解皮瓣在推进后张力增大,常需屈曲指间关节。术后短期内会影响手指的伸直,但经过一定时间的锻炼,手指掌侧皮肤可以被拉长,最终手指可以伸直(图 4-28)。

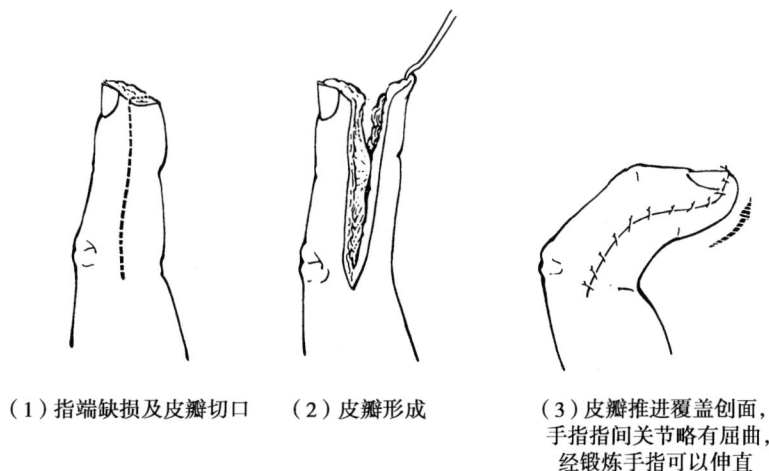

(1)指端缺损及皮瓣切口　　(2)皮瓣形成　　(3)皮瓣推进覆盖创面,手指指间关节略有屈曲,经锻炼手指可以伸直

图 4-28 指端缺损应用矩形推进皮瓣示意图

2）三角形推进皮瓣（V-Y 缝合）：Blasius（1848）用这种方法修复颈部瘢痕挛缩。以后 Kutler（1947）将之用于手指的侧方。在皮肤缺损的一侧或两侧形成一个或两个三角形皮瓣，牵拉三角形皮瓣靠近创缘的一个边，使该三角形瓣向缺损区滑动覆盖创面，留下的创面拉拢缝合，使原设计的 V 形切口，经缝合后变为 Y 形（图 4-29）。

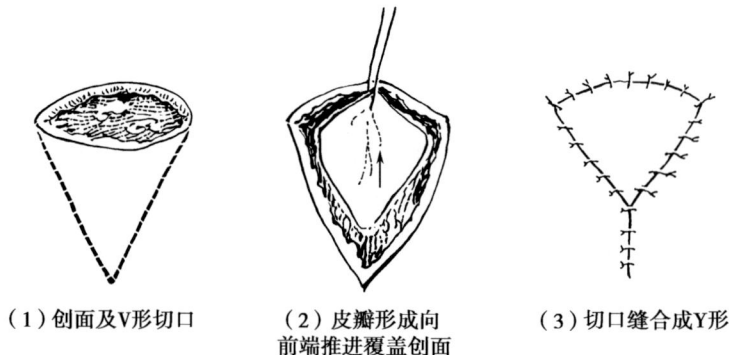

（1）创面及V形切口　　（2）皮瓣形成向　　（3）切口缝合成Y形
　　　　　　　　　　　前端推进覆盖创面

图 4-29　三角形推进皮瓣（V-Y 缝合）示意图

［手术要点］

a. 掌侧 V-Y 缝合：在指端缺损的掌侧创缘两侧向近端做两个切口，两切口相交于指横纹远侧，不超越指横纹。切口深达皮下组织，但要保护手指两侧的指神经血管束不被切断。由于手指掌侧皮肤至骨膜有纤维隔相连，故三角皮瓣不易向远端移动。可用手术刀沿指骨掌侧切断纤维隔，牵位皮瓣移至指端缺损区，缝合伤口后 V 形切口变成 Y 字（图 4-30）。

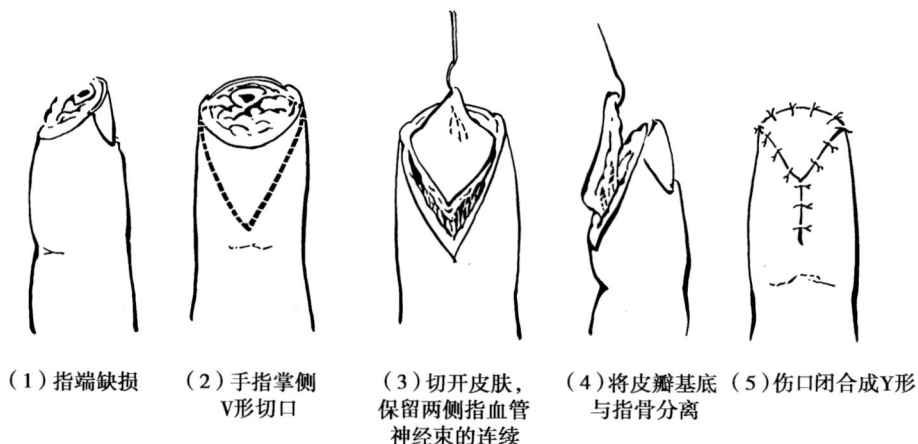

（1）指端缺损　（2）手指掌侧　　（3）切开皮肤，　　（4）将皮瓣基底　（5）伤口闭合成Y形
　　　　　　　　V形切口　　　保留两侧指血管　　　与指骨分离
　　　　　　　　　　　　　　　神经束的连续

图 4-30　指端缺损用 V-Y 缝合示意图

b. 侧方双 V-Y 缝合：Kutler（1947）报告的手指侧方双 V-Y 缝合的要点为，三角形瓣的近侧尖端不应超越远侧指横纹，并应位于手指侧方的正中，指向手指两侧的指神经血管束。手指侧方脂肪层薄，皮肤与骨膜联系较紧密，如不用手术刀做骨膜上的剥离，皮瓣不可能有移动。切开时注意保护神经血管束的连续性（图 4-31）。

［注意事项］

无论是掌侧、还是双侧 V 形三角瓣的形成，除近端与神经血管束相连外，无其他血供应来源，保护血管神经束不受损伤是手术成功的关键。

由于皮瓣移动范围不大，不能覆盖大的皮肤缺损。一般以创面直径小于 1.2cm 为宜。

长期随访结果，有的遗有指端敏感，感觉减退，以及畏寒等症状。

3）双蒂推进皮瓣：

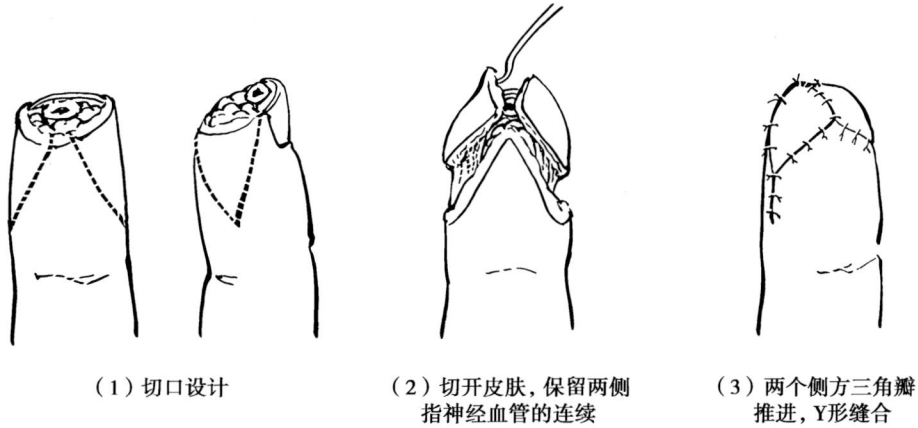

（1）切口设计　　（2）切开皮肤，保留两侧　　（3）两个侧方三角瓣
　　　　　　　　　指神经血管的连续　　　　　推进，Y形缝合

图 4-31　指端缺损双 V-Y 缝合示意图

［手术要点］

在创缘长轴的一侧，做平行于创缘的切口，在深筋膜浅层剥离，形成双蒂皮瓣后移位覆盖创面。供区出现的新创面用游离皮覆盖（图 4-32）。

［注意事项］

双蒂推进皮瓣移动性较小，缺损面积大的不能完全覆盖，有时仅用其覆盖必须用皮瓣覆盖的部分，其余部分用游离植皮。此种皮瓣仅用于皮肤较为松弛部位，如手背、肢体及腹部，皮肤较紧的手掌及手指掌侧不宜应用。

（2）局部旋转皮瓣：在皮肤缺损的侧缘形成一个比创面大得多的皮瓣，使皮瓣按顺时针或逆时针方向旋转覆盖皮肤缺损区。皮瓣旋转后在供区则出现新的皮肤缺损区，如面积较小时，创面可以直接闭合（图 4-33）；如果缺损面积大，新的创面可用游离皮覆盖（图 4-34）。皮瓣的旋转有一旋转轴心，其位于皮瓣蒂部远离伤口的一侧。

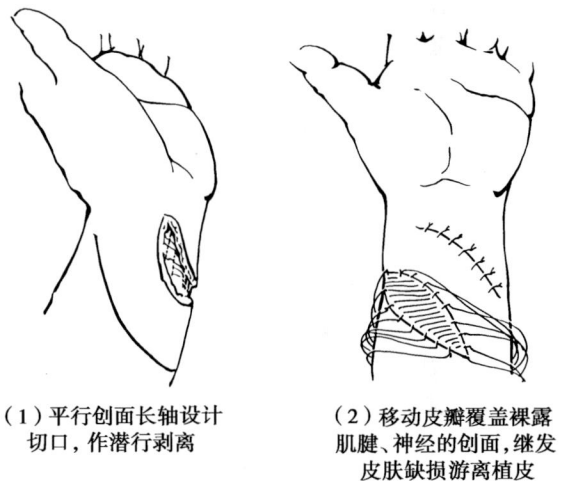

（1）平行创面长轴设计　　（2）移动皮瓣覆盖裸露
切口，作潜行剥离　　　　肌腱、神经的创面，继发
　　　　　　　　　　　　皮肤缺损游离植皮

图 4-32　双蒂推进皮瓣示意图

［手术要点］

旋转皮瓣的设计，皮瓣的顶边应高于皮肤缺损区，旋转的角度越大，超越的距离应越多，使皮瓣旋转轴心到皮瓣顶角的距离等于轴心至缺损区最远的距离（图 4-35）。否则，在皮瓣转移后，皮瓣最远的顶角因张力过大容易坏死，或因皮瓣短不能被完全覆盖创面（图 4-36）。

旋转皮瓣转移时，旋转轴心部位的皮肤张力最大。为减少张力，必要时在张力最大的部位垂直于皮肤张力线上做小口，但切口不宜过深，以切开皮肤的真皮及部分皮下组织达到缓解过大张力为宜。切口过大、过深会使皮瓣失去正常的长宽比例，将影响皮瓣的血液循环（图 4-37）。

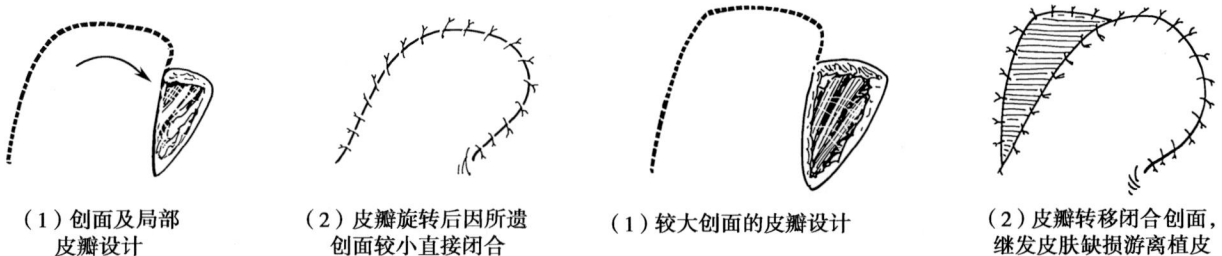

（1）创面及局部　（2）皮瓣旋转后因所遗
　皮瓣设计　　　创面较小直接闭合

（1）较大创面的皮瓣设计　（2）皮瓣转移闭合创面，
　　　　　　　　　　　　继发皮肤缺损游离植皮

图 4-33　局部旋转皮瓣直接缝合示意图　　　**图 4-34　局部旋转皮瓣及植皮示意图**

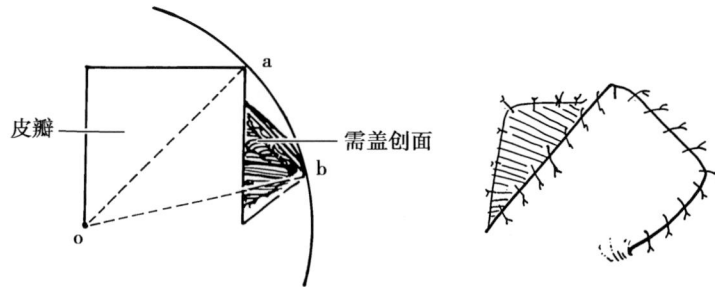

（1）皮瓣旋转点o到皮瓣对角的距离oa （2）皮瓣旋转后继发创面行游离植皮
应与旋转点到所覆盖创面最远点b相
等,oa=ob

图4-35 局部旋转皮瓣设计示意图

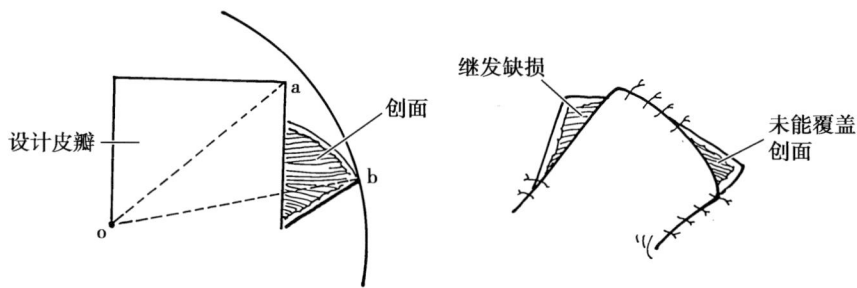

（1）皮瓣设计时oa<ob   （2）由于oa<ob,皮瓣不能将创面完全覆盖

图4-36 局部旋转皮瓣设计不合理示意图

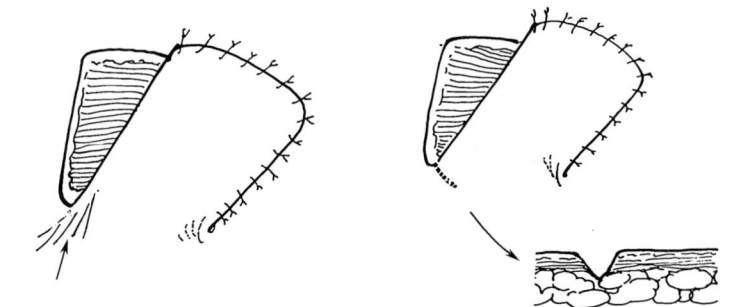

（1）局部旋转皮瓣皮肤张力 （2）为减少旋转中心张力,在张力最大处
最大处在旋转中心(箭头所示) 作减张切口。仅切开真皮层,以缓解张力

图4-37 局部旋转皮瓣减张切口示意图

[注意事项]

在皮瓣旋转后,靠近原创缘一侧的皮肤常形成皱褶,俗称"猫耳朵"。早期切不可做切除修整,以免影响皮瓣的血液循环。小的皱褶经一段时间后可自然消失;大的待皮瓣成活后再加修整。

此种皮瓣多用于上臂、前臂或手背侧皮肤相对松弛部位,不适于在手掌、指掌侧使用。最适于修复三角形、圆形或椭圆形皮肤缺损。

（3）对偶三角形皮瓣(Z字成形术):Fricke(1829)首先应用对偶三角形皮瓣。Bergor(1904)用于腋部瘢痕松解,Morstin(1914)用于手的瘢痕松解。Z字成形术是以瘢痕挛缩线为轴线,在轴线两端各形成与轴线呈30°~60°角的两个三角形皮瓣。瘢痕松解后,两个三角形瓣会自行交换位置,改变了原瘢痕挛缩线的方向。Z字成形所以能使瘢痕挛缩线得以松解,是因为利用了瘢痕两侧的正常皮肤,延长了挛缩线,并使原来的挛缩线改变了方向(图4-38)。

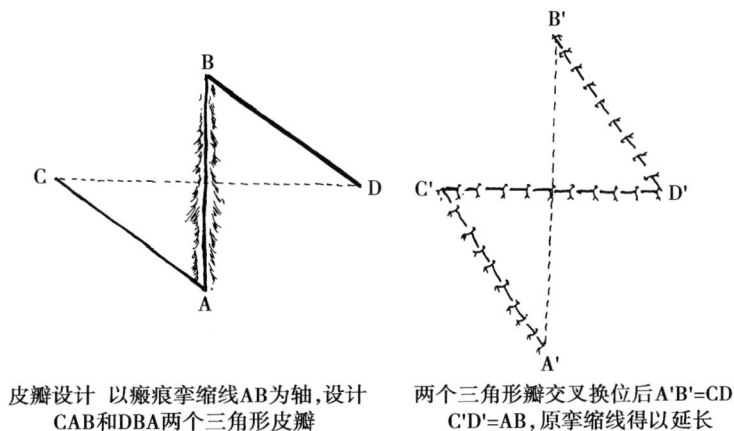

皮瓣设计　以瘢痕挛缩线AB为轴,设计　　两个三角形瓣交叉换位后A'B'=CD
CAB和DBA两个三角形皮瓣　　　　　　 C'D'=AB,原挛缩线得以延长

图 4-38(1)　Z 字成形术原理

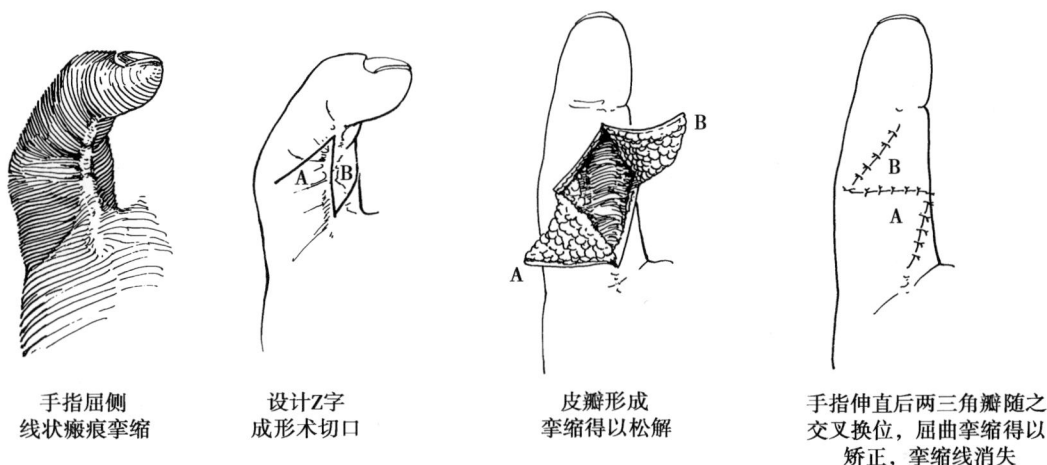

手指屈侧　　　 设计Z字　　　 皮瓣形成　　　 手指伸直后两三角瓣随之
线状瘢痕挛缩　 成形术切口　　 挛缩得以松解　 交叉换位,屈曲挛缩得以
　　　　　　　　　　　　　　　　　　　　　　 矫正,挛缩线消失

图 4-38(2)　Z 字成形术应用示意图

[手术要点]

Z字成形术以瘢痕挛缩线为轴,两辅加切口与轴线所成的角度大小能决定松解效果,三角瓣角度越小,挛缩线延长的越少,对偶三角瓣的角度到60°时,挛缩线延长的最多。三角形瓣的角度为30°时,挛缩线可延长25%;45°时延长50%;60°时可延长挛缩线的75%。三角形瓣小于30°时,容易引起皮瓣远端坏死,三角形瓣大于60°,不易交叉换位。一般以45°~60°为宜。

[注意事项]

跨越关节的线状瘢痕挛缩,两侧为正常皮肤时最适合用Z字成形术,但不能解决片状瘢痕挛缩。手术的最好时机应在瘢痕成熟后,当瘢痕尚未成熟时手术,容易发生三角瓣的血液循环障碍。缝合三角瓣的远端角时,注意不要影响角的血循环。

由于瘢痕挛缩线跨越关节,久之可能有神经血管束,肌腱或关节囊等挛缩。因此,单纯切开皮肤形成皮瓣,因关节不能伸直,两三角瓣不能互换位置,则手术不能奏效。必须彻底松解挛缩组织,关节充分伸直,皮瓣才能自行互换位置,达到Z字成形术目的。

如瘢痕挛缩线过长,应用一个Z字松解不能完全达到松解目的时,可用多Z成形术,使相对偶的数组三角瓣互换,以获总的松解延长效果(图4-39)。当瘢痕线位于易摩擦部位,为改善瘢痕线的位置,可用非对偶的两个角度不同的三角瓣,把瘢痕线移到不易摩擦的位置(图4-40)。如果瘢痕除线状挛缩外周围还有瘢痕,也可以行Z字松解术,在三角形皮瓣覆盖了大部分创面后,所余创面用游离皮覆盖(图4-41)。

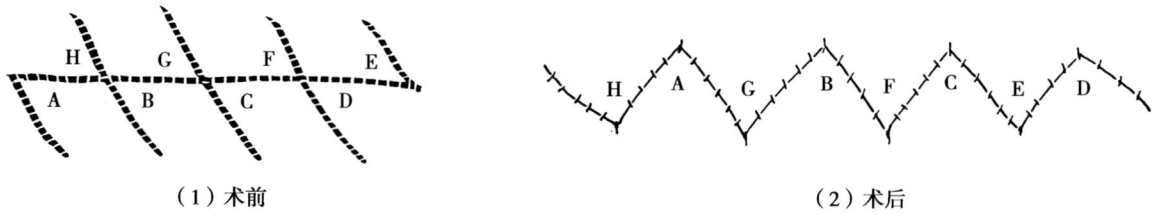

（1）术前 （2）术后

图 4-39（1） 多 Z 字成形设计原理示意图

（1）术前：以瘢痕挛缩线为长轴设计多个 Z 形切口；（2）术后：皮瓣形成后，各组三角瓣互换
（H 与 A；G 与 B；F 与 C；E 与 D）以延长原挛缩线

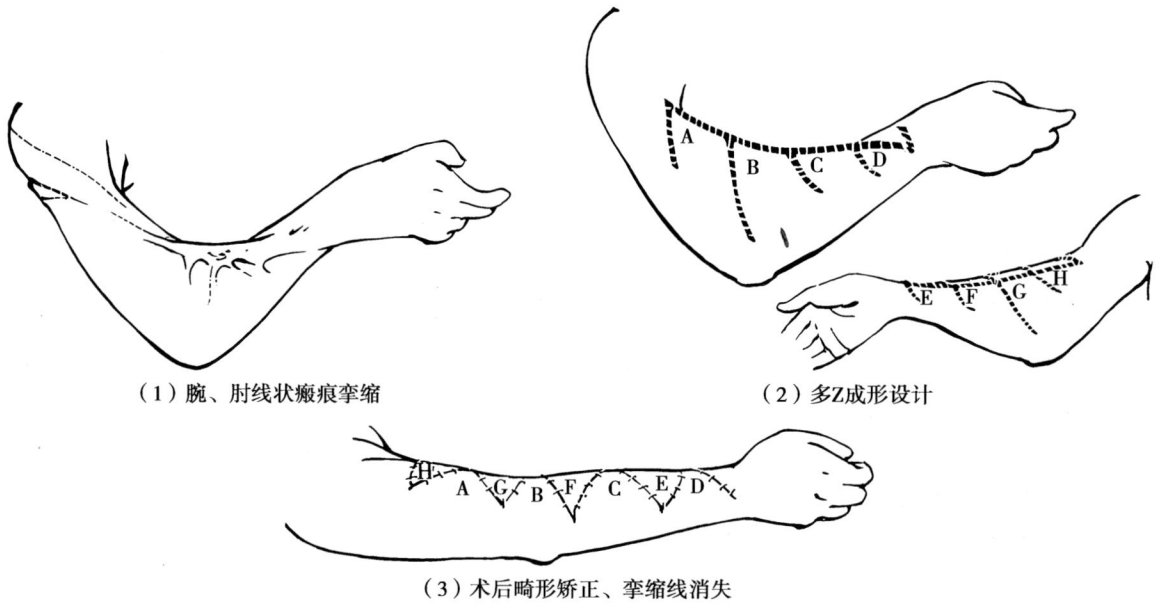

（1）腕、肘线状瘢痕挛缩 （2）多 Z 成形设计

（3）术后畸形矫正、挛缩线消失

图 4-39（2） 多 Z 成形术应用示意图

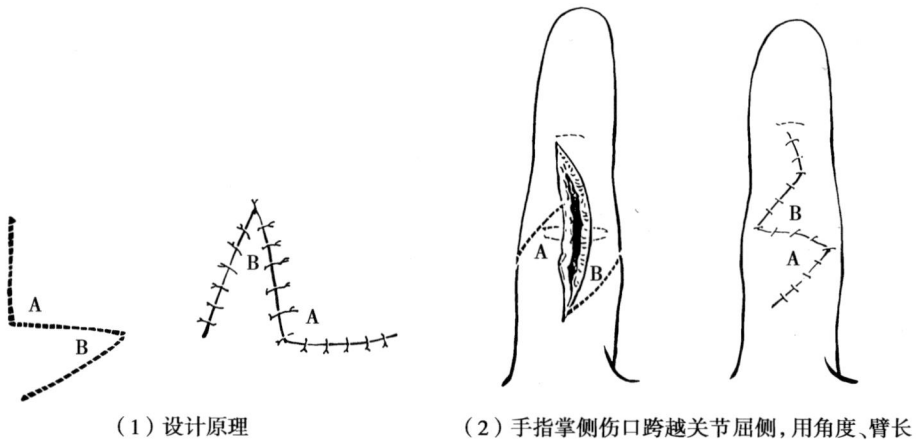

（1）设计原理 （2）手指掌侧伤口跨越关节屈侧，用角度、臂长
不等的 Z 形经皮瓣交叉改变切口方向及位置

图 4-40 角度、臂长不等的 Z 成形术

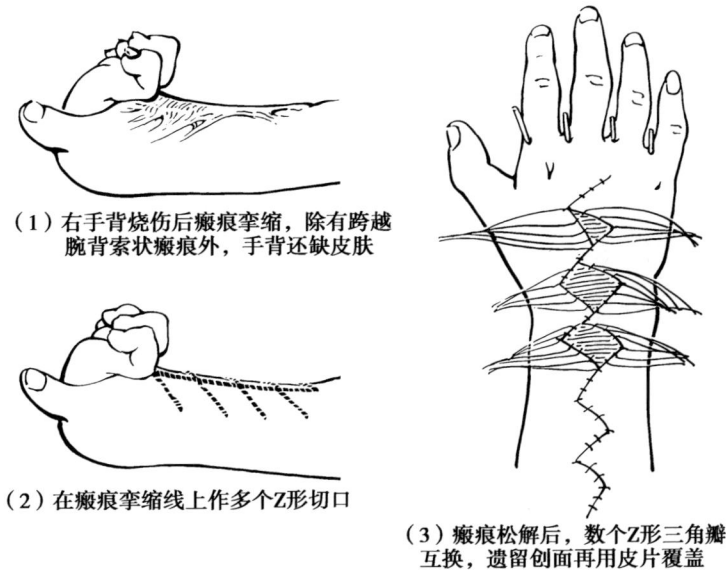

（1）右手背烧伤后瘢痕挛缩，除有跨越
腕背索状瘢痕外，手背还缺皮肤

（2）在瘢痕挛缩线上作多个Z形切口

（3）瘢痕松解后，数个Z形三角瓣
互换，遗留创面再用皮片覆盖

图 4-41　Z 成形术加游离植皮示意图

（4）W 成形术：Ombredannce（1937）首先用这种方法。在瘢痕挛缩线的两则，切除多个三角形皮肤，形成多个 W 形创面，再将 W 形创面相互嵌插，从而增加环形挛缩线的长度（图 4-42）。可视为伤口两侧的多个三角形推进皮瓣。

　　W 成形术中每个三角形瓣的角度为 90°时，缓解环形挛缩最为充分。弓状瘢痕挛缩，一侧皮肤较多，另一侧皮肤较少时，可形成角度不等的三角形，使皮肤重新排列。

　　当断肢、断指再植时，由于两端周径相差较悬殊，直接对合必然形成环形绞窄，可选用此法（图 4-43）。

　　2. 邻位皮瓣　邻位皮瓣是在靠近皮肤缺损区不远的正常皮肤上形成皮瓣，用以覆盖创面的方法。继发的皮肤缺损处用游离植皮修复。其与局部皮瓣的区别在于，局部皮瓣的形成与皮肤缺损创面相连，而邻位皮瓣与受区间有一定的距离；局部皮瓣一般不需制动和断蒂，而邻位皮瓣大多需制动与断蒂。常用的邻位皮瓣有邻指皮瓣、邻指翻转组织瓣、鱼际皮瓣和剔骨皮瓣等。

　　（1）邻指皮瓣：Gurdin 和 Pangman（1950）首次用相邻手指的背侧皮肤形成皮瓣，覆盖相邻手指掌侧皮肤缺损。由于手术简单，皮瓣薄，质地好，术后外形好，仅用简单的固定，因此在手外科被广泛地应用。Cohen（1983）又加以改良，用受区的指固有神经近端与皮瓣内指固有神经的背侧分支吻合，以改善邻指皮瓣的感觉，术后几个月内两点辨别试验可达 0.5~0.8mm（图 4-44）。

　　[手术要点]

　　a. 清创行瘢痕切除时，需将不规则创面修整成规则创面。把皮瓣样布放到创面上，用血迹在样布上染印。样布边缘剪除后，蒂固定在相邻手指侧方，翻转样布到邻指背侧，按样布切取皮瓣。

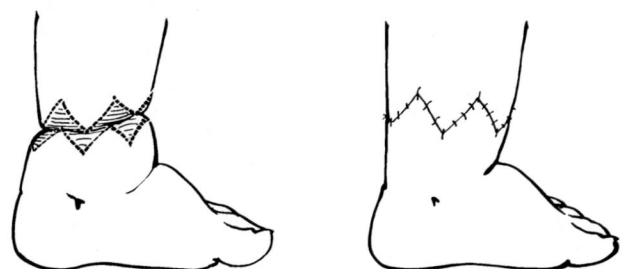

（1）踝上方环形瘢痕切除的
切口设计及皮肤切除部分

（2）术后环形绞窄畸形消失

图 4-42　W 成形术示意图

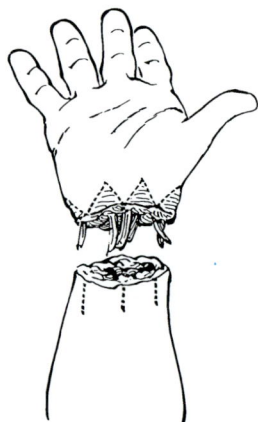

（1）术前,离断处两端直径相差较大,如果直接吻合易形成环形狭窄影响血管通畅,故设计W成形（三角形皮肤切除,近端做纵向切口）

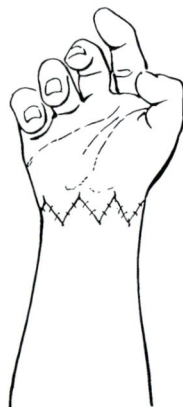

（2）再植后，两断端皮肤嵌接成W形

图 4-43　断肢再植术应用 W 成形示意图

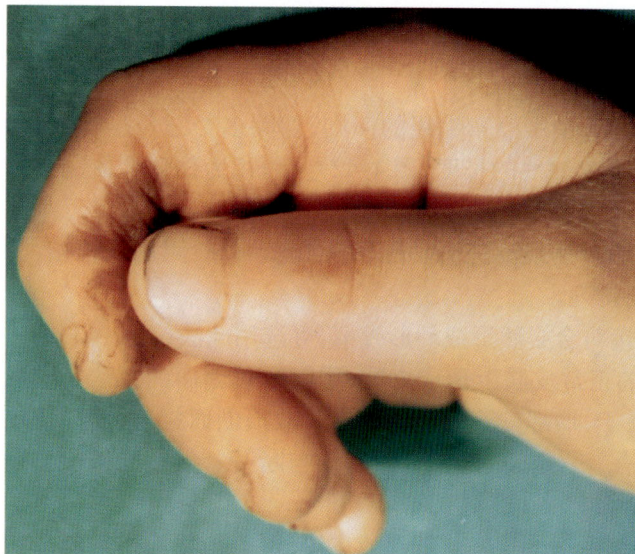

（1）右示指远节掌侧瘢痕挛缩,示指不能伸直

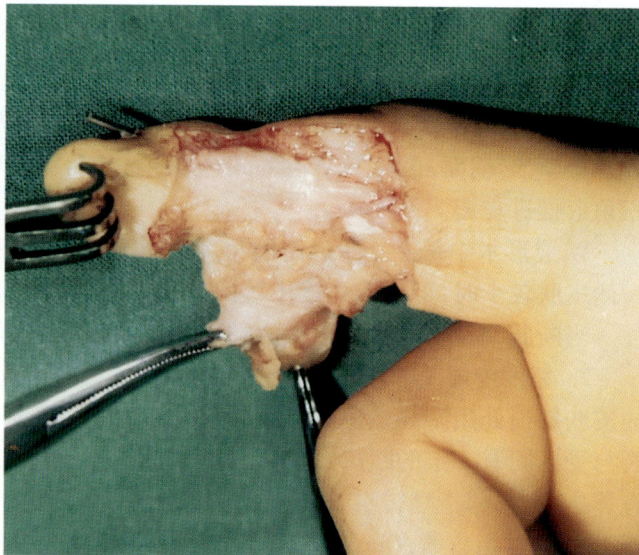

（2）将瘢痕切除

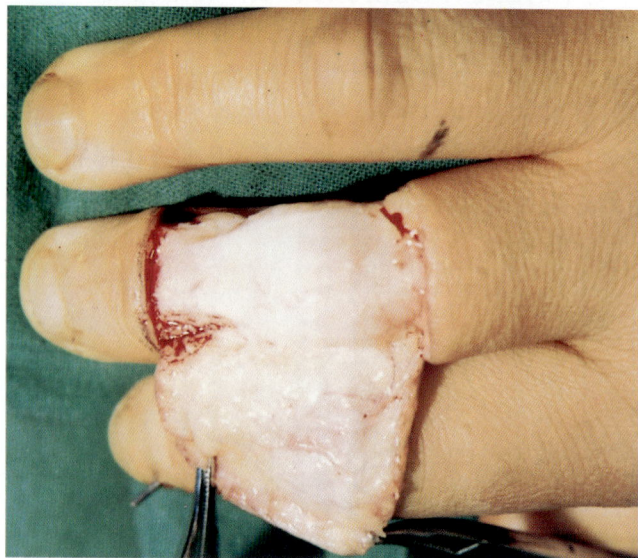

（3）按样布在中指背侧形成皮瓣

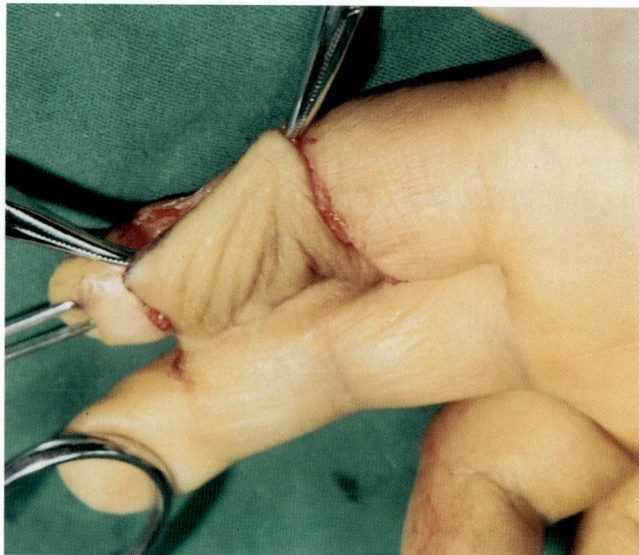

（4）示指掌侧创面用皮瓣覆盖,中指背侧行游离植皮

图 4-44　邻指皮瓣手术

b. 皮瓣应在伸指肌腱腱周组织浅层剥离,将指背静脉带在皮瓣上。如伸肌腱裸露,植皮不易成活;皮瓣过薄,则会出现血液循环障碍。

c. 从他处取皮后,覆盖指背创面缝合加压包扎,皮瓣翻转180°覆盖指腹创面。

d. 两指间放敷料隔开,两指并拢包扎。2周拆线,3周断蒂。

[注意事项]

a. 手指皮肤血液循环较好,故皮瓣的长宽比可以放宽到2:1,蒂的方向要求也不严格。蒂部可以留得长些,以便断蒂。

b. 切取皮瓣时应避免在手指背侧正中做纵向跨越关节的切口,以免影响屈指功能。邻指皮瓣最大切取范围,在近端不要越过指蹼,在远端不宜越过远侧指间关节。

c. 拆线后应加强局部两指间的清洗,并开始做分指练习,为断蒂创造良好的条件。

d. 因为手指掌侧皮肤的感觉比背侧重要,所以常用背侧的皮瓣覆盖掌侧。

(2) 邻指翻转组织瓣:手指背侧的皮肤缺损不能用掌侧邻指皮瓣覆盖。Pakiam(1978)及 Russell(1981)应用相邻健指背侧含部分真皮和全层皮下组织的组织瓣,翻转180°覆盖相邻指背侧皮肤缺损。

[手术要点]

先在受区按创面的形状制成样布,将样布翻转180°到相邻健指的背侧,再用手术刀按样布轮廓轻轻切开三面真皮,并掀起中厚皮片,中厚皮片的"蒂部"应放在远离受区创面一侧。于皮片蒂部纵向切开真皮和皮下组织,并从伸肌腱腱周组织的浅层形成真皮及皮下组织瓣,蒂位于患指创缘一侧,翻转180°后,使组织瓣的浅面朝向患指伸指肌腱,深面位于浅侧。健指背侧创面用带"蒂"皮片回植,患指组织瓣表面用中厚皮片覆盖,缝合后加压包扎(图4-45)。

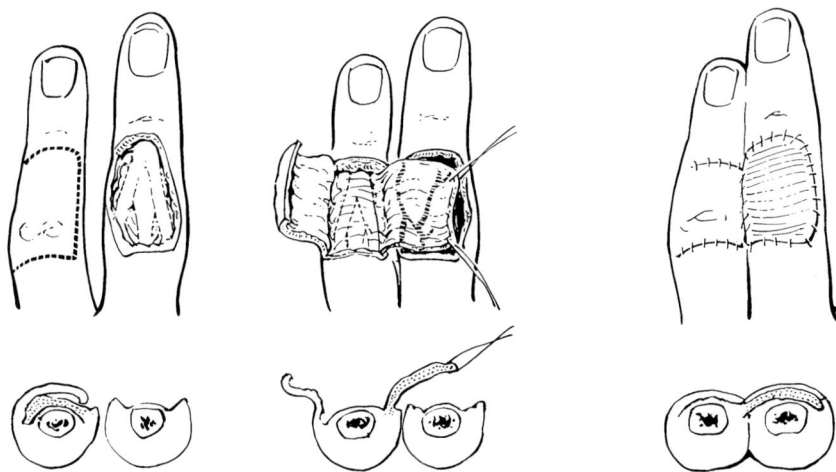

(1)逆行法在邻指设计组织瓣。 按切口掀起带蒂的中厚皮片

(2)掀起包括部分真皮及皮下组织的 组织瓣,翻转覆盖邻指皮肤缺损处

(3)供皮指用带蒂皮片回植。 受皮指组织瓣另取皮覆盖

图 4-45 邻指翻转组织瓣示意图

上述方法操作较繁琐,掀起健指背侧皮片"瓣"费时费力,可用另一较简单的办法。先用取皮刀在健指背侧取下样布大小的薄层皮片,然后再切取组织瓣,翻转组织瓣后,在相邻两指背侧创面上植一块面积较大的中厚皮片(图4-46)。

[注意事项]

a. 翻转邻指组织瓣的形成远较邻指皮瓣复杂,在切取皮片过程中切勿过深,否则将影响组织瓣的存活。

b. 形成组织瓣后,其回缩较皮瓣更明显。在设计、切取时应比实际需要略大,以免组织瓣小、创面大缝合过度紧张,影响其血液循环。蒂部尽可能长些,利于断蒂时相邻两指的创面直接缝合。

c. 据文献记载,真皮移植后的缺点是易形成皮脂腺囊肿。但目前尚未见到用翻转组织瓣后发生皮脂腺囊肿的报道。

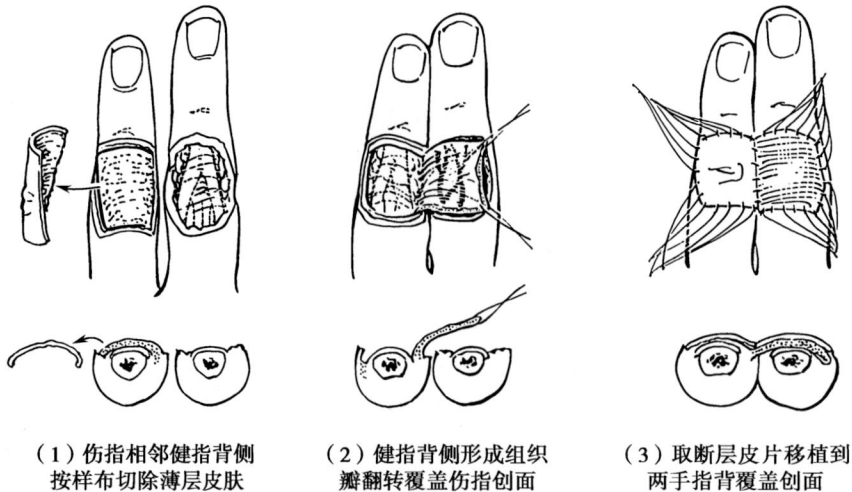

（1）伤指相邻健指背侧　　　（2）健指背侧形成组织　　　（3）取断层皮片移植到
　　按样布切除薄层皮肤　　　　瓣翻转覆盖伤指创面　　　　两手指背覆盖创面

图 4-46　简化操作的邻指翻转组织瓣示意图

（3）鱼际皮瓣：Gatewood（1926）首次在鱼际处形成皮瓣覆盖指端缺损。皮瓣蒂部可根据创面情况位于鱼际的近端、远端、桡侧或尺侧。修复示、中、环指的皮瓣可取自大鱼际，小指者可取自小鱼际。

［手术要点］

屈曲患指，使指端创面按压在鱼际皮肤上，按印染的血迹切取皮瓣。先用游离皮覆盖供区，再用皮瓣覆盖指端创面。屈曲的手指与手掌间用纱布分隔，包扎后再用胶布沿手指屈曲的纵轴做外固定，防止手指的伸直（图 4-47）。

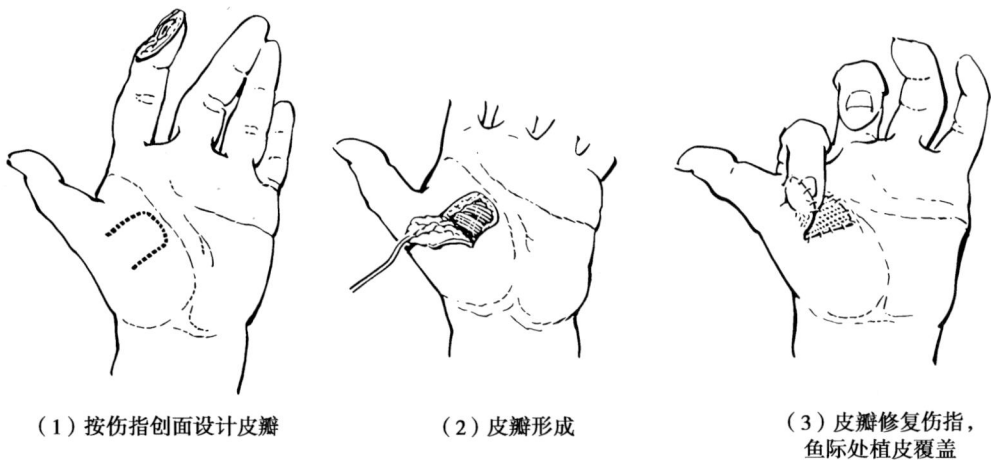

（1）按伤指创面设计皮瓣　　　（2）皮瓣形成　　　（3）皮瓣修复伤指，
　　　　　　　　　　　　　　　　　　　　　　　　　鱼际处植皮覆盖

图 4-47　鱼际皮瓣示意图

［注意事项］

此法仅适用于指端或指侧方的皮肤缺损，面积不应太大。

由于示～小指的屈、伸肌肌腹多相连，因此，术后单独固定一个手指不很稳定，可将相邻手指陪伴伤指一同包扎，两周后放开。

（4）剔骨皮瓣：切除伤指无保留价值的骨关节，仅保留皮肤形成皮瓣，用以覆盖邻近创面。

［手术要点］

残指上的切口依据所要覆盖的创面决定。创面位于掌侧，切口应在伤指掌侧纵行切开；相反，则在背侧切开。切口从指根到指端，切除指甲和甲床，并将骨、关节和肌腱全部切除，将残指形成扁平皮瓣，覆盖创面（图 4-48）。

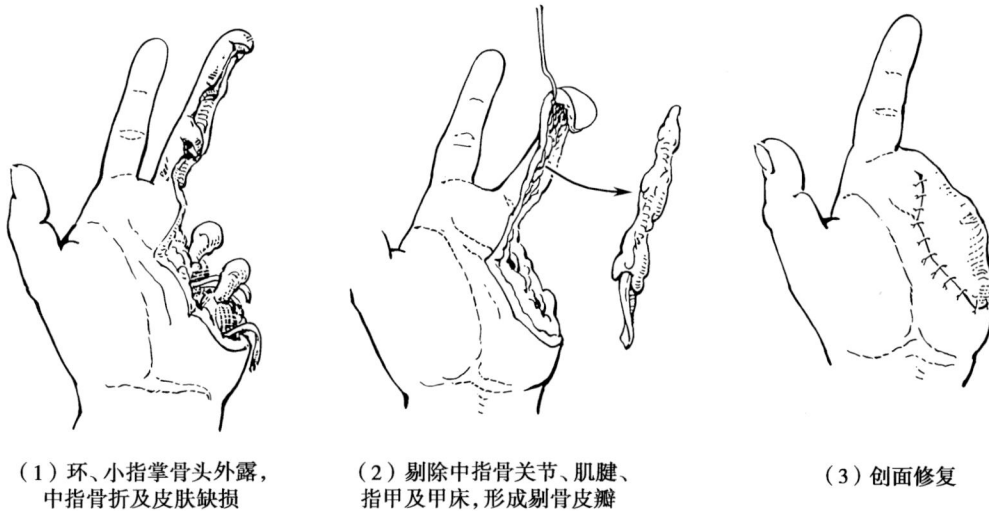

（1）环、小指掌骨头外露，　　　（2）剔除中指骨关节、肌腱、　　　（3）创面修复
中指骨折及皮肤缺损　　　　　指甲及甲床，形成剔骨皮瓣

图 4-48　剔骨皮瓣示意图

[注意事项]

此种手术为覆盖创面要牺牲一个皮肤条件较好的伤指，因此，要严格掌握适应证。

术前应确定该手指是否可以成活，以及该手指有否保留价值。清创后放止血带观察皮瓣的远端有否渗血，无渗血部分应剪除。当皮瓣不足覆盖创面时，可用皮瓣覆盖骨端、软骨面或肌腱，其余创面再用游离植皮。

3. 远位皮瓣　皮肤缺损面积较大或特殊需要，不能用局部或邻位皮瓣覆盖时，选择距创面较远的部位作为供区，形成皮瓣修复皮肤缺损。手外科常用的远位皮瓣有臂交叉皮瓣、胸壁皮瓣、腹部皮瓣、袋状皮瓣和管形皮瓣等。

（1）臂交叉皮瓣：Mccash（1956）用健侧前臂或上臂皮瓣，修复对侧手部的皮肤缺损。皮瓣转移后需将两臂交叉固定，直至断蒂。前臂的皮肤质量优于上臂皮肤，屈侧皮肤又优于伸侧。

[手术要点]

臂交叉皮瓣从转移至断蒂一般需制动4周，为便于术后制动，双臂交叉的体位应自然舒适。创面位于手指的背侧，在对侧前臂或上臂的外后侧形成皮瓣为宜（图4-49）；创面位于手指掌侧，在对侧前臂或上臂的前内侧形成皮瓣为宜（图4-50）；修复拇指较大的皮肤缺损，皮瓣形成的最佳部位正好与修复手指的相反（图4-51）。覆盖手掌侧创面，适于在前臂或上臂的后外侧形成皮瓣（图4-52）。手背侧的皮肤缺损，适于在前臂或上臂的前内侧形成皮瓣（图4-53）。

皮瓣愈合拆线后，应适当减少制动，尽早行肩、肘、腕及无损伤手指的关节运动，防止关节的僵直。

[注意事项]

a. 前臂和上臂为经常裸露的部位，女性尽可能少选作供皮区，以免影响外观。供区如能直接缝合，可减少植皮后凸凹不平的瘢痕。

b. 形成皮瓣时蒂尽可能位于近心端，或呈斜行、横行，避免用逆行皮瓣。设计皮瓣时不要跨越肘关节，以免影响肘关节的屈伸。

c. 臂交叉后，要用纱布或棉垫将两臂间的正常皮肤隔开。两上臂间用宽黏膏固定，防止皮瓣撕脱外用绷带包扎。患者在平卧时，双上臂下应加垫垫高，防双臂因重力下垂，牵拉皮瓣。

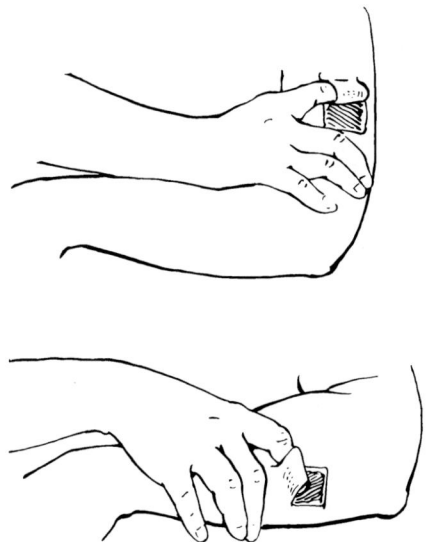

图 4-49　指背缺损从上臂或前臂外侧切取皮瓣

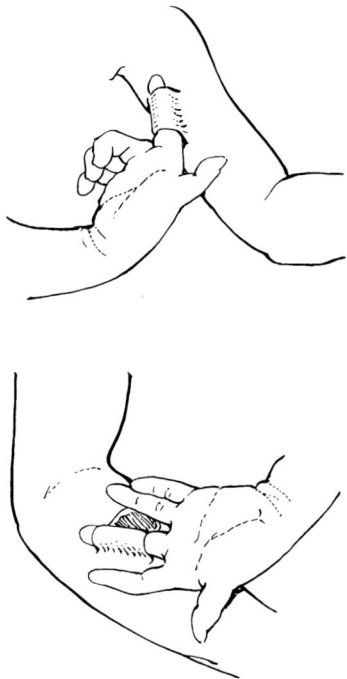

图 4-50 指掌侧缺损从上臂、前臂内侧切取皮瓣

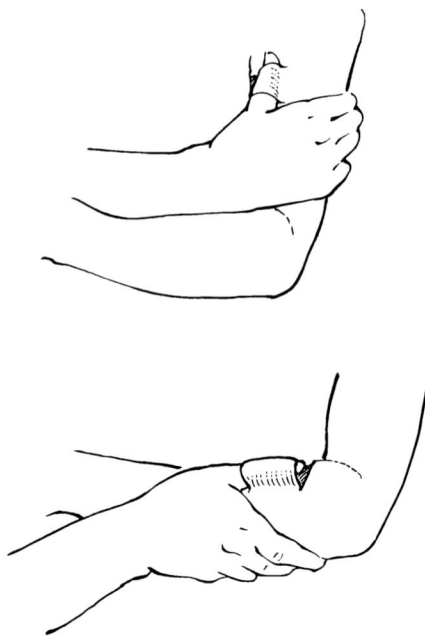

图 4-51 修复拇指背侧常从上臂内侧、前臂外侧切取皮瓣

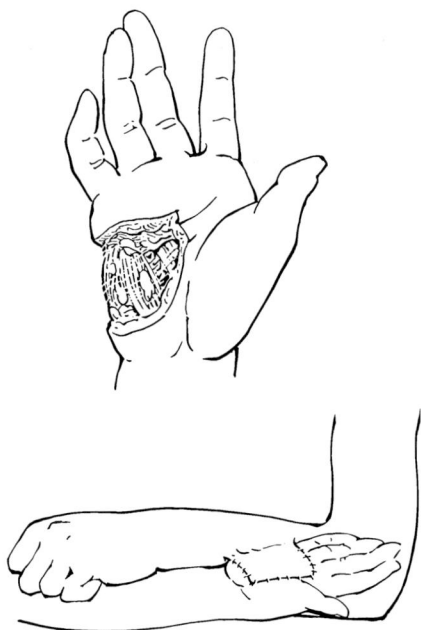

图 4-52 手掌侧皮肤缺损对侧前臂背侧形成皮瓣

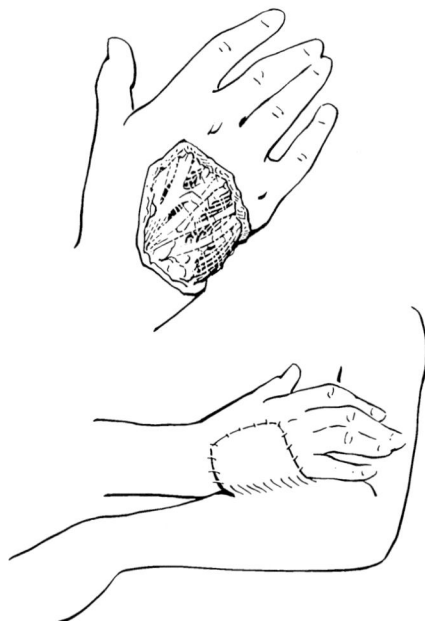

图 4-53 手背侧皮肤缺损对侧前臂掌侧形成皮瓣

  d. 几个手指的掌侧或背侧同时皮肤缺损时,可在同一前臂或上臂形成几个皮瓣,分别覆盖几个手指的创面(图 4-54)。皮瓣设计时,应注意皮瓣蒂的位置,避免影响皮瓣的血液供应。

  e. 多指损伤时,可将相邻手指的相邻创缘相互缝合,使创面合并成一个较大的创面,再用于前臂或上臂皮瓣覆盖。断蒂后,行手指的屈伸功能锻炼,后期再行分指术(图 4-55)。

  (2)胸壁皮瓣:在胸部锁骨下形成皮瓣,覆盖对侧手指背或掌侧皮肤缺损。锁骨下皮肤较薄,质地较上臂外侧好,部位较隐蔽。只需制动一侧上肢便于患者的生活自理。

  [手术要点]

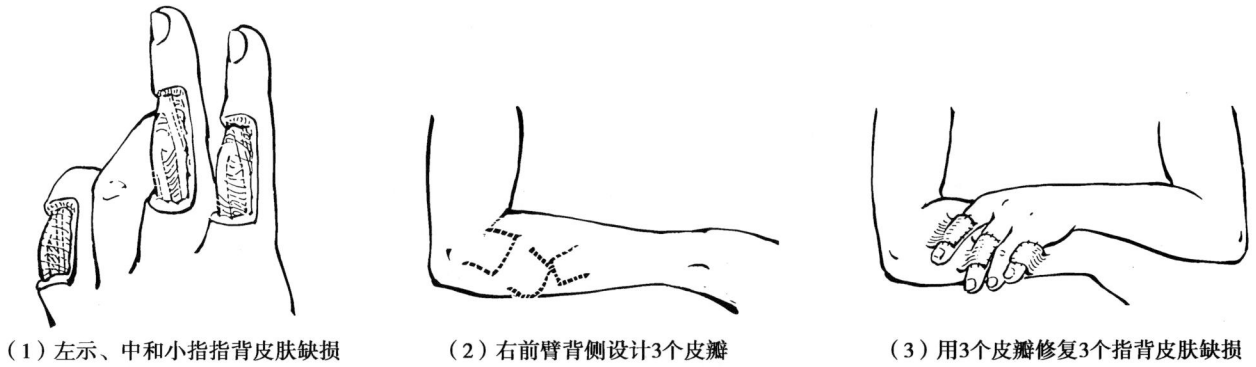

（1）左示、中和小指指背皮肤缺损　　（2）右前臂背侧设计3个皮瓣　　（3）用3个皮瓣修复3个指背皮肤缺损

图4-54　同一前臂多个皮瓣应用示意图

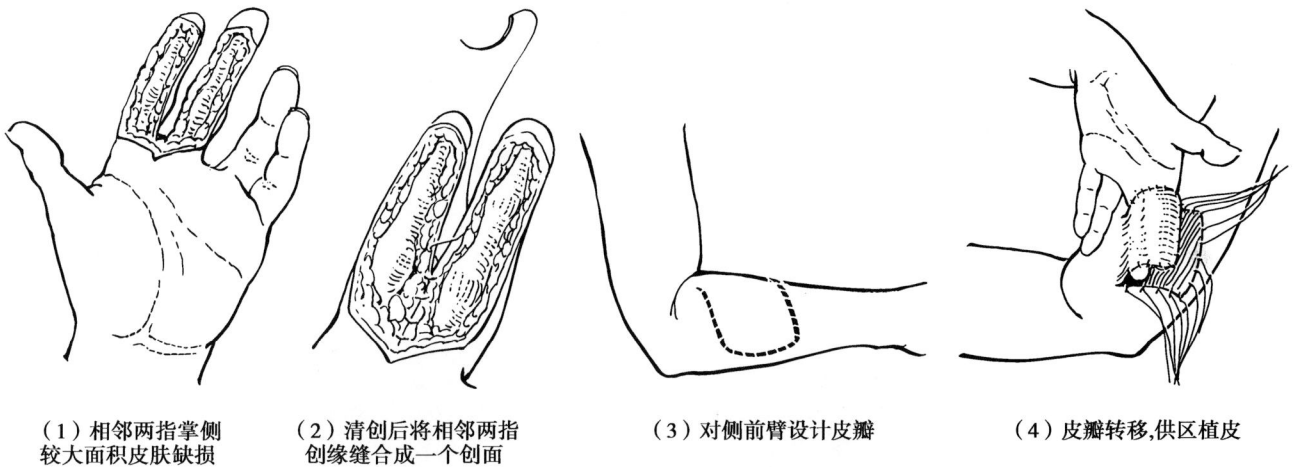

（1）相邻两指掌侧
较大面积皮肤缺损

（2）清创后将相邻两指
创缘缝合成一个创面

（3）对侧前臂设计皮瓣

（4）皮瓣转移,供区植皮

图4-55　相邻指皮肤缺损,用一皮瓣覆盖示意图

在肩关节内收,屈肘情况下,将患手自然放在对侧胸前锁骨下方,根据创面的需要设计蒂部位于上方、内侧或外侧的皮瓣。如皮瓣面积不大,供区可稍做潜行剥离直接闭合,如面积过大可行游离植皮(图4-56)。

［注意事项］

胸壁皮瓣转移后,应在腋窝、上壁、前壁与胸壁间放棉垫隔开,防止皮肤直接接触。然后用宽胶布将伤肢牢靠地固定在胸壁上。再用胸带包裹上肢及胸部。以免肢体下沉影响皮瓣。

（3）腹部皮瓣:腹部的面积大,平整,皮肤质地较好,皮下组织丰富,至今仍是手外科常用的方法之一(图4-57)。

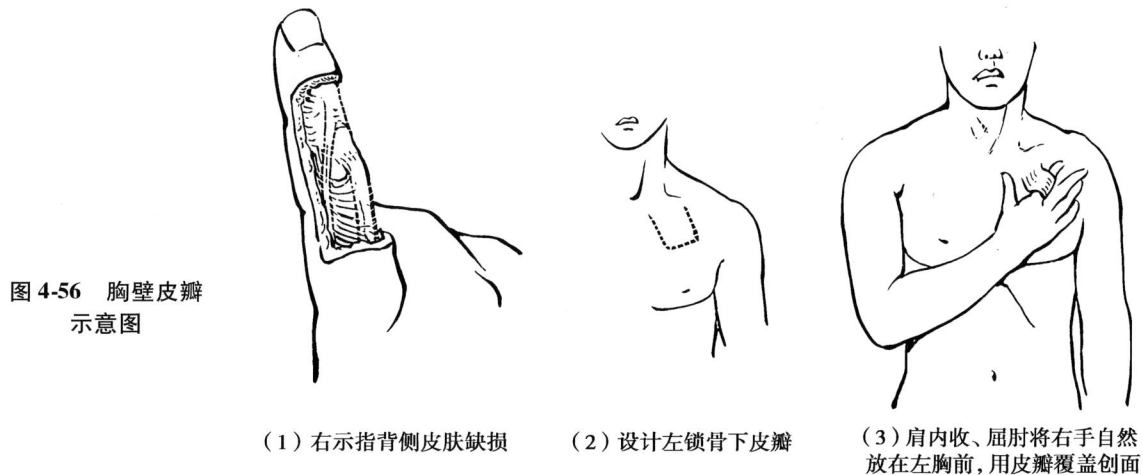

**图4-56　胸壁皮瓣
示意图**

（1）右示指背侧皮肤缺损　　（2）设计左锁骨下皮瓣　　（3）肩内收、屈肘将右手自然
放在左胸前,用皮瓣覆盖创面

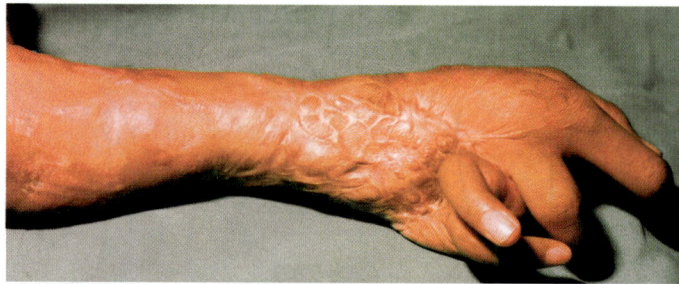

（1）右手及前臂背侧皮肤瘢痕、骨缺损

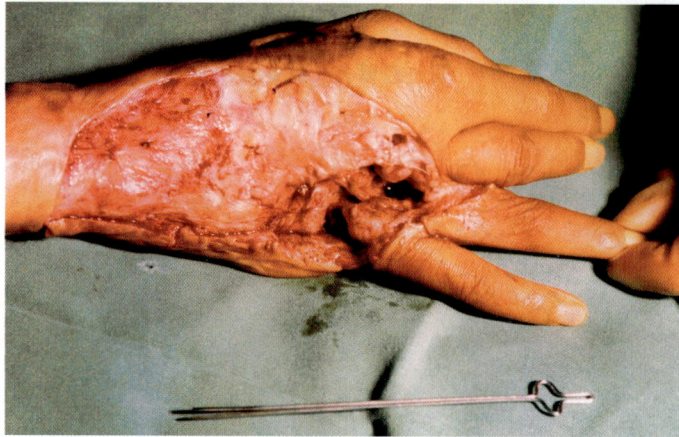

（2）瘢痕切除,环、小指复位,克氏针固定

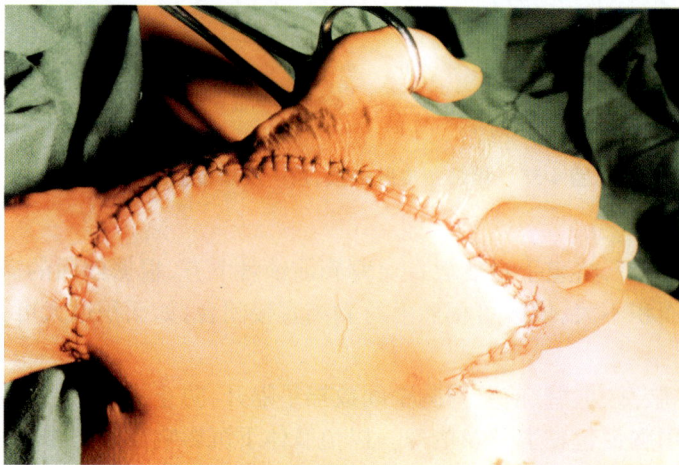

（3）同侧下腹部形成皮瓣覆盖创面,供区植皮

图 4-57　腹部皮瓣术

[手术要点]

a. 逆转法设计皮瓣,照样布切取,自深筋膜浅层剥离。掀起皮瓣后根据创面需要修剪皮下脂肪,仔细止血。当皮瓣面积不大时,供区可以直接拉拢缝合。面积过大时,先缩小创面,剩余部分再用皮片覆盖。

b. 如患者因烧伤全身已有很多瘢痕,缺少供皮区,或不愿再取皮植皮,可用手部的瘢痕瓣回植术。即将手部瘢痕切除时形成一瘢痕瓣,在腹部形成皮瓣后两个瓣的蒂部均位于创面的同一侧,供区用瘢痕瓣覆盖,受区用新形成的皮瓣覆盖,等于两皮瓣互换(图 4-58)。

c. 皮瓣转移后需将上臂、前臂与胸部、腹部用棉垫隔开,用宽胶布固定上臂与胸部,前臂与腹部。皮瓣用敷料敷盖后,再用腹带固定。

[注意事项]

a. 一侧腹部形成的单蒂皮瓣,皮瓣的远端不应越过腹部白线。否则,越过白线部位会发生血液循环障

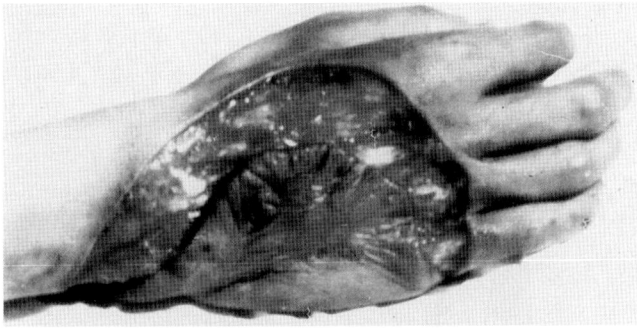

（1）右手背侧皮肤瘢痕，切开瘢痕在手尺侧形成瘢痕瓣

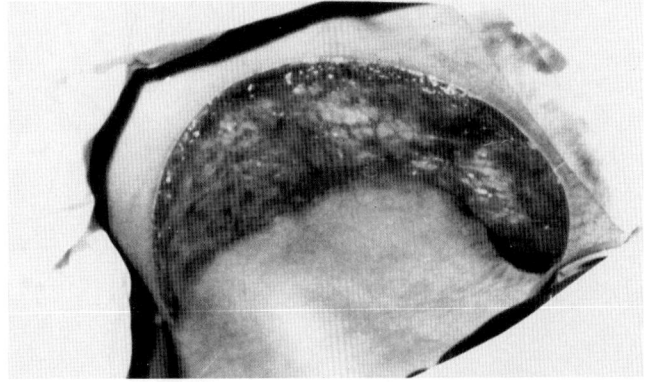

（2）同侧下腹部形成与手背创面相符的皮瓣

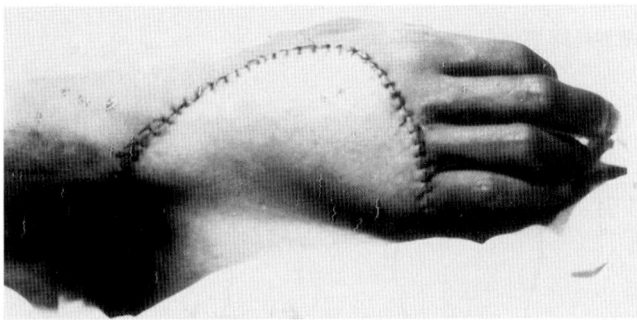

（3）用腹部皮瓣覆盖右手背侧创面

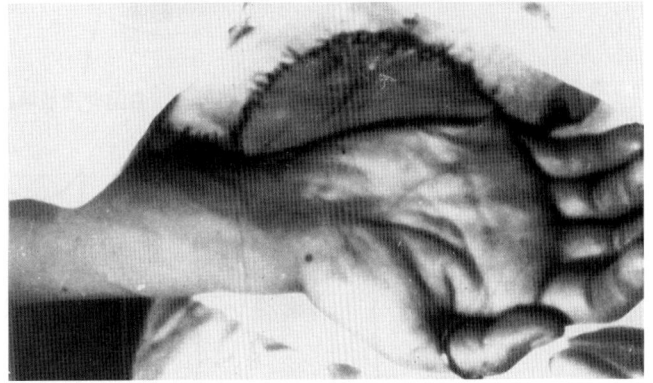

（4）手背瘢痕瓣移植覆盖腹部皮瓣供区

图 4-58 腹部皮瓣瘢痕瓣互植术

碍。但皮瓣蒂横跨上腹或下腹中线的皮瓣，因蒂部血液供应分别来自左、右腹壁，故可以越过白线形成皮瓣（图 4-59）。

b. 腹部皮瓣过大时注意不要使皮瓣跨越肢体的周径，形成 180°转弯。这样缝合皮瓣的远端正好位于最低点，不利于皮瓣远端的静脉回流。遇到整个肢体周径都要覆盖的病例，可以设计两个相对的皮瓣，分别覆盖创面的两侧；或者设计双蒂皮瓣，肢体从蒂间穿过，待愈合后于双蒂皮瓣蒂的两侧行迟延术，断蒂时用两个迟延的蒂部覆盖其余创面（图 4-60）。

c. 腹部皮瓣转移后，应注意包扎的压力，常常由于腹带压力过大，压迫皮瓣的最高部位会影响皮瓣远端的血液循环。

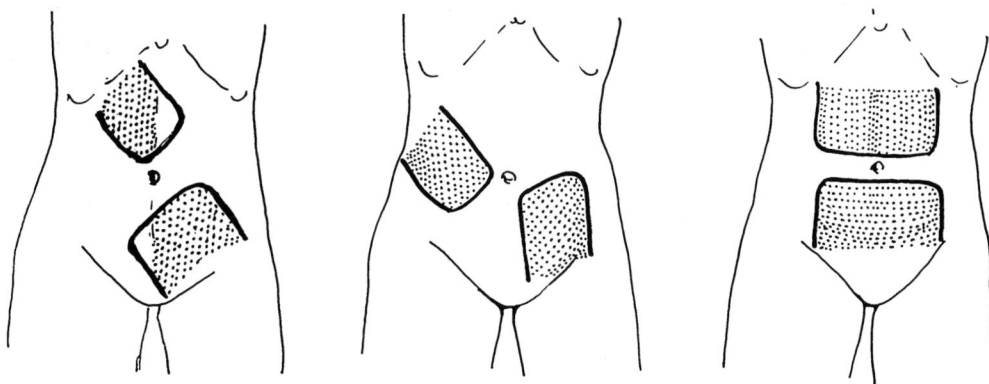

（1）不正确位置，越过中线部分会缺血

（2）上、下腹部侧方正确皮瓣位置

（3）跨越中线的上、下腹部皮瓣的正确位置

图 4-59 腹部皮瓣的位置

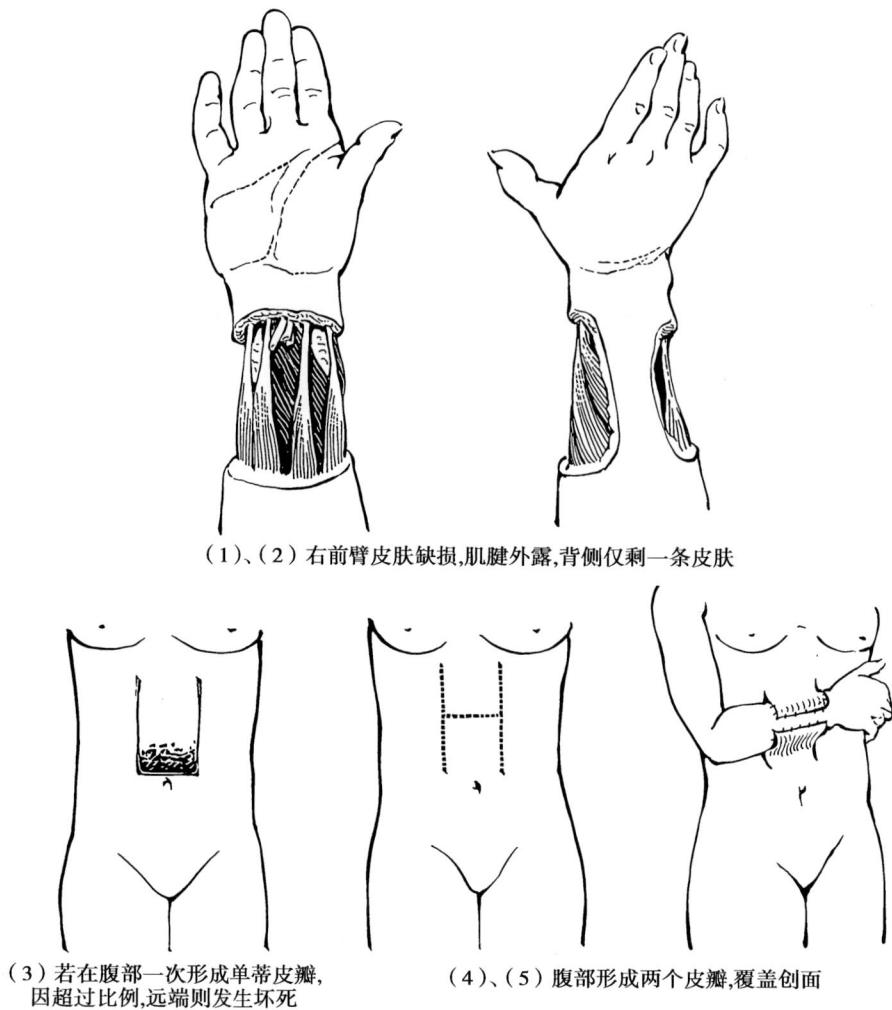

（1）、（2）右前臂皮肤缺损,肌腱外露,背侧仅剩一条皮肤

（3）若在腹部一次形成单蒂皮瓣,
　　因超过比例,远端则发生坏死

（4）、（5）腹部形成两个皮瓣,覆盖创面

图 4-60　腹部皮瓣的合理应用

　　d. 术毕回病房后,医生应再检查一次制动的情况。在患者平卧时上臂下加垫。避免肢体因重力缓慢下垂,牵扯皮瓣。

　　4. 袋状皮瓣　根据伤手皮肤撕脱的情况,在腹部做一个或多个切口,然后于皮下做潜行剥离,形成一个可容纳伤手的“口袋”,将伤手放入一定时间后,原来不能接受游离植皮的创面由肉芽组织所覆盖,取出伤手后再行游离植皮(图 4-61)。

　　[手术要点]

　　a. 当手掌、手背皮肤缺损,而手指皮肤尚可保留时,可将全手放入,手指分别从小切口处穿出。由于手指伤后血液循环较差,所切小口如太小缝合后成环状绞窄,手指远端容易坏死。所以,手指穿出口应切除部分皮肤,以增加切口的周径(图 4-62)。

　　b. 埋藏 6 周,断蒂时有两种术式可供选择。可以从手的边缘切口,背侧皮瓣保留在手上,掌侧植游离皮;另一种方法是从皮瓣上作工字形切口,分开两皮瓣将手取出,全手植游离皮。

　　c. 全手植皮同时还做出指蹼及分指的手术很费时间。比较简单的方法是,用一张较大皮片,中央切几个洞,手指自洞中穿出,皮片覆盖手掌、手背,并形成指蹼。每个手指再分别用窄而长的断层皮片缠包伤指,或先将皮片缝合成几个袋状,分别套入各手指(图 4-63)。

　　[注意事项]

　　a. 此种手术,尤其是全手放入袋中时,引流多不通畅,一旦感染,伤手则很难保留。所以清创、止血要彻底,严格执行无菌操作是非常重要的。

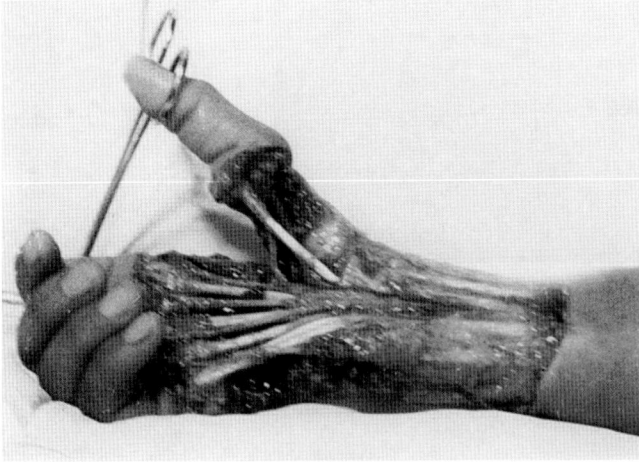

（1）

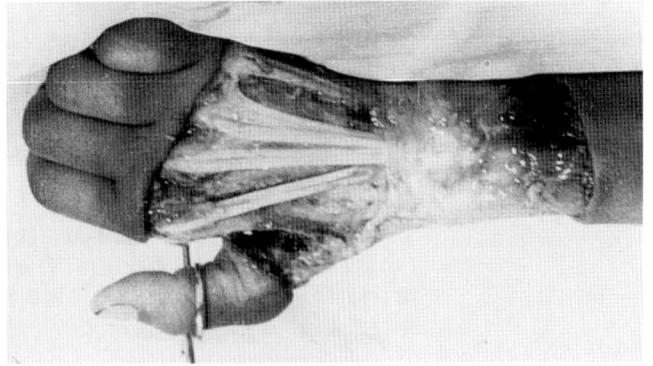

（2）

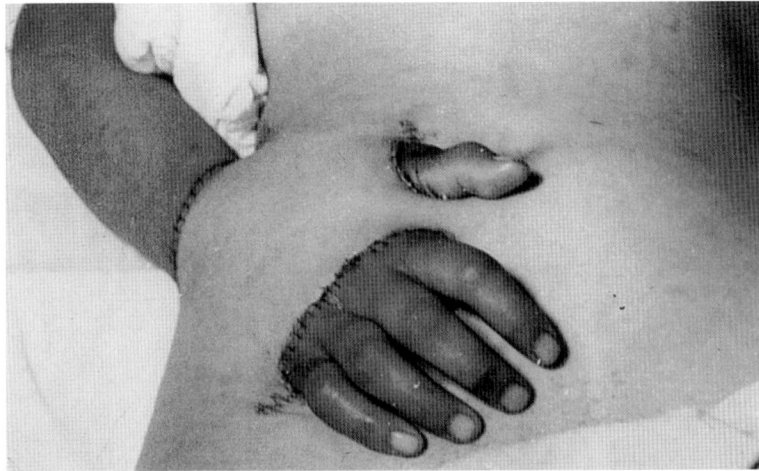

（3）

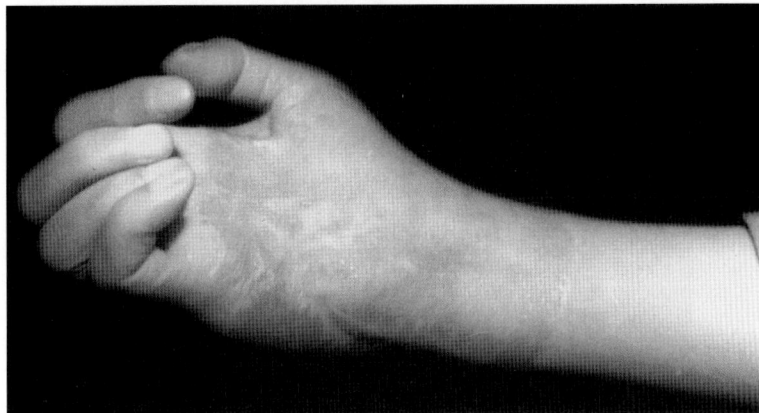

（4）

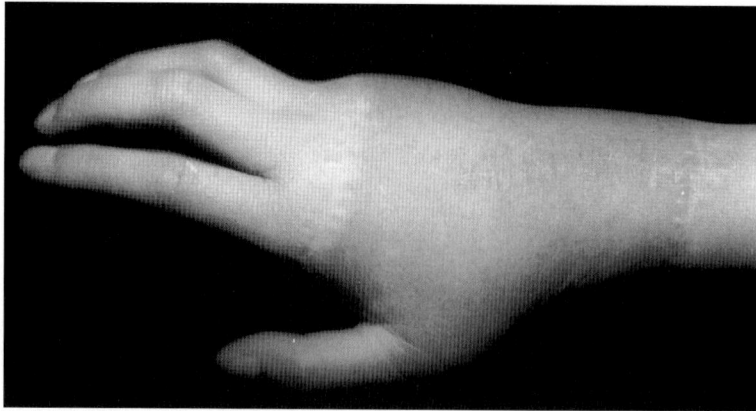

（5）

图4-61 腹部袋状皮瓣术
（1）、（2）右手及前臂机器捻压伤，清创后屈、伸肌腱裸露；（3）腹部形成袋状皮瓣，将伤手从袋中穿过用皮瓣覆盖创面；（4）、（5）手背创面由腹部皮瓣覆盖，掌侧行游离植皮。屈伸指恢复情况

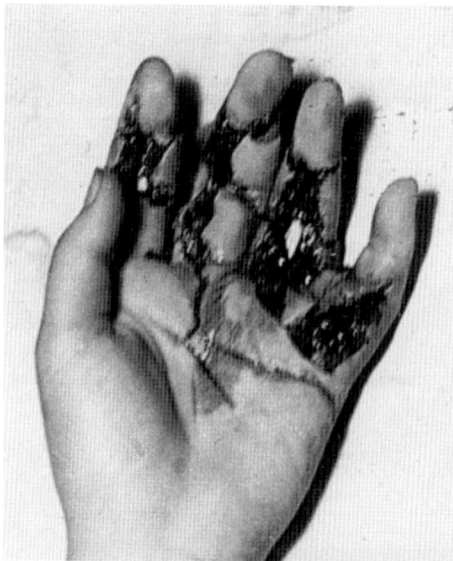

（1）左手示-小指机器压伤

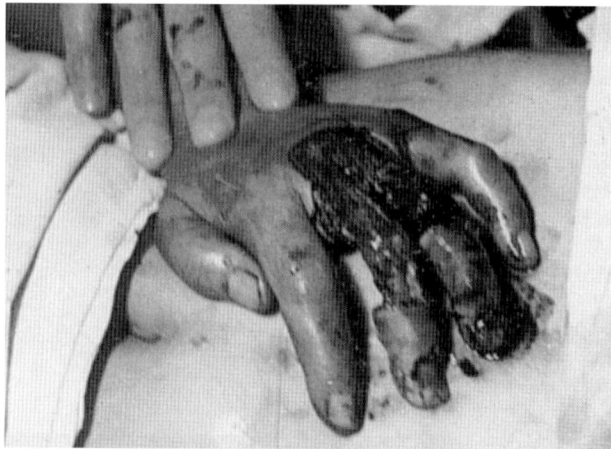

（2）清创后示、小指皮肤可以缝合，中、环指从掌指关节至远侧指间关节皮肤撕脱伤

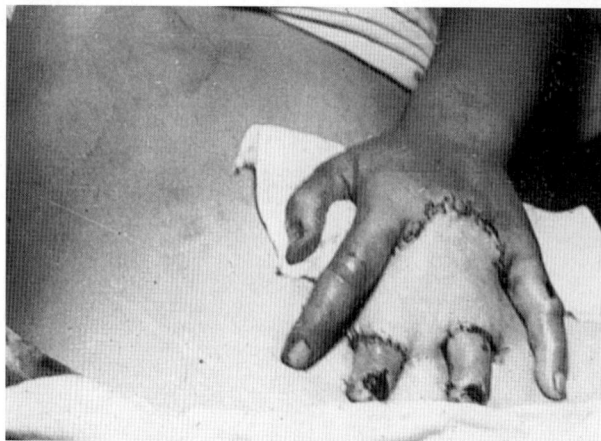

（3）同侧腹部形成袋状皮瓣，环、中指从腹部穿出时注意切除部分皮肤，避免形成环形狭窄，妨碍环、中指血运

图4-62 手指远端袋状皮瓣术

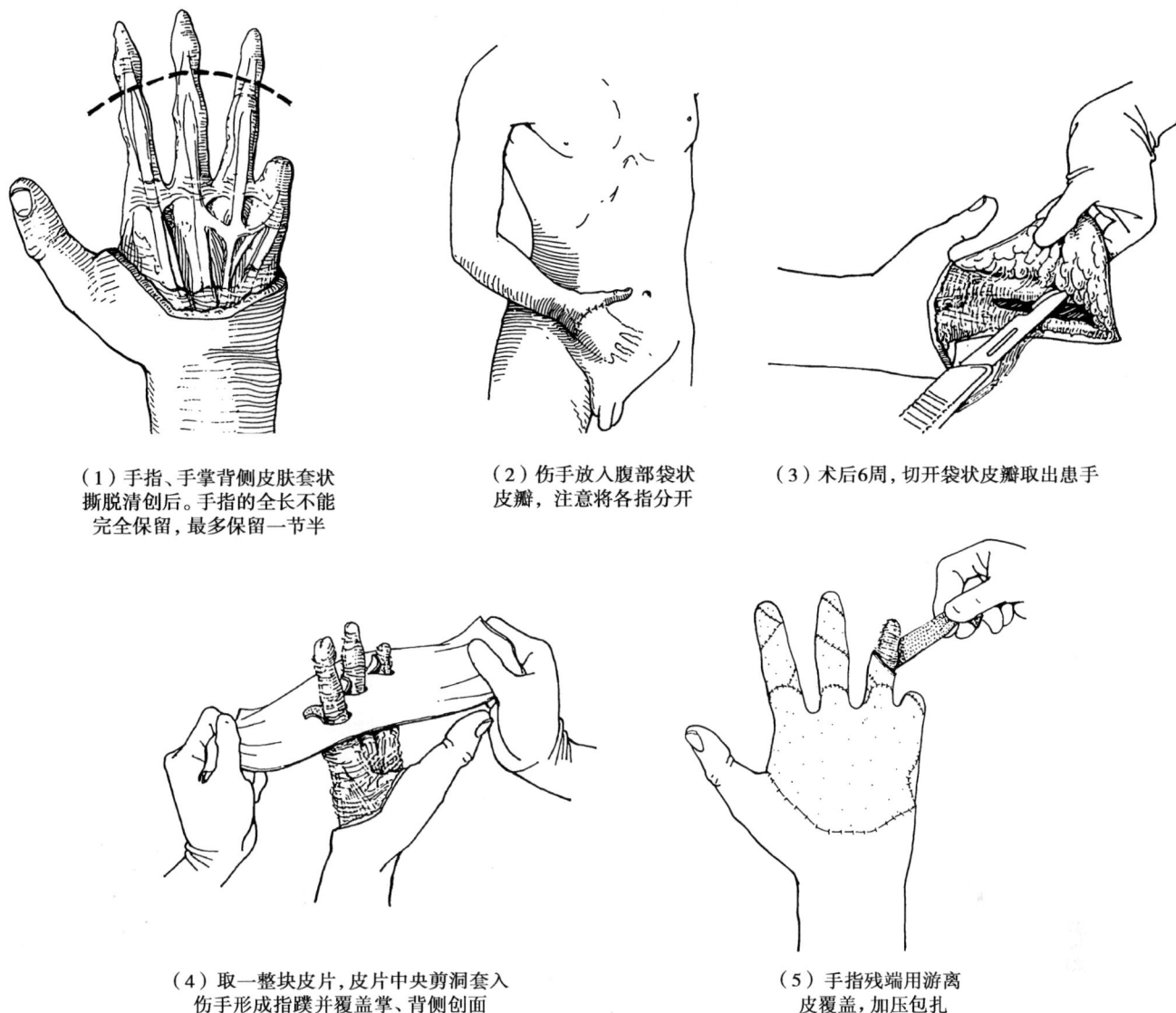

（1）手指、手掌背侧皮肤套状
撕脱清创后。手指的全长不能
完全保留,最多保留一节半

（2）伤手放入腹部袋状
皮瓣,注意将各指分开

（3）术后6周,切开袋状皮瓣取出患手

（4）取一整块皮片,皮片中央剪洞套入
伤手形成指蹼并覆盖掌、背侧创面

（5）手指残端用游离
皮覆盖,加压包扎

图4-63 腹部袋状皮瓣另一方法示意图

b. 全手皮肤的套状撕脱,指神经、血管多随皮肤撕掉,手指远端的血液供应很差,因此最多只能保留1节半。

c. 伤手自袋状皮瓣取出时间一般需要6周,创面才能接受植皮。过早取出创面尚未完全覆盖肉芽组织,植皮容易坏死,失去埋藏意义。过晚取出,关节容易僵直。为使伤手保留一定功能。应在拆线后让患者练习掌指关节的运动。从袋中取出时争取一次分指。应尽早进行掌指关节及指间关节的屈伸锻炼。

5. 管状皮瓣 Filatov、Ganzer、Aymard 等（1917）率先将扁平皮瓣卷成管状使用,俗称皮管。由单蒂皮瓣形成的皮管可以一次形成并转移,用于单个手指的套状撕脱;由双蒂皮瓣形成的皮管一般需预先形成皮管,使用时切断一端移至受区,经过一段时间后再断带,剖开皮管变成扁平皮瓣再覆盖创面。常用于扁平皮瓣所不易覆盖的创面,如拇指蹼挛缩,由于掌、背侧及拇指尺侧、示指桡侧都有皮肤缺损,用扁平皮瓣不能同时覆盖,选用皮管比较适合。

皮管形成后其蒂部完全封闭无创面外露,术后渗出少,感染的机会也少。蒂部呈管状并较长,容易转移,移位后肢体可允许有一定的活动度,较皮瓣转移舒适。皮管可预制,可经迟延术,形成蒂部不宽但可很长的皮瓣,并可行较大范围的缺损修复。与扁平皮瓣比较,管形皮瓣的手术次数多,疗程长。

［手术要点］

以双蒂管状皮瓣为例,在适当的部位按皮肤缺损的大小设计皮管后,切开皮肤至深筋膜,在深筋膜浅层从切口的一侧向另一侧剥离,形成一个双蒂皮瓣。修剪脂肪后仔细止血,用间断缝合法将双蒂皮瓣卷成管状,供区一般可直接拉拢缝合。缝合过程中在皮管蒂部所形成的菱形创面,用水平褥式缝合方法将菱形创面闭合,皮管形成(图 4-64)。

皮管形成后应放置引流条,防止血肿形成。皮管与供区间应用纱布隔开,然后在皮管的两侧沿皮管的长轴放两个略粗于皮管的纱布卷,再用敷料包扎,以免皮管受压。

为便于皮管蒂部的缝合,可选用不同的切口(图 4-65)。

［注意事项］

a. 皮管形成要注意皮管的长宽比例。当需要过长的皮管时,可先在供区形成轴线相同的两个皮管,两管之间留有皮桥。皮桥经过迟延后断桥,形成一个细长的皮管(图 4-66)。

b. 剥离皮瓣时避免从两侧切口向中央剥离,使整个皮瓣厚薄不一,且容易影响皮瓣的血液循环。在腹部形成皮管,由于皮肤厚双蒂皮瓣的宽度不能太窄,过窄则不能卷管。腹部皮下脂肪过厚时,必须经过修剪才能卷成管状,修剪多少以皮瓣可以卷成管,且皮管形成无张力为度。修剪不够,皮管缝合后张力过大,修剪过度,破坏了真皮下的血管网都会影响皮管的血液循环。卷管前皮瓣下止血必须仔细,否则有血肿形成将导致手术的失败。

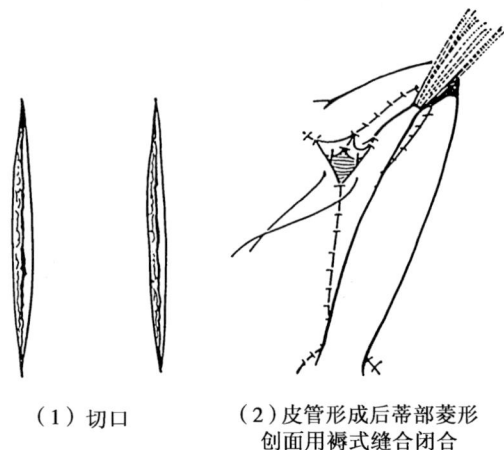

（1）切口　（2）皮管形成后蒂部菱形创面用褥式缝合闭合

图 4-64　皮管形成术示意图

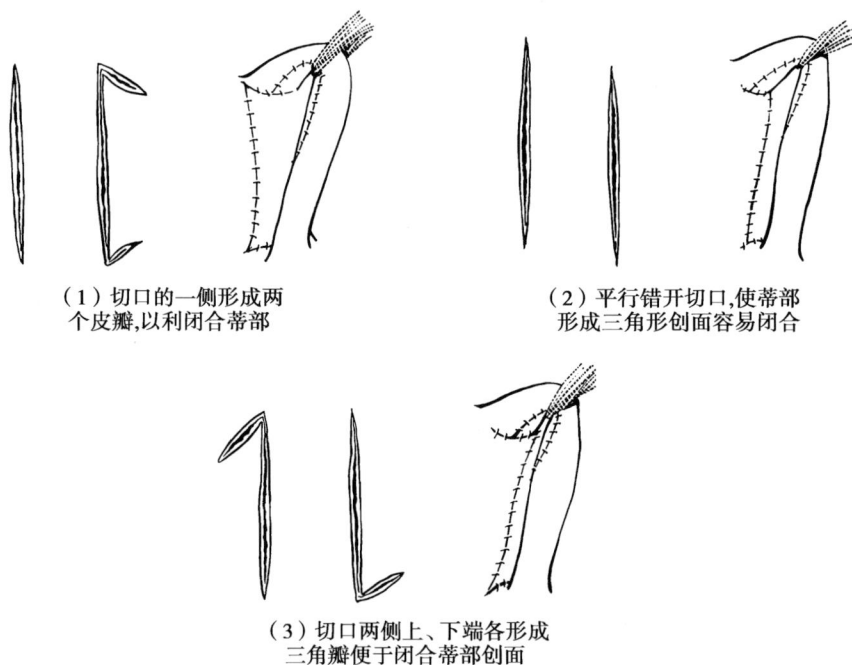

（1）切口的一侧形成两个皮瓣,以利闭合蒂部　（2）平行错开切口,使蒂部形成三角形创面容易闭合

（3）切口两侧上、下端各形成三角瓣便于闭合蒂部创面

图 4-65　管状皮瓣不同的切口和蒂部闭合方法示意图

c. 皮管转移前应先在转移端做阻断血液供给训练。无论用什么方法夹蒂训练,都要保证每次夹蒂的位置不变。夹蒂的位置就是要断蒂的位置。从伤口愈合后即可开始训练,每次夹蒂时间由短到长,当阻断蒂部血供1小时皮管仍不改变颜色时,则可行断蒂转移术。有时需要在皮管断蒂时能多带一块皮肤,则单靠夹管训练难以实现,需要做一次迟延术。

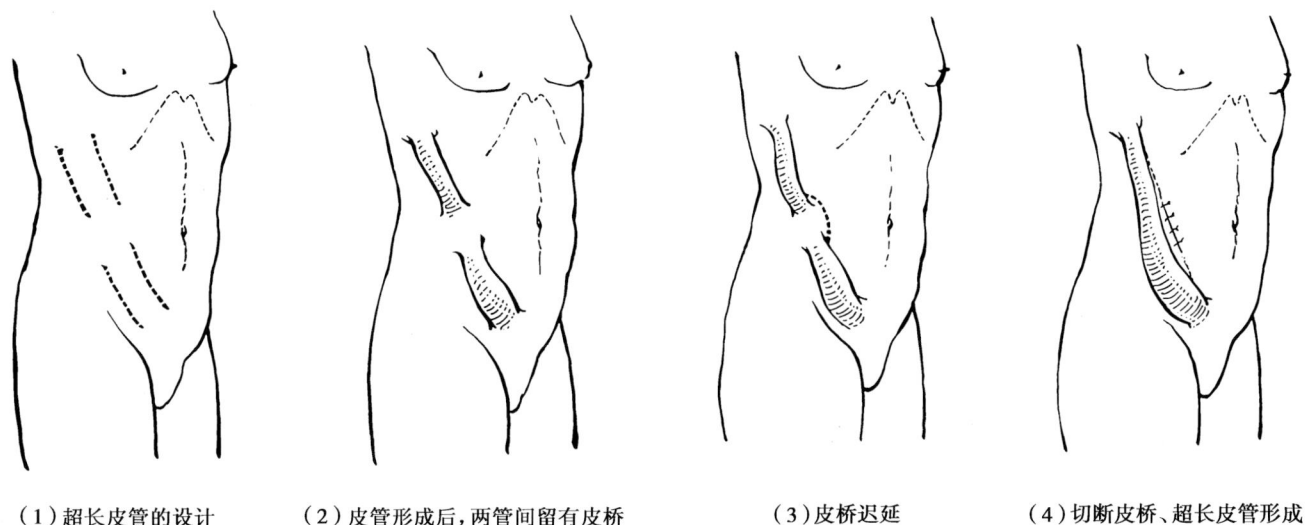

（1）超长皮管的设计　　　　（2）皮管形成后，两管间留有皮桥　　　　（3）皮桥迟延　　　　（4）切断皮桥、超长皮管形成

图 4-66　超长皮管的设计与形成示意图

（二）带真皮下血管网皮瓣

按照传统皮瓣切取后，修剪皮下脂肪，保留真皮下血管网，使皮瓣变薄，皮瓣的长宽比例可以增加到 3～4：1。薄皮瓣深侧真皮下血管网很容易与基底和创缘的血管沟通，从而较早地与皮瓣建立血循环，并可提前断蒂。

此种皮瓣皮下组织薄，接近手背、指背皮肤的厚度，移植后外形美观，克服了传统皮瓣过于臃肿的缺点。由于此法为带蒂皮瓣，移植早期可由蒂部供血，与带真皮下血管网的皮片移植相比，没有移植后缺血-再通血过程，更易成活，所以优于带真皮下血管网皮片移植。

［手术要点］

按传统皮瓣切取后再小心剪除过多的脂肪组织，仅在皮瓣下保留约 1～2mm 厚的脂肪，并保持真皮下血管网的完整性。

皮瓣转移时不应有较大的张力，缝合后皮瓣上应放膨松、柔软的敷料，适当加压包扎（比植游离皮压力要小，但比传统皮瓣要略大），以保证真皮下血管网与基底比较紧密地接触。断蒂时间主张不一，最短的 3～5 天，最长的术后 3 周，一般可在术后 10 天左右断蒂。

［注意事项］

此种皮瓣长宽比 2～3：1 一般均可成活。如创面需特别窄而长的薄皮瓣时，可设计轴型皮瓣，在形成厚的轴型皮瓣后，将皮瓣远端的 60%～70% 修成薄皮瓣，而保留轴心血管的近端，移植到受区。

（三）筋膜皮瓣

目前，对筋膜皮瓣的定义尚存争论。广义认为在任何部位切取，只要带有深筋膜的皮瓣可称之为筋膜皮瓣；狭义认为只有存在深筋膜血管网部位形成筋膜皮瓣方称为筋膜皮瓣。前者主要位于躯干扁平肌部位，皮肤的血供主要来自肌皮穿支，缺少肌间隔也就缺少筋膜穿支血管，可以形成筋膜皮瓣，但长度有限，Thomson 和 Kerrigan（1987）认为此类皮瓣的长度仅可较传统皮瓣的长度增加 20% 左右。后者认为四肢存在肌间隔，才有筋膜穿支血管和深筋膜血管网存在；深筋膜血管网丰富，沿肌间隔切取筋膜皮瓣宽度可以很窄，但长度很长，也不致引起远端坏死。所以，这里讨论以四肢为主的筋膜皮瓣。

Klaus Schafer（1972）对小腿深筋膜和皮下脂肪血供的研究中发现，在深筋膜上、下和其内部均有血管网存在。其中以深筋膜上的血管网最为丰富、粗大。深筋膜的血供有三个来源，即：①肌间隔穿支血管在深筋膜层呈放射状发出的血管，且相互间有吻合；②浅层皮下组织中血管的下降支；③深筋膜下疏松结缔组织中血管的分支穿过深筋膜到达其表面。Ponten（1981）所用的小腿后侧带蒂的筋膜皮瓣，以及杨国凡（1981）所用的前臂桡动脉为蒂的游离皮瓣的成功，促进了国内、外学者对肌间隙（隔）血管的供血及静脉回流系统进行深入研究，使得筋膜皮瓣在临床上获得了广泛的推广和应用。

深筋膜由致密结缔组织构成,是人体浅、深部的分界标志。深筋膜浅层发出纤维来与浅筋膜和真皮相连,其向深面也发出纤维隔伸入肌肉或肌组间,并通过骨膜附于骨上。这样深筋膜、肌间隔和骨就构成了骨纤维鞘,鞘内容纳肌肉、肌组和出入肌肉的血管、神经和淋巴管等。血管主干行走于四肢肌肉或肌组间的肌间隔内,沿途发出肌支、肌间隔筋膜穿支,营养附近的深部肌肉、神经、骨骼以及体表被覆的皮肤。在四肢的近侧,血管分支深在,分出的血管粗大,但数量较少,并在深筋膜下行走较长距离才穿过深筋膜到达浅层;而在四肢远端穿支血管较为表浅,数量多但口径小。这些穿支血管在深筋膜的浅、深层形成丰富的血管网,呈纵向链式吻合丛,营养体表的皮肤。由于深筋膜血管网往往与深部动脉、肌间隔的走向一致,因此,只要保障一个穿支与深部动脉的连续,通过深筋膜层的链式吻合,可以营养原几个穿支才能营养的面积,形成长、宽比例达到 4~5:1 的筋膜皮瓣。并在形成皮瓣的过程中,可同时切取骨、骨膜及其他组织行复合组织移植。筋膜皮瓣在设计时要遵循下列原则:

"点" 是皮瓣的旋转点,为供养皮瓣血供的血管蒂在体表的投影,是皮瓣成活与否的关键点。在手术中应仔细分离,倍加保护,才能保证皮瓣的成活。

"线" 是皮瓣设计的轴心线,包括轴型皮瓣的动、静脉;筋膜皮瓣,皮神经营养血管皮瓣的链状血管丛走向。沿此线设计皮瓣,才能使皮瓣得到血液的供应,偏离此线,皮瓣不能成活。手术中不能随意修剪此线,保护它的连续性是保住皮瓣的生命线。

"面" 是皮瓣设计切取过程中有关的几个方面:①皮瓣形成掀起的解剖平面;②皮瓣设计、切取的最大安全切取面积。超越了这个面积部分,术后可能发生坏死。

"弧" 指皮瓣的旋转弧。根据皮瓣的旋转点、皮瓣远端可能达到的位置,将其连成线,即此皮瓣可以旋转的弧。

在皮瓣形成时要注意以下几点:

判明营养皮瓣血管的位置,以此旋转点设计皮瓣,常以下列方法判定血管的存在与否:①根据解剖学知识作为依据;②运用仪器监测穿支血管的存在与否,常用超声多普勒或彩色超声检查;③术中先不切取皮瓣,而在蒂部小心探查穿支血管的位置,根据血管情况,皮瓣做适当调整。

设计时从旋转点沿血管丛或血管蒂的走向画出轴心线,从旋转点到皮瓣远端划出旋转弧,在切取时皮瓣远端应比所画旋转弧顶多出 2~3cm,以保证皮瓣旋转后蒂部宽松,不致过于紧张。根据受区的形状与大小在轴心线的两侧设计皮瓣。

切取时若肯定了穿支动脉的存在,先于远端,在解剖层次面上,可逆行切取;若不能肯定,先于皮瓣蒂部显露、分离后,沿此血管丛顺行切取。蒂部不仅保护穿支血管的连续性,蒂部筋膜还需具有一定的宽度,皮瓣越大,宽度应越大。

筋膜皮瓣在实际应用中与轴型皮瓣、带皮神经营养血管皮瓣有很多相互重叠,不易区分。比如筋膜皮瓣内常用有筋膜穿支血管作为轴心血管,也可以视作轴型皮瓣。利用链型筋膜血管的筋膜皮瓣与皮神经营养血管链皮瓣链同属一类,也不能严格区别,只不过在使用中主要看蒂内以什么为主而定,把它叫作××皮瓣。概括起来筋膜皮瓣在外科应用中有下列几种形式:

1. 随意型筋膜皮瓣 指蒂内没有口径较大的筋膜穿支血管,皮瓣由筋膜网供血。这种不带穿支血管的筋膜皮瓣可以像传统皮瓣一样随意切取。但皮瓣要带深筋膜,不能修薄,皮瓣的长宽比例最多不能大于 2:1(图 4-67)。

2. 带穿支血管的筋膜皮瓣 蒂部存在口径较大的穿支血管作为轴心血管,可以以此血管为蒂形成长宽比例 3~5:1 的皮瓣(图 4-68)。

如果筋膜皮瓣蒂部没有恒定较大的筋膜穿支血管,皮肤营养是由筋膜内数个小穿支血管供血。借助于这些小穿支血管在深筋膜上、下相互吻合,也可以沿吻合血管丛的轴向切取。需要在蒂部保留一个或数个小穿支,形成长宽比例 3~5:1 的皮瓣(图 4-69)。

据 Dickson(1987)总结筋膜皮瓣的术后并发症时指出:

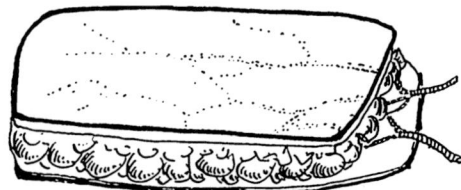

图 4-67 随意型筋膜皮瓣内无穿支血管结构

筋膜皮瓣重要并发症(指皮瓣坏死、部分坏死、创缘未愈等)的发生率占17%,次要并发症(伤口迟延愈合,但最终可以愈合)占23%。在我们有关杂志中病例报告的数据也说明:超过常规比例筋膜皮瓣虽然可以成活,但在术后或多或少地还存在一定问题,需要在使用时注意,预防并发症的发生。筋膜皮瓣很多,下面仅介绍几种上肢筋膜皮瓣:

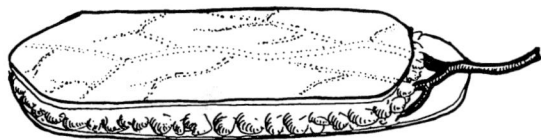

图4-68 带穿支血管的筋膜皮瓣

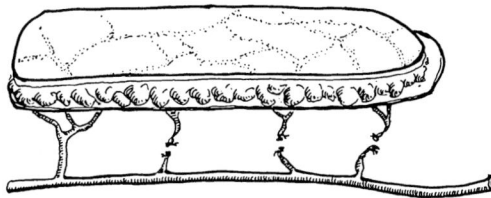

图4-69 筋膜内数个小穿支血管,因相互吻合可当作轴心血管切取

(1) 不带桡动脉的前臂桡侧筋膜皮瓣

1) 肘前筋膜皮瓣:它是由 Lamberty 和 Cormack(1982)首先用于临床,以前臂桡侧肘下动脉为轴心血管形成的筋膜皮瓣。

[相关解剖]

桡动脉在肱桡肌和旋前圆肌间的前外侧肌间隔浅出向远端行走,沿途发出许多穿支血管。但在肱骨内、外上髁连线中点下方平均4cm(2~5cm)处,有一口径较大的肌间隔穿支血管,口径0.5~1.0mm,称为肘下动脉。该动脉50%起自桡动脉,50%起自桡侧返动脉。发出后,向下向外走行,分布于前臂桡掌侧皮肤。皮瓣内有伴行静脉和头静脉,以及伴头静脉走行的前臂外侧皮神经。

[皮瓣形成要点]

线:头静脉在前臂中、上段走行线。

点:肱骨内、外上髁连线,在肘下4cm。

面:深筋膜下,在桡侧腕屈肌与指浅屈肌肌间隙深侧剥离。切取最大面积5cm×15cm。

[手术要点]

a. 抬高患肢,不驱血,止血带下手术。先从皮瓣内侧远端开始。切开皮肤后,在深筋膜下方向桡侧剥离。当见到前臂外侧肌间隔后,再切开外侧,深筋膜下分离到肌间隔。切断皮瓣远端,结扎头静脉后,沿肌间隔深方由远及近掀起皮瓣。蒂部保留一定宽度,保护好头静脉在肘部的交通支(图4-70)。

b. 该皮瓣可行局部转移,一般不用隧道而用明道,也可用于游离移植。

2) 桡动脉远端穿支筋膜皮瓣:前臂下段,在桡动脉显露部发出许多肌支与皮支,这些小皮支在筋膜上分为升、降支互相吻合成网,以此吻合血管网为轴心血管可以形成桡动脉远侧穿支筋膜皮瓣。

[相关解剖]

桡动脉在桡骨茎突上2~7cm范围内发出5~7肌间隔穿支动脉,据钟志刚近来报道,其中有一条较粗大,位于桡骨茎突上(4.2±1.3)cm处,称为腕上皮支。血管远端终末支与桡骨茎突返支和骨间前动脉腕背支相吻合。皮瓣内有动脉的伴行静脉外,还有头静脉。皮神经有桡神经浅支和前臂内侧皮神经远端。此皮瓣可以向近、远端转移(图4-71)。

[皮瓣形成要点]

线:桡动脉在前臂远端走行投影线。

点:依需要在轴心线上选定,近端不超过桡骨

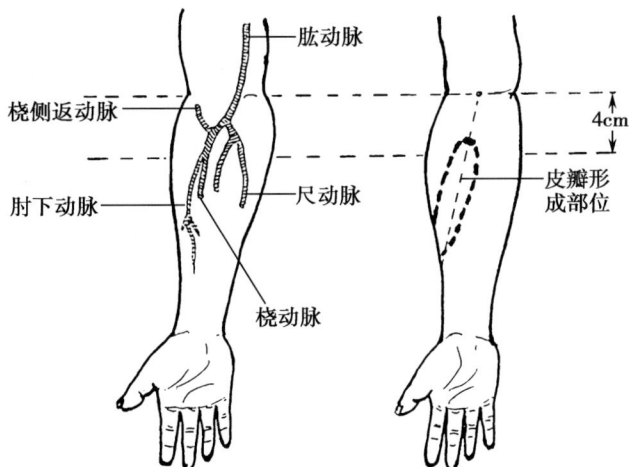

图4-70 肘前筋膜皮瓣解剖与设计示意图

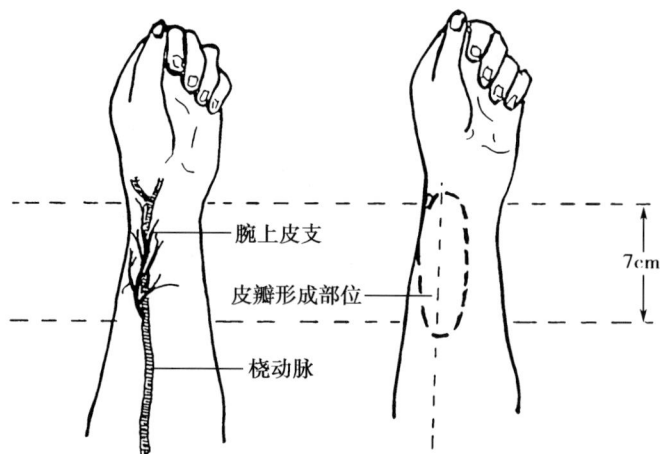

图 4-71　桡动脉远端穿支筋膜皮瓣解剖与设计示意图

茎突上 5cm,远端不超过腕横纹。

面:深筋膜下,寻找一粗大穿支为蒂,蒂宽最好大于 3cm。最大切取面积 5cm×10cm。

[手术要点]

a. 手术先从掌内侧作切口,纵向切开后在深筋膜下剥离,将皮瓣向桡侧掀起,观察桡动脉肌间隔穿支动脉分布,根据需要决定保留哪些穿支血管,切断哪些,决定皮瓣确切位置。而后,再行桡侧切口,同样显露桡动脉穿支血管分支。最后形成皮瓣。

b. 若皮瓣蒂部放在远端作转移,为避免宽蒂受压,可于蒂部保留 1～2cm 宽皮肤条,隧道部切开,从明道转移。

c. 因前臂在旋前、旋后位时皮肤与深方的骨、肌腱等有 1.5～2cm 移动,所以应在前臂中立位设计皮瓣。蒂的宽度依蒂内含不含较大的血管而定,皮支粗大可仅保留 1 支,蒂部可窄些;皮支细小则增加血管的数量,适当加宽蒂部确保皮瓣成活。

(2) 不带尺动脉的前臂尺侧筋膜皮瓣:主要介绍前臂尺侧筋膜皮瓣。前臂中、上段尺动脉发出一支恒定粗大的皮支,穿过深筋膜后入皮。以此为轴心血管形成的皮瓣为尺动脉近侧穿支筋膜皮瓣。

[相关解剖]

尺动脉自肘窝下 2cm 处从肱动脉发出之后,主干向内行走,穿指深屈肌腱弓间至前臂尺侧。尺动脉近 1/3 在指浅屈肌深方,远 2/3 位于指浅屈肌与尺侧腕屈肌间下行。在前臂近 1/3 段有 3～5 支肌间隔膜穿支血管发出,其中 1 支较为恒定,且粗大,口径约 1mm,其发出点在指浅、深肌之间,行于尺侧腕屈肌和指浅屈肌之间,约在肱骨内上髁下 8.7cm 处穿过深筋膜位于皮下,其分布于前臂尺侧皮肤。该肘下分支有伴行静脉,皮瓣内含有贵要静脉。

[皮瓣形成要点]

线:肘窝中点至豌豆骨桡侧连线。

点:肱骨内上髁远侧约 7cm 处。

面:深筋膜下,肌间隙之间。最大切取面积 5cm×10cm。

[手术要点]

a. 切取皮瓣最好从远端内侧作纵向切口,切开皮肤达深筋膜下,在尺侧腕屈肌和指浅屈肌之间找到尺动、静脉和尺神经主干。再切开皮瓣外侧及远端,同样方法向桡侧分离。在尺动、静脉和尺神经主干浅方从远至近侧分离。蒂部最好保留 2cm 宽的筋膜血管蒂(图 4-72)。

b. 为有利于皮瓣成活,最好皮瓣内带上贵要静脉和前臂内侧皮神经前支。

(四) 皮神经营养血管皮瓣

解剖学早已证实,皮神经的营养大多呈阶段性,即一很长的皮神经并没有一条始终相伴行的营养动脉,而是在皮下走行的过程中间断地接受来自相邻组织内管径较小的分支分段供血。所以,切取较长的皮神经

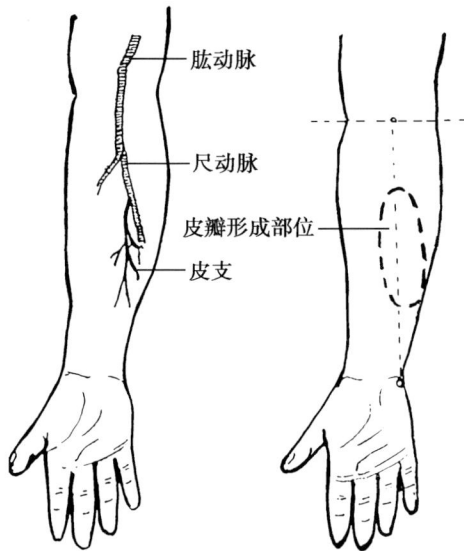

图4-72 前臂尺侧筋膜皮瓣解剖
与设计示意图

很难带上所有的营养支。通过解剖研究证明,腓肠神经在小腿部有多达4～5条的营养动脉,分阶段供给神经营养,并分支营养神经表面的皮肤。但这些动脉在皮神经旁有丰富的吻合,只要保护好其中的一条主要营养动脉,并保护好神经旁的吻合支,就可以形成以这条皮神经和主要营养血管为蒂的岛状皮瓣。在临床上,Bertelli(1991,1992)相继报告前臂内、外侧皮神经皮瓣及手背桡、尺神经皮瓣的解剖研究及临床应用初步结果。Masquelet(1992)也报道6例以腓肠神经及伴行血管为蒂的岛状皮瓣获得成功。由于皮神经的位置表浅,手术操作方便,不用过多地解剖与分离等优点,从而促进了对这类皮瓣的研究与应用。目前,仅在上肢就有10余种可供应用的此类皮瓣,临床也取得了成功。但美中不足的是,临床应用此类皮瓣的报告中尚存在一些问题,如应用此类皮瓣偶见坏死病例;术后有较多皮瓣出现水肿、青紫、起水泡、表皮坏死等静脉危象。随着研究的深入,并针对原因采取措施,相信这类皮瓣会日臻完美。

1. 皮神经伴营养血管为蒂岛状皮瓣的相关问题

(1) 首先应当明确,靠一根皮神经是否就可以营养皮瓣? 芮永军等经实验证实,单靠皮神经干养不活皮瓣。带皮神经的皮瓣所以成活,主要依靠皮神经周围的营养皮神经的1～2条主要血管,以及距离皮神经不远的众多的吻合血管链。手术中只有保存皮神经旁组织中的这些动、静脉的连续性,皮瓣才能得以存活。若切断了蒂部的营养血管,或破坏了神经旁的吻合支链,则皮瓣不能存活。由于这些营养皮神经的血管并非知名动、静脉,而只是它们的小分支,所以在形成此类皮瓣的蒂部时必需带上营养皮神经的1～2支主要血管,其周围不要过度分离,以免破坏供血及静脉回流,因而要形成一定宽度的筋膜蒂。但蒂部不能过宽,太宽不利于皮瓣的旋转、转移;蒂部过窄,则会影响皮瓣的存活。

(2) 应用皮神经营养血管蒂的岛状皮瓣,一般作逆向转移,这就需要蒂部必须有足够长度。蒂越长,皮瓣的供血就会相应地减少。所以,蒂不要过长,最好控制在10cm以内。

(3) 由于此类皮瓣有一定宽度的蒂,在逆向转移时蒂部需要作适当旋转,并且还需要通过皮下隧道。因此,容易发生蒂部受压,影响皮瓣的血液循环。这是临床报告此类皮瓣术后发生部分坏死,或血液循环障碍的主要原因。临床实践证明采取下述措施,可减轻蒂部压力,减少血液循环障碍。①转移时不宜采用皮下隧道,而改用明道转移。避免术后因隧道出血、水肿使蒂部受压;②当蒂部较宽,堆积臃肿,明道也不易覆盖时,可在形成岛状皮瓣时,在神经血管蒂部多留一个三角形皮条。这样既可使蒂部血管不会过度扭转,也相应加大了蒂部隧道的容积,减少了明道对蒂部的压迫。

(4) 逆行皮瓣的动脉供血可有保留的小动脉和神经旁的血管链维持,但皮瓣的回血因逆向转移,皮瓣内浅静脉被结扎,皮瓣的静脉回流受到干扰。因伴行动脉回流的静脉细小,不足以回流。尤其这种以皮神经营养血管蒂的皮瓣内常有一条较为粗大的浅静脉干,如何处理浅静脉是一个重要问题。临床报告这种皮瓣存在静脉危象的约占25%。柳昊报道在其形成的38例此类皮瓣中,24例有明显的水肿、淤血,7例发生表皮坏死,4例皮瓣远端有1/4～1/5面积全层坏死。

为改善这种情况,不少作者在这方面进行了比较和探索。目前,比较一致的观点是:皮瓣远端的浅静脉干做结扎者比保留的要好;皮瓣内浅静脉近端与受区静脉吻合的又比单纯结扎更好。因此,要保障此类皮瓣高质量的存活,结扎皮瓣内远端的静脉干,适当多带些浅静脉近端在皮瓣内,并在转移后与受区回流静脉相吻合是提高此类皮瓣存活质量的有效措施。

(5) 轴型皮瓣均存在血管营养面积问题,也就是皮瓣切取面积不能过大。临床报告此类皮瓣坏死病例中,扩大了皮瓣的面积占第一位。

2. 皮神经营养血管皮瓣的设计形成和切取过程中必须遵守的原则

（1）皮瓣的长轴应与皮神经的走行一致。

（2）由于皮神经营养血管均细小，要根据供给该皮神经穿血管解剖位置定为旋转点；为保证血供，蒂部要求一定宽度。根据皮瓣的大小，决定蒂的宽度。一般情况下，皮瓣越大，蒂部应越宽，皮瓣小则蒂可窄些，自 0.5~3.0cm 不等。

（3）皮瓣可顺行、逆行使用，蒂内最好包括浅静脉干。

3. 上肢带皮神经营养血管皮瓣简介

（1）前臂外侧皮神经营养血管皮瓣

［相关解剖］

前臂外侧皮神经是肌皮神经的延续，在肘窝肱二头肌腱外侧穿出后与头静脉相伴，分出前、后支。其中前支继续与头静脉相伴，沿肱桡肌下行，达到腕部大鱼际。行走过程中接受 2~5 支前臂穿支血管节段供血。其中第一支较粗大，位于肱骨外上髁下 3cm；最远较大的一支位于桡骨茎突上 5~6cm（见图 4-73）。

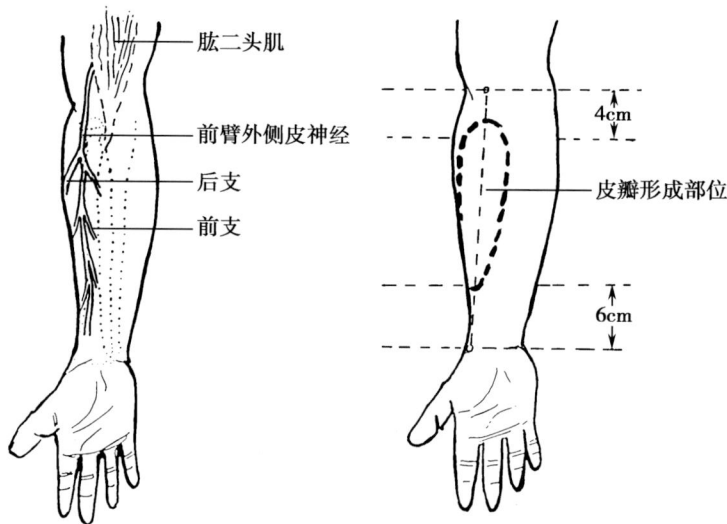

图 4-73　前臂外侧皮神经营养血管皮瓣解剖与设计示意图

［皮瓣形成要点］

线：前臂中立位，头静脉走行线。

点：近端在肱骨外上髁下 4cm；远端在桡骨茎突 5~6cm。蒂宽 3.0cm。

面：深筋膜深层：最大切取面积 8cm×12cm。

（2）前臂内侧皮神经营养血管皮瓣

［相关解剖］

前臂内侧皮神经在上臂内侧中下 1/3 处伴贵要静脉穿出深筋膜浅出，在肱骨内上髁上方分为前、后支。其中前支粗长伴贵要静脉，越过肘关节以后，沿尺侧腕屈肌桡侧下行约 10cm。营养血管丛得到 2~5 支血管供血。最近的 1 支位于肱骨内上髁下 3cm，口径 0.8mm；最远的 1 支在前臂下段，距尺骨茎突 4~5cm，口径 0.6mm（图 4-74）。

［皮瓣形成要点］

线：前臂中立位，肱二头肌腱内侧与肱骨内上髁连线中点与腕豌豆骨连线。

点：近侧在肱骨内上髁下 3cm。远侧在尺骨茎突上 4cm。切取时蒂宽 3cm。

面：深筋膜深层。最大切取面积 8cm×12cm。

（3）前臂背侧皮神经营养血管逆行岛状皮瓣：前臂背侧皮神经为桡神经的一个分支，于上臂中下 1/3 穿出深筋膜，行于肘外侧至前臂背侧，发出分支，分布于前臂从肘到腕部的背侧。该神经有三处营养血管来源：①近端桡侧副动脉的分支；②骨间后动脉肌皮支；③骨间前动脉腕背支。骨间前动脉的 1 支在旋前方肌上缘距桡骨茎突上 6cm±1cm 穿骨间膜背侧易名为腕背支,长约 4.7cm±1.1cm,外径 1.3±0.2mm。有两条静脉伴行。这些血管在皮神经周围互相吻合成网,营养骨间背侧皮神经(图 4-75)。

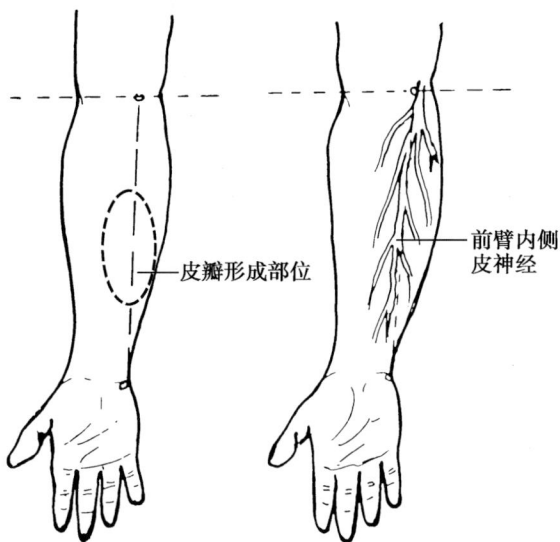

图 4-74 前臂内侧皮神经营养血管皮瓣
解剖与设计示意图

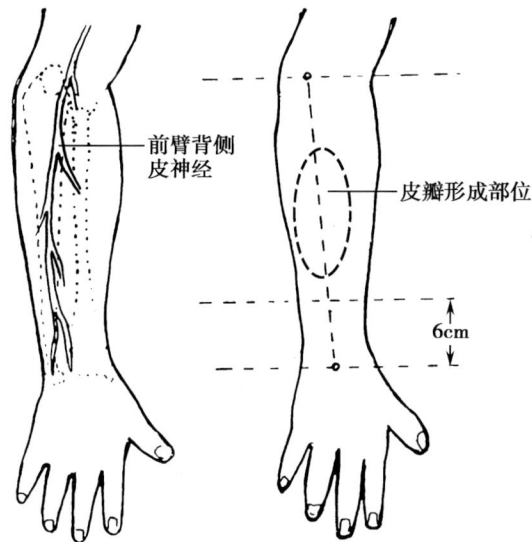

图 4-75 前臂后侧皮神经营养血管皮瓣
解剖与设计示意图

[皮瓣形成要点]

线:桡、尺骨茎突连线中点与尺骨鹰嘴连线。

点:桡骨茎突上 6cm。

面:深筋膜深层,最大切取面积 16cm×6cm。

(4) 桡神经浅支营养血管皮瓣

[相关解剖]

桡神经浅支在前臂桡骨茎突上 6cm 处,从肱桡肌背侧穿出深筋膜下行,于腕背伸肌支持带浅方分为内、外侧支。外侧支沿肱桡肌内侧到桡骨茎突,再向前到达第 1 掌骨桡背侧直至拇指桡侧到达甲跟部,称拇指桡侧指背神经。内侧支越过肱桡肌表面到腕背内侧鼻烟窝,于第 1、2 腕掌关节又分为内、外侧支。外侧支称第 1 掌背神经,再分 1 支至虎口区及示指桡侧,另 1 支到拇指尺侧并直达甲跟部;内侧支称第 2 掌背皮神经,跨过示指伸肌腱背侧,又分出至示指尺侧及中指桡侧,成为示指背尺侧及中指桡背侧神经。在桡神经每个分支周围 5mm 范围内均有丰富的皮神经营养血管丛(图 4-76)。

下面分别叙述每个皮神经的营养血管:

拇指桡侧指背皮神经接受的血管:近端为桡动脉掌浅支的分支和桡动脉解剖鼻烟窝分支;远端为拇指掌指及指间关节处来自桡侧指动脉的背侧分支。

拇指尺侧指背皮神经接受的血管:近端为桡动脉鼻烟窝分支,拇指主要动脉分支;远端为掌指和指间关节处拇指尺侧动脉向背侧的分支。

示指桡侧指背皮神经接受的血管:近端为第 1 掌背动脉分支;远端为掌指关节指固有动脉的背侧分支。

示指尺侧指背皮神经接受的血管:近端为解剖鼻烟窝分支,骨间背动脉分支,第 2 掌背动脉的分支;远端为示指掌指关节尺侧指掌侧总动脉或指固有动脉

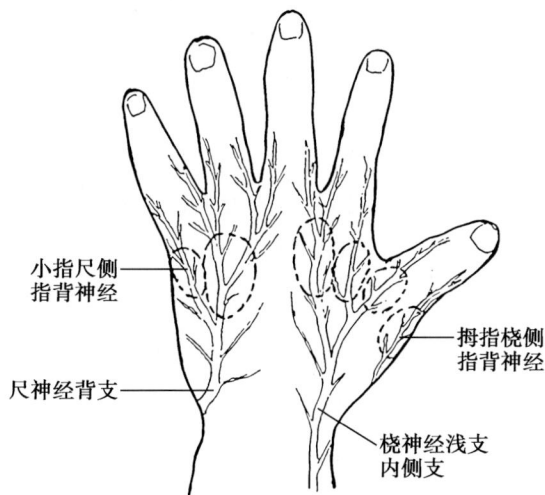

图 4-76 桡神经浅支和尺神经背支营养血管
皮瓣解剖与设计示意图

的背侧分支。

中指桡侧指背皮神经接受的血管:近端为解剖鼻烟窝分支,骨间背动脉分支,第 2 掌背动脉的分支;远端为中指掌指关节桡侧指掌侧总动脉或指固有动脉的分支。

[皮瓣形成要点]

不同的皮瓣均以使用的皮神经干为轴设计、形成。

线:该指腕掌关节桡背或尺背侧与掌指或指间关节桡背或尺背侧连线。

点:掌指或指间关节桡、尺侧。

面:深筋膜深层,最大切取面积6cm×3cm。

[注意事项]

a. 皮瓣神经血管蒂长 2～3cm,蒂宽 1～1.5cm。

b. 中指桡侧指背皮神经分支有时有变异,术中若发现不存在或太细太小最好不用。

c. 不少作者报道,此类皮瓣常有静脉回流不畅并发症。黄河、芮永军、陈雷荣、蔡林等总共69 个皮瓣中,出现静脉回流障碍者9 例,皮瓣坏死 1 例,部分坏死 1 例,并发症发生率16% 。为防止这种情况的发生,作者们建议:最好明道转移,蒂内包含 1～2 条浅静脉在内,并不予结扎。

(5) 尺神经背支营养血管逆行岛状皮瓣

[相关解剖]

尺神经背支在豌豆骨上方约 4cm 处由尺神经发出,从尺侧腕屈肌的背侧穿出深筋膜入皮下,斜向尺骨茎突。在尺骨茎突处分出内、外侧支。其中内侧支向内下行走至小指尺侧指背,称小指尺侧指背神经;外侧支在第 4、5 掌骨基底处又分为两支。外侧的 1 支称第 3 掌背皮神经,斜跨伸指肌腱浅方位于第 3、4 掌骨间,不久又分成两支,1 支为中指尺侧指背皮神经,另 1 支为环指桡侧指背皮神经;内侧 1 支行于第 4、5 掌骨间也分成两支,称环指尺侧指背皮神经及小指桡侧指背皮神经。

尺神经背侧支的主要营养血管有近、远两端,近端是与背侧支伴行发自尺动脉的腕背侧穿支;远端为各手指掌指关节和指间关节处,从掌侧固有动脉来的背侧分支。尺神经背侧支以及各分支周围均有丰富的血管网。

[皮瓣形成要点]

线:尺神经背侧支走行线为皮瓣设计的轴心线(图 4-76)。

点:与皮神经相应的掌指或指间关节桡、尺侧。

面:深筋膜深层,最大切取面积6cm×4cm

(6) 指固有神经背侧支营养血管皮瓣:陆云涛、邢丹谋等经过 30 个尸体标本 60 只手的手指解剖、血管铸形等研究:示、中、环指指固有神经均于近节指骨中下 1/3 发出背侧支,斜向近侧指间关节背侧指向甲根对侧边缘。而小指桡侧指固有神经缺如者高达 82.5% ,小指尺侧也未见。

与此相仿的是各指指固有动脉在近节远 1/3 处也发出背侧支,该血管与同侧神经的指背支在手指背侧相交叉。血管行于神经深侧者占69.17% ,行于神经浅方的占30.83% 。

依据这种情况,临床也应用背侧支营养血管逆行岛状皮瓣修复手指远端的皮肤缺损。但临床报告例数至今不很多,最大面积达 7.0cm×2.7cm 。

(五) 具有知名血管为轴心的血管轴型皮瓣

以直接皮动脉或深部动脉干为轴心血管形成的皮瓣为轴型皮瓣。这种类型的皮瓣内含有知名动、静脉,皮瓣要按动脉的走行形成,皮瓣的长与宽没有严格固定的比例,并可用一组血管(包括动、静脉)携带很大面积的皮瓣,旋转角度比传统皮瓣更大,更灵活。轴型皮瓣内常有较大的皮神经,在转移后可与受区的神经吻合,皮瓣的感觉要比一般皮瓣恢复得快,质量好。此外,轴型皮瓣的局部转移,岛状转移和游离移植均不需要肢体的制动,术后患者较为舒适。

由于轴型皮瓣是以营养血管为轴心,只要轴心血管保持通畅,皮瓣就可存活。所以,在使用上可有多种方式。同一轴型皮瓣既可作局部转移,也可行岛状转移,还可用游离移植。临床工作中究竟选用哪种方式要根据病情的需要,参考患者的全身情况,供受区的局部条件,以及医务人员技术水平和设备条件酌情决定。在决定采用轴型皮瓣之后,无论使用哪种方式,既要注意轴型皮瓣的共同点,还要重视每种手术方式的特点,才能达到治疗目的。

[皮瓣设计,形成的共同点]

轴型皮瓣设计中点、线、面概念。

点:指营养皮瓣的轴心血管进入皮肤或组织的部位,是皮瓣设计和形成的轴心。在手术过程中应仔细分离,备加保护,它的损伤与否直接关系到轴型皮瓣的成败。因此,轴型皮瓣的"点"是手术的关键点。

线:是轴心血管在皮瓣内走行在皮肤上的投影线,是设计皮瓣长轴的轴心线。在手术操作时保护好了轴心血管完整,以及轴心血管与皮瓣的联系,皮瓣才能成活,可以说轴型皮瓣的"线"是皮瓣成活的生命线。轴型皮瓣一般不能修薄,以免损伤轴心血管,为便于皮瓣边缘与受区缝合,仅修薄边缘,保持轴心血管的完整性。

面:是指轴型皮瓣在设计、切取过程中有关的两个方面。即皮瓣形成时掀起的水平面(解剖层次);根据受区要求以及供区血管的位置及走行情况,设计和切取皮瓣的面积。因此每个轴型皮瓣均有其切取的最大面积。

每个轴型皮瓣的设计与形成过程必须遵循上述的点、线、面原则。因此,术前熟悉轴型皮瓣的应用解剖十分重要,必要时术前应做血管通畅检查。

[轴型皮瓣的使用方式]

(1)轴型皮瓣局部或远位转移:局部转移时皮瓣旋转角度一般不大于90°,否则,轴心血管易产生折叠。为增加皮瓣旋转角度,可将轴心血管蒂设计略长,以便轴心血管在旋转时能逐渐改变方向,防止折叠(图4-77)。

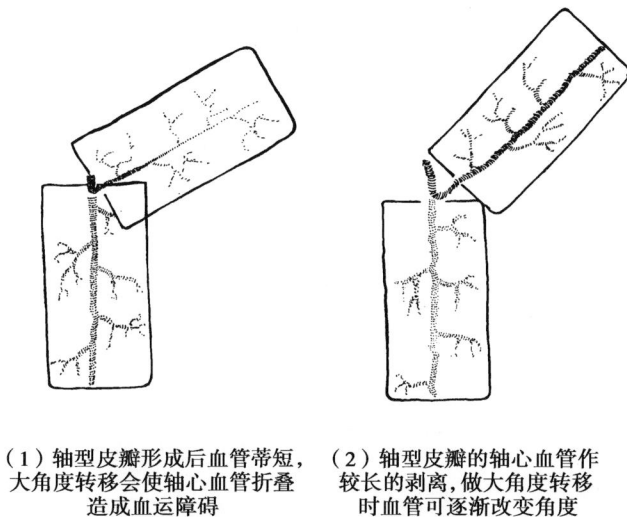

图 4-77 轴型皮瓣局部转移易发生的问题

(1)轴型皮瓣形成后血管蒂短,大角度转移会使轴心血管折叠造成血运障碍　(2)轴型皮瓣的轴心血管作较长的剥离,做大角度转移时血管可逐渐改变角度

(2)岛状转移有两种方式,一种以轴心血管近端为蒂,顺向使用,轴心血管向近端作较长剥离,在轴心血管远端形成一扁平皮瓣,皮瓣穿过皮下隧道向近端转移。另一种是利用轴心血管远端或与其他动脉的吻合支为蒂,在轴心血管的近端形成皮瓣,皮瓣逆向远端转移(图4-78)。

轴型皮瓣逆向转移时,术前必须明确血管远端吻合支是否通畅,术中再加以验证无误后再使用。逆向转移血管蒂要略长些,翻转180°时血管蒂不能扭曲与折叠。所做皮下隧道要宽松,不致压迫血管蒂。当皮瓣内有浅静脉时要辨清血流方向后再做吻合。

(3)游离移植:受区应有适合做吻合的动、静脉,否则,不能采用游离移植。可作游离皮瓣移植的部位很多,应选择血管解剖恒定,管径粗、蒂长,供区隐蔽,功能影响小处作为供区。此外,还应选择皮肤厚薄、颜色近似受区的部位作为游离皮瓣的供区。

(4)皮瓣的组合应用:对于某些特大范围的软组织缺损,或受区需同时修复多种组织的病例,通过上述单一皮瓣不能达到目的时,可以采用两种或两种以上的皮瓣组合起来使用。先把各个独立的血管蒂通过血管吻合串联起来,构成一个共同的血管蒂移植到受区,并与受区的动、静脉相吻合。这种一次完成多种组织同时修复的方法成为组合或串联皮瓣。

组合皮瓣虽然能一次同时修复较为复杂的损伤,移植成功可以缩短疗程,节约经费,减少患者痛苦(图4-79)。但是,这种手术创伤大,涉及的供区多,手术费时,难度大,一旦失败后果严重。因此,需要根据病情,征

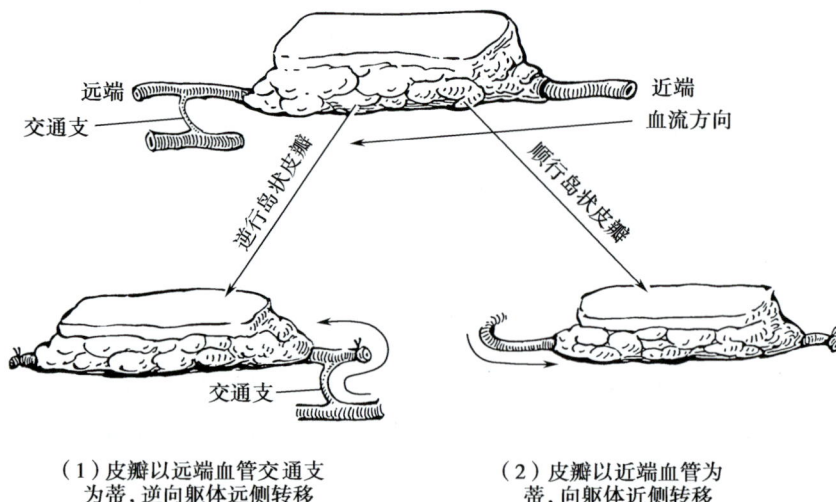

（1）皮瓣以远端血管交通支
为蒂，逆向躯体远侧转移

（2）皮瓣以近端血管为
蒂，向躯体近侧转移

图 4-78 轴型皮瓣岛状转移示意图

得患者同意，并参考医院的条件与医生水平等综合考虑决定，不要轻易草率应用。

[手术要点]

轴型皮瓣成活的关键是轴心血管，由于解剖上的变异，有些不很恒定的血管并非在每个个体都存在。为避免因血管变异导致的手术失误，术前最好用彩色多普勒探测确认后再手术，以便提高手术成功率。

（1）缩短组织缺血时间：在受区均已准备好的情况下再切断皮瓣的动、静脉，立即移植到受区，此时血管腔不必冲洗，直接吻合。如切下的时间较长，未能接通动、静脉，吻合前可用肝素及 2% 利多卡因灌注皮瓣动脉，至静脉有药液流出为度。

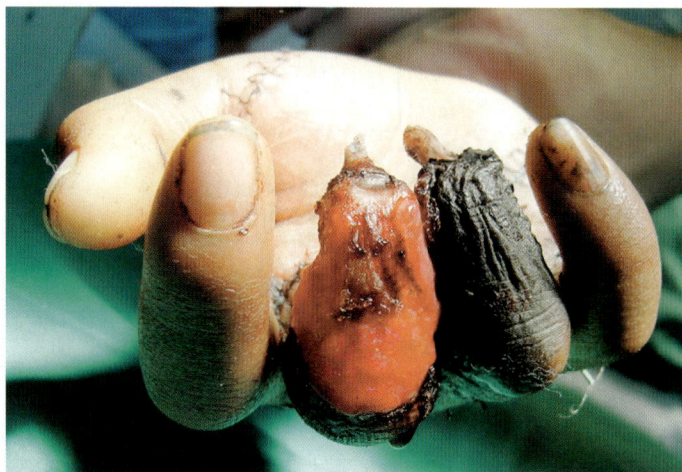

（1）术前，右手中环指皮肤环形损伤，环指损伤严
重不能保留，为保留中指设计两个皮瓣游离移植

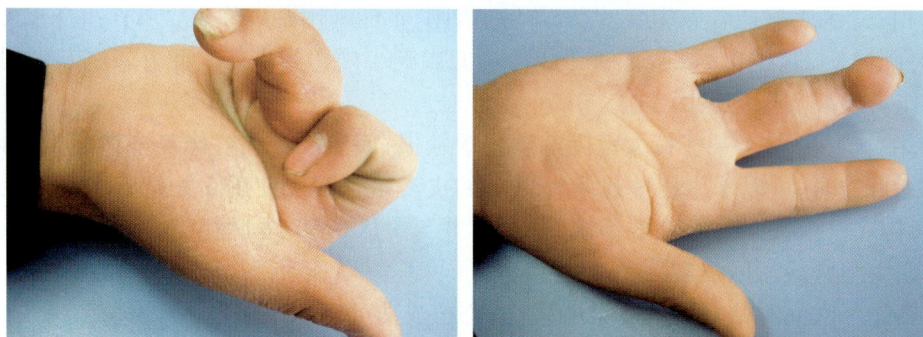

（2）术后8个月保留的中指屈伸功能恢复情况

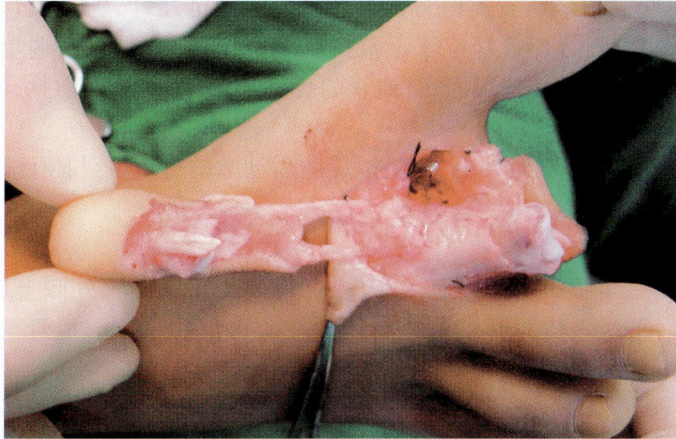

（3）

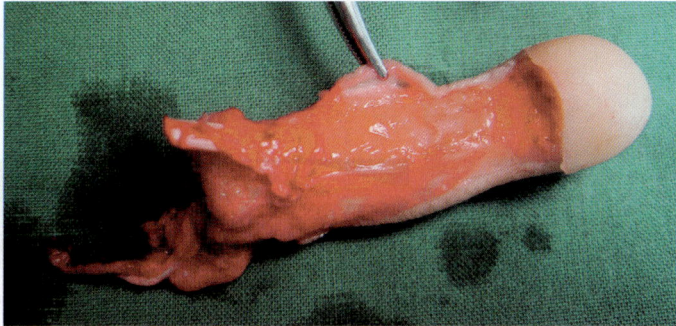

（4）

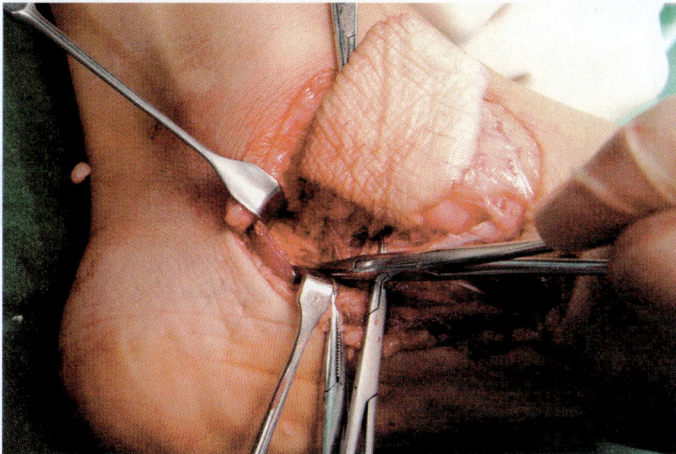

（5）

图 4-79　手部组合皮瓣应用病例

　　为保留中指，如单纯行第 2 足趾移植外形太差，故用组合皮瓣修复。扩创后，从第 2 足趾切取带趾腹、趾甲及趾背皮肤的皮瓣，用来修复中指背侧；图（3）皮瓣切取中，图（4）切取下来的第 2 足趾背侧及趾腹。中指掌侧皮肤缺损用足内侧皮瓣修复。图（5）从足内侧切取皮瓣，用来修复中指掌侧。

　　将两个小游离皮瓣串连起来移植到中指。指动脉与第 2 足趾动脉串联起来的足内侧皮瓣的动脉吻合。趾背静脉与足内侧皮瓣静脉连接后再与手背静脉吻合。

　　手术后，游离皮瓣成活。经半年的功能锻炼，手指几乎可正常屈伸［见图中（2）］。

（2）血管的处理：血管吻合前应将皮瓣血管蒂边缘与受区固定几针，确定血管的方向和长度，血管蒂既不能留得过长也不能太短；血管吻合口最好位于正常皮肤下；血管吻合是采用端端吻合，还是端侧吻合或带盘的细血管与受区粗血管吻合，依具体情况而定；血管吻合数量，最好是一条动脉，两条以上静脉。

下面介绍上肢常用的轴型皮瓣：

1. 臂外侧上部皮瓣　皮瓣位于上臂外上方，是以旋肱后动脉的分支臂外侧上皮动脉为轴心血管的皮瓣。皮瓣位置隐蔽。

［相关解剖］

旋肱后动脉穿四边孔到三角肌深面分出肌支和皮支，较大的皮支即臂外侧上皮动脉伴腋神经分出的臂外侧上皮神经穿出三角肌后下缘入皮。臂外侧上皮动脉外径 0.8～1.0mm，血管蒂长 5cm，该血管的分支分布于臂外侧皮肤。皮瓣的静脉为伴行静脉（图 4-80）。

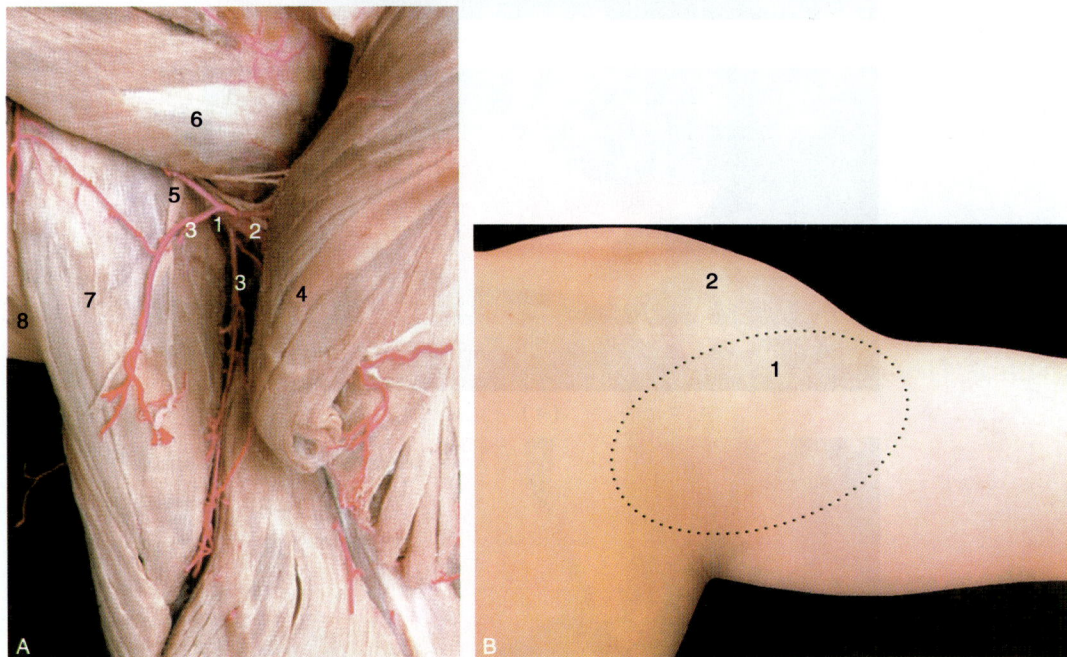

图 4-80　臂外侧上部皮瓣解剖与皮瓣设计
A. 1. 旋肱后动脉；2. 肌支；3. 皮支；4. 三角肌；5. 臂外侧上皮神经；6. 小圆肌；7. 肱三头肌长头；
8. 大圆肌；B. 1. 皮瓣切取范围；2. 肩峰

［皮瓣形成要点］

线：三角肌后缘连线。

点：肩峰、鹰嘴连线与三角肌后缘交点。

面：最大切取面积 15cm×10cm。

［手术要点］

先从皮瓣后缘切开，深筋膜下掀起皮瓣见三角肌后缘。然后再于前缘作切口，分离皮瓣至三角肌后缘，顺血管分离血管蒂部。拉开三角肌后缘顺四边孔追溯血管蒂深部，皮瓣形成。

［注意事项］

皮瓣主要位于三角肌后部 1/3 纤维表面，皮瓣形成时应在三角肌后缘肌间隙内找到血管神经蒂，顺血管蒂解剖才能找到四边孔。若游离移植可追溯到旋肱后动、静脉。

2. 臂外侧中部皮瓣　臂外侧中部皮瓣位于上臂外侧中部，轴心血管是肱外侧皮动脉。该皮瓣位置较隐蔽。

［相关解剖］

肱外侧皮动脉发自肱动脉主干或肱二头肌支。于腋前下 2cm 发出，走行于肱二头肌与肱肌之间，在三角肌止点下方穿出入皮肤，分布于上臂外侧中部。动脉直径 0.8～1.0cm，蒂长 3～4cm。静脉有轴心血管伴行静脉及头静脉（图 4-81）。

［皮瓣形成要点］

线：肱二头肌外侧缘连线。

点：三角肌止点前侧，即肱二头肌外侧肌间沟上、中 1/3 交界处。

面：最大切取面积 12cm×8cm。

［手术要点］

先从皮瓣后缘切口，深筋膜下剥离至肱肌与肱二头肌间隙，于三角肌止点处可见血管。再从前缘切开深筋膜下剥离至肌间隙。拉开肱二头肌长头，追踪血管蒂深部。

［注意事项］

a. 有部分个体该血管蒂紧贴骨膜，有的还穿过部分肌间隙，分离时避免损伤。

b. 此皮瓣可用作局部转移覆盖近端创面，还可以游离移植。

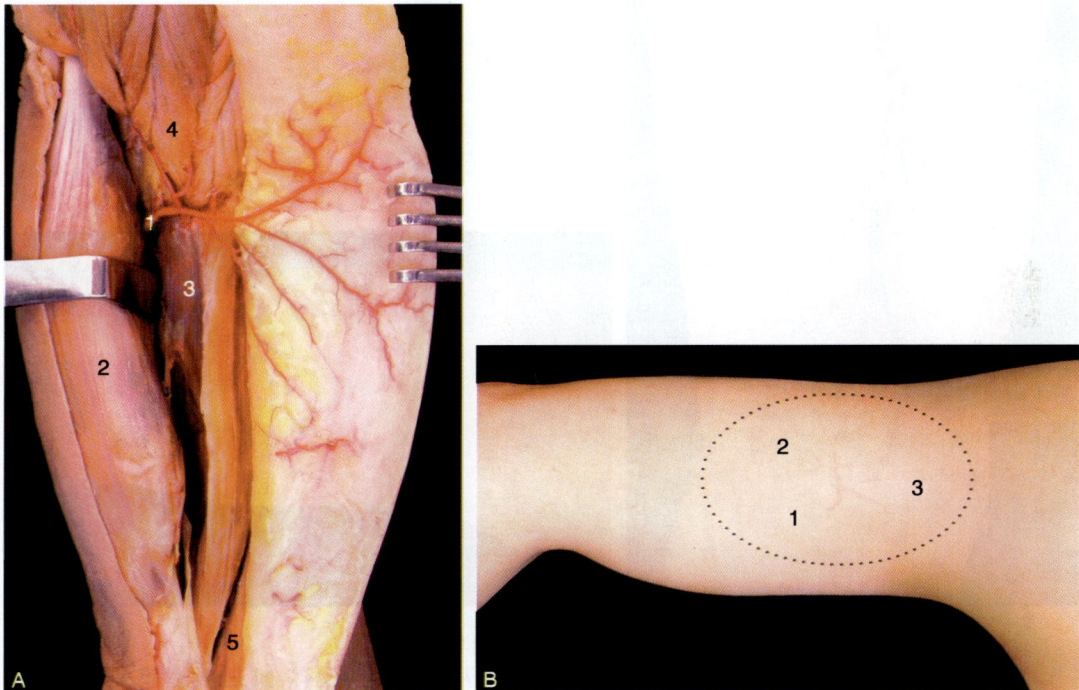

图 4-81　臂外侧中部皮瓣解剖与设计
A. 1. 肱外侧皮动脉；2. 肱二头肌；3. 肱肌；4. 三角肌；5. 肱三头肌；B. 1. 肱二头肌；2. 肱肌；3. 三角肌

3. 臂外侧下部皮瓣　臂外侧下部皮瓣位于上臂外侧下部，轴心血管是桡侧副动脉后支。由于其血管远端在肘后与桡侧返动脉吻合，故皮瓣形成后也可逆向转移，覆盖肘部创面。

［相关解剖］

桡侧副动脉在三角肌止点平面起自肱深动脉，在三角肌止点下方 4cm 处分成前、后两支。前支位置较深，伴桡神经走行，穿过上臂外侧肌间隔行于肱桡肌与肱肌之间。后支紧贴臂外侧肌间隔后侧下行。动脉逐渐浅出，沿途发出 1~6 个皮支，分布于上臂外下方皮肤。在肘后与桡侧返动脉相吻合。动脉近端外径 1.3mm，蒂长 6cm，轴心血管有伴行静脉，并有头静脉含于皮瓣之中。皮神经有前臂后侧及臂外侧皮神经（图 4-82）。

［皮瓣形成要点］

线：三角肌止点至肱骨外上髁连线。

点：顺向应用皮瓣为三角肌止点；肱二头肌外侧肌间沟中上 1/3 交界处。逆向使用旋转点在肱骨外上髁上 3cm 左右。

面：上界三角肌止点上方 5cm，下界肘横纹，侧方轴心线旁各 5cm。最大切取面积 15cm×10cm。

［手术要点］

按设计从皮瓣后缘切开，深筋膜下掀起皮瓣，可见从肱二、三头肌间隔穿出进入皮瓣血管。切开肌间隔找到并显露桡侧副动脉。再从皮瓣前缘作切口,深筋膜下分离,将整个皮瓣及其深方轴心血管完整游离开,根据顺、逆使用,切断远或近端血管。

[注意事项]

a. 若嫌皮瓣血管蒂短,可再向近端分离,结扎前支,以肱深动静脉为蒂。但应注意勿损伤桡神经。

b. 若吻合神经恢复皮瓣感觉,应取较细的上臂外侧皮神经,而不宜用前臂后侧皮神经。

c. 桡侧副动脉远端除发出皮支外,在外上髁嵴处还发出 2~5 条骨膜支,分布于肱骨远端 1/3 外侧半骨膜,若保留骨膜支,可同时切取外上髁骨块行复合组织移植。

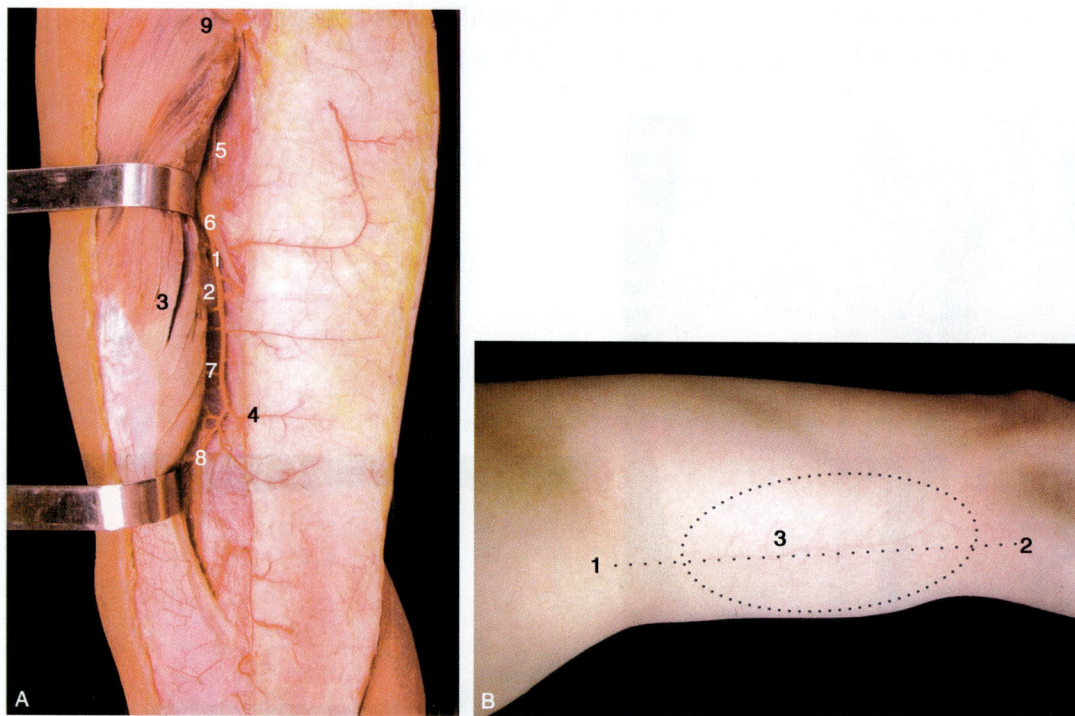

图 4-82   臂外侧下部解剖与皮瓣设计
A. 1. 桡侧副动脉;2. 肱桡肌;3. 肱三头肌;4. 皮支;5. 肱二头肌;6. 桡神经;7. 肌支;8. 骨膜支;9. 三角肌;
B. 1. 三角肌止点;2. 肱骨外上髁;3. 桡侧副动脉后支

4. 臂内侧皮瓣   上臂内侧皮瓣位于上臂内侧,轴心血管为尺侧上副动脉。由于尺侧上副动脉在肘内侧与尺侧返动脉有吻合,故皮瓣可以顺、逆向使用。皮瓣位置隐蔽,皮肤细薄,皮下脂肪少。

[相关解剖]

尺侧上副动脉大多自肱动脉在胸大肌下缘发出,在尺神经前经尺侧肌间隔后方下降,尺侧返动脉起自尺动脉,分前、后两支。后支经内上髁后方在尺侧腕屈肌两头间伴尺神经上行,与尺侧上副动脉吻合。轴心血管沿途发出 5~6 分支,供养上臂内侧皮肤。尺侧上副动脉血管蒂长达 9cm,外径 1.7mm。轴心血管有伴行静脉及贵要静脉,臂内侧皮神经在内(图 4-83)。

[皮瓣形成要点]

线:腋窝前缘至肱骨内上髁连线。

点:肱二头肌内侧缘上 1/4,或肱骨内上髁上 3cm 左右。

面:最大切取面积 20cm×10cm。

[手术要点]

先在皮瓣后侧作切口,深筋膜下剥离皮瓣到达肱二头肌及肱肌间隙,见许多血管从此进入皮肤;再打开肌间隔,见血管来自尺侧上副动脉,尺神经,切开皮瓣前缘,在深筋膜下向后分离,直至将轴心血管和皮瓣一起掀起。

[注意事项]

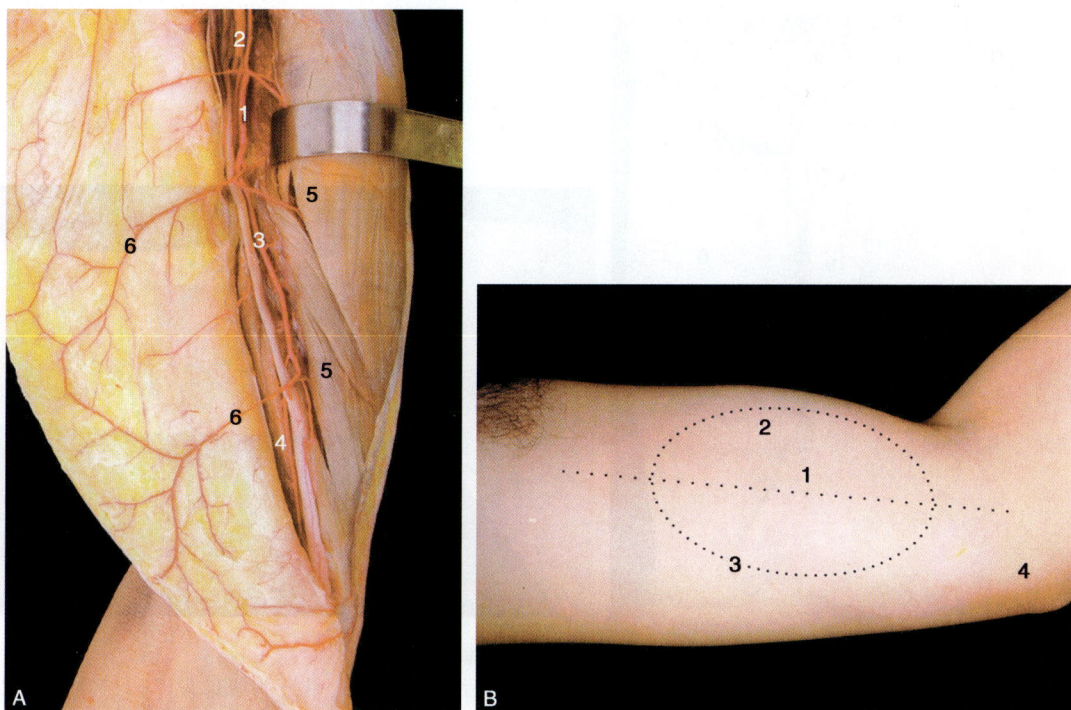

图 4-83 臂内侧皮瓣解剖与设计

A. 1. 尺侧上副动脉;2. 肱动脉;3. 尺神经;4. 肱肌;5. 肱三头肌;6. 皮支;B. 1. 内侧肌间沟;
2. 肱二头肌;3. 肱三头肌;4. 内上髁

a. 切取时从后向前掀起皮瓣,到达内侧肌间隔,辨认尺神经后,分出伴行尺侧上副动脉及臂内侧皮神经。

b. 尺侧上副动脉粗大,但多为肌支,皮肤分支较细小,术后仍有供血不足表现,保护好该血管与皮肤的联系是皮瓣存活的关键。

c. 在近端血管蒂部位置较深,且尺侧上副动脉与桡神经肱三头内侧头肌支、尺神经近邻,剥离时要小心,避免牵拉损伤。

5. 臂后侧皮瓣 臂后侧皮瓣位于上臂后侧,从肱动脉分出的臂后侧皮血管为轴心血管。皮瓣位置较隐蔽,皮肤质地较好。

[相关解剖]

臂后侧皮动脉大多发自肱动脉,发出点在腋后襞背阔肌及大圆肌止点处出腋窝,伴桡神经发出的臂后侧皮神经,绕过肱三头肌长头后上方下行,分布于臂后部皮肤。动脉起始处横径 1.5mm 左右,蒂长 3 ~ 5cm,有伴行静脉及臂后侧皮神经(图 4-84)。

[皮瓣形成要点]

线:背阔肌和肱三头肌交汇处与尺骨鹰嘴连线。

点:背阔肌与肱三头肌交角外侧 2cm 为血管浅出点。

面:最大切取面积 15cm×8cm。

[手术要点]

首先从皮瓣远端切开,自深筋膜下向近端剥离,不远即可见在皮瓣深侧走行的动脉。再切开皮瓣近端达深筋膜下方,按血管走行追踪至腋窝后侧血管蒂部达到所需长度。

[注意事项]

分离蒂部小心保护桡神经肱三头肌肌支及血管肌支,不要损伤。

6. 前臂桡侧皮瓣 杨果凡等于 1979 年研究成功并于临床应用,国际上命名为中国皮瓣。该皮瓣以桡动脉为轴心血管,供皮面积大、皮肤质量好。血管管径粗、位置表浅、解剖变异小。切取后,对手的血液供应有一定的影响,且影响外观。除特殊需要外,已较少应用。因轴心血管远端与尺动脉间有掌弓吻合,故皮瓣可顺、逆向使用或游离移植。

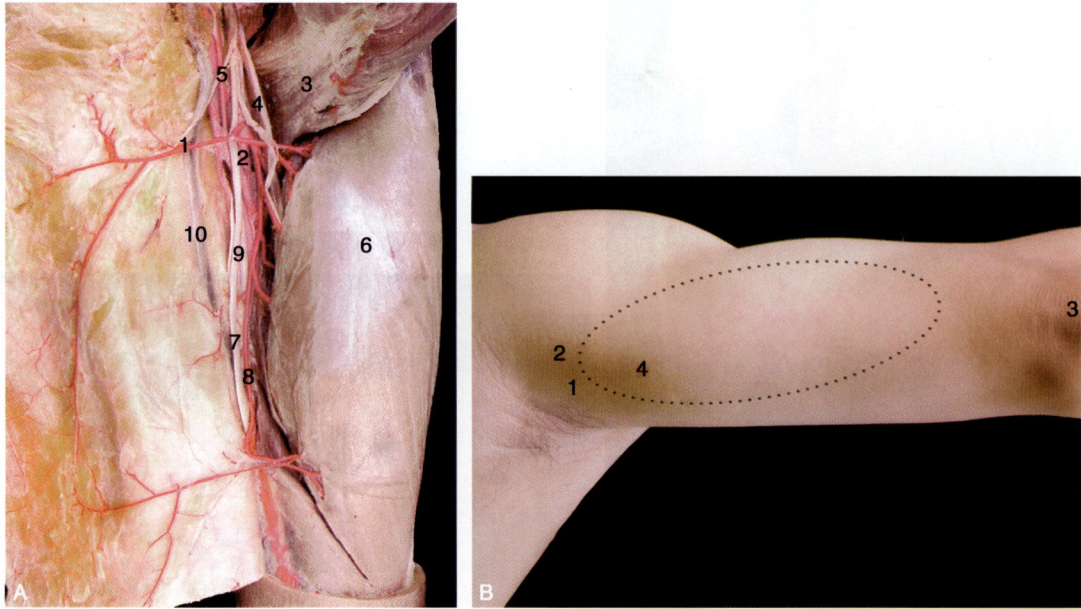

图4-84　臂后侧皮瓣解剖与设计
A. 1. 臂后侧皮动脉；2. 肱动脉；3. 背阔肌；4. 桡神经；5. 臂后侧皮神经；6. 肱三头肌长头；7. 尺神经；8. 尺侧上副动脉；9. 正中神经；10. 贵要静脉；B. 1. 背阔肌；2. 肱三头肌；3. 尺骨鹰嘴；4. 上臂后皮动脉

［相关解剖］

桡动脉自肘窝分出后，向下略偏桡侧下行，在前臂上1/3被肱桡肌内侧缘所覆盖，下1/3位置表浅，位于肱桡肌及桡侧腕屈肌之间在皮下走行。桡动脉上1/3主要发出肌支，而中、下1/3发出很多细小的皮支营养皮肤。桡动脉有伴行静脉，皮瓣内含头静脉。桡动脉外径2~3mm，蒂长10~15cm，有前臂内、外侧皮神经包括在皮瓣内（图4-85）。

［皮瓣形成要点］

线：肱二头止点桡侧与腕部桡动脉搏动点连线。

点：依皮瓣顺、逆向使用沿轴心线而定。

面：最大切取面积15cm×35cm。

［手术要点］

先从皮瓣远端切开，于桡侧腕屈肌桡侧找到桡动脉，确立轴心血管走向，再切开皮瓣两侧缘向皮瓣中轴剥离，皮瓣近端应在桡侧腕屈肌及肱桡肌处，在肌膜下剥离避免损伤细小的皮支；结扎肌支，切开近端皮肤，皮瓣已完全游离，根据使用方式切断血管蒂。

［注意事项］

借助于桡动脉皮支在深筋膜上的吻合支，桡动脉可以不切取与皮瓣等长。

7. 前臂尺侧皮瓣　前臂尺侧皮瓣是以尺动、静脉主干为轴心血管形成的皮瓣。优点是皮肤细薄，质地好，供区较桡侧隐蔽。缺点是影响前臂外观，切取后也影响手部供血。故使用也受一定限制。

［相关解剖］

尺动脉在桡骨颈下方起自肱动脉，位于旋前圆肌和指浅屈肌的深侧，远端被尺侧腕屈肌的桡侧部分肌腹所覆盖。动脉近端位置较深，并发出至尺侧腕屈肌及屈指肌的肌支，并有部分分支进入皮肤。故可以形成以尺动脉为蒂的肌皮瓣。尺动脉的小皮支主要发自中、下段。该动脉有一较恒定的粗大皮支，起自肌肉掩盖部的指浅、深层肌之间下行，自尺侧腕屈肌和指浅屈肌间浅出进入皮肤。前臂尺侧皮瓣内静脉有浅、深两组，深静脉与动脉伴行，浅静脉为贵要静脉。前臂内侧皮神经位于皮瓣内。由于血管远端与桡动脉形成掌弓，故皮瓣可顺、逆向使用（图4-86）。

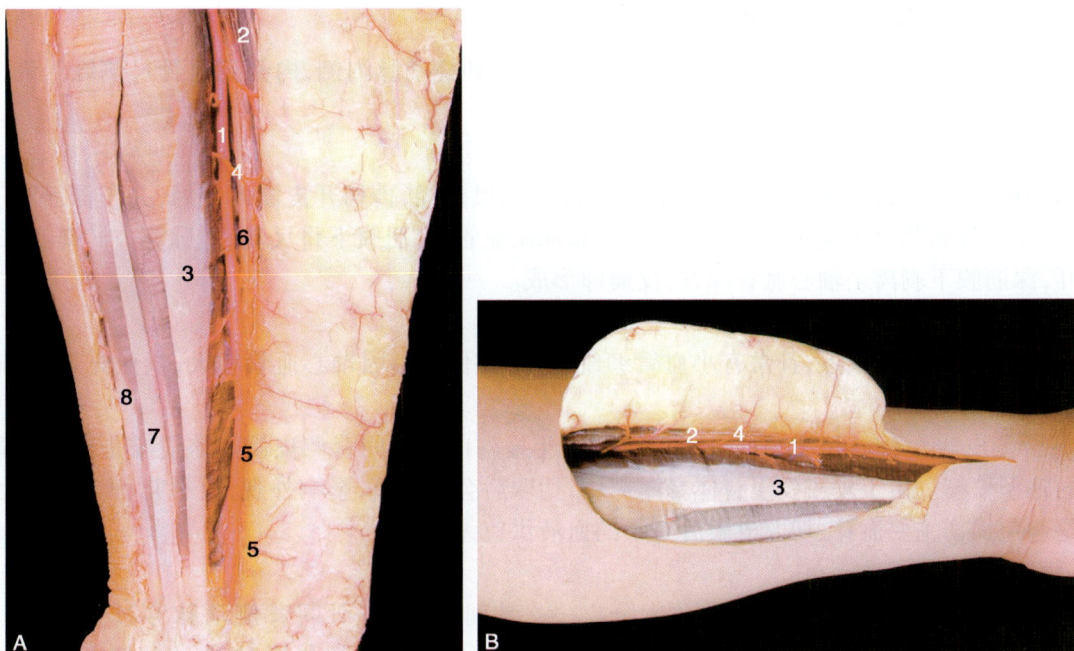

图 4-85　前臂桡侧皮瓣解剖与设计
A. 1. 桡动脉;2. 肱桡肌;3. 桡侧腕屈肌;4. 肌皮支;5. 皮支;6. 桡神经;7. 掌长肌;8. 指线屈肌;
B. 皮瓣设计图:1. 桡动脉;2. 肱桡肌;3. 桡侧腕屈肌;4. 皮支

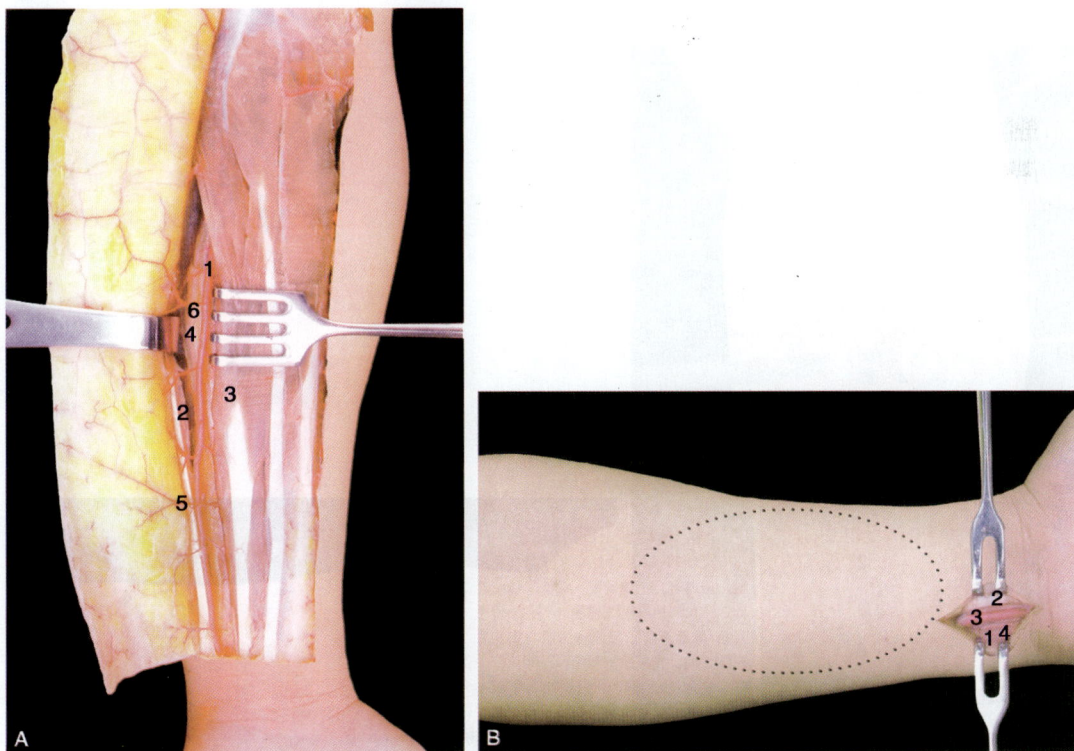

图 4-86　前臂尺侧皮瓣解剖与设计
A. 1. 尺动脉;2. 尺侧腕屈肌;3. 指浅屈肌;4. 尺神经;5. 尺动脉皮支;6. 尺动脉肌皮支;B. 1. 尺侧腕屈肌;2. 指浅屈肌;3. 尺动脉;4. 尺神经

［皮瓣形成要点］

线：肘窝至腕部尺动脉搏动点连线。

点：根据顺、逆向使用可在轴心线上因需要而选定。

面：近端在前臂上、中 1/3 交界处，远端至腕横纹；外侧到桡动脉内侧，内侧到尺骨尺侧缘。最大切取面积 16cm×10cm。

［手术要点］

先于远端作切口，牵开尺侧腕屈肌，显露尺动、静脉和尺神经，再切开皮瓣内侧缘，并于深筋膜下向外侧分离，可见在尺侧腕屈肌及指浅屈肌间有数支到皮肤深层血管；在肌腹下将尺动、静脉深方游离起来，再从皮瓣外侧切开，深筋膜下剥离至轴心血管深方，皮瓣即形成。

［注意事项］

因尺神经与尺动、静脉很近，且常有小血管缠绕，应小心保护。因轴心血管粗大，供血充足，故轴心血管不要求与皮瓣同长。

8. 前臂背侧皮瓣 Zancolli 和 Angrigiani 于 1985 年报告前臂骨间背侧皮瓣。该皮瓣是以骨间背侧动脉为血管蒂的轴型皮瓣。由于皮瓣位于身体暴露部位，切取后会留瘢痕，影响外观，故小儿、青年或妇女不太适合。优点是避免损伤主要血管，切取皮瓣后对手的血液供应无影响。

［相关解剖］

骨间背侧动脉起自尺动脉在掌侧的一大分支——骨间总动脉，骨间背侧动脉穿过骨间膜近端至背侧，经旋后肌与拇长伸肌之间，沿前臂深、浅肌群之间下行，同名静脉和桡神经深支与之相伴。而后神经血管束逐渐浅行，位于尺侧腕伸肌及小指伸肌肌间隙，直达腕背。沿途发出肌支和 5～13 个皮支营养背侧皮肤。该动脉终末支在尺骨茎突上 2.5cm 处，与骨间掌侧动脉的背侧支相吻合，故可以以此吻合支为蒂逆向使用。因轴心血管有较多肌支营养尺侧腕伸肌及小指伸肌，故还可以形成复合组织瓣（图 4-87）。

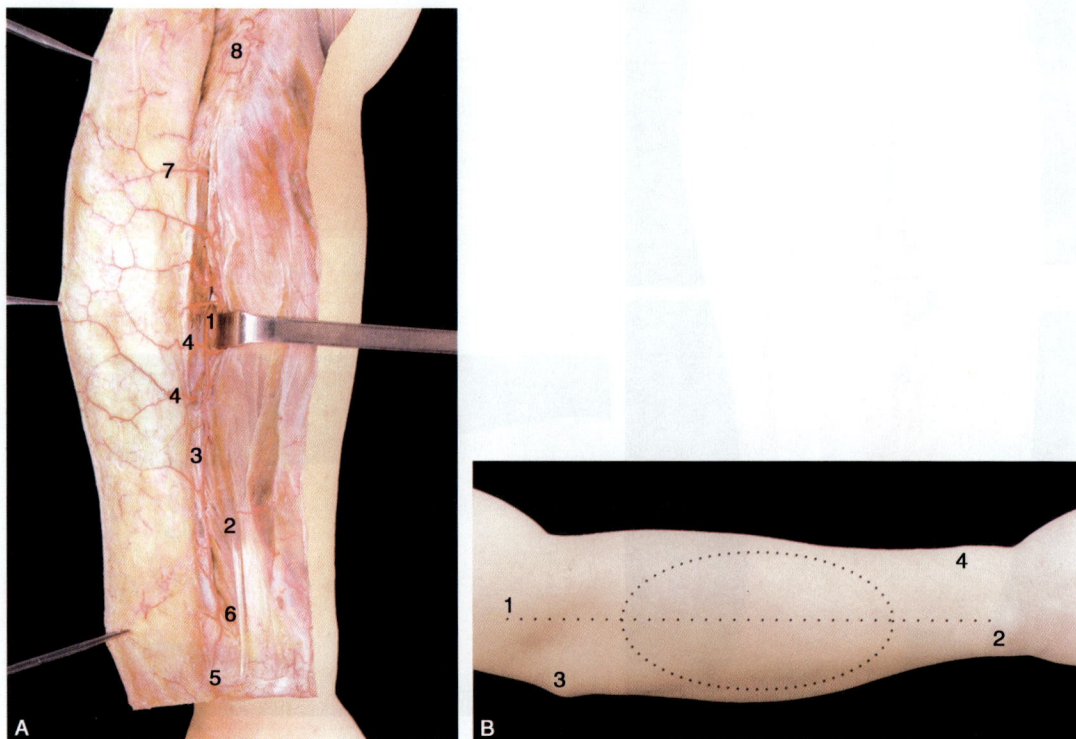

图 4-87 前臂背侧皮瓣解剖与设计
A. 1. 骨间背侧动脉；2. 小指伸肌；3. 尺侧腕伸肌；4. 皮支；5. 尺骨茎突；6. 吻合支；7. 骨间返动脉皮支；8. 肱骨外上髁；B. 1. 肱骨外上髁；2. 尺骨小头；3. 尺骨鹰嘴；4. 桡骨茎突

[皮瓣形成要点]

线:肱骨外上髁与尺骨小头桡侧缘连线。

点:依不同应用选择:顺行使用在尺骨鹰嘴远7cm处。逆行使用在尺骨茎突上3cm处。

面:近侧前臂中、上1/3交界处,远端腕背横纹,外界桡骨外侧缘,内界尺骨尺侧缘,最大面积16cm×10cm,蒂长8cm。

[手术要点]

先于皮瓣桡侧作切口,在深筋膜下向尺侧剥离。在尺侧腕伸肌及小指伸肌间隙中小心保护自肌间隙来的筋膜下血管。打开肌间隔,显露轴心血管后再切开皮瓣尺侧缘,同法向桡侧剥离出整个皮瓣。根据使用方式进一步向近、远侧游离血管蒂,直到足够长度。

[注意事项]

a. 轴心血管剥离过程中与桡神经深支及其分支密切相关,分离有时较困难,应十分小心。尤其在近端最好带一些肌膜于蒂内。

b. 该皮瓣逆行岛状使用时,在游离完皮瓣后先阻断近端动脉,观察血运正常后再于切断。

c. 存在问题:这种岛状皮瓣往往在形成后或术后第1天血运还正常,但2~3天后皮瓣常出现肿胀、青紫、起水疱等静脉回流障碍。笔者所做3例,术后均出现上述情况,经处理皮瓣存活。据不同的作者报告的结果不一,详见表4-2。

表4-2　不同作者并发症分类统计

作　者	例　数	皮瓣完全坏死	皮瓣部分坏死	静脉危象	比　例
温晓阳等	26	0	2	8	38.5%
路来金等	90	1	0	8	10.0%
廖孔荣等	8	2	3	0	62.5%
陈茂松等	48	3	4	6	27.1%
合计	172	6	9	22	20.9%

据不完全统计,此类岛状皮瓣并发症出现率达20.9%,值得注意。故廖孔荣、李文庆等建议:①合理设计皮瓣:应在伸肘、前臂旋前位设计皮瓣,皮瓣不能太靠前臂近端设计,皮瓣面积不应过大;②出现血管变异时,可改用与皮瓣等宽的深筋膜为蒂;③吻合浅静脉,增加血液回流可减少并发症的发生。另外,皮瓣移位至手背显得过于臃肿也是其缺点。

9. 尺动脉腕上皮支皮瓣　前臂尺侧皮瓣要牺牲一条主要动脉——尺动脉,张高孟等(1989),采用尺动脉腕上皮支作为轴心血管形成皮瓣。其不破坏尺动脉的连续性,常用作逆行岛状皮瓣移植。

[相关解剖]

尺动脉在豌豆骨近侧2.5~4cm处恒定发出一皮支,在尺侧腕屈肌和尺侧腕伸肌之间穿出后,分出上行与下行支,再分出分支营养前臂尺侧皮肤。血管蒂长1.2cm,起始处外径1.3mm。有同名静脉伴行,并有贵要静脉及前臂内侧皮神经(图4-88)。

[皮瓣形成要点]

线:豌豆骨与肱骨内上髁连线。

点:豌豆骨上方4cm。

面:远端可在豌豆骨,近端可到肱骨内上髁,两侧可达前臂掌背侧正中线。最大面积25cm×6cm。

[手术要点]

先从皮瓣掌侧切开,于尺侧腕屈肌桡侧显露尺动脉,在豌豆骨近侧3~5cm处注意从尺侧腕屈肌后方穿出的腕上皮支,并追溯到在尺动脉上的起点处,再切开皮瓣背侧缘,深筋膜下剥离至皮瓣形成。

[注意事项]

因此皮瓣血管管径细,血管蒂短,仅适做逆行岛状移植。分离血管蒂时尽可能多带些皮支周围的软组织。个别病例若要做游离移植,可切取1~2cm尺动脉,扩大血管口径,便于吻合,以提高成活率。若切取皮

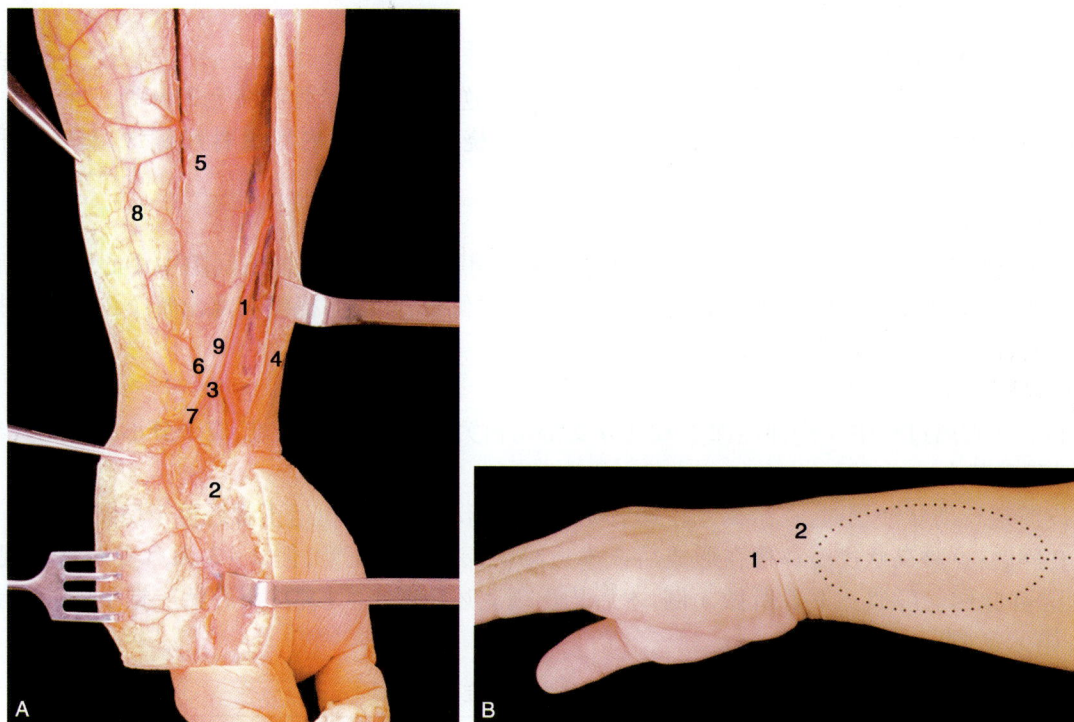

图 4-88 前臂腕上皮支皮瓣解剖与设计

A. 1. 尺动脉;2. 豌豆骨;3. 尺动脉腕上皮支;4. 尺侧腕屈肌;5. 尺侧腕伸肌;6. 上行支;7. 下行支;
8. 贵要静脉属支;9. 尺神经腕背支;B. 1. 豌豆骨;2. 尺骨茎突

瓣面积大于 $15cm^2$,最好吻合贵要静脉。

10. 骨间掌侧动脉背侧支岛状皮瓣 皮瓣是以骨间掌侧动脉背侧支为轴心血管,借助于其向背侧发出的皮支,由于分支远端与腕背动脉网相吻合,可以前臂桡背部形成岛状皮瓣,向远端转移。

[相关解剖]

骨间掌侧动脉在旋前方肌上缘成为两支:一支为主干延续在旋前方肌深方向远端走行,终末支参与腕关节掌侧动脉网;另一支穿过骨间膜至背侧成为背侧支。该血管起始口径 $1.24 \sim 1.72mm$,距腕横纹 $5 \sim 7cm$。血管穿出后即发出一骨皮支。骨皮支于拇短伸肌、指总伸肌间向远端走行,口径约 $1.0mm$。在 Lister 结节近侧 $3.5 \sim 5cm$,拇短伸肌腱腹交界处,发出一皮支,穿深筋膜进入皮肤,主干向近端走行,营养前臂远端背侧皮肤。骨膜支贴桡骨背尺侧继续向远端走行,分支营养桡骨背侧,终末支到达腕背与桡动脉腕背支相吻合(图4-89)。骨间掌侧动脉背侧支在分出骨皮支之后,主干继续向远端走行,在腕背发出 3 个分支,其中两支向远端参与腕背动脉网;另一支在尺骨茎突上 $2.5cm$ 处折向近端,与骨间背侧动脉吻合。此处为骨间掌侧动脉与骨间背侧动脉的吻合点。静脉回流有伴行静脉及头静脉,神经有桡神经浅支。

[皮瓣形成要点]

线:前臂桡、尺骨茎突背侧连线中点与肱骨外上髁连线。

点:桡、尺骨茎突连线的中点。

面:近端可达肘关节,远端可达腕背,两侧距轴心线约 $3cm$,最大面积为 $12cm×8cm$。

[手术要点]

皮瓣一般设计在腕部桡背侧,先切开皮瓣的尺侧缘,于深筋膜下向桡侧分离,寻找指总伸肌和拇短伸肌间隙,牵开肌肉后可见背侧支的骨皮支。分别向近端浅方确认皮支入皮点,及远端的骨膜支。确定骨皮支后,根据手术需要再向近远端分离血管的蒂部,切开皮瓣的桡侧及近远端,深筋膜下剥离,形成皮瓣。根据不同需要处理蒂部。以骨间掌侧动脉背侧支主干腕动脉网为蒂为例,结扎骨间掌侧动脉背侧支的起始部,并保护好骨皮支及远端主干的吻合支。

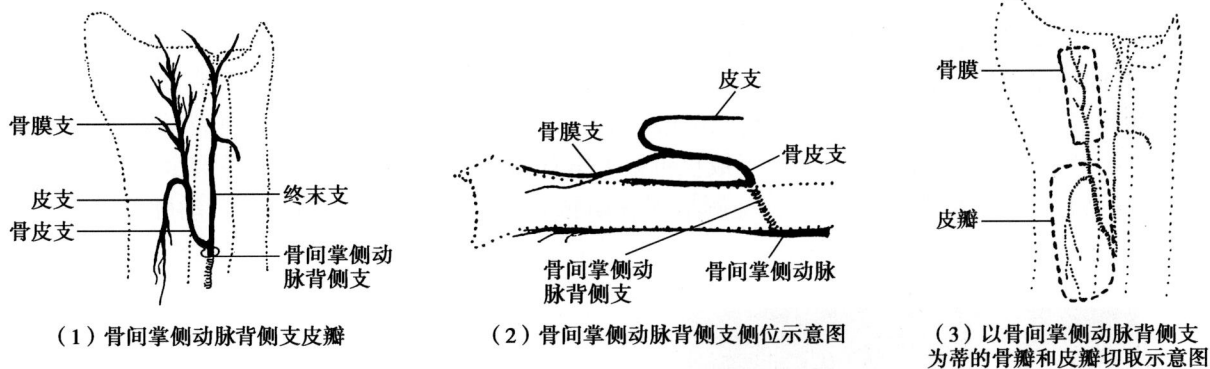

（1）骨间掌侧动脉背侧支皮瓣　　　（2）骨间掌侧动脉背侧支侧位示意图　　　（3）以骨间掌侧动脉背侧支为蒂的骨瓣和皮瓣切取示意图

图 4-89　骨间掌侧动脉背侧支皮瓣

[注意事项]

a. 若要用游离移植，可以从骨皮支形成皮瓣后切取，其血管口径与指总动脉、指动脉相匹配；也可以从骨间掌侧动脉背侧支穿出前切取，血管口径则可扩大。

b. 若切取皮瓣同时还用骨膜支营养的背侧桡骨块，还应在皮瓣分离后仔细分离骨膜支，并小心切取带血管的桡骨。由于骨膜支朝远端走向，而皮支向近端走行，骨膜支较深，而皮支由深变浅，两者不在一个平面上，切取时注意不要顾此失彼，使用时注意血管不要折叠。

11. 解剖鼻烟窝皮瓣　解剖鼻烟窝皮瓣是以桡动脉深支在解剖鼻烟窝处发出的皮支为轴心血管形成的皮瓣，常逆行转移，是修复虎口瘢痕挛缩的较好方法。

[相关解剖]

桡动脉在解剖鼻烟窝处相当于桡骨茎突远侧（4.63±0.42）mm 主干至第 1、2 掌骨间隙的行程中恒定发出一皮支，该皮支进入深筋膜后恒定发出上行及下行支。其中下行支较短，上行支较长，分布于前臂下端的桡侧。皮支起始外径（0.25±0.07）mm，蒂部长约（4.18±0.25）mm。有同名静脉伴行，还有头静脉可供回流。有桡神经浅支分支可供移植后吻合用（图 4-90）。

[皮瓣形成要点]

线：前臂中立位时，桡骨小头与桡骨茎突的连线。

点：解剖鼻烟窝中点。

面：近端于前臂桡侧中段，远端在解剖鼻烟窝远侧 3cm，两侧距轴心线 2.5cm，最大切取面积为 15cm×5cm。

[手术要点]

先在解剖鼻烟窝尺侧沿拇长伸肌切开皮肤，沿肌腱桡侧切开深筋膜，略将皮肤向桡侧牵拉，可见解剖鼻烟窝处的皮支及伴行静脉，然后，按皮瓣设计切开桡、尺侧缘，将皮瓣从近至远掀起，直至血管蒂部。蒂部除保护血管外，最好保留其周围的 1.5cm 宽的筋膜。

[注意事项]

因血管蒂较短，口径也不大，故蒂部不必过多分离。皮瓣形成以上行支为主，位于桡骨桡背侧。

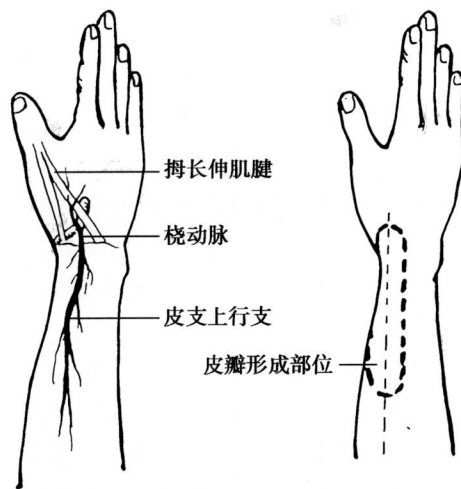

图 4-90　鼻烟窝皮瓣

12. 以掌背动脉为蒂的皮瓣

（1）示指背侧岛状皮瓣：皮瓣位于示指近节背侧，是以第 1 掌背动脉为轴心血管的轴型皮瓣。Foucher（1979）于临床上最先顺向应用。由于第 1 掌背动脉在第 2 掌骨颈处与示指桡侧固有动脉有吻合，故还可以吻合处为蒂，在第 2 掌骨背近侧形成岛状皮瓣，向远侧转移覆盖示指中、远节创面。皮瓣内有伴行静脉及指背静脉，并有示指背侧指神经。

［相关解剖］

桡动脉的终支经拇长展肌和拇短伸肌的深侧至解剖学的鼻烟窝为腕背动脉。第 1 掌骨背动脉在桡动脉终支穿入骨间肌之前发出，血管外径 0.3～0.5mm。起始时位于第 1 背侧骨间肌的浅侧，靠第 2 掌骨的桡侧走行，沿途发出至示指掌指关节的分支，终支供应示指近节背侧的皮肤。但有的第 1 掌背动脉较细，且在第 2 掌骨颈后成为细小分支。遇此情况，不能形成仅带第 1 掌背动脉血管的旗帜瓣，而应保留第 2 掌骨桡侧较宽的筋膜蒂皮瓣。在第 2 掌骨头桡侧，示指桡侧指固有动脉向背侧发出分支与第 1 掌背动脉分支吻合（图 4-91）。

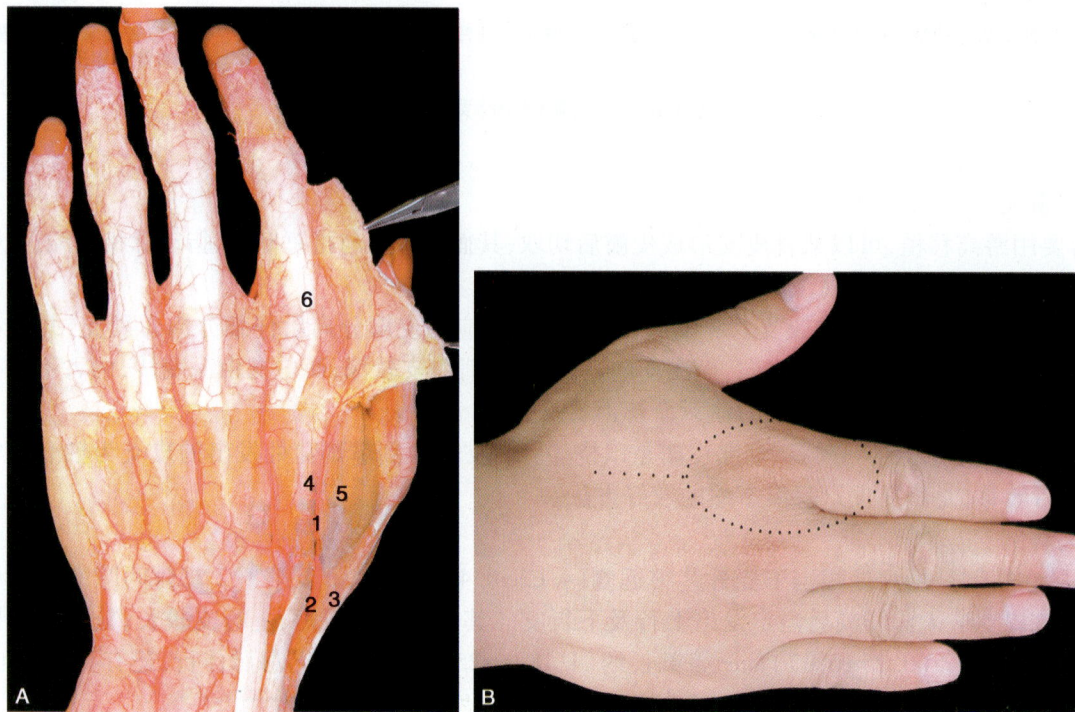

图 4-91 示指背侧皮瓣解剖与设计
A. 1. 第 1 掌背动脉；2. 桡动脉；3. 拇短伸肌腱；4. 第 2 掌骨；5. 第 1 背侧骨间肌；6. 示指伸肌腱；
B. 皮瓣设计位置

［皮瓣形成要点］

线：沿第 2 掌骨桡侧画线。

点：顺向使用在第 1、2 掌骨夹角尖端，逆向使用在第 2 掌指关节桡侧。

面：顺向远端不超过近侧指间关节，近端依需要而定，两侧不超过示指两侧侧中线，逆向使用皮瓣位于第 2 掌骨桡背侧。最大切取面积 6cm×3cm。

［手术要点］

先于第 1、2 掌骨间做小 S 形切口，真皮下向两侧剥离，保护浅静脉；在第 2 掌骨桡侧寻找第 1 掌背动脉，找到后从第 1 背侧骨间肌深方将轴心血管分离开，切开皮瓣边缘后，从远至近腱周浅方剥离到掌指关节桡侧，结扎至掌指关节的关节支，两切口会师，皮瓣形成。

若逆向使用，皮瓣设计在第 2 掌骨桡背侧，从近至远形成皮瓣，保护好掌指关节桡侧筋膜蒂。

［注意事项］

a. 当第 1 掌背动脉细小时，不应过分分离轴心血管面，沿动脉走行形成 1～2cm 宽的筋膜蒂。筋膜蒂要带上第 1 背侧骨间肌肌膜或肌肉。

b. 当逆向使用时，因示指桡侧固有动脉与第 1 掌背动脉的吻合支不粗大时，要保留 1～1.5cm 的筋膜蒂。

c. 受区较远时，为增加逆行岛状皮瓣的长度，在保留上述筋膜蒂后，可以切断示指桡侧固有动脉近端,并向远端剥离血管蒂,利用指固有动脉间的吻合逆向供血营养逆行皮瓣。无论顺向还是逆向使用,临床应用过程中,本皮瓣大部分可以存活。但有部分病例术后出现静脉危象,最终皮瓣部分坏死,故使用时应注意。

(2) 2 ~ 4 掌背动脉皮瓣:利用第 2、3、4 掌背动脉为轴心血管的掌背或指背皮瓣为掌背动脉皮瓣。Small(1990)首先报道,国内路来金(1991)也有解剖与临床应用报告。皮瓣既可顺向使用,利用远端轴心血管和掌侧血管吻合,还可逆向使用,临床上以逆向使用为主。皮瓣内可带指背神经和深指肌腱,以及掌骨骨块,形成复合组织移植。

[相关解剖]

手背部皮肤供血主要由四条掌背动脉完成,其中第 1 掌背动脉是由桡动脉深支发出,其余 2 ~ 4 掌背动脉由掌深弓的近侧穿支和腕背网发出的交通支吻合形成。行于骨间背侧肌的浅面、伸指肌腱深面,向远端走行。沿途发出皮支营养相应部分的皮肤和旁边的肌腱。在血管近端还有分支到达相应掌骨的骨膜。血管起始部外径 0.5 ~ 0.9mm,血管长约 4.2 ~ 5.8cm。皮瓣内含有相应的指背神经,相应动脉有伴行静脉,浅方有背侧浅静脉。

掌背动脉在指蹼近侧与指掌侧总动脉有恒定的交通支,故可以此交通支为蒂形成逆行岛状皮瓣(图 4-92)。

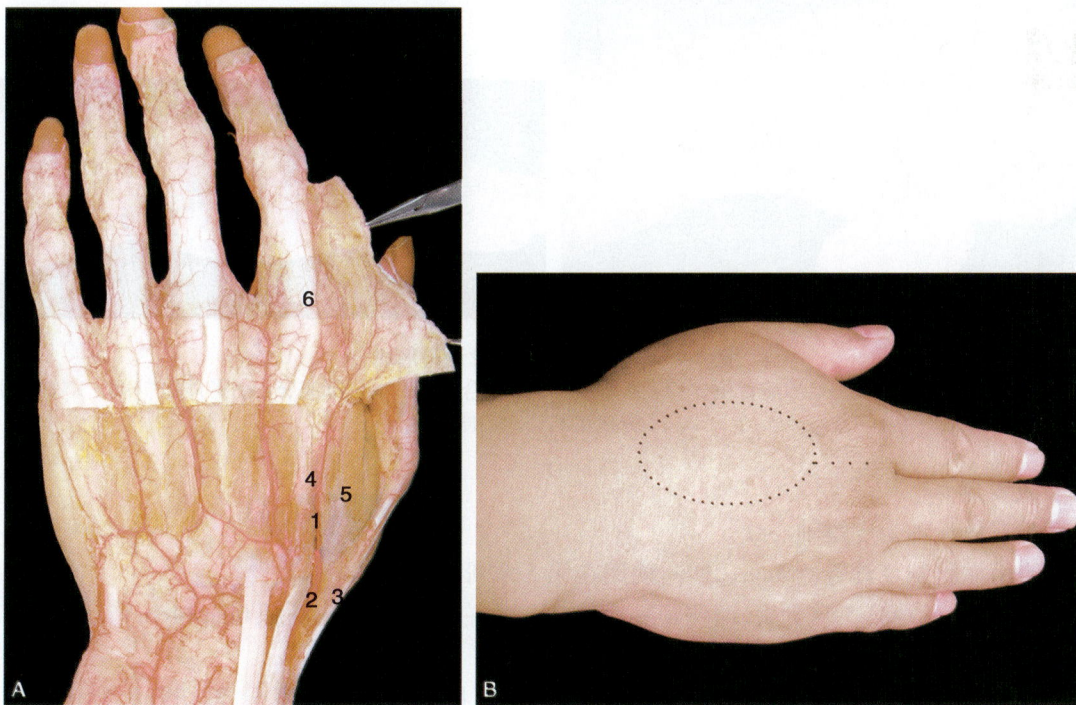

图 4-92 掌背动脉逆行皮瓣解剖与设计
A. 1. 第 1 掌背动脉;2. 桡动脉;3. 拇短伸肌腱;4. 第 2 掌骨;5. 第 1 背侧骨间肌;6. 示指伸肌腱;B:皮瓣形成位置

[皮瓣形成要点]

线:各掌骨间隙中线为轴心线。

点:距指蹼皮缘 1.5cm 处。

面:近达腕背横纹,远在指蹼两侧,皮瓣两侧可距轴心线 2 ~ 2.5cm。最大切取面积 9cm×5cm。

[手术要点]

抬高患肢上止血带后进行手术,这样血管内存有一定量的血液,可以看清小血管及其走向。先作皮瓣近端切口,在伸肌腱浅方掀起皮瓣,于掌骨间寻找掌背动脉,小心结扎来自掌深弓的穿支,将血管与皮瓣一同向远侧掀起,直至轴心血管与掌总动脉的交通支;切开皮瓣远端,血管蒂部多保留些软组织。

［注意事项］

a. 手术最好在显微镜下进行,蒂部血管不必仔细分离,最好保存1cm宽筋膜蒂。但要结扎好其他分支,以便使蒂有一定长度。

b. 放止血带观察皮瓣血运正常后再行隧道下转移。

c. 以指蹼近1.5cm为蒂形成皮瓣,不能覆盖手指中、末节皮肤缺损,可以利用掌背动脉指背支与指固有动脉背侧支在近节指背中段吻合处为蒂,增加蒂的长度,这样可以增加旋转半径,皮瓣可达末节指腹。由于此处血管更加细小,故所带筋膜蒂约宽1.5cm左右。

d. 可同时切取部分肌腱和骨组织进行复合移植。

13. 手背尺侧皮瓣 手背尺侧皮瓣是以尺动脉腕背支为轴心血管的皮瓣。该血管远端在第5掌骨头、颈部与小指掌侧动脉有吻合支,所以可以切取逆行皮瓣修复手指皮肤缺损。

［相关解剖］

尺动脉腕背支起自豌豆骨近侧4cm处的尺动脉,与尺神经背支相伴。沿途发出分支营养手背尺侧皮肤。在手背深筋膜层与第4、3掌背动脉有吻合支,在第5掌骨头、颈处有分支与小指掌侧动脉有吻合支。轴行动脉有静脉相伴,浅方还有贵要静脉。皮瓣内含尺神经背侧皮支(图4-93)。

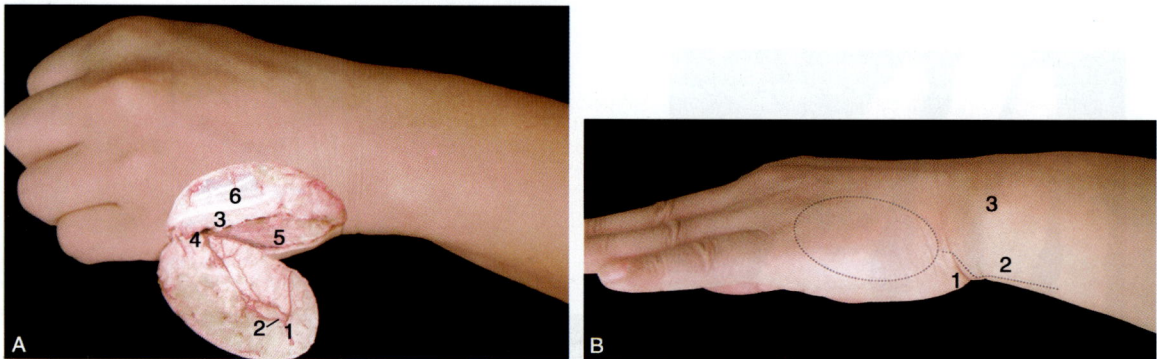

图4-93 手背尺侧皮瓣设计与形成
A. 1. 尺动脉腕背支降支;2. 尺神经背侧支;3. 第5掌骨;4. 吻合支;5. 小鱼际肌;6. 小指伸肌腱;B. 1. 豌豆骨;2. 尺侧腕屈肌;3. 尺骨茎突

［皮瓣形成要点］

线:以第5掌骨长轴为皮瓣轴心线。

点:顺向使用在腕豌豆骨近侧4cm。逆向使用在第5掌骨头、颈处。

面:近端豌豆骨,远端第5掌骨头,两侧距轴心线2cm左右。最大切取面积6cm×4cm。

［手术要点］

顺向使用:先于豌豆骨近侧作纵切口,在尺侧腕屈肌桡侧找到尺动脉腕背支,再切开手背皮瓣桡侧,在深筋膜下连同尺动脉背支一并向尺侧掀起,再切开皮瓣尺侧缘,皮瓣形成。

逆向使用:先切开皮瓣近端,切断尺动脉背支及尺神经背支,从深筋膜下由近至远剥离到第5掌骨头、颈部,寻找第五掌骨头尺侧吻合支,皮瓣形成。

［注意事项］

顺向应用时,蒂部保留贵要静脉近端,以利皮瓣静脉回流;逆向使用因吻合支较细小,不要过度分离,最好保留1~1.5cm筋膜蒂。

14. 以指固有动脉为蒂的岛状皮瓣

(1) 手指侧方岛状皮瓣:Littler(1960)用手指固有动脉为轴心血管的手指侧方岛状皮瓣。皮瓣内可带指固有神经,也可不带,依受区的需要而定。如带指神经,常选中指的尺侧或环指的桡侧作为供区。

［相关解剖］

指总动脉和指总神经位于相邻手指的屈指肌腱之间,在接近掌指关节水平处,神经先于动脉分出两支指掌侧固有神经和动脉,两者相伴行于每个手指的侧方偏掌面,沿途发出数分支分布到手指掌侧及中、远节背侧的皮肤。在指根部每条指固有动脉和神经均发出一支较大的背侧支,逐渐向手指背侧走行,在接近近侧指间关节时已行至背侧,可用手指固有动脉的背侧分支在中节指骨背侧形成小的岛状皮瓣做局部转移(图4-94)。

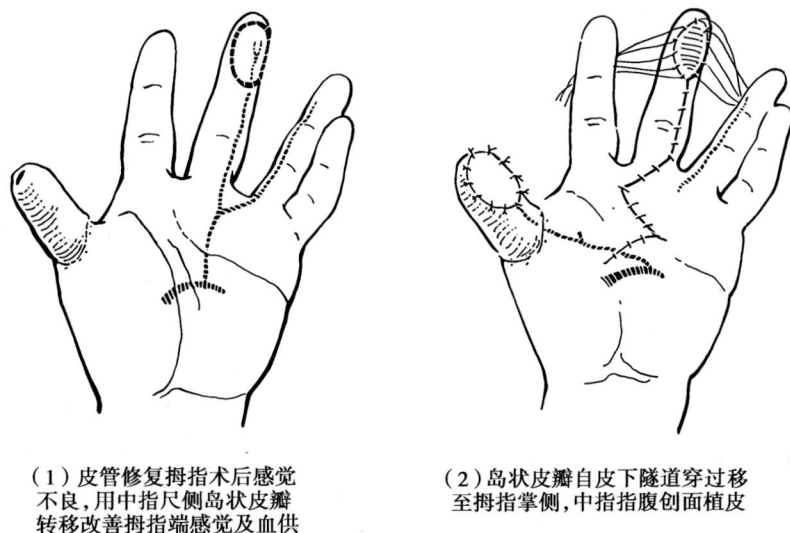

(1)皮管修复拇指术后感觉　　　(2)岛状皮瓣自皮下隧道穿过移
不良,用中指尺侧岛状皮瓣　　　　至拇指掌侧,中指指腹创面植皮
转移改善拇指端感觉及血供

图4-94　手指侧方岛状皮瓣的应用

点:手掌面指蹼近侧1.5cm。

线:各手指屈指肌腱侧方。

面:皮瓣远侧在甲根近侧,近端依需要而定,两侧一般不越过手指侧中线。

[手术要点]

手指侧方做侧正中线或掌侧锯齿状切口,显露指固有动脉和神经。向近侧延长切口至两指固有动脉汇成一条指总动脉处,结扎由指总动脉至另一手指的指固有动脉。为增加指固有神经的长度,可将指总神经纵向分离。顺神经血管蒂在手指远端侧方形成皮瓣。将岛状皮瓣自隧道下穿过移至受区。

[注意事项]

a. 根据受区的需要,蒂内可仅含血管,也可含神经在内。

b. 剥离血管时应将血管周围的疏松结缔组织带在血管上,不能剥离得太光,容易引起血管痉挛,皮瓣静脉也不易回流。

c. 若以指固有动脉和神经的背侧分支作蒂,应注意这两者并不完全伴行,需分别剥离。由于血管蒂短仅能做局部的转移。

(2)指固有动脉逆行岛状皮瓣:指固有动脉逆行岛状皮瓣是以指固有动脉,或指固有动脉向背侧方发出的背侧支为轴心血管的皮瓣。这种皮瓣,文献中报道的种类很多。有的以指固有动脉近端为蒂向手掌、背侧或邻指转移;有的以指动脉远端为蒂同指移位。本文仅介绍以远端为蒂的岛状皮瓣同指转移。

[相关解剖]

每个手指两侧的固有动脉从指根到远节远端的相互吻合在其全长中,恒定地向背侧发出四组分支,即手指近节中段、近节远1/3、中节中段和远侧指间关节水平,这些血管与指背动脉分支形成动脉网营养手指背侧皮肤。同指的两条固有动脉在近节和中节的远1/3处也恒定地发出横支,与对侧相应分支吻合成指掌弓,但其位置较深,位于屈肌腱深侧。为增加背侧支作为轴心血管的长度,便于皮瓣向远端转移,可以在近节指骨中段切断指固有动脉。皮瓣内指固有动脉有细小伴行静脉,且走行不很恒定。指神经发出的背侧支可供移位后与受区吻合(图4-95)。

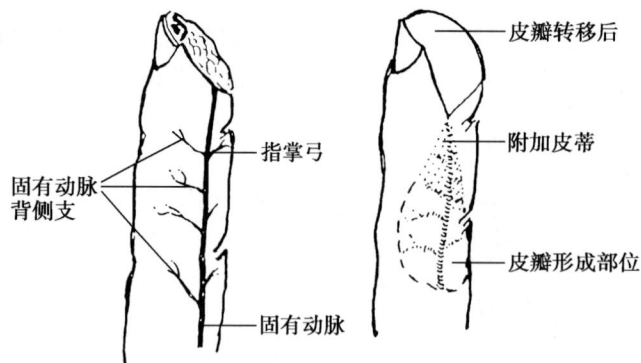

图 4-95　指固有动脉逆行岛状皮瓣

［皮瓣形成要点］

线：指固有动脉在手指投影。

点：依覆盖创面而定，不宜超过中节远 1/3 处。

面：将指固有动脉及其向背侧分支带入皮瓣内，在伸指肌腱腱周组织浅层剥离。最大面积 4cm×2cm。

［注意事项］

a. 皮瓣内若带指神经近端背侧支，注意其与指固有动脉不在同一轴线。同时注意小心分离指固有动脉和指固有神经，保护指固有动脉的背侧支。术中若找不到明确的背侧支，还可以将指神经向背侧的小分支合在一起与受区吻合，而指固有神经保留在原位。皮瓣设计要大于创面，蒂要够长。

b. 据高伟阳、林涧、张德辉等报告的 117 个皮瓣出现静脉回流障碍者约占 10%。为克服静脉回流差的缺点，蒂部不要仅有一组血管神经束，最好保留 0.5cm 宽的筋膜。若蒂部保留 2～3mm 的皮肤形成辅加皮蒂，明道转移，则可减少蒂部受压，更加利于动、静脉通畅。

c. 利用指动脉远侧指间关节背侧支斜长的特点，可以在手指中节背侧形成皮瓣，带上较长的背侧支及周围的筋膜修复指端缺损。胡鸿泰、崔树森等报道这种皮瓣可以不切断指动脉，转移修复同指指端缺损。并认为这种皮瓣是修复指端缺损的好方法。

15. 腕背桡侧逆向岛状皮瓣　腕背桡侧解剖鼻烟窝处，有桡动脉众多分支，可以以不同的血管形成不同的逆向岛状皮瓣，修复拇、示指皮肤的缺损。

［相关解剖］

桡动脉在穿入第 1 背侧骨间肌二头之间有几个主要分支：①桡动脉腕背支，是较为恒定的皮支。若以此为轴心血管可以形成解剖鼻烟窝皮瓣（已在前述）；②拇指桡侧指背动脉，自桡动脉主干发出，斜行穿过拇短伸肌腱深方，并沿此肌腱下行，分布于第 1 掌骨背侧、大鱼际肌桡侧、拇指近节桡背侧；③第 1 掌背动脉形成后，又分成 3 支。一支行于第 1 掌骨背尺侧，延续形成第 1 掌骨尺侧背动脉；另一支行于第 2 掌骨桡背侧，延续为示指桡侧指背动脉；第 3 支为中间动脉，行于上述两支之间，分布于虎口处。

在拇指掌指关节近端尺侧从第 1 背侧骨间肌掌侧穿出一支血管形成拇指尺侧指背动脉，沿拇长深肌腱行走。在虎口区这些动脉在拇指掌指关节周围以及拇指近节背侧形成丰富的血管网，相互吻合。因此，可以以任何一条血管为轴心血管，利用远端吻合支为蒂，形成相应的岛状皮瓣向远端转移。

［皮瓣形成要点］

（1）虎口背侧岛状皮瓣

线：虎口中点至第 1 掌背动脉起始部连线。

点：虎口游离缘近侧 1cm；拇指掌指关节尺侧；或示指掌指关节桡侧。

面：在深筋膜下，带部分筋膜，蒂部要保留 1.5cm 宽筋膜蒂，蒂长约 2cm 左右。

（2）拇指桡侧指背动脉岛状皮瓣

线：拇短伸肌桡侧缘。

点:拇指掌指关节桡侧距关节面0.5cm处。

面:轴心血管在近端结扎。但主干要保留在皮瓣内。血管蒂长2~3cm。带筋膜蒂宽1.5cm。

（3）拇指尺侧指背动脉皮瓣

线:解剖鼻烟窝至拇指掌指关节背尺侧连线。

点:拇指掌指关节尺侧距关节面0.5cm处。

面:将轴心血管带在皮瓣内,血管蒂长2~3cm,筋膜蒂宽1.5cm。皮瓣面积3.5cm×2.5cm。

16.其他部位的轴型皮瓣　上述所介绍的皮瓣或筋膜瓣是从上肢某一部分形成,修复同一肢体的皮肤缺损。必然在原有损伤的基础上,在原损伤的周围再添加新的损伤,即又增加一块新的瘢痕。笔者认为严格地掌握适应证是十分必要的。如果滥用,可能使原来不太明显的缺陷变得更为明显。虽然创面做了修复,但患者不愿当众用手操作,则失去了修复的意义,尤其妇女和儿童更要慎重。另外,当创面面积过大,使用上肢皮瓣难以覆盖时,可以在身体其他隐蔽部位切取皮瓣移植到受区。下面介绍常用于修复上肢的游离皮瓣:

（1）足背皮瓣:O'Brien和Shanmugan(1973)描述以足背动脉为轴心血管形成的皮瓣,由McCraw和Furlow(1975)首次作局部转移,第一个将此皮瓣作为游离移植的是Ohmori和Harii(1976)。该皮瓣皮肤薄,皮肤色泽和质地均好。血管的解剖恒定,管径粗且蒂长,供区也很隐蔽。该皮瓣可以同时切取趾长伸肌腱形成复合组织瓣移植。

［相关解剖］

胫前动脉从内、外踝连线中点自小腿伸肌支持带下穿出为足背动脉,行于𧿹长伸及趾长伸肌腱间向远侧走行,先越过距骨、舟骨和第2楔骨背侧,后于𧿹短伸肌的深侧下行,在第1、2跖骨间隙形成穿支到足底。该动脉穿支与足底动脉构成足底弓前发出1支为第1跖背动脉。若切取皮瓣过长,如带趾蹼,则必须将第1跖背动脉带入皮瓣。

足背动脉的主要分支有跗跖内侧、跗跖外侧以及至足背外侧的弓形动脉,沿途并发出较细的皮支,皮支间互相吻合成网状。足背动脉所发的皮支主要集中在两处,一处于近端足背动脉起始部下2cm处,另一处位于在发出第1跖背动脉前2cm处。皮支与足背动脉呈70°~90°角发出,营养足背皮肤。第1跖背动脉发出的分支主要供养趾背皮肤。足背动脉有两条伴行静脉,还有大隐、小隐两条浅静脉在皮瓣内。皮瓣内有足背内侧皮神经和足背中间皮神经。足背动脉血管外径2~3.5mm,大隐静脉外径3.0~4.0mm。

点:第1、2跖骨间,足背动脉搏动消失处。

线:内、外踝连线中点至第1、2跖骨间隙的连线。

面:剥离皮瓣边缘时应在腱周组织浅层,而近轴心血管时应紧贴骨面。皮瓣的切取上界为内、外踝连线,下界到趾蹼近侧,内界在大隐静脉胫侧,外界到小隐静脉的腓侧。最大切取面积为15cm×10cm。

［手术要点］

术前用甲紫标出动脉和大隐静脉的走行位置,以便手术时辨认。先在皮瓣的近端做切口,在𧿹长伸和趾长伸肌腱间暴露足背动脉及伴行静脉,以及胫侧大隐静脉的近端。继之在胫侧切开,在深筋膜下剥离将大隐静脉带在皮瓣内。越过𧿹长伸肌腱后紧贴骨面剥离,找到动脉主干,结扎跗跖内、外侧动脉。沿动脉向远端剥离,如切取皮瓣不越过趾蹼,可不带第1跖背动脉结扎穿支及腓侧弓形动脉。再切开皮瓣的腓侧,也从深筋膜下剥离,至趾短伸肌处,应略向深侧剥离,最终从两侧会师,足背动脉保留在皮瓣内。切取皮瓣过程保留腓深神经以备吻合(图4-96)。

［注意事项］

a.足背动脉和胫后动脉是供应足部血液的主要动脉,当胫后动脉供血不良或两者间吻合支不良时不应切取足背皮瓣,应另选供区。

b.术前应对浅静脉也进行检查,浅静脉不好,应慎用。

c.足背皮瓣切取后,足温度会下降,供区植皮后常留瘢痕,故选用时应加以考虑。

（2）第1趾蹼皮瓣:Gelbert(1975)以足背动脉及第1跖背动脉为轴心血管,形成以𧿹趾腓侧和第2趾胫侧的整个趾蹼的皮瓣,用以修复手的第1指蹼。该皮瓣皮肤柔软,形状与手的指蹼相似,取后对足的影响不大。

（1）足背部解剖

（2）皮瓣切取示意图

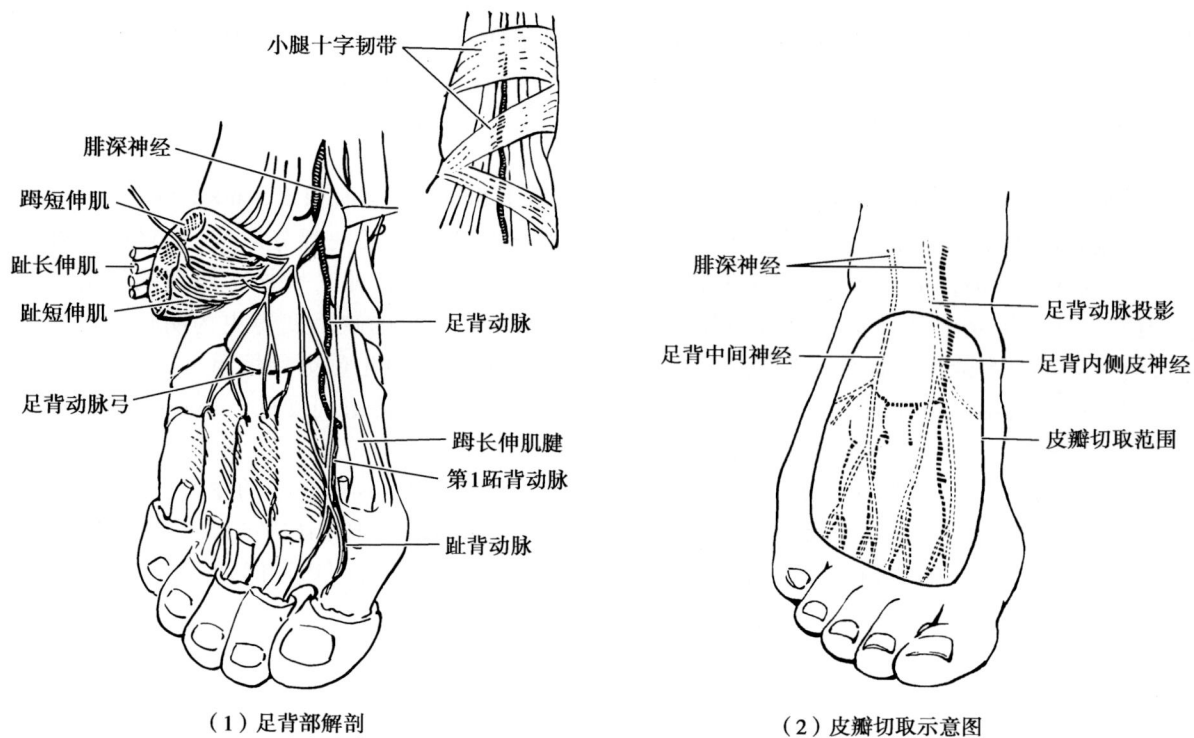

图4-96 足背皮瓣解剖及切取示意图

[相关解剖]

第1跖背动脉起自足背动脉形成穿支后向前发出的分支,行于1、2跖骨之间的骨间肌的浅侧或深侧,有同名静脉伴行。沿途发出肌支。在跖骨头近侧有3个血管分支,1支至踇趾腓侧;1支至第2趾胫侧;1支至深侧与第1跖底动脉相吻合。分离时应将这3支血管均带在血管蒂内。根据第1跖背动脉的位置 Gilbert 将之分为三型(图4-97):Ⅰ、Ⅱ型较浅易分离,Ⅲ型较深,切取困难。该皮瓣静脉有浅、深两组,切取时应以带大隐静脉为好,神经有腓深神经。第1跖背动脉外径1.5mm,蒂长5~7cm。

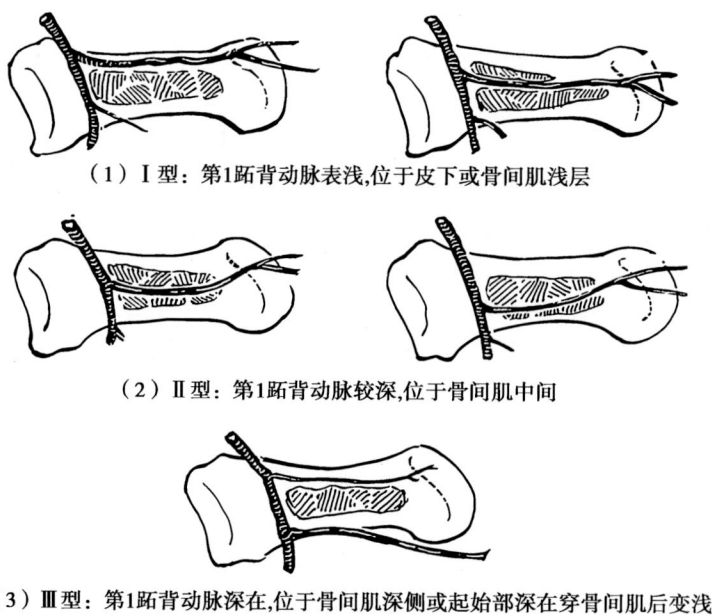

（1）Ⅰ型:第1跖背动脉表浅,位于皮下或骨间肌浅层

（2）Ⅱ型:第1跖背动脉较深,位于骨间肌中间

（3）Ⅲ型:第1跖背动脉深在,位于骨间肌深侧或起始部深在穿骨间肌后变浅

图4-97 第1跖背动脉的分型示意图

点:足背动脉搏动消失点及趾蹼分叉处。

线:足背动脉搏动消失点与第 1 趾蹼中点的连线。

面:皮瓣剥离应在深筋膜深层,第 1、2 跖骨间隙中应在骨间肌浅或深层,Ⅲ型供血有时需在跖侧做辅助切口才能显露血管。皮瓣切取范围为蹈趾的腓侧,第 2 趾胫侧,第 1 趾蹼背侧和跖侧的整个趾蹼。最大切取面积为 12cm×7cm。

[手术要点]

足背做切口显露足背动脉远端,并于第 1、2 跖骨间找到穿支,显露第 1 跖背动脉的起始部。分离跖背静脉弓,保留从趾蹼回流之主要静脉,切断静脉处应在其汇入大隐静脉弓的近侧。在骨间肌内沿轴心血管的深侧分离,直至见到皮瓣的深侧内有至蹈趾及第 2 足趾的分支。切开皮瓣的四周,从肌腱、骨关节的浅侧掀起皮瓣,结扎足背动脉的足底穿支。根据第 1 跖背动脉起始部管径的大小决定切断动脉的位置,保留备用(图4-98)。

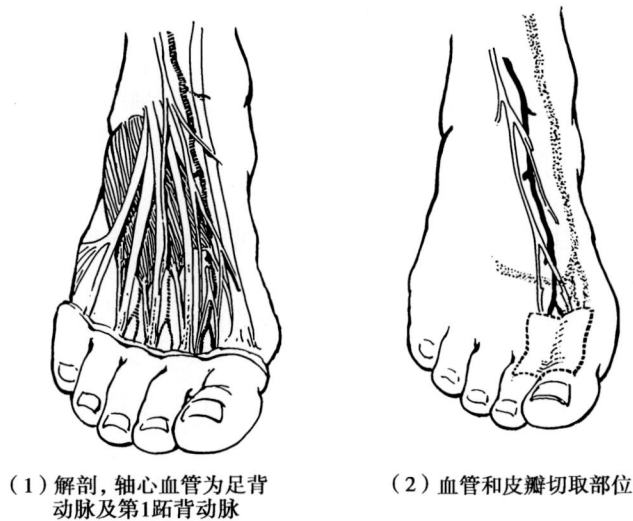

（1）解剖,轴心血管为足背　　　（2）血管和皮瓣切取部位
　　　动脉及第1跖背动脉

图 4-98　第 1 趾蹼皮瓣解剖及切取示意图

[注意事项]

a. 由于第 1 跖背动脉深浅不一,术前应用多普勒仪探测轴心血管的深度,观察浅静脉情况,以便术前对手术难度有正确地估计。

b. 在第 1 跖背动脉发出之前,有的人出现第 1 跖背副动脉,其管径粗大,走行方向在近端与第 1 跖背动脉相同,但其远端仅至跖趾关节水平。如术中将此血管误认为第 1 跖背动脉则皮瓣不能成活。遇此情况,可在跖侧做辅助切口显露第 1 跖底动脉,沿此动脉深侧再向近、远端分离,利用跖底动脉、趾动脉系统养活皮瓣。

c. 该轴心血管细小,操作多在跖骨间隙中进行,显露、剥离均较困难。分离后常致血管痉挛,故在皮瓣已形成仅蒂部与供区相连时,应放止血带用热盐水湿敷,等待血液循环恢复后再切断血管蒂,将皮瓣移至受区行血管吻合。

（3）腹股沟皮瓣:McGregor 和 Jackson(1972)首先报道腹股沟皮瓣。Daniel,杨东岳分别在 1973 年也取得了腹股沟游离皮瓣移植的成功。该皮瓣以腹壁浅动脉和或旋髂浅动脉为轴心血管,可形成一个面积较大的皮瓣。

腹股沟皮瓣供区面积大,隐蔽,血管蒂长,取后无功能障碍,唯一的缺点是血管变异较大。Taylor 和Daniel 从 100 个髂腹股沟处的血管解剖中发现:两血管共干占 48%,腹壁浅动脉缺如,仅有旋髂浅动脉占35%,两血管分别起自股动脉的占 17%,两血管不起自股动脉,而起自股深动脉、旋股动脉或会阴动脉的也占17%。国内资料也发现腹壁浅动脉和旋髂浅动脉的变异较多,有 3% 的人两动脉均缺如。

[相关解剖]

旋髂浅动脉和腹壁浅动脉可单独或共干,多起自腹股沟韧带下方 1.5~3.0cm 的股动脉。血管外径 1.3mm 左右,共干时达 1.5mm,有同名静脉伴行。

旋髂浅动脉分浅、深两支,浅支在发出后不久就向外穿过深筋膜越过髂前上棘后向上行走,其终末可越过脐平面。浅支的主要分支分布在腹股沟外侧半。深支位于深筋膜深侧,在腹股沟韧带下方行走,在髂前上棘附近穿出阔筋膜转向外下进入臀部。深支虽位置较深,但其发出的分支及终支大都进入皮下,仍为一个皮动脉,分支主要分布在股外侧上部及臀部。腹壁浅动脉分内、外侧两支,先位于股动脉和该血管起点的垂线上,跨越腹股沟韧带后进入腹壁。内侧支主要分布于下腹部内侧半,外侧支主要分布于下腹部外侧半。外侧支分布的范围大于内侧支,最远点越过脐平面(图 4-99)

皮瓣内静脉有深、浅两组,浅静脉大多不与同名动脉伴行而位于皮下浅层,深静脉与同名动脉伴行。

点:腹股沟韧带下方 1.5~3.0cm 股动脉搏动处。

线:腹壁浅动脉在腹股沟韧带上的搏动点垂直向上为腹壁浅动脉的投影;旋髂浅动脉为腹股沟韧带下 3cm 股动脉搏动点与髂前上棘的连线。

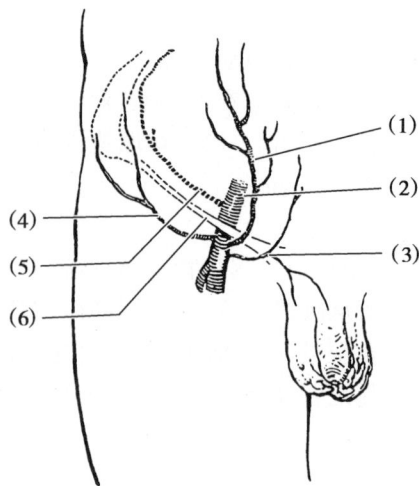

图 4-99 腹股沟区动脉分支示意图
(1)腹壁浅动脉;(2)股动脉;(3)阴部外动脉;(4)旋髂浅动脉;(5)旋髂深动脉;(6)腹股沟韧带

面:以腹壁浅动脉为轴心血管的切取面在腹外斜肌腱膜浅层。上界平脐、下界腹股沟韧带下 5cm,内界腹部中线,外界髂棘。

以旋髂浅动脉为轴心血管的切取层次在大腿的深筋膜层。上界腹股沟韧带上 10cm,下界腹股沟韧带下 7cm,内界股动脉,外界腋中线延长线,最大切取面积 10cm×18cm。

由上述两血管供血的皮瓣,最大的切取面积 33cm×32cm。

[手术要点]

先切开皮瓣上缘的两侧,深达腹外斜肌腱膜浅层,在深筋膜深侧从上至下剥离至腹股沟韧带。以无影灯作光源观察皮瓣内血管走行,可用甲紫在皮瓣蒂部作出血管标记,选择好轴心血管后再延长两侧的切口,形成皮瓣。皮瓣可直接转移覆盖创面;也可将蒂部卷成管状,远端仍为扁平皮瓣,增加皮瓣旋转的角度,转移后也便于固定;还可以切开蒂部皮肤,进一步游离血管蒂,还可使皮瓣的旋转角度进一步增大。

[注意事项]

a. 因两血管解剖变异较大,为确保皮瓣的血液循环,术前最好用彩色多普勒超声确认血管存在后再设计手术,在术中掀起皮瓣远端后,用透光方法观察血管验证主干的走行方向和血管蒂的部位,而后再扩大下方的切口形成皮瓣。

b. 患者肥胖,切取皮瓣时必须带全层的脂肪和轴心血管,为避免皮瓣过度臃肿,可让患者减肥后手术,或将皮瓣近端带轴心血管保持原厚,而将远端 60% 的皮瓣修剪脂肪成薄皮瓣转移应用。

(4)股前外侧皮瓣:股前外侧皮瓣是以旋股外侧动脉降支及其肌皮动脉穿支为轴心血管的皮瓣。股前外侧皮瓣是经过改良而不带肌肉的皮瓣,其也可形成肌皮瓣。轴心血管恒定,口径大;切取方便,部位较隐蔽,并有股外侧皮神经通过。因其血管蒂很长,血管口径大,可用于修复前臂大面积皮肤缺损。

[相关解剖]

旋股外侧动脉多数起自股深动脉,少数起自股动脉。起始于腹股沟下方,沿股直肌深面向外行走,分出升支、横支和降支。其中降支最为粗大,行于股直肌与股中间肌之间,沿途发出分支穿过股外侧肌或肌间隙至股外侧皮肤。多数为肌皮动脉,少数为皮支。但从降支发出第 1 肌皮动脉穿支最为粗大,是皮瓣的主要动脉。出股外侧肌后分出数小支,穿过阔筋膜到达皮肤,少数成为肌间隙皮支,分布于股外侧皮肤。两静脉与动脉相伴,口径粗大。股前外侧皮神经在髂前上棘前下方 3~5cm 处穿出深筋膜,而后分为前、后两支,前支在髂骨与髌骨连线旁 1cm 下行,分布于股前外侧(图 4-100)。

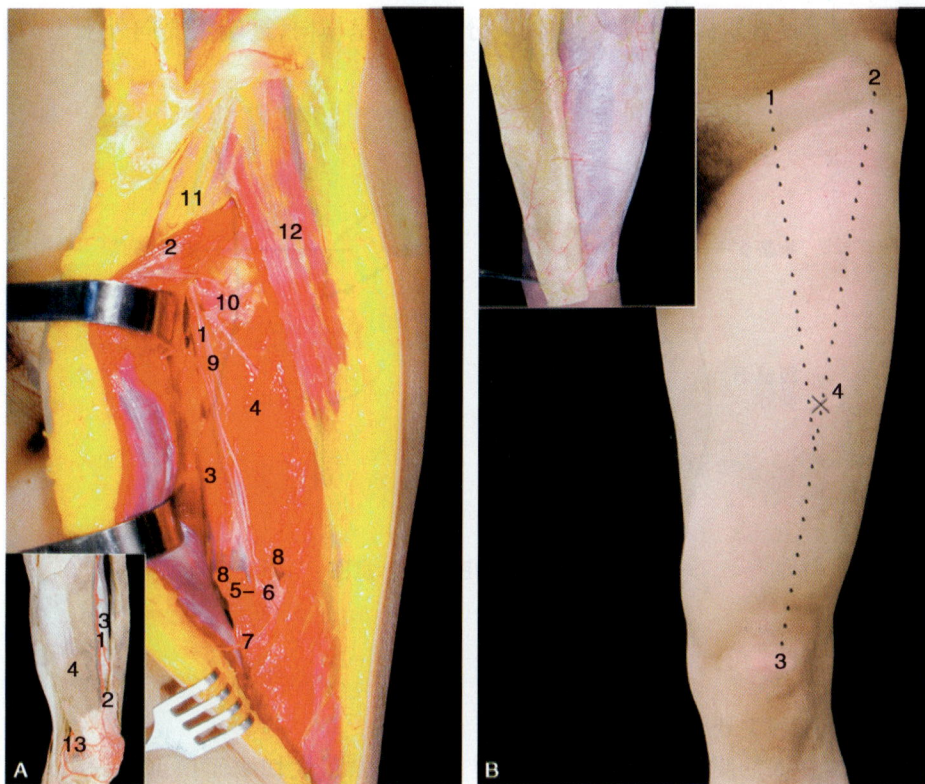

图 4-100　股前外侧皮瓣解剖与设计
A. 1. 旋股外侧动脉降支;2. 股直肌;3. 股中间肌;4. 股外侧肌;5. 内侧支;6. 外侧支;7. 第 1
肌皮动脉穿支;8. 股外侧肌;9. 股神经;10. 旋股外侧动脉升支;11. 缝匠肌;12. 阔筋膜张肌;
B. 1. 腹股沟韧带;2. 髂前上棘;3. 髌骨外上缘;4. 第 1 肌皮动脉穿支

[皮瓣形成要点]
线:股动脉搏动点与髂前上棘和髌骨外侧缘连线中点的连线下 2/3 为旋股外侧动脉体表投影线。
点:髂前上棘与髌骨外侧缘连线的中点。
面:深筋膜下剥离,找到股直肌与股外肌间隙内切取血管蒂,最大切取面积 38cm×18cm。上界阔筋膜张肌远端,下界髌上 7cm,内侧股直肌内侧缘,外侧为外侧肌间隙。
[手术要点]
划出标志点、线,及皮瓣切取范围后,先沿血管蒂近端投影处切开分离,深筋膜下向外侧剥离,显露股直肌及股外侧肌间隙,从此间隙深方,在股中间肌与股外侧肌间找到旋股外侧动脉降支并向远侧解剖,找到第 1肌皮动脉穿支,再于股外侧肌深方,顺旋股外侧动脉降支,将肌纤维分开、切断,以保护好第 2、3 肌皮动脉穿支。切开皮瓣外侧缘,在阔筋膜深侧向内侧剥离。将皮瓣连同血管一并掀起,进一步追踪血管束;若带神经,于皮瓣上端多游离出一段股外侧皮神经备用。
[注意事项]
若带大部分股外侧肌,皮瓣可以形成很大;若不带肌肉,依所带穿支多少决定皮瓣大小。
(5) 胸脐皮瓣:腹壁下动脉在脐旁发出一较粗大的肌皮支,在穿腹直肌鞘后与腹部中线呈 45°角向外上方至肩胛下角,胸脐皮瓣是以此血管为轴心血管形成面积颇大的皮瓣,常用于覆盖大面积皮肤撕脱伤。该血管解剖位置恒定,口径大,蒂也很长。供区较隐蔽,切取后对功能无大影响。
[相关解剖]
腹壁下动脉大多在腹股沟韧带上方,起自髂外动脉,少数起自股动脉。约在腹股沟韧带内 1/3 处斜向腹直肌后方,从外向内、向上走行,而后进入腹直肌鞘内向脐部斜向外上方形成许多分支至肌肉和皮肤;其中一

支穿过腹直肌鞘与腹中线呈45°角,向肩胛下角方向走行,名曰胸脐支,外径约0.8mm,长7~12cm;终端与肋间动脉外侧支相吻合。

腹壁下动脉大多位于腹直肌深侧外、中部,近端分支大多呈横向,远端主要向外上方。静脉与动脉伴行(图4-101)。

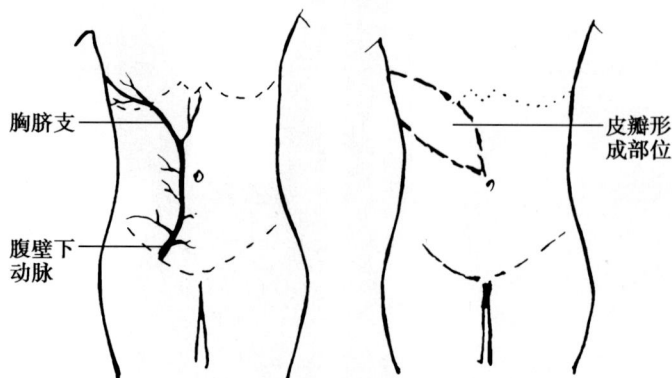

图4-101　胸脐皮瓣示意图

[皮瓣形成要点]

线:脐部与肩胛下角连线。

点:该侧腹直肌正中线与上述连线的交点。

面:皮瓣切取部位常在深筋膜下,但血管蒂要在腹直肌鞘内,最大切取面积40cm×20cm。

[手术要点]

手术从侧胸部按皮瓣设计切开;在深筋膜下腹外斜肌上剥离。掀起皮瓣,在腹直肌外侧缘时可见进入皮瓣的粗大血管;应注意保护该胸脐支,并多带些肌袖,避免损伤。

沿脐旁向腹股沟韧带切开皮肤,打开腹直肌前鞘,顺腹直肌内侧及深面分离,显露腹壁下动脉,依所需血管长度切取。

(6) 肩胛皮瓣:Dos Santas 于1980年以旋肩胛动脉为蒂做肩胛皮瓣游离移植。旋肩胛动脉解剖恒定,位置表浅,皮瓣供区隐蔽可以直接闭合。缺点是皮肤较厚、硬。

[相关解剖]

80%的旋肩胛动脉起自肩胛下动脉,少数起自腋动脉。先在小圆肌下缘走行,由小圆肌、大圆肌和肱三头肌长头构成的三边孔穿出,在肩胛骨腋缘分深、浅两支,深支为肌支,浅支为纯皮动脉。浅支绕肩胛骨腋缘分出升、横、降3个分支,升支斜向上内方,横支横向脊柱中线,降支沿肩胛骨腋缘向下,供应肩胛背侧皮肤。

旋肩胛动脉外径2.0~2.5mm,两条伴行静脉外径2.0~3.5mm,血管蒂长5~7cm。旋肩胛动脉皮支外径1.1mm,伴行静脉外径2mm(图4-102)。

点:肩峰与肩胛骨下角连线的中点,肩胛冈中点下7cm。

线:若以横支为轴心血管,轴心线在肩峰与肩峰下角连线中点至脊柱的水平线;以降支为轴心血管,则轴心线为肩胛骨的腋缘。若以横、降支为轴心血管,可以形成双叶皮瓣。

面:胸背筋膜深层。皮瓣形成的范围,上界可到肩峰,下界为肩胛骨下角,外界为腋后线,内界可到棘突旁。皮瓣最大切取的面积为33cm×14cm。

[手术要点]

先在皮瓣外侧做切口达深筋膜,显露三角肌后缘,并牵向外侧,露出小圆肌和大圆肌间隙,可见到旋肩胛动脉的搏动。再沿小圆肌的表面向内侧解剖,显露血管蒂部。可见旋肩胛动脉从三边孔穿出,于此处结扎肌支,保留皮支在皮瓣内。切开皮瓣的其他切口,在肌肉浅层,从边缘向中央掀起,仅留蒂部相连。

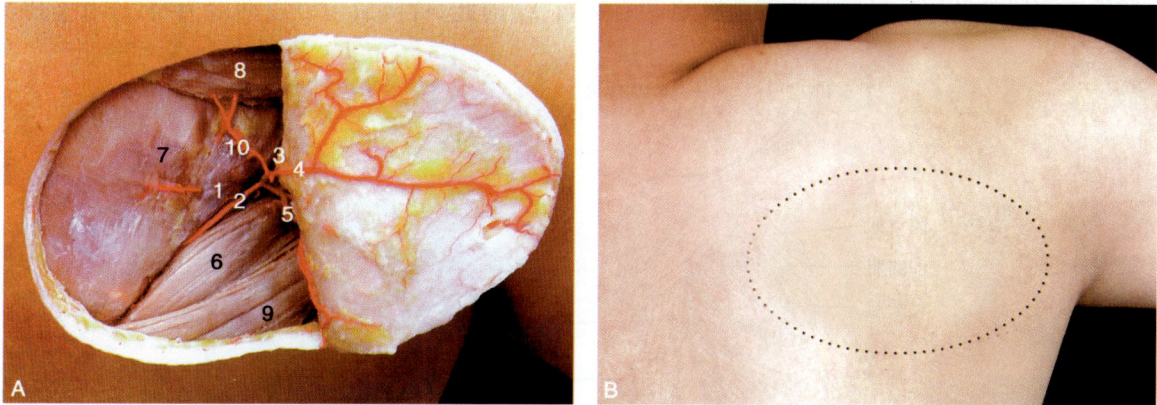

图 4-102　肩胛皮瓣解剖与设计
A. 1. 小圆肌；2. 骨膜支；3. 升支；4. 横支；5. 降支；6. 大圆肌；7. 冈下肌；8. 三角肌；9. 背阔肌；
10. 肌支；B. 皮瓣设计位置

［注意事项］

a. 旋肩胛动脉从三边孔穿出时其分支很多，皮下组织也较致密，过度牵拉或锐剥离易损伤皮支。最好用尖蚊式钳钝性分离，辨别肌支后再结扎。

b. 该皮瓣切取时不宜过大，因不能直接闭合仅能行植皮术。术后不易控制肩胛骨运动常影响皮片成活。

c. 有些人肩胛背侧皮肤质地硬、韧，脂肪层也厚，移至手或前臂因与周围皮肤差别大，外观不理想，故切取前应检查，并取得患者同意。

（六）复合组织瓣

复合组织瓣实际上是轴型皮瓣的一种，组织瓣内除有轴心血管所营养的皮肤瓣以外，还有其他组织，如肌肉、肌腱、骨、关节等。即复合组织瓣中必须含有两种或两种以上的不同组织作为移植物，其目的是可以一次手术达到同时修复两种或两种以上的组织缺损。与单纯的轴型皮瓣移植相比，复合组织瓣移植可以减少手术次数，把过去需要几次手术才能完成的治疗缩减成一次。并可完成拇指或手指的再造。由于复合组织瓣属于轴心血管供血，其使用方法与轴型皮瓣一样，既可局部转移，也可游离移植。

目前，在临床上应用的复合组织移植的种类和方法较多，现仅就手外科常用的带肌腱的皮瓣、带骨组织的皮瓣、带关节的皮瓣、带趾甲的皮瓣以及足趾移植方法做扼要地介绍。

1. **肌皮瓣**　肌皮瓣是以肌皮血管为轴心血管形成的，由该血管营养的肌肉组织和覆盖该肌肉表面皮肤的复合组织瓣。应用这种方法可以修复大的凹陷形缺损，改善外观，还可替代失去神经支配或因外伤而缺损的肌肉作为新的动力，重建功能。肌皮瓣具有轴心血管，在设计、切取和转移过程中同样有点、线、面的特点。术中一定保护好到肌肉的血管，以及肌肉到皮肤的分支，否则，手术不能成功。

术前必须检查所用的肌肉是否有过损伤以及肌力的等级。行肌皮瓣转移后不应给供区带来明显的运动功能障碍。供给肌皮瓣的血管和神经蒂最好是单一的，或虽为多支供给，但分布较集中，便于转移。如该肌有数条血管供血，但以其中 1 支为主，则此肌也可应用。

（1）**背阔肌肌皮瓣**：Brones Wheeler 和 Lesavoy（1982）报告以胸背动脉为轴心血管的背阔肌肌皮瓣。轴心血管解剖恒定、位置表浅，肌肉扁阔面积大，切取皮瓣的面积也大。支配该肌的血管、神经蒂长，局部转移的范围大，既可以修复大块的组织缺损，又可作为动力重建。

［相关解剖］

背阔肌起自下 6 个胸椎和 5 个腰椎的棘突及骶正中棘和髂棘，肌肉纤维斜向外上方，止于肱骨前侧的结节间沟。供给肌肉的动脉主要是胸背动脉，其沿背阔肌前缘的深侧，在前锯肌的浅方下行，在肩胛骨下角的上方进入肌肉。入肌前血管蒂长 8.1cm，外径 2.4mm，并有同名静脉和神经伴行。动脉进入肌肉后分成内、外两支，内侧支与肌肉的内侧缘平行下行，供肌肉的上部营养；外侧支沿肌肉外侧缘内 2~3cm 下行，供应该肌的前下部。该肌靠近脊柱缘的内侧 1/3 的供血不是胸背动脉，而是由 9~11 肋间后动脉的穿支呈阶段性供血。但供应该肌的肋间后动脉与胸背动脉之间有吻合支,因此,背阔肌可以以两端为蒂,作大范围的转移（图4-103）。

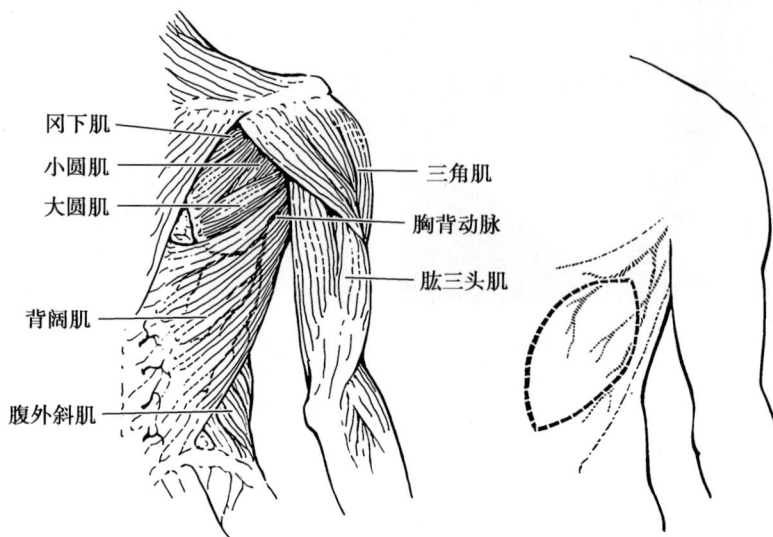

图 4-103　背阔肌肌皮瓣局部解剖示意图

点:腋窝顶点沿背阔肌外缘下 7~10cm,肌外侧缘向内 2cm 是动脉入肌点。

线:肌外侧缘内 2cm 与肌外缘的平行线。

面:背阔肌的深侧。切取皮瓣范围,上界腋窝顶,下界第 12 肋下方 5cm,外界可到腋中线,内界可达脊柱缘。最大切取面积为 42cm×22cm。

[手术要点]

先在背阔肌外缘做斜切口,切至肌膜显露背阔肌的外侧缘,为防止皮肤与肌肉分离可将肌膜与皮缘缝合几针作固定。于肌外缘钝性分离背阔肌和前锯肌间隙,略将该肌从外向内掀起,在肩胛下角外侧 2cm 找到紧贴背阔肌深侧的血管神经束,沿这一层次将背阔肌和血管神经束一并掀起至所需长度。再从内侧做切口,切口缘应与肌膜之间固定几针,依所需肌肉的宽度纵向切开肌肉,并使背阔肌外侧与基底分离,依所需肌肉长度横断肌肉,将肌皮瓣自内向外掀起,寻找血管神经蒂部加以保护。于腋窝显露附着部,依需要切断或保留。

手外科手术多以此肌皮瓣行屈肘、屈指或伸指功能重建术。重建屈肘功能时,切口沿腋窝皮纹至腋前线。再折向上臂前侧。双极移位时切断背阔肌止点,将其编织缝合至喙突,观察血管蒂情况后,关闭背侧及腋部创面,调节肌肉张力后将近断端与肱二头肌腱编织缝合;单极移位时背阔肌止点不切断,仅将肌皮瓣移位至上臂前侧,观察血管蒂后依上述方法关闭伤口。屈肘、肩内收固定。重建屈指功能时切取背阔肌应较长,一般需切到腰背筋膜处,将背阔肌卷成圆柱状经肘前移至前臂,在肩内收,屈肘 90°,与指深屈肌腱编织缝合。屈肘,屈掌指关节位固定。

[注意事项]

a. 整个背阔肌的血液供给可分为两部分,外侧 2/3 主要靠胸背动脉,而内侧 1/3 主要靠肋间后动脉穿支。位于背阔肌浅方的皮肤以覆盖肌腹皮肤供血较好,靠近中线腰背筋膜处的皮肤供血较差。因此,在以胸背动脉为蒂时设计皮瓣的位置最好位于外侧的肌腹上。

b. 胸背动脉的解剖位置比较恒定,形成肌皮瓣时确认背阔肌外缘后,掀起部分肌肉即可见到或触到胸背动脉的搏动,从动脉及肌肉的深侧向内剥离比较稳妥。

c. 背阔肌扁平,行运动功能重建时应将扁平的肌肉卷成筒状,利于肌力的发挥,也减少肌肉与周围的粘连面积。

d. 行运动功能重建时,如果上臂或前臂的皮肤条件较好,可以钝性分离形成宽大的皮下隧道,将移位肌肉从皮下隧道穿出;如皮肤条件不好,或肢体周经过小而背阔肌又比较发达时,最好形成肌皮瓣转移,增加皮肤的面积,避免因隧道小而压迫移位的肌肉。肌皮瓣移位后还可以通过观察皮肤血液循环的好坏判定肌肉的成活情况。

e. 背阔肌双极移位较单极移位时血管蒂的扭转角度更大,为避免血管蒂在根部的过度扭转,在游离血管蒂时应尽可能长些,一般应达到腋部,必要时可切断肩胛下动脉的分支旋肩胛动脉,仅保留胸背动脉。

(2) 胸大肌肌皮瓣:Ariyan(1979)首次运用胸大肌肌皮瓣修复头、颈部。胸大肌由两部分组成,上部为锁骨部,肌纤维水平走向;下部为胸肋部,肌纤维方向呈斜形。由于两部各有独立的血管神经系统,因此可各自形成肌皮瓣应用。由于血管神经束的解剖恒定,位置也不深,是手外科常用的肌皮瓣之一。

[相关解剖]

胸大肌的上部纤维起自锁骨内侧和胸肋上部,止于肱骨大结节嵴,其止点位于浅侧;下部纤维起自胸肋下部和腹直肌前鞘,止于肱骨大结节嵴,止点位于深侧。上部纤维的神经血管是胸外侧神经和胸肩峰动脉,自胸大肌深面胸小肌的上缘进入肌肉,动脉蒂长4.0cm,外径1.9mm,静脉与动脉伴行;下部纤维的血供为胸肩峰动脉或腋动脉发出的下胸支,神经为胸内侧神经,神经血管束自胸小肌下缘入肌,动脉蒂长7cm,外径1.6mm,静脉略粗与动脉伴行(图4-104)。

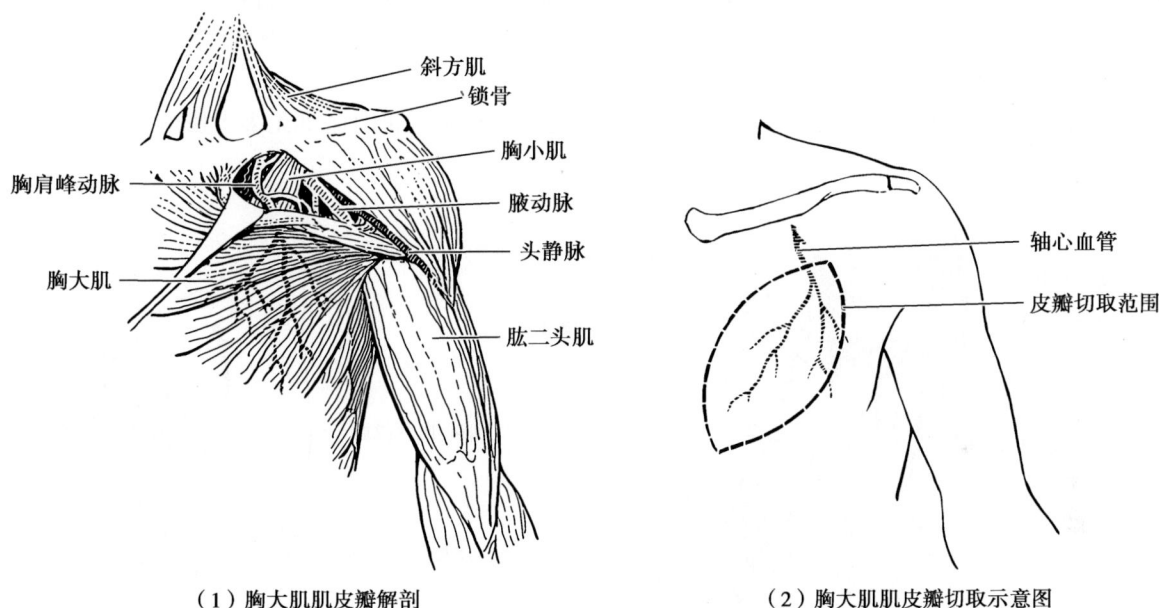

(1)胸大肌肌皮瓣解剖　　　　　　　　　　(2)胸大肌肌皮瓣切取示意图

图4-104　胸大肌肌皮瓣解剖及切取示意图

点:锁骨中点下3~5cm处是胸肩峰动脉入肌点。

线:作锁骨头肌皮瓣时,通过上述点作与锁骨的平行线;作胸肋部肌皮瓣时,通过上述点和喙突连线并向内延长。

面:在胸大肌的深侧剥离。锁骨部皮瓣,上界平锁骨,下界平乳头,外界胸大肌外侧缘,内界胸骨,最大切取面积20cm×8cm;胸肋部切取范围,上界锁骨下,下界腹直肌前鞘上部,外界腋中线,内界胸骨内侧,最大切取面积30cm×8cm。

[手术要点]

胸大肌锁骨头肌皮瓣按设计切开皮肤的四周达胸大肌肌膜,于外上方三角肌和胸大肌形成的肌间沟内显露头静脉,加以保护。在胸大肌外侧缘显露胸小肌,于胸小肌内侧找到胸大肌深面的胸肩峰动脉进入胸大肌的肌支及支配该肌的神经。在胸大肌止点处分清该肌前、后两层肌腱,从腱的下方容易将胸大肌的锁骨部和胸肋部分开,从肌肉深侧向锁骨附着部游离,切开锁骨骨膜,根据所需肌肉的长短,切断锁骨部内侧起点及外侧止腱。

胸大肌胸肋部肌皮瓣在胸大肌胸肋部纤维上可设计由外向内的斜形皮瓣,先从腋前线胸大肌外侧缘处剥离,在胸大肌肌膜下可向上翻起胸大肌外缘,在喙突与第3肋间找到胸前内侧神经和伴行血管,加以保护。

该肌再向下分离则为腹直肌前鞘,其上外方为胸肋部止腱,分别切断腱性部分,从内向外掀起肌皮瓣。

[注意事项]

a. 无论哪种胸大肌肌皮瓣其血管蒂均较短,转移时一定注意血管蒂的张力。锁骨头肌皮瓣血管蒂更短,当行肩外展功能重建时因蒂短只宜形成肌瓣。肌瓣形成后翻转180°,锁骨部起点固定在肩峰和锁骨上,锁骨部止点固定在肱骨三角肌粗隆处,只有这样血管蒂才能够长。

b. 胸肋部肌瓣做肱二头肌功能重建时,也应将止点移至喙突,起始部移至肱二头肌止点。

c. 胸大肌内侧锁骨部及胸肋部间无明显界限,分离很困难,为便于操作可以从两层止腱间进行由外向内分离。

(3)股薄肌肌皮瓣:McCraw(1976)报告以股薄肌肌支为轴心血管的肌皮瓣。该皮瓣位于大腿内侧,供区隐蔽,血管神经解剖位置较恒定。切取后对功能无多大影响,故可行肌皮瓣游离移植替代前臂屈、伸肌,恢复运动功能。

[相关解剖]

股薄肌位于大腿内侧为长扁带状肌,起自耻骨及坐骨下支,肌腹呈窄条状向下经股骨内髁后,在缝匠肌止点深侧止于胫骨粗隆。肌肉的营养血管是来自股深动脉的分支(有的来自旋股内侧动脉)。该肌支斜向内下方经内收长、短肌间,在耻骨结节下8~10cm,股薄肌中、上1/3交界处入肌,有两条伴行静脉。运动神经为闭孔神经的前支,位于血管蒂的内上方。肌外血管蒂长5~10cm,动脉外径1.2~1.8mm。股薄肌并非由此血管单纯营养,肌肉的近、远端还有较小血管营养,小血管切断后对肌肉血供无多大影响(图4-105)。

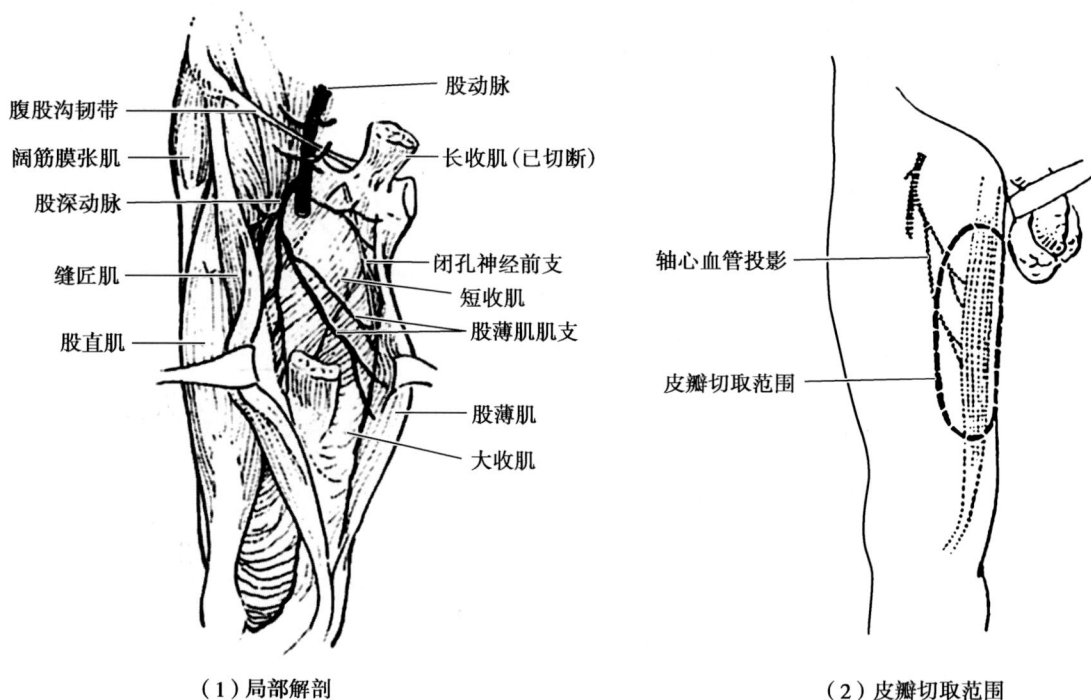

股动脉
腹股沟韧带
阔筋膜张肌
股深动脉
长收肌(已切断)
缝匠肌
闭孔神经前支
短收肌
股薄肌肌支
股直肌
股薄肌
大收肌

(1)局部解剖

轴心血管投影
皮瓣切取范围

(2)皮瓣切取范围

图4-105 股薄肌肌皮瓣解剖及切取示意图

点:股薄肌全长的中、上1/3交界处。

线:股薄肌的长轴(耻骨结节至膝关节内侧中点连线为股薄肌前缘)。

面:肌膜下剥离。皮瓣上界在大腿内侧耻骨结节下4cm,下界至该肌全长中、下1/3交界处,后界股薄肌后缘,前界耻骨结节到膝关节内侧中点的连线。最大切取面积25cm×8cm。

[手术要点]

先在皮瓣的近端前缘做切口,在耻骨结节下方深筋膜下找到内收长肌、股薄肌,并分出大隐静脉和隐神经加以保护。向下延长切口,显露长收肌并于近端切断,在长收肌下股薄肌中上1/3处寻找入该肌的血管和神经。沿神经和血管蒂分别向近端游离到足够的长度,再切开皮瓣后缘,分离该肌的后缘。在膝关节内侧下缘缝匠肌止点后找到该肌止点,切断前牵拉止点可使股薄肌紧张。切断止点后将此肌皮瓣从远至近掀起并形成。

[注意事项]

a. 由于没有一种特殊动作能使股薄肌单独收缩,因而皮瓣的定位较困难。皮瓣的前缘不能越过耻骨结节到膝内侧中点的连线;先切开近端将股薄肌上缘辨清后,视其宽度再切开皮瓣的后缘。在膝内侧上方切口找到缝匠肌,在其深面后侧为股薄肌止点。牵拉肌腱,可见大腿内侧有肌肉绷起,皮瓣可在其表面设计。

b. 剥离肌皮瓣及游离血管神经蒂时,皮肤易与肌肉分离,应将肌膜和皮缘做缝合固定。皮瓣内大隐静脉可以保留,若切断近端可与受区静脉近端吻合。

c. 肌皮瓣切取后大腿内侧创面多可直接闭合,如不能闭合时需植皮。

d. 股薄肌下 1/3 被缝匠肌覆盖,其肌皮血管不能达到表面皮肤,故皮瓣切取时尽量靠上,不要在该肌远 1/3 上带过多的皮肤。

(4) 腓肠肌肌皮瓣:McCraw(1974)用以腓肠内、外侧动脉为轴心血管的腓肠肌肌皮瓣。该轴心血管解剖恒定、位置表浅,便于分离。肌皮瓣切取后对下肢无重要功能影响,但供区不能直接缝合,需植皮覆盖。

[相关解剖]

腓肠肌是位于小腿后侧浅层肌肉。其内、外侧头分别起自股骨内、外髁后方,两肌腹下行,于小腿中部与深层的比目鱼肌肌腱合并成跟腱。腓肠肌内、外侧头之间有小隐静脉和腓肠神经走行,可作为划分内、外侧头的解剖标志。营养该肌的血管位于膝关节后的腘动脉的两侧分支,腓肠内、外侧动脉。两血管于肌肉的深侧入肌,入肌后有多条分支营养肌肉,也有穿支营养浅侧的皮肤。腓肠外侧动脉的起点略低于内侧动脉,肌外血管蒂长 3 ~ 3.5cm,血管外径 1.5 ~ 2.0mm;腓肠内侧动脉外径 1.5 ~ 2.0mm,肌外血管蒂较短。静脉与动脉伴行。支配肌肉的神经来自胫神经的分支,伴血管进入肌肉(图 4-106)。

点:腘窝下 5cm,内侧头动脉入肌点距腘窝中线 2cm,外侧头动脉入肌点距腘窝中线 1cm。

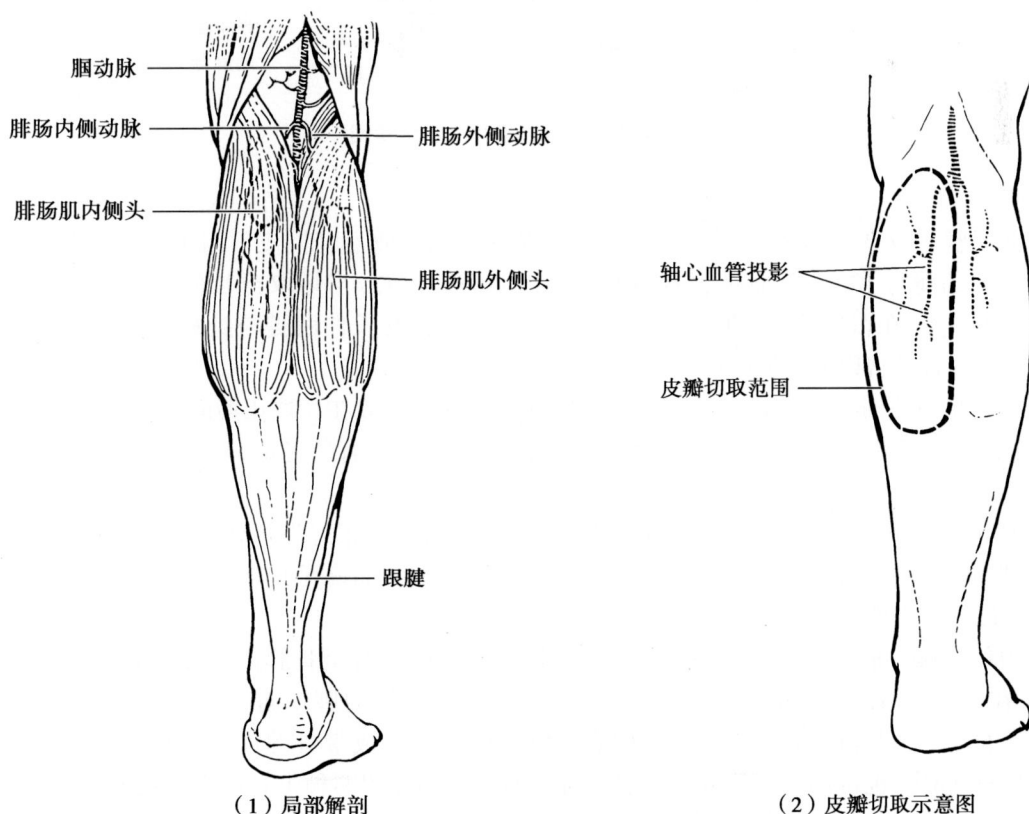

（1）局部解剖　　　　　　　　　　　　　　　　　　（2）皮瓣切取示意图

图 4-106　腓肠肌肌皮瓣解剖及切取示意图

线:腘窝动脉搏动点与上述点连线。

面:腓肠肌深面。内侧头肌皮瓣上界腘窝,下界内踝上 5cm,内界胫骨内侧缘,外界小腿后侧中线,最大切取面积 25cm×10cm;外侧头肌皮瓣上界腘窝,下界外踝上 10cm,外界小腿外侧肌间隔,内界小腿后侧中线,最大切取面积 30cm×8cm。

[手术要点]

先切开皮瓣的近端,在腓肠肌内、外侧头间显露小隐静脉和腓肠神经,并加以保护。切口沿小腿后中线下延,在腘窝下该肌的内、外侧头间钝性分离找到血管并分离至入肌点。分离腓肠肌及比目鱼肌间隙,并向下分离,将跟腱额状面切开,切断肌腱。再切开皮瓣两侧皮肤,从远至近将肌皮瓣掀起,切断肌肉的起点。

[注意事项]

a. 皮肤易和肌肉分离,分离皮瓣时应将皮肤与肌膜缝合固定。

b. 此肌皮瓣血管蒂都不长,若游离移植术前应检查受区血管情况,情况允许再做手术。

c. 腘窝内的神经、血管分支很多,剥离时应小心。

2. 带肌腱皮瓣　前述许多的轴型皮瓣中,因轴心血管除营养皮肤外,还营养附近的肌腱。所以在切取皮瓣的同时,如保护好轴心血管至肌腱的分支,可将所营养的肌腱同时切取下来,与皮瓣同时移植。例如,以骨间背侧动脉为轴心血管的皮瓣,可同时切取尺侧腕伸肌和小指固有深肌腱;以尺动脉为轴心血管的前臂尺侧皮瓣也可同时切取尺侧腕屈肌和掌长肌肌腱进行移植。下面以足背带趾长深肌腱皮瓣为例加以介绍:

足背带肌腱皮瓣利用足背动脉发出皮支营养皮肤外,还营养足背的伸趾肌腱,可在足背形成皮瓣时将第 2～4 趾的趾长伸肌腱一并切取下来,修复肌腱与皮肤同时缺损。

[相关解剖]及[手术要点]

基本与足背皮瓣相同,仅仅是在切取皮瓣时将趾伸肌腱带在皮瓣上(图 4-107)。

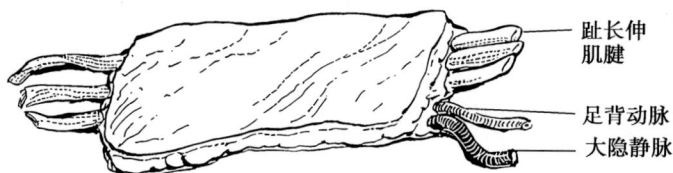

趾长伸肌腱

足背动脉

大隐静脉

图 4-107　带肌腱足背皮瓣示意图

[注意事项]

a. 趾长伸肌腱与皮下组织间只有疏松的连系,剥离时勿将血管、肌腱、皮下组织分离。

b. 趾长伸肌功能与手的指伸肌腱功能相似,主要伸跖趾关节。当切取趾长伸肌腱后,往往跖趾关节下垂。为防止上述缺点,在切断趾长伸肌腱前,在跖趾关节背侧将趾长伸肌腱与趾短伸肌腱缝合,在缝合点近端切断,关闭伤口后用石膏托制动 3 周。

c. 带肌腱的足背皮瓣切取时容易过深,影响供区植皮的成活,故在切取皮瓣时特别注意保护趾长伸肌腱和胫前肌腱上的腱周组织。皮瓣切取后足部耐寒能力下降,术前应有所考虑,对高寒地区,常在水中作业者慎重使用。

d. 带肌腱足背皮瓣移植肌腱要求有一定的张力,否则术后不能很好发挥作用。但移植这种复合组织瓣时,如满足了肌腱张力要求,则易给皮瓣血液循环带来不利影响。而满足皮瓣血液循环的要求后,而肌腱缝合的张力又嫌过低。因此,手术时尽可能两者兼顾。

3. 带骨组织皮瓣　前述的许多轴型皮瓣中也有轴心血管同时有至骨膜的分支。在切取皮瓣时,保护好这些骨膜支,在形成皮瓣同时还可切取骨组织进行移植。例如切取肩胛皮瓣时,除保护好浅支(皮支)外,并保护好至骨膜的深支,则可在切取皮瓣同时,切取肩胛骨外侧缘形成带骨的皮瓣进行移植;臂外侧下部皮瓣形成时,保护好骨膜支,也可形成带肱骨外上髁的骨皮瓣。下面介绍两种带骨组织的皮瓣。

(1) 髂骨骨皮瓣:Taylor(1978)报道以旋髂浅动脉为蒂的带髂骨的腹股沟皮瓣,次年该作者又发现旋髂深动脉到髂骨的分支远远多于旋髂浅动脉,故修复皮肤和骨组织同时缺损时多采用以旋髂深动脉为蒂的带髂骨的皮瓣。旋髂深血管解剖比较恒定,血管蒂长、管径粗,切取后对功能和外观影响不大。

[相关解剖]

旋髂深动脉起始部位在腹股沟韧带的上方(有的为下方),男性多起自股动脉,女性多起自髂外动脉。血管的行程可分成三段,第一段在腹股沟韧带的后方腹横筋膜的浅层,在腹股沟韧带外侧半向上走行,在髂前上棘内侧3cm处形成升支和终支,升支向上位于腹内斜肌和腹横肌之间,营养腹壁的肌肉;第二段为髂嵴内段,是动脉终支在髂嵴内唇下2cm沿髂筋膜和髂肌之间呈弧形向后走行,沿途发出至髂骨和浅侧皮肤的分支;第三段为髂嵴上段,是终支自筋膜穿出在髂嵴的上缘向后走行。旋髂深动脉外径2.8mm,伴行静脉多为1支,外径3.0mm,血管蒂长7~9cm。该血管在走行过程中与臀上动脉、腹壁浅动脉、旋股外侧动脉有吻合,并与股外侧皮神经、髂腹股沟神经与髂腹下神经呈毗邻或交叉(图4-108)。

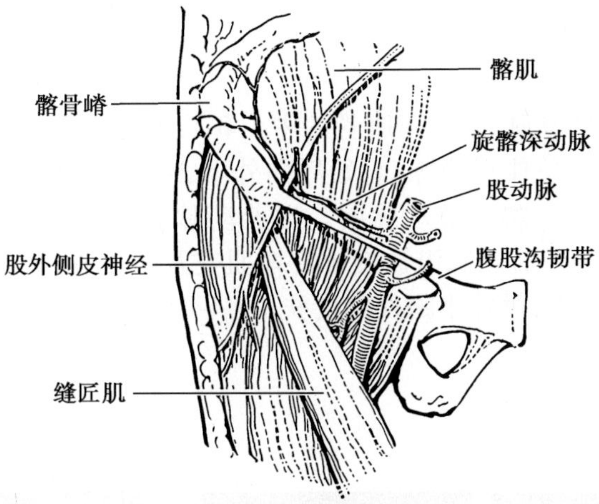

(1)髂腹股沟局部解剖 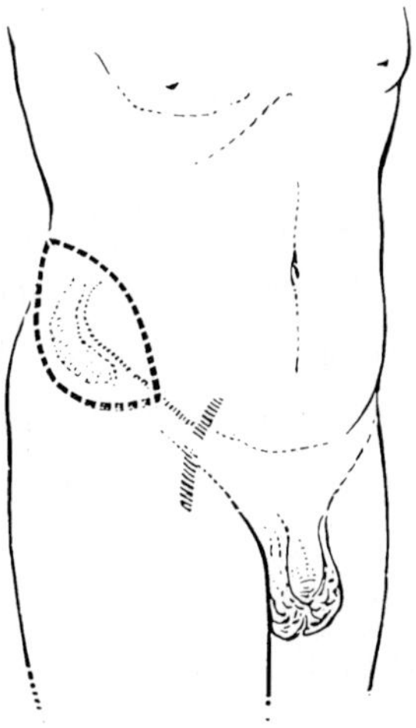　　　　(2)带髂骨皮瓣切取示意图

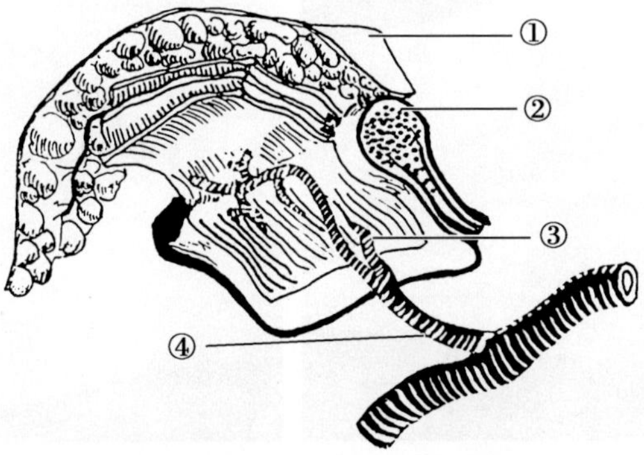

(3)带髂骨皮瓣切取后　①皮瓣;②髂骨;
③髂骨的滋养动脉分支;④旋髂深动脉

图4-108　髂腹股沟部解剖示意图

点:股动脉搏动处腹股沟韧带上7cm。

线:腹股沟韧带下2.5cm股动脉搏动点与髂前上棘的连线。

面:此骨皮瓣剥离层次较深,不同部位切取层次不同。切取皮瓣的上下界在髂嵴的上、下各3cm,外界在髂骨翼外1cm,臀中肌筋膜深面,内界髂前上棘内侧1cm,腹外斜肌筋膜深面剥离。皮瓣最大切取面积10cm×7cm。

[手术要点]

先在皮瓣内侧作切口,在腹股沟韧带下的股三角处显露股动、静脉,有时要切断腹股沟韧带,显露髂外动、静脉,寻找旋髂深动脉,并向外侧游离血管蒂,切开皮瓣的上、下缘,在髂前上棘远侧2.5cm处分出股外侧皮神经,在切口上缘腹内斜肌和腹横肌间分出髂腹下和髂腹股沟神经,加以保护。在髂前上棘处找到旋髂深动脉的升支和腹壁外侧动脉,切断并结扎。保护进入髂骨内侧缘的终支。切断止于髂骨翼的肌肉,在旋髂深动脉终支的下方切开髂骨内板骨膜,剥离骨膜显露骨质。在皮瓣下缘显露髂骨的外板,切开骨膜并做剥离,按需骨块大小自内向外切取骨块。如做局部转移,可将皮瓣内侧卷成管状,内含轴心血管,外侧骨皮瓣呈片状移至受区。

［注意事项］

a. 该轴心血管与其他血管和神经分支交叉、毗邻复杂,切取皮瓣及游离血管蒂时应注意保护,切勿损伤。该轴心血管的升支要切断,而终支需保留,在切断升支前应辨明,如误将终支切断,骨皮瓣则不能成活。

b. 切取髂骨时,应保护血管与骨的关系,为安全起见在内板上多带些肌肉,取骨宽度不能少于 2cm,但切取的髂骨也不能过大,已有术后发生切口疝的报告。

(2)腓骨骨皮瓣:Taylor(1975)首次报告吻合血管的腓骨移植术;陈瑶良(1981)发现腓动脉有分支供应小腿外侧皮肤;陈中伟(1983)报告 4 例带腓骨皮瓣移植。

［相关解剖］

腓骨是小腿非主要负重骨,其滋养血管是腓动脉,多位于腓骨的中 1/3 后侧进入骨组织。腓动脉起于胫后动脉者约占 90%,起始处外径约 3.7mm,有两条伴行静脉;起始后向外下方,越过胫骨后肌上部再沿腓骨于胫骨后肌与蹋长屈肌间下行,终于外踝部,参与踝关节动脉网。滋养动脉多为 1 支,起点在腓骨小头下14.2cm 左右。形成弓状动脉分为数支到达骨膜。腓动脉沿途发出许多肌支及肌皮支,其中有 3 条较为粗大的肌皮支恒定地在腓骨小头下 9~20cm 之间发出,供养小腿外侧皮肤(图 4-109)。

［皮瓣形成要点］

线:腓骨外后侧缘为轴心线。

点:小腿腓骨外后侧连线中 1/3。

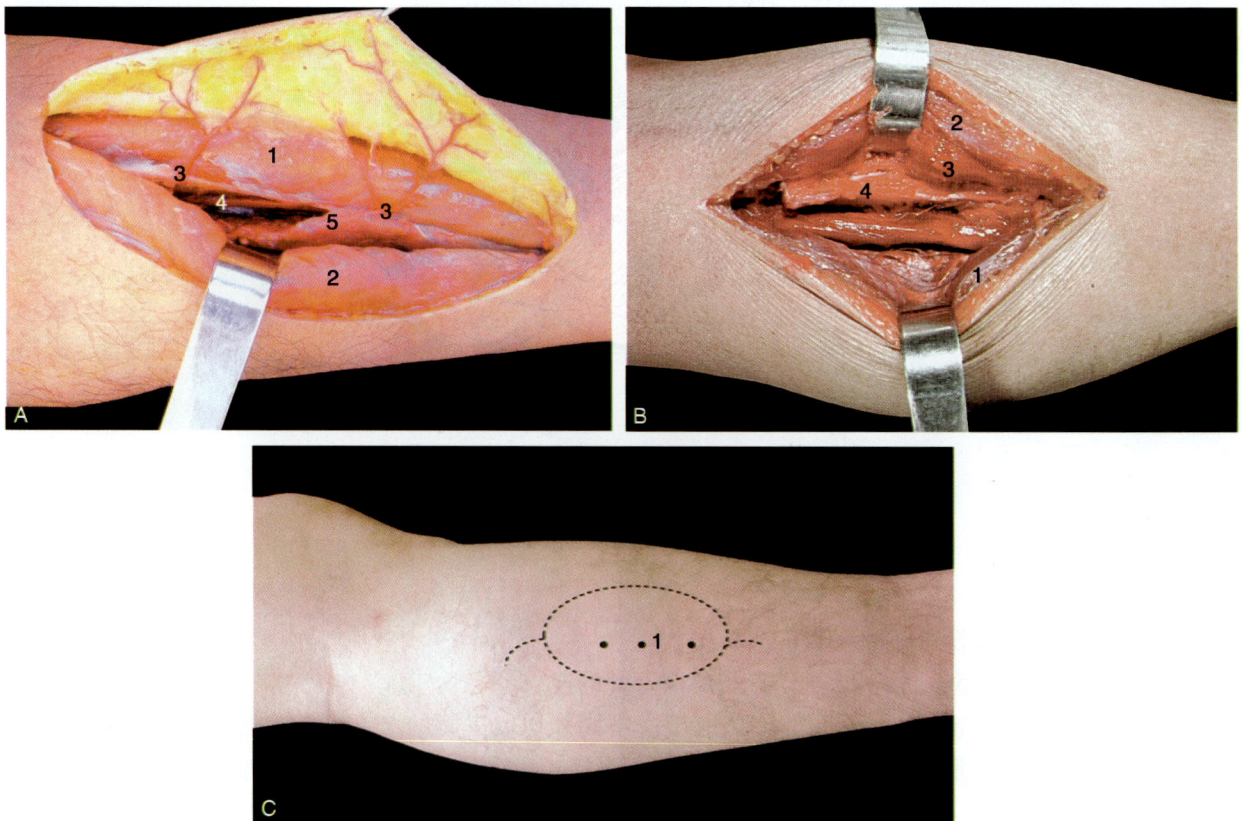

图 4-109 带腓骨骨皮瓣解剖及设计
A. 1. 腓骨长肌;2. 比目鱼肌;3. 腓动脉皮支;4. 腓动脉;5. 蹋长屈肌;B. 1. 比目鱼肌;2. 腓骨长肌;
3. 腓骨短肌;4. 腓骨瓣;C. 1. 腓动脉皮支浅出部位

面:皮瓣皮支从外侧肌间隔入皮;而血管的弓状动脉位置较深,切取时不在同一平面。皮瓣最大切取面积 30cm×16cm。皮瓣最好设计 1/3 面积在腓骨前,2/3 面积在腓骨后侧。

[手术要点]

先在皮瓣前缘作切口,切口近侧显露腓总神经加以保护。在深筋膜下向后方分离显露肌间隔,远端注意保护浅出的腓总神经。再切口皮瓣后缘,也于肌膜上向前剥离,显露后外侧肌间隔。寻找从后外侧肌间隔穿出的皮支。打开肌间隔,显露腓骨后侧腓血管。从后外侧拉开肌间隔,小心分离腓血管进入骨的分支,并将胫神经与血管分开,根据血管入骨情况,在血管较多处,将骨块切取下来,并保留较长的腓动、静脉蒂。再从前缘切开,注意保护浅出的腓浅神经。将骨皮瓣完全游离。

[注意事项]

a. 因腓动脉皮支、骨膜支不在同一解剖层次,切取时不要顾此失彼。

b. 腓骨远端参与踝关节组成,为稳定踝关节,腓骨不能切取过长。

c. 用电锯切取腓骨时,避免损伤距离较近的腓总神经及肌支。

d. 若切取腓骨小头时,在离断胫腓关节处,防止损伤胫前血管。

4. 蹈趾带趾甲皮瓣 Morrison(1980)报道以足背动脉和第 1 跖背动脉为轴心血管的带趾甲的皮瓣,可行拇指再造。再造的拇指外形酷似正常拇指,且趾甲外形良好,生长正常,是目前常选用的拇指再造方法。上节介绍的游离指甲移植的结果常不够满意。以第 1 跖背动脉或足底跖动脉为轴心血管的带趾甲皮瓣,行血管吻合做全指甲的移植,可获得良好外形的指甲。近年来,程国良、方光荣等用吻合趾动脉的方法,可行缺多少、修复多少的足蹈趾微小皮瓣移植,减少了对供、受两区大范围的剥离与破坏。

[相关解剖]和[手术要点]

详见第十三章第五节。

5. 第 2 足趾移植 杨东岳(1966)首创以足背动脉及第 1 跖背动脉为轴心血管的第 2 足趾移植重建拇指的方法。这一复合组织瓣包括骨、关节、肌腱、皮肤和趾甲。由于顾玉东等对第 1 跖背动脉及第二套动脉供血系统的研究与应用,使移植的成活率得到提高。其不足之处是再造拇指细小,外形不够美观。

[相关解剖]及[手术要点]

详见第十三章第五节。

6. 关节游离移植 Buncke(1967)报告用以第 1 跖背动脉为轴心血管形成带跖趾关节或趾间关节的复合组织瓣,关节背侧或周围可带皮肤(以皮肤作为观察该关节是否成活的标记),用此法可以同时修复关节与皮肤的复合性缺损。

[相关解剖]及[手术要点]

详见第十三章第五节。

(七) 静脉皮瓣

上述的各类皮瓣无论是随意、带真皮下血管网、筋膜及皮神经营养血管以及轴型、复合组织瓣,还是吻合血管蒂的游离皮瓣的移植,其成活均要靠皮瓣内动脉正常的供血,静脉的正常回流,符合人体的正常生理。下述的皮瓣违反了正常生理,用皮瓣内的静脉管道接通动脉,或用皮瓣内的静脉管道接通静脉等方法也能使皮瓣得以成活。由于此类皮瓣不符合正常生理情况,故又可以称为非生理皮瓣。

纵观静脉皮瓣的历史不短,已近百年。早在 1896 年 Francios-Franck 就成功地进行了第 1 例动静脉吻合的实验。不久,Carrel(1902)、Satrustegui(1906)又发表了用静脉动脉化皮瓣挽救缺血肢体的临床报告。此后,虽经许多学者在这方面做了研究,但对其如何成活意见不一。时隔 70 年后,Nakayama(1981)、Voukidis(1982)、纪树荣(1982)、高化育(1987)等报告静脉网状动脉化的皮瓣实验成功以来,又掀起了对静脉皮瓣的研究高潮,并于临床有少量应用。接着 Back(1985)、赵书强(1986)、Thatte(1987)又相继经动物实验肯定了静脉血可以营养皮瓣的可能性,并有少量临床应用成功的报告。

目前,有关这方面实验的报道不少,其内容涉皮肤和组织的微循环、血流动力学、移植外科的基本理论等,但在存活机制上尚无统一认识,仍在做进一步地观察和探索,尚未在临床上广泛地应用。国内多用于手指两侧指固有动脉及皮肤同时缺损的修复。

静脉皮瓣的共同点是利用皮瓣内原有的静脉管道,与受区的单纯动脉、动脉和静脉、单纯静脉吻合形成了静脉干动脉化皮瓣、静脉网状皮瓣和静脉血营养的皮瓣三种形式。

1. 静脉干动脉化皮瓣　这种皮瓣内无知名动脉,仅含口径较大的一条静脉,并以此静脉为轴心血管形成皮瓣。按血管吻合种类的不同,又可将此类皮瓣分成两种。一种是皮瓣内静脉的两端分别与受区动脉的近、远端吻合,动脉血迅速通过静脉,为仅吻合动静脉干的动脉化皮瓣;另一种是皮瓣内静脉干两端分别与受区的动、静脉吻合,动脉血以动静脉瘘的形式养活皮瓣,称吻合动、静脉的静脉干动脉化皮瓣。

这种以 1 条静脉干为轴心血管的皮瓣,在四肢有浅静脉的部位均可切取,供区广泛;且血管的管径粗大、吻合容易。但在实验及临床上既有成功也有失败的报道,因此临床中应慎重使用。

（1）仅吻合动脉的静脉干动脉化皮瓣:切取含一知名浅静脉为轴心血管的皮瓣,倒转 180°,将皮瓣内静脉干远端与受区动脉近端行端端或端侧吻合,静脉干近端与受区动脉远端行端端或端侧吻合。静脉干的伴行神经也与受区皮神经吻合(图 4-110)。

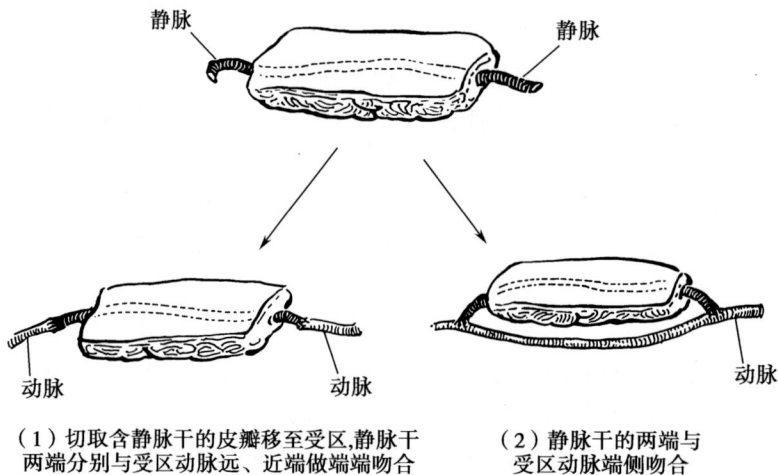

（1）切取含静脉干的皮瓣移至受区,静脉干　　（2）静脉干的两端与
两端分别与受区动脉远、近端做端端吻合　　　受区动脉端侧吻合

图 4-110　静脉干动脉化血管吻合方法示意图

[手术要点]

常用的静脉干为大隐、小隐和头静脉,先以亚甲蓝在皮肤上标出静脉干的走行。以该轴心血管设计并切取皮瓣,在深筋膜下剥离,保护好皮瓣内的血管和伴行神经,移至受区行血管吻合。

据不完全统计临床 14 例报告中 12 例完全成活,1 例大部成活,1 例失败。最大切取面积 25cm×7cm。分析失败原因认为是这种皮瓣术后渗血较多,为提高成活率,建议多吻合 1～2 条静脉,改善皮瓣内的淤血,使静脉血液回流通畅。

[皮瓣的血液循环变化]

血管吻合通血后,皮瓣立即转为红润,毛细血管反应灵敏,皮瓣轻度肿胀,边缘出血。第 2～3 天,皮瓣肿胀明显,皮肤颜色转为暗红色,皮缘渗血较多。术后 4～5 天皮瓣肿胀加重,偶有皮肤水疱形成。5～10 天皮瓣由暗红渐转成红润,肿胀逐渐消退,皮瓣成活。成活皮瓣的质地较硬,以后可逐渐变软。

[机制探讨]

皮瓣由动脉血以较大的压力迅速通过静脉干灌注,动脉血压力高,流速快,提高了血管吻合口的通畅率。但皮瓣无静脉回流系统,早期靠边缘渗血,术后几天后才有侧支循环的建立,静脉得以回流皮瓣肿胀才逐渐消退。

该皮瓣的回流方式可能是海潮式动脉压差回流,在收缩压下向皮瓣内注血,舒张压期靠压力差回流。皮瓣的这种回流方式量少,不能满足回流的需要,因此皮瓣逐渐肿胀,颜色变暗,久之动脉的供血也相对受阻。其成活机制可能是血液通过毛细血管前交通支进入动脉的顺行灌注。

（2）吻合动、静脉的静脉干皮瓣:切取皮瓣的方法与上法相同。切取的皮瓣也需旋转 180°应用,皮瓣内

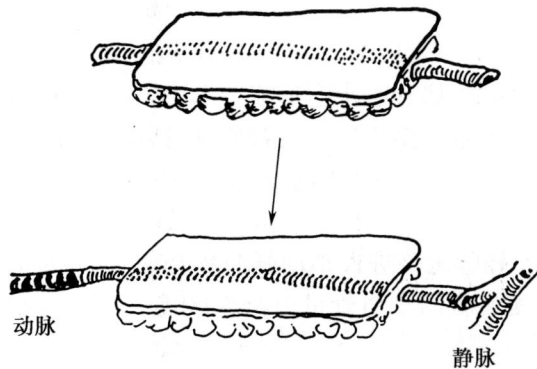

图4-111　吻合动、静脉的静脉干皮瓣示意图
静脉干的一端与动脉吻合,另一端与静脉吻合

静脉干的原远端与受区动脉吻合,静脉干原近端与受区的静脉近端吻合(图4-111)。

[手术要点]

方法基本同上,仅吻合血管的形式上有差别。据不完全统计临床报告9例均成活,最大切取面积14cm×6cm。

[皮瓣血液循环的变化]

通血后皮肤变为潮红,出现肿胀,毛细血管反应迅速。术后1天皮肤颜色呈鲜红色,2~3天皮瓣肿胀加重,出现水疱,皮肤颜色转暗。术后1周肿胀开始逐渐消退,皮肤质地开始变软,2周后肿胀已完全消退,1个月后皮肤颜色、质地接近正常。

[机制探讨]

本皮瓣实质上是人为地形成皮瓣的动静脉瘘,利用动脉-静脉的非生理循环维持皮瓣的成活。这种人为形成的动静脉瘘不会长期地存在下去,大多数能在术后半年内自行闭合,代之以由侧支循环形成的正常动脉供血,静脉回流。

此方法在轴心血管的两端造成了明显的动、静脉压差,加速血液对皮瓣的灌注。实验观察说明,在血流的冲击下,皮瓣内的动静脉短路开放,血流可进入小动脉,再沿正常生理血流方向进行循环。但由于皮瓣内的静脉主干已与动脉吻合,不能起静脉回流的作用。所以皮瓣移植早期静脉回流不畅、淤血,使皮瓣色泽变暗,肿胀明显。随着皮瓣边缘与周围皮肤侧支循环的建立与沟通,使皮瓣的静脉回流有所改善。久之整个皮瓣的血液循环渐近正常,肤色和质地也随之接近正常。

2. 静脉网状皮瓣　上述的静脉干皮瓣是使静脉动脉化,当成动脉使用,而无静脉。而静脉网状皮瓣,则选用供区皮肤内有两条静脉,且两者间有网状交通。皮瓣移至受区后皮瓣中的一条静脉与受区的动脉吻合,而另一条静脉与受区的静脉吻合。较静脉干动脉化皮瓣多一回流渠道。这种皮瓣在动物实验和临床少量应用中均获得成功。

[相关解剖]

贾淑兰、程绪西等(1984)首先临床应用。选用膝关节上方内侧皮瓣,内含大隐静脉以及与之相平行的大腿前内侧较粗的一条浅静脉,皮瓣面积12cm×12cm。血管吻合前从浅静脉注入液体,液体可自大隐静脉流出,说明两者有交通。此外,还有报告前臂可以用头静脉和贵要静脉,头静脉与肘正中静脉,贵要静脉与肘正中静脉为伍的静脉网状皮瓣;下肢有以小隐静脉和粗大交通支,大隐静脉和其交通支,以及大隐和小隐静脉为伍的静脉网状皮瓣。原林、钟世镇(1991)认为人体皮肤微静脉网的构筑分为四层,即乳头下微静脉网、真皮网状层微静脉丛、浅筋膜微静脉网和深筋膜微静脉网。其中前三者中均有大量的吻合,且大多汇入皮肤浅静脉干。而且还提出皮瓣的静脉回流不是以血管蒂中与动脉伴行的深静脉为主,而是以非伴行的浅静脉为主。

[手术要点]

先以亚甲蓝在皮肤上标出两静脉干的走行,明显的交通支也可标出,皮瓣内需含这两条血管,根据受区需要设计皮瓣。切开皮瓣的四边至深筋膜层,血管蒂部需在健康皮肤内多做剥离,留较长的血管蒂。切取后从拟作为动脉的浅静脉内注水,以从另一静脉能流出为佳。移至受区后,皮瓣内作为"静脉"用的血管近端与受区静脉的近端吻合,而皮瓣内作为"动脉"用的血管远端与供区的动脉吻合(图4-112)。

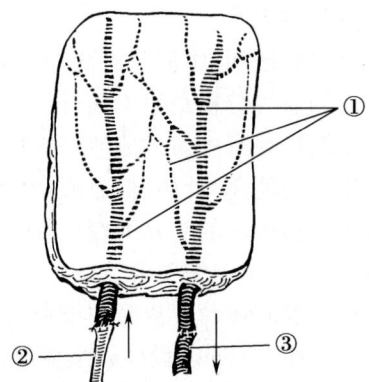

图4-112　静脉网状皮瓣移植示意图
①皮瓣内含两静脉干,且两静脉间有许多吻合;②皮瓣的一条静脉与受区动脉吻合;③皮瓣的另一静脉与受区的静脉吻合

[皮瓣血液循环变化]

通血后皮瓣转为红润,边缘出血活跃,皮肤毛细血管反应良好。术后1天,皮瓣轻度肿胀,毛细血管反应迅速。术后2天皮瓣呈粉红色,毛细血管反应良好,但肿胀更明显,偶有小水疱形成。术后3~5天皮瓣肿胀开始消退,肤色转为鲜红。术后2周,皮瓣的颜色和质地接近正常。据不完全统计临床应用14例,11例成活,3例有血循环障碍,但皮瓣大部分成活。

[机制探讨]

静脉网状皮瓣移植的早期,可能是动脉血经小静脉,经动静脉短路进入小动脉的吻合支,再进入毛细血管进行物质交换,然后由静脉回流。移植后,经一段时间皮瓣边缘的小血管可以与受区皮肤边缘的血管沟通,形成侧支循环,营养皮瓣并帮助静脉回流。

3. 静脉血营养的静脉干皮瓣　上述两种皮瓣是利用皮瓣内的静脉管道,与受区的动脉吻合使皮瓣成活,下面介绍的是用静脉血营养的皮瓣。到目前,越来越多的实验和临床资料证明,静脉血营养的皮瓣能够存活。其中不仅包括轴型皮瓣,还有单蒂的静脉皮瓣(仅保留皮瓣一端的静脉)也能成活。尽管这种情况不太符合生理,存活机制尚未完全清楚,但在动物实验及临床应用都有成功报告。

[手术要点]

皮瓣一般从足背或前臂切取,要求皮瓣中央有一条小静脉且皮瓣面积应较小,最大面积4cm×3cm。移至受区,皮瓣内的静脉远端与受区的静脉远端吻合,受区静脉的近端与皮瓣内静脉的近端吻合(图4-113)。

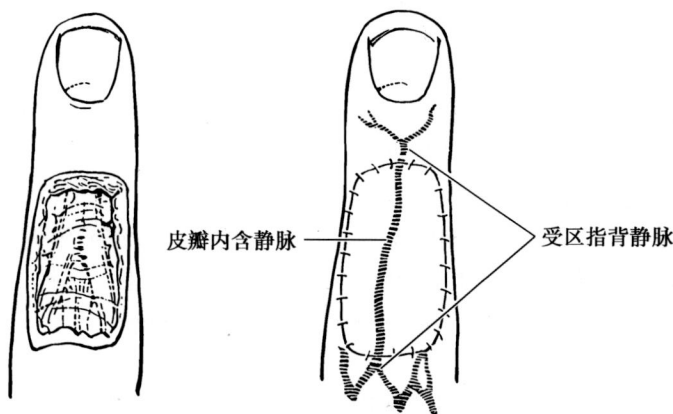

（1）皮肤缺损,肌腱外露　　（2）含静脉的皮瓣移至受区

图4-113　静脉血营养的静脉皮瓣示意图

[机制探讨]

经实验证明,由静脉血营养的皮瓣不是靠受区基底床的血浆营养,而是靠静脉血灌注而成活。皮瓣两端静脉血的血气分析结果不同,说明血流经过皮瓣已有物质交换,静脉血确实可以维持皮瓣的存活。

微循环观察皮瓣的成活是靠经动静脉短路,借交通支可以达到细动脉,进入正常的微循环。由于静脉与动脉相比为低速、低压、低血流量(约为正常皮瓣的1/3),但皮瓣内仍有微循环存在。故静脉血营养的皮瓣的温度在移植后的头几天较正常皮肤低,血流不很充足(与正常皮瓣相比)。因此,目前移植成活的皮瓣面积均不大,且皮下组织要薄。

对于静脉血营养皮瓣的成活,不完全依赖于毛细血管床中连续不断的血液循环,还可以依靠毛细血管中的弥散作用。Thatte设计一组仅保留近心端静脉的皮瓣,将皮瓣原位缝合,结果皮瓣仍可存活。这更有助于解释静脉血营养的皮瓣存活原因。这种低流速、低血流状态的皮瓣,术后依靠皮瓣内微血管的扩张,并渐与基床建立侧支循环后,皮瓣则可永久成活。经实验研究和临床应用可以认为,非生理皮瓣无论是使用静脉动脉化,还是用静脉血营养的皮瓣都可以成活,但不能保证百分之百地成功。这类皮瓣有取材方便,对供区损伤小的优点。因此,在某些不便于使用生理皮瓣的特殊情况下,应用非生理皮瓣不失为一种治疗手段。

生理皮瓣与非生理皮瓣比较,后者术后渗出多、组织水肿、真皮内胶原纤维和弹性纤维层增厚、纤维增粗、排列紊乱,术后皮瓣硬而收缩大,皮瓣弹性明显降低。如仅仅为修复小创面,可以选用这类皮瓣。若为恢复功能,改善外观或为修复深部组织,还是选用生理皮瓣为佳。

第三节 皮肤缺损的其他治疗方法

一、皮肤软组织扩张术

Radovan(1976)发明皮肤软组织扩张器并用于临床以来,由于手术简单、有效,被许多医师采用。在手外科晚期瘢痕的治疗中也有少量应用。这种术式是应用皮肤具有弹性,可以扩张的原理而产生。优点是在解决瘢痕挛缩的治疗中,不用在身体它处取皮或形成皮瓣造成较大的继发性损伤。由于在病变周围行皮肤扩张,术后皮肤的颜色、厚度不变,较皮片移植、皮瓣移植优越。取扩张器同时可以行肌腱延长、松解,或关节囊、神经松解等手术,较植皮或皮瓣手术减少了手术次数和费用。缺点是只能用于晚期病例;术后需多次注射无菌生理盐水,最后还要将扩张器取出;扩张器放置不当可引起神经、血管受压出现相应症状;个别患者出现异物反应,不得不取出,导致手术失败。

总之,当掌握好适应证,注意手术方法,预防并及时处理并发症,应用皮肤软组织扩张器仍不失为一种较好的治疗方法。

(一)扩张器的结构与类型

扩张器主要由扩张囊、注射壶(阀门)和导管三部分构成(图4-114)。扩张囊形状有多种,手外科常用为球形、椭圆形及肾形。扩张囊容积因需要大小不等,手外科常用30、50、100、140ml。注射壶一般为圆形扁平状,直径1.0cm,顶盖用于穿刺注入生理盐水,底盘为坚硬钢片,内有单向阀门,只能注入,不能反流。导管连于扩张囊与注射壶之间。

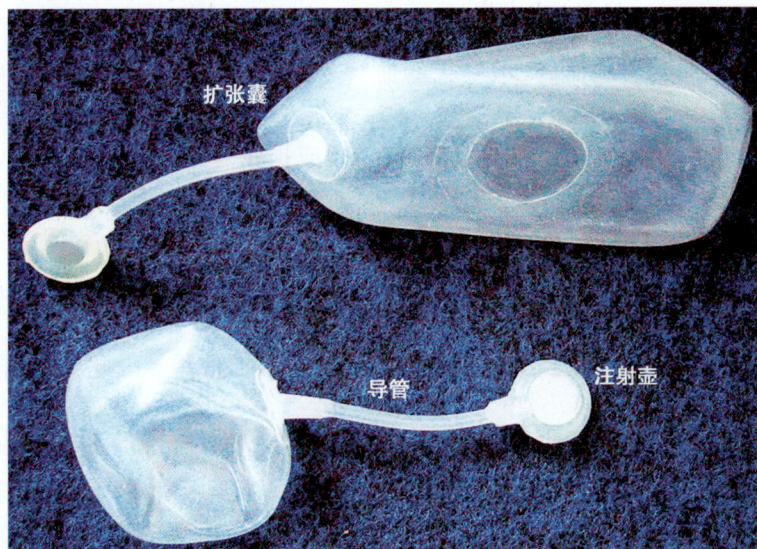

图4-114 皮肤扩张器

(二)扩张器应用方法及并发症

1. 术前准备

(1)病例选择:患者有这方面要求,并愿意接受1个月左右皮肤反复穿刺为扩张器注水的治疗。病变较为局限,单纯切除不能闭合,病变区周围皮肤基本正常。

(2)扩张区的选择:手外科常选在邻近病变区,其周围有面积较大的正常皮肤区域。尽可能设计在隐蔽处。

(3)扩张囊的选择:一般修复1cm缺损区大约需要5~7ml容量,扩张皮肤的面积应大于所要修复面积的30%左右。术前,要根据皮肤缺损的面积计算出需要多大容量的一个或几个扩张器。选择的扩张囊在使用前要检查有否渗漏。确定后,扩张器最好不用浸泡或福尔马林熏蒸,因为不能达到囊内的消毒目的。而用高压蒸气、煮沸或环氯乙烷等方法消毒备用。

2. 手术中的注意事项

(1) 植入扩张器尽量避开重要的神经、血管,并且不要放在关节活动的轴线上。

(2) 安置扩张器的切口一般位于正常组织与病变区的交界处;若病变组织较宽且瘢痕稳定,准备安放两个扩张器,也可采用中央一个切口,切口两边分别植入扩张器。切口一般与扩张囊的边缘平行,长度依扩张器在直视下能放置为度。

(3) 切口深度应在深筋膜和肌膜之间,剥离范围要较扩张囊大出约1~1.5cm。剥离时最好用扁桃体剪钝性剥离,遇到较大血管支时应予结扎。注射壶植入的位置略浅,以便术后注射方便。

(4) 扩张囊植入前应先注入10~20ml生理盐水,展平放置到腔穴内。注射壶的注射面向上,导管可以弯曲,但不能折叠成锐角。放置后,应在扩张囊下常规放置剪好侧孔的负压引流管。

(5) 先缝合注射壶切口,应加以固定,防止移位。然后再闭合大切口,先距切口边缘0.5~1.0cm处的皮下组织与深部组织加固几针,目的是增加组织愈合的牢固程度,预防扩张囊在压力增大时从切口部疝出。再缝合切口皮下和皮肤。缝合时小心勿将扩张囊刺破。

3. 术后注意事项 术后3~5天引流量明显减少,且引流物清亮时拔除引流管。开始从注射壶注入生理盐水的时间依伤口情况而定。一般术后7天开始注射。若伤口不稳定,可以推迟至14天拆线以后再开始注射。穿刺注射要用4.5号皮试针头,穿刺针头抵达注射壶底盘后再推入无菌生理盐水。每次注射量约为扩张囊容量的10%~15%,每隔3天注射1次,直至额定容量为止。

当注射后周围神经受压明显,局部极度不适及注射后皮肤的血循环发生障碍时应停止注射,然后回抽一定数量的生理盐水。

4. 并发症 施用皮肤扩张病程中,约有5~20%出现并发症,严重者可导致手术失败。因此,术后应加以密切观察。

(1) 血肿:常因止血不彻底引起血肿,术中大的血管要结扎,小的可以电凝。术中不要使用肾上腺素。引流要保持通畅,引流管不要过早拔除。

(2) 扩张器外露:主要由于切口选择在不稳定瘢痕上,或扩张囊距切口过近造成。为避免此情况发生,切口垂直一次切开全层,术中切口边缘不要过度反复牵拉;扩张器边缘要距切口最少1cm,缝合时切口边缘要加固。一次注入生理盐水量不要过多。

发生扩张器外露早期可更换小一点扩张器重新加固缝合。扩张囊外露晚期则取出扩张器,等待二期再手术。

(3) 感染:并不常见,一旦发生且炎症得不到控制,只能取出扩张器。因此,术前病变区及周围不应有感染灶,术中、术后注射注意无菌操作。

(4) 扩张器扩张不充分:由于扩张器破裂或注射壶翻转、移位以及导管折叠造成,需二次探查。

(5) 其他:使用扩张器还可发生神经麻痹、疼痛等并发症。神经麻痹常因机械压迫所致,大多在取扩张器后可以痊愈。疼痛严重者可采用局部封闭,改少量多次注射,不能耐受者取出扩张器。

二、皮肤逆行撕脱吻合静脉回植术

上肢皮肤较为广泛的撕脱性损伤是手外科治疗的难题,一般治疗效果不佳。当皮肤捻挫很严重时不能保留回植。若基底条件许可,可以用取皮鼓反取皮植皮术;若基底条件很差,不能接受游离植皮者仅能用各种皮瓣覆盖。近来,国内杂志发表10余篇手及前臂皮肤逆行撕脱伤,运用吻合静脉回植术方法,取得了较好结果。据魏长月、曾明灿、袁元杏、曹卫权、胡忠谋等报告共102例中,90例回植皮瓣完全成活,6例90%以上成活,4例80%面积成活,仅2例回植皮瓣完全坏死;其完全成活率高达88.24%。可喜的是潘风雨等将24例做了静脉吻合的病例与21例病情相差不多而未做静脉吻合病例作了对比研究,其结果明显不同,术后皮肤存活面积上两组间有显著差别,$P<0.01$。而且经过长期随访,回植皮肤的质量明显好于游离植皮及皮瓣

修复。

虽然这一方法据报道效果不错,但应严格掌握适应证,术前、术中需要有经验的医师把关。否则回植皮瓣坏死、发生感染,失去了一期修复创面的时机,待回植的皮瓣坏死后再行皮瓣移植,延长了治疗时间,增加了创面感染机会,最终形成的瘢痕较重。为此,实施回植手术应注意以下几点:

1. 病例选择十分重要,即一定要有回植的条件:

(1) 被撕脱部分的皮肤及皮下捻挫不是很重,有保留可能。

(2) 皮瓣远端无论在手掌还是在手背侧,均应有动脉供血的蒂部存在(无论是在指蹼还是在手指)。如果手掌、手背均自指端像摘手套样呈完全套状撕脱,不能应用此种方法治疗。

(3) 深部组织捻挫也不重,可以找到用作吻合的静脉。

2. 严格地清创 一定要彻底清除失去生机的组织,于创缘及皮下寻找、保留好静脉的断端。要吻合的血管也需要在镜下做彻底清创,以保证吻合的质量。创面及皮瓣要认真用消毒液及盐水反复清洗。

3. 放止血带认真止血后,尽量增加静脉吻合的数量,文献上记载最少 3 条,最多 11 条,一般为 5~7 条。吻合静脉用 10-0 或 11-0 号无创缝合线,从远至近显微镜下吻合。

4. 皮瓣下放置引流,适当压力下包扎。术后一般应用抗炎、抗血栓形成及抗血管痉挛药物。当皮瓣跨越关节,术后需要制动两周左右。

总之,这种吻合静脉回植术治疗手部逆行撕脱,为一种较新治疗皮肤撕脱伤的方法,尚缺乏更多数量病例的证实。而且缺乏统一选择适应证的标准。因此,很难对这一方法给予确切的结论,适应证掌握得当,疗效甚好,反之,不仅未达到治疗目的,反而给断续治疗造成更多困难。

附加说明:本章内皮瓣部分图文应用了郑和平、张发惠所著《显微外科解剖学实用图谱》,及侯春林所著《筋膜皮瓣及筋膜组织瓣》中的部分内容。在此致谢!

(胡 溱)

参 考 文 献

1. 安洪. 指甲和甲床的再生与修复. 中国修复重建外科杂志,1992,6(2):116

2. 常万绅. 第一背动脉逆行岛状皮瓣修复第一指蹼瘢痕挛缩. 创伤骨科学报,193,2:112

3. 常致德. 骨关节烧伤1期修复及其功能恢复. 中华外科杂志,1995,33(7):396

4. 陈茂松,方光荣,程国良,等. 前臂骨间后动脉岛状皮瓣手术失败的原因分析. 中华手外科杂志,1998,14,2:74-75

5. 蔡锦方,丁自海,陈中伟. 显微外科学. 济南:山东科学技术出版社,2002,360

6. 蔡林,顾浩夫,王欣,等. 皮神经岛状皮瓣逆行转位修复拇指末节损伤. 中华手外科杂志,1999,15(2):122

7. 陈德松. 静脉皮瓣成活机理及研究. 中华手外科杂志,1998,14(4):202-203

8. 陈雪荣. 掌背皮神经伴行血管丛筋膜蒂逆行岛状皮瓣再造拇指. 中华手外科杂志,1998,14(2):80

9. 曹卫权,徐立录,朱江,等. 四肢皮肤逆行撕脱伤的显微外科治疗. 中华显微外科杂志,2004,27(4):308-309

10. 崔森林,李岩峰,尹维田,等. 重建感觉的指动脉远侧指间关节背侧支逆行岛状皮瓣. 中华显微外科杂志,2005,28(1):3-5

11. 柴立民,林崇正,陈彦堃,等. 骨间前血管前臂背侧皮神经营养血管皮瓣的临床应用. 中华显微外科杂志,2002,25(4):247-248

12. 丁自海. 手外科解剖与临床. 济南:山东科学技术出版社,1993,91-95,342-349

13. 傅小宽,庄永清,林博文,等. 小隐静脉-腓肠神经营养血管皮瓣的临床应用. 中华显微外科杂志,2004,27(2):101-103

14. 傅小宽,庄永清,李小军,等. 浅静脉皮神经营养血管岛状皮瓣的临床应用. 中华显微外科杂志,2000,23(2):95-96

15. 顾玉东. 小鱼际皮瓣. 手外科杂志,1992,8(2):65

16. 顾玉东. 手的修复与再造. 上海:上海医科大学出版社,1995,29-49

17. 高伟阳. 指动脉弓状皮瓣的设计类型和临床应用. 中华手外科杂志,1996,12(增刊):9-12

18. 龚志鑫,邵新中,张克亮,等. 腹部真皮下血管网皮瓣修复手指皮肤缺损. 中华手外科杂志,205,21(3):167-168

19. 顾玉东,王澍寰,侍德,主编. 手外科手术学. 上海:上海医科大学出版社,1999,192-198

20. 侯春林,张世民. 筋膜皮瓣与筋膜瓣组织瓣. 上海:上海科学技术出版社,2000,1-60

21. 胡成栋,张伯勋,邵新中,等. 创伤后虎口重度挛缩的显微外科治疗. 中华显微外科杂志,2005,28(1):21-23

22. 何葆华,宋建良,周吉林. 第一掌骨背侧血管岛状皮瓣的应用解剖. 中华手外科杂志,1999,15(2):117-119

23. 胡鸿泰.指动脉终末背侧支逆行岛状皮瓣.中华手外科杂志,2003,19(1):31-32

24. 侯春林,包聚良,苟三怀,等.包含指掌侧固有神经背侧支的指动脉皮瓣转移修复指端创面.中华显微外科杂志,1986,9(4):202-208

25. 黄河,吴迪,王义平,等.第一掌背皮神经营养血管皮瓣转移修复拇指皮肤缺损.中华显微外科杂志,2005,28(1):64-65

26. 胡忠谋,夏春阳,王战友,等.吻合静脉修复手掌皮肤逆行撕脱伤.实用手外科杂志,2002,16(3):150-151

27. 季爱玉,邹云文,夏精武.小腿腓肠浅动脉为蒂的逆行岛状皮瓣临床应用.中华显微外科杂志,1997,20(3):230

28. 纪效民,董佳生,生志刚,等.手指逆行岛状皮瓣的临床应用.中华显微外科杂志,1989,12(2):82-83

29. 贾堂宏,郭舒亚,刘培亭,等.真皮下血管网皮瓣原位再植治疗手背皮肤逆行撕脱伤.中华手外科杂志,2002,18(4):221-222

30. 李庆泰.手外科检查.北京:北京科学技术出版社,1992,203-210

31. 李保华.静脉皮瓣的微循环观察.中华外科杂志,1992,30(9):531

32. 罗力生.皮瓣新供区三年回顾.中华显微外科杂志,1992,15(1):56

33. 柳昊,魏立坤,田立杰.浅静脉皮神经营养血管蒂逆行皮瓣修复手部皮肤缺损.实用手外科杂志,2001,15(4):205-206

34. 路来金,宫旭,刘志刚,等.前臂骨间后动脉逆行岛状皮瓣及复合组织组织瓣移植的远期疗效.中华显微外科杂志,2002,25(4):249-251

35. 廖孔荣,高伟阳,厉智,等.吻合浅静脉预防手部及前臂岛状皮瓣引起的静脉危象.中华手外科杂志,1998,14(2):74-75

36. 李文庆,宫文霞,王利.前臂骨间后动脉皮瓣切取的改进及临床应用.中华显微外科杂志,2002,25(4):305-306

37. 路来金,宫旭,刘志刚,等.掌背动脉逆行皮瓣及复合组织瓣的临床回顾研究.中华显微外科杂志,2004,27(2):104-106

38. 李文庆,王利,宫云霞,等.拇指尺侧指背动脉逆行岛状皮瓣的临床应用.中华显微外科杂志,2004,27(4):303-304

39. 李卫平,朱向辉.改良指动脉逆行岛状皮瓣的临床应用.中华手外科杂志,2005,21(1):44-45

40. 林涧,余云兰.指动脉逆行岛状皮瓣的临床应用.实用手外科杂志,2004,18(4):218-219

41. 柳昊,叶澄宇,魏立坤,等.吻合浅静脉的皮神经营养血管逆行皮瓣转移术.中华显微外科杂志,2002,25(4):288-289

42. 罗志平,边子虎,饶海群,等.皮神经营养血管逆行岛状皮瓣吻合静脉应用效果.中华显微外科杂志,2002,25(4):290-291

43. 陆云涛,李光早,汪新民,等.带感觉支指背岛状皮瓣的应用解剖研究.中华手外科杂志,2003,19(4):208-210

44. 刘达恩,李智贤,王润秀,等.彩色多普勒影像技术设计腹部轴型皮瓣修复上肢深部创面.实用手外科杂志,2002,16(2):73-74

45. 李海富,陈彤宇,孙维琦,等.游离静脉皮瓣修复伴有双侧指固有动脉缺损的软组织损伤.实用手外科杂志,2000,14(1):19-20

46. 裴斌,胡居华,董惠卿,等.上肢皮神经伴行血管岛状皮瓣逆行转移修复上肢软组织缺损.实用手外科杂志,1999,5(1):12-14

47. 潘希贵,田万成,管同勋,等.以指动脉为蒂第一掌背动脉逆行岛状皮瓣修复手指皮肤损伤.中华显微外科杂志,2005,28(1):92

48. 潘巨文.单一轴型静脉动脉化游离皮瓣临床应用.中华显微外科杂志,1991,14(3):144

49. 潘凤雨,田万成,邹云文.手掌部皮肤逆行撕脱伤两种治疗方法的对比研究.中华手外科杂志,2003,19(1):25-26

50. 芮永军,寿奎水,徐建光,等.以手部皮神经伴行血管为蒂的岛状皮瓣的临床应用.中华手外科杂志,1998,14(2):70-71

51. 芮永军,张全荣,许亚军,等.股前外侧皮瓣修复前臂大面积软组织缺损.中华手外科杂志,2005,21(1):11-12

52. 宋建军.非生理血供皮瓣术后早期微循环的实验研究.中华外科杂志,1992,30(8):501

53. 侍德.皮瓣移植的若干问题.中华显微外科杂志,1995,18(2):86

54. 孙振东,芮永军,吴权,等.上臂外侧骨皮瓣移植修复手部复合伤.中华手外科杂志,2003,19(4):199-200

55. 孙永华,王春元,李迟,等.含真皮下血管网超薄随意皮瓣的血运和临床应用.中华整形烧伤外科杂志,1991,7(1):8-10

56. 田立杰,王彦生,王英博,等.皮神经营养血管蒂逆行岛状皮瓣静脉回流障碍原因及处理.实用手外科杂志,2001,15(4):199-201

57. 谭旭昌,刘景臣.指固有动脉岛状皮瓣逆行修复指末节软组织缺损.中华显微外科杂志,2004,27(4):298-299

58. 田文,韦加宁,赵俊会,等.皮肤软组织扩张术在上肢外科的应用.中华手外科杂志,2000,16(4):223-225

59. 温晓阳,廖世文,胡文斌,等.骨间后动脉逆行岛状皮瓣在手部的应用.中华手外科杂志,2000,16(4):256

60. 王华柱,赵建勇,刘志波,等.逆行岛状皮瓣临床应用失败原因分析及技术改进.中华显微外科杂志,2005,28(1):70-71

61. 魏长月,郭德宽,范启申.吻合静脉的撕脱皮瓣原位缝合修复手背皮肤逆行撕脱伤.中华手外科杂志,1998,14(2):72-73

62. 王绥江,罗少军,吕端远,等.前臂内侧皮神经的血供特点及其在皮瓣设计中的意义.中华显微外科杂志,2000,23(3):210-212

63. 王树峰,曾文德,路培发,等.骨间前动脉背侧支岛状皮瓣的临床应用.中华显微外科杂志,1995(18):103-104

64. 许亚军,寿奎水,邱杨,等.以骨间前动脉背侧支为蒂桡骨皮瓣的临床应用.中华手外科杂志,1999,15(2):97-98

65. 徐学武,杨大平,鲁世荣,等.改良第四掌背动脉逆行岛状皮瓣的临床应用.中华手外科杂志,2001,17(4):209-210

66. 邢丹谋,周必光,彭正大,等.同指背侧逆行岛状皮瓣在指端损伤中的应用.中华手外科杂志,1999,15(2):123-124

67. 夏双印.带蒂真皮下血管网超薄皮瓣在手部皮肤缺损中的应用.手外科杂志,1992,8(2):76

68. 邢丹谋,周必光,彭正人,等.指固有神经背侧支的应用解剖研究.中华手外科杂志,2001,17(1):52-54

69. 杨东.应用腹部含真皮下血管网超薄皮瓣修复手外伤和电击伤后皮肤缺损及手瘢痕挛缩畸形.解放军医学杂志,1992,17(4):286

70. 杨克非.肢体血液循环的红外线辐射仪观察研究.中华外科杂志,1988,26(5):276

71. 袁光海,程国良,滕国栋,等.第一掌背动脉逆行岛状筋膜瓣修复手指掌侧皮肤缺损.中华手外科杂志,2003,19(4):221-222

72. 易传勋,辛时林,张一鸣.真皮下血管网薄皮瓣移植修复手部软组织缺损.中华整形烧伤外科杂志,1993(9):407-409

73. 杨志明主编.修复重建外科学.北京:人民卫生出版社,2001,160-168

74. 袁元杏,曾毅军,刘康,等.皮肤逆行撕脱伤吻合静脉原位缝合25例临床观察.中华显微外科杂志,2004,27(1):62-63

75. 张占仲.真皮下血管网薄皮瓣在手部的应用.中华整形烧伤外科杂志,1992,8(2):123

76. 张仁万.皮肤厚度调查.解剖学杂志,1992,15(4):294

77. 钟世镇.皮瓣的命名及解剖学依据.中华显微外科杂志,1995,18(2):82

78. 张世民,刘大雄,张连生,等.远端蒂皮瓣的血液循环特征及临床意义.中国临床解剖学杂志,1998,16(2):103-106

79. 钟世镇,徐永清,周长满,等.皮神经营养血管皮瓣解剖基础及命名.中华显微外科杂志,1999,22(1):37-39

80. 钟志刚,张发惠.桡动脉腕上皮支前臂外侧逆行皮瓣的应用解剖.中华显微外科杂志,2004,27(4):290-291

81. 郑和平,张发惠,林建华.显微外科解剖学实用图谱.北京:人民卫生出版社,2004,1-60

82. 张继春,张经歧,田德虎.骨间掌侧动脉背侧支岛状皮瓣的临床应用.实用手外科杂志,2001,15(4):210-211

83. 张德辉,左新成,黄昌林.指动脉逆行岛状皮瓣的临床应用.中华手外科杂志,2003,19(3):168

84. 曾明灿.手部皮肤脱套伤的原位再植.中华手外科杂志,2001,17(3):183

85. 朱盛修主编.现代显微外科学.长沙:湖南科学技术出版社,1994,201-210

86. Bertelli JA. Direct and reversed flow proximal phalangealisland flaps. JHS, 1994,19A(4):671

87. Bertelli JA and Khoury Z. Neurocutaneous island flaps in the hand:Anatomical basis and preliminazy results. Br J. plast Surg,1992,45,586-590

88. Bertelli JA and Khoury Z. Vascularization of lateral and medial cataneous nerves of the forearm Anatomic basis of neurocutaneous island flap on the elbow, Surg, Radiol Anat,1991,13:345-346

89. Bertelli JA,Khouzy Z. Radial and ulnar nerve vascularization in the hand Anatomical hasis of neurocutanous flap Surg Radid Anat,1992,14:87-88

90. Masquelet AC,Romana MC and uolf G. Skin Island Flaps Supplied by the vascularAxis of the sensitivesuperficial nerves;Anatomic study and clinical Experience in the leg. Plast. Reconstr. Surg,1992,89,6:1115-1121

91. Nakajima H,Imanishi N,Fukuzumi S,et al. Accompanying Arteries of the lesser saphenous Vein and SURAL nerve:Anatomic study and Its Clinical Applications. Plast. Reconstr. Surg,1999,103(1):104-119

第 五 章

截肢与假肢

截肢（amputation），临床含义有二：一是损伤，即暴力或疾病所致的肢体缺失，如缢缩环综合征（constriction ring syndrome）或 Anihum 病——肢体皮肤及其下组织呈束带环状缢缩，远侧组织逐渐萎缩或坏死，直至缺失，前者见于小儿，后者则见于成人——所致的截肢；二是手术，即截除伤病肢体之手术。前者是就医的原因，称伤病性截肢；后者是治疗的手段，称截肢术。但就肢体本身而言，二者均是"伤"，只不过一个是毫无准备地意外出现，一个是计虑周详地按时发生。

假肢，又称义肢，为人造物，用以弥补缺失肢体之功能的物件。治疗上，假肢是"截肢"的继续和补充。换句话说，上肢截肢，尤其是腕关节及其近侧的截肢，除了功能及外观之外，还要考虑假肢应用的需求。

截肢与假肢，上肢有下肢也有，但差异甚大。这里，仅述上肢截肢与假肢。

第一节　截　　肢

截肢，可发生于上肢各个部位，如上臂、肘关节等；水平高低虽不一样，但形式却是相同的，即肢体远端缺失。其中，位于手指的截肢，也称截指，最多见。治疗方法甚多，如换药、短缩缝合、皮移植、皮瓣移位/移植、手指移位、足趾移植等，各有其应用指征。伤后，肢体远端倘被找到，且能实施血管吻合、重新获取血液循环者，即可实施肢体再植术者，当属肢体离断伤，已超越截肢概念，后面另有章节论述。

一、治　疗　原　则

上肢，由远及近，分指、掌、腕、前臂、肘、上臂及肩七部分。截肢，无论何因何部位，治疗方法虽不一样，但基本原则是一致的：

1. 力保残肢长度。

上肢功能远较下肢丰富，尤其是手的功能，多留一个关节、一节骨骼，功能缺失都会减少许多。即使留存一个手指，其功能也好于手掌截肢。此外，残肢越长，杠杆作用也越强，稳定、控制假肢的能力也越大。因此，软组织缺失较多者，可做皮瓣移位/移植覆盖创面，甚至是皮移植，以免残肢再做进一步的短缩。

2. 力争残端软组织柔软，有保护性感觉，但同时还要避免疼痛症状。

清/扩创、止血需彻底，知名血管要结扎止血，引流要通畅，以免残端有过多的瘢痕形成。

骨端，需认真修整，一是尽可能地圆钝，无棱角，不胖大；二是要用周围软组织包被，如将屈伸肌腱/肌肉缝合于骨端远侧——后者又称肌肉成形术（myoplastic），调整张力至正常大小；三是环形切除骨端周围骨膜，宽 0.5～1.5cm，再用骨蜡或止血海绵——有些学者则是用预留的骨膜——封闭髓腔。前二者，可防止骨端与皮下组织直接接触，减少其机械性的刺激作用。当然，缝合肌腱/肌肉、恢复其张力，也有减缓肌肉萎缩、维持正常收缩、产生肌电假肢所需肌电的作用。后者，则是减少骨赘增生的概率。截肢于指骨者，软组织包被意义不大，确定无活动性出血后，间断缝合，直接闭合伤口就是了。截肢于指间关节者，需要切除髁突及软骨,以减少残端肥大于近侧的可能。无碍骨端圆钝外形的软骨,可予保留,未必全部切除,尤其是在无软组织包被时,以减少骨端的机械性刺激作用。截肢于桡腕关节、肘关节和肩关节者,通常,无需修整桡、尺骨远端、肱骨远端及肩胛骨。

神经干,包括皮神经,先是向远侧牵拉,然后再锐刀切断,让断端自然回缩到近侧正常组织或间隙中去,避免与骨端或残端瘢痕组织粘连,或受假肢压迫而产生疼痛。有些学者推荐,用缝线结扎神经干或断端、端端缝合神经断端的方法来预防神经瘤(neuroma)的形成。前者,术后初始几天多有明显的疼痛感。

3. 注意残端皮肤张力需适度,要耐摩擦。

残端皮肤张力过大,易有感觉过敏、疼痛等不适症状,且不耐摩擦;重者,还有皮缘坏死、伤口开裂等并发症。张力过低,皮肤会过于松弛,易有皮下腔隙、积血,增加感染的风险。此外,残端外形也显臃肿,松软,滑动,在外观和使用上均会引发问题。

在肌肉不能覆盖骨端的情况下,最好不用皮移植覆盖创面,以免日后出现不耐摩擦的问题。但儿童例外,其中厚皮移植的耐磨能力与成人皮瓣相近。

4. 避免扩大外观残破。

甲床不做保留者,需彻底切除其生发基质。不然,还会有甲板生长——远远小于正常甲板,且形状不整,不透明,表面凹凸不平或粗糙不堪,称残甲。它既影响外观也容易引发局部疼痛和感染,导致功能障碍。残甲,常常要二次手术切除。

肢体残端,通常要做成穹隆或圆柱状(图5-1),不要成圆锥状。缝合伤口两侧不要有皮角,即猫耳朵(cat ear)。因此,在修整骨端之后,还需裁剪皮肤及皮下组织,经典的方法是:于肢端的两侧做三角形切除,使掌、背侧皮肤成舌状瓣,前者略长于后者,或是反过来,后者更长一些——不让缝合的伤口落在残端远侧,以免日后受假肢接受腔压迫而出现不适症状。现在,假肢改进甚大,伤口瘢痕位于残端何处,已无所谓了。也就是说,掌、背侧皮瓣等长、缝合伤口落在残端远侧也是可以的了。除此之外,伤后残端皮缘参差不齐者,只要不违反治疗原则,便可量体裁衣,适势缝合,无需拘泥于上述经典,非使掌、背侧皮肤呈舌状瓣不可。

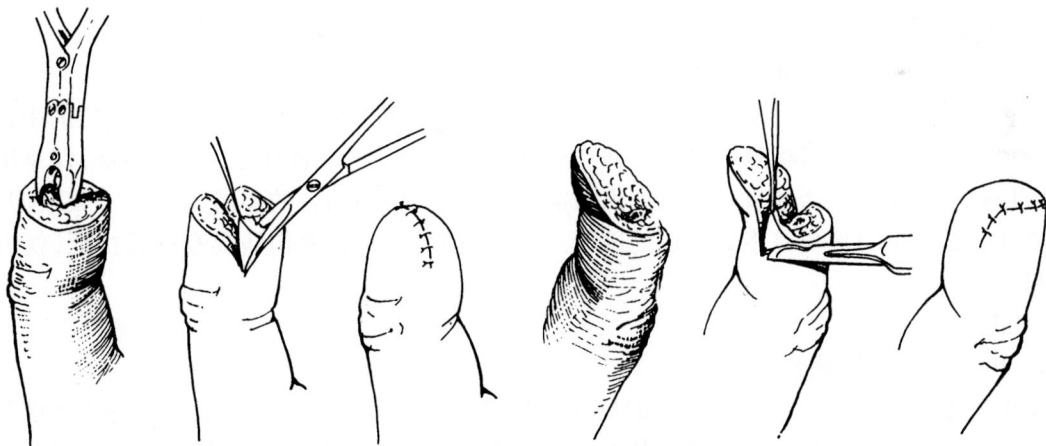

图5-1 手指短缩缝合及残端外形

骨断面呈椭圆形或双骨端缺少肌肉包被者,残端多为穹隆形,如手指、前臂远端;骨断面呈圆形或双骨端富有肌肉包被者,残端多为圆柱状,如上臂、前臂近端。

截肢于指间关节者,为避免残端肥大,除了切除髁突、软骨及皮肤之外,往往还需切除掌板才行。

5. 无碍残肢整体功能。

治疗手指损伤,常遇原则1、5相冲突的情形,即保留伤指长度必会影响周围手指功能。一般来说,修复重建伤指功能的二期手术若非简单,周围手指功能正常者,还是优先遵从原则5为好。

但儿童及青少年例外——治疗更趋保守一些,甚至有意留下一些多余的皮肤、脱位的骨骼及关节,以备二期修复重建手术之用,不必一步到位。原因有二:一是其身体还处发育阶段,残肢结构保留越多,发挥代偿能力就越充分;二是其职业工种未定,对残肢功用不知有何要求,倘若所需结构未被保留,无法实施相应的修复重建,难免不影响其职场生涯。当然,有二期修复重建手术需求的成人也可如此。此外,还有两点需注意:①尽可能多地保留一些骨骺,以利残骨发育更趋正常;②缝合屈、伸肌腱/肌肉、包被骨端,张力须平衡,以免致骨弯曲生长。

多手指损伤者,治疗也是保守一些为好,以免丧失二期修复重建的可能。

一期手术之后,何时做二期手术,因人、因伤而异,目前还无统一标准。一般来说,伤口一期愈合者,3个月后即可实施重建;延期愈合,需等待6个月;也就是说,在组织炎性反应消失之后方可实施修复重建手术。

二、截 肢 术

截肢,除了伤、病之外,还可源自医院外科手术,即截肢术(amputation)。正如前面所述,对肢体来说,截肢术属破坏性手术,也是一种"伤",但其结果却并非一味消极,尤其是与假肢联合应用时。有些时候,甚至可说是一种"以退为进"的治疗方法。以重体力工作者指端套状撕脱伤为例:皮瓣移位/移植保全手指长度的效果,也许还不如切除远节指骨直接闭合伤口,即短缩缝合,因为后者指端皮肤感觉远胜于前者,既知冷热又耐受摩擦,手指虽有短缩,但功能缺失并不多,仍可像以往那样从事粗、重之活,且恢复期也短,伤口愈合即可回原职场工作。这些都是前者——皮瓣移位/移植所不具备的。也许正是因为如此,截肢术,自其诞生之日起就一直应用于临床,成为某些伤病的常规治疗。

短缩缝合术(shortening),对截肢伤而言,也属截肢术的范畴。

经关节的截肢术,又称关节离断术(disarticulation),如腕关节离断术。

(一)适应证

现在看,适用于截肢术的上肢伤病有如下七种:

1. 恶性肿瘤;

2. 先天畸形,如多指、巨指、镜影手等;

3. 肢体坏死,包括再植失败者;

4. 特殊或严重感染,药物治疗难于控制者;

5. 保肢术后运动和感觉功能难于恢复者;

6. 不能耐受或不愿接受二期修复重建手术者;

7. 妨碍手功能发挥的畸形,如妨碍周围手指屈曲握物或伸直推物的、僵直于极度屈曲位的手指。

对上述伤病而言,截肢术虽极具治疗意义,但应用还需谨慎,切勿轻率为之。上述指征,仅是提示截肢手术可以用于此种伤病,实施与否还有一些附加因素需要考虑,比如伤病者的年龄、职业、宗教信仰、文化背景等。其中,尊重伤病者的意愿更是不容忽视的因素。千万不能认为,只要伤病具有截肢指征,就可放弃其他疗法,非截肢不可。

(二)术式

分开放、半开放、闭合性截肢三种。

1. 开放性截肢 适用于:①特殊或严重的局部组织感染;②生命垂危者。前者是因感染不能马上闭合伤口,后者是不宜为完整的截肢操作程序而延误生命的抢救。其大致步骤是:在截肢平面环形切开皮肤及皮下组织,先结扎、切断血管,然后切断神经及其他软组织,再切断骨骼或离断关节,最后用负压吸引敷料覆盖创面;待病情平稳再闭合创面——皮瓣移位/移植,或皮移植。

负压吸引敷料本身就有缩小创面的作用。但软组织回缩过多、有骨外露者,还需在残端周围皮肤贴附胶带,然后向远侧牵拉,即皮肤牵引,以免创面过大。胶带贴附皮肤的位置不可过高,否则会影响牵引效果——贴附过高,胶带牵拉作用更趋残肢近侧,残端周边软组织受力反而会有所减少,降低其聚拢移位幅度。

2. 半开放性截肢 轻度局部组织感染者适用。截肢后,粗略缝合几针,缩小或部分闭合创面。但前提是不会因引流不畅而加重组织感染。

3. 闭合性截肢 适用于非感染者、非生命垂危者。

(三)原则

作为一种治疗方法,截肢术也有其应用原则,即前面所述截肢的治疗原则。

既往,假肢对截肢或短缩平面有所要求,既不能长也不能短;长了,容纳假肢的空间不够,患肢会长于健肢;短了,假肢与残端接合不牢靠,影响其功能发挥。比如:腕关节截肢者,需再切除桡、尺骨远端,将残端做在前臂远侧 1/3,好容纳假肢,不致肢体长于健侧。现在,此方面的要求几近消失。在不影响原有伤病及后续治疗的前提下,力保留残肢长度是当今截肢术的主旨。

(四)术后处理

截肢,于人的打击是巨大的,且是双重的:一是精神上的,一是机体上的;因此,做好术后处理——也分精神、机体两部分——是件十分重要的工作。它也是截肢治疗的一个重要组分。

1. 精神安慰 截肢,无论是伤病所致还是源自外科手术,都不会给伤者充足的时间做好精神准备;截肢后,情绪激动或低落,起伏不定,变化巨大,甚至自残,都是在所难免的。术前术后,如何进行思想疏导,术者应心中有数——可据个人经验定,并有安排才是。其中,勤于医患交流应该是重点中的重点。

2. 制动与运动 骨端有肌腱/肌肉包被者,需使用外固定材料,如石膏绷带做固定,使残端近侧关节保持中立位,直到肌腱/肌肉愈合。通常,需要 4 周的时间。

制动期间,残肢肌肉需做等长收缩练习,以减缓废用性萎缩;之后,及早开始功能运动,以免关节僵直。

无肌腱/肌肉包被者,不用制动,次日即可功能运动,同时予以物理治疗,促进炎性反应消退,减少肿胀程度。

3. 硬绷带包扎(rigid dressing) 在残端包裹无菌敷料之后,可再包被数层石膏、树脂绷带等硬性材料;一般是呈 U 形包被。作用有三:①固定残肢及近侧关节,保证肌腱/肌肉包被愈合顺利;②预防血肿,促进静脉回流,减少肿胀;③促进残端定型,即残肢体积不再变化,为假肢装配做好准备。

硬绷带包扎,自身就有固定作用,因而前述制动材料也就可以省略了。

4. 软绷带包扎(soft dressing) 用 10cm 宽的弹力绷带,在残端敷料外做 8 字式包扎——绷带以交叉斜行的方式环裹残肢,不与残肢长轴相垂直。垂直于残肢长轴者,称环绕包扎,松动余量小,包扎过紧,易有加重残端水肿之风险。软绷带包扎的意义同硬绷带包扎。其优点有三:①包扎、拆卸方便;②可交伤病者自行操作;③可以随时随地调整绷带压力。缺点是固定作用弱。因而,软绷带包扎多是在伤口愈合后实施,直至装配假肢。

弹力绷带使用不便者,可用弹力袜套替代,但效果会有所减弱。

前臂截肢,绷带要包至肘上;上臂截肢,包至胸廓;整日缠绕,但要每 4 小时拆卸、包扎 1 次,以免有血液循环障碍;夜间可持续包扎;绷带压力要适中,由远及近逐渐减低。

5. 佩戴临时假肢(early prosthetic fitting) 装配临时假肢,用其接受腔压迫残肢,作用有四:①限制组织肿胀;②加速残肢萎缩定形;③减少幻肢痛;④防止关节挛缩。可在术后即时或伤口愈合后装配;前者,假肢需做预先消毒。此法技术要求高,影响因素也多,须假肢技师、术者联手才可为之。因而,临床上,临时假肢多是在伤口愈合后佩戴——以免技师、术者合作因术中时间紧迫而有所削弱,时间不短于 3 个月。

6. 治疗幻肢感觉及幻肢痛 截肢后,几乎所有的伤病者都有缺失肢体依存的感觉,甚至还有疼痛。有些,甚至在数月或数年后才出现。这些都属幻觉,可能是缺失肢体留于大脑的神经学印迹和记忆所致。前者称幻肢感觉(phantom limb sensation),后者称幻肢痛(phantom limb pain)。这些幻觉,多数会随时间推移而逐渐减弱、模糊,然后消失,尤其是在装配假肢之后。但也有一部分会持续性地存在,影响日常生活和工作。

幻肢痛是一种神经型疼痛,具有多样性,如强迫体位感、痉挛感、抽搐感、痒感、针刺感、烧灼感、冰冷感、蚂蚁匍行感等,强度和频率变化巨大。幻肢痛,还常常并发感觉过敏、出汗异常等症状。有时也见于肢体创伤、闭塞性血管炎、糖尿病足溃疡或先天畸形等病症。发生机制还不清楚,但学说有四:

(1)源于细胞损伤所释放的化学媒介:①组胺:可以肿胀组织并刺激伤害感受器;②缓激肽:可刺激痛觉传导神经并刺激邻近组织释放可以致痛的前列腺素;③磷脂酶:可转化成可以致痛的前列腺素。

(2)激惹周围神经所致:予以局部麻醉可以缓解疼痛;切除神经瘤,疼痛也有缓解的可能。

(3)激惹脊髓所致:脊髓损伤者也有幻肢痛,尽管肢体完整无损。

(4)高级中枢功能紊乱所致:伤病者的情绪及注意力的变化可影响疼痛的发生与程度。

治疗:是综合性的:①心理疏导:室外活动,与外界交流,目的就在于分散伤病者对残肢的注意力;②物理治疗:如电刺激、音频、超声波等,促进残肢组织肿胀消退;③手法按摩残端,以后再加入拍击,次数及强度逐渐增加,用其所引发的疼痛感来拮抗幻肢痛;④使用肌松药、抗癫痫药、止痛药,或硬膜外、局部神经阻滞麻醉,做暂时的缓解。有学者推荐神经妥乐平——家兔接种牛痘病毒疫苗后,提取于炎症皮肤中的非蛋白的生物活性物,具有镇静、镇痛、调节自主神经、改善血液循环、调节免疫功能及修复损伤细胞等功用,用法是:9 ~ 15ml 静推,2 次/d,7 ~ 10 天,然后改口服,2 片/次,2 次/d,连续 30 天。5 天起效;病史小于 10 年者,疗效显著;⑤装配临时假肢:有研究显示,早期使用合适的假肢可以减少幻肢痛的发生率。

症状严重且持续存在者,可做神经瘤切除术,或骨端、肌肉成形翻修术;之后,继续前述的综合疗法。如此这般之后,部分伤病者可能症状依旧,若无大碍,可再重复上述步骤一次。

7. 治疗残端痛 与幻肢痛不同,有些疼痛持续存在于残肢的某一区域,有时甚至可用触压的方法诱发出来,即局限性压痛,称残端痛(stump pain)。

其原因有多种:①神经断端受刺激,如神经瘤受周围组织压迫或牵拉;②骨端不平整,刺激周围组织;③局部组织缺血;④肌肉痉挛;⑤软组织张力过大。

一般是先保守治疗,如按摩、理疗等;无效,可针对病因做相应处理,如神经瘤切除、骨赘切除、骨短缩、肌肉翻修成形、皮瓣移位/移植等。

8. 装配假肢 经临时假肢和适当训练之后,残肢肿胀消退、萎缩定形,即可装配正式假肢。时间,一般是术后 6 ~ 12 个月。

三、拇指截肢

手有五指,即拇、示、中、环、小指。其中,拇指作用最为重要。避免短缩、力保长度,是治疗拇指截肢的主旨。

拇指,较其余四指少一节指骨,除了抓、握之外,主要功能就是对指,即与示、中、环、小指指腹相捏合。因而,指端远侧及尺侧皮肤感觉甚为重要,也是治疗的重点之一。

截肢于指间关节远侧,拇指功能多无大碍。此时的拇指长度,又称拇指功能长度。截肢于指间关节近侧,拇指功能骤降,甚至消失殆尽,须予修复增长。也就是说,指间关节为拇指功能长度的最低限。具有功能长度的拇指,即截肢于指间关节者,是否要一期修复重建、恢复拇指原有长度,如足趾移植、皮瓣移位/移植等,可视伤病者意愿定,不可将"保长"主旨教条化。

拇指截肢,我国手外科学会有标准分类,即三类六区分类法:

Ⅰ类截肢:即拇指远节缺失。Ⅰ类 A 区截肢,是指甲及指端 1/2 缺失;Ⅰ类 B 区截肢,是远节指骨全部缺失。

Ⅱ类截肢:即拇指近节缺失。Ⅱ类 A 区截肢,是近节指骨远侧 1/2 缺失;Ⅱ类 B 区截肢,是近节指骨全部缺失。

Ⅲ类截肢:即拇指掌骨缺失。Ⅲ类 A 区截肢,是掌骨远侧缺失;Ⅲ类 B 区截肢,是掌骨全部缺失。

为叙述方便,也为与手指截肢结合起来,多介绍一些治疗方法,这里称谓拇指截肢略别于标准分类。

(一) 指端截肢

即Ⅰ类截肢——远节指骨缺失。

临床上,依据组织缺失情况,可将指端截肢分成两类:软组织性截肢和软组织-骨骼性截肢。前者,为指端独具的截肢类型,与其位居上肢终端有关;在手掌、前臂等近侧部位,则属软组织缺损范畴,本书另有章节论述。

指端截肢,组织缺失面积、程度、形状、方位不同,治疗方法也不同;如何选取,需参考伤病者的年龄、性别、职业、习俗、体质、服用药物及医疗成本而定。毕竟,手术是一种有创、有偿、耗时的治疗方式,再加结果有限,不可能恢复所有的功能,选择何种疗法还得尊重伤者的意愿,以免体力、财力或时间消耗超过预先的设想。

1. 软组织性截肢 有皮缺失、甲床缺失、皮-甲床缺失、皮肤缺失和皮肤-甲床缺失五种形式。

(1) 皮缺失:面积小,清洗、消毒创面,止血,直接缝合或包裹敷料,定期换药,即保守治疗;面积大,清创,皮肤移植覆盖创面(请参阅手外科常用的皮肤移植术)。离体的皮如果还能被找到,且无明显捻挫,可修成断层皮片,缝合固定在创面上,即皮片回植。

换药治疗,目的是让组织液、血液结痂于创面表层,周边上皮细胞以其为模板,由创面四周向中心爬行,直至愈合。换药,通常是每周1次。间隔过短,反而会干扰上皮细胞的爬行。创面无渗出,勿要掀揭与创面贴附的敷料,以免带下新生的上皮,延迟创面愈合时间。有渗出者,应适当缩短换药间隔,加大引流力度,促进痂皮形成。痂皮形成后,其下又有渗出、分泌物者,可一次或分次剪除与创面分离的痂皮,用纱布擦除渗出、分泌物及不新鲜的肉芽组织,每日1次,连续3天或数天,直至渗出、分泌物消失,创面表层再次形成痂皮。之后,仍然是每周换药1次,方法同前。

有研究显示,即使是面积较大的指腹皮缺失,换药治疗的效果,如触觉、疼痛觉的恢复,多优于皮移植,且失败的风险也小;不足的只是治疗时间长了一些,瘢痕日后有挛缩的可能。保守治疗指端皮缺失,近年呈增多趋势,且多使用人工敷料。据说,后者携带多种生长因子,有促进上皮细胞爬行,缩短创面愈合时间之功效。现在看,如果不计时间成本,而且就医方便、环境温度适宜,保守治疗大面积皮缺失,还是一种不错的选择。

(2) 甲床缺失:宽度<0.5cm,清洗、消毒创面,包裹敷料,定期换药;>0.5cm,以清创、甲床移植或回植为宜——供区多选第1足趾,拔甲后用刀片削取断层甲床,或者保守治疗;连同生发基质一起缺失者,可做皮瓣移位/移植:

1) 示指背筋膜蒂皮瓣移位。又称示指背侧皮瓣、示指背侧岛状皮瓣。理论上,其血液供应来自第1掌背动脉——在第1、2掌骨基底间隙背侧发出于桡动脉,走行在第2掌骨桡背侧,终于示指近节指骨背侧皮下组织(请参阅手外科常用的皮瓣移植术)。但它极具变异性,终支常常穿入腱帽深行,很少直接供血于皮肤;仅以其为蒂,于示指近节背侧掀取皮瓣,血液循环良好者不多。为此,通常要带上第1掌背动脉两侧0.5cm范围的皮下组织,即以第1掌背动脉及周围皮下组织内血管网为蒂,宽度>1cm为宜。也就是说,理论上它是动脉蒂皮瓣,但实际上更贴近筋膜蒂皮瓣,有所不同的是第1掌背动脉位于筋膜之中,也参与血液的供应。

2) 拇指背动脉蒂皮瓣移位。又称拇指背侧皮瓣、第1掌骨背侧皮瓣、拇指桡背侧皮瓣。有学者认为,拇指背侧皮瓣为统称,内含桡背侧、尺背侧两种皮瓣。

拇指背动脉蒂皮瓣,血液供应来自拇指背动脉(dorsal pollicis artery),又称第1掌背桡侧动脉:桡动脉经拇长展肌腱和拇短伸肌腱深面进入解剖学鼻烟窝之后,发出1条分支,经拇短伸肌腱深面至第1掌骨桡背侧,沿拇短伸肌腱桡侧走行,最终与拇指桡侧固有动脉背侧支相交通,称拇指背动脉,或第1掌背桡侧动脉(图5-2)。

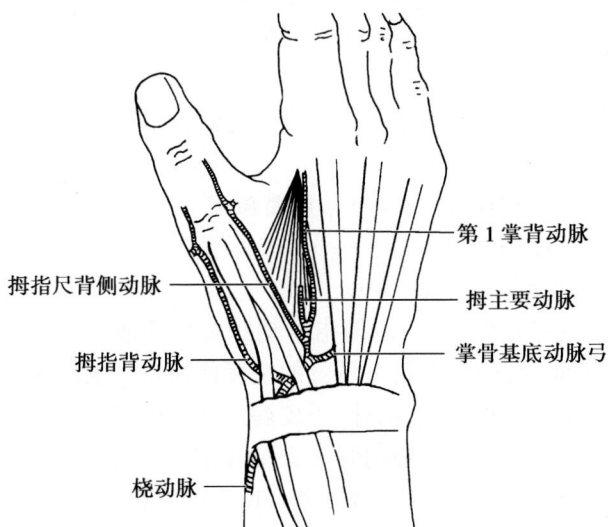

图5-2　位于拇指背侧的动脉

（图中标注）第1掌背动脉　拇主要动脉　掌骨基底动脉弓　拇指尺背侧动脉　拇指背动脉　桡动脉

根据创面大小,计算好所需皮瓣的蒂长,然后沿拇指背动脉走行做梭状的环形切口,并向远侧延伸,于近端切断血管,以其与拇指桡侧固有动脉背侧支交通的远端及周围皮下组织为蒂,掀取皮瓣,向远侧翻转,即逆行移位至指端背侧,覆盖创面。供区,直接缝合或皮移植覆盖(图5-3)。

3) 拇指尺背侧动脉蒂皮瓣移位。又称拇指尺背侧皮瓣。其血液供应来自第1掌骨尺背侧的一条动脉——桡动脉发出拇指背动脉之后,经拇长伸肌腱深面出解剖学鼻烟窝,在第1、2掌骨基底间隙附近通常分为3支(图5-2):①一支穿第1骨间背侧肌至掌侧,演化为拇主要动脉,构建掌深动脉弓,并分支至拇指掌侧和示指桡侧;②一支称第1掌背动脉,走行于第2掌骨桡侧,终于示指近节指骨背侧;③一支走行在拇长伸肌腱尺侧,最终与拇指尺侧固有动脉背侧支相交通。有时,它也可起于第1掌背动脉或拇主要动脉,极具变异性。因此,手术之前须用多普勒血流听诊器仔细检查,确认有此血管存在,方可掀取皮瓣。如何命名后者,目前还无定论。有学者称其为第 1 掌骨尺背侧动脉。本书遵循了其命名,并略作改动——变第 1 掌骨为"拇指",以便与拇指背动脉相呼应,减少与第 1 掌背动脉混淆的可能。

根据创面大小,计算好所需皮瓣蒂长,沿尺背侧动脉走行做梭状的环形切口,并向远侧延伸,于近端切断血管,以其与拇指尺侧固有动脉背侧支交通的远端及周围皮下组织为蒂,掀取皮瓣,逆行移位至指端背侧创面。供区,直接缝合或皮肤移植覆盖(图 5-4)。

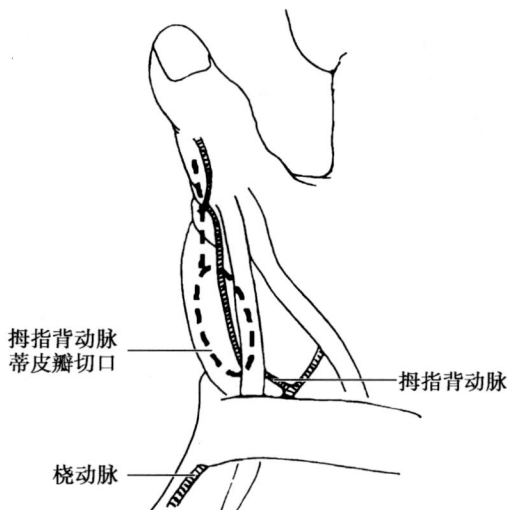

图 5-3　拇指背动脉蒂皮瓣切口示意图

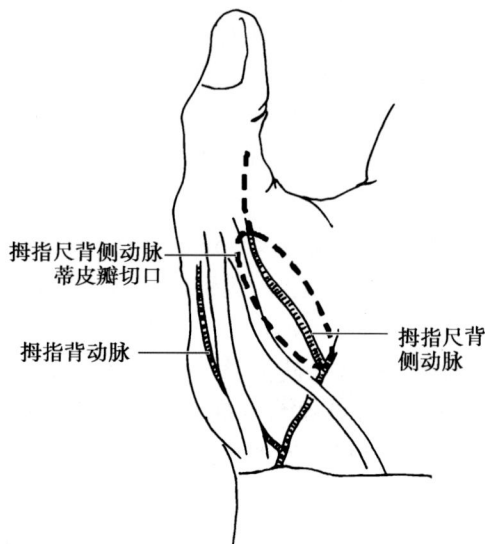

图 5-4　拇指尺背侧动脉蒂皮瓣切口示意图

(3) 皮-甲床缺失:治疗可参考皮、甲床缺失。

(4) 皮肤缺失:面积、深度、形状、部位不同,治疗方法也不同:

1) 可直接缝合的狭长缺失,清创缝合。

2) 不能直接缝合的小面积浅层组织缺失,保守治疗——同皮缺失。

3) 大面积浅层组织缺失,皮移植/回植。

4) 顶端缺失,纵径>1cm,治疗同后面将要讲述的掌侧缺失;<1cm,可做掌侧矩形皮瓣或掌侧 V-Y 皮瓣移位。前者,又称 Moberg 皮瓣、指掌侧推进皮瓣移位;后者,V 形切口顶端止于指间关节横纹者,称 Tranquili-Leali 皮瓣;超过指间关节横纹、内含两侧固有神经-血管者,称 Atasoy-Kleinert 皮瓣移位(请参阅手外科常用的皮瓣移植术)。

顶端皮肤缺失,包括后面各种存留甲床的指端截肢,最好不做直接缝合,而是代之以皮瓣移位,以免术后掌侧软组织有张力,向远侧牵拉甲床,引发勾甲畸形(图 5-5)。

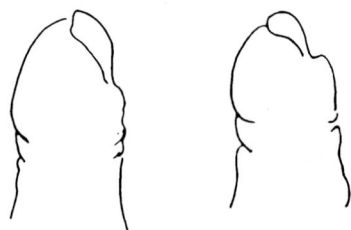

图 5-5　勾甲畸形

5) 桡侧缺失,可用拇指背侧动脉蒂皮瓣覆盖。

6) 尺侧缺失,治疗方法有三:

Ⅰ. 拇指尺背侧动脉蒂皮瓣移位。

Ⅱ. 桡动脉深支蒂皮瓣移位:由拇指背动脉蒂皮瓣演化而来:皮瓣的部位与掀取同于前者,也是在第 1 掌骨的桡背侧做梭状的环形切口,不同点仅在于桡骨茎突处切断桡动脉,于皮瓣远端切断拇指背动脉,然后,以与拇指背动脉近端相连的桡动脉深支及周围皮下组织为蒂,掀取皮瓣,逆行移位至尺侧创面。供区,直接缝合或皮肤移植覆盖。

由于带上了桡动脉深支,因而皮瓣的蒂也就长了,可绕至拇指尺侧,覆盖尺侧缺失及掌侧缺失。拇指背动脉走行于肌腱深面,因而移动皮瓣的难度也大于拇指背动脉蒂皮瓣。

Ⅲ. 指总动脉蒂皮瓣移位:指动脉岛状皮瓣。通常取自环指桡侧,即以环指桡侧指总神经-血管为皮瓣蒂,一直分离到掌心部,然后再移位至拇指尺侧创面。由于带有神经,因而皮瓣有较好的感觉功能(请参阅手外科常用的皮瓣移植术)。供区,要皮移植才能闭合。

7)掌侧缺失,治疗方法有五:

Ⅰ.示指背筋膜蒂皮瓣移位(请参阅手外科常用的皮瓣移植术)。掀取皮瓣时,可带上示指桡侧指背神经,以便与拇指尺侧指固有神经吻合,恢复其尺侧感觉。

Ⅱ.拇指背动脉蒂皮瓣移位。

Ⅲ.邻指皮瓣移位(请参阅手外科常用的皮瓣移植术)。此皮瓣为带蒂皮瓣,以皮下组织内动、静脉网为蒂,因而又称交指带蒂皮瓣(cross-finger pedicle flap)。掀取此皮瓣,同示指背筋膜蒂皮瓣一样,也可带上示指桡侧指背神经,与拇指尺侧指固有神经做吻合。

Ⅳ.指总动脉蒂皮瓣移位。

Ⅴ.吻合血管的趾腹皮瓣移植。切取带趾固有动、静脉及神经的趾腹皮瓣,与拇指固有动、静脉及神经吻合(请参阅拇指及手指缺损功能重建)。

(5)皮肤-甲床缺失:常有骨骼外露。治疗,通常是前述方法的组合,如甲床移植与掌侧 V-Y 皮瓣移位组合、示指背筋膜蒂皮瓣与指总动脉蒂皮瓣移位组合等。

1)甲床缺失<1/3,治疗方法有:

Ⅰ.指端皮肤缺失甚轻者,皮-甲床移植/回植。

Ⅱ.指端皮肤缺失与甲床缺失相近者,掌侧矩形/掌侧 V-Y 皮瓣移位+甲床移植/回植,或者,指骨短缩+掌侧矩形皮瓣移位。尽量不做单纯的短缩缝合。道理,前面已有讲述。

Ⅲ.指端皮肤缺失大于甲床缺失者,方式同Ⅱ,只是皮瓣为掌侧矩形/掌侧 V-Y 皮瓣以外的皮瓣,如拇指背侧皮瓣,以免掌侧软组织张力过大,出现组织坏死或指间关节背伸受限。

2)甲床缺失>1/3,治疗方法有:

Ⅰ.指端皮肤缺失甚轻者,可做甲床移植/回植;或者,切除残留的甲床及甲基质,用皮瓣移位覆盖创面,如拇指背侧皮瓣、示指背筋膜蒂皮瓣等;或者,切除残留的甲床及甲基质,短缩指骨,将掌侧皮瓣翻向背侧,与背侧创缘缝合,即短缩缝合。

指间关节以远截肢,拇指虽有短缩,但多无碍功能。不接受修复重建者,如皮瓣移位/移植,做短缩缝合也是可行的。

Ⅱ.指端皮肤缺失同于或大于甲床缺失者,可切除残留的甲床及甲基质,用皮瓣组合或吻合血管的趾甲床-皮瓣移位包被指骨。或者,仅切除残留的甲床及甲基质,将外露指骨埋于躯干皮下组织内,6 周后连同周围肉芽组织一同取出,做皮移植覆盖创面。或者,做短缩缝合。

甲床缺失>1/2 者,残留甲板几无装饰作用可言;在甲半月远侧 1～2mm 的区域,且不与甲床贴合,在外力之下二者很容易出现分离。也就是说,甲床缺失>1/2 者,保"甲"的意义已大打折扣,切除残甲是可行的。

2.软组织-骨骼性截肢 形同皮肤-甲床缺失,只是多了一项骨骼缺失。治疗,二者几近相同。

(1)甲床缺失<1/3:可做指骨短缩+掌侧矩形或掌侧 V-Y 皮瓣移位、拇指背侧皮瓣移位等。

离体组织,倘若存在,清创后可回植于原位,敷料加压固定,支具固定。

回植失败者,若无渗出、分泌物,即干性坏死,可保持原状,换药治疗,好让创缘上皮细胞以坏死-正常组织界面为模板爬行,直至坏死组织自行脱落。那时,创面愈合或近于痊愈,仅露少许指骨,稍加短缩、修整,再换药数日多可愈合。当然,换药治疗的时程肯定会长于皮瓣移位/移植,期间可能还要间断剪除坏死组织,以确保界面无渗出、分泌物蓄积。创面自行愈合、坏死组织脱落,时长一般是 3～6 个月。

(2)甲床缺失>1/3:治疗同皮肤-甲床缺失,或部分足趾移植。

(二)指间关节/近节指骨头截肢

拇指功能缺失显著,有碍工作及日常生活,治疗以修复重建为主——在髂骨移植/离体骨骼回植的基础上,可用腹部皮管/皮瓣移位组合/吻合血管的趾-甲皮瓣包裹骨骼;或者,直接做吻合血管的足趾移植(请参阅手外科常用的皮瓣移植术及拇指及手指缺损功能重建)。

不在乎拇指功能缺失者,治疗可同指端截肢中的软组织-骨骼性截肢。

（三）近节指骨颈及近侧截肢

治疗:首选修复重建(请参阅拇指及手指缺损功能重建)。

（四）纵向截肢

缺失偏于一侧,累及多块骨骼,连同周围的软组织。治疗:皮瓣移位或移植,包括骨骼移植,方法甚多,无定论,一切均依伤况而定,但原则亦是"保长"。

四、手　指　截　肢

示、中、环、小指,形状相近,结构相同——较拇指多一节指骨,功能也相同——抓、握、夹、捏,统称手指。

四指当中,谁更重要,即多指损伤时,应先保全哪一个手指,目前意见还不一致。在拇指健全的情况下,体力工作者也许可先保全小指——拇指、小指,加上第 2 掌骨头,即可构成一个弧面,稳定地握持大件工具,如锤把、电钻手柄等;案牍工作者似乎先保示/中指为好——拇指与示/中指捏拿细小物体,如钢笔等,会较其他手指更灵巧、更精准(图 5-6)。

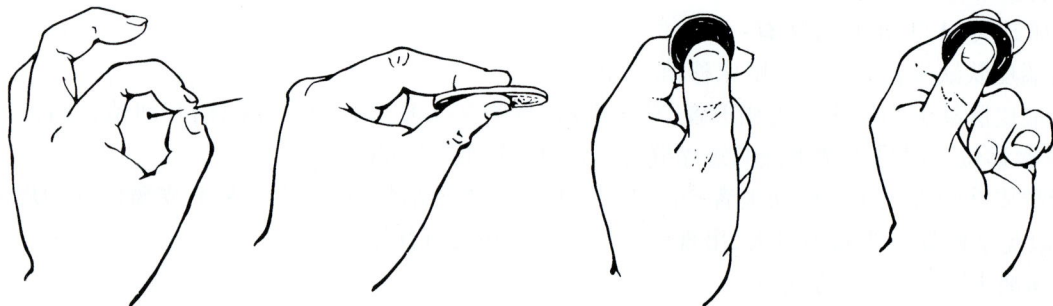

图 5-6　拇指与示/中指捏拿细小物件

分类及治疗原则与拇指相同(请参阅拇指截肢);不同的只是皮瓣的种类更多一些,保守治疗及短缩缝合的指征更宽一些。但是多指截肢例外,治疗还是以"保长"为主,或皮瓣移位/移植,或躯体皮下组织包埋,或足趾移植,视截肢情况定。

手指截肢者,日后为改善外观,也可装配假肢,即假指——筒壳状,材料通常是橡胶,外形逼真,颜色相近,但无运动,质地柔韧,套在残指上,仅起装饰作用(图 5-7)。连接处,即假指近侧缘,可套上 1 枚戒指作遮掩。截肢于掌骨者,无残指可套接,假指只能做成手套状,与手掌及腕关节相连接了。

下面,介绍一些不同于拇指截肢的治疗方法。

（一）指端截肢

（1）侧方 V-Y 皮瓣移位:此皮瓣又称 Kulter 皮瓣。适用于修复纵径<1cm 的顶端缺失(请参阅手外科常用的皮瓣移植术)。

同拇指顶端缺失一样,手指顶端缺失,只要留有甲床,就避免直接缝合,代之皮瓣移位,或皮移植,以免术后受掌侧软组织牵拉,出现勾甲畸形。

（2）Venkataswami 皮瓣移位:适用于修复纵径<1cm、近侧创缘斜行的顶端缺失。其外形与掌侧 V-Y 皮瓣相同,只是皮肤缺失少的一侧的切口位于手指的侧方,纵行而非斜行,为近侧创缘的 2～2.5 倍长,有时可到近侧指间关节水平。此外,移位时还需将纵行切

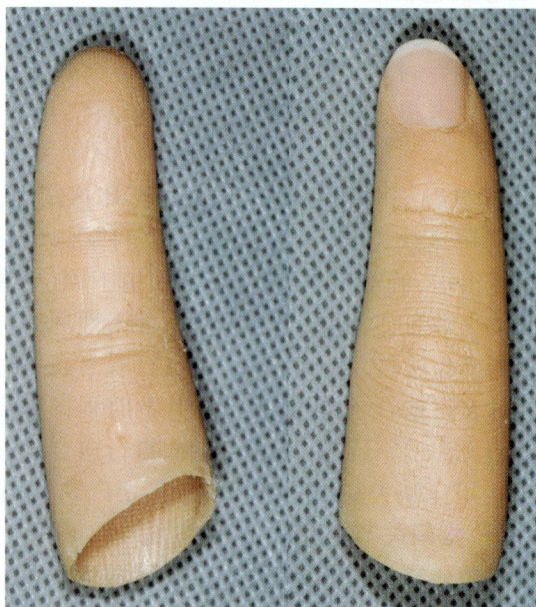

图 5-7　用橡胶制做的假指

口侧的固有神经-血管包括在皮瓣内(图5-8)。

（3）鱼际皮瓣(thenar flap)移位：此皮瓣为带蒂皮瓣，又称Gatewood皮瓣。适用于前后径>1cm的顶端及侧方缺失(请参阅手外科常用的皮瓣移植术)。

（4）指固有动脉蒂皮瓣移位：用于拇指截肢的指动脉蒂皮瓣，通常以指总动脉为蒂，切取于周围的正常手指，如环指桡侧指总动脉蒂皮瓣，而用于手指截肢的指动脉蒂皮瓣则多取于伤指本身，以固有血管或固有神经-血管为蒂。适用于指端掌侧和侧方缺失。

此皮瓣的蒂，既可以落在近端也可以放在远端；后者，若向远侧移位，则称逆行移位；其蒂较长，切取面积也大一些。

此皮瓣有多种切取方式，称谓也有不同，如：

1）Adani皮瓣移位：由Venkataswami皮瓣演化而来——利用Bruner切口，将侧方切口向近侧延长，游离固有神经-血管，直到掌指关节水平，以增加皮瓣移位幅度，高达1.5~2.0cm。也就是说，前者是带蒂皮瓣，后者是指固有动脉蒂皮瓣——由固有动脉及掌侧支供应血液。但有些时候，只有在指间关节屈曲的情况下，皮瓣才能有无张力的移位。它适用于掌侧缺失(图5-9)。

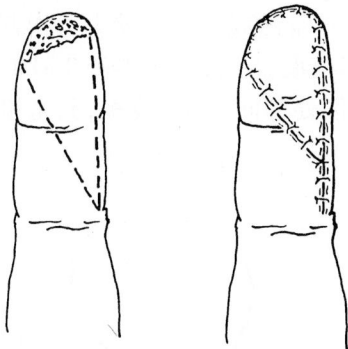

图5-8　Venkataswami皮瓣移位

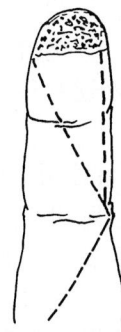

图5-9　Adani皮瓣切口示意图

2）Toshihiko皮瓣逆行移位：以指固有动脉远端为蒂，皮瓣掀取在近节手指背外侧。最初由Weeks提出，以后Toshihiko带上了指背神经，与受区神经断端缝合，用以改善皮瓣的感觉。目前，Toshihiko术式应用更普遍，故又称Toshihiko皮瓣。

指固有动脉，行于手指掌侧偏外，沿途发出众多分支至掌侧和背侧皮肤，分称掌侧支和背侧支(图5-10)，并与对侧相应血管呈网状交通。此外，还发出3条横行分支，至远节指骨基底和中、远节指骨远端掌侧，与对侧相应血管吻合，形成掌横弓(transverse palmar arch)。

一侧指固有动脉断于近侧，其远端周围组织血液循环不会出现障碍，系对侧指固有动脉经掌横弓，以及掌、背侧支血管网提供了血液供应。掀取Toshihiko皮瓣的解剖基础也就在于此：依据创面大小面积，于伤指近节侧面偏背方设计皮瓣，切口向近侧纵延，向远侧Z字形延长，显露指固有神经-血管及指背神经——于近节指骨基底水平，发自指固有神经，经近侧指间关节背外侧，至中、远节手指背侧。于掌指关节附近切断固有动脉及指背神经，于显微镜下向远侧游离，连同皮瓣及周围软组织，止于远侧指间关节近侧0.5cm处；指背神经与同侧固有神经端端缝合，然后将皮瓣逆行移位至缺失区。供区，直接缝合

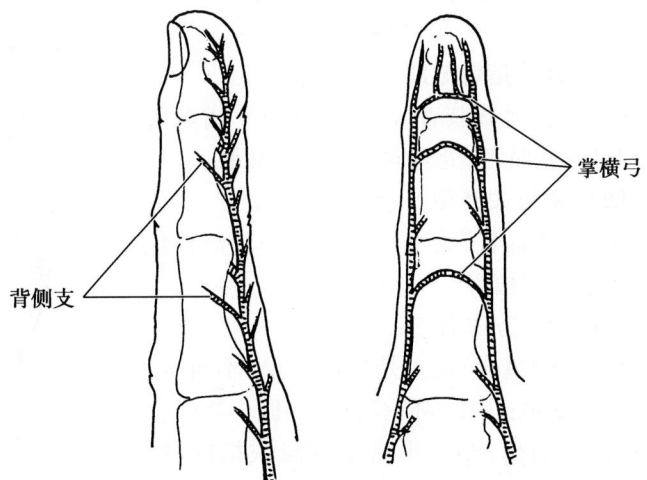

图5-10　指固有动脉分支：掌横弓及背侧支

或皮移植覆盖(图 5-11)。

3) Hirase 皮瓣逆行移位:适应证同上。也是以指固有动脉远端为蒂,但皮瓣不是掀取于近节而是中节手指的侧面,偏向背侧,因为指固有动脉于中节手指中部也有掌侧支和背侧支发出。Hirase 皮瓣是借中节手指背侧支与指固有动脉连接到一起的,蒂要短一些,面积也小一些。

(5) 指背筋膜蒂皮瓣逆行移位:掀取于近节手指背外侧者,称 Inada 皮瓣,适用于掌侧缺失;取自中节手指背外侧者,称 Kwang 皮瓣。后者,蒂短一些,面积也小一些,适用于侧方缺失。

正如上面所述,指固有动脉有分支至手指掌、背侧皮肤——分称掌侧支和背侧支,每节手指至少各有 2 支;远节指骨背侧支,又称指背终末皮支。这些分支会继续分支,相互连接,形成血管网。实验研究和临床应用均显示,于手指背外侧掀取皮瓣,凭借背侧支及血管网供应血液,是可以成活的。这样一来,就无需牺牲 1 条指固有动脉了。

1) Inada 皮瓣逆行移位:根据缺失,于近节手指背外侧做梭形环状切口,切开皮肤即向两侧游离,于指伸肌腱、指固有神经-血管浅层掀取蒂在远侧的筋膜皮瓣——蒂宽约 0.8cm,带上指背神经,向远侧反折,覆盖掌侧或者侧方缺失。指背神经与同侧或对侧指固有神经做端端缝合。供区,皮肤移植覆盖。操作可参阅 Toshihiko 皮瓣。

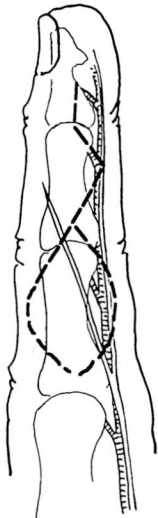

图 5-11　Toshihiko 皮瓣切口示意图

2) Kwang 皮瓣逆行移位:切开、掀取、蒂宽、神经缝合及供区处理同 Inada 皮瓣,只是掀取部位在中节手指背外侧。

(6) 短缩缝合:适用于无法保全长度和外观者。

(7) 足趾或足趾-甲皮瓣移植:适用于强烈要求保全手指长度及外观者(请参阅拇指及手指缺损功能重建)。

(二)　远、近侧指间关节及中节手指截肢

多指截肢,以"保长"为宜,方法有:①骨折复位固定、腹部埋藏,二期取出做皮植皮;②足趾移植;③皮瓣或皮管移位(参阅拇指截肢)。

单指截肢,以短缩缝合为宜。无需缝合屈、伸肌腱:一是无必要,二是容易引发肌腱张力失衡,致关节屈、伸障碍。截肢于关节者,需切除部分指骨髁,圆钝骨端。强烈要求保留长度及有外观需求者,可做足趾移植(请参阅拇指及手指缺损功能重建)。

(三)　近节指骨截肢

近 1/3 以远截肢者,治疗同中节手指截肢。近 1/3 以近截肢者,处理同掌指关节截肢。

(四)　掌指关节截肢

多指,以"保长"为主,可做皮瓣、骨骼移位/移植,或足趾移植等。

单指,治疗方法有二:

(1) 短缩缝合:优点是操作简单,不减少手掌宽度,缺点是:①中/环指缺失,抓握小物件,常会由缺指区漏出,相邻手指也常向缺指区倾斜(图 5-12);②示指缺失,握物时残留掌骨头碰撞被握物体,常有不适症状。

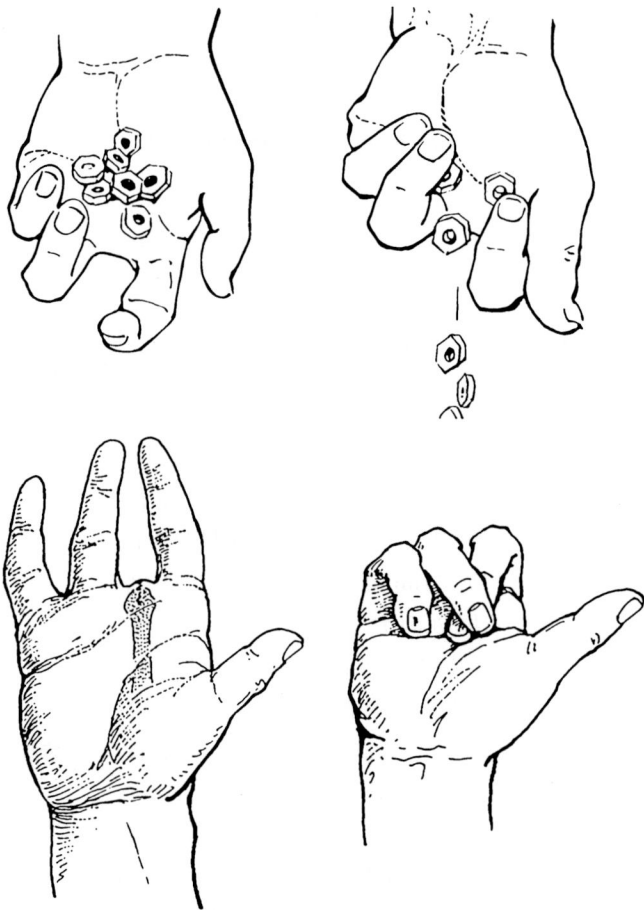

图 5-12　中/环指缺失者,抓握小物体常有漏出,邻近手指多是相向倾斜

（2）手指列切除（ray amputation）：将残留指骨及掌骨远侧 3/4 一并切除。优点是残缺外观不突出，缺点是手掌宽度变小，握力下降，不利于握持重物及大件物体。

简言之，体力工作者，以短缩缝合为宜；反之，以手指列切除为宜。

切除掌骨远侧大部，仅留下基底，残端可用预留的骨干骨膜覆盖，以减少骨赘增生的可能。

切除示/小指列（图 5-13、14），既往多将第 1 背侧骨间肌/小鱼际肌断端缝至中指桡侧/环指尺侧侧腱束上，现发现有诱发内在肌阳性征，即掌指关节屈曲畸形的风险，且无助于拇中指捏力的增加，可以放弃。

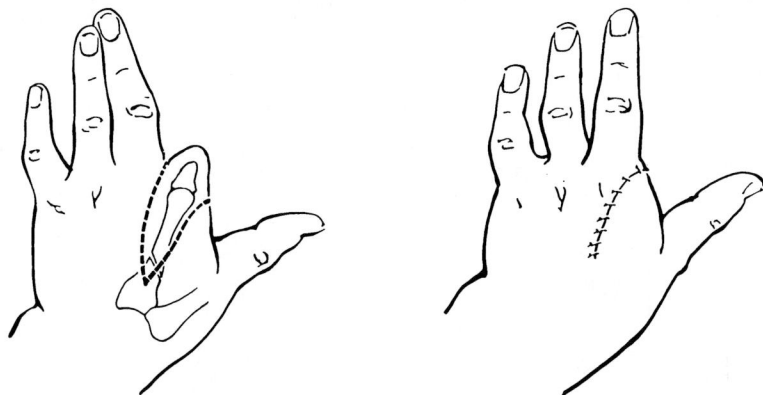

图 5-13　示指列切除示意图

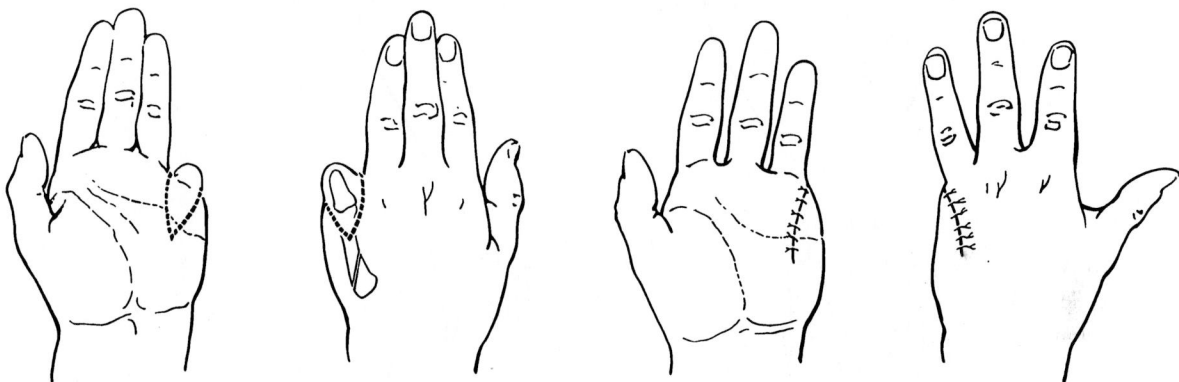

图 5-14　小指列切除示意图

切除中/环指列，方法有二：①紧贴掌指关节侧面，切断与邻近掌指关节掌板相连的掌深横韧带，然后于基底切除手指列；用缝线将两侧掌深横韧带断端缝合在一起，以减小切除所留间隙。一些学者认为，第 4 掌骨基底无肌腱附着，可以一并切除。②在完成上述切除之后，将相邻掌骨移位过来——切除中指者，于基底切断第 2 掌骨，移位到中指基底；切除环指者，将小指移位到环指基底或钩骨远端（图 5-15、16）。此举的目的，也是为了减小切除留下的间隙。掌骨移位，容易出现旋转移位，操作时需仔细调整；若非牢靠的钢板螺钉固定，移位所需的固定时间较长，要到骨骼愈合才可关节活动。

（五）掌骨截肢

又称手掌截肢。

单指截肢，手指列切除。多指截肢，以"保长"为主。常用方法有：

1. 足趾移植（请参阅拇指及手指缺损功能重建）：皮肤、掌骨缺失严重者，还需皮瓣、骨骼移植——足背皮瓣或其他皮瓣、跖骨或髂骨，视伤况及术者习惯定。

2. 皮瓣移位/移植（请参阅手外科常用的皮瓣移植术）：先覆盖创面，然后再二期重建。

3. 短缩缝合：截肢于掌骨头者，需切除髁突，圆钝骨端。

日后，有改善外观、功能需求者，可以装配假肢——部分手假肢。

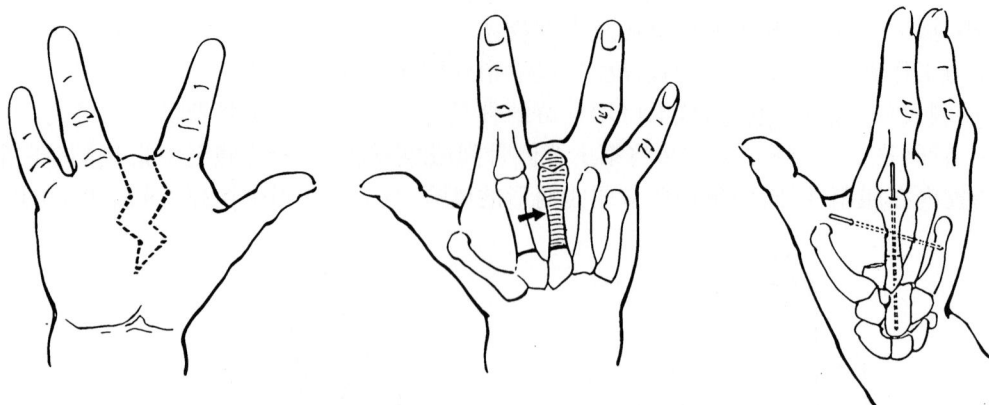

图 5-15 中指列切除示意图

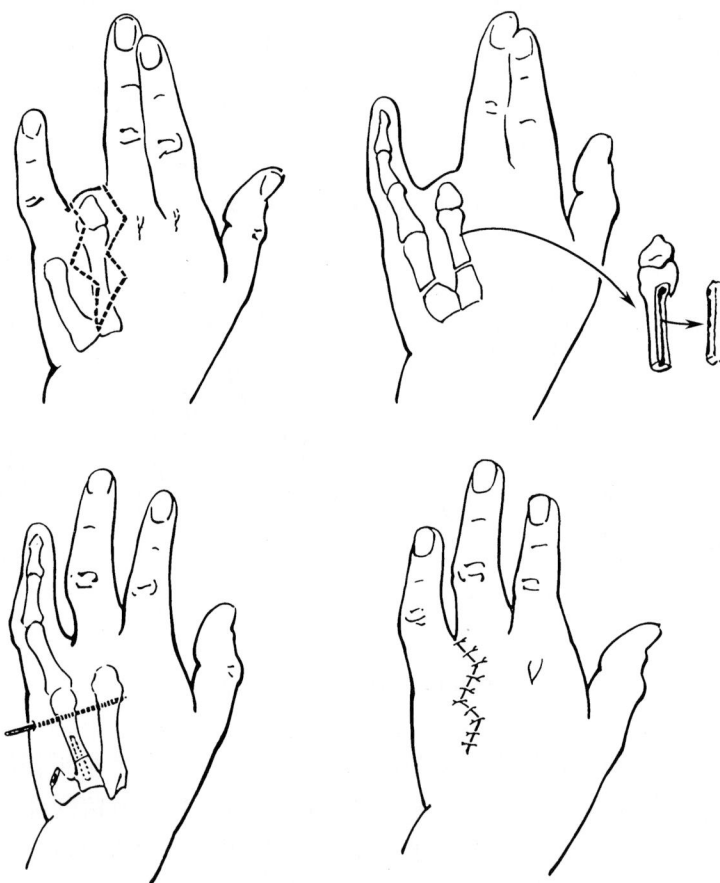

图 5-16 环指列切除示意图

五、腕关节截肢

腕关节截肢,治疗主旨是:力保桡尺远侧关节,争取手再造。方法有:

1. 手再造——足趾移植+皮瓣和骨骼移植 手术本身创伤甚大。伤病性截肢者,可先用皮瓣覆盖创面,并预留出再造所需的皮肤,然后等伤病稳定之后再实施再造。

2. 皮瓣移位/移植(请参阅手外科常用的皮瓣移植术) 适用于保留桡尺远侧关节、创缘不能直接闭合者。无腕骨者,需略修整一下桡骨茎突,或尺骨茎突,使之少些棱角,以减少机械性刺激。缝合屈、伸肌腱,用以包被骨端。

3. 短缩缝合 适用于桡尺远侧关节不能保留者。骨骼及肌腱处理同上。

日后,有改善外观及功能需求者,可装配腕关节离断假肢。

六、前 臂 截 肢

前臂截肢,治疗以短缩缝合为主。桡、尺骨短缩要等长。

1. 短缩缝合 尽管是短缩缝合,但主旨依然是尽可能少地短缩。因为残肢越长,杠杆作用就越大,保留的旋转运动也越多。而且,截肢于前臂远端,残端呈穹隆形,对假肢会有更好的稳定和控制作用,如假肢的旋转运动;截肢于近端,残端多呈圆钝状,上述作用会大为减弱。

修整骨端,尺骨的尺侧、桡骨的桡侧要多切一些,使之呈纵行的穹形斜面,以减少对周围肌腱/肌肉的刺激,并避免有切割作用。

需将屈、伸肌腱/肌肉缝合在一起,包被骨端。

骨骼短于5cm,需将肱二头肌止点后移,固定到尺骨上——此举可减少肱二头肌的力臂,降低其收缩性能,防止肘关节屈曲挛缩。

2. 皮瓣移位/移植 前臂残端短于5cm,假肢效果不佳。有条件者,可用皮瓣覆盖创面,避免进一步的短缩,或为二期植骨加长前臂做准备。

日后,需求功能改善者,可装配假肢——前臂长度保留>80%者,装腕关节离断假肢;35%～80%者,装前臂假肢;<35%,装前臂过短假肢。

七、肘关节截肢

治疗主旨是力保肱骨髁。

1. 皮瓣移位/移植 适用于保留肱骨髁突、创缘不能直接闭合者。

宽大的髁突,对假肢而言,有着很好的悬吊、稳定及控制作用。而且,肱骨的旋转运动可以直接传递到假肢;无需再经假肢中的旋转盘做传导。

缝合肱二头、肱肌肌腱和肱三头肌腱断端,缝合外侧髁伸肌与内侧髁屈肌断端,用以包被肱骨远端。

2. 短缩缝合 骨骼及肌腱处理同上。若残端膨大显著者,可切除肱桡肌和旋前圆肌做调整。

日后,有意功能改善者,可装配假肢,即肘关节离断假肢。

八、上 臂 截 肢

1. 经肱骨髁截肢 治疗同肘关节截肢。由于存在肱骨髁,其控制假肢的效果要远远好于肱骨髁近侧截肢。

2. 肱骨髁近侧截肢 治疗主旨是:"保长"。不切肱骨头——力争残端长于5cm。前者,有利于悬吊、稳定假肢,并控制其活动;后者,既有利于稳定、控制假肢也可有利于肩外形保持正常。但对带有肘关节铰链装置的假肢来说,肱骨残端最好位于肘上3.8cm 的近侧,以便容纳铰链装置,避免肢体长于健侧。

具体的治疗方法有二:

(1)皮瓣移位/移植:适用于保留肱骨头创缘不能闭合者。术中需缝合周围肌肉断端,包被骨端。不愿做皮瓣移位/移植者,也可做皮肤移植,但耐磨性不如皮瓣。

(2)短缩缝合:短缩缝合于胸大肌止点近侧者,手术路径及术后效果,与肩关节离断相同,因为此时肱骨已无独立的运动了。

日后,可装配假肢改善功能——上臂长度保留50%～80%者,装上臂假肢;30%～50%,装上臂过短假肢;<30%,装肩关节离断假肢。

九、肩关节截肢

治疗方法有二:

1. 皮瓣移位/移植 适用创缘不能直接闭合者。不能皮瓣者,亦可皮肤移位。

2. 短缩缝合 方法有二:一是经盂肱关节,一是经肩胸关节。与之相应的择期手术分称肩关节离断术和肩胛带离断术。下面赘述一二。

（1）肩关节离断术：患者侧卧位。沿三角肌前缘，自喙突至三角肌粗隆做斜行切口，然后再沿三角肌后缘至腋后壁，经腋窝转回到喙突，使整个切口呈环形。

依次显露并切断头静脉，三角肌、胸大肌的肱骨附着，神经和血管，肱二头肌和喙肱肌近侧附着，肱骨上其他肌肉的附着，肱三头肌近侧附着，关节囊，离断肩关节。

将前述肌肉断端汇集于关节盂处，缝合固定，再覆盖上三角肌，也是缝合固定。放置负压引流管，逐层缝合，关闭切口。

喙突过长者，可做部分切除。

（2）肩胛带离断术：患者侧卧位。做肩关节前、后联合切口，即 Berger 切口，梭状环形切口：

1）沿锁骨上缘，自胸锁乳突肌锁骨附着至肩峰做切口，然后再沿肩胛骨腋缘及下角至脊柱附近。

牵开皮肤，沿肩胛骨脊柱缘，自上而下切断斜方肌、提肩胛肌、菱形肌和肩胛舌骨肌；接着，再向上牵开肩胛骨，靠近胸壁切断前锯肌。

切开锁骨骨膜，用线锯于中内 1/3 交界切断锁骨，然后显露并切断臂丛神经、锁骨下动静脉；后者需缝扎止血。

2）沿三角胸肌沟，自锁骨中点至腋窝前壁做切口，经过腋窝内壁，沿背阔肌外侧缘下行，与切口 1）在脊柱附近的顶端汇合。

距止点 5cm 切断胸大肌，靠近胸壁切断胸小肌和背阔肌。

3）卸下整个上肢，放置负压引流管，逐层缝合，关闭切口。

日后，常常需要装配假肢——截肢于盂肱关节者，装肩关节离断假肢；截肢于肩胸关节者，装肩胛胸廓假肢。

第二节   假   肢

截肢者，必有外观、功能缺失；有时，可用假肢来改善，尤其是双侧截肢。

一、分   类

假肢，最早的文字论述见于公元前 500 年，历史甚悠久。其种类及样式林林总总，难以卒述。单就临床应用而言，知其分装饰性、专用性及功用性三类似乎也就足以了。

（一）装饰性假肢

轻而美观，外形逼真，材料有橡胶、碳素纤维等；功用有二：①改善外观；②平衡肢体。但前者为主（图 5-17）。

（二）专用性假肢

又称工具型假肢（图 5-18）。外观不佳，甚至毫无手的形态，但机械强度极高，材料有铝合金、钛合金等，专门用于某些生活、工作工具的使用。其远端，即假手部分，多可更换，以适应不同工具的需求。

（三）功用性假肢

具有一定的外形及运动能力，材料同上，用于改善残肢的外观及功能。据其动力来源，即驱动假肢的动力，又分自身力源（机械）、体外力源（电动）假肢两种。

1. 自身力源假肢   通过连接或传动装置的

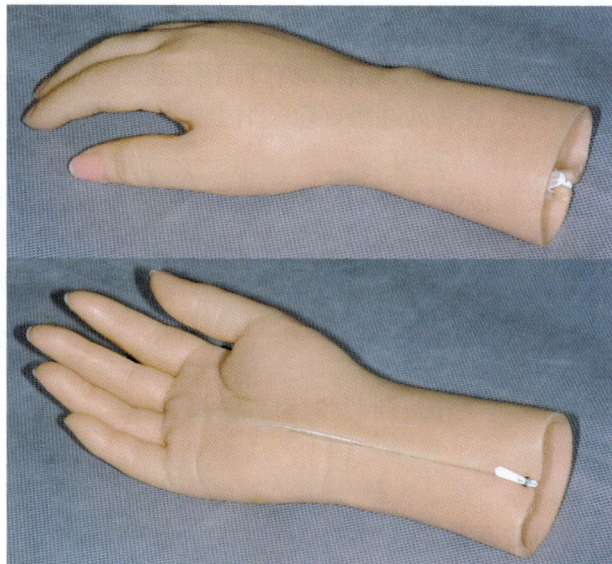

图 5-17   橡胶制做的装饰性假手

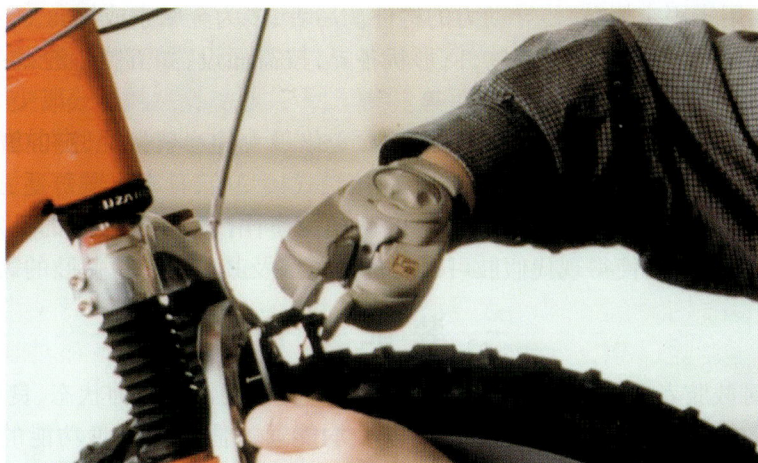

图 5-18　夹持自行车物件的工具性假手

传导,残肢或躯体利用其自身运动来操控假肢。其典型者,称索控假肢。其运动形式甚简单。适用于腕关节近侧的截肢,但肩关节离断者训练难度甚大。

2. 体外力源假肢　动力来自微型电机(图 5-19)。适应范围同上。

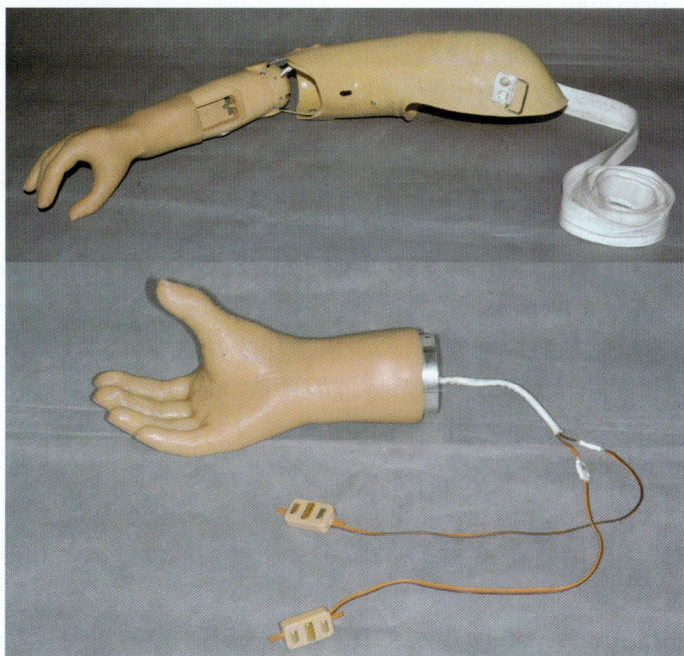

图 5-19　开关控制假肢(上)和肌电控制假手(下)

其典型的控制方式有二:①开关控制:残肢或躯体通过肌肉收缩触碰开关,启动或停止电机转动;②肌电控制:置微型电极于皮肤表面,收集肌肉收缩所产生的肌电信号来操控假肢运动。前者,虽有多种运动形式,但只能序贯发生。后者,又称肌电控制假肢,可以同时呈现多种运动,无论是舒适、灵活性还是装饰、功能性,均好于前者;是目前最先进的假肢,也是上肢截肢首选的假肢。

二、主 要 构 件

上肢假肢,主要由接受腔、关节铰链和关节、固定牵引装置和假手四部分组成:

1. 接受腔　位于假肢近端,是与残端紧密贴敷并包容后者的部分。腔的形状各异,依残端而定。
2. 关节铰链和关节　假肢中用以产生缺失关节运动的构件。

3. 固定牵引装置　用于固定假肢、传导动力的构件。后者,多为金属索或杆。

4. 假手　位于假肢远端,用以掌控外界物件;形状各异,按需而设,如五指俱全的装饰手、可以握物的机械或电动手,以及用于单一活动的钩形手、锤状手等。

随着科学技术的进步,假肢构件也更趋完善。其中,变化最大的当属接受腔和功能性构件了。前者,已从传统的末端开放插入式、吸着式接受腔改为闭合全面接触式接受腔,具有穿戴舒适,悬吊力强,残肢承重均衡,且无残肢血液循环障碍等优点。后者,日趋微型化,种类不断增多,使得假肢的稳定性、运动性更接近于正常肢体,操控能力也大为提高,使得现代假肢可以满足腕关节及其近侧部位截肢的需求。

三、装 配 条 件

装配假肢,无论是对截肢者还是残肢,均有一定要求,比如说:正常的精神状态、良好的残端覆盖等;符合条件,效果好,反之,疗效差。也就是说,不是所有的截肢均能通过假肢来改善功能的。具体的要求有如下几点:

1. 正常的精神状态　截肢于伤病者有双重打击,一是机体上的,一是精神上的。因此,常见截肢者有自卑、忧郁、孤独、烦躁等表现。有些甚至有轻生的念头。这些,均不利于假肢的装配及日后的训练。要知道,假肢功能简单,功能改善有限,一是不如截肢者所想,二是要经过一段时间的训练才能显示出来。精神状态不佳者,对此往往会接受不了,取不合作的态度。

2. 有承受假肢训练的能力　利用假肢改善残肢功能,需要经过一段时间训练才能获得。不能遵从医嘱完成假肢训练项目者,不宜装配假肢。

3. 运动正常的残肢关节　缝合屈、伸肌腱/肌肉覆盖骨端,张力不等,或者,术后体位固定不良者,一侧肌肉张力过大或挛缩,可致残端近侧关节偏向一侧,如肘关节屈曲挛缩及运动受限。需予以物理治疗,直至矫正;方可装配假肢。

4. 耐受摩擦的残端皮肤　皮肤质地不佳者,手术切除,重新缝合或改用皮瓣移位/移植覆盖。质地尚好者,做皮肤角质化训练,以提高其耐磨性——先用胶泥挤压残端,10～20次/d;进而改成细沙土揉搓,5次/d,5min/次;再后是用残端顶压和旋转沙土,4～5次/d,1min/次;皮肤明显角质化后,改用米粒继续练习,方法同上。皮肤有破损,训练暂停,愈合后再继续。

5. 无残端痛　有残端疼痛者,不宜装配假肢,需予以治疗才好(请参阅截肢术)。

6. 较好的肌力　肌电假肢,需要凭借肌电信号才能驱动假肢运动。肌力弱,信号就弱,操控能力也就差,甚至根本就无操控力。因此,装配前应有一段时间的肌力训练才行。

四、训 练

前面已经讲到,假肢装配之后需经训练才能发挥功效。上肢假肢训练,有如下几方面内容:

1. 假肢穿戴、脱卸训练。

2. 假肢运动训练　其中,也涵盖了残肢关节、躯体运动及肌肉训练,以便通过不同形式的主动运动及不同肌肉的收缩来操控假肢运动。换句话说,假肢运动的好坏,就看截肢者是否能够正确和熟练地运用肌肉收缩,来产生所需关节、躯体运动及肌电信号了。不经训练即能获取符合条件的肌肉收缩,几乎是不可能的事。因为,截肢后肌肉必有废用萎缩,有些甚至无法随意收缩,致使肌力差、信号弱。假肢运动形式越复杂,所需肌肉的数量也越多,训练难度也就越大。

前臂肌电假肢,多于桡侧腕长伸肌、尺侧腕屈肌采集信号;上臂,是肱二头肌和肱三头肌;肩关节,是胸大肌和斜方肌。因此,上述肌肉是训练的重点。

3. 假手持物训练　由于没有感觉反馈,假手持物的轻重、多少及移动,完全靠视觉来引导、调控了。得训练一阵,才可见效果。

五、假肢的维护与保养

装配假肢后,如何保养与维修,制作商都会有详细的介绍。有几点,这里再强调一遍:

1. 每日清洁一次接受腔内面,目的有二:①减少细菌滋生;②减少异味。

2. 定期检查重要构件、加注润滑油——尤其是运动构件。

3. 避免跌、撞和挤压。电动假肢,要远离高温、潮湿及酸碱腐蚀环境,还要避免过载——不大于1kg;电池每日充电1次。

4. 出现问题,及时报送专业维修人员。

（王澍寰 田光磊）

参 考 文 献

1. Doyle JR, Botte MJ. Surgical anatomy of the hand and upper extremity. Philadelphia: Lippincott Williams and Wilkins, 2003, 550-567

2. Ketz AK. Pain management in the traumatic amputee. Crit Care Nurs Clin North Am, 2008, 20: 51-57

3. Lake C, Dodson R. Progressive upper limb prosthetics. Phys Med Rehabil Clin N Am, 2006, 17: 49-72

4. Leit ME, Tomaino MM. Principles of limb salvage surgery of the upper extremity. Hand Clin, 2004, 20: 167-179

5. Pasquina PF, Bryant PR, Huang ME, et al. Advances in amputee care. Arch Phys Med Rehabil, 2006, 87: 34-45

6. Weeks SR, Anderson-Barnes VC, Tsao JW. Phantom limb pain: theories and therapies. Neurologist, 2010, 16: 277-286

7. 蔡林方. 游离皮瓣在四肢创伤急诊术中的应用. 中华外科杂志, 1984, 122: 297-298

8. 蔡佩琴, 郑忆柳, 戴祥麒. 拇指截指分类法专题讨论会的学术意义. 中华骨科杂志, 2000, 20: 319-320

9. 陈山林, 田光磊, 张洁, 等. 同指背外侧神经血管岛状皮瓣移位修复指腹缺损. 中华手外科杂志, 2004, 20: 226-227

10. 陈山林, 田光磊, 王澍寰. 使用同指动脉岛状皮瓣修复指腹缺损. 中国医刊, 2006, 41: 23-26

11. 陈山林, 韦加宁, 侯春梅, 等. 腹部两层皮下组织瓣在手部复杂损伤晚期修复中的应用. 中华骨科杂志, 2001, 21: 655-657

12. 程国良, 方光荣, 侯书健, 等. 拇手指部分缺损的修饰性修复与重建. 中华医学杂志, 2005, 85: 2667-2673

13. 程国良, 侯书健, 方光荣, 等. 拇趾系列皮瓣. 中华手外科杂志, 2006, 22: 279-282

14. 崔寿昌, 赵辉三, 赵利, 等. 对截肢问题的探讨. 中国康复理论与实践, 2002, 8: 48-50

15. 方光荣, 程国良. 趾腹皮瓣修复拇指指腹缺损. 中华显微外科杂志, 1990, 13: 196-197

16. 顾玉东. 拇指截指的分类. 中华骨科杂志, 1999, 19: 380-381

17. 洪光祥. 岛状皮瓣在骨科临床的应用. 中华医学杂志, 1986, 100: 491-491

18. 侯书健, 程国良, 方光荣, 等. 第三或第四趾移植修复手指末节缺损. 中华手外科杂志, 2007, 23: 200-202

19. 阚世廉. 重视手外科领域的晚期功能重建. 中华手外科杂志, 2007, 23: 195-195

20. 劳杰, 张高孟. 桡动脉鼻咽窝段皮支皮瓣的应用解剖. 中国临床解剖学杂志, 1995, 13: 106-107

21. 李卉青, 刘素珍, 龚殊. 截肢术患者存在的问题及康复对策. 中国临床康复, 2003, 7: 1336-1337

22. 李玉成, 潘勇卫, 栗鹏程, 等. 改良法(踇)甲皮瓣移植拇指远端缺损再造术. 中华手外科杂志, 2008, 24: 82-86

23. 李忠哲, 苏彦农, 胡琪, 等. 带指神经血管蒂的V-Y岛状推进皮瓣治疗指端皮肤缺损. 中华手外科杂志, 2003, 19: 203-205

24. 李忠哲, 易传军, 田光磊, 等. 改良Moberg岛状推进皮瓣修复拇指指端皮肤缺损及长期疗效分析. 实用手外科杂志, 2006, 20: 11-13

25. 刘四海, 刘克敏, 王安庆, 等. 幻肢痛的治疗进展. 中国康复理论与实践, 2009, 15: 1141-1143

26. 陆廷仁, 张少军. 对截肢患者肌电假手的功能训练和评定的临床研究. 中华物理医学与康复杂志, 2003, 25: 169-171

27. 陆廷仁. 现代截肢康复的进展. 中华物理医学与康复杂志, 2001, 23: 369-371

28. 路来金, 宫旭, 刘志刚, 等. 掌背动脉逆行皮瓣及复合组织瓣的临床回顾性研究. 中华显微外科杂志, 2004, 27: 104-105

29. 宁志杰, 孙磊. 现代矫形器与假肢的应用. 北京: 军事医学科学出版社, 2004: 89-172

30. 潘伟成, 董英海. 幻肢痛临床治疗研究进展. 国际骨科杂志, 2006, 27: 360-362

31. 潘勇卫, 田光磊. 带蒂皮瓣移植修复手部创面. 中华手外科杂志, 2006, 22: 263-266

32. 潘勇卫, 田文, 田光磊, 等. 改良游离拇甲皮瓣移植再造拇指. 中华手外科杂志, 2005, 21: 79-82

33. 芮永军, 寿奎水. 以手部皮神经伴行血管为蒂的岛状皮瓣的临床应用. 中华手外科杂志, 1998, 14: 70-71

34. 邵新中. 皮瓣修复手部皮肤缺损的选择. 河北医药, 2003, 25: 9-10

35. 寿奎水. 手外科皮肤移植的回顾. 中华手外科杂志, 2003, 19: 193-195

36. 寿奎水. 重视皮瓣感觉的测定. 中华手外科杂志, 2007, 23: 193-194

37. 王澍寰. 指端植皮的选择与晚期疗效. 中华手外科杂志, 1993, 9: 67-69

38. 王增涛, 王一兵, 丁自海. 显微外科临床解剖学图谱. 济南: 山东科学技术出版社, 2009: 372-376

39. 邢丹谋,周必光,彭正人,等.带指固有神经背侧支的指背筋膜逆行岛状皮瓣修复指腹缺损.中华骨科杂志,2002,22:390-393

40. 徐建光,顾玉东.游离皮瓣与肌皮瓣血循危象后成活率比较的实验研究.中华手外科杂志,1994,10:105-107

41. 徐永清,李军,丁晶,等.不同皮神经营养血管皮瓣的临床应用.中华显微外科杂志,2007,30:17-20

42. 薛云皓,田光磊.指端软组织损伤的修复与重建.实用手外科杂志,2005,19:33-36

43. 张春林,张友乐,张长清,等.微粒甲床组织移植治疗甲床缺损.中华手外科杂志,2009,25:172-173

44. 张世民,顾玉东,侯春林.皮瓣外科的研究进展.国外医学 骨科学分册,2002,23:3-6

45. 张友乐.游离拇甲瓣移植术后对供足功能的影响.中国修复重建外科杂志,1994,8:206-208

46. 赵俊会.应用废弃手指侧方游离皮瓣修复食指腹缺损一例报告.中华外科杂志,1991,29:651

47. 赵利,王安庆,刘克敏,等.截肢常见并发症的预防及其处理.中国康复理论与实践,2006,12:1045-1046

48. 钟世镇,徐永清.皮神经营养血管皮瓣解剖基础及命名.中华显微外科杂志,1999,22:37-39

49. 庄永青,李小军.足部游离组织瓣移植修复手部相应组织缺损的疗效.中华手外科杂志,2000,16:220-222

第 六 章

手部开放性损伤

第一节　开放性损伤的原因和特点

一、手部损伤发生率

不同性质的工厂以及不同性质的工种,手外伤发生率各不相同。但总的来说手外伤的发生率较其他部位高。根据北京积水潭医院统计,在 11192 例创伤急诊患者中,手外伤共有 2994 例,占创伤患者总数的 26.8%,也就是说每 4 位创伤患者中就有 1 例手外伤患者。在这些手外伤中,开放性损伤为 1888 例,占创伤患者总数的 16.9%,占手外伤患者的 63.0%。在开放损伤中,因皮肤缺损需行植皮术者为 1008 例,占手外伤的 33.7%。由此可见手外伤中大多数为开放性损伤,其中约 1/3 的病例需作皮肤移植。在开放损伤中约有 56.4% 需要作皮肤移植。

二、手外伤与工种的关系

随机抽样 500 例手外伤患者,其工种约有 100 多种,在少数工种中手外伤发生机会较多。根据 500 例手外伤的统计,农民 72 例,占 14.4%;自由职业 57 例,占 11.4%;木工 53 例,占 10.6%;建筑工人 47 例,占 9.4%;钳工 27 例,占 5.4%;车工 25 例,占 5.0%;炊事员 21 例,占 4.2%。

三、手部损伤类型

手部损伤的原因较多,因而损伤的类型也是多种多样的。根据 500 例手外伤的统计,主要类型为压砸伤(49.8%)、切割锯伤(38.6%)、撕脱伤(5.8%)、绞轧伤(3.0%)、炸伤(0.8%)、烧伤(0.8%)、摩擦伤(0.6%)、贯穿伤(0.4%)、咬伤(0.2%)。

1. 压砸伤　这类损伤占手外伤的一半。对手部软组织、骨组织等均有严重破坏,因而治疗较困难,晚期多遗留不同程度的功能障碍。

2. 切割锯伤　损伤占手外伤的 1/3 以上,此类损伤多造成软组织(如神经、肌腱、血管等)损伤。早期治疗妥当,愈后功能较满意,遗留功能障碍较轻。

3. 撕脱伤　此类损伤也较多见,多由印刷机、压胶机、和面机、梳棉机、脱粒机及交通事故等造成。多造成大面积皮肤撕脱,有的造成肢(指)皮肤套状撕脱。经常合并深部组织损伤。此类损伤早期处理多需行植皮术才能消灭创面、关闭伤口。伴有深部组织损伤者,晚期多遗留严重的功能障碍。

4. 绞轧伤　多为高速旋转的机器将肢体卷入致伤,如车床、钻床、离心机、搅拌机等。此类损伤造成广泛的组织破坏和骨折,甚至肢体离断。早期处理很困难,晚期多遗留较严重的功能障碍。

5. 炸伤　由爆竹、雷管、火枪等造成。常造成多个手指甚至肢体缺损。创面组织损伤严重,常遗留大量异物,伤情严重,晚期多遗留功能障碍。

6. 烧伤 多由高压电、煤气、火炉及热水等致伤。有的软组织破坏广泛且严重,治疗困难。早期若处理不当,晚期带来严重的功能障碍。

7. 摩擦伤 多由皮带、砂轮等致伤,因致伤物高速旋转,常伴有烧伤。早期处理需彻底清创,植皮修复创面。

8. 贯穿伤 多由枪及锐器刺伤等造成。创口小而深。早期必须仔细检查,判断深部组织损伤的情况,否则易造成漏诊,失去早期修复的机会。

9. 咬伤 由动物或人咬伤,创面一般不大,但较深,污染严重,极易感染。

四、损伤原因

造成手外伤的原因很多,许多原因又相互关联。不同时期造成手外伤原因的比例有所不同,例如 20 年前交通事故造成手外伤仅有 1.8%。但近几年统计,此项原因明显增加,占手外伤的 8.6%。在 500 例手外伤中,致伤原因主要有以下几种。

1. 设备条件 在 500 例患者中,因设备条件原因造成手外伤 73 例,占总数的 14.6%。主要是安全防护设备差造成。机器功效提高了,但防护设备没有跟上,例如压面机、注塑机、印刷机、电锯、电刨、铡草机、切纸机等,这些机器的安全防护设备一般都不理想,有的机器甚至无防护设备。操作者的手与机器转动部位相距很近,又无安全可靠的防护装置,稍不小心即造成手外伤。这些年来设备条件有了明显改进,这些损伤原因与 20 多年前相比,由 24.7% 下降到 14.6%。只要有关部门重视这项工作,仍可以进一步得到解决。

2. 机器事故 在 500 例患者中有 26 例,占总数的 5.2%。例如冲床发生连发,转动砂轮破裂碎块击伤、钻头折断击伤等。

3. 违反操作规程 占手外伤总数的 15%。较前些年发生率有所增加。主要原因是青年工人或学徒工近些年来明显增加,安全意识不强,只顾加快操作不顾安全生产,违反操作要求,因而发生事故。

4. 注意力不集中 500 例患者中有 81 例,占总数的 16.2%。较前些年稍有下降。现在机器多是高速运转,稍有疏忽就会发生外伤。多发生在休息后上班时,因休息不好注意力不集中。或发生在快下班前、上夜班时,或操作机器时与人谈话,工作时思想不集中等情况。

5. 互相配合不好 500 例患者中有 51 例,占总数的 10.2%。因为双人或多人共同操作机器,彼此不协调,如切纸机送料者手未离开时,另一人便开动机器,手指即被切断。又如停车检查时另一人合闸开动,手即被损伤。在这类损伤中虽然表现出来的都是配合不好,但要进一步分析,找出根本原因。

6. 技术不熟练 500 例患者中有 64 例,占总数的 12.8%。这类损伤较前有明显增加。受伤者多为青年工人或学徒工。这些人多因操作技术不熟或不懂工艺过程,不了解机器性能所造成。

7. 生活损伤 500 例患者中有 87 例,占总数的 17.4%,是损伤原因中发生率最高的。损伤多为玻璃割伤或刀割伤。在刀伤中有自伤和他伤,较以前明显增加。

8. 交通事故 占总数的 8.6%。虽然在手外伤原因中所占比例不高,但此项原因较前有明显增加,这与近些年来汽车大量增加、人员流动大、交通拥挤有直接的关系。

第二节 开放性损伤的治疗原则

在手部开放性损伤的治疗中,最重要的是伤口一期愈合。使一个污染的开放性伤口经过外科处理,变为清洁的可关闭伤口,使其达到一期愈合。只有做到这点,才能防止感染,缩短疗程,最大限度地保存手部功能。

开放性损伤的治疗原则可以分为以下五点:清洁创面、闭合伤口、矫正畸形、修复损伤的组织、制动与活动。以上五点的顺序可以理解为只有彻底清洁创面后才能闭合伤口。只有能关闭伤口才能有效进行骨折及关节脱位的矫正。能做到上述前三点后才能完成损伤组织的修复,这个顺序不能有误。清洁创面是主要原则,无论以下几点如何仔细地进行,若第一点处理不当,一旦发生感染,一切处理均告失败。

一、清洁创面

手部开放性损伤,其创面受到不同程度的污染,同时也有不同程度的组织挫灭。只有经过彻底、仔细地清创,开放创口才有可能达到一期愈合。所以创面是否感染,取决于伤后最初处理如何进行。也就是说,开放伤口的命运取决于最初处置伤口的医生。个别创伤例外,一般来说创面发生感染,可以认为是最初的处理不当。绝大多数的开放创伤,最初处理正确,都能达到一期愈合。强调创口污染严重而引起的感染,这不是辩解的理由。

二、闭合伤口

闭合伤口是预防感染的有效措施,只有闭合了伤口,才有可能防止感染的发生,这是外科处理的重要原则。但是,闭合伤口只有在彻底清创的基础上进行才是有效的,否则只单纯强调闭合伤口,也不能杜绝感染的发生。

开放性损伤,常常伴有皮肤缺损,这要根据创面的具体情况,采取游离植皮或皮瓣移植,达到一次及时闭合创口。

关于闭合伤口的时限问题,目前还没有统一的定论。有人认为伤后 8 小时为时限,也有人认为 12 小时为时限。单纯把伤后时间作为能否一期闭合伤口的唯一标准是不恰当的。临床实践证明,在一般情况下,手部开放性损伤应该争取在伤后 12 小时之内进行手术闭合伤口。若已超过这个时间,则需要综合考虑致伤原因、感染程度、患者年龄、伤情和局部组织的反应、受伤时的季节以及医师的技术条件等因素,以决定是否仍能进行清创和闭合伤口。如果考虑能进行手术,清创术必须十分仔细、彻底。临床上已有大量实例证实,伤后超过 12 小时的断肢,经过彻底清创再植术取得成功,创口一期愈合。超过 30 小时的皮肤撕脱伤,经过彻底清创,一期皮瓣移植,伤口一期愈合。

三、矫正畸形

矫正畸形是指骨折移位矫正、关节脱位复位矫正。骨关节是手部的支架,只有作到矫正畸形,才可恢复解剖关系,改善血液循环,才有可能进行深部组织的修复。若不能进行及时的矫正,不但早期损伤的组织难以修复,晚期必然带来严重的功能障碍。

骨折的治疗,要求准确复位,不能有成角或旋转畸形,尽量做到解剖复位。另外要求正确的固定,要牢固可靠。手部的关节脱位如早期给予恰当处理,并及时进行功能锻炼,关节功能多可恢复。若脱位遗留到晚期再治疗,关节多不能恢复理想的功能。

四、修复损伤的组织

受损伤的组织,早期尽可能地恢复解剖连续性。也就是说,只要条件许可,损伤的组织都要争取一期修复,不留待二期处理。一期修复各类组织不但手术操作较容易,而且治疗效果也比二期修复好得多,功能恢复也较快。因此,在技术条件和设备条件允许的情况下,只要损伤的情况有可能,就应争取急诊施行骨折复位和内固定、关节脱位修复、断裂肌腱和神经的吻合,较重要的血管争取作吻合修复,甚至可作一期肌腱移位或移植手术。一期修复损伤组织的解剖连续性,必须建立在以下的基础上,即在彻底清创的情况下,术者对术后不发生感染或皮肤坏死能有多大的把握。否则修复得越彻底,手术暴露和剥离范围就越大。一旦发生感染或坏死,造成的损失就越大。因此,组织的修复要适当掌握,不可强求。

五、制动与活动

肌腱、神经、血管的修复以及骨折关节脱位复位或内固定,为了防止修复的组织吻合处断裂或骨折、关节脱位再移位,需要有一定的制动时间。制动也有利于组织的愈合。但是,制动也会造成神经、肌腱的粘连和关节僵硬,给晚期功能恢复带来一定的障碍。因此,处理好制动与活动的矛盾,要根据创伤和修复的具体情况来掌握制动的时间和制动的范围。一般来说,肌腱吻合术后应制动 3～4 周,神经吻合术后若张力不大,应制动 3 周,关节脱位复位应制动 3 周,骨折的制动要根据创伤程度、部位、内固定的情况等进行分析,以确定所需要的最短制动时间和最小的制动范围。

在遇到几种组织的制动时间发生矛盾时,不应只顾及一种组织的制动,而是要全面考虑,根据需要逐步改变制动的范围。例如前臂段骨折合并神经肌腱损伤,进行了手术修复,术后石膏托制动,范围由肘下至指端。3~4周后神经、肌腱基本愈合,应该开始练习活动,但骨折仍需制动,在这种情况下,可以把制动范围改成由肘下至掌指关节,使手指可以早期进行主动和被动练习活动,骨折部位仍继续制动。骨折制动所需的制动时间结束后,再去除全部制动。另外,为了照顾某部位或某种组织的早期活动,过小范围或过短时间的制动,或迁就某种愈合较慢组织,过大范围、过长时间制动都是错误的。

手部功能恢复的好坏和是否具备晚期再修复的可能有关,其中重要的条件之一就在于关节的活动范围。如果全手关节僵硬,在很大程度上就失去了晚期修复的可能性。因此,正确的制动和及时的早期功能练习,是恢复功能和为二期手术准备条件的有利保证。

第三节 清 创 术

手部开放性损伤,不论其创伤程度和创伤类型如何,其治疗不外乎是由彻底地清创、理想地闭合伤口、矫正骨折及关节脱位畸形、尽可能地修复损伤组织的解剖连续性、妥善地包扎与制动五个步骤组成,其中清创是非常关键的步骤。

一、清创术的含意

清创术的含意就是对一个开放损伤受污染的新鲜伤口,经过外科手术处理,切除受污染的组织,去除伤口内的异物,清除失去存活能力的组织,使其成为一个清洁的新鲜伤口,以期达到伤口一期愈合。

二、清创术的步骤

在开放损伤中清创术直接影响到伤口的感染发生率,凡是重视和正确进行清创术的,术后发生感染的机会明显减少。因此,它是防止发生感染和治疗开放损伤的关键手段。其步骤主要如下:

(一) 刷洗

在完善的麻醉下进行刷洗。手部开放性损伤多是在劳动或生活中发生,伤肢或伤口内常被泥沙、机油、铁屑、锯末、草叶等污染。生活中的伤口也被皮肤上的大量致病菌污染。因此,刷洗是机械地清除创面及伤肢皮肤上的污染异物及部分细菌的有效措施。

刷洗的范围只限于伤肢的皮肤,包括伤口边缘的皮肤。而对创面组织一般不进行刷洗,如果伤口内有大量的污染异物,可用清洁水冲洗,否则刷洗创口会造成创面软组织的再次损伤。

刷洗一般从伤口周围开始,直刷洗到肘关节以上。刷洗时所用的刷子、手套、肥皂水应该是消毒的。冲洗用水可用自来水和生理盐水。若条件允许,最好先后换用两副手套、3把刷子冲洗3遍。

机油等不易清除,可用汽油等有机溶剂,但注意这些溶剂不要流入创口内。对绞肉机、农业机器、食品加工机、皮毛加工机等造成的损伤,表面看较干净,易刷洗,但它们造成的细菌污染严重,术后经常发生感染,这类机器损伤,在刷洗时要特别注意。

若有活动性出血,可在气囊止血带控制下进行,否则不但丢失大量血液,也不易彻底刷洗。

刷洗时要避免污水流入创口内,以免再次加重伤口的污染。冲洗时以伤口处为最高点,污水向外流至其他部位。刷洗可用简单特制的刷洗小桌,使污水流入桶内,以免造成手术环境的脏乱。

刷洗后用消毒巾擦干伤肢。用碘酒及乙醇消毒,消毒范围与洗刷范围一致,特别注意消毒液不能流入创口内,消毒只到创口边缘皮肤为止,否则会损伤暴露的软组织。

(二) 清创

清创是用锐利的外科器械如刀、剪等,切除受伤污染的组织,清除失去存活能力的组织,去除创口内的异物。

清创术的过程,必须有一定的操作顺序,要熟悉局部解剖,要正确判断组织创伤。在清创过程中避免东一刀、西一剪,结果分不清已清除和尚未清除的界线,这样不但不能彻底清创,而且已清除干净的创面容易再被污染。因此,清创时应该按方向、按层次、按组织循序进行。

1. **按方向**　在清创时根据伤口的形状和特点选择一个起点,从此点开始按一个方向,环绕伤口清除创缘。若创面较大,可自上而下或自下而上进行。

2. **按层次**　根据解剖层次的深浅,先浅后深地清创,如皮肤、皮下组织、筋膜、肌腱肌肉、神经、骨骼等。每一层的清创也要按一定的方向循序进行。

3. **按组织**　清创时要根据局部解剖来考虑有无遗漏的组织,按不同的组织进行清创,这样可以防止回缩或遗漏看不见的组织。

在清创中要特别注意清除失去存活能力的组织,要熟悉伤情,要准确判断组织的创伤程度,这样才能正确地做好清创术。

(三) 冲洗

机械性刷洗清创术后,应先使用无菌生理盐水冲洗创面,再用 1‰的苯扎溴铵溶液(或氯己定、杜米芬等溶液)浸泡创面 3 分钟。如果手术距受伤时间较长或因某些特种类型的损伤,为减少厌氧菌感染的机会,可用 3% 的过氧化氢溶液浸泡。最后再用无菌生理盐水冲洗 1 次。

冲洗后更换手术台上最上层已污染的无菌巾单。清创用过的手术器械及手术者的双手,也需用苯扎溴铵浸泡。到此,清创术结束。

三、闭　合　伤　口

这是开放手外伤治疗的最后一步。对于简单的手部外伤,伤口的闭合并不困难。但对较复杂的手外伤,闭合伤口就并非易事。在闭合伤口时应注意以下几个问题。

(一) 张力过大的伤口缝合

由于创伤造成的皮肤缺损,截指或截肢骨长度切除不够、创伤后肢体迅速肿胀等,在这些情况下伤口张力均较大,若勉强在张力过大情况下缝合,皮肤因张力过大,血液供应受到影响,造成伤口边缘或较大面积皮肤坏死,伤口裂开,甚至导致整个手术失败。

直接缝合伤口,对外科医生的诱惑力很大,术者为了处理简单或没有考虑到这些问题,最后导致失败。从手外伤统计中可以了解到,在手部开放损伤中,约有 56.37% 的患者需要植皮,这就提示了约有一半以上的患者均不能进行创口直接缝合。在急诊手术中,给予适当的处理,如减张缝合、游离植皮、皮瓣移植及缩短骨长度等,则问题就迎刃而解了。

(二) 与皮纹垂直的伤口缝合

垂直越过关节掌侧、背侧、平行指蹼或与皮下肌腱平行的伤口,若直接缝合,晚期必将造成皮肤瘢痕挛缩或肌腱粘连。因此,若伤肢皮肤血液循环良好,伤口污染不重,伤后时间短,可利用 Z 字成形术的原则,改变原伤口边缘的方向。经 Z 形处理后缝合伤口,可以减少瘢痕挛缩或肌腱粘连的机会(图 6-1)。

(三) 皮肤血液循环的判断

对新鲜创伤的皮肤血液循环好坏判断较困难。判断失误可造成术后皮肤坏死,若坏死皮肤区域较大,可导致手术失败。

对皮肤血液循环的判断,可综合以下几点考虑:

1. **撕脱皮瓣的长宽比例**　撕脱的皮瓣若没有明显的捻挫,皮瓣内不包含知名动脉,其长和宽的比例可达 1.5:1 时,皮瓣仍可以存活。在手部比例可达 2:1。如果皮瓣有捻挫,必将影响皮瓣的血液循环。

2. **撕脱皮瓣的方向**　由于创伤暴力造成的撕脱皮瓣,常常面积较大或窄而长,再加上瓣本身又有一定程度的捻挫,因而皮瓣蒂在远端的血液循环常常比较差。

3. **撕脱皮瓣边缘的毛细血管反应**　撕脱的皮瓣常表现为淤血,而不是缺血。淤血的原因常常是因为动脉供血不足,使动脉内压力下降、推力不够而造成淤血。因此,在观察毛细血管反应时,要注意其反应时间及反应颜色。手指压迫皮瓣边缘的皮肤,去除压力后,若局部由苍白迅速变为紫色,表明为淤血,血液循环不佳。若由苍白缓慢变为红色,说明血液循环尚好。若苍白不变,表示局部血液循环已停止。这种观察只作参考,因为常常有误差,不能把此点作为血液循环判断的主要依据。

4. **撕脱皮瓣边缘点状新鲜出血试验**　在撕脱皮瓣远断边缘处,将血污擦干净,仔细观察皮瓣边缘断面有

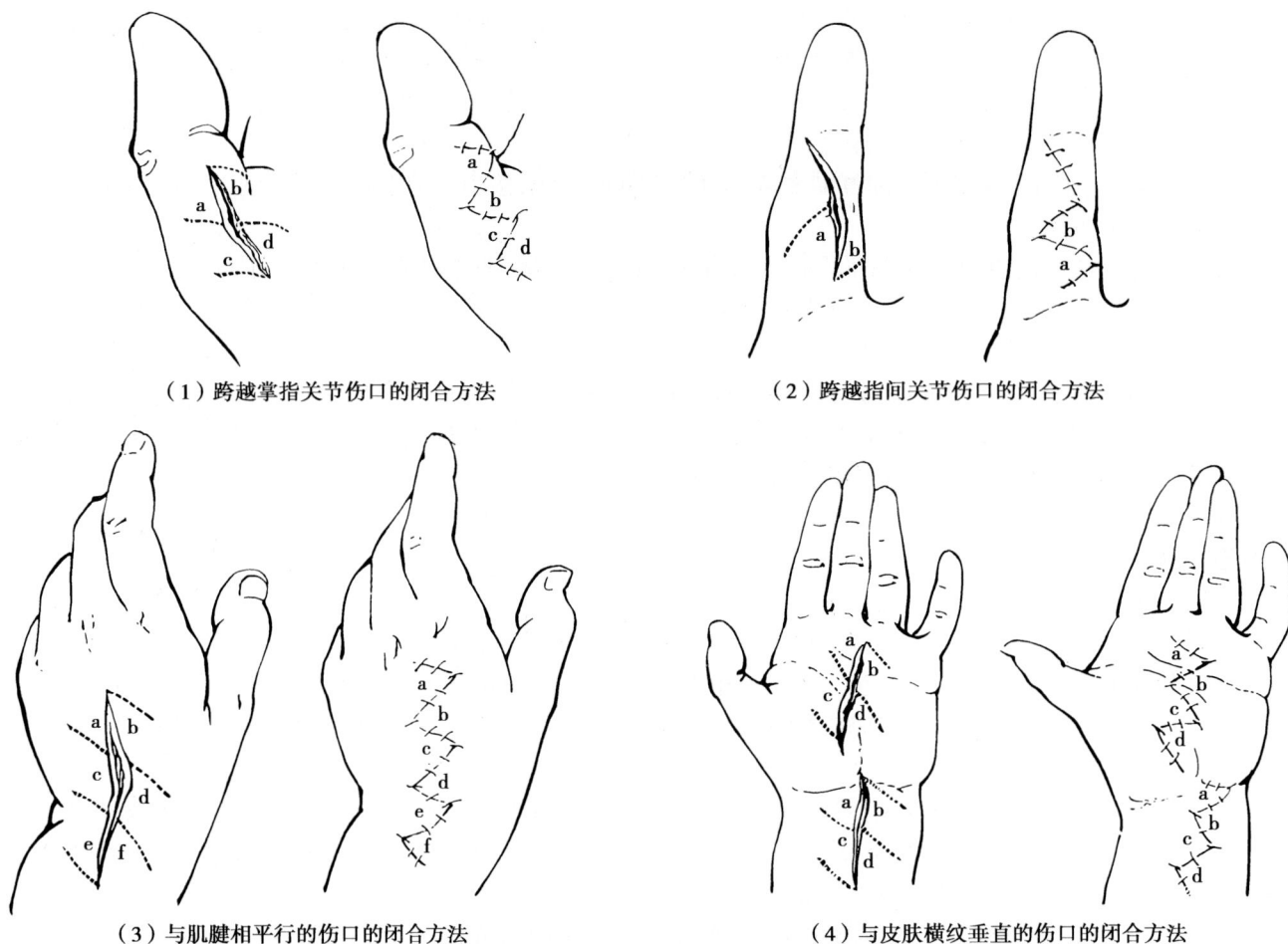

（1）跨越掌指关节伤口的闭合方法　　　　　　（2）跨越指间关节伤口的闭合方法

（3）与肌腱相平行的伤口的闭合方法　　　　　　（4）与皮肤横纹垂直的伤口的闭合方法

图6-1　跨越关节或垂直于皮肤横纹伤口的处理

无新鲜点状渗血。必要时可在皮缘处用刀或锐剪修剪,稍等片刻如在皮瓣组织断面上有新鲜点状出血,虽然其速度缓慢,但说明撕脱的皮瓣可以成活。此点是判断撕脱皮瓣是否可以成活的可靠指标。

综合以上几点,可以对撕脱皮瓣血液循环作出初步判断。在此基础上,可以决定撕脱的皮瓣是否可以保存。在以上考虑的基础上,再根据伤口的具体情况,采取直接缝合或皮肤移植等方法闭合伤口,可以获得满意的伤口愈合。

第四节　常见的损伤

一、指　端　损　伤

（一）指甲部损伤

1. 甲下血肿　是临床上常见的一种损伤。末节手指受到挤压或砸伤时,常形成甲下血肿。其临床特点是疼痛显著。这是由于血肿压力较高,局部神经末梢受压所致。甲下呈黑紫色,指甲与甲床部分或大部剥离,在甲后皱襞部位可触及波动感或漂浮感。但如张力过大则波动感反而不明显。甲下血肿常常合并有末节指骨骨折。因此,应该拍X线片明确是否有骨折存在。

血肿张力不大时,可采用非手术疗法,伤后可用冷敷方法,以减轻疼痛和减少出血,2～3天后改用热敷以促进血肿吸收。

血肿张力较大、疼痛明显者,可行血肿引流。引流方法可用烧红的注射器针头,在指甲上烧烙一小孔,使积血流出。引流后用胶布压迫包扎。如果血肿已感染,形成甲下脓肿,应行拔甲术,充分引流(图6-2)。

2. 指甲剥离与甲床损伤　指甲部分剥离时,经清洗及用1‰苯扎溴铵浸泡消毒后,尽可能原位压迫包扎

（图6-3）。

指甲完全剥离，而甲床无损伤时，经清洗消毒后，甲床覆盖油纱包扎。

甲床裂伤可用细尼龙线修复缝合，术后用油纱覆盖包扎。甲床组织较脆，手术时操作要轻柔（图6-4）。

甲床缺损治疗比较困难，因为甲床缺损后末节指骨背侧暴露，游离植皮经常不能存活。甲床组织缺乏弹性，也无法进行直接缝合（图6-5）。

甲床缺损如果不多，直径不超过0.5cm，可以清洁局部后包扎换药。待肉芽生长，最后达到瘢痕愈合。这样，指甲生长后常不遗留畸形或功能障碍。甲床缺损较多，也可考虑取自体足趾甲床或离断手指甲床作移植物来修复甲床缺损，但移植的甲床不一定都能成活。如果甲床缺损严重，指腹皮肤完整，无指骨骨折，为保留手指长度，也可用皮瓣修复缺损的创面。但手术时需将残留甲床、甲基质及部分上甲皮切除，以免残甲再生。这种方法能保留手指的长度和功能，但缺少指甲，外形和功能都有一定缺陷。如

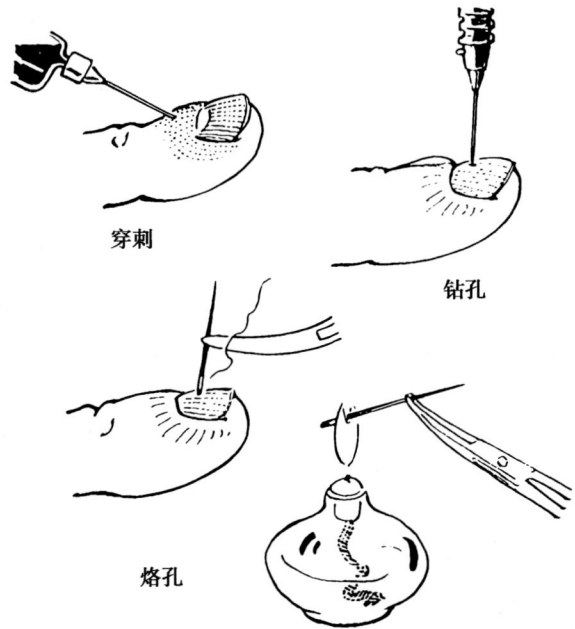

图6-2 甲下血肿的治疗

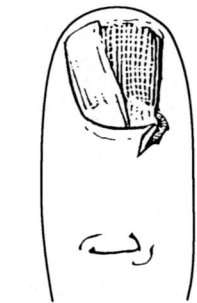

图6-3 指甲部分剥脱

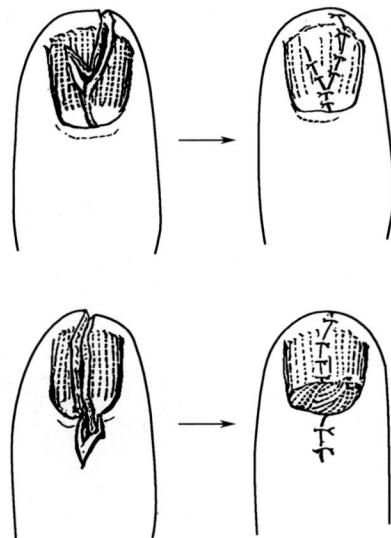

图6-4 甲床裂伤的缝合

果甲床缺损在指甲远端，即使无指骨骨折，也可考虑截除适量指骨，将掌侧皮肤翻向背侧直接缝合伤口。若甲床在中间部位缺损，其远端仍保留有部分完整的甲床，合并有指骨骨折时，可将骨折两断端作部分切除，缩短末节指骨后使缺损的甲床边缘互相靠拢直接缝合，用克氏针固定指骨，这样指甲仍可生长（图6-6）。

3. 甲根翘出 手指末节被挤压后，指甲的近端与甲床分离，从后甲襞皮肤翘出，暴露在皮肤之外（图6-7）。

此种损伤常合并有末节指骨骨折、错位及甲床裂伤等。外力作用于末节指骨时造成指骨骨折，其远端向背侧移位，造成甲床裂伤。外力继续作用时甲根即被翘出后甲襞皮肤之外，形成甲根翘出现象。遇到这种病例，首先应拍X线片，确定是否有末节指骨骨折。

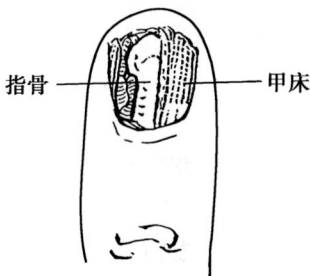

图6-5 甲床缺损

指骨 — 甲床

(1) 软组织作楔形切除　　　(2) 咬除过长的骨折端　　　(3) 缝合甲床或指甲及皮肤，
　　　　　　　　　　　　　　　　　　　　　　　　　　　　　　　用克氏针固定骨折的指骨

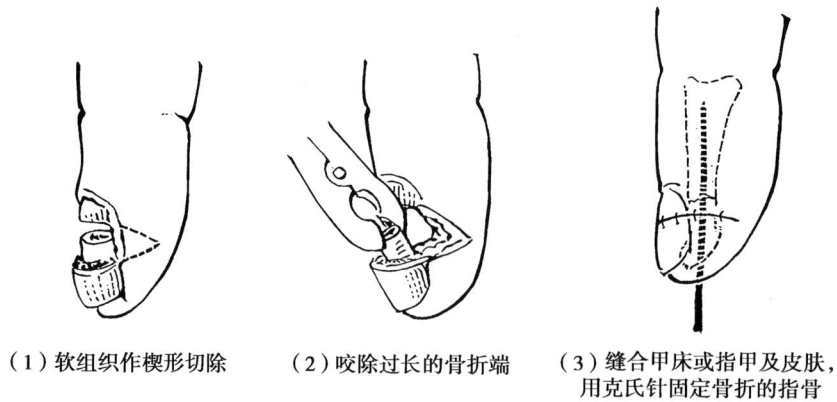

图 6-6　甲床中部损伤的处理

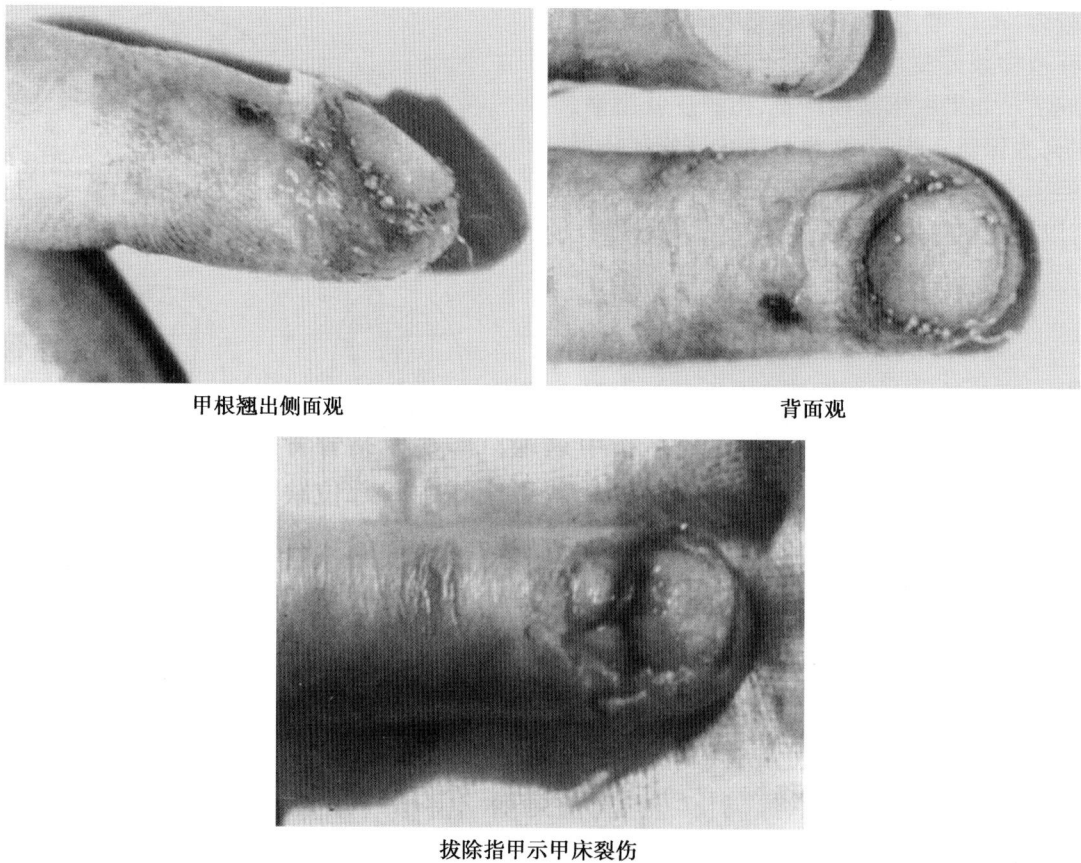

甲根翘出侧面观　　　　　　　　　　　　　　　背面观

拔除指甲示甲床裂伤

图 6-7　甲根翘出

　　治疗方法是拔除指甲，复位骨折。若甲床有损伤应予以修复。指甲拔除后，应检查甲床裂伤的情况，因为这类损伤甲床的裂伤常常藏在后甲襞皮肤下面，容易被忽略。若仅拔除翘出的指甲，而未进行骨折复位和甲床裂伤的修复，术后往往易发生感染，形成骨髓炎，造成久不愈合、手指畸形和功能障碍。

（二）指端缺损

　　指端缺损也有多种类型，例如指腹缺损、手指侧方缺损、末节横断缺损、末节指背侧缺损等。指端缺损在手外伤中占有较大的比重，因此，对这类损伤的治疗值得重视。

　　1. 指端缺损的类型　　指端缺损不论其缺损的形状、部位如何不同，从治疗的角度来考虑，大体可以分为以下几种类型：

　　（1）单纯皮肤缺损：创面无论在指腹、指侧方或指端；创面基底部仍保留有血液循环的软组织、肌腱及骨质未外露。这种类型的损伤治疗只需用皮片移植即可理想地闭合伤口。

（2）皮肤缺损区有小面积无血液循环组织外露：其治疗可游离创面局部带有血液循环的软组织，或行组织瓣移植，将深层缺血组织覆盖，然后再行游离植皮闭合伤口。

（3）皮肤缺损区有较大面积无血液循环组织裸露而又无法用局部带有血液循环的软组织覆盖：其治疗则需采取皮瓣移植或短缩手指长度来闭合伤口。

2. 治疗方法的选择　选择治疗方法可根据以下几种因素综合考虑：

（1）指甲的长度：指端软组织缺损，不论其部位如何，只要指甲完整，或指甲部分缺损，残存指甲保留1/4以上，此类损伤应考虑行皮瓣移植术保留手指长度。

（2）远侧指端关节的去留：指端缺损若末节指骨尚保留基底，远侧指间关节结构尚完整，若直接缝合伤口需短缩伤指，则必将截除远端指间关节。如果施行皮瓣移植，而能保留此关节，在这种情况下应考虑皮瓣移植。

（3）不同的手指：应考虑伤指在右手还是左手，且不同手指治疗方案也不同。因为在一般情况下，右手较左手，拇、示、中指较环、小指更偏重考虑行皮瓣移植，保留长度。相对地说，它们的功能更重要些。特别是拇指，其功能尤为重要，外伤后行皮瓣移植术的适应证较其他手指更强。

（4）年龄：患者年龄过大或过小，作皮瓣移植时应慎重考虑。年龄过大，作皮瓣移植后需将肢体或手指制动数周，关节易僵硬，造成功能障碍。而年龄过小则因不合作，术后制动不易牢固，易将移植的皮瓣撕脱。由于上述原因，故应多考虑短缩残端采用直接缝合的办法。有的病例可作局部转移皮瓣或岛状皮瓣修复，以免制动关节。

（5）工作性质：皮瓣转移后，位于指端的皮瓣会有不耐磨、不耐寒、感觉差等缺陷。皮瓣的质量又因供皮区的不同而异。手部皮瓣质量较好，其次为前臂部、上臂部，而胸部与腹部皮瓣质量较差。因此，如在寒冷条件下工作（特别是在北方），或从事重体力劳动，如搬运工作、农业劳动等，以少采用皮瓣移植而多考虑缩短残指端直接缝合为宜。因为短缩缝合其残端在耐寒、耐磨、感觉等方面都优于皮瓣移植。因此，不能片面地认为皮瓣移植保留有限的长度就是绝对优越，而放弃缩短伤指直接缝合的方法。

行皮瓣移植术，供皮区应尽量考虑取自手部，而只有当手部皮瓣移植不适宜时，再考虑其他部位的皮瓣移植。

以上各种因素应进行综合考虑，才能得出适合患者的治疗方案。

3. 修复指端皮肤缺损的皮瓣举例　下面列举几种常用于修复指端皮肤缺损的皮瓣。

（1）拇指指腹缺损：缺损面积不超过一个指关节时，可以利用示指背侧皮肤（图6-8）或中指、环指中节背侧皮肤作邻指皮瓣（图6-9）。

如果缺损面已超过一个指节，不适于进行邻指皮瓣移植时，则采用对侧前臂或上臂交叉皮瓣移植（图6-10）。

拇指指腹皮肤缺损也可考虑用示指近节背侧岛状皮瓣修复（图6-11）。

（2）拇指指端背侧皮肤缺损：可用中指真皮皮瓣修复（图6-12）。

（3）手指指腹缺损：手指指腹缺损是邻指皮瓣设计的适应证，能获得外观及感觉等良好的效果（图6-13）。

多个手指指腹缺损，如果需要，也可以同时作几个邻指皮瓣移植（图6-14）。

（4）手指指端皮肤缺损：手指指端皮肤缺损的创面若为横断伤或稍偏向背侧，可行鱼际皮瓣移植。此方法对示、中、环指较适宜，其方向和位置都比较合适（图6-15）。此外，也可行双侧 V-Y 推进皮瓣或掌侧 V-Y 推进皮瓣（图6-16）。

以上是修复指端缺损，进行皮瓣移植的一些常用方法。指端缺损的治疗，对皮瓣的移植方式、种类在临床实践中可以设计出多种多样的手术。

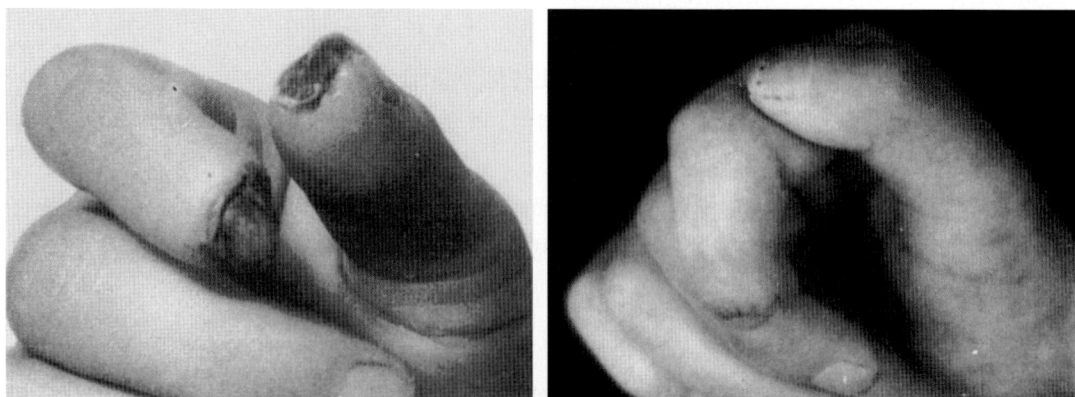

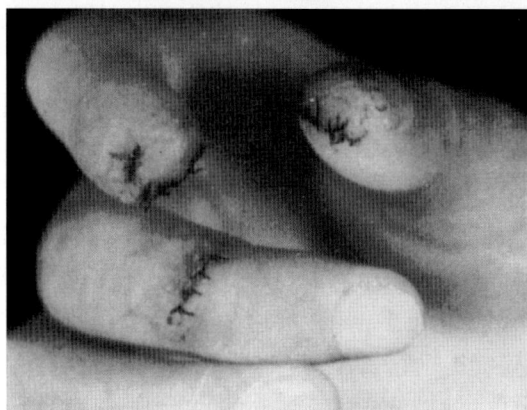

图 6-8　拇指指腹缺损,邻指皮瓣修复

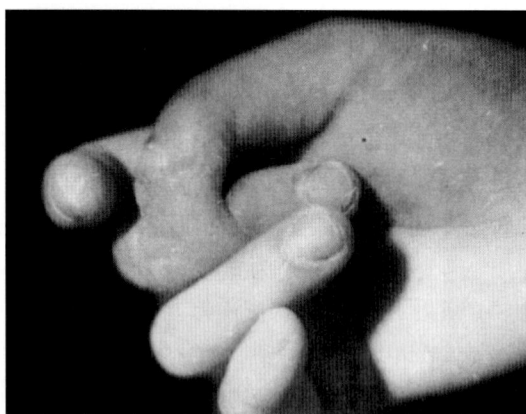

图 6-9　拇指桡侧指端缺损,用中指皮瓣修复

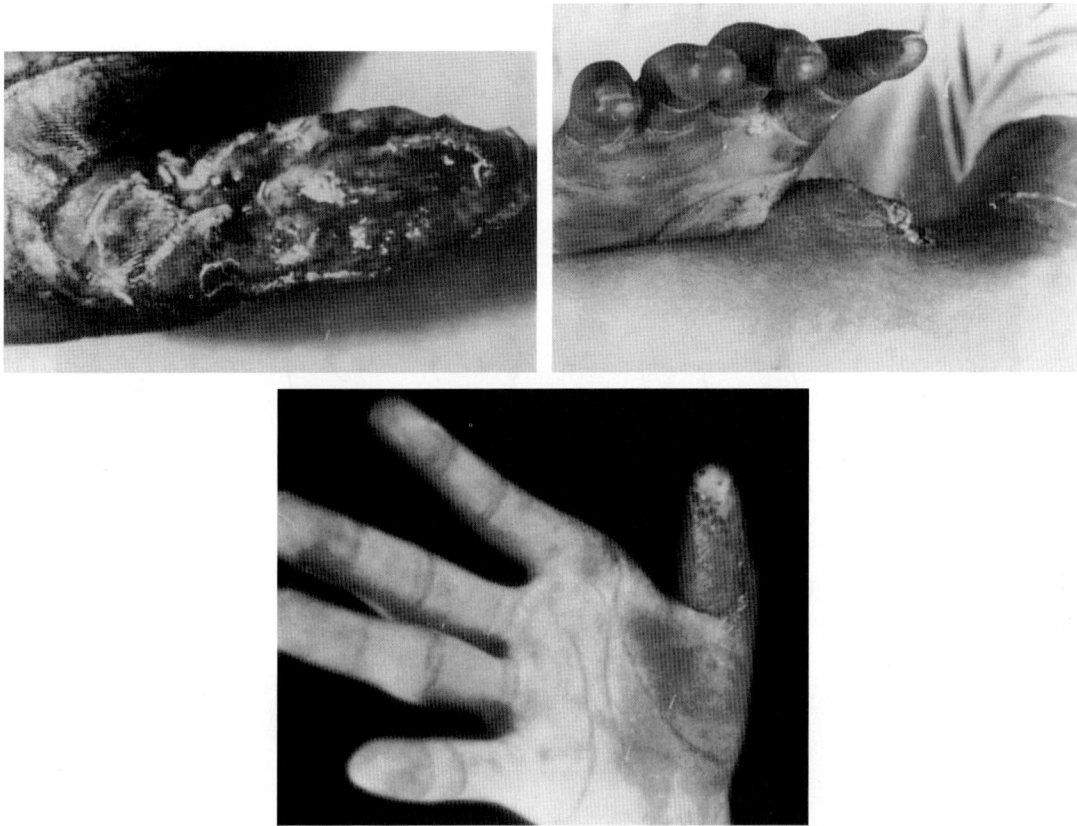

图 6-10　用前臂外侧皮瓣或上臂外侧皮瓣修复拇指掌侧缺损

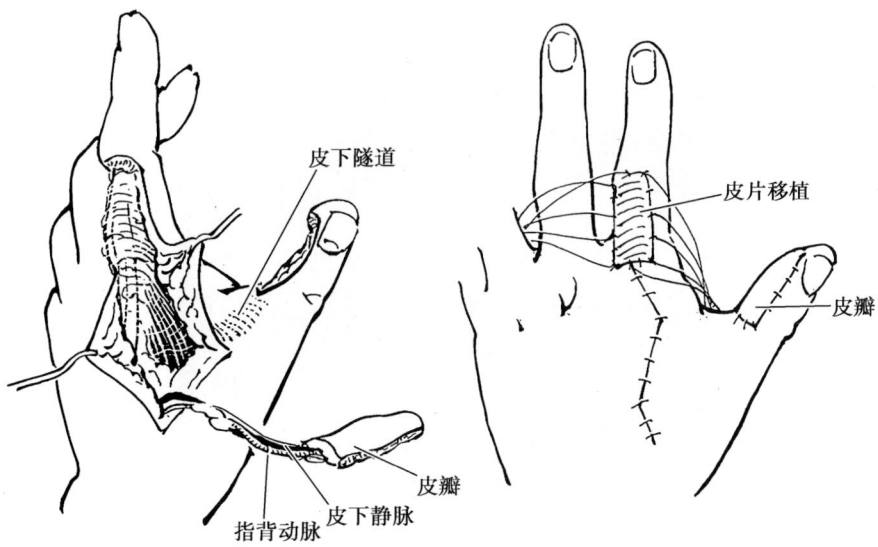

图 6-11　拇指指腹皮肤缺损,示指近节背侧岛状皮瓣修复

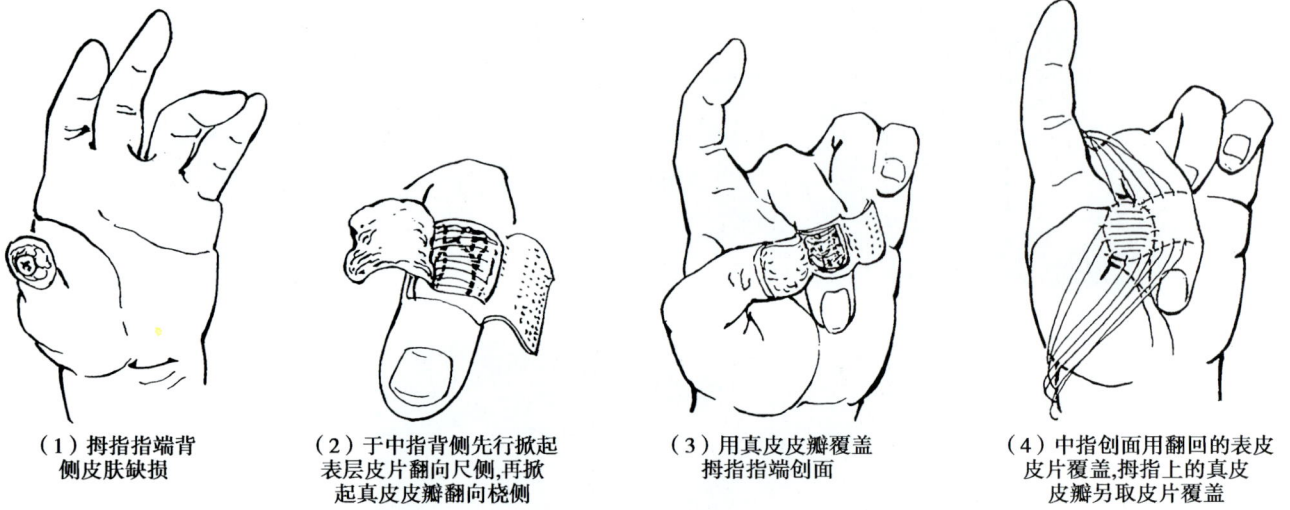

（1）拇指指端背
侧皮肤缺损

（2）于中指背侧先行掀起
表层皮片翻向尺侧,再掀
起真皮皮瓣翻向桡侧

（3）用真皮皮瓣覆盖
拇指指端创面

（4）中指创面用翻回的表皮
皮片覆盖,拇指上的真皮
皮瓣另取皮片覆盖

图 6-12　拇指指端背侧皮肤缺损用中指真皮皮瓣修复

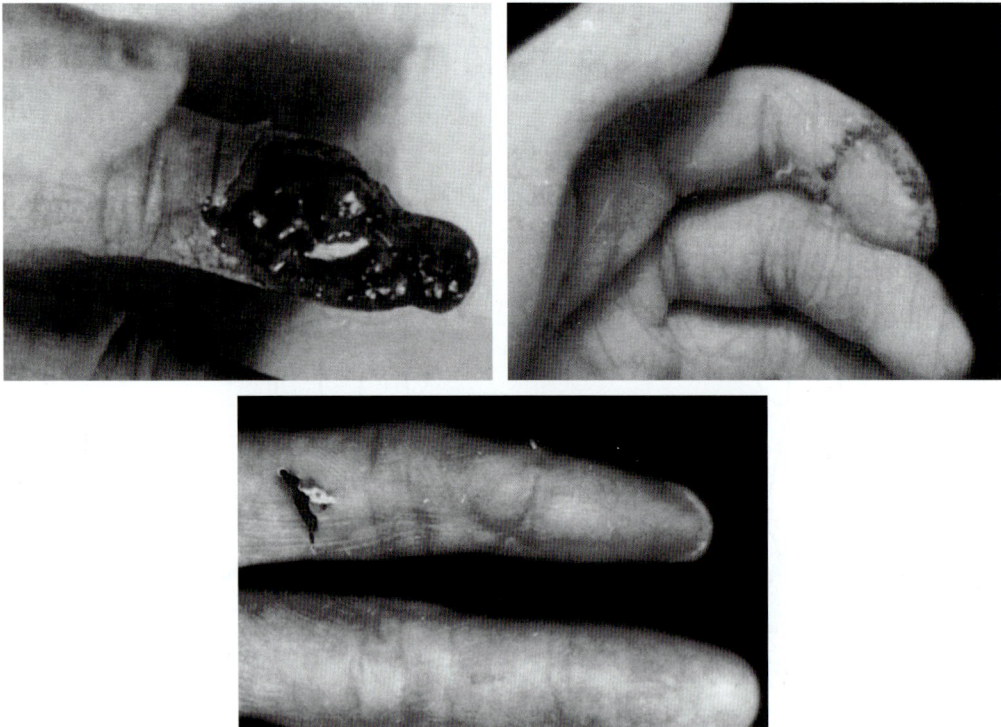

图 6-13　示、中、环、小指指腹缺损用邻指皮瓣修复

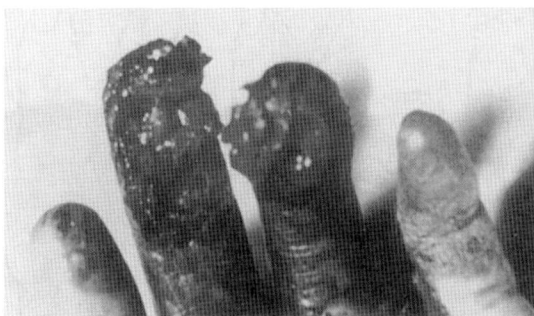

（1）中环指指腹缺损

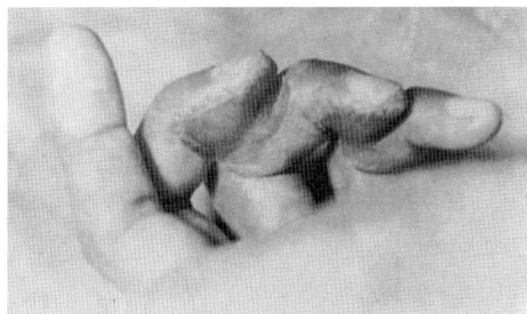

（2）多个邻指皮瓣修复

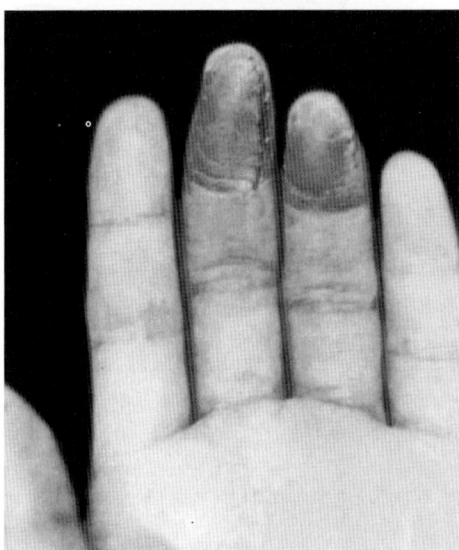

（3）断蒂术后

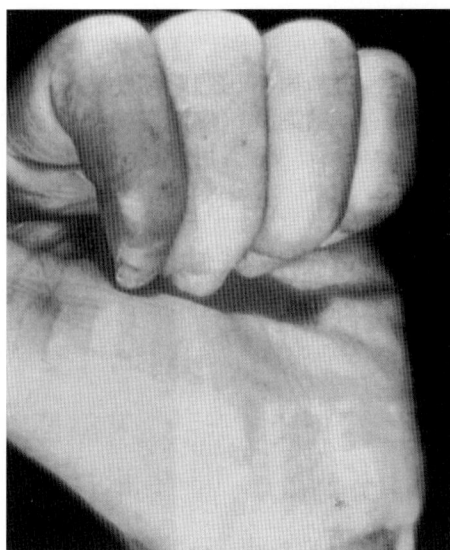

（4）功能良好

图 6-14 多个手指指腹缺损，多个邻指皮辨修复

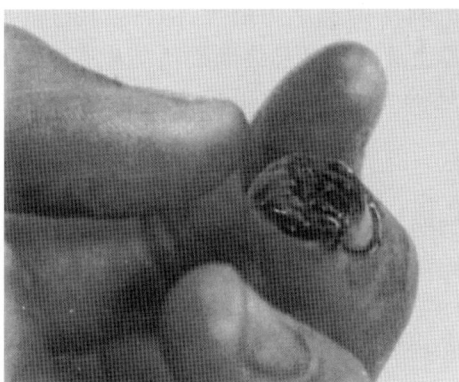

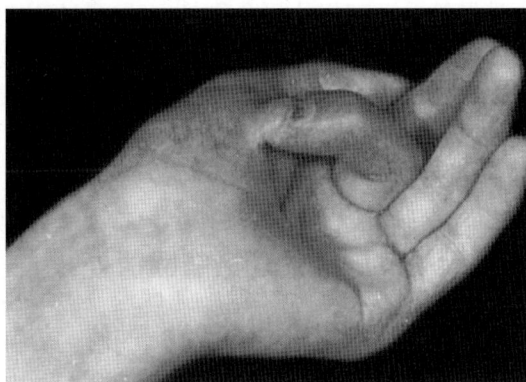

图 6-15 手指指端皮肤缺损，鱼际皮瓣移植

（1）双侧V-Y推进皮瓣

（2）掌侧V-Y推进皮瓣

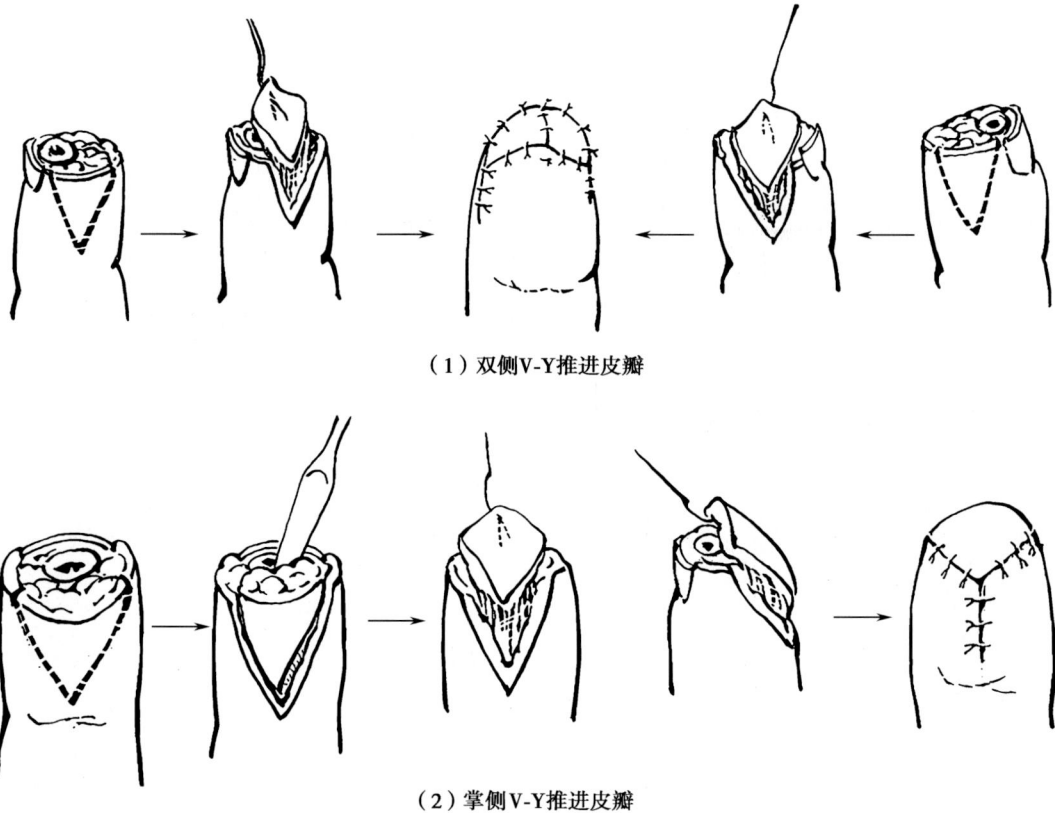

图 6-16　手指指端皮肤缺损用 V-Y 皮瓣修复

二、皮肤撕脱伤

手及前臂大面积皮肤撕脱伤,在临床上较为多见。虽常合并有深部组织损伤,但在早期处理中所遇到的困难,仍是如何闭合伤口的问题。闭合伤口的方法有以下几种:

(一)直接原位缝合

撕脱皮肤直接缝回原处要有一定条件,如皮肤是由肢体远侧向近侧撕开,掀起之皮瓣蒂部较宽并有良好血液循环,撕脱皮肤本身无明显捻挫,清创后可将皮瓣直接缝合。

直接缝合是最简单而理想的闭合伤口方法,此方法对外科医师诱惑力最大,但常常由于不适当地缝合,皮瓣发生坏死。因撕脱伤多是由肢体近侧向远端掀开,皮瓣血液循环多已终断而不能生存,多数情况不能直接缝合。若遇到合适病例必须反复检查,证明皮瓣血液循环确无问题时方可缝合。皮瓣远端边缘有鲜红渗血,是表明皮瓣血液循环良好的可靠指征。

(二)撕脱皮肤经处理后缝回原处

若掀起之皮瓣血液循环已经不好,皮瓣本身确无明显捻挫,创面基底无骨、肌腱等无血组织裸露,则可将撕脱皮瓣用鼓式取皮机反取皮,将皮瓣修成断层皮片,作为游离植皮缝回原位。此法可以减少或避免另外切取皮片。但是操作技术要求高,修剪皮下脂肪如去除不彻底,皮片缝回易坏死。若修剪过程对皮片捻挫过多,也易招致植皮失败。所以,选用这一方法必须慎重(图 6-17)。

(三)皮片移植

撕脱的皮肤不但血液循环不好,而皮肤本身也受捻挫,但创面基底良好,可以接受游离植皮,清创过程中可将已被捻挫无存活能力的撕脱皮肤切除,切到皮肤创缘有鲜红出血为止。按创面大小从大腿部取厚断层皮片修复。

前臂及手背部皮肤多是从深肌膜浅层撕脱,手掌部多是从掌腱膜的浅层撕脱。深肌膜及掌腱膜常保存完整。这两种组织本身具有血液循环,都能接受游离植皮。所以大多数前臂、手背及手掌皮肤撕脱伤创面都

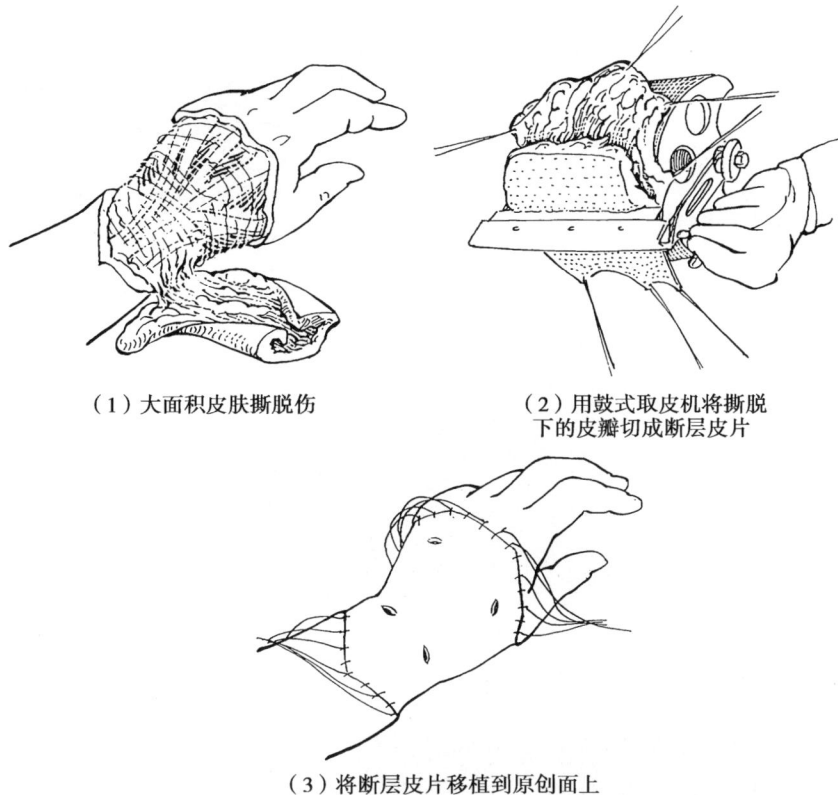

（1）大面积皮肤撕脱伤　　　　　　　（2）用鼓式取皮机将撕脱
　　　　　　　　　　　　　　　　　　下的皮瓣切成断层皮片

（3）将断层皮片移植到原创面上

图 6-17　手背大面积皮肤撕脱伤，将撕脱皮瓣修成断层皮片，移植到原创面上

能行游离植皮。从手掌和手背植皮的远期效果来看，厚断层游离植皮优于皮瓣移植。前者感觉恢复较好，同样可以经受摩擦，而没有后者臃肿、松动的特点。基于上述理由，前臂及手的皮肤撕脱后，应尽量采用厚断层游离植皮。除非创面条件所限，不能接受游离植皮，不得已时再应用皮瓣移植。有的病例，因为捻挫伤造成皮肤与皮下组织的潜行剥脱。这类损伤是由于手及前臂受到广泛碾压，皮肤创口可以较小或没有裂伤，但大块皮肤与皮下组织已分离，皮肤和皮下脂肪与肌膜之间有广泛潜行套状剥离，皮肤失去了血液循环。皮肤像衣袖样可被提拉起，与深部组织明显分离。而深部组织如神经、肌腱等多是受捻挫而未断裂，但损伤广泛，造成出血、水肿、组织坏死等，变化常很严重，并常有骨折。

　　若误诊此种潜行剥脱的皮肤，只将小的裂伤缝合，必然招致大块皮肤坏死。在创面没有深部组织外露时，可将没有明显捻挫的皮肤修成断层皮片，缝回原创面。如剥脱皮肤已不能利用，应另取游离皮片移植于创面（图 6-18）。

　　（四）皮瓣移植

　　撕脱的皮瓣已无存活能力，或已根本脱离身体，而且创面基底有肌腱或骨折端裸露，不能接受断层游离植皮者，需用扁平皮瓣移植修补创面。也可用游离皮瓣或岛状皮瓣修复创面（图 6-19）。

　　游离皮瓣是带有知名动、静脉为蒂的皮瓣。掀起皮瓣后，将血管蒂切断，再将离体的皮瓣移植到受皮区，用显微外科技术将血管蒂与受皮区的动、静脉吻合，重建皮瓣血液循环，皮瓣经过离体再植，一次完成转移手术（图 6-20）。

　　岛状皮瓣也是以知名动静脉为蒂，掀起皮瓣后血管蒂不切断，皮瓣移植到受皮区后仍由原血管蒂供血。此种皮瓣多用来修复供皮区邻近的皮肤缺损，其操作技术较游离皮瓣容易（图 6-21）。

　　游离皮瓣及岛状皮瓣有其优点，例如皮瓣经过切取、离体（或不离体）、再植一次完成，不需二次手术。疗程缩短，减少患者痛苦。另外，某些特殊部位受皮区，由于体位的关系，用带蒂皮瓣难以修复时，用游离皮瓣或岛状皮瓣则较易修复。

　　游离皮及岛状皮瓣也存在一些缺点，例如需掌握熟练的显微技术，操作技术难度大，失败率较扁平皮瓣高。另外，游离皮瓣及岛状皮瓣由于阻断某些知名动脉，会给供侧或患侧肢体带来一定程度的供血障碍。例

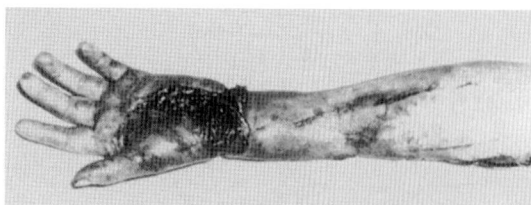

（1）前臂皮肤潜行剥脱,皮肤创口很小

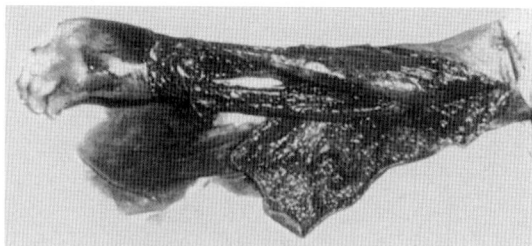

（2）皮肤切开,可见与皮下组织广泛分离

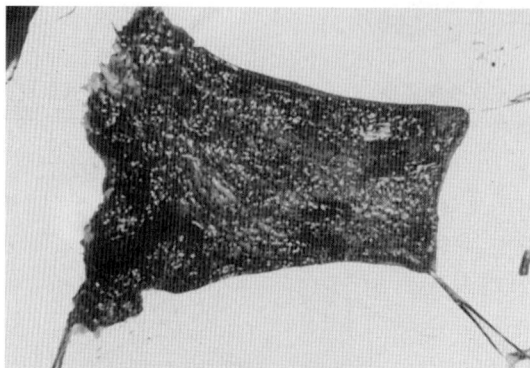

（3）将剥脱皮肤切下修成断层皮片

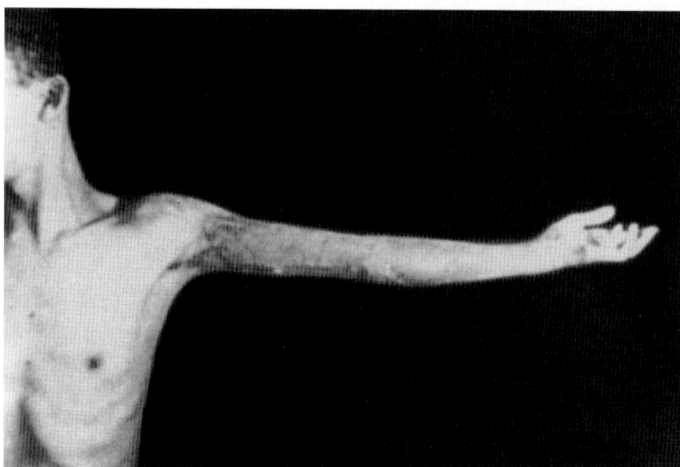

（4）将皮片移植于原创面植皮成活

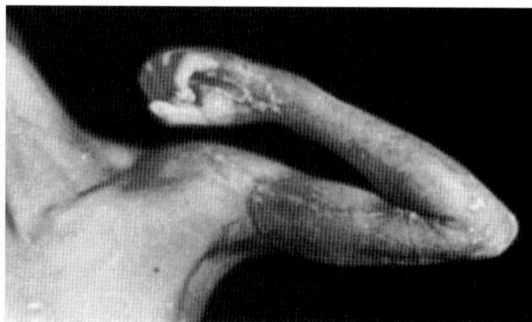

（5）上肢功能良好

图 6-18 前臂皮肤潜行剥脱伤

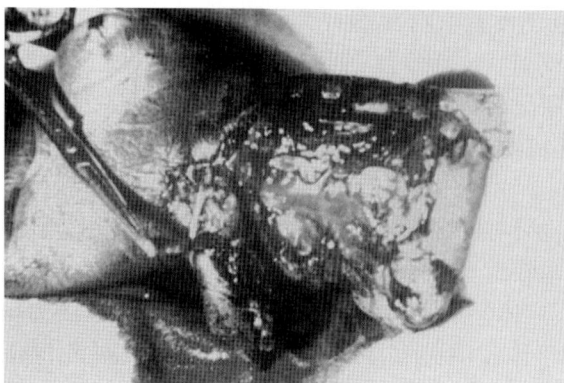

（1）腕部外伤皮肤缺损

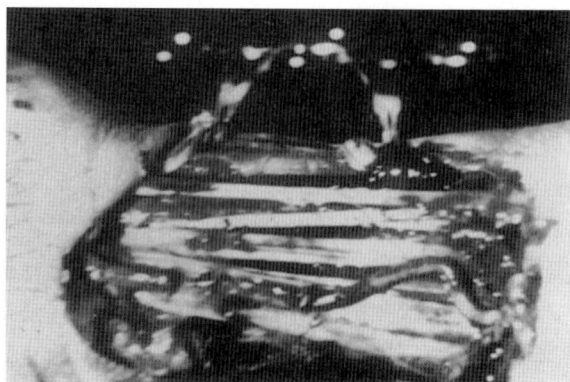

（2）清创后,腕部肌腱外露

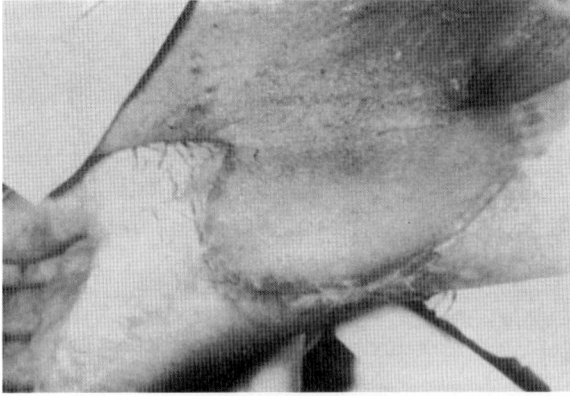

（3）腹部皮瓣移植修复创面

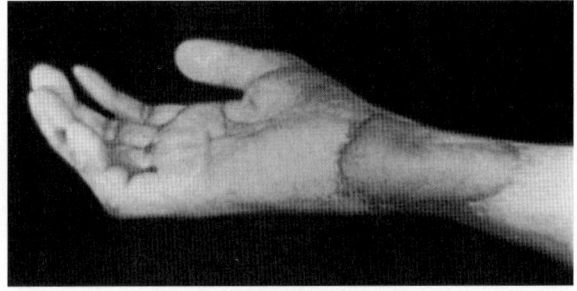

（4）皮瓣移植术后

图 6-19　腕部皮肤缺损深部组织外露

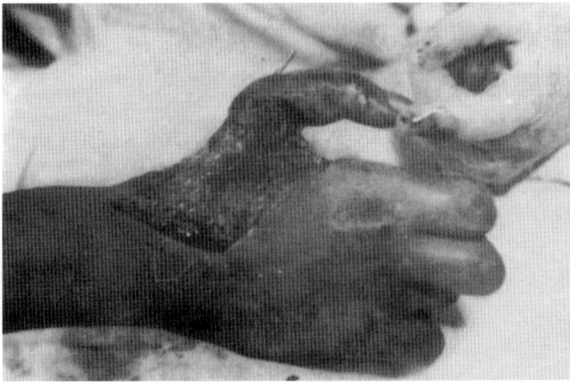

（1）手背皮肤缺损

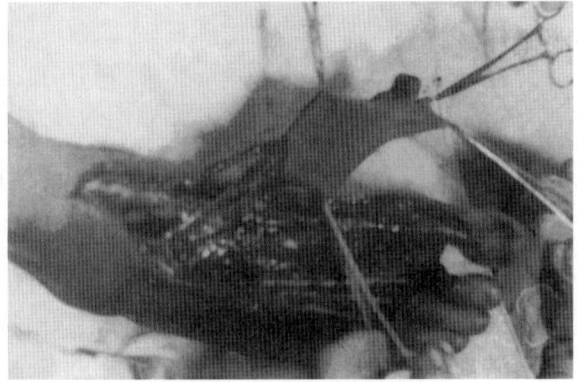

（2）由足背切取游离皮瓣

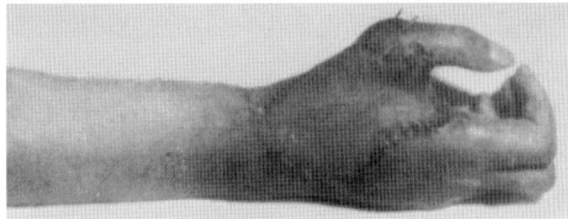

（3）皮瓣移植于创面皮瓣成活

图 6-20　手背皮肤缺损游离皮瓣移植

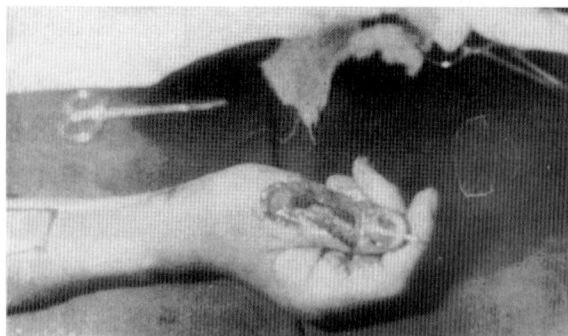

（1）拇指背部皮肤缺损

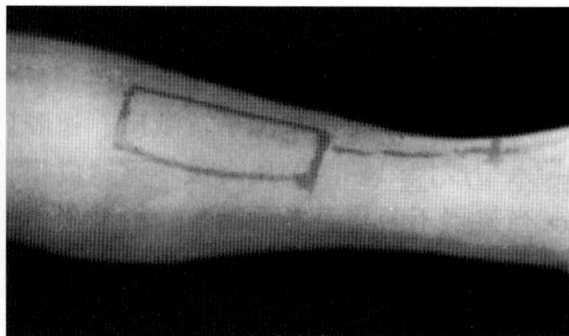

（2）前臂切取岛状皮瓣

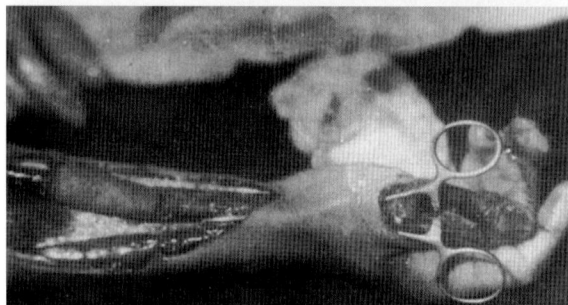

（3）岛状皮瓣穿过皮下隧道

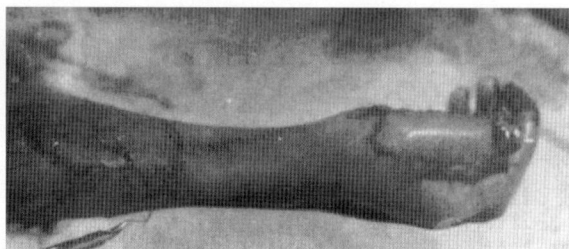

（4）皮瓣移植于创面

图 6-21 拇指背部皮肤缺损前臂岛状皮瓣修复

如利用桡动脉作为血管蒂的前臂游离皮瓣或岛状皮瓣,阻断桡动脉供血,术后患侧肢体温度平均下降 2.8℃。患肢冬季怕冷,易形成冻疮。多年后随诊,患肢血液循环仍不能恢复正常。这些现象已由红外线热象仪测试及临床证实。由此可见,游离皮瓣及岛状皮瓣利用重要知名动脉为血管蒂时,一定要非常慎重。最好不要完全阻断重要动脉供血,尽可能不用重要动脉作为血管蒂。

三、手部皮肤套状撕脱伤

（一）全手套状撕脱伤

全手套状撕脱伤常见于造纸厂、橡胶厂某些工种的工人。多因为两个转动的滚轴将手卷入造成,二轴间的压力虽不致造成指骨或掌骨骨折,但却能将手掌或手指牢牢地夹住。当机器不断将手卷入时,伤者又猛力回抽手,即易造成全手皮肤的套状撕脱伤。

此类损伤是一种严重的创伤,即使治疗及时,经过顺利,但最终伤手仍不免遗留严重的畸形及功能障碍。患者和家属由于对这类损伤的严重性不了解,容易误认为只要植皮就可以得到满意的结果,所以治疗的最终结果总不易为患者和家属所接受。

有的医师由于对这类创伤的特点不了解,将撕脱的皮肤缝回原位,或用游离植皮的方法闭合伤口,其结果必导致大片皮肤坏死、创面感染、瘢痕挛缩等并发症和严重的功能障碍,最后有时不得不截指或截肢。

1. 组织损伤特点 套状撕脱伤手的深部组织如骨骼、肌腱、关节等一般都捻挫不严重。但皮肤可以是完全性撕脱,从腕部开始撕脱到手指部。也有将末节指骨经远侧指间关节处连同皮肤一同撕脱。

皮肤撕脱的层次,在前臂、腕部和手背多在深筋膜浅层撕脱,手掌部多从掌腱膜的浅层撕脱;而手指部的皮肤则在屈指肌腱鞘和伸指肌腱的浅层撕脱。这样一种损伤决定了手部神经血管的损伤特点。在手掌部由于有坚韧的掌腱膜的保护,位于掌腱膜深层的神经血管经常不被损伤。而位于手指部的神经血管束,多随同皮肤一起撕脱。因此,在手掌部和手背部的软组织多仍有血液循环存在,可以接受游离植皮。而在手指部虽仍有少量的皮下组织、腱鞘、腱周等组织存在,这些组织原本能接受游离植皮,但由于供应这些组织的血管随同皮肤撕脱,因此,游离植皮必然坏死。

2. 治疗 这种类型创伤的治疗比较困难,需要多次手术,取皮范围大,但最后仍遗留严重的畸形和功能障碍。因此,有人认为不如行截肢术后再安装假肢为好。但通过临床实践观察,经过一些恰当的治疗后,外观上虽不如假肢,但治疗后所获得的功能,却是假肢所不能相比的。

目前,对全手套状撕脱伤的治疗方法是,经彻底清创后,在腹部作袋状皮瓣,将撕脱皮肤的手掌、手背和手指埋于皮瓣下。前臂部皮肤撕脱处,可行游离植皮。若撕脱皮肤本身没有捻挫,可将撕脱皮肤切削成断层皮片,植回原处。埋于皮瓣下的手或手指,在6周后,等到无血液循环的手或手指创面经过肉芽组织覆盖毛细血管的再生,可以接受游离植皮时,将手由腹部皮瓣下取出,或以腹部皮瓣移植,或以游离植皮,或二者结合起来消减创面。

在手指上行游离植皮时,操作较困难,需再造指蹼,另外还要注意避免皮片缝合处发生晚期挛缩。

用一块大小适合的皮片,按手指数及手指周径大小,在皮片上作出一排孔洞,将该皮片套至指根部即形成指蹼,并同时覆盖手背及手掌创面。然后再用皮片分别缝合于各指,最好用一整皮片分别覆盖手指。缝合接口最好位于手指侧方,这样完成了手指、指蹼、手背及手掌皮肤的覆盖(图6-22)。

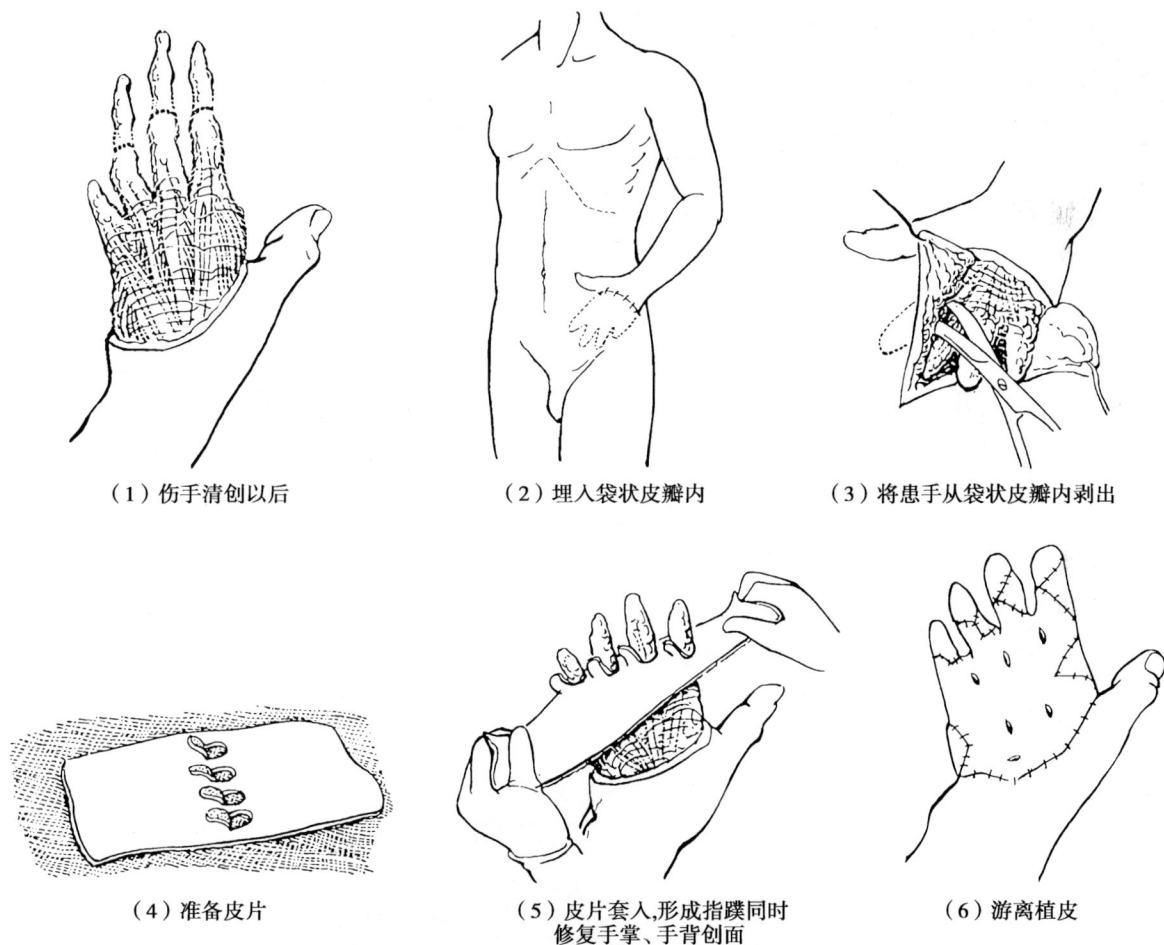

（1）伤手清创以后　　　　　　　（2）埋入袋状皮瓣内　　　　　　（3）将患手从袋状皮瓣内剥出

（4）准备皮片　　　　（5）皮片套入,形成指蹼同时　　　　（6）游离植皮
　　　　　　　　　　　　修复手掌、手背创面

图6-22　手部皮肤套状撕脱伤,伤手暂时在袋状皮瓣中埋藏,后期再行游离植皮

3. 治疗中应注意的事项

（1）清创术是手术成败的关键。因为一旦发生较严重的感染,袋状皮瓣下积脓极难引流,有时只能将伤手自皮瓣中取出,感染才得以控制。但伤手取出后无法消减创面,往往不得不截肢以结束治疗。

（2）套状撕脱的第2~5指不宜保留全部长度,以保留一节半到两节为宜。因为过长手指的远端血液循环重建有困难,即使急诊手术时保留了末节指,将整个手指埋入袋状皮瓣下,但二次手术植皮时,在末节游离植皮很难成活。

（3）将撕脱皮肤的伤手埋藏在腹部皮下,目的是使手指部表面重建血液循环,创造条件以便游离植皮。伤手埋藏于皮下的期限一般为6周。时间过短对重建血液循环不利,时间过长将影响关节功能的恢复。

（4）治疗后手部的功能好坏，很大程度上取决于手指分离术的早晚。从临床病例观察，伤手自腹壁取出，立即分开5个手指并分别进行游离植皮者，较将伤手带着腹壁皮瓣取下，伤指被皮瓣包在一起，过一段时间后再做分指手术的功能要好得多。

（二）拇指套状撕脱伤

拇指套状撕脱伤，常发生在操纵高速转动钻床的工人。因工作时带线手套，手套被钻头钩住而卷入。在旋转和牵拉力量的作用下，将拇指皮肤呈套状撕脱。

1. 组织损伤特点　这种创伤经常将拇指的全部皮肤、指神经、血管束，有时将末节指骨经指间关节撕脱。拇长屈肌腱和拇长伸肌腱从前臂肌肉肌腱联结处被拉断，并随撕脱的拇指皮肤、指骨一起抽出。因此，损伤的特点决定了裸露的拇指不能行游离植皮。

另外，拇指的指动脉及指静脉在较大的范围内被牵拉，血管内膜受到广泛的损伤，因此也不易用吻合血管的方法将撕脱的皮肤套再移植回原位。

2. 治疗　在彻底清创的基础上，在腹部一期形成管状皮瓣，并即刻转移到拇指皮肤缺损区，伤口愈合后，经过皮管蒂部的血液循环训练，可于术后4~5周断蒂。

若拇指末节指骨未被撕脱，在清创时可将末节指骨去除，否则由于转移的皮管厚度较原来拇指的皮肤为厚，所以术后拇指常显得特别长、大和肥厚。另外，较长的皮管远端血液循环较差。若因故需要保留末节指骨时，如末节屈伸肌腱已不存在，可先将指间关节融合后再转移管状皮瓣。

如果设备和技术条件允许，遇到拇指套状撕脱的患者，可行拇甲瓣移植术，这种手术不但保留了比较理想的外观，同时也保留了比较理想的功能。但这种手术需要掌握比较熟练的显微外科技术，也需要具备一定的设备条件（图6-23）。

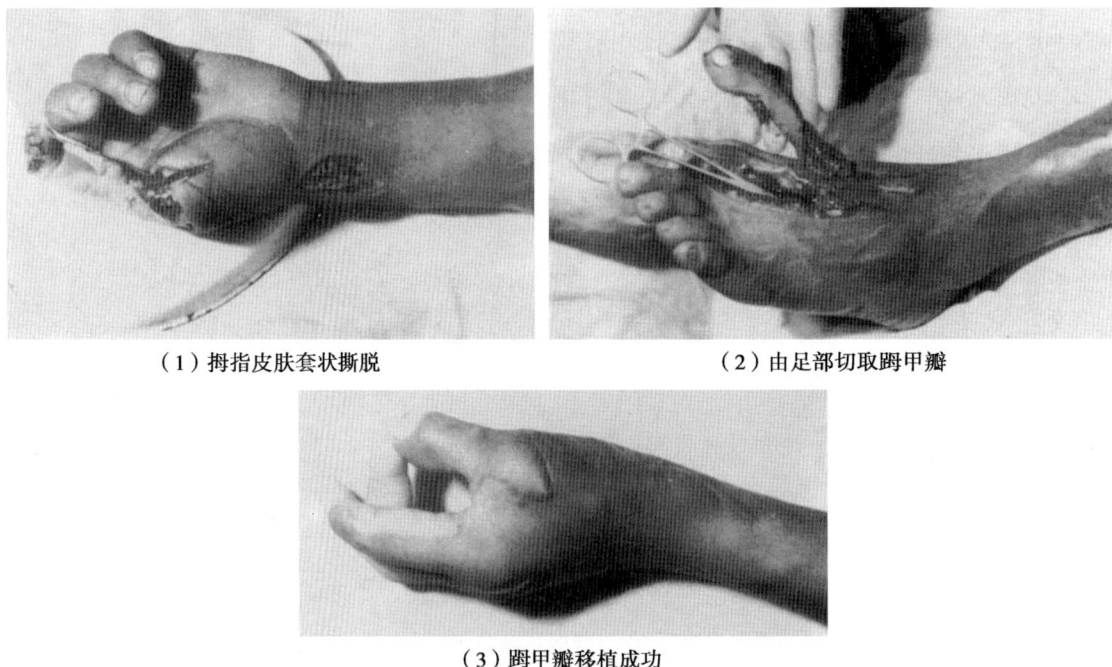

（1）拇指皮肤套状撕脱

（2）由足部切取踇甲瓣

（3）踇甲瓣移植成功

图6-23　拇指皮肤套状撕脱，踇甲瓣移植修复创面

遇到拇指套状皮肤撕脱伤患者，如果设备和技术条件允许，无特殊理由，则不应施行经第1掌骨的截指术。因为这样将失去拇指原有的指骨和能活动的掌指关节。如果晚期再施行任何拇指再造手术，不但需要从身体其他部位取骨，而且由于掌指关节缺失，其功能均不如一期修复拇指好。

（三）手指套状撕脱伤

单纯手指皮肤套状撕脱伤较少见。单个手指甚或2个、3个手指的皮肤套状撕脱伤，从功能方面考虑，以截除伤指为宜。因为无论采取袋状皮瓣，或用管状皮瓣修复脱套指的方法来保存伤指，不但代价较大，外形难看,功能不好,而且常常影响健存手指的功能。尤其是管状皮瓣移植术,由于粗大的外形和功能缺陷,患者常常在术后要求再截除。即使是 3 个手指的皮肤套状撕脱,截指术后,拇指和仅存的另一手指仍能做对指动作,在工作和生活上可以从事很多的操作,比勉强保留这几个形状难看且动作笨拙的手指要好得多。

如果第 2~5 指全部皮肤呈套状撕脱,若截除所有的伤指,将使拇指因不能对指捏持而无法发挥作用,这样就进一步破坏了手的功能。在这种情况下,将伤指近侧一节半或两节植于腹部袋状皮瓣内保存伤指,二期再行游离植皮,或作皮瓣植皮,保存 1 个或数个伤指,以利拇指对掌功能的发挥(图 6-24)。

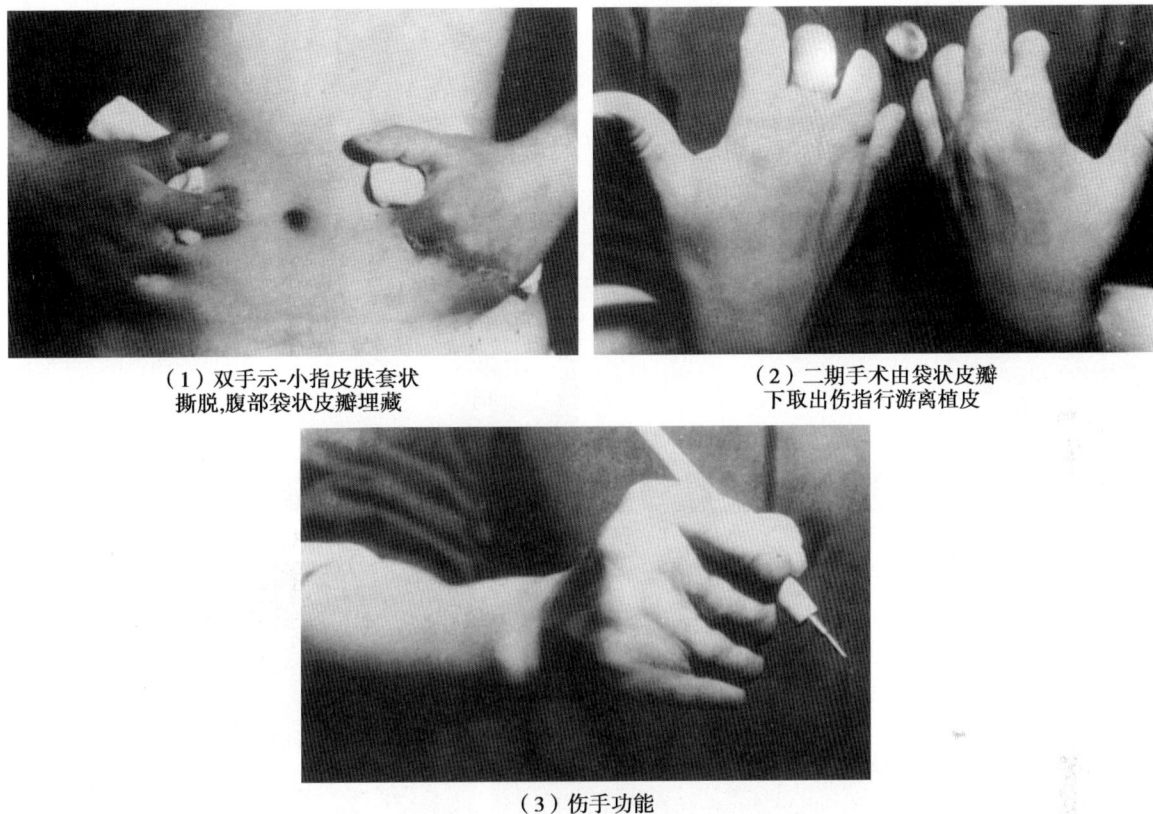

（1）双手示-小指皮肤套状
撕脱,腹部袋状皮瓣埋藏

（2）二期手术由袋状皮瓣
下取出伤指行游离植皮

（3）伤手功能

图 6-24　双手多指皮肤套状撕脱
袋状皮瓣埋藏　二期植皮修复创面

若拇指和全部手指均为套状撕脱,可保留拇指,截除 1~3 个其他伤指,再用袋状或管状皮瓣闭合创面。这样可以简化治疗,减少患者的痛苦,并保存一定功能(图 6-25)。

四、热 压 伤

热压伤是由热灼和机械压力所造成的复合伤。

1. 组织损伤特点　对这类损伤,医师的注意力经常集中在压伤方面,而忽视热灼伤。实际上组织损伤是以热灼伤为主。

致伤多由带有一定高温的滚轴或压板所伤。致伤物多有一定的间隙,因而捻压力往往不太大,也很少造成骨折,但由于致伤物的温度可达 70~100℃,接触时间又较长,因此常造成深度烧伤。

2. 治疗　治疗是以烧伤为主,根据烧伤深度的不同而采取相应的措施。若深达Ⅲ°时,应早期切除烧伤焦痂,一期植皮修复创面。发生在手背的热压伤,切除痂皮后,要仔细检查伸肌腱的损伤情况。这种热灼伤造成伸肌腱本身广泛损伤较少见,损伤多限制在腱周组织的浅层,有时有散在、小块的伸腱烧伤。此种肌腱可以保留,不需切除。直径若不超过 0.5cm,在其上作皮片植皮仍可存活,且不影响功能。若肌腱烧伤范围较大,则需行皮瓣植皮。

手部的热压伤常常造成多个手指背侧皮肤缺损,并有深部无血组织裸露,既不能接受皮片植皮,又难以

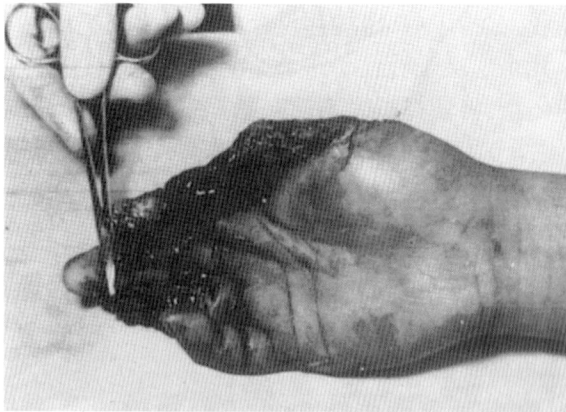

（1）拇及手指皮肤套状撕脱

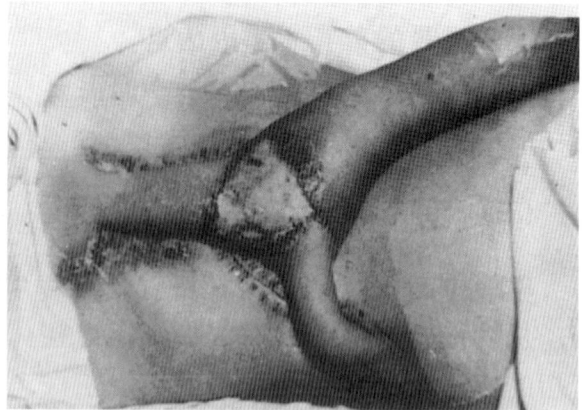

（2）腹部皮管移植修复创面

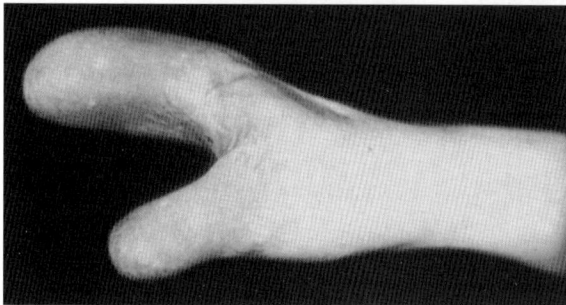

（3）断蒂术后

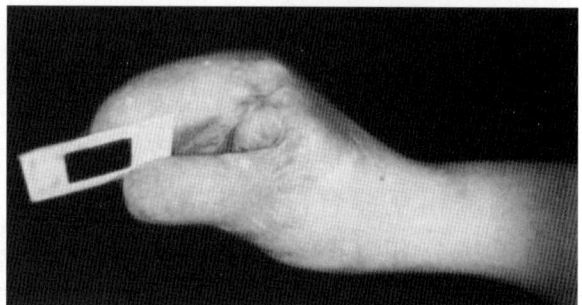

（4）捏物功能

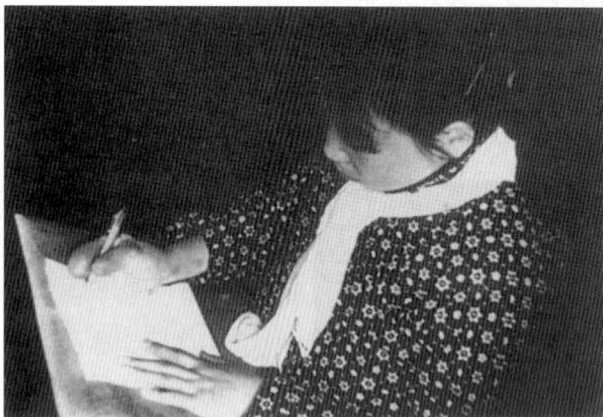

（5）写字功能

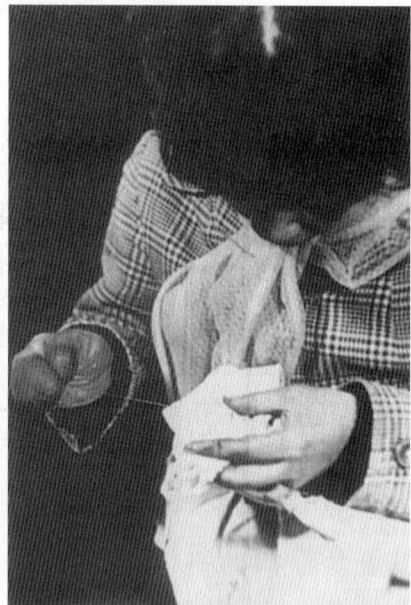

（6）术后功能

图6-25 拇及手指皮肤套状撕脱腹部皮管移植修复创面

用几个皮瓣分别修复。因此,可将手指背侧坏死组织切除,将各指两侧创缘相互缝合,使各指背形成一个大创面,然后用一个皮瓣进行修复。晚期再将相连的手指分开(图6-26)。

要特别提出,在治疗中若忽视了肌腱的烧伤,一律行游离植皮,这样可造成不同程度的植皮坏死,导致肌腱外露、坏死、脱落,晚期遗留严重功能障碍。若将热压伤处仅按压伤处理,未对烧伤采取措施,只是包扎换药,最后造成大片皮肤坏死、感染,会给伤肢造成严重残废,甚至不得不截肢。因此对这类损伤的治疗,要充分了解致伤物、受伤机制、组织损伤特点,才能获得较理想的治疗效果。

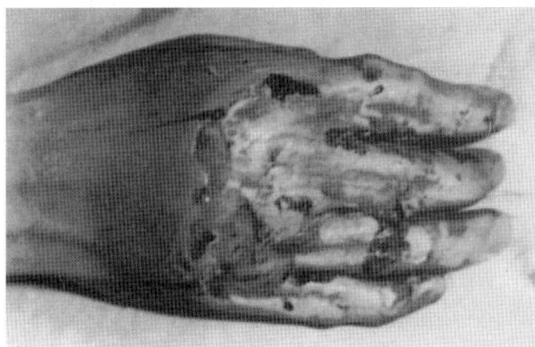

（1）手背皮肤热压伤

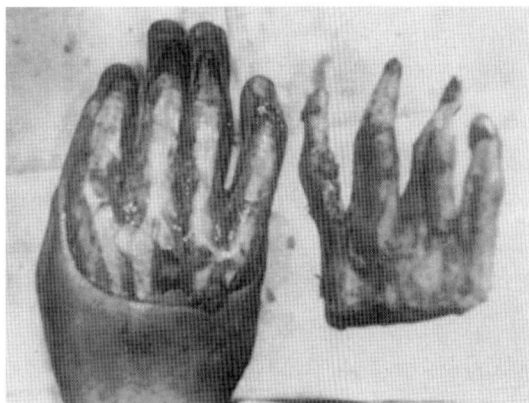

（2）清创术后

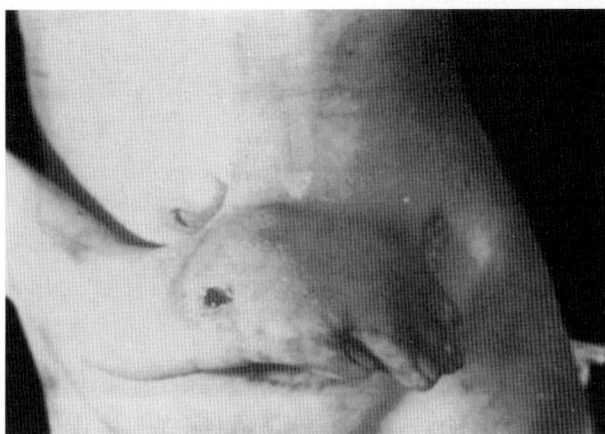

（3）腹部皮瓣移植修复创面

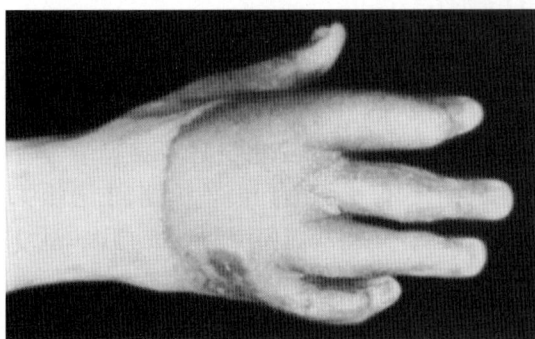

（4）断蒂分指术后

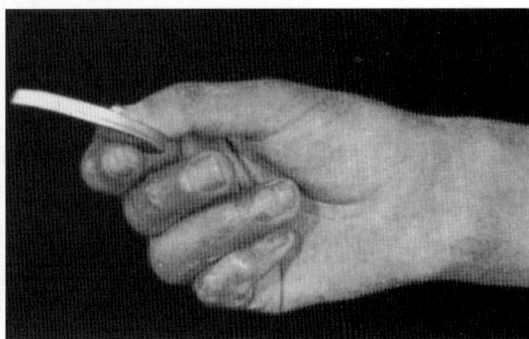

（5）手部功能良好

图6-26　手背热压伤腹部皮瓣移植修复

五、腕部切割伤

腕部切割伤,大多是由玻璃、刀等锐器致伤。这类损伤的治疗,关键在于要一期修复损伤组织的解剖连续性。对各类组织的损伤叙述如下:

(一) 肌腱损伤

肌腱损伤常是多发的,3条屈腕肌腱、8条指屈肌腱、拇长屈肌腱共12条,可同时被切断,也可损伤其中部分肌腱。在不大的区域内吻合12条肌腱,很易造成严重的粘连,尤其是指屈肌腱和拇屈肌腱,彼此邻接,粘连的可能性更大。因此,应将指屈深、浅肌腱二组肌腱中切除一组,吻合一组。由于指深屈肌腱止于末节指骨,功能较重要,故远端应切除浅肌肌腱,近端可与深肌或浅肌中任何一组吻合。其他肌腱依次吻合。

近端究竟选用浅肌还是深肌,意见并不一致。有的医生认为近端应该与浅肌吻合,因为该肌分出单个肌腱较早,不像深肌肌腱在整个前臂甚至在腕部还是彼此连成一片,所以采用指浅屈肌作动力,有利于术后恢复单个手指活动功能。有的医师选用指深屈肌作动力,认为这样可以保持原来肌肉的张力。从临床观察,大部分患者,即使近端采用指浅屈肌作动力,术后常常由于肌腱相互粘连,也很难获得理想的单个手指活动功能。因此,强调近端与浅肌或深肌吻合并无太大意义。

在腕部切割伤中,掌长肌肌腱必须吻合,因为这类创伤中往往正中神经多有损伤,而正中神经吻合后并不能保证外展功能重建时,用掌长肌腱移位,是最理想的动力。

(二)神经损伤

在腕切割伤中,正中神经和尺神经常可同时损伤,应该进行一期吻合。对感觉的恢复,特别是手内在肌功能的恢复,远较二期修复为好。

在腕部切割伤中,特别强调要将神经和肌腱辨认清楚,不要错将神经与肌腱吻合。

辨别神经和肌腱常采用以下几种方法:

1. 色泽 神经是白中略带黄色,表面光滑无闪光。肌腱表面白而亮,有如鱼鳞样闪光。

2. 硬度 神经质地柔软。肌腱硬韧挺拔。

3. 血管 在神经外膜上可见一条沿纵轴走行的动脉,有分支。而肌腱表面则无明显血管可见。

4. 断端 神经断端有多数大小不等半透明状的乳头状突出,它是被分隔开的神经束。肌腱断面为均匀一片的无突出的腱纤维断面。

(三)血管损伤

腕部切割伤中,桡动脉和尺动脉经常同时损伤,在此情况下应争取将断裂动脉吻合。这些动脉特别是桡动脉,是手部主要供血动脉。吻合动脉后,在充足血液供应下,神经、肌腱等组织的功能恢复以及伤手的营养状况,要比血液循环差的情况好得多。

腕部切割伤手术结束后,应在屈腕、屈掌指关节、伸指间关节的位置,用石膏托制动4周后再开始进行功能练习。不予制动或过早活动,易造成神经、肌腱吻合处再次断裂。

六、手掌压砸伤

手掌压砸伤是一种常见的创伤。在临床上常见为多发掌骨骨折以及明显移位,大小不等的皮肤裂伤等。手内在肌常遭到广泛破坏,临床医生常常忽略此点,给治疗常带来明显的影响。

1. 组织损伤特点 这类创伤常由两个重物夹挤,或被重物砸伤所致。暴力造成了多发掌骨骨折、移位,同时也使大量软组织遭受捻挫。神经、肌腱、血管的连续性虽存在,但组织受到严重捻挫,皮下组织、滑膜、滑液囊、筋膜等也受到同样的损伤。手内在肌在暴力作用下,造成肌肉断裂、破碎、捻挫、肌肉血肿形成,甚至肌肉被挤出到创口以外。

由于这种广泛的捻挫、组织缺血、水肿,损伤组织可发生坏死、液化,晚期可形成广泛粘连、挛缩和瘢痕,因此其功能受到严重影响。

2. 治疗 根据上述组织损伤的特点,这类创伤的治疗,应在清创时将捻挫严重、失去存活能力的内在肌彻底切除。因手术后大片创面渗血,易造成血肿及组织严重肿胀,需在创口内放置引流条,将积血引出。包扎时敷料不要压力太大,以免术后因严重肿胀而压迫血管,影响手的血液循环。

伤口愈合和骨折基本稳定后,积极进行理疗和功能练习,也可同时采用弹性牵引支具,协助功能练习。

(杨克非 李庆泰)

第 七 章

骨与关节损伤

手是人的劳动器官,骨骼为其支架,关节为其枢纽。后二者,常因外力作用而损伤,如骨折、关节脱位和韧带损伤等,致手运动功能障碍。

骨与关节损伤,时限短于4周,为早期损伤;反之,为晚期损伤。此外,它们还有开放与闭合之分:前者与外界相通,常伴有严重的软组织损伤,多需手术治疗;后者与外界无交通,软组织损伤也较轻,治疗可有多种选择。本章着重介绍闭合性急、慢性损伤。

第一节 概 论

诊断手部骨、关节损伤,同其他部位损伤一样,也需依据病史分析、体格检查和放射影像学检查。许多专著对此都有详细论述,这里再赘言一二。

一、临 床 表 现

手部骨、关节损伤的临床表现主要为局部表现,归纳起来有如下几种:

(一) 局部肿胀与淤斑

创伤可增加毛细血管通透性,使组织裂隙及间质内充满含有炎症细胞和纤维蛋白的渗液,组织内压急剧增加,致局部软组织迅速肿胀。血管破裂出血,是局部组织肿胀的另外一个原因。肿胀严重者,皮肤绷紧、发亮,甚至出现张力性水泡。手背肿胀严重,常是骨间肌室综合征的表现之一,应予足够的重视。淤斑可有青、紫、黄三种颜色,位于皮下,由皮下血肿及血红蛋白分解成含铁血黄素所致。

肿胀,可增大闭合复位难度,妨碍切口闭合,降低外固定效能:绑缚在肢体外面的固定物常会因肿胀消退而松动,失去应有的固定作用。

(二) 疼痛与局限性压痛

组织内压增高,以及缓激肽等致痛物质释放,可致损伤局部疼痛。压痛最明显之处,往往就是损伤所在。骨折,除了疼痛和压痛之外,还常有肢体轴向挤压痛,即沿肢体长轴挤压所诱发出的伤区疼痛。对于隐匿性骨折来说,轴向挤压痛,是一个十分重要的临床体征。

(三) 不稳定与运动功能障碍

骨与关节分别为手的支架和枢纽,损伤之后多有不稳定及运动功能障碍。此外,伤区疼痛也会导致运动障碍:患者畏惧疼痛,检查时手指主动运动速度及幅度明显下降,被动运动也常受限。不稳定,或是骨折所致或是源于关节韧带损伤,需予鉴别。

(四) 畸形

骨折、关节脱位,手指常有短缩、旋转、掌背向成角或侧向偏斜畸形。一般来说,畸形部位越靠近侧,所致功能障碍越突出。

手骨短缩和掌、背向成角,可降低指伸肌腱张力,致损伤远侧关节始动落后于正常手指,称为伸展迟滞(extensor lag);旋转和侧偏,会改变手指运动方向,致手指在屈曲握拳时挤向或偏离邻指,呈现指端叠落或分离。手指日常屈曲活动,多是与拇指接触,轻度旋后移位对手指与拇指的对合影响不大,可旋前移位就不行了:不要说轻度,就是些许旋前,伤指在屈曲时就可有明显的尺偏,难与拇指正常接触,捏力大为下降。也就是说,旋前移位较旋后移位更容易影响手指对指功能。但拇指,恰与手指相反,旋后移位影响较大,原因也是妨碍对指功能。

(五) 反常活动

一种非生理性的活动,为完全性骨折、关节脱位及韧带断裂的表现之一。

(六) 骨擦音或弹响

前者是折端,后者是关节面相互摩擦而产生的声音,多伴有剧烈的疼痛。

(七) 手指皮肤感觉异常

系神经损伤所致。月骨掌侧脱位,腕管内容物体积增大,内压也增加,进而使正中神经受压于屈肌支持带下,手桡侧受其支配的3个半手指会出现麻木感。第5腕掌关节骨折-脱位、钩骨及豌豆骨骨折,常合并尺神经损伤,致小指及环指尺侧半皮肤感觉异常。挤压暴力所致远节指骨骨折,也常合并有神经末梢损伤,感觉异常要持续很长一段时间才能消退。暴力有时也可直接作用于神经,造成手指麻木和感觉异常。

(八) 手指血液循环异常

血管或软组织损伤严重者,可有手指血液循环障碍。为了肢体存活,应先修复血管损伤或予以促进血液循环、防止血栓形成的药物,然后再处理骨、关节损伤。

在上述表现之中,畸形、反常活动及骨擦音都具有特异性,但不是总能遇到。检查骨擦音和反常活动,会引发剧烈疼痛,增加患者痛苦,有时还会出现骨折移位或新的损伤,所以,只宜在体检中加以注意,不要有意识地掰动手指诱发,更不能重复进行。

需要注意的是,临床表现与骨、关节损伤程度并非总是平行的。有时,损伤甚重,可临床表现却不突出;有些时候,上述情况又会颠倒过来。也就是说,确诊还需放射学检查。

二、放射影像学检查

放射影像学检查,可显示体格检查难于发现的伤病,为诊断提供确切的依据。其种类甚多,在敏感性、特异性、准确性、辐射剂量及费用等方面差异较大,最好是依伤选取,力争做到物尽其用和用得其所。

(一) X线平片摄影检查

费用低,骨骼结构显示清晰,是其优点;不能显示软组织损伤,骨、关节影像为平面像,细小、轻微损伤易为重叠骨影遮掩,为其缺点。此外,重叠骨影还容易产生伪影,导致误诊。

为增加骨、关节信息量,也为减少重叠骨影遮掩效应,可将摄影体位组合起来使用,如正、侧位组合,正、斜位组合,甚至正、侧、斜位组合等。平片摄影检查,射线中心线应对准在病损部或邻近的关节,例如:①手指平片检查,中心线对准在手指近侧指间关节;②拇指,中心线对准在拇指掌指关节;③手平片检查,中心线对准在中指掌指关节;④腕关节平片检查,中心线对准在桡、尺骨茎突连线中点,即月骨所在处。

腕关节摄影,骨影重叠最重,即使是组合体位摄影,也难看清所有结构。为看清某一部位的结构,可采用特殊体位投照,如:①舟骨位:舟骨无重叠骨影,结构显示清楚;②腕管位:用于检查大多角骨结节、钩骨钩等;③切线位:近排腕骨间关节无重叠影像;④腕桥位:腕骨背侧面无重叠骨影。后几种特殊体位摄影检查,目前多被CT所取代。

掌、指骨骨折、关节脱位,凭借平片摄影检查多能明确诊断,但体位组合不可少,尤其是正、侧位组合。正、斜位或侧、斜位组合,信息量远远少于正、侧位组合,单独使用,很难保证不出现漏诊。

(二) 关节造影检查

注入造影剂至关节腔,据其流通与充盈影像,可发现平片不能显示的损伤,如关节囊破损、骨间韧带或三角纤维软骨损伤等。其方法有平片造影、体层造影、数字减影造影及双重对比造影等,多用于腕关节检查。其操作有一定难度,又较费时,临床使用不多。从现在使用情况看,它有被MRI及腕关节镜取代的趋势。

（三）X 线透视检查

可做多方位及动态观察,诊断迅速,费用较低,但显像欠细腻。临床上,观察闭合或切开复位即时结果,多采用此法。其结果可打印在纸上,存留在病历中。目前,透视机体积不大,移动性能也好,使用甚为普及。

（四）X 线电影摄影检查

以每秒 25~50 帧的速度拍摄骨、关节平片影像,用以观察骨、关节于运动中的变化。与透视相比,它可做定量分析。但费用较高,目前尚未广泛应用于临床。

（五）X 线体层摄影检查

X 线管与暗盒匣用连杆相连,以放置其间的受检肢体的某一层面为中心点,做等速相向运动,使此层面结构固定地投影在胶片上,用以检查此层面的结构。平片上,此层之外结构则因投影部位不固定而变得模糊不清。由此获取的 X 线平片称体层摄影片,可显示骨、关节层面影像,但不能显示横断面。此法目前已为 CT 所取代。

（六）X 线电算体层成像检查（CT）

基本原理是:用 X 线束对受检结构做层面扫描,计算组织对 X 线的吸收系数,然后将其转换为图像信号,重现原组织结构形态。由此所得影像虽为重建图像,空间解析力不及平片和体层摄影,但对比度则远远优于后二者,且无模糊不清的背景,图像逼真清晰,解剖关系明确。此外,其成像质量不受石膏、塑料等影响,用上述材料做外固定的肢体也可以实施 CT 检查。

除了层面影像之外,CT 还能提供三维影像,使定量诊断变得更加可视化。

目前,CT 已是诊断舟骨成角移位、桡尺远侧关节脱位或半脱位、关节内粉碎骨折、复杂和隐秘性骨折,如舟骨骨折、钩骨钩、大多角骨骨折、经舟骨月骨周围骨折脱位等,常规使用的检查方法。同平片摄影检查一样,CT 不能显示软组织损伤。

（七）磁共振成像检查（MRI）

基本原理是:用强度均匀的静态磁场使体内取向任意、排列无章的氢原子核沿磁场方向旋转和排列,然后再施加与静态磁场方向垂直、与原子核进动频率一致的射频磁场,造成磁共振——受射频磁场激发,氢原子核一方面偏转旋进方向,一方面吸收射频磁场能量由低能状态跃迁到高能状态;然后停止射频使原子核会重新按静态磁场方向旋进和排列,并释放所吸收能量,即相位与能级都恢复到激发前状态。后一过程称弛豫,长短与氢原子核的物理、化学状态有关。计算弛豫时间及核子密度,经数-模转换后即可以灰阶形式重现受检结构。

MRI 所示影像也为体层像,关节软骨及软组织显像最清楚,且无电离辐射,无 CT 图像中射线硬化等伪影。但费用高,空间分辨率较低,且体内不能有金属物。

目前,MRI 主要用在诊断隐匿性骨折、早期骨坏死、骨间韧带损伤、三角纤维软骨复合体损伤及肿瘤等。就手部肿瘤而言,无论骨肿瘤还是软组织肿瘤,MRI 均有极好的对比度,但无特异性,不能区别肿瘤的良、恶性质。

（八）闪烁摄影检查

又称骨扫描或核素扫描:静脉注入放射性药物,据其流通、吸收和聚集来诊断血管、软组织和骨骼伤病,例如隐匿性骨折、月骨坏死、骨间韧带损伤等。其敏感性高而特异性差,可显示上述检查不能发现的异常。

目前,它主要用于查找骨转移癌和微小的关节伤病。

三、治　疗

准确复位、有效固定、早期功能运动,是治疗手部骨、关节损伤的基本原则,与其他部位无二。

手部骨、关节体积小数量多,周围软组织结构多,损伤以多发伤、复合伤居多,复位及固定难度较大,治疗不当常遗留明显的运动功能障碍。治疗,最好由受过专业训练的医师来实施。

治疗手部骨、关节损伤,方法甚多,需依据伤况、患者需求来定,比如,舟骨骨折,身强体壮、工作繁忙、术后即要活动者,以切开复位加压螺钉内固定为宜;年迈体衰、术后无即刻活动要求者,首选闭合复位石膏托外固定。

（一）复位与固定

复位，即矫正移位与脱位，恢复骨、关节正常或近乎正常的解剖关系，有闭合与切开复位两种形式。固定，是指对复位的维持与稳定，有外固定与内固定之分。

固定是治疗骨折的中心环节，有效、合理、可靠的固定可解除疼痛，维持复位，保障损伤愈合过程正常、顺利地发展，有益于早期功能运动；反之，会妨碍愈合，影响手的运动功能恢复。

复位与固定，常用方法有如下几种：

1. 闭合复位石膏/塑料/铝托外固定 于术者或器械持续牵引下复位，然后用石膏、塑料或铝板等材料作外固定物，维持复位至愈合。多用于无移位或复位后稳定的骨折、无法实施内固定的粉碎骨折、关节脱位以及韧带损伤等。

闭合复位，操作简单，创伤轻微，但难于做到解剖复位。复位，最好①在麻醉下进行，一是解除肌肉痉挛，二是缓解疼痛。外周神经阻滞麻醉以及局部浸润麻醉最常用，但儿童还是全身麻醉为好，以免加重局部组织肿胀，增加复位难度。许多时候，复位可于瞬间或很短的时间内完成，对体格健壮者来说，麻醉并非总是不可省略的步骤；②在伤后数小时之内完成，以免组织肿胀严重，增加失败率；③能一次成功，以免骨端变得平滑，导致复位不稳定及骨折愈合过程受破坏；④动作温柔，切忌粗暴，以免引发新的损伤。

外固定的基本操作方法是：复位后，用手握持患手、患指维持复位，经透视检查见复位满意，再放置石膏托等外固定物，用绷带或尼龙搭扣与患手绑缚在一起，一是维持复位，二是阻止关节运动，营造一个良好的愈合环境。

手指外固定，塑料（铝）托即可。全手外固定，还是石膏为宜，一是费用较低，二是较塑料（铝）托更坚固，没有轴向扭动，固定效果更牢靠。塑料的塑形性优于铝材，透气性也好，可满足多种需求，无论是形状还是功能，应用范围更广（图7-1）。固定物与肢体之间、相邻手指之间必须置放棉垫或纱布一类的柔软敷料，一是减少固定物对皮肤的压迫，防止出现压迫性溃疡；二是吸收汗液，避免皮肤糜烂。

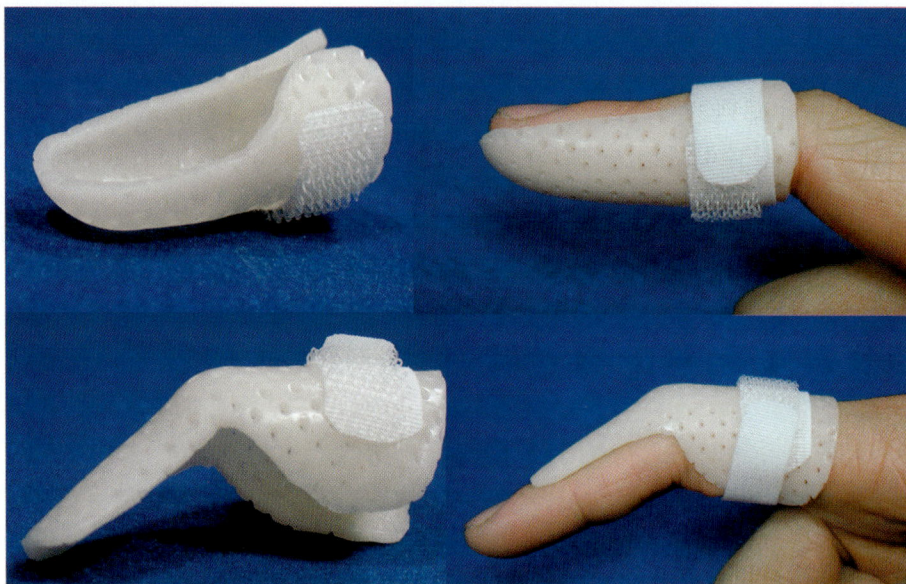

图 7-1 两种用于手指外固定的塑料托

固定之后，透视或拍片复查，确定复位良好、骨与关节无新的损伤，再进行后续治疗，例如告知患者，外固定可有如下并发症：①手指麻木、颜色变白或变紫，系外固定物绑缚过紧、神经和血管受压所致；②疼痛加剧或新增疼痛，多是外固定压迫所致。固定24小时之内，患者怀疑出现并发症，应急速来医院复诊；即使没有，次日也应来医院复诊，再由医师确认一下。伤后1周，组织肿胀大多消退，外固定物可能会松动，也应来医院复诊，确定是维持原状还是调整或更换外固定。

外固定范围，依损伤部位及稳定程度而定。通常，外固定物远、近端要超过损伤部位的上、下关节，并包括相邻手指,但指端必须外露,以便于观察手指血液供应,防范缺血坏死。儿童手小,手指固定困难,且不易控制旋转和成角移位,因此多是全手固定,时限一般是 3～4 周。指间关节多固定在 0° 或 10°～20° 屈曲位,掌指关节 60°～90° 屈曲位,腕关节 25°～30° 背伸及尺偏位,拇指为对掌位,以避免掌板或关节囊或侧副韧带挛缩,引发运动功能障碍。

将相邻健指与伤指固定在一起,一是增加复位的稳定性,二是有助于防止伤指出现旋转移位。要想实现后一目的,健、伤指各关节需屈曲才行,否则,难于奏效。

关节脱位、韧带损伤,一般固定 4 周。骨折,一般情况下,X 线平片上骨痂形成、骨折线模糊或消失通常要 6～8 周;3～4 周多已纤维愈合,稳定者有一定抗张强度,可在医师督导下活动——每日摘下固定物 1～2 次,主动活动 1～2 分钟,力量及幅度均不可过大,然后再重新固定;不稳定者,还是愈合后活动为妥。

无石膏、塑料或铝托,也可用小夹板、纸板替代。但须每半日检查或调整一次小夹板的松紧度及固定垫的位置,以保持夹板、纸板的功效,防止并发症的出现。

2. 闭合复位经皮穿针内固定　闭合复位之后经皮穿入克氏针做固定,有髓外、髓内两种穿针方式(图 7-2)。前者,由邻近骨骼穿入克氏针至折块,多用在掌骨骨折。后者,针经髓腔穿过两折块,既往多用在指骨骨折,现在也常用于治疗掌骨颈骨折。经皮穿针内固定,除了可替代石膏(塑料、铝)托固定之外,也适用于外固定难于奏效的骨折。

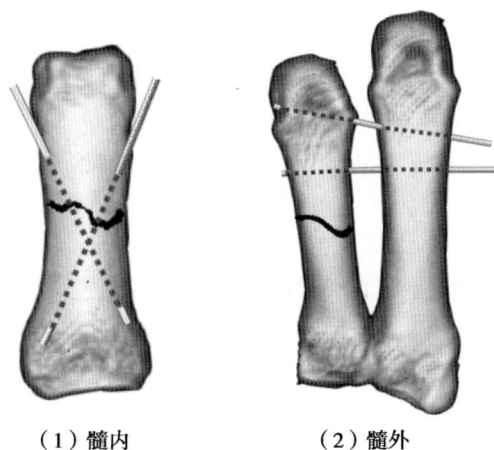

（1）髓内　　　　（2）髓外

图 7-2　经皮穿针内固定

经皮穿针固定,创伤小,效果也优于外固定。但必须要有 X 线透视机引导,力争一次成功,因为重复穿针可致骨质疏松,减低其固定效果。此外,如何避免穿经肌腱,不缠绕神经,保证术后早期活动,也是此法经常遇到的问题。

穿针直径及数目,无严格限制,一般来说,都是以固定牢靠,折块稳定,能早期功能运动为标准。

于腕部经皮穿针,最好先于皮肤切一小口,用蚊式止血钳钝性分离皮下组织,直至关节囊,然后再于套管保护下放进克氏针,穿入到骨骼内。目的,是避免卷伤皮下神经。

3. 闭合复位固定架外固定　经皮钻入固定钉至折块,再用钉夹将带有螺纹、万向节或运动轴的连杆与之连接,然后闭合复位,旋紧钉夹和万向节完成固定。

外固定架始于 19 世纪中叶,由法国 Malgaigne 医生最先描述,但用于治疗手部骨折还是近 30 年的事。最初它仅用于拇指延长,以后才逐渐用在手指延长和骨折固定,成为一种有别于克氏针、钉、板的固定材料。外固定架的种类繁多,形状、性能各异,闭合复位固定架外固定,以带万向节或运动轴的固定架为宜——可先穿钉后复位,拧紧钉夹即完成固定,操作简便。

外固定架固定,优点同经皮穿针。但借助螺纹杆和万向节,它可施予折块间加压、牵张、折弯及旋转力,适用于多种类型的骨折。有运动轴的固定架,在施予张力的同时还允许关节早期功能运动,尤其适用关节内粉碎骨折。固定钉穿入之后复位,不满意,旋松钉夹和万向节接着再复就是了,不会影响愈合过程。这也是经皮穿针所不及的。X 线透视机引导,避让肌腱,难于解剖复位也是此法常遇难题。费用高,使其应用受到一定限制(请参阅切开复位固定架外固定)。

固定钉的尖端带有螺纹,闭合旋入折块时最好远离神经、血管等重要结构,以免出现卷绞损伤。

4. 切开复位克氏针/钢丝/螺钉/钉板内固定　切开软组织,直视下复位,再用金属物固定,适用于闭合复位失败者以及不宜做上述固定者。

切开复位,可增加解剖复位机会,但创伤也大。螺钉及钉、板固定,有固定牢固、可早期活动之优点。切开复位,最好完成于组织肿胀加剧之前,否则,难于关闭切口。肿胀严重者,可先予外固定,待肿胀消退再行切开。

（1）克氏针:是一种名源德国 Kirschner 医师的不锈钢针,直径 0.7～3.0mm,有多种规格。其体积小,异物反应也小,不干扰切口闭合,几乎适用于手部所有骨、关节损伤。切开复位克氏针内固定,一般不需广泛剥离,操作相对简便且易于掌握,对术后功能运动影响也小,是目前应用最多的内固定方法。针端通常呈锥状,直径小于针体,但也有一些呈矛状,直径大于针体(图7-3),钻出的孔径大于针体,固定难于牢固,最好屏弃不用。使用注射器针头做固定,也存在同样的问题:针的尖端偏于一侧,钻孔时针体晃动,孔径也大于针体,而且针体晃动还容易引发折块碎裂。不是万不得已,最好不要用注射器针头做内固定。修复肌腱损伤,用注射器针头固定关节,保证肌腱愈合顺利,还是可以的。

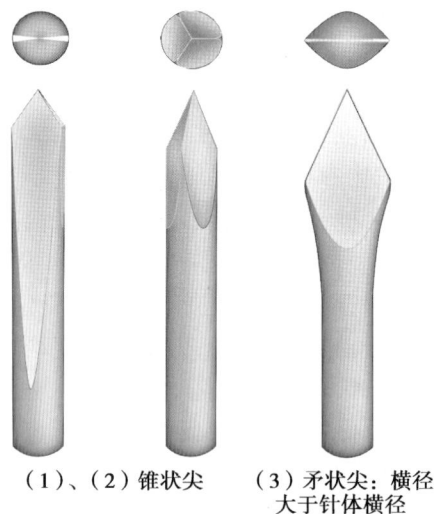

（1）、（2）锥状尖　　（3）矛状尖:横径
　　　　　　　　　　　　　　　大于针体横径

图7-3　克氏针尖的形状——
截面与侧面观

横形骨折,多是交叉穿针固定,即两根针斜经折面并相互交叉;斜形骨折,即可纵向交叉穿针,也可垂直骨干横向并行穿针固定;螺旋形骨折,需多针固定,方向多与折面垂直;粉碎性骨折,要多角度、多针固定才行(图7-4)。即使如此,克氏针体光滑易弯,固定也难于牢固,且无折块间加压,折端还有细微活动,须用外固定做保护才能维持复位到愈合。

固定之后,克氏针尾埋于皮下还是留置皮外,无统一认识。前者,骨折愈合后要二次手术才能取出;后者,直接拔出即可,无需二次手术,但有针道感染危险——针为异物,周围组织有炎性反应,渗液积存于针道易致细菌感染,重者需提前取出克氏针改换外固定物做固定。从应用来看,愈合时限长于10周者,如舟骨骨折,针尾最好埋于皮下,尤其是在气候炎热的地区和季节;反之,可留置于皮外。针尾留于皮外,应3天更换一次敷料,消毒并清除针体周围痂皮,以利渗液沿针体流出;内敷料应与针道口紧密接触,以吸引渗液并减少痂皮的形成。

(2) 可吸收针(钉):由高分子聚合物制作而成,如聚羟基乙酸、聚乳酸和聚二氧杂环己酮等,植入体内可逐渐降解吸收,无需二次手术取出。其效果与相应的金属固定物接近,但体积要大,费用也高,局部反应也重——水肿,甚至渗液,系酸性降解物浓度过大所致。

可吸收针(钉)应用于手部,短期效果不错,但还缺少大宗病例总结,长期结果如何还需一段时间观察才能知晓。但较好的固定强度以及可降解吸收的特性,使其凸现优势。相信将来问世的新品,生物相容性会更好,应用会广泛。

(3) 钢丝:于折块钻孔,然后穿扎不锈钢丝做固定(图7-5)。除了骨折之外,它还用于韧带、肌腱止点的重建。

钢丝置于掌、指骨背侧,即张力侧,骨在承受轴向负荷时会有明显的折块间加压,有利于骨折愈合;置于非张力侧,固定初始虽有一定的折块间加压,但随着折端骨坏死、折端出现间隙,其加压作用也就随之消失殆尽。为提高钢丝固定的抗扭转、抗弯能力,可再垂直交叉或平行穿扎一道钢丝,或者辅穿1根克氏针。垂直交叉穿扎钢丝,较平行穿扎、单根穿扎及辅以克氏针的单根穿扎钢丝,固定更牢固。

手部所用钢丝,通常较细,也较柔软,活动过早可豁裂其下骨质,或是扭结松开,致固定失效。所以,钢丝内固定,也常常需要用外固定做保护。

(4) 螺钉与金属板:钉、板内固定早在1946年就有应用,但微型化、提供折块间加压及普遍应用也就20余年光景。其材质有不锈钢、钛及钛合金。板有直板、T形板、L形板、不规则形板、髁板——一端有与板垂直的针状凸起、三角形板和圆形板等。

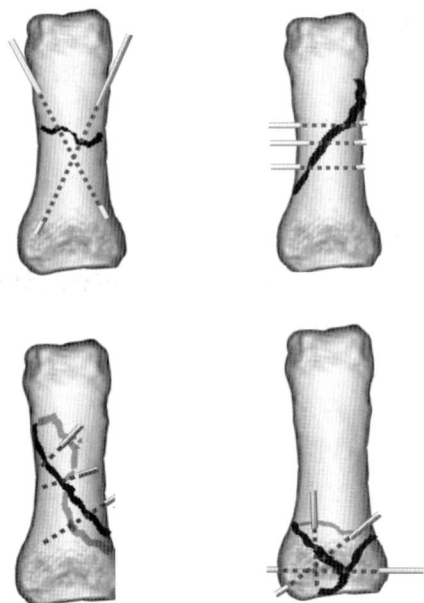

图7-4　几种克氏针内固定形式

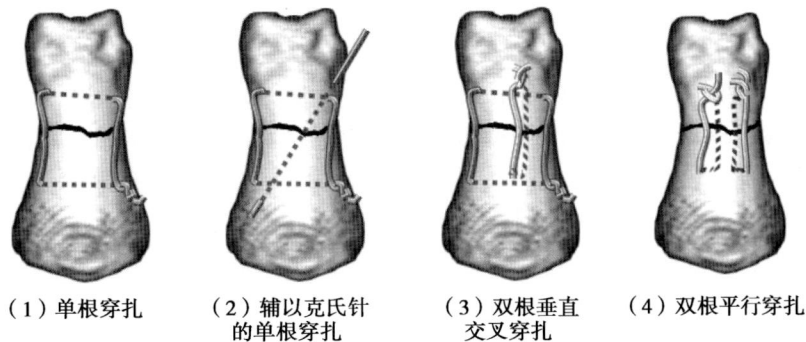

（1）单根穿扎　　（2）辅以克氏针　　（3）双根垂直　　（4）双根平行穿扎
　　　　　　　　　　 的单根穿扎　　　　交叉穿扎

图7-5　几种钢丝内固定形式

钉有皮质骨钉、松质骨钉、Herbert钉、双螺纹钉和空心钉等,螺径1.3~2.7mm。

撕脱骨折、指骨髁骨折、长斜及螺旋形骨干骨折仅用螺钉固定即可,短斜形和横形骨干骨折则需钉板联合固定。

螺钉旋入之前,需先用钻头钻孔,直径小于钉的螺径但大于轴径,然后再用丝锥攻出螺纹。靠近钉帽的钻孔,直径若与螺径相同,称滑动孔,螺钉可自由穿经此孔,仅与远离钉帽的钻孔——螺纹孔锚着,旋入时可将螺纹孔所在折块拉向滑动孔折块,直至彼此紧密对合为止。此举称折块间加压,可获牢固的固定,稳定折块到愈合。这是克氏针、钢丝等内固定物所不具备的优势。施以折块间加压的螺钉称拉力螺钉。利用螺钉获取折块间加压,须以解剖复位为前提。

螺旋骨折,需多钉固定,分别沿其所在部位骨干、折面垂线夹角平分线的方向旋入。长斜形骨折,也是多钉固定,可与折面及骨干纵轴垂直。上述两骨折,仅用螺钉固定,折线最好长于骨骼横径2倍以上,折块钻孔处最好宽于螺径3倍以上,前者可保证固定牢固,后者可防折块碎裂。

钉、板合用时,只有穿经折线的螺钉才可按拉力螺钉方式置入,且与折面垂直,无论穿过板孔与否;其余的螺钉,穿过板孔,锚固在两侧折块的皮质上。骨折愈合4~6个月后可取出钉、板。

解剖复位、折块间加压之后,固定甚为牢靠,可早期功能运动,不再用外固定做保护,这是切开复位螺钉/钉板内固定的优点;剥离广泛,需二次手术取出是其缺点。

AO钉、Herbert钉、TwiFix钉及Acutrak钉,适用于舟骨骨折固定。

5. 切开复位固定架外固定　固定架种类繁多,但大多还是由固定钉、连杆和钉夹三部分构成。有些连杆带有螺纹、万向节或单向运动轴,可予折块间加压、牵张、折弯及旋转力,应用范围更广泛,包括闭合复位、早期活动及骨骼延长者(请参阅闭合复位固定架外固定)。

此法操作简单,剥离显露也小,固定钉远离折端,架体不与体表接触,伤口污染严重、骨或软组织缺损及有感染者尤其适用。此外,它还可用于骨骼延长。但固定钉外露,钉道内渗液积,有细菌性感染的风险。另外,费用高,是其突出的不足。

6. 切开复位克氏针(螺钉)内固定+固定架外固定　即克氏针、螺钉与固定架联合使用。多用于粉碎性骨折——用针、钉固定折块,用架施加张力,避免损伤部位承受压力,保证针、钉发挥作用到愈合。内、外固定联合应用,优势互补,常有更佳效果。但费用也是成倍地增长。

切开复位内固定,可增加解剖复位、牢固固定的机会,有益于骨折愈合及早期功能运动。但剥离显露大,软组织损伤也大,不是所有的损伤都适用。是否需要切开复位内固定,应依伤情、患者需求,权衡利弊得失之后再决定,一味追求解剖复位和牢固固定未必总能有好的功能恢复。

总而言之,复位,能闭合就不切开;固定,能做外固定就不用内固定,能单独就不联合应用,能使用无创法就不选有创法。

（二）功能运动

治疗手部骨、关节损伤,诊断、复位固定及功能运动缺一不可。早期功能运动,可促进肿胀消退,减轻肌肉萎缩及肌腱粘连,防止关节僵硬,有益于运动功能恢复。因此,在保证损伤愈合的前提下,应及早开始功能运动。

需要强调的是:①功能运动应在医师指导下进行;②先是主动运动后是被动运动,幅度由小到大,力量由弱至强,时间逐渐延长,并辅以相应的物理治疗,如蜡疗、超短波等,以免发生意外;主动运动,期限一般是2周,力量及幅度适中。被动运动,一般始于第3周,力量及幅度逐渐加大(请参阅手部康复治疗);③功能运动,最初的4~6周,应避免愈合组织承受过多负荷,如拎抬重物、支撑身体、挥锹抡镐等,在睡眠及外出活动时还需用外固定做保护,如石膏托或塑料支具等,称保护性制动;④功能恢复,速度要适中;过快,软组织损伤有可能复发,过慢,运动功能难于恢复。一般来说,活动2周之后4周之内,关节运动达其正常的1/3~1/2比较合适。

四、并　发　症

骨折畸形愈合最常见,其次是关节僵直,再次是骨折延迟或不愈合,关节不稳定较少见。

(一) 骨折畸形愈合

原因有二:①损伤过重、复位后无法实施有效固定;②固定失效。前者,人力难为,没有好办法预防。后者,多与复查失调有关,加强复查多可避免。夹板固定,最好1天复查两次;石膏/塑料/铝托,1~2周复查1次;内固定,4周复查1次。

(二) 关节僵直

除了受损关节以及邻近损伤关节,周边正常关节也时有僵直出现,原因不外是损伤过重、愈合延迟、功能运动不到位、固定范围过大、时间过长、体位失当等。前三为患者自身原因,常难改变;后三为医源因素,还有改变可能。

成人骨折,外固定远、近端一般要过邻近关节,左、右包括相邻手指,有时还要延展到骨折的背侧面;儿童,多是全手固定。关节损伤,外固定远、近端通常不过邻近关节,如腕骨损伤,远端只达掌指关节,近端到前臂中远1/3交界处。在保证稳定的前提下,为减少关节僵直存留:①尽可能使用易于塑形的外固定材料;②尽可能不扩大外固定范围;③尽可能允许近侧指间关节能有更多的屈伸运动——其掌板常因屈曲固定而挛缩;④尽可能康复治疗2个月以上。

成人,关节脱位、韧带损伤,固定4周多可开始功能运动;骨折,固定3~4周多已纤维愈合,具有一定抗张强度,稳定者可在医师督导下活动,每日摘下外固定物主动活动1~2次,每次1~2分钟,力量及幅度均不可过大,然后再重新固定;不稳定者,还是待愈合——6~8周,X线平片检查见骨痂形成、骨折线模糊或消失之后再活动为好;固定牢固者,术后次日即可功能运动。儿童,固定期要较成人相应损伤少2~3周。愈合后及早开始康复治疗,可促进关节运动功能的恢复。

为避免掌板、关节囊及侧副韧带挛缩,尽可能将手部关节固定在一个安全的体位,指间关节一般是0°或10°~20°屈曲位,掌指关节60°~90°屈曲位,腕关节25°~30°背伸及尺偏位,拇指为对掌位。当然,复位之后取何种固定体位,还要依据具体伤情而定,不可教条化,如伸肌支持带重建术后,腕关节只能是掌屈固定而不能背伸固定,否则支持带会被指伸肌腱活动所豁裂;再比如,中节指骨基底掌侧骨折,也得掌屈固定,不然就无法对合折块。

(三) 骨折延迟或不愈合

骨折愈合,影响因素甚多,如血液供应,软组织支持,神经营养,折端对合,复位与固定等。临床上,即使折端对合紧密、固定牢固,延迟或不愈合也非少见,且无明确原因可寻。

手部骨折,一般要6~8周才能愈合。超过预期愈合时限未愈合,为延迟愈合。此时,折端间的组织为纤维组织和纤维软骨所构成,继续固定仍有转换成骨组织的可能,但是也有可能停滞不前,成为不愈合。逾期3个月,骨折还不愈合,且放射影像学检查毫无愈合进展迹象,可视为不愈合。此时,折端细胞活动停止,骨折不能自行愈合。根据X线平片影像,可将不愈合分成肥大性和萎缩性两型。前者,折端有骨痂形成,或多或少,仍有生物学活性,予以牢固固定,还有愈合可能。后者,折端没有骨痂,缺少血液供应和生物活性,重新固定的同时还需植骨才有可能愈合。

许多学者认为,非钉、板、架固定者,待3~4周骨纤维愈合,即可开始功能运动。临床中,所遇延迟或不愈合甚多,认为还是到6~8周骨愈合再活动为妥,且关节运动功能也都能恢复,不必冒此风险;3~4周开始活动,仅限于稳定者,次数及幅度也有限制(请参阅关节僵直)。

(四) 针(钉)道感染

克氏针或固定钉,尾端露于体外者,有针/钉道感染的风险:轻者,针(钉)周围皮肤红肿,针(钉)道渗出增加,或是出现脓性分泌液;重者,针(钉)松动,周围骨质破坏、吸收,出现坏死骨。感染轻,需加强局部护理:清除针(钉)周围痂皮,保障引流通畅;重,除了局部护理之外,还需口服抗生素。针(钉)松动,有骨髓炎者,则需拔出针(钉),改用其他方式固定,或更换部位重新穿针(钉)固定,同时予以全身抗感染治疗。

针(钉)道感染,及时治疗固然重要,但预防更为重要。人体于针(钉)有排异反应,总有微量渗液沿针(钉)体流出,或是敷料吸收消散,或聚居于针(钉)体根部形成痂皮。后者,可阻碍渗液流出,增大感染的风险。因此,术后每隔3~5天就要换药1次,清洁皮肤,去除痂皮,避免渗液积存于针(钉)道内。清洁皮肤,可用生理盐水或碘伏,少用或不用酒精等强刺激性制剂——有学者认为,后者有加重炎性反应之作用。此外,针(钉)周围软组织张力过大、坏死及活动多,也会加重炎性反应,增加渗出。经皮穿钉时,①最好使用低速钻,以减少螺纹对软组织的卷绞损坏;②最好避开富有活动的皮肤,以减少钉-皮之间的活动;③最好不让钉口皮肤承受过多张力,以避免钉-皮间隙一侧紧一侧松。钉-皮间隙紧,针体与皮肤紧密接触,不利于引流;松,即间隙过大,细菌又容易侵入。

第二节　手指骨、关节损伤

手有五指,即拇、示、中、环、小指。拇指,无论形状还是运动轨迹,都与其余四指不同,是一个独立的功能单位。后面四指,通称为手指。本节仅述手指损伤,拇指另节介绍。

手指由掌骨和近、中、远三节指骨组成。自近向远,掌、指骨的长度依次递减,并借掌指关节、近侧指间关节和远侧指间关节相互连接成一体。

掌指关节是一个椭圆关节,具有掌屈-背伸、内收-外展及回旋运动功能。其关节囊较松弛,两侧有固有侧副韧带和副侧副韧带加强,掌侧为掌板支持,四周有肌腱通过。固有侧副韧带呈条索状,甚强韧,在关节伸直时松弛,关节可有侧偏运动,尺偏大于桡偏;屈曲时紧张,关节无侧偏运动。伤后若将掌指关节制动在伸直位,处于松弛状态的固有侧副韧带可逐渐挛缩,致关节屈曲运动受限。

远、近侧指间关节的软组织结构与掌指关节十分相似,也有关节囊、掌板、固有侧副韧带和副侧副韧带,但它们都是单轴的屈戌关节,只有掌屈-背伸运动。指间关节,无论掌屈还是背伸,其固有侧副韧带总有一部分是紧张的,以保持关节侧方稳定,不出现偏斜运动(请参阅指间关节韧带损伤)。指间关节掌板,为纤维软骨结构,甚强韧,关节屈曲时松弛,时间过长极易挛缩,尤其是近侧指间关节掌板。因此,固定指间关节,应取伸直位或半屈曲位,以免掌板有挛缩。

一、指骨骨折

手部骨折,以指骨骨折最常见,多为直接暴力所致。指骨骨折常合并周围组织损伤,为复合性损伤。

治疗指骨骨折,应避免留有旋转、侧方成角和>10°的掌、背向成角移位。前两种移位可改变伤指运动轨迹,使其在屈曲时与相邻手指发生推挤或叠罗,妨碍后者屈曲运动(图7-6);后一种移位,可增大指骨周边肌腱滑动阻力,有引发后者断裂之风险。

正常手指屈曲时,其长轴延长线均向腕舟骨汇聚(图7-7)。复位固定时,可被动屈曲手指,观察其指向,以此来判断旋转或侧方成角移位是否得到矫正。有时,也可利用相邻健指来固定患指,帮助矫正并防止上述移位的复发。

(一) 远节指骨骨折

远节指骨是手与外界接触最频繁的部位,损伤概率远远高于手的其他部位。

远节指骨,是三节指骨中最小的骨骼。远端粗糙膨大,呈马蹄形,称甲粗隆;中间部分稍细,表面光滑,称指骨干;近端宽大,与中节指骨头成关节,称指骨基底。远节指骨的骨化,由一个初级骨化中心和一个次级骨

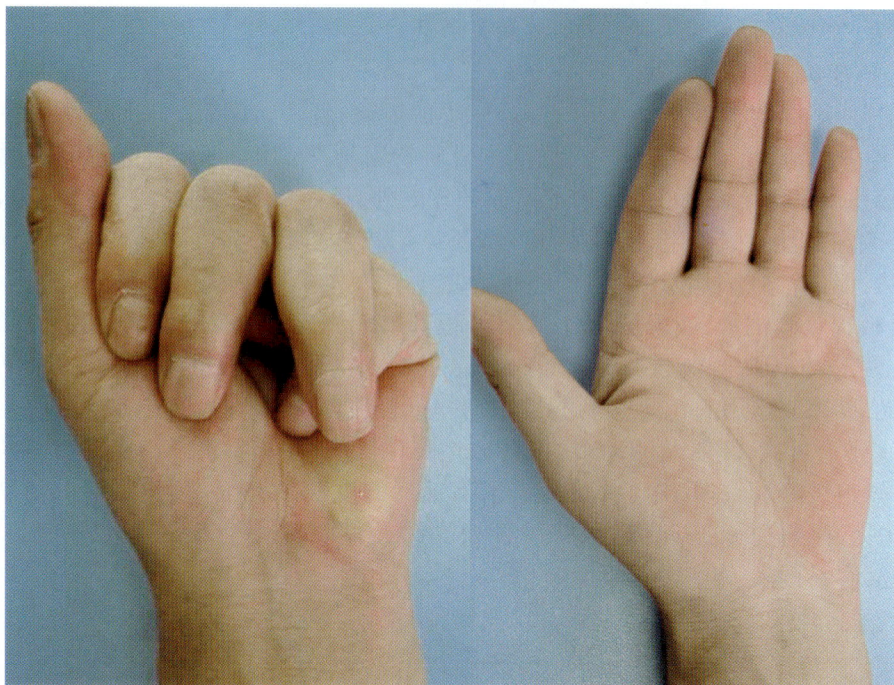

图 7-6 环指近节指骨骨折旋前畸形愈合,屈曲时与小指叠罗

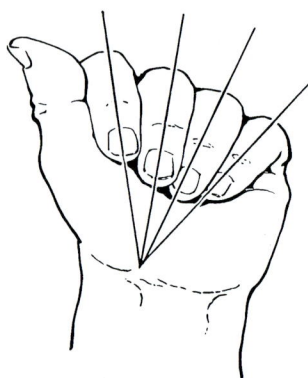

**图 7-7 正常手指屈曲握拳,
其轴线向舟骨结节汇集**

化中心共同完成的。它们分别位于骨干中部和指骨基底,在女性成长到 14～15 岁、男性 15～17 岁时,彼此愈合成一体。

远节指骨基底掌侧有指深屈肌腱和掌板附着,背侧为指伸肌腱终腱止点,侧方有固有侧副韧带附着,骨折大多为撕脱性骨折。指骨干和甲粗隆背面为甲床和甲板覆盖,掌面借致密的纤维束与皮肤相连,彼此连接紧密,互为依托,可减少骨折移位的发生。但也正是因为如此,骨折少量出血就可导致远节手指软组织间隙压力骤增,呈现跳动性剧痛。

远节指骨骨折,常并发甲下血肿,冷敷可减少出血,缓解疼痛。指腹张力大、疼痛剧烈者,需用粗针烧红后在甲板上灼出 1～2 个孔洞,引出积血,降低张力,缓解疼痛。引流最好在伤后 48 小时之内完成,以免血液凝固影响疗效。

远节指骨骨折,多为压砸伤所致,常合并有神经末梢损伤,愈合后可遗留感觉异常、甲板生长异常等不适,需要很长一段时间才能缓解和消失。

多数远节指骨骨折,用塑料或铝托固定即可。与铝托相比,塑料托有少许轴向旋转活动,在防止骨折旋转移位方面逊于前者,使用时需予以注意。

远节指骨骨折,按部位划分,可分甲粗隆、指骨干和基底骨折三类。

1. 甲粗隆骨折 多由挤压或压砸伤所致,横形或纵形,但以粉碎骨折居多(图 7-8)。

闭合性甲粗隆骨折,软组织较完整,一般无明显移位,不需特殊处理。肿痛缓解,患指即可开始活动。左、右侧移位,处理也是如此;掌、背侧移位,骨背面不平整、呈台阶状者,则需闭合复位经皮穿针固定,以免影响甲床生长及甲板平整的外观。

开放性甲粗隆骨折,软组织支持减弱,多有明显的移位。清创时,可适当清除一些移位的碎折块,但需仔细修复软组织,以利存留折块愈合。术后,用塑料(铝)托固定 3 周,然后功能运动。清除碎折块要适度,以免骨缺损过多,干扰骨折愈合和甲板生长。

甲粗隆骨折不愈合,时有发生,一般对手指功能无影响,不必处理。骨缺损及软组织损伤,有时会致指腹畸形,部分患者会有整形要求;有时骨干与甲床分离,捏物时指端软组织后移,骨端掌凸,会出现不适感,需做

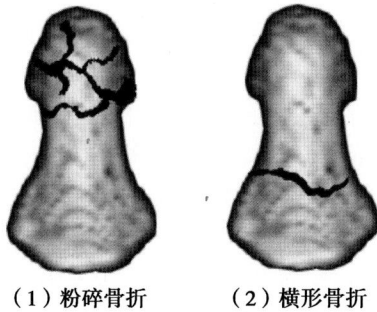

（1）粉碎骨折　　（2）横形骨折

图 7-8　甲粗隆骨折

切开复位植骨内固定。

2. 骨干骨折　也多是源于压砸和挤压伤，但常为开放性损伤，有横形、纵形和粉碎之分。由于缺少肌腱附着，又有甲板支托，骨干骨折一般无明显移位。

闭合性骨折，铝托制动 6~8 周即可。有移位者，先闭合复位，后用铝托或经皮穿针固定。针，可用 0.7~1.0mm 直径的克氏针，也可选 7 号注射器针头，1 根即可——指骨远端无肌腱附着，周围软组织多完整，骨折很少有旋转移位。由远及近纵向穿入固定针，止于指骨基底，不过远侧指间关节。横行骨折，时有软组织嵌入折端，妨碍闭合复位。闭合复位、外固定失败者，可行切开复位克氏针内固定。入路取手指侧方正中纵行切口。术后仍用铝托或塑料托制动，6~8 周待骨折愈合再功能运动。

开放性骨折，软组织损伤轻、对指骨仍有稳定支持作用者，复位后修复软组织，用石膏或铝托固定即可；软组织损伤重、不能维持骨折稳定者，需做内固定。甲床有裂伤，只要甲根没翘出，骨折仍属闭合性骨折，不需拔甲。甲下有血肿，可烙孔引流，也不需要拔甲。

粉碎性骨折，折块多且小，无法使用内固定，只能采用外固定。

骨干骨折，无论粉碎与否，均要力保背面平整，否则会致甲板畸形生长。

骨干骨折不愈合，横形骨折居多，常与折端软组织嵌塞有关。捏物时指端不稳者，可切开复位、植骨和内固定。

3. 基底骨折　分关节外、内两类。前者，常由压砸和挤压等直接暴力所致；后者，多源于间接暴力。

（1）关节外基底骨折：多为横形骨折。远侧折块，常因指深屈肌腱牵拉而掌屈，致骨折背向成角移位（图 7-9）。复位，多无困难，背伸远侧折块就可矫正移位，然后用铝托或塑料托固定即可。1 周之后，组织肿胀多已消退，需复查调整外固定，以免再次移位。此后，每 2 周复查 1 次，直至骨折愈合。依靠外固定及甲板保护，复位大多稳定，无需内固定。6~8 周开始功能运动。

侧方及成角移位复发者，闭合复位仍会成功，但要经皮交叉穿针内固定——要稳定，针过远侧指间关节才行；分离移位复发者，需做切开复位克氏针内固定。

关节外基底骨折，有甲床裂伤和甲根翘出者，为开放性损伤，需做拔甲、清创、复位、甲床修复、甲板还纳和外固定。还纳甲板：一是防止甲床与甲上皮粘连，阻碍甲板生长；二是以甲板为模板，有利于甲床愈合平整；三是借助甲

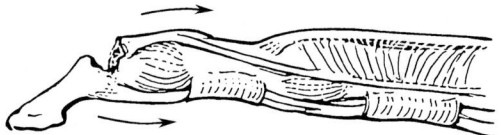

图 7-9　远节指骨基底关节外骨折，常有背向成角移位

板稳定指骨，减少骨折再移位。还纳前，除了清洗、消毒之外，甲板还要适当修剪，以便于渗液引流；还纳后，缝线固定，以利甲板能与甲床密切贴合（请参阅手指开放性损伤）。修复甲床裂伤，可用 6-0 或 7-0 尼龙线。

骨骺未闭者，关节外基底骨折多为 Salter-Harris Ⅰ~Ⅱ型骺损伤，有时易误诊为指间关节脱位。它是间接暴力所致，不像成人，多源于直接暴力。远节指骨承受间接暴力，成人，多是基底撕脱骨折或指伸肌腱断裂；青少年及儿童，多为骺损伤，因为骺及骺板的抗张强度低于骨和肌腱。骨骺损伤，不入关节，治疗同成人，固定 3~4 周；掌/背向成角移位<30°者，可接受，不一定要复位。并发甲床裂伤、甲板根部翘出者，称 Seymour 骨折（1966），需要缝合裂伤，甲板复位。

（2）关节内基底骨折：多由间接暴力所致，常并发有远侧指间关节脱位或半脱位；按部位划分，有背侧、掌侧、侧方和粉碎骨折四型。

1）背侧骨折：最为多见。折块大小不一，移位程度也不等。发生机制有二：①远节指骨背伸时遭遇掌屈暴力，指伸肌腱的背伸力与外来的掌屈力相互拮抗，致指伸肌腱断裂或基底背侧撕脱骨折——折块较小，多呈三角形，除了近侧移位之外，还可有背伸旋转移位，骨折线多与肌腱牵拉力垂直；②手指远端承受纵向暴力，凹陷的远节指骨基底与隆凸的中节指骨头撞击，致基底粉碎或基底背侧骨折——折块较大，骨折线多与关节面垂直，常并发远侧指间关节掌侧脱位或半脱位。

背侧折块,移位不明显或不足基底关节面 1/3,可闭合复位——伸直或稍过伸远侧指间关节对合骨折断端,透视检查见复位满意,即用塑料托或铝托固定(图 7-10)。6 周后,开始功能运动。远侧指间关节过伸角度过大,有时反会将折块推开,致折块分离或关节面不平整。闭合复位外固定,若在损伤当天进行,多可成功;反之,不佳,因为折端之间积血凝固,折块难于紧密对合。外固定不满意,可经皮穿针内固定,步骤是:①在透视机下,由甲粗隆纵向穿入 1 根 0.7～1.0mm 直径的克氏针,避开折线,至掌侧基底,见针尖接近关节面,停止,备用;②于关节背侧向远、掌侧推挤背侧折块,见其回到中节指骨头远侧,紧贴折块背缘由远背侧至近掌侧斜行穿入 1～2 根克氏针——直径 0.7～0.8mm,至中节指骨头,以阻挡折块受指伸肌腱牵拉移向近侧;③背伸远节指骨达中立或轻度过伸位,见折端对合紧密、关节面平整,将纵穿甲粗隆的针钻入中节指骨头,固定关节。术后,塑料托外固定。此法操作难度较大,也较复杂,还需有 X 线透视机引导才行。

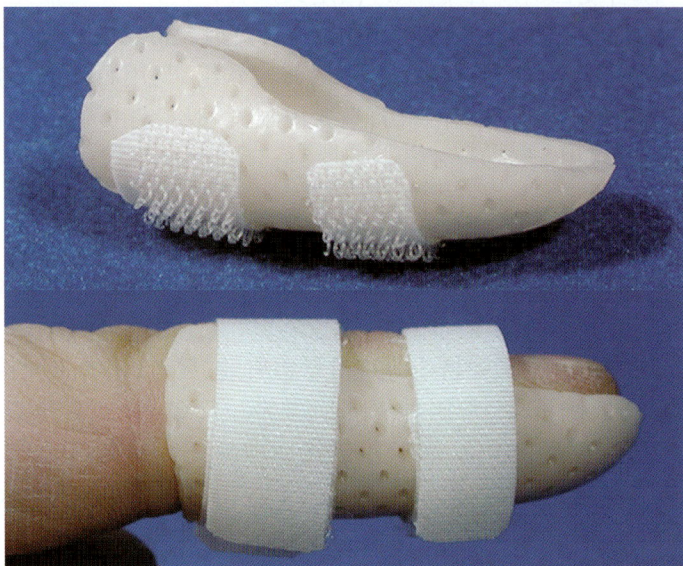

图 7-10 用塑料托固定远节指骨基底背侧骨折

背侧骨折,移位明显或大于基底关节面 1/3 者,伴有关节脱位(半脱位)者,诊治较晚失去闭合复位机会者,闭合复位外固定失败者,可考虑切开复位内固定。手术多取背侧入路——远侧指间关节背侧 Z 形切口,清除折端积血,余下操作同经皮穿针;或者,伸直或稍过伸远侧指间关节,矫正脱位,自甲粗隆至中节指骨头纵向穿入 1 根 0.7～1.0mm 直径克氏针做固定,然后复位背侧折块,并行穿入 2 根 0.7～0.8mm 直径克氏针至远节指骨(图 7-11)。纵向穿针固定远侧指间关节,应向远侧牵拉远节指骨,使远侧指间关节留有一定间隙,以利折块复位顺利。术后,塑料/铝托外固定;6～8 周,开始功能运动。折块较小,难用针固定,可用钢丝或 4-0 PDS Ⅱ 缝线固定:纵向穿针固定远侧指间关节于中立或稍过伸位,再于折面掌侧基底横向钻孔,于背侧折块指伸肌腱附着处穿扎钢丝或缝线,一端穿过基底骨孔,折返,与另一端一同拉紧,见折面对合紧密、关节面平整,打结。折块过小,切除,重建肌腱止点——步骤与上述钢丝、缝线固定基本相同。

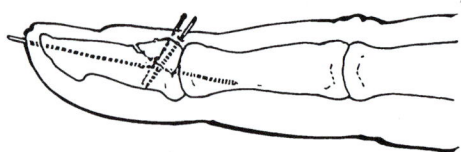

图 7-11 用克氏针固定远节指骨基底背侧骨折

关节损伤严重,尤其是中节指骨头也有骨折者,可行指间关节融合:关节背侧 Z 形切口,用球锉或咬骨钳去除关节软骨及软骨下骨,远节指骨基底仍是凹面,中节指骨头仍凸起,对合二者,远侧屈曲 20°～30°,交叉克氏针或一颗螺钉固定。术后,塑料/铝托外固定;6～8 周,骨愈合后功能运动。有特殊需求者,如手模特:展示手指时远侧指间关节多取伸直位,售布的柜员:远侧指间关节屈曲固定会妨碍铺展布料,关节也可融合在中立位。去除远节指骨基底软骨及其下骨,切勿过量,注意保存松质骨,以免开通髓腔只剩皮质骨壳,不利于骨折愈合。

背侧折块甚小,穿针时容易碎裂,尤其是当钻轴抖晃,以及用手松解钻机旋转锁、放出克氏针时。因此,挑选一把钻轴不抖晃、不用旋转锁把持克氏针的钻十分重要。此外,也应避免使用注射器针头,因其尖端是偏心的,钻入时针体抖晃幅度较大。术者对克氏针固定有疑虑,可改用钢丝或4-0 PDS Ⅱ缝线固定,以减少折块碎裂的风险。

折块复位后,附着在背侧的指伸肌腱会遮掩关节间隙,难于直视关节面对齐与否。指骨背侧皮质,对合平整,并不表示关节面就一定平整,二者并不一致。所以,术中透视检查格外重要,不可省略。

骨骺未闭者,基底背侧骨折常表现为Ⅲ型骺损伤。通常,予以过伸位制动3~4周即可,很少需要切开复位。

2)掌侧骨折:多是指深屈肌腱或掌板拮抗背伸暴力所致撕脱骨折,常发生于体育竞技之中。与掌板相比,由指深屈肌腱牵拉所致折块通常较大,移位幅度也大——可到达A4滑车处,并常伴有关节背侧脱位或半脱位。纵向暴力所致掌侧骨折,折块也较大,但移位不明显。折块过小,可做切除,然后行指深屈肌腱止点重建(请参阅指深屈肌腱止点重建术);折块大,行切开复位钢丝内固定。术后塑料(铝)托固定,6周抽出钢丝开始功能运动。

基底掌侧骨折,愈合后手指各关节多有明显的运动功能障碍,系指屈肌腱以及掌板粘连所致,需二次手术松解和长期康复治疗才能恢复。因此,不宜实施二次手术或康复治疗者,如年迈体弱者,不如做远侧指间关节融合——术后近侧指间关节和掌指关节无需固定,手指运动功能障碍反倒轻得多。

3)侧方骨折:侧副韧带牵拉所致撕脱骨折。折块通常都不大,伸直位塑料托固定,3~4周开始功能运动。如果折块较大,移位明显,可行切开复位钢丝内固定。

4)粉碎骨折:多为压砸伤或作用于指端的纵向暴力所致。骨折块通常很小,无法使用内固定。如果移位不大,可先闭合复位外固定,3~4周后开始功能运动,利用中节指骨头完好的关节面重塑远节指骨基底关节面。移位明显,可于外固定架牵引下闭合复位,满意,就依靠外固定架的牵引保持复位,不满意就行关节融合术。

（二）中节指骨骨折

中节指骨远端较扁,呈滑车状,称指骨头;指骨头两侧凸向远侧的部分,称指骨髁突;头的近侧稍细,为指骨颈;近端宽大,有两个凹状关节面,为指骨基底;颈与基底之间为指骨干,背侧稍隆掌侧凹陷。

指骨头两侧各有一个小凹陷,为固有侧副韧带、副侧副韧带的起点;骨干中1/3部的掌面,为指浅屈肌腱附着;基底掌、背及侧面分别有掌板、指伸肌腱中央腱和固有侧副韧带附着。

中节指骨初、次级骨化中心也位于骨干中部和指骨基底,女性成长到14~16岁、男性15~17岁融合成一体。

中节指骨骨折,根据部位,分头、颈、干和基底骨折四类。

1. 指骨头骨折 多为体育竞技暴力所致,分撕脱、单髁和双髁骨折三型(图7-12)。

（1）撕脱骨折:折块多很小并与侧副韧带相连,位于指骨头侧方。关节如无侧方不稳定,无需处理;否则,伸直位塑料(铝)托外固定,4周开始功能运动,或做折块切除和韧带修复术。外固定范围,远至指端,近到近侧指间关节。

（2）单髁骨折:即指骨头一侧髁突骨折:骨折线自指骨颈或指骨干斜向指骨头关节面中部,折块大多呈三角形。多源于纵向暴力,无论有无移位,都是一种不稳定骨折,时刻都有可能出现侧方和短缩移位,治疗首选闭合复位经皮穿针内固定。为控制折块旋转,穿针以2根为宜:1根与骨干垂直,1根与折面垂直。闭合复

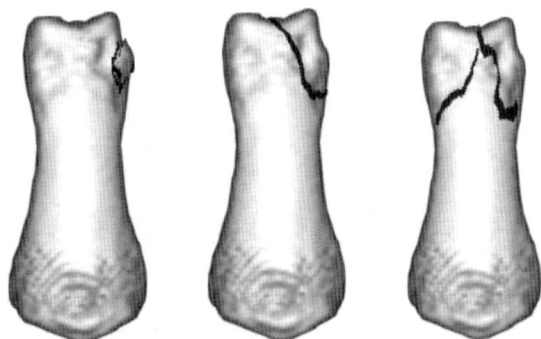

图 7-12 中节指骨头骨折

（1）撕脱骨折　　（2）单髁骨折　　（3）双髁骨折

位失败者,可做切开复位克氏针或螺钉内固定。有时,折块呈矩形,体积较小,移位不大;稳定者,可闭合复位铝托伸直位固定;不稳定,闭合复位经皮穿针内固定。

(3)双髁骨折:即指骨头两侧髁突骨折:折线呈 Y 形,多有明显的短缩和侧方移位,且常有韧带及肌腱损伤。有时,还有骨缺损。也多是纵向暴力所致,治疗首选切开复位克氏针或螺钉内固定。手术多取背侧入路,具体步骤请参阅近节指骨头骨折切开复位内固定。

术后,制动 4~6 周,然后开始功能运动。但在外出活动和睡眠时还需用铝托加以保护,以防突如其来的外力作用。如采用螺钉加压固定,患指在术后第 2 天即可开始主动运动。

有时,折块较小,难于用螺钉固定,仅用克氏针又不牢靠,此时可辅以外固定架维持复位。使用带单向运动轴的外固定架,在维持复位的同时还能允许关节早期活动,较不带运动轴的固定架更具优势。

骨缺损较大且关节面无法复原者,可行关节融合术。

指骨头骨折也可闭合复位经皮穿针固定,但为求解剖复位,还是以切开复位内固定为妥。

2. 指骨颈骨折 多为短斜形或横形骨折(图 7-13),常有短缩和掌向成角移位。闭合复位经皮穿针内固定失败者,可切开复位克氏针内固定。

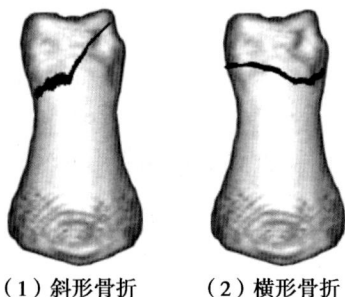

(1)斜形骨折   (2)横形骨折

图 7-13 中节指骨颈骨折

3. 指骨干骨折 多由直接暴力所致,如压砸伤和挤压伤,分横形、斜形、螺旋和粉碎骨折四型。

(1)横形骨折:常有成角或侧方移位,与外力作用以及屈、伸肌力失衡状况密切相关。骨折位于指浅屈肌腱止点远侧,远侧折块因指伸肌腱终腱影响常背伸,近侧折块由指浅屈肌腱牵拉常掌屈,呈现掌向成角移位。但有些时候,远侧折块不背伸而是背移,骨折仅呈现背侧移位,无成角移位。骨折若位于指浅屈肌腱止点近侧,远侧折块受指浅屈肌腱牵拉多掌屈,近侧折块受指伸肌腱中央腱作用多背伸,呈现的是背向成角移位(图 7-14)。

成角移位时,凹陷侧的骨膜大多完整,治疗首选闭合复位外固定。掌向成角或背侧移位者,予以远侧折块纵向和掌向外力多可复位,然后用塑料/铝托固定手指于功能位;背向成角,则给予纵向和背向外力做复位,然后是伸直位固定。外固定,一般置放在手指掌侧,范围从指端到腕关节,并包括两侧健指。术后 6 周,开始功能运动。不稳定者,闭合复位经皮穿针内固定,或切开复位克氏针内固定。闭合复位失败者,可作切开复位克氏针或钢板螺钉内固定:手指侧方正中切口,复位后行交叉克氏针固定,或是钉板固定——放在指骨侧方为宜。

(2)斜形骨折:常有短缩、成角和旋转移位,幅度与软组织及骨膜损伤程度成正比。

(3)螺旋骨折:多为旋转外力所致,常有明显的旋转和成角移位。

斜形和螺旋骨折,以切开复位克氏针内固定更可取。但移位不大以及复位稳定者,也可闭合复位外固定

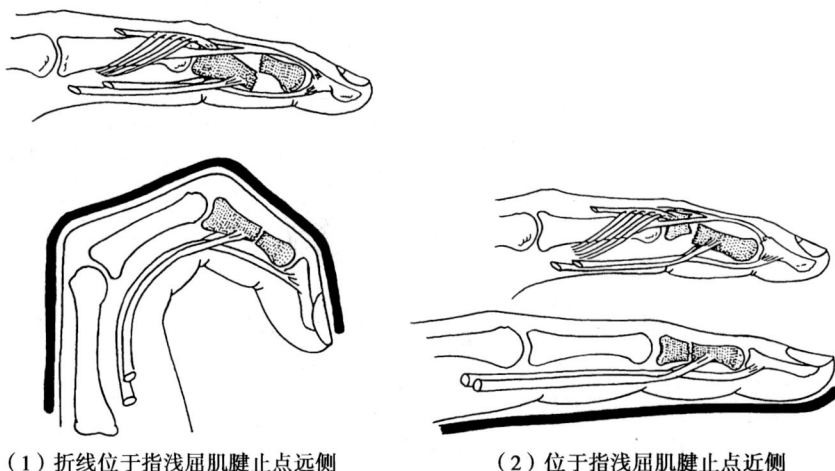

(1)折线位于指浅屈肌腱止点远侧   (2)位于指浅屈肌腱止点近侧

图 7-14 中节指骨干骨折

或经皮穿针内固定。闭合复位外固定,方法同横形骨折。经皮穿针固定骨干骨折,用手做暂时固定,一定要牢靠,同时还要辅以透视机,以免穿针时骨折有移位,导致固定失败。用手做暂时固定有难度,还是做切开复位内固定为好。

(4)粉碎骨折:治疗多选闭合复位外固定,遗留的骨骼畸形可在骨折愈合及运动功能恢复之后再做修整。

中节指骨干骨折,没有出现移位,表明骨膜仍保持完整。这类骨折通常比较稳定,无需复位,予以适当的外固定即可。

4. 指骨基底骨折 较指骨头骨折少见。多为关节内骨折,形式有四,即掌侧、背侧、侧方和粉碎骨折。其中,掌侧骨折更多见。

(1)掌侧骨折:为背伸暴力或由指端传导的纵向暴力所致。折块或大或小,常有近侧指间关节背侧脱位或半脱位。被动屈曲近侧指间关节即可矫正脱位并使骨端对合,撤除屈曲外力,畸形则会再现。

近侧指间关节固有侧副韧带,起自近节指骨头侧方,止在中节指骨基底掌、侧方。当掌侧折块超过基底关节面掌背径40%,中节指骨基底背侧少有韧带附着,极不稳定,往往会在中央腱和指浅屈肌腱的牵拉下呈现背侧脱位或半脱位。

无移位者,闭合复位塑料托外固定:塑料托放于手指背伸,近端绑缚在近节指骨,中部屈曲60°,远端到远侧指间关节;近侧指间关节恰于塑料托中部屈曲处,可随意主动屈曲但背伸受限,只能到60°;远侧指间关节活动自由。绑缚塑料托到近节指骨,即要牢靠又不能影响手指血液供,即不可远近侧移动也不能旋转移动,更不能与近节指骨分离,否则就会失去应有的固定作用(图7-15),可称为背伸阻挡塑料托。固定完成后,须

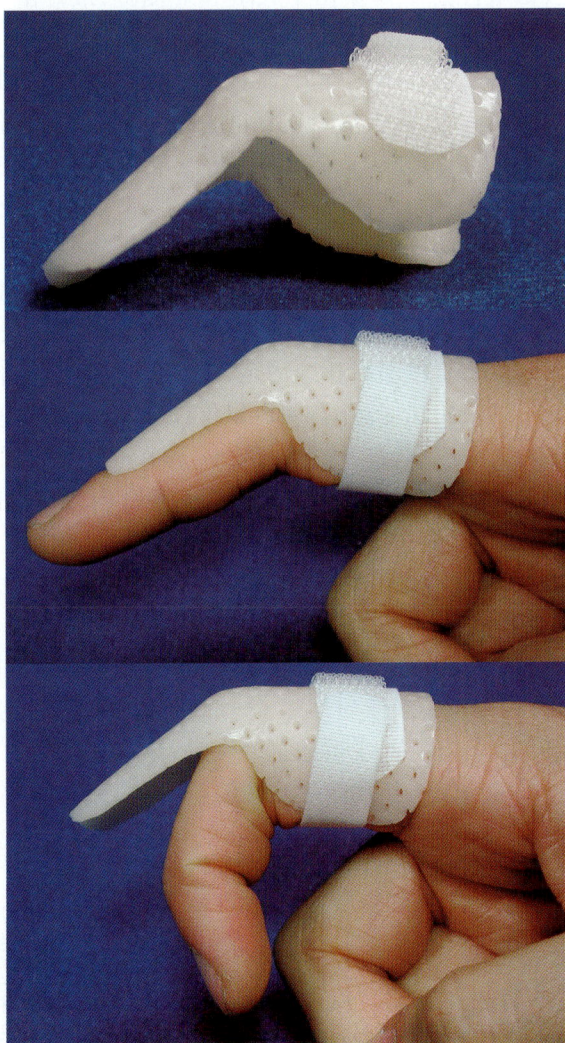

图 7-15 用塑料托固定中节指骨基底掌侧骨折

做透视检查,见折端对合紧密,方可让伤指在塑料托所允许的范围内屈伸运动。以后每周透视复查1次,以防固定有误。自第3周开始,每周将塑料托屈曲度减少10°,逐渐增大近侧指间关节背伸运动度,同时透视检查,以防折块分离移位或关节脱位。6~8周撤除外固定,开始功能运动。

折块有移位但小于关节面40%者,也可采用上述方法治疗,只是近侧指间关节背伸受限度要依伤而定,一般要比矫正关节脱位并使之稳定的度数大10°~15°。

折块超过关节面40%者,极不稳定,治疗首选切开复位克氏针内固定——手指侧方正中切口,显露和对合骨折断面,用1~2根细克氏针固定。克氏针由掌侧穿向背侧,逐渐由背侧抽出,直至掌侧针尾没入骨内,以免针尾外露妨碍近侧指间关节屈曲。固定完成之后,间断缝合修复韧带和关闭切口,再用塑料/铝托固定近侧指间关节于功能位。4~6周后,开始功能运动。为增加稳定性,也可再穿1根克氏针固定近侧指间关节。使用钢丝或4-0 PDS Ⅱ缝线做固定,入路取Bruner切口,即手指掌侧Z形切口;复位后用克氏针于折线两侧横行钻孔,1对或2对,视折块大小而定,然后穿入钢丝或缝线绑扎固定。每对骨孔至折线距离应求一致,以免绑扎时出现移位,致关节面不平整。折块较小,只能选取钢丝做内固定。

小于关节面40%的粉碎骨折以及陈旧性骨折,可行掌板前移,重建损伤的关节面——手指掌侧Z形切口,打开鞘管将指屈肌腱牵向一侧,显露和切除折块,然后用克氏针在中节指骨基底制作2个掌背向斜行的孔洞,由此将8字形穿扎在掌板内的钢丝或4-0 PDS Ⅱ缝线游离端引至手指背侧,而后近侧指间关节屈曲15°~30°,斜穿1根克氏针固定,牵拉钢丝或缝线使掌板远端与骨断面紧密对合,于指背放置胶管及纱布垫做缓冲,将钢丝或缝线打结系紧(图7-16)。用掌板替代损伤的关节面,有利于恢复关节运动功能并保持稳定。术后2周,拔除穿经关节的克氏针,在背伸阻挡塑料托的保护下开始功能运动。以后渐进增加背伸幅度,6周时达0°。无论是钢针还是钢丝内固定,都应注意不要损伤中央腱和外侧腱,最好由中央腱与侧腱之间抽出,以免术后妨碍早期功能运动。维持复位的内固定物一般是在骨折愈合后拔除。

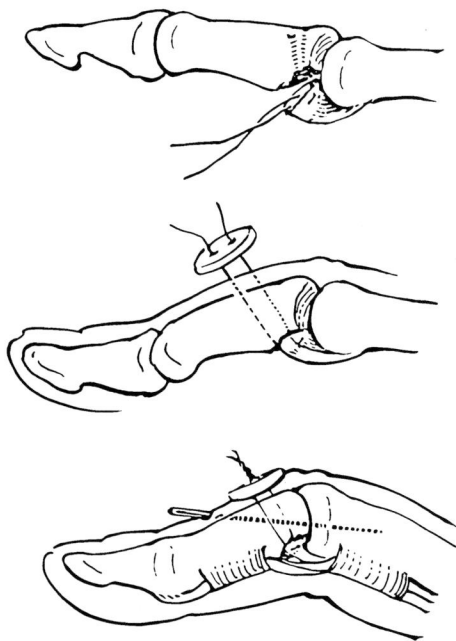

图7-16　掌板前移治疗中节指骨基底掌侧骨折

中央腱,尽可能选用细针。

掌侧骨折,即使掌板无伤、关节屈曲固定时间也不长,愈合后近侧指间关节也常有屈曲畸形,且渐进性加重,系关节内出血、激惹掌板牵缩所致。因此,骨折愈合后还需理疗及佩戴背伸弹性支具,至少2个月,才能使之停止并消失。理疗过晚,屈曲畸形在所难免。

(2) **背侧骨折**:少见。中节指骨基底常向掌侧和近侧脱位。折块移位小于2mm或无法内固定者,闭合复位塑料托外固定,近侧指间关节取伸直位,6周后开始功能运动;闭合复位失败者,行切开复位PDS Ⅱ缝线或螺钉内固定(请参阅远节指骨基底背侧骨折)。有些学者主张闭合复位经皮穿针内固定:屈曲近侧指间关节,用手将背侧折块推向远侧,使之回到原位,然后于折块背缘平行穿入2根细克氏针,至近节指骨头,阻挡折块不受指伸肌腱中央腱牵拉向近侧移位;背伸近侧指间关节,对合折端,穿入1根克氏针固定关节。此法,操作与远节指骨基底背侧骨折固定相近,效果也好。但于折块背缘穿针,极易损伤中央腱及腱帽,有引发纽扣孔畸形之风险。因此,穿针需小心,尽可能避开

(3) **侧方骨折**:极少见。治疗,请参阅指间关节侧副韧带损伤。

(4) **粉碎骨折**:为沿指骨纵向传导的暴力所致。常常是整个关节面受累,有骨质缺损,各个方向均不稳定,又称Pilon骨折。有时,基底关节面仅碎裂成2块,而关节外的部分却碎裂成多块。骨折块通常很小,无法使用内固定。移位不大,可闭合复位铝托或塑料托外固定。移位大,可先用带单向运动轴的固定架牵引,然后再闭合复位:于中节和近节指骨侧方穿入固定针,连接固定杆,旋转连杆上的螺母,予以手指一定的牵引

力,然后闭合复位,使骨折块相互聚拢,然后旋紧螺母,依靠外固定架的牵引作用保持复位。固定架运动轴,应与近侧指间关节屈伸轴处在同一水平,且方向一致,不然在活动时有引发骨折移位的风险。关节面复位不佳者,可切开复位克氏针固定,间或植入松质骨屑到髓腔,托起塌陷的折块。固定4周,于外固定架保护下主动屈伸近侧指间关节。

中节指骨骨骺损伤,有关节内与关节外之分;前者可为背侧、掌侧或侧方的Ⅲ型损伤,治疗与成人基底骨折相同;后者则为Ⅰ~Ⅱ型损伤,形似指间关节脱位,给予闭合复位、关节背伸位固定即可。

（三）近节指骨骨折

近节指骨的形状、骨化中心愈合时间同于中节指骨,不同的只是长度增加明显,基底关节面为卵圆形凹面,与掌骨头组成的掌指关节是一个多运动轴的椭圆关节。

近节指骨近侧2/3,四周均有肌腱包被,伤后较中、远节指骨更容易出现肌腱粘连和运动功能障碍。就术后关节运动功能恢复而言,闭合复位外固定及经皮穿针内固定较切开复位克氏针、螺钉内固定更好些。当然,使用螺钉,固定若牢固,术后次日即可功能运动,也可有很好的治疗效果。切开复位内固定,内固定物尽可能不要穿经并留置在肌腱内,尽可能少用金属板做固定。前者,妨碍肌腱滑动,影响术后功能运动;后者,除了剥离广泛、肌腱粘连重、康复治疗周期长之外,还常有伸展迟滞(extensor lag)的风险——近侧指间关节背伸运动起步滞后于正常关节,多与钢板厚大,取出后指伸肌腱张力降低有关。指骨短缩及成角畸形,也可降低指伸肌腱张力,引发伸展迟滞。有研究显示,近节指骨每短缩1mm,近侧指间关节就有12°的伸展迟滞,每掌向成角1°,就有1.5°的迟滞。

切开复位钉板内固定,多取背侧或侧方切口,将板放置在指骨背面或侧面。此举,只是为操作方便,并不具有张力带效应,因为近节指骨骨折多是掌向成角移位,掌面为其张力侧。

近节指骨骨折,根据部位,也分头、颈、干和基底骨折四类。

头、颈部骨折,无论掌板损伤与否,无论固定体位如何,愈合后同中节指骨基底掌侧骨折一样,也常渐进出现屈曲畸形,系关节内出血、激惹掌板挛缩所致。所以,骨折愈合后还需理疗、佩戴背伸弹性支具,至少2个月,才能使之停止并消失。

1. 指骨头骨折　与中节指骨基底骨折一样,同属近侧指间关节内骨折,治疗不当,会遗留明显的运动功能障碍。

（1）侧方撕脱骨折:少见。骨折片如在关节内,可予以切除,否则处理同韧带损伤。

（2）单髁与双髁骨折:表现及治疗方法与中节指骨相同。

单髁骨折,切开复位内固定,多取背侧弧形切口,于中央腱和侧腱之间进入,显露骨折线,用复位钳或巾钳夹持折块使之复位并稳定,然后用克氏针或螺钉固定。关闭伤口前,用5-0 PDSⅡ缝线修复肌腱。折块大,用2根克氏针固定,1根与骨干垂直,1根与折面垂直,以防折块旋转移位。折块小,用1根克氏针即可,但不是由折块穿入,而是由骨干逆行穿针,到断面停下,待折块复位后再继续钻入,直至折块关节软骨的下方,以免穿出影响关节运动。术后,4周开始功能运动,6周拔除克氏针。螺钉固定,需与折面垂直,加压固定,术后次日即可功能运动。为了减轻术后粘连,应将皮肤、肌腱切口相互错开,避免重叠。

双髁骨折,切开复位入路与单髁相同,但先要用克氏针或螺钉将两侧髁突固定在一起,然后再穿针(钉)固定指骨髁和骨干,以免两侧髁突有分离(图7-17)。

2. 指骨颈骨折　斜形或横形骨折,常有掌向成角和短缩移位——指骨头及中节指骨受指伸肌腱中央腱

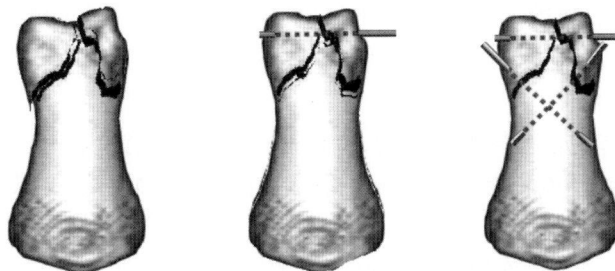

图7-17　双髁骨折切开复位克氏针内固定

牵拉,背伸并向近侧移位。近侧折块远端凸向远侧,抵止在指骨头掌侧,可妨碍近侧指间关节屈曲。

闭合复位很难解剖复位,近侧折端凸于头下,必致近侧指间关节屈曲运动受限。因此,治疗还是切开复位克氏针内固定为好——入路及固定方法同中节指骨干骨折。

3. 指骨干骨折 致伤原因、骨折分型与中节指骨相同。

(1)横形、短斜形骨折:常有掌向成角移位——近侧折块受骨间肌及蚓状肌牵拉而掌屈,远侧块因指伸肌腱中央腱牵引而背伸,折端凸向掌侧(图 7-18)。有时,还有旋转移位。

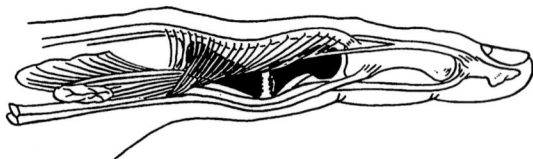

图 7-18 近节指骨干骨折,多有掌向成角移位

无移位者,用塑料(铝)托外固定即可,3~4 周开始功能运动。

有移位者,闭合复位塑料(铝)托外固定:牵引手指,掌屈远侧折块、矫正成角及旋转移位,将外固定物绑缚在手的背侧——远到指端,近到腕,并包括两侧手指,掌指关节屈曲 70°~90°,近侧指间关节屈曲 25°~30°。固定一定要牢靠,指骨与掌骨背面紧靠外固定,不得分离,否则,固定会失效。有时,也可用绷带和绷带卷做固定:闭合复位后将一个绷带卷置放在手掌,然后屈曲手指握住;透视检查见复位良好,缠绕绷带,将手与绷带卷绑缚在一起。再次透视检查,以确保固定无误。以后,每周透视复查 1 次,以防绷带松动,固定失效。放置在手掌的绷带卷,应卷制紧密,粗细以近侧指间关节及掌指关节屈曲大于 45° 为宜(图 7-19)。

闭合复位不稳定,需关节屈曲 90° 才能维持者,可经皮穿针内固定或切开复位内固定。经皮穿针内固定,多是由远及近交叉穿针:复位,用手暂时维持位置,于手指侧方、指伸肌腱侧腱掌侧钻入克氏针,穿远侧折块,经髓腔至近侧折块,止于基底两侧。或者,由近及远,经指骨两侧基底交叉进针,由远侧折块两侧穿出皮外,针尾没入基底,以免妨碍指伸肌腱滑动。经皮穿针,须有透视机引导,并避免进入近侧指间关节。切开复位,多取背侧纵行或 S 形切口,然后纵行切开指伸肌腱中央腱,对合折端,交叉克氏针或钉板固定,用 5-0 PDS Ⅱ 缝线修复肌腱。术后,4 周开始功能运动,6~8 周去除克氏针。

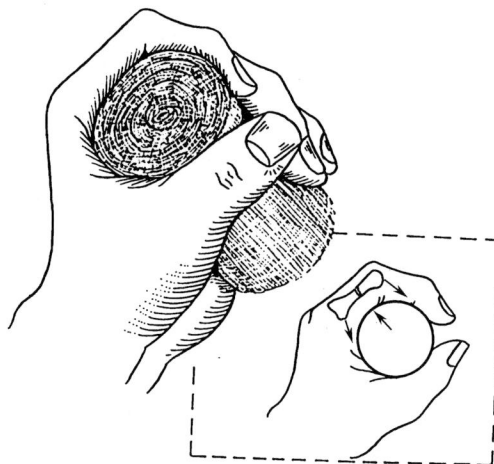

图 7-19 用绷带卷固定近节指骨干骨折

(2)长斜形和螺旋骨折:常有短缩及旋转移位。闭合复位经皮穿针内固定,或切开复位克氏针(螺钉)内固定。

(3)粉碎性骨折:可闭合复位外固定,待骨折愈合再修整遗留的畸形,但不可留有旋转或侧方成角移位。有时,也可切开复位,矫正旋转、短缩以及侧方成角移位,用克氏针或固定架支撑并稳定远、近折块,用缝线或钢丝聚拢碎折块,或植骨,以利骨折愈合。

4. 指骨基底骨折 常为体育竞技暴力所致,有关节外与关节内之别。

(1)关节外骨折:多为横形骨折,较常见,尤其是小指。骨折多有掌向、侧向成角及旋前移位。有时,远、近折块相互嵌插,呈短缩移位。近侧折块较小,难于把持,复位时屈曲掌指关节 90° 可将其锁定,然后牵引远侧折块,旋后并掌屈,对合折端,透视见复位满意,用石膏托外固定。为矫正侧方成角移位,可在凸角侧指蹼放置一个小纱布垫——恰与凸角相对,然后并拢两指,靠纱布垫的挤压来矫正成角移位。或是,闭合复位经皮穿针固定(请参阅骨干骨折)

有时,折端间嵌有软组织,闭合复位难于成功,可行切开复位克氏针内固定。但近节指骨基底皮质甚薄,且多有缺损,即使切开复位,也未必都能解剖复位。手术入路,多取弧形切口,纵行切开指伸肌腱中央腱,对合折端,然后经皮交叉穿针固定。

(2)关节内骨折:或粉碎性骨折或边缘部骨折。前者,多为关节外骨折的延续——与骨干分离后,基底又碎成两块或多块,折线呈 T 或 Y 字形。折块大,可行切开复位克氏针内固定;小,固定架牵引及外固定。后者,为撕脱骨折,多有明显移位。

近节指骨基底关节内骨折,与中、远节指骨基底骨折有明显不同,不并发有掌指关节脱位或半脱位,原因可能是掌指关节活动幅度大,较指间关节更耐受旋转和成角暴力。

撕脱骨折,无移位,石膏托外固定即可,但需包括相邻手指;有移位且折块大于关节面25%者,切开复位钢丝/PDSⅡ缝线/螺钉内固定;折块小,无需处理;通常不影响关节稳定。

近节指骨骨骺损伤,较常见,尤以Ⅱ型和Ⅲ型居多。Ⅱ型损伤,多为扭转和过伸外力所致,常累及小指、环指和拇指。屈曲掌指关节和指间关节,然后内收、旋转伤指,即可矫正尺向成角及旋转移位。石膏固定3周后活动。Ⅲ型损伤,为撕脱骨折,系内收外展暴力所致,治疗与成人骨折相同。

近节指骨外固定,也常使用塑料托,但与中节不同,必须包括掌指关节和手掌。

二、掌骨骨折

掌骨远端呈球状膨大,覆有关节软骨,称掌骨头,与近节指骨基底构成掌指关节;掌骨头两侧各有一小结节,其掌侧有一浅窝,有侧副韧带附着。掌骨近端宽大,形状不规整,称掌骨基底,与远排腕骨构成腕掌关节;侧面则与相邻掌骨基底构成掌骨间关节。掌骨头与基底之间的部分,呈棱柱状,并向背侧隆起,是掌骨干;其背面较平坦,内、外侧面倾斜,有掌、背侧骨间肌附着。头与干移行区称掌骨颈,骨质薄弱,尤其是掌侧皮质,是骨折好发部位。

掌骨为短管状骨,掌面凹陷,背面隆凸,由近及远呈放射状排列;近端聚拢,由厚韧的骨间韧带紧密连接,远端分离,其间有掌深横韧带相连,是手纵弓及两个横弓的重要组分。掌骨骨折,背向成角移位可加大纵弓弧度,掌向成角又会使之减小,甚至消失。多发掌骨骨折,常致横弓消失。第4、5掌骨骨折及腕掌关节损伤,也常影响横弓的形成。

掌指关节是个多轴的椭圆关节,可营掌屈-背伸、内收-外展和回旋运动。关节囊松弛,侧方有固有侧副韧带和副侧副韧带,统称侧副韧带的加强,掌侧为掌板支持,四周有肌腱通行。掌板之间有韧带相连,称掌深横韧带。固有侧副韧带,厚韧,呈索条状,止在近节指骨基底侧掌面;掌指关节伸直时松弛,关节有侧偏运动,尺偏大于桡偏;屈曲时紧张,关节无侧偏运动(请参阅掌指关节绞锁及关节脱位)。伤后如若将掌指关节制动在伸直位,松弛的固有侧副韧带会逐渐挛缩,最终致关节屈曲运动受限。副侧副韧带位于固有侧副韧带后下方,宽薄,止在掌板侧缘,掌指关节伸直时紧张,充分屈曲时松弛,但不并发挛缩畸形。

第2掌骨基底掌、背侧分别有桡侧腕屈肌腱、桡侧腕长伸肌腱附着,第3、5掌骨基底背面则分别是桡侧腕短伸肌腱、尺侧腕伸肌腱和三角纤维软骨复合体的附着部。第2、3掌骨基底与大、小多角骨及头状骨连接紧密,其间几无运动;而第4、5掌骨与头状骨和钩骨的连接却较松弛,有屈-伸运动,与拇指一起参与掌横弓的构成——手有两个掌横弓,分别在掌指关节和腕掌关节处,随着拇指、环指与小指屈曲而愈加明显。

掌骨有一个初级骨化中心和一个次级骨化中心,分别位于掌骨干和掌骨头,女性在16岁,男性在17岁时彼此愈合成一体。

掌骨骨折分头、颈、干和基底骨折四类。其中,掌骨颈、掌骨干骨折最多见。

掌骨骨折常有旋转、短缩及成角移位,无论是从运动功能还是外观角度考虑,均有矫正的必要。手指屈曲时,掌骨10°旋转移位即可致伤指偏向或背离邻指,呈现指端叠落或分离,尤其是旋前移位者。有研究显示,掌骨每短缩2mm,掌指关节就有7°的伸展迟滞。背向成角移位,可致掌骨头塌陷,折端背凸。掌骨头屈曲过度,除了握物手掌有不适感之外,还可出现爪状指畸形——掌指关节过伸,近侧指间关节屈曲,系骨折背向成角移位,手内、外在肌张力失衡所致。这种爪状指畸形,与肌肉麻痹所致爪状指畸形不同,是一过性的,成角移位矫正之后即消失,故称假性爪状指畸形。骨折部位不同,成角移位危害也会有所变化;移位角度相同者,成角越靠近侧,畸形就越明显,握物不适感就越突出。也就是说,掌骨近侧所能接受的成角移位度要小于远侧。成角移位矫正与否,可依移位程度及部位而定,不能统一要求。不过,只要出现假性爪状指畸形,成角移位就要矫正,不管部位、度数如何。

掌骨骨折可行闭合复位石膏托外固定,既往多将近侧指间关节包括在内,而且还要屈曲,以增加折端的稳定性。后者屈曲,容易出现掌板挛缩,致关节背伸运动受限。现在看,单发掌骨稳定骨折,只要掌指关节能固定在充分屈曲位,并将相邻手指一起固定,近侧指间关节不固定,也不会影响折端的稳定。也就是说,掌骨骨折外固定,可以解放近侧指间关节。

(一) 掌骨头骨折

多为直接暴力所致,如握拳时掌骨头与物体的直接撞击等。但也有一部分骨折源于挤压伤、切割伤和扭转暴力。第2、5掌骨头骨折,发生率远远高于第3、4掌骨,可能与它们位于手的边缘部,更容易遭受暴力作用有关。

掌骨头骨折为关节内骨折,多见于男性,有斜形、纵形、横形、撕脱和粉碎等多种类型。局部可有肿胀、疼痛、压疼或畸形,关节运动受限。正、侧、斜位平片摄影检查,通常可显示骨折线的走行,但对于隐匿性骨折还需行体层摄影或CT检查。治疗方法,依骨折类型而定,但原则还是尽力恢复头之轮廓及关节面的平整。

骨折移位不明显、关节面尚平整,可用手背侧石膏托将掌指关节固定于屈曲位。4周,去除固定开始功能运动。移位明显者,可试行闭合复位——在透视机引导下,将掌指关节置于伸直位,纵向牵拉手指,利用关节韧带的张力来矫正短缩及侧方移位;成功,背侧石膏托固定掌指关节于屈曲位,或经皮穿针内固定,4周后开始功能运动;失败,行切开复位克氏针(螺钉)内固定。螺钉固定自然牢固,次日即可功能运动,但操作难度也大,尤其是由近及远钻孔和旋入,掌骨间距不大,相邻掌骨常有妨碍作用,不如克氏针使用方便。牙钻体积较小,用于掌骨侧方钻孔,操作难度会有所减少。螺钉固定有难度,可选用髁板——一端有横行针状凸起的钢板固定:于掌骨头背侧钻孔,插入针状凸起,对合折端,向近侧牵拉髁板,用螺钉将其固定在骨干上。

粉碎骨折,无法做内固定者,可先用石膏托暂时固定,待肿胀消退、疼痛缓解,4周开始功能运动,利用近节指骨基底关节面和韧带的张力重新塑造掌骨头关节面,使其达到可接受程度;或者,在远节指骨远端穿针作骨牵引或用固定架做牵引固定,早期活动更具安全保证。

掌骨头撕脱骨折,多为侧副韧带牵拉所致,常见于扭转或偏斜暴力作用之后,尤其是当关节屈曲韧带处于紧张状态时。撕脱折块,通常很小,且无明显移位,将掌指关节屈曲位固定2周即可。但第2掌骨头桡侧撕脱骨折例外——示指活动,多是与拇指接触,关节所受负荷多是尺偏力,有碍于骨折愈合,还是固定6周,待骨折愈合后再开始活动为好。移位明显者,如折块较小,可切除之,然后做韧带修复;较大,行切开复位克氏针(钢丝)内固定。掌指关节稳定,主要源于骨间肌肉收缩,侧副韧带作用甚微,损伤后一般无需修复。

(二) 掌骨颈骨折

多发生在第5掌骨,其次是第2掌骨,多为作用于掌骨头的纵向暴力所致。掌骨头通常有近节指骨遮掩和保护,很少承受纵向暴力,但在手指屈曲握拳后则凸出成为手的最远端,很容易遭受纵向暴力作用。过去,掌骨颈骨折又称为拳击手骨折(boxer fracture)。握拳后掌骨头受力常致颈部骨折固然不假,可职业拳手极少见,普通人倒是多见,往往和斗殴相关,故还又称斗士骨折(fighter fracture)。

掌骨颈骨折,少有侧方移位,但常有背向成角移位:掌侧皮质嵌插,掌骨头掌曲,握拳时由掌骨头形成的背侧隆凸也随之消失。背向成角不矫正,骨折畸形愈合,握物时掌骨头与物体的接触压加大,会有不适感;成角越大,不适感就越突出。掌骨头背侧隆凸消失,虽不致运动功能障碍,但许多患者常常不能释怀,时有要矫正的念头。

矢状面,掌骨头、干中轴线在颈部交角约15°。判断颈部成角移位,本应以头干角为基线,但是掌骨头、颈、干的背面近乎平面,以其为基线较前者更直观,更方便。

颈部骨折背向成角,握物掌骨头不适感,可为腕掌关节屈伸运动所缓解。第4、5掌骨基底与头状骨、钩骨连接较松弛,有15°~30°的屈伸运动,其颈部骨折背向成角<40°,握物时通常没有明显的不适。但对第2、3掌骨来说,这是不可能的,因其腕掌关节几无运动,不能缓解由成角畸形所致的不适感。

骨折稳定,移位小,用石膏托外固定即可——腕关节功能位,掌指关节屈曲50°~60°,指间关节功能位。6周,去除外固定物,功能运动;移位大,闭合复位石膏托外固定。矫正背向成角移位,并不困难,但固定却要下番功夫,因为掌侧皮质嵌插,常有缺损,复位后多不稳定。既往,多用双关节90°屈曲法做固定:术者一只手握持伤手,拇指抵压在骨折背侧,另一只手捏持伤指近节指,屈曲掌指关节到90°,紧张掌指关节固有侧副韧带来稳定和控制掌骨头,然后向近侧推挤近节指,将掌骨头托回原位,矫正背向成角移位,透视见复位满意,再用背侧石膏托固定腕关节于功能位、掌指关节及近侧指间关节90°屈曲位(图7-20)。6周,去除外固定,功

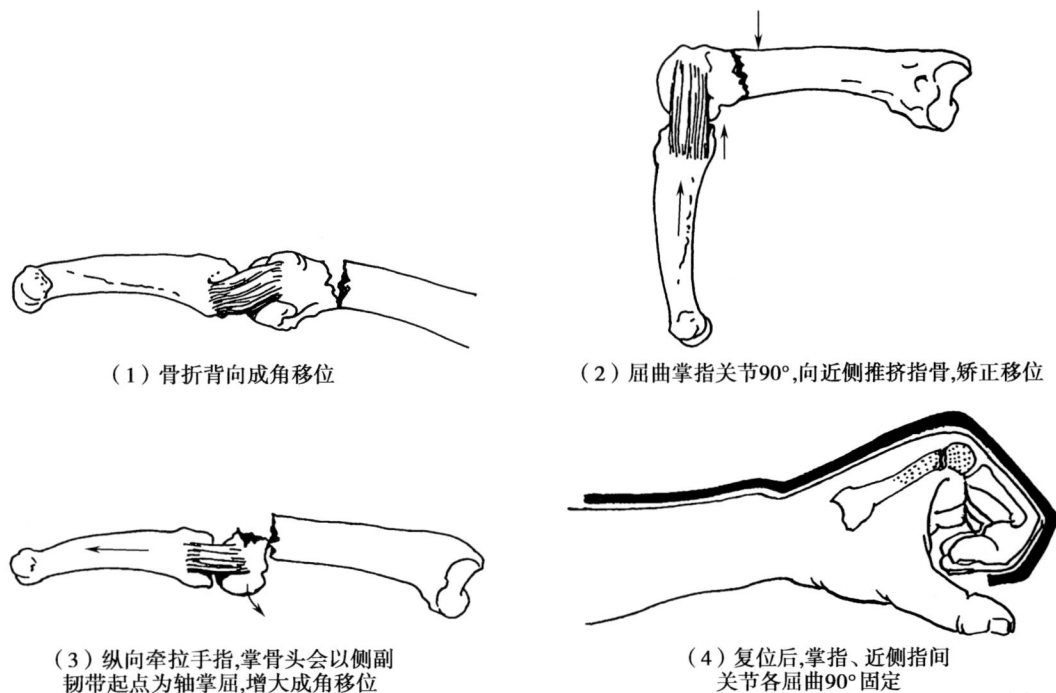

（1）骨折背向成角移位

（2）屈曲掌指关节90°,向近侧推挤指骨,矫正移位

（3）纵向牵拉手指,掌骨头会以侧副
韧带起点为轴掌屈,增大成角移位

（4）复位后,掌指、近侧指间
关节各屈曲90°固定

图 7-20　掌骨颈骨折及双关节 90°屈曲固定法

能运动。此法简便易行,效果肯定,但近侧指间关节容易出现屈曲挛缩。为此,可经皮穿针替代外固定:闭合复位之后,于掌骨基底经皮穿入 2~5 根克氏针进入髓腔,直至掌骨头软骨下骨,利用克氏针维持复位,让掌指、近侧指间关节自由活动。穿针前,克氏针要预弯,让其入骨后远、近端位于髓腔背侧,中部与掌侧皮质接触,即三点接触,以便控制并防止出现旋转移位。穿针,不应进关节,也不经指伸肌腱,以免影响关节运动。次日,即可带针功能运动。骨质缺损较多或多发的颈部骨折,闭合复位后还可用外固定架做固定。切开复位钢板螺钉内固定,也常有应用,尤其是掌骨头与掌骨干完全分离、无法闭合复位者,其固定牢靠,关节可早期活动,效果也肯定。

背向成角畸形愈合者,握物有不适或假性爪状指畸形者,可做楔形切骨来矫正。

（三）掌骨干骨折

多发生于第 3、4 掌骨,有横形、斜形、螺旋和粉碎骨折之分,可出现短缩、背向成角和旋转移位。短缩者,手屈、伸肌和骨间肌张力常常失衡,可出现假性爪状指畸形。背向成角者,手功能多无变化,但骨折背凸,影响外观,同时还有引发指伸肌腱断裂之隐患。旋转移位,可致手指运动轨迹改变,握拳时会与相邻手指叠落。

1. 横形骨折　多为直接暴力所致。受骨间肌作用,远侧折块常随近节指骨一起掌屈,骨折呈现背向成角移位。

移位小,闭合复位掌侧或背侧石膏托外固定,并以三点加压的方式来防止成角移位复发。石膏托,远到指端,近到前臂远侧 1/3,两侧包括相邻手指;手指各关节屈曲过半,以便能有效地防止旋转移位。6~8 周,去除石膏,功能运动。背向成角小,第 4、5 掌骨无需矫正,2、3 掌骨不行,必须矫正。

移位大、软组织肿胀明显者,外固定通常难于维持复位到愈合,可闭合复位经皮穿针内固定或外固定架固定。

闭合复位失败及开放性骨折,可做切开复位克氏针、钉板内固定或固定架外固定。

2. 斜形、螺旋形骨折　多为扭转暴力所致。短缩、旋转与成角移位并存,但前二者更显著。第 3、4 掌骨干斜形骨折,由于有掌深横韧带牵制,短缩移位相对较轻,而第 2、5 掌骨则不然,且常有明显的旋转移位。

无旋转和成角移位,短缩移位<5mm 还是可以接受的,对手功能无明显的影响,多是闭合复位石膏托外固定;反之,闭合复位经皮穿针内固定或切开复位克氏针/钉/钉板内固定。

3. 粉碎性骨折 常发生于挤压伤或贯通伤之后，多有严重的软组织损伤。

可闭合复位固定架外固定，或是经邻近掌骨穿针，即髓外穿针，至远侧折块，维持复位至愈合。不愈合者，可在软组织炎症消退之后切开复位植骨。

（四）掌骨基底骨折

既可源于挤压等直接暴力，也可由沿掌骨传导的间接暴力所致，分关节内、外骨折两类。单发，或多发骨折，都可见到。

1. 关节外骨折 少见。多是短斜形骨折，位于基底部。少有侧方和短缩移位，多有旋转移位。掌骨基底旋转移位，尽管轻微，但危害甚大，手指屈曲时指端偏转显著，与邻近手指叠落，既影响外观也妨碍功能。所以，基底骨折旋转移位，必须矫正。

腕掌关节背侧肿、痛及压疼，掌骨屈曲及对掌运动受限，握力下降；屈曲掌骨或纵向挤压手指，可加剧伤处疼痛。

无旋转移位，闭合复位石膏托外固定；有旋转，闭合复位经皮穿针内固定或切开复位克氏针（钉板）内固定。

2. 关节内骨折 常见。其中，第 5 掌骨基底骨折最多见。除了旋转移位，也多有短缩和侧向成角移位。第 4、5 掌骨基底骨折，还常并发关节脱位和钩骨骨折（请参阅腕掌关节骨折-脱位）。

临床表现同关节外骨折。第 5 腕掌关节骨折-背侧脱位者，小指可有尺偏，关节背侧隆凸。但后者常常被组织肿胀所掩盖。

第 5 掌骨基底关节内骨折，根据折线走行，可分四型：Ⅰ型，斜形骨折，折块较大，位于桡掌侧；Ⅱ型，基底与骨干断裂之后，自身又碎裂成两块，折线呈 Y 或 T 字形；Ⅲ型，粉碎骨折；Ⅳ型，撕脱骨折，折块小，位于背侧。

治疗，首选闭合复位经皮穿针内固定。第 4、5 腕掌关节富有运动，是手纵弓及横弓的重要参与者，恢复其原有的关节面轮廓，甚为重要，闭合复位不良者，还是切开复位克氏针内固定为妥。

三、指间关节脱位、骨折-脱位及韧带损伤

指间关节，由指骨基底、指骨头、掌板、固有侧副韧带、副侧副韧带及关节囊所组成，位于远、中、近三节指骨之间，有远、近侧之分。它们均为屈戌关节，只有掌、背向的屈-伸运动而无侧方偏斜运动，较掌指关节稳定。

参与指间关节构成的指骨头，较扁，呈滑车状——中央有一纵沟，掌背向走行，两侧为隆起的髁突；指骨基底，宽大，中央是一纵嵴，也是掌背向走行，两侧为凹陷面，恰与头的形状相对。侧面观，中、近节指骨头掌侧面曲率小于远侧面，但远不如掌骨头显著，因此，凸轮作用也远远逊于后者。

指间关节，掌有掌板，背有关节囊，侧有固有侧副韧带和副侧副韧带——二者相互融合，统称侧副韧带，稳定主要来源于掌板和侧副韧带。掌板较厚，尤以近侧指间关节为著，为纤维软骨结构，远端附在指骨基底掌侧缘，近端附着在指骨颈部。但近侧指间关节掌板，两侧边呈条索状延伸，附着在指骨两侧嵴上，并与 C1 及 A2 滑车远端汇合，称驾驭韧带（check-rein ligament）。指间关节掌板，较掌指关节厚、短、致密，关节充分屈曲皱缩率小（27%）而位移长度比大（140%）。固有侧副韧带呈索条状，近起指骨头两侧的小凹内，远止指骨基底侧面偏掌侧的部位，以及掌板远侧边缘。副侧副韧带位于固有侧副韧带近侧，也起自指骨头小凹，然后向掌侧辐射，止于掌板两侧边缘。固有侧副韧带甚为强韧，无论关节屈伸，都紧张，是防止关节出现侧偏运动的主要结构。副侧副韧带，关节伸直时紧张，屈曲时松弛，时间过长，会挛缩，妨碍关节背伸。掌板与固有侧副韧带交汇部，厚于掌板，是防止关节过伸的主要结构。掌板，尤其是驾驭韧带部分，也是关节伸直时紧张，屈曲时松弛；屈曲过久，容易挛缩，且难自行恢复，是影响近侧指间关节伸直的主要原因。所以，固定近侧指间关节，最好取伸直位。这一体位，恰与掌指关节相反。还有一点需要强调，那就是：周围组织出血以及自身损伤，也会激惹掌板挛缩，即使是伸直位固定。此种挛缩，多是渐进出现，或伤后或固定解除之后，理疗、佩戴背伸弹性支具，至少 2 个月，方可使之缓解、停滞。

指间关节，主动屈-伸运动，远侧关节一般是 90°～0°，近侧关节 110°～0°。有些关节，可过伸 20°，或更多。

侧偏运动,主动的,没有;被动的,多数人没有,少部分人有7°~10°。轴向旋转运动,甚微,无论主动还是被动。

(一) 远侧指间关节脱位、骨折-脱位及韧带损伤

1. 脱位 少见(图7-21)。多由体育竞技暴力,如球体撞击所致。以背侧脱位居多,且常是开放性的。

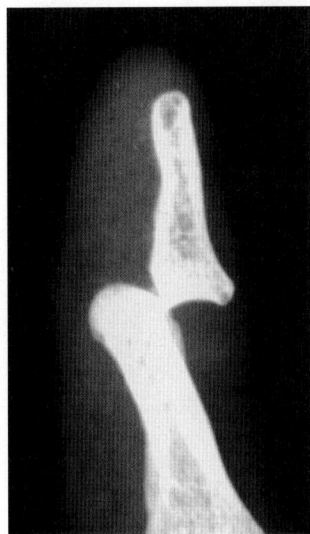

**图7-21 远侧指间
关节背侧脱位**

急性脱位,闭合复位塑料托外固定:纵向牵引手指,向掌侧推挤远节指骨即可复位,然后屈曲15°~20°固定,3周开始功能运动。有时,撕脱掌板或关节囊嵌入骨端之间,可增加复位难度。复位,不稳定者,经皮穿针内固定;失败者,切开复位,术后固定同闭合复位。开放性脱位,复位后应修复所有受损的结构。

脱位超过10天,血肿机化、软组织挛缩,闭合复位多难成功,首选切开复位。脱位越久,周围软组织挛缩越重,手术松解的范围也越大,复位后也容易出现不稳定,运动功能恢复也远不如新鲜脱位。切开复位,多取背侧入路,术野大,操作也较容易。术中发现关节软骨破坏广泛,可改作关节融合。

2. 骨折-脱位 常见,如远节指骨基底背侧骨折-掌侧脱位、远节指骨基底掌侧骨折-背侧脱位(请参阅远节指骨基底骨折)。

3. 侧副韧带损伤 罕见。伸直位固定,4周开始功能运动。晚期损伤,需做韧带缝合或重建。

(二) 近侧指间关节脱位、骨折-脱位及韧带损伤

1. 脱位 有背侧、掌侧和掌侧旋转脱位三种类型。类型不同,所并发的软组织损伤也有所不同。背侧脱位,多为掌板和侧副韧带损伤;掌侧脱位,除了掌板,还有侧副韧带及指伸肌腱中央腱损伤;旋转脱位,多有伸肌腱帽及侧副韧带损伤。诊断软组织损伤,临床上,多是以关节肿、痛及压痛最重之处为依据,它们具有很高的关联性。但是,也有部分患者惧痛,不合作,难于依此进行诊断。

掌、背侧脱位及掌侧旋转半脱位,闭合复位似乎较容易,许多脱位在就诊前就已为患者本人或他人复位,医师看不到实况,再加病史陈述不全,肿、痛及压痛区域广泛,很容易误诊为掌板或韧带损伤,尤其是旋转性脱位。

闭合复位困难,复位后关节面不平行或关节主动伸直运动受限大于30°,提示有软组织嵌塞在关节内,应做切开复位。

(1) 背侧脱位:较常见。多由背伸暴力所致:侧副韧带及掌板撕裂,中节指骨脱向背侧。暴力速度快,多致掌板远端撕脱;速度慢,多致驾驭韧带损伤。背侧脱位,多是掌板远端撕脱,常带有骨片,不大,也少有移位,与中节指骨基底掌侧骨折明显不同。后者,折块多超过基底关节面1/3,移位明显,复位也不稳定。

背侧脱位,就诊前就已复位者,可依据过伸暴力史、关节掌侧疼痛重的症状、关节背伸幅度大于健侧的体征进行诊断;未复位者,除了上述病史、症状、体征之外,还可见近侧指间关节肿胀、畸形、屈曲运动受限;X线侧位平片检查,可见关节背侧脱位。有上述病史、症状及体征,而无脱位经历者,为掌板损伤。

急性脱位,闭合复位塑料托外固定(图7-22)——塑料托放在手指背侧,近端绑缚在近节手指,近侧指间关节背伸最多只能到20°,屈曲不受限(请参阅中节指骨基底掌侧骨折)。4周,去除外固定,继续功能运动。侧副韧带损伤,有侧方偏斜活动者,需屈曲20°固定,4周再开始功能运动。小骨片,无需处理。掌板愈合后,关节运动逐渐正常,但是肿、痛会持续数月或更长时间才能消退。部分患者,近侧指间关节肿大如梭,数年不消。关节背伸渐进受限,有掌板挛缩征兆者,需物理治疗,并佩戴背伸弹性支具,至少2个月。无效者,可做手术松解。

慢性脱位,掌板愈合不良,近侧指间关节过伸持续存在,或习惯性脱位,可做掌板短缩固定或肌腱固定。

(2) 掌侧脱位:较少见。指伸肌腱中央腱、掌板及一侧侧副韧带必有损伤。关节肿、痛及压痛,范围较广;部分人,关节背侧肿痛更重些;关节背侧运动障碍;抗阻力背伸,背侧疼痛加剧。未复位者,还有关节畸形。诊前已复位者,应仔细询问病史,寻找有诊断意义的体征,与背侧脱位鉴别,以免固定体位有误。检查关节运动功能,最好在指神经阻滞麻醉下进行,以免疼痛影响检查的准确性。中央腱断裂不全,仅有局部肿痛及压痛;完全断裂者:①近侧指间关节不能主动背伸;②被动屈曲近侧指间关节后,远侧指间关节有主动背伸

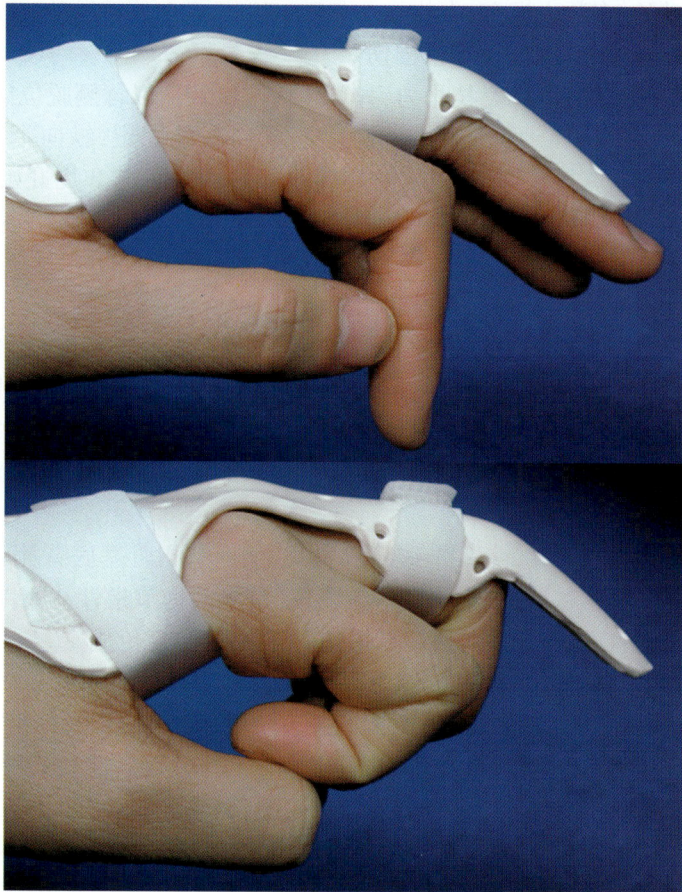

图 7-22　近侧指间关节背侧脱位塑料托固定

趋势——正常手指无此现象,因为屈曲近侧指间关节,可致中央腱及侧腱一道移向远侧,由侧腱汇合而成的终腱松弛,即使内在肌收缩也如此,远侧指间关节不能背伸,呈连枷状。中央腱全断,被动屈曲近侧指间关节,无法拉动侧腱移向远侧,侧腱及终腱都有张力,内在肌收缩,侧腱便会随之移向近侧,远侧指间关节也就背伸,不再是连枷状。此检查方法,改自 Elson 试验——紧靠桌缘被动屈曲近侧指间关节。慢性脱位,还可见纽扣孔畸形——初始表现是被动背伸近侧指间关节后,远侧指间关节主动或被动屈曲受限,前者称 Boyes 试验阳性,后者称 Haines-Zancholli 试验阳性,系中央腱回缩,侧腱挛缩及掌侧移位所致。

有上述症状及体征,而无脱位经历者,为中央腱损伤。

治疗:近侧指间关节可主动背伸者,闭合复位塑料托外固定——近侧指间关节取伸直位,远侧指间关节自由活动;6 周,除去外固定开始功能运动;不能背伸、闭合复位失败者,切开复位肌腱韧带缝合修复(请参阅指伸肌腱损伤)。

(3) 掌侧旋转脱位:分半脱位和脱位两型。多由组合暴力所致,如旋转与屈曲、侧偏暴力组合。有研究表明,近侧指间关节屈曲 55°时,侧腱滑至关节屈伸运动轴的掌侧,遭遇旋转暴力,极易损伤。

1) 掌侧旋转半脱位:中节指骨基底向桡掌侧或尺掌侧脱位,同时还有自身旋转和屈曲,但与近节指骨头仍有接触;指伸肌腱中央腱与一侧侧腱的连接断裂,近节指骨头一侧髁突由此凸将出来。X 线侧位平片检查,可见中、近节指骨影像不一致:一个为侧位轮廓,一个为斜位影像。除了指伸肌腱之外,侧副韧带也常有损伤。

近节指骨头一侧髁突凸出,侧腱滑向其掌侧,与之羁绊,闭合复位可有困难。但是无论怎样,还是要试行一下闭合复位,不行,再做切开复位不迟。闭合复位,手法是:屈曲掌指与近侧指间关节,放松指伸肌腱侧腱,然后向旋转畸形相反的方向旋转中节指骨,并同时背伸,感觉关节有跳动,提示关节已复位。

闭合复位失败者,切开复位,并缝合修复肌腱损伤——手指背侧弧形切口,撬拨指伸肌腱侧腱,使其由髁的掌侧滑回到背侧,关节即可复位;然后用 5-0 PDS II 缝线缝合肌腱及韧带裂伤;塑料托固定手指于伸直位,6

周开始功能运动。

2）掌侧旋转脱位：表现同上，只是损伤更重：近侧指间关节屈曲几近90°；指骨头由中央腱侧方裂口凸出，不与中节指骨基底接触；中央腱及关节其他结构，均滑到指骨头掌侧；一侧侧副韧带断裂（图7-23）。近节指骨颈两侧均有肌腱羁绊，闭合复位几无可能，治疗首选切开复位、指伸肌腱帽及侧副韧带缝合修复。术后，固定同上。

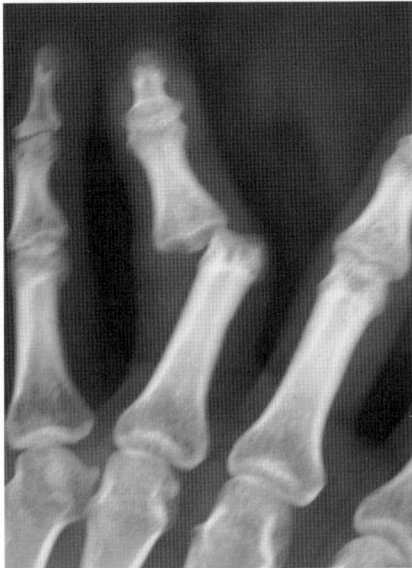

图7-23 近侧指间关节掌侧旋转脱位

2. 近侧指间关节骨折-脱位 多为中节指骨基底掌、背侧骨折-脱位。关节肿痛、畸形、运动受限甚明显（请参阅中节指骨基底骨折）。

3. 侧副韧带损伤 又称侧方脱位。多由侧偏暴力所致。受伤时，手指多呈伸直位。侧副韧带损伤，包括韧带断裂和附着撕脱，以桡侧侧副韧带损伤居多。撕脱者，常并发有指骨头、基底撕脱骨折。关节肿、痛及压痛明显，常是伤侧重。向健侧偏斜手指，伤侧疼痛加剧，侧偏幅度大于正常关节：即时拍片，可见关节面不平行，伤侧间隙宽于健侧。合并掌板撕裂者，关节过伸幅度加大。检查关节运动，部分患者畏痛不合作，可在指神经阻滞麻醉后进行。临床上，侧副韧带不全与完全断裂，难于鉴别。有学者认为，侧偏近侧指间关节，X线平片上关节面倾斜>20°，为完全性断裂；反之，为不全性断裂。

（1）慢性侧副韧带损伤：最突出的表现，是关节不稳定和梭形肿胀，疼痛反倒不像急性损伤那样重。关节不稳定，系韧带断裂或愈合后韧带张力衰减所致；梭形肿胀，为损伤与修复交替进行，韧带内结缔组织增生的结果。近侧指间关节运动，正常或减少。病程长，关节磨损，可见创伤性关节炎。

（2）急性不全性断裂：压痛局限，关节无侧方不稳和异常过伸，用弹力束带或尼龙搭扣将伤指与两侧健指束缚在一起，让其有掌屈背伸，而无侧偏运动。4周，撤除外固定，正常活动，但1个月内不可承受侧偏负荷。只要制动时间够长，损伤可完全愈合，关节运动及稳定恢复如初，但肿胀、疼痛则要3~4个月才能完全消退。有时，结缔组织增生多，关节梭形胖大，数年都不消退。这些情况，应在治疗前告知患者。因为，去除固定之后，不少患者总是反复用手侧偏受伤关节，想用此来判定韧带到底愈合了没有；他仍想：要是愈合了，为什么还有肿胀和疼痛。反复侧偏伤指，力量过大，有致韧带再次受伤的风险。

（3）急性完全性断裂：关节肿痛，侧偏或过伸幅度加大，以缝合修复为好。示、中、环指，于日常活动中多是承受尺偏负荷，小指多受桡偏外力，前3指桡侧韧带伤，后1指尺侧韧带伤，应及早手术治疗，以免韧带松弛，关节不稳，不能胜任日常活动。术后处理，同不完全性断裂。

（4）慢性完全性断裂：多由急性损伤迁延而来，或是不愈合或是愈合不良：韧带长度增加，张力下降，关节不稳定，侧偏幅度加大，治疗首选手术——切除韧带断端间瘢痕，或一部分实质，用4-0 PDSⅡ线做改良Kessler或8字双道缝合。术后，石膏/塑料托固定，伸直位，4~5周后开始活动。创伤性关节炎者，可做关节融合或人工关节置换。

四、掌指关节脱位、骨折-脱位及韧带损伤

掌指关节，由近节指骨基底、掌骨头、掌板、固有侧副韧带和副侧副韧带组成，为椭圆关节，具有屈-伸、内收-外展和一定量的回旋运动。其中，屈-伸运动幅度最大。

掌骨头近似球形，隆凸，覆有关节软骨；近节指骨基底，与之相对，为凹陷面，曲率稍小于掌骨头关节面。固有侧副及副侧副韧带，位于关节侧方，起自掌骨头侧面偏背侧的小凹内，斜行，分别止于近节指骨基底掌侧方和掌板侧缘。固有侧副韧带，强韧，呈索条状，参与关节各个方向运动的稳定。副侧副韧带，位于前者后方，较薄弱，呈片状，与内收-外展运动的稳定有关。掌板，位于关节掌侧，为纤维软骨结构，较指间关节掌板薄、长、疏松，远端附着在近节指骨基底掌侧缘，近端止在掌骨颈掌侧。关节充分屈曲时，掌板可被压缩1/3，

并向近侧移位,幅度为其初始长度的80%;伸直时,又可被押长,向远侧移动,对关节屈伸运动无妨碍。固有侧副韧带、副侧副韧带与掌板结合,形成一个与掌骨头密切接触的U形体,为稳定关节的主要结构。

掌骨头,截面观,掌部宽背部窄,桡尺径短掌背径长;侧面观,远侧关节面曲率明显大于掌侧,即远侧半径小掌侧半径大,形如凸轮。此外,侧副韧带起点位于关节屈伸运动轴的背侧。由于上述结构特点,掌指关节伸直时,固有侧副韧带松弛,关节可侧偏及回旋运动;屈曲时,紧张,上述运动消失。松弛过久,韧带会挛缩,阻碍关节屈曲运动。因此,固定掌指关节,应取屈曲位,避免伸直位。

掌指关节的稳定,主要依靠手内在肌、固有侧副韧带、副侧副韧带和掌板。内在肌,为动态稳定结构,后三者为静态稳定结构。

掌指关节运动,有指间差别;屈曲,小指幅度最大,示指最小;尺偏,小指最大,中指最小;桡偏,示指最大,环指最小。主动屈-伸运动,一般是90°~0°,部分人可过伸15°~25°;尺偏,8°~19°;桡偏,20°~43°。

(一)脱位

有背、掌侧脱位两类。前者,多见;后者,罕见。

1. 背侧脱位 多由过伸暴力所致:掌板近端从掌骨颈撕裂,随近节指骨基底一起脱向掌骨头的远侧或背侧。背侧脱位,依据程度,分简、复杂脱位两型。

(1)简单性脱位:又称半脱位、可复位性脱位。指骨基底与掌骨头背侧接触,掌板近侧缘位于掌骨头掌、远侧。掌指关节过伸60°~90°,不能屈曲。治疗,首选闭合复位:屈曲腕关节和近侧指间关节,放松指屈肌腱,然后由背侧向远侧、掌侧推挤近节指骨基底。闭合复位,切忌操作粗暴和背向牵拉手指,以免关节面分离、掌板滑到掌骨头背侧,变简单脱位为复杂性脱位。臂丛神经阻滞麻醉,可降低肌肉张力,有利于闭合复位。复位后,用背侧塑料托固定:掌指关节背伸只到50°~70°,屈曲不限。4周,去除外固定,功能运动。

(2)复杂性脱位:又称不可复位性脱位。近节指骨基底与掌板均在掌骨头后方,关节面不相对。伤指偏向一侧,掌指关节轻度过伸——不如半脱位显著,近侧指间关节轻度屈曲;掌指关节掌侧皮肤,可有橘皮样凹陷(图7-24),系脱位关节紧张掌腱膜,再经皮下纤维束牵拉皮肤所致。X线正位平片,可见掌指关节间隙消失;斜位片,关节间隙明显加宽,内有籽骨影像;侧位片,有时可见掌骨头背侧有小折块。复杂性脱位,多发生于示指,其次为拇指,别的手指罕见。

闭合复位极难成功,因为掌板紧紧地卡压在掌骨头背侧。即使如此,治疗还是应从闭合复位开始,不行,再考虑切开复位。闭合复位,方法同简单性脱位。切开复位,可取掌侧横行切口,或侧方正中纵行切口——示、小指多取此切口。切开掌侧皮肤,注意保护指神经-血管束,脱位后,它们向掌侧迁移,紧贴皮肤,稍不注意就会被切伤。切开皮肤,再切掌浅横韧带,即掌腱膜远侧的横行纤维束,做进一步的显露。脱位于示指,可见蚓状肌绕经掌骨头颈的桡侧,指深、浅屈肌腱行经尺侧(图7-25);于小指,头颈桡侧为指深、浅屈肌腱和蚓状肌,尺侧为小指展肌腱。牵开上述结构,即可见掌板近端紧紧地卡压在头的背侧,两侧与掌深横韧带,即掌板间韧带,连接处也多有裂伤。掌板,因为移位,张力较大,很难直接将其撬拨回原位,可沿掌板一侧边缘纵行切开,减少与侧副韧带连接,降低张力,然后再用小拉钩将其牵回到头的掌侧,此时脱位也就随之被矫正。术后,背侧塑料托固定:方法同简单性脱位。

脱位越久,侧副韧带及周围软组织挛缩就越重,切开复位时需切断侧副韧带才能成功。术后,运动功能恢复也多不够满意。

2. 掌侧脱位 罕见。掌板和侧副韧带均有损伤,复位后不稳定,需切开复位缝合韧带和掌板。

(二)骨折-脱位

多是背侧脱位合并掌骨头背侧骨折,系指骨基底掌侧缘剪切所致。治疗首选切开复位:关节背侧弧形切口,或侧方正中纵行切口——示、小指多取此切口,矫正脱位,复位折块,用克氏针或螺钉固定。

(三)侧副韧带损伤

多由侧偏暴力所致。受伤时,掌指关节多为屈曲位。桡侧副韧带损伤多于尺侧韧带,小指多于其他手指。受伤局部肿、痛和压痛,关节运动受限。屈曲,或向健侧偏斜掌指关节,伤侧疼痛加剧。屈曲掌指关节后,侧偏关节,幅度大于正常者,为完全断裂;反之,是不全断裂。单纯侧副韧带断裂,掌指关节稳定虽有衰减,但只要内在肌及屈、伸肌腱功能完好,一般不会出现不稳定。X线平片检查,有时可见掌骨头或指骨基底

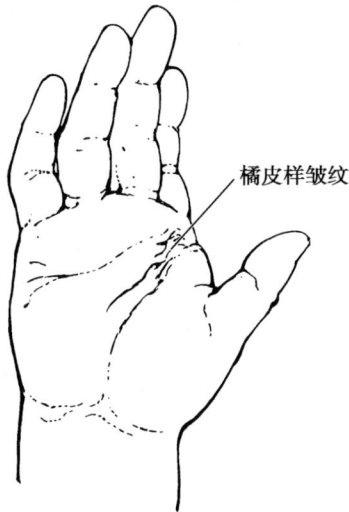

图 7-24　示指掌指关节背侧脱位，
掌侧皮肤有橘皮样凹陷

橘皮样皱纹

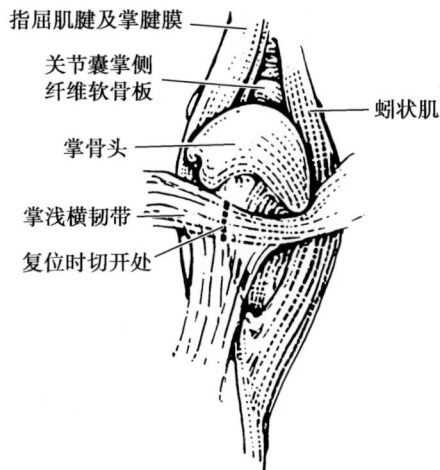

图 7-25　示指掌指关节背侧脱位，
掌骨头颈与周围软组织结构羁绊

指屈肌腱及掌腱膜
关节囊掌侧
纤维软骨板
蚓状肌
掌骨头
掌浅横韧带
复位时切开处

有撕脱骨折。关节造影或 MRI 检查，可见韧带损伤。

急性单纯性韧带损伤，掌指关节伸直位，塑料托外固定。3 周后，去除固定，开始功能运动。示指桡侧副韧带损伤，最好手术缝合修复韧带，以免捏拿物品时有乏力感。折块小，且无明显移位，掌指关节伸直位固定 2 周即可。但第 2 掌骨头桡侧撕脱骨折例外——示指活动，多是与拇指接触，关节所受负荷多是尺偏力，有碍于骨折愈合，所以还是固定 6 周，待骨折愈合后再开始活动为好。移位明显的小折块，可切除之，然后做韧带修复。折块大，或移动 2~3mm 者，应切开复位缝合修复韧带——用克氏针、钢丝或 4-0 PDS Ⅱ 缝线固定折块或重建韧带附着。

侧副韧带断裂，关节少有不稳定，常被误诊为扭伤，没有固定治疗，日后可有疼痛及乏力感。掌指关节半屈曲，用塑料托固定，4 周开始功能运动及理疗。6 个月后，症状无缓解，可行手术治疗：①韧带一端撕脱，短缩不明显，骨锚或不锈钢丝做抽出式缝合，重建韧带附着；②损伤愈合，韧带拉长变薄，略微切除一部分韧带，4-0 PDS Ⅱ 缝线，改良 Kessler 缝合法，端端缝合，增大韧带张力；③韧带瘢痕化，彻底切除之，以减轻疼痛症状。

五、腕掌关节脱位及骨折-脱位

第 2~5 掌骨基底，侧侧相对，组成掌骨间关节；近侧面与远排腕骨远侧面嵌插对合，形成腕掌关节。其掌侧、背侧以及掌骨基底之间，分布着十余条长短不等、纵横交织的韧带，关节甚稳定。背侧韧带，较掌侧韧带厚韧，稳定作用更强大。第 2 掌骨基底掌、背侧，分别有桡侧腕屈肌腱和桡侧腕长伸肌腱附着，第 3、5 掌骨基底背侧，分别有桡侧腕短伸肌腱、尺侧腕伸肌腱附着，关节稳定由此得到进一步加强。腕掌关节损伤，既可单发也可多发，非一般暴力所能，尤其是后者，必与高能量暴力相关。

第 2 腕掌关节，由第 2 掌骨与大、小多角骨、头状骨组成，少有运动；第 3 腕掌关节，由第 3 掌骨与头状骨组成，几无运动；第 4 腕掌关节，由第 4 掌骨与钩骨、头状骨组成，富有运动；第 5 腕掌关节，形似鞍状关节，由第 5 掌骨与钩骨组成，运动大于第 4 关节。第 4、5 腕掌关节，可统称为钩骨掌骨关节。第 2~5 腕掌关节，运动幅度差别甚大；屈-伸运动，依次是 5°~17°、5°~9°、10°~20°、24°~30°；桡-尺偏，1°~4°、3°~5°、2°~12°、9°~17°；旋前-旋后，3°~7°、19°~35°、20°~22°。也就是说，第 2、3 腕掌关节少有运动，第 4、5 关节富有运动——这是掌骨参与手纵弓及横弓构成，保证手握物功能的基石。第 4 腕掌关节自身的运动状态，对第 5 关节有影响，如果将其固定，后者屈伸运动将减少 28%~40%。

掌深动脉弓、尺神经深支位于第 3~5 腕掌关节掌侧，关节脱位有致伤的风险。

(一) 脱位

远比骨折-脱位少见。既可源于挤压等直接暴力，也可由沿掌骨传导的间接暴力所致，常伴发有关节内/外骨折和周围软组织损伤。脱位，既可向掌侧，也可向背侧，依暴力大小、方向而定。但是，第 5 腕掌关节，多是背侧脱位,少有掌侧脱位,与掌侧有钩骨钩和豌豆骨阻挡,背有尺侧腕伸肌腱牵拉有关,机理类似于第 1 腕掌关节骨折-背侧脱位,即 Bennett 骨折-脱位。腕掌关节脱位,除第 5 腕掌关节可见单独脱位之外,其他关节总是相互伴随着,或 2 个或 3 个,联合脱位。

脱位后,关节畸形虽显著,但常被严重的软组织肿胀所掩盖。损伤局部肿、痛及压痛,手背侧更明显。第 5 腕掌关节脱位,有时,可并发尺神经深支损伤,检查时应予以注意。多发脱位,属高能量损伤,软组织损伤也较重,除了检查尺神经深支有无损伤之外,还要注意手指血液循环有无障碍,腕伸肌腱是否断裂,正中神经有无损伤,以免延误治疗。X 线正位平片,可见腕掌关节间隙宽窄不一,掌骨有偏斜或近侧移位;斜位及侧位片,可见掌骨基底向背侧或掌侧脱位。有时,还可见关节内、外骨折。

单纯性脱位,多可闭合复位,但软组织肿胀重,难于维持到愈合,还需经皮穿针内固定:臂丛神经阻滞麻醉后,持续对抗牵引 5 ~ 10 分钟,在透视机引导下双手拇指和手指相向推挤掌骨基底和远排腕骨,直至复位,然后经皮穿入克氏针,将伤骨与邻近掌骨或腕骨固定在一起,最后石膏托外固定。6 周,拔针,开始功能运动。

软组织肿胀严重、关节内有腕伸肌腱或折块嵌塞者,闭合复位多难成功,可切开复位克氏针内固定。

因漏诊而延后治疗的慢性腕掌关节脱位,临床上并不少见。由于周围软组织挛缩,闭合复位多难成功。症状和运动功能障碍若不明显,可不做处理;反之,需行切开复位克氏针内固定。切开复位之前,最好先用固定架做延长牵引,每日延长 1mm,直至掌骨基底被拉回到远排腕骨远端水平,以减少手术松解的范围及复位的难度。关节软骨破坏者,做关节融合。第 5 腕掌关节,应融合在 30°屈曲位,以便于握物及与拇指对指。

(二) 骨折-脱位

远比脱位多见。损伤机理及临床表现,与单纯脱位基本一致,仅是多了一项骨折:或掌骨基底,或远排腕骨骨折。其中,第 5 腕掌关节骨折-背侧脱位最常见,其次是第 4、5 腕掌关节骨折-背侧脱位(图 7-26)。

沿掌骨传导的间接暴力,是致伤的主要原因,可见于多种情况,如握拳击打硬物、跌倒以手着地、交通伤等。其中,拳击硬物最常见。有学者认为,暴力作用于掌骨头,角度大,很少向近侧传导,可致掌骨颈骨折;角度小,或与掌骨纵轴平行,多沿掌骨传至基底,则致腕掌关节脱位或骨折-脱位。第 5 腕掌关节面是一斜面,暴力传导至此,可分解成与关节面垂直及相切的两个分力;前者,可致钩骨骨折,后者,可致关节脱位或骨折-脱位,取决于腕掌骨间韧带和掌骨的强度。遭受暴力时,第 5 掌骨如屈曲角度大,多是钩骨掌骨骨间韧带断

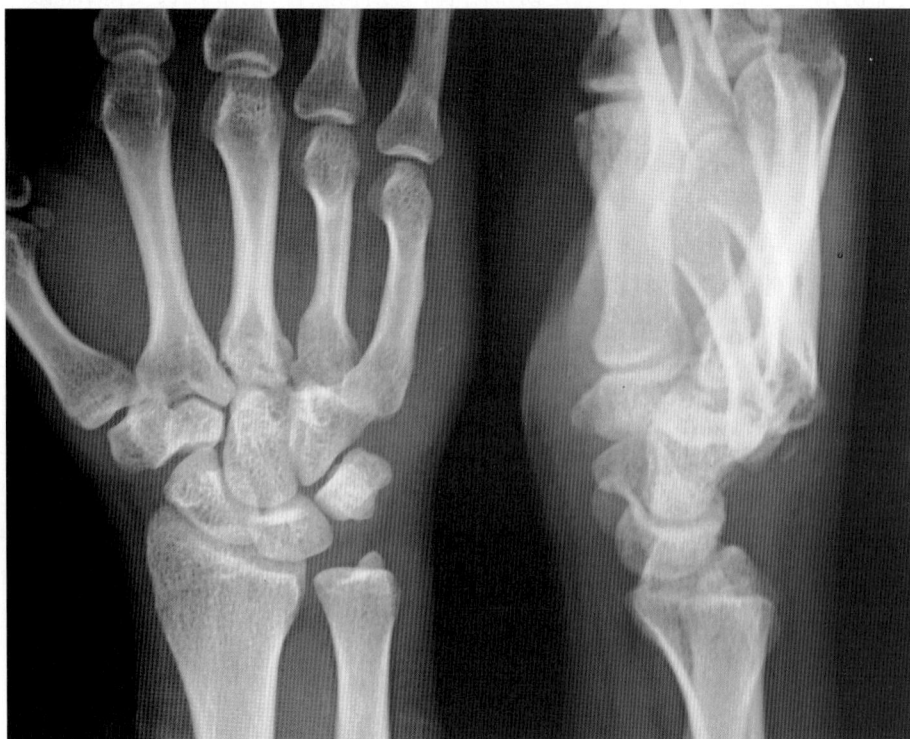

图 7-26　第 4、5 腕掌关节骨折-背侧脱位

裂、钩骨撕脱骨折或钩骨背侧粉碎性骨折;屈曲少,多是钩骨冠状面劈裂骨折。

第5腕掌关节骨折-背侧脱位,典型者,基底桡掌侧折块小,有腕掌骨间韧带附着,原位不动,与头、钩骨关系正常,基底背侧与骨干相连,一起向背侧、尺侧和近端移位,复位容易,但不用内固定很难维持。

第4、5腕掌关节骨折-背侧脱位,根据第5腕掌关节损伤,可分三型:Ⅰa型,第4掌骨骨折+第5掌骨基底脱位或半脱位;Ⅰb型,Ⅰa+钩骨背侧撕脱骨折;Ⅱ型,Ⅰa+钩骨背侧粉碎性骨折;Ⅲ型,Ⅰa+钩骨冠状面劈裂骨折。

治疗,首选闭合复位经皮穿针内固定,但骨折不一定都能解剖复位。骨折复位不良者,切开复位克氏针(螺钉)内固定。第4、5腕掌关节骨折-背侧脱位,应争取解剖复位,治疗以切开复位为宜。

第5腕掌关节骨折-背侧脱位,复位不良,畸形愈合者,基底背侧部会与钩骨撞击。可手术切除相撞骨质,但要保留桡掌侧的正常关节。

六、掌指关节绞锁

掌指关节绞锁,是一种以掌指关节运动突发障碍为主要表现的病症。病因,多源自关节内部。

正如前面所述,侧副韧带、掌板与指骨基底,三者相互连接,形成一个U字形骨-纤维性结构——底是掌板和近节指骨基底关节面,两侧壁为固有侧副韧带和副侧副韧带,从三面包绕掌骨头。这一U形结构体,包被了整个掌骨头关节面,并沿其滑动,成为掌指关节运动的基础,任一羁绊U形结构体的病变,如掌骨头骨赘、关节内索条等,都可导致掌指关节运动突发障碍,即掌指关节绞锁。

掌骨头,掌宽背窄,掌背径长桡尺径短,远侧面较平坦,掌侧面较凸出;关节屈曲时侧副韧带紧张,U形结构体与掌骨头关节面接触紧密,容易与掌骨头羁绊,出现绞锁。临床上,掌指关节绞锁,多发生于关节屈曲位,原因可能就在于此。

掌指关节绞锁,虽有运动障碍,但X线平片检查,见不到远、近侧关节面不平行、相对区域减少等现象,是一种有别于脱位及半脱位的损伤。

掌指关节绞锁,根据病因,可分原发、退行性变和创伤性绞锁三类。需要注意的是,关节慢性损伤,如关节软骨剥脱、关节囊撕裂等,也可引发关节绞锁。按理来说,这类绞锁本属创伤性绞锁,但由于没有明确的外伤史,损伤又轻微,难于被发现,常常被认作原发性绞锁。也就是说,部分原发性绞锁源于关节慢性损伤,与先天畸形无关联。

(一)原发性掌指关节绞锁

多由关节先天畸形所致。目前已知的畸形有如下几种:

1. 掌骨头掌面桡侧纵行骨软骨嵴　与掌板内表浅的桡侧籽骨相互摩擦,致U形结构体前滑受阻。

2. 掌骨头远、掌面交界处横行软骨嵴　致近节指骨基底关节面滑动受阻。

3. 关节内纤维束带　①桥接在掌板籽骨和侧副韧带之间,关节伸直时紧张,使籽骨嵌压在掌骨头掌侧的凹陷内不能前移;②掌背向走行于桡侧关节囊内面,钩绊在掌骨头桡侧髁突近侧,阻碍关节伸直。

4. 关节内游离体　常伴有中节短指骨畸形。游离体嵌塞于关节间隙内,阻碍关节屈曲运动。

5. 掌板内面反折体/横行裂隙/膜状物　钩绊于掌骨头髁凸近侧,阻碍关节充分伸直。

6. 掌板内血管瘤　瘤体凸向关节内,嵌压在掌骨头掌侧凹陷内,造成关节伸直受限。X线侧位平片,可见掌骨头掌侧骨皮质有凹陷。

7. 掌骨头桡侧髁突过大　桡侧副韧带或副侧副韧带羁绊于其近侧,致关节背伸运动受限。副侧副韧带与掌骨髁突羁绊,往往与其慢性损伤、内面粗糙有关。

原发性绞锁多见于50岁以下的成人,女性多于男性,主要累及示指。绞锁多是突然发生,无明确诱因。就诊前,患者多有反复发作史和自行闭合解锁史。除短指畸形外,其他畸形所致绞锁均发生在屈曲位,表现为掌指关节主、被动伸直运动受限,差90°~20°到0°位,而掌指关节屈曲、两指间关节屈-伸运动正常。有时,关节桡侧有局限性压痛。X线正位、前后斜位平片检查,可见第2掌骨头桡侧髁突较大,有桡侧籽骨、关节内游离体和短指畸形存在。但不少病例X线平片检查无异常发现。体层摄影、CT及MRI检查,有助于诊断软骨及骨畸形及损伤。

原发性绞锁多发生于示指而少见于其他指,原因可能在于:①示指掌板桡侧无掌深横韧带附着,只有尺侧附有韧带,位置较其他关节更偏向尺侧,桡侧副韧带与掌骨头桡侧髁突接触更密切;②第 2、3 掌骨头桡侧髁,尤其是第 2 掌骨,较其他掌骨更大,更凸出,进一步密切它与桡侧副韧带的接触(图 7-27)。

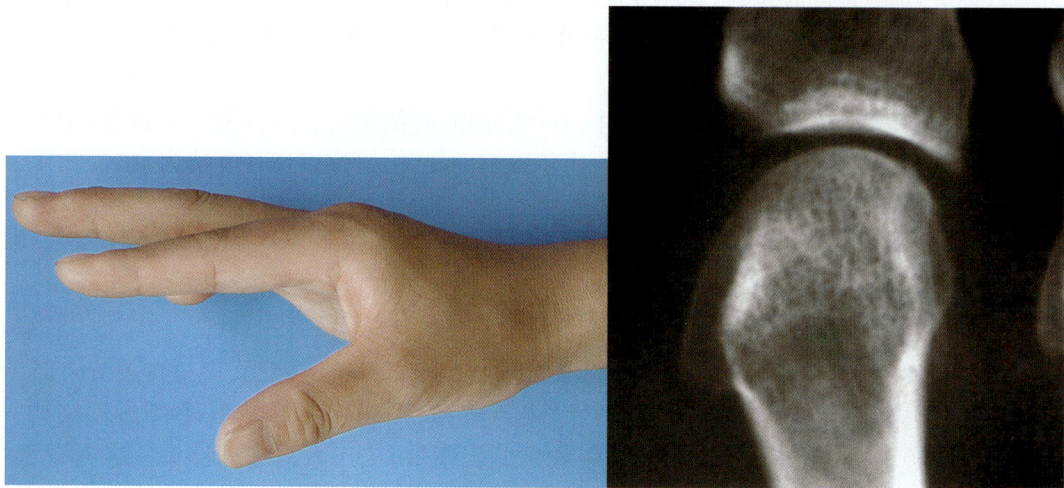

图 7-27　右示指掌指关节原发性绞锁,不能伸直

(二) 退行性掌指关节绞锁

多为关节炎继发破坏所致,例如:

1. 骨关节炎和类风湿性关节炎　骨赘以及粗糙变形的关节面,常阻碍 U 形结构体滑动。

2. 痛风性关节炎　尿酸盐结晶体沉积于韧带内,也可阻碍关节运动。

退行性绞锁多见于 50 岁以上者,主要累及中指。绞锁发生突然,绝少能闭合解锁。掌指关节屈曲多正常,而主、被动伸直受限。个别病例,关节固定在某一位置,既不能伸,也不能屈。两指间关节屈-伸运动正常。X 线平片检查,可见关节面不光滑、变形或有骨赘生成。

退行性绞锁多发生于中指,原因可能在于它最长,掌骨头最凸出,较其他手指承受更多的外力作用,更容易被磨损,出现骨关节炎(图 7-28)。

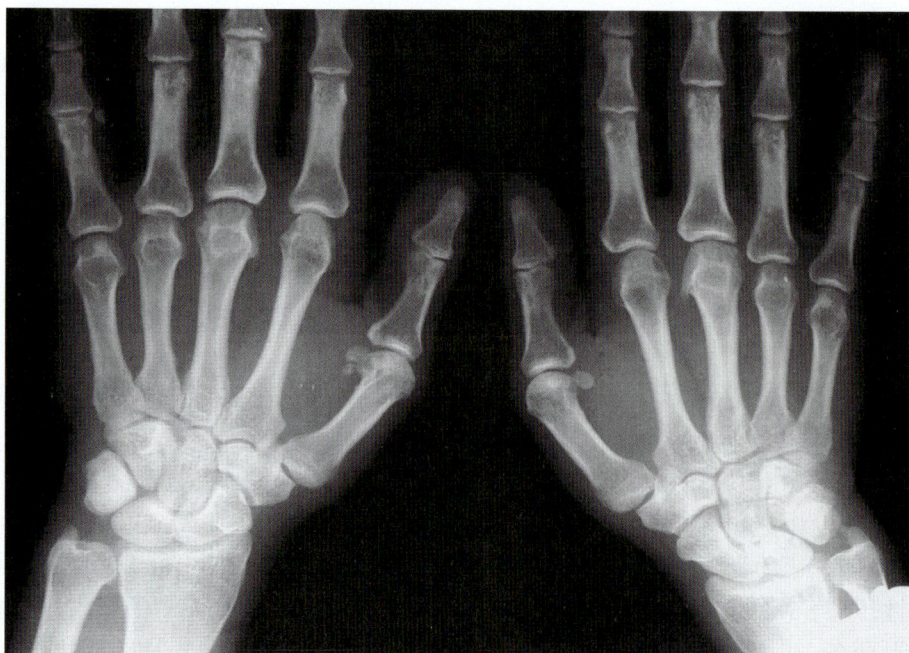

图 7-28　双手中指掌指关节骨关节炎最严重

（三）创伤性掌指关节绞锁

多有明确的外伤史,如过度背伸、过度屈曲等。有时,也可发生于扭伤(震伤)之后。此型绞锁,既可在伤后急性发作,也可潜伏多时再缓慢而来。

1. 创伤性绞锁的伤因

（1）关节囊撕裂:或羁绊在掌骨头髁突近侧,或嵌入关节间隙之内,阻碍关节运动。

（2）掌板撕裂:嵌入关节间隙。

（3）关节内骨折:关节面不平整,与侧副韧带羁绊;或嵌入关节间隙,阻碍关节运动。早期,X线平片检查,可见折块及折线;晚期,只见关节面不平整、关节内游离体和骨缺损。

（4）骨折畸形愈合:关节面不规整。

2. 症状　创伤性绞锁关节有明显的活动痛和压痛,有时见局部肿胀。关节,既可绞锁于屈曲位,伸直受限;也可绞锁在伸直位,屈曲不能。X线平片检查,可见关节内骨折或骨折畸形愈合。X线造影及MRI检查,可见关节周边软组织损伤。

3. 鉴别　关节绞锁,属关节内病变所致的突发运动障碍,需与下列疾病相鉴别。

（1）指屈肌腱狭窄性腱鞘炎:多与手指运动过多有关,病程缓慢;掌指关节掌侧疼痛及压疼,有时,可触及疼痛性结节,随手指屈伸运动而来回移动,并伴有弹响;指间关节屈(伸)运动障碍,掌指关节正常。

（2）指伸肌腱滑脱:多有外伤或类风湿性关节炎病史。掌指关节主动伸直有障碍,但可被动伸直。屈曲掌指关节,可见并能触及指伸肌腱滑进关节之间的凹沟内。急性滑脱者,关节背侧有局限性压疼。

（3）掌指关节脱位及半脱位:以拇指和示指多见。有明确的暴力史;关节肿、痛及压痛,畸形,运动受限;X线平片检查,可见关节间隙宽窄不一,远、近侧关节面错开不相对,或是相对区域减少。

4. 治疗　掌指关节绞锁,治疗方法有三:

（1）自然解锁:嘱患者正常活动,或同时予以物理治疗及按摩。经过一段时间之后,绞锁可自然解除。此法成功率极低,适用于年老体弱者。

（2）闭合解锁:原发性绞锁,多有自行闭合解锁经历,再次闭合解锁,成功率甚高。退行性、创伤性绞锁,如果没有骨赘之类的结构,也可以试行闭合解锁。屈曲位绞锁,关节背伸不能者,闭合解锁方法是:①碘酒、酒精消毒关节周围皮肤;②注射器抽取1%利多卡因溶液3ml,于关节侧方或背侧方刺入,先于皮下注入,打起一个皮丘,然后再进入关节腔,注入,直至背侧关节囊膨隆起来;③屈曲掌指关节及近侧指间关节,向掌指关节疼痛一侧偏斜并旋转近节手指——桡侧疼痛,就桡偏和外旋手指;尺侧疼痛,就尺偏及内旋手指;④旋转手指的同时,逐渐背伸掌指关节,听到弹响,绞锁即解除,关节运动恢复正常。注射麻醉剂,一是镇痛,二是润滑,三是膨胀关节囊,减轻与掌骨头的接触。关节屈曲好,背伸不能,提示U形结构体羁绊于掌骨髁突掌侧,屈曲掌指关节可缓解二者接触的压力。侧偏及旋转手指,目的是放松侧副韧带,便于麻醉剂将二者分离开来。背伸,是让U结构体滑过髁突,解除绞锁。操作虽简单,但要轻柔,以免引发新的损伤,如关节囊撕裂、骨赘骨折等。术后,无需制动,但禁忌过度屈曲掌指关节,因为U结构体在绞锁及解锁过程中必有损伤,过度屈曲有可能再次与掌骨髁突羁绊,发生绞锁。绞锁关节背伸正常,屈曲受限者,除了先背伸后屈曲掌指关节以外,其他步骤同上。当然,术后还禁忌过伸。心脏病、骨质疏松者慎用闭合解锁。

（3）切开解锁:病因不去除,即使闭合绞锁成功,日后仍有复发可能。多次复发者、闭合解锁失败者,可切开解锁:关节侧方或背侧方纵行或弧形切口,牵开指伸肌腱侧腱,显露固有侧副韧带及副侧副韧带,切断韧带或切开关节囊,切除骨性异常,如骨赘等,即可解除绞锁。术后,不需制动,手指正常活动。有学者主张切除侧副韧带,现在来看意义不大。从掌侧入路,切开掌板者,术后需用背伸阻挡支具制动:关节屈曲自由,但背伸不能超过10°。

七、腕背隆凸综合征

腕背隆凸综合征,又称腕掌关节隆凸(carpometacarpal boss)或腕骨隆凸(carpal boss),是一种以第2和（或）第3腕掌关节背缘增生为主要病理变化的病症。

第2掌骨基底近侧关节面,中间为掌背向的凹槽,坐落在小多角骨上,两侧凸出,与大多角骨及头状骨接合,少有运动,组成第2腕掌关节;背侧面为裸露骨质,有桡侧腕长伸肌腱附着。第3掌骨基底近侧关节面,基本是个平面,坐落在头状骨远端,几无运动,构成第3腕掌关节;只有桡背角向近侧凸出,称茎突,位于桡侧腕短伸肌腱附着的近侧,小多角头状骨间关节的背侧。

腕背隆凸综合征,多是第2和(或)第3腕掌关节骨关节炎之表现,部分源自茎突骨骨折及桡侧腕长、短伸肌腱附着点牵拉伤。

临床上,此病的主要表现第2和(或)第3腕掌关节背侧隆凸:质硬,不移动,有或无疼痛和压痛,其上皮肤颜色、温度正常。患者常诉说,腕关节乏力,活动过多,隆凸部疼痛加剧。但腕关节运动正常。X线正、侧位平片检查,多无异常发现;隆凸切线位平片,可见第2和(或)第3掌骨基底背侧缘、小多角骨和(或)头状骨远端背侧缘骨质增生,呈唇样(图7-29),部分病例关节面不平整,间隙变窄。有时,还可见骨质硬化。

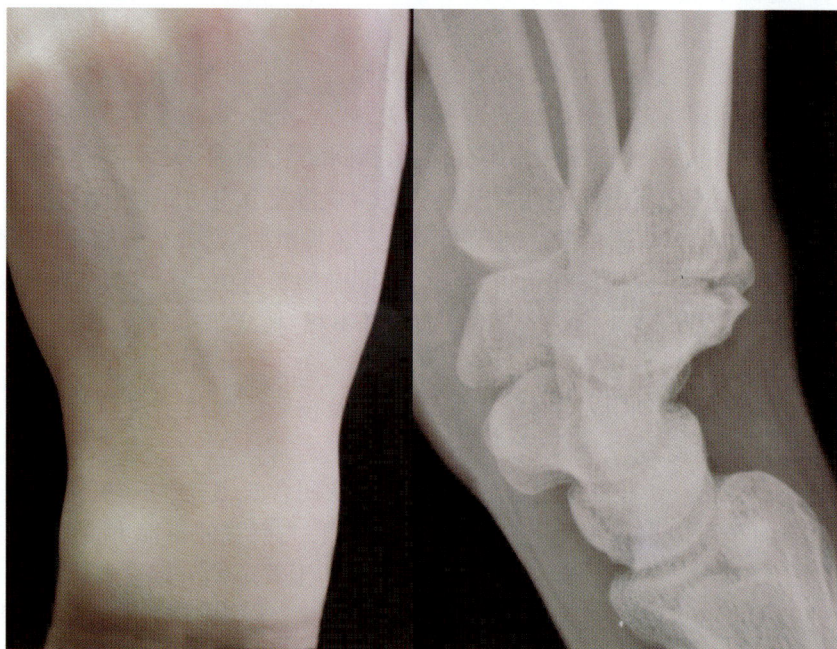

图7-29　第2、3腕掌关节背侧隆起,有增生骨赘

有时,此病易与腕背腱鞘囊肿混淆。后者,关节无异常。超声波检查,可确定是囊还是实性凸出。但有学者报告,腕背隆凸综合征,30%合并有腕背腱鞘囊肿。也就是说,两病可以并存。

疼痛轻微者,理疗和局部封闭;严重者,手术治疗:关节背侧横行切口,牵开肌腱,切除骨赘及第2和(或)第3腕掌关节软骨和软骨下骨,植骨,融合病变关节。术后,手掌侧石膏托固定4~6周。合并囊肿者,一并切除。

第三节　拇指骨、关节损伤

拇指,位于手的侧方,较手指更富有运动,是一个独立的功能单位;由两节指骨,一节掌骨,一个指间关节,一个掌指关节和一个腕掌关节所组成。指间关节,位于远、近节指骨之间,形状与手指指间关节相同,同为屈戌关节,具有屈-伸运动。掌指关节,也有屈-伸、内收-外展和少量的回旋运动,但于对掌时还有轻度的旋前运动。腕掌关节,又称第1腕掌关节,由第1掌骨基底、大多角骨、韧带及关节囊组成,是一个鞍状关节,除了屈-伸、内收-外展和回旋运动之外,还有明显的轴向旋转运动。

拇指骨、关节损伤,类型与手指相近,但治疗方法及要求有较大的不同。

一、指骨骨折

拇指只有远、近两节指骨,缺少中节指骨。远节指骨,形如手指远节指骨,但要粗大;近节指骨,也如手指近节指骨,但明显地短和粗,缺少颈部过渡。次级骨化中心,同样位于指骨基底,和初级骨化中心愈合时间与手指相同。

治疗原则看齐手指,但轻度侧方、成角和旋前移位,对拇指功能影响,远不像手指那样显著,不必都要解剖复位。但旋后畸形,妨碍拇指与手指对指,必须要矫正。

(一) 远节指骨骨折

与手指一样,也分甲粗隆、骨干和基底三类骨折。伤因和治疗方法也相同(请参阅手指远节指骨骨折)。但拇指骨较大,更易行切开复位内固定。

(二) 近节指骨骨折

1. 指骨头骨折　较常见。多为压砸伤所致,常并发有严重的周围软组织损伤。侧方撕脱骨折,闭合复位外固定或手术切除。单髁和双髁骨折,稳定者,闭合复位塑料托外固定;反之,切开复位克氏针(螺钉)内固定,或者切开复位钉板内固定——拇指近节指骨,体积明显大于手指,钉板内固定,可放置在侧方,避开指伸肌腱,不像手指那样易于引发伸展迟滞。

2. 指骨干骨折　多为横形骨折。近侧折块,受拇短屈肌牵拉,常屈曲;远侧折块,受拇长伸肌腱影响,常背伸;骨折,多有掌向成角移位。治疗,首选闭合复位经皮穿针内固定。

3. 指骨基底骨折　关节外基底骨折及粉碎性骨折,治疗同手指。拇指,只要腕掌、指间关节运动在,即使掌指关节僵直无活动,运动功能多无明显障碍。也就是说,拇指近节指骨基底粉碎骨折,在腕掌、指间关节完好的情况下,预后相对地要好于手指。基底侧方骨折,以尺侧居多,属侧副韧带撕脱骨折,多由拇指过度桡偏暴力所致。无移位,塑料或石膏托外固定,6 周后开始功能运动。有移位,但折块小于基底关节面 10% ~ 15%,可切除,然后将韧带断端牵至骨缺损处,用钢丝做抽出式缝合,重建韧带止点;折块大,切开复位克氏针/螺钉/钢丝内固定。6 周,开始功能运动。桡侧撕脱骨折,治疗同上。

二、掌骨骨折

第 1 掌骨,也分头、颈、干和基底四部分,但却是 5 块掌骨中最短、最粗的掌骨。与手指掌骨不同,第 1 掌骨头的曲率小,关节面宽阔,桡尺径大于掌背径;骨干短而粗,内、外侧面分别为第 1 背侧骨间肌、拇对掌肌附着;基底粗糙宽大,近侧面与大多角骨构成第 1 腕掌关节,桡背侧有拇长展肌腱附着;次级骨化中心,位于掌骨近端,而不是远端,与初级骨化中心愈合时间,要晚手指 1 年左右。

第 1 掌骨骨折,几乎都发生在基底,其他部位极少。有研究显示,拇指与手指对捏,所成合力指向近侧和桡背侧,分解至腕掌关节的压力被放大 13 倍,剪切力放大 2.5 ~ 3 倍。基底好发骨折,也许与此有关。基底骨折,分关节外与关节内两种。后者包括 Bennett 骨折和 Rolando 骨折。

(一) 关节外骨折

常见。治疗也相对简单。骨折,或横形或斜形,不通关节。斜形骨折,需与 Bennett 骨折-脱位相区别,后者通关节,且有脱位。远侧折块,受拇长屈肌腱和拇收肌影响,向掌尺侧倾斜;近侧折块,由拇长展肌腱牵拉向桡背侧倾斜;骨折,多有桡背向成角移位(图 7-30)。

第 1 掌骨基底桡背侧肿、痛和压痛,拇指内收-外展和对掌运动受限。依据 X 线平片检查,可确定骨折类型。

横形骨折,外展和背伸远侧折块,即拇指,多可闭合复位,然后前臂拇指人字管型石膏外固定或经皮穿针内固

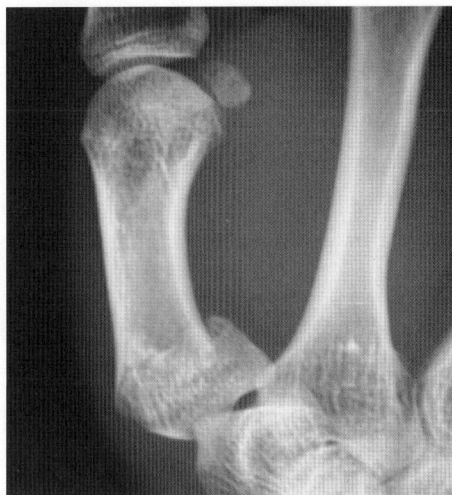

图 7-30　第 1 掌骨基底关节外骨折

定。6~8周,开始功能运动。外展和背伸拇指复位,尽可能握持掌骨远端,少握持指骨,因为背伸近节指骨,会过伸掌指关节,有时反倒是掌屈远侧折块,加大成角移位了。拇指诸关节富有运动,掌骨即便有20°~30°背向成角移位,除局部隆凸外观欠佳之外,不会导致明显的运动功能障碍。也就是说,第1掌骨关节外基底骨折,桡背向成角移位,不必刻意追求解剖复位。复位不稳定者,经皮穿针内固定。复位失败者,切开复位克氏针(钉板)内固定。

斜形骨折,闭合复位容易,可外固定难,常要经皮穿针内固定才行。术后处理,同上。

(二)关节内骨折

有多种类型。其中,Bennett、Rolando骨折最常见。

1. Bennett骨折 Bennett于1882年,率先描述了此伤的临床表现。它多为纵向暴力所致:第1掌骨轻度屈曲,受纵向暴力作用,向近侧移动,基底撞击大多角骨,出现斜形骨折——折线偏掌侧,断面几与掌骨纵轴平行,通关节,将基底分裂成掌、背两块;掌侧块小,通常不过基底关节面的1/3,有多条韧带附着,无移位或有轻微的旋转;背侧折块大,包括背侧基底及骨干(图7-31)。如果暴力继续作用,可再致背侧基底骨折,即Rolando骨折。有时,背侧折块,在拇长展肌腱牵拉下向桡、背侧移位,即腕掌关节桡背侧脱位或半脱位(图7-32)。

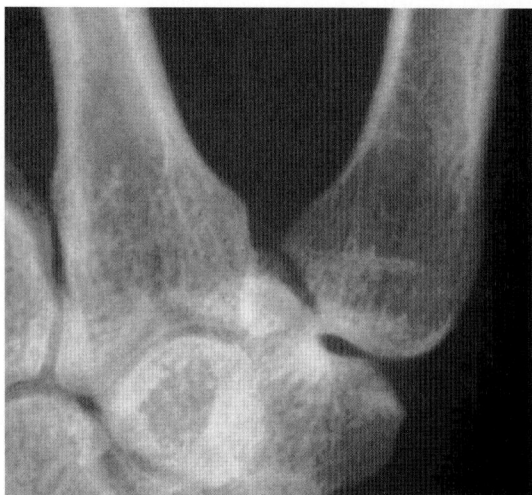

图 7-31　**Bennett 骨折**

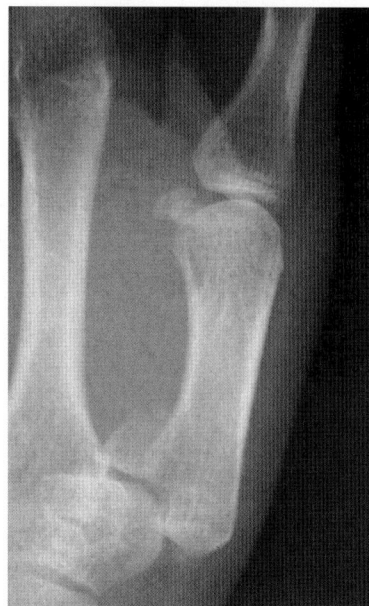

图 7-32　**Bennett 骨折-背侧脱位**

后者,实际属骨折-脱位范畴,故又称Bennett骨折-背侧脱位。拇收肌,附着在近节指骨基底尺侧及掌板尺侧籽骨,有尺偏掌骨头之作用,Bennett骨折时与拇长展肌腱一道,有促使背侧基底及骨干脱向桡侧和背侧的作用。

患者,青年男性居多,常累及优势手。伤拇,通常呈轻度的屈曲和内收;腕掌关节桡背侧隆起,向下按压即消失,放松又出现,并可感触到骨擦音,且局部还有疼痛和压痛;拇指内收-外展和对掌运动受限。X线平片检查,可见第1掌骨基底掌侧部骨折,基底关节面不平整,呈台阶状;腕掌关节脱位或半脱位。掌侧折块,有时又可碎裂成二。

治疗方法甚多,不下20种,绝大多数是非手术疗法。常用的有如下几种:

(1)闭合复位石膏托或塑料托外固定:无脱位者,前臂拇指人字管型石膏固定。有脱位,术者一手牵引、外展第1掌骨,另一手握持腕关节,用拇指向掌侧按压掌骨基底,即可复位。可一放松牵引及按压,又会再次脱位,使外固定难以为继。因此,复位之前得先于拇指铺覆好棉垫,然后泡石膏,按前臂拇指人字管型石膏缠绕石膏绷带,然后再牵引拇指,按压腕掌关节复位,与此同时塑形石膏,使其与拇指、腕关节及前臂远端均匀接触,直至石膏硬化。拇指可固定于对掌位或休息位,腕关节功能位,掌指关节15°~25°屈曲位,指间关

15°~60°屈曲位。6~8周,待骨折愈合,拆除外固定,功能运动。

Bennett骨折-背侧脱位,闭合复位极为容易,但牵引或按压力稍有不够,折块很容易移位,致治疗失效。因此,实施管型石膏外固定,还有几点需要注意:①拇指腕掌关节桡背侧的石膏压力要稍大一些,以保能阻挡掌骨基底移向桡背侧;②关节桡背侧的棉垫要厚一些,以免出现压力性溃疡;③石膏远端要过指间关节,以便维持指间及掌指关节屈曲,阻止手指回缩,减轻掌骨基底脱位趋势;④固定头3周,应每周复查1次,以防肿胀消退再度出现移位。

有学者认为,拇指固定于内收位,有利于防止移位。但依经验来看,维持复位,石膏于腕掌关节桡背侧的加压最重要。

闭合复位,最好是解剖复位:折端对合紧密,关节面光滑平整,有弧度;稍次是折端对合紧密,关节面呈弧形,欠平整,上下错动呈台阶状,幅度<1mm;不佳是折端分离,关节弧面消失,不平整,台阶>1mm。后者,日后容易发生创伤性关节炎,不能接受,需重新复位,闭合或切开均可。

(2) 闭合复位经皮穿针内固定:正如前面所述,石膏外固定维持复位到愈合,有一定难度。再者,不经一段时间训练,就能做出一个符合要求的管型石膏,也非容易的事。因此,闭合复位穿针内固定,不失为一种值得推荐的治疗方法:于掌骨基底桡背侧经皮插入克氏针,直抵骨质,然后向两侧绷紧皮肤,开机钻进稍许停下,牵引、外展掌骨做闭合复位,透视检查见关节面光滑平整,再继续钻入,至大多角骨,或小多角骨或第1掌骨基底,以维持复位。掌侧折块大,也可再横穿1根克氏针,固定两折块。穿针内固定之后,前臂拇指人字管型石膏外固定,6~8周后拔针,开始功能运动。

经皮穿针内固定,操作较石膏外固定要简单得多,效果也肯定,应用价值更高。其复位标准,同石膏固定。

经皮穿针至骨质,最好是直接插入,而不是钻入;此后,绷紧皮肤,然后才可钻入。或者,切一小口,钝性分离皮下组织,直至骨面,然后再于套管保护下放进克氏针,穿入到骨内。这样做,目的只有一个,即减少损伤桡神经浅支、前臂外侧皮神经分支的风险。这两条神经于拇指腕掌关节桡背侧有分支,前者,偏背侧;后者,偏掌侧。经皮穿针内固定,有伤到两神经分支的风险,尤其是穿皮至骨钻入克氏针,且又没有绷紧皮肤的时候,神经很容易与针卷绞到一起。

(3) 闭合复位固定架外固定:将固定钉经皮锚固在大多角骨和第1掌骨干,连接固定杆,调整万向节或运动轴,闭合复位,满意,即旋紧螺栓,固定万向节或运动轴,维持复位。此法,操作较经皮穿针内固定稍复杂,但固定牢固,无需再用石膏外固定,周围关节可自由活动,减少了僵直的风险。

复位标准,同石膏外固定。闭合复位失败,可切开复位,然后仍用固定架固定。

(4) 切开复位克氏针/螺钉内固定:适用于闭合复位失败者:于第1掌骨及腕掌关节桡背侧,沿鱼际肌桡、近侧缘作L形切口,即Wagner切口(1950),牵开肌肉,于骨膜外显露骨折,在桡侧切开部分关节囊,清除折端积血块,见到关节面上的折线,用巾钳把持折块,上下错动对合折端,直至关节面光滑平整无台阶,卡紧巾钳做暂时固定,自背侧至掌侧钻入拉力螺钉或克氏针,视折块大小而定,将折块固定在一起。用针固定之后,还需再穿1根针至大多角骨,或小多角骨或第2掌骨基底,以增加固定的牢固性。关闭切口前,应仔细修复关节囊。螺钉加压固定者,次日即可主动活动,但需用塑料托做保护性固定,直至骨折愈合。克氏针固定,还需用前臂拇指人字管型石膏保护,6~8周拔针,开始主动活动。

(5) 切开复位固定架外固定:方法及效果,见闭合复位固定架外固定。

Bennett骨折-背侧脱位,如能解剖复位,当然最好;做不到解剖复位,关节面欠平整,<1mm的台阶,也可以接受,日后关节运动功能多无影响。因此,复位,首选闭合;固定,可选固定架和螺钉。当然,这一切,还需考虑具体的伤情、术者的技术水平,才可做最后的决断。

2. Rolando骨折　较少见。最早的报告者是Rolando,在1910年。第1掌骨基底碎裂成3块或多块,骨折线呈T或Y字形,预后较差。形态上,Rolando骨折更像是粉碎型的Bennett骨折:基底与骨干断裂开来,然后再自身分裂,但是腕掌关节多无脱位(图7-33)。

治疗,需依折块碎裂程度及移位幅度选取。原则是:恢复关节面原有弧度,尽可能平整光滑。折块大,切开复位克氏针/螺钉/钉板内固定,入路同Bennett骨折。折块小而多,无法内固定者,闭合复位固定架外固

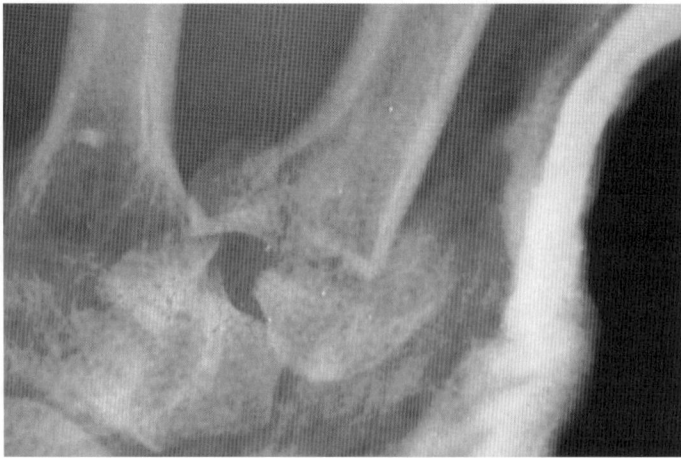

图 7-33 Rolando 骨折

定,4~6 周开始功能运动,以大多角骨关节面为模板,重塑掌骨基底关节面。

三、指间关节脱位和韧带损伤

拇指指间关节,由远节指骨基底、近节指骨头、掌板、固有侧副韧带、副侧副韧带及关节囊构成,掌侧有拇长屈肌腱背侧有拇长伸肌腱加强,形态、运动功能与手指远侧指间关节一致(请参阅手指远侧指间关节脱位)。

1. 脱位 少见。多由体育竞技暴力,如球体撞击所致。以背侧脱位居多:掌板侧部及近侧部断裂,与拇长屈肌腱一道滑过近节指骨髁,居其侧方。

急性脱位,闭合复位塑料托外固定。慢性脱位,首选切开复位韧带缝合修复(请参阅手指远侧指间关节脱位)。

2. 侧副韧带损伤 罕见。伸直位固定,4 周后功能运动。晚期损伤,需做韧带缝合或重建。

四、掌指关节脱位和韧带损伤

拇指掌指关节,由近节指骨基底、掌骨头、掌板、籽骨、固有侧副韧带、副侧副韧带和关节囊所组成,为椭圆关节,具有屈-伸、内收-外展、旋前-旋后及回旋运动。但是,拇指的掌骨头,掌背径小,桡尺径大,关节面宽阔,且曲率小,掌指关节内收-外展运动明显小于手指。

掌骨头略呈四边形,曲率小,掌面有两个小凸面,与籽骨成关节。掌指关节背侧脱位,掌板背侧移位,卡压在两个小凸面远侧,可阻碍闭合复位。掌板厚韧,也是纤维软骨结构,附着同手指,只是内含籽骨。籽骨一般是两个(图7-34),分别位于掌板的桡、尺侧半内;背面覆有关节软骨,有时略凸向关节腔,与掌骨头掌侧小凸面成关节;掌面有拇短屈肌浅头和拇收肌腱纤维附着。固有侧副韧带,呈索条状,起自掌骨头侧方后结节及邻近的小凹内,止在近节指骨基底掌侧方;关节屈曲时紧张,伸直时松弛,是维持关节侧方稳定的重要结构。副侧副韧带,宽而薄,起点同固有侧副韧带,止点是掌板侧缘及籽骨,关节充分屈曲时松弛。拇收肌,位于拇指掌骨尺侧,除有腱纤维至尺侧籽骨和近节指骨基底掌尺侧之外,还有纤维并入指伸肌腱,形成内收肌腱膜。拇短展肌和拇短屈肌,分别位于拇指掌骨的桡侧及桡掌侧,腱纤维除了止于桡侧籽骨和近节指骨基底掌桡侧之外,也有纤维并入指伸肌腱,形成外展肌腱膜。这些结构,也有稳定关节的作用。

拇指掌骨头,与手指相比,还有一些不同:截面观,背部略宽,掌部略窄;

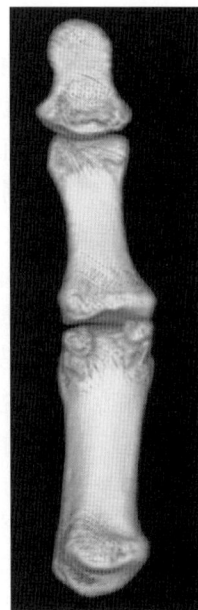

图 7-34 拇指掌、指骨及籽骨

桡尺径大,掌背径小;桡侧髁掌背径大,尺侧髁小——近节指骨掌屈时自身有旋前,背伸时自身有旋后,因由就在于此。矢面观,关节弧面,是由远侧及掌侧两个凸面所组成;前者大,与指骨基底成关节;后者小,与籽骨成关节;两面相连,凸轮影不明显。冠面观,远侧关节面曲率较小,使得内收-外展运动难以进行。正是因为这些特点,拇指掌指关节,才变得较手指更稳定。

屈-伸运动为掌指关节的主要运动,但个体差异甚大;主动屈-伸运动,一般是 80°～0°,部分人可过伸 10°;桡-尺偏,20°～10°;旋前-旋后,15°～10°。旋转运动是与内收-外展及屈-伸运动伴发的,不能单独出现。

(一) 脱位

远比手指掌指关节脱位多见。背侧脱位多于掌侧脱位。

1. 背侧脱位　分简单、复杂性脱位两种类型。常为过伸暴力所致:掌板从近端撕下,移向掌骨头的远侧,甚至背侧。部分患者,合并侧副韧带断裂。

(1) 简单性脱位:又称半脱位。掌指关节过伸,40°～90°不等,主、被动屈曲受限。X线侧位平片,见近节指骨基底坐落在掌骨头远背侧,关节面还接触,掌侧间隙稍有增宽。手术,可见掌板近侧缘位于掌骨头的远侧。

闭合复位多可成功:被动屈曲腕关节及拇指指间关节,放松拇长屈肌腱,然后背伸掌指关节,由背侧向远侧、掌侧推挤近节指骨基底,听到弹响,复位就完成了。闭合复位,切忌操作粗暴和背向牵拉手指,以免关节面分离、掌板滑到掌骨头背侧,变简单脱位为复杂性脱位。此外,背向牵引,也会紧张关节囊,拇长、短屈肌腱等结构,夹持掌骨颈,阻挡复位。臂丛神经阻滞麻醉,可降低肌肉张力,有利于闭合复位。

复位后,用背侧塑料托固定:掌指关节背伸只到 50°～70°,屈曲不限。4 周后去除外固定,功能运动。固定前,应仔细检查有无侧副韧带损伤;有断裂,应同时予以处理(请参阅侧副韧带损伤)。

掌骨头掌侧关节面,与籽骨成关节,略有凸起,撕裂掌板位于其远侧,可增加复位难度。有时,甚至要切开复位才行。

(2) 复杂性脱位:掌指关节轻度过伸,主、被动屈曲受限;鱼际远端掌侧皮肤可有凹陷,系关节背侧脱位,牵拉掌腱膜及皮肤所致。X线侧位平片检查,见近节指骨、掌骨近乎平行,基底位于掌骨头的背侧,关节面无接触(图 7-35);关节间隙明显增宽,内有籽骨影。掌板近侧缘,位于掌骨头的背侧。

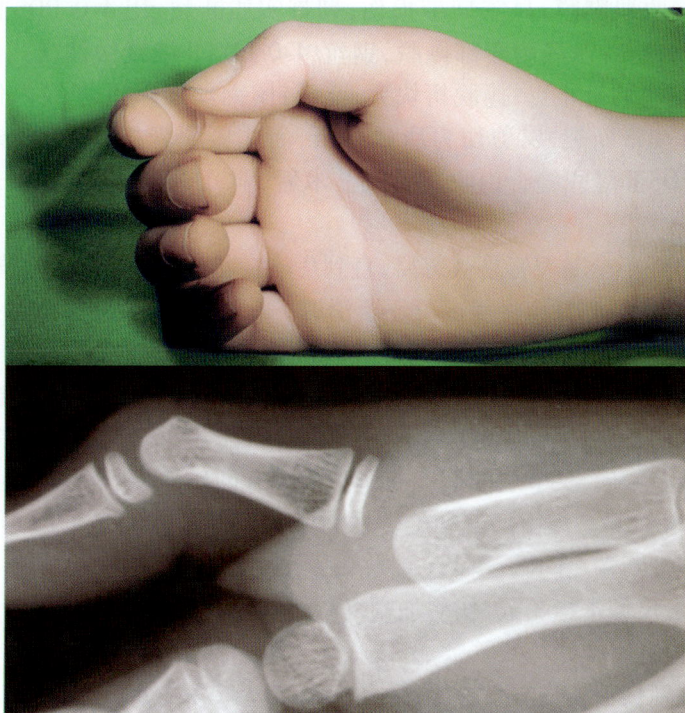

图 7-35　拇指掌指关节复杂性背侧脱位

闭合复位极难成功。治疗首选切开复位:拇指桡侧纵行切口,在掌板与副侧副韧带结合部纵行切开,把掌板撬拨到掌骨头掌侧,关节也就随之复位了。术后处理,同简单脱位。

急性脱位变为慢性脱位,并非少见。此时,切开复位,是唯一可选的治疗方法。

2. 掌侧脱位 极罕见。常有侧副韧带损伤。治疗,首选切开复位韧带缝合修复。

（二）骨折-脱位

罕见。治疗同背侧脱位。

（三）侧副韧带损伤

损伤以尺侧居多,所致功能障碍也重。

1. 尺侧副韧带损伤 多由桡偏和背伸暴力所致,并伴有掌板损伤。完全断裂,多发生在韧带远端,近侧断端回缩,有时还带有骨片。1962年Stener报告,尺侧副韧带完全断裂者,内收肌腱膜常嵌塞在韧带断端与指骨基底之间,阻碍韧带回位和愈合。后人称其为Stener损伤。

苏格兰狩猎场看护人,拇指掌指关节尺侧副韧带常有慢性损伤,与他们经常徒手折杀小猎物的职业习惯有关。1955年Campbell以狩猎场看护人拇指(Gamekeeper thumb)称呼此伤。后来,此称谓被泛用,将急性尺侧副韧带损伤也包括在内。现在,它专指慢性损伤,不包括急性伤。后者,多见于滑雪及球类运动,系滑雪杖或球体撞击拇指,使其桡偏所致。因此,国外多用滑雪者拇指(Skier thumb)来称呼急性尺侧副韧带损伤。

关节尺侧肿、痛及压痛显著,运动受限;被动桡偏掌指关节,伤处疼痛加剧,外展角度也增大——较健侧拇指大15°,为全断;小于15°,为不全断。检查外展,最好是在局部浸润麻醉之后进行,以免疼痛患者不合作、肌肉痉挛限制关节侧偏,而使结果呈现假阴性。此外,要检查两次:一次是关节于0°位,另一次是屈曲30°位,因为关节伸直时固有侧副韧带松弛,侧方稳定由其他结构维持,有时难于确定韧带是否完全断裂。X线平片检查,多正常;有时可见指骨基底尺侧撕脱骨折。无骨折者,可外展拇指拍片,常会见到掌指关节尺侧间隙增宽,关节面不平行。MRI检查,可见尺侧韧带断裂。

(1) 不全断裂:前臂拇指人字管型石膏固定:掌指关节稍屈曲,4~6周拆除外固定,功能运动。

(2) 完全断裂:首选韧带缝合修复。有撕脱骨折者,无论移位与否,都应手术探查及修复:掌指关节尺背侧纵向弧形切口,切断拇收肌腱膜,显露韧带损伤;韧带实质断裂,用4-0 PDSⅡ缝线做褥式缝合,使断端紧密对合,关节轻度屈曲;指骨基底附着部撕脱,钢丝/4-0 PDSⅡ缝线做抽出式缝合,或用骨锚重建韧带止点;撕脱折块小,切除,重建韧带止点;撕脱折块大,克氏针/钢丝/PDSⅡ缝线内作固定。有时,折块几近基底关节面1/3,同时还有韧带断裂,属剪切力所致骨折,而非撕脱骨折;在固定骨折的同时,还需缝合韧带。关闭切口前,用5-0 PDSⅡ缝线缝合内收肌腱膜。术后,前臂拇指人字管型石膏固定,5~6周开始功能运动。

(3) 慢性不全断裂:急性不全断裂容易被忽略,直到疼痛症状加重才来就医。外展关节,没有不稳定,可石膏制动4周,尔后再理疗。数月之后,疼痛多可逐渐消退。有不稳定,做韧带重建。

(4) 慢性完全断裂:关节运动好,无创伤性关节炎,行侧副韧带重建:关节尺背侧纵向弧形切口,显露掌骨头和指骨基底桡、尺侧面,于韧带起、止点横向钻孔,直径2.5mm,取掌长肌腱,游离端由尺侧穿骨孔至桡侧,拉紧后交叉缝合。缝合前,用克氏针固定关节于稍屈曲位。术后,前臂拇指人字管型石膏固定,5~6周,去除外固定,开始功能运动。术后,关节屈曲运动有所受限。有创伤性关节炎者,以关节融合为宜。

2. 桡侧副韧带损伤 较少见。多由尺偏和旋转暴力所致。近侧断裂多于远侧。外展肌腱膜,较内收肌腱膜宽得多,不会嵌塞于韧带断端之间。

关节桡侧肿、痛和压痛;尺偏掌指关节,伤痛加剧,内收角度也增大;掌骨头桡背侧凸出,系近节指骨掌移及旋前所致。

急性损伤,治疗同尺侧副韧带损伤。日常生活中,拇指多是承载桡偏负荷,少有尺偏力,桡侧副韧带张力略有减弱,一般无碍拇指功能。

慢性损伤,手术治疗:将拇短展肌止点前移1cm,止于近节指骨基底桡侧,以增大关节桡侧的稳定性。

五、腕掌关节脱位、骨折-脱位及韧带损伤

拇指腕掌关节,为鞍状关节(图7-36),位于第1掌骨基底与大多角骨之间,除了屈-伸、内收-外展、回旋运动之外,还有轴向旋转运动,即旋前-旋后运动。关节屈曲时,伴随有掌骨旋前;背伸,伴随有旋后。掌骨基底关节面,冠面观,隆凸,矢面观,凹陷。大多角骨远侧关节面,冠面观,凹陷,矢面观,隆凸,恰与基底关节面相反,但曲率略小。

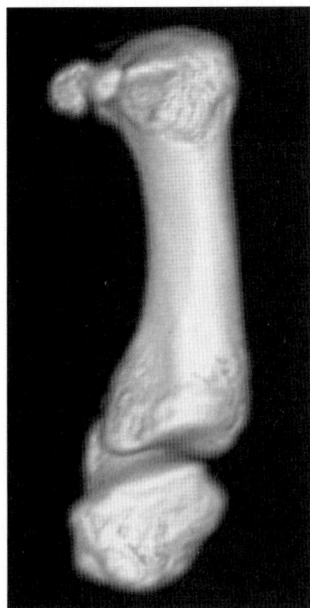

**图 7-36　拇指腕掌关节
是鞍状关节**

关节囊及韧带厚而松弛,关节面对合也不紧密——只有部分关节面是接触的,只是在拇指与手指对指时,囊和韧带才会最大程度地紧张起来,关节面才有最大面积的接触,关节呈稳定态。韧带共有 7 条:①前斜浅韧带,与尺侧副、掌骨间韧带同属囊外韧带,宽而厚,起于大多角骨结节,止在掌骨基底掌尺侧结节,关节在背伸时极度旋转,尤其是旋前时可使其紧张,可防止关节掌侧半脱位;②前斜深韧带,又称喙状韧带(beak ligament),为囊内韧带,起止同前斜浅韧带——既往二者被合称为前斜韧带,在关节背伸、外展及旋前时紧张,有防止关节尺侧半脱位、掌侧半脱位的作用;③尺侧副韧带,起自腕横韧带远侧缘,止在掌骨基底掌尺侧结节,关节背伸、外展及旋前时紧张,作用同前斜韧带;④掌骨间掌侧韧带,很短,起自第2掌骨基底桡背侧,止在第1掌骨基底掌尺侧结节,在关节外展、拇指对指及旋后时紧张,有防止基底向桡掌侧移位的作用;⑤掌骨间背侧韧带,与掌骨间掌侧韧带合称掌骨间韧带,起自第2掌骨基底桡背侧,止在第1掌骨基底尺背侧,有限制基底向桡背侧移位的作用;⑥后斜韧带,与桡背侧韧带同属关节囊内韧带,起自大多角骨尺背侧,止在掌骨基底尺背侧,关节极度外展、拇指对指及旋后时紧张,有限制基底尺侧移位的作用;⑦桡背侧韧带,最宽、厚,也最短,起自大多角骨桡背侧结节,然后向远侧辐射,止在掌骨基底背侧,关节屈曲、旋转及桡背侧移位时紧张,有限制关节背侧及桡背侧移位的作用。这些韧带相互协同,共同维持关节的稳定;没有一条韧带,能够独立支撑关节的稳定。按照解剖研究,桡背侧韧带似乎是阻止关节背侧脱位的主要结构,但于临床上重建掌侧韧带,矫正背侧脱位,也有很好的疗效。事实究竟如何,还有待更深入的研究。

拇指腕掌关节,约有53°的屈-伸运动,42°的内收-外展和17°的旋前-旋后。

(一)脱位

少见。多是脱向背侧,且以半脱位居多。

背侧脱位或半脱位,多由纵向间接暴力所致,机制与Bennett骨折-背侧脱位相同。腕掌关节桡背侧肿、痛及压痛,隆凸,运动受限;向远侧牵引拇指,隆凸消失,向近侧推挤,又隆起,可感触到弹响但没骨擦音,系关节脱位或半脱位所致。X线平片检查,可见关节背侧脱位或半脱位(图7-37)。有时,可并发基底掌侧撕脱骨折。

纵向牵拉拇指,并向掌侧推挤掌骨基底,很容易复位,然后经皮穿入克氏针,固定关节于功能位,再用前臂拇指人字管型石膏做外固定。6周后,去石膏、拔针,开始功能运动。部分患者,拔针后会再脱位,因此,功能运动不可过多,并需佩戴保护性石膏4~6周。切开复位韧带缝合,效果同闭合复位经皮穿针内固定。复发者,需做切开复位韧带重建。有学者认为,既然闭合及切开复位韧带缝合有复发风险,不如伤后就直接做

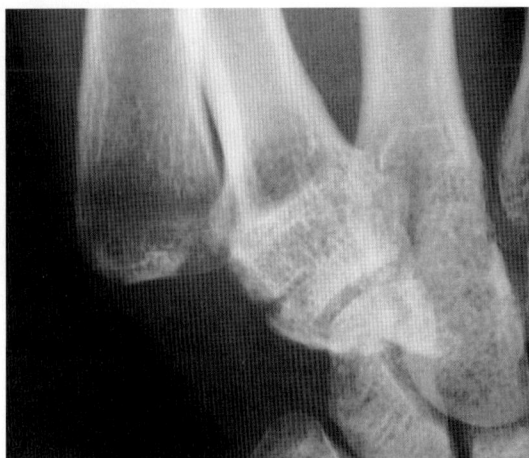

图 7-37　拇指腕掌关节背侧脱位

切开复位韧带重建。

慢性半脱位,切开复位韧带重建:在第 1 掌骨近侧半沿鱼际肌桡侧、近侧缘做 L 形切口,过桡侧腕屈肌腱,再转向前臂,终于前臂远端 1/4 处;分离鱼际肌,显露腕掌关节掌、背面,在前臂远端切断桡侧腕屈肌腱桡侧半,向远侧牵拉,止于第 2 掌骨基底,长约 6cm;复位,用细克氏针固定关节于功能位,针的位置不应影响后续的钻孔;选 2.5cm 或 3.2cm 直径的钻头,由基底背侧至掌侧钻孔;腱条由掌侧穿骨孔至关节背侧,由拇长展肌腱深面至关节桡侧,拉紧后与背侧骨膜、拇长展肌腱止点缝合在一起;腱条绕过桡侧腕屈肌腱尺侧半,抽紧后返折,与掌骨基底背侧骨膜、韧带缝合在一起。术后,掌侧石膏托外固定。4 周后,撤除固定物,开始主动活动。并发关节炎者,做关节成形或融合术。

(二)骨折-脱位

较脱位更多见,Bennett 骨折-背侧脱位为其代表(请参阅 Bennett 骨折)。

(三)韧带损伤

单纯韧带损伤,而无脱位者,临床上罕见。

六、掌指关节绞锁

绞锁类型,少于手指,基本都是创伤性绞锁。

多由背伸暴力所致:掌板近端大部分撕裂,断缘与掌骨头一侧掌凸羁绊,不能回位。就上述病理变化而言,拇指掌指关节屈曲受限型绞锁,可以说是背侧半脱位的前期变化,主要表现是:掌指关节轻度过伸或中立位,主、被动背伸正常,屈曲受限;关节掌侧有疼痛及压疼(图 7-38);X 线平片检查,多正常。有时,可见籽骨移向远侧,靠近掌骨头的顶端。因此,又有人称绞锁为籽骨嵌顿。

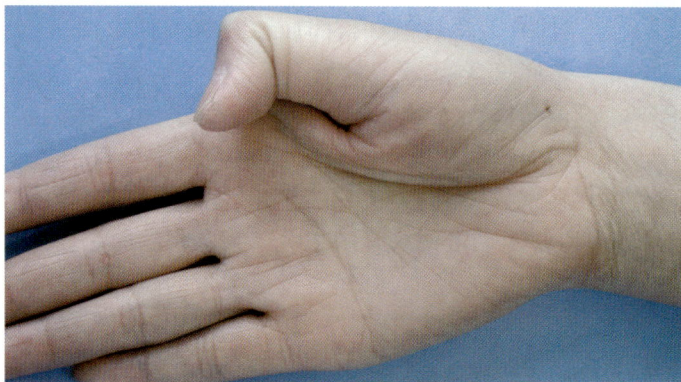

(1)不能屈曲

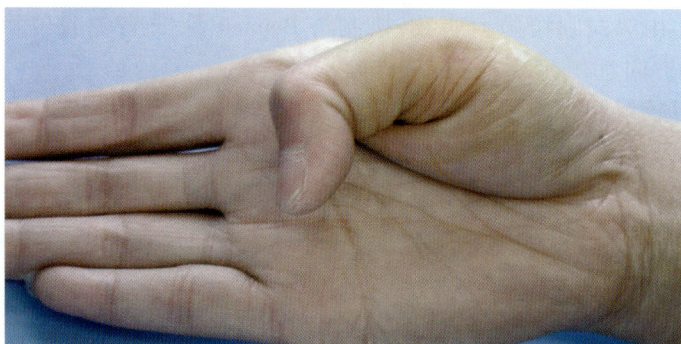

(2)闭合解锁后可屈曲

图 7-38　拇指掌指关节绞锁

治疗,首选闭合解锁(请参阅手指掌指关节绞锁)。闭合解锁失败,行切开解锁。解锁后处理,同拇指掌指关节简单性脱位。

七、腕掌关节骨关节炎

拇指腕掌关节,是拇指稳定与运动的基石,也是手部最易罹患骨关节炎的关节。

拇指腕掌关节骨关节炎,发生率远远高于手部其他关节,且多是高龄女性,原因不清,假说有好几种:①负荷过大:拇指与手指对捏,所成合力指向近侧和桡背侧,分解至腕掌关节的压力可增大13倍,剪切力增大2.5~3倍——现在认为,负荷增大系肌肉收缩所致,而非单纯的远端负荷放大;②摩擦与撞击:近侧关节面曲率小于远侧面,运动中两侧凸面相互摩擦与碰撞;③前斜韧带松弛:可致侧偏幅度加大,接触面变小,负荷相对集中;④关节软骨变异:女性拇指腕掌关节,体积小于男性,软骨厚度也薄20%。

多见于绝经后妇女,发生率高达25%,且多是双侧发病,常缺少明确的外伤史。关节肿、痛及压痛,范围广泛,活动关节可感触骨擦音;关节桡背侧半脱位,致使掌骨屈曲及内收,活动减少或僵直,掌指关节过伸——源于腕掌关节掌屈所致肌力不平衡。严重者,并发大小多角骨、舟大小多角骨骨间关节退变。部分患者,合并腕管综合、桡侧腕屈肌腱狭窄性鞘管炎。X线平片检查,可见关节有退行性改变,Eaton将其分成四期:

Ⅰ期:仅有症状,关节轮廓无变化;有时,见间隙稍有加宽,系关节韧带松弛或软骨磨损所致。

Ⅱ期:关节面硬化,边缘有骨赘,间隙变窄,有半脱位;或者,出现游离体,<2mm。

Ⅲ期:关节间隙几近消失,游离体>2mm。

Ⅳ期:Ⅲ期+舟大小多角骨间关节炎(图7-39)。

各期的病理变化,Xu有过描述:Ⅰ期:软骨无碎裂,外观正常;Ⅱ期:软骨变薄,厚度减少75%,表面粗糙,出现局限性凹痕;Ⅲ期:软骨有深裂缝或缺损,骨质有裸露;Ⅳ期:软骨下骨硬化。

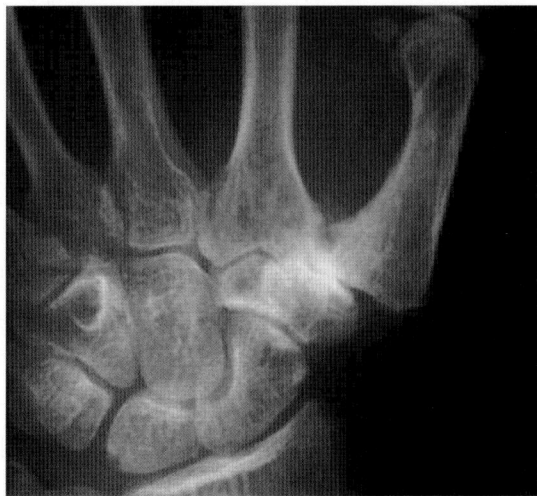

图7-39　拇指腕掌关节骨关节炎

病症轻或不宜手术者,可保守治疗:限制活动或支具制动,辅以理疗,3~4周,或者更长,以缓解疼痛症状。

疼痛重、有手术要求者,可手术治疗:

1. 掌骨背伸截骨　Ⅰ、Ⅱ期关节炎适用。1973年由Wilson提出:掌骨侧方或背侧入路,于基底做楔形切除,使远侧折块背伸桡偏20°~30°。此举,可使负荷通道后移,由正常的背侧半关节面承载负荷。术后,疼痛症状明显缓解,但病损还会继续。

2. 腕掌关节融合　由Muller于1949年提出。可消除疼痛、稳定拇指、增加握力和捏力,但捏握物品时多有障碍——外展充分,捏拿小物件困难;外展不充分,难于把握大物件。关节融合后,舟大小多角和大小多角骨间关节运动代偿性增大,Eaton Ⅳ期者,禁忌做腕掌关节融合。

3. 大多角骨切除　适用于>50岁或非体力劳动者。Gervis在1949年提出并亲身体验:腕掌关节外侧或背侧入路,将大多角骨切除;石膏托外固定,6周开始功能运动。术后,可有掌骨不稳定、半脱位或近侧移位——严重者,与舟骨远端碰撞;捏力和握力,较对侧减少10%~20%。

4. 大多角骨切除+桡侧腕屈肌腱填塞　鉴于大多角骨切除有掌骨下沉,Froimson于1970年提出用桡侧腕屈肌腱做填塞:切除大多角骨,将桡侧腕屈肌腱纵劈成两条,在腕上10~12cm处切断桡侧条,向远侧游离,卷缝成团,填塞在掌骨基底和舟骨远端之间,缝合固定;石膏托固定拇指于对掌位,6周开始功能运动。术后,也存掌骨近侧移位,捏、握力减少等并发症。

还有人使用拇长展肌腱、关节囊、掌长肌腱和髂胫束做填塞。

5. 大多角骨切除+桡侧腕屈肌腱填塞和悬吊术　为减少掌骨近侧移位,Burton于1983年提出此术式:切除大多角骨,由掌骨基底桡背侧向关节面钻孔,桡侧腕屈肌腱腱条由关节面穿骨孔,至基底桡背侧,拉紧后与周围骨膜缝合固定,然后再向掌侧返折与自身缝合,剩余部分卷缝成团做填塞。术后,拇指对掌位固定6周。悬吊,目的是减少掌骨近侧移位,但从使用来看,效同于单纯填塞。

6. 人工关节置换 术后,疼痛缓解,拇指稳定,运动功能复原,也无下沉,效果较好。晚期,部分关节有磨损和松动,还有异位骨化等并发症。

第四节 拇、手指骨关节损伤并发症

正如前面所述,拇、手指骨、关节体积小,周围结构复杂,复位、固定难度较大,发生损伤,即使治疗及时,方法得当,也常出现骨折不愈合、关节僵直、骨质缺损、畸形愈合、感染等并发症,需手术及康复治疗才能恢复部分功能。

一、骨折不愈合

拇、手指骨、关节血液供应充足,骨折愈合本应顺利,尤其是儿童,但临床上骨折不愈合却不少见,原因在于:①软组织损伤重,或骨骼与周围组织分离广泛——手术分离也在其中,折端血液供应不良;②折端嵌塞软组织;③复位不良,折端对合不紧密;④固定不牢固等。

掌、指骨骨折的损伤机制及患者体质不同,愈合所需时间会有很大差别。一般来说,闭合骨折,愈合大概要6~8周;开放骨折,要6~10周。固定之后,骨折逾期未愈,或是延期愈合,或是不愈合,得依据X线平片检查才能判断。后者,折端硬化,或萎缩或肥大,髓腔封闭,折端间隙增大或相互接触成假关节;前者,折端无硬化,提示还有愈合可能。

骨折不愈合,不予处理,几无自行改善可能,多需手术治疗:切开复位,去除折端硬化骨质及肉芽组织,开通髓腔,植入松质骨块或条、屑,克氏针(钉板)内固定或固定架外固定。

(一)指骨骨折不愈合

1. 远节指骨骨折不愈合 主要是在甲粗隆:折块小且多,难于紧密对合并固定;其次是指骨干:多是软组织嵌塞所致。前者,一般不影响手指功能,无需处理;若接触物品有不适症状,可做折块切除。后者,多有指端不稳症状,可做切开复位植骨克氏针内固定。基底侧方撕脱骨折不愈合,少见;漂浮在关节腔外,无需处理,反之,做折块切除。

2. 中、近节指骨骨折不愈合 多发生在骨干,致运动功能障碍,需做切开复位植骨克氏针内固定:切除硬化骨质,开通髓腔,植入松质骨屑(块),穿针固定。术中,应注意矫正侧方成角和旋转移位。正常手指屈曲时,有轻微旋后,有利于和拇指对指。切开复位时应考虑到此点。

(二)掌骨骨折不愈合

多发生在骨干。掌骨体积较大,除了用克氏针、钉板固定之外,还可用骨栓来固定远、近侧折块:去除折端肉芽组织及硬化骨,将移植骨块修剪成菱形骨栓,直径略大于髓腔,两端分别插入远、近折块髓腔,然后纵向推挤折块,直至折端对合和稳定。依此植入的骨栓,一方面具有较好的内固定作用,可省去其他内(外)固定物,另一方面也能充分地发挥促进骨愈合的效能。

有些不愈合,症状和功能障碍不明显,可暂不处理,只做定期随访。

二、关 节 僵 直

关节僵直的原因较多,有的是关节外的原因,如皮肤瘢痕挛缩、肌腱粘连等。有的是关节本身的原因。由关节外原因造成的关节僵直,在其他有关章节中叙述。而关节本身的原因,可分为骨性和纤维性关节僵直。

(一)骨性关节僵直

由关节内骨折、感染或因其他关节疾患所致。关节面破坏,凹凸不平,骨质增生或关节粘连,甚至两发生骨性愈合。可采用以下方法进行治疗。

1. 关节融合 指间关节僵直在非功能位,而且明显妨碍工作时,可作关节融合,角度一般是20°~45°屈曲。近侧指间关节可稍大些,远侧稍小些。桡侧手指稍大些,尺侧手指稍小些。具体应用时,应参考患者的工作、生活以及特殊需要再作决定。

除特殊情况外,手指掌指关节一般不宜作关节融合,因其融合后对手指功能影响很大,特别是在指间关节也有僵直的情况下,更不能作掌指关节融合。

2. 关节成形 适用于手指掌指关节骨性僵直。术前应仔细检查,以免因软组织瘢痕挛缩、屈伸肌及肌腱缺损和手内在肌功能不良等影响手术的效果。

手术采取关节背侧弧形切口,纵形切开指伸肌腱扩展部,切开背侧关节囊及侧方的韧带,截除僵直的关节;近节指骨基底修成凹面,掌骨头修成锥形或楔状。轻轻牵引手指,骨断端应有 1cm 的间距。将两侧的侧副韧带反折到骨端之间,相互缝合到一起,阻止骨断面直接接触。在近节指骨及掌骨植入带运动轴的外固定架,实施骨牵引,以防术后软组织挛缩致假关节间隙变窄或骨性融合。牵引下关节可屈伸活动。术后,关节屈-伸运动幅度一般较为理想,但手的握力较正常减弱。

指间关节不适宜作关节成形,因其桡、尺侧无骨间肌控制,术后关节不稳定。

3. 人工关节植入 多发关节僵直者尤为适用。关节有硅胶、金属多种类型,可依病况、患者经济能力选取。

(二) 纤维性关节僵直

由侧副韧带挛缩、关节囊挛缩或粘连等原因所致。

1. 掌指关节侧副韧带挛缩 掌指关节长时间制动于伸直位,呈松弛状的固有副韧带可逐渐挛缩,导致关节屈曲受限。将挛缩的韧带切除,可使关节屈曲运动恢复正常。

切除前,应仔细检查有无其他可造成关节运动受限的原因,如皮肤挛缩、指伸肌腱粘连和背侧关节囊粘连等。上述几种原因有时可以同时存在,或依次治疗或同时予以矫正,视畸形的程度而定。

切断掌指关节侧副韧带,一般取背侧入路:关节两侧指蹼背侧做纵形切口,显露指伸肌腱两侧腱,向上掀起,显露并切断固有侧副韧带。两侧韧带切断后,关节僵直即可改善,可以被动屈曲。术后 3 天,手指关节可开始功能运动,以免关节囊粘连,影响手术疗效。

侧副韧带切断之后,有时关节屈曲还是受限,原因在于掌板与掌骨头间可能存在粘连。将小骨膜起子插入到掌骨头掌侧,推挤和划拨,松解粘连后屈曲多可恢复正常。

2. 关节囊挛缩和粘连 关节脱位、骨折、感染、固定以及关节囊自身的损伤,常导致关节囊挛缩和粘连。

关节伸直受限,即可源于掌侧关节囊挛缩也可由背侧关节囊粘连阻挡所致。关节屈曲受限则与之相反,或是背侧关节囊挛缩或为掌侧关节囊粘连阻挡所致。认真仔细地检查以及反复地比较,有时可以鉴别是挛缩还是粘连。被动活动关节,屈伸到一定角度,有阻挡感,多半是粘连起主要作用;若阻力是逐渐增大,似弹性体被逐渐拉长,关节囊挛缩的可能性大。掌侧关节囊主要由掌板组成,挛缩严重者无弹性,关节背伸受限感觉也似骨阻挡。

关节囊粘连可试行松解,使其与关节面分离,不再粘连。术后,关节运动幅度可明显改善。掌侧关节囊,即掌板挛缩,可由近侧切断驾驭韧带矫正。若效果不显著,可由近侧止点掀起掌板,然后被动伸直关节使其前移,矫正关节屈曲畸形。术后早期功能运动,并佩戴弹性支具,不短于 2 个月,以防掌板再度挛缩。

三、骨 质 缺 损

骨质缺损,可致骨骼失去应有的支撑作用,手指呈现短缩或其他畸形,且不能承受负荷。腱-肌系统作用也会失常。因此,影响手功能之骨质缺损,需做植骨修复,恢复骨骼的连续性及支撑作用。移植骨多数取自髂骨,少数是桡骨远端,以松质骨为主,有时辅以少量皮质骨。前者,诱导骨再生能力好,愈合率高,但抗断强度低;后者,性能正好相反。骨愈合过程中,移植骨会有程度不等的吸收,皮质骨吸收较少,支撑作用更长些。

(一) 指骨骨缺损

周围软组织血运良好,植骨一般可如期愈合。由于指骨体积较小,操作难度也相应增加。如果用克氏针作固定,最好使用动力钻,以提高准确性。

缺损限于骨干,两端关节还好,可据缺损大小、形状做块状骨移植;关节破坏,植骨同时做关节融合。

（二）掌骨缺损

所需植骨量远多于指骨。

单一掌骨干缺损，或掌骨头也有缺损，需取髂骨，并将植骨修成条状，先与掌骨近断端接合，再与远端或近节指骨基底相对，支撑指骨防止回缩。植骨远端与近节指骨基底相对，其间应有软组织相隔，以免术后相互摩擦引发疼痛。植骨条也可横置，架设于相邻掌骨之间，将回缩的掌骨远断端托起；在相邻掌骨干上开条状沟槽，将植骨条两端依次嵌入，侧面与掌骨远断端结合，阻挡掌骨远侧断端下沉。第5掌骨，腕掌关节活动显著，不宜接收植骨条，否则会影响手掌横弓的形成。若必须嵌入植骨条，腕掌关节应处于掌屈位为好。

植骨与掌骨断端接合，既可用克氏针固定也可以相互嵌插的方式来获得稳定。选哪一种方法，可依缺损部位及术者经验来定。骨端嵌插桥接掌骨，操作得当，一般都较稳定，且利于愈合。不稳定，可穿克氏针辅助固定。术后，石膏托外固定6～8周，待骨愈合后开始功能运动。

多发掌骨缺损，彼此不相邻，做多骨条移植，逐一修复缺损部位；相邻，骨间肌又损坏，用一植骨块做修复，填补所有的缺损。后者，操作简便，植骨稳定，也容易愈合。与掌骨连接固定，可用嵌插法。

多发掌骨缺损者，多合并有较大面积的手背皮肤瘢痕，不利于掌骨短缩畸形的矫正。修复缺损前，或是切除瘢痕、移植皮瓣覆盖，或是用外固定架做逐渐延长，以改善手背软组织条件。如果条件允许，切开植骨与瘢痕切除、皮瓣移植同时进行，即皮肤瘢痕切除后植骨，修复掌骨缺损，然后移植皮瓣覆盖创面。后一种方法，可减少手术次数，缩短治疗周期，同时手术显露好，更便于植骨操作。但固定一定要牢固，尤其是用腹部带蒂皮瓣覆盖创面时更应注意。

四、骨折畸形愈合

掌、指骨骨折畸形愈合，不但影响手外观，而且也会变更手指屈-伸运动方向，妨碍手功能的正常发挥。此外，畸形愈合所致骨凸可增大指屈、伸肌腱滑动阻力，致肌腱磨损和断裂。因此，愈合畸形严重者，须及时矫正。

侧方成角和旋转畸形，于畸形处做截骨，重新组合远、近骨端，恢复其对位、对线。掌、背向成角畸形，外观、运动功能尚可者，无需处理，但位于肌腱下的骨凸须切除，并移位软组织覆盖断面，以减少术后肌腱粘连。

指骨畸形靠近指间关节，且关节又无功能，可行关节融合来矫正畸形。

短缩畸形，一般对功能影响不大，多不需再作特殊处理。

五、创伤性关节炎

关节内骨折、脱位及韧带断裂均可致关节软骨损伤，引发创伤性关节炎。

受损关节可出现疼痛，运动幅度也因此减少。目前尚无有效治疗，只能通过关节融合或成形术来缓解或消除疼痛。

关节融合后，运动功能虽然丧失，但疼痛可以缓解或消除，而且关节稳定，可满足一般生活需求。

第五节　腕部骨、关节损伤

腕关节是一个复合关节，内含腕中关节、桡腕关节、桡尺远侧关节及腕骨间关节。其结构复杂，包括腕骨，桡、尺骨远端，三角纤维软骨复合体，关节囊及韧带诸多成分；它们相互连接和依托，共同维系腕关节的稳定和运动功能。治疗腕部骨、关节损伤，应力求早期诊断、早期治疗，最大限度地保存或恢复其运动的灵活性及稳定性。

腕骨通常是8块（图7-40），形状各异，借韧带连接，彼此相对，组成腕骨间关节，如舟月关节、舟大小多角关节。有时，腕骨可少至7块或多到9块。前者是腕骨联合所致，后者为先天性双舟骨之故：①腕骨联合，形式有多种，其中月三角骨联合最常见，系腕骨骨骺分化障碍所致；它们或单独发生或为系统发育障碍的一个表现，X线平片检查可见相邻腕骨融合成一体，其间的关节间隙消失。有时，还可引发关节疼痛和尺神经嵌压等病症；②先天性双舟骨，系舟骨骨骺联合障碍所致，通常是双侧并存；X线平片检查可见舟骨腰部不连

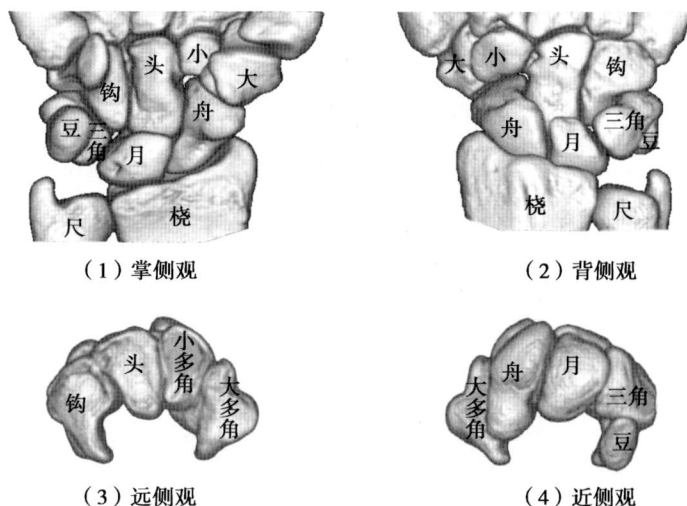

（1）掌侧观　　　　　　　　　（2）背侧观

（3）远侧观　　　　　　　　　（4）近侧观

图 7-40　腕骨

接,有缝隙,类似于陈旧性骨折,MRI 检查可知舟骨腰部缝隙由关节软骨构成。

解剖学上,通常将 8 块腕骨横分成远、近两排(row)`,每排由 4 块腕骨组成。远排腕骨,由外至内,由大多角骨、小多角骨、头状骨及钩骨组成,远侧与掌骨基底组成腕掌关节,近侧与近排腕骨构成腕中关节。远排腕骨借致密韧带连接,之间几无运动——大小多角关节屈伸运动<12°,小多角头关节<6°,头钩骨关节<9°,通常被看做是一个功能单位(functional unit)。近排腕骨,由外到内,由手舟骨(后面简称舟骨)、月骨、三角骨和豌豆骨构成,远侧与远排腕骨成关节,近侧与桡、尺骨远端及三角纤维软骨复合体组成桡腕关节和尺腕关节。近排腕骨也有韧带附着,但连接松弛,舟月关节屈伸运动>30°,月三角关节约 18°,并参与腕关节运动的构成。也就是说,舟骨、月骨及三角骨各是一个功能单位。豌豆骨包埋于尺侧腕屈肌腱内,仅有背侧面与三角骨掌侧面成关节,不参与腕关节运动的构成,在功能上更像是一个腕关节的籽骨。因此,也有学者说:近排腕骨由 3 块腕骨,即舟骨、月骨和三角骨所组成。

桡骨远端,宽广,近四边形。外侧面粗糙、隆凸,并向远侧延伸,形成锥状突起,称桡骨茎突;内侧面则是一个半圆形的凹面,称尺切迹,与尺骨小头环状关节面相对,构成桡尺远侧关节;掌侧面稍凹陷,有旋前方肌附着;背侧面隆突,最突出的是一个纵行骨嵴,称背侧结节或 Lister 结节。桡骨远端关节面,为一个双凹关节面——外侧凹面,称舟骨窝,呈三角形,尖端指向桡骨茎突,与舟骨近端成关节,即桡舟关节;内侧凹面,称月骨窝,呈矩形,与月骨近端成关节,即桡月关节。上述两关节,合称桡腕关节。此外,桡骨远端关节面还是一个斜面,向掌侧倾斜 10°～15°,向尺侧倾斜 20°～25°,尺侧缘附着有三角纤维软骨复合体。穿经腕关节的轴向负荷,80% 由桡骨远端传导,20% 由尺骨承受。桡骨远端形态有变化,如 Colles 骨折等,腕关节轴向负荷传导也会有变化,致使关节不稳定或软骨损伤,引发骨关节炎,尤其是当桡骨远端关节面向背侧倾斜时。因此,桡骨远端骨折提倡解剖复位,以恢复其原有形状,减少或防止上述并发症的发生。

尺骨远端,由尺骨头和尺骨茎突两部分组成。尺骨头呈膨大的柱状,3/4 的周缘都为关节软骨覆盖,称环状关节面,与桡骨远端尺切迹组成桡尺远侧关节——腕关节旋转运动主要由桡尺远侧关节来完成。尺骨远端也覆有关节软骨,称远端关节面,与三角软骨纤维复合体近侧面相对。尺骨茎突位于尺骨头内侧,由尺骨干内侧皮质延续而成,为三角纤维软骨复合体尺侧附着部之一。尺骨茎突的形态及长短,个体差异甚大;判断有无异常,最好是做双侧对比。

腕关节韧带数量甚多(图 7-41)。掌侧韧带,数量多于背侧韧带,而且也厚韧。根据位置,腕关节韧带分关节囊外、关节囊内和关节内韧带三种。囊外韧带,位于关节囊外,有腕横韧带、豆钩韧带和豆掌骨韧带;囊内韧带,位于关节囊纤维层和滑膜层之间,只有在剖开纤维层之后或者是进入关节腔透过滑膜才能见到,如桡舟头韧带、桡月长韧带等;关节内韧带,位于关节腔内,连接相邻腕骨,如舟月骨间韧带、月三角骨间韧带等。若是以起、止点论,韧带还可分成外在、内在韧带两种。外在韧带起于桡、尺骨远端,止于腕骨,如桡舟头韧带、尺月韧带等;内在韧带起、止均在腕骨上,如舟月骨间韧带、月三角骨间韧带等。外在韧带刚度大于内

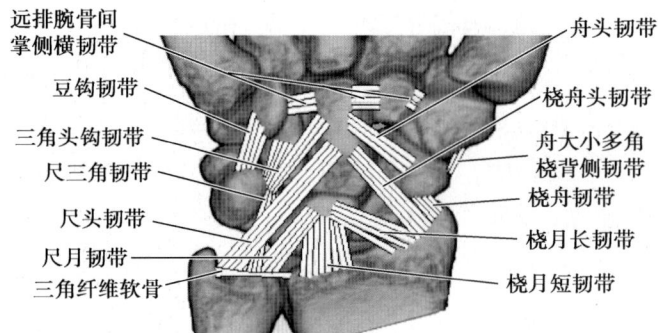

远排腕骨间掌侧横韧带
豆钩韧带
三角头钩韧带
尺三角韧带
尺头韧带
尺月韧带
三角纤维软骨

舟头韧带
桡舟头韧带
舟大小多角桡背侧韧带
桡舟韧带
桡月长韧带
桡月短韧带

（1）掌侧韧带

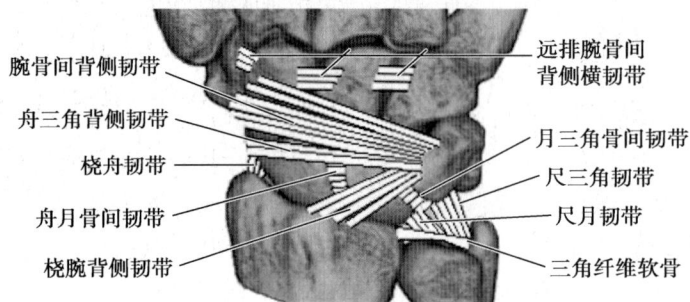

腕骨间背侧韧带
舟三角背侧韧带
桡舟韧带
舟月骨间韧带
桡腕背侧韧带

远排腕骨间背侧横韧带
月三角骨间韧带
尺三角韧带
尺月韧带
三角纤维软骨

（2）背侧韧带

图 7-41 腕关节韧带

在韧带,是限制腕骨过度运动的主要结构;但抗张强度弱又于后者,遭受暴力作用,前者多是自身断裂,后者常是止点撕脱。若按方位划分,外在韧带,又可分三组:①桡腕掌侧韧带;②桡腕背侧韧带;③尺腕掌侧韧带。每组韧带各由数条韧带组成(请参阅中间体/嵌体不稳定)。尺骨与腕骨背侧之间,没有韧带连接。

三角纤维软骨复合体(TFCC),位于桡骨远端尺侧,月骨、三角骨和尺骨远端之间,由三角纤维软骨、尺月韧带、尺三角韧带、尺头韧带、桡尺掌侧韧带、桡尺背侧韧带、半月板同系物及尺侧腕伸肌腱鞘组成(图 7-42)。这些结构彼此贴靠,连接紧密,很难单独解剖出来而不伤及邻近结构,合称三角纤维软骨复合体。三角纤维软骨的作用,主要是传导轴向负荷和缓冲外力作用;切除后,尺骨远端承载负荷比由 20% 降到 6%,桡骨远端却由 80% 剧增到 94%。其他结构,主要是稳定尺侧腕骨和桡尺远侧关节。

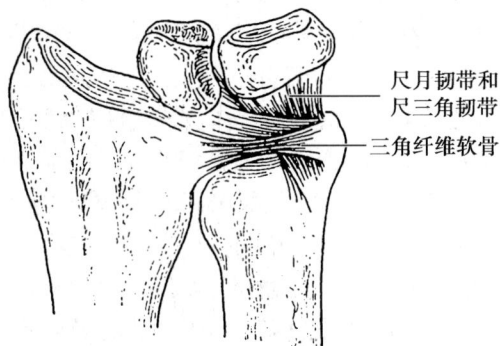

尺月韧带和尺三角韧带
三角纤维软骨

图 7-42 三角纤维软骨

1907 年 Johnston 说,腕骨横分远、近两排,腕关节运动来自桡腕和腕中关节。此观点领引临床医师几十年。以后,人们才知道舟月和月三角关节也参与腕关节运动的构成。若把舟月、月三角关节分别或同时融合,腕关节屈-伸以及桡-尺偏运动度会减少 1/4 ~ 1/3。其中,舟月关节融合对腕关节运动影响最大,月三角关节融合影响较小,舟月和月三角关节同时融合影响居中。1921 年,为了能更好地解释腕关节复杂的多维运动,Navarro 将腕骨分为 3 列/柱(column):外侧列腕骨包括舟骨和大、小多角骨——支撑拇指并传导来往于两排腕骨之间的负载;中央列腕骨有月骨、头状骨和钩骨,掌屈背伸腕关节;内侧列腕骨是三

角骨和豌豆骨折,控制腕骨的旋转。1976 年 Taleisnik 重新定义了内、中、外腕骨列/柱——内侧列腕骨由三角骨构成,司腕骨的自身旋转运动;中央列腕骨由远排腕骨和月骨组成,负责腕关节的屈-伸运动;外侧列腕骨由舟骨构成,参与腕关节的稳定及各个方向的运动(图 7-43)。Taleisnik 如此划分腕骨,目的是想说腕关节运动,除了源自桡腕、腕中关节之外,还与腕骨列之间的关节有关;治疗腕关节损伤,既要保全桡腕、腕中关节还要恢复舟月、月三角关节的完整性(依此来看,在这儿,将 Column 译成"列"也许较"柱"更好一些:一则与

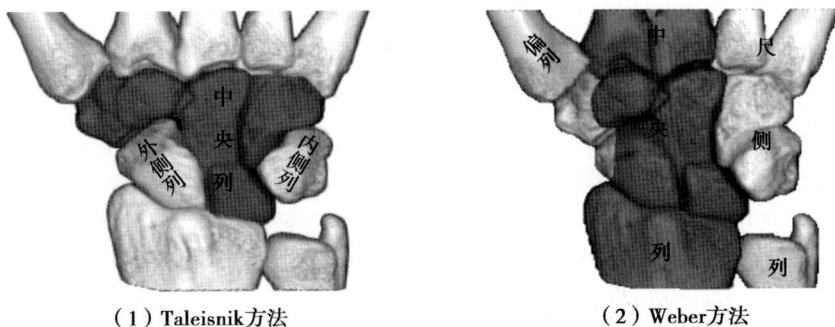

（1）Taleisnik方法　　　　　（2）Weber方法

图 7-43　腕骨纵分内、中、外三列

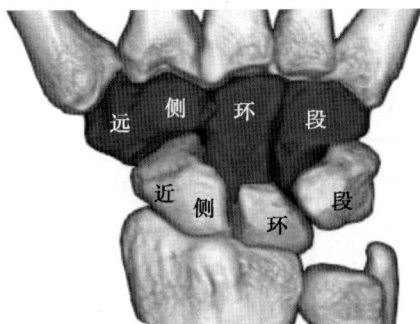

图 7-44　腕骨呈环形排列（Lichtman）

"排"呼应，即腕骨横分远、近两排，纵分内、中、外三列，比较上口；二则表明如此划分的目的，是想突出腕骨间的运动，而非负荷的传导及腕骨的稳固，"柱"似乎更具稳固成一体的意义）。Weber(1984)也持腕骨纵分三列/柱的观点，但其划分与前两者却大相径庭——桡侧列/柱，又称拇指轴（thumb axis）、偏列/柱（partial column），由第1掌骨基底、大多角骨和远侧1/3舟骨组成，作用是支撑拇指基底；中央列/柱，又称承载列/柱（force-bearing column），由远及近，由第2、3掌骨基底，小多角骨和头状骨，近侧2/3舟骨和月骨，桡骨远端组成，是手与前臂之间负荷传导的主要通道；尺侧列/柱，又称控制列/柱（control column），由远及近，内含第4、5掌骨基底、钩骨、三角骨、三角纤维软骨和尺骨远端，主要功用是变轴向负荷为剪切应力，用以控制腕骨运动（图7-43）。就指导临床治疗而言，Weber排列腕骨的方法似乎无更多意义，因而临床上鲜有响应者。在后，Lichtman又提出：①月头关节松弛，活动幅度甚大，将它们划归到一个腕骨列似有不妥；②近排腕骨运动虽显著，但总是同向的，即腕骨运动方向一致，还是将其视作一个功能单位（functional unit）为好，即远、近两排腕骨各为一个功能单位。为此，他在1981年提出：①远、近两排腕骨藉舟大多角关节和三角钩关节头尾相连，形成一个椭圆环（图7-44），即腕骨呈环形排列，远、近排腕骨分别构成远、近侧环段，环段之间以及近侧环段内都有较明显的运动，由此构成腕关节的整体运动；②腕关节桡、尺偏运动时，远、近环段运动方向相反；③理论上，环状结构更能抵御纵向或横向外力作用，保持腕骨内在稳定，较横、纵腕骨排列更能体现腕关节的力学性状；④骨间韧带断裂或腕骨骨折，腕骨环完整性受损，稳定关节、参与运动的作用也随之衰减，甚至消失，可致关节不稳定。现在来看，无论是纵向还是环行排列腕骨，目的虽都是想弥补腕骨横向排列不能表达舟月、月三角关节参与腕关节运动构成之不足，但似乎都有些牵强，至今仍分歧不断。真实的腕骨运动是怎样的，我们目前还知之甚少。有研究显示，离体与活体关节，其运动形式差别甚大。既往研究所用关节，基本都是离体关节。在认清关节真实运动之前，如果我们跳出腕骨排列的窠臼，只说腕关节内含六个功能单位——远排腕骨、舟骨、月骨、三角骨、桡骨和尺骨（图7-45），腕关节运动源于六单位之间的关节；治疗腕关节损伤，目的之一就是要保存或恢复六单位间关节的运动功能；这样表述似乎更具体一些，理解起来也许会更容易一些。实际上，早在1992年Kato和Ryu就是这样想的，也是这样做的了。不同的是，他们认为腕关节运动源自四个功能单位——远排腕骨、舟骨、月骨和三角骨。桡骨、尺骨与腕关节运动无关，被他们摒弃掉了。现在看，桡、尺骨远端与近排腕骨组成桡腕关节，参与运动及负荷的传递，而且作用重大，将它们划归到腕关节，理论上还是可行的。

腕关节是一个三自由度关节，具有屈-伸、桡-尺偏、旋前-旋后及环绕多种运动形式。腕关节运动，源自上述六个功能单位

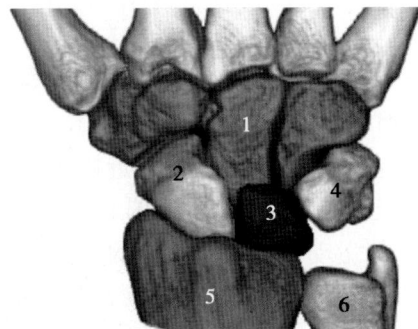

图 7-45　腕关节内含六个功能单位

之间的关节,同时也与六单位之间的相互作用密不可分(请参阅中间体/嵌体不稳定)。

　　腕关节屈-伸运动时,①远、近两排腕骨呈同向运动,即同屈同伸,运动方向一致;②腕中关节运动先于桡腕关节发生;③屈曲时,远、近两排腕骨还有轻度的尺偏、旋前和背侧移位;④背伸时,远、近排腕骨又伴有轻度的桡偏、旋后及掌侧移位;⑤近排腕骨屈-伸运动幅度,舟骨最大,月骨最小,三角骨居中——舟月关节屈伸运动>30°,月三角关节约18°;⑥屈-伸运动轴,认识不统一——Youm 认为是一个,位于头状骨的头内,靠近其近侧关节面,Linscheid 则认为远、近排腕骨各有一个,分别在头状骨的颈部和月骨远端凹面中心处,与 Youm 屈-伸运动轴相隔 3mm;⑦腕中、桡腕关节于腕关节运动中的构成比,虽然持桡腕关节主要参与掌屈运动、腕中关节参与背伸运动的人占多数,但争议还是比较大(表7-1),可能与实验样本小,测量方法不同有关;⑧屈-伸运动度在 112°~170°之间,掌屈 70°~80°,背伸 50°~60°,掌屈通常大于背伸,但个体差异较大,临床检查时最好是双侧对比。

表 7-1　腕中关节、桡腕关节于腕关节屈伸运动中的构成比

著　者	腕关节掌屈运动		腕关节背伸运动	
	腕中关节	桡腕关节	腕中关节	桡腕关节
Berger	腕中关节<桡腕关节		腕中关节<桡腕关节	
Fick	38%~44%	56%~62%	59%	41%
Gellman	36%	64%	46%	54%
Kapandji	41%	59%	59%	41%
Kaplan	25%~35%	65%~75%	75%~85%	15%~25%
Mayfield	少	主要	主要	甚少
Patterson	腕中关节<桡腕关节		腕中关节<桡腕关节	
Sennwald	腕中关节<桡腕关节		腕中关节>桡腕关节	
Serage	腕中关节<桡腕关节		腕中关节=桡腕关节	
Steindler	腕中关节<桡腕关节		腕中关节>桡腕关节	
Brumfield	腕中关节>桡腕关节		腕中关节=桡腕关节	
Horwitz	79%	21%	58%	42%
Sarrafian	60%	40%	33.5%	66.5%
Smith	65%	35%	70%	30%
Wright	62.5%	37.5%	36%	64%
Bunnell	50%	50%	44%	56%
Fisk	前1/2	后1/2	后2/3	前2/3
Garcia-Elias	50%	50%	38%	62%
Ruby	50%	50%	27%	25%

　　腕关节桡-尺偏运动时,①远、近两排腕骨呈相向运动,即运动方向相反;②腕中关节运动也是先于桡腕关节发生;③桡偏时,远排腕骨背伸、桡侧移位和轻度的旋转,近排腕骨掌屈、尺侧移位和轻度旋转;④尺偏时,远排腕骨掌屈、尺侧移位和轻度旋转,近排腕骨背伸、桡侧移位和轻度旋转;⑤远排腕骨以桡-尺偏运动为主,伸-屈运动为辅,近排腕骨则不然,或屈-伸为主、桡-尺偏为辅,或桡-尺偏为主,屈-伸为辅,个体差异极大;⑥由桡偏到尺偏,舟骨背伸、尺偏均较月骨多10°,三角骨尺偏与月骨相同,但背伸多14°;⑦桡-尺偏运动轴位于头状骨的头内,位于 Youm 屈-伸运动轴的远侧,但也有学者认为是在头状骨的颈部;⑧腕中、桡腕关节运动构成比,争议远小于屈-伸运动(表7-2);⑨桡-尺偏运动度在 40~60°之间,桡偏20°,尺偏30°,桡偏通常小于尺偏;⑩腕中关节运动幅度通常大于桡腕关节,但个体差异也较大,检查时最好是双侧对比。

表 7-2　腕中关节、桡腕关节于腕关节桡尺偏运动中的构成比

著者	腕关节桡偏运动		腕关节尺偏运动	
	腕中关节	桡腕关节	腕中关节	桡腕关节
Gellman	60%~65%	35%~40%	40%~45%	55%~60%
Kaplan	55%	44%	57%	43%
Ruby	腕中关节>桡腕关节		腕中关节>桡腕关节	

旋前-旋后运动，①主要源自桡尺远侧关节，旋前85°，旋后90°；②腕骨自身旋前-旋后运动，平均为7°，轴心位于三角骨；③腕骨掌屈和桡偏时，多有旋前运动，反之，为旋后运动；④腕关节屈-伸或桡-尺偏运动时，腕骨沿自身运动轴——又称螺旋移位轴（screw displacement axis）呈多向运动，既有屈伸、桡尺偏还有沿轴走向一致的位移和自身的旋转运动，有如螺母环绕螺钉的运动。

环绕运动，是上述三种运动的综合形式。

功能运动度（functional range of motion of the wrist），是指完成日常生活所需的腕关节运动幅度。Palmer利用三轴关节量角器测得的数值是：屈-伸35°~掌屈5°，背伸30°，桡-尺偏25°~桡偏10°，尺偏15°。Ryu等则认为，若要舒适地完成所有的日常活动，腕关节功能运动度至少要掌屈54°，背伸60°，桡偏17°和尺偏40°。

一、腕骨骨折

8块腕骨形状各异，但其内部均为松质骨，外被皮质骨包壳，骨折愈合是看不到外骨痂的。

凭借关节囊和韧带，8块腕骨相互连接，形成一个掌面凹陷背面隆凸的拱形体（图7-40），通常称腕横弓；腕及手指的屈、伸肌腱，分别由其掌、背侧面经过附着在掌、指骨上。多发骨折，或者脱位，可致腕横弓塌陷，需予矫正。

腕骨骨折，以舟骨骨折最常见，小多角骨骨折最少见。其中，隐匿性骨折，舟骨发生率在2%~30%之间，其余腕骨则高达80%，明显高于掌骨和指骨。也就是说，腕骨骨折的诊断难度大于后两者。

腕骨骨折，有移位者，常致周围腕骨体位异常，如移位舟骨骨折常有月骨过度背伸等，即腕骨不稳定，治疗时，需一并矫正。

（一）大多角骨骨折

1. 解剖　大多角骨位于远排腕骨桡侧端，介于第1掌骨基底和舟骨远端之间，内侧面与第2掌骨基底和小多角骨成关节，掌侧、背侧及外侧面为凹凸不平的皮质骨，有韧带起、止。大多角骨掌侧面有一骨突，称大多角骨结节，有屈肌支持带、拇短展肌、拇短屈肌浅头和拇对掌肌附着。大多角骨的滋养血管分别由背侧、外侧和掌侧面进入，并在骨内分支吻合成网，是腕关节最富有血液供应的腕骨。

大多角骨远端宽大，为鞍状关节面（图7-36），与第1掌骨基底组成第1腕掌关节；近端较狭小，为凹面，与小多角骨近侧面共同构成一个双凹关节面，与舟骨远端偏背侧的凸状关节面成关节，称舟大小多角关节。

2. 损伤机制　大多角骨骨折，有多种类型。其中，体部骨折、结节骨折最常见。体部骨折，多由沿拇指传导的轴向暴力所致：第1掌骨在暴力的作用下向近侧移位并撞击大多角骨，使其发生纵向骨折，折线行经关节面。有时，体部骨折还可源于迫使腕关节背伸和桡偏的暴力：大多角骨在第1掌骨和桡骨茎突的挤压下而骨折。结节骨折即可源于直接暴力也可源于间接暴力，前者如跌倒时腕背伸、大多角骨与地面直接的撞击，后者如腕屈肌支持带的强力牵拉。

3. 临床表现和诊断　腕关节桡侧，即第1掌骨基底部有疼痛及压痛。纵向挤压拇指可诱发骨折处疼痛。拇指及腕关节X线后前正位、侧位、斜位、腕管位X线平片检查，多能见到折线所在（图7-46）。纵向骨折或撕脱骨折，由于骨影遮挡影响，X线平片检查往往难于确定，可加做CT、MRI或闪烁摄影检查。撕脱折块，有时会进入腕管，引发正中神经卡压症状。

4. 治疗　体部骨折，有移位，尤其是关节面不平整者，做切开复位螺钉/克氏针内固定；无移位，前臂拇指人字管型石膏固定6周。结节骨折，移位明显，切除折块，以免引发腕管综合征；移位不明显，石膏托固定4~6周。结节骨折不愈合，如引发不适症状，可行折块切除。

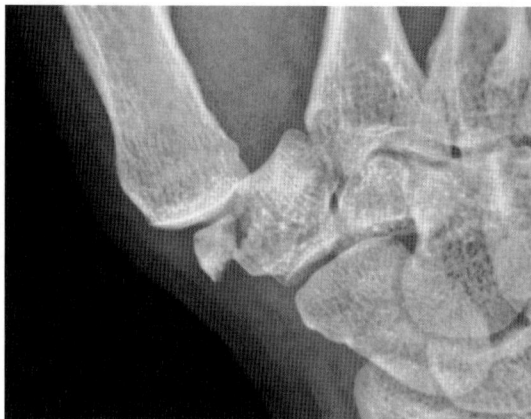

图 7-46　合并第 1 腕掌关节半脱位的大多角骨骨折

（二）小多角骨骨折

与其他腕骨相比,小多角骨体积小,位置又较隐蔽,鲜有骨折发生。

1. 解剖　小多角骨位于第 2 掌骨基底和舟骨远端之间,外侧面隆起,与大多角骨内侧面成关节;内侧面凹陷,与头状骨外侧面成关节。它是远排腕骨中唯一与单一掌骨基底成关节的腕骨。但有时也与第 3 掌骨基底成关节,发生率是 34%。小多角骨掌面狭窄,有拇短屈肌深头附着;背面宽阔,无肌腱附着。由于掌窄背宽,因此在横截面上,小多角骨呈楔状。

小多角骨掌、背侧面均有滋养血管进入,但后者数量更多,供血区域也大,约占小多角骨的 70%。在骨内,来自掌、背侧面的滋养血管无分支吻合。但由于小多角骨位置隐蔽,鲜有骨折,目前尚未见到缺血坏死的报告。

2. 损伤机制　小多角骨骨折极少单独发生,多是合并第 2、3 掌骨基底骨折或脱位,为作用在第 2 掌骨的轴向暴力所致:第 2 掌骨在暴力作用下向近侧移位并与小多角骨相互撞击,由此导致骨折或小多角骨掌(背)侧脱位。此外,它也可源于前后向的挤压暴力。

3. 临床表现和诊断　小多角骨背侧肿痛及压痛。折块如向掌侧移位,有可能会引发正中神经卡压症状。常规体位 X 线平片检查通常可显示折线所在,但也有时因骨影遮挡影响,需做 CT、MRI 或闪烁摄影检查才能明确诊断。

4. 治疗　有移位或并发第 2、3 掌骨基底骨折、脱位的小多角骨骨折,做切开复位克氏针内固定,或者是植骨、关节融合,以求得到一个稳定和无症状的关节。无移位者,通常是石膏托固定,4~6 周即可。

（三）头状骨骨折

即可以单独发生,也可合并其他结构损伤,如舟骨骨折。后者,称舟头骨综合征。诊治不当,可发生不愈合或缺血坏死,致关节运动功能障碍。

1. 解剖　头状骨位于远排腕骨的中央部,是腕关节最大的一块腕骨。远端与第 2~4 掌骨基底成关节,近端凸面与月骨远侧凹面相对,内、外侧面分别与钩骨、小多角骨和舟骨成关节。

头状骨,由远及近,分体、颈、头三部分,腕关节运动轴位于头状骨的头内。体的掌、背侧面无关节软骨,是韧带附着及滋养血管进入的部位。颈、头位于关节腔内,既无韧带附着也无血管进入。头由软骨覆盖,血液供应完全靠由体的掌、背侧面入骨的血管逆行输送,颈部骨折后容易出现骨折不愈合或缺血坏死。

2. 损伤机制　按照 Mayfield 所说,头状骨骨折,当属进行性月骨周围不稳定的 Ⅱ 期损伤(请参阅月骨周围脱位),发生在关节桡侧损伤——舟月骨分离或舟骨骨折之后,系腕关节过度背伸、头状骨与桡骨远端背缘相互撞击的结果。因此而发生的骨折,多为颈或体部横断骨折。头状骨骨折之后,腕关节若继续背伸,会致远、近侧折块分离,无韧带附着的近侧折块,即头状骨的头,还有旋转移位,通常是 90° 左右。暴力作用消失之后,腕关节由过度背伸恢复到自然状态下的屈/伸体位,又会加剧近侧折块的旋转,严重者可达 180°。也就是说,头状骨颈部骨折多属不稳定骨折。旋转的近侧折块,不复位,常常会出现缺血坏死。

韧带损伤严重者,除骨折之外还有头状骨脱位——远侧折块与周围腕骨一同脱向背侧,只有近侧折块还与月骨保持正常的关联,诊断名称是:经头状骨月骨周围骨折-背侧脱位。

除了横断骨折,头状骨还有冠状面骨折,多是第 3 掌骨基底撞击所致。

腕关节过度掌屈,也可导致头状骨骨折,但其少见。作用于掌屈腕关节背侧的直接暴力,也能产生头状骨骨折。

3. 临床表现和诊断　头状骨背侧有疼痛、肿胀及压痛,关节运动受限。X 线常规体位平片检查,可见折线所在及近侧折块旋转移位(图 7-47)。但有些无移位骨折很难为平片显示,需作 MRI、CT 或闪烁摄影检查才能明确诊断。

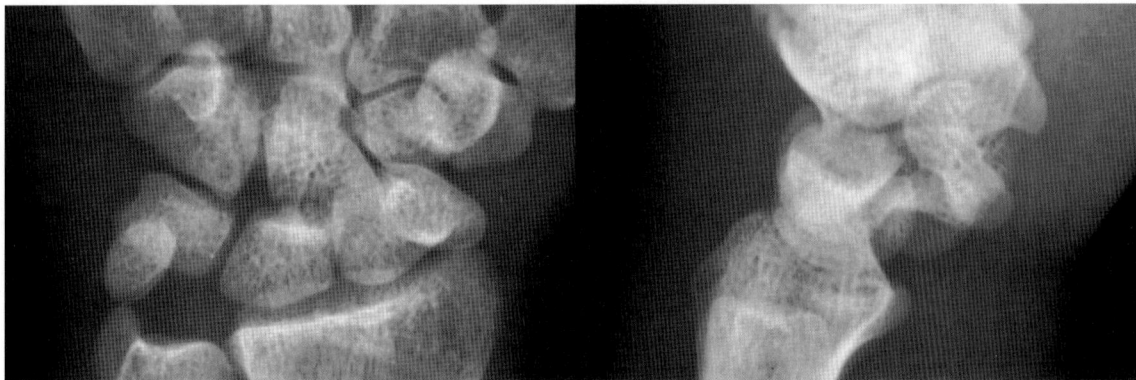

图 7-47 头状骨骨折

4. 治疗 单纯无移位骨折,石膏托固定,6 周后开始功能运动。有移位者,切开复位克氏针内固定。陈旧性骨折,切开复位植骨克氏针内固定,以加强骨折的愈合能力。近侧折块坏死或有创伤性关节炎者,可做头切除,然后融合腕中关节。

(四) 钩骨骨折

单独发生者少,合并第 5、4 掌骨基底骨折或脱位者多(请参阅手指腕掌关节脱位及骨折-脱位)。

1. 解剖 钩骨位于远排腕骨尺侧端,分体和钩两部分。体呈椎状,宽大的基底位于远侧,与第 4、5 掌骨基底相接;尖端位于近侧,与月骨或三角骨远侧成关节;外侧面直立,与头状骨相对,构成头钩关节;尺侧面为螺旋形的斜面,朝向尺掌侧,与斜行的三角骨远侧面相对,组成三角钩关节;掌侧面无软骨覆盖,但近尺侧边缘有一骨突,8～10mm 长、4～5mm 厚,表面粗糙,称钩骨钩(图 7-48),屈肌支持带、豆钩韧带、小指短屈肌和小指对掌肌附着在钩的尺侧面;背侧面也是裸露的皮质骨,但无肌肉和肌腱附着。

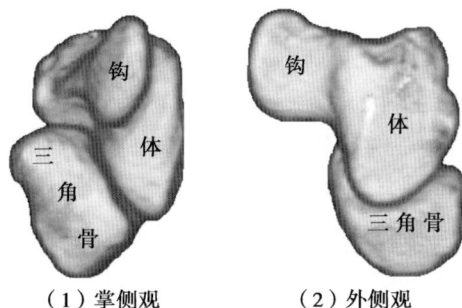

（1）掌侧观　（2）外侧观

图 7-48 钩骨分体、钩两部分

钩骨体的掌、背侧面均有滋养血管进入,并在骨内分支吻合成网,供血至钩骨体的各个部位。钩骨钩有其自己的滋养血管,分别由钩端和基底的内侧入骨,也在骨内分支并相互吻合。体、钩滋养血管,在骨内的分支无交通。目前未见有钩骨缺血坏死的报告。有研究显示,钩端滋养血管缺如率高达 29%。后者,折于基底滋养血管掌侧,钩骨钩有缺血坏死的风险。

2. 损伤机制 钩骨体骨折,大多位于体的远侧或近侧部。其中,远侧部骨折较多见;多发生在跌倒/坠落、暴力经第 5 掌骨向近侧传导之后,折线或径向或内外向行走,常与腕掌关节相通;远侧折块多有背侧移位,同时还有第 4、5 腕掌关节背侧脱位。近侧部骨折多位于钩骨体的尖端,系腕关节强力背伸和尺偏时钩骨与月骨相互撞击的结果,常合并月骨周围背侧脱位,即进行性月骨周围不稳定的Ⅲ期表现(请参阅月骨周围脱位)。有时,钩骨体骨折也可是直接暴力的结果。

钩骨钩骨折多为直接暴力所致,如挥拍击球突遇阻力,球拍或球棒手柄末端对钩的撞击;少数源自腕关节背伸、屈肌支持带和豆钩韧带紧张对钩的牵拉,或是尺侧腕屈肌腱的撕扯。前者,骨折多在钩的基底;后者,常常位于钩的顶端,有时还合并豌豆骨脱位。

3. 临床表现和诊断 钩骨钩骨折后,因为小鱼际部的脂肪垫较厚,因此不但肿胀不明显而且疼痛区也相对弥漫。但是钩的局部会有深压痛。置腕关节于尺偏位,小指抗阻力屈曲或侧偏常常会引发小鱼际部疼痛,系钩骨钩受小指指屈肌腱压迫所致。组织损伤出血及水肿有时可累及尺神经而产生卡压症状。小指指屈肌腱与钩毗邻,陈旧钩部骨折有可能会与其摩擦,致肌腱断裂。骨折移位及腕掌关节脱位可致腕关节尺背侧隆凸畸形、局部肿胀和压痛。钩骨体骨折借助常规体位 X 线平片检查多可获得诊断,钩部骨折则需腕管位、腕关节桡偏侧位或旋后 30° 前后斜位 X 线平片检查才行。后二者,拇指须放置在对掌位,以减少钩部的骨影重叠。X线平片诊断钩部骨折有困难,可作 CT、MRI 或闪烁摄影检查(图 7-49)。有研究显示,就钩骨折而言,CT 的敏感性是 100%,特异性是 94%,准确性是 97.4%;平片检查则不大于 88%。

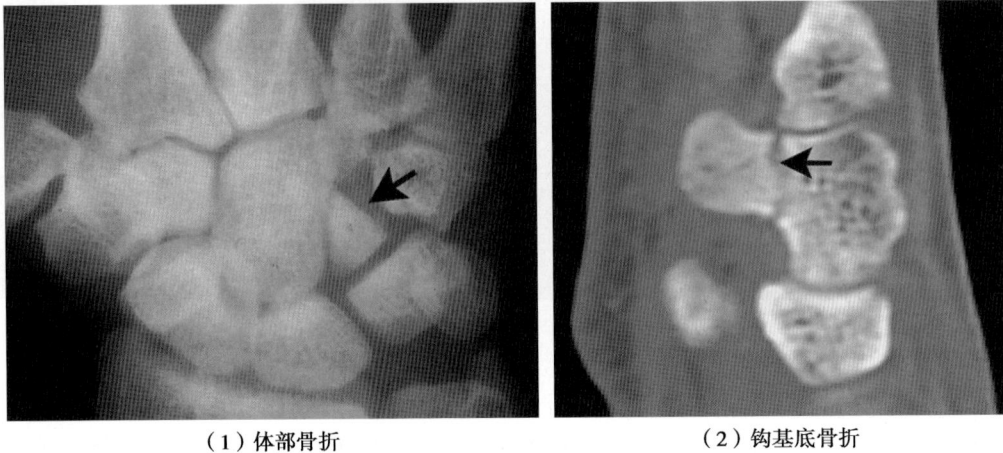

（1）体部骨折　　　　　　　　　　（2）钩基底骨折

图 7-49　钩骨骨折(箭头所指)

钩骨体冠状面骨折,折线呈内外向走行,平片检查有时也不清楚,需做 CT 才能明确诊断。

4. 治疗　无移位的钩骨体骨折通常很稳定,即使不愈合也较少引发症状,因此用石膏托固定 6 周即可。有移位或并发腕掌关节脱位者,早期可行切开复位克氏针内固定,晚期则在复位之后作腕掌关节融合,以消除持续存在的疼痛症状。

钩骨钩骨折,如无并发症,可用石膏托固定,6 周后去石膏活动。否则,做切开复位内固定,或是钩切除。有学者认为,钩骨折,不愈合者,应及早将钩切除,以免摩擦肌腱,导致后者断裂。但另一些学者又认为,钩骨钩于小指指屈肌腱有滑车作用,能不切就不切,还是设法保留为宜,包括切开复位植骨内固定。

（五）舟骨骨折

临床上,舟骨骨折很常见,仅次于桡骨远端骨折,约占腕骨骨折的 80%,而且集中发生于年轻男性。

1. 解剖　舟骨位于近排腕骨桡侧端,远、近端膨大,中间部狭窄,外侧面隆凸,内侧面凹陷,且甚巨大。将舟骨内侧面朝上,看上去很像一叶小舟,因而得名舟骨。但舟骨远、近端的长轴并不平行,沿舟骨长轴观,远端相对近端有 47°左右的旋后(图 7-50),即二者是相互扭转着的。因此,也有人说它更似一颗扭曲的花生。由此可知,舟骨形状既不规整也不对称,视角不同,视觉出入也大,很难用一个词语来概括;上述描述,均是舟骨的一个侧影,而非全貌。

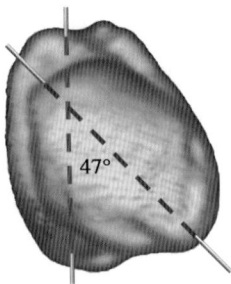

图 7-50　沿长轴观,(右侧)舟骨远端相对近端有 47°的旋后

腕关节于中立位,舟骨长轴自远桡掌侧斜向近尺背侧,与前臂纵轴夹角,在冠状面上约 20°,或说桡偏 20°;矢状面上约 47°,或说掌屈 47°。因而,在承受轴向负荷时它总是趋于掌屈。

膨大的远、近端分称远、近极,狭窄的中间部称腰部。骨折,大多发生在腰部。

远极的掌侧凸出,称为舟骨结节,为屈肌支持带与拇短展肌的附着部;远背侧面为双凸关节面,与大、小多角骨近侧凹面相对,组成舟大小多角关节。腰部,是骨折的好发部位,内侧面为凹状关节面,朝向远尺侧,与头状骨近外侧凸面组成舟头关节。近极的近桡侧面为凸状关节面,与桡骨远端外侧凹状关节面相对,构成桡舟关节;内侧半月形的小平面,直立,与月骨桡侧面相接,形成舟月关节。后者,在腕关节中立位时,通常与前臂纵轴平行。切除月骨时,它是一个很有用的参照物。

舟骨表面,80% 为关节软骨覆盖,只有远极的舟骨结节和腰部的背外侧面为粗糙的皮质骨,有韧带附着,滋养血管由此进入,并在骨内分支供血。舟骨近侧 70%～80% 的血液由腰部入骨的血管供应,远侧 20%～

30%则是舟骨结节入骨的血管滋养;在骨内,两血管分支之间没有明显的交通。舟骨近极,虽有韧带附着,如桡舟月韧带和舟月骨间韧带,但是没有滋养血管进入,完全靠腰部入骨血管的分支逆行供血。舟骨骨折,位于滋养血管入骨近侧者,于骨内向近极延展的血管分支必有损伤,或断裂或撕裂,常致骨折延迟愈合、不愈合或近极缺血坏死。

舟骨通常源自两块骨骺。后者,在骨化的同时逐渐联合,形成一个完整的舟骨。如果因为某种原因,两块骨骺不能联合,骨化之后的结果是:舟骨由两个大小和密度相近、边缘光滑、彼此相对成关节的骨块构成,称之为先天性双舟骨或二分舟骨(bipartite scaphoid)。二分舟骨通常无临床症状,但 X 线平片检查有时难与骨折相区别,尤其是当腕骨有损伤时。MRI 检查有鉴别意义:两骨之间组织为关节软骨者,是二分舟骨;纤维结缔组织者,为骨折不愈合。

舟骨结节,于体表触摸,通常位于鱼际基底以及中指桡侧缘向近侧的延长线上。由舟骨远端钻入空心螺钉,要触诊舟骨结节,才能确定切口位置。

舟骨骨折不愈合,折端边缘与桡骨茎突摩擦,常会引发桡舟关节炎,尤其是桡骨茎突与舟骨腰部外侧区域。为记述方便,有学者称此区为茎突舟关节。

2. 损伤机制　舟骨骨折,多由迫使腕关节过度背伸、桡偏及旋前的暴力所致,如跌倒,上肢前伸、腕关节背伸、鱼际部最先着地所承受的地面作用力。骨折者,腕关节背伸角度通常大于95°,桡偏10°左右。此时,舟骨近极受桡骨远端及桡腕掌侧韧带钳制不能移动,远极由大、小多角骨及头状骨推向背侧,舟骨掌侧承受张力,背侧承受压力。通常,腰部掌侧先过载,发生分离性断裂,即张力性骨折,接着是背侧——分离或者是嵌插性断裂。暴力过后,腕关节会不由自主地从过伸转向掌屈,舟骨也随之恢复到原来的掌屈状态。受力不同,折块关联也会不同:受力小,折块无分离,无或无明显移位,舟骨保持原形,X 线平片检查甚至见不到折线;受力大,折块分离或有移位——远侧折块受屈肌支持带牵拉常有旋前移位,有时还有尺偏及掌屈移位;严重者,有明显的侧方移位,或桡向成角、背向成角移位。后二者,断面桡侧或背侧缘呈分离状。背向成角移位,成因有三:①折线掌端常有碎折块,即骨缺失,致远侧折块掌屈;②由于前臂屈、伸肌收缩力的驱动,大、小多角骨向近侧移位、压迫远侧折块掌屈;③近侧折块与远侧折块分离之后,受月骨、三角骨背伸力控制而背伸——前臂屈、伸肌收缩时,头状骨和钩骨近侧移位,压迫月骨和三角骨背伸(请参阅中间体/嵌体不稳定)。

有学者说,受上述暴力作用者,折线所在与腕关节桡、尺偏角度有关联:桡偏角越大,折线越偏向舟骨近极;反之,越偏向远极。此外,很少出现严重的粉碎性骨折,原因是腕关节背伸幅度较大、腕中关节可有效地吸收和缓解舟骨背侧承受的压力。

还有学者报告,腕关节于掌屈或中立位,遭受轴向暴力,尤其是当手指屈曲握拳时,也可出现舟骨骨折,类型与背伸暴力骨折无显著不同。

舟骨结节骨折,多为撕脱骨折,尤其是当腕关节尺偏时。有时,也可是直接暴力或轴向间接暴力作用的结果。

舟骨近极撕脱骨折,少见,多是舟月骨间韧带牵拉所致。

舟骨骨折,多是单独发生,但合并腕部其他结构损伤的情形也非少见,如头状骨骨折、月骨周围背侧脱位等。前者,称舟头骨综合征;后者,称经舟骨月骨周围骨折-背侧脱位。

3. 分类　甚多。临床常用的有如下几种:

(1) 新鲜、陈旧骨折:根据损伤时限来划分:不足 4 周者,为新鲜骨折;长于 4 周者,为陈旧骨折。就腰部及近侧骨折来说,伤后未治疗的时限越长,其自然愈合的可能性就越小。

(2) 远、中、近1/3骨折:根据折线所在,Russe 在 1960 年将舟骨骨折分为三种:远、中、近1/3骨折(图7-51)。一般来说,折线越靠近侧,近极缺血越严重,骨折愈合能力越低。中1/3骨折,即腰部骨折,约占舟骨骨折的70%～80%。近1/3骨折,发生率是10%～20%。余下,是远1/3骨折。

以后,又有学者将远侧1/3骨折细分成结节骨折、远极关节面骨折和远侧1/3骨折三型;中1/3骨折,又分腰部骨折、腰部粉碎性骨折两型。后者,常有背向成角移位,延迟愈合及不愈合率远远高于前者。

折于远侧1/3,远侧折块多向掌侧移位;折于近侧,多是背侧移位。闭合复位时,手法上应有所区别。

(3) 水平斜形、竖直斜形及横形骨折:依据折线走向,Russe 又将腰部骨折细分为水平斜形、竖直斜形和

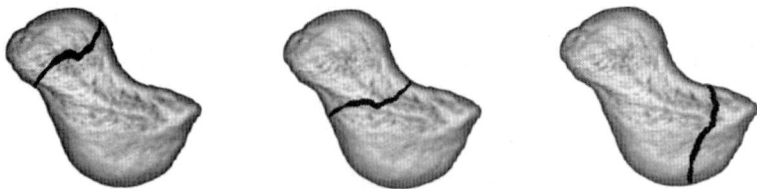

图7-51 远、中、近 1/3 舟骨骨折

横形骨折(图7-52)。水平斜形骨折,折线走向水平,不与舟骨长轴垂直;竖直斜形骨折,折线直立,也不与舟骨长轴垂直;横形骨折,折线既不水平也不竖直,但与舟骨长轴是垂直的。通常认为,水平斜形骨折所承载的剪力小于横形骨折,后者又小于竖直斜形骨折;稳定性及愈合能力,也是前者强后者弱。前者,多在 6 周愈合;中者,6 ~ 12 周;后者,至少 10 ~ 12 周。这里需要强调一点,不稳定骨折,即背向成角移位者、分离或侧方移位显著者,另当别论,因为此时折线走向对骨折预后的影响已经远远小于后者了。

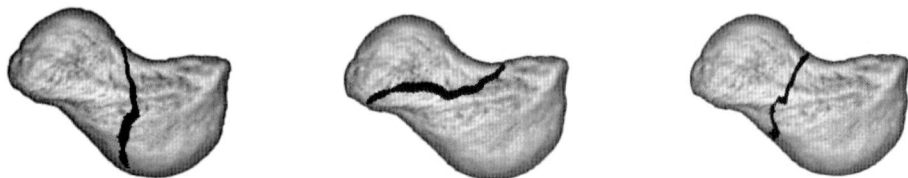

图7-52 水平斜形、竖直斜形和横形舟骨骨折

(4)稳定、不稳定性骨折:根据骨折移位程度,Cooney 在 1980 年将舟骨骨折分为稳定、不稳定性骨折两种。侧方移位、分离移位幅度小于 1mm,且无背向成角移位者,为稳定骨折;反之,为不稳定骨折。后者,常有月骨过度背伸(图7-53)——桡月角大于 15°,又称中间体/嵌体背伸不稳定(dorsal intercalated segment instability, DISI)(请参阅中间体/嵌体不稳定),不愈合和坏死率高达 50%。合并腕骨脱位者,即复合性骨折,如经舟骨月骨周围骨折-背侧脱位,多有严重的软组织损伤,属不稳定性骨折的至极表现,诊治略有延后,关节运动功能很难复原。

粉碎性骨折,即使检查时移位不明显,也属不稳定骨折范畴,因为不予以内固定,很难阻止移位不加剧。

Fernandez 也认为,不管折线走向、部位如何,舟骨骨折只分两种:稳定的和不稳定的。前者,包括隐匿性

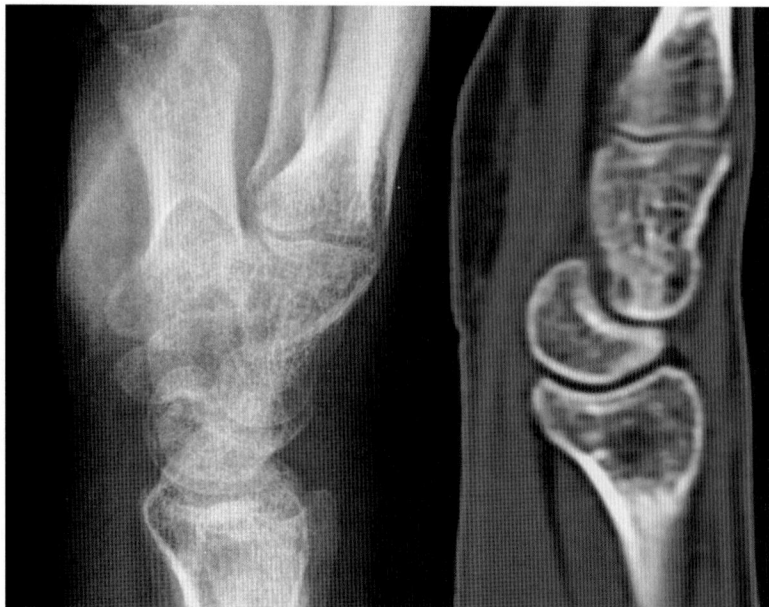

图7-53 不稳定性舟骨骨折,月骨过伸,大于 15°

骨折、不完全性骨折和稳定的完全性骨折;后者,包括移位的完全性骨折、粉碎性骨折及复合性骨折。

（5）完全、不完全性骨折:是根据骨折程度来划分的。前者,折块间已无骨组织连接;后者,则不然,仍有部分连接。伤后即时平片检查,后者常隐而不露,即隐匿性骨折,预后好于前者。

（6）Herbert 分类:实际是上述分类的综合,但含义又有所不同,同时还加进了延迟愈合和不愈合,由Herbert 于 1984 年提出(图 7-54):

A型：新鲜稳定骨折

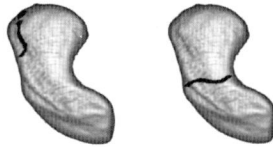

B型：新鲜不稳定骨折

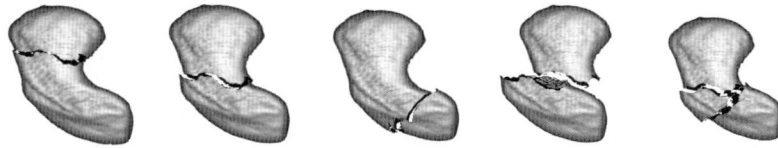

C型：延迟愈合性骨折

D型：不愈合性骨折

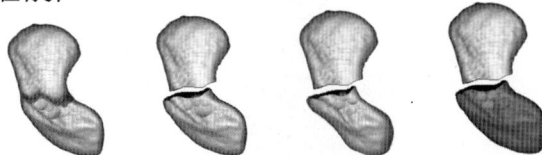

图 7-54　舟骨骨折 Herbert 分类

1）新鲜稳定性骨折:又称 A 型骨折,包括 A1、A2 两个亚型:

A1 型骨折:时限短于 6 周的结节部骨折;

A2 型骨折:时限短于 6 周的不完全性腰部骨折。

A 型骨折:予以外固定即可,多是如期愈合。

2）新鲜不稳定性骨折:又称 B 型骨折,包括 B1~B5 五个亚型:

B1 型骨折:远侧 1/3 斜形骨折;

B2 型骨折:完全性或有移位的腰部骨折;

B3 型骨折:近侧 1/3 骨折;

B4 型骨折:经舟骨月骨周围骨折-脱位;

B5 型骨折:粉碎性骨折。

B 型骨折:常有延迟愈合;外固定不能防止进一步移位,治疗首选内固定。Herbert 认为,只要骨折是完全性的,就属不稳定骨折。

3）延迟愈合性骨折(delayed union fracture):又称 C 型骨折,为伤后 6 周仍未愈合,折线有增宽、折端有囊变的骨折。

4）不愈合性骨折(established nonunion):又称 D 型骨折,分 D1、D2 两个亚型:

D1 型骨折:稳定的、纤维连接性骨折(fibrous union);

D2 型骨折:不稳定的、假关节病性骨折(pseudo-arthrosis)。

D1 型骨折：多见于保守治疗之后，折端相对稳定，少有移位，但可有囊变，有进步恶化成假关节性骨折的可能，治疗首选切开复位植骨，或再加上内固定。D2 型骨折，属不稳定骨折，不予治疗肯定会恶化，导致骨关节炎，治疗首选切开复位植骨内固定。

1996 年 Filan 和 Herbert 又提出：①粉碎性骨折（B5 型）、延迟愈合性骨折（C 型）难于构成一个自然分组，可省略；②D 型骨折还有两型，即 D3 型骨折：近侧折块硬化、假关节病性骨折（sclerotic pseudo-arthrosis）、D4 型骨折：近侧折块缺血坏死、假关节病性骨折（avascular necrosis）；③所有时限大于 6 周者，均属 D 型骨折（图 7-54）。也就是说，Herbert 等人将舟骨骨折分成新鲜和陈旧两大类，每类又分若干亚型。当属并发症的不愈合，也被包括在陈旧性骨折之中。此举，尽管不合常规，但也不无道理，毕竟，临床上舟骨骨折不愈合太多见了，自始至终都是舟骨骨折治疗的主要内容。

上述分类，各有所长，互为补充。其中，以 Herbert 分类最为流行。

骨折分类，一是为了推断预后，二是为了指导治疗。临床上，要想准确判定骨折类型，既有难度也需较高费用。既往，主要是依据 X 线平片检查；现在，已知它毫无准确性可言，必须借助三维 CT、MRI 检查才行。

4. 临床表现及诊断　患者多为年轻男性，常有腕关节强力背伸的外伤史。关节桡侧肿胀、疼痛，解剖鼻烟窝变浅，运动受限或正常，解剖鼻烟窝或舟骨结节有局限性压痛。纵向挤压拇指，有时可引发骨折处疼痛。

上述损伤机制、症状及体征，极具诊断意义，但确诊还得依赖放射影像学检查。其中，X 线平片摄影最常用，属常规检查。它包括舟骨位，腕关节侧位、前后斜位和后前斜位 4 种体位的投照。舟骨位投照，射线垂直于舟骨长轴，没有周围骨影遮盖，投影清晰，诊断率远高于其他体位。斜位投照，有助于显示一些边缘骨折（图 7-55）。腕关节侧位平片，骨影重叠重，舟骨投影极不清楚；意义不是辨认折线，而是在于判断骨折有无背向成角移位、腕骨有无脱位、月骨有无过度背伸，即 DISI。舟骨骨折，远侧折块常有侧方、尺偏、旋前和掌屈移位，近侧折块有桡偏、背伸移位。上述移位不矫正，既使骨折愈合，也依然存在腕关节轴向负荷分布异常，久之，便会引发骨关节炎，致关节运动功能障碍。诊断骨折类型、背侧或桡侧成角移位，三维 CT、MRI 是一种好方法。但是，对于成角移位来说，除了与健侧轮廓比较之外，目前还缺少更准确的定量分析指标，诊断还是以定性为主（请参阅舟骨骨折畸形愈合）。MRI，除了骨折之外，还可显示周围韧带损伤及折块的血液循环状况。闪烁摄影检查，敏感性高而特异性弱，虽有用于舟骨骨折的报告，但甚少；而且，使用也不如前二者方便。

有些骨折，尽管体检高度怀疑，但伤后即时平片检查却不显像，称隐匿性骨折，发生率2% ~ 30%。平片见不到折线，原因有三：①骨影遮掩；②不完全性骨折；③折端相互嵌插。对此，处理方法有二：①CT、MRI 或闪烁摄影检查（请参阅放射影像学检查）。其中，MRI 诊断率最高，而且还能兼顾折块血供状况，以及舟月骨间韧带等软组织损伤，当属首选。CT，对于后两者，有时也爱莫能助，无法做出决断。②先按骨折处理，管型石膏固定，4 周后复查 X 线平片或 CT 或 MRI。骨折者，此时折线会因折端骨质脱钙而增宽，通常可被显像。检查呈阳性结果，接着固定，就不用再更换外固定物了。无骨折，检查仍呈阴性结果，即可去除外固定，开始功能运动；此时软组织损伤已经愈合，无需担心转为慢性损伤了。

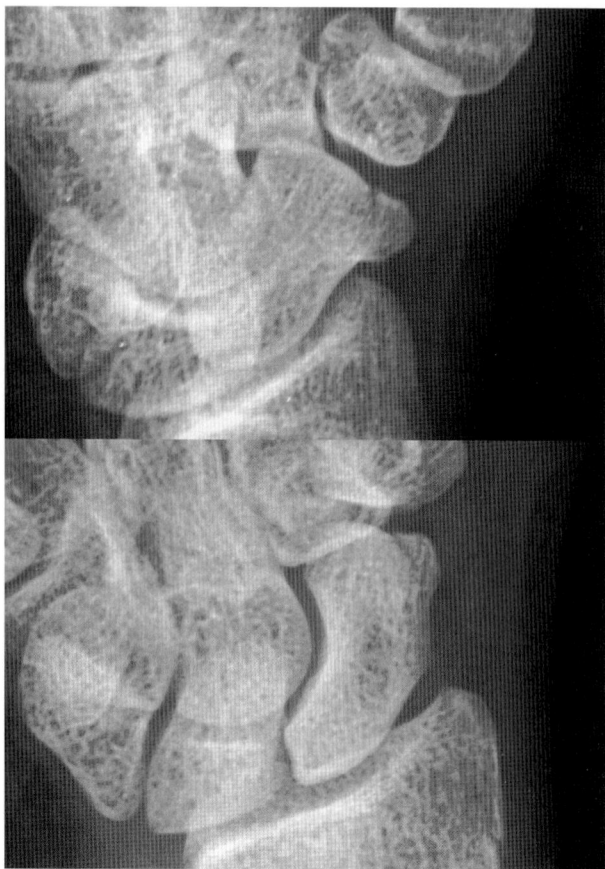

图 7-55　舟骨结节骨折
前后斜位平片可见；舟骨位不清楚

有学者认为,可根据舟骨桡背侧皮下组织条状影像消失来诊断隐匿性骨折。此法,属间接诊断,不如 MRI 及固定、重复 X 线平片检查可靠。

有时,二分舟骨平片影像,极难与陈旧性骨折相区别。但前者,多是双侧存在,且缺少明确的外伤史,骨块大小相当,间隙与周围关节间隙相近;后者多累及一侧舟骨,折块大小不等,间隙较周围关节不是宽就是窄,折端还有硬化和囊变,再加明确的外伤史和明显的临床症状。但上述表现也非绝对可靠,因为缺少明确外伤史,没有症状及功能障碍的陈旧性骨折,临床上也俯拾即是。鉴别诊断有困难,可做 MRI 检查,间隙由关节软骨占据者为双舟骨,反之为陈旧性骨折;或者,石膏托固定 4 周,之后症状复发者,多是骨折。

5. 治疗　虽然早在 1889 年 Cousin 和 Destot 就对舟骨骨折作过描述,以后文献中也不乏大宗病例总结及损伤机制的实验研究,但迄今为止关于治疗,从固定体位、时限到固定物的选择,从闭合复位外固定到切开复位内固定,无一不存在着巨大的分歧,有些甚至相互矛盾。究其原因,似乎在于:①难于准确判定骨折类型:临床上,绝大多数都是以 X 线平片检查为依据判断舟骨骨折类型。而后者,毫无准确性可言。骨折分类有误,由此得来的疗效结果,也就自然千差万别,怎么也不会一致了。现在看,要想准确判断骨折类型,起码要做三维 CT 检查。②难于准确判断骨折愈合时间:舟骨属松质骨,愈合无骨痂,判断愈合的客观指标只有一个,那就是折线消失。在此方面,平片检查同样也无准确性可言;CT 检查固然优于平片,但也常常因为内固定物的伪影干扰,或自身分辨率的影响,难于做出准确的决断。诊断骨折愈合,往往都是医生依据治疗时限以及个人经验做出的。经验都是个人的,不免会掺杂一些主观的意向,由此得来的愈合诊断,肯定也是不一致的。③难于准确判断折块缺血坏死:X 线平片投影密度增加,轮廓萎缩(图 7-56),一直都被认为是折块缺血坏死的经典表现。其实不然,术中切去折面硬化骨质,髓腔有否渗血,与之并无固定关联;有些折块,渗血依存。也就是说,近侧折块平片投影硬化、萎缩者,未必就一定是缺血坏死。文献中,关于坏死的判断,绝大多数都是以 X 线平片检查为依据的;病例中真坏死多,疗效就可能差一些,反之又会好一些,各家结果自然难于一致。现在,诊断折块缺血坏死,一是靠 MRI 检查——术前和术后,一是术中看髓腔断面有无渗血以及量的多少。二者结合使用,才更具准确性。在放射影像学检查技术迅猛发展的今天,在新的和统一的标准下,重新审视舟骨骨折的分类与疗效,似乎是有必要,时机好像也已成熟。

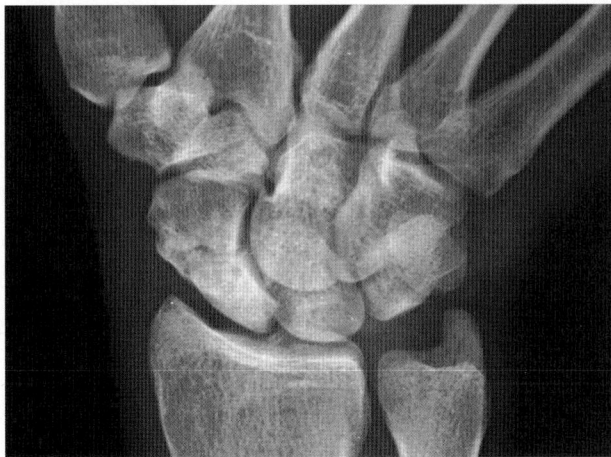

图 7-56　舟骨近侧折块密度增加,轮廓萎缩

尽管治疗分歧甚巨,但整体上看,①新鲜稳定性骨折,闭合复位前臂拇指人字管型石膏外固定即可;只要及时、得当,通常愈合良好。②新鲜不稳定性骨折以及陈旧性骨折,以切开复位内固定为宜;移位者,多有骨缺失,常常需要植骨,增进复位的稳定性;陈旧性骨折,包括纤维性愈合,为了促进骨愈合,植骨是必须的,有时甚至还应是带血管蒂或吻合血管的骨移植。但有些手术,技术要求较高,操作不当反会加重损伤,应用时需予以注意。上述原则,在 Herbert 分类当中已有简述。

舟骨骨折不愈合,虽然 Herbert 将其与新鲜骨折并列,但我们还是认为分开讨论为好,毕竟,二者的发生机制以及治疗方法还是有很大的不同。因此,本节仅论述新鲜骨折的治疗,不愈合及其治疗将在并发症一节论述。关于新鲜骨折,治疗方法有如下几种:

(1) 前臂/长臂管型石膏外固定:适用于新鲜稳定性骨折。

拇指固定于对掌位,前臂中立位,腕关节中立或轻度桡偏。石膏远侧缘止于掌指关节近侧,近侧缘终于肘关节远侧或近侧;后者,肘关节需屈曲 90°。

是否需要固定拇指,分歧较大,双方均有许多论据支持。从现有资料看,固定拇指还是需要的,只有稳定性骨折可以解放掌指关节。

如何固定腕关节,从背伸到掌屈位,从桡偏到尺偏位,分歧极大,但结果却出奇的一致:愈合率甚高。Gelberman 认为,掌屈和桡偏位固定可放松桡舟头韧带,消除其对折块的推挤和牵拉。Weber 则认为,中立及桡偏位固定即可,作用同上。但也有学者说,腕关节掌屈位固定之后背伸功能常常难于恢复。从体位不同但疗效相近的结果上看,固定体位,与固定本身及固定时限相比,对骨折愈合的影响并非像想象的那样重要。尽管如此,我们还是习惯将拇指固定于对掌位、前臂中立位、腕关节中立或轻度桡偏位。

前臂、长臂管型石膏,二者孰好,争论更加激烈。一说,包括 Herbert、Bohler 等学者在内,前者效果是肯定的,愈合率高达 95%。一说,后者有害无益,肘关节也容易僵直。另一说,后者好:①可消除桡腕掌侧韧带因前臂旋转而呈现的张弛变化,以及对折块的推挤及牵拉,有利于愈合过程顺利进展;②骨折愈合所需时间短于前者。目前,许多学者的态度是:头 4 周长臂管型石膏固定,然后换成前臂管型,直至骨折愈合,目的是:即保证愈合又不引发肘关节僵直。

结节及远极骨折,愈合通常需要固定 6~8 周;其他部位骨折,则要 10~12 周,或更长的时间。但它们仅是临床判断愈合的参考时间,而非标准时间,因为患者的体质、年龄,折线位置、走向对愈合都有极大的影响。

前面说过,依据 X 线平片影像,很难确定骨折是否愈合。有条件者,可做 CT 或 MRI 检查来确认。

骨折愈合之后,还需:①保护性固定 1 个月,即睡眠和户外活动时继续用石膏或支具固定,避免外力作用,在安全的环境中拆下,关节功能运动,不负重;②1 个月后复查平片,以确保折线消失是骨折愈合的缘故,而非假象,之后,彻底去除外固定物,逐渐恢复正常活动。

固定期间,石膏如有松动、软化和破损,应及时更换。到了参考愈合时间,骨折未愈合,可继续固定 1~2 个月;届时还不愈合,可撤除固定物,开始功能运动,因为继续固定已无助于骨折的愈合了。以后,视病情变化再决定是切开植骨还是继续观察。折端硬化、折线增宽,MRI 提示近侧折块坏死,均是不愈合的表现;一经发现,就应手术治疗,无需再继续外固定。

(2) 闭合复位长臂管型石膏外固定:较前一种治疗方法多了一个闭合复位的步骤。适用于不能或不愿手术治疗的新鲜不稳定性骨折。

纵向对抗牵引患腕,术者拇指向尺侧及背侧挤压远侧折块,旋后前臂,矫正侧方、旋前及背向成角移位;透视检查见复位满意,用长臂管型石膏固定。6 周,换长臂管型为短臂管型,直至骨折愈合。之后的处理,同前一种治疗方法。

(3) 经皮穿钉(针)内固定:适用于①新鲜稳定性骨折;②拒绝切开复位的新鲜的中、近 1/3 不稳定性骨折。

麻醉完全后,于舟骨结节掌侧切一小口,钝性分离皮下组织至结节,在透视机引导下钻入 1 根导针,沿舟骨长轴指向近侧,不过折线,见折端对合满意,再继续向前,出近侧折块皮质;接着,再钻入 1 根导针,以防折块在螺钉钻入时发生旋转;最后,沿第 1 根导针钻入 1 颗空心钉——AO 钉、Herbert 钉、TwiFix 钉或 Acutrak 钉均可,拔出导针,完成固定。术后,前臂石膏托/支具制动。近极骨折,最好是前臂拇指人字管型石膏固定,4 周后改用支具。制动期间,可间断拆下制动物,关节可适度活动,不负重。6 周复查平片,见折端对合紧密,逐渐恢复正常活动。

近端骨折,通常采用背侧入路,即:屈曲腕关节,由舟骨近端切开皮肤,分离皮下组织,显露舟骨近极,向远端钻入导针及螺钉,方法同上。

上述几种螺钉,均有折块间加压作用。其中,Acutrak 钉体形小一些,用起来也更顺手一些。为减少费用,也可循旧法:经皮穿针固定,即沿舟骨长轴穿入 2~3 根克氏针做固定,针尾留置于皮下。术后前臂拇指人字管型石膏固定,直至骨折愈合;时限,通常是 10~12 周,长于螺钉固定。克氏针,骨折愈合之后即可取出,以免妨碍关节运动;螺钉,可在关节运动功能恢复之后取出;无碍关节运动者,也可留置于骨内。

经皮穿针(钉)固定,操作简单,作用肯定;对稳定性骨折而言,可以避免长期的石膏外固定,早期活动关节;对于不稳定性骨折,可减少切开复位的风险、痛苦及费用。但是,①术者须经训练才行,而且还要熟悉舟骨的三维形状,以减少操作不当,折块分离或旋转移位等风险,特别是斜形和近极骨折。②穿钉:尤其钉尾较大时,多要损伤大多角骨近端关节面外缘,有引发骨关节炎的风险。这些情况,术前应向患者讲述清楚,因为经皮穿钉不成功,就得切开复位穿钉内固定了。③穿针:最好是先做一个小皮肤切口,钝性分离皮下组织,显露关节囊,然后再于套管保护下放进克氏针,穿入到骨骼内,以免卷伤桡神经浅支或前臂外侧皮神经的分支。

(4) 切开复位克氏针(螺钉)内固定:适用于:①新鲜不稳定性骨折;②不愿或不能用管型石膏固定,或经皮穿针(钉)固定的新鲜稳定性骨折。

克氏针固定,可取桡掌侧入路:于腕关节桡侧,沿第1伸肌室做斜行切口,在远侧腕横纹端点转向掌侧约1cm,切口呈倒L形;显露并保护桡神经皮支及前臂外侧皮神经,纵行切开第1伸肌室,将肌腱牵向背侧,游离并保护好桡动、静脉;纵行切开关节囊,切除桡骨茎突,显露折线,不游离舟骨背侧软组织附着,用撑开器于掌侧略微撑开折端,一是显露远侧折面,二是稳定远侧折块,然后由舟骨结节经皮向近侧交叉钻入2根克氏针,止于远侧折面,备用;分别于远、近折块横向穿入1根克氏针,远侧入针点偏向掌侧,近侧偏向背侧,然后放入复位钳复位——此举,一是便于矫正分离、旋转、成角及侧方移位,二是折端对合会更紧密些;见复位满意,即将预先钻入的交叉克氏针继续钻入,直至近侧折块软骨下骨。有学者主张,为了增加稳定性,可再穿入1根克氏针,即用3根针做固定。骨质缺损者,可于桡骨远端取骨植骨,充填于缺损处。撤去复位钳,拔出用于复位的2根克氏针,剪断用于固定的克氏针,针尾留置于皮下。术后,前臂石膏托固定,腕关节取中立位;2周拆线,体位不变,换前臂石膏托为前臂拇指人字管型石膏,直至骨折愈合。

螺钉固定,多取掌侧入路,即 Russe 切口:在腕横纹近侧 3~4cm、沿桡侧腕屈肌腱桡侧缘向远侧做纵行切口,至腕横纹后转向桡侧,沿鱼际肌边缘走行,切口呈冰球棒状(hockey stick);显露并保护好前臂外侧皮神经,切开桡侧腕屈肌腱鞘,将肌腱牵向尺侧,桡动、静脉牵向桡侧,背伸和尺偏腕关节,沿舟骨纵轴切开关节囊,显露舟骨折线;用远侧折块对合近侧块,矫正旋前、侧方及成角移位——可横向穿入2根克氏针,用复位钳把持复位,然后在透视机引导下自远向近钻入2根导针,钻入螺钉。具体操作及术后处理,同经皮穿针/钉内固定。

掌侧骨质缺损及有背向成角移位者,常常需要植骨,以保证复位稳定、愈合顺利。关闭切口前应认真缝合关节囊及韧带。

粉碎性骨折,小折块或是在复位固定时夹持于大折块之间,或是用克氏针固定,视伤况及稳定程度而定。

切开复位,目的主要是为了获得解剖复位,否则,经皮穿钉就可以。因此,切开复位需更加仔细,包括矫正月骨的过伸,不可操之过急,留下遗憾。取桡掌侧/掌侧切口,术后拇指桡背侧及切口附近常有麻木感,与桡神经浅支、前臂外侧皮神经受压或损伤有关。源于受压者,瘢痕软化后会逐渐消失;神经损伤患者,症状多持续存在。

(六) 舟头骨综合征

舟骨骨折合并头状骨骨折者,称舟头骨综合征。

1. 损伤机制　有二:①由腕关节背伸、尺偏和旋后暴力所致,属进行性月骨周围不稳定的Ⅱ期表现(请参阅月骨周围脱位),或者说,是经舟骨经头状月骨周围骨折-背侧脱位的前期表现;②由直接作用在腕关节背侧的暴力所引发。舟骨骨折多为腰部骨折,头状骨骨折则是颈部骨折。

2. 临床表现　腕关节背侧肿痛、活动受限,局部有压痛。X线平片检查可见:①舟骨、头状骨骨折,前者常有分离和背向成角移位,后者多是近侧折块翻转移位;②经舟骨经头状骨月骨周围骨折-背侧脱位。

3. 治疗　首选切开复位克氏针/螺钉内固定。手术取腕背切口,先复位头状骨骨折,然后再复位舟骨折。克氏针还是螺钉固定,依术者习惯而定。

(七) 月骨骨折

发生率仅低于舟骨和三角骨骨折。

1. 解剖　月骨的远、近侧面和桡、尺侧面均为关节面;后二者的边缘虽有韧带附着,但无滋养血管入骨;掌、背侧面为裸露的皮质骨,既有韧带附着还有滋养血管入骨。

侧面观,月骨呈半月形:远侧面凹陷,近侧面隆凸,掌、背侧端呈角状,分称掌侧极和背侧极。月骨远侧面与头状骨、钩骨相对,组成月头、月钩关节;近侧面分别与桡、尺骨远端相对,构成桡月、尺月关节;后者,有三角纤维软骨嵌入,将尺、月骨隔开。月骨内侧面,由近尺侧向远桡侧斜行,与三角骨外侧面组成月三角关节。外侧面直立,与舟骨近极内侧面组成舟月关节。于腕关节正位X线平片,月骨近端桡侧半与桡骨远端月骨窝关节面相对,尺侧半与尺骨远端相对,二者几近相等。

80%~92%月骨的掌、背侧极均有滋养血管进入,并在骨内远侧部吻合,然后分支供血至整个月骨。也就是说,月骨近侧部是由远侧部血管分支逆行供血的。8%～20%月骨的背侧滋养血管缺如,全靠掌侧血管进入供血。后者,一旦掌侧血管损伤,很有可能出现缺血坏死。

月骨位于腕关节负荷传导通道的中心,在应力的反复作用下容易出现微小的疲劳性骨折,导致骨内血管网破坏,尤其是分支吻合损伤,也可引发缺血性坏死。当然,这些还都属于推测,缺少有力的证据支持。

2. 损伤机制 多由腕关节背伸暴力所致,如跌倒,上肢前伸、手掌最先触地所引发的腕关节过伸。腕关节过伸,头状骨也随之背伸、掌侧移位并撞击月骨,致其横断——多位于掌侧半,断面平行于冠状面。尺骨负变异者,即尺骨远端关节面位于桡骨远端关节面尺侧缘近侧者,月骨内、位外侧部受力不均匀,遭受腕关节背伸暴力作用也可呈现骨折:折线径向走行,即掌背侧走行。月骨掌、背侧极骨折多是撕脱骨折,为关节过度伸(屈)、韧带紧张和牵拉所致。有时,月骨背侧极骨折也可源于桡骨远端关节面背侧缘的撞击或直接暴力的作用。

月骨骨折,即可源自单次暴力也可是轻微外力长期和反复作用的结果。后者,即疲劳性骨折,症状轻微、进展缓慢,平片影像不清晰,很难在早期被发现,常被误诊为关节扭伤,直至发生缺血性月骨坏死和关节运动功能障碍。月骨坏死,常致腕关节塌陷和骨关节炎,又缺少有效的治疗,预后较差。

3. 临床表现和诊断 急性骨折,常有腕关节背伸暴力史,关节背侧或掌侧疼痛,月骨背侧肿胀,局部压痛,关节运动受限。疲劳性骨折多无外伤史,而且症状轻微。X线常规体位平片检查,通常可显示背侧极骨折的存在,体部及掌侧极骨折常因骨影遮掩而显示不清。因此,临床怀疑月骨骨折而X线平片检查呈阴性者,最好做体层摄影或CT检查,以明确诊断(图7-57)。

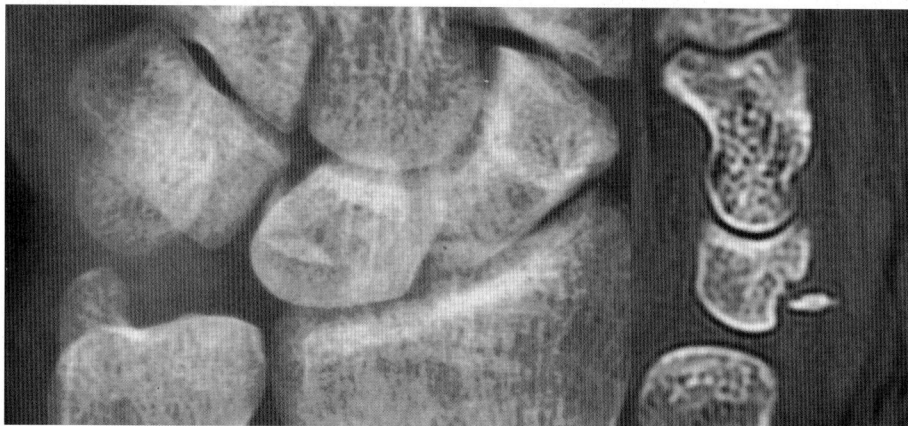

图7-57　月骨掌侧极撕脱骨折

4. 治疗 掌侧极骨折,管型石膏固定腕关节于稍屈曲位;背侧极骨折,则需背伸位固定;6周后去石膏,开始功能运动。无移位的月骨体骨折也可照此处理;有移位者,需切开复位克氏针/螺钉内固定。无论骨折类型如何,固定期间应定期做CT检查,以了解有无缺血坏死发生,好及时更换治疗方案。

月骨背侧极骨折时有不愈合发生,如有临床症状,可作折块切除。

疲劳性骨折者,常有缺血坏死,可按月骨坏死处理。

(八) 三角骨骨折

发生率低于舟骨,高于月骨。常合并有其他结构损伤。

1. 解剖 三角骨位于月骨、钩骨和三角纤维软骨复合体之间,略呈三角形——基底面在桡近侧,尖端在远尺侧;桡侧面与月骨尺侧面相对,组成月三角关节;掌侧有一卵圆形关节面,与豌豆骨成关节;近侧面为凸面,与三角纤维软骨成关节;远侧面为鞍状关节面,斜向桡背侧,与钩骨近尺侧并斜向掌尺侧的螺旋形关节面相对,组成三角钩关节。腕关节尺偏时,三角骨一方面桡侧移位,一方面在钩骨和三角纤维软骨复合体的挤压下沿钩骨螺旋关节面滑向远侧,并因此而出现背伸运动——原本斜向桡背侧的远端关节面逐渐斜向背侧。三角骨掌、背侧,均有滋养血管进入供血,但以背侧为主。在骨内,血管不断分支并相互吻合成网,尚未见到缺血坏死的报告。

2. 损伤机制　三角骨骨折多发生于腕关节过度背伸和旋转暴力之后,为进行性月骨周围不稳定的Ⅲ期表现(请参阅月骨周围脱位),发生机制与月三角骨分离相同。骨折时有移位,远侧折块与月骨周围腕骨一起脱向背侧,近侧块与月骨关联依旧,称经三角骨月骨周围骨折-背侧脱位。在腕关节过度背伸和尺偏过程中,钩骨或尺骨茎突可与三角骨撞击,引发三角骨背侧骨折,尤其是尺骨茎突较长时。有时,三角骨骨折也可为直接暴力所致。

三角骨掌、背侧有众多韧带附着,剧烈和过度的关节运动可使其张力剧增,导致三角骨掌、背侧撕脱骨折,其中后者更多见。

3. 临床表现和诊断　腕关节尺侧半肿胀、疼痛和压痛,运动受限。常规体位 X 线平片检查,可见三角骨骨折(图 7-58)。背侧撕脱骨折,侧位平片可予诊断,但有时须与月骨背侧极骨折相鉴别。对此以及临床怀疑骨折而平片检查正常者,可做体层摄影或 CT 检查,消除骨影遮掩效应,做出明确诊断。

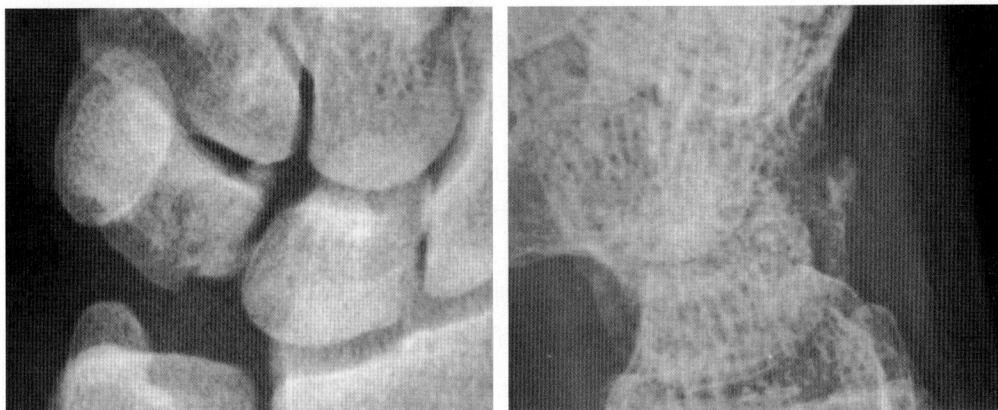

（1）体部骨折　　　　　　　　　（2）背侧撕脱骨折

图 7-58　三角骨骨折

4. 治疗　无明显移位的横形骨折,予以前臂拇指人字管型石膏固定即可。6 周后去除固定,开始功能运动。撕脱骨折虽常有不愈合发生,但少有不适症状,更无缺血坏死发生,一般不需处理;或掌侧石膏托固定腕关节于背伸位,6 周去除固定,开始活动。有不适症状者,可做折块切除。

并发移位或脱位的骨折,闭合复位经皮穿针固定或切开复位内固定为宜。

（九）豌豆骨骨折

1. 解剖　豌豆骨是八块腕骨中最小的一块腕骨,因形状像豌豆而被称作豌豆骨。它位于腕关节的尺侧、三角骨的掌侧,背侧面平坦,为关节软骨覆盖,与三角骨掌侧关节面形成豆三角骨关节;掌面隆起,粗糙,为屈肌支持带、豆钩韧带、尺侧腕屈肌腱、小指展肌的附着部。豆三角关节位于桡腕关节掌侧,二者不交通,不属后者的组成部分。因为豌豆骨几乎全都没于尺侧腕屈肌腱内,再加不参与腕关节运动的构成,因而许多学者都将其视作腕关节的一个籽骨,而非腕骨。

豌豆骨的滋养血管甚多,均来自尺动脉的分支,分别由远端和近端入骨,并分支吻合成网,血液供应丰富,无缺血坏死发生。

2. 损伤机制　豌豆骨骨折,多数源于直接暴力作用,如,跌倒时腕关节背伸、小鱼际部触地,地面给予的直接撞击,或是手舞锤、斧等工具,手柄发出的直接击打;少数为间接暴力所致,如腕关节遭受背伸外力作用,尺侧腕屈肌剧烈收缩,来自关节掌侧韧带的被动性牵拉。前者,多是粉碎性或横断骨折;后者,多是撕脱骨折,位于豌豆骨的远端或近端。

上述暴力作用,有时还会撕裂豆三角关节韧带,致关节脱位或半脱位。

3. 临床表现和诊断　小鱼际部疼痛,豌豆骨有压痛。有时,还有尺神经卡压症状。骨折,可以是粉碎的,也可以是线性的,有可能穿越整个豌豆骨,累及关节面;有时是撕脱的,仅波及豌豆骨的掌侧面或边缘部。腕关节前后斜位、腕管位 X 线平片检查,可以较好地显示骨折的所在,明确骨折的类型(图 7-59)。但不可放弃正位和侧位平片检查,以免遗漏合并损伤。临床高度怀疑豌豆骨骨折,而 X 线平片检查不能明确诊断者,可行 CT 检查。

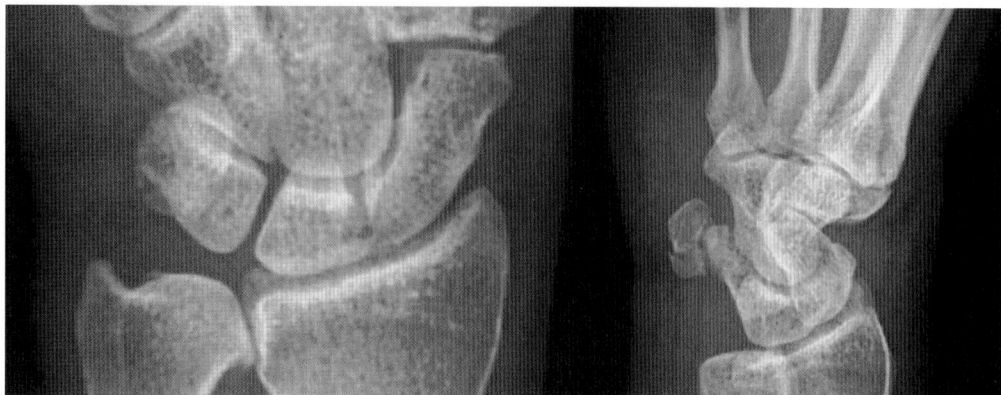

图 7-59 豌豆骨骨折

4. 治疗 通常无需特殊处理,直接用支具或石膏托固定即可——腕关节稍屈曲,以减小尺侧腕屈肌收缩所产生的牵拉作用,至 6~8 周骨折愈合。关节面不平整者,闭合复位很难奏效,处理同上;愈合后,疼痛持续存在,再做手术切除也不迟。极少数骨折,可能会不愈合,遗留局部疼痛和压痛,尤其是在强力握物时。对此,可做豌豆骨切除:以豌豆骨为中心作 Z 形切口,找到并保护好尺神经-血管束,纵行切开豌豆骨上的韧带和肌腱纤维,显露和切除豌豆骨,然后仔细修复软组织结构;术后固定体位同骨折,4 周后开始功能运动。

二、腕骨不稳定

腕骨不稳定的表现形式,虽然自 1913 年起就陆续有过文献报道,但多被称为腕骨脱位或半脱位,直到 1968 年 Fisk 提出腕骨不稳定(carpal instability)。

1972 年 Linscheid 和 Dobyns 等人以《Traumatic instability of the wrist》为题,率先对腕骨不稳定做了系统性的描述。但几十年来,腕骨不稳定于作者来说,依然是一个不熟悉的病症,因为所见甚少,没有多少感性认识。这里所述,主要依据国内、外文献资料而成,难免有不准确之处,还望读者不吝赐教。

腕骨不稳定,意指腕骨运动或负荷传导功能有异常,表现形式有三:①排列异常,如月骨脱位、近侧折块翻转移位的头状骨折等;②关联异常,如舟月骨分离或腕骨尺侧移位,舟月关节间隙增宽者;③运动异常,如腕中关节韧带损伤,近排腕骨跳跃性背伸运动者。上述表现,即可单独出现也可联合发生,形式多种多样。学者们的分类也是如此,有按移位方向划分的,如 Linscheild 和 Dobyns 提出的腕骨尺侧移位等;有按程度分类的,如 Taleisnick 所述的动态、静态舟月骨分离等;有按承受负荷能力来界定的,如 Schernberg 提出的生理性、非生理性动态不稳定等;还有按表现来区分的,如 Dobyns 的分离、无分离及复合性不稳定等。1995 年 Larsen 和 Amadio 对上述分类进行了整理,提出:诊断不稳定,应含如下六个方面的内容:

1. 时限 韧带损伤,①短于 1 周,为急性损伤,愈合能力强;②1~6 周之间,为亚急性损伤,畸形可矫正,但韧带断端有回缩或坏死,愈合能力下降;③长于 6 周,为慢性损伤,畸形难于矫正,韧带愈合几无可能。但止点撕脱者,不在此列;后者损伤时限长于 6 周,修复后仍有良好的愈合能力。

2. 程度 ①前动态不稳定(predynamic instablity):韧带不全断裂,承受负荷时腕骨无不稳定表现;②动态不稳定(dynamic instablity):韧带完全断裂,承受负荷时可在特定体位呈现不稳定;③静态不稳定(static instablity):韧带完全断裂,不稳定持续存在。静态不稳定,又分可复性和固定性两种。前者,是说不稳定可以矫正,无论闭合还是切开;后者,不稳定不能被矫正,系损伤时限长、周围组织增生和瘢痕化所致。

3. 病因 ①创伤,如骨折移位、韧带断裂等;②炎症,如类风湿性关节炎;③先天畸形,如 Madelung 畸形、韧带松弛等;④后天畸形,如舟骨骨折驼背畸形愈合、桡骨远端骨折背倾畸形愈合等;⑤其他,如腕骨坏死、发育不良等。

4. 部位 ①桡腕关节;②近排腕骨;③腕中关节;④远排腕骨;⑤腕掌关节;⑥特殊骨骼。

5. 方向 ①中间体背伸不稳定;②中间体掌屈不稳定;③腕骨尺侧移位;④腕骨桡侧移位;⑤腕骨背侧移位。

6. 形式 ①分离性不稳定(carpal instability dissociative,CID):指远/近排腕骨骨折或韧带断裂,内部出现分离性移位;②无分离性不稳定(carpal instability nondissociative,CIND):远/近排腕骨内部组合正常,但位于排外的桡腕/腕中关节间隙增宽或运动异常;③复合性不稳定(carpal instability complex,CIC):CID与CIND同时存在,如月骨周围脱位:腕骨排内部有分离性移位,桡腕及腕中关节排列也错乱;④适应性不稳定(carpal instability adaptive,CIA):腕骨不稳定源自腕外因素,如桡骨远端骨折背倾畸形愈合所致的腕骨背侧移位等。后一种不稳定,又称外源性不稳定。

现在看,Larsen和Amadio的表述较前人更细致,也更全面,具有很高的实用价值。但是,部位于分类中的意义似乎被削弱了。如果突出部位的作用,以其为基础,余下五方面为纵深,分类腕骨不稳定,就像前面讲述骨折一样,先定失稳骨骼名称及表现,再表损伤性质、时限、程度、合并损伤等,也许还能再增加一点实用价值。表7-3改自Saffar分类表,括号内名称为作者的建议。

表7-3 腕骨不稳定种类及诊断名称

腕中关节不稳定	月头关节不稳定			
近侧腕骨排不稳定	掌屈不稳定	背伸不稳定	掌屈背伸不稳定	外源性不稳定
近排腕骨不稳定	舟月骨分离(舟骨桡背侧移位)	Ⅱ型腕骨尺侧移位(月骨掌尺侧移位)	月三角骨分离(三角骨尺侧移位)	
桡腕关节不稳定(腕骨体不稳定)	Ⅰ型腕骨尺侧移位	腕骨桡侧移位	腕骨背侧移位	腕骨掌侧移位

属排列异常的腕骨骨折与脱位,被放在其他章节叙述。本节仅述腕骨关联及运动异常,即本书上一版所说的狭义不稳定。狭义不稳定,多为创伤、炎症所致,少数源于先天性韧带松弛;既可急性发生,也可潜伏多时才缓慢发展而至;或单独出现,或合并骨与关节损伤;临床症状及放射影像学表现,远不如骨折、脱位显著,很容易被误诊为关节扭伤,得不到合适的治疗。其病理基础有三:①韧带损伤,稳定腕骨的作用衰减或消失;②骨折移位或骨折畸形愈合,腕骨间相互影响、相互依托的作用衰减或消失;③韧带损伤、骨折移位/畸形愈合并存。也就是说,腕骨的稳定,源自韧带的制约和腕骨间的相互作用;后二者出现问题,不稳定也就随之而来了。

(一) 中间体/嵌体不稳定(intercalated segment instability)

1943年Lambrinundri指出,腕关节是一个链状关节,本身就具有不稳定性。日后,他的同事Gilford和Bolton肯定了这一推测,即:①远排腕骨、近排腕骨和桡、尺骨远端,自远向近排列,藉腕中、桡腕关节连接,形同一个三节链(3-Segment link)——远排腕骨为远侧链节,近排腕骨为中间链节,桡、尺骨远端为近侧链节,屈-伸运动轴分别位于头状骨的颈部和月骨的远侧关节面;若把腕骨分成内、中、外三条纵链,中央链由头状骨、月骨和桡骨远端构成。②承受牵引张力时,腕骨受韧带制约,体位相对固定,既无运动也不产生压力;侧面观,代表上述三个链节的骨骼,呈线性排列,腕关节高度无变化,即腕骨是稳定的。③承受轴向负荷时,正常关节,上述骨骼体位也无变化,排列仍呈直线,腕关节高度也无变化,即,稳定依旧;韧带损伤者,情况就不同了,代表中间链节的近排腕骨(intercalated segment of a three link system),会有背伸以及掌侧移位,或者是掌屈及背侧移位,侧面观头、月骨及桡骨轴线连接成Z形——又称Z形塌陷,腕关节高度也下降了,即腕骨不稳定了(图7-60)。

Linscheid和Dobyns将Gilford和Bolton所述两种变化,分别称之为中间体(嵌体)背伸不稳定、中间体(嵌体)掌屈不稳定。二者,均以月骨相对于桡骨远端的屈、伸体位变化来确认。腕关节于中立位,月骨相对桡骨远端或屈或伸,无定式;但两骨轴线夹角,又称桡月角,一般不大于15°,不管月骨掌屈还是背伸。桡月角大于15°者,为中间体/嵌体不稳定;背伸大于15°,称中间体(嵌体)背伸不稳定(dorsal intercalated segment instability,DISI);掌屈大于15°,称中间体/嵌体掌屈不稳定(volar intercalated segment instability,VISI)。

"嵌体"一词,牙科学常用,指被嵌入牙体、填补缺损之物。在这儿,"intercalated segment"指的是自然存

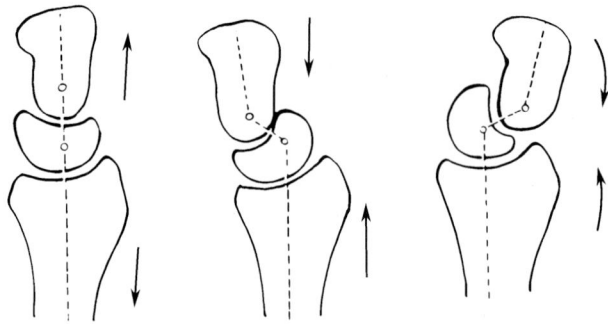

图 7-60　侧面观,承受张力时头、月骨和桡骨轴线呈线性连接;承受轴向负荷,若无韧带及周围腕骨制约,月骨掌屈或背伸,头、月骨与桡骨轴线连接成 Z 形

在的月骨,译成中间体,词意似乎更中性一些,既少了被动放入之意,还可避免与牙科嵌体的混淆。当然,要是译成中间腕骨或月骨,就更直截了当,没有什么词义中性不中性了。

1. 解剖　腕有 8 块腕骨,形状各异,靠韧带连接,组成掌侧凹陷背侧隆凸的腕骨体。大多角骨、小多角骨、头状骨及钩骨位于掌骨基底近侧,构成远排腕骨;舟骨、月骨、三角骨及豌豆骨位于桡、尺骨远侧,组成近排腕骨;二者之间,为腕中关节。近排腕骨与桡、尺骨远端形成桡腕、尺腕关节。

远排腕骨,韧带连接紧密,之间几无运动,通常被看做是一个功能单位(functional unit)。连接远排腕骨的韧带,强韧,紧张,数量多,起、止于远排相邻腕骨,称远排腕骨间横韧带。根据部位,可将其分为三组:①远排腕骨间掌侧横韧带;②远排腕骨间背侧横韧带;③远排腕骨间关节内横韧带。前二者,分别位于远排腕骨间关节的掌侧和背侧;后者,则位于远排腕骨间关节内部(图 7-61)。但大小多角关节内横韧带常常缺如,造影时可见造影剂经此交通腕中和腕掌关节。

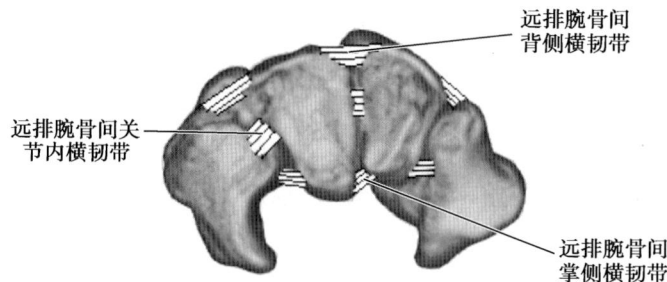

图 7-61　远排腕骨间横韧带

近排腕骨,韧带连接松弛,舟月关节屈伸运动>30°,月三角关节约 18°,参与腕关节运动的构成。也就是说,舟骨、月骨及三角骨各是一个功能单位。豌豆骨,包埋在尺侧腕屈肌腱内,仅有背侧面与三角骨相对成关节,不参与腕关节运动的构成,许多学者将其视作腕关节的一个籽骨。

月骨位于腕关节的中央区,远侧有头状骨,近侧是桡、尺骨远端及三角纤维软骨复合体;桡侧是舟骨,尺侧有钩骨和三角骨。侧面观,月骨呈半月形:远侧面凹陷,近侧面隆凸,掌、背侧端呈角状,分称掌侧极和背侧极。月骨借助韧带与周围骨骼连接,传导应力,分散负荷,稳定自己,不做过度运动。附着在月骨的韧带有四组:

(1) 连接舟骨和月骨、月骨和三角骨的韧带:属关节内韧带,各有一条:

1) 连接舟骨和月骨的韧带:称舟月骨间韧带,位于舟月关节的掌侧、背侧及近侧缘,断面呈 C 形,开口位于远侧;

2) 连接月骨和三角骨的韧带:称月三角骨间韧带,位于月骨、三角骨的掌侧、背侧及近侧缘,形同舟月骨间韧带。

这两条韧带,是稳定舟月、月三角关节的主要结构,也是转送舟、月、三角骨运动扭力、使之相互影响的通道。

(2) 于掌侧连接桡、月骨的韧带:为关节囊内韧带,共有两条:

们将其放在前面单独论述(请参阅月头关节不稳定)。

(3) 掌屈和背伸不稳定(dorsal and palmar midcarpal instability):近侧腕骨排即可过屈也可过伸,腕中、桡腕关节均有不稳定的表现,系稳定两关节的韧带损伤所致。

(4) 外源性不稳定(extrinsic midcarpal instability):近排腕骨过屈或过伸,由桡骨远端骨折背倾/桡偏/过度掌屈畸形愈合、腕关节掌/背侧韧带张力渐进性衰减所致。其中,桡骨远端背倾畸形愈合所致的背伸不稳定更多见。

桡骨远端关节面,是腕骨稳定和运动的基石。当其由掌倾变为背倾之后,受前臂肌肉张力调节,手会本能地与前臂纵轴保持平行,迫使腕骨随之改变体位及运动,致腕关节掌侧韧带剪力增大,张力逐渐衰减,引发腕骨不稳定。由此所致不稳定,有两种形式:①桡腕掌侧韧带张力衰减,远、近两排腕骨从背伸慢慢转向掌屈,并沿背倾关节面背侧移位,直至腕骨背侧半脱位。②桡舟头韧带及尺腕掌侧韧带张力衰减,月骨依然是过伸,即 DISI,但远排腕骨却渐进掌屈和背侧移位,结果是:在腕关节背伸或尺偏时,月骨无法像正常时那样在背伸的同时还有掌侧移位,以保持桡、头骨轴线成线性排列,头状骨呈现背侧半脱位。也就是说,后一种不稳定,又称继发性月头关节不稳定,是月骨背伸时掌侧移位受限和腕中关节掌侧韧带张力衰减共同作用的结果。前一种不稳定,是腕骨整体背侧半脱位,当属桡腕关节不稳定,因而我们也将其放在后面单独论述(请参阅腕骨背侧半脱位)。

Caputo 和 Watson 也有一个分类,但却与 Lichtman 分类大相径庭,只认 VISI,不认 DISI。此不稳定究竟涉及哪些不稳定,目前也有诸多分歧。Lichtman 分类似乎也不甚清晰确切,可能与临床上只见不稳定表现,却找不到断裂的韧带有关。它是目前被广泛采用的分类,故这里将其列举出来。

3. 临床表现和诊断 非外源性不稳定者,多无明确的外伤史,但常有韧带松弛的体征,以及重复运动的劳作史。腕中关节背侧肿痛,有压痛;握力下降,运动受限,且常有疼痛性弹响,尤其是尺偏和旋前运动时。有些检查也可诱发上述弹响:

检查者一手握持受检前臂远端,一手握持受检手并旋前腕关节,然后向掌侧推挤并尺偏腕关节,不稳定者,多有疼痛性弹响,称腕骨间漂移试验(midcarpal shift test)阳性。有时,无需检查者帮助,患者自己活动关节就可引发痛性弹响。

X 线常规正位平片检查,可见舟骨投影变短,远端有环征,但下界与舟骨近极关节面投影的间距大于7mm;侧位,可见舟、月、三角骨掌屈,有 VISI。外源性不稳定者,桡骨远端关节面背倾畸形。

X 线透视或电影摄影平片检查,可见腕关节由桡偏至尺偏运动时,近排腕骨不是像正常者那样由掌屈慢慢地转向背伸,而是持续掌屈不动,直到腕关节尺偏到某一点时才突然地跳换成背伸,并伴发疼痛性弹响。韧带松弛者,健侧关节也多弹响,但没有疼痛症状。外源性不稳定者,腕关节尺偏时月骨可背伸但掌侧移位受限,头状骨背侧半脱位,并引发疼痛性弹响。

4. 治疗 近侧腕骨排不稳定,多是韧带张力衰减所致,治疗首选非手术方法。手术治疗,仅限于保守治疗失败者及外源性不稳定。

(1) 保守治疗:目的主要是减少弹响的出现,以免引发骨关节炎,导致关节运动功能障碍。保守治疗的内容有五项:①限制腕强力或重复性的背伸和尺偏运动;②避免来回抛甩重物活动;③支具外固定;④前臂肌肉等长收缩(isometric contraction)锻炼;⑤物理治疗。上述五项均有缓解症状的作用,但前三项是必须的,否则疗效难于持久。职场活动与治疗要求相抵触,症状持续存在者,需更换工种。

(2) 尺骨延长或桡骨短缩:适用于尺骨负变异者。有学者认为,此举可向远侧推挤三角纤维软骨,并以此来稳定三角骨和月骨,矫正近排腕骨的跳跃式背伸,消除疼痛性弹响。

(3) 韧带移位缝合:游离松弛韧带,将其拉向邻近韧带,然后缝合固定在一起,以复原其张力。或者,缝合修复断裂的韧带,如舟大小多角桡背侧韧带、三角头钩韧带等。

(4) 局限性腕关节融合:如舟大小多角关节融合。目的也是消除疼痛性弹响。

(5) 桡骨远端切骨植骨矫形:适用于外源性不稳定。手术取背侧切口,于桡骨远端背侧切断桡骨,矫正背倾畸形,植入楔形骨块,钢板螺钉内固定。桡骨远端关节面掌倾角恢复正常,腕关节肿痛等不适症状也会随之消失。

（四）舟月骨分离(scapholunate dissociation)

舟月骨分离，是临床最常见的腕骨不稳定，主要表现是舟骨掌屈，并向桡侧和背侧移位，致使舟月关节间隙增宽。1923年Destot在论述腕关节损伤的X线平片表现时，对其就曾有过描述。此后，舟月骨分离的病例报告陆续涌现，但称谓多是舟骨旋转半脱位。以后，Taleisnick又提出舟月关节不稳定的命名，以示舟月骨分离有轻重之分，表现并不一样。此称谓当属不错，但响应者不多。冠名舟月骨分离，主要是因舟月关节间隙增宽为此病最突出的影像学表现。但是，舟月关节间隙增宽，也见于Ⅱ型腕骨尺侧移位，系月骨尺侧和掌侧移位所致。也就是说，舟月关节间隙增宽，已知原因有二：①舟骨近极桡侧和背侧移位；②月骨尺侧和掌侧移位。前者因关节间隙增宽称舟月骨分离，后者有增宽却称Ⅱ型腕骨尺侧移位，命名规律似乎不定。作者假设，若称前者为舟骨桡背侧移位，或舟骨不稳定，称后者为月骨尺掌侧移位，或月骨不稳定，命名也许更接近病症的本质。但在这里，舟月骨分离依然是我们遵从的诊断名称。

1. **解剖** 舟骨位于近排腕骨的外侧端，远极与大、小多角骨相对，组成舟大小多角关节；附着韧带有三条（图7-40）：①掌侧，是强韧的舟头韧带：位于桡舟头韧带远侧，起自舟骨结节，止在头状骨体的掌侧，稳定舟头关节；②桡背侧，是舟大小多角桡背侧韧带：起自舟骨结节桡侧，止于大多角骨结节桡侧和小多角骨的背侧面，稳定舟大小多角关节；③背侧，是腕骨间背侧韧带：较薄，又称舟大小多角三角韧带，起自三角骨背侧面，向桡远侧斜行，经月头关节背侧，止在舟骨远端背侧嵴及大、小多角骨背侧面，有稳定月头关节的作用。

舟骨的腰部较窄，只有两条韧带附着：①掌侧，是桡舟头韧带：又称桡头韧带，起自桡骨茎突尖端掌侧，在桡舟韧带起点尺侧，约0.7cm宽，斜向远尺侧，经结节近侧，止在头状骨体部的掌侧，且有纤维与尺头韧带相混合，作用是限制桡侧腕骨旋前和尺侧移位；②背侧，是舟三角背侧韧带：有学者认为是由增厚的关节囊而成，起自舟骨腰部背侧，经月骨背侧极至三角骨背侧面。桡舟头韧带，除了稳定腕骨之外，还是舟骨屈伸运动的支点。舟三角背侧韧带，与腕骨间背侧韧带纤维常常混合一起，很难精确地区分出来。

舟骨近极①近侧与桡骨远端舟骨窝相对，组成桡舟关节，靠桡舟韧带维持稳定——桡舟韧带起自桡骨茎突尖端掌侧，止在舟骨结节；②尺侧，与月骨组成舟月关节，稳定来自舟月骨间韧带——分掌侧、背侧和近侧三部分，分别位于舟月关节的掌侧、背侧及近侧缘，断面呈C形，开口位于远侧。前二者，由大量的胶原纤维组成，又称舟月掌侧、背侧韧带，位于关节囊的深面，负责舟月关节的稳定。后者，为纤维软骨，呈膜状，与关节稳定无关，仅起分隔桡腕与腕中关节的作用。舟月掌侧韧带，纤维较长，斜行，抗张强度约120N。背侧韧带厚韧，纤维横行，短而致密，抗张强度高达260N，稳定作用更突出。掌侧韧带相对松弛，背侧韧带相对紧张，舟月关节开合及屈伸运动轴位于背侧韧带内。

月骨、三角分别位于近排腕骨的中央部及尺侧端，也有众多韧带附着，维持它们的稳定（请参阅中间体/嵌体不稳定）。

舟骨长轴自远桡掌侧斜向近尺背侧，与前臂纵轴在矢状面的夹角约47°，或说掌屈47°，受大、小多角骨——位于舟骨远端背侧——压迫，有进一步掌屈、旋前和背侧移位的趋势。月骨位于近排腕骨的中央部，受头状骨压迫，趋向背伸、旋后和掌侧移位。三角骨位于近排腕骨尺侧端，斜置于腕关节的尺侧，略呈三角形——基底位于桡近侧，尖端于远尺侧，远侧面为鞍状关节面，斜向桡背侧，与钩骨近尺侧斜向掌尺侧的螺旋形关节面相对，受钩骨压迫，会有背伸、旋后及掌侧移位运动。舟骨掌屈应力与月骨、三角骨背伸应力方向相反，能量相当；正常者，经韧带及近排腕骨传导而相互抵消，腕骨除了有软骨压缩之外，无任何运动产生，即腕骨稳定；骨折或韧带张力衰减者，情况就不是这样了，腕骨负荷传导及运动均会出现异常，即腕骨不稳定。

2. **损伤机制** 舟月骨分离，多为腕背伸，尺偏和旋后暴力所致，如行走摔倒，上肢前伸，以手掌着地所遭受的腕背伸暴力。受此暴力作用，腕关节桡掌侧韧带紧张，月骨受桡月长、短韧带牵拉，活动幅度有限，而舟骨则不然；后者若继续背伸，可依次撕裂舟月骨间韧带、舟大小多角桡背侧韧带和舟头韧带，致舟骨不稳定——掌屈、尺偏并旋前，近极向桡侧及背侧移位，舟月关节间隙增宽。舟月骨间韧带损伤，一般始于掌侧部，然后是近侧部，最后才是背侧部。如果腕关节遭受的是背伸、桡偏暴力，不是背伸、尺偏暴力，舟骨掌侧受桡舟头韧带牵拉，背侧受桡骨远端关节面背侧缘抵制，也像月骨那样活动受限，结局就不是舟月骨分离，而是舟骨骨折了。

腕背伸暴力,偶尔仅伤及舟骨远侧韧带,致舟大小多角关节不稳定,并不引发舟骨骨折或舟月骨分离。有时,舟月骨分离也可源自握物旋转暴力。

舟月骨分离,常见的合并损伤有:①舟骨骨折;②月骨周围脱位或月骨脱位:多见于脱位复位不完全者,石膏难于维持复位,需行切开复位克氏针内固定;③桡骨远端骨折,尤其是关节内骨折。

还有一些患者,缺乏明确的外伤史,分离可能与韧带先天松弛、尺骨负变异,腕背腱鞘囊肿切除、类风湿性关节炎、月骨缺血坏死及月三角骨联合有关联:

(1)先天性韧带松弛:大量运动之后,关节常有疼痛和弹响,但缺少明确的外伤史。体检,健侧关节也常有分离表现,只是没有症状;全身关节,多无松弛表现。

(2)尺骨负变异:据文献报道,舟月骨分离者,尺骨负变异率明显高于正常人;机制可能是,桡腕关节韧带承受负荷较大,反复受外力作用容易损伤,进而引发舟月骨分离。但新近一些研究显示,舟月骨分离与尺骨负变异没有关联。

(3)腕背腱鞘囊肿切除:腕背腱鞘囊肿,多源自舟月关节背侧韧带。为减少复发,手术切除范围往往超出病变区域,有时会致韧带断裂,引发舟月骨分离。

(4)类风湿性腕关节炎:炎症作用于韧带,使其稳定关节的作用衰减或消失,引发舟月骨分离。

(5)月骨缺血性坏死:由月骨碎裂,舟骨掌屈应力、月三角骨背伸应力传导障碍所致(请参阅中间体/嵌体不稳定)。

Armstrong、Linscheid 等人认为,舟月骨间韧带是稳定舟骨近极的主要结构,断裂可致舟月骨分离,并为桡舟头韧带损伤所加剧。Blevens 的实验也表明:单纯切断舟月骨间韧带可致舟月骨分离;再切断舟大多角韧带或桡腕掌侧韧带,舟骨便会过度掌屈及背侧半脱位。Pin 的手术所见以及模拟实验提示,外在韧带完整,单纯的舟月骨间韧带或月三角骨间韧带断裂,不会引发舟月骨分离或月三角骨分离。现在看,①韧带断裂限于舟月掌侧韧带及近侧纤维软骨膜者,舟骨运动有异常,但与周围骨骼的关联无异常——称前动态舟月骨分离,可引发关节滑膜炎,也需外科治疗;②整个舟月骨间韧带断裂者,舟骨的运动及与周围骨骼的关联均有异常,但后者未必经常出现——称动态舟月骨分离;③舟月骨间韧带断裂,再加舟大小多角桡背侧韧带和舟头韧带断裂者,舟骨运动及关联异常持续存在——称静态舟月骨分离。

舟月骨间韧带断裂后,月、三角骨少了舟骨掌屈应力的拮抗,便可过伸、桡偏和旋后移位,桡月角大于15°,呈现 DISI(请参阅中间体/嵌体不稳定)。

舟骨近极桡侧及背侧移位,使其与桡骨远端关节面的曲率不再一致,接触面减少,接触压上升。如果不及时矫正,可致关节软骨损伤,引发骨关节炎。后者,持续进展,先是茎突舟关节炎(Ⅰ期),后是整个桡舟关节(Ⅱ期),再后是舟头关节、月头关节(Ⅲ期),最后是全腕关节(Ⅳ期)。Watson 谓之进行性舟月骨分离性塌陷(scaphoid lunate advanced collapse,SLAC)。舟骨骨折不愈合,也有同样的表现,称进行性舟骨骨折不愈合性塌陷(scaphoid nonunion advanced collapse,SNAC)。前者,是舟骨近极桡侧、背侧移位,关节面接触压上升所致;后者,是舟骨折端与桡骨茎突及周围骨骼相互摩擦所致。

3. 分类　在前述 Larsen 和 Amadio 分类的基础上,舟月骨分离又分如下几类:

(1)前动态舟月骨分离:又称隐匿性分离。其起源,与腕关节镜检查有关:关节镜下,可见舟月骨间韧带掌侧和近侧部,或背侧与近侧部断裂或张力衰减,临床上仅有舟月关节背侧肿痛,而 X 线平片检查正常。有学者认为,关节稳定源于韧带,现在韧带断了,舟骨势必会有运动及负荷传导异常,表现于临床只是时间早晚的事了。因此,对这些仅有舟月骨间韧带损伤,而无分离影像学表征者,他们称前动态分离。此举,也许积极了一些,因为损伤也有可能停留于此,不再进展了。

(2)动态舟月骨分离:分离,仅出现在特定的体位。Jackson 曾报 3 例动态分离,常规和应力位平片检查无异常,透视检查见:①腕关节由中立位向桡侧偏斜时,舟骨掌屈突然加大,舟月关节间隙也随之增宽;②腕关节由桡偏返回中立位,上述异常逐渐消失;③继续尺偏,桡舟和舟月关节间隙逐渐加大,尔后随一声痛性弹响,一切又恢复正常。现在认为,动态舟月骨分离的病理变化是:①舟骨远端韧带完整或张力略减;②舟月骨间韧带完全断裂,但断端尚未回缩也无坏死,仍有良好的愈合能力。

(3)可复位性静态舟月骨分离:指永久存在的、但又能复位的分离。多为亚急性不稳定。其病理变化有二:①舟月骨间韧带及舟骨远极韧带均断裂;②韧带断端回缩,无法直接缝合修复。少数,为急性不稳定,韧带还有直接修复的可能。

（4）固定性静态舟月骨分离:多由前者迁延而来,分离持续存在且不能复位。韧带断端退变,周围组织纤维化,增宽的关节间隙为瘢痕组织所占据。

（5）合并关节炎的舟月骨分离:属慢性分离,有软骨破坏及骨关节炎。

4. 临床表现和诊断

（1）患者以青中年男性居多,常有腕背伸和尺偏的外伤史,或腕关节扭伤史。部分患者无明确的外伤史,很容易被误诊为腕扭伤,尤其是前动态分离和动态分离者。

（2）疼痛:腕关节力弱、桡侧或舟月关节背侧肿痛是最常见的症状,其次是疼痛性弹响和运动受限。压痛,韧带损伤者,多在舟月关节背侧;骨关节炎者,多在桡舟关节桡背侧。疼痛性弹响,多在腕关节运动时出现,原因有二:①舟骨近极背侧半脱位或脱位复位,滑过桡骨远端关节面背侧缘所致;②舟月骨分离,头状骨嵌入舟月关节之故。患者或检查者活动受伤腕关节,常可将其引发出来。关节运动受限,多与疼痛有关,常见于急性分离者。

（3）应力诱发试验:予以舟骨外力,加大受损韧带张力或促进舟骨移位,常会加剧病区疼痛,为诊断提供间接依据。此类检查,又称应力诱发试验,有如下几种:

1）Waston 试验:又称腕舟骨漂移试验(scaphoid shift test)。患者屈曲肘关节,放在检查台上,前臂与手直立;检查者一手握住受检前臂远端,4 个手指放在背侧,拇指抵压在舟骨结节掌侧,另一手握住受检手的尺侧掌骨,充分尺偏腕关节,让舟骨背伸,然后再桡偏腕关节,使舟骨从背伸转向掌屈;与此同时,抵压在舟骨结节掌侧的拇指向后施加压力,阻止舟骨掌屈;合力之下,舟骨近极会有背侧移位趋势。关节正常者,舟骨无半脱位,也无不适症状。但舟月骨分离者就不同了,可有:①舟月关节背侧疼痛增加:韧带张力增加或舟骨背侧半脱位所致;②疼痛性弹响:舟骨背侧半脱位所致。后者,在撤除拇指压力之后,还有可能出现,系半脱位的舟骨复位的缘故。需要指出的是:此实验缺少特异性,局部滑膜炎、腕背隐匿性腱鞘囊肿及韧带松弛者,也会有弹响及局部疼痛加重的现象。

2）握拳运动试验:患者强力握拳并屈伸、桡尺偏腕关节。有分离者,关节桡侧常出现疼痛。

3）舟骨移动试验:又称舟月骨冲击触诊试验(scapholunate ballottement test)。检查者一手拇、示指捏持受检腕的舟骨,一手捏持月骨,然后前后来回移动两骨。分离者,常有局部疼痛和摩擦音,或者是舟、月骨前后移动的幅度增大。

4）手指抗阻力背伸试验(resisted finger extension test):患者略屈曲腕关节,然后抗阻力背伸示指和中指。有研究显示:①手指抗阻力运动时,前臂肌肉都有收缩,为其提供稳定;②受肌肉收缩影响,指端所受负荷传到腕骨,会被放大十几倍,甚至几十倍。抗阻力背伸示指和中指,可骤增舟月骨间韧带,尤其是背侧韧带负荷。因而,分离者,常有舟月关节背侧疼痛。此试验也不具有特异性,但极具敏感性。

（4）X 线所见:舟月骨分离,无论症状还是体征,都缺少特异性,确诊还需借助放射影像学检查,如 X 线平片、透视和电影摄影检查等。X 线平片检查,包括腕关节握拳前后正位、切线后前正位、侧位及应力位摄影等。常见的表现有(图 7-65):

1）舟月关节间隙增宽:又称 Terry Thomas 征。舟月关节面中点间距,于前后正位或切线后前正位平片的投影,一般≤2mm,且与健侧等宽;≥3mm,又宽于健侧,可怀疑存在分离;≥5mm,也宽于健侧,肯定是分离。舟月关节间隙增宽,在腕尺偏和背伸时加剧,桡偏时减小。

2）舟骨环征(scaphoid ring sign):又称舟骨皮质环。舟月骨分离,舟骨进一步掌屈,远极皮质在正位平片的投影成环状,称舟骨环征。有时,舟骨远极皮质于正位平片的投影,也可因其他原因而呈环状,但近侧界与舟骨近极关节面投影的间距通常不小于7mm。

3）舟月角增大:舟、月骨侧位平片投影的长轴夹角,一般是 30°~70°,平均 47°;大于 80°,肯定有分离。为了提高划线测量的可靠性,常用舟骨远、近极掌侧皮质切线替代舟骨中轴线,用月骨掌、背侧极连线的垂线替代月骨中轴线。

4）桡月角增大:桡骨、月骨中轴线的夹角,通常不大于 15°。舟月骨分离,月骨有背伸,通常大于 15°,即

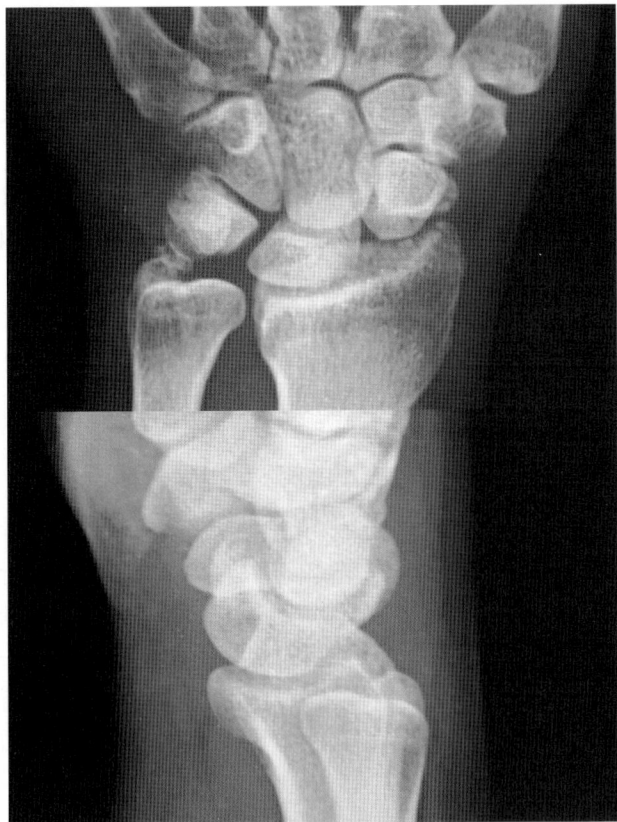

图7-65　舟月关节间隙增宽、舟骨环征、月骨过伸、舟骨掌屈、近极背侧半脱位

DISI。

5）舟骨背侧半脱位：舟骨近极背侧移位，与桡骨远端关节面背侧缘相对。

上述表现，最好能与健侧比较，以减小个体差异及先天因素的影响。

前动态分离及动态分离，平片检查多正常。诊断，主要依靠X线透视、X线电影摄影或关节镜检查。后者，即可直接检视舟月骨间韧带，还可评估损伤程度，实施手术治疗，是一种十分有用的诊疗工具。它也可以用在静态分离，据其所见，制定更为有效、合理的治疗方案。有研究显示，舟月骨间韧带近侧部断裂，除了创伤、炎症之外，还有先天及退变的因素。关节镜检查，若能双侧对比，对前动态不稳定来说，诊断会更可靠些。

（5）关节镜所见：按关节镜所见，Geissler将舟月骨间韧带损伤分为四级：

Ⅰ级：从桡腕关节检视，舟月骨间韧带膨出，张力衰减或有出血；从腕中关节观察，舟月关节间隙紧凑，平行。

Ⅱ级：桡腕关节所见同Ⅰ级；腕中关节观察，舟月关节间隙不平行，略宽，但小于探针直径；二骨远侧关节面略有错落。

Ⅲ级：从桡腕及腕中关节看，舟月关节间隙均加宽，可进入1mm直径的探针，但舟月背侧韧带仍保持连续。

Ⅳ级：骨间韧带完全撕裂，间隙增宽，2.7mm关节镜可经此到达另一侧关节，称驶过征阳性。

5. 治疗　像手部其他韧带损伤一样，韧带可直接缝合的急性分离，疗效好；其余类型分离，疗效难测；原因有二：①韧带重建，所用材料弹性模量不如韧带，初期效果虽好，但会随时间延长而衰减；②病程长，韧带愈合能力减弱，周围软骨必有损伤，周围韧带张力必有衰减，手术可矫正分离，但保证不了韧带愈合及张力复原，阻断不了周围结构损伤继续发展的进程。治疗，目前还是依据分离类型而定。

（1）前动态舟月分离：治疗方法有二：

1）闭合复位经皮穿针内固定：适用于急性前动态分离或Geissler Ⅱ、Ⅲ级损伤者。关节镜检查确定舟月骨间韧带损伤之后，于X线透视机引导下，分别在舟、月骨背侧穿入1根克氏针，然后将前者针尾转向近侧和尺侧——使舟骨趋向背伸和旋后，并向月骨靠拢，后者针尾偏向远侧和桡侧——让月骨趋向掌屈和旋前，并向舟骨靠拢；于桡骨茎突穿针，经舟骨到月骨，2根；经舟骨到头状骨，1~2根，维持上述复位。拔除穿入舟、月骨背侧的克氏针，剪短用于固定的克氏针，尾端留置于皮下，以减少术后感染风险，尤其是气候炎热的季节。前臂拇指人字管型石膏固定腕关节于掌屈位，以利舟骨掌侧韧带愈合顺利。8~10周拔针，换成前臂支具再制动4周。术后，手指即可功能运动；12周，腕关节开始功能运动。

闭合复位经皮穿针内固定，可在关节镜引导下进行，也可不用关节镜，依术者习惯而定。无论哪种方式，最好是先做切口后穿针，并用套管保护，以免卷伤皮下神经。

2）制动：适用于无法手术的前动态分离。急性者，石膏托制动8~10周，腕关节半屈曲位；慢性者，4周或更长时间。石膏托，佩戴不方便，可用塑料支具代之。需要强调的是，制动的目的主要是缓解症状，放慢病程进展速度；靠制动让韧带愈合，很难。

Geissler将韧带热缩术用于慢性前动态分离：在关节镜引导下，放入射频头，热缩松弛的韧带，说效果不错。但还缺少长期的随访结果。

（2）动态舟月骨分离:治疗方法有三:

1）切开复位韧带修复克氏针内固定:适用于:①急性和亚急性分离,断裂韧带还有愈合能力者;②慢性分离,背侧韧带断端带有骨折块者。腕关节背侧弧形切口,于第3、4伸肌室之间切开伸肌支持带,将拇长伸肌腱、指伸肌腱牵向两侧,纵行切开关节囊,显露舟月关节;于断端较长一侧的韧带断面,依次穿入2~3组5-0 PDSⅡ缝线,做半8字缝合,然后线端再经另一侧韧带断面或骨面进入,于舟骨或月骨背侧关节面穿出;像闭合复位经皮穿针内固定那样,复位和固定舟骨;拉紧缝线,打结系牢,逐层关闭切口。术后处理,同闭合复位经皮穿针内固定。

韧带断端带有折块者,缝合方法同上,只是折块对合要紧密。缝线入韧带出腕骨关节面,需用0.8mm克氏针预先钻孔,因为缝针无法穿透骨骼。PDSⅡ缝线,是可吸收缝线,于关节面打结不会影响日后活动。既往主张掌、背侧韧带都要修复。现在看,①缝合掌侧韧带难度大,还要切断桡腕掌侧韧带,划不来;②有研究表明,单纯缝合修复背侧韧带,效果与缝合二韧带相当;仅缝合背侧韧带即可,掌侧韧带不用处理。

2）切开复位桡舟关节背侧关节囊固定:适用于慢性分离,韧带断端回缩、无法直接缝合者。关节囊固定,仅是矫正舟骨过度掌屈,并不涉及分离。先是腕背弧形切口,显露背侧关节囊,后是舟骨结节掌侧横行小切口,显露结节;倒U形切开舟骨背侧关节囊,宽1cm左右,形成一个蒂在桡骨远端的关节囊瓣,向近侧掀起,显露舟月关节;复位舟骨,经舟骨穿入1根克氏针至头状骨,维持复位;于舟骨远端关节面的背侧皮质开一骨槽,用缝线8字缝合关节囊瓣游离端,将线端引入骨槽,经预制的骨孔至舟骨结节掌侧,拉紧,将关节囊瓣嵌入骨槽内,然后打结系牢。术后,前臂拇指人字管型石膏固定8周,克氏针固定12周。术后8周,开始功能运动。

固定关节囊瓣游离端,可用PDSⅡ缝线,也可用钢丝等不吸收材料,或者是骨锚钉。术后腕关节运动幅度,会减少20°左右。

3）切开复位舟月关节背侧韧带重建:适应证同桡舟背侧关节囊固定。除了矫正舟骨掌屈之外,还可矫正舟月骨分离,理论上优于关节囊固定。韧带重建,方法甚多,都说效果好,但也都缺少大宗及长期的随访。我们的方法是:腕关节背侧弧形切口,切取一条伸肌支持带,宽0.8~1cm,长0.7cm——两端各用5-0 PDSⅡ缝线做Kessler缝合,2~3组,每组线端分别用血管夹夹持,以免混乱;用牙锉于舟、月骨相邻关节面背侧缘开骨槽,深0.2cm左右;复位并固定舟骨,分别将支持带两侧的各组线端依次引入舟骨、月骨的骨槽,经预制骨孔至舟、月骨背侧关节面;牵拉缝线,将支持带两端带入骨槽,然后拉紧缝线,打结系牢(图7-66)。术后处理同闭合复位经皮穿针内固定。

此法于舟骨、月骨的损伤小,似乎也更容易拉紧移植物,使其有较高的初始张力。但同前人一样,零星应用效果不错,但还缺长期随访。复位舟骨,也是以钻入舟、月骨背侧的克氏针为操作杆,然后套入复位钳进行复位(图7-66),以求复位舟月关节对合更紧密。

（3）可复位性静态舟月骨分离:急性期,韧带可直接缝合修复者,治疗方法同动态分离,只是掌侧还要切开,以修复舟骨远端韧带。亚急性期,韧带不能直接缝合修复者,治疗方法只有两种:

1）切开复位肌腱移植舟骨韧带重建:但此重建与动态分离韧带重建内涵有很大的不同:前者,只需重建舟月关节背侧韧带,后者还需恢复舟骨远端韧带功能。前者用材少,多是切取与舟月骨间韧带弹性及抗张强度相当的韧带、支持带等结构;后者用材多,因而常使用肌腱等高韧性材料。

使用肌腱重建韧带,短期效果尚好,但关节运动受限较明显;以后,随时间推移,稳定效果逐渐走低。原因是肌腱缺少弹性,受肌腱束缚的骨骼虽不再脱位、对应关系也恢复正常,但为韧带所控制的关节活动却不复存在,本应由此吸收消散的那一部分负荷,此时全部转给了替代韧带的肌腱和为之束缚的腕骨;久之,肌腱会有疲劳性断裂,腕骨会有压力性骨萎缩,致骨孔扩大或骨折,使重建韧带失去效用。也就是说,静态分离预后不如动态分离。

肌腱移植重建舟骨韧带,方法甚多。但一般都是切取一束桡侧腕长、腕短伸肌腱,或桡侧腕屈肌腱,穿经舟骨、月骨及桡骨远端掌侧骨孔,拉紧缝合,与周围关节囊或韧带固定在一起。操作较为复杂,常常要掌、背

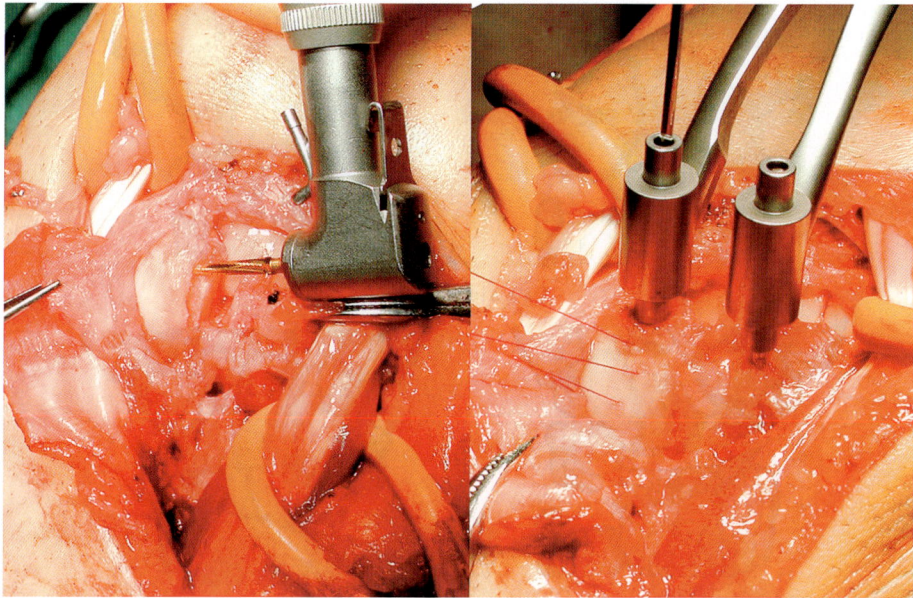

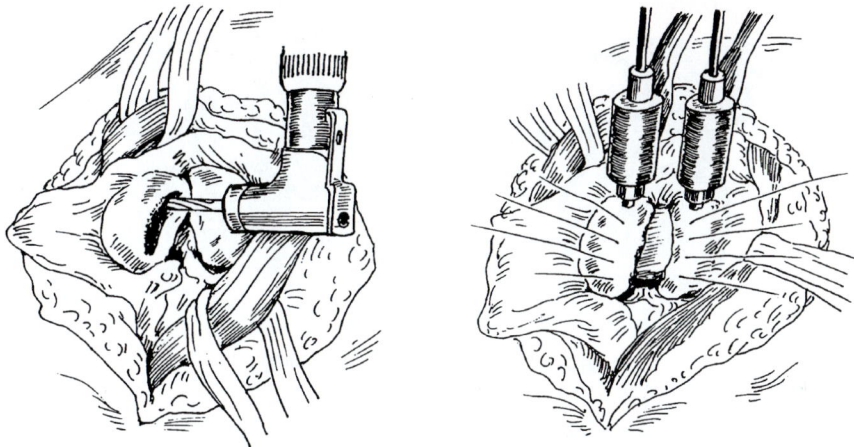

图 7-66 用牙锉于舟、月骨相邻关节面背侧缘开骨槽,切取一条
伸肌支持带,用缝线将其两端带入骨槽,并打结固定

侧联合切口。有几种方法(图 7-67),据说效果不错,可以参考使用。术后处理同经皮针内固定。

2) 切开复位桡舟关节背侧关节囊固定和舟月背侧韧带重建:实际是将两种治疗动态分离的方法结合起来使用。具体操作,可参阅动态舟月骨分离。

(4) 固定性静态舟月骨分离:治疗方法只有一个,就是融合有伤病的关节,即部分腕关节融合。方式有舟大小多角关节融合、舟头关节和舟月关节等。

1) 舟大小多角关节融合:是目前最常使用的融合方法。它可以稳定舟骨,使其近极完好地与桡骨远端舟骨窝关节面对合而不再脱位。手术方法是:以舟大小多角关节为中心,做弧形切口,切除桡骨茎突,在 X 线透视机引导下矫正舟骨半脱位、舟月骨分离,但桡舟角——桡骨中轴与舟骨掌侧皮质切线之间的夹角不得小于 45°,由舟骨穿入 2 根克氏针至头状骨,暂时维持复位;用微型摆动锯切除舟大小多角关节软骨及软骨下骨,于桡骨茎突近侧或髂骨切取相应大小的骨块,嵌塞于舟大小多角骨之间,然后由大多角骨穿针至小多角骨,由大、小多角骨穿针至舟骨远端,完成固定。拔出固定舟头关节的克氏针,前臂拇指人字管型石膏固定。术后 8 周,拔针开始功能运动。

融合术后,舟骨运动会有改变——腕关节桡偏时,舟骨掌屈受限,与桡骨茎突会有碰撞,容易引发茎突舟关节骨关节炎。因而,要切除桡骨茎突,以避免这一并发症的发生。融合术后,经舟骨传导的负荷会增大,植骨长于切骨量,负荷会进一步增大,有损伤桡舟关节软骨的危险,应避免短于切骨量,负荷不增大,桡舟关节

（1）Almquist方法

（2）Linscheid方法

（3）Brunilli方法

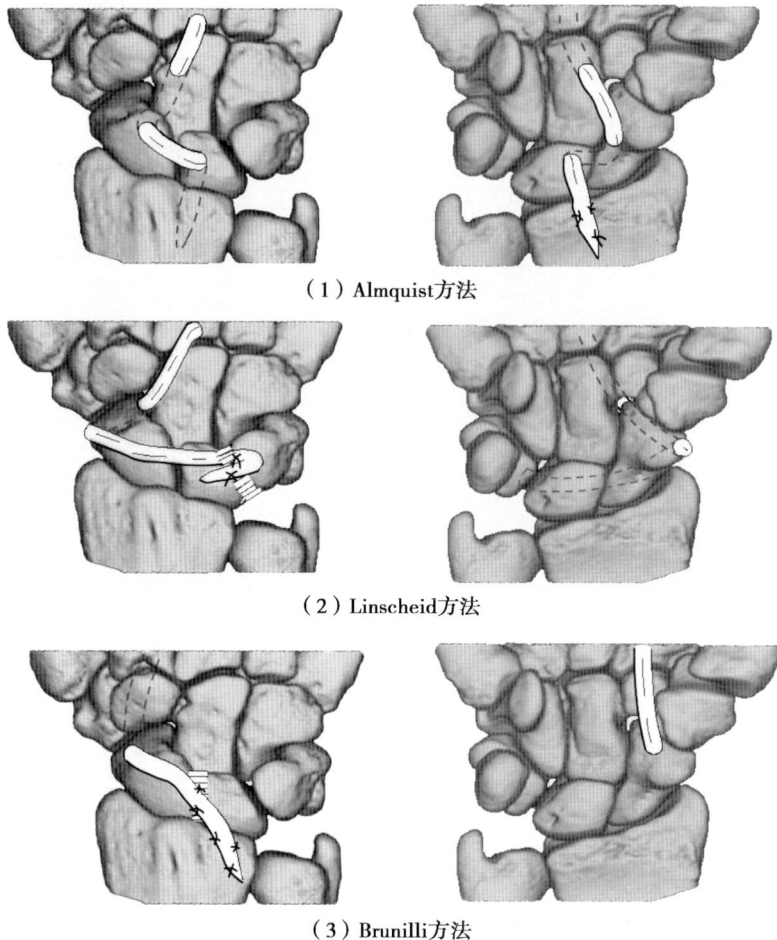

图7-67　肌腱移植重建舟骨韧带

压力小了，可周围关节压力高了，软骨也会损伤，更不行；植骨高度，与切骨高度相等或略低，较为合适。融合舟大小多角关节，舟骨体位，即桡舟角不大于45°，可减少舟骨与桡骨茎突碰撞的力度。

融合术后，疼痛症状会缓解，甚至消失，但关节活动受限、握力下降则较明显。正如前面所述，舟大小多角关节或舟头关节融合后，桡舟关节压力仍会高于正常，诱发关节软骨退变的危险依然存在。但临床上，至今未见此并发症的报告。有学者说，软骨不耐受剪力，但却耐受轴向压力；融合术后的桡舟关节高压，属轴向压力，因而不会引发骨关节炎；但融合术前的桡舟关节高压，即舟骨旋转半脱位所引发的高压，则属剪力，会损伤软骨，必须要矫正，否则骨关节炎在劫难逃。

2）舟头关节融合：效果同舟大小多角关节融合，只是术后腕关节运动幅度减少会更多一些。

3）舟月关节融合：操作简单，并可矫正舟骨旋转半脱位及舟月骨分离，按理来说应是首选方法，但其不愈合率甚高，因而应用也少于其他方法。有研究显示，舟月关节融合失败者，临床症状并不明显，可能是舟骨脱位被矫正之故。因此，舟月关节纤维性僵直，也是一种可以考虑的治疗方法。

（5）合并骨关节炎的舟月骨分离：部分腕关节融合，近排腕骨切除，假体置换或全腕关节融合，依据伤情而定（请参阅舟骨不愈合）。

（五）月三角骨分离（lunatotriquetral dissociation）

月三角骨分离，同舟月骨分离一样，也是一种分离型不稳定，但X线平片表现远不如后者突出，很容易漏诊和误诊。

1. 解剖　三角骨位于近排腕骨内侧端，远侧面与钩骨相对，组成三角钩关节；掌侧有一条韧带连接，即三角头钩韧带——起于三角骨的掌侧，止在头状骨和钩骨的掌侧，作用是稳定腕中关节尺侧部；背侧有两条韧带，但都不是到钩骨而是到其他腕骨的：①腕骨间背侧韧带：较薄，又称三角舟大小多角韧带，起自三角骨背侧面,向桡远侧斜行,经月头关节背侧,止于舟骨远端、大多角和小多角骨背侧面;有稳定月头关节的作用;②舟三角背侧韧带:有学者认为是由增厚的关节囊而成,起自舟骨腰部背侧,经月骨背侧极至三角骨背侧面。后两条韧带,纤维常常混合一起,难于精确地区分出来(见图7-41)。

三角骨近侧面,与三角纤维软骨相对,组成尺腕关节;掌侧有韧带与尺骨相连,称尺三角韧带——起自桡尺掌侧韧带及三角纤维软骨,止在三角骨掌侧;背侧有韧带与桡骨相接,称桡腕背侧韧带——属外在韧带,扁而薄,又称桡三角背侧韧带、桡月三角背侧韧带,起自桡骨远端关节面背侧缘,即Lister结节的远侧,斜向远尺侧,止在三角骨背侧面,并与腕骨间背侧韧带起点相混合;韧带深面,有纤维至月骨背侧极;偶尔,还有纤维至舟骨背侧面。

桡侧面,为关节软骨面,与月骨组成月三角关节;掌、背及近侧缘均有韧带附着,断面呈C形,开口位于远侧,称月三角骨间韧带。像舟月骨间韧带一样,月三角骨间韧带也分掌侧、背侧和近侧三部分,分别位于月三角关节的掌侧、背侧及近侧缘。前二者,由大量横行的胶原纤维组成,又称月三角掌侧、背侧韧带,位于关节腔内,负责月三角关节的稳定。后者,为纤维软骨,呈膜状,与关节稳定无关,仅起分隔桡腕与腕中关节的作用。与舟月关节不同的是,月三角掌侧韧带较背侧韧带(121N)更强韧,抗张强度高达301N——比舟月背侧韧带还多40N,稳定作用更突出。也正是因为如此,月三角关节屈伸运动及开合幅度都远远小于舟月关节。既往认为,月三角关节掌侧有一条连接韧带,称月三角韧带,参与月三角关节的稳定;现在,认为它是月三角骨间韧带掌侧部的一部分。

三角骨掌侧中央区,为关节软骨覆盖,与豌豆骨相对,组成豆三角关节;周边区为皮质骨,三角头钩韧带和尺三角韧带附着于此。

三角骨,斜置于腕关节的尺侧,远侧面为鞍状关节面,斜向桡背侧,与钩骨近尺侧斜向掌尺侧的螺旋形关节面相对(图7-68);受钩骨压迫,会有背伸、旋后及掌侧移位运动。月骨,位于近排腕骨的中央,受头状骨压迫,趋向背伸、旋后和掌侧移位——运动方向与三角骨一致。舟骨位于近排腕骨的外侧端,长轴自远桡掌侧斜向近尺背侧,与前臂纵轴在矢状面的夹角约47°,受大、小多角骨压迫,有进一步掌屈、旋前和背侧移位的趋势。也就是说,承受轴向负荷,三角骨、月骨趋于背伸,舟骨趋于掌屈,形成两种方向相反的应力。在腕关节保持中立位的情况下,这两种应力能量相等,腕骨及韧带张力正常者,经近排腕骨及骨间韧带传导,可相互抵消并转为轴向负荷近传到桡、尺骨远端,腕骨除有软骨压缩之外,无运动发生,头状骨、月骨与桡骨轴线依然是线性排列,即腕骨稳定;骨折及韧带张力降低者,承受轴向负荷,腕骨负荷传导及运动均会出现异常,即腕骨不稳定。

2. 损伤机制　月三角骨分离,损伤机制与舟月骨分离相同,即多为腕关节背伸、尺偏和旋后暴力所致——月三角骨间韧带断裂,月骨随舟骨一道过屈和旋前,而三角骨则是背伸和旋后,即月三角关节不稳定。

Mayfield认为,腕关节韧带损伤,机制是相同的,都是背伸、尺偏和旋后暴力所致,并且是以月骨为中心序贯发生的:先是舟月骨分离或舟骨骨折,后是月头关节损伤——月头钩关节背侧脱位或头、钩骨骨折,再后是月三角关节损伤——月三角骨分离或月骨周围骨折-背侧脱位,最后是桡月关节损伤——月骨掌侧脱位。

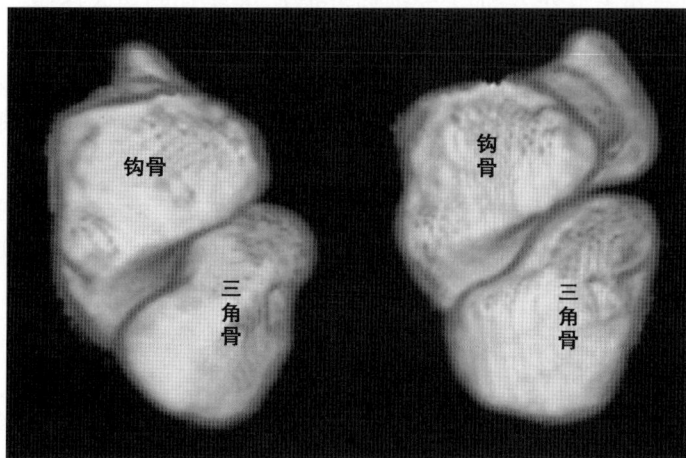

图7-68　三角钩关节为鞍状关节

Mayfield 将这种系列性损伤称之为进行性月骨周围不稳定。但一些探查手术显示,月三角骨分离,月三角骨间韧带多是完全断裂,而舟月骨间韧带只是部分断裂,损伤程度由尺侧到桡侧是递减而不是递增。此现象无法用 Mayfield 的理论来解释。因此,他们认为月三角骨分离,源自腕关节背伸、桡偏和旋前暴力——外侧及中央列腕骨受掌侧韧带挤压,依靠在桡骨远端关节面上不动,内侧列腕骨继续向后移动,导致月三角骨间韧带断裂,三角骨不稳定。暴力继续作用,损伤将向桡侧扩展,就像由桡侧至尺侧的进行性月骨周围不稳定那样,只是方向相反。

少数分离源自扭转暴力,或是类风湿性腕关节炎所致。

尺骨正变异者,除了致三角纤维软骨穿孔之外,还常常呈现月三角骨分离。后者是尺骨撞击所致,还是另有因素,目前还无定论。

Reagan 认为,月三角骨间韧带断裂,除非合并桡腕背侧韧带断裂,否则不会引发月三角骨分离。Viegas、Horii 的实验结果支持这一论点,但他们彼此之间又略有不同。Viegas 说,①月三角骨间韧带断裂,月三角关节运动幅度增加;②骨间韧带与月三角韧带同时断裂,后者现在被认为是月三角掌侧韧带的一部分,给予远排腕骨掌向外力,可见 VISI,即动态分离;③在②的基础上,切断桡腕背侧韧带至月骨的纤维,可致 VISI。Horii 则说,①月三角骨间韧带和月三角韧带同时断裂,仅见月三角关节运动幅度增加,无 VISI;②再切断桡腕背侧韧带和腕骨间背侧韧带,才见 VISI 和月三角骨分离。产生上述分歧的原因,首先,可能是 Horii 在切断月三角韧带和月三角骨间韧带之后,没有像 Viegas 那样给予非生理性的掌向外力,只是施加各种方向的生理性外力,因而没能引发出 VISI;其次,可能是 Horii 同时切断桡腕背侧韧带和腕骨间背侧韧带,而不是依次切断,因而无法确定哪条韧带断裂才会引发分离。不管怎样,从 Viegas、Horii 的实验还是可以看出,月三角骨间韧带断裂之后,桡腕背侧韧带在稳定月骨方面发挥着重要作用。

月三角骨分离,月骨失去三角骨的支持,仅凭自身的背伸应力不敌舟骨的掌屈应力,会随舟骨一同过屈,即 VISI。VISI 是月三角骨分离的终极表现,出现与否与韧带损伤范围、程度密切相关。舟月骨分离致 DISI,月三角骨分离出 VISI,均是近排腕骨之间应力失衡的表现。

月三角骨分离,主要原因是三角骨不稳定,因而桡腕关节生物力学变化较小。这也许是目前尚未见它合并骨关节炎报告的主要原因。在此意义上,如果称其为三角骨不稳定,也许更能体现此病的本质。

3. 分类　除了有急性、亚急性和慢性之分外,月三角骨分离也还分动态、静态二种。动态分离者,月三角骨间韧带断裂;静态分离,还有桡腕背侧韧带断裂。

4. 临床表现和诊断

(1) 临床表现:患者多有腕背伸着地的外伤史,或扭伤史。腕关节乏力,桡、尺偏运动时有疼痛性弹响,月三角关节背侧肿痛,有压痛;主动或被动尺偏腕关节,有时可重现疼痛性弹响。分别由掌屈、背伸和中立位被动尺偏腕关节,有捻发音及疼痛者,提示腕关节尺侧损伤,且有月三角骨间韧带撕裂。最后,将前臂旋后,让腕关节抗阻力屈曲,若有疼痛和(或)乏力,更加大了月三角韧带或 TFCC 撕裂的可能性。

(2) 试验检查:给予月三角关节外力,加大受损韧带张力,常会加剧病区疼痛,为诊断提供间接依据。方法有五:

1) 月三角骨冲击触诊试验(lunatotriquetrral ballottement test):检查者一手拇、示指捏持受检的月骨,一手捏持三角骨和豌豆骨,使之前后来回移动。月三角关节有伤病者,常有局部疼痛和摩擦音,或者,三角骨移动幅度增大。

2) 剪切试验(shear test):是月三角骨冲击触诊试验的一种改良。检查者的手指抵压在月骨的背侧,并向掌侧和尺侧推挤月骨,拇指抵压在豌豆骨的掌侧,向背侧推挤,月三角关节有伤病者,承受这样的剪力,疼痛会加重。

3) 尺侧鼻烟窝试验(ulnar snuffbox test):检查者一手拇指抵压在受检腕三角骨的尺侧,恰巧是在尺侧腕伸肌腱鞘的掌侧,另一手桡偏受检腕,若有疼痛或弹响,提示存在月三角骨分离或尺三角骨撞击综合。

4) Derby 试验:1999 年由 Christodoulou 提出,由 Garcia-Elias 冠以此名。检查者一手拇指抵压在豌豆骨掌侧,四指放在尺骨背侧,相向推挤,使三角骨背侧移位;另一手将患腕由背伸桡偏位带向掌屈尺偏位,月三角关节不稳定者,既往的乏力及不稳定感会暂时消失。

（3）影像学检查：上述症状、体征都缺少特异性。要知道，在腕关节尺侧这个狭小的区域里，可以引发疼痛的病症有一打之多。其他结构伤病，临床表现与月三角骨分离几无差别。确诊月三角骨分离，同样需要依靠放射影像学检查。

1）动态月三角骨分离：常规体位 X 线平片检查，无异常发现；掌向应力位平片检查，可见 VISI。关节造影，可见造影剂经月三角关节流向腕中关节或桡腕关节。关节镜检查，可见月三角骨间韧带断裂，以及周围结构损伤。闪烁摄影检查，月三角关节核素浓聚，提示此处有损伤。合并骨关节炎者，月三角关节软骨欠光滑，软骨下骨可有囊变。此表现，也见于不全性月三角骨联合。CT、MRI 检查，有鉴别诊断意义。

2）静态月三角骨分离：多由动态分离迁延而来。除上述异常所见之外，正位平片检查，还可见舟骨投影变短，远端有环征；月骨远侧投影呈三角状，为月骨掌屈，背侧极位于远侧所致；三角骨与钩骨关节面远侧部相对。有时，可见月三角关节间隙宽于正常。与舟月骨分离相比，月三角关节间隙增宽，甚轻微。侧位，可见舟骨和月骨均掌屈，桡月角大于 15°，而三角骨呈背伸状。

5. 治疗 方法有多种，也是依据损伤时限和类型而定。但要指出的是：尺骨正变异者，如果不处理尺骨——尺骨短缩或薄饼式尺骨远端切除，下述任何治疗都有可能会功亏一篑；处理尺骨之后，临床症状可能会缓解甚至消失，下述治疗可延后进行或是不再施用。

（1）动态月三角骨分离：治疗方法有五：

1）闭合复位长臂管型石膏外固定：适用于 X 线平片检查无异常的急性分离。腕关节固定于背伸和尺偏位，让舟骨、月骨背伸，与三角骨保持一致，以便韧带，尤其是背侧韧带愈合顺利。6 周拆除石膏，开始功能运动。

2）闭合复位经皮穿针内固定：适应证：①同上；②有 VISI 的急性分离。此法效果优于石膏外固定。经三角骨穿入 3～4 根克氏针，分别至月骨和头状骨。具体的操作方法，可参阅舟月骨分离。术后，前臂拇指人字管型石膏固定；8 周拔针，换成前臂支具再制动 4 周。术后，手指即可功能运动；12 周，腕关节开始功能运动。

3）关节镜下清创：适用于慢性动态分离。操作甚为简单：放入关节镜，检视骨间韧带撕裂程度，然后用射频头或刨削器清除撕裂的韧带纤维，直至露出坚实的组织。

Weiss 随访骨间韧带镜下清创 27 个月，19/29 例完全性舟月骨间韧带撕裂，31/36 例不全性撕裂，术后不适症状消除或减轻；26/33 例完全性月三角骨间韧带撕裂，43/43 例不全性撕裂，术后症状消除或减轻。看来月三角骨间韧带清创效果要优于舟月骨间韧带。Weiss 认为，原因可能是腕关节尺侧应力较小的缘故。

4）切开复位肌腱移植韧带重建：适用于慢性动态分离。腕关节背侧弧形切口，切开伸肌支持带和关节囊，矫正分离，然后用克氏针固定；切取一束尺腕伸肌腱，穿过月骨和三角骨，拉紧后固定。术后，处理同闭合复位经皮穿针内固定。

5）月三角关节融合：既往认为此术效果不错。但新近研究显示，其不愈合率高达 41%，症状缓解率也不如韧带重建。因而，目前应用已不多。

（2）静态月三角骨分离：治疗方法有二：

1）切开复位韧带缝合克氏针内固定：适用于急性静态分离。腕掌、背侧联合切口，切开伸肌支持带，显露月三角关节；背伸腕关节矫正 VISI 及分离，经三角骨穿针至月骨和头状骨，维持复位，然后缝合骨间和腕关节背侧韧带。具体操作及术后处理，请参阅舟月骨分离。

2）部分腕关节融合：适用于慢性静态分离。形式有三：①桡月关节融合；②桡月关节和月三角关节融合；③月头三角钩关节融合，又称四角融合。术后，关节运动幅度会明显减少。融合应在 X 线透视机督导下进行，以免分离矫正不彻底。

（六）腕骨尺侧移位（ulnar translation）

腕骨尺侧移位，与后面将要论述的腕骨桡侧移位、背侧移位和掌侧移位，均属桡腕关节不稳定，或者说是腕骨体不稳定，即 8 块腕骨整体不稳定，而非某块腕骨或骨间关节不稳定，属无分离性不稳定。

Taleisnick 将腕骨尺侧移位分为两型：Ⅰ型是所有腕骨向尺侧和掌侧移位；Ⅱ型是月骨和三角骨向尺侧和掌侧移位。但后者更像是一种分离性不稳定——月、三角骨尺掌侧移位，舟月关节间隙增宽，不属腕骨尺侧移位范畴；若命名为月三角骨掌尺侧移位或月骨不稳定，也许更能表述其本质（见表 7-3）。

1. 解剖 腕骨共有 8 块，横分远、近两排。近排腕骨由舟骨、月骨、三角骨和豌豆骨组成，位于远排腕骨和桡尺骨远端之间,承载并传导来往其间的负荷,并在负荷的作用下运动,是腕关节运动灵活性和稳定性的基石。舟骨及月骨的桡侧半,与桡骨远端相对,组成桡腕关节;月骨尺侧半和三角骨,与三角纤维软骨及尺骨远端相对,构成尺腕关节。

桡骨远端关节面是个倾斜的双凹关节面,通常向掌侧倾斜 10°～15°,向尺侧倾斜 20°～25°;穿经腕关节的轴向负荷,80% 到桡骨远端,20% 传向尺骨远端。外侧凹面,即舟骨窝关节面,呈三角形,与舟骨近极相对,组成桡舟关节;内侧凹面,即月骨窝关节面,呈矩形,与月骨桡侧半相对,组成桡月关节。桡骨远端尺侧面为C 形凹面,称尺切迹,与尺骨小头环状关节面相对,组成桡尺远侧关节。

尺骨远端由尺骨头和尺骨茎突两部分组成。尺骨头呈膨大的柱状,3/4 周缘为关节软骨覆盖,称环状关节面,与桡骨远端尺切迹组成桡尺远侧关节——腕关节旋转运动主要由桡尺远侧关节来完成。尺骨远端也是软骨覆盖,称远端关节面,与三角软骨纤维复合体近侧面相对。尺骨茎突位于尺骨头内侧,由尺骨干内侧皮质延续而成,为三角纤维软骨复合体尺侧附着部之一。

腕骨与桡、尺骨远端之间有众多韧带连接,维系腕骨的稳定。依照部位,可将这些韧带分成三组:

(1)桡腕掌侧韧带:是稳定桡舟、桡月、舟月关节的主要结构,位于桡腕关节掌侧,由 4 条韧带组成:①桡舟韧带:位于桡腕关节掌桡侧,起自桡骨茎突尖端掌侧,止在舟骨结节;②桡舟头韧带:又称桡头韧带,也是起自桡骨茎突尖端掌侧,紧靠桡舟韧带起点尺侧,止在头状骨体部的掌侧,且有纤维与尺头韧带相混合;③桡月长韧带:又称桡月韧带、掌侧桡月三角骨间韧带、掌侧桡三角韧带,于桡舟头韧带起点尺侧起自桡骨茎突掌侧缘,经舟骨近极及舟月关节掌侧,止在月骨掌侧极;④桡月短韧带:起自桡骨远端月骨窝关节面的掌侧缘,止于月骨掌侧极;纤维短粗,强韧,是限制月骨背伸和尺侧移位的主要结构。

(2)桡腕背侧韧带:与桡腕掌侧韧带不同,只有 1 条韧带。扁而薄,又称桡三角背侧韧带、桡月三角背侧韧带,起自桡骨远端关节面背侧缘,即 Lister 结节的远侧,斜向远尺侧,止在三角骨背侧面,并与腕骨间背侧韧带起点相混合;韧带深面,有纤维至月骨背侧极;偶尔,还有纤维至舟骨背侧面。

(3)尺腕掌侧韧带:位于尺腕关节掌侧,由三条韧带组成:①尺月韧带:起自桡尺掌侧韧带,止于月骨掌侧极,并有纤维与桡月短韧带相混合;②尺三角韧带:也起自桡尺掌侧韧带,止于三角骨的掌侧面;③尺头韧带:起自桡尺掌侧韧带、三角纤维软骨掌侧缘和尺骨茎突基底凹陷,然后斜向桡远侧;止于头状骨体部掌侧。后者,位置较尺月、尺三角韧带表浅。

(4)三角纤维软骨:起自桡骨远端关节面尺侧缘,经月骨、三角骨和尺骨远端之间,附着在尺骨茎突尖端及基底部;为三角形盘状体,由纤维软骨所构成,功用是传导负荷、缓冲外力冲击、稳定桡尺远侧关节。切除三角纤维软骨,由尺骨远端承载的轴向负荷比,会从 20% 锐减到 6%。三角纤维软骨与其周围一些结构,如尺月韧带、尺三角韧带、尺头韧带、桡尺掌侧韧带、桡尺背侧韧带、半月板同系物及尺侧腕伸肌腱鞘,相互贴靠,连接紧密,很难单独解剖出来而不伤及邻近组织,被合称为三角纤维软骨复合体。

腕骨在承载轴向负荷时,有沿桡骨远端关节面滑向掌侧和尺侧的趋势。通常,这种趋势为桡腕掌侧韧带、桡腕背侧韧带、三角纤维软骨复合体及尺骨远端所遏制,腕骨与桡骨远端腕关节面保持良好的对应关系。

2. 损伤机制　桡腕掌侧韧带、桡腕背侧韧带、三角纤维软骨复合体及尺骨远端,是稳定腕骨的主要结构。其中任一结构损伤,稳定作用衰减或消失,都有引发腕骨尺侧移位的风险。腕骨尺侧移位的同时,也有掌侧移位,只是幅度小,临床上不容易被辨认出来。

致上述结构稳定作用衰减或消失,引发腕骨尺侧移位的原因有多种。常见的有如下几种:

(1)类风湿性腕关节炎:最常见。此病往往先是侵犯关节滑膜、韧带等软组织,致其张力渐衰,最终丧失稳定腕骨的作用;以后,又破坏关节软骨,致软骨变薄、韧带相对变长,使因炎症侵袭而张力衰减的韧带更加松弛,稳定作用进一步衰退。此外,类风湿性关节炎,也常常波及三角纤维软骨复合体,衰减或摧毁其阻挡腕骨尺侧移位的作用。类风湿性关节炎是一种免疫性疾病,常是反复发作,迁延不愈,腕骨尺侧移位是其不可避免的并发症之一。

(2)尺骨头切除:尺骨头切除。是治疗桡尺远侧关节伤病最常用的方法之一。其操作简便,效果肯定,深受骨科医师的推崇。但尺骨头也有阻挡腕骨尺侧移位的作用,切除之后,三角纤维软骨复合体独臂难撑,部分病例会有腕骨尺侧移位。

（3）创伤：腕背伸、尺偏和旋后暴力，可致桡腕掌、背侧韧带松弛或断裂，引发腕骨尺侧移位。

（4）多发性骨软骨瘤：累及尺骨远端者，尺骨发育迟缓，明显短于桡骨，致后者逐渐尺向弯曲、远端关节面尺偏角增大，也可致腕骨尺侧移位。此种移位，是渐进性的，随生长发育而逐渐明显化。

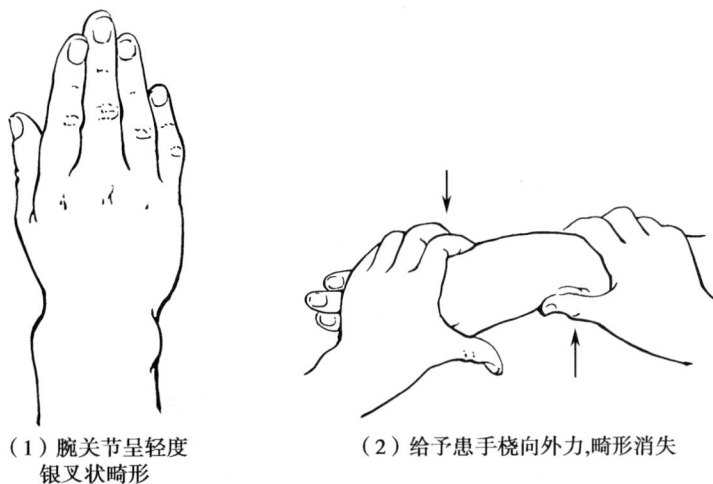

（1）腕关节呈轻度　　　　　　（2）给予患手桡向外力,畸形消失
银叉状畸形

图 7-69

（5）马德隆畸形：与前者一样，腕骨尺侧移位，也是由桡骨远端关节面尺偏角逐渐增大所致，也是随生长发育而逐渐明显化的。

韧带损伤不同，移位形式也会不同。桡腕掌侧、背侧韧带断裂，可致所有腕骨尺侧移位，即Ⅰ型尺侧移位。如果，桡舟韧带和桡舟头韧带张力还在，桡腕背侧韧带及舟月骨间韧带断裂，仅有月骨、三角骨尺侧移位，即Ⅱ型尺侧移位。前者，腕骨排内无骨折、无关节分离，属无分离性不稳定；后者，腕骨排内有舟月骨分离，腕骨排外有桡月关节错位，属复合性不稳定。

3. 临床表现和诊断　多有关节肿胀、疼痛、活动受限和握力下降等不适症状。但这些症状缺少特异性，也可是引发移位的原发伤病的表现。若无肿胀，常见手向尺侧移位，桡骨茎突凸出，腕关节呈轻度的银叉状畸形。检查者一手握持受检前臂远端，一手拇指抵压在三角骨尺侧，给予桡向压力，畸形可消失（图 7-69）；但撤除外力之后，畸形又会复出。

诊断：主要依靠 X 线平片检查。腕骨尺侧移位，于 X 线平片的影像分两型：

Ⅰ型：正位平片，可见 8 块腕骨尺侧移位，桡骨茎突与舟骨间距，即茎突舟关节间隙增宽；月骨近侧关节面，与桡骨远端月骨窝相对区不及 1/2；舟骨近极与桡骨远端关节面嵴突相对。侧位平片，月骨掌屈，呈 VISI；有时，还见近排腕骨掌侧移位。

Ⅱ型：正位平片，茎突舟关节间隙宽窄如常；月骨和三角骨尺侧移位，舟月骨间关节间隙加大，即 Terry Thomas 征阳性。侧位平片，见月骨掌屈，呈 VISI。其余表现，同Ⅰ型移位（图 7-70）。

Ⅱ型移位：舟月骨间韧带断裂，舟月关节间隙也增

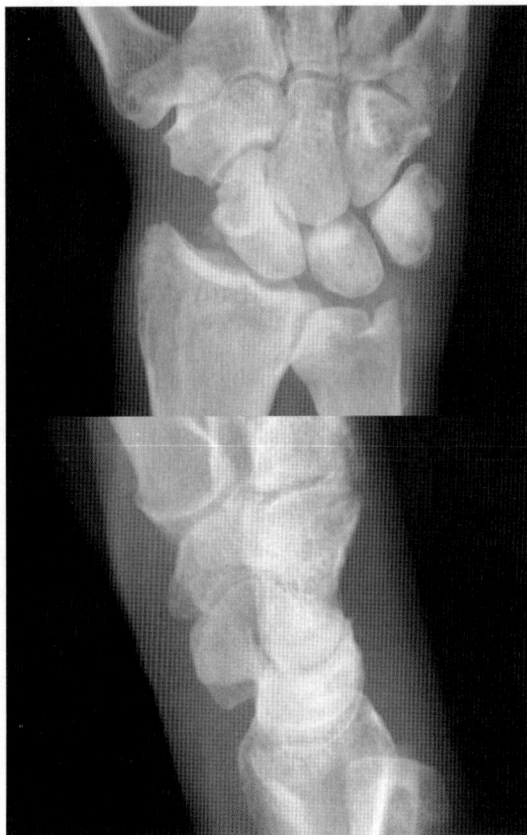

图 7-70　Ⅰ型腕骨尺侧移位

宽,形同舟月骨分离(图7-71),但发生机制完全别样,且月骨屈伸状态也不同:前者,关节间隙增宽源于月骨、三角骨尺侧移位,月骨掌屈,呈现VISI;后者,关节间隙增宽是由舟骨近极桡背侧移位所致,月骨过伸,呈现DISI。治疗舟月骨分离,可韧带缝合,韧带重建或关节囊固定等,但腕骨尺侧移位,只能是桡月或桡腕关节融合,前述方法无效。因此,Terry Thomas征阳性者,一定要确定原因再给予治疗,不可贸然从事。

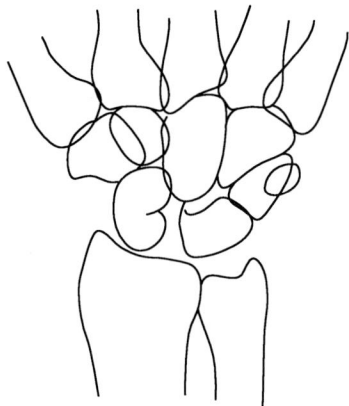

图7-71　Ⅱ型腕骨尺侧移位

Schernberg曾报告两例动态腕骨尺侧移位:常规体位X线平片检查正常;桡偏正位X线平片,可见Ⅰ型移位,受尺向外力作用可加剧。给予腕关节背向外力,桡腕关节可呈现背侧半脱位。手术治疗,见桡腕掌侧韧有损伤。

4. 治疗　目前的首选方法,依然是部分腕关节融合——桡月关节或桡舟月关节融合,以矫正移位,恢复桡腕关节的稳定。通常,选桡月关节融合即可。桡舟月关节融合,更适用于合并桡舟关节骨关节炎的移位。

手术:通常取腕关节背侧弧形或直切口,切开伸肌支持带,将指伸肌腱牵向尺侧,纵行切开背侧关节囊,显露桡月关节;去除桡月关节软骨及软骨下骨,矫正尺侧移位,保持软骨切除后桡、月骨之间原有的缝隙高度,分别由桡骨远端桡掌侧和桡背侧穿针至月骨,做交叉固定;由髂骨切取松质骨屑,移植于桡月关节,填实,逐层关闭切口。术后,前臂石膏托固定腕关节于中立或轻度屈曲位;8周,待骨愈合,即可开始功能运动。

融合桡月关节,去除软骨及软骨下骨之后,月骨应保持在原有位置不动,即不要有近侧移位,然后穿针固定,用松质骨屑填实桡月之间的缝隙。月骨若有近侧移位:一是相对增大舟骨高度,使其承载剧增,有引发骨关节炎的风险;二是与尺骨远端间距变小,有尺骨远端撞击月骨,即尺骨撞击综合征的风险。

(七) 腕骨桡侧移位

较少见。它是一种适应性或外源性不稳定,与桡骨远端骨折桡偏畸形愈合有关联。病理变化有二:①桡月短韧带和尺腕韧带张力衰减或断裂;②桡骨远端关节面桡偏。

临床表现:同腕骨背侧移位。

治疗:桡骨远端切骨,矫正桡偏畸形即可消除不稳定。

(八) 腕骨背侧移位

较桡侧移位多见,又称桡腕关节背侧半脱位。急性者,多见于Barton背缘骨折,腕骨受折块牵拉,一起向背侧和近侧移位;骨折复位了,移位也就消失了,无需特殊处理。慢性者,与桡骨远端骨折畸形愈合或韧带张力衰减相关,需要手术治疗。这里仅论述慢性背侧移位。

1. 损伤机制　桡骨远端骨折,折块常有掌向、尺向成角移位,致远端关节面掌倾角、尺偏角减小、消失或反向增大,即关节面背倾、桡偏。不加矫正即愈合者,韧带承受的剪力增大;久之,韧带逐渐松弛,稳定作用衰减,腕骨会沿关节面下滑,即背侧移位或桡侧移位,依关节面倾斜的方向而定。

Barton背缘骨折畸形愈合者,桡骨远端关节面虽无背倾,但折块位未复位,腕骨背侧移位也依旧——月骨、头状骨中线位于桡骨干中线背侧,桡腕关节掌侧间隙增宽。

2. 临床表现和诊断　关节多有肿痛和不稳定的感觉,握力减小,运动受限。侧面观,手有背侧移位,呈枪刺样畸形。X线平片检查,可见桡骨远端骨折畸形愈合,关节面掌倾角消失或背倾,月骨和头状骨背侧移位,中线位于桡骨干中线的背侧。此外,月骨还常有掌屈,呈现VISI。

3. 治疗　方法有三:

(1) 切骨矫形植骨内固定:适用于关节面背倾、桡偏者。背侧切口,切断桡骨,恢复远端关节面掌倾角和尺偏角,植入骨块,钢板螺钉内固定。

(2) 切开复位植骨内固定:适用于Barton背缘骨折畸形愈合者。

(3) 桡舟月关节融合:适用于合并骨关节炎者。

（九）腕骨掌侧移位

少见。病因较多：①Barton 掌缘骨折或畸形愈合：腕骨受折块牵拉，向掌侧和近侧移位；②桡骨远端骨折掌倾畸形愈合：韧带长期承受剪力、张力衰减；③创伤：桡腕掌、背侧韧带断裂，常常合并尺侧移位；④感染性关节炎。

临床表现：与背侧移位相同，只是腕部畸形不显著。X 线平片检查，可见桡骨远端骨折或骨折畸形愈合，月骨、头状骨掌侧移位，中线位于桡骨干中线掌侧。此外，月骨还有背伸，呈 DISI。有时，还可见腕骨尺侧移位。

治疗：同背侧移位。掌侧移位合并尺侧移位者，关节韧带损伤严重，治疗以桡月关节融合为妥，否则难以稳定腕骨。

三、腕骨脱位及骨折-脱位

腕有 8 块腕骨，即可单独脱位也可组合脱位，类型繁多。总体来说，腕骨脱位分单纯、复合性脱位两种。前者，仅是脱位；后者，还合并周围骨骼损伤，如桡骨茎突骨折、舟骨骨折等。无论何种脱位，都为高能量损伤，关节囊、韧带损伤严重，复位不全、固定不牢靠，都有可能转为不稳定，致关节负荷传导及运动异常，引发关节运动功能障碍。

腕骨脱位或骨折-脱位，临床上，以月骨周围脱位或骨折-脱位最常见，月骨脱位次之，其他类型脱位较少见。

（一）单一腕骨脱位

除了月骨脱位，其他腕骨脱位均少见。

1. 大多角骨脱位 大多角骨位于远排腕骨桡侧端，背侧、外侧和掌侧面均有滋养血管进入，并在骨内分支吻合成网，是腕关节最富有血液供应的腕骨。

大多角骨远端宽大，为鞍状关节面，与第 1 掌骨基底组成第 1 腕掌关节，之间有 4 条连接韧带：①前斜浅韧带：宽而厚，起于大多角骨结节，止在掌骨基底掌尺侧结节；②前斜深韧带：又称喙状韧带（beak ligament），起止同前斜浅韧带——既往二者被合称为前斜韧带；③后斜韧带：起自大多角骨尺背侧，止在掌骨基底尺背侧；④桡背侧韧带：最宽，最厚，也最短，起自大多角骨桡背侧结节，然后向远侧辐射，止在掌骨基底背侧。近端较狭小，为凹面，与小多角骨近侧面共同构成一个双凹关节面，与舟骨远端偏背侧的凸状关节面成关节，称舟大小多角关节，稳定源自舟大小多角背外侧韧带——起自舟骨结节外侧，止于大多角骨结节外侧和小多角骨的背侧面。掌侧面有一骨突，称大多角骨结节，有屈肌支持带、拇短展肌、拇短屈肌浅头和拇对掌肌附着。内侧面与小多角骨相对，组成大、小多角关节，由大小多角关节掌、背侧横韧带稳定。

大多角骨脱位，分单纯、复合性脱位两种。后者更多见一些。

（1）单纯性脱位：文献报告，既有掌侧脱位也有桡背侧脱位，多由挤压等直接暴力所致，少数源自第 1 掌骨基底传导的旋后、背伸暴力；周围所有韧带均断裂，包括屈肌支持带附着。

（2）复合性脱位：与第 1 掌骨一起脱向桡侧，Garcia-Elias 将其划归在桡侧腕骨轴向脱位（axial radial carpal dislocation）中，多由经第 1 掌骨基底传导的旋后、背伸或屈曲暴力所致。

脱位者，大多角骨背侧或掌侧空虚，而另一侧膨隆，有压痛和活动痛，关节运动受限；X 线平片检查可见大多角骨掌侧或桡背侧脱位。

治疗方法有：①闭合复位经皮穿针内固定；②切开复位韧带缝合克氏针内固定；③大小多角关节融合；④大多角骨切除。可依伤情选取。术后，石膏托固定 4～6 周。复位后，大多角骨缺血坏死，目前还无报告。

2. 小多角脱位 较大多角骨脱位多见。

小多角骨位于第 2 掌骨基底和舟骨远端之间，也是掌、背侧均有滋养血管进入，但后者数量更多，供血区域也大，约占小多角骨的 70%。在骨内，来自掌、背侧面的滋养血管无分支吻合。

外侧面隆起，与大多角骨内侧面成关节；内侧面凹陷，与头状骨外侧面成关节；两关节均靠掌侧、背侧及关节内横韧带来稳定。远端与第 2 掌骨基底成关节，有腕掌关节韧带连接。近端与舟骨远端成关节，连接韧带是舟大小多角背外侧韧带——起自舟骨结节外侧，止于大多角骨结节外侧和小多角骨的背侧面。小多角骨掌侧窄背侧宽，于横截面上，呈楔状。

小多角骨脱位,也分单纯、复合脱位两种。

(1) 单纯性脱位:包括掌侧脱位和背侧脱位,但后者更多见。两种脱位,均可源自击打等直接暴力,但后者还可由第2掌骨基底轴向移位所致,但腕关节须在屈曲状态。

(2) 复合性脱位:小多角骨与第2掌骨基底一起向桡侧脱位,属桡侧腕骨轴向脱位的另一种表现形式。

第2腕掌关节背侧肿痛,有压痛。X线平片检查,可见小多角骨脱位,大、小多角骨近侧关节面投影不再是线性连接。CT检查,可确认小多角骨的脱位方向。

治疗方法有:①闭合复位经皮穿针内固定;②切开复位克氏针内固定;③小头关节融合;④小多角骨切除,可依伤情选取。术后,石膏托固定4~6周。复位后,小多角骨有缺血坏死的可能。

3. 头状骨脱位 头状骨位于远排腕骨的中央部,由远及近,分体、颈、头三部分。体的掌、背侧面无关节软骨,是韧带附着及滋养血管进入的部位。颈、头位于关节腔内,既无韧带附着也无血管进入。头由软骨覆盖,血液供应完全靠由体的掌、背侧面入骨的血管逆行输送,颈部骨折后容易出现骨折不愈合或缺血坏死。相关解剖请参阅头状骨骨折。

文献中,只有4例报告,掌侧脱位居多。损伤机制不清。治疗,均是切开复位克氏针内固定。效果不错。

4. 钩骨脱位 钩骨位于远排腕骨尺侧端,分体和钩两部分。钩骨体的掌、背侧面均有滋养血管进入,并在骨内分支吻合成网,供血至钩骨体的各个部位。钩骨钩有其自己的滋养血管,分别由钩端和基底的内侧入骨,也在骨内分支并相互吻合。体、钩滋养血管,在骨内的分支无交通。

钩骨体呈锥状,宽大的基底位于远侧,与第4、5掌骨基底成关节,掌、背侧均有腕掌关节相接;外侧面直立,与头状骨形成头钩关节,由掌侧、背侧及关节内横韧带稳定;尺侧面为一螺旋形的斜面,朝向尺掌侧,与斜行的三角骨远侧面相对,组成三角钩关节,掌侧面有三角头钩韧带连接;掌侧面无软骨覆盖,但近尺侧边缘有一骨突,约8~10mm长、4~5mm厚,表面粗糙,称钩骨钩,屈肌支持带、豆钩韧带、小指短屈肌和小指对掌肌附着在钩的尺侧面;背侧面也是裸露的皮质骨,但无肌肉和肌腱附着。

钩骨脱位,也分单纯、复合性脱位两种。后者更多见。①单纯性脱位:掌侧脱位或背侧脱位,多由直接暴力所致;②复合性脱位:钩骨与豌豆骨、第4、5掌骨基底一起向尺侧脱位,属尺侧腕骨轴向脱位的表现形式。

腕关节尺侧肿痛,有压痛。X线平片检查,可见月钩关节、三角钩关节间隙增宽。

治疗方法同上:①闭合复位经皮穿针内固定;②切开复位韧带缝合克氏针内固定;③头钩关节融合,术后石膏托固定4~6周。

5. 舟骨脱位 舟骨位于近排腕骨的桡侧端,相关解剖可参阅舟骨骨折和舟月骨分离。

舟骨脱位,有掌桡侧脱位和背侧脱位两种,多由直接暴力或腕背伸、尺偏和旋后暴力所致。后一种暴力,也可引发舟月骨分离或月骨周围背侧脱位。

腕关节桡侧肿痛,有压痛,运动受限。X线侧位平片检查,背侧脱位者,舟骨掌屈,近极背侧脱位,位于桡骨远端关节面背缘后面;掌桡侧脱位,舟骨位于桡骨茎突掌侧(图7-72)。

治疗方法有:①闭合复位经皮穿针内固定。据说疗效很好;②切开复位韧带缝合克氏针内固定;③舟骨切除月头关节融合。术后,前臂拇指人字管型石膏固定;8~10周拔针,换成前臂支具再制动4周。术后,手指即可功能运动;12周,腕关节功能运动。

从理论上讲,韧带损伤不予缝合,愈合后张力多难复原。有条件者,还是以切开复位韧带缝合为好。目前,尚未见有复位舟骨缺血坏死的报告。

6. 月骨脱位 分掌侧和背侧脱位两种;前者,较背侧脱位及其他腕骨脱位更多见。

月骨解剖,请参阅月骨骨折和中间体/嵌体不稳定。

月骨位于近排腕骨的中央,是腕关节运动及负荷传导的中心,与桡、尺骨相连的韧带甚为强韧,较其他腕骨更稳定。月骨脱位,韧带损伤远重于其他腕骨脱位,尤其是掌侧脱位。

(1) 月骨掌侧脱位:有许多研究显示,月骨掌侧脱位与月骨周围背侧脱位/骨折-背侧脱位有着相同的损伤机制:为腕关节强力背伸、尺偏和旋后暴力所致,如行走摔倒,上肢前伸、前臂旋前、手掌小鱼际部着地,在人体重量及地面反作用力的共同作用下,腕关节强力背伸、尺偏和旋后,直至桡腕掌侧韧带、近排腕骨间韧带及桡腕背侧韧带断裂,月骨周围背侧脱位或月骨掌侧脱位。

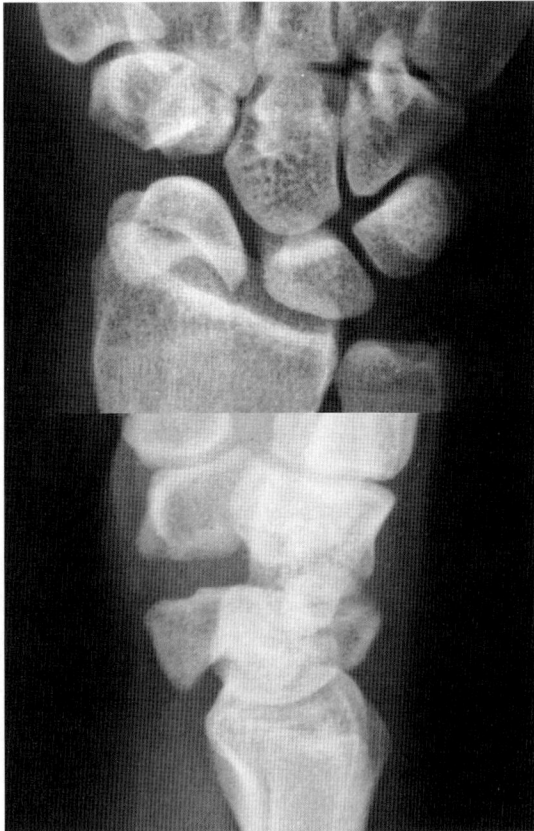

图 7-72 舟骨掌侧脱位

Mayfield 等人的研究显示,上述暴力所致损伤集中于月骨周围,并按一定顺序发生——由桡侧至尺侧,终极表现是月骨掌侧脱位。Mayfield 命名为进行性月骨周围不稳定,由四个阶段损伤组成:

Ⅰ阶段损伤:是不稳定的初始阶段,表现是后面三种之一:①腕关节背伸,舟月骨间韧带过载,由掌侧裂向背侧,致舟月骨分离;②背伸时,腕关节如果桡偏而不是尺偏,舟骨抵压在桡骨远端关节面背侧缘,由掌侧断向背侧;③有时,背伸暴力的结果也可是舟月骨掌侧脱位。新近的研究显示,舟骨骨折合并舟月骨间韧带损伤者甚常见,二者未必是由不同的偏斜暴力所致。

Ⅱ阶段损伤:舟月骨分离或舟骨骨折之后,背伸暴力如继续作用,可致①桡舟头韧带在桡骨茎突的起点撕脱,月头关节背侧脱位;②或者,是头状骨头部骨折或及钩骨骨折。

Ⅲ阶段损伤:头状骨或其远侧折块继续背侧移位,可出现:①月三角骨间韧带自掌侧裂向背侧,月三角骨分离;②或者,是三角骨骨折,折线与矢状面平行。此阶段与前阶段损伤合在一起看,就成了月骨周围背侧脱位或骨折-背侧脱位。

Ⅳ阶段损伤:是进行性月骨周围不稳定的终极阶段。背侧脱位的远排腕骨,挤靠在月骨背极,并向掌侧推挤,致其掌侧翻转,形成掌侧脱位。

最终损伤停留在哪个阶段,要看暴力的大小、作用时间,以及腕关节的体位、韧带及骨骼的强度了。

月骨脱位与月骨周围背侧脱位,是两种临床常见的损伤;二者并存或相互转化情形,时常可以见到,尤其是闭合复位失败之后。如果 Mayfield 的理论成立,它们就不再是两个相互独立的损伤,而是同一损伤机制下的不同阶段表现,共存或相互转化的现象,也就不难理解了。

关节疼痛、肿胀,压痛广泛,运动受限明显,握力下降。手指呈半屈曲状,系脱位月骨顶压指屈肌腱,使其张力增大之故。被动背伸或主动屈曲手指,可引发剧烈疼痛。腕关节掌侧饱满,触诊可感觉到皮下有物体隆起。腕管内压可因月骨脱位而增高,致正中神经嵌压,桡侧三个半手指感觉异常。陈旧性脱位者,由于摩擦时间过长,可有指屈肌腱断裂。X 线正位平片,可见月骨远端投影由梯形变为三角形,周围关节间隙宽窄不等,且不平行;侧位,月骨掌侧脱位(图 7-73);根据程度,又分三型:Ⅰ型:月骨掌侧翻转小于 90°,还在月骨窝内,但桡月关节背侧间隙增宽,头状骨位于月骨后侧;Ⅱ型:月骨掌侧翻转大于 90°,但桡月短韧带依然完整;Ⅲ度:月骨进入腕管,掌侧翻转大于 180°,桡月短韧带有损伤,但未必断裂。

月骨掌侧脱位,只要有韧带连接,血液供应未彻底中断,复位后仍有成活的机会。治疗月骨掌侧脱位,方法有三:

1)闭合复位长臂石膏托外固定:闭合复位,标准是解剖复位,否则,还需切开复位韧带缝合内固定。复位之后,月骨及周围腕骨也难稳定,舟月骨分离、月三角骨分离时有发生。因此,此法仅适用于不能或不愿手术的患者。

闭合复位,应在软组织肿胀前、臂丛或全身麻醉后、持续牵引下进行,否则难于成功,或者容易引发新的损伤。

闭合复位的方法一:一名助手握持伤手,一名助手握持伤臂,做对抗牵引,加大桡骨远端与头状骨之间的距离;术者双手握持伤腕,拇指放在远排腕骨背侧,手指放在月骨掌侧,向后推挤并使之稳定,然后逐渐背伸腕关节;双手拇指向远侧推挤远排腕骨,并慢慢掌屈腕关节。在此过程中,出现弹响,提示脱位已矫正。术者

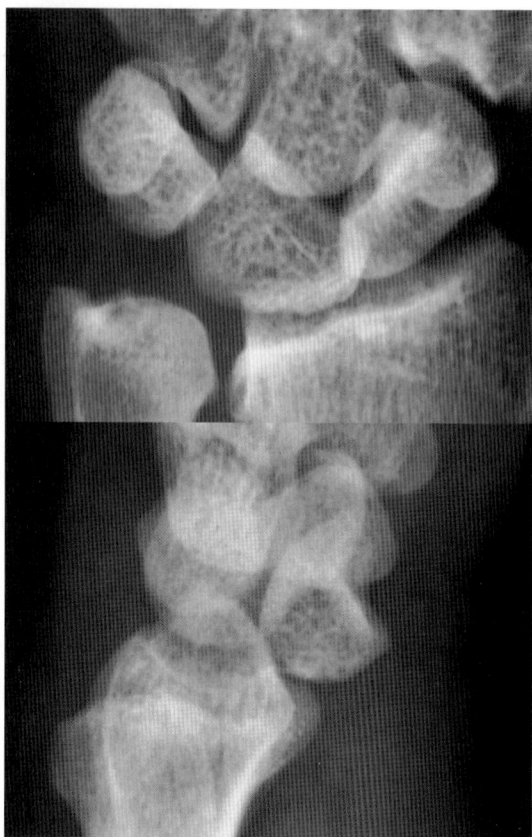

图7-73 月骨掌侧脱位

用手暂时维持复位,做X线透视,检查复位情况。

方法二:患者仰卧,伤肢肘关节屈曲90°,用指套套住示中环指,悬吊在牵引塔上,于上臂悬挂4.5~6.8kg(10~15磅)重物,以产生持续性的对抗牵引;5~10分钟后,复查X线透视,见桡骨、头状骨间距加大,即可闭合复位——手法同上。复位后,月头关节于中立、掌屈位稳定,背伸位不稳定;无舟月骨、月三角骨分离,用长臂石膏托固定腕关节于30°屈曲位、前臂和手旋前位;有舟月分离,改做经皮穿针内固定。复位后头3周,每周复查1次X线平片,有舟月骨分离者,可做切开复位韧带缝合克氏针内固定;无分离,继续固定。8~10周,拆除石膏,换成支具继续固定4周。术后,手指即可功能运动;12周,腕关节开始功能运动。

2)闭合复位经皮穿针内固定:闭合复位后,无论有无舟月、月三角骨分离,均可经皮穿针内固定,以获取更可靠的固定。于X线透视机引导下,分别在舟、月骨背侧穿入1根克氏针,用其调整月骨位置,使其与桡骨、头状骨成线性排列,然后经桡骨干骺端穿针到月骨,做暂时固定;调整舟骨位置,使其向月骨靠拢,并紧密对合,然后于舟骨桡侧穿针,2根至月骨,1~2根到头状骨,维持复位。透视见解剖复位,即可拔除舟、月骨背侧的克氏针,剪短用于固定的克氏针,尾端留置于皮下,以减少感染风险,尤其是气候炎热的季节。前臂拇指人字管型石膏固定腕关节于掌屈位,以利舟骨掌侧韧带愈合顺利。术后处理同石膏托固定。

3)切开复位韧带缝合克氏针内固定:指征是:①闭合复位失败者;②合并正中神经嵌压者;③合并肌腱断裂者。后二者,以及月骨掌侧翻转大于90°者,得取掌侧切口:切开屈肌支持带,牵开指屈肌腱,松解粘连,将月骨复位,穿针内固定。术中,注意保护月骨掌侧软组织附着,以减少对其血液供应的影响。月骨脱位小于90°者,可取背侧切口,同时缝合修复舟月骨间韧带。术后处理同经皮穿针内固定。

4)切开复位韧带重建克氏针内固定:适用于陈旧性脱位。需掌、背侧联合切口,以便在松解挛缩组织之后,清除占据月骨原有位置的瘢痕组织,重建舟月骨间韧带(请参阅固定性舟月骨分离)。损伤时限大于4个月者,软组织挛缩较重,月骨也骨质疏松,一是复位难度大,二是容易损伤月骨关节面,对非体力劳动者来说,月骨切除和肌腱填塞也许更可取;后者操作简便、创伤小,术后关节功能恢复也较快。

5)月骨切除肌腱植入:对于掌、背侧韧带均断裂、与周围骨骼完全失去连接的月骨脱位,以及切开也无法复位的月骨脱位,如果其余骨骼的关节软骨无明显的损伤,可行月骨切除肌腱植入。关节若有不稳定,可加做舟大小多角关节融合,以矫正舟骨旋转半脱位。术中,应认真修复关节囊及韧带。术后,石膏托固定腕关节于中立位或掌屈位;6~8周,开始功能活动。

6)近排腕骨切除:适用于近排腕骨或其软骨损伤严重者。

7)桡腕关节融合或全腕关节融合:前者,适用于桡腕关节损伤严重者;后者,适用于全腕关节损伤严重者。

(2)月骨背侧脱位:罕见。桡月长、短韧带及骨间韧带断裂,月骨向背侧脱位多由腕掌屈暴力所致。治疗方法有二:①闭合复位经皮穿针内固定:用石膏托固定腕关节于掌屈位,以利掌侧韧带愈合;8~10周拔针,开始功能运动;②切开复位韧带缝合克氏针内固定。

7.三角骨脱位 三角骨位于月骨、钩骨和三角纤维软骨复合体之间,掌、背侧均有滋养血管进入供血,但以背侧为主。在骨内,血管不断分支并相互吻合成网。

三角骨的掌侧面有三角头钩韧带连接;桡侧面与月骨尺侧面相对,组成月三角关节,靠月三角骨间韧带连接;近侧面为凸面,与三角纤维软骨复合体成关节,掌侧连接韧带有尺三角韧带或尺头韧带;掌侧面中央区,与豌豆骨成关节;背侧面通过桡腕背侧韧带与桡骨远端背侧相连,通过腕骨间背侧韧带和舟三角背侧韧带与舟骨、大多角骨和小多角骨背侧相连。

三角骨脱位或掌侧或背侧脱位,多由挤压等直接暴力所致,少数源于腕背伸及尺偏暴力作用,周围韧带全都断裂。

腕关节尺侧肿痛,有压痛,运动受限。X线平片检查,见月三角关节间隙增宽,不平行,三角骨向掌侧或背侧脱位。

治疗方案有:①闭合复位经皮穿针内固定;②切开复位韧带缝合克氏针内固定;③三角骨切除。术后石膏托固定4~6周。

8. 豌豆骨脱位　豌豆骨是8块腕骨中最小的1块腕骨,位于三角骨的掌侧,滋养血管甚丰富,分别由远端和近端入骨,并分支吻合成网。

豌豆骨背侧面平坦,为关节软骨覆盖,与三角骨掌侧关节面形成豆三角骨关节;掌面隆起,粗糙,为屈肌支持带、豆钩韧带、尺侧腕屈肌腱、小指展肌和三角纤维软骨复合体附着部。豆三角关节位于桡腕关节掌侧,通常不与之交通,为一独立的关节腔。

豌豆骨脱位,又称豆三角关节脱位,多由腕背伸暴力所致,或击打等直接暴力引发(请参阅豌豆骨骨折)。

小鱼际肿痛,豌豆骨有压痛。检查者用手指向掌侧推挤并来回移动豌豆骨,豆三角关节有伤病者,疼痛加剧并有摩擦音,称豌豆骨研磨试验阳性。X线平片检查,可见豆三角关节间隙增宽,不平行。Vasilas等人认为,腕关节取中立位,豆三角关节间隙通常宽2~4mm,关节面相互平行,即使不平行,其夹角也不会大于15°;如果①豆三角关节间隙大于4mm;②豌、三角骨关节面不平行,夹角大于20°;③豌豆骨远侧部或近侧部与三角骨重叠区超过关节面15%;均应考虑豆三角关节半脱位。但上述表现有明显的个体差异,实施X线影像学检查,最好是双侧对比,以减少误诊率。豆三角关节间隙的宽窄及平行状态,可随关节运动而变化,平片检查时腕关节应取中立位。

尺侧腕屈肌腱止点断裂者,豌豆骨会远侧脱位;豆钩韧带和豆掌骨韧带断裂者,豌豆骨则向近侧脱位。

治疗方法有:①闭合复位石膏外固定——腕关节屈曲80°~90°,6~8周;②豌豆切除。

(二) 多腕骨脱位

很少见。多是相邻腕骨一起脱位,常是直接暴力所致,治疗同单一腕骨脱位。

舟月骨脱位(图7-74),文献所报道均是掌侧脱位,是最常见的多腕骨脱位。除了直接暴力之外,它更多地源于摔倒时的腕背伸暴力,以及交通事故中的旋转暴力。桡腕掌侧韧带、桡腕背侧韧带及月三角骨间韧带均断裂。腕关节肿痛,桡侧有压疼,皮下可触及骨块,运动受限。X线平片检查,见舟月骨掌侧脱位。

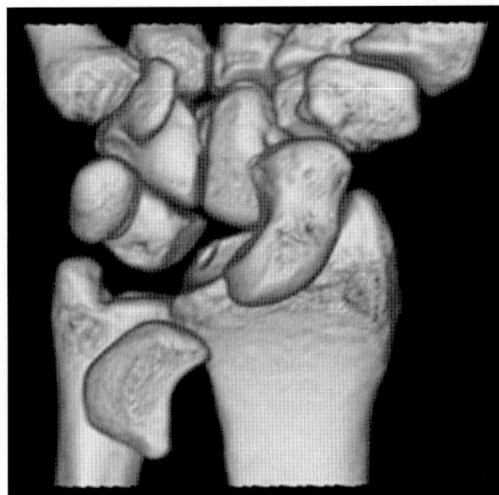

图7-74　舟月骨掌侧脱位

治疗方法有二:①闭合复位经皮穿针内固定;②切开复位韧带缝合克氏针内固定。术后,前臂拇指人字管型石膏固定;8~10周拔针,换成前臂支具再制动4周。术后,手指即可功能运动;12周,腕关节开始功能运动。

(三) 腕骨轴向脱位/骨折-脱位(axial dislocations/fracture-dislocations of the carpus)

又称轴向负荷性脱位(axial-loading dislocation)、纵行裂解(longitudinal disruption)、矢状面劈裂(sagittal splitting)、腕骨列脱位(columnar dislocation)和腕骨间分离(intercarpal diastasis),主要表现是远排腕骨及其对应的掌骨纵行裂解,向桡侧或尺侧脱位。1901年,Oberst对其就曾有过X线影像学描述。

1. 解剖　腕骨借韧带连接,形成一个背侧隆凸掌侧凹陷的腕骨体,又称腕骨横弓。大多角骨、小多角骨、头状骨及钩骨构成横弓体的远侧部,即远排腕骨,韧带连接紧密,其间几无运动——大小多角关节屈伸运动<12°,小多角头关节<6°,头钩骨关节<9°,通常被看做是一个功能单位。舟骨、月骨、三角骨和豌豆骨位于腕骨横弓的近侧端,即近排腕骨,韧带相对松弛,舟月关节屈伸运动>30°,月三角关节约18°,4块腕骨各为一个功能单位。腕骨体的掌、背侧广布韧带,维持腕骨横弓的稳定。其中,远排腕骨间横韧带作用最突出;断裂后,横弓掌侧开大,凹陷变浅。

2. 损伤机制 多由前后向的挤压暴力所致。力学试验也显示,给予腕骨体前后向压力,可致骨间韧带断裂、腕骨骨折及腕骨横弓崩解。至于是那些腕、掌骨脱位或骨折-脱位,得视暴力作用部位、持续时间及方向而定。

3. 临床表现和诊断 多为机器挤压所致,属高能量损伤;几乎都合并有皮肤撕裂、肌肉捻挫、肌腱断裂、神经牵拉等损伤,只是程度有轻重之分。屈肌支持带断裂或于止点撕脱。也常合并有大多角骨结节骨折、钩骨钩骨折。腕关节肿痛,运动受限。依据X线平片检查,通常可以确诊。Garcia-Elias将轴向脱位的影像学表现分为两类六型(图7-75):

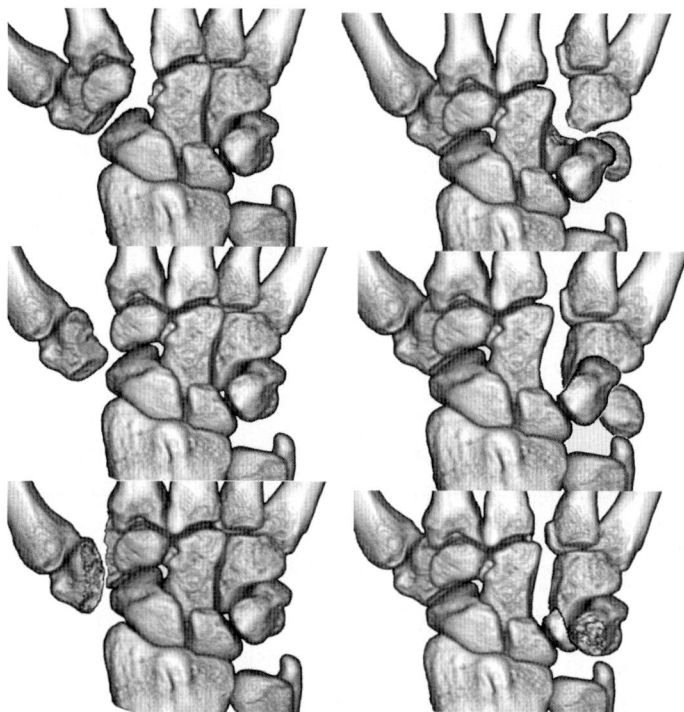

图7-75 腕骨轴向脱位分两类六型

(1) 腕骨轴向桡侧脱位:脱位/骨折-脱位见于桡侧腕骨和掌骨,分三个亚型:①大小多角骨轴向脱位:大、小多角骨连同第1、2掌骨桡侧脱位;②大多角骨轴向脱位:大多角骨与第1掌骨桡侧脱位;③经大多角骨轴向骨折-脱位:大多角骨骨折,桡侧块与第1掌骨桡侧脱位。

(2) 腕骨轴向尺侧脱位:脱位/骨折-脱位见于尺侧腕骨和掌骨,也分三个亚型:①经钩骨豌豆骨轴向骨折-脱位:钩骨体骨折,尺侧折块、豌豆骨及第4、5掌骨尺侧脱位;②豆钩骨轴向脱位:豌豆骨、钩骨和第4、5掌骨尺侧脱位;③经三角骨豆钩骨轴向骨折-尺侧脱位:三角骨骨折,尺侧折块、豌豆骨、钩骨和第4、5掌骨尺侧脱位。

命名上述脱位时,Garcia-Elias于脱位腕骨名前加前缀"peri",如"peri-trapezium axial dislocation"。这里,没有将其译出,恐与前述月骨脱位(lunate dislocation)、后述月骨周围脱位(perilunate dislocation)的命名规律相矛盾。

4. 治疗 首先是清创,然后再处理脱位:①闭合复位经皮穿针内固定;②切开复位克氏针内固定:适用于软组织损伤轻,血液循环无障碍,闭合复位失败者。术后,石膏托固定;6~8周开始功能运动。

（四）月骨周围脱位/骨折-脱位

月骨周围脱位，是指桡月、尺月关节正常，月骨周围腕骨背侧或掌侧脱位。周围腕骨若有骨折，近侧折块仍与月骨相连，只是远侧折块脱位，命名则是经某骨月骨周围骨折-脱位，以与前者相区别，如舟骨骨折，远侧折块与其他腕骨脱向月骨背侧，命名是经舟骨月骨周围骨折-背侧脱位。如果是多发骨折，可依上法，由桡侧到尺侧，将骨骼名称序贯排列并加上前缀"经"即可，如桡骨茎突、舟骨、头状骨骨折，远侧折块与其他腕骨一起脱向背侧，命名是经桡骨茎突经舟骨经头状骨月骨周围骨折-背侧脱位。

月骨周围脱位，分掌侧和背侧脱位两种；后者更多见。

月骨解剖，请参阅月骨骨折和中间体/嵌体不稳定。

月骨，位于近排腕骨的中央，是腕关节运动及负荷传导的中心；受暴力作用，理应较其他腕骨更容易损伤，但实际情况并非如此，损伤最先发生在月骨周围，然后才是月骨本身。这可能得益于：①月骨与桡、尺骨远端连接的韧带甚为强韧，月骨较其他腕骨更稳定；②桡月关节为球窝关节，无论月骨如何运动，负荷都是轴向传导，缺少致骨折或韧带断裂的剪力。

Johnson 发现，月骨周围损伤，分骨折与韧带断裂两种；前者，多分布在邻近月骨的一端；后者，主要累及月骨与周围骨骼的连接韧带。将这些骨折、韧带断裂各自划线连接起来，可形成两条弧形线；骨折连线较大，位于外侧，称大弧线（greater arc）；韧带断裂连线较小，位于内侧，称小弧线（lesser arc）。文献中，常见大、小弧线损伤之说，指的就是形成大、小弧线的骨折与韧带断裂；前者，包括舟骨骨折、舟头骨骨折、舟头三角骨骨折和经舟骨经头状骨经三角骨月骨周围骨折-脱位等；后者，有舟月骨分离，月头关节脱位、月三角骨分离和月骨周围脱位等。经某骨月骨周围骨折-脱位，既有大弧线损伤也有小弧线损伤，实为混合性损伤，但许多学者还是喜欢将其视作大弧线损伤；临床上，它较单纯大、小弧线损伤更多见，治疗难度也更大。

1. **月骨周围背侧脱位/骨折-背侧脱位**　正如在月骨掌侧脱位中所述，Mayfield 认为，月骨周围背侧脱位/骨折-背侧脱位是进行性月骨周围不稳定的三阶段表现；与舟月骨分离、月头关节背侧脱位、月三角骨分离及月骨掌侧脱位有着相同的损伤机制，均属腕关节背伸、尺偏和旋后暴力的作用结果。

Mayfield 等人的研究显示，受上述暴力作用，腕关节损伤由桡侧至尺侧序贯发生，终于月骨掌侧脱位。初始损伤，又称第 I 阶段损伤，位于腕关节桡侧，表现为后面三种之一：①舟月骨分离；②舟骨骨折；③舟月骨掌侧脱位。第 II 阶段损伤，表现是后面二种之一：①月头关节背侧脱位；②头状骨头部骨折。第 III 阶段损伤，表现是后二者之一：①月三角骨分离；②三角骨骨折。此时，腕关节整体损伤表现就是月骨周围背侧脱位或骨折-背侧脱位。第 IV 阶段损伤，就是月骨脱位了。至于损伤止于在哪个阶段，则要看暴力的大小、作用时间，以及腕关节的体位、韧带及骨骼的强度了。

月骨周围背侧脱位/骨折-背侧脱位，多见于年轻男性，多有明确的腕背伸或旋转外伤史，如行走摔倒、交通事故等。关节肿痛、压痛、运动受限，握力下降等表现重于单一腕骨脱位。X 线正位平片检查，可见月头骨、桡舟骨投影重叠区增大，腕中关节间隙消失，舟月关节间隙变宽（图 7-76）；周围腕骨，以及桡、尺骨茎突，可有骨折。侧位平片，可见舟骨掌屈，长轴与桡骨干近乎垂直，近极位于桡骨远端关节面背侧；桡月关节面平行，间隙宽窄正常；月骨周围腕骨背侧脱位，以头状骨最显著——头由月骨远侧凹面脱出，位于月骨背侧极的背侧。周围腕骨有骨折者，远离月骨的折块，与周围腕骨一起脱向背侧（图 7-77）；邻近月

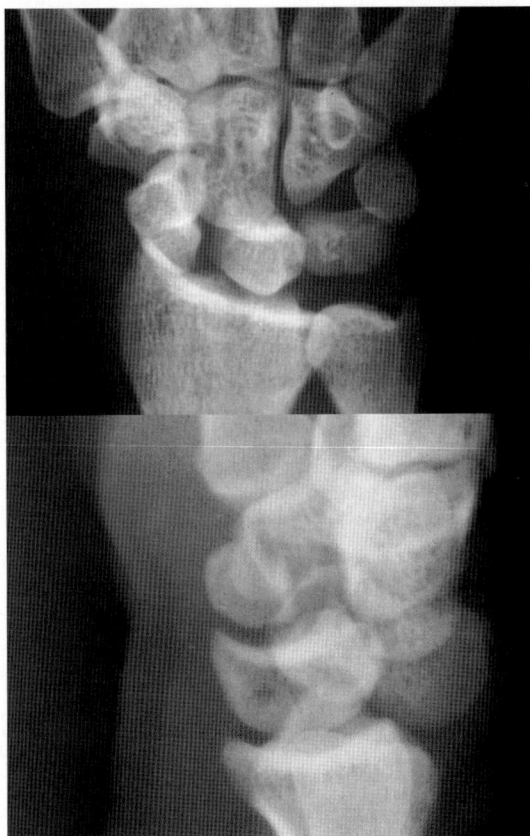

图 7-76　月骨周围背侧脱位

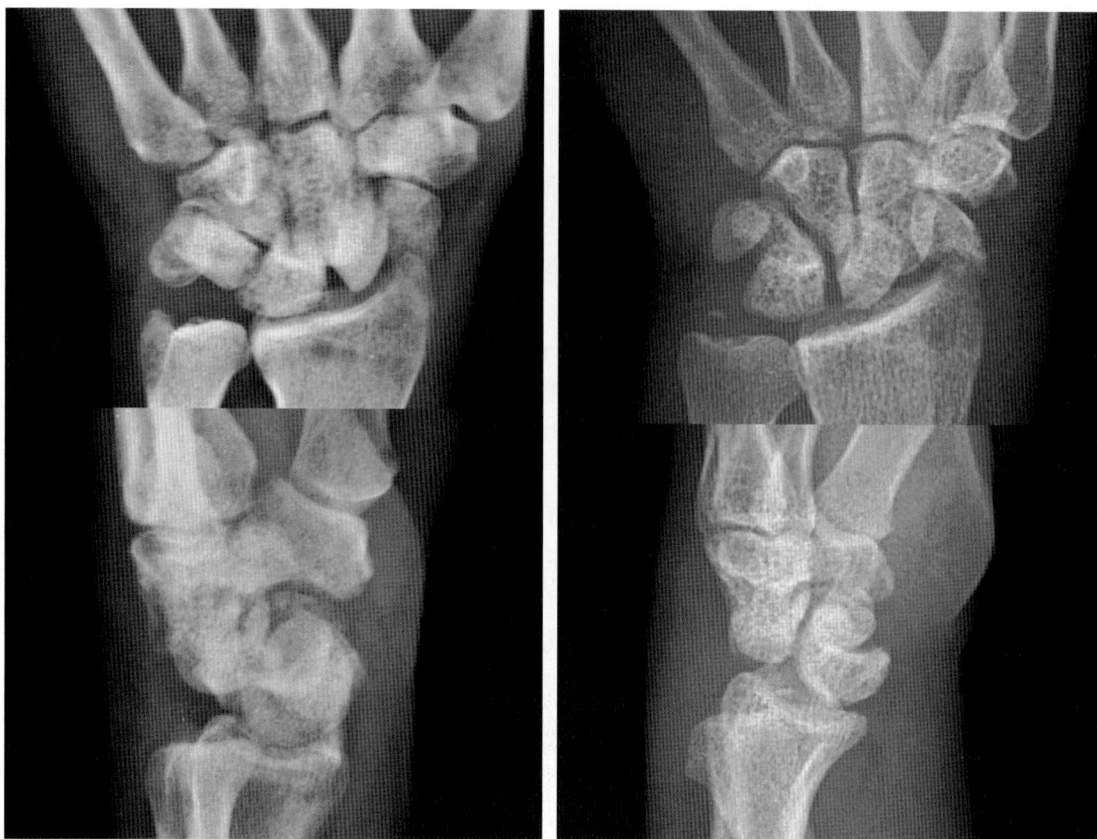

（1）合并舟月骨分离　　　　　　　　　　（2）合并月骨掌侧半脱位

图 7-77　经舟骨经尺骨茎突月骨周围骨折背侧脱位

骨的折块与月骨的连接正常,关节间隙无增宽。主动或被动运动腕关节,有时可感觉到骨擦音。

闭合复位,如若失败,拍片复查常见月骨周围背侧脱位变为月骨掌侧脱位,即复位前为月骨周围背侧脱位,复位失败后为月骨掌侧脱位;或者,二者共存,即月骨周围背侧脱位合并月骨掌侧脱位——月骨向掌侧翻转,桡月关节背侧间隙增宽;原因,可能是桡腕背侧韧带于月骨背极附着断裂。

治疗:可根据损伤类型而定:

（1）月骨周围背侧脱位:治疗方案多同月骨掌侧脱位(请参阅月骨掌侧脱位)。

1）闭合复位长臂石膏托外固定:这不是一个值得推荐的方法,原因之一是有复发舟月、月三角骨分离的风险;之二是愈合韧带张力衰减,日后还有腕骨不稳定的风险。闭合复位,如果不能解剖复位,还是切开复位为好。此方法,仅适用于无法或不愿手术的患者。

2）闭合复位经皮穿针内固定:闭合复位之后,无论有无舟月、月三角骨分离等畸形,均可经皮穿针内固定,以获取更可靠的固定。

3）切开复位韧带缝合克氏针内固定:若无禁忌,当属首选治疗方法。手术多取背侧纵向直切口或弧形切口。具体操作,请参阅舟月骨分离和月三角骨分离。

4）切开复位克氏针内固定:背侧脱位时限介于 4 周 ~ 4 个月,不愿做部分腕关节融合者,可取此方法。

腕背弧形切口,切开伸肌支持带,将肌腱牵向两侧,横行切开关节囊,显露脱位腕骨;彻底清除关节腔内的肉芽、瘢痕组织,松解背侧关节囊,然后于牵引下复位。术后固定 8 周,然后开始功能运动。

彻底清除关节腔内的肉芽、瘢痕组织,是复位成功的关键。不清干净这些组织,很难解剖复位。仔细缝合修复背侧关节囊和伸肌支持带,则是延长术后腕骨稳定的关键。

损伤时限较长者,可先用外固定架做骨性牵引,每日 2mm,待头状骨位于月骨远端水平再做切开复位。

5）舟骨切除月头三角钩关节融合:适用于陈旧性背侧脱位。

6）近排腕骨切除：适应证同上。术后关节也有部分运动，但关节高度会有所减小。此术所需固定时间较短，不能耐受长期固定者宜选此法。

7）全腕关节融合：关节软骨破坏广泛者，适用此法。术后，关节虽无运动，但疼痛等不适症状也会随之消失。

（2）经桡骨茎突月骨周围骨折-背侧脱位：①闭合复位经皮穿针内固定，适用于折块较小者；②切开复位韧带缝合克氏针/螺钉内固定，适用于折块较大，需解剖复位者。手术入路同经舟骨月骨周围骨折-背侧脱位。

（3）经舟骨月骨周围骨折-背侧脱位：发生率约为月骨周围背侧脱位的60%。

1）闭合复位前臂拇指人字管型石膏外固定：此法为不得已之策，仅适用于不愿或无法手术者。闭合复位，方法同上，只是透视检查次数会更多一些，因为脱位、骨折均要解剖复位，不免会有顾此失彼之感，难于一次成功。腕关节固定于轻度掌屈和桡偏位。最初3周要每周复查1次平片，腕骨或骨折有移位，最好还是改成切开复位韧带缝合克氏针内固定。12~16周，见骨折愈合拆除石膏，开始功能运动。

2）闭合复位经皮穿针内固定：适应证同上。但固定更牢靠。

3）切开复位韧带缝合克氏针/螺钉内固定：是首选方法。沿拇长伸肌腱尺侧做斜行切口，至第2腕掌关节横向桡侧，止于拇长展肌腱尺侧，切口呈倒L形；保护桡神经皮支，于第3、4伸肌室之间切开伸肌支持带，游离拇长伸肌腱和指伸肌腱，用橡胶条将二者牵向两侧，沿舟骨远侧折块断缘横行切开破损的关节囊，保护舟骨背侧软组织附着，显露折块及背侧脱位的远排腕骨；清理关节腔内的淤血块和软组织，于远侧折块断面向远侧交叉穿入2根克氏针，直至针尾与断面平齐，再于三角骨桡侧面穿入1根克氏针，由腕关节尺侧出来，针尾也是平齐于三角骨桡侧面；对抗牵引关节，矫正脱位，分别于舟骨远、近折块，月骨和三角骨背侧横穿1根克氏针，用复位钳把持复位，直至折块断面、月三角关节对合紧密，舟骨关节面平整，头骨的头没入月骨远侧凹面，颈部背侧皮质低于月骨背侧极；将上述克氏针钻回，直至近侧折块及月骨软骨下骨；透视检查确认是解剖复位，然后用5-0 PDS II缝线，缝合修复断裂的韧带（请参阅舟月骨分离和月三角骨分离），尤其是月三角骨间韧带、背侧关节囊韧带和伸肌支持带。术后，前臂石膏托固定腕关节于轻度掌屈和桡偏位，以免指伸肌腱活动施力于伸肌支持带，影响其愈合；2周，拆线，换石膏托为前臂拇指人字管型石膏；8周，拔除固定月三角关节的克氏针，继续石膏固定；12周，见骨折愈合，拆除石膏，拔除克氏针，开始功能运动。

螺钉固定，由舟骨远极进入，需于舟骨结节另做小切口。在骨折复位之后，在透视机引导下自远向近钻入2根导针，然后钻入螺钉；或者，于舟骨近极钻入，无需另作切口。具体操作，请参阅舟骨骨折。

舟骨折端有缺损，或背向成角移位者，常常需要植骨，以保证复位稳定，愈合顺利。关闭切口前应认真缝合关节囊及韧带。

粉碎性骨折，小折块或是在复位固定时夹持于大折块之间，或是用克氏针固定，视伤况及稳定程度而定。

（4）经舟骨经头状骨月骨周围骨折-背侧脱位：首选切开复位克氏针/螺钉内固定。手术取背侧切口，先复位并固定头状骨骨折，后复位固定舟骨骨折，否则后者难于解剖复位，也就是说，头状骨骨折移位有碍于舟骨骨折复位。

（5）经三角骨月骨周围骨折-背侧脱位：首选切开复位克氏针内固定。折线多是前后向走行，或是三角骨近侧撕脱骨折，复位及固定都相对容易。

2. 月骨周围掌侧脱位/骨折-掌侧脱位 极少见。可由直接暴力所致，也可是腕掌屈或腕掌屈、旋后暴力的作用结果。桡月关节依然正常，周围腕骨掌侧脱位。月骨掌极常有骨折，背侧折块背侧移位；此时，周围腕骨呈半脱位，反倒不如月骨折块背侧移位明显。

临床表现与背侧脱位相近。闭合复位，难于背侧脱位；复位后容易有不稳定。因此，治疗时首选切开复位韧带缝合克氏针内固定，尤其是：①合并月骨骨折者；②合并舟骨骨折者；③复位后呈现舟月骨分离者。手术取掌、背侧联合切口，矫正脱位，固定骨折，缝合韧带。术后处理同背侧脱位。

四、桡腕关节脱位

桡腕关节脱位,既可是背侧脱位也可是掌侧脱位,但均罕见,发生率约 0.2%。常合并有骨折或脱位,多由直接暴力所致,少数源自过伸及旋转暴力。创伤解剖基础是:桡腕掌侧韧带、桡腕背侧韧带及尺腕掌侧韧带均断裂。

背侧脱位常常合并桡骨远端关节面背侧缘骨折。

有些脱位就诊时已自行复位,X 线平片检查,除腕骨尺侧移位之外,无其他异常,很容易漏诊,应予以注意。

根据是桡骨茎突骨折与否,Dumontier 将桡腕关节脱位分为两型:Ⅰ 型:桡骨茎突无骨折,或仅有一小片撕脱;Ⅱ 型:合并桡骨茎突骨折,累及舟骨窝桡侧 1/3。Ⅰ 型脱位,石膏固定难于维持复位,常有腕骨尺侧移位,系桡月长韧带断裂所致;Ⅱ 型脱位,复位稳定,与桡月长韧带完整有关。

患者有明确的外伤史。腕关节畸形、肿胀、疼痛,活动受限及握力减低。还常合并正中神经或尺神经损伤症状。X 线正位平片检查,可见桡腕关节间隙消失,腕骨尺侧移位,桡骨茎突及腕骨可有骨折;侧位,近排腕骨掌侧或背侧脱位。

治疗方法有三:①闭合复位石膏托外固定;②闭合复位经皮穿针内固定;③切开复位韧带缝合克氏针内固定。合并神经损伤者,手术治疗。

五、三角纤维软骨复合体损伤

尺腕关节是一个富含软组织结构的关节,如三角纤维软骨,桡尺掌、背侧韧带,尺腕掌侧韧带,半月板同系物和尺侧腕伸肌腱鞘等;这些结构相互贴近,结合紧密,无法单独解剖出来而不伤及周围结构。解剖上,它们为桡骨远端关节面的延伸,具有多种功效:①支撑近排腕骨、包被尺骨远端关节面;②传导轴向负荷,缓冲外力作用;③稳定尺腕和桡尺远侧关节。为了简化上述命名,1976 年 Taleisnik 称三角纤维软骨和尺腕掌侧韧带为尺腕复合体(ulnocarpal complex);接着,1981 年 Palmer 又称上述五结构为三角纤维软骨复合体(triangular fibrocartilage complex,TFCC),1992 年 Bowers 也提出一个新称谓:尺腕韧带复合体(ulnarcarpal ligament complex)。现在,应用最多的是 TFCC。

TFCC 损伤,可致腕关节尺侧疼痛、桡尺远侧关节不稳定等一系列变化,既难于诊断又难于治疗,一直是手外科临床的难点之一。本节仅讨论 TFCC 自身损伤的诊断与治疗,不涉及并发病症。

1. 解剖 TFCC,位于腕关节尺侧,内含五种结构。

(1)三角纤维软骨:有多种称谓,如三角形韧带、三角形关节盘、下尺桡关节盘、腕关节盘、关节盘和半月板等。它位于月、三角骨与尺骨远侧之间,1～2mm 厚,三角形,由纤维软骨组成,具有很好的抗压能力;桡侧端宽大,附着在桡骨远端月骨窝关节面尺缘;尺侧端为三角形的尖端,止在尺骨茎突及茎突凹内——位于茎突基底桡侧的一个小凹陷;掌、背侧缘与桡尺掌、背侧韧带紧密相连,不能分离。

三角纤维软骨中央薄周边厚,远、近面均为凹面(图 7-78),与腕骨近端和尺骨远端凸状关节面相匹配。其薄厚程度与尺骨变异呈负向相关,即尺骨正变异者,三角纤维软骨薄,负变异者软骨厚。血液供应,主要来自尺动脉和骨间前动脉的掌、背侧支。支配神经,源自尺神经和骨间后神经。但血管及神经只分布在软骨的周边部,而占总面积 80% 的中央区及桡侧附着,既无血管也无神经,伤后无愈合可能。

三角纤维软骨主要功用是传导轴向负荷。穿经腕关节的轴向负荷,80% 行于桡腕关节,20% 走于尺腕关节。有研究显示,切除三角纤维软骨,由尺骨远端承载的轴向负荷比会锐减至 6%。

(2)桡尺掌、背侧韧带:又称桡尺远侧关节掌、背侧韧带,由纵行的胶原纤维组成,分别位于三角纤维软骨的掌、背侧缘,且结合紧密,具有很高的抗张强度,是稳定桡尺远侧关节的主要结构。

这两条韧带,分别起自桡骨远端尺掌侧角和尺背侧角,经三角纤维软骨掌、背侧缘,向尺骨茎突汇集;浅层纤维(又称远侧纤维)止在茎突及其基底部,深层纤维(又称近侧纤维)附着在茎突凹内,与尺骨茎突一起围成一个空隙,为富含血管的疏松结缔组织所占据。期间,除了与三角纤维软骨结合之外,两韧带还与尺腕

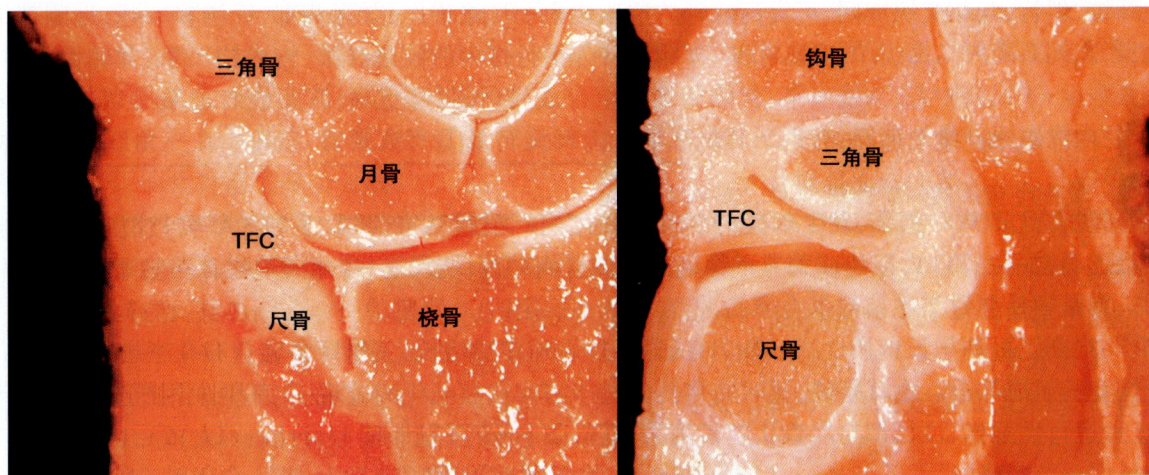

图 7-78　三角纤维软骨

掌侧韧带、桡尺远侧关节囊、尺侧腕伸肌腱鞘有密切的连接。

桡尺远侧关节旋转时，桡尺掌、背侧韧带紧张，以稳定关节，防止分离移位。至于韧带何时发挥作用，分歧甚大。一些学者认为，旋前时稳定作用来自桡尺掌侧韧带和桡骨远端尺切迹背侧缘；旋后时，桡尺背侧韧带和尺切迹掌侧缘发挥稳定作用。另一些学者的观点则相反：旋前时，桡尺背侧韧带紧张，由它稳定关节；旋后时，桡尺掌侧韧带拉紧，发挥稳定作用。

（3）尺腕掌侧韧带：由三条韧带所组成：①尺月韧带，起自桡尺掌侧韧带，止在月骨的掌侧极；②尺三角韧带，也是起自桡尺掌侧韧带，止在三角骨的掌侧面；③尺头韧带，起自桡尺掌侧韧带和尺骨茎突凹，斜向桡远侧，止于头状骨体部的掌侧面。后者，位置较尺月、尺三角韧带浅，与附着在头状骨的桡舟头韧带组合，呈倒 V 形，故又称远侧 V 形韧带。

尺腕掌侧韧带的作用是稳定尺侧腕骨及桡尺远侧关节。

（4）半月板同系物（meniscus homologue）：位于月、三角骨和三角纤维软骨之间，起自三角纤维软骨背侧缘，向掌侧和尺侧行走，边缘游离于关节腔内，犹如膝关节半月板一样。

其发生率甚低，功用不明，现在谈 TFCC 多将其略去。有时，它内含骨组织，容易被误诊为尺骨茎突骨折。

（5）尺侧腕伸肌腱鞘：是一个致密和强韧的结构。位于尺腕关节背侧，由前臂筋膜深层形成，由尺骨头背侧沟延展至三角骨背侧，并与桡尺背侧韧带、关节囊紧密连接。也有稳定桡尺远侧关节及尺腕关节的作用。

尺侧腕伸肌腱鞘，与其他伸肌腱鞘不同，在尺骨远端无止点，是一个单纯的纤维鞘，而非骨-纤维鞘；前臂旋转运动时，可有轻微的移动，于前者无妨碍，但又能稳定尺侧腕伸肌腱，使其与腕关节的关联不因前臂旋转而变化，可确保后者的力学效能相对恒定。

尺侧腕伸肌腱鞘破损，尺侧腕伸肌腱可向腕掌侧滑脱，引起腕尺侧疼痛。

桡尺远侧关节，不是一个紧密契合的关节；尺骨头环状关节面的半径是 10mm，而桡骨远端尺切迹的半径则是 15mm，差异巨大；因而在旋转运动中，还存在着滑动：旋前时尺骨头背侧移位，旋后时向掌侧移位，即旋转与滑动共存于桡尺远侧关节运动之中。因此，稳定桡尺远侧关节的结构，除了桡尺掌背侧韧带、三角纤维软骨和桡骨远端尺切迹之外，还有骨间膜、旋前方肌、尺侧腕伸肌和控制前臂旋转运动的肌肉等。当然，后几种结构主要是维持桡尺远侧关节的动态稳定。

2. 病因和损伤机制　TFCC 损伤，多由创伤所致，如摔倒、手背伸着地，腕关节所承受的背伸和旋前暴力，或者源自腕及前臂尺侧遭受的旋转牵拉暴力。需要腕关节快速扭转、尺侧承载的体育活动，如挥拍击球，也是常见的致伤原因。

三角纤维软骨可随前臂旋转运动而发生形变，有时会因过载而撕裂。有研究显示，三角纤维软骨：①内含胶原纤维,斜行,互相交织成网,可提高软骨的抗压能力和抗张强度;②近侧部,纤维多一些,远侧部细胞多一些,二者之间有疏松结缔组织相隔;③掌、背侧边缘为平行排列的胶原纤维,构成桡尺掌、背侧韧带,具有很高的抗张强度;④尺侧附着,为桡尺掌、背侧韧带汇聚合成,抗张强度更高;⑤距桡骨远端尺切迹 1 ~ 2mm 的区域,软骨内的胶原纤维短而厚,有别于其他区域。前臂旋转暴力所致撕裂,多发生在三角纤维软骨桡侧附着附近,可能与这一区域的胶原排列有关。

桡骨骨折合并 TFCC 损伤,发生率在 13% ~ 60% 之间。尺骨茎突尖端,多有关节软骨覆盖,无软组织附着;骨折后,不会引发 TFCC 损伤或关节不稳定。尺腕掌侧韧带,桡尺掌、背侧韧带附着在茎突及茎突凹内,基底部骨折倒是容易导致上述结构张力降低,引发关节不稳定。

TFCC 损伤也可源于长期慢性的过载。有研究显示,随年龄增长,三角纤维软骨穿孔率也随之增高,属关节退行性变的组成部分。也就是说,此时的穿孔为人体结构自然老化的表现,非其他原因所致。但于年轻者来说,这种退行性损伤,往往都与尺骨正变异相关,需要手术治疗(请参阅尺骨撞击综合征)。

类风湿关节炎、痛风性关节炎及化脓性关节炎,也常常累及 TFCC,致其破损或穿孔。但此时的临床表现,是炎症而非 TFCC 损伤,治疗也是以原发病症为目标。

少数损伤(穿孔),属先天性畸形范畴。它们多为径向裂隙,边缘光滑并相互贴合,常常在三角纤维软骨桡侧附着附近;即可单侧发生,也能双侧存在,与性别、手的左右侧别无关。先天性穿孔,是否引发临床症状,是否需要治疗,目前还无从知晓。

3. 分类　尽管 TFCC 损伤形式千变万化,难于卒述,但临床上谈及 TFCC 损伤,总还是要引用 Palmer 分类的。此分类,建立于 1989 年,以部位及损伤程度为依据,与治疗关联不大。在此分类中,Palmer 将 TFCC 损伤分为 Ⅰ、Ⅱ型;Ⅰ型为创伤性损伤,Ⅱ型为退行性损伤。每型又分若干亚型(表 7-4)。有研究显示,Ⅰ型 TFCC 损伤,两种亚型损伤并存的病例临床上随时可见。看来,用 Palmer 分类指导临床治疗,略显简单了一些。

表 7-4　TFCC 损伤 Palmer 分类

类　型	损　伤　描　述	临　床　症　状	参　考　治　疗
创伤性损伤			
Ⅰa	TFCC 中央区,即三角纤维软骨撕裂或穿孔,距桡骨远端尺切迹 2 ~ 3mm,宽 1 ~ 2mm,掌背向走行	腕尺侧疼痛,有压痛;腕尺偏或前臂旋转,疼痛加剧,间或有咔嗒声;桡尺远侧关节稳定	①保守治疗,此区无血管,不愈合,效果不佳;②关节镜下清除不稳定的软骨瓣,注意保护桡尺掌、背侧韧带
Ⅰb	TFCC 尺侧附着撕脱,无或有尺骨茎突基底骨折,但多有桡尺远侧关节不稳定	表现同上,只是咔嗒声消失,压痛更靠尺侧一些;桡尺远侧关节前后移动试验,可出现疼痛,无论其稳定与否	①长臂石膏固定腕关节于尺偏位,4 ~ 6 周;②关节镜下缝合修复;③尺骨茎突基底骨折,可做切开复位克氏针内固定
Ⅰc	TFCC 远侧附着,即月骨或三角骨附着撕脱或尺腕韧带断裂,致尺腕关节不稳定	豌豆骨掌侧压痛,手指强力屈曲握物时关节尺侧有绞锁	①尺腕关节稳定,长臂石膏固定,体位同上;②尺腕关节不稳定,切开或关节镜下缝合修复
Ⅰd	TFCC 桡侧附着,即桡骨远端尺切迹附着撕脱,无或有尺切迹撕脱骨折,桡尺掌、背侧韧带受累,关节不稳定	腕尺侧弥漫性压痛,关节内可能有积血	①切开或关节镜下缝合修复桡侧附着;②石膏固定 4 ~ 6 周,适用于合并桡骨远端骨折者
退行性损伤			
Ⅱa	TFCC 中央区远和(或)近侧面磨损,没有穿孔,可能有尺骨正变异		①制动;②尺骨正变异者,做尺骨短缩
Ⅱb	TFCC 水平区磨损,月骨近端和(或)尺骨远端关节软骨软化		①保守治疗;②尺骨正变异者,做尺骨短缩

续表

类　型	损　伤　描　述	临　床　症　状	参　考　治　疗
Ⅱc	TFCC 穿孔,月骨近端和(或)尺骨远端关节软骨软化		①镜下清创;②尺骨正变异者,可于镜下做尺骨远端薄饼式切除
Ⅱd	Ⅱc 表现+月三角骨间韧带穿孔		①镜下清创;②尺骨正变异者,可于镜下做尺骨远端薄饼式切除
Ⅱe	Ⅱd 表现+尺腕关节炎		①镜下清创;②尺骨正变异者,可于镜下做尺骨远端薄饼式切除

　　还有一种分类,是以损伤时限为依据,较 Palmer 分类更具治疗指导意义:损伤时限≤3 个月,为急性损伤,直接缝合修复之后握力及关节运动幅度可达健侧的 80% 以上;介于 3～12 个月之间,为亚急性损伤,直接缝合修复后也可愈合,但张力通常会有衰减;≥12 个月,为慢性损伤,偶尔也可以修复,但效果差,可能与韧带断端回缩、纤维软骨创缘退变有关。

　　4. 临床表现和诊断　腕关节乏力,无论承载与否。腕关节尺侧疼痛,有时为烧灼感,向背侧放射,但很少向掌侧放射。尺腕关节可有压痛,或背侧或掌侧或尺侧,或无压痛,依损伤所在而定。尺偏腕关节或旋转前臂可加剧疼痛,间或有咔嗒声,可能是撕裂的软骨瓣所致。手指强力屈曲握物,也可诱发疼痛。

　　被动尺偏腕关节给予轴向负荷,并旋前旋后腕关节挤压 TFCC,出现疼痛或捻发音者,称 TFCC 压迫试验阳性。被动过伸和尺偏腕关节,腕尺侧疼痛者,称尺骨撞击试验阳性,原理同上。前后向移动尺骨远端,幅度过大者,称琴键试验阳性,提示桡尺远侧关节不稳定。

　　X 线平片、CT 检查,除骨性损伤之外,无其他异常。关节造影检查,可见造影剂流经 TFCC 至另一侧关节腔或关节外,提示 TFCC 有撕裂,但无法确认病因。MRI 检查,是一个有争议的方法。Golimbu 等人报告,MRI 可以很好地显示 TFCC 中央部及桡侧附着撕裂,准确率高达 95%。但 Bednar 却说,MRI 诊断 TFCC 损伤的敏感性是 44%,特异性是 75%。Corso 也说,MRI 的敏感度只有 76%。尽管如此,有条件者,还是做一次 MRI,就算是过筛检查吧。毕竟,它是一种无创检查,而且又有较高的诊断率。从新近的研究看,随着技术及仪器性能的改进,MRI 诊断 TFCC 损伤的能力会进一步提高,有望成为首选检查方法。

　　Fulcher 认为,MRI 诊断 TFCC 损伤,目前存在两种情况:一些损伤被低估了,另一些又被夸大了;关节镜可直视关节内结构,能避免这一现象的发生。目前,关节镜检查的确是诊断 TFCC 损伤的最可靠的方法:臂丛或局部麻醉之后,将受检前臂悬挂在牵引塔中,由腕关节背侧第 3、4 伸肌室之间切开皮肤,钝性分离皮下组织,撑开关节囊,于桡腕关节放入关节镜,检视关节腔内的结构,包括 TFCC。除此之外,还可于腕关节镜下实施清创,韧带缝合、止点重建等手术。腕关节镜既是一种检查工具,也是一种治疗途径,极具应用价值。但腕关节镜又是一种有创检查,投入成本大,技术要求也高,检查者需要较长时间训练才能熟练地使用它。在国内,其应用还属起步阶段。

　　5. 治疗　正如前面所述,TFCC 损伤,诊断难治疗更难。诊断 TFCC 损伤,目前要靠腕关节镜,治疗更是如此,而且操作复杂,技术要求更高。此外,有研究显示,关节尺侧软组织结构损伤呈多发性,除了 TFCC 损伤,还有滑膜增生,关节软骨、骨间韧带损伤等,临床症状系哪种损伤所致,很难确定。换句话说,TFCC 有损伤,但医师不知道它是否与临床症状相关。那么,这样的损伤需要不需要治疗,怎么治疗,目前分歧甚大。还有,手术也是一种创伤,与 TFCC 相比,谁的危害更大,手术之前一定要权衡利弊得失才好。也就是说,两害相权,取其轻。怎么取,这得具体情况具体分析,没有定论。因而,这里及上面表中罗列的治疗方法未必都正确,仅供读者参考。

　　Ⅱ型 TFCC 损伤,多与尺骨正变异相关,因而治疗放在了尺骨撞击综合征一节论述。

　　(1) 长臂石膏托固定:急性损伤,无法确定损伤类型者,可用长臂石膏托固定肘关节于 90°屈曲位,前臂中立位,腕关节于尺偏位,4～6 周;尔后,开始功能运动。固定之后,各种损伤,该愈合的也应愈合了,不能愈合的会依然如故,日后要是还有症状,再做手术也不迟。损伤类型确定者,部分病例也可采用此法治疗(见表

7-4）。

（2）手术治疗：指征是：①桡尺远侧关节不稳定者；②保守治疗3个月无效者。具体的方法有：关节镜下清创、韧带缝合及止点重建（见表7-4）。

1）关节镜下清创：就是切除碎裂的软骨，使创缘平整，不再卷折到关节腔内，羁绊关节运动。Palmer报道说，三角纤维软骨切除小于2/3，轴向负荷传导无明显改变。Adams也说，与未切除的标本对比，中央区部分切除之后关节没有出现不稳定。也就是说，TFCC水平部切除不足2/3，其力学功能不变。

清创术后，无论Ⅰ型还是Ⅱ型损伤，25%的病例疼痛依存，只是程度减轻，系尺骨正变异之故。因此，清创之前要先确认尺骨有否正变异；有，还需做尺骨短缩或远端薄饼式切除才行。

2）关节镜下韧带缝合：有许多种方法，适用于周边部损伤。短期效果好。长期效果，还缺少大宗病例总结。

3）切开和关节镜下韧带止点重建：切开重建，适用于三角纤维软骨桡侧附着损伤。镜下重建，适用于所有附着撕脱伤。

六、尺骨撞击综合征

尺骨撞击综合征（ulnar impaction syndrome/ulnocarpal abutment/ulnar impingement syndrome），是一种累及尺腕关节的退变性病症，系尺骨头反复冲撞三角纤维软骨、月骨和三角骨近侧关节面所致。

1. 解剖　位于近排腕骨中央和尺侧的月骨、三角骨，近端与尺骨远端组成尺腕关节。其间，有三角纤维软骨相隔，使桡尺远侧关节为一个独立的腔隙，不与桡腕关节有交通。

三角纤维软骨，起自桡骨远端月骨窝关节面尺侧缘，横向尺侧，附着在尺骨茎突及其基底部，具有传导轴向负荷、缓冲外力冲击等功用。腕关节轴向负荷，80%行于桡腕关节，20%传经尺腕关节。力学研究显示，切除三角纤维软骨，尺骨远端载荷比锐减，会降至6%，而桡骨远端负载却剧增。三角纤维软骨掌、背侧缘分别与桡尺掌、背侧韧带连接成一体，呈中央薄周边厚的三角形盘状体。尺月韧带、尺三角韧带、尺头韧带、半月板同系物及尺侧腕伸肌腱鞘，也紧密地连接在三角纤维软骨的周缘，很难单独解剖出来而不伤及其他。因此，Palmer将上述结构合称为三角纤维软骨复合体（triangular fibrocartilage complex，TFCC）。三角纤维软骨位于复合体的中央部，由纤维软骨构成，没有血管分布，撕裂后难于愈合；周边部为桡尺掌、背侧韧带等胶原纤维结构，分布有大量的血管，具有良好的愈合能力。

尺骨远端，由尺骨头和尺骨茎突两部分组成。尺骨头呈膨大的柱状，3/4周缘为关节软骨覆盖，称环状关节面，与桡骨远端尺切迹组成桡尺远侧关节——腕关节旋转运动主要由桡尺远侧关节来完成。尺骨远端也是软骨覆盖，称远端关节面，与三角软骨纤维复合体近侧面相对。尺骨茎突位于尺骨头内侧，由尺骨干内侧皮质延续而成，为三角纤维软骨复合体尺侧附着点之一。尺骨茎突的形态及长短，个体差异甚大，判断有无异常，最好是做双侧对比。尺骨茎突基底桡侧，有一小凹陷，称茎突凹，尺头韧带及桡尺掌、背侧韧带均有附着于此。

2. 损伤机制　前臂及腕关节取中立位，尺骨远端关节面与桡骨远端月骨窝关节面尺侧缘可以是平齐的（尺桡骨等长），但也可以不平齐，位于后者的远侧（尺骨长于桡骨）或近侧（尺骨短于桡骨）。这一现象，Hulten在1928年称之为尺骨变异（ulnar variance），现在又称静态尺骨变异。尺骨长于桡骨，称尺骨正变异（ulnar plus/positive ulnar variance）；短于桡骨，称尺骨负变异（ulnar minus/negative ulnar variance）；等长，称尺骨零变异（ulnar zero/neutral ulnar variance）。前臂旋转，会改变尺骨的变异状态：旋前时，桡骨远端以桡骨近端为原点围绕尺骨翻转，至尺骨远端掌侧，长度相对变短，尺骨趋于正变异；反之，前臂旋后，桡骨远端回到尺骨远端桡侧，二者平行，长度又相对增加，尺骨变异趋向负变化。也就是说，于中立位的零变异，在前臂旋前之后可能会变成正变异，到了旋后的时候又有可能成为负变异。有学者称此变化为动态尺骨变异，以与静态变异相区别。

尺骨正变异，无论静态还是动态，都会增大尺腕关节负荷，并致尺骨不断与TFCC、月骨和三角骨发生冲撞；久之，可引发一系列的退行性改变——TFCC磨损或撕裂，月骨、三角骨、尺骨头关节软骨软化、剥脱，月三角骨间韧带撕裂，腕骨不稳定，关节乏力、疼痛等，即所谓的尺骨撞击综合征。有研究显示，尺骨延长2.5mm，尺骨轴向负荷比增加到42%,短缩2.5mm,又会降至4%;腕关节尺偏和前臂旋前时,尺骨趋于正变异,尺骨轴向负荷增加150%;桡骨远端关节面背倾40°,尺骨轴向负荷比由20%增长到65%;正向和零变异者,TFCC穿孔率是73%,而负变异者才17%;尺骨越长,三角纤维软骨越薄,穿孔的可能性也越大。由此可知,尺骨正变异与尺腕关节退变有关已是确凿无疑的事了。

尺骨正变异可以是先天性的,也可是后天获得的;后者,多与创伤有关,如桡骨远端骨折短缩畸形愈合者。

3. 临床表现和诊断 腕关节尺侧疼痛,且随重复强力抓握活动或腕尺偏而加剧;尺侧腕骨、TFCC及月三角关节背侧有压痛;握力减低。被动尺偏腕关节给予轴向负荷,并旋前旋后腕关节挤压TFCC,可出现疼痛或捻发音,即TFCC压迫试验阳性。被动过伸和尺偏腕关节,腕尺侧疼痛,即尺骨撞击试验阳性,原理同上。

尺骨撞击综合征,或者说Ⅱ型TFCC损伤的临床症状和体征,与Ⅰ型TFCC损伤比,无太多的区别。

X线正位平片检查,可见尺骨呈中性或正变异;月骨近端关节面尺侧半不光滑或有小凹陷,软骨下骨硬化或囊性变;有时,三角骨近端桡侧半也有类似变化(图7-79)。偶尔,还可见到月三角骨分离。MRI是一种十分有用的诊断工具,甚至在平片异常改变出现之前就能显示月骨早期微小的退变。另外,MRI还可提供TFCC退变范围、月三角骨间韧带完整性、月三角关节排列、桡尺远侧关节排列及尺腕关节病等信息。借助MRI,还可按Palmer分类,确定损伤的亚型(见表7-4)。

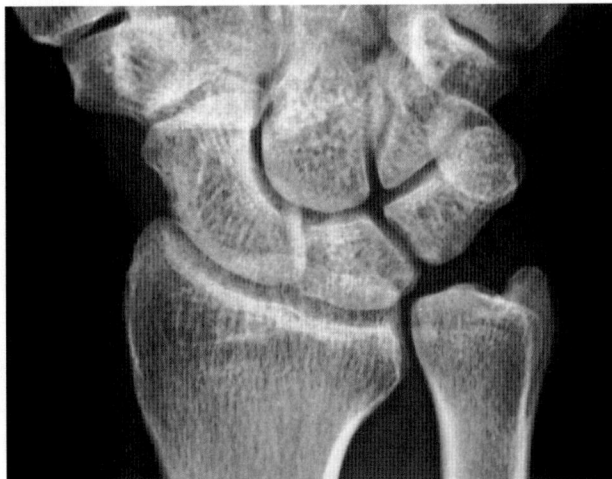

图7-79 尺骨撞击综合征
月骨、三角骨近侧关节面与尺骨远端关节面不光滑

腕关节镜是诊断尺骨撞击综合征最准确的工具。检查者可以直接检视腕尺侧结构,准确地确定组织的退变范围及程度。

尺骨撞击综合征者,必有Ⅱ型TFCC损伤。换句话说,治疗Ⅱ型TFCC损伤,先要确认有无尺骨正变异,不矫正后者,前者也难于有好的疗效。

有研究显示,尺骨变异状态受许多因素影响;影像学检查时,一要注意投照体位恒定,二要借助一些促进正变异的因素,增加尺骨撞击综合征诊断率。临床上,影响尺骨变异的因素有如下几种:

(1) 投照体位:Palmer、Epner等发现:①尺骨变异值,前臂旋前时增大,旋后时减小,均差约1mm;②此变化在肘关节伸直位时最明显;③前臂于旋后位时尺偏腕关节,变异值增大,反之变小;④射线源于腕关节近侧向远侧投射时,变异值变小,反之增加,均差近2mm。由此可见,腕关节桡尺偏、前臂旋转、肘关节屈伸以及射线入射角,均会改变尺骨变异值,影响临床诊断。因此,他们提出,测量尺骨变异,正位投照体位是:肩关节外展90°,肘关节屈曲90°,前臂和腕关节中立位;侧位:肩关节中立位,肘关节屈曲90°,前臂和腕关节中立位。此时,桡、尺骨平行,没有旋转,属真实变异。上述体位,也就是文献中经常提及的腕关节标准正、侧位投照体位。2001年Schuurman说,取标准投照体位,尺偏或桡偏腕关节,也会改变变异值。因此,标准位投照时腕关节也不得桡偏或尺偏。

(2) 握力:Schuind做标准体位投照,嘱受检者全力握物,发现尺骨变异值较握物前增加约2mm,认为是前臂肌肉收缩产生轴向压力,桡骨近侧移位、肘关节软骨被压缩所致。Friedman定量握力为11kg和30kg,发现尺骨变异值均增加1.3mm和2mm;由此推断说,日常活动就可引发动态尺骨正变异,负变异者也有可能罹患尺骨撞击综合征。另一些研究还显示,在握力所致的变异增值中:①负变异者最明显,幅度高达44%,中性是29%,正向是27%;②男性大于女性,可能是前者肌肉更为有力的缘故。

(3) 年龄:许多研究都显示,尺骨变异值,随年龄增长而增大,无论男性还是女性,无论正常人还是月骨缺血坏死者,可能是长期纵向负荷作用,桡骨近侧移位所致。

鉴于动态尺骨正变异也可引发尺骨撞击综合征,因此有学者提出:用放射影像学检查诊断尺骨撞击综合征,受检者最好是强力握拳、腕关节尺偏、前臂旋前,以求最大程度的正变异。因此,现在谈及与尺骨撞击综合征有关的尺骨正变异,一般指的都是由上述方法获得的动态正变异,而非于无应力的中立位获取的静态正变异。若以后者为诊断标准,那尺骨撞击综合征的漏诊率可就太高了。

4. 治疗 与Ⅰ型TFCC损伤的治疗相比,尺骨撞击综合征的治疗就简单多了,效果也更加确切。

(1)保守治疗:适用于所有的患者。具体的方法有:①减少或避免腕关节重复性的背伸及尺偏活动,如俯卧撑、搓洗衣物、旋入螺钉等;②支具制动;③物理治疗。其目的不外是减少尺腕关节轴向负荷,缓解尺骨与腕骨、三角纤维软骨之间的摩擦与碰撞。治疗之后,疼痛、肿胀等不适症状会有明显缓解,但劳作之后又会再现。也就是说,保守治疗无法根治撞击。要想根治撞击,只能是切除尺骨远端或是短缩尺骨。

(2)关节镜下清创:尺骨正变异、桡尺远侧关节损坏者禁用。于关节镜下清理撕裂的软骨和韧带,以及增生的滑膜,平整软骨、韧带创缘,使之不再随关节运动而被挤来挤去。

三角纤维软骨中央区没有神经支配,损伤本身不会引发疼痛,但撕裂的软骨漂浮于关节腔内,被牵来拽去,会产生许多碎屑,引发无菌性炎症,从而招致疼痛、肿胀等症状。平整创缘,减少组织碎屑产生,炎性反应及临床症状也会随之减轻。

(3)关节镜下尺骨远端薄饼式切除:适用于尺骨正变异者;但桡尺远侧关节损坏者禁用。于关节镜下清理TFCC、韧带创缘以及增生的滑膜;透过破损的三角纤维软骨,用球锉磨除尺骨远端关节软骨及软骨下骨,厚度一般是2~3mm,不超过4mm,变正变异为负变异,可大幅度减少传经尺腕关节的轴向负荷。术后,不适症状缓解或消失,疗效甚显著。

(4)尺骨短缩:适应证与禁忌证同关节镜下尺骨远端切除,目的及效果也一样,只是手术部位在尺骨干,而非尺骨远端。前臂尺侧纵行切口,于尺骨切除一段尺骨,然后钢板螺钉固定,直至骨折愈合。切骨厚度,一般是较正变异值多1~2mm。此法操作简单,也不需要关节镜,成本低许多,但骨折愈合甚慢,常常要在3个月以上。

既往认为尺骨短缩是一个相对安全的手术,现在看不是这样:如果短缩大于2mm,或者固定时尺骨远端有成角或旋转移位,都会影响桡尺远侧关节的契合性,致接触面减小,接触压增大,有引发骨关节炎的风险。临床上,已有这样的病例报告。

(5)尺骨下段切除:适用于:①桡尺远侧关节损坏者;②年长者。于前臂尺侧做纵行切口,于中远1/3水平切除一段尺骨,长约3cm即可。术后,尺骨远端机械性阻挡作用仍在,不会引发腕骨尺侧移位。但由于缺少了支撑,尺骨远端与三角纤维软骨及月骨、三角骨也不再碰撞,尺腕关节负荷大幅度减低;与桡骨远端之间也无运动存在,因而疼痛及肿胀等不适症状会很快缓解或消失。术后无需固定,次日即可活动,也可避免因固定而引发的上肢关节僵硬,尤其是年长者。但术后不可做过多的负重活动,如单双杠运动、抬举重物、抢镐舞锤等,否则会有肱桡关节脱位之虞。

手术时,还有几点需要注意:①尺骨断于何处,以其近端不与肌腱接触为准,以免术后相互摩擦,致肌腱断裂;②切骨前,先要环形切开骨膜并向被切除骨段剥离,于骨质裸露区切骨,将二者一并切除,以减少术后骨膜下成骨赘的概率;③近侧断端尺背侧部需要切除,使之成一斜面,即近端断面与骨干尺背侧面靠斜面移行,之间没有成角,以减少术后近端尺背侧断缘切割软组织的风险。

七、腕 骨 联 合

腕骨联合(carpal coalition),是腕骨分化障碍所致的一种先天性畸形,或为系统发育障碍的一部分,与人体其他部位畸形一同发生,或是一种孤立的变异,单独存在于人体之中;有时,可致腕骨不稳定,尺骨撞击综合征及尺神经卡压。

(一)病因

正常发育者,大约在胚胎第5周,位于腕骨发生部位的间充质细胞开始增生,形成透明软骨。后者,形状与永久骨相同,称软骨雏形;以后,它们会逐渐骨化,形成腕骨。在软骨雏形骨化的同时,其周围的间充质细胞会逐渐吸收消散,使相邻软骨之间出现裂隙,并由此形成腕骨间关节。

若有某种原因致软骨雏形之间细胞吸收障碍,不能形成骨间关节或是形成不全,相邻软骨依然连接成一体,那么日后就会骨化成一个巨大的腕骨联合体。也就是说,腕骨联合是软骨分化失败或不全,多个腕骨骨化中心相互融合的结果。这一点在胚胎解剖学、婴幼儿 X 线平片追踪影像学研究中得到了证实,并为大多数学者所接受。

除了上述缘故之外,可能还有其他原因导致腕骨联合,因为临床上,经常见到不构成关节的豌豆骨与钩骨联合在一起。这显然无法用腕骨分化障碍的理论来解释。豆钩骨联合,病理过程如何,目前还一无所知。

(二) 临床表现、诊断和治疗

既往论述腕骨联合,常有学者称其为先天性腕骨融合(fusion)。O'Rahilly、Cockshott 等人提出,融合的含义是指原本分离的物体变成了一体,与腕骨联合源于软骨分化障碍、骨间关节不能形成或形成不全的本质不符。后来,联合(coalition/synostosis)一词逐渐流行了起来。

腕骨联合发生率目前还无准确的统计;但种族差异极显著,黑人明显高于白人和其他有色人种。

腕骨联合见于腕关节各处腕骨,形式多样。源于系统发育障碍者,联合常常跨越腕中关节,累及多块腕骨,如舟月头状骨联合;关节运动受限明显。单独发生者,常为两块相邻腕骨联合,并位于同一腕骨排内,不跨越腕中关节,如月三角骨联合、头钩骨联合等。后者,如下几种类型最常见:

1. 月三角骨联合　最常见。由 Sandifort 在 1779 年最先描述(图 7-80)。

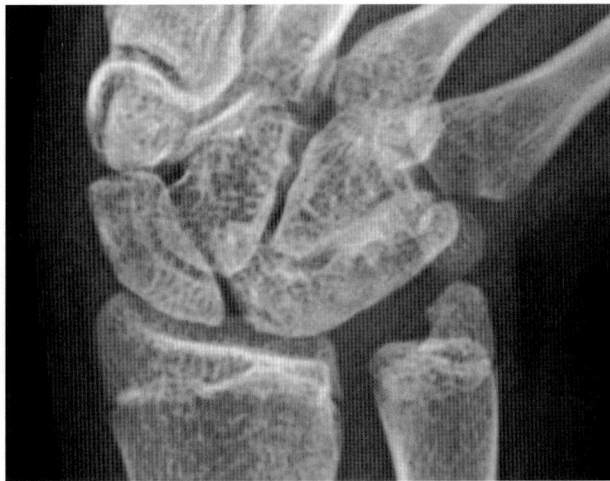

图 7-80　月三角骨联合

多是双侧发生,以女性居多,女:男 = 2:1。据其 X 线平片表现,可分三型(图 7-81):

(1) 完全性联合:月三角骨浑然一体,其间无缝隙。

(2) 不全性联合:月三角骨有联合,但不全,其间有缝隙,或深或浅,称切迹。它位于联合部的远侧或近侧,由残存的关节腔和关节软骨所组成,或者仅由发育不良的关节软骨所构成。前者,宽度接近正常的骨间关节间隙;后者,则窄于正常关节间隙。

(3) 假关节性联合:平片上月三角骨无联合,相对面欠光滑,间隙窄于正常关节间隙,形同假关节。有时,月三角骨相对面不平行,宽的部分有如正常关节间隙,窄的部分,骨面粗糙,软骨

下骨有囊变区,体积不大,但有数个。此联合属软骨联合,间隙为一层发育不良的关节软骨所构成。囊变区,由残留的滑膜间充质液化所致或是关节退行性变的结果。

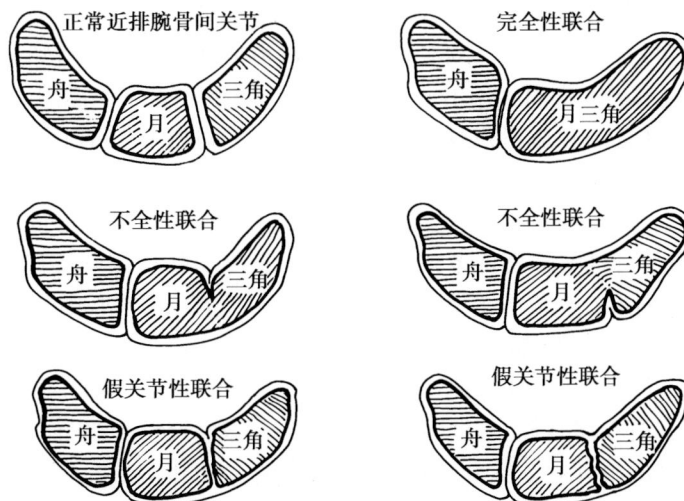

图 7-81　月三角骨联合有三种类型

联合完全与否,与分化障碍轻重相关;障碍越重,联合越完全。前二者,一般没有临床症状,关节外观及运动正常;后者,常有关节尺侧疼痛,原因可能在于软骨联合不像骨联合那样,能长久地承受剪力和轴向负荷的作用。

假关节性联合,X线平片表现,有时很难与尺骨撞击综合征相相区别。但它多是双侧存在,缺少明确的外伤史,三角骨轮廓及长度都大于正常者;后者,月三角关节间隙不会窄于正常,尺骨正变异。

有症状者,可行月三角关节融合,变软骨联合为骨性联合。但要注意尺骨变异,正变异者还需做尺骨短缩或尺骨远端薄饼式切除等手术才行。

2. 头钩骨联合 由 Bogart 在 1932 年最先报告。发生率在 0.34% ~0.74% 之间;有种族差异,单侧多于双侧,但无明显的性别差异。联合也有完全和不全之分,切迹多位于联合部的远侧。有时,头钩骨联合可合并指短伸肌畸形——掌骨背侧皮下有隆起,手指背伸会变硬,手术屈曲而变软。

远排腕骨连接紧密,其间无明显活动,是一个功能整体。因而,头钩骨联合对关节运动和负荷传导几无影响。目前,尚无引发临床症状的病例。

3. 豆钩骨联合 1959 年首先由 Cockshott 描述。分假关节性、完全性联合两类。前者,豌豆骨与钩骨钩相对成关节,但间隙窄于正常骨间关节;后者,两骨联合成一体。无论是那种联合,豌豆骨体积都明显增大,并向钩骨的钩部延展。

体检可见小鱼际部饱满,可触及增大的豌豆骨。有时,小鱼际部有疼痛和压痛;小指及环指尺侧半皮肤有感觉异常,系豆骨凸向 Guyon 管、卡压尺神经的缘故。

有症状者,可做豌豆骨和钩骨钩切除。

八、缺血性月骨坏死

缺血性月骨坏死,是一种以月骨碎裂、进行性塌陷为主要表现的腕关节疾患,由 Peste 在 1843 年最先报道。当时,还没有发现 X 线,见到的只是解剖标本,他认为月骨塌陷系骨折所致。1910 年 Kienbock 曾对月骨坏死的临床及 X 线表现有过系统的描述。因而,后人又称此病为 Kienbock 病。

缺血性月骨坏死,有多种称谓,如月骨软化、月骨无菌性坏死、月骨骨软骨炎、月骨慢性骨炎等。在缺血坏死的本质被确认之后,缺血性月骨坏死和 Kienbock 病就成了最常使用的名称了。

(一) 解剖

月骨位于近排腕骨的中央,远、近侧面与桡、尺侧面均为关节面,边缘虽有韧带附着,但无血管入骨;掌、背侧面为皮质骨,既有韧带附着也有滋养血管入骨。月骨滋养血管分骨外、骨内两大体系:

1. 骨外血管 月骨掌、背侧均有滋养血管;前者源自桡、尺动脉分支与骨间前动脉掌侧支组成的动脉网,后者来自桡动脉分支与骨间前动脉背侧支组成的腕背动脉网;通常是 1~3 支,行于关节囊外或其内,由无关节软骨覆盖的掌、背侧极入骨,然后吻合并分支,供血至整个月骨。

有时,一侧滋养血管缺如,月骨全靠另一侧血管供血。Gelberman、Panagis 等人的研究显示,缺如,仅限于月骨背侧血管,发生率在 8% ~20% 之间。但 Lee 则报告,无论背侧还是掌侧滋养血管,均有缺如的可能。

理论上,骨外血管损伤,月骨必有血液供应障碍,尤其是一侧血管缺如者;障碍轻,月骨存活依旧;障碍重,坏死也许就随之而来了。

2. 骨内血管 月骨掌、背侧滋养动脉入骨之后,通常先是相互吻合,然后再逐级分支,供血至各个部位。Gelberman 的研究显示,动脉于月骨内的吻合形式有三:①掌、背侧动脉均在 2 支以上,吻合形同字母 X,发生率是 10%;②动脉一侧多,一侧少——仅为 1 支,成 Y 形吻合,占 59%;③I 形吻合,掌、背侧动脉各为 1 支,发生率为 31%。吻合,多是在月骨的远侧部,然后分支至月骨近侧部。

一侧动脉缺如,仅靠另一侧动脉供血的月骨,无上述吻合,是由入骨动脉直接分支至整个月骨。Lee 的研究显示,8% 的月骨虽掌、背侧滋养动脉健全,但却无骨内吻合,而是各自分支供血至周围。

与远侧部相比,月骨近侧部由骨内动脉分支逆行供血,是骨内的相对缺血区;骨内动脉分支损伤,它有可能率先出现缺血或坏死,尤其是当骨内动脉无吻合或出 I 形吻合时。

月骨近端为凸状关节面,分别与桡骨远端月骨窝、三角纤维软骨成关节。通常,桡侧半与桡骨相对,尺侧半与三角纤维软骨相接触。

(二) 病因

作为一个独立存在的临床病症,此病虽然有百余年的历史,放射学和组织病理学检查也均证实缺血性坏死为其本质,但病因却一直不明。文献中经常提及的病因学说,有如下几种:

1. 动脉供血障碍 有多种原因,如创伤、动脉炎

(1) 创伤:最常见,有急性和慢性两种形式。前者,如月骨骨折、脱位,韧带断裂等;后者,有腕骨尺侧移位、月骨慢性疲劳性骨折等。无论急性还是慢性创伤,都有可能损伤骨外、骨内血管,致月骨缺血,甚至是坏死,尤其是一侧血管缺如者。

包括 Peste 在内的许多学者都认为,坏死多由急性创伤所致。但统计数据却显示,坏死者大多都无明确的外伤史;有外伤者,包括脱位复位者,坏死发生率并不高。

Kienbock 认为,月骨坏死源于关节慢性创伤,即间断发生的扭伤、挫伤和半脱位,所导致的韧带及血管损伤。Stahl 也认为,慢性疲劳性骨折,可使那些血液供应原本就有障碍的月骨发生坏死。

一些学者说,月骨骨折,骨内动脉损伤,血液循环障碍,可致月骨坏死。但另一些学者则认为,单次急性骨折,骨内血管破坏范围有限,难于引发坏死;慢性疲劳性骨折,骨内血管损伤重而且范围广,才是引发坏死的元凶。依据之一,就是长期使用振动工具者,较常人更易罹患缺血性月骨坏死。但 20 世纪 50 ~ 70 年代,国内学者曾对长期使用振动工具者做过数次调查,均未见月骨骨折和缺血坏死者。还有一些学者认为,慢性疲劳性骨折,可能与尺骨负变异和月骨形态变异有关。

(2) 尺骨负变异:1928 年 Hulten 指出,在腕关节 X 线正位平片上,尺、桡骨远端相对长度有明显的个体差异,尺骨长于或短于桡骨,或与之等长。他称之为尺骨变异——短于桡骨为负变异,长于桡骨为正变异,等长为零变异。Hulten 比较了 23 侧月骨坏死腕和 400 侧正常腕的 X 线平片,发现前者尺骨负变异率为 78%(负变值≥2mm 者占 61%),后者为 23%,差异显著;因此他认为,尺骨负变异者,尺、桡骨远端关节面不平齐、成台阶状,月骨尺、桡两侧受力不均匀,易于出现疲劳性压缩骨折,损伤骨内血管,引发缺血性坏死。Hulten 的观点日后得到许多学者的支持,据此观点设计的桡骨短缩术、尺骨延长术也取得了较好的治疗效果。Mirabello(1987)也持月骨坏死与尺骨负变异有关的立场,但他的研究却显示,坏死者的发病年龄、月骨塌陷程度与尺骨负变异值没有相关性;因此他认为,尺骨负变异可能是月骨血液供应系统不健全的标志,而非月骨受力不均匀的起因。因为,尺骨负变异的作用真是机械性的,那么负变异值越大,月骨发生坏死的时间就越早,塌陷和碎裂的程度应越重才对,而 Mirabello 的研究没有见到这种相关性。

Hulten 的论文发表 50 多年之后,人们发现尺骨变异有许多影响因素,如投照体位、握力、年龄以及坏死病程等,若不加以控制,会影响研究的准确性。在此之后,研究者们开始采用 Palmer、Epner 等人在 1982 年提出的标准正、侧位投照(请参阅尺骨撞击综合征),并对其他影响因素加以控制,以提高研究的可靠性,可结果还是不尽一致。这里将相关研究结果罗列于下,供读者参考。

1984 年 Palmer 发现,尺骨延长 2.5mm,由其承受的纵向负荷比由 20% 升至 42%,桡月关节压力下降,尺月关节压力上升;尺骨短缩 2.5mm,其纵向负荷比由 20% 降至 4%,桡月关节压力上升,尺月关节压力下降。也就是说,微小的尺骨变异就可引发巨大的月骨负荷变动。其他学者也证实,短缩桡骨或延长尺骨可明显减少月骨的负荷。从临床应用来看,桡骨短缩和尺骨延长对缓解疼痛、提高握力和关节运动幅度、阻止坏死发展均有明显效果。术后,部分月骨的硬化度下降,骨折愈合。这些都间接地反映压力与月骨坏死之间的确存在某种联系。

1990 年 Chen 标准正位投照 1000 侧正常腕(男 527 侧,女 473 侧;右 521 侧,左 479 侧)、18 侧月骨坏死腕(男 14 侧,女 4 侧),前者变异均值是 0.313±1.274mm,后者是 -1.22±1.944mm;前者负变异率是 19%,后者是 78%(负变值≥2mm 者占 56%),差异显著。2000 年 Chen 在向 Bonzar 提问时说,坏死腕增加到 45 侧后,变异均值是 -1.24±1.087,仍与常人差异显著。他们支持 Hulten 的观点,即尺骨负变异者易于发生月骨缺血性坏死。

1998 年 Bonzar 标准正位投照 44 侧坏死腕(男 18 侧,女 26 侧;中位年龄 31 岁(17 ~ 74 岁);Ⅰ期坏死 5 侧,Ⅱ期坏死 13 侧,Ⅲ期坏死 26 侧);99 侧正常腕(男 68 侧,女 31 侧;中位年龄 40 岁(12 ~ 79 岁)发现:①二

者年龄分布曲线相同;②二者变异与性别无关,但与年龄呈正相关,即年龄大变异值也大;③前者变异均值是-2.9mm,后者是-0.7mm,差异极显著。他们也认为,月骨负变异与月骨坏死有关联。Bonzar 的研究显示,变异与年龄呈正相关,即变异值随年龄增长而增大。这与 Nakamura、Sanderson、D'Hoore 及西山等人的研究结果是一致的。可 Bonzar 坏死腕的 20～29 岁分组较正常腕多 1/3,≥60 岁分组似乎又少 3/4,这样一来,不知是否会使坏死腕的变异值偏负,正常腕偏正,从而影响研究的结果。

1986 年 Kristensen 追访 47 侧保守治疗的坏死腕,标准体位投照,比较治疗前、后尺骨变异,同时还与 100 侧正常腕比,发现随病变发展尺骨变异均值下降,负变异率增高,认为是桡骨远端关节面尺侧缘软骨下骨增生所致。去除增生者,坏死腕与健侧腕、正常腕变异均值之间,统计学上无显著性差异。因此他们认为,坏死多见尺骨负变异,是桡骨远端关节面受损、尺侧缘骨质增生所致,而非坏死的诱因。

1987 年 Nathan 报告,一名 29 岁肉类品包装女工,双侧尺骨负变异——右侧-2mm,左侧-13mm,系幼年外伤所致。工作 12 年之久,未见月骨有缺血坏死迹象。因此,Nathan 认为,显著的尺骨负变异未必就一定出现月骨缺血坏死,二者无必然的联系。

20 世纪 90 年代,Nakamura、Tsunoda 和 Tsuge 等人分别做标准体位投照,先是 41 侧坏死腕与 325 侧正常腕比较,后是 30 对患、健腕比较,以后又在确定正常男性尺骨变异无手别差异并在年龄匹配的基础之上,比较了 41 侧男性坏死腕和 66 侧男性正常腕,均没有见到尺骨变异均值之间有显著性差异。由此,他们认为尺骨负变异不是导致月骨缺血坏死的重要原因。

1992 年 Matsushita 随访 10 例桡骨短缩,平均 25 个月,发现术后疼痛、乏力、运动受限等症状多有缓解,月骨囊变与塌陷好转、无变化和加剧者各占 1/3;上述结果,与桡骨远端月骨窝关节面尺偏角的变化有关——好转者大于 12°,加剧者小于 12°,与尺骨负变异矫正程度无关联;增加桡骨远端关节面尺偏角,同样可以减低月骨负荷。也就是说,桡骨短缩疗效好坏,与尺骨负变异矫正与否无关联。

1994 年,D'Hoor 在年龄、性别匹配的前提下做标准体位投照,比较 125 侧正常腕和 52 侧坏死腕,无论变异均值还是负变异率,均未见有显著性差异。作者不认为月骨坏死与尺骨负变异有关联。同年,Weiss 说 D'Hoor 的统计有误,P 值取的是 0.06,不是 0.05,结论不可信。

1997 年,我们在年龄、性别和手别匹配,病程不超过Ⅲ期,受检腕不承受明显轴向负荷的前提下,利用摄影架做标准化体位投照,先是比较 31 侧坏死腕和 31 侧正常腕,后是比较 25 对患、健腕的 X 线平片,未见患腕与正常腕、患腕与健腕尺骨负变异率之间有显著性差异,不支持尺骨负变异为月骨坏死因素的观点。

2001 年,Chung 采用元分析法(meta-analysis),回顾已刊发的文献,结论是:不能拒绝尺骨负变异与月骨坏死无关联的假设。但符合元分析条件,能为其所用的文献太少了,结论有否权威性还有待肯定。

2003 年,Muramatsu 在年龄、性别匹配(男女各为一半)的前提下,标准位投照 40 侧坏死者的健腕,100 侧正常腕,前者尺骨变异均值是 0.5±1.67mm,后者是 0.56±1.76mm;前者负变异率是 22%,后者是 21%,之间无显著性差异。作者认为,负变异不是坏死的诱因。Muramatsu 用健腕替代患腕,与正常腕比较,是因为大量的研究均显示,尺骨变异没有侧别差异。

尺骨负变异与月骨缺血坏死到底有无关联,目前还无定论。在尺骨撞击综合征一节,我们曾述及前臂旋前、腕尺偏和手指强力屈曲握拳会加大变异值,即尺骨趋于正变异,也许此时所呈现的负变异才是真实的负变异,具有病理意义,即与月骨坏死相关联。事实是否如此,还需研究。

(3) 桡骨远端关节面尺偏角:是小尺偏角还是大尺偏角与缺血性月骨坏死有关联,同尺骨负变异一样,目前也是无定论。

Mir 的研究显示,月骨坏死者,桡骨远端关节面尺偏角常大于 25°,而常人不是这样。Tsumura 在 1982 年的研究显示,月骨载荷随桡骨远端关节面尺偏角减小而降低。因此,他主张:短缩桡骨治疗月骨坏死,还需楔形切骨,以减小桡骨远端关节面尺偏角。Nakamura、Tsunoda 在 1991 年和 1993 年的手术随访结果也支持这一论点。

可是 Merabello 在分析 50 侧坏死腕 X 线平片之后却发现,桡骨远端关节面尺偏角与发病年龄呈正向相关,即角度小发病也早;因此他认为,桡骨远端关节面小尺偏角者,更容易罹患月骨缺血坏死。1993 年 Tsuge 在确定 20 例正常男性双腕尺偏角无显著性差异和年龄匹配之后,做标准位投照,比较 41 侧男性坏死者的健腕和 66 侧男性正常腕,发现坏死者的健腕尺偏角明显小于正常腕,支持小尺偏角与月骨坏死有关联的论点。Matsushita 随访 10 例桡骨短缩,发现术后月骨囊变、塌陷好转、加剧与否,与桡骨远端月骨窝关节面尺偏角有关,好转者大于 12°,加剧者小于 12°。他们认为,月骨负荷于关节面会分解为与关节面垂直的压力和与关节面平行的下滑力,尺偏角大,垂直压力小,下滑力大,有利于病变向好的方面转化。Werner 的力学试验证实了这一点。

我们在年龄、性别和手别匹配、病程不超过Ⅲ期、受检腕不承受明显轴向负荷的条件下,用摄影架做标准化体位投照,先是比较 31 侧坏死腕和 31 侧正常腕,后再比较 25 对患、健腕,未见患腕与正常腕、患腕与健腕桡骨远端关节面尺偏角之间有显著性差异,不认为桡骨远端关节面尺偏角与月骨坏死有关联。2003 年 Yamane 随访 22 例桡骨楔形切骨短缩、19 例桡骨短缩,平均 38 个月,未见疗效有差别。Iwasaki 的所见,也是如此。

（4）月骨形态:1966 年 Antuna Zapico 研究了尺骨变异与月骨形态的关系,发现尺骨负变异者的月骨远、近侧关节面不平行,近侧与内侧面交角成锐角,他称之为Ⅰ型月骨;正或零变异者,月骨近侧和内侧面交角约 90°,为Ⅱ型月骨,或是月骨近侧面由两个小面组成,称Ⅲ型月骨。Antuna Zapico 说,Ⅰ型月骨骨小梁的走向不与轴向负荷平行,难于耐受压力,容易出现疲劳性压缩骨折和缺血性坏死。但是 Schuurman 在 2001 年的研究却显示,尺骨变异与月骨形态之间没有相关性。

1993 年 Tsuge、Nakamura 等人比较 41 侧男性坏死者的健腕和 66 侧男性正常腕正位平片,发现健腕月骨体积明显小于正常腕,且更向桡侧偏斜。他们认为,月骨体积小,其单位体积负载也大;越是桡偏,骨小梁与轴向负荷交角越大,也就越不耐受压力;月骨坏死可能与之有关。

2. 静脉回流障碍　有研究显示:①坏死月骨的骨内压及静脉压,均高于常人,可能是静脉回流受阻所致;②正常月骨内压,也高于周围腕骨,可能是月骨易于坏死的原因。月骨骨内压或静脉压高,会阻碍,甚至停止动脉供血,有引发骨坏死的可能。月骨内压,为何高于常人,目前还无定论。

3. 其他因素　有一些报告显示,月骨缺血性坏死与镰状红细胞贫血、酒精中毒、腕骨联合、痛风、硬皮病,以及大脑瘫所致腕屈曲畸形也有关联,但病例数不多,因此也难于确定坏死是否与之有关联。此外,在临床上,我们也经常见到类风湿性腕关节炎合并月骨缺血坏死的病例,可能是炎症侵蚀血管所致。

综上所述,缺血性月骨坏死更像是多因素作用的结果:解剖变异是诱发因素或是阻碍损伤愈合因素,创伤及炎症等是启动因素,因为发病以男性、优势手居多,而男性较女性、优势手较非优势手受伤的概率要更高一些。事实是否如此,还有待更深入的研究。

（三）临床表现和诊断

月骨坏死常在不知不觉中发病,关节出现肿疼多已是病变晚期——X 线平片检查可见月骨密度有变化。绝大多数患者没有明确的外伤史。多见于 20～40 岁的男性,约是女性的 2 倍。常是一侧发病,多累及优势手。月骨背侧肿痛,有压痛;关节乏力,握力减少,运动受限,且伴有疼痛,尤其是背伸运动时;第 3 掌骨头突出不明显,向近侧叩击,月骨区有疼痛。有时,关节背侧肿胀呈弥漫性,系反应性滑膜炎和滑膜增生所致。少数患者,合并有腕管综合征,也是关节滑膜增生所致。关节疼痛与坏死程度不平行,可先于平片异常出现。

上述症状及体征,均缺少特异性;确诊,还需放射影像学检查。其中,X 线平片摄影为首选方法。早期,平片检查无异常;晚期,可见:①月骨密度增高、骨折或碎裂、囊变、塌陷和形变;②舟骨掌屈,桡侧移位或旋转半脱位,桡舟角增大,舟月关节间隙增宽;③头状骨近侧移位;④三角骨背伸或尺侧移位;⑤月骨周围或全腕关节骨关节炎。

坏死初始阶段,月骨轮廓完整,但密度相对增高,是脂肪和骨髓细胞坏死,骨内有机成分减少、无机成分相应增多所致;以后,月骨碎裂,出现斑点状或囊状密度减低,是肉芽组织长入,死骨被消化吸收的缘故;当血管重新分布,坏死停止,新骨形成后,月骨密度呈绝对增高;再后,随着新骨塑形改建,骨密度会逐渐复原。

需要注意的是,腕骨骨折、脱位复位之后,月骨密度可有增高,为暂时性缺血所致,无需处理,5～32 个月后会自行消失。

有研究显示,承受轴向负荷时,近排腕骨屈伸方向不一致:①呈半屈曲状态的舟骨,有进一步掌屈、旋前和背侧移位的趋势;②月骨,趋向背伸、旋后和掌侧移位;③三角骨,也趋向背伸、旋后及掌侧移位。舟骨掌屈,月骨、三角骨背伸,两种应力方向相反但能量相当,经近排腕骨及骨间韧带传输可相互抵消,不引发腕骨运动。月骨坏死碎裂之后,上述平衡被打乱,舟骨掌屈,近极向桡侧和背侧移位,甚至背侧半脱位,舟月关节间隙增宽;月骨塌陷,头状骨近侧移位,进一步加重碎裂,并迫使月骨尺侧移位;三角骨背伸,向尺侧移位。如果月骨轮廓尚好,碎裂于尺侧半,那么桡侧主体就会随舟骨掌屈,X线侧位平片检查可见 VISI;碎裂于桡侧半,尺侧主体则随三角骨一同背伸,平片检查可见 DISI。一切都随月骨碎裂的部位及程度而定。

坏死早期,月骨密度正常,轮廓完整,平片检查无异常发现;可做 CT、MRI 和闪烁摄影检查。CT,用于查找隐匿性骨折;MRI,可显示桡月骨相对区域有无水肿或炎性反应,以及血液循环状况;闪烁摄影,坏死月骨可有核素浓聚。有研究显示,坏死一旦出现碎裂、塌陷,不予治疗,会进行性发展,直至关节完全破坏;给予治疗,疗效也难如人意。因此,争取早期诊断、早期治疗,就显得格外重要了。上述三种检查是获取早期诊断的有效途径。

临床高度怀疑月骨坏死,但影像学检查无异常者,可做前臂石膏托固定;3~4周后复查平片,月骨密度还是高于周围腕骨者,极有可能就是缺血坏死。

根据坏死的影像学表现,Lichtman 将缺血性月骨坏死分为四期:

Ⅰ期　平片检查无异常。体层摄影或 CT 检查可见月骨线性或压缩性骨折;线性骨折,折面多与冠状面平行。闪烁摄影检查,月骨有核素浓聚。

Ⅱ期　月骨密度增高,但体积、形状,以及与相邻骨骼的解剖关系无明显变化。后期,月骨桡侧半的高度会有所降低。

Ⅲ期　在密度增高的基础上,月骨碎裂、塌陷,侧位平片可见月骨前后径加大,头骨向近侧移位。Ⅲ期又分Ⅲa、Ⅲb二期。Ⅲa 期,腕关节高度无变化,舟骨体位依旧;Ⅲb 期,舟月关节间隙变宽,舟骨掌屈加大,头状骨近侧移位,三角骨尺侧偏移(图 7-82)。

Ⅳ期　Ⅲ期表现+骨关节炎表现:关节面粗糙、不光滑,关节间隙变窄,骨赘形成,软骨下骨硬化和囊变。

(四) 治疗

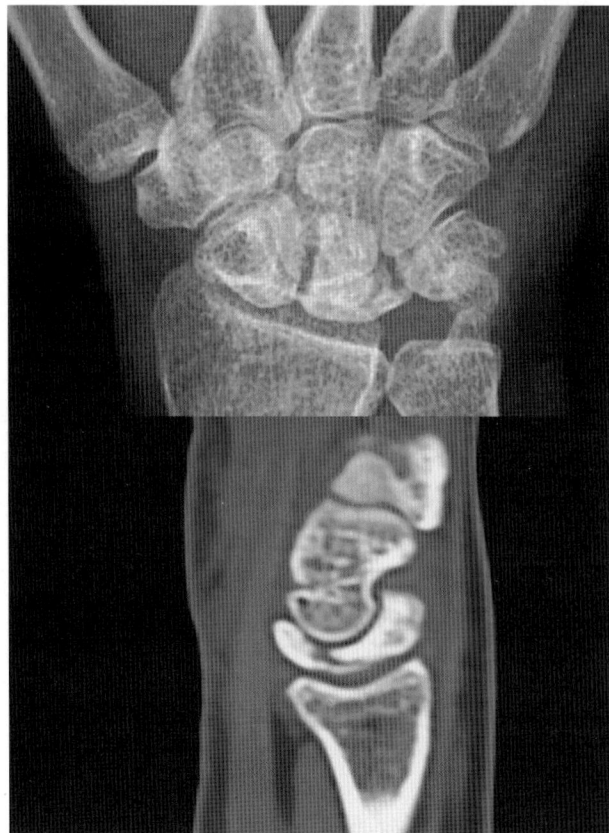

图 7-82　缺血性月骨坏死(Ⅲb 期)

治疗缺血性月骨坏死,目前还没有一种方法能说是最好的。决定治疗方案,须以术者经验、患者愿望、关节运动幅度、月骨坏死程度为依据,当然最后还要考虑手术本身的缺陷。

Lichtman 分类,极具治疗指导意义。现有治疗法案,大多都是依 Lichtman 分类来制定的。

Ⅰ期坏死　X 线平片检查无异常,因而常常被忽略,所以目前还无足够的随访病例来说明哪种治疗方法更可取。怀疑此期坏死,一般是支具或石膏托制动 12 个月,腕关节取中立位。因为有研究显示,腕关节背伸会升高月骨内压的。每季度复查 1 次 X 线平片,观察月骨密度有何变化;但不要与周围腕骨比较,因为后者会因废用性萎缩而密度减少,以免因月骨密度还是高于周围腕骨,而得出坏死继续发展的结论。

Ⅱ期坏死　治疗的目标是:减少月骨负荷,防止塌陷,重建血液循环。方法有多种。

(1) 前臂支具或石膏托固定:主要用于不能或不愿手术者。腕关节取中立位,一般是 6 个月;以后,再根据病情变化来决定是否继续固定。理论上,固定有利于损伤组织自我修复。固定之后,关节肿痛也的确会明显缓解。

为了提高疗效,有些学者提倡长期固定。但许多资料都表明,固定只可缓解症状,不能治愈坏死;外固定撤除后,月骨坏死会继续加重,不适症状也会重新出现。另有一些报告说,即使是在固定期间,月骨碎裂、塌陷也是持续进展,不会停止不前;但是临床症状并不突出,患腕还可完成一些轻微的日常活动。由此来看,固定还是有一定意义的。

(2) 带血管蒂骨移植:适用于Ⅱ期坏死。

早在20世纪60年代,就有许多学者做过血液循环重建的实验研究:将血管植入缺血坏死骨,可见血液循环重建,坏死骨吸收,新骨形成,直至骨折愈合。用于月骨坏死,则始于20世纪70年代末。1979年Horri将腕背侧动静脉移位于坏死的月骨,9例中8例骨折愈合,密度趋于正常,坏死进程停止。但我们的实验结果不佳:无论血管植入与否,成骨都落后于死骨吸收速度,缺血的兔距骨软化成一团。1983—1985年,Braun移位旋前方肌蒂桡骨瓣至月骨,随访7年,8例中的7例骨折愈合。上述方法,是否能够提供足够的循环血量,一些学者对此持怀疑态度。现在,多主张移位第4伸肌室血管蒂桡骨瓣。

第4伸肌室动脉(图7-83)在1995年被提出,很像是国内学者经常述及的骨间前动脉背侧支外侧终支:55%由骨间前动脉背侧支发出,45%来自第5伸肌室动脉——走行与骨间前动脉背侧支内侧终支相近,走行在第4伸肌室内的桡骨背面,与骨间后神经比邻,并发出滋养血管到桡骨背侧松质骨,然后与腕骨间背侧弓或桡腕背侧弓分支吻合。手术的方法是:腕关节背侧切口,打开月骨背侧极,切除坏死骨,然后于近侧切断第4伸肌室血管,以其远端为蒂,切取桡骨远端背侧骨瓣,向远侧翻转,移位于月骨内。术后,石膏托固定腕关节于中立位或轻度屈曲位;6周,拆除石膏,开始功能运动。此血管较粗,取骨量也多,且邻近月骨,操作也较简便。但还缺少大宗病例总结。

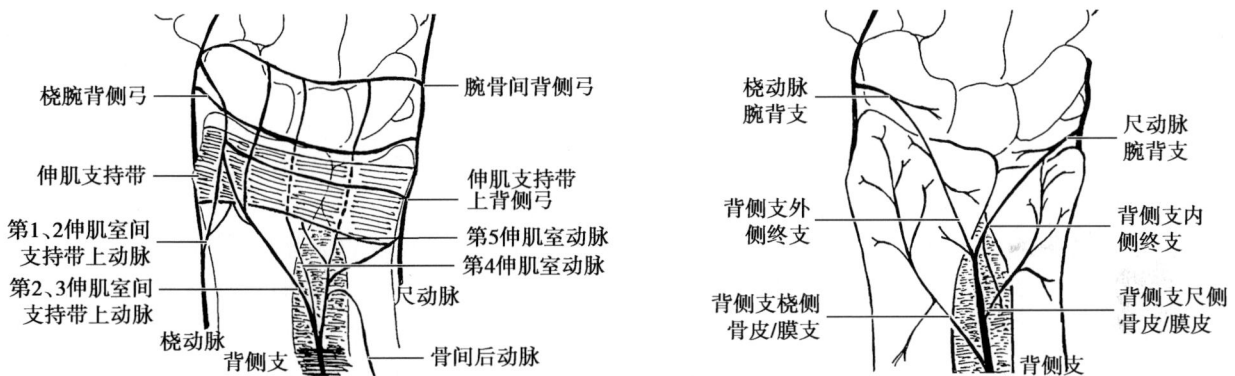

图7-83 腕关节背侧动脉称谓有所不同

(3) 桡骨短缩:由Hulten在1928年最先实施,适用于尺骨负变异者。

月骨坏死是否与尺骨负变异有关,尽管存在很大争议,但Palmer的力学实验还是显示,尺骨延长后桡月关节压力下降,尺月关节压力上升。以后,Werner又证实,桡骨短缩或尺骨延长2mm,桡腕关节负荷会减少70%,有利于月骨坏死组织修复、血液循环重建。从结果上看,桡骨短缩或尺骨延长之后,疼痛缓解、握力及关节运动幅度增加、月骨坏死速度放缓等效果显著;部分月骨硬化下降,骨折愈合。这些都提示,降低桡月关节压力有利于重建月骨血液循环。但不能恢复月骨原有轮廓,不能矫正舟骨、头状骨和三角骨的移位。

前臂桡侧或桡掌侧纵行切口,于中远1/3或干骺端切断并切除一片桡骨,然后对合折端,加压钢板螺钉内固定。骨折愈合,通常需要8～12周的时间。

桡骨片的厚度,以消除负变异,呈1～2mm正变异为标准。切除骨量少,负变异不矫正,月骨负荷下降不多,会降低疗效;过多,又有尺骨撞击综合征的风险——尺骨远端关节面明显高于桡骨,与三角纤维软骨、月骨和三角骨之间的压力增高,可致三角纤维软骨和关节软骨退变,引发关节尺侧疼痛、活动受限等临床症状。

桡、尺骨短缩或是延长,都有可能破坏桡尺远侧关节的契合性,引发骨关节炎。

(4) 桡骨楔形切骨:适用于尺骨零变异者。楔形切断桡骨,桡偏远侧折块,用钢板螺钉固定。也就是说,只减小桡骨远端关节面尺偏角,不短缩桡骨。

此法力学作用如何,还存在较大分歧:①Werner 的研究显示,桡骨远端关节面尺偏角变小,桡月关节压力增大;尺偏角变大,关节压力减少。Kam 的实验结果同上。②Watanabe 的实验结果则是,降低桡骨远端关节面尺偏角,可以降低月骨负荷。

Matsushita 随访 10 例桡骨短缩,发现月骨囊变——塌陷好转、无变化、加剧者各占 1/3,与桡骨远端月骨窝关节面尺偏角有关联:大于 12°多好转,小于 12°多加剧。他认为,加大桡骨远端关节面尺偏角,可减小桡月关节压力,有利于病变向好的方面转化。但 Nakamura、Tsunoda 等人的结论却与之相反,桡骨楔形切骨短缩,减小尺偏角,疗效优于单纯短缩。2003 年 Yamane 随访 22 例桡骨楔形切骨短缩、19 例桡骨短缩,平均 38 个月,未见疗效有差别。Iwasaki 的所见,也是如此。

尽管争议巨大,但目前持减少尺偏角的学者还是占多数,理由是术后一段时间之后,月骨和舟骨都会有一定的桡侧移位,使其与桡骨远端的接触面变大,从而减少它们之间的接触压,这些都是即时力学实验无法察觉的变化。Wada 随访 13 例楔形切骨,14 年,效果好,发现桡月关节面的确是加大了。Lamps 做楔形切骨,减少尺偏角和掌倾角度,随访 3.5 年,见到月骨有血液循环重建。

(5) 尺骨延长:是 Persson 在 1945 年提出的,适用于尺骨负变异者。与桡骨短缩相比,尺骨延长需要植骨。前臂尺侧纵行切口,切断并延长尺骨,于髂骨取骨,移植于切骨处,加压钢板螺钉内固定。有研究显示,术后骨折延迟与不愈合率是 14%,尺骨撞击综合征发生率是 8%,月骨密度无变化或改善率是 88%。

Z 形切断尺骨,然后延长固定,也可以不用植骨。

(6) 舟大小多角关节融合:Trumble、Werner 等人的研究显示,将大、小多角骨与舟骨融合,成为一个功能单位,可使舟骨承载更多的轴向负荷,并能大量减少月骨负荷,效果有如尺骨延长或桡骨短缩。此外,此法还能同时矫正舟骨桡背侧移位/旋转半脱位、头状骨近侧移位,恢复关节原有高度。手术,以舟大小多角关节为中心,做弧形切口,切除桡骨茎突,在 X 线透视机引导下矫正舟骨半脱位、舟月骨分离,但桡舟角——桡骨中轴与舟骨掌侧皮质切线之间的夹角不得小于 45°,由舟骨穿入 2 根克氏针至头状骨,暂时维持复位;用微型摆动锯切除舟大小多角关节软骨及皮质下骨,于桡骨茎突近侧或髂骨切取相应大小的骨块,嵌塞于舟大小多角骨之间,然后由大多角骨穿针至小多角骨,由大、小多角骨穿针至舟骨远端,完成固定。拔出固定舟头关节的克氏针,前臂拇指人字管型石膏固定。术后 8 周,拔针开始功能运动。

舟大小多角关节融合,是一种效果肯定的治疗方法,也是目前应用最多的部分腕关节融合术。但它也有引发桡舟关节炎之虞——术后,一是桡舟关节负荷增加,二是舟骨在腕关节桡偏时不能掌屈,与桡骨茎突摩擦增加,可致关节软骨损伤,出现骨关节炎。切除桡骨茎突,目的就是为了减少桡舟关节炎的发生概率(请参阅舟月骨分离)。另外,舟骨融合体位不大于 45°,也可减少其与桡骨茎突碰撞的力度。

(7) 舟头关节融合:手术目的同舟大小多角关节融合。腕关节背侧入路,切除关节软骨和软骨下骨,植入松质骨,由舟骨交叉穿入克氏针至头状骨,完成固定。手术疗效同舟大小多角关节融合,但操作会更简单些。舟头关节间隙与轴向负荷走行一致,承受剪力多,不愈合的风险也相对增加。融合同时,也要切除桡骨茎突,目的同上。

(8) 头钩关节融合:为了阻止头状骨近侧移位压迫月骨,1980 年 Chuinard 和 Zeman 设计了头钩关节融合术;头状骨近侧移位大于 2mm 者,还需做月骨假体置换。但是有研究显示,头钩关节融合的减压效果并不明显。因为远排腕骨韧带连接甚紧密,头状骨近侧移位是与远排腕骨一起进行的,不是单独发生的;头钩关节融合不能阻止头状骨近侧移位。

后来,Almquist 对此法做了改良:先在头状骨远端横行切除 3～4mm 厚的骨片,短缩头状骨,然后再与钩骨融合。据其报告,术后疼痛大多缓解,月骨也有血液循环重建迹象。一些力学研究也显示,术后经舟骨、三角骨传导负荷增加,月骨负荷减少。需要注意的是,头状骨短缩之后,钩骨近侧尖端可能会与月骨接触,影响手术疗效。术中见月、钩骨有接触,需做钩骨近端切除。另外,不要于近侧切断头状骨,以免损伤至头部的血管,引发缺血性坏死。

(9) 月骨周围骨间关节融合:Graner(1966)将月骨与舟骨、三角骨及头状骨融合在一起,以利月骨血液循环重建。术后,腕关节还能存留部分运动功能。

(10) 头状骨短缩:也是 Almquist 提出来的。一些研究显示,术后月头关节负荷减少 66%,舟大小多角关节负荷增长 150%。但是随着时间推移,舟骨会日渐掌屈,头状骨近侧移位,再与月骨接触,压力又会增高。

Ⅲa 期坏死

(1) 桡骨短缩/尺骨延长:适用于尺骨负变异者。

(2) 舟大小多角/舟头关节融合:即可恢复腕骨高度还可减小月骨负荷,也有利于血液循环重建。月骨无需处理。

(3) 月骨切除:是一种传统的手术方法;初始,仅是月骨切除,以后与肌腱填塞、假体置换等合用,衍生出多种术式。

月骨切除术后疼痛缓解,关节运动有改善,但关节塌陷——舟骨掌屈、桡背侧移位,头状骨近侧移位和三角骨尺侧移位还在继续。1947 年 Stahl 说此术效果不佳,对其持否定态度。自此之后,其应用报告明显减少。

(4) 月骨切除肌腱团植入:最初,Nahigian(1970)是用腕背关节囊瓣充填月骨切除遗留的空间,以阻挡头状骨近侧移位。以后,Ueba(1972)改用掌长肌腱团,获得满意效果。现在,多取指浅屈肌腱或髂胫束植入,加大植入物的体积,效果更好一些。

肌腱团虽具机械性阻挡作用,但也还是不能阻止关节继续塌陷。Kato 等学者的报告显示,月骨切除肌腱或髂胫束植入后,关节塌陷还会继续,但临床症状却无明显恶化,关节依然可以长期从事一般的日常活动,尽管腕关节 X 线平片影像很差。也就是说,月骨切除肌腱或髂胫束植入,有着不错的症状缓解效果。因而,其应用一直持续到今天。此术操作简单,关节运动损失小,症状缓解时间长,是一种值得推荐的治疗方法;当然,它也仅适用于Ⅲa 期坏死。

最近,一些学者主张,切开之后,先用外固定架撑大桡、头骨间距,然后植入髂胫束团,充满整个空间;4～6 周之后,再撤除外固定架活动。期望用加大植入物体积的方法,来获取更大的机械性阻挡作用。也有学者用自体骨膜包裹移植肌腱并加入 BMP,利用骨化获取更大的抗压能力。

(5) 月骨切除豌豆骨移位:Erbs 和 Bohm(1984)移位带血管蒂的豌豆骨,替代被切除的月骨,共 14 例;术后,50% 疼痛消失,或仅在应力状态下有疼痛。Eckardt(1984)的结论与之相同。以后有学者报告,移位后豌豆骨会有萎缩和塌陷,可能是过载所致;可做舟大小多角关节融合预防之。

豌豆骨虽有血液供应,但体积小于月骨,替代月骨支撑头状骨难免不过载;出现缺血坏死,也是可以理解的。

(6) 月骨切除假体置换:20 世纪 40 年代末,有学者用金属假体、丙烯酸酯假体替换坏死的月骨,以后 Swanson(1970)设计并制造了硅胶假体。后者,富有弹性,既有机械性阻挡头状骨近侧移位的作用——优于上述生物材料,还能适应腕关节各个方向的运动。手术之后,康复迅速,患者大多都能恢复原工作。因而,月骨切除硅胶假体植入是 20 世纪 80 年代治疗缺血性月骨坏死最常用的方法之一。但是随着应用的普及,假体碎裂、脱位,其机械性阻挡作用随时间推移而不断下降等缺点也逐渐显露了出来;最严重的并发症,是假体磨损颗粒可引发硅胶性滑膜炎、关节旁囊肿等,导致手术彻底失效。现在,已很少有人再使用硅胶假体了。

有研究显示,手指屈曲握拳时,硅胶假体被压缩;手指放松后,它又能恢复原状,性能类似真骨。这是其他材质假体所不具备的优点——肌腱团复原速度慢,难于有效地消除头状骨蚕食性的近侧移位;金属假体不能被压缩,常常会损伤与之接触的腕骨。硅胶假体风靡过去,看来也是有一定道理的。

Ⅲb 期坏死

(1) 舟大小多角关节融合:可恢复原有腕骨高度,保留关节部分活动。月骨碎裂轻,可以不用处理;碎裂重,做切除,然后植入指浅屈肌腱团。

(2) 舟头关节融合:指征及月骨处理同上。但操作相对简单,较常用。

(3) 月骨切除周围骨间关节融合:与治疗Ⅱ期坏死不同,需要切除月骨,然后在头状骨远侧区切骨,保留软组织附着,将头部推向近侧,与桡骨远端月骨窝成关节;接着,切除腕中关节软骨,于髂骨切取骨块,移植于头状骨头、体之间,将八块腕骨融合成一体。术后,由于保留了桡腕关节,腕关节还会存留部分运动功能。有学者只做头状骨延长植骨,不做周围腕骨间关节融合,也获得了很好的疗效。

Ⅳ期坏死　月骨周围或全腕关节软骨有破坏,已经无法修复,只能做些补救性治疗了。

(1) 近排腕骨切除:桡骨远端月骨窝关节面、头状骨近侧关节面损坏者禁用。术后,腕关节存留运动不及正常一半。

（2）月骨切除周围骨间关节融合：适用于桡舟关节完好者。

（3）腕关节融合：术后关节活动丧失，但疼痛也随之消失。

（4）腕关节神经支切断：以骨间后神经终支为主，再加骨间前神经终支、尺神经和正中神经的关节支，可缓解疼痛，延后关节融合的手术时间。

腕关节背侧直行或弧形切口，于伸肌支持带近侧显露骨间后神经终支，将其切除一段即可。其他神经，可依此处理。

第六节　腕部骨、关节损伤并发症

一、舟骨骨折不愈合

腕骨骨折不愈合，集中表现在舟骨骨折上，其他腕骨甚少见。这里仅论述舟骨骨折不愈合。

（一）病因

掌、指骨骨折不愈合，多与治疗延后或无效有关；可舟骨不然，原因是多方面的。

1. 外在因素　包括治疗延后、固定效弱、固定失效等。

（1）治疗延后：正如舟骨骨折一节所述：损伤时限长于 4 周者，为陈旧骨折；反之，为新鲜骨折；前者愈合能力，明显弱于后者。就腰部及近侧骨折来说，伤后未治疗的时限越长，其自然愈合的可能性就越小。治疗延后，多见于隐匿性骨折，或因临床症状轻微、未能及时就医所致。

（2）固定效弱：包括石膏软化或松动，克氏针数少于 2 根，锚固折块的螺纹少于 4 圈等。前者，多见于疏于复查者；后者，多与术者经验不足有关。复位固定之后，折端对合不紧密，也是不愈合的一个诱因。

（3）固定失效/拆除过早：克氏针折断或螺钉松动，时有发生，多与折块骨质吸收、术后活动不当有关。

前面说过，舟骨骨折愈合，临床上看不到骨痂，也无再塑形的表现；判断愈合，主要依据固定时限、医者经验及折线消失。其中，前二者，常常起主要作用。也就是说，确认骨折愈合与否，主观成分更多一些。在此种情形之下，内、外固定物拆除过早，是一个很容易就发生的"错误"。一般来说，认为骨折愈合之后，最好是：①保护性外固定 1 个月，即睡眠和户外活动时继续用石膏或支具固定，避免外力作用，在安全的环境中拆下，关节功能运动，不负重；②1 个月后复查 X 线平片或 CT，确认无折线，再彻底去除外固定，恢复正常活动。此举，可减少假性愈合带来的危害，即骨折不愈合。

舟骨骨折愈合所需时间较长。克氏针尾留置于皮外，尤其是在炎热季节，容易出现针道感染。药物控制困难时，常常要提前拔出克氏针，以防感染扩散。之后，尽管采用了外固定，但不愈合还是时有发生。因此，用克氏针固定者，针尾还是埋藏在皮下为好。要知道，与不愈合相比，二次手术取针的危害就小多了。

2. 内在因素　主要与舟骨血管解剖及骨折特点相关。

（1）近侧折块缺血：舟骨表面 80% 为关节软骨，只有远侧结节和腰部背外侧面有韧带附着，滋养血管由此进入。舟骨近侧 70% ~80% 的血液由腰部入骨的血管供应，远侧 20% ~30% 由结节入骨的血管滋养；在骨内，两滋养血管的分支少有交通。舟骨近极，虽有韧带附着，如桡舟月韧带和舟月骨间韧带，但是没有滋养血管进入，完全靠腰部入骨血管的分支逆行供血。折于滋养血管入骨近侧者，于骨内向近极延展的血管分支必有损伤，或断裂或撕裂，近侧折块呈缺血状态，是致骨折延迟愈合/不愈合/近极缺血坏死的主要原因之一。

（2）骨折不稳定：侧方/分离移位大于 1mm 者，桡向/背向成角移位者，合并周围骨骼损伤者，以及粉碎或近极骨折，均属不稳定性骨折，非手术治疗的结果不如稳定骨折，提示前者的愈合能力差。愈合能力差，一说是折端对合不紧密所致，一说是折端有软组织嵌塞的缘故。

（二）分类

舟骨骨折不愈合，形式多样。按 Herbert 所说，不愈合为 D 型骨折，分四个亚型（见图 7-54）：

D1 型：稳定的、纤维连接性骨折（fibrous union）。多见于保守治疗之后，折端相对稳定，少有移位，但折端硬化，还可有囊变，有进步恶化成假关节性骨折的可能，治疗首选切开复位植骨，或再加上内固定。

D2 型：不稳定的、假关节病性骨折（pseudo-arthrosis）。属不稳定骨折：骨折背向成角移位，月骨过度背伸，呈 DISI；折端萎缩或肥大、骨质硬化、髓腔封闭、间距增宽或相互接触成假关节，且随关节体位变换而变化；折端邻近区域有囊变。间或，有创伤性关节炎表现。治疗首选切开复位植骨内固定。

D3 型：近侧折块硬化、假关节病性骨折（sclerotic pseudo-arthrosis）。有 D2 表现，再加近侧折块硬化、萎缩。但 MRI 检查提示近侧折块有血循环。

D4 型：近侧折块缺血坏死、假关节病性骨折（avascular necrosis）。表现同 D3，但 MRI 检查提示近侧折块坏死。治疗，以切开复位带蒂或吻合血管骨移植及内固定为佳。

从治疗角度考虑，Slade 和 Geissler 将不愈合分为六型：

Ⅰ型：损伤时限大于 4 周才被诊断的骨折。应做牢固的内固定。

Ⅱ型：纤维愈合性骨折；看似稳定，但不能抵御折弯和扭转应力。做牢固内固定。

Ⅲ型：折块对线好，硬化极轻微，间隙小于 1mm。牢固内固定。

Ⅳ型：折端囊变、硬化，间隙在 1～5mm 之间。切开植骨内固定。

Ⅴ型：假关节和（或）有畸形的不愈合，间隙大于 5mm。切开植骨内固定。植骨应当是结构骨（structural bone grafting）。

Ⅵ型：并发腕关节炎的不愈合。以补救为主，方法依关节炎程度而定。

（三）临床表现及诊断

腕关节桡侧疼痛和压痛，运动受限，握力下降。X 线平片或 CT 检查，可见远侧折块掌屈，近侧折块背伸，骨折背向成角移位，月骨过度背伸，呈 DISI；折端萎缩或肥大，骨质硬化，髓腔封闭，间距增宽或相互接触成假关节，邻近骨有囊变；桡骨茎突增生，茎突舟骨关节炎，或舟头关节炎等，系折端与桡骨茎突相互摩擦所致。

诊断不愈合，损伤时限大于 4 周固然是依据之一，但上述影像学表现才更具诊断力。

三维 CT 检查，可用来判断折端缺损、骨折移位及月骨背伸程度，并可用来设计植骨形状。于 CT 判断桡月角，取桡、月骨矢状面影像；判断舟骨缺损、移位及植骨量，取舟骨矢面及冠面影像（图 7-84）。CT 诊断成角移位，除了两侧比较之外，目前还缺少更准确的定量指标，依然是以定性为主（请参阅舟骨骨折畸形愈合）。

MRI 检查，主要用来诊断韧带损伤及折块缺血坏死。判断缺血坏死，还可于术中切除硬化骨后查看折面渗血与否及量的多少。Green 说，折面渗血，气囊止血带放松与否，结果都是一样的。但从临床应用来看，放松止血带，渗血会更显著，但四周要敷好纱布，以防周围渗血流入，影响判断。

不愈合时间越长，折端与桡骨茎突摩擦越重，骨关节炎的发生率就越高，而且是进行性发展：先是茎突舟关节炎（Ⅰ期），后是整个桡舟关节（Ⅱ期），再后是舟头关节、月头关节（Ⅲ期），最后是全腕关节（Ⅳ期）（不包括桡月关节）。Watson 谓之进行性舟骨骨折不愈合性塌陷（scaphoid nonunion advanced collapse，SNAC）。

（四）治疗

舟骨骨折不愈合如不予处理，很难改善或停止不前；绝大多数都是不断恶化，直至关节运动功能丧失。治疗，首选切开复位植骨内固定。于舟骨植骨，方式有三：游离骨移植（nonvascularized bone grafting）、带蒂骨移位（vascularized pedicled bone grafting）和吻合血管的骨移植（free vascularized bone grafting）。坏死性不愈合，最好取后两种方式。

游离骨移植，始于 1928 年，为 Adams 最先使用。起初，植骨做成栓状，自舟骨远端沿预先钻好的孔洞插入，效果欠佳，愈合率低于 60%。1937 年 Matti 取背侧入路，清除折端硬化骨，扩大髓腔，植入松质骨条，效果满意。1956 年 Russe 依照 Mutti 方法，经掌侧入路植骨，也获得成功。目前，植骨多取掌侧入路。无论 Russe 本人还是后来人，都认为：游离骨移植，无效于坏死性不愈合。

带蒂骨瓣移位，始于 1965 年：Roy-Camille 以拇短展肌为蒂，将舟骨结节移位于不愈合的折端，获得了成功。1983 年，Braun 移位的是带旋前方肌蒂的桡骨瓣。1986 年，Shi 以腕关节桡侧筋膜为蒂，切取桡骨茎突瓣，治疗舟骨骨折不愈合也获得了成功。以后，虽又出现多种桡骨瓣和尺骨瓣，但目前还是桡骨茎突瓣最常用。后来研究发现，桡骨茎突由桡动脉茎突返支滋养。因此，其称谓应是带桡动脉茎突返支蒂桡骨瓣，或第1、2 伸肌室间支持带浅动脉蒂桡骨瓣（图 7-83、图 7-85）。

吻合血管骨移植，应用甚少。1987 年 Pechlaner 吻合血管髂骨瓣移植，2000 年 Doi 吻合血管股骨内侧髁

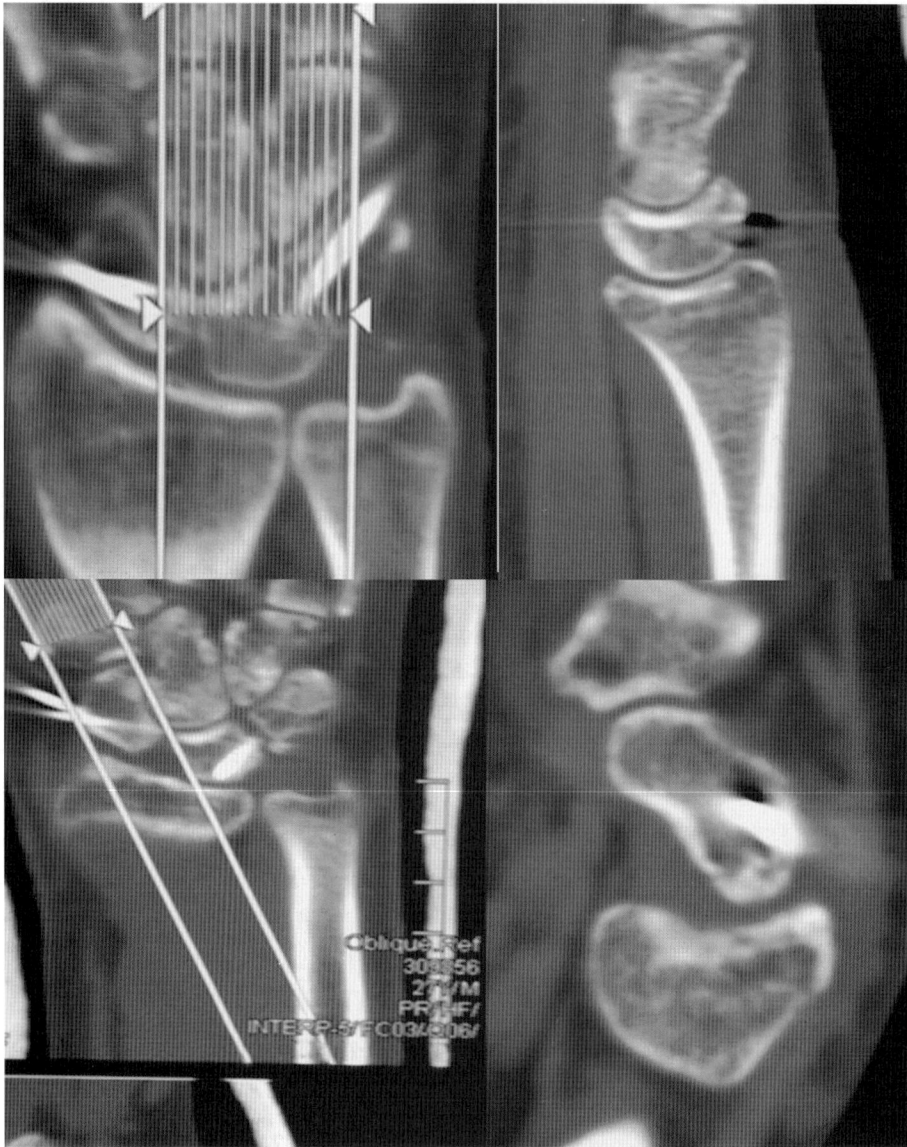

图 7-84 于 CT 判断桡月角,取桡、月骨矢状面影像;看骨折移位及缺损,
取舟骨矢面影像

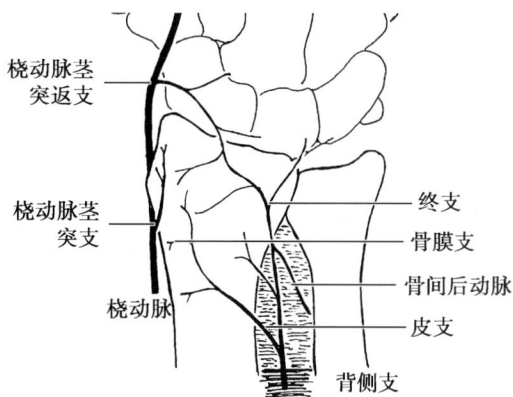

图 7-85 桡动脉茎突返支

瓣移植,治疗坏死性不愈合均获得成功。

带(血管)蒂、吻合血管骨移植,疗效等同,优于游离骨移植已是共识,但于坏死性不愈合的疗效,还结论不一。这里再赘述一二:

1. Sunagawa 和 Bishop(2000)的研究显示,植骨治疗犬的近极坏死性舟骨骨折不愈合,带蒂骨移植的愈合率(73%)、近极血液循环重建和成骨等均优于游离移植;后者,愈合率是零。术中及术后长时间的追踪观察显示,带蒂骨移植,其内一直存在着独立循环的血流。Sunagawa 认为,就坏死性舟骨骨折不愈合而言,有血供植骨优于无血供者。2002 年,Merrell 所做文献定量元分析(Quantitative meta-analysis of the literature)也显示,治疗坏死性舟骨骨折不愈合,游离骨移植愈合率是 47%,带蒂骨移植是 88%,后者优于前者。原因可能在于:

①无需爬行替代,骨折愈合时间较前者短;②有助于缺血坏死骨重建血运和成骨。

2. Boyer(1998)带蒂骨移位 10 例近极坏死性不愈合,愈合率是 60%。无效者,共 4 例(40%),先前均有游离植骨失败经历。Boyer 认为,对带蒂骨移植来说,先前失败的游离骨移植,可能是一个不利的因素。

3. Straw(2002)带蒂骨移位治疗 22 例长期不愈合,愈合率只有 27%。其中,近极坏死 16 例,愈合率只有 12.5%。Straw 认为,带蒂骨移位对近极坏死者无效。但 Moran 和 Shin(2007)表示反对,认为 Straw 结果不佳,与其固定仅用 1 根克氏针,不论骨折愈合与否,到 8 周就拔的治疗方案有关。

4. Chang 和 Bishop(2006)报告 48 例带蒂骨移位,总愈合率是 71%,时间是 8~40 周,平均 15.6 周;近极有血供者,愈合率是 91%,时间是 8~40 周,平均 14 周;无血供者,愈合率是 50%,时间是 8~30 周,平均 18 周。由此来看,带蒂骨移位,对坏死性不愈合而言,愈合率的确不是很高。

5. Tambe(2006)带蒂骨移位 11 例难治性不愈合(recalcitrant non-unions),包括游离骨移植失败者、近极坏死者及驼背畸形者,愈合率只到 54%。Tambl 认为,前人报告带蒂骨移位坏死性不愈合,愈合率甚高,可能与术前未用 MRI、术中未用针刺试验确认近极血供状况有关,即所谓的坏死者中混杂着假性坏死,并非都是真坏死。而 Tambl 的坏死都是术前经 MRI、术中经针刺试验确认过的,不存在假坏死。其结果也许能代表带蒂骨移植的真实疗效。但 Malizos 对 Tambe 的论述持反对意见:2007 年他带蒂骨移植 30 例不愈合,均获愈合,时间 7~12 周,平均 8.8 周。其中,9 例坏死性不愈合——术中针刺试验均提示坏死,4 例有术前 MRI,提示也是坏死,术后骨折均愈合,近极血运也得到了重建。Malizos 认为,带蒂骨移植坏死性不愈合,愈合率低,可能与操作失误,即血管蒂有损伤、骨折固定欠牢靠等有关,而非近极坏死之故。实事究竟如何,目前还难分辨。但术前、术中缺少近极坏死确认检查,的确被许多带蒂骨移植报告忽略了。

6. 植骨治疗坏死性不愈合,除了促进愈合、重建血液循环之外,还有一个重要的目的,那就是重建舟骨原有形状。Harpf、Larson 及 Doi 等人认为,带蒂骨移位,多于桡骨远端背侧或掌侧取材,在重建舟骨形状方面不如吻合血管骨移植,原因有五:①蒂较短,难以适应所有的伤情;②血管细、少,骨瓣小,不易有充足的血供;③骨量有限,难于充满全部缺损;④欠缺结构支撑作用(structural support),难以维持驼背畸形的矫正;⑤于坏死性不愈合的愈合率低。

在舟骨骨折一节中提到,在放射影像学检查技术迅猛发展的今天,在新的和统一的标准下,重新审视舟骨骨折的分类与疗效,似乎是有必要的,时机好像也已成熟。对众说纷纭、处处无定论的舟骨骨折不愈合来说,似乎也是如此。

治疗不愈合,与新鲜骨折有所不同,除了获取愈合之外,还需重建折块血供,恢复舟骨原有形态。畸形不矫正,即使骨折愈合了,关节负荷传导及运动功能也难于正常,仍会引发骨关节炎的。术前三维 CT 检查,对手术重建舟骨形态,极具帮助作用。

目前,用于舟骨骨折不愈合的治疗方法,有如下几种:

1. 切开螺钉内固定 适用于 D1 或 Ⅱ、Ⅲ型不愈合,即稳定的纤维愈合性骨折。Barton 探查纤维性愈合,见折块连接牢固,认为稳定未做处理,随访时仅见一半病例愈合。Shah 的方法是:加压螺钉固定,不植骨,结果全部愈合。具体步骤,请参阅舟骨骨折。螺钉固定,尽管存在许多问题,但就骨折愈合、关节功能恢复而言,非克氏针可比。如果没有禁忌,如果术者技术熟练,螺钉固定当属首选。

2. 切开植骨桡骨茎突切除克氏针内固定 适应证同上。手术取桡掌侧入路:于腕关节桡侧,沿第 1 伸肌室做斜行切口,在远侧腕横纹端点转向掌侧约 1cm,切口呈倒 L 形;显露并保护桡神经皮支及前臂外侧皮神经,纵行切开第 1 伸肌室,将肌腱牵向背侧,游离并保护桡动、静脉,纵行切开关节囊及桡骨茎突骨膜,向掌、背侧游离,显露桡骨茎突;于桡舟关节插入骨膜起子,保护好近侧折块关节软骨,用骨刀切除桡骨茎突,不游离舟骨背侧软组织附着,确认折线,用球锉于远侧折块外侧开窗,深入髓腔,去除硬化骨质,开通折端,于桡骨远端取骨植骨,由舟骨结节沿舟骨长轴交叉穿入 3 根克氏针固定(图 7-86)。术后,用 4-0 PDS Ⅱ缝线,仔细缝合原本附着于茎突的骨膜及韧带;前臂石膏托固定,2 周拆线,换成前臂拇指人字管型石膏,直至骨折愈合;时限一般是 10~12 周。

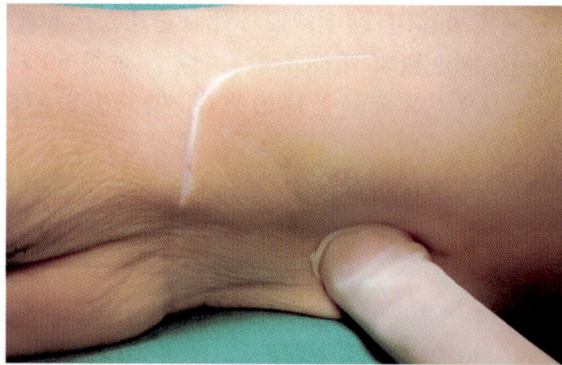

（1）取桡掌侧切口

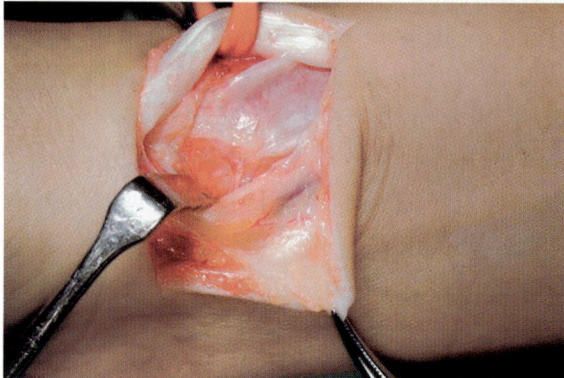

（2）显露桡骨茎突

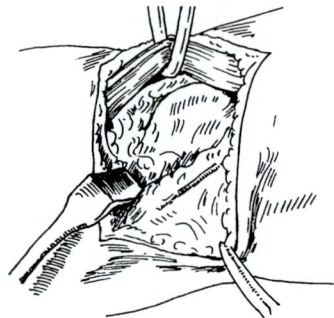

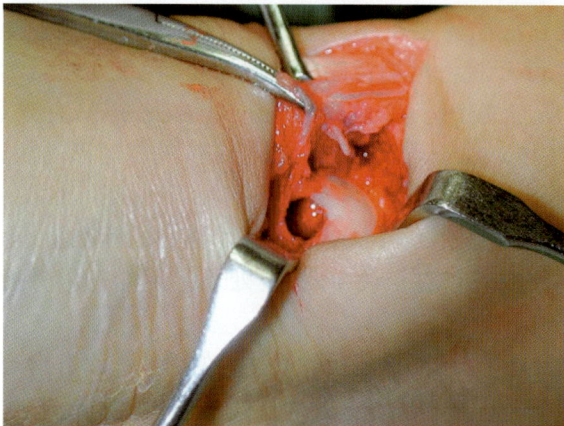

（3）切除桡骨茎突,于远侧折块外侧开窗,清除硬化骨

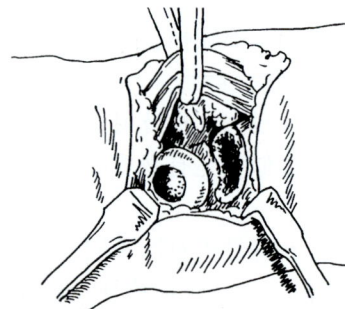

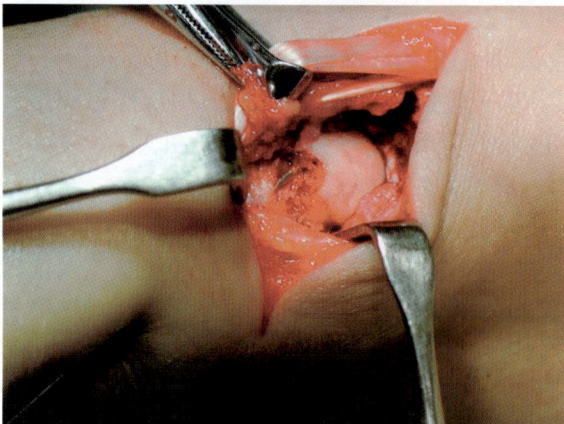

（4）于茎突断面取骨植骨,并用克氏针固定

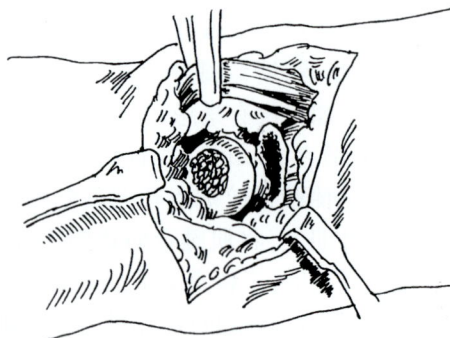

图 7-86

此型不愈合,少有移位,因而也就不用撑开折端植骨矫形了。使用球锉,最好用生理盐水持续冲洗,以冷却摩擦面,减少热损伤。纤维性连接与关节软骨同色,很多时候不大容易辨认折线所在,用圆头骨膜起子触碰,可有帮助作用。

对无关节炎或仅有茎突舟关节炎的腰部骨折来说,切除桡骨茎突,不再与折端接触,可避免发生进行性舟骨骨折不愈合性塌陷,或减慢其进程,有利于运动功能的恢复。但它只是一个辅助治疗,与骨折愈合无关。切除茎突,尺侧断缘,在腕关节桡偏时应位于折线近侧1mm左右,即二者不接触;否则,发生关节炎的危险依然存在。但是,二者间距也不宜再大,以免过多破坏桡腕掌侧韧带起点,引发月头关节背侧半脱位。桡骨茎突切除,不适于近侧舟骨骨折,因为在保存韧带起点和断缘折端不接触之间无法保持平衡,弄不好,会引发巨大的伤害。尽管如此,切除还是得做,但目的只是为了显露折线,便于复位,不再是避免茎突与折端相互摩擦了,切除量也没有那么多了。复位后,应仔细缝合原本附着在茎突上的骨膜和韧带,尽可能恢复桡腕掌侧韧带,尤其是桡舟韧带和桡舟头韧带的张力。稳定的纤维愈合性骨折,如果折线显露无困难,如果远侧折块植骨窗与茎突无接触,也可以保留茎突。切开螺钉内固定,无需茎突切除。在这点上,切开植骨克氏针内固定就不如前者了。

单纯茎突切除者,术后支具固定4周即可。

3. 切开复位植骨桡骨茎突切除针/钉内固定 适用于D2或Ⅳ、Ⅴ型骨折,即假关节性不愈合,无骨关节炎或仅有茎突舟关节炎者(Ⅰ期SNAC)。

螺钉固定,可取掌侧或背侧入路,具体操作请参阅舟骨骨折。

克氏针固定,入路及茎突切除同切开植骨桡骨茎突切除克氏针内固定。切除茎突之后,注意保护舟骨背侧软组织附着,显露折线,用撑开器于掌侧撑开折端(图7-87),用球锉清除肉芽及硬化组织,扩大髓腔——远侧折面需见渗血,然后由舟骨结节经皮向近侧交叉钻入3根克氏针,止于远侧折块断面;分别于远、近侧折块外侧横向穿入1根克氏针,远侧针体偏向远侧,进针点偏向掌侧,近侧进针点偏向背侧;于桡骨茎突断面切取骨块及松质骨屑,先用后者充填折块髓腔,压实,与折端平齐,然后按术前三维CT估算的背向成角移位角度,将骨块修整成相应角度的楔形体,底在掌侧,尖端在背侧,充填在折端之间;撤除撑开器,用复位钳把持2根复位针对合折端,矫正远侧折块旋前及尺偏移位;见折端与植骨对合紧密,后者不凸出于舟骨表面,折块背侧、外侧及掌侧面无错落,即将预先钻入的交叉克氏针继续钻入,直至近侧折块软骨下骨。有学者主张,为了更加稳定,可再穿入1根克氏针,即用4根针做固定。拔出用于复位的2根克氏针,剪短用于固定的克氏针,针尾留置于皮下。术后,前臂石膏托固定,腕关节取中立位;2周拆线,体位不变,换前臂石膏托为管型,直至骨折愈合——通常是12~14周。

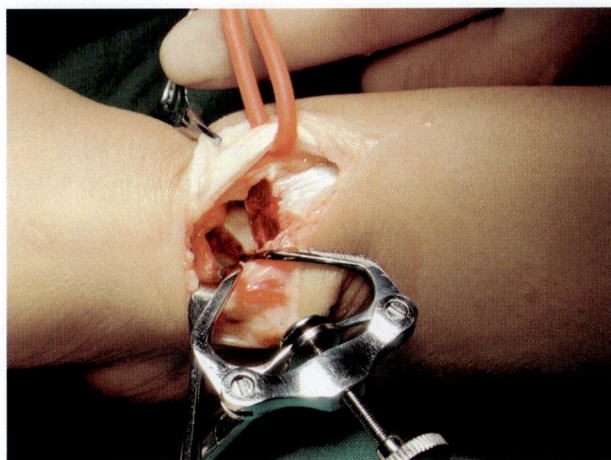

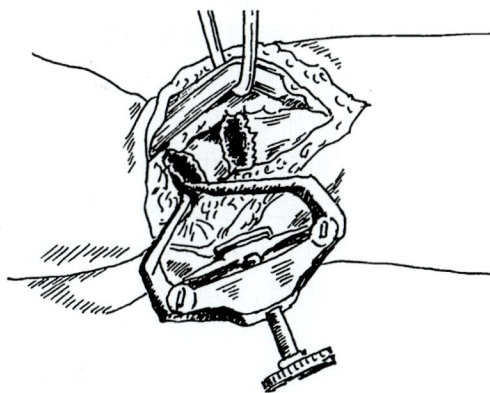

图7-87 用撑开器撑开折端

用复位钳对合折块,会压缩植骨块的。因此,植入骨块,宽度应大于缺损才好,以免舟骨短缩、背向成角移位矫正不充分。无缺损、无背向成角移位者,植入松质骨屑即可,无需做骨块移植。

4. 切开复位带蒂/吻合血管骨移植针/钉内固定 适用于：①上述治疗失败者；②硬化、坏死性不愈合（D3、D4）；③拒绝游离骨移植且有成角移位者（D2）。但是，合并Ⅱ～Ⅳ期 SNAC 者、近极骨折不愈合者，禁用此法。骨骺未闭者，不宜于桡骨远端切取骨瓣。

带蒂骨移植，可取带桡动脉茎突返支/第1、2伸肌室间支持带浅动脉蒂桡骨瓣——茎突返支在鼻烟窝、拇长展肌腱和拇短伸肌腱深面，由桡动脉尺侧或桡动脉腕背支发出，向近侧折返，于第1、2伸肌室之间的支持带表面走行，在桡腕关节近侧1.5cm有滋养血管入骨，然后继续上行，演化成第1、2伸肌室间支持带浅动脉。后者，于桡骨茎突近侧5cm起自桡动脉（表7-5）。二者，均有静脉伴行。

表7-5 桡动脉茎突返支/第1、2伸肌室间支持带浅动脉

作 者	何尚宽	张建民	Sheetz	云雄
标本数（侧）	38	30	41	12
返支 发出点在茎突远侧（cm）	<1.2±0.2	<1.2±0.3	——	——
长度（cm）	1.2±0.3	1.1±0.4	——	——
起始外径/内经（mm）	0.4±0.2	0.8±0.2	——	/0.34
数目（支）	1～2	1～3	——	——
1支	76%	83.3%		
2支	24%	13.3%		
3支		3.3%		
返支源自 桡动脉	81.58%	100%	52%	——
腕背支	13.16%	——	——	92%
桡动脉和腕背支	2.63%	——	19%	
桡动脉和（或）桡腕背侧弓			52%	
掌背弓				8%
滋养血管 入骨点在桡腕关节近侧（cm）			1.5	——
数目（支）				3.4
				2～9
支持带上动脉发出点在茎突近侧（cm）			4.8	4.7
			2.4～8.5	4.1～5.3

手术，也是取桡掌侧入路。在切开皮肤，保护好神经和血管之后：于第1、2伸肌室之间找到桡动脉茎突返支（图7-88）；在其两侧纵行切开伸肌支持带，将拇长展、拇短伸肌腱牵向桡侧，桡侧腕伸长、短肌腱牵向尺侧，显露收受返支滋养血管的骨嵴；于骨嵴两侧及近侧切开骨膜，向四周游离，用球锉磨除骨嵴皮质，然后按术前设计，用骨刀于骨嵴基底周围切开，并向远侧掀起骨嵴，形成一个以茎突返支及周围软组织为蒂的骨瓣；撑开折端，清除肉芽组织及硬化骨，并按术前三维 CT 估算，矫正舟骨成角、旋转移位，钻入交叉克氏针备用（请参阅切开复位植骨桡骨茎突切除克氏针内固定）；修整骨瓣成楔状，游离端宽，蒂端尖，在压实髓腔松质骨屑之后，将骨瓣向桡侧平转90°，然后向下填放在折端之间，不凸出舟骨表面；撤除撑开器，复位钳复位，穿针固定。再取一些松质骨屑，充填于植骨块尖端周围的缝隙内。术后处理，同切开复位植骨桡骨茎突切除针/钉内固定。

吻合血管骨移植，方法有二：吻合膝降动脉股骨内侧髁瓣移植，吻合旋髂深动脉髂骨瓣移植。但目前应用均不多。二者相比，前者似乎更具优势：①血管径粗蒂长，容易显露；②皮质骨适中，松质骨丰富，易于微型化。吻合血管骨移植，血液供应理应优于带蒂骨移植，如果后者治疗坏死性不愈合的效果真是不佳的话，那么前者就有可能成为一个新的可选方法。

5. 近侧折块切除 适用于近侧折块≤舟骨全长1/4，有坏死而无 SNAC 者。切除之后所留腔隙，可植入

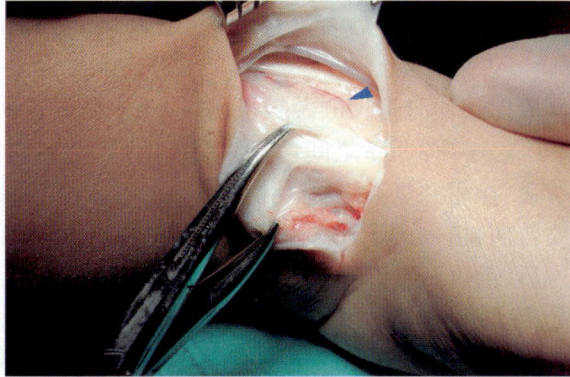

（1）显露桡动脉茎突返支

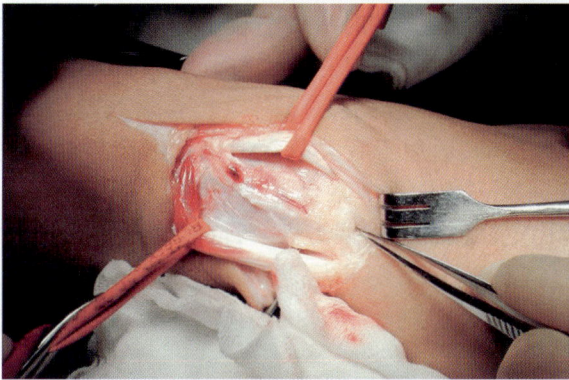

（2）切开伸肌室,显露骨嵴

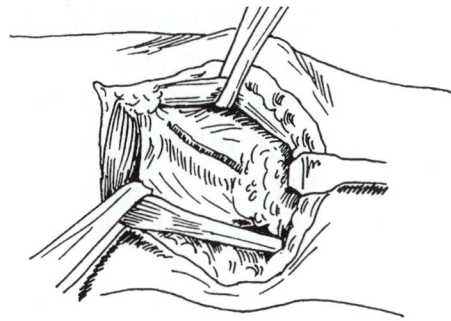

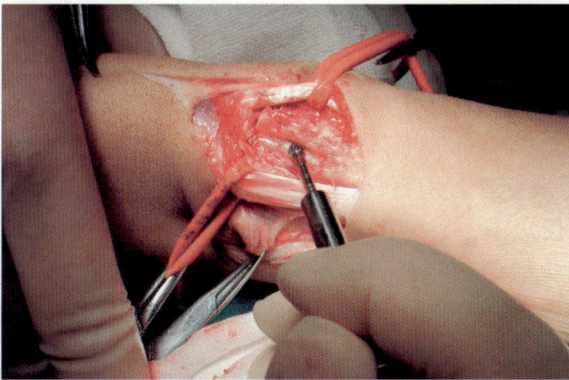

（3）用球锉磨去骨嵴两侧及近侧皮质

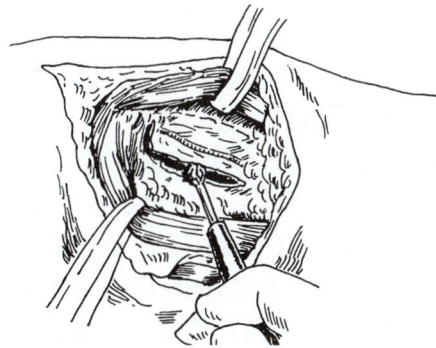

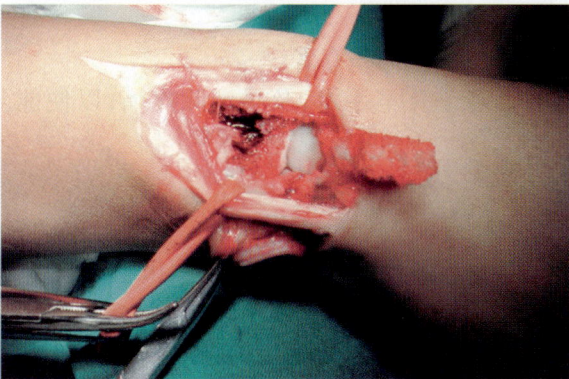

（4）用骨刀掀起骨嵴,形成一个带蒂骨瓣

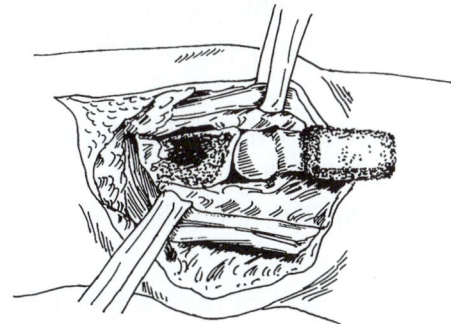

图 7-88

硅胶假体、热解碳假体或肌腱团等。后者,需缝合固定于周围关节囊上,以免因周围腕骨挤压而脱出。

6. 舟骨切除月头或月头三角钩关节融合 后者又称四角融合(four-corner fusion)。适用于Ⅳ期 SNAC 但桡月关节完好者。

手术取桡背侧切口:于腕背侧沿拇长伸肌腱尺侧做斜行切口,至腕关节转向桡侧,止于拇长展肌腱尺侧,切口呈倒 L 形;保护桡神经皮支,于第 3、4 伸肌室之间切开伸肌支持带,游离拇长伸肌腱和指伸肌腱,用橡胶条将二者牵向两侧,横行切开关节囊,显露并切除舟骨及桡骨茎突,用球锉磨除月头或月头三角钩关节软骨及软骨下骨,于茎突断面切取松质骨屑,植入到上述关节,然后用交叉克氏针固定。关闭切口前,用 4-0 PDS Ⅱ 缝线,仔细缝合伸肌支持带。术后,前臂石膏托固定,腕关节 5°~10° 屈曲位,以免手指运动时伸肌支持带承受外力作用,影响愈合;6~8 周,待骨愈合拔针,开始功能运动。

月头或月头三角钩关节融合,也可使用螺钉做固定。有学者设计了固定器,用于月头三角钩关节融合,效果很好。

融合时,月骨取中立位,头状骨略偏掌侧,以降低术后腕关节背伸时头骨与桡骨远端背侧缘的冲撞风险。桡骨茎突也要切除,以免术后腕关节桡偏时与大、小多角骨冲撞。月头三角钩关节融合后,腕关节运动度会明显减少,但腕关节原有高度不变,疼痛、乏力等症状会明显缓解或消失。

7. 近排腕骨切除 可缓解疼痛症状、保留关节部分运动,适用于有关节炎但桡骨远端月骨窝关节面、头骨近端关节面尚好者。既往,应用较多,现在则让位于月头三角钩关节融合了。

8. 腕关节融合 术后关节运动功能丧失,但关节稳定,疼痛消失,握力恢复,依然可以从事日常活动。适用于上述治疗失败及全腕关节炎、对运动功能要求不高者。有运动要求者,可做神经关节支切断术。

二、关节僵直

腕关节僵直,与拇、手指关节僵直有所不同,多由关节自身损伤所致,少与皮肤瘢痕挛缩、肌腱粘连有关;分骨性、纤维性僵直两种。

(一)骨性关节僵直

由骨折、脱位,关节炎症所致。腕骨错位,关节面破坏,骨质增生,邻近骨骼愈合,关节囊挛缩,关节运动受限或丧失。治疗方法有三:

1. 制动 适用于各关节均有损坏,运动功能不能恢复者。用石膏托或支具固定腕关节于功能位:一是缓解疼痛,二是待其自行融合,以避免手术之苦。时限长短不一,一切均依病程而定。既然是融合,时间长一点,也很少有大碍。但还是要注意活动肩、肘关节,以免运动功能有障碍。

源于类风湿性关节炎者,桡尺远侧关节也多有破坏,需做尺骨远侧段切除,才能保留前臂旋转功能,并进一步缓解疼痛症状(请参阅尺骨撞击综合征)。

2. 部分腕关节融合 适用于桡月关节或腕中关节残存者。桡月关节存留者,切除舟骨,融合月头关节或月头三角钩关节。腕中关节存留者,融合桡月或桡腕关节。

3. 近排腕骨切除 适用于桡骨远端月骨窝和头状骨近端关节面残存者。

4. 腕关节融合 适用于各关节均有破坏的体力劳动者。及早手术,及早消除疼痛,以便能及早恢复工作。

5. 人工关节置换 作者目前还无此方面的经验。

(二)纤维性关节僵直

一部分源于骨折、脱位和关节炎症,一部分与掌侧关节囊挛缩有关。后者,多由腕关节掌侧软组织损伤、炎症所致。

1. 腕关节松解 适用于内源性关节僵直者。既使各关节均有破坏,运动功能无法恢复,但只要腕骨无脱位,有保留一段少痛运动时间愿望者,也可做腕关节松解。但关节活动频繁者,禁用。

腕关节背侧弧形切口,切开伸肌支持带和关节囊,清除关节腔内滑膜、肉芽及瘢痕组织,切除骨间后神经终支。术后,前臂支具制动,4 周后开始功能活动。

术后,关节运动功能有所改善,疼痛也能减轻,可从事一般的日常活动。但不可过于频繁。随着时间推移,关节功能逐渐变差,直至再次僵直。

2. 掌侧关节囊松解　适用于外源性关节掌屈僵直。腕关节掌侧Z形切口,切开屈肌支持带,松解或Z形延长缝合前臂屈肌腱,切除掌侧关节囊外瘢痕组织,包括腕屈肌腱鞘;于关节囊纤维层做多个平行的横切口,松解其挛缩,直至腕关节背伸到功能位。

三、舟骨骨折畸形愈合

8块腕骨均有骨折畸形愈合,但还是以舟骨最多见,且更具手术矫正意义。因此,这里也仅论述舟骨骨折畸形愈合。

1. 病因　由骨折移位未复位或复位不全所致。

2. 临床表现及诊断　腕关节桡侧肿痛、有压痛,握力下降,运动受限。但无特异性。放射影像学检查,见舟骨骨折愈合,但有畸形。有些是闭合复位石膏外固定的结果,有些是切开植骨内固定的产物。临床上,以背向成角,即驼背畸形(humpback deformity)愈合居多,也最显著,且大多位于腰部。其他畸形,如桡向成角、远侧折块旋前畸形等,或单发或与驼背畸形并存,不是没有,而是不如前者显著,凭借现有的检查方法,如平片、三维CT及MRI,难于做出准确的诊断;只能是在手术时加以注意,并依个人经验进行矫正。

驼背畸形愈合,舟骨短缩,致使舟大小多角关节压力减小;月骨、三角骨相对增高,月头、三角钩关节压力增大;后二者受头状骨、钩骨挤压,会过度背伸,呈现DISI。久之,会致关节软骨损伤,骨关节炎,引发疼痛,运动功能障碍。也就是说,舟骨骨折驼背畸形愈合,需要及时矫正才好。

目前,用于量化舟骨骨折畸形的指标有:舟骨内角、舟骨背侧皮质和舟骨高长比等。但它们都缺少良好的恒定性,即重复性不强,难于指导临床治疗。此说,与一些专著相悖。这里再赘述二三:

(1) 舟骨内角(intrascaphoid angle):又称舟骨角(scaphoid angle),1988年由Cooney等人最先提出。他们做舟骨后前正位及侧位体层摄影,然后于层面投影片上:①确定舟骨远极关节面边缘点,连以直线;②确定舟骨近极关节面边缘点,也做直线连接;③分别做上述连线的垂线,二垂线夹角即为舟骨(内)角。正位片上的垂线夹角称冠面舟骨(内)角,侧位片上称矢面舟骨(内)角(图7-89)。他们以此角为参照系,判断舟骨骨折桡向和背向成角移位幅度,以及畸形矫正手术的结果。次年,Amadio体层摄影46例骨折,发现13例矢面

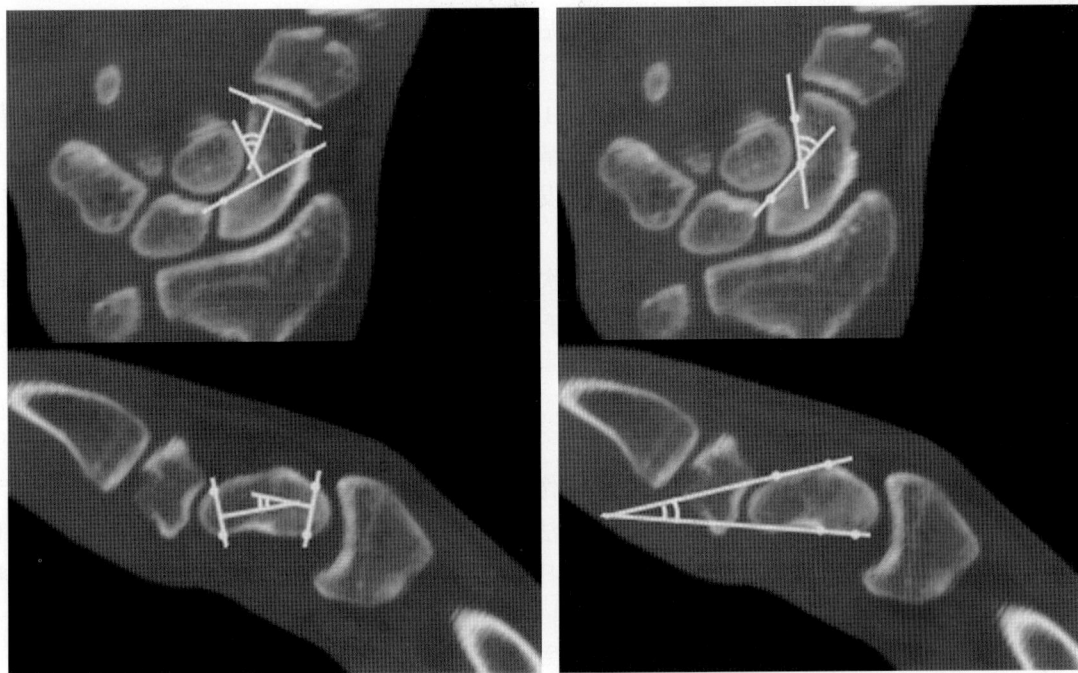

（1）Cooney划法　　　　　　　　　　　（2）Smith划法

图7-89　冠面和矢面舟骨内角

舟骨内角大于45°,优良疗效率是27%,54%有关节炎;20例,矢状舟骨内角小于35°,优良率为83%,22%有关节炎。Amadio认为,矢面舟骨内角与预后有关,特别是45°者,预后不良。1989年Smith改变舟骨内角划法,提出沿舟骨长轴取中间层面影像,以①舟骨近端远侧平坦皮质切线与远端尺侧平坦皮质切线夹角为冠面内角,正常值是40°±3°;②舟骨近端、腰部掌侧平坦皮质切线与舟骨远端、腰部背侧平坦皮质切线夹角为矢面内角,正常值是32°±5°。

1998年Bain研究了37例驼背畸形舟骨的CT影像,认为舟骨内角重复性差,因为确定关节面端点太难了,划取皮质切线也难于恒定。

2005年Ring报告三维CT 15例正常舟骨:沿三个最有可能被技术员认为是舟骨长轴的轴线切取舟骨矢状面影像,分别命名为桡侧、中间和尺侧矢状面影像,共计45个矢状面影像,由4位观察者分别测量一遍舟骨内角,2周后再测1次,发现舟骨内角的重复性和可靠性均不好。

(2) 舟骨背侧皮质角(dorsal cortical angle):1998年,由Bain观察37例驼背畸形舟骨影像之后提出的:于舟骨中央矢状面影像,远、近端背侧平坦皮质切线之夹角为舟骨背侧皮质角(图7-90),发现其重复性好于舟骨内角。

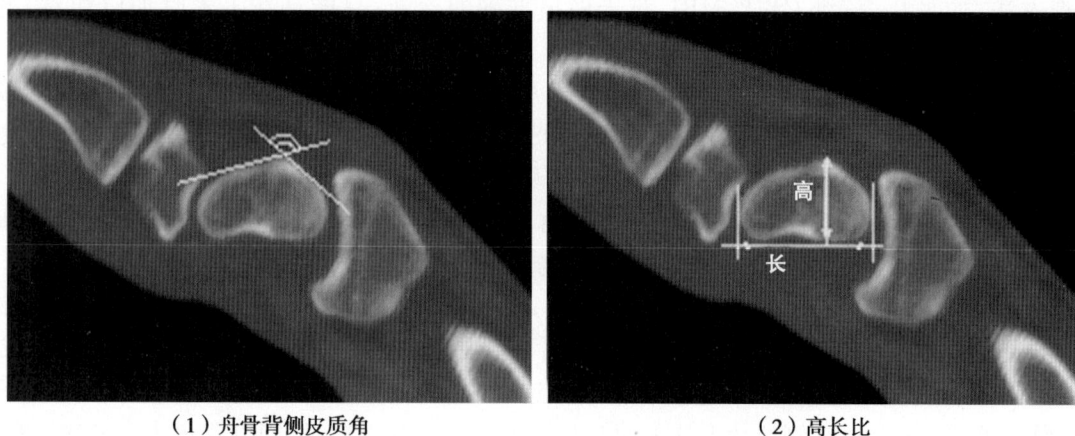

(1) 舟骨背侧皮质角　　　　　　(2) 高长比

图7-90

但Ring(2005)的观点相反:无论是同一观察者前后两次测量,还是不同观察者测量同一组影像,其重复性和可靠性都不好。

(3) 舟骨高长比(height-to-length ratio):1998年由Bain提出:取舟骨中央矢状层影像,以舟骨背侧皮质至远、近端掌侧皮质切线最大间距为高,以与远、近端掌侧皮质切线垂直的远、近端切线间距为长,二者之比为舟骨高长比(图7-90),结果是0.579±0.042。Bain发现,高长比的可信性及重复性均好于背侧皮质角,更好于舟骨内角。

Ring的观点与之有所不同:①同一观察者前后两次测量,其重复性都不好;②不同观察者测量同一组影像,尺侧及中间平面可靠性好,桡侧平面差。Ring认为,截取平面与观察者对划线测量有重大影响,三维CT的精确度还需进一步提高。

除了上述量化指标之外,还有舟骨总长、近端高度、腰部长度、腕骨间距、表面积等,但均与移位或畸形诊断无关。

综上所述,量化舟骨骨折移位和畸形的放射影像学指标,目前确实还欠准确;量化不准,手术矫形结果就更难有保障了。目前,能够为临床所用的方法,仅有双侧舟骨CT中央矢状面影像的对比,但也只能是目测决定远侧折块背伸及植骨的角度,因为中央矢状面的选取还无法被恒定,划线测量再精确也没有用。

3. 治疗 驼背畸形者,可做切开复位植骨桡骨茎突切除针/钉内固定。

取掌侧或桡掌侧入路,于畸形突出处切断舟骨,通过克氏针和复位钳来矫正畸形,包括桡向成角及旋前畸形,然后于股骨内侧髁或髂骨嵴取骨植骨,游离或吻合血管移植,用螺钉或克氏针固定。术后处理同舟骨骨折不愈合。

术前要反复比较双侧舟骨三维CT影像,最大程度地精确切骨位置及植骨形状、大小,以减少矫形不充分的可能。植骨,最好是吻合血管骨移植,减少不愈合的风险。

舟骨切骨矫形,毕竟有折块坏死风险,因此要慎重再慎重——畸形不显著、关节运动功能要求不高者,未必非要手术治疗。

（田光磊）

参 考 文 献

1. Anatomy and Biomechanics Committee of the IFSSH. Position Statement: definition of carpal instability. J Hand Surg(Am),1999, 24:866-867

2. Berger RA. The ligaments of the wrist: A current overview of anatomy with considerations of their potential functions. Hand Clin, 1997,13:63-82

3. Brunelli GA,Brunelli GR. A new technique to correct carpal instability with scaphoid rotary subluxation: A preliminary report. J Hand Surg(Am),1995,20:82-85

4. Bryan RS,Dobyns JH. Fractures of the carpal bones other than lunate and navicular. Clin Orthop,1980,149:107-111

5. Chun S,Palmer AK. The ulnar impaction syndrome: Follow-up of ulnar shortening osteotomy. J Hand Surg(Am),1993,18:46-53

6. Cooney WP 3rd,Dobyns JH,Linscheid RL. Non-union of the scahpoid:analysis of the results from bone grafting. J Hand Surg (Am),1980,5:343-354

7. Feinstein WK,Lichtman DM,Noble PC,et al. Quantitative assessment of the midcarpal shift test. J Hand Surg(Am),1999,24:977-983

8. Feipel V,Rooze M. The capsular ligaments of the wrist. Eur J Morphol,1997,35:87-94

9. Feldon P,Terrono AL,Belsky MR. Wafer distal ulna resection for triangular fibrocartilage tears and/or ulna impaction syndrome. J Hand Surg(Am),1992,17:731-737

10. Filan SL,Herbert TJ. Herbert screw fixation of scaphoid fractures. J Bone Joint Surg(Br),1996,78:519-529

11. Fisk GR. Carpal stability and the fractured scaphoid. Ann R Col Surg Engl,1970,46:63-76

12. Garcia-Elias M,An KN,Cooney WP 3rd,et al. Stability of the transverse carpal arch: An experimental study. J Hand Surg(Am), 1989,14:277-282

13. Garcia-Elias M,Cooney WP,An KN,et al. Wrist kinematics after limited intercarpal arthrodesis. J Hand Surg(Am),1989,14:791-799

14. Gelberman RH,Gross MS. The vascularity of the wrist. Clin Orthop,1986,202:40-49

15. Gilford WW,Bolton RH,Lambrinundri C. The mechanism of the wrist joint with special reference to fractures of the scaphoid. Guy's Hosp Rep,1943,92:52-59

16. Gilula LA,Mann FA,Dobyns JH,et al. Wrist: terminology and definitions. J Bone Joint Surg(Am),2002,84(suppl I):1-66

17. Green DP,O'Brien ET. Open reduction of carpal dislocations: Indication and operative techniques. J Hand Surg(Am),1978,3: 250-265

18. Green DP. The effect of avascular nerosis on Russe bone grafting for scaphoid nonunion. J Hand Surg(Am),1985,10:597-605

19. Halikis MN,Coleelo-Abraham K,Taleisnik J. Radiolunate fusion: The forgotten partial arthrodesis. Clin Orthop,1997,341:30-35

20. Hulten O. Uber anatomische variationen der hand gelenkknochen. Acta Radiol Scand,1928,9:155-169

21. Johnson RP. The acutely injured wrist and its residuals. Clinical Orthop,1980,149:33-44

22. Kapandji IA. The physiology of the joints. Vol I: The upper limb,2nd ed. New york: Churchill Livinstone,1982:134-148

23. Kauer JMG. Functional anatomy of the wrist. Clin Orthop,1980,149:9-20

24. Kauer JMG. The mechanism of the carpal joint. Clin Orthop,1986,202:16-26

25. Lasern CF,Amadio PC,Gilula LA,et al. Analysis of carpal instability: I. description of the scheme. J Hand Surg(Am),1995,20: 757-764

26. Lichtman DM,Mack GR,MacDonald RI,et al. Kienbock's disease: The role of silicone replacement arhroplasty. J Bone Joint Surg (Am),1977,59:899-908

27. Lichtman DM,Schneider JR,Swafford AR,et al. Ulnar midcarpal instability-Clinical and laboratory analysis. J Hand Surg(Am),

1981,6:515-523

28. Linscheid RL,Dobyns JH,Beabout JW,Bryan RS. Traumatic instability of the wrist:Diagnosis,classification,and pathomechanics. J Bone Joint Surg(Am),1972,54:1612-1632

29. Linscheid RL. Kinematic consideration of the wrist. Clin Orthop,1986,202:27-39

30. Mayfield JK,Johnson RP,Kilcoyne RK. Carpal dislocations:Pathomechanics and progressive perilunar instability. J Hand Surg(Am),1980,5:226-241

31. Mikic ZD. Detailed anatomy of the articular disc of the distal radioulnar joint. Clin Orthop,1989,245:123-132

32. Moojen TM,Snel JG,Ritt MJPF,et al. In vivo analysis of carpal kinematics and comparative review of the literature. J Hand Surg(Am),2003,28:81-87

33. Palmer AK,Werner FW,Murphy D,et al. Functional wrist motion:A biomechanical study. J Hand Surg(Am),1985,10:39-40

34. Palmer AK,Werner FW. Biomehanics of the distal radioulnar joint. Clin Orthop,1984,187:26-35

35. Palmer AK,Werner FW. The triangular fibrocartilage complex of the wrist:Anatomy and function. J Hand Surg(Am),1981,6:153-162

36. Panagis JS,Gelberman RH. The arterial anatomy of the human carpus. J Hand Surg(Am),1983,8:375-382

37. Persson M. Causal treatment of lunatomalacia:Further experiences of operative ulnar lengthening. Acta Chir Scand,1950,99:531-544

38. Russe O. Fracture of the carpal navicular. Diagnosis,non-operative treatment,and operative treatment. J Bone Joint Surg(Am),1960,42:759-768

39. Shin AY,Battaglia MJ,Bishop AT. Lunotriquetral instability:diagnosis and treatment. J Am Acad Ortop Surg,2000,8:170-179

40. Short WH,Verner FW,Green JK,et al. Biomechanical evaluation of ligamentous stabilizers of the scaphoid and lunate. J Hand Surg(Am),2002,27:991-1002

41. Slade JF,Gutow AP,Geissler WB. Percutaneous internal fixation of scaphoid fractures via an arthroscopically assisted dorsal approach. J Bone Joint Surg(Am),2002,84:21-36

42. Taleisnik J. The ligaments of the wrist. J Hand Surg(Am),1976,1:110-118

43. Tian GL,Wang SH,Zhang YT,et al. Congenital perforation of the triangular fibrocartilage of the wrist. Chinese Medical Journal,1994,107:664-668

44. Torisu T. Fracture of the hook of the hamate by a golf swing. Clin Orthop,1972,83:91

45. Trumble T,Glisson RR,Seaber AV,et al. A biomechancal comparison of the methods for treating Kienbock's disease. J Hand Surg(Am),1986,11:88-93

46. Vance RM,Gelberman RH,Evans EF. Scaphocapitate fractures:Patterns of dislocation,mechanisms of injury,and preliminary results of treatment. J Bone Joint Surg(Am),1980,62:271-276

47. Watson HK,Weinzweig J,Guidera PM,et al. one thousand intercarpal arthrodese. J Hand Surg(Am),1999,24:307-315

48. Weber ER. Concepts governing the rotational shift of the intercalated segments of the carpus. Orthop Clin North Am,1984,15:193-207

49. Youm Y,Flatt AE. Kinematics of the wrist. Clin Orhtop,1980,149:21-32

50. 包聚良,屠开元,徐印坎,等. 腕关节关节囊内韧带的解剖观察及其创伤意义. 中国临床解剖学杂志,1990,8:198-200

51. 常万绅,韦加宁. 延误治疗的经舟骨月骨周围脱位的手术治疗. 手外科杂志,1987,33:9-12

52. 常万绅,杨克非. 张力带法骨关节固定术在手部的应用. 中华骨科杂志,1990,10:272-274

53. 常万绅. 张力带法关节融合术在手部的应用. 手外科杂志,1987,33:55

54. 陈宏,王欣,李学渊,等. 桡骨茎突切除加植骨治疗腕舟骨骨不连. 中华手外科杂志,2007,23:317

55. 陈山林,田光磊,胡臻,等. 腕关节骨内腱鞘囊肿的诊断与治疗. 中华骨科杂志,2003,23:279-282

56. 陈山林,田光磊,田文,等. 微型外固定系统在手部骨折中的应用. 中华骨科杂志,2004,24:469-473

57. 陈山林,田光磊. 腕关节假体的临床应用. 国外医学-骨科学分册,2005,26:283-287

58. 陈山林,易传军,田光磊,等. 应用外固定架延长技术治疗虎口挛缩. 中华骨科杂志,2008,28:41-48

59. 陈振兵,洪光祥,王发斌. 舟骨骨折的诊断、分型与治疗. 中华骨科杂志,2004,24:499-502

60. 程晓光,屈辉,田光磊,等. 腕关节月骨舟骨骨内腱鞘囊肿的影像学表现. 中华放射学杂志,2003,37:633-635

61. 费起礼. 腕关节三角纤维软骨复合体损伤的诊治. 中华骨科杂志,2003,23:507-510

62. 郜永斌,田光磊,王澍寰,等. 钩骨-掌骨关节损伤的分型及治疗. 中华骨科杂志,2005,25:547-551

63. 邰永斌,田光磊. 钩骨-掌骨关节骨折背侧脱位. 实用手外科杂志,2004,18:225-227

64. 邰永斌,田光磊. 月三角关节不稳定的诊治进展. 国外医学. 骨科学分册,2005,26:269-271

65. 贡小英,荣国威,安贵生,等. Colles 骨折与腕关节不稳定. 中华外科杂志,1994,32:87-89

66. 宫可同,阚世廉,鲁毅军,等. 第一掌骨基底骨折的治疗方法与疗效分析. 中华创伤骨科杂志,2005,7:118-120

67. 顾玉东. 如何治疗手部骨折——评 AO 微型钢板的应用价值. 中华手外科杂志,2002,18:65

68. 郭阳,田光磊. 第一掌骨基底关节内骨折内固定后 40 例远期随访结果. 中华手外科杂志,2006,22:29-31

69. 洪光祥. 经舟骨月骨周围脱位的诊断与治疗. 实用手外科杂志,2007,21:3-5

70. 胡溱. 关节镜在手外科的应用. 中华骨科杂志,1994,14:47-49

71. 解剖学名词审定委员会. 人体解剖学名词. 北京:科学出版社,1991:31-85

72. 劳杰,顾玉东,徐建光,等. 掌骨头关节内骨折的治疗. 中华手外科杂志,2004,20:213-215

73. 李庆泰,田文,张双喜,等. 手部关节损伤的治疗. 实用手外科杂志,2005,19:131-133

74. 李庆泰,王海华,童德迪,等. 手部人工关节置换术的方法及注意事项. 中华手外科杂志,2007,23:327-329

75. 李庆泰,杨克非,田光磊,等. 可吸收性内固定物在手部骨折中的应用. 中华手外科杂志,1994,10:191

76. 李庆泰,杨克非,田光磊,等. 手部骨折治疗中的问题. 中国修复重建外科杂志,1993,7:240-241

77. 李庆泰. 必须重视手部骨折的治疗. 实用手外科杂志,2000,14:3-5

78. 李玉成,田光磊,温准,等. 微型外固定系统在掌指关节 Pilon 骨折治疗中的应用. 中国医刊,2008,43:34-37

79. 李忠哲,郑炜,易传军,等. 应用微型外固定架治疗第一掌骨基底部骨折. 中华骨科杂志,2006,26:289-293

80. 刘璠,卢魁. 头、月、三角、钩骨局限性融合术治疗舟月骨进行性塌陷. 中华手外科杂志,2003,19:5-7

81. 刘建寅,郭强,王丹,等. 桡动脉茎突返支为蒂桡骨茎突骨瓣植入术治疗舟骨骨折不愈合. 中华创伤骨科杂志,2004,6:404-406

82. 路来金,宫旭,刘志刚,等. 腕月骨无菌性坏死的病因学研究. 中华手外科杂志,2002,18:242-244

83. 潘勇卫,栗鹏程,朱瑾,等. 顺行髓内针内固定术治疗第五掌骨颈和头下骨折. 中华手外科杂志,2006,44:1689-1692

84. 皮颜斌,田光磊. 肌腱筋膜团植入替代腕骨后的转归及力学效能. 中华骨科杂志,2006,26:562-564

85. 邵新中,胡成栋,糜菁熠. 自体骨膜包绕肌腱与 BMP 复合体替代月骨的研究. 河北医药,2003,25:15-17

86. 汤锦波,侍德,徐燕. 手舟骨月骨间韧带的解剖学及临床意义. 中国临床解剖学杂志,2000,16:142-143

87. 汤锦波. 腕关节不稳定的诊断和治疗. 中华手外科杂志,1997,13:147-149

88. 田文,韦加宁,赵俊会,等. 不可闭合复位的近侧指间关节脱位. 中华手外科杂志,2003,19:230-233

89. 田文,田光磊,张友乐,等. 月骨周围掌侧骨折脱位. 中华手外科杂志,2007,23:35-37

90. 田文,张友乐,杨克非. 腕关节不稳定的一些概念. 中华手外科杂志,1994,10:183-186

91. 田文,张友乐,赵晓宇. 多发近侧指间关节脱位一例报告. 手外科杂志,1991,7:167

92. 田文,张云涛,王海华,等. 难复性近侧指间关节脱位 5 例报告. 手外科杂志,1992,8:165-166

93. 田光磊,公铁军,王澍寰,等. 手掌指关节绞锁的诊断及治疗. 中华骨科杂志,1994,14:445-447

94. 田光磊,田文,陈山林,等. 指骨压迫性缺损:一种 Bunnell 滑车重建后的并发症. 中华手外科杂志,2007,23:149-152

95. 田光磊,王澍寰,胡臻,等. 腕三角纤维软骨先天性穿孔. 中华外科杂志,1992,30:528-530

96. 田光磊,王澍寰,王海华. 与月骨缺血坏死有关的解剖因素. 实用手外科杂志,2000,14:97-100

97. 田光磊,王澍寰,王仕基,等. 一种新的腕关节正侧位平片投照法及其摄影装置. 中华手外科杂志,1999,15:132-134

98. 田光磊,王澍寰,韦加宁,等. 尺桡骨远端解剖变异与月骨缺血坏死关系的研究. 中华手外科杂志,1997,13:150-153

99. 田光磊,王澍寰,杨克非,等. 掌指关节绞锁 11 例临床分析. 中华手外科杂志,1993,9:138-141

100. 田光磊,王澍寰,杨克非. 腕关节造影术. 中华外科杂志,1995,33:441-444

101. 田光磊,王澍寰. 尺骨变异. 中华外科杂志,1991,29:612-615

102. 田光磊,王澍寰. 腕骨联合. 中华手外科杂志,1996,12:189-192

103. 田光磊,王澍寰. 腕关节损伤. 王澍寰主编:手部创伤的修复. 北京:北京出版社,1997:355-424

104. 田光磊,杨克非,王澍寰. 腕关节造影术的发展近况. 中华手外科杂志,1995,11(增刊):73-75

105. 田光磊,殷玉明,李京雨,等. 腕关节三腔造影术. 中华手外科杂志,1994,10:148-151

106. 田光磊. 骨与关节损伤的修复. 王澍寰等主编:手外科手术图谱. 杭州:浙江科学技术出版社,2002:78-96

107. 田光磊. 拇指掌指关节骨关节炎. 实用老年医学,2001,15:234-237

108. 田光磊. 用于舟骨骨折的桡骨瓣及其血管. 中华手外科杂志,2007,23:321-326

109. 田光磊. 与腕关节损伤诊治有关的一些小问题. 中华手外科杂志,2004,20:1-2

110. 田光磊. 重视腕舟骨骨折的早期诊断和治疗. 中华手外科杂志,1998,14:129-130

111. 田光磊. 舟月骨间关节不稳定. 河北医药,2003,25:4-7

112. 王焱,李庆泰. 可吸收棒加骨水泥髓内固定的试验研究. 中华手外科杂志,2005,21:365-367

113. 王华柱,田文,田光磊,等. 有限内固定结合微型外固定架治疗手部骨折. 中华手外科杂志,2006,22:219-220

114. 王力刚,胡臻. 掌指关节的三维解剖及形态分析. 解剖与临床,2005,10:92-94

115. 王云亭,洪光祥,李子荣. 近排腕骨切除后关节面间适合度的测定. 中华手外科杂志,1997,13:157-159

116. 韦加宁,李延妮,王澍寰. 内固定治疗掌指骨骨折. 北京医学,1980,2:155

117. 徐建光,顾玉东,洪水粽,等. 桡骨短缩与尺骨延长术中腕骨应力的生物力学研究. 中华手外科杂志,1993,9:165-167

118. 徐永清,钟世镇,朱青安,等. 正常腕关节运动学的实验研究. 中国临床解剖学杂志,2003,21:173-175

119. 易传军,田光磊,韦加宁. 头状骨原发性坏死. 中华骨科杂志,2000,20:189

120. 张长清,田光磊,胡琪,等. AO微型螺钉内固定术在手部骨折治疗中的应用. 中华骨科杂志,2007,27:828-831

第 八 章

周围神经损伤

第一节　周围神经的显微结构及解剖

一、周围神经的显微结构

（一）神经元

神经系统主要由脑、脊髓、脊神经和自主神经组成，脑和脊髓组成中枢神经，其余构成周围神经。神经元是组成神经系统的基本结构和功能单位，它具有感受刺激和传导兴奋的能力。所有的神经元，尽管有个体差异，但都有共同的组成，即细胞体及细胞突起，细胞突起又称轴索。每个神经元有一个轴索，轴索的长度因不同的神经细胞而异，由 50μm 到数米，紧密排列在一起的轴索形成神经纤维束，同样的纤维束由脊髓内发出到四肢及躯干者称之为周围神经。周围神经通过两条神经根与脊髓相连。后根主要由进入脊髓的传入纤维组成，前根由从脊髓出来的传出纤维组成。分布在四肢的周围神经多数是混合神经，即同时含有运动（传出）和感觉（传入）纤维。

（二）神经干

一条完整的神经干由神经纤维、支持组织及营养血管组成。

1. 神经纤维　神经元的细胞突起形成神经纤维，每一条完整的神经纤维应由轴索（axon）髓鞘（myelin sheath）和神经内膜（neurolemma）组成。

（1）轴索：轴索构成神经纤维的中轴，表面附有薄膜为轴膜，膜内有轴浆，轴浆的主要成分是微管及神经丝，微管起轴索的细胞支架作用，也参与轴索的运输，轴浆自近向远形成一定的压力。

（2）髓鞘：髓鞘是包在轴索外面圆筒状厚膜，由髓磷脂和蛋白构成，电镜下可见到新鲜的髓鞘是一种半流动的白色脂类，包裹在轴索外面，这种纤维称作有髓纤维。另一种在轴索外面无髓磷脂鞘，直接由 Schwann 细胞鞘包绕，称为无髓鞘纤维，如交感纤维，髓鞘有防止兴奋扩散和绝缘的作用。

（3）神经内膜：神经内膜是围绕 Schwann 细胞及其轴突的细胞外间隙。这个结缔组织鞘膜是由胶原纤维、成纤维细胞和血管组成，因此，也称 Schwann 鞘。神经内膜的胶原使神经具有弹性，并且当神经损伤发生变性时是新生的神经纤维通道。一个神经细胞可分别具有 1～200 条神经纤维，每条神经纤维粗细由 1～18μm 不等，粗者传导快，约 60～120m/s。从传导功能分类，神经纤维分两种。一种是向心纤维，将末梢感受器接受到的刺激传向神经细胞；另一种为离心纤维，将细胞的冲动传到末梢（图 8-1）。

2. 支持组织　周围神经干内的各种神经纤维被包裹在结缔组织膜内，最外层为神经外膜（epineurium），依次向内为神经束膜（perineurium）及神经内膜（endoneurium）。

（1）神经外膜：神经外膜是周围神经最外层的疏松鞘膜，由纵行排列的胶原束组成，其中有营养血管。这种胶原弹力纤维可使神经干经常处于松弛状态，以便于关节屈伸活动，缓冲张力作用。神经外膜外层与神经间质膜（nesoneurium）相连，间质膜又称神经系膜，有营养血管进入神经干及神经束间，神经外膜又占神

313

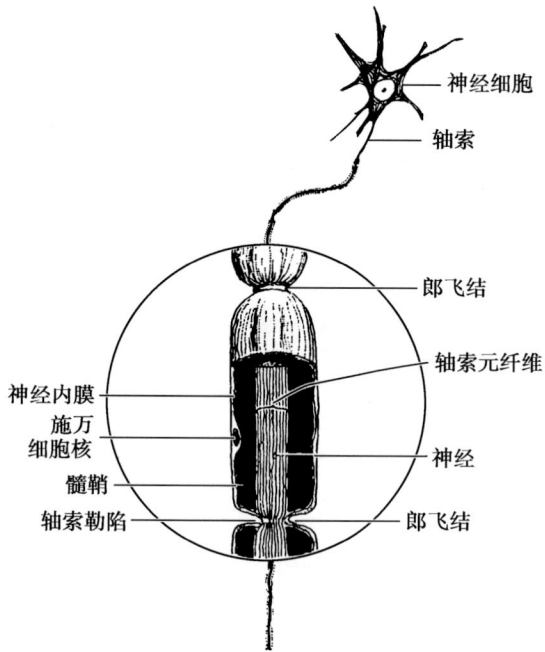

图 8-1　神经元模式图

横截面积的 22%～80%。神经数目多处,神经外膜也厚,在关节处,神经外膜变得非常致密。

（2）神经束膜:神经外膜的结缔组织向神经干内延伸形成许多间隔,将神经纤维分隔成许多束,结缔组织包绕神经束,形成神经束膜。因此,神经束膜是神经外膜的延续。神经外膜上纵行的血管网同样可以穿透、移行到神经束膜,形成神经束膜纵行血管网。神经束膜与神经内膜血管起到了血-神经屏障作用,以调节神经内液体的成分,防止大分子物质由血液漏到神经中。

（3）神经内膜:神经内膜是包绕在 Schwann 细胞及轴索外面的一层结缔组织鞘膜,由胶原纤维、成纤维细胞及血管组成。神经内膜的胶原具有弹性,使肢体屈伸运动或神经受到牵拉时起缓冲作用。在周围神经再生过程中,神经内膜有引导新生的轴突的作用。

周围神经的结缔组织鞘膜在其两端较薄弱,上端为脊神经根处,下端为神经末梢处。此部位神经外因结缔组织膜变薄,神经易受到牵拉损伤。另外,神经干在不同水平神经纤维数目不等,彼此之间有分支,随着神经向远端走行,束间的神经纤维有分离,有组合,即形成神经内丛。神经束内神经纤维不发生分离组合,相互交错的距离一般不超过 15mm。当神经到达前臂以后,这种丛状结构大部已完成,在较长一段距离以内神经中神经束间可无交通支。钟世镇、韩震(1986)在上肢主要神经的显微解剖研究基础上,对桡、尺及正中神经的主要分支及其自然分束在神经干内可分离长度,进行了应用解剖学研究。他们认为,皮支束组在神经干内可分距离较长,肌支束组可分距离较短;自然分束在神经干远端清晰明确,而在近端多成混合束,难以分离。

3. 营养血管　周围神经干的血供包括节段性外部血供和内部纵行血供。这些血供来源于神经系膜(mesoneurium)。系膜内有神经伴行血管。在神经干全长距离内,每隔相当的距离有数目不等的血管从神经系膜进入神经干,形成神经外膜血管,即神经营养血管。外膜血管分升支与降支,沿神经外膜纵行吻合,纵贯

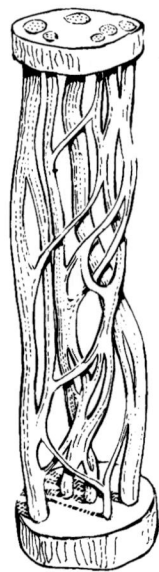

图 8-2　神经束内丛状
结构示意图

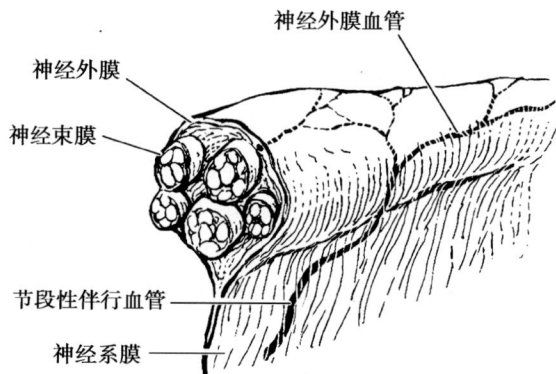

图 8-3　神经营养血管

神经干全长,粗细约 0.2 ~0.4mm,手术中肉眼可见,在神经断裂对位缝合时,此血管是良好的对位标志。神经外膜血管的分支向神经束间延伸,形成神经束间及束内血管网,因此神经干内有丰富的纵行血管吻合,手术中游离较长距离的神经干,破坏了较多的供血的神经系膜节段血管,只要神经外膜保持完好,神经干也很少出现缺血功能障碍(图 8-2 ~3)。

Sunder land 的动物实验证明,当切断家兔的坐骨神经,将神经两断端游离,当断端游离达 7cm 时,神经断端尚有血液循环,大于 7cm 时则断端血液循环停止。研究还证明,当神经干被拉长 8% 时,神经传导功能发生障碍;拉长超过 15% 时,传导功能完全停止。因此,临床上应用游离两断端来克服神经缺损时,按15% 计算,如不影响其传导功能,每端仅能游离 1.05cm,两端能克服 2cm 的缺损,若神经缺损多时,则应考虑神经移植术。

二、上肢神经的应用解剖

上肢肌肉中,除斜方肌由副神经支配,肩胛提肌主要接受来自颈丛的 $C_{3,4}$ 神经外,其他均由臂丛神经支配。

臂丛神经

臂丛神经由 $C_5 \sim T_1$ 神经组成(图 8-4)。根据不同部位臂丛神经可分成神经根、神经干、神经股、神经束和神经分支。由 C_5 与 C_6 神经在前斜角肌外缘处组成上干;C_7 神经单独形成中干;C_8T_1 神经组成下干,位于第 1 肋骨表面。每干平均长度约 1cm。

神经干在相当于锁骨中 1/3 处分成前、后两股。在上干,两股粗细相似;中干的后股较粗;而下干的后股则较细。因此,自后束发出的桡神经束来自 C_7 的纤维最多,其次为来自上干的 C_6 神经。C_5 神经只支配肱桡肌部分肌肉,而自下干来的只包括 C_8 神经,没有 T_1 神经参加桡神经。

神经束依照与胸动脉的关系,分为外侧束、后束和内侧束。上干与中干前股合成外侧束,所有后股组成后束,而下干之前股单独成为内侧束。

臂丛神经的主要分支按其部位分述如下:

1. 根的分支

(1) 肩胛背神经:发自 C_5 神经根,分支部位较高,它支配大、小菱形肌及肩胛提肌,临床上由于肩胛提肌同时受 $C_{3,4}$ 神经根分支支配,因此当 C_5 神经根自椎孔处断伤也不影响肩胛提肌的功能,而仅仅影响大、小菱形肌的收缩运动。所以,大、小菱形肌的麻痹与否,是鉴别上干根性损伤与否的一个重要标志。

(2) 膈神经:发自 $C_{3\sim5}$ 神经根,主要来自 C_4,膈神经位于前斜角肌的表面,斜向下内,它与其他臂丛神经斜向外下的方向不同。因此,在行臂丛神经探查时,可做为识别前斜角肌的一个标志。

(3) 胸长神经:胸长神经由 $C_{5\sim7}$ 神经根部发出的细支组成,走行在斜角肌深面,沿胸廓表面下行支配前锯肌。过去一般认为,$C_{5\sim7}$ 神经根组成的前锯肌分支接近椎间孔,并被前斜角肌所覆盖。如果因牵拉损伤出

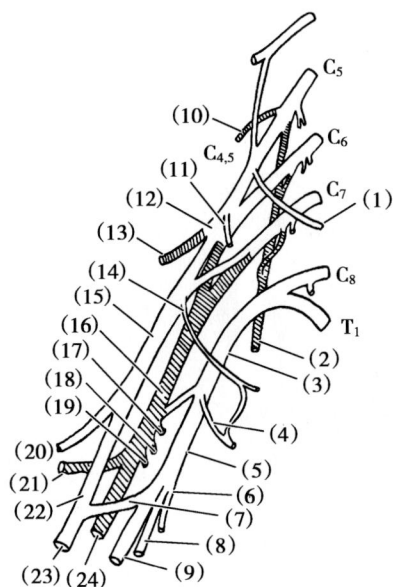

图 8-4　臂丛神经示意图

(1) 膈神经;(2) 胸长神经(前锯肌)$C_{5\sim7}$;(3) 下干;(4) 胸前内侧神经(胸大肌、胸小肌)C_8,T_1;(5) 内侧束;(6) 臂内侧皮神经,T_1;(7) 正中神经内侧头,C_8,T_1;(8) 前臂内侧皮神经,C_8,T_1;(9) 尺神经,$C_8 \sim T_1$;(10) 肩胛背神经(肩胛提肌、菱形肌),C_5;(11) 锁骨下肌,C_5;(12) 上干;(13) 肩胛上神经(冈上肌、冈下肌),$C_{5\sim6}$;(14) 胸前外侧神经(胸大肌),$C_{5\sim7}$;(15) 外侧束;(16) 后束;(17) 上肩胛下神经(肩胛下肌),C_5;(18) 胸背神经(背阔肌)$C_{6\sim8}$;(19) 下肩胛下神经(肩胛下肌、大圆肌),$C_{5\sim6}$;(20) 肌皮神经(肱二头肌、肱肌、喙肱肌),$C_{5\sim7}$;(21) 腋神经(三角肌、小圆肌),$C_{5\sim7}$;(22) 正中神经外侧头(旋前圆肌、桡侧屈腕肌、掌长肌),$C_{6\sim7}$;(23) 正中神经,$C_5 \sim T_1$;(24) 桡神经,$C_5 \sim T_1$

现前锯肌麻痹,由于肩胛骨下角失去支持稳定力量,而出现翼状肩胛,常表示神经损伤水平较高,或作为神经自椎孔处断裂的诊断依据。上海华山医院 284 例 $C_{5\sim7}$ 根性撕脱伤病例无 1 例发生翼状肩胛,对这种情况韩震做了解剖学研究,提出以下观点:①前锯肌除主要接受胸长神经支配外,有 90% 的前锯肌同时还受第 3~7 肋间神经支配;②当臂从 $C_{5\sim7}$ 神经损伤时,不但损伤了胸长神经,同时伴有胸上肢肌麻痹,减轻了肩胛骨脊柱缘向后翘的力量,因而在臂丛根性损伤病例中不出现翼状肩胛。

2. 干的分支　肩胛上神经:属上干的分支,其纤维主要来自 C_5,支配冈上、下肌。冈上、下肌有无萎缩,可作为鉴别 $C_{5,6}$ 神经根与上干损伤的定位依据。

锁骨下肌支:由上干的前股发出,当诊断患者有胸廓出口综合征时,应将此神经支切断,使该肌萎缩,使肋锁间隙加宽,解除神经血管受压症状。

3. 束的分支　胸前外侧神经:主要由 $C_{5\sim7}$ 神经纤维组成,它支配胸大肌的锁骨头。

(1)胸前内侧神经:主要由 $C_{7,8}T_1$ 神经纤维组成,经胸小肌进入胸大肌胸肋部,并有交通支与胸前外侧神经相连,支配胸小肌和胸大肌胸骨头。胸大肌萎缩与否,是鉴别锁骨上、下臂丛神经损伤的重要依据。胸大肌出现萎缩,即表示臂丛损伤平面在束以上。应在锁骨上探查臂丛;胸大肌正常者,表示臂丛损伤部位在束、支部,应在锁骨下探查臂丛。

(2)胸背神经:由 $C_{5\sim7}$ 神经根纤维组成,主要接受来自 C_7 的神经纤维,支配背阔肌。临床中,背阔肌有无萎缩是鉴别臂丛锁骨上下损伤的又一依据,即当背阔肌萎缩时,则提示损伤水平在中干或 C_7 神经根,当背阔肌存在时则说明臂丛损伤应在后侧束以下。在临床检查中,应注意区分大圆肌与背阔肌的检查,前者在肩胛骨下角上方触及肩内收动作,该肌受 $C_{5,6}$ 神经根纤维支配,若出现萎缩则说明损伤在上干;背阔肌在肩胛骨下角下方可触及肩内收动作,该肌受 $C_{6\sim8}$ 神经根纤维支配,其中以 C_7 为主,若背阔肌萎缩而且大圆肌存在,说明损伤在中干;若两肌同时萎缩,说明上中干同时损伤或后束损伤。

4. 臂丛神经终末支

(1)肌皮神经:发自外侧束,由 $C_{5,6}$ 神经根纤维组成。大部分肌皮神经(85%)以一支粗干起于外侧束,行向外下方,斜穿喙肱肌后,在肱二头肌与肱肌之间下行,分别支配喙肱肌、肱二头肌及肱肌。终末支在肘关节上方穿出深筋膜,延续为前臂外侧皮神经。另有少部分肌支类型属多支型及混合型等(图8-5)。

(2)腋神经:腋神经发自后束,主要包括 $C_{5,6}$ 神经根纤维。该神经在腋动脉后方与旋肱后动脉伴行,在大圆肌和小圆肌之间、肱三头肌长头与肱骨之间,即通过所谓的四边孔间隙,发出至小圆肌的肌支。然后绕过肱骨颈,一感觉支至三角肌表面的皮肤,另一支在三角肌深部从后向前,支配整个三角肌。三角肌肌支约位于肩峰下 4~5cm,如沿三角肌纤维分开该肌时,超过这一限度即可损伤神经,则引起三角肌前部肌肉麻痹(图8-6)。

(3)桡神经:桡神经发自臂丛后束,由 $C_{5\sim8}T_1$ 神经根神经组成,多数来自上中干,下干神经很少。桡神

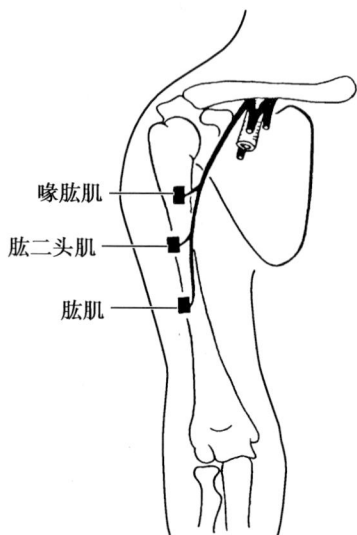

图8-5　肌皮神经支配肌肉示意图

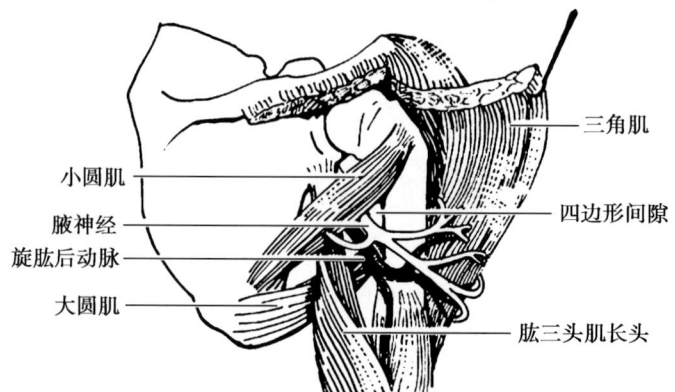

图8-6　在肩背部的腋神经

经在腋动脉之后,经过肩胛下肌,大圆肌和背阔肌诸肌之表面,然后斜向下外绕经肱骨后方即桡神经沟。桡神经并不直接和肱骨接触,而是沿着肱三头肌内侧头起点之表面,其内侧为肱三头肌长头,外侧为肱三头肌外侧头所覆盖。支配肱三头肌的三个头的肌支,大多在肱骨中 1/3 以上,其长头分支甚至发自腋部,因此,肱骨干骨折常合并桡神经麻痹病例,但肱三头肌功能完好。

桡神经于肱三头肌外侧头之外缘,穿过外侧肌间隔,在肱肌与肱桡肌之间下行,然后行至肱桡肌与桡侧腕伸肌之间,越过肱骨外上髁之前方进入前臂。在肘关节以上桡神经发出肌支至肱桡肌及桡侧腕长伸肌,因此在肘关节以下的桡神经损伤,上述两肌肉功能仍正常。

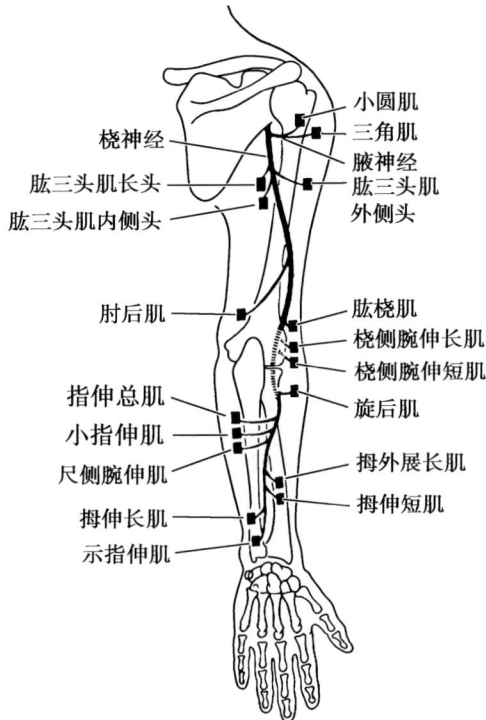

图 8-7 腋神经及桡神经支配肌肉示意图

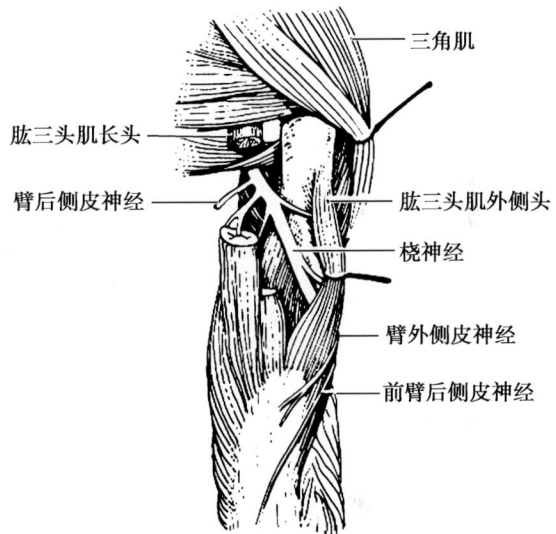

图 8-8 上臂后侧的桡神经

在前臂,桡神经分为浅支和深支。浅支的肌支仅支配桡侧腕短伸肌,其中感觉支是主要的,它分布于腕及手的桡侧背部及桡侧一个半或两个半手指背侧皮肤。深支又称背侧或后骨间神经,无感觉纤维。深支在肱桡肌的覆盖下,穿过旋后肌深、浅两头之间并绕过桡骨,在伸侧肌群浅、深两层之间,其肌支除已发至旋后肌外,先后支配浅层诸肌,即指总伸肌、固有小指伸肌及尺侧腕伸肌。发出上述肌支以后,神经明显变细,位于拇展长肌表面,继续发出分支至深层肌肉,即拇长展肌、拇短伸肌、拇长伸肌及示指固有伸肌。深支诸肌支的顺序常有变异,有时深支也支配桡侧腕短伸肌(图 8-7 ~ 10)。

(4)正中神经:正中神经分别由臂丛神经内、外侧束发出神经束组成,外侧束由 $C_{5~7}$ 神经根纤维组成,沿上干及中干前支进入外侧束,是外侧束内侧的终末分支。内侧束由 $C_8 T_1$ 神经根纤维组成,沿下干前支进入内侧束,是内侧束外侧的终末分支。内、外侧束在腋动脉前面联合组成正中神经。正中神经外侧束神经纤维主要支配旋前圆肌及桡侧腕屈肌,并含有较多的感觉纤维分布到手部;正中神经内侧束神经纤维主要支配到掌

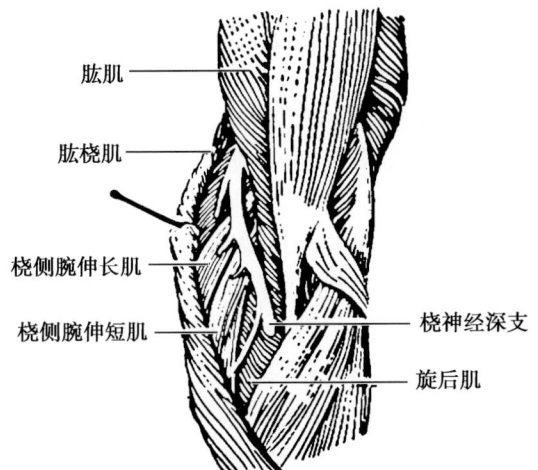

图 8-9 肘部的桡神经

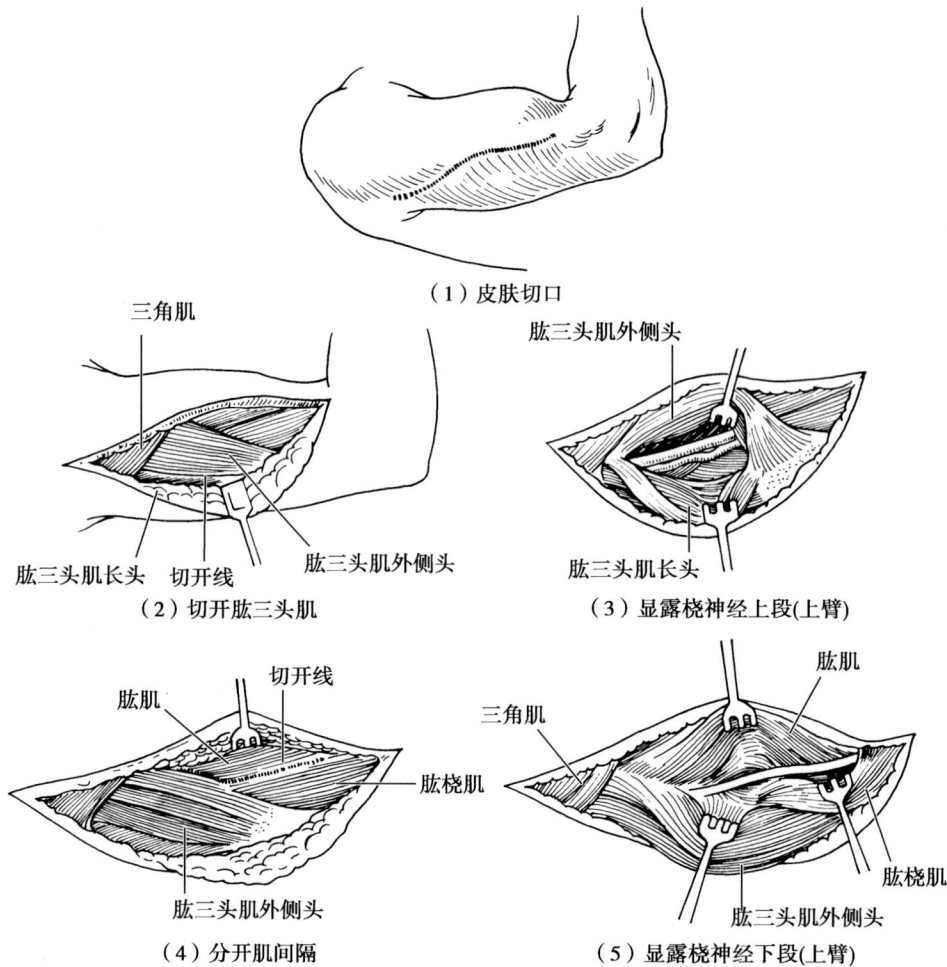

（1）皮肤切口

三角肌

肱三头肌长头　切开线　肱三头肌外侧头
（2）切开肱三头肌

肱三头肌外侧头

肱三头肌长头
（3）显露桡神经上段(上臂)

切开线
肱肌

肱桡肌

肱三头肌外侧头
（4）分开肌间隔

肱肌

三角肌

肱桡肌

肱三头肌外侧头
（5）显露桡神经下段(上臂)

图 8-10　桡神经显露

长肌、全部指屈肌、大鱼际肌群(三块半肌肉)、第1、2蚓状肌,有少量感觉纤维分布到手部。

正中神经在上臂无分支,与肱动脉伴行,开始在动脉前外侧,在上臂下1/3处越过动脉而在其内侧,然后与动脉一同在肱二头肌腱膜覆盖下行入前臂,向下穿过旋前圆肌肱骨头及尺骨头之间,再向下进指浅屈肌内、外侧头之间下行,在此部位掌侧骨间神经自正中神经背侧发出,该肌支是正中神经最大分支,它支配指深屈肌桡侧部分（即示、中指屈肌）拇长屈肌及旋前方肌。在前臂中、下段正中神经始终位于指浅屈肌深层。在腕上,正中神经较表浅,在掌长肌腱下并略偏桡侧,然后随同诸屈指肌腱经过腕管而至掌部。最后有数个肌支支配大鱼际肌,感觉支至拇指、中指及环指桡侧皮肤（图 8-11～13）。

（5）尺神经:尺神经发自臂丛神经内侧束,由 C_8T_1 神经根纤维组成。在上臂尺神经位于肱动脉内侧,没有分支,至中部渐向尺侧,在肱三头肌内侧头前面,经肱骨内上髁后方尺神经沟,在尺侧腕屈肌肱骨头与尺骨头之间进入前臂。

在前臂,尺神经位于尺侧腕屈肌深层及指深屈肌表面。至前臂中部开始与尺动脉伴行。绕过豌豆骨桡侧与钩骨的钩部之间进入手掌。

在豌豆骨远端,尺神经分为浅支及深支。浅支发出肌支至掌短肌,并有感觉支至小指尺侧及第4掌骨间隙,以及小指桡侧及环指尺侧皮肤。

深支向桡侧穿过小鱼际肌,沿诸指深屈肌深面,发出分支支配手内在肌,分别为:小指展肌、小指短屈肌及小指对掌肌,骨间肌肌支(包括第3、4蚓状肌)。尺神经最后的分支至拇收肌、拇短屈肌深头及第1骨间背侧肌(图 8-14、15)。

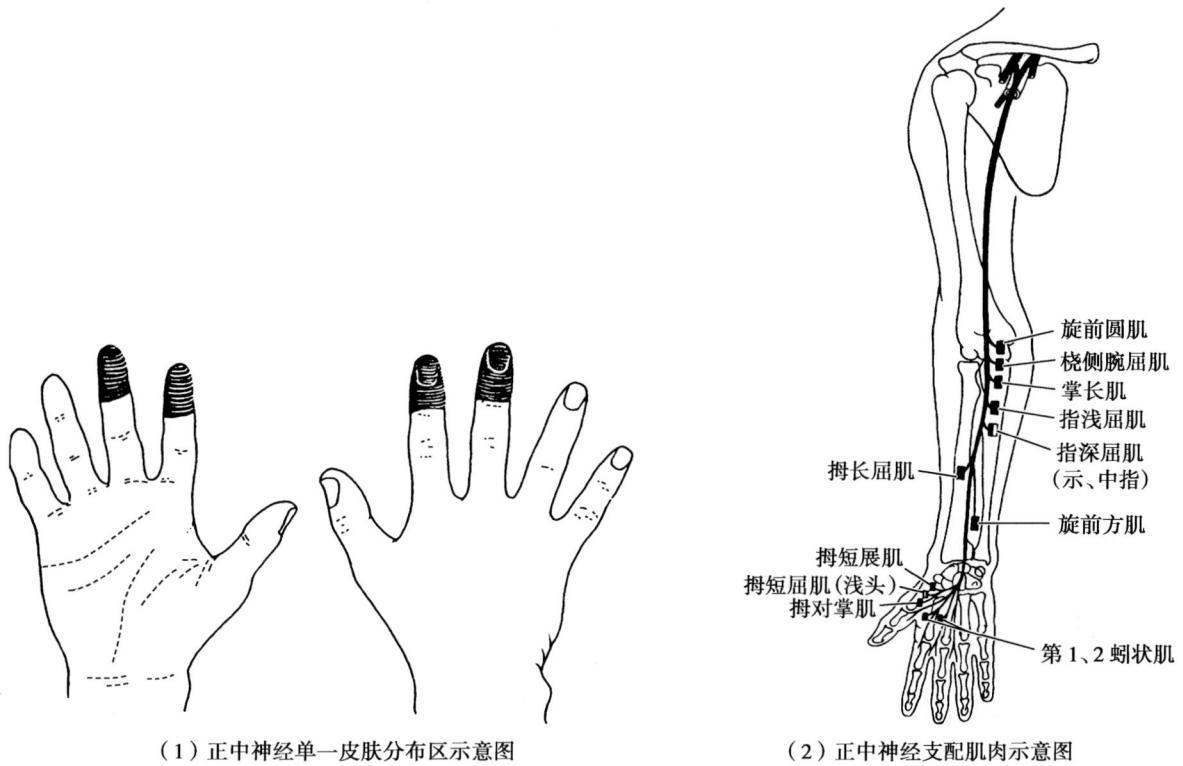

（1）正中神经单一皮肤分布区示意图

（2）正中神经支配肌肉示意图

旋前圆肌
桡侧腕屈肌
掌长肌
指浅屈肌
指深屈肌
（示、中指）
拇长屈肌
旋前方肌
拇短展肌
拇短屈肌(浅头)
拇对掌肌
第1、2蚓状肌

图 8-11

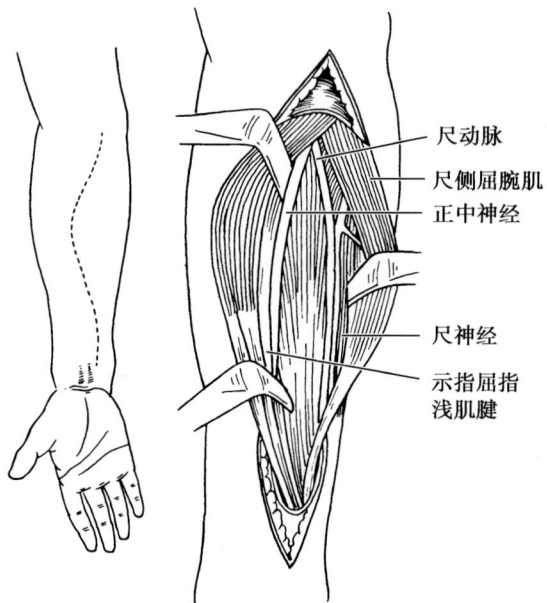

尺动脉
尺侧屈腕肌
正中神经
尺神经
示指屈指
浅肌腱

图 8-12　在前臂显露正中神经与尺神经

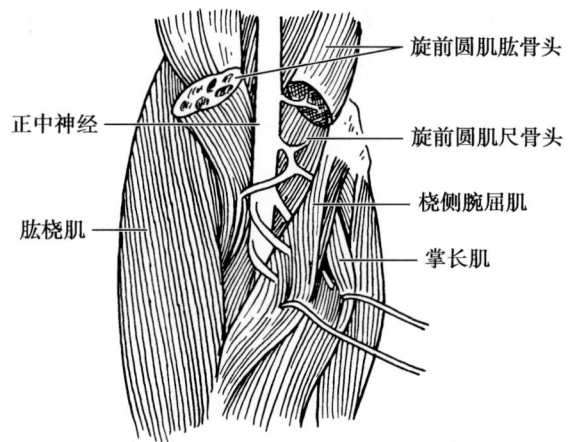

正中神经
肱桡肌
旋前圆肌肱骨头
旋前圆肌尺骨头
桡侧腕屈肌
掌长肌

图 8-13　前臂近端之正中神经

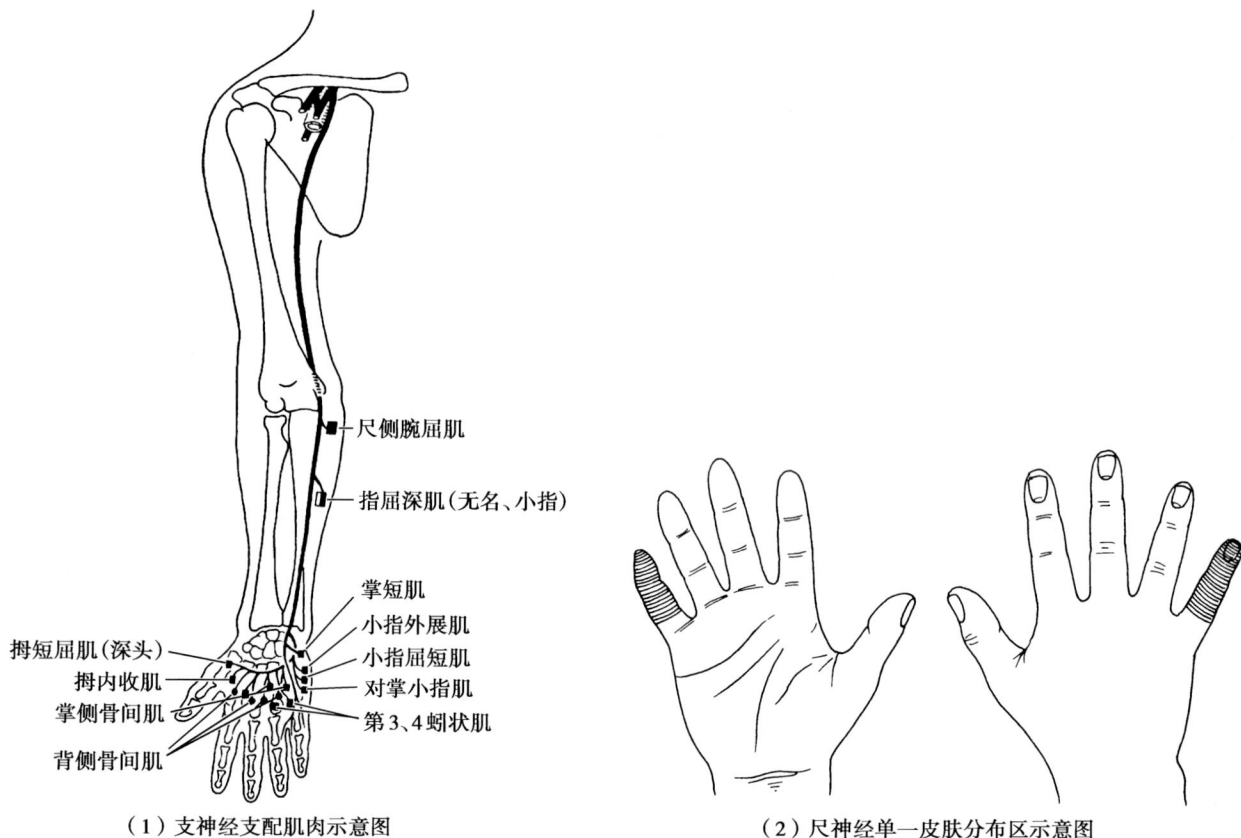

（1）支神经支配肌肉示意图

尺侧腕屈肌

指屈深肌(无名、小指)

掌短肌
小指外展肌
小指屈短肌
对掌小指肌
第3、4蚓状肌

拇短屈肌(深头)
拇内收肌
掌侧骨间肌
背侧骨间肌

（2）尺神经单一皮肤分布区示意图

图 8-14　尺神经支配肌肉及感觉示意图

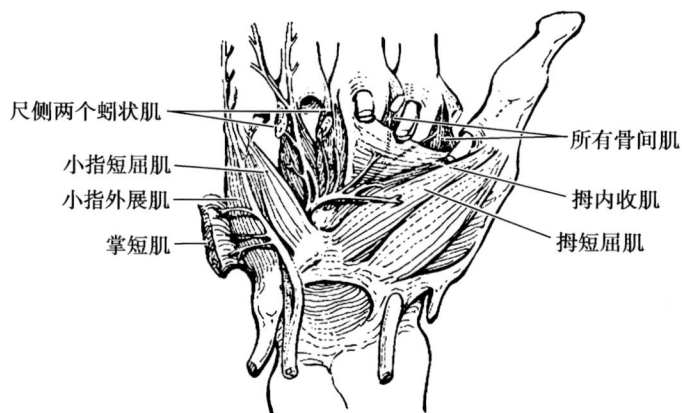

尺侧两个蚓状肌
小指短屈肌
小指外展肌
掌短肌

所有骨间肌
拇内收肌
拇短屈肌

图 8-15　尺神经深支支配的肌肉

第二节　周围神经损伤的变性与再生

　　周围神经损伤后,神经细胞体,远、近侧神经段,远端肌肉运动终板和感觉性受体均发生一系列的复杂变化。若神经元受伤严重,则整个神经元坏死,后期被吸收而消失;若受伤较轻,变性的细胞体可逐渐恢复,离断的细胞突起则经变性、吸收而消失。但与细胞体相连的轴突可以发芽再生,这就是神经纤维的再生。1850年,Waller 描述了在切断蛙的舌下神经和咽神经后,离断远段的神经纤维发生一系列变性改变,这就是人们所称的华勒变性(Wallerian degeneration)。

一、华勒退行性反应

周围神经损断后,其受伤部位远端在伤后 2～3 天开始发生华勒退行性反应。轴索及髓鞘逐渐自动分解成小段或碎片,1 周后,吞噬细胞增生,将碎裂分解的轴索及髓鞘吞噬,这时神经纤维的内膜管变空,神经内膜塌陷,神经干外形变细,其直径仅为原来的 1/2。但实际上神经内膜管内聚集着许多施万细胞的突起,增殖的施万细胞排列成柱状,称作 Bungner 带。神经内膜管是一种轴芽、神经纤维可以在其内生长的潜在的管道。10 天以后,神经内膜管外的施万细胞增生,胞浆增多,细胞核分裂,施万鞘膨胀形成中空的管道,准备接受再生的神经纤维长入。华勒退行性变全过程约需 3 周时间。

伤断神经近端的轴突同样也发生逆行性华勒反应,在靠近伤断处的退行性变基本与伤断远端相同。逆行变化的范围长短与损伤的严重程度有关。轻者,仅限于 1 或 2 个郎飞结节(Ranvier node)范围内;严重者可引起近段纤维轴突全部变性,甚至整个神经元坏死。伤后 1 周,近侧端的神经轴索自行分裂成许多细小的神经元纤维,神经元纤维逐渐生长,突出神经内膜以外。如果神经伤断缺损较少(2cm 内),伤断神经两端的施万鞘会自行相连,允许近侧端突出的神经元纤维长入远端,如果伤断神经两端之间缺损较多或两断端未予缝合,近侧端再生的神经元纤维及增生的支持组织,迂曲回旋形成球状膨大,称为假性神经瘤。伤断神经的远断端,由于施万细胞及成纤维细胞的增生环绕成团,形成神经胶质瘤。若伤断神经距离脊髓很近,则伤后48 小时开始,部分神经细胞发生肿胀,甚至可以溶解崩溃、死亡。神经伤断处距离脊髓越近,细胞分解死亡数目越多。细胞体死亡,神经纤维则不能再生。因此,受伤部位越接近脊髓,神经恢复的机会越少,例如臂丛神经根部的撕脱性损伤,很难恢复就是这个道理。

神经损断修复后,损断神经两端同时发生华勒退行性变,两端之间的支持组织愈合,部分施万细胞管被沟通,允许近侧再生的神经纤维长入远端。近侧再生的神经纤维分成许多细小的轴丝,通过神经吻合口,有的轴丝长入施万鞘管,有的长入间质组织中去,也有的数条轴丝长入到一个施万鞘内,越往远端,再生的轴丝数目越少,并且逐渐成熟。因此,神经缝合修复得越精确,近侧端再生的轴丝长入到远端施万鞘内并达到终末结构的轴丝越多,神经恢复也越好。正因为如此,人们采用各种不同的方法识别神经束,应用各种手术方法,以争取神经束对位准确。尽管如此,能达到终末结构的神经纤维直径及数目均较正常小且少。

近年来的实验及临床都证实,伤断神经的远断端能分泌释放一种媒介物质(有人称扩散因子),这种媒介物可以吸引、引导近侧端再生的神经纤维定向地生长。因此,当神经断裂后,如果伤断神经缺损不多,近侧端再生的神经纤维可以自行长入到远端。

实验证明神经纤维的再生速度为 2～3mm/d。断裂神经修复后,神经本身要经过华勒变性过程,神经缝合端有愈合过程,再生的神经纤维到达终末结构也有一个生长成熟过程。因此,从神经修复到恢复功能计算,平均每天生长速度只能按 1～2mm 计算。

二、感受器、肌肉和运动终板变化

周围神经感觉纤维的末端感受器,如环层小体(pacinian corpuscle)和触觉小体(meissner corpuscle),接受外界不同振动频率的刺激,感受动态的触觉和痛觉。当失神经支配以后,这些感受器发生退行性改变,但与运动神经纤维失神经支配以后变化不同,数年后仍可以重获神经支配,目前尚不能确定环层小体和触觉小体失神经支配后不再恢复功能的时间,但时间越长,感觉功能恢复越差。

肌肉失去神经支配以后,肌细胞逐渐萎缩,间质组织增加,最后肌肉组织可逐渐纤维化,失去收缩功能。肌纤维中的神经运动终板,是周围神经与肌肉接合处形成的一种特殊的板状结构,是由特化的肌膜与运动神经末梢共同构成,呈扇状,分布在肌腹内。肌肉失神经支配以后,整块肌肉对乙酰胆碱过敏,随着神经重新支配,再生轴突沿着原有的施万细胞鞘生长,使失神经支配的运动终板重新获得神经支配。近年来,人们开展了对于神经运动终板再生的实验研究。1980 年,Brunelli 发现神经束的运动纤维与肌纤维之间有一种特殊的内在联系,并且提出有可能重建运动神经终板。1985 年,张玲也进行了神经运动终板再生的实验研究。观察到可以通过神经移植,然后将神经终端分成束支状植入该肌肉中去,可以重建新的神经、肌肉运动终板。

第三节　神经损伤的分类

周围神经损伤可以根据损伤的严重程度或不同损伤原因进行分类,按神经损伤的病理变化,结合临床症状进行分类,对确定治疗有重要的参考价值,对神经修复的预后结果也可做出准确的评估。

一、按损伤程度分类

（一）Seddon 三级分类法

1943 年 Seddon 将神经损伤分为三种类型,即神经震荡、神经轴突断裂、神经断裂。

1. 神经震荡(neuropaxia)　又称神经失用症,一般指神经轻度受压或钝性打击造成的损害。神经纤维未发生退行性改变,临床表现运动障碍明显而无肌肉萎缩,痛觉迟钝而不是丧失。伤后数小时、数日或数周内功能可以自行恢复,不留后遗症。如手术中止血带麻痹多属于这种。

2. 神经轴索断裂(axonotmesis)　神经受到严重的持续性压迫,使轴索损伤、断裂,发生退行性改变,但神经的支持性管形结构——神经外膜、束膜、内膜尚未受到损害。检查可见损伤神经分布区有运动和感觉功能丧失、肌肉废用性萎缩和神经营养性改变。此种损伤临床预后尚好。神经轴索可沿施万鞘管长入末梢。有些严重病例,需要做手术松解神经外膜瘢痕。

3. 神经断裂(neurotmesis)　神经完全性损伤,切割伤较为多见。有些陈旧损伤,虽然神经外形连续,但由于外伤或其他原因使神经干内瘢痕增生,妨碍了再生神经纤维的自然通过。这类损伤需经手术修复,才可恢复功能。

（二）五度分类

Sunderland(1951)在 Seddon 神经损伤三级分类法的基础上,将神经损伤分为五度。

第Ⅰ度损伤:周围神经Ⅰ度损伤与 Seddon 的神经震荡伤相同,神经连续性完整,只是局部发生传导功能障碍,神经干不发生华勒变性,因此,不涉及神经轴突的变性与再生,伤处无 Tinel 征反应。受伤神经所致的运动肌麻痹,感觉障碍不明显,恢复时间由数天、数周或持续 2~3 个月,但功能应完全恢复(不恢复则不属于第Ⅰ度损伤),如手术中的止血带麻痹或醉酒后的桡神经受压麻痹。

第Ⅱ度损伤:神经轴突中断,神经内膜及神经束膜完整。相当于 Seddon 分类法的神经轴索断裂。临床表现为完全的感觉运动和自主神经功能障碍。由于神经轴突中断而神经内膜、束膜未损伤,再生的轴芽不用经过瘢痕组织而沿神经内膜顺利再生,所以神经能完全恢复原有的感觉和运动功能。受伤部位以下应有进行性 Tinel 阳性征。

第Ⅲ度损伤:神经纤维完全中断,仅神经外膜、束膜保持连续,出现神经纤维的变性及再生。此类损伤波及神经内膜及施万细胞鞘膜,致使部分再生的轴突在神经内膜瘢痕中受到阻挡不能长到远端的终末端,同时再生的轴突也会错长到远端不同性质的终末,因此神经恢复多不完全。

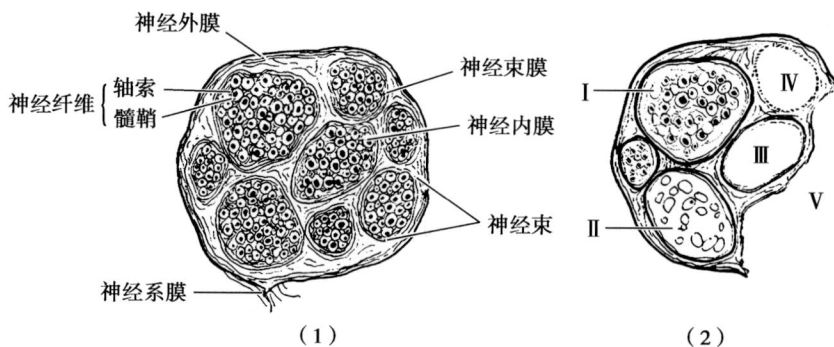

图 8-16　Sunderland 及 Mackinon 神经损伤分类示意图
(1)正常神经横断面;(2)神经混合损伤横断面(第Ⅳ度损伤);Ⅰ. 部分神经纤维华勒变性;Ⅱ. 神经轴索中断,神经内膜、束膜完整;Ⅲ. 神经纤维中断,神经束膜尚完整;Ⅳ. 神经束断裂,只有外膜相连;Ⅴ. 神经横断

第Ⅳ度损伤：神经内神经束完全断裂，只有神经外膜相连，神经外观连续性仍存在但功能完全丧失。损伤远端无 Tinel 征前移，无感觉和运动功能的恢复，只有进行必需的神经修复，神经功能才可望恢复。

第Ⅴ度损伤：神经的连续性完全遭到破坏，如神经横断伤，必须通过手术才有恢复功能可能。

Mackinnon（1988）提出第Ⅵ度损伤模式。为临床中比较常见的混合伤，神经连续性存在，神经干内不同神经束有不同程度地 Sunderland Ⅰ～Ⅴ度损伤，损伤部位呈神经瘤样改变，对于Ⅰ、Ⅱ、Ⅲ度损伤可以自行恢复，而Ⅳ度和Ⅴ度损伤则必须进行神经修复才有可能恢复。临床医师应根据肢体功能，来鉴别周围神经各个神经束损伤的程度，再决定治疗方法（图 8-16）。

二、按损伤原因分类

分类方法见表 8-1。

表 8-1　按神经损伤原因分类

损 伤 原 因	治 疗 方 法
切割伤：多见于各种开放损伤使神经完全或不完全断裂	早期手术缝合
牵拉伤：牵拉易造成神经内损伤。轻者，轴索断裂、重者，支持组织及神经均断裂	轻者可自行恢复。观察 2～3 个月后无恢复征象者，手术探查
压迫伤：根据压力大小及压迫时间长短，神经可发生不同改变。①暂时缺血；②血、神经屏障改变；③发生华勒变性。如止血带麻痹、腕管综合征、肘部尺神经炎、胸廓出口综合征等	早期解除压迫，神经可自行恢复
缺血致伤：单纯神经缺血不常见，多因肌肉缺血坏死瘢痕形成压迫神经，如前臂缺血性肌挛缩压迫正中神经及尺神经	松解、切除压迫的瘢痕行神经松解或移植术
放射伤：用于深部治疗的大量放射线致成周围神经损伤。病变发展慢，神经内及周围组织瘢痕形成	切除瘢痕压迫行神经松解术
电灼伤、枪弹伤：受伤组织深，神经损伤广泛，早期不易确定范围	宜行二期手术

第四节　周围神经损伤的治疗原则

一、闭合性神经损伤的处理

闭合性神经损伤临床中多见于牵拉伤、压迫伤、缺血性改变及放射性烧伤等。牵拉损伤常见于臂丛神经损伤，肩关节脱位复位时的腋神经损伤；压迫伤常见腕管综合征，肘部尺神经炎，止血带麻痹及醉酒压迫或肱骨干骨折合并桡神经损伤；缺血性改变多见于肌肉缺血性挛缩；放射性烧伤多见于放射线治疗后，如乳癌术后放疗的臂丛神经损伤。这些损伤一般不做早期探查手术，应动态地观察损伤神经恢复情况进行判断，制定治疗方法。

二、开放性神经损伤的处理

开放性神经损伤多见于切割伤、撕裂伤及爆炸伤等。

整齐的切割伤，不论是完全离断或部分离断，均应强调早期修复。撕裂伤及爆炸伤，可根据情况，清创后如神经断端比较整齐，可早期修复；如果损伤较严重，或弹伤后由于冲击波给神经带来的损伤，远比肉眼所见要广泛，所以不宜做早期神经修复。

第五节　周围神经损伤的诊断

周围神经损伤的诊断,主要依据临床表现及特殊的检查方法。

一、临床表现

(一) 感觉功能障碍

周围神经损伤后,其感觉纤维分布的皮肤区域感觉应减退或消失。皮肤的感觉神经分布多是相互重叠的,但是每条神经在皮肤上有它单一分布区域。正中神经损伤后,开始时桡侧三个半手指,即拇、示、中指和环指桡侧半,均有明显的感觉障碍,但一段时间后仅有示、中指末节皮肤感觉丧失,这两个手指皮肤感觉丧失的区域即正中神经单一分布区。尺神经损伤后,开始时为手尺侧一个半手指皮肤感觉障碍,以后仅有小指末节皮肤感觉完全丧失,这个区域即尺神经单一分布区。桡神经单一分布区在虎口背侧的皮肤。如果神经为完全性损伤,该神经的单一分布区感觉完全消失,如果为不完全损伤或神经修复后的再生过程,则该神经单一分布区有感觉过敏现象。

(二) 主动运动功能障碍

周围神经损伤后其所支配的肌肉瘫痪,肌张力消失。瘫痪的肌肉与其相拮抗的肌肉之间失去平衡,出现固定的畸形,肌肉失神经支配时间越长,畸形越明显。如肘关节以上的桡神经损伤,所有伸腕、伸指、伸拇肌均瘫痪,由于屈肌的张力牵拉,便出现垂腕、垂指、垂拇畸形。肘关节以下的桡神经深支损伤,由于桡侧腕伸肌的肌支在肘关节以上发出,故仅表现垂指、垂拇畸形。尺神经损伤后,由于骨间肌及第3、4蚓状肌瘫痪,使环小指屈掌指关节,伸直指间关节功能丧失,同时由于指伸总肌和环小指屈指深、浅肌的作用即出现爪形指畸形。正中神经损伤时,它所支配的拇短展肌、拇对掌肌瘫痪,拇指呈内收、旋后畸形。如正中神经、尺神经同时损伤,手内在肌均瘫痪,使掌弓消失而平坦,出现猿手畸形。

(三) 自主神经功能障碍

周围神经具有交感性自主神经纤维,其主要有血管舒缩、出汗和营养功能。当神经损伤后,该神经所分布的皮肤由于血管扩张而温度升高,色泽潮红;汗腺停止分泌,皮肤变干燥;后期营养性改变如皮肤萎缩,指腹扁平,指纹消失光滑发亮;指甲增厚可出现纵行的嵴。X线片可有骨质疏松的变化。

二、临床检查

通过临床检查可以判断神经属完全性损伤或不全损伤,以决定治疗方法;对神经损伤已修复的病例,也可以通过临床检查对神经恢复进行预后及功能评定。

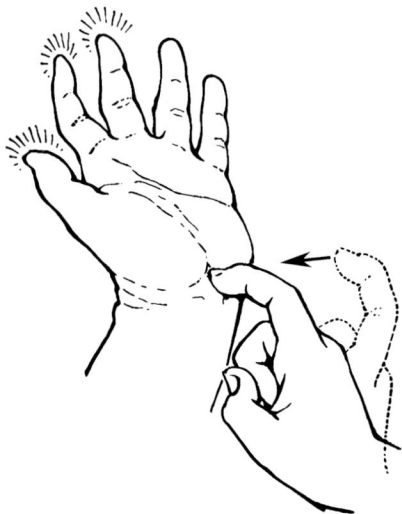

图 8-17　叩击试验(Tinel sign)

(一) 叩击试验

1951 年,Tinel 描述了按压或叩击神经干受伤部位时,该神经感觉单一分布区会产生放射性麻痛感(图 8-17)。

神经损伤修复后,新生的感觉及运动纤维尚未形成髓鞘,当叩击这个部位时,感觉纤维便产生向该神经单一分布区放射性麻痛感觉,这种现象即 Tinel 征阳性。可用以判断再生的神经纤维生长情况。陈旧性的神经损伤,损伤神经近端形成假性神经瘤,利用此叩击试验可判断神经损伤的部位。

(二) 两点区分试验

Weber(1835)首先提出静态法两点区分试验,Dellon(1976)又提出动态法两点区分试验。本试验是一种常用的对神经损伤修复后,判断感觉功能恢复的一种定量检查方法。

正常人手指末节掌侧皮肤的两点区分距离为 3 ~ 5mm。当神经损伤修复后,感觉恢复的初期阶段,两点区分试验距离较大,随着再生神经纤维的数目的增加及质量的提高,两点区分试验的距离逐渐缩小,越接近正常值,说明该神经的感觉纤维恢复越佳。为了测试两点区分试验更加准确,在操作时应注意以下几点:

1. 器械 有专用仪器供两点区分试验检查用。也可以用圆规或回形针代替,但针尖不宜太尖,否则会刺破皮肤,或因疼痛而影响测试的准确性。

2. 部位 两点区分试验是代表某根损伤神经修复后的恢复结果,一般仅指正中神经和尺神经。因此,此项检查多限于该神经在手部的单一皮肤分布区内进行。正中神经应在示、中指末节指腹处,尺神经在小指末节处检测。有时要与健侧相同部位对比测试。

3. 方法 检查以前,应与患者讲清测试方法,使其与检查者合作。检查者要用手稳住患者手指,让其闭上眼睛或头转向另一侧。检测器两针尖沿指腹一侧纵向测试,两点之间距离从大到小,直到不能分辨两点为止。两针尖要同时触接皮肤,用力不宜过大,以针尖按压点的皮肤稍发白为度。当针尖接触指腹皮肤 2 ~ 3 秒钟后即应移动针尖接触位置,重复测试。两点试验距离超过 1cm 时,表明神经恢复较差(图 8-18)。

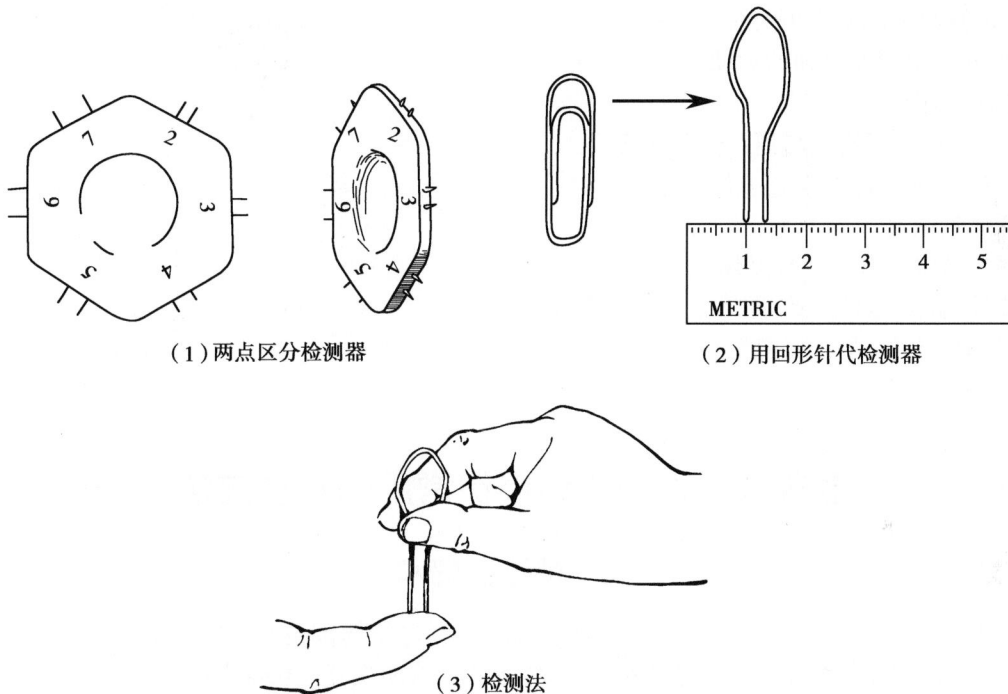

（1）两点区分检测器　　（2）用回形针代检测器

（3）检测法

图 8-18　两点区分试验(two-point discrimination test)

（三）出汗试验

自主神经主管汗腺的分泌和血管的舒缩,与感觉神经的分布区域相同,因此,当神经损伤后感觉消失区域与汗腺分泌消失范围相符合。神经中断后,其所分布的区域出汗停止,皮肤干燥,皮肤纹消失,光滑发亮。所以出汗检查是判断神经损伤或再生的一种方法,对于儿童更具有重要意义。

检查出汗最简单的方法是用手指触摸或用眼直接观察。用手触摸时,检查者首先将自己手擦干,用检查者的指腹去触摸患手,有汗者为黏潮感,无汗者为光滑感。用眼睛观察时,需将患手置于光线充足的地方,必要时用放大镜。有汗者可在手指掌侧皮肤纹内可看到汗液小亮点。Aschan 和 Moberg(1962)介绍了茚三酮试验法,此方法用于检查指端出汗情况,而且可以保留记录与将来结果对照。方法是待患手出汗后,将患指在干净的未触摸过的试纸上按一指印,同时用铅笔划出手指范围,将试纸投入 1% 茚三酮溶液,汗迹遇茚三酮溶液后即可出现蓝紫色的指纹,可借以观察出汗情况并能留作永久记录。

（四）触、痛觉检查

触觉检查属浅感觉,检查时宜用棉毛或软毛刷轻触、轻刷指腹部所得结果较准确。手的感觉神经末梢最丰富,尤以指腹、指尖分布稠密,其中有一种神经末梢感觉器被称为伤害性感受器,主要感受疼痛觉。检查时用针轻刺指腹皮肤,以观其对疼痛的反应。用针不能过于尖锐,否则易刺破皮肤;过于圆钝,检查结果易与深部感觉相混淆。应从感觉消失区向四周检查,所得的感觉障碍范围较准确。

(五) 神经电生理检查

见第三章。

三、周围神经功能的评定

通过临床检查可以判断神经损伤及恢复程度。英国医学研究院神经外伤学会(MCRR)于1954年提出以下综合评定方法。

(一) 运动神经功能检查与评定分为6级

M0　肌肉全无收缩

M1　近侧肌肉有可察觉的收缩

M2　近侧和远侧肌肉有可察觉的收缩

M3　远、近侧肌肉的肌力可对抗一定的阻力

M4　肌肉恢复协同或单独的运动

M5　肌肉运动恢复正常

(二) 感觉神经功能检查与评定分为6级

S0　神经单独分布区域感觉完全丧失

S1　深部痛觉恢复

S2　浅感觉和触觉有一定程度恢复

S3　浅感觉、触觉都有恢复,且感觉过敏消失

S3+　除达到S3外,两点辨别觉部分恢复

S4　感觉恢复正常

第六节　周围神经损伤常用的修复方法

一、神经松解术

周围神经受到牵拉、压迫、磨损伤害,使轴索发生溃变,神经干周围及神经束间瘢痕形成,使其传导功能发生障碍,必须手术解除这些损伤神经的因素,神经功能才有可能恢复。Babcock于1907年首先提出了切开嵌压神经增厚的神经外膜,减轻神经内压的新概念。Murphy(1916)和Adson(1918)提出对尺神经炎患者,可采取沿神经干切开神经外膜和束膜,然后将神经前移皮下的手术方法。所谓神经松解术,包括神经外膜松解术和神经束间松解术。1973年,Curtis等人报告83例患腕管综合征患者行101条正中神经束间松解的手术结果,其中72%的患者原来萎缩的鱼际肌功能恢复正常,23%的患者功能有好转。临床中常见的需要行神经松解的适应证:

1. 不完全的神经损伤　神经损伤后,感觉及运动均有不同程度的恢复,但恢复速度缓慢,甚至到一定程度后无再恢复的迹象,这说明再生神经纤维生长受到阻碍,因此宜行神经松解术。

2. 神经周围瘢痕压迫　神经周围有瘢痕压迫,逐渐出现肌力减弱,感觉障碍,如肱骨干骨折骨痂形成压迫桡神经等,需行神经松解术。

3. 各种卡压综合征　卡压综合征是神经松解的最好适应证。在解除压迫因素同时,如有必要应行神经内松解术。

4. 药物注射性神经损伤　药物注射到神经干上,使神经干内瘢痕形成,轴突变性,神经束粘连。如臀部肌肉注射时引起的坐骨神经损伤,宜行神经松解术。

二、神经缝合术

从13世纪起,就有人将断裂的神经直接缝合。Albert(1878)用游离神经移植解决神经的缺损治疗。

Langley(1917)和 Sunderland(1953)都提出了神经束膜缝合的设想,但没在临床应用。自从显微外科技术应用到临床以来,使神经缝合手术有了更大的进步。Smith(1964)首先在手术显微镜下进行神经束膜手术,Millesi(1972)又创用了神经束间移植手术,提高了疗效。

(一) 神经外膜缝合

用无创缝合线间断缝合神经外膜,吻合神经的断端。适用于整齐切割无缺损的神经损伤;神经损伤部位比较靠近侧,神经干内多为感觉与运动的混合束,也宜用神经外膜缝合。

神经外膜缝合术,应利用神经断端神经束的分布形态,神经干外形及外膜纵行血管的位置为参照,使之对位准确,以利神经纤维再生。神经外膜缝合方法操作简便,创伤小,对神经干内环境干扰少。尽管如此,神经外膜缝合可以使其外膜对合很好,但神经束间可出现间隙、重叠、弯曲等情况,使神经断面之间也可出现血肿,致瘢痕组织形成,妨碍再生神经纤维通过(图8-19)。

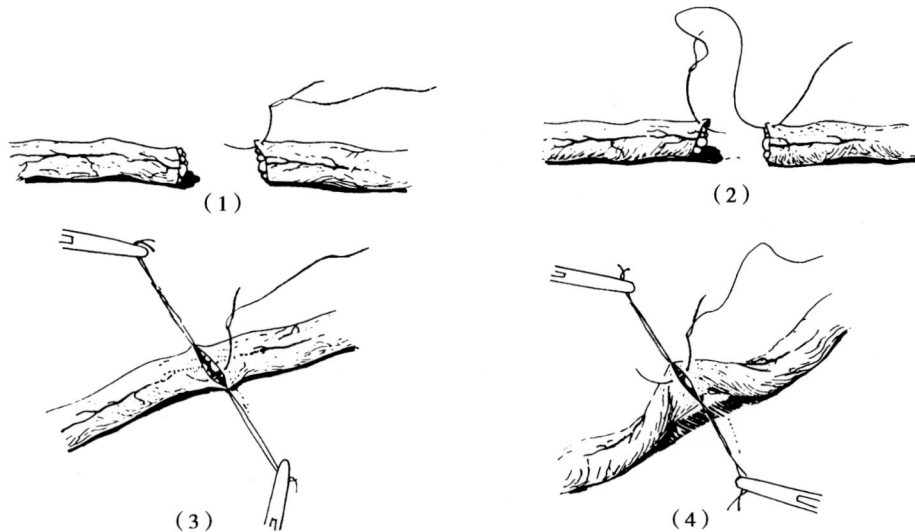

（1）　　　　　　（2）

（3）　　　　　　（4）

图8-19　神经外膜缝合方法

(二) 神经束膜缝合

缝合神经干两断端相对应神经束或束组的膜(图8-20)。适用于神经干内运动束与感觉束已分开的部位。神经束膜缝合优点在于,使功能相同的神经束断端对位准确,有利于神经再生。在手术操作中应尽量注意以下几点:

1. 力求对位准确,应用各种方法分辨神经束的功能,使相同功能的神经束缝接在一起。

2. 去除神经断端处部分神经外膜,以减少外膜结缔组织长入神经干内形成瘢痕。

3. 各神经束吻合点相互错开,减少瘢痕形成机会。尽管如此,有时神经束膜缝合术的恢复结果也不能令人满意,主要问题在于神经干断面的感觉束与运动束区分有困难,使神经束膜缝合术带有一定程度的盲目性,妨碍发挥其优越性。因此,如何区分神经断端的感觉束与运动束成

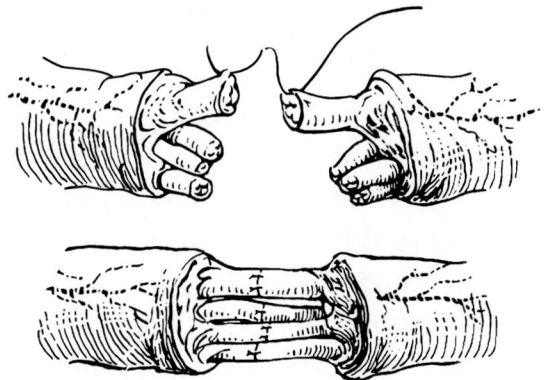

图8-20　神经束膜缝合

为问题的关键。有人提出应用乙酰胆碱酯酶组织化学染色法,以求能区分神经束的功能,但是陈旧性的神经损伤,神经发生退变,其乙酰胆碱酯酶活性降低,影响组织染色结果。Sunderland 提出的神经干断面形态定位图,不但记忆较难,使用不方便,而且神经干损伤后会发生缺损、屈曲、短缩、扭转,从而改变了原有的解剖位置,故临床应用繁琐且不可靠。钟世镇等于1986 年系统地研究了神经干内功能束的定性和定位,认识到神

经干内结构情况与缝合方法的选择有非常密切的关系,故提出神经缝合时应根据神经断面形态学结构特点进行选择。

(1) 感觉与运动纤维混合束宜选用外膜缝合。运动束和感觉束已分开处宜选用束膜缝合。

(2) 神经干近端多为混合束。神经干的远端,不同功能的神经束多渐分开。因此,神经干的靠近端宜选用神经外膜缝合法,远端宜选用束膜缝合法。

(3) 神经干内结缔组织含量少处,宜选用外膜缝合,结缔组织含量多处,可选用束膜缝合法。根据上述原则,上肢各主要神经在不同部位参考采用缝合方法(表8-2)。

表8-2 上肢不同部位神经损伤缝合方法的选择

神经	感觉运动纤维比	部 位	束 别	缝合方法
正中神经	感觉纤维67%	上臂	混合束	外膜缝合
	运动纤维33%	肘、腕、掌、手指	束分离	束(组)膜缝合
尺神经	感觉纤维60%	上臂及前臂中部	混合束	外膜缝合
	运动纤维40%	肘、腕、前臂中下1/3	束分离	束(组)膜缝合
桡神经	感觉纤维29%	上臂中1/3	混合束	外膜缝合
	运动纤维71%	上臂上1/3、肘部	束分离	束(组)膜缝合

三、神经移植术

整齐的神经损断伤,应在无张力下缝合。当新鲜创伤神经有缺损,或晚期伤断端神经瘤切除后断端之间出现的间隙,若缺损间隙在2cm以内时,可将神经两断端稍加游离后牵拉在一起;或将相邻关节屈曲,使神经间隙变小;或将神经移位,使之可以直接缝合。当损伤超过2cm时,上述方法多难达到直接缝合的目的,应考虑神经移植,切不可勉强在张力下缝合,否则将妨碍神经纤维再生。

神经移植段的长度,关系到神经恢复结果,过长的游离神经移植恢复较差。冯应潮等报道一组神经移植病例,缺损5cm以下者,术后优良率为91.1%,而缺损5.5cm以上者,优良率为61.5%。北京积水潭医院统计,神经缺损11cm以上者,神经恢复优良率为0%。临床中常用的神经移植术有以下几种。

(一) 电缆式神经移植

作为移植材料用的皮神经一般比较细,常需要4~6股,如同电缆一样组合在一起移植,称之为电缆式移植(图8-21)。

(二) 神经束间移植

Millesi 于 1972 年开创了在显微镜下行神经束间移植术修复神经缺损(图8-22)。

神经束间移植时应注意以下几点:

1. 神经束间移植术,在神经干自然分束明确,神经束功能基本分开的部位适用。

2. 在神经两断面之间,比较神经束的形态、位置及数目,力求对位准确。

3. 应用显微外科技术在神经束间进行无创伤操作。

4. 切除神经束断端瘢痕,使各神经束或束组长短不一,避免移植神经缝合在同一水平,以减少彼此粘连和瘢痕形成的机会,有利于神经纤维再生。

5. 避免神经束间移植段有张力,移植段的长度应比实际缺损距离长10%~15%。神经束缝合用11-0尼龙单丝缝合1或2针。

6. 适当去除缝合部位神经干外膜,以减少瘢痕增生,有利神经纤维再生。

游离移植神经段的血液供应好坏,是神经生长的重要因素,神经移植段缺血坏死,是自体神经移植失败的重要原因。游离移植神经段的血液供应主要有两个来源:一是接受移植神经干远、近端的营养血管直接长入;二是神经受纳床上新生的血管,经神经外膜长入神经束。因此,神经移植段中间部分比两端易发生缺血性损害。在临床应用中,作为移植用的神经越细越好。移植神经段应放在健康的有血供的受纳

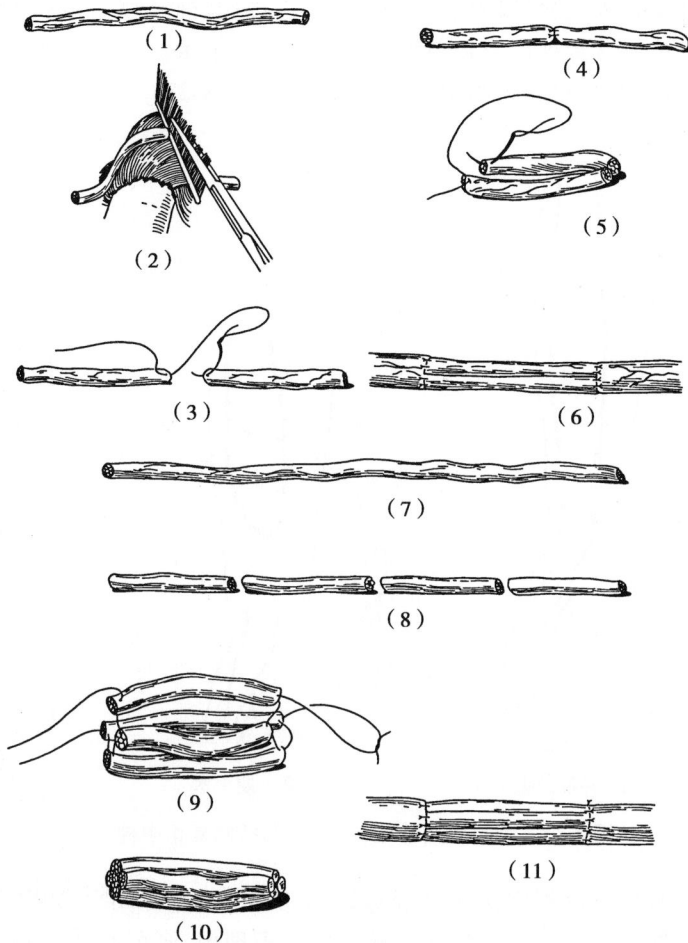

图 8-21　电缆式神经移植术
移植两股缝合方法(1)(2)(3)(4)(5)(6)；移植四股
缝合方法(7)(8)(9)(10)(11)

床上,这样移植的神经才容易成活。换句话说,当神经移植段是多条细束和只有少量外膜时,血液循环容易建立,反之若神经束粗大,且有厚韧的外膜,则易发生缺血变化。神经移植段的长度直接影响神经恢复的结果。移植段越短,神经恢复效果越好。如果移植段过长,在新生的神经纤维未长入到远端缝接点之前,远端缝接处已被坚韧的瘢痕组织占据,影响再生神经纤维的长入。

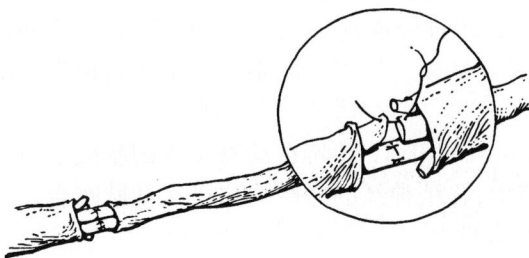

图 8-22　神经束间神经移植术

（三）有血供应的神经移植

1. **带蒂神经移植**　Strange-Seddon 首先提出带蒂神经移植,其目的是保留移植段神经的血液供应,减少移植段神经缺血坏死,有利于神经再生。当肢体有两条并行神经同时受损,由于损伤严重,神经缺损较多,可牺牲其中一条神经做带蒂移植修复另一条神经。如前臂正中神经、尺神经损伤均缺损较多,由于尺神经支配的手内在肌难以恢复,故可用尺神经做带蒂移植修复正中神经；下肢坐骨神经缺损较多时,可用其中一半的胫神经或腓总神经去修复另一半腓总神经或胫神经。

手术分两期进行,一期先估计要修复的神经缺损长度(称甲神经),切除两条神经近端的假性神经瘤,然后端对端做外膜缝合。再将作为移植用的尺神经(称乙神经)近端神经束切断,切断处与两神经缝合点的距离,即为要修复神经缺损长度,再加上二期手术时神经回缩及断端间瘢痕切除的长度。切断乙神经时,要保留神经外膜内可见到的营养血管,这样,既可保证移植段神经的血液供应,又可使神经段内神经发生华勒变性,以便甲神经再生神经纤维长入到移植段内。一期手术后,根据神经移植段长度,估计移植段内神经再生已接近完成,并甲乙两神经缝结接点处已有血管联通,可行二期手术。切除甲神经远端的神经胶质瘤,游离乙神经近端,将原切断处形成的瘢痕切除,与甲神经远端缝合(图8-23)。

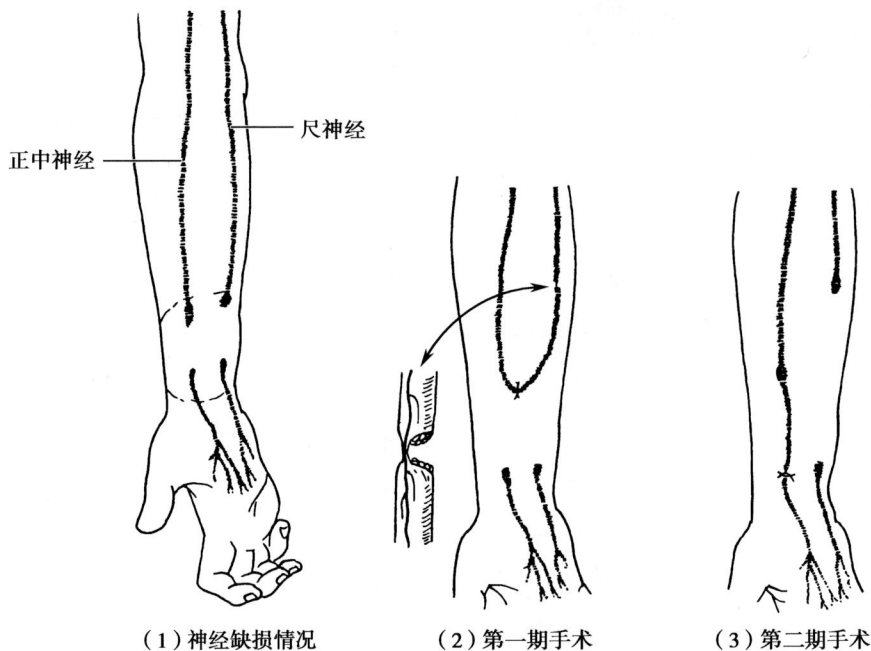

（1）神经缺损情况　　　（2）第一期手术　　　（3）第二期手术

图8-23　带蒂神经移植(尺神经移植修复正中神经)

根据神经缺损部位,有时也可以利用伤断神经远段做带蒂神经移植术。如肘关节附近的正中神经及尺神经合并损伤,断端之间缺损较多,条件亦差,估计神经恢复不理想,则可利用尺神经远段修复正中神经。一期只需切除正中神经及尺神经远断端之神经胶质瘤,然后端端缝合,待缝合点愈合及正中神经与尺神经血管沟通后,根据正中神经缺损长度,切断、游离尺神经远端,与正中神经近端缝合。

2. 吻合血管神经移植　近年来研究证明,带血液供应的长段神经移植比不带血液供应的神经移植,神经退变快,再生轴突生长顺利,移植神经无中心性坏死。临床中可供吻合血管的神经移植有以下两种。

（1）桡神经浅支带血管移植:Taylor于1976年创用吻合血管的桡神经浅支移植术,桥接22cm的正中神经缺损,同时修复损伤的桡动脉。手术后4个月Tinel征检查证明神经向前生长17cm,6个月达27cm,取得了超长段神经缺损修复的良好效果。此方法适应证为:长段神经缺损合并邻近的主要动脉血管损伤;接受神经移植部位软组织条件血运较差者。

（2）静脉动脉化的腓肠神经移植:英国整形外科医师Townsend于1978年在动物实验的基础上,在临床中应用带小隐静脉的腓肠神经移植及带大隐静脉的隐神经移植,移植神经的静脉均与受区动脉吻合,修复正中神经及尺神经缺损5例患者,术后神经生长速度2mm/d,结果良好。

顾玉东于1985年用吻合血管的小隐静脉动脉化的腓肠神经移植修复正中、尺、桡神经缺损患者,神经缺损平均14cm,12例伴有肢体主要血管缺损,同时修复神经及血管。术后平均随访3年2个月,有2例恢复运动功能,大部分病例感觉功能恢复满意,明显优于不吻合血管的神经移植。

可供吻合血管神经移植的还有:前臂外侧皮神经与头静脉;隐神经与大隐静脉;尺神经与尺侧上副动脉等。

因作为移植材料的神经细小,故常需将神经反折多次呈电缆式移植。神经反折处仅切断神经束,以保持外膜及血管的连续性。

3. 神经代用品移植　自体神经移植虽然能解决一部分神经缺损的治疗,但供区切取神经以后,功能不免受到一定的影响,当受区神经干粗大而且缺损较多时,供区材料也受到一定的限制。因此,学者们在不断努力寻求用非神经组织移植来修复神经缺损,这方面报道较多的是用骨骼肌桥接神经缺损。

Keynes 于 1984 年进行了用骨骼肌桥接神经缺损的试验研究,证明用变性的肌肉肌膜能引导神经纤维的生长。孔吉明等于 1986 年切除大白鼠一段坐骨神经,用其附近的骨骼肌行带蒂桥接,证明骨骼肌桥能引导再生神经轴突通过肌桥到达终末器。1988 年,殷玉芹认为骨骼肌像桥梁一样,不仅可使再生神经纤维通过,而且还允许神经远端释放一种酶——亲和因子,作用于近端生长轴芽,可使再生的运动纤维长入远端的运动纤维通道,使感觉纤维长入感觉纤维通道,有定向生长的倾向。目前,用骨骼肌桥接神经缺损的方法,已有少数用于临床病例报告,取得初步疗效。张爱华、朱家恺等于 1990 年通过实验证明,带蒂肌桥内活的肌纤维妨碍了再生轴突的通过,而用经处理变性的肌桥,再生轴突可沿肌纤维生长。认为变性而又恢复血供的肌桥,能为再生的神经纤维提供一个良好的微环境。目前,这种微环境中尚缺乏活性细胞即施万细胞的存在,缺乏由它分泌的生长因子,如能将两者结合起来,才有可能成为一种有实用价值的神经移植代用品。

总之,骨骼肌桥移植的临床应用价值,还有待进一步探索。

4. 神经植入术　Erlacher 于 1915 年就开始了将神经运动支断端埋入肌肉内,以恢复肌肉功能的研究。近几年来,许多实验研究都证实失神经支配的骨骼肌,采用神经植入术后可使肌肉运动终板再生,恢复肌肉功能。手术操作中应注意以下几点:

(1) 适应证选择:神经肌支在进入肌肉处撕脱伤,游离肌肉移植术后肌肉功能无恢复者。

(2) 神经植入方法:将植入神经远端分散成束状,顺肌纤维方向埋植于肌肉纤维之间,神经外膜或束膜与肌肉缝合固定。

(3) 神经植入部位:在原神经进入肌肉处植入神经,肌肉功能恢复优于异位植入。

第七节　移植神经来源

一、自体移植神经来源

理想的移植神经,应该是神经细长,分支少,位置表浅,易切取;如有较大口径的血管伴行,则适宜做吻合血管的神经移植;神经被切取后,供区应不留有明显的功能障碍。

(一) 腓肠神经

是神经移植的主要来源。腓肠神经系皮神经,分别从胫神经和腓总神经干发出的腓肠内侧皮神经和腓肠外侧皮神经,二者在小腿中部汇合成腓肠神经,在小腿中下段与小隐静脉伴行,主要皮肤分布区在足背外侧。一般可切取 30~40cm。张伯勋等将腓肠神经解剖分四型:

Ⅰ型为吻合型。腓总神经发生的腓肠外侧皮神经,胫神经发生的腓肠内侧皮神经,二者在小腿后侧中段结合形成腓肠神经,在小隐静脉外侧行走,约占 79%。

Ⅱ型为不吻合型。腓肠神经是由腓肠外侧皮神经及腓肠内侧皮神经单独构成,直到外踝后方也不汇合,外侧皮神经略粗,约占 10.5%。

Ⅲ型为胫不吻合型。腓肠外侧皮神经单独构成腓肠神经,占 3.5%。

Ⅳ腓不吻合型。腓肠内侧皮神经单独构成腓肠神经,占 7%(图 8-24)。

腓肠神经切取在外踝与跟腱连线中点做弧形切口,找到小隐静脉,在小隐静脉外侧即可找到伴行的腓肠神经。根据所需长度,沿神经往近端剥离切取。

腓肠神经切取后常遗留以下变化。

1. 足背外侧皮肤感觉变化　腓肠神经终末分支分布在足背外侧皮肤,神经切取后,从外踝至足跟及第 5 跖骨基低区域内,可分别呈现三角形、矩形及靴形皮肤感觉麻木,随时间延长麻木区域渐缩小(图 8-25)。有的病例可完全恢复正常。

2. 神经残端痛　腓肠神经切取后,残端形成假性神经瘤,约有 42% 的患者主诉小腿后外侧疼痛,但不需手术治疗。

3. 皮肤瘢痕　术后皮肤留有手术瘢痕,尤其是切取较长的神经时瘢痕更加明显。年轻女性患者对此颇

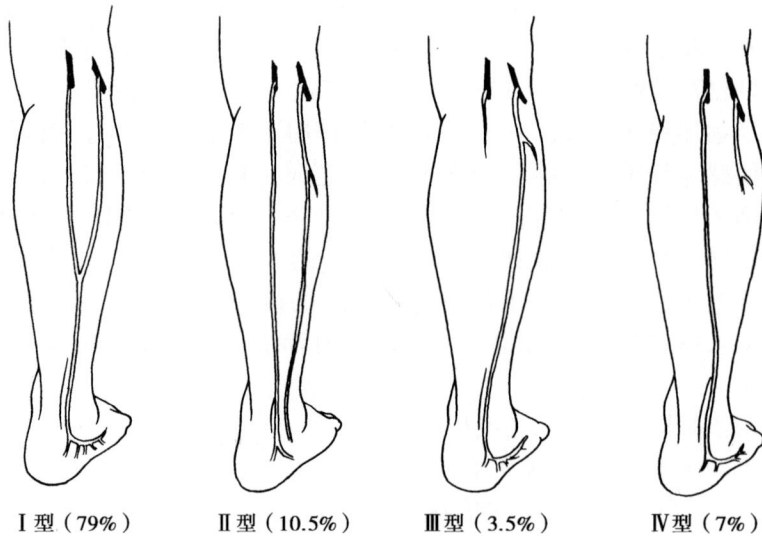

I型（79%）　　Ⅱ型（10.5%）　　Ⅲ型（3.5%）　　Ⅳ型（7%）

图8-24　腓肠神经的解剖类型

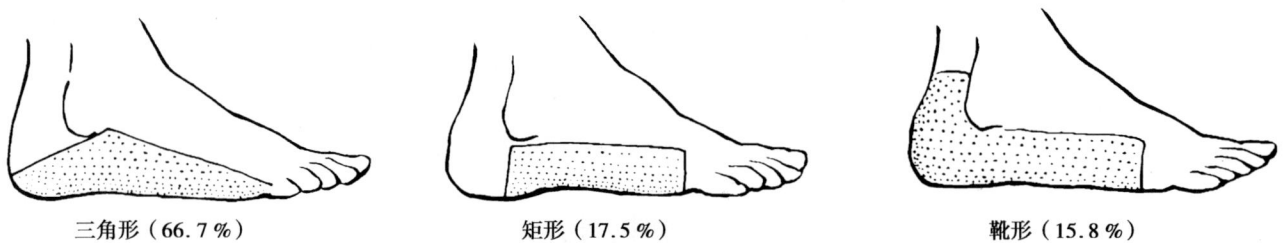

三角形（66.7%）　　　矩形（17.5%）　　　靴形（15.8%）

图8-25　腓肠神经切取后足部皮肤麻木范围

有顾虑。有人主张采用横切口，以减少纵向瘢痕。

4. 深静脉炎　个别患者术后并发深静脉炎。

（二）桡神经浅皮支

桡神经在进入旋后肌之前分为深、浅两支，深支穿旋后肌后发生肌支支配诸伸肌群；浅支发出桡侧腕短

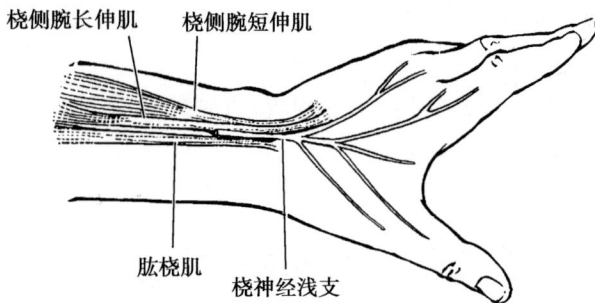

图8-26　桡神经浅支解剖

伸肌肌支后，在肱桡肌和桡侧腕伸肌之间下行，在桡骨茎突近侧8cm处，自深筋膜下穿出直线下行，跨过桡骨茎突及解剖鼻烟窝后，分成3或4个分支，分布到第1、2掌骨间背侧皮肤、拇指背侧及示指近节背侧皮肤。在桡骨桡背侧，拇短伸肌腱与头静脉之间，可以容易找到，由此向近侧切取，一般可供切取20cm。当与头静脉同时切取时，可做吻合血管的神经移植术。桡神经浅支切取后，拇、示指近节背侧皮肤与虎口背侧皮肤感觉麻木（图8-26）。

（三）前臂内侧皮神经

前臂内侧皮神经发自臂丛神经下干，沿贵要静脉下行，在上臂没有分支，到前臂内侧发出数条分支，分布到前臂内侧皮肤。从胸大肌止点处下缘至肘关节内侧纵切口，沿肱二头肌内侧缘可见到前臂内侧皮神经与贵要静脉并行，周围有疏松软组织环绕。尺侧上副动脉分支进入该神经。因此，将该神经连同尺侧上副动脉及并行的贵要静脉共同切取，可做吻合血管的神经移植。该神经粗大，与尺神经位置相近，外形相似，切取时应特别注意区分。

（四）隐神经

自股神经分出，经股动脉腹侧穿过内收肌筋膜，沿缝匠肌后缘远行，过膝后位于皮下，长约 40cm，分布在小腿及足内侧皮肤。沿缝匠肌后缘取纵切口，于深筋膜下方找到隐神经，切口向上延长，跨过髂前上嵴，直达腹膜与闭孔内肌之间，可显露该神经近端，可进一步切取更多的长度。

此外还有股外侧皮神经、肋间神经等。

二、同种异体神经移植

Albert（1885）首先报道在人体行异体神经移植。Bentley 和 Hill（1936）用异体神经修复 3cm 神经缺损取得满意结果。Davis 和 Ruge（1950）用猫进行新鲜同种异体神经移植，获得一定程度的恢复。Sciffert（1968）也报告用新鲜异体神经移植 4cm 获得部分恢复。Sunderland（1979）认为同种异体新鲜神经移植是失败的，因为移植的神经均以纤维化、瘢痕化而告终。多年来，学者们在这方面进行了许多实验研究，目的在于既要降低移植神经的抗原性，又要降低受体的免疫排斥反应能力。

应用物理和化学方法使移植的异体神经降低抗原性。物理方法如深低温冷冻、冰冻干燥、放射线照射；化学方法如用乙醇、甲醛等处理。

Weiss（1942）和 Taylor（1943）采用低温冻干法处理异体神经段然后行神经移植术。

Marmor（1967）用辐射方法处理异体神经段进行移植。

Afanasieft（1971）等用一种特殊的液体（sodium zethylmercurithiobenz oxazole-carboxylate）浸泡异体神经段，然后桥接小段神经缺损，认为获得成功。

Jacoby（1970）采用低温冻干的异体神经移植，有效率为 85%。但这些有效患者经其他医生复查后，被认为移植神经不具有传导性。

Bain（1988）在鼠体上行异体神经移植，同时应用小剂量的 Cyclosporin 来控制免疫排斥反应获得成功。

Tajima（1991）用猴的尺神经行异体神经移植。实验分两组，一组将切取的尺神经经过低温冷冻 3 分钟、解冻，反复这一程序 5 次，然后行神经移植；另一组切取的尺神经不做任何处理，直接行异体移植。结果 Tajima 认为低温冷冻可以使施万细胞的抗原性降低，加速施万细胞的分化、增殖，使其在神经内膜管内形成所谓的 Bungner 带，为新生的神经纤维提供一个有效的通道。

使用免疫制剂药物使机体处于免疫抑制状态之下，使再生的神经纤维轴突通过异体神经移植段，如应用硫唑嘌呤，实验及临床均有报道。目前，异体神经移植，尽管动物实验及临床有少数有效的报道，但要做到有临床实用价值，还需进一步研究。

第八节 影响神经功能恢复的因素

周围神经损伤修复后，有的效果优良，但有的却很差。分析其原因有很多，有些是客观因素，手术者无能为力，但也有些因素取决于术者的技术。归纳起来有以下诸点：

1. 损伤程度 肢体损伤的性质及严重程度，直接关系到神经损伤修复结果。神经切割伤修复后，再生轴索生长顺利；严重的创伤如交通事故、机器捻压等，神经牵拉、捻挫范围广泛，修复较困难，有时因神经缺损较多需分期完成手术，因此影响手术效果。陈旧性复合损伤瘢痕粘连紧密，神经本身及周围多是坚硬的缺血瘢痕组织，神经缺损太多，基层条件差，神经修复后，恢复难以理想。

2. 损伤神经 不同的神经所含的感觉及运动纤维的比例不同，神经修复后对位准确率不同，因此，预后也不一样。桡神经的运动纤维约占 71%，其所支配的均为大块肌肉，肌支位置较高，神经修复后恢复所需时间短，恢复质量较好。尺神经感觉及运动纤维分别占 60% 及 40%，修复后功能纤维易错位。而且所支配的主要为手内在肌，这些小肌肉位置最低，若高位损伤，恢复所需时间也长。而且手内在肌失神经支配后，较大块肌肉容易发生肌萎缩变性，故术后效果多不理想。

3. **患者年龄** 从临床结果看,同样条件下,神经修复后儿童比老者功能恢复快,质量好。分析其原因,可能为小儿肢体较短,神经生长的距离也短,轴突再生达到终末器官也快,终末器官萎缩的程度也较短,有利于功能恢复。另外,儿童神经再生能力可能较强。

4. **损伤部位** 神经损伤越靠近端,修复后功能恢复越差,越靠远端,功能恢复越好。神经损断后,神经纤维要从损伤部位生长到达神经终末器官,才能恢复功能。损伤部位越高,神经再生所需的时间越长。肌肉失神经支配以后,时间过长则会发生变性,肌细胞消失,即使再恢复神经支配,也难恢复肌肉的功能。感觉神经终末小体,失神经时间过长,也会变性或消失,难以恢复正常功能。

另外,神经干的近端神经束多是感觉及运动纤维组成的混合束,神经修复后不同功能的神经纤维错长的机会较多;相反,肢体远端的运动束和感觉束多已分开,术中也易识别不同功能的神经束,因此,修复后功能较好。

5. **受伤时间** 伤断的神经如果能一期修复,新生的神经很快地长入到远端去;如果损断后长时间未予以修复,远端神经干瘢痕化,或神经内膜管塌陷妨碍新生的神经纤维长入;另外,长时间失神经支配后,肌纤维和皮肤的终末感受器也会变性,即使神经长入远段,也难以恢复理想功能。

6. **神经残端的处理** 二期神经修复病例,两断端需切至正常组织。用直锐利的保险刀片,分别在假性神经瘤及神经胶质瘤之颈部试探性切断,直至神经束正常为止。其标准是断面需露出大小不等之神经束,将神经外膜向上推,神经束很容易外翻(图8-27)。假如顾虑神经缺损过多而保留神经残断的瘢痕组织,将会妨碍神经纤维的再生。

7. **缝合张力** 神经断裂后应在无张力下缝合。Sunderland 及其他学者证实,若神经在愈合过程中受到牵拉,血液循环会受到障碍,会影响神经纤维的生长。神经延伸8%时,其传导功能即有障碍;延伸15%时,则失去传导功能。因此,当神经缺损在2cm 以内时,可以通过游离神经断端、屈曲关节等方法,克服缺损直接缝合。若缺损超过2cm,需考虑神经移植。Millesi 认为宁可做神经移植,使再生轴突通过两个缝合口,也比张力下勉强缝合通过一个缝合口所得的结果要好。

8. **缝合方法** 神经断裂后,常规的修复方法是神经外膜缝合,随着显微外科的发展,出现了神经束膜缝合法,因此,在相当长的一段时间里,一些学

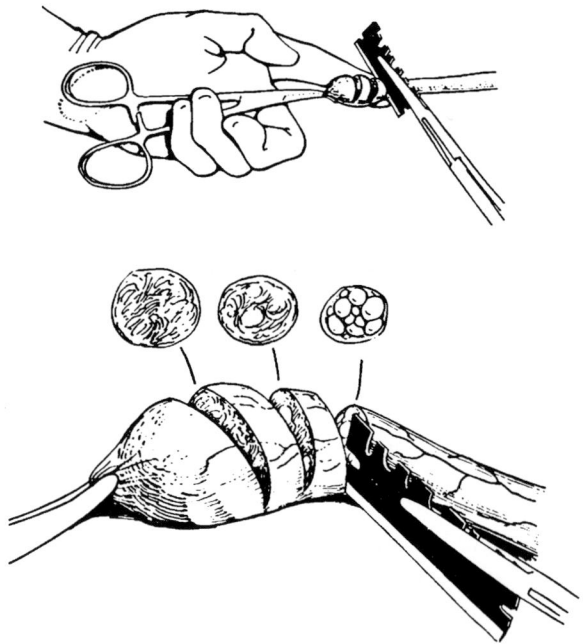

图 8-27 切除神经断端瘢痕的方法

者认为神经束膜缝合法优于神经外膜缝合法,极力主张采用神经束膜缝合。另一派学者则认为,神经束膜缝合技术操作较难,而且对神经内环境干扰较大,神经干内感觉及运动束鉴别不易,行束间缝合难以准确对位,倾向于采用神经外膜缝合。

第九节 常见的周围神经损伤

一、臂丛神经损伤

(一)臂丛神经的解剖学

1. **椎管内臂丛神经的解剖** 椎管内臂丛神经前后根呈丝状结构,前支自前外侧沟发出和后支自后外侧沟进入。前根根丝数目一般为4~6束,前根根丝数目自 C_6 向下渐减少。前根根丝在齿状韧带前方向外下行走,向相应椎间孔处聚集形成脊神经前根,在后根的前下方进入椎间孔与后根在神经节外侧合成神经根

（图 8-28、29）。臂丛前根的测量数据见表 8-3。

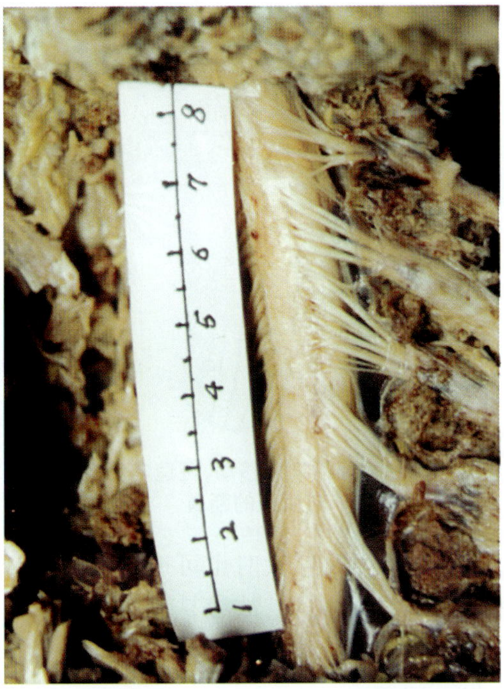

图 8-28　椎管内臂丛神经前根

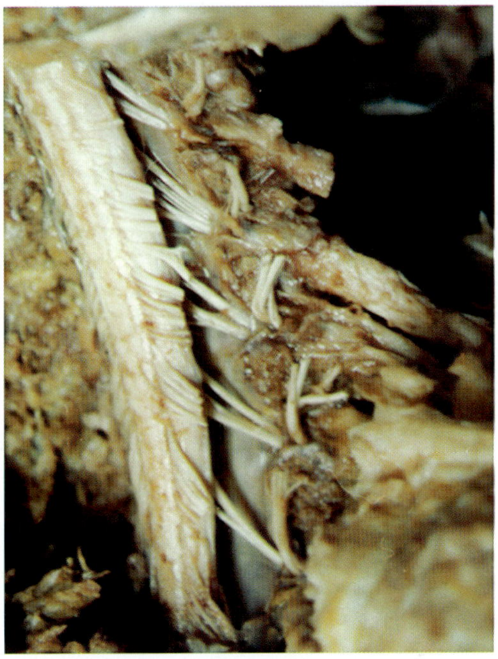

图 8-29　椎管内臂丛神经后根

表 8-3　臂丛神经前根的测量数据（X±S）

神经前根	N	有髓神经纤维数目	椎间孔段外径（mm）	椎间孔段长度（mm）	椎管内段长度（mm）
C_5	30	6596±878	1.5±0.1	11.1±1.5	11.4±2.2
C_6	30	5979±853	1.6±0.2	11.8±1.7	12.8±1.8
C_7	30	6732±868	1.6±0.2	12.5±2.5	14.1±1.6
C_8	30	5868±784	1.5±0.2	13.1±1.9	16.3±1.8
T_1	30	3896±377	1.2±0.2	13.9±2.8	2.1±3.1

2. 椎间孔段的解剖　从前后根出硬脊膜处到它们在神经节后相互结合，臂丛神经基本在椎间孔内走行。两者各自由硬脊膜的延续形成神经外膜，直到汇合后才由一层外膜包裹，在此段可以容易的将两者分离开。C_6 和 C_7 神经根明显粗大，T_1 神经根最细。前根和后根分离后分别的直径也有这样的规律。前根椎间孔段的长度，从 C_5 开始向下逐渐增加。神经节的位置变化较大，在椎间孔内、外的都有。

3. 颈神经根在椎间孔外口处的固定结构　$C_{5\sim7}$ 神经根在出椎间孔时，均有发自上一椎体横突的致密的结缔组织自后上向前下包裹神经根，并与神经外膜融合在一起，即上半椎韧带。C_8、T_1 神经根在穿椎间孔时没有此韧带的支持，仅以一层疏松组织与周围相连。在成人，$C_{5,6}$ 神经根还与前中斜角肌起点处的腱性组织相连续。

4. 椎孔外臂丛神经及其分支的应用解剖　详见第八章第一节。

（二）臂丛神经损伤的机制、类型

臂丛神经损伤绝大多数为闭合损伤，造成臂丛神经根性损伤的外力主要是作用于臂丛神经的牵拉力。车祸尤其是摩托车伤及肩部的重物砸伤等均可造成头肩分离应力，此种伤力可传至臂丛神经，另外上肢的机器绞伤也可将伤力传至臂丛神经。作用于臂丛神经的牵拉力可传导至椎间孔，造成神经根在椎间孔处的固定韧带断裂，并继续传至椎管内，造成臂丛神经前后根断裂。由于 $C_{5,6}$ 神经根在椎间孔处的固定韧带较坚固，牵拉暴力造成此两个神经根在椎孔外或椎间孔段断裂也较多见（节后损伤），尤其是 C_5 神经根。而 $C_{7,8}$ 及 T_1 神经根在椎间孔处的固定韧带较疏松或缺如，相同的牵拉力容易造成下干的神经根在椎管内断裂（节前损伤)。造成神经根椎管内断裂的机制见图8-30。颈椎的严重创伤,可造成脊髓的横向或纵向移动,此种情况下也可造成椎管内神经前后根的断裂(图8-31)。

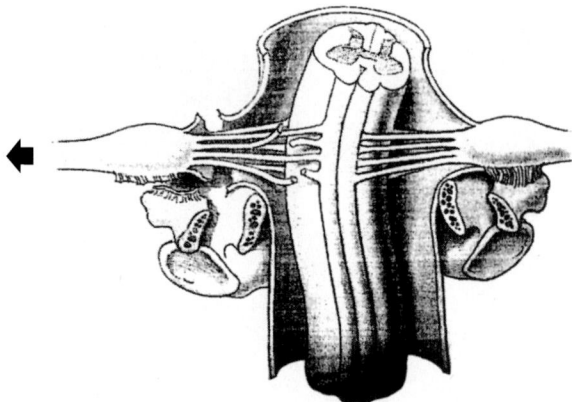

<table>
<tr><td>图8-30 牵拉暴力首先造成神经根在椎孔处的固定韧带
断裂,继而造成硬脊膜破裂,最后将前后根拉断</td><td>图8-31 脊髓的横向移动,可造成对侧神经
前后根的断裂</td></tr>
</table>

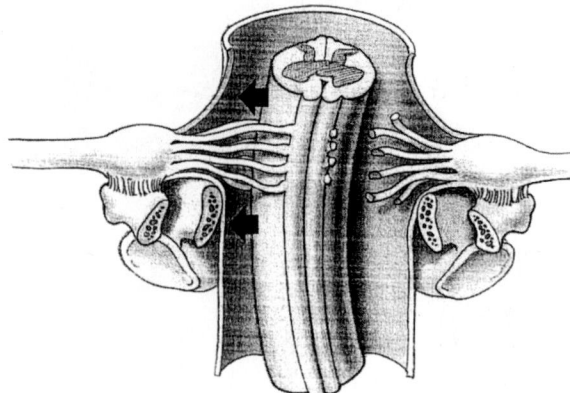

头肩分离外力造成的臂丛神经损伤,首先致上干的损伤,当牵拉暴力足够大时也可造成中、下干的撕脱(图8-31)。机器牵拉伤多造成上肢过度外展,致下干过度紧张而上干相对松弛,故容易首先撕脱下干,当牵拉暴力足够大时也可造成中上干的撕脱[图8-32(1)、(2)]。

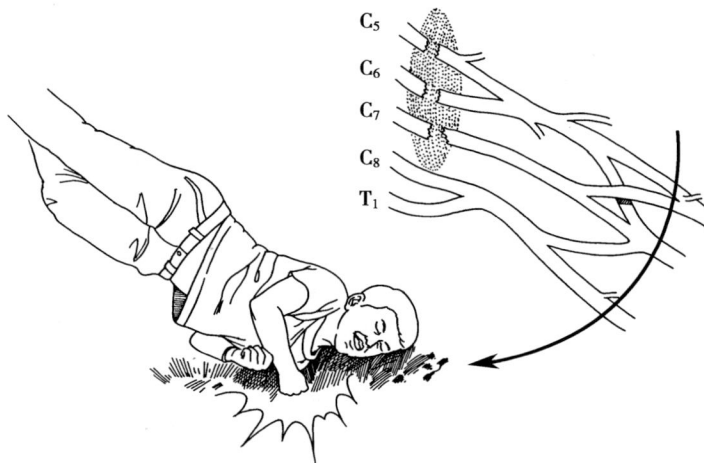

(1)头肩分离伤力造成的臂丛神经损伤

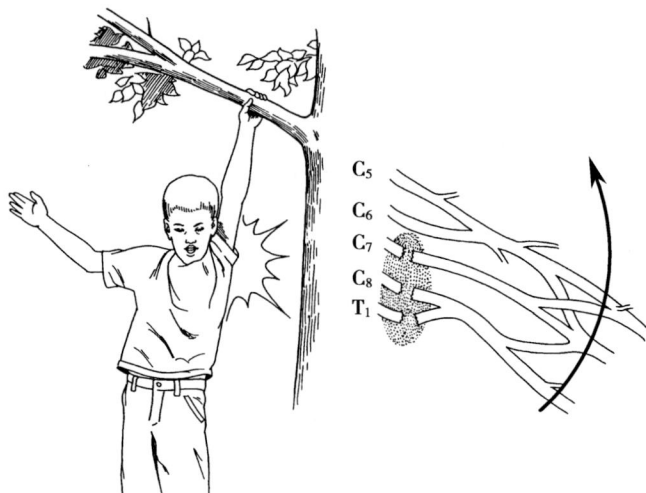

(2)上肢过度外展造成的臂丛神经损伤

图8-32

从理论上讲,作用于臂丛神经的牵拉力,可造成神经根在椎管内断裂,也可造成椎孔外神经根、干的断裂,也可仅造成臂丛神经的牵拉伤。

臂丛神经束部的损伤多见于直接暴力撞击锁骨下区、肩部、腋部及锁骨下区的锐器刺伤。另外,上肢被机器皮带的绞伤,在牵拉过程中如伴有上肢的前屈,臂丛神经束部以锁骨形成支点,也可造成束部损伤。束部损伤部位多在外侧束发出肌皮神经及正中神经外侧头及内侧束发出正中神经内侧头处断裂,而尺神经的损伤较正中神经相对轻;肩后部的直接创伤,则容易造成后侧束及腋神经起始或入四边孔处的损伤,以及肩胛上神经在肩胛上切迹处的断裂。

(三) 臂丛神经撕脱伤的诊断

臂丛神经损伤的准确诊断,对患者治疗方案选择及预后判定具有重要作用。根据临床表现,臂丛损伤的初步诊断并不困难。然而由于臂丛神经的行程较长,组成复杂,准确判定损伤的部位位于节前还是节后,是锁骨上还是锁骨下,是完全断裂还是牵拉伤,有时非常困难。由于臂丛神经根的起始部位于椎管内,当臂丛神经根在椎管内断裂时(节前损伤),其椎孔外的臂丛神经外观与质地可能正常。即便是锁骨上、下的臂丛神经探查手术,很多情况下也难以确定。作者自 2004 年 5 月到 2006 年 3 月,共为 70 例术前诊断为全臂丛神经撕脱伤患者进行了下干的锁骨上下探查手术,结果只有 8 例其下干撕脱至椎孔外或在椎孔处断裂,其余 62 例的下干包括 C_8、T_1 神经根(89%)在椎孔外除稍感松弛及少许疏松瘢痕外,其连续性、外观及质地均无明显异常,传统的锁骨上臂丛神经探查,也难以确定是否真正发生了神经根的撕脱,除非探查到 C_8、T_1 的椎孔处或打开椎管进行探查。因此,术前准确判定臂丛 5 个神经根在椎管内的结构是否完整,连续性是否存在至关重要。目前臂丛神经损伤的术前诊断主要包括临床查体、电生理检查、影像学检查,三者缺一不可。

1. 臂丛神经损伤的临床表现　了解臂丛神经损伤的类型是准确诊断臂丛神经损伤的基础,瑞士 A. Narakas 的上肢肌肉神经节段支配表对我们很有帮助(表 8-4)。

表 8-4　A. Narakas 臂丛损伤检查记录

(1) 臂丛神经根性撕脱伤(节前损伤)

1) $C_{5,6}$ 神经根撕脱伤:肩胛背神经、腋神经、肌皮神经、部分桡神经麻痹。上述神经支配的三角肌、小圆肌、肱二头肌、喙肱肌、肱肌、肱桡肌、旋后肌、桡侧腕长短伸肌及肱三头肌外侧头应瘫痪。特别指出的是,肩胛背神经由 $C_{4,5}$ 神经根部发出,支配大、小菱形肌,如果该肌麻痹,提示臂丛上干撕脱损伤。

2) $C_{5\sim7}$ 神经根撕脱伤:除同 $C_{5,6}$ 损伤麻痹的肌肉以外,另有背阔肌、肱三头肌、部分指总伸肌、桡侧腕伸肌及正中神经支配的旋前圆肌、桡侧腕屈肌麻痹,另外胸大肌的上、中部(即胸大肌的大部分)麻痹。以往教科书中提到 $C_{5\sim7}$ 根性损伤时胸长神经及其支配的前锯肌应麻痹,即出现翼状肩胛症状。但解剖研究发现,前锯肌既接受胸长神经支配,又接受部分肋间神经支配,故 $C_{5\sim7}$ 根性损伤时不出现前锯肌麻痹的症状。

3) C_8T_1 根撕脱伤:尺神经、正中神经内侧头、前臂及前臂内侧皮神经麻痹、部分桡神经麻痹。致手部屈指肌,大、小鱼际肌,骨间肌及伸指、伸拇肌麻痹,部分胸大肌胸肋部、胸小肌麻痹。Horner 阳性征,往往提示下干撕脱损伤。

4) 全臂丛神经根性撕脱伤:整个上肢肌肉均麻痹。由于斜方肌存在,耸肩运动依然存在。肩关节呈现半脱位,上肢腱反射消失,Horner 征(+)。除上臂内侧及肩外侧上部痛觉存在外,上肢感觉消失。

(2) 臂丛神经干部损伤(节后损伤):①上干损伤,与不含有胸长神经及肩胛背神经麻痹的 $C_{5,6}$ 神经损伤相同;②下干损伤,除 Horner 征阴性外,与 C_8T_1 神经损伤所麻痹的肌肉相同。

(3) 臂丛神经束部损伤

1) 外侧束损伤:肌皮神经支配的肱二头肌、喙肱肌、肱肌麻痹;正中神经外侧头所支配的旋前圆肌、桡侧腕屈肌麻痹。

2) 内侧束损伤:除旋前圆肌、桡侧腕屈肌以外的正中神经及尺神经所支配的肌肉均麻痹。

3) 后侧束损伤:腋神经支配的三角肌、小圆肌麻痹;桡神经支配的伸肘、伸腕、伸指肌麻痹;胸背神经支配的背阔肌麻痹;肩胛下神经支配的大圆肌及肩胛下肌麻痹。

2. 影像学诊断 1947 年 Murphey 报道了脊髓造影术,通过观察颈神经根袖是否存在以及假性囊肿是否出现,来判定椎管内神经根的结构是否正常。由于颈段椎管内神经根较腰段短,脊髓造影后神经根袖是否存在或完整有时难以确定,故敏感性较低。另外通过腰穿向蛛网膜注入造影剂,并通过体位改变使造影剂流至颈段,如此,造影剂浓度较低,影响神经根显影的质量,而通过颈段穿刺脊髓造影术又有一定的风险性。1986年,Marshall 和 de Silva 报道了脊髓造影后 CT 检查(CTM)。脊髓造影术在诊断臂丛神经根节前与节后损伤的临床应用,有逐渐减少的趋势,而 CTM 则成为常规检查。

(1) CTM 诊断臂丛神经节前损伤:由于 CT 较普通 X 线检查的敏感性高,脊髓造影后再行 CT 检查,可以显著提高椎管内的臂丛神经前后根的显影质量,老式 CT 由于扫描速度慢、层厚及扫描间隔较大,神经前后根显影欠佳,其假阳性与假阴性的发生率较高。近年来快速螺旋 CT 的出现,尤其是目前 64 排 CT 的出现,可使扫描层厚达 0.5mm,间隔 1mm,几秒钟即可完成自 C_4 到 T_1 椎体的扫描,并能够进行冠状位三维重建,显著提高了 CTM 诊断臂丛神经节前与节后损伤的准确率。CTM 提供了直观显示椎管内臂丛神经前后根存在与否的影像资料,然而准确掌握这项技术,需要了解椎管内臂丛神经前后根的横断面解剖特点,神经前后根与椎体的对应关系,CT 扫描体位、角度,以及假性硬膜囊肿形成的机制、规律等,现就上述问题进行分述。

1) CTM 显示椎管内臂丛神经前、后根的应用解剖学研究:

a. 椎管内臂丛神经前后根的测量数据: $C_5 \sim T_1$ 神经前、后根神经束数目、外径,自脊髓起点至相应椎间孔的长度,前、后根与脊髓的夹角(长度及夹角均以前、后根的中部神经束进行测量),前根在脊髓起始处及后根进入脊髓后外侧沟处的高度(表 8-5,6)。

表 8-5 椎管内臂丛神经前根的测量数据

神经根	标本数 n	神经束数目	与脊髓夹角(°)	长度(mm)	神经束外径(mm)	高度(mm)
C_5(R)	8	4±0.63	58.5±5.43	13.3±1.75	0.53±0.14	8±1.30
C_5(L)	8	4±0.63	58.5±5.43	13.3±1.75	0.52±0.11	8±1.30
C_6(R)	8	5.3±0.52	46.8±5.56	15.7±2.25	0.54±0.13	10±1.12
C_6(L)	8	5.5±0.54	46.8±5.56	15.7±2.25	0.52±0.16	10±1.12
C_7(R)	8	4.5±0.84	43.5±4.23	18.3±0.92	0.56±0.18	12±1.20
C_7(L)	8	4.3±0.82	43.5±4.23	18.3±0.92	0.58±0.15	12±1.20
C_8(R)	8	3.7±0.82	33.2±7.14	18.0±1.55	0.48±0.16	8±1.50
C_8(L)	8	3.7±0.82	33.2±7.14	18.0±1.55	0.49±0.13	8±1.50
T_1(R)	8	3.4±0.52	24.5±4.68	20.8±2.06	0.41±0.12	7±1.40
T_1(L)	8	3.5±0.41	24.5±4.68	20.8±2.06	0.44±0.18	7±1.40

表 8-6　椎管内臂丛神经后根的测量数据

神经根	标本数 n	神经束数目	与脊髓夹角(°)	长度(mm)	神经束外径(mm)	高度(mm)
C_5(R)	8	5.8±0.84	58.5±5.43	12.7±1.83	0.49±0.18	9±1.20
C_5(L)	8	5.4±0.55	58.5±5.43	12.7±1.83	0.50±0.14	9±1.20
C_6(R)	8	6.0±1.00	46.8±5.56	14.2±2.14	0.51±0.16	11±1.53
C_6(L)	8	6.2±13.31	46.8±5.56	14.2±2.14	0.48±0.12	11±1.53
C_7(R)	8	8.4±0.55	43.5±4.23	16.5±1.91	0.54±0.18	14±0.90
C_7(L)	8	8.4±0.55	43.5±4.23	16.5±1.91	0.56±0.14	14±0.90
C_8(R)	8	7.4±2.07	33.2±7.14	16.7±1.36	0.46±0.14	10±1.52
C_8(L)	8	7.4±2.07	33.2±7.14	16.7±1.36	0.47±0.17	10±1.52
T_1(R)	8	6.5±1.29	24.5±4.68	20.0±2.16	0.42±0.19	9±1.10
T_1(L)	8	6.4±1.34	24.5±4.68	20.0±2.16	0.41±0.13	9±1.10

b. 椎管内臂丛神经前、后根与相应椎体对应关系：C_5 神经后根在脊髓后外侧沟的上缘，对应于 C_4 椎体上缘下 2.75±1.5mm，下缘对应于 C_4 椎体下缘下 1.25±2.2mm；C_6 神经后根的上缘，对应于 C_5 椎体上缘下 1.25±3.6mm，下缘对应于 C_5 椎体下缘上 4±3.6mm；C_7 神经后根上缘，对应于 C_6 椎体上缘上 1.25±3.8mm，下缘对应于 C_6 椎体下缘上 2.5±5.3mm；C_8 神经后根上缘，对应于 $C_{6,7}$ 椎间盘上缘下 1.3±2.9mm，下缘对应于 C_7 椎体下缘上 3±3.6mm；T_1 神经后根上缘，对应于 C_7 椎体下缘上 5±4.4mm，下缘对应于 C_7、T_1 椎间盘上缘下 5.2±3.2mm。

c. 椎管内臂丛神经前后根横断面解剖特点：虽然 CTM 是目前显示椎管内臂丛神经前、后根的最佳影像方法，但对于椎管内臂丛神经每一个神经前、后根的 CTM 图像特点、最佳显示的 CT 扫描部位尚无详细的报道。为了使 CTM 更准确显示椎管内臂丛神经前、后根，椎管内臂丛神经前后根的详细解剖尤其是横断面解剖是其基础。从本观察结果分析，由于臂丛神经的前根自脊髓起始后向下走行，与脊髓的夹角自 C_5 至 T_1 逐渐减少，逐渐变陡，故椎管内 C_8 神经的前根在脊髓起始处的上缘与后根进入脊髓处的上缘高于 C_7 神经前、后根近椎间孔段的上缘。从理论上讲，一个横断面即可显示 C_8 神经前根的起始部上缘与 C_8 神经后根进入脊髓后外侧沟处的上缘，也可显示 C_7 神经前、后根的近椎孔段；同样一个横断面即可显示 T_1 神经前根的起始部的上缘与后根进入脊髓后外侧沟处的上缘，也可显示 C_8 神经前、后根的近椎孔段。然而，从横断面解剖结果观察，C_8、T_1 前后根的脊髓重叠段与脊髓相贴较紧，与脊髓之间无明显间隙，故当行 CTM 检查时，此段因造影剂不易充盈，在 CTM 上很难显示。较易显示的部位为其脊髓外侧缘至相应的椎间孔段，此段行程较陡

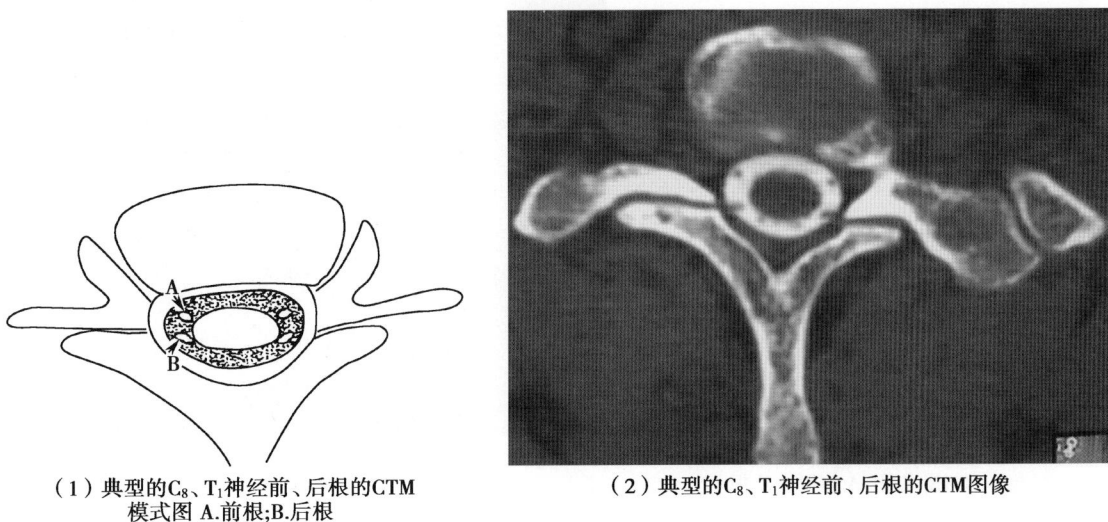

（1）典型的 C_8、T_1 神经前、后根的 CTM 模式图 A.前根；B.后根

（2）典型的 C_8、T_1 神经前、后根的 CTM 图像

图 8-33

直,横断面上显示的前、后根近似其垂直截面,CTM显示 C_8、T_1 神经前、后根的图像为脊髓两侧前后各两个近似圆形充盈缺损[图 8-33(1)、(2)]。

$C_{5\sim7}$ 神经前、后根的走行相对较水平,但通过横断面解剖观察,其 CTM 图像在不同的扫描平面有不同的特点。当扫描平面位于神经前后起始部的上部,其特点为充盈缺损显示的仅为神经前、后根上部的近脊髓部或者与脊髓重叠部,前、后根充盈缺损的外侧端呈闭合型[图 8-34(1)、(2)]。当扫描平面位于神经前根起始部的下部,CTM 显示的为椎管内神经前、后根下部的全长,由于前、后根在进入椎间孔后才汇合,其特点为前、后根充盈缺损的外侧端呈开放型[图 8-35(1)、(2)]。为了充分显示臂丛神经前、后根,CT 的扫描定位也至关重要。通过解剖学观察,显示 C_5 神经前、后根的 CTM 扫描部位应为 C_4 椎体的中上 1/3 至 C_5 椎弓根的上缘,C_6 神经前、后根为 C_5 椎弓根的下缘,C_7 神经前、后根为 C_6 椎弓根下缘至 C_7 椎弓的上缘,C_8 神经前后根为 C_7 椎体的中下 1/3 交界处至 T_1 椎体的上缘,T_1 神经前后根为 T_1 椎弓根上缘下至 $T_{1,2}$ 椎盘下缘。据上述定位标志可以确定 CTM 所显示的神经前、后根到底是哪个,防止混淆。由于前根的起点较后根的起点稍低,因此,在 CTM 检查时向尾侧呈 10°左右的倾斜角,更有利于前根的显示。

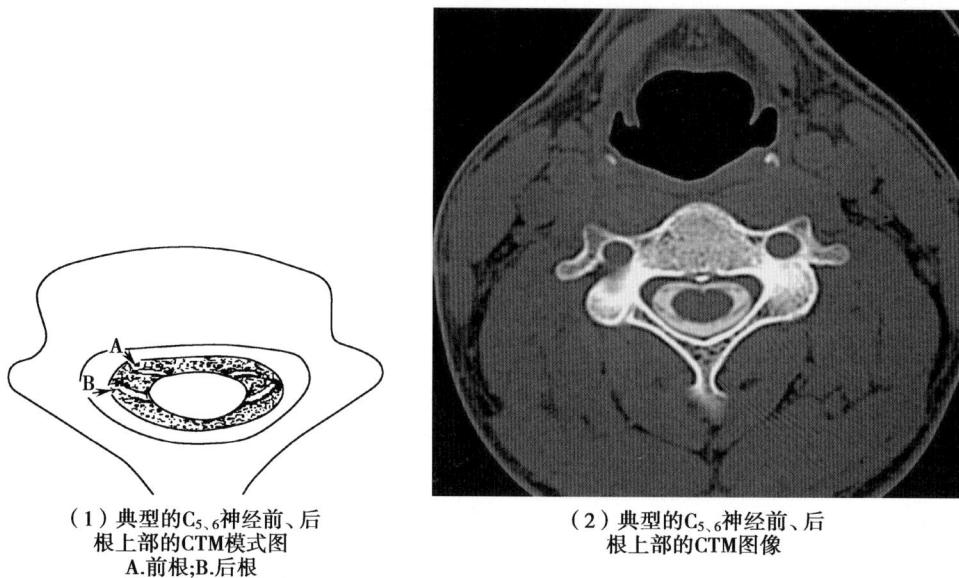

(1) 典型的 $C_{5、6}$ 神经前、后
根上部的 CTM 模式图
A.前根;B.后根

(2) 典型的 $C_{5、6}$ 神经前、后
根上部的 CTM 图像

图 8-34

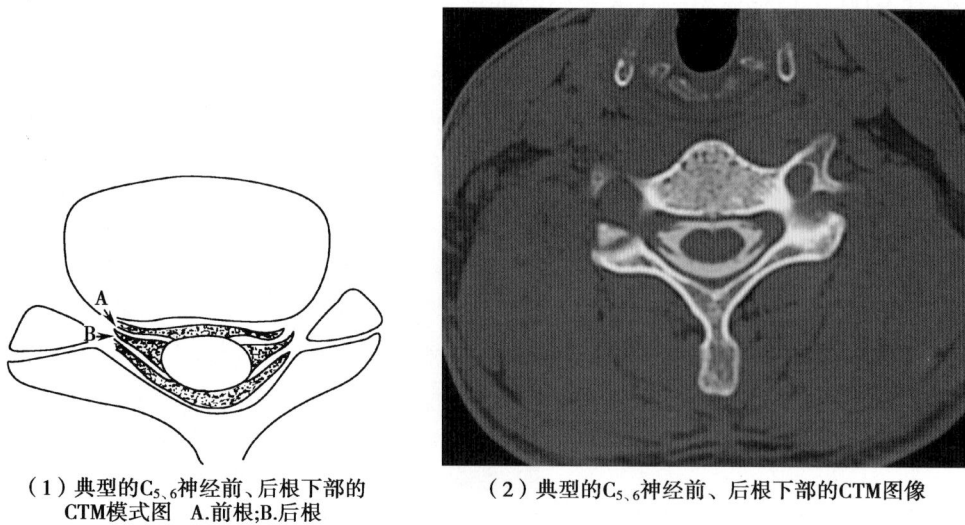

(1) 典型的 $C_{5、6}$ 神经前、后根下部的
CTM 模式图 A.前根;B.后根

(2) 典型的 $C_{5、6}$ 神经前、后根下部的 CTM 图像

图 8-35

2）CTM 诊断臂丛神经节前损伤的临床研究：

a. CTM 检查方法：首先行腰穿，有脑脊液流出后，成人注入伊索显（isovist）10ml，儿童 3～5ml，由侧卧改胸膝位头后仰，以使造影剂流到颈部，5～10 分钟后再改平卧位。1～2 小时后行螺旋 CT 检查。仰卧、颈椎伸直位，双肩部向远端牵引。扫描定位于 C_4 椎体上缘至 T_2 椎体上缘。层厚 2mm，扫描角度与远端成 75°～80° 角或与椎间盘平行。椎管内臂丛神经前、后根的定位：$C_{5\sim8}$ 神经前、后根为相应神经根的上一个椎体至其相应的椎间孔平面，T_1 为 T_1 椎体中上 1/3 至 $T_{1\sim2}$ 椎间下缘。

b. 诊断标准：节前与节后损伤的 CTM 判定标准：以椎管内相应神经根前、后根的充盈缺损消失为节前与节后损伤的判定标准，同时与健侧相应的神经根进行对比。

自 2001 年 5 月～2002 年 3 月，作者对 29 例臂丛神经损伤的患者进行了 CTM 检查，并将其检查结果与手术探查及术后随访结果进行综合分析，以判断其准确性。其中 4 例因 CTM 扫描图像不清或未行臂丛神经探查手术，排除在外。

c. 结果 25 例臂丛神经节前与节后损伤的 CTM 诊断结果与术中探查比较见表 8-7。CTM 对 $C_{5\sim7}$、C_8T_1 神经根诊断的符合率分别为 91.7%、95.8%、94.7%、96.4%；13 例电生理诊断结果与术中探查比较见表 8-8。电生理检查对 $C_{5\sim7}$、C_8T_1 神经根诊断的符合率分别为 84.6%、76.9%、81.8%、100%。经卡方检验 C_5 神经根诊断的符合率 CTM 与电生理检查两者间差异无显著性意义（$\chi^2 = 0.75, P > 0.05$），C_6 神经根诊断的符合率两者间差异无显著性意义（$\chi^2 = 3.11, P > 0.05$），C_7 神经根诊断的符合率两者间差异无显著性意义（$\chi^2 = 1.29, P > 0.05$），C_8T_1 神经根诊断的符合率两者间差异无显著性意义（$\chi^2 = 0.4, P > 0.05$）。本组 CTM 共检查 95 个神经根，90 个诊断正确，准确率 94.7%；电生理检测 48 个神经根，41 个诊断准确，准确率为 85.4%，经卡方检验两者间差异无显著性意义（$\chi^2 = 3.48, P > 0.05$）。

本组 CTM 共检查 95 个神经根，C_8T_1 共 28 个，有 24 个出现假性硬膜囊肿，其中 4 个椎管内相应神经前后根充盈缺损仍存在，且手恢复了部分功能；$C_{5\sim7}$ 共 67 个神经根，仅有 6 个出现小的假性硬膜囊肿。有 8 个神经根（均为 $C_{5\sim7}$）仅出现前根充盈缺损消失，后根充盈缺损存在，说明仅前根发生撕脱，而后根连续性仍存。有 9 例 T_1 神经前、后根因伪影影响，健侧神经前、后根充盈缺损亦无法辨认，故患侧 T_1 神经前、后根是节前损伤还是节后损伤无法确定，未统计在内。

表 8-7 CTM 诊断 25 例臂丛神经节前与节后损伤的准确性

项目	C_5		C_6		C_7		C_8T_1	
	节前	节后	节前	节后	节前	节后	节前	节后
CTM	15	9	17	7	17	2	20	8
术中探查	13	11	16	8	16	3	19	9
准确率	91.7%		95.8%		94.7%		96.4%	

表 8-8 电生理检查诊断 13 例臂丛神经节前与节后损伤的准确性

项目	C_5		C_6		C_7		C_8T_1	
	节前	节后	节前	节后	节前	节后	节前	节后
电生理诊断	10	3	10	3	11	0	10	10
术中探查	8	8	7	6	9	2	10	1
准确率	84.6%		76.9%		81.8%		100%	

d. CTM 在臂丛神经撕脱伤诊断中的意义：近年来，随着创伤严重程度的增加，臂丛神经损伤较多，且致残严重。臂丛神经损伤的初步诊断并不困难，由于臂丛神经有 5 个神经根组成且行程较长，如何准确判定每一个神经根的损伤及损伤程度至关重要。对于大部分臂丛神经损伤可通过手术探查进行确定，但椎管内每一个神经的前后支是否有断裂，有时很难通过锁骨上探查手术确定，除非行椎管内探查术。由于臂丛神经节前损伤无自行恢复的可能，一旦确诊后应及早进行神经移位手术。而节后损伤仍存在着自行恢复的可能，同

时手术修复的术式也不同于节前损伤,伤后可给予一定的观察时间。因此臂丛神经节前与节后损伤的准确判定,对预后及手术方式的选择具有重要意义。1979年,Jones首先介绍了体感诱发电位(SEP)及感觉神经活动电位(SNAP)检测用于臂丛神经节前与节后损伤的鉴别诊断,取得了较大进展,目前在临床上已广泛应用。但由于电生理检测结果变异性大、可靠性较差,依靠电生理检测来鉴别臂丛神经节前与节后损伤,其结果并不完全可靠。尤其是当椎管内神经前支撕脱而后支仍存在或前支存在后支撕脱时,因SEP系通过感觉神经传导通路进行测量,其检测结果与实际损伤情况不相符合。因此,临床上常可见到一些可自行恢复的患者误诊为椎管内神经根撕脱,进行了神经移位手术;而一些椎管内神经根撕脱的患者,在臂丛探查手术时,因没发现椎孔外有明显神经损伤而放弃神经移位手术,丧失了最佳手术时机。节前与节后损伤的误诊,是影响臂丛神经损伤整体治疗效果的重要因素之一。Davies等(1966)报告了椎管造影,通过观察臂丛神经根相对应的椎间孔有无假性硬膜囊肿,来确定椎管内有无神经根损伤。顾玉东也报告了椎管造影、CTM、MR诊断臂丛神经撕脱伤,其判定标准也与Davies的标准相同。近期的研究证实,有假性硬膜囊肿者也并非发生神经根撕脱,神经根撕脱者并非都有硬膜囊肿出现,二者之间没有必然的相关性。1988年,Ayala等报告了应用颈椎CTM观察椎管内神经前后支有无充盈缺损,来判定椎管内臂丛神经根有无撕脱。由于当时CT扫描速度较慢、层次较厚,漏诊率较高。近年来,随着螺旋CT的出现,快速、薄层扫描已成为可能,为椎管内臂丛神经根损伤的准确诊断提供了机会。1997年,Carvalho等报告了40例臂丛损伤患者的CTM、MRI及椎管内探查的结果。25例患者术前行CTM检查并行椎管内臂丛神经探查术,CTM的准确率为85%。15例患者术前行MR检查并行手术探查,MRI的准确率为52%。由于每个神经根的走行方向不一致以及神经根较细小,MR的特异性及准确性较低。

本组对25例臂丛神经损伤患者进行CTM、手术探查及术后随访,结果证实CTM诊断臂丛神经节前与节后损伤的准确率达94.7%。虽然CTM组与电生理检查组无统计学意义,但其准确率仍高于电生理检查组。另外,CTM检查可在患者受伤后即可进行,而电生理检查须在神经损伤4周后才能进行,为臂丛神经撕脱伤的及早手术治疗提供可能。本组CTM检查结果显示,C_8T_1神经根出现假性硬膜囊肿的概率非常高,而$C_{5\sim7}$则很少,本组有4个C_8T_1神经根出现假性硬膜囊肿,有的已达椎孔外,但椎管内相应神经前、后根充盈缺损仍存在,最终手功能均恢复,证实有假性硬膜囊肿并非都发生神经根撕脱。如果假性硬膜囊肿内仍有神经前后根的充盈缺损存在,说明神经根在受到牵拉伤的过程中仅硬脊膜、蛛网膜撕裂,而神经前后根并没断裂。椎管内神经前后根的充盈缺损消失,是CTM判定神经根撕脱的可靠指标。另外,本组CTM示有8个神经根(均为$C_{5\sim7}$)仅出现前根充盈缺损消失,后根充盈缺损存在,说明仅前根发生撕脱,而后根连续性仍存在。这与Carvalho报告的结果基本一致。但本组未发现单纯后根撕脱,说明前根较后根更容易撕脱,由于单纯前根撕脱也无自行恢复的可能,故应该归为节前损伤。近年来新出现的64排CT可进行冠状位的三维重建,可使椎管内臂丛神经前、后根分别在冠状位图像全部显示,更加直观,神经根的定位更容易、更准确[图8-36～39,图8-40(1)、(2)]。

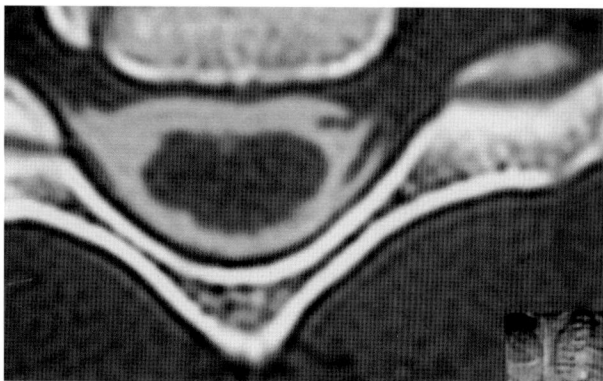

图8-36　右手侧神经前后根充盈缺损存在,左手侧神经前后根充盈缺损消失,提示左手侧神经前、后根撕脱

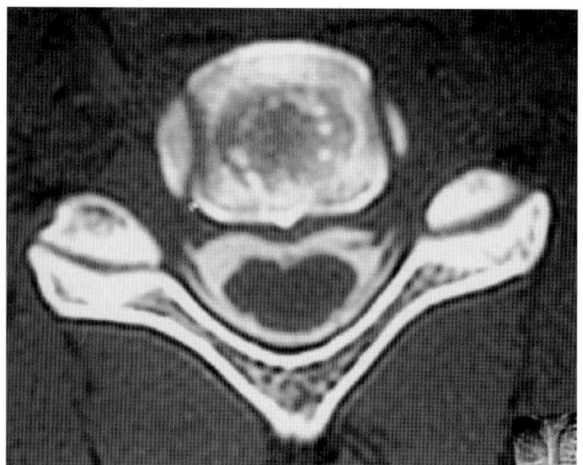

图8-37　右手侧神经前、后根及左侧后根充盈缺损存在,左手侧神经前根充盈缺损消失,提示左手侧前根撕脱

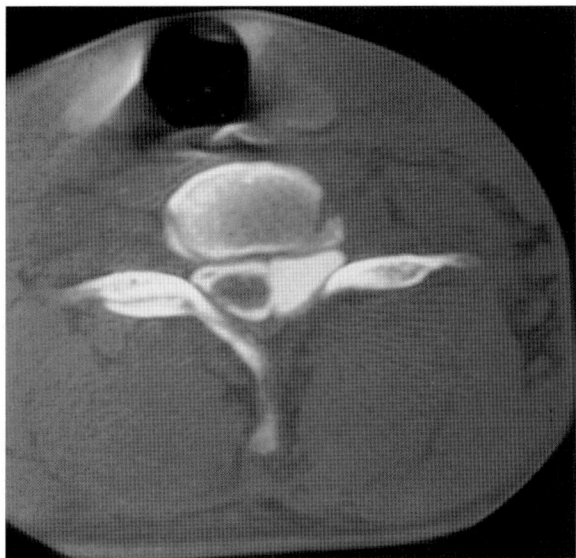

图 8-38　右手侧神经前后根充盈缺损消失,伴假性硬膜囊肿出现,脊髓左移,提示右手侧神经前后根撕脱

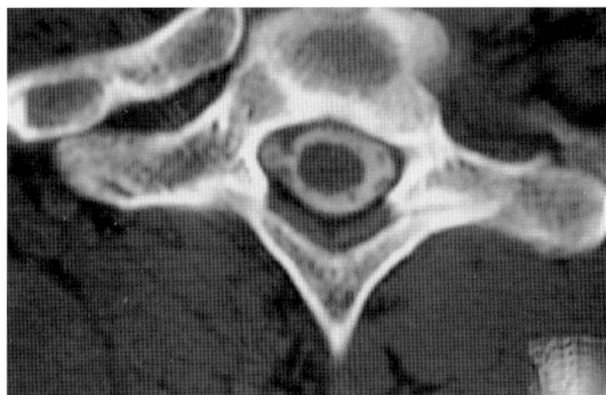

图 8-39　左手侧神经出现假性硬膜囊肿但神经前、后根充盈缺损仍存在,提示此处发生过损伤,但神经前、后根并未撕脱

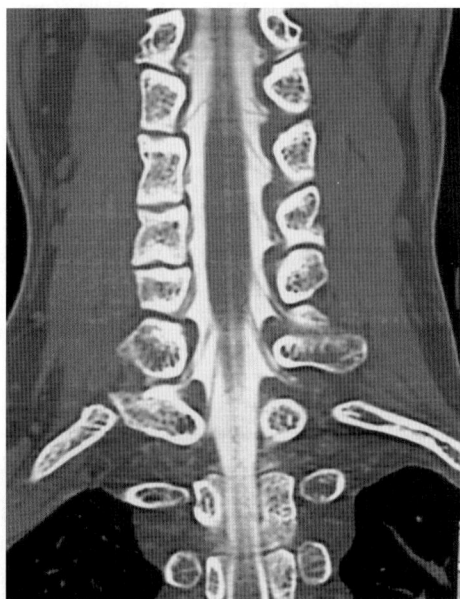

(1) 64排CT冠状位重建后的CTM图像,双侧神经前后根充盈缺损存在

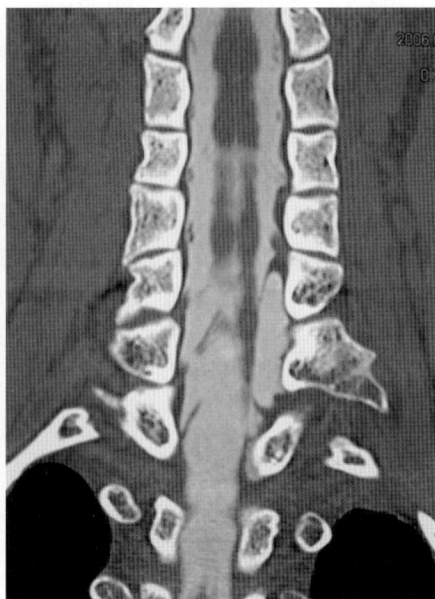

(2) 右侧$C_{5\sim7}$神经前根充盈缺损消失,C_8、T_1神经前根出现假性囊肿并充盈缺损消失,提示右手侧全臂丛神经根节前损伤

图 8-40

　　CTM 诊断臂丛神经节前与节后损伤尚存在的问题:由于肩胛骨的阻挡,C_8T_1 在扫描时往往受伪影影响,其神经前后根充盈缺损无法辨认,尤其是 T_1。当患者颈部较短时影响更为明显。通过在 CT 扫描时向远端牵拉双上肢,使肩胛骨下移,已较清楚地显示椎管内 C_8 神经前后根,但部分患者 T_1 神经前后支的显示往往不清。此外,患者颈椎的位置、CT 扫描角度、部位、造影剂充填是否良好及层厚对于准确、清楚地显示椎管内神经前后支也有较大的影响,因此进行 CTM 检查时,应严格按照上述检查参数进行。虽然 CTM 诊断臂丛神经节前与节后损伤受到一些限制,但目前仍是最佳方法之一。

　　(2) 磁共振在臂丛神经损伤中的临床应用研究:由于 MRI 检查具有无创伤性以及较好的软组织对比性,其在临床上已广泛应用,尤其是在脊柱及脊髓疾患的检查。由于脑积液的波动、呼吸动度等的影响,MRI 难以准确、清楚地显示椎管内臂丛神经前、后根。然而,MRI 在诊断创伤性臂丛神经撕脱伤的临床应用研究中,也取得了较大进步。1987 年,Blair 将 MRI 用于臂丛神经损伤的诊断。传统的自旋回波序列在横断位及冠状位上因脑脊液的波动,难以将脑脊液与脊髓清楚地区分开来。近年来 MR 脊髓造影,示椎管内臂丛神经前后根的较成熟的 MR 扫描序列方法,为三维快速自旋回波序列(3D ~ FES)和三维稳态构成干扰序列(3D ~ CISS)。上述两种扫描序列通过重 T_2 加权像,可使脑脊液成为高信号,可与脊髓图像信号明显区分开来,在横断面上可以取得类似 CTM 的图像,而在冠状面上达到类似传统的脊髓造影的效果(图 8-41)。因为只有清楚地显示椎管内臂丛神经前、后根,才能准确地判定臂丛神经是否在椎管内发生了断裂。在横断面上,神经前、后根的缺失作为节前完全损伤的诊断标准,其中一个神经根缺失则诊断为部分损伤。冠状位上可以较清楚地显示假性硬膜囊肿的出现,并能显示神经根袖是否存在,是否完整。出现假性硬膜囊肿,且其中神经前、后根缺失,是诊断神经根节前撕脱的一个指标。1997 年,Nakamura T 等报道了 10 例臂丛神经损伤患者的MR 检查结果,并与传统的脊髓造影、CTM 与术中电生理检查(SEP)及手术探查结果进行对比。MR 的检查序列为 3D ~ FSE,扫描条件:TR200ms;TE200ms,层厚 2 ~ 5mm,FOV24cm,矩阵 256×256,三维重建采用多强度投影(maximize intensity projection, MIP)。MR 在检测患侧臂丛神经根出现假性硬膜囊肿的敏感率、特异率、准确率为:88%,100%,98%;传统的脊髓造影为 56%,100%,93%;CTM 为 100%,98%,99%。MR 在检测神经根损伤的敏感率、特异率、准确率为:91%,92%,92%;传统的脊髓造影为 54%,94%,81%;CTM 为94%,91%,92%。1997 年,Gasparotti R 等报道了应用三维稳态构成干扰序列(Three dimensional constructive inference in steady state,3D ~ CISS),对 20 例臂丛神经损伤患者的椎管内臂丛神经根进行 MR 扫描,扫描条件:1.5T 磁共振仪,TR,14,TE21,激发 1,FOV20cm,矩阵 256×256,翻转角度 50°,层厚 2mm。三维重建采用多强度投影(MIP),以 CTM 诊断结果作为对比,MR 诊断椎管内臂丛神经损伤的敏感率、特异率、准确率分别为:88%,100%,98%。虽然,目前文献报道 MR 诊断臂丛神经节前损伤取得了较好的效果,但笔者近 3 年来,通过近 50 例的临床应用,观察到不管是横断位、冠状位还是斜冠状位,现有的技术难以较恒定地显示椎管内臂丛神经前、后根。不过,沿椎间孔走行方向的斜冠状位扫描,可以准确地显示假性硬膜囊肿(图 8-42)。对于臂丛神经的椎孔外损伤,MR 对伤后早期神经根水肿的敏感性较高,但难以提供详细信息。因此,臂丛神经节前损伤的影像学诊断,目前仍以 CTM 作为其金标准。对于 CTM 检查失败者,或者图像质量不佳以及臂丛神经损伤的早期尚不适合 CTM 检查者,MR 检查仍可为臂丛神经损伤的诊断提供很好的信息(图 8-43 ~ 44)。

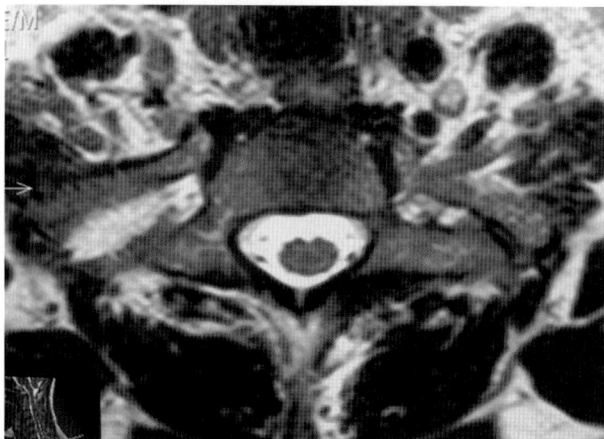

图 8-41　MR 的脊髓造影扫描技术
可获得类似 CTM 检查的图像,椎管内神经
前、后根可清楚的显示

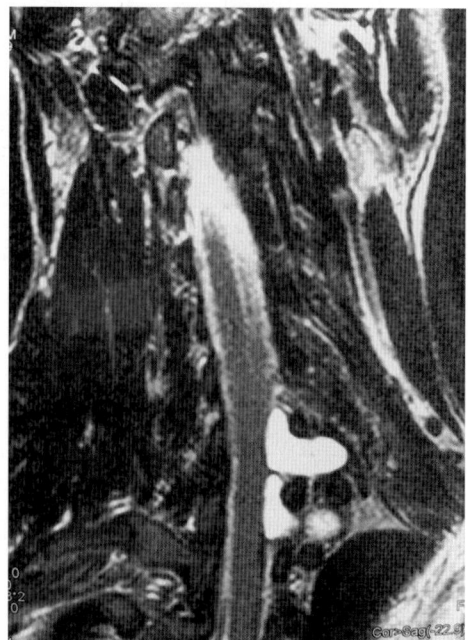

图 8-42　MR 的斜冠状位扫描
显示 C_8、T_1 神经根出现假性硬膜囊肿

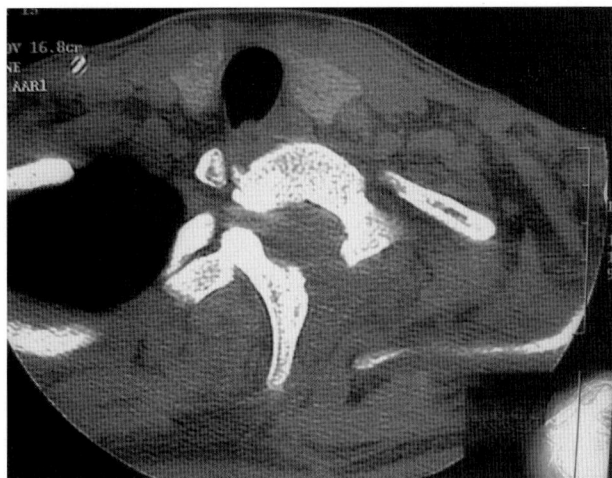

图 8-43 该例全臂丛撕脱伤患者，因蛛网膜下腔粘连，CTM 检查失败，椎管内神经前、后根无法显示

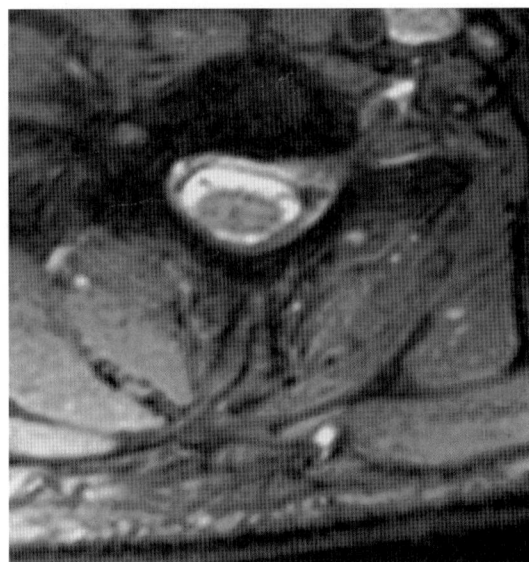

图 8-44 MR 检查显示该例患者椎管内 C_8 神经前、后根仍存在，椎管内臂丛神经探查已得到证实

3. 臂丛神经损伤的电生理诊断

（1）电生理诊断节前与节后损伤的机制：臂丛神经的躯体感觉神经纤维的一级神经元的胞体，不在脊髓，而是在脊髓外的神经节，位于椎间孔段。在此，位于神经节到脊髓后外侧沟的神经后根称为节前神经纤维，神经节以后到效应器的神经纤维为节后感觉神经纤维。当节前神经纤维断裂时（损伤部位位于神经节与脊髓之间），来自前根的运动神经纤维将发生华勒变性，而位于神经节内的感觉神经元在一定的时间内仍然存活，与其相连的节后感觉神经纤维会继续得到神经元的营养，因此其节后感觉神经纤维不会发生华勒变性，仍然能够保持其电兴奋传导的生理特性。当节后神经纤维损伤时，由于感觉神经纤维失去了神经元的营养，必将会发生华勒变性，其电兴奋传导的生理特性消失。因此，通过测量神经干内感觉神经动作电位（sensory nerve action potential，SNAP）是否存在，来判定相应的神经根的损伤部位在节前还是位于节后。但是，不管节前还是节后神经完全损伤，从臂丛神经根在上肢皮肤特定的支配区给予电刺激，已不可能上行传导到大脑皮层后回，故在大脑皮层记录不到电信号，此称为体感诱发电位（somatosensory evoked potential，SEP）消失。

另外，臂丛神经根出椎间孔后即发出前支和后支，其后支支配颈后部深层椎旁肌，故当神经在椎管内损伤时，其相应节段的椎旁肌出现失神电位。但由于椎旁肌的神经支配为交叉支配，单纯依靠此项检查难以确定哪一个神经根发生损伤，但可作为参考。

（2）节前损伤的电生理诊断标准

1）臂丛神经上干撕脱伤（节前损伤）的电生理诊断：①针极肌电图（EMG）检查示肌皮神经支配的肱二头肌、腋神经支配的三角肌、肩胛上神经支配的冈上、下肌出现大量自发电位即纤颤电位，让患者自主用力收缩相应的肌肉时，无运动电位出现。前锯肌、椎旁肌出现失神经电位，但仍有运动电位出现。②感觉神经动作电位（SNAP）：肌皮神经的 SNAP 存在，SEP 消失。肌皮神经的 SNAP 检测方法：由于肌皮神经走行在肱二头肌腹内，难以在上臂的表面对肌皮神经的走行部位做出准确的判定，故难以直接对肌皮神经的 SNAP 进行检测。目前，临床上通过对肌皮神经的终末支——上臂外侧皮神经进行检测，来判断 C_5、C_6 神经根是否发生节前损伤。一般多采用逆行法，即电刺激点位于肘窝处肱二头肌腱的桡侧缘，记录点在肘下 10cm 处（与肱桡肌的尺侧缘走行一致）。由于前臂外侧皮神经来自 C_5、C_6 神经根，故单纯测量此神经的 SNAP 难以确定 C_5 或 C_6 单个神经根发生节前损伤。从理论上讲，腋神经主要来自 C_5 神经根，而腋神经的 SNAP 难以测出，故难以从电生理检测来确定 C_5 神经根的节前损伤。C_6 神经根还可单独通过逆行法测量桡神经浅支的 SNAP，或者通过电刺激拇指在腕部表面记录正中神经的 SNAP，来判定 C_6 神经根是否发生节前损伤。③检测膈神经和副神经：当临床查体和肌电图检查证实上干完全损伤，而电生理检查证实膈神经和副神经同时损伤，则可确定上干为节前损伤。

2）臂丛神经下干撕脱伤（节前损伤）的电生理诊断：①针极肌电图检查，示胸前内侧神经支配的胸大肌胸肋部、尺神经及正中神经内侧头支配的前臂屈指深、浅肌及手内在肌出现大量自发电位即纤颤电位,让患者自主用力收缩相应的肌肉时,无运动电位出现,相应节段的椎旁肌有失神经电位,但仍有运动电位。②感觉神经动作电位(SNAP):尺神经的 SNAP 存在,SEP 消失。

3) 臂丛神经上、中干撕脱伤(节前损伤)的电生理诊断:除同上干撕脱伤外,胸背神经支配的背阔肌出现大量纤颤电位,无运动电位出现或仅有少量新生电位,胸大肌锁骨部出现大量纤颤电位,无运动电位出现。

4) 全臂丛神经撕脱伤(节前损伤)的电生理断:①针极肌电图检查示冈上、下肌,三角肌、胸大肌、背阔肌、肱二头肌、肱三头肌、前臂屈指深、浅肌群、伸指伸腕肌群、手内在肌出现大量自发电位即纤颤电位,让患者自主用力收缩相应的肌肉时,无运动电位出现。前锯肌、椎旁肌出现失神经电位,但仍有运动电位出现;②感觉神经动作电位(SNAP):肌皮神经、桡神经、正中神经、尺神经的 SNAP 存在,SEP 消失。

(3) 节后损伤的电生理诊断标准

1) 臂丛神经干部损伤的电生理诊断:①上干完全损伤:肱二头肌、三角肌、冈上、下肌出现大量自发电位即纤颤电位,让患者自主用力收缩相应的肌肉时,无运动电位出现。但前锯肌、椎旁肌无失神经电位出现。肌皮神经的 SNAP、SEP 均消失。②下干完全损伤:前臂屈指深、浅肌及手内在肌出现大量自发电位即纤颤电位,无运动电位出现。尺神经的 SNAP、SEP 均消失。前锯肌、椎旁肌无失神经电位出现。③中干完全损伤:极少单独出现,多伴随上干或下干损伤,背阔肌出现失神经电位,当上、中干损伤时,背阔肌无运动电位出现或仅有少量新生电位,当中、下干损伤时,背阔肌出现失神经电位,但背阔肌仍有运动电位出现。

2) 臂丛神经根部损伤的电生理诊断:其电生理检查结果基本同干部损伤,C_5、C_6 神经根部节后完全损伤,前锯肌、相应节段椎旁肌出现失神经电位,但仍有运动电位出现。C_8、T_1 神经根部节后完全损伤,相应节段椎旁肌出现失神经电位,但仍有运动电位出现。

(4) 束部损伤的电生理诊断标准

1) 外侧束部损伤的电生理诊断:外侧束的分支有胸前外侧神经、肌皮神经、正中神经外侧头。其实胸前外侧神经的发出点较高,多位于上干前股及中干前股。故外侧束(锁骨下)损伤时,胸大肌的锁骨部肌力接近正常,此亦是鉴别臂丛神经损伤部位在锁骨上还是在锁骨下的重要依据。外侧束部损伤的电生理诊断依据:肱二头肌出现大量自发电位即纤颤电位,让患者自主用力收缩相应的肌肉时,无运动电位出现,前臂外侧皮神经、正中神经(拇、示、中指)的 SNAP,SEP 均消失。胸大肌锁骨部可有纤颤电位,但自主运动电位存在并呈混合相。

2) 后侧束损伤的电生理诊断,后侧束的分支有上肩胛下神经、腋神经、胸背神经、下肩胛下神经及桡神经。临床上常见到的后束损伤主要表现为桡神经、腋神经损伤的临床症状,主要为伸肘、伸腕、伸指功能障碍,三角肌麻痹,而背阔肌肌力往往较好。但也见到三角肌、背阔肌、伸肘、伸腕、伸指肌完全麻痹的病例,此型主要在三个后股起始部损伤。后侧束部损伤的电生理诊断依据:伸肘、伸腕、伸指肌、三角肌出现大量自发电位即纤颤电位,让患者自主用力收缩相应的肌肉时,无运动电位出现,桡神经的 SNAP、SEP 均消失。背阔肌可有纤颤电位,但自主运动电位存在并呈混合相。

3) 内侧束损伤的电生理诊断:内侧束的分支主要有胸前内侧神经、尺神经、正中神经内侧头及前臂内侧皮神经。由于胸前内侧神经的发出位置较高,故内侧束损伤时胸大肌胸肋部仍正常。内侧束损伤的电生理诊断标准:前臂屈指深、浅肌及手内在肌出现大量自发电位即纤颤电位,尺神经(小指)、前臂内侧皮神经的 SNAP、SEP 均消失。

(5) 电生理诊断存在的问题:臂丛神经电生理诊断存在着假阳性与假阴性。这主要与下列因素有关:①椎管内神经前根的直径较后根细,前根较后根更容易发生节前断裂,即部分臂丛神经根性损伤患者,其前根已发生撕脱,后根的结构可能仍完整,此占节前损伤的 10% ~ 15%,而电生理诊断是通过检测体感诱发电位(SEP)及感觉神经传导速度(SNAP)来判定臂丛神经前、后根发生节前损伤,因此,此种情况下,肌电图诊断容易将节前损伤(此种情况神经不会自发恢复)漏诊。②C_{5-7} 神经根缺乏绝对的感觉神经支配区,因此通过检测 SNAP、SEP 来判定上述神经根节前与节后损伤时,容易出现诊断错误。而 C_8、T_1 神经根其感觉支配区相对专一,故通过检测 SNAP 来判定下干神经节前与节后损伤时准确率较高。③当臂丛神经发生损伤时,神经干内的神经纤维完全变性需要 4 周的时间。因此,电生理检查不适合臂丛神经损伤后的及早诊断。

4. 臂丛神经损伤的治疗 20 世纪 60 年代以前,全臂丛神经撕脱伤尚无一种好的治疗方法,其治疗仍以肩下截肢为主。1963 年,Seddon 为 1 例 16 岁小女孩进行肘下截肢,即将截肢平面下移,同时应用 2 根肋间神经移位修复皮神经,用前臂远段废弃的尺神经作为桥接神经,即用尺神经远端的主干和腕背支分别与肋间神经吻合,尺神经的近端与肌皮神经吻合,尺神经长度 12cm,术后恢复屈肘 90°,肱二头肌力 3 级。但在此后,其他学者进行此项手术的效果却不理想,有效率仅为 20%。直到 20 世纪 70 年代初,日本学者 Tasumaya 和 Hara 报道了肋间神经与肌皮神经的直接吻合,手术的有效率提高到 60% 以上。从此,神经移位治疗臂丛神经损伤进入快速发展时期。此后出现了颈丛神经深支、副神经、膈神经、舌下神经、健侧胸前外侧神经、健侧 C_7 神经移位术等。

除了臂丛外神经移位外,对于臂丛神经部分损伤,丛内神经移位也取得了较大进展。1993 年,Oberlin 报道了尺神经束支移位修复肌皮神经的肱二头肌支,重建臂丛神经上、中干撕脱伤的屈肘功能,目前已被推荐为臂丛神经上、中干撕脱伤屈肘功能重建的首选术式。

对于臂丛神经节后损伤,如上干椎孔外断裂、臂丛神经束部断裂,可利用损伤神经的近端作为动力神经源,通过神经桥接,修复损伤神经的远端。

另外,开放性臂丛神经损伤,如刺伤、切割伤应行手术探查术,行一期神经缝合或神经移植术,有助于神经早日恢复。特别是上干损伤,神经损伤处距所支配的肌肉较近,效果较为理想(图 8-45～46)。

治疗臂丛神经撕脱伤常用神经移位术

神经移位术治疗臂丛神经损伤主要包括以下三种术式:①丛外神经移位术:主要利用臂丛神经以外的神经作为动力神经源进行神经移位,常用的有肋间神经移位、膈神经移位、副神经移位、颈丛神经运动支移位等;②丛内神经移位术:利用未损伤的神经根及其主要神经分支的束支修复损伤的神经,常用的有 Oberlin 手术,同侧 C_7 神经移位术,桡神经的三头肌长头肌支移位修复腋神经;③健侧神经移位术:如健侧 C_7 神经移位术,健侧胸前外侧神经移位术。现分述如下:

(1) 肋间神经移位术

1) 肋间神经的解剖:肋间神经系由胸神经根的前支组成,在相应肋骨的下缘走行在肋间内外肌之间。到达腋中线发出外侧皮神经,浅出支配皮肤感觉,深支继续前行。但是 12 对肋间神经之间也有一些区别。第 1 肋间神经由 T_1 神经根出椎间孔后即发出的一个小分支,前者参与臂丛神经的组成。第 1 肋间神经沿第 1 肋下缘走行,终末支达胸骨旁,支配此区域的感觉。由于第 1 肋间神经为感觉神经,故不用做神经移位用。第 2 肋间神经发出一较大的外侧皮神经,支配臂前壁的感觉并与臂内侧皮神经形成吻合,其前支在肋间内外肌之间前行,并发出分支支配肋间内外肌。第 3～6 肋间神经的走行同第 2 肋间神经,但是第 2 肋间神经的外侧皮支支配臂前壁的感觉,亦与臂内侧皮神经或前臂内侧皮神经形成吻合。第 7～11 肋间神经支配前腹壁的感觉与腹壁肌。其中运动神经纤维相对较多,但距离臂丛神经相对较远,当用其作为动力神经源时应该间隔切取,以防止腹壁肌的麻痹。根据上述解剖结构特点,第 3～6 肋间神经更适合作为神经源进行神经移位。

肋间神经的神经纤维数目:肋间神经的有髓神经纤维数目在 800～1200 之间,其中 40% 为运动神经纤维,运动神经纤维数目最多为 500 根。肋间神经沿肋骨下缘自后向前的走行过程中,每走行 10cm,约有 50 根运动神经纤维发出。在腋后线肋间神经约含有 400 根运动神经纤维,在腋前线约含有 200 根运动神经纤维。

2) 肋间神经移位修复肌皮神经术:肋间神经移位修复肌皮神经重建屈肘功能,是臂丛神经损伤常用的术式。目前临床上均采用肋间神经与肌皮神经的直接吻合。肋间神经的切取:沿腋中线做纵切口。依次切开皮肤、皮下组织,为了使肋间神经切取得更长,需要在前侧将胸大肌掀起,后侧将背阔肌前缘向后牵开,沿肋骨走行方向横行切开前锯肌并切开肋骨膜,将肋骨膜向下剥离,游离肋骨下缘,在肋骨下缘用小弯钳分离肋间内外肌,即可找到肋间神经,其感觉支逐渐浅出,而深支继续沿肋间内外肌之间前行至腋前线处,然后向后游离至腋后线处,肋间神经的游离长度约 7～10cm 备用。上臂近端纵切口或锁骨下胸大肌、三角肌之间隙切口进入,找到肌皮神经,将其向近端做干支分离后切断,远端备用。将肋间神经通过腋窝皮下牵至上臂近端或锁骨下胸大肌与三角肌之间隙的切口内,将肋间神经与肌皮神经直接吻合。吻合方法:先将 3 根肋间神经用 9～10 的无损伤线编制在一起,然后与肌皮神经的前外侧吻合。也可 3 根分别与肌皮神经的前外侧吻合,每根缝合两针即可。

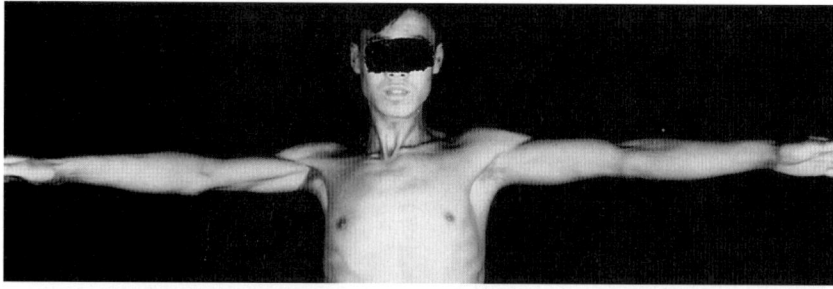

（1）

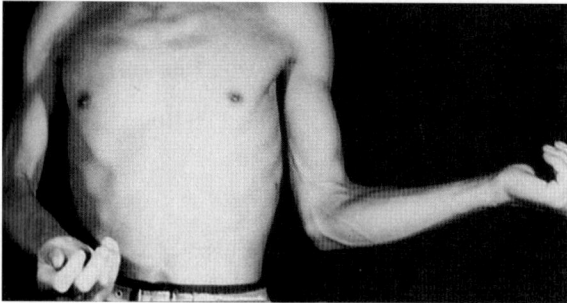

（2）

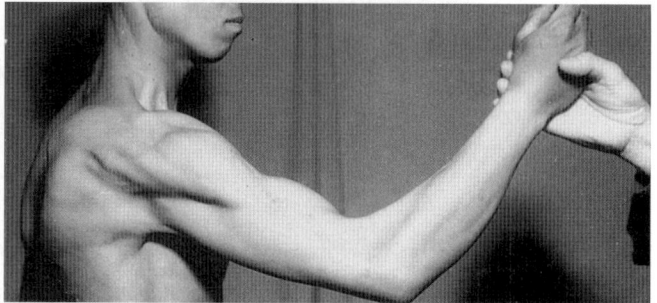

（3）

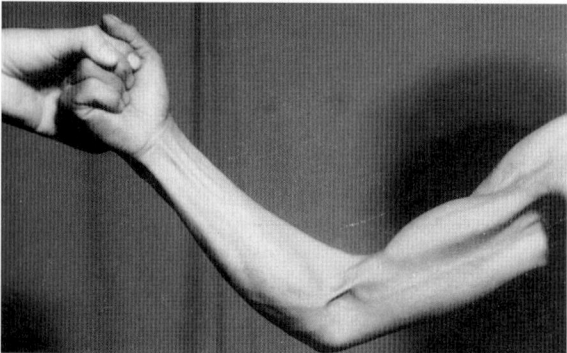

（4）

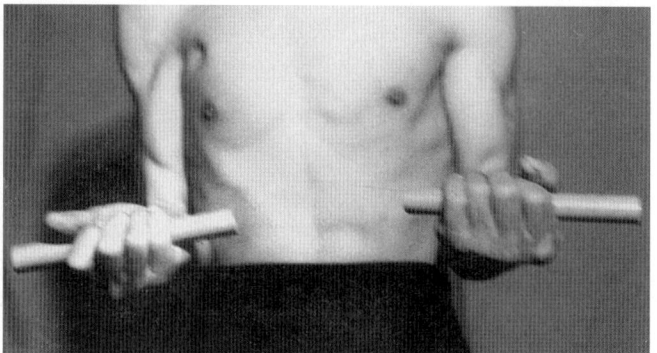

（5）

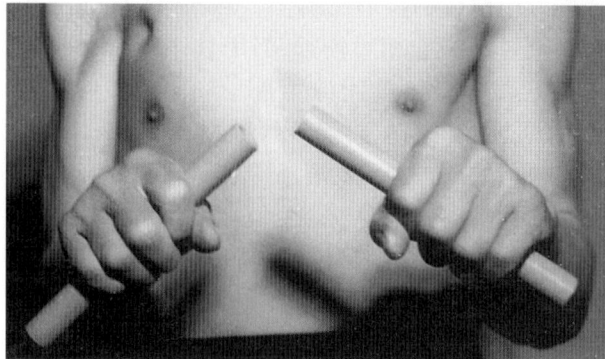

（6）

图8-45　术后功能恢复情况　男性,19岁。右颈部臂丛神经切割伤1月余。肩外展肌、内旋肌、外旋肌、肱二头肌、旋后肌、桡侧腕屈肌完全麻痹;伸肘、伸腕、伸指力弱。手术发现颈₅及颈₆神经根断裂。做神经吻合术术后2年余复查,除肩外旋肌功能未恢复外,其余麻痹肌肉功能均已恢复

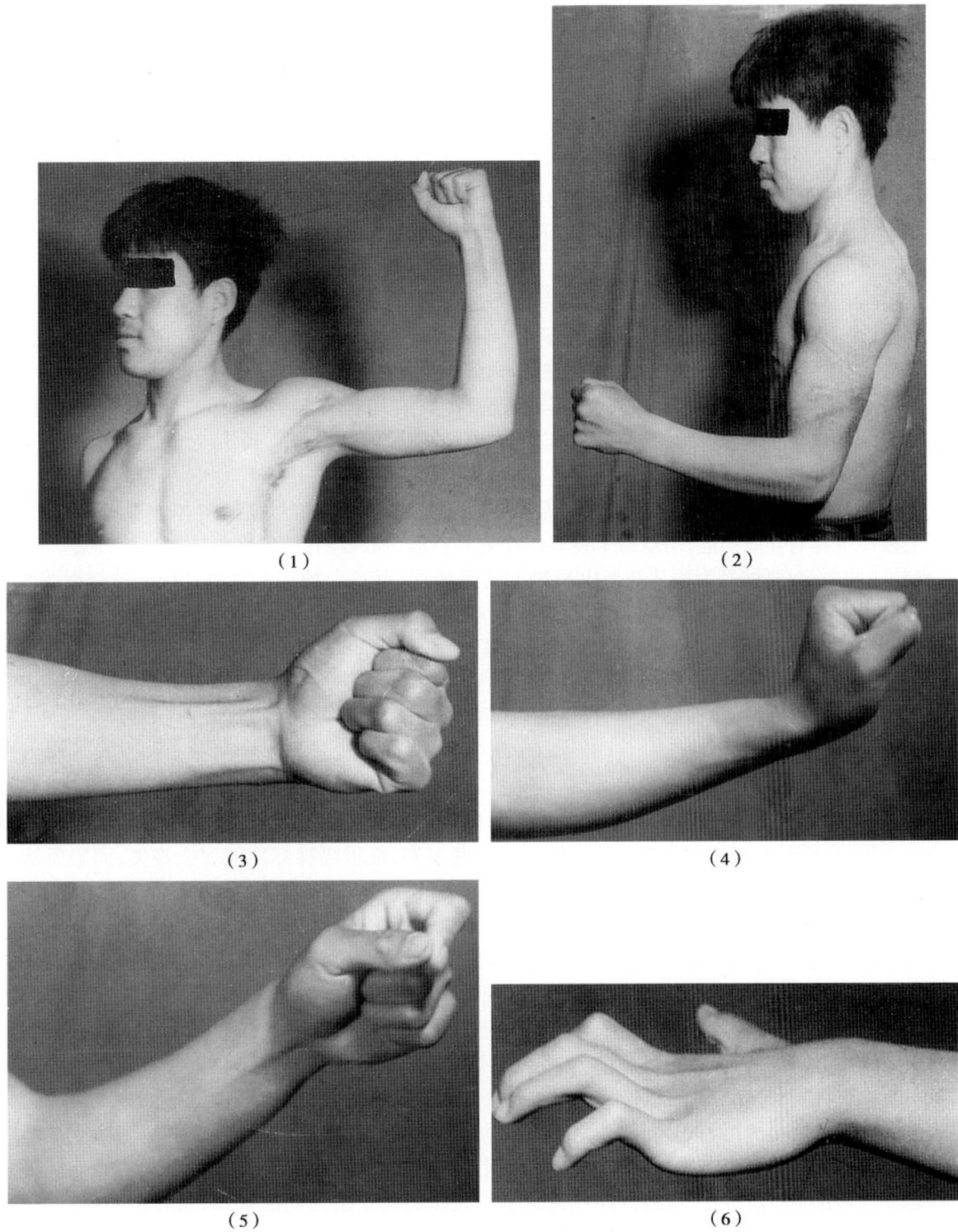

図 8-46　左臂绞入机器内,腋部受伤。腋动、静脉完全断裂,正中、尺神经完全断裂,桡神经部分断裂,部分挫伤。急诊吻合断裂的动、静脉及神经。术后 3 年半复查,正中、尺及桡神经功能基本恢复

肋间神经移位修复肌皮神经重建屈肘功能的疗效比较肯定,2000年胡臻报道了32例肋间神经移位修复肌皮神经的临床观察,均采用第3、4肋间神经移位。20例采用神经桥接,神经桥接长度平均10.2cm,12例采用直接吻合。前者的优良率为25%,后者为75%。该结果也进一步说明,肋间神经移位只有与肌皮神经直接吻合才能取得较好的效果。成年人行肋间神经移位修复肌皮神经,约在术后12个月以上才开始出现肱二头肌的收缩(吸气时),而且肌力上升相对缓慢。肋间神经移位修复肌皮神经一般需要2~3根肋间神经即可。

3)肋间神经移位修复肱三头肌长头支:肋间神经的切取同上。在上臂近端内侧做纵切口,在三头肌长头前缘与肱骨内、后侧面之间找到桡神经,在桡神经的内侧可见到肱三头肌长头肌支,将其向近端做干支分离后切断,可用两根肋间神经与其直接吻合。肋间神经移位修复肱三头肌长头支的疗效尚好,但伸肘肌力一般只达到2~3级,因为只修复了3块伸肘肌中的1块。另外,当已用膈神经移位修复肌皮神经重建屈肘功能时,尽量不再用肋间神经移位修复肱三头肌长头支,以免吸气时屈肘与伸肘相互拮抗。

4)肋间神经移位修复正中神经:肋间神经的切取同上。从锁骨下胸大肌与三角肌之间隙的切口进入,切断胸大肌止点。找到正中神经,向近端追踪至正中神经内、外侧头,将正中神经内、外侧头干支分离后切断,肋间神经运动支缝合编织在一起后,与正中神经内侧头的一较大束支吻合,或将3个肋间神经分别与内侧头的3个束吻合。肋间神经的感觉支与外侧头吻合。在成年人,肋间神经移位修复正中神经,难以取得有效的屈指动作,但可恢复手指的部分感觉。有作者报道,儿童屈指肌力恢复到3级或更好的比率达到60%以上。

(2)膈神经移位术:1997年顾玉东设计了膈神经移位术,膈神经移位修复肌皮神经重建屈肘功能,以及修复肩胛上神经重建肩外展功能,均取得了良好的疗效。目前,膈神经移位已在临床上广泛开展。

1)膈神经的解剖:膈神经为颈丛神经中最粗大的运动支,由$C_{2~4}$神经根组成,以C_4神经根为主,C_5神经根也常发出神经支加入到膈神经。其神经纤维以运动为主,约含有2600根神经纤维。膈神经沿前斜角肌的表面由外上斜向内下走行,位于颈横动脉起始部的深面,在锁骨下动静脉之间进入纵隔。膈神经进入纵隔后,右侧靠近上腔静脉,左侧靠近主动脉弓及主动脉,然后沿两侧的心包纵隔胸膜下行,在主动脉弓下方,心包膈动脉发出分支伴行膈神经,在心包膈肌角处进入膈肌,发支支配膈肌。在纵隔内膈神经发出3~5支支配纵隔胸膜及心包膜。

2)膈神经功能状况的判定:在臂丛神经撕脱伤患者,膈神经有时也受损伤。膈神经移位术前应对其功能状况常规进行判定。常用的方法有胸透及膈神经的电生理诊查。膈神经功能正常时,膈肌的活动方向应与对侧一致,幅度应达到上下各1个肋间隙。膈肌活动度丧失,提示膈神经功能完全丧失;而膈肌活动度减弱,提示膈神经有部分损伤。膈神经的电生理检查:刺激电极放置在胸锁乳突肌后缘平环状软骨水平,记录电极放置在腋前线第7、8肋间,当膈神经完全损伤时,则记录不到诱发电位;部分损伤时,其诱发电位波幅明显降低,潜伏期延长。本院膈神经功能的判定以潜伏期超过8ms为部分损伤的界限。而波幅的数值变异较大,可在60~2500mV之间,可和健侧做对比,当较健侧低40%以下时,可诊断为部分损伤。

3)膈神经移位修复肌皮神经:锁骨上臂丛神经显露后,膈神经多可在前斜角肌的表面找到。如果前斜角肌表面瘢痕较多,膈神经的寻找有时困难,此时可先找到颈横动脉的起始部,将其游离后,在其深面再仔细寻找。当术前检查怀疑膈神经有损伤,应在切断前给予电刺激。如果为全麻,应在肌松剂药效过后给予电刺激,否则,由于肌松剂阻断神经节的传导,即使膈神经功能正常,也难以诱发出膈肌收缩。切断膈神经时也应观察膈肌有无收缩。当膈神经功能正常时,靠近胸廓上口处切断。膈神经移位重建屈肘功能,有两种术式:一种是将膈神经移位至肌皮神经,肌皮神经在锁骨下胸大肌与三角肌之间隙找到,靠起始部切断,中间桥接皮神经,长度一般在8~12cm,一股腓肠神经或一股前臂内侧皮神经即可;第二种手术方式为膈神经与上干前股直接吻合。由于肌皮神经纤维在上干前股的定位主要在其前外侧,故应将膈神经与上干前股的前外侧吻合。两种术式重建屈肘功能的优良率均在80%以上。膈神经与上干前股的直接吻合,因为只有一个吻合口,术后肱二头肌出现肌肉收缩的时间要早于膈神经修复肌皮神经,并且前者可以恢复部分胸大肌锁骨部的肌力,此对于全臂丛神经撕脱伤患者的肩关节更多功能的恢复有一定的好处。对于成年患者,膈神经移位至肌皮神经多在术后10~12个月开始出现肱二头肌收缩,而膈神经与上干前股的直接口吻合,一般会在术后

8~10个月出现肱二头肌收缩,肱二头肌达到3级肌力所需要的时间更短,而且在锁骨上一个切口内即可完成。但是,当上干撕脱到锁骨后,或上干包绕在致密瘢痕组织中,以致无法分离出具有正常结构的上干前股时,应选择膈神经移位修复肌皮神经。另外,当上干前股较粗,或其断面有多个小束组成时,而膈神经又较细,此时难以确定将膈神经与何者吻合,也应选择膈神经移位修复皮神经,如此,可避免膈神经的神经纤维过多地长到正中神经外侧头或胸前外侧神经中去,而影响肌皮神经的修复。影响膈神经移位术后疗效的因素主要有:膈神经术前有部分损伤,肌皮神经损伤后神经质量差,肌皮神经有变异,即主要有正中神经发出分支支配、肱二头肌失神经时间超过1年以上。

4) 胸腔镜取长段膈神经修复正中神经:膈神经在胸段的长度约25cm,传统的膈神经移位将其在锁骨上切断,因此膈神经较短。史其林等首先进行了胸腔镜辅助下切取长段膈神经的解剖学研究。1998年韩国学者在临床上首先进行了胸腔镜辅助下取长段膈神经。1999年张高孟等进行了开胸取长段膈神经。2000年徐文东等首次报道了胸腔镜取长段膈神经。该方法使切取的膈神经长度明显延长,使其长度超过20cm。胸腔镜辅助下切取长段膈神经方法为:术前首先确定膈神经功能正常,并常规进行肺功能检查,证实肺功能正常。常规胸片检查,排除胸膜粘连。患者仰卧位,胸背部垫高,全麻,双腔气管插管,单肺通气。于腋前线第5、6肋间做1cm长切口,插入胸腔镜,如果肺萎缩良好,可能看到沿纵隔侧方走行的膈神经,并有心包膈动脉伴行。如果肺与纵隔胸膜有疏松粘连,则先将粘连分离,再寻找膈神经的走行。在锁骨中线第2肋间、腋前线第3、4肋间分别作1cm长切口,插入操作器械。右侧在近心包膈肌角处、左侧在膈神经绕心包处用无损伤剪将胸膜剪一小口,将膈神经提起,钝性加锐性将膈神经向远近端分离,右侧向近端分离时应防止损伤上腔静脉,近端到胸廓上口,远端到神经近入膈肌处,用1~2枚钛夹将膈神经远端夹住,此时观察有无膈肌活动,在钛夹近端切断膈神经。将膈神经经胸廓上口或锁骨下第1、2肋间引至胸腔外。根据术中心包膈动脉发出位置的高低及向远端走行时是否伴行膈神经,术中决定切取膈神经时是否携带心包膈动脉。当心包膈动脉发出位置低或与膈神经距离相对较远,如果强行携带血管,必将使膈神经引到胸腔外的有效距离受限。另外,当携带血管时必须经锁骨下第1、2肋间引至胸腔外。胸腔放置闭式引流管。长段膈神经修复正中神经:膈神经可与正中神经内侧头的一大束直接吻合,也可将前骨间神经自起始处向近端做干支分离后切断,通过一股腓肠神经桥接,使膈神经修复前骨间神经。

由于传统的膈神经移位修复肌皮神经已经取得了86%优良率,长段膈神经如果能修复正中神经恢复屈指功能,其意义可能更大。但是,长段膈神经切取后,是否会因神经缺血而发生远段变性,其修复正中神经的效果如何?目前尚未见明确的研究报告。笔者自2002年初至2003年初,共为15例臂丛神经损伤患者进行了胸腔镜辅助下取膈神经,其中9例用来修复正中神经,8例随访时间在3~4年。其中修复正中神经内侧头4例;通过神经桥接修复前骨间神经3例、修复正中神经前侧半1例。屈指肌力达到4级1例,3级3例,2级2例,无恢复2例。15例中有5例切取的长段膈神经首先预置在上臂近段皮下,其中3例为带血供的膈神经,经锁骨下第1、2肋间引出胸腔;2例为不带血供的膈神经。术毕即刻及预置后6周分别取病理,病理显示5例膈神经最远端以近1~2cm均发生变性;1例两次取病理,在其最远端以近8cm,其神经纤维仍变性。1例预置术后1年再取病理,其远端为新生的细小神经纤维,说明胸腔镜切取长段膈神经后,不管带与不带血供,因缺血或手术创伤会导致膈神经远端发生变性,但是神经变性的最长距离是多少仍难以确定(图8-47~50,51(1)(2),52~55)。徐文东等通过对胸腔镜切取长段膈神经修复肌皮神经的病例进行随访,也发现带与不带血供组,最终结果相同。长段膈神经远段发生变性但不是坏死,其近端神经纤维仍可再生到远端,由于膈神经较长,

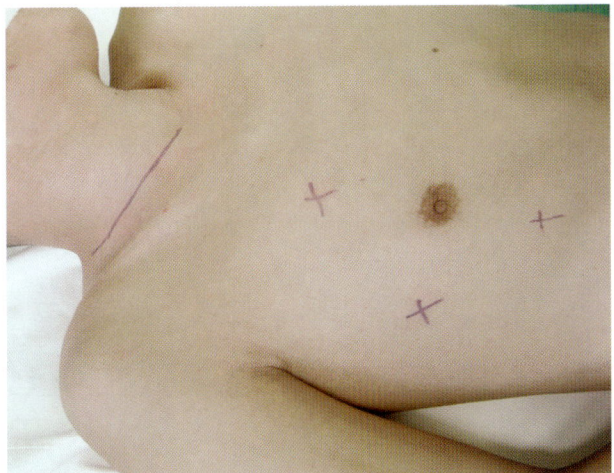

图8-47　胸腔镜辅助下切取长段膈神经的切口

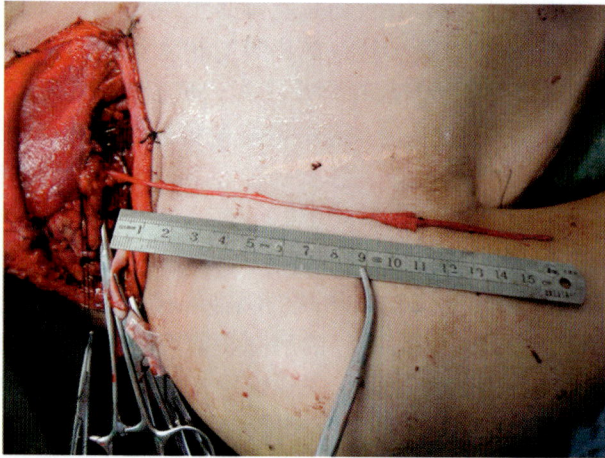

图 8-48　长段膈神经切取完毕并经锁骨上切口
引出，准备预置在上臂近端皮下

可与正中神经内侧头直接吻合，与传统的膈神经移位修复正中神经内侧头需要用腓肠神经桥接相比，最起码少一个吻合口，有利于更多的神经纤维再生到远端。另外，长段膈神经切取后预置在皮下作为动力神经源，用来进行游离股薄肌移植重建屈伸指功能，效果可能更好，本组两例临床应用，已经得到初步证实。

5）膈神经切取后对肺功能的影响：膈神经切取后对青壮年患者的肺功能无明显影响，但婴幼儿可出现膈肌明显抬高、膨隆，影响切取侧的胸廓发育，个别患儿术后反复出现肺部感染。因此，在 2 岁以下及年龄较大的患者，应禁止切取膈神经。

（3）副神经移位术：1972 年，Kotani PT 首先报告了副神经移位术修复肌皮神经，重建臂丛神经撕脱患者的屈肘功能，取得了较好的效果。1989 年，Narakas 认为副神经移位修复肩胛上神经重建肩外展功能，是副神经移位的最佳选择。

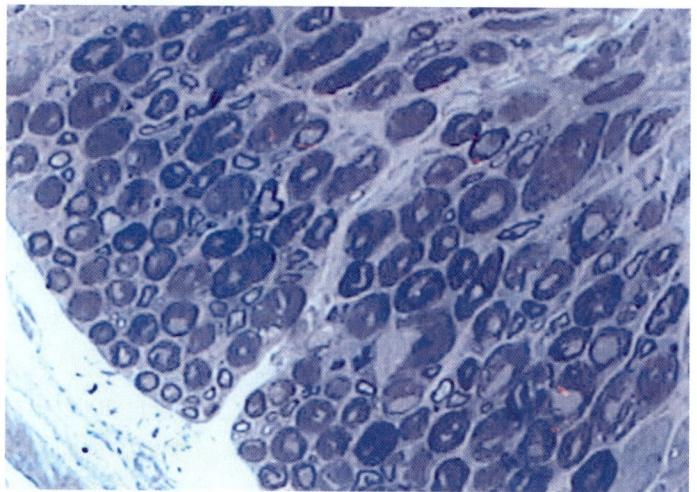

图 8-49　术毕即刻在膈神经远端取病理，半薄切片
（甲苯胺蓝染色）示膈神经有大量有髓神经纤维

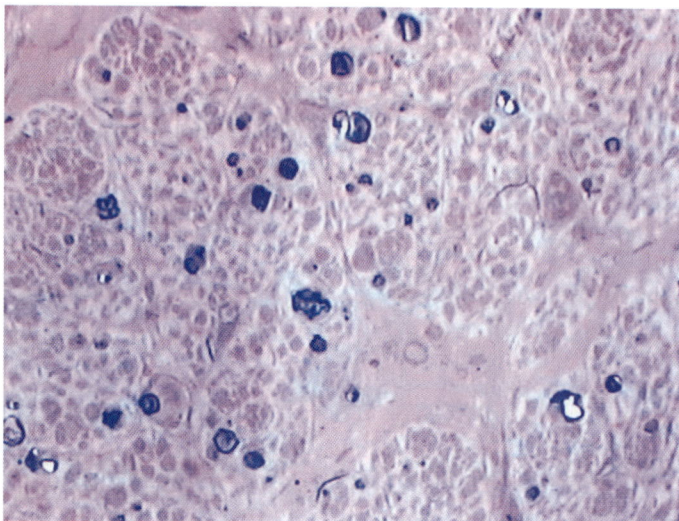

图 8-50　膈神经预置在皮下 6 周，在膈神经远端以近 5cm 处取组织做病理检查，半薄切片（甲苯胺蓝染色）示膈神经远段发生变性

（1）

（2）

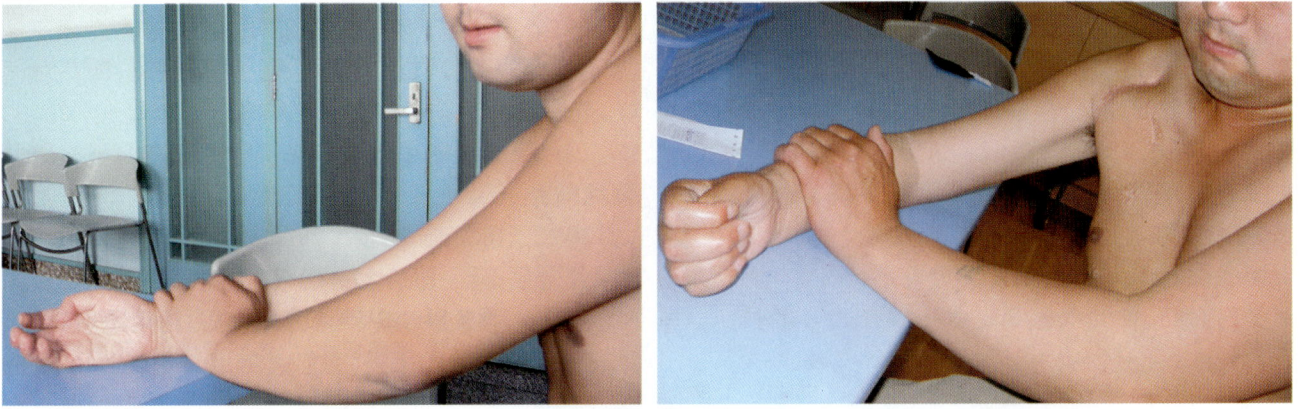

图 8-51　膈神经与正中神经内侧头吻合术后 3 年,屈指肌力恢复至 3 级

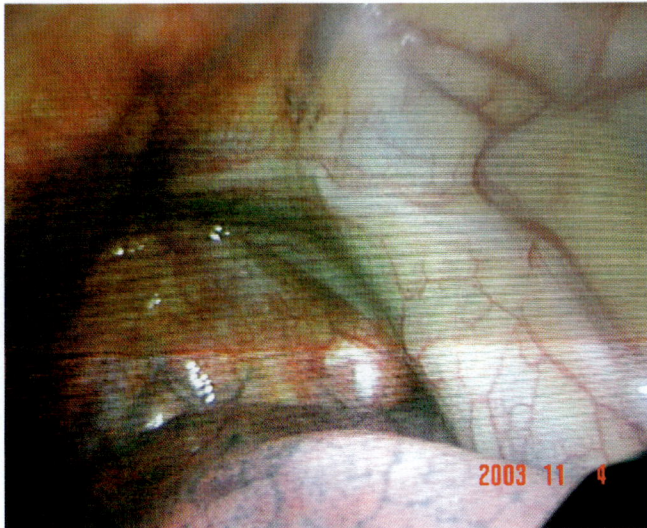

图 8-52　胸腔镜下膈神经的走行
及伴行的心包膈动脉

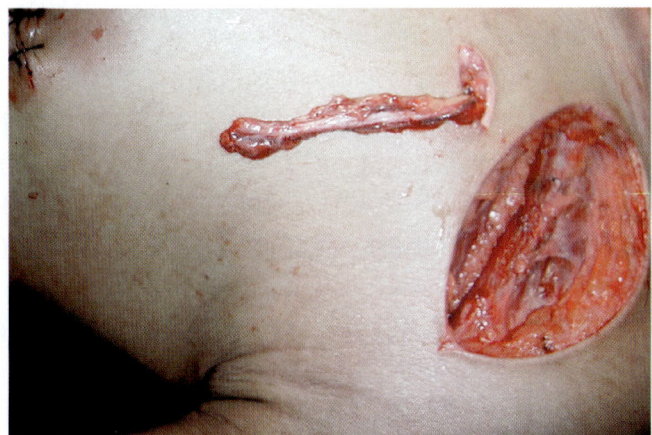

图 8-53　胸腔镜辅助下带血供的膈
神经自肋间隙引出

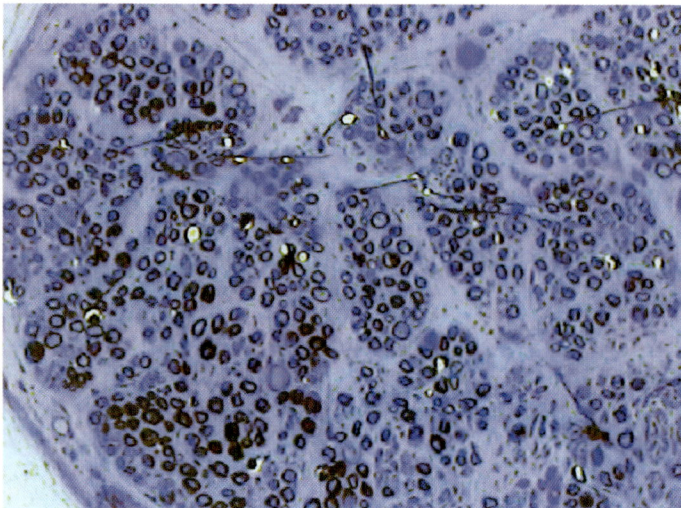

图 8-54　术毕即刻在膈神经远端取组织做病理检查,半薄切片(甲苯胺蓝染色)示膈神经有大量有髓神经纤维

图 8-55　膈神经预置在皮下 6 周,在膈神经远端以近 1cm 处取组织做病理检查,半薄切片(甲苯胺蓝染色)示膈神经远段发生变性

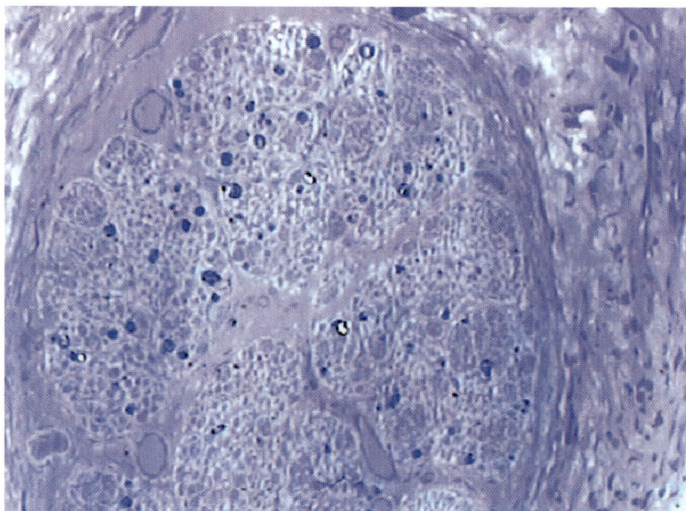

1）副神经的解剖:副神经为运动神经,由颅根和脊髓根组成。颅根起自疑核,在迷走神经根丝下方出延髓;脊髓根起自副神经核,由前后根之间的脊髓上行,经枕骨大孔入颅腔,与颅根合并成副神经干。然后与舌咽、迷走神经一同自颈静脉孔出颅腔,分两支:内支为颅根的延续,加入迷走神经,支配咽喉肌。外支为脊髓根的延续,较粗,出颅后行向外下,47% 的副神经穿经胸锁乳突肌,有的甚至穿经其表面(在颈后三角取淋巴结活检时,更容易造成此型副神经的损伤),53% 位于胸锁乳突肌的深面。副神经在胸锁乳突肌的后缘穿出点距乳突平均 5.5cm。副神经发出 2～4 支肌支,支配胸锁乳突肌。

进入颈后三角区,副神经沿斜方肌的前缘走行,一般发出 3～4 个小分支支配斜方肌的上部,在锁骨上颈后三角区,C_2、C_3 神经根均发出分支加入到副神经主干中。平锁骨上缘斜方肌附着点的深面约 2～3cm 处,副神经先发出 1～2 个小肌支进入斜方肌,主干下行约 2cm,分为几乎等直径的内、外侧肌支。在内侧支入肌前,C_3、C_4 神经根常发出 1～2 支加入到内侧支中,这也是术中确认副神经的一个标志(图 8-56)。加入到副神经的 $C_{2\sim4}$ 的神经分支,到底是感觉还是运动神经纤维一直存在争论,作者曾对此进行过组化染色研究,认为是感觉神经纤维。

2）斜方肌功能的评定:在臂丛神经撕脱伤患者中,常伴有副神经的损伤,副神经损伤的部位,多位于颈后三角区。当副神经完全损伤时,患侧肩下垂,耸肩功能完全丧失;如果将肩能够耸到水平位,此时在颈根部应至少看到一个横纹,说明斜方肌的肌力达到 3 级。另外,也可通过结合肌电检查来判定副神经是否有损伤。用副神经作为动力神经源进行移位时,斜方肌的肌力至少要达到 3 级。

3）副神经移位修复肩胛上神经重建肩外展功能:良好的肩关节功能,是上肢充分发挥功能的基础。因

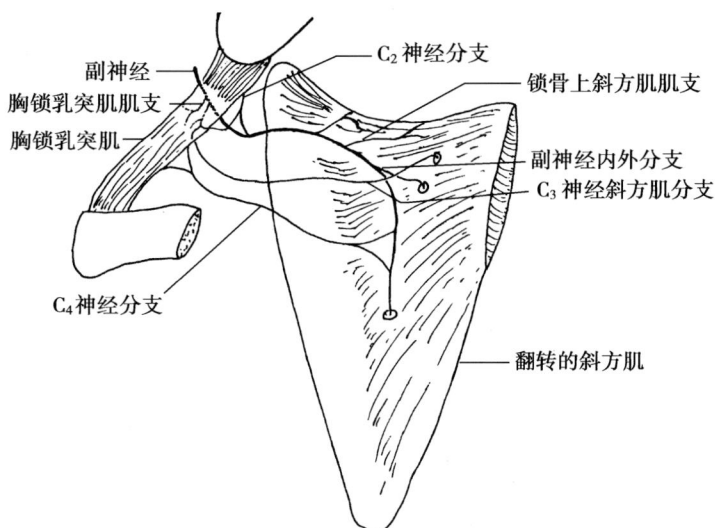

图 8-56　斜方肌及胸锁乳突肌的神经支配

此在臂丛神经撕脱伤患者,其肩关节功能的重建至关重要。对于臂丛神经撕脱伤患者,由于动力神经源有限,一般多重建其肩外展功能。目前,肩外展功能的重建术已经基本定型,即早期神经移位重建肩外展功能的效果要比斜方肌移位好;神经移位应首先修复肩胛上神经,当然,如果动力神经源充足,腋神经应尽量修复。这主要是因为冈上、冈下肌是肩外展的起动肌,即肩关节要完成外展的动作,必须有肩袖肌的收缩将肱骨头与关节盂间对合好,才能开始肩外展的动作。另外,冈上、冈下肌也是肩关节外旋与外展的主要肌。在临床上也常见到单纯三角肌完全麻痹患者,其肩外展可达到 90°,上举接近正常。修复肩胛上神经的首选动力神经源应该是副神经,两者不但可以直接吻合,而且斜方肌也是肩外展的协同肌。因此,副神经移位修复肩胛上神经,是目前重建肩外展功能最常见的术式。

切取副神经:寻找副神经目前多采用逆行法,即先找到斜方肌在锁骨附着部的前缘,将其前侧的脂肪垫与斜方肌钝性分离,在附着点的深部约 2cm,斜方肌的肌膜下即可找到副神经。在寻找副神经的过程中,容易将其与颈丛神经的分支混淆,以下几点可供鉴别参考:副神经走行在斜方肌前缘的肌膜下,而颈丛神经的分支则走行在斜方肌前缘前侧的脂肪垫中,由于副神经固定在肌膜下,找到后可见到其走行较迂曲,但是副神经在入肌前不会走在肌肉内,故不要在斜方肌内去找副神经;副神经一般分内外侧支入肌,并且入肌前可见到有颈丛神经的分支横行加入到副神经的分支中去,电刺激或切断副神经时有耸肩动作(全麻时肌松药效过后,才能观察到肌肉收缩)。副神经一般在内侧分支处切断,可保留其近侧到斜方肌的肌支。

寻找肩胛上神经:肩胛上神经系上干后股发出的第 1 个分支,一般情况下找到上干后,在上干前后股发出处,可见到肩胛上神经自上干后股发出,走向外下方,在肩胛舌骨肌起始部的内下方向外侧走行,自前向后穿经肩胛上横韧带的深面,而肩胛上动脉位于韧带的浅层。肩胛上神经在穿经横韧带之前,常发出一小分支,支配冈上肌;穿经韧带后分为两支,其中一支支配冈上肌,另一支走行在冈上肌的深面走向后侧,支配冈下肌。有时上肩胛下神经发出的位置较高,容易与其混淆,下面两点可作为鉴别的要点:首先肩胛上神经要比上肩胛下神经粗,其外径约 1.5~2mm,相当于火柴棒的粗细;另外,其近端断面为独立的一个神经束,而上肩胛下神经则至少由两个或以上的小神经束组成。当上干撕脱到锁骨后或上干外面有大量致密瘢痕组织包绕时,再从其起始部寻找则比较困难。此时,可采用逆行寻找的方法。锁骨上臂丛神经探查横切口向外侧延长,将斜方肌在锁骨远端的附着点切断,在锁骨远端的后面找到肩胛上舌骨肌的起始部,游离后牵向后上方,在其深面用手指可触到向个横行走向的条索状结构,此多为肩胛上神经,用直角钳将其挑起后,再仔细辨认并向近端追踪。如果仍然找不到,则沿着肩胛舌骨肌向外追踪,找到其起始处,在其外侧找到肩胛上横韧带并切断,此时肩胛上切迹内可找到肩胛上神经,再沿其向近端追踪。在极个别情况下,如锁骨远端骨折或肩胛骨骨折的病例,由于此处被大量致密瘢痕组织填充,则难以找到正常结构的肩胛上神经。肩胛上神经找到后,靠近起始部切断,可以与副神经无张力直接吻合。当肩胛上神经其近端已伤或靠近肩胛上切迹处断裂,则需要进行神经移植。

副神经与肩胛上神经吻合术后,在成年人肩外展的恢复一般在术后 8~10 个月,最终肩外展角度的恢复一般在 40°~60°。如果同时修复腋神经,肩外展角度会更好一些。臂丛神经上干损伤者其肩外展恢复相对要好,部分患者肩外展可达 90°,儿童患者可超过 90°,这主要与肩周围部分肌肉如胸大肌中、下部,胸小肌、背阔肌功能接近正常有关;而全臂丛神经损伤因其肩周围肌肉大部分麻痹,故肩外展角度的恢复相对差,很难达到 90°,临床上也能见到少部分病例的肩外展角度达到或超过 90°,此种情况多与损伤的神经有自发恢复有关,并非完全是神经移位的结果。

(4) 正中、尺神经束支移位屈肘功能重建 臂丛神经上干根性撕脱伤造成肩外展及屈肘功能障碍。为了重建屈肘功能,我们自 1994 年以来,在解剖学研究的基础上,采用部分正中神经束支或尺神经束支移位与肌皮神经肱二头肌肌支吻合以恢复屈肘功能。此手术已作为成熟手术方法在临床中应用。

1) 解剖学研究:

A. 肌皮神经:肌皮神经在胸小肌下缘发自臂丛神经外侧束,斜穿喙肱肌,发出 2~3 个肌支支配该肌后,沿肱二头肌下面偏内侧下行,先后发出肱二头肌肌支与肱肌肌支。在肘关节前外侧穿出浅筋膜,延续为前臂外侧皮神经。

B. 肱二头肌肌支解剖:肌皮神经肱二头肌肌支解剖类型有三种:一为共干型,从肌皮神经发出一级分支,走行 9~11mm 后再分成 2 支二级分支,分别进入肱二头肌的短头和长头;二为分支型,肌皮神经先发出分支进入肱二头肌短头,之后再发出分支进入肱二头肌长头,两分支相距平均 24mm;三为混合型,肌皮神经发出共干型分支后,下行 60~80mm 有分支进入肱二头肌肌腹下部,此类型较少见,约占 10%(图 8-57)。肱二头肌近端肌支分出部位与喙突的距离平均约为 123.4mm。

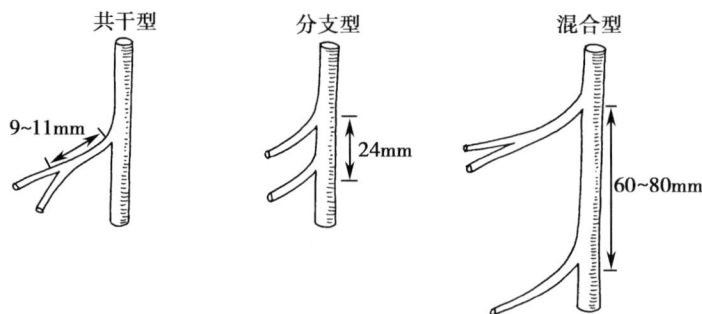

图 8-57　肌皮神经分支类型

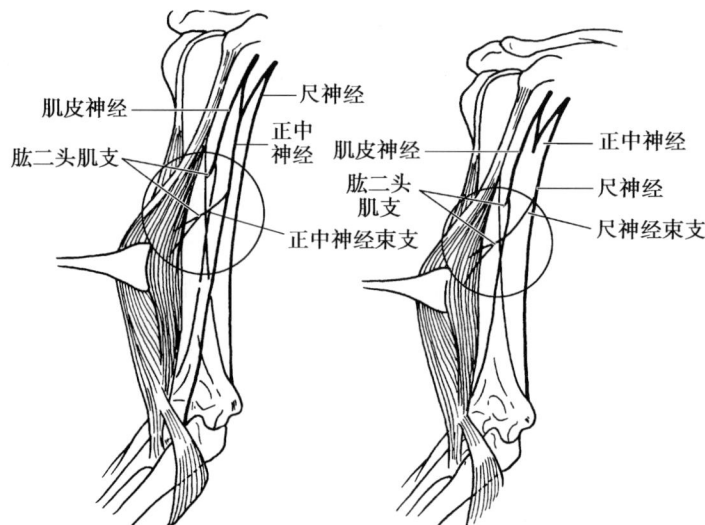

图 8-58　正中神经束支移位手术示意图

C. 正中神经、尺神经解剖：正中神经及尺神经在上臂上 1/4 水平（相当于肌皮神经肱二头肌肌支水平），横断面神经束的分布和解剖测量，发现在此水平，运动神经纤维与感觉神经纤维完全混合，神经纤维均来自臂丛神经内侧束，神经干内含有 5～8 神经束。

根据标本形态学测量，正中神经及尺神经横截面积与肱二头肌肌支横截面积之比为 10：2.5（均数）。

2）手术简介：从肩峰到肱骨内上髁作一连线，该线上段 12～13cm 处即为肌皮神经入肌点，以此点为中心做一纵切口，在肱二头肌与喙肱肌

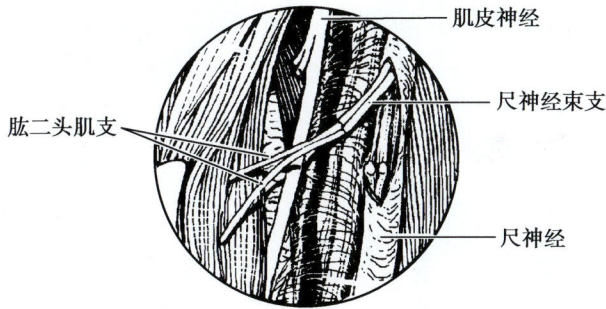

图 8-59　尺神经束支移位手术示意图

之间找到肌皮神经及肌皮神经肱二头肌的入肌点，分清肱二头肌肌支解剖类型，向近端分离肱二头肌肌支约 3～4cm，在相应位置切开正中神经或尺神经外膜，在靠近肌皮神经分支侧一神经束组切断（若供体为正中神经则从后内侧切取），将其与肱二头肌支吻接，用 7-0 尼龙线作神经外膜缝合（图 8-58～61）。

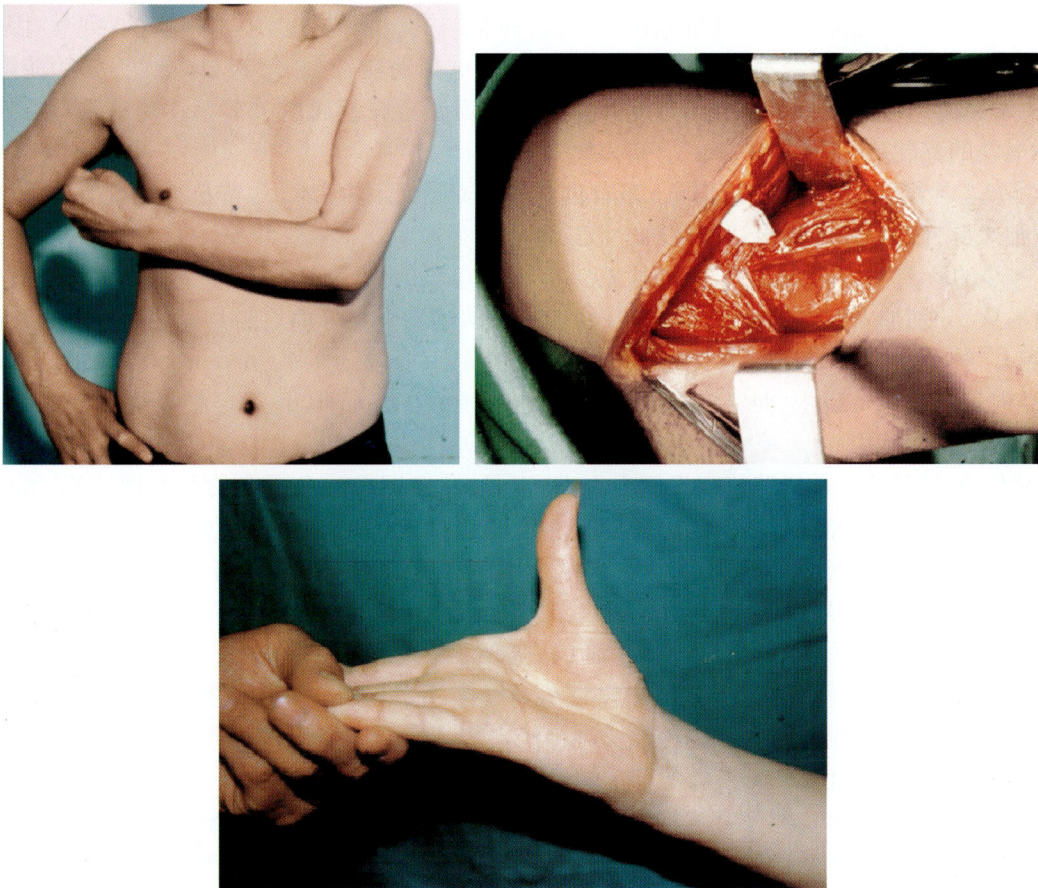

图 8-60　男性，39 岁。患者于 1997 年 12 月被刀砍伤左侧颈部，致左臂丛神经 $C_{5,6}$ 根性损伤。次日行正中神经部分束支移位给肱二头肌肌支。术后 1 年肌力恢复达到 5 级，正中神经功能无影响

影响神经束支移位疗效的因素：①年龄：30 岁以下患者有效率达 100%，优良率达 77.8%；40 岁以上患者有效率 66.7%，优良率为 0。说明年龄越小效果越好；②受伤距手术时间：手术间隔时间在 6 个月以内，手术疗效较好，随着时间延长，疗效渐差。受伤距手术时间超过 12 个月，手术疗效明显下降，应慎重选择此术式；③损伤类型：臂丛中下干损伤与否以及损伤的程度，是影响手术效果的重要因素，伴有中、下干部分损伤

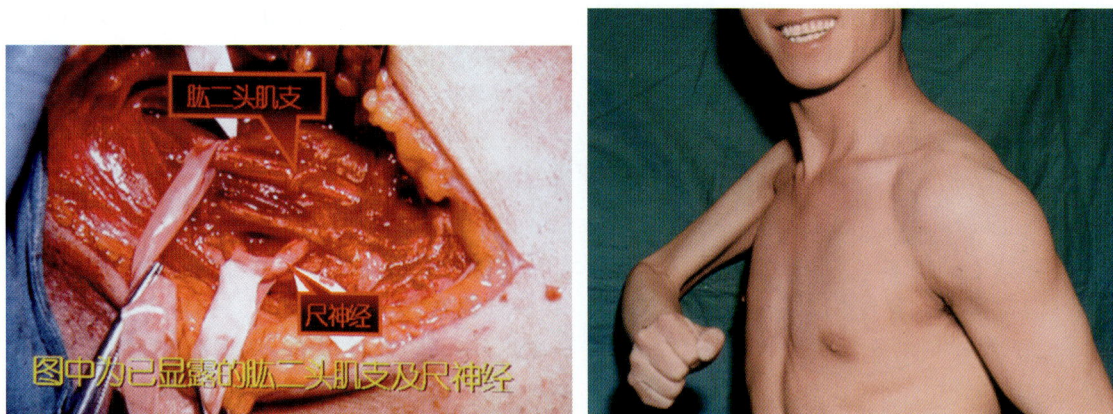

图 8-61　男性,22 岁。臂丛神经上干根性损伤。行尺神经束支移位术后 2 年,
肱二头肌肌力恢复达 5 级,屈肘达 120°~130°

的病例有效率为 85.7%,优良率只有 28.6%。单纯上干损伤不伴有中、下干损伤的病例,有效率为 100%,优良率为 70%;④供体神经:正中神经组的有效率和优良率均低于尺神经组。这可能是由于正中神经中所含的感觉纤维比尺神经多,而且部分神经纤维起源于 $C_{5、6、7}$ 神经,易受到臂丛上、中干损伤的影响。因此,当全臂丛神经损伤后,正中神经、尺神经都有不同程度影响时,应选择功能较强者为供体神经;⑤功能锻炼的重要性:接受本手术患者术后肘关节不能活动时即开始被动锻炼屈指屈腕屈肘关节活动。这种锻炼有利于恢复大脑对肢体运动的支配。

（5）健侧 C_7 神经移位术　1986 年顾玉东首创了健侧 C_7 神经移位术,为臂丛神经撕脱伤的治疗提供了强大的动力神经源,健侧 C_7 神经根切取后对上肢功能无明显影响。

1）C_7 神经的解剖:C_7 神经根的椎孔外段有到前中斜角肌的细小分支,以及到胸长神经的分支。C_7 神经根发出前后股,分别加入到外侧束及后侧束。将前后股向远端干支分离后再切断,可使其长度延长。作者对 70 例健侧 C_7 神经移位术中的 C_7 神经根的长度进行测量,其长度为 4.4~8.5cm,平均 6.3±0.9cm,78% 的患者 C_7 神经根长度在 6cm 以上,84% 的患者 C_7 神经根长度在 5.5cm 以上。C_7 神经根的外径约 6mm,有髓神经纤维数目约 22 000 根。

2）健侧 C_7 神经经椎体前通路修复患侧上干:健侧 C_7 神经根是一个强大的动力神经源,但要移位到受区神经,需要另移植长段神经进行桥接。缩短桥接神经的距离,是提高神经移位修复效果的一个重要因素。为此,我们设计了健侧 C_7 神经移位经椎体前、食管后通路修复患侧臂丛神经上干的术式,使桥接神经的距离较传统的经颈前皮下隧道缩短近 50%。术式的效果如何?笔者自 2002 年 3 月~2006 年 12 月共完成 42 例手术,其中对术后 3 年以上的 16 例患者进行了随访。16 例臂丛神经撕脱伤的患者,男 15 例,女 1 例;年龄 17~41 岁,平均 30 岁;伤后平均 4 个月。其中全臂丛神经撕脱伤 7 例,上、中干损伤 4 例,上、中干撕脱伴下干不全 5 例,该 5 例中有 2 例同时伴有膈神经及副神经损伤,1 例伴有副神经损伤,2 例伴有膈神经损伤。

A. 手术方法:患者仰卧位,患侧锁骨上臂丛神经探查横切口,显露臂丛神经,确定上干撕脱后,然后健侧做锁骨上臂丛神经探查横切口,显露臂丛神经,确认 C_7 神经无误后,向远端游离至前后股远端切断,近端游离至椎孔处,测量其长度。将双侧锁骨上臂丛神经探查切口均向内侧延至胸锁乳突肌的内侧缘,首先沿健侧胸锁乳突肌内侧缘钝性分离,在其深面将颈血管鞘内侧缘分离,将食管牵向内侧,显露椎体,用手指经椎体前食管后间隙钝性分离至对侧,患侧分离方法同健侧。用大弯钳在键侧 C_7 神经根的前面、前斜角肌的深面钝性分离至椎体前,患侧亦用大弯钳自颈血管鞘的深面钝性分离至椎体前。将一直径 5mm 的塑料管自健侧前角肌的深面、颈血管鞘的深面、食管的后面、患侧颈血管鞘的深面及前斜角肌的前面牵至患侧。首先测量健侧 C_7 神经根至患侧上干前后股的距离,据此切取适当长度的腓肠神经,编制成电缆状,与健侧 C_7 神经根吻合。将健侧 C_7 远端、神经吻合口、桥接神经一起放置在塑料管内并缝合固定,牵引塑料管将桥接神经引至患侧（图 8-62~63）,去除塑料管,桥接神经与受区神经吻合。

B. 结果评定标准:健侧 C_7 神经移位修复患侧上干,肩外展肌力的恢复观察冈上、冈下肌、三角肌肌力,

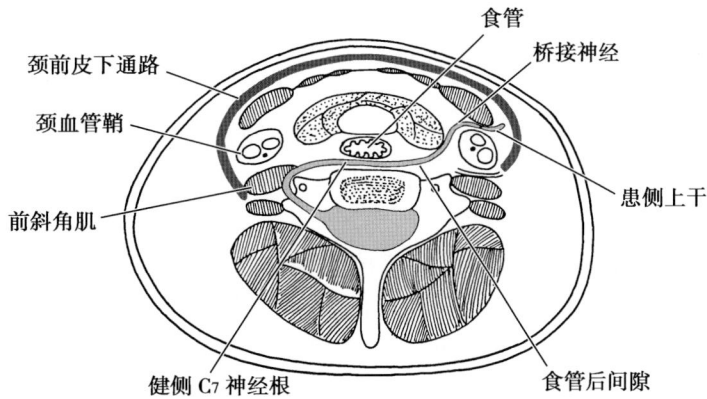

图 8-62 健侧 C₇ 神经根经椎体前通路移位模式图

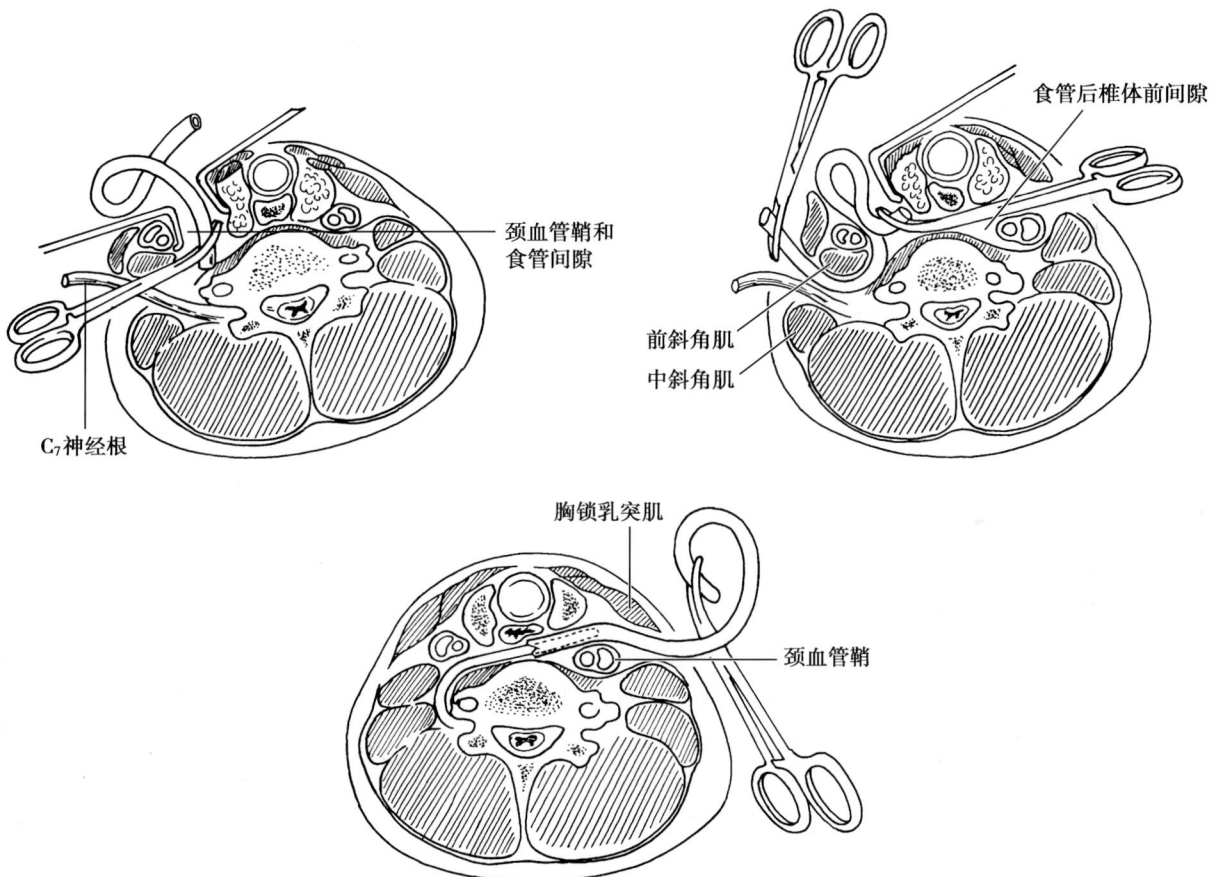

图 8-63 建立椎体前通路的操作示意图

屈肘动力的恢复观察肱二头肌肌力;健侧 C₇ 神经移位修复患侧上干且同时行副神经或膈神经移位修复肩胛上神经者,其效果评定则观察三角肌、肱二头肌肌力。优良率的评定以其肌力达到或超过 3 级。

C. 结果:术后随访 41～57 个月,平均 52 个月。本组桥接神经长度平均 8.8±1.5cm。健侧 C₇ 神经修复患侧上干(6 例)或 C₅、C₆ 神经根(1 例)或上干前后股(4 例)共 11 例,桥接神经 5 股 5 例,6 股 6 例,桥接用的神经有腓肠神经、隐神经及前臂内侧皮神经。其中 8 例同时行膈神经或副神经移位修复肩胛上神经,该 8 例中 7 例冈上肌、三角肌及肱二头肌肌力恢复至 4 级,1 例冈上肌、三角肌肌力恢复至 3 级,肱二头肌肌力恢复至 4 级;另 3 例,1 例冈上肌、三角肌及肱二头肌肌力均恢复至 4 级,2 例冈上肌、三角肌恢复至 1 级,肱二头肌肌力均恢复至 2⁺级。

健侧 C₇ 神经修复患侧上干后股或 C₅ 神经根 3 例,桥接神经均为 4 股腓肠神经,1 例冈上肌、三角肌肌力恢复至4级,2例冈上肌、三角肌肌力恢复至3级。

健侧C_7神经通过4股腓肠神经修复C_6神经根1例,肱二头肌肌力为0级;健侧C_7通过4股腓肠神经修复上干前股1例,肱二头肌肌力为4级。

本组8例患者在行健侧C_7神经移位修复上干或上干后股的同时行副神经或膈神经移位修复肩胛上神经,其水平肩外展角度为40°~90°,平均67°其中1例上举150°;6例仅行健侧C_7神经修复上干或上干后股,其肩外展角度为0°~85°,平均41°。

D. 典型病例:男性,26岁,摩托车伤致左全臂丛神经脱伤2个月。术前物理查体、电生理检测、CTM检查及术中探查均证实为上中干撕脱、下干不全损伤。行健侧C_7神经前、后股移位,经椎体前通路修复患侧上干前、后股,桥接神经为6股腓肠神经,长度8cm,其中4股修复前股,2股修复后股,同时行副神经移位修复肩胛上神经。术后随访30个月,患侧肩外展80°,屈肘120°,肩无主动外旋,胸大肌锁骨部肌力4级,再次行肱骨外旋截骨术,患手够嘴动作明显改善(图8-64(1)~(5))。

E. 讨论:健侧C_7神经根含有丰富的神经纤维,是到目前为止发现的最强大的动力神经源。已在临床上广泛用于臂丛神经损伤的治疗。但是如何充分发挥健侧C_7神经根的优势,提高其治疗效果,仍是临床需要探索的一个问题。影响神经移位治疗臂丛神经损伤效果的因素较多,其中动力神经源、桥接神经、效应器是三个主要因素。由于人体健侧C_7神经根的解剖特点已定,而效应器的退变,目前临床上尚无有效的预防及治疗方法,因此对健侧C_7神经到受区神经之间的桥接神经长度进行研究与改进,是提高健侧C_7神经移位治疗臂丛神经损伤效果的比较现实可行的方法。

对于上、中干撕脱、下干不全损伤尤其当伴有同侧膈神经、副神经损伤时,同侧可供移位的动力神经远不能满足临床需求,而健侧C_7神经应是修复患侧上干的最佳动力神经源。此类情况下,因尺神经不能切取用作桥接神经,往往采用游离腓肠神经进行移植。顾玉东曾报道5例健侧C_7神经通过腓肠神经移植修复患侧肌皮神经,术后经2年以上随访,只有1例肱二头肌肌力达到4级,其余4例均为0~2级,由于传统的桥接神经通路为经颈前及胸部皮下绕一弧形到达对侧,5例中有4例移植腓肠神经长度均大于20cm,且桥接神经只有2股,可能是效果不理想的原因之一。健侧C_7神经根经椎体前、食管后通路修复患侧上干,不仅使桥接神经的距离缩短到9cm左右,更可使有限的可供移植的神经编成更多的股数,为健侧C_7神经纤维再生到患侧提供较充足的通道。本组健侧C_7神经根移位单纯修复上干后股时,其桥接神经有4股,用于修复上干或上干前、后股时其桥接神经有5~6股,此为健侧C_7神经移位修复患侧臂丛神经的效果提供了有利条件。

膈神经移位肌皮神经重建屈肘功能,及副神经移位至肩胛上神经重建肩外展功能,是临床上常用的重建臂丛神经撕脱伤患者肩肘功能的最有效术式。前者的优良率已达76%~85%,后者的优良率为73%。本组健侧C_7神经椎体前移位修复上干、上干前股或C_6神经根,其肱二头肌肌力恢复的优良率为77%(3/13),健侧C_7神经移位经椎体前通路修复患侧上干或上干前、后股或C_5、C_6神经根,同时重建肩外展及屈肘功能,可以取得极佳疗效,尤其是重建肩外展功能,是目前已报道的资料中,效果最佳的一种手术方式,本组有3例全臂丛神经撕脱伤患者,其肩外展角度已接近90°,而其他的单一神经移位方法则难以达到此效果。从本组患者的术后功能随访观察到,肩外展功能恢复至2级肌力的最早时间为术后9个月,屈肘功能恢复至2级肌力的最早时间为术后10个月,多数在术后13~15个月,但其特点是自2级肌力上升至3级或4级肌力需要的时间较短,一般在其后的3~4个月内即可达到有效的功能恢复,此主要与较多的再生神经纤维到达受区神经有关。我们在临床工作中观察到,传统的神经移位经神经桥接修复肌皮神经或肋间神经移位至肌皮神经,由于动力神经纤维数目相对较少,神经纤维再生数量有限,术后自肱二头肌出现2级肌力至3级及以上肌力往往需要较长时间。因此,健侧C_7神经移位经椎体前通路修复患侧上干,其肩肘恢复到有效功能的时间,比膈神经移位至肌皮神经的时间并不长。在随访中观察到,健侧C_7神经移位经椎体前通路修复患侧上干,除冈上肌恢复外,三角肌、胸大肌锁骨部均全部恢复到有效的肌力,此对肩关节的稳定及肩外展功能的最大程度地恢复有重要意义。但是,笔者通过随访观察到,健侧C_7神经经椎体前通路修复患侧上干或C_5、C_6神经根或上干前后股,如果同时行副神经或膈神经移位修复肩胛上神经,其肩外展恢复得更快、更好。如果同侧膈神经及副神经同时损伤,最好将C_7神经单独的一束通过一股腓肠神经移植用来修复肩胛上神经。另外,本组患者的肩外旋功能恢复不佳,原因可能与外旋肌肌力不足有关,有2例曾行肱骨外旋截骨术,术后患手

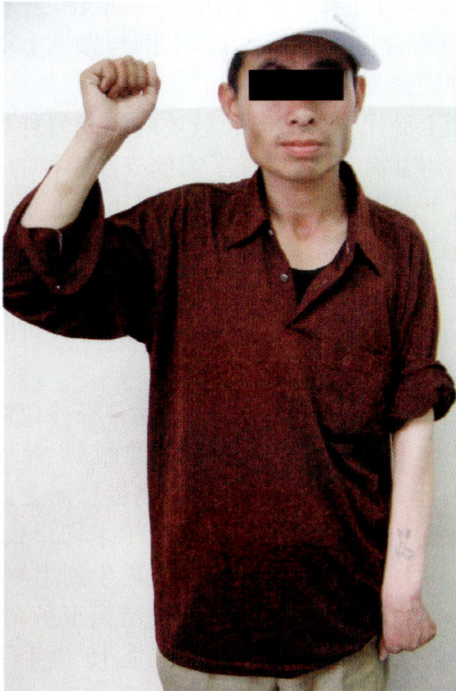

（1）患者左侧臂丛神经上、中干撕脱,下干不全伤

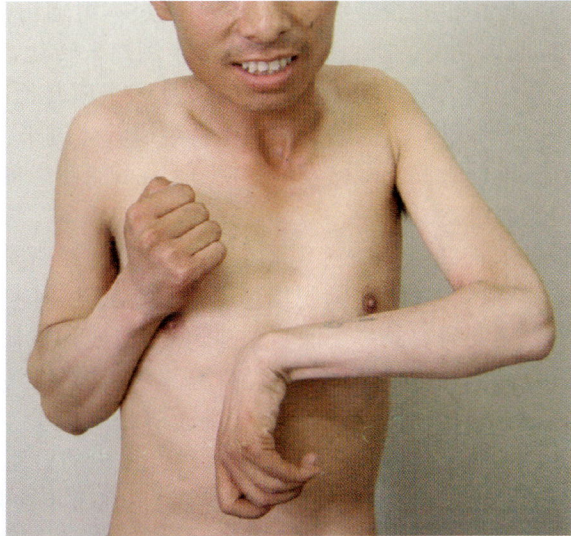

（2）健侧C7神经经椎体前通路修复患侧上干术后15个月,肩外展及屈肘功能开始恢复,但必须在健侧上肢用力内收时完成

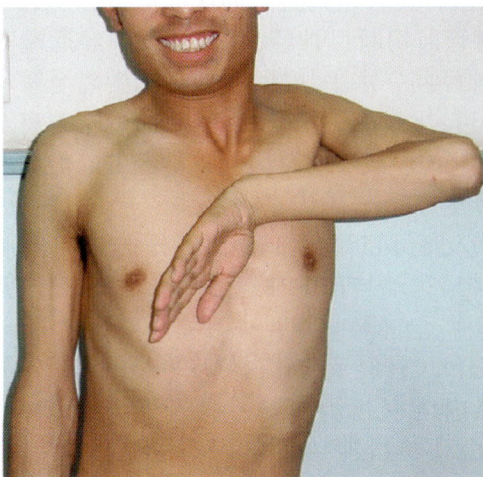

（3）术后30个月,肩外展、前屈及屈肘恢复情况。健侧C7神经移位后大脑支配中枢已发生转换,患侧已能单独完成患侧动作,由于患肩处于内旋位,患手尚不能够嘴

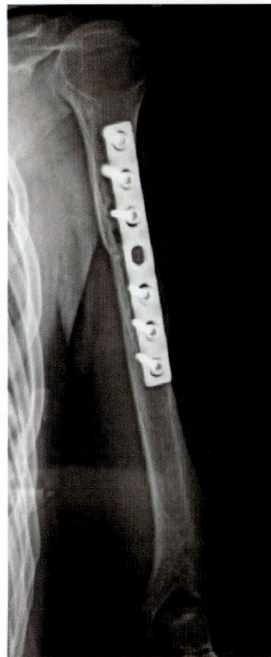

（4）术后30个月,肩外旋无明显恢复,做行肱骨外旋截骨术以改善患肢外旋

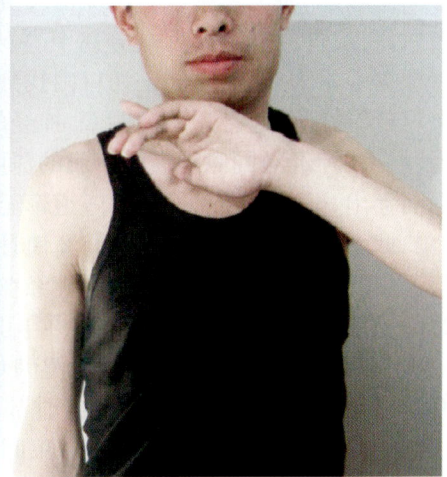

（5）健侧C7神经根经椎体前通路移位修复患侧上干术后41个月,患手够嘴明显改善

图 8-64

可勉强够到嘴。

　　健侧 C_7 神经移位经椎体前通路修复患侧臂丛神经,虽手术显露较深,但是,只要熟悉颈前部解剖结构,仍然很安全。目前由于健侧 C_7 神经根游离长度的增加,已平均达 6cm,桥接神经的长度也仅需 3~7cm,手术时间已缩短至 2~3 小时,其优良率会更进一步提高。

　　经椎体前通路行健侧 C_7 神经移位修复上干,由于神经再生距离的缩短,明显加速了神经移位后患肢功能的恢复,本组长期的随访已得到证实。本组 2 例修复上干术后肩外展及屈肘功能恢复不佳,另 1 例修复 C_6 神经根术后,其屈肘功能无恢复,该 3 例有 2 例术中发现神经吻合口张力较大,另 1 例与患侧上干质量欠佳有关。因此术中不要过度追求缩短桥接神经的距离而放弃神经修复的基本原则。

健侧 C_7 神经经椎体前移位至患侧上干,早期均需要健侧上肢用力内收时患肢才能完成肩外展及屈肘动作,最终大脑支配中枢是否能够转化过来?通过本组随访,本组共有 13 例完成了大脑支配中枢的转化,该 13 例患者所重建肌肉功能的肌力均大于 3 级;3 例尚未转化,该 3 例所重建肌肉功能的肌力均低于 3 级;因此,健侧 C_7 神经移位后大脑支配中枢转化的关键因素应是所重建肌肉功能的有效恢复。如果所重建肌肉的肌力很难上升到 3 级或以上,大脑支配中枢就难以转化过来。健侧 C_7 神经移位修复上干可同时恢复患侧肩外展及屈肘功能,即便大脑支配已发生转换,但仍不能使患侧肩外展及屈肘动作单独完成,更长时间的功能训练,或可能得到改进。

3)改良的尺神经桥接健侧 C_7 神经治疗臂丛神经撕脱伤的临床基础研究:健侧 C_7 神经移位修复正中神经,已成为重建臂丛神经根性撕脱伤患者手功能的常用术式。但是如何进一步提高健侧 C_7 神经移位的疗效,仍是临床上需要研究的一个课题。健侧 C_7 神经移位修复正中神经,需要应用患侧带尺侧上副动脉的长段尺神经进行桥接,该术式需将尺神经自腕部切断,并将其近端一直游离到上臂近端,手术切口长。另外,腕部尺神经与 C_7 神经相比较细,其神经纤维通道相对较少,不利于更多的 C_7 神经纤维再生到患侧受区神经。为此,作者设计了肘部尺神经切断,即在尺神经发出前臂肌支前将其切断,尺神经近端游离至腋窝部,然后返转至健侧颈部切口,与 C_7 神经根吻合。笔者自 2003 年 5 月至 2003 年 2 月临床上完成 15 例手术。均为男性,年龄 14～45 岁,平均 27 岁。全臂丛神经根性撕脱伤 13 例,中下干撕脱伤 2 例,伤后 1.5～11 个月,平均 5 个月。术中测量肘上段尺神经的长度及尺神经自胸大肌穿出处到健侧 C_7 神经根的长度,观察尺神经远端的血供。另选择 7 例甲醛溶液固定的及 2 例新鲜尸体标本的一侧上臂中段尺神经、正中神经及腕部尺神经主干及腕背支的标本,行 HE 染色,分别计数其有髓神经纤维数目。

A. 手术手法

一期手术:切取尺神经,沿上臂的内侧自肱骨内上髁至腋窝做纵向切口,自肘管处找到尺神经,然后向近端分离至腋部,游离尺神经时不保留尺侧上副动脉到尺神经的血供。然后在胸大肌的深面潜行分离并牵引胸大肌,将尺神经继续向近端分离至臂丛内侧束。远端在进入肘管前切断尺神经,并观察尺神经远端的血供。根据手术需要,可在同一切口内找到前臂内侧皮神经,与尺神经同一水平切断,并向近端游离至臂丛内侧束,与尺神经一起备用。健侧 C_7 神经的切取,方法同既往的报道,尽量靠远端切断,然后向近端游离至椎孔处,将 C_7 神经经同侧胸锁乳突肌的深面及内侧缘牵出备用。将尺神经或与前臂内侧皮神经一起经胸大肌的深面穿出,经胸前及颈部皮下隧道牵至健侧切口与 C_7 神经根吻合。

二期手术:一期术后 6～8 周,经锁骨下胸大肌、三角肌之间隙入路,切断胸大肌深部部分止点,牵开胸大肌与三角肌之间隙,尺神经及正中神经在内侧束起始部切断,尺神经远端与正中神经远端吻合;或在内侧束起始部先切断尺神经,5～7 个月后再与正中神经吻合。

B. 结果:肘上段尺神经翻转与健侧 C_7 神经根吻合 12 例,肘上段尺神经及前臂内侧皮神经一起翻转与健侧 C_7 神经根吻合 3 例。尺神经自肘部切断处至尺神经自臂丛内侧束起始部的长度为 21～27cm,平均 24.7cm。14 例尺神经远断端外膜及束间均有鲜红色血液快速流出,1 例尺神经远端外膜及束膜间均有鲜红色血液缓慢流出。尺神经自穿出胸大肌处到健侧 C_7 神经的距离为 15～22cm,平均 17.8cm。本组 15 例中有 9 例已行二期手术,受区神经为正中神经 7 例,正中神经内侧头 1 例,正中神经内侧头与肌皮神经 1 例。尺神经翻转后 1 例远端出现苍白,经检查发现尺神经翻转处有纤维索带卡压,切断束带后尺神经远端血供恢复,其余 14 例的血供同翻转前。尺神经翻转与健侧 C_7 神经吻合后,14 例张力松弛,1 例稍感紧张,此例自内侧束发出尺神经的部位较低。

尺神经腕部主干及腕背支的有髓神经纤维计数,分别为 8 250±1 637、2 829±371,上臂段尺神经及正中神经的有髓神经纤维平均数目,分别为 12 925±2 135、15 152±3 611。

C. 讨论:臂丛神经根性撕脱伤的治疗仍以神经移位术为主,近 30 年来国内外学者设计了肋间神经、副神经、膈神经、颈丛运动支等动力神经源移位,使臂丛神经撕脱伤患者的肩、肘功能重建取得了较好的效果。但由于动力神经源不足,手功能的重建效果不理想,一直是一个临床难题。1989 年,顾玉东等报道了健侧 C_7

神经移位治疗臂丛神经损伤,为全臂丛神经撕脱伤患者手功能的重建提供了可能。健侧 C_7 神经移位经患侧带尺侧上副动脉的全长尺神经进行桥接,分期修复正中神经,已成为治疗全臂丛神经撕脱伤恢复手功能最常用的术式之一。近年来,关于健侧 C_7 神经移位修复正中神经的远期效果已有报道,1999 年 Waikakul 等报道了 96 例健侧 C_7 神经前股移位修复正中神经术后 3 年以上的随访报道,屈指肌力达 3 级或以上的仅为 21%,但其中 22 例年龄小于 18 岁患者,其中 60% 的患者屈指、屈腕肌力达 3 级或以上。作者认为,健侧 C_7 神经移位适合于治疗儿童全臂丛神经撕脱伤。2002 年徐杰等报道了 38 例健侧 C_7 神经移位修复正中神经,术后 4 年以上的随访结果,屈指肌力达 3 级或以上的 26.3%。因此,健侧 C_7 神经移位修复成年臂丛神经撕脱伤患者的正中神经,恢复屈指功能的效果尚不满意。如果进一步提高健侧 C_7 神经移位重建臂丛神经撕脱伤患者屈指的功能,具有较大的临床意义。

传统的健侧 C_7 神经移位术,系用患侧带尺侧上副动脉的长段尺神经进行桥接,即尺神经从腕部切断,然后将其沿前臂及上臂尺掌侧游离至上臂近端,保留尺侧上副动脉到尺神经的分支,尺神经长度达 36～42cm。此术式存在以下不足:腕部尺神经及腕背支与 C_7 神经根相比外径较细,神经纤维数目少,其所提供的神经纤维通道相对不足,不利于更多的健侧 C_7 神经纤维再生到患侧;腕部尺神经及腕背支的神经束多但较细小,神经束之间较松散,与 C_7 神经根吻合时,不利于神经束达到良好的对合。另外,我们在临床应用中观察到,尺神经仅靠神经蒂及尺侧上副动脉营养,尺神经远端的血供在部分患者仍不充足。顾玉东认为尺神经作为桥接神经,肘上段以尺侧上副动脉为营养,前臂段应同时携带尺动静脉,并将其与健侧颈部切口内的颈横动静脉吻合,如此可保留尺神经全长的血供。但由于手术操作相对较复杂,故临床上多行带尺侧上副动脉的尺神经转位进行桥接。上述因素可能是影响健侧 C_7 神经移位效果的另一因素。

尺神经自肘部切断,近端游离至其在臂丛内侧束的起始处的长度为 22～27cm,虽然仅靠神经蒂的轴型血管供应,但其远端血供非常丰富。本组 15 例中有 14 例尺神经远端束膜间有活跃的出血,1 例有缓慢的鲜红色血液溢出,证实肘上段尺神经即便不带滋养血管,其远端血供也非常丰富,此为肘上段尺神经桥接健侧 C_7 神经提供了良好的条件。肘上段尺神经在其发出关节及尺侧屈腕肌支、尺侧半指深屈肌支前切断,尺神经近端作为桥接神经所提供的神经纤维通道多于腕部尺神经,此为更多的健侧 C_7 神经纤维再生到患侧提供了可能,有利于其效果的提高。另外,肘部尺神经断端的神经束较少、神经束较粗且外膜较致密,与健侧 C_7 神经吻合时不容易散开,神经外膜对合整齐,神经束断端不容易被挤出神经吻合口或出现断端重叠,能够保证神经吻合口的质量。上述优点均为健侧 C_7 神经移位修复正中神经效果的提高提供了可能。健侧 C_7 神经根及正中神经均较中间的桥接神经——尺神经外径粗,神经纤维计数也证实 C_7 神经根的有髓神经纤维数目为 27 213±5 417,正中神经的有髓神经纤维数目为 15 153±3 611,二者均多于作为桥接神经的尺神经(12 925±2 135),因此为更进一步增加桥接神经的神经纤维通道,可同时将前臂内侧皮神经在肘部切断,与尺神经一起用做桥接神经;如果尺神经较细,也可再加用 1～一股腓肠神经与其一起作为桥接神经,当然前臂内侧皮神经及腓肠神经也可同时用修复其他受区神经如肌皮神经,使健侧 C_7 神经可同时重建两种不同的功能。

肘上段尺神经切取的手术切口,较传统的尺神经切取手术切口短,创伤相对小,对前臂的干扰小。另外,前臂段残留的尺神经仍可作为带血管的神经进行移植,使废弃的尺神经一分为二作桥接移植用。在肘部切断尺神经前,应首先将尺神经自肘部游离至其在臂丛内侧束发出的部位,以确定内侧束发出尺神经部位的高低,对于尺神经起始部位较低者,尺神经肘部切断部位应适当移向远端,否则桥接神经长度则显不足。为了使桥接神经长度缩短,健侧 C_7 神经应尽量靠远端切断,并应牵至同侧胸锁乳突肌的深部及内侧。尺神经翻转至对侧颈部切口后,应注意观察尺神经远端是否继续出血,对翻转后尺神经远端出血不明显者,蒂部可能有纤维索带卡压或者有扭转,应及时解除。另外,为了使健侧 C_7 神经根与翻转后的尺神经外径相匹配,可先将 C_7 神经的神经束间进行缝合,使神经束之间更加紧密,然后再与尺神经吻合。

4) 健侧 C_7 神经移位与下干直接吻合的初步临床观察:健侧 C_7 神经移位术至今已有 20 年,现已在国内外广泛开展。健侧 C_7 神经的移位为臂丛神经撕脱伤的修复提供了强大的动力神经源,大量的临床资料证实健侧 C_7 神经切取后对健侧上肢功能无明显影响。目前,关于健侧 C_7 神经移位的临床基础及临床应用研究仍在不断深入。如何进一步提高其疗效,仍是临床上研究的方向。

健侧 C_7 神经移位修复正中神经重建全臂丛神经撕脱伤的屈指功能,已在临床上广泛应用。健侧 C_7 神经移位修复正中神经需要长段尺神经进行桥接,再生神经纤维除经过长途跋涉外,还要通过两个吻合口,使其重建屈指功能的疗效受到影响。在应用解剖学研究的基础上，我们设计了健侧 C₇ 神经经椎体前通路移位与患侧下干直接吻合术。自 2004～2006 年共完成 70 例临床应用，报道如下。

临床资料

一般资料：70 例臂丛神经撕脱伤的患者，男 66 例，女 4 例；年龄 7～50 岁，平均 27 岁。伤后到手术时间 2～17 个月，平均 6.4 个月。其中 9 例年龄小于 18 岁（未成年组），在 7～16 岁之间，平均 13 岁。臂丛神经损伤的诊断按照临床查体、CTM 检查、电生理检测及术中探查结果进行综合判定。其中全臂丛神经撕脱伤 65 例，中、下干撕脱伴上干不全损伤 3 例，中、下干撕脱，上干正常 2 例。均首先行健侧 C₇ 神经经椎体前通路移位修复患侧下干，术中测量健侧 C₇ 神经根切取后的长度，观察患侧 C₈、T₁ 神经根、下干、内侧束的质地及连续性。

手术方法

a. 患侧下干的相对延长方法：仰卧位，患侧锁骨下臂丛神经探查切口，在胸大肌与三角肌间隙进入，保护头静脉，切断胸大、小肌止点。先找到正中神经、尺神经的起始部，沿其向近端追踪，找到内侧束、下干，直至 C₈、T₁ 神经根。术中注意观察内侧束、下干、C₈、T₁ 神经根的连续性、质地，有无瘢痕。尽量靠近端切断下干。将下干的远端提起，先切断下干后股，然后切断胸前内侧神经，并继续向远端游离。为了更进一步增加下干向近端移动的距离，需将内侧束上的三件套即正中神经（内侧头）、尺神经及前臂内侧皮神经自内侧束起始处一直游离到上臂中段，而正中神经外侧头则需向近端游离。将患侧肩关节轻微内收、前屈，向近端牵拉下干，观察其向近端滑动距离。如果正中神经外侧头或肌皮神经限制其向近端移动，切断肌皮神经或正中神经外侧头（上干正常或部分损伤者不能切断）。如果下干近端已到达或跨越颈中线到达对侧颈部，提示下干可以与健侧 C₇ 神经根无张力吻合。当下干因损伤瘢痕化不能使用或吻合口张力大，可通过肱骨短缩使下干进一步延长。在三角肌止点以远、肱二头肌的外侧缘进行钝性分离并剥离骨膜，用线锯将肱骨横断，根据神经缺损的长短，确定肱骨截除的长度。截骨长度一般为肱骨长度的 14%，约为 4cm，用 4～6 孔钢板在肱骨内侧固定。肱二头肌近端腱性部分做紧缩缝合。关闭锁骨下切口，放置引流管。锁骨上做臂丛神经探查横切口，并向内侧延长至胸锁乳突肌的内侧缘，患侧下干经锁骨后引至锁骨上，并经胸锁乳突肌的深面引至患侧颈血管鞘与食管之间隙内备用。

b. 健侧 C₇ 神经根的切取：健侧做锁骨上臂丛神经探查横切口，并向内侧延长至胸锁乳突肌的内侧缘。显露臂丛神经，C₇ 神经确认无误后，前后股向远端充分游离后切断，近端游离至椎孔处，测量其长度。将健侧 C₇ 神经按照作者已报道的方法，经椎体前通路引至患侧颈血管鞘与食管之间隙内，用 8-0 线将健侧 C₇ 神经与下干吻合（图 8-65）。

c. 其他神经的修复：根据术中具体情况，可在锁骨上颈后三角区找到 2～3 支锁骨上皮神经，平锁骨水平切断，修复正中神经外侧头。用前臂内侧皮神经修复肌皮神经，副神经移位修复肩胛上神经。术毕用支架将患肢固定在肩内收 0°～10°、轻度前屈 20° 及肘关节屈曲 90°、贴胸位固定 5～6 周。

d. 术后随访内容及方法：术后首先观察有无并发症出现。由于本组随访时间尚短，故第一轮随访仅对

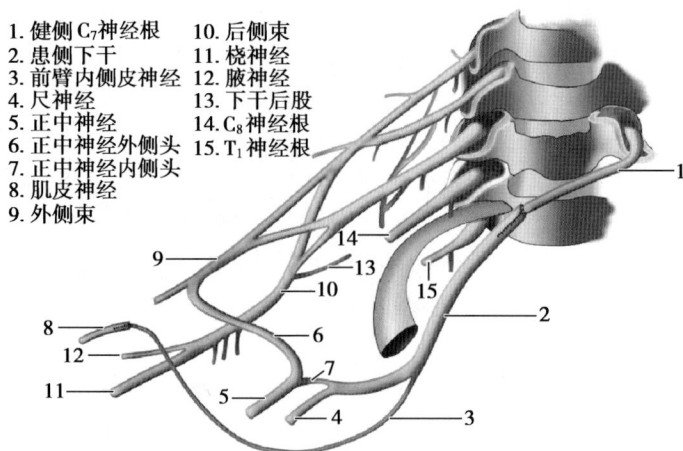

1. 健侧 C₇ 神经根
2. 患侧下干
3. 前臂内侧皮神经
4. 尺神经
5. 正中神经
6. 正中神经外侧头
7. 正中神经内侧头
8. 肌皮神经
9. 外侧束
10. 后侧束
11. 桡神经
12. 腋神经
13. 下干后股
14. C₈ 神经根
15. T₁ 神经根

图 8-65　健侧 C₇ 神经根与患侧下干直接吻合模式图

术后屈指动作开始恢复的时间进行随访。未成年组自术后 7 个月、成年组（18 岁以上组）自术后 10 个月开始进行随访，观察健侧上肢用力内收时，患手出现屈指动作（2 级肌力）的时间。首次随访未出现屈指动作的患者，1 个月后进行第 2 次随访。以此类推，直至患手出现屈指动作。如果未成年组术后 12 个月、成年组术后 18 个月仍未出现屈指动作，则暂不再进行随访。

结果

a. 健侧 C_7 神经根的长度为 4.4~8.5cm，平均 6.3±0.9cm，78% 患者的 C_7 神经根长度在 6cm 以上，84% 患者的 C_7 神经根长度在 5.5cm 以上。26 例进行了肱骨短缩，短缩长度 2.7~5.8cm，平均 4.0±0.53cm，截骨长度占肱骨长度的比率为 11%~19%，平均为 13.7%。截骨处均在在术后 2~4 个月愈合。51 例患者的内侧束、下干及 C_8、T_1 神经根结构、质地及连续性均好，其表面仅有少许疏松瘢痕组织或稍感下干松弛；11 例患者的内侧束、下干及 C_8、T_1 神经根的表面有明显的瘢痕组织包绕，但经游离后，肉眼观察其连续性及质地尚好；8 例患者的内侧束或下干包绕在致密瘢痕中，无法再向近端分离出结构相对正常的神经（肉眼观察）。

b. 术后并发症：与椎体前通路相关的并发症：术后 4 例出现声音嘶哑。3 例在术后 3~7 天恢复，1 例在术后 1 个月内恢复；1 例术后出现进食时健手麻木，但在术后 7 天消失。与 C_7 神经切取相关的并发症：1 例术后出现健侧伸指、伸拇功能障碍，现为术后 2 个月，尚未恢复；4 例术后出现健侧上肢疼痛明显，但均在术后 3 个月内消失。

c. 屈指肌力开始恢复的时间：9 例未成年组，有 6 例术后随访时间在 7 个月以上，4 例在术后 7~10 个月开始出现屈指动作，4 例患者分别在 13~15 个月进行追加随访，3 例屈指肌力达到 4 级，1 例达到 3 级；另 2 例患者，其中 1 例术后 7 个月，另 1 例术后 11 个月，尚未出现屈指动作。成年组，24 例术后 10 个月以上，20 例得到随访。8 例术后 11~12 个月、7 例术后 13~14 个月、1 例术后 17 个月开始出现屈指动作；1 例术后 10 个月、1 例术后 13 个月随访时尚无屈指动作出现；2 例术后 18 个月随访仍未出现屈指动作，未再继续随访。屈指动作均为屈指深肌先恢复，环、小指多首先恢复或示、中指与其同时恢复但环小指屈指幅度相对大，屈拇往往最后恢复。

典型病例 1

男性，15 岁。摩托车祸致左上肢功能完全丧失 5 个月。经临床查体、CTM 及肌电图检查诊断为全臂丛神经撕脱伤，于 2005 年 1 月行手术探查。术中探查示上、中干椎孔外大量瘢痕包绕。下干椎孔外少量瘢痕包绕，游离后下干质地、连续性均好。行健侧 C_7 神经与患侧下干直接吻合，肱骨短缩 3cm，副神经修复肩胛上神经，膈神经修复肌皮神经。术后 10 个月屈指动作开始恢复，术后 14 个月随访屈指肌力 4 级（图 8-66（1）~（7））。

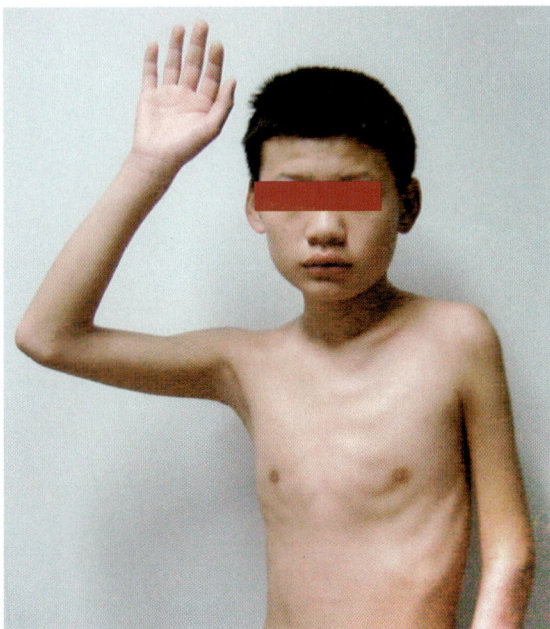

（1）左侧全臂丛神经撕脱伤，左上肢功能丧失

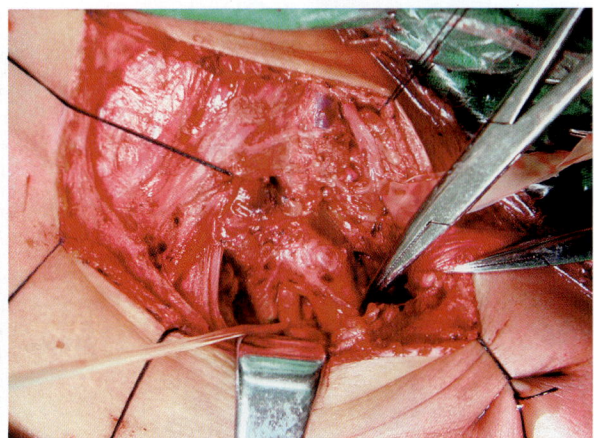

（2）锁骨上臂丛神经探查示上、中干椎孔外大量瘢痕包绕，下干椎孔外少量瘢痕包绕

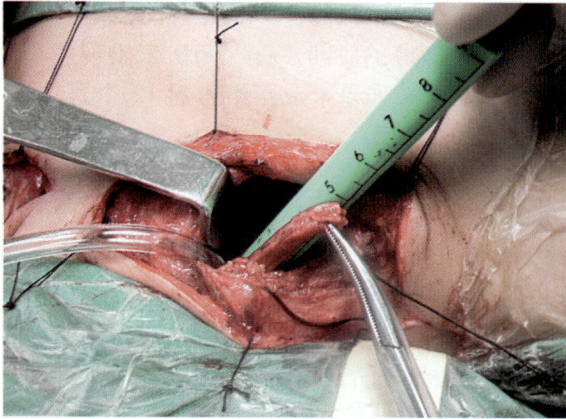

（3）健侧C₇神经根长5cm

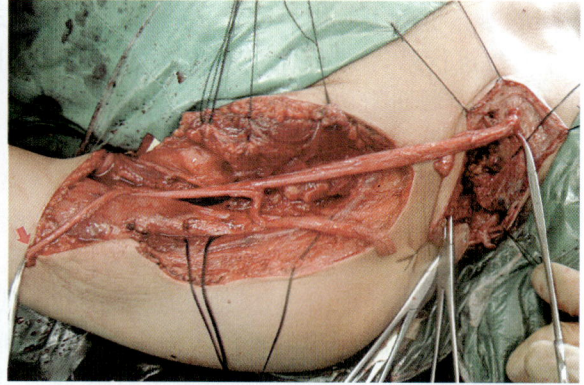

（4）患侧下干、内侧束及尺神经、正中神经内侧头、
前臂内侧皮神经游离至上臂中段。下干质量尚好

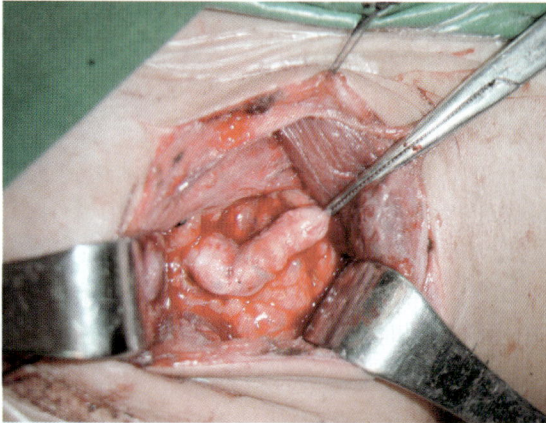

（5）健侧C₇神经根与患侧下干无张力直接吻合

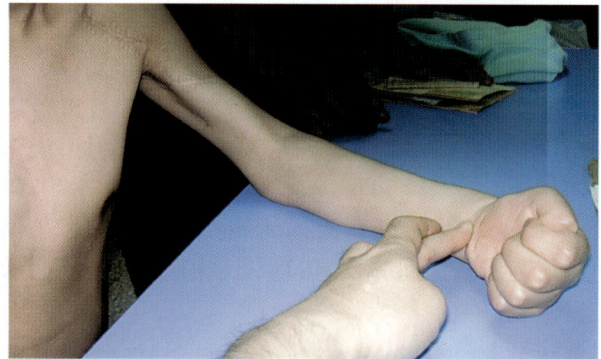

（6）术后14个月,健侧上肢用力内收时,
患侧屈腕、屈指肌力4级

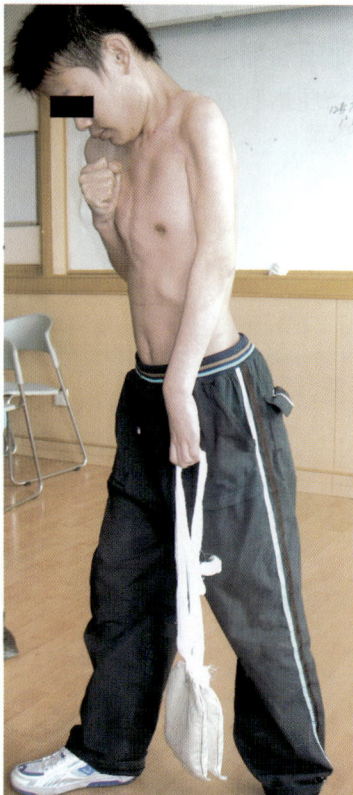

图 8-66

（7）术后18个月,患手可提5磅重物,但必须在健侧上肢用
力内收时,患手才能完成屈指动作,大脑支配中枢尚未转化

典型病例2

男性,25岁。摩托车祸致右上肢功能完全丧失3个月,经临床查体、CTM及肌电图检查诊断为全臂丛神经损伤。术中探查示上、中干椎孔外瘢痕包绕。下干椎孔外少量瘢痕粘连,游离后下干质地、连续性均好。行健侧 C_7 神经与患侧下干直接吻合,副神经修复肩胛上神经,膈神经修复肌皮神经。术后11个月屈指肌力2级,术后19个月随访,屈指肌力4级(图8-67(1)~(3))。

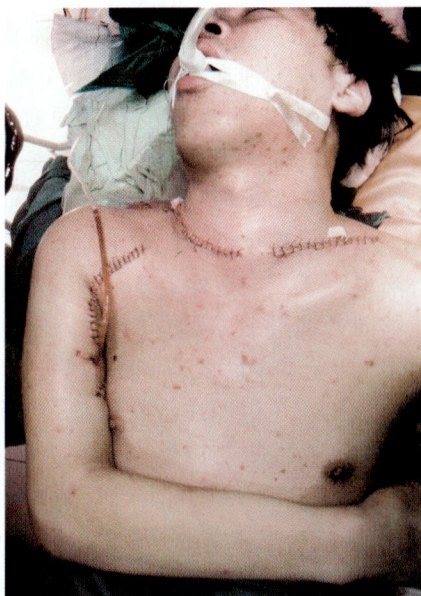

（1）右侧全臂丛神经撕脱伤行健侧C₇神经根与患侧下干直接吻合术毕,在此体位下,吻合口应无张力

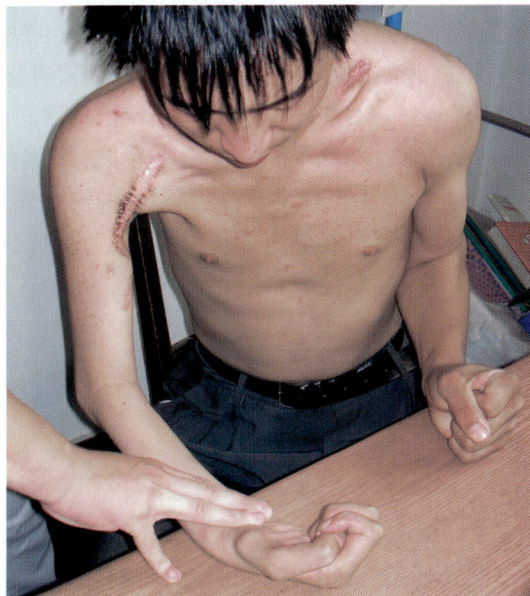

（2）术后2年屈指、屈腕肌力恢复至4级

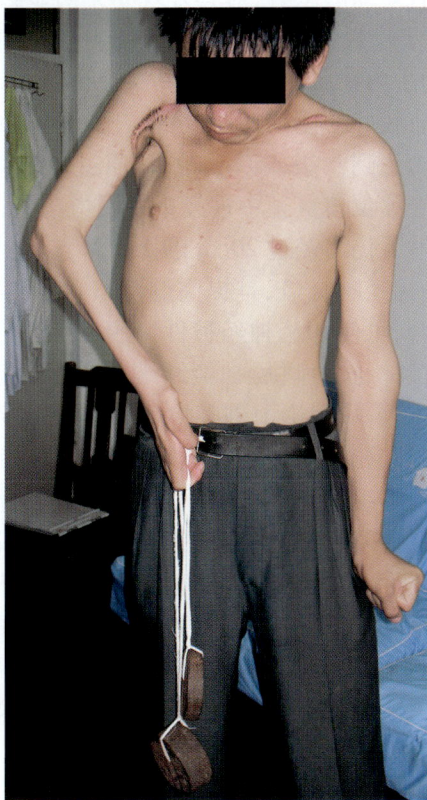

（3）术后2年患手可提3kg重物

图8-67

讨论

a. 健侧 C_7 神经根与下干直接吻合的可行性：健侧 C_7 神经根与下干直接吻合应具备以下三个条件：健侧 C_7 神经根具有足够的长度，到达患侧锁骨上区经过最短的通路，以及患侧下干、内侧束及其主要分支结构正常并能够向近端滑动一定的距离。本组临床应用证实，将健侧 C_7 神经根的前后股向远端做干支分离后再切断，并通过向近端游离到椎间孔，可使其长度明显延长，术中测量其平均长度为 6cm 以上，其中 84% 的在 5.5cm 以上。当成年人及儿童的 C_7 神经根长度分别达到 5.5cm、4.5cm，经椎体前通路可将健侧 C_7 神经根牵拉到患侧颈血管鞘与食管之间隙的浅层，便于健侧 C_7 神经与下干直接吻合的操作。对于术前诊断为全臂丛神经或中下干撕脱的患者，其 C_8、T_1 神经根是否真正撕脱到椎孔外并包埋在瘢痕中？本组术中对 70 例患者的内侧束、下干及 C_8、T_1 神经根进行了仔细的追踪、解剖，89%（62/70）的患者并没有发现 C_8、T_1 神经根撕脱到椎孔外，所谓的撕脱，其实为椎管内神经前、后根的断裂。其中 73%（51/70）的患者其椎孔外神经根连续性、外观、质地均好，只是神经干、神经根表面有少许疏松瘢痕组织或稍感下干松弛。有 16%（11/70）的患者其下干表面有较致密瘢痕组织，但经分离后肉眼观察，其下干、内侧束连续性、外观、质地尚好，此为健侧 C_7 神经根能够与下干进行直接吻合提供了可能。在上述前提下，当患侧下干向近端有 3cm 以上的滑动距离，健侧 C_7 神经根便可与下干无张力直接吻合。为了使患侧下干能够向近端滑动，必须将患侧下干、内侧束、正中神经（内侧头）以及尺神经、前臂内侧皮神经游离到上臂中段，同时切断下干后股及胸前内侧神经。在肩关节轻度前屈、内收位，即可将患侧下干上提 3~5cm。当下干撕脱到椎孔外并包埋在致密瘢痕中，近端无法游离出正常结构的神经，可在内侧束上切断，但此种情况下难以将健侧 C_7 神经根与内侧束直接无张力吻合，需要进行肱骨中段截骨，以使患侧受区神经相对延长。另外当成年人及未成年人的 C_7 神经根长度分别短于 5.5cm、4.5cm 时，也应进行肱骨短缩。本组共有 26 例进行了肱骨短缩，术中观察，成年人截骨长度在 4cm、未成年人在 3cm 即可。由于上臂屈、伸肘肌肉收缩完成功能时，其腱性部分不需要太大的滑动距离，从理论上推测肱骨适当的短缩，不会造成肱二头、三头肌张力过度松弛，而影响屈、伸肘功能的恢复，本组术后的初步随访也已得到证实。另外，本组肱骨短缩的患者，对其外观亦无明显影响。

b. 健侧 C_7 与下干直接吻合的初步疗效：全臂丛神经撕脱伤的手功能重建，一直是临床上的一大难题。现有的手术方法尚不可能恢复患肢的手内在肌功能。在手内在肌完全麻痹的情况下，即便前臂屈指深、浅肌的肌力恢复到 3 级，患手仍不可能具有较好的使用功能。目前比较现实的目标是进一步提高前臂屈指深、浅肌及屈腕肌的肌力，当上述肌肉的肌力达到 4 级或以上时，可通过肌腱移位来重建手内在肌的功能，以期恢复手的部分功能。传统的健侧 C_7 神经移位修复正中神经重建屈指功能，需要 36cm 左右的长段尺神经桥接，再生神经纤维需要经过两个吻合口，然后仍需经过 20cm 的距离才能到达前臂肌肉，影响了前臂屈指肌力的恢复。因此，缩短神经再生距离，减少神经吻合口，是提高健侧 C_7 神经移位重建屈指功能效果的较好方法。健侧 C_7 神经根与患侧下干的直接吻合，可使臂丛神经根性撕脱伤的治疗类似于臂丛神经切割伤的治疗，不但缩短了神经再生的距离，去除了桥接神经因血供、神经纤维通道不足等因素对神经再生的影响，同时也因减少一个吻合口，有利于神经纤维的再生，从理论上讲必将使术后手屈指功能的恢复得到明显的改善。本组术后的初步随访，虽仍不能最终确定患肢屈指肌力的恢复情况，但从术后屈指动作开始出现的时间上看，已较传统的健侧 C_7 神经移位明显提前。本组 75%（15/20）的成年患者在术后 11~14 个月平均 12 个月屈指肌力达到 2 级，而传统的健侧 C_7 神经移位修复正中神经，在 I 期术后 8~12 个月才进行 II 期手术（仍需要跨过一个吻合口及再经过约 15~20cm 长的距离才能到达前臂屈指肌肉，成人患者一般需要 18 个月以上才开始出现屈指动作）。单纯从成年患者屈指动作开始出现的时间上推测，健侧 C_7 神经与患侧下干的直接吻合较传统的健侧 C_7 神经移位至少提前了 6 个月。对于未成年患者，健侧 C_7 神经与下干的直接吻合更显示出良好的效果。本组有 4 例患者在术后 7~10 个月开始出现屈指动作，到术后 14~15 个月又分别进行追加随访，有 3 例屈指肌力已达到 4 级，1 例为 3 级。预计此 4 例患者的屈指肌力最终均有望达到 5 级。对于未成年患者，该术式能否最终恢复部分手内在肌的功能，仍在观察之中。

c. 关于手术的复杂性及风险性：健侧 C_7 神经经椎体前通路移位，与患侧下干直接吻合的手术操作，较传统的健侧 C_7 神经移位修复正中神经术相对复杂。其主要难点为椎体前通路的操作。然而，只要对颈前的解剖结构有所了解，该项操作也简便易行，整个过程只需要 5~10 分钟。本组共有 4 例术后出现短暂的声音嘶哑,均为早期开展此项手术的病例,主要与当时的健侧 C_7 神经根游离得相对短,在健侧 C_7 神经与患侧下干吻合时,过度牵拉食管造成的。后来的 50 例患者未再出现此并发症,本组亦无食管或颈部大血管的损伤病例,说明此手术还是安全、可靠。本组 1 例患者术后出现健手伸指功能障碍,原因尚不确定,可能与术中牵拉下干后股有关。

患侧下干及内侧束的游离在大多数病例相对简便,自锁骨下切口内先找到正中神经、尺神经及前臂内侧皮神经的起始部,即可很容易地沿其追踪到椎孔外,在下干起始部将其切断。但是对于少部分病例,患侧下干及内侧束的游离,因其在锁骨下和锁骨后有广泛粘连而比较困难,在分离的过程中容易损伤锁骨下动静、脉及其分支,造成术中出血较多,此时应将锁骨截断后再进行分离。随着经验的逐渐积累,该项手术操作已经基本成熟,手术时间也由原来的 6 个小时缩短到现在的 3~4 个小时。健侧 C_7 神经移位与患侧下干的直接吻合,使传统的健侧 C_7 神经移位修复正中神经术由两次手术变为一次手术,另外健侧 C_7 神经可同时修复正中神经内侧头、尺神经及前臂内侧皮神经,而前臂内侧皮神经又可修复肌皮神经或腋神经或肩胛上神经,实现了一个动力神经源、一次手术重建多个功能。因此,该项手术简化了全臂丛神经撕脱伤的治疗。

d. 影响手术疗效的因素及手术注意事项:随着手术操作的不断完善,目前大多数患者在不进行肱骨短缩的情况下,能够实现健侧 C_7 神经根与患侧下干无张力直接吻合。其判定标准为:患侧肩关节在轻度前屈、内收位(支具固定的体位),神经吻合处应有上下 1cm 活动范围。不过在外固定架去除后,吻合口处可能又会出现张力,是否会影响术后屈指功能的恢复?通过术后的初步随访,从屈指功能开始恢复的时间上判定,此可能不会影响 C_7 神经移位术的效果,但仍需更进一步的观察。然而,在开展此项手术的早期阶段,由于受区神经游离的范围小或者没有进行肱骨截骨,即使患侧肩关节在前屈、内收位,部分患者的吻合口仍有张力,当外固定支具拆除后,吻合口的张力可能会更大,必将影响神经纤维的再生,有 2 例患者术后 18 个月仍未出现屈指动作,可能与此有关。此种情况下,应首先通过对受区神经进行长距离的游离,必要时再进行肱骨短缩,健侧 C_7 神经根与患侧下干必须达到无张力直接吻合。另外,如果术中预计即使通过肱骨的有限短缩(一般不超过 5cm),健侧 C_7 神经根与患侧下干仍不能达到无张力吻合,应放弃直接吻合术,而改用腓肠神经桥接。

患侧下干的结构是否正常,是影响术后疗效的另一主要因素,术前电生理检测对此有帮助。对于单纯节前损伤者,由于正中神经及尺神经的感觉诱发电位(SNAP)存在,说明下干内感觉神经纤维结构仍基本正常,由此可推断下干质量应是好的,可尽量靠下干近端切断,以使下干有足够的长度,有利于健侧 C_7 神经根与患侧下干无张力直接吻合。对于节前伴节后或节后损伤者,说明下干或神经根在椎孔外有损伤区,而且范围可能较广泛,术中应仔细肉眼观察,在神经束结构正常处切断下干或内侧束。本组术后的初步随访结果提示,下干单纯节前损伤者其屈指动作多在术后 12 个月内恢复;而节前伴节后或下干椎孔外损伤者,屈指动作多在术后 14 个月才恢复且此后的肌力上升较慢,此可能与患侧下干或内侧束切断部位的结构不完全正常有关。

在患侧下干的游离过程中,为保证患侧下干能够充分向近端移动,需要切断下干后股及胸前内侧神经。由于臂丛神经下干已发生节前损伤,上述分支已无功能,故切断应没有太多顾虑。当然,下干与健侧 C_7 神经直接吻合后,下干后股的近断端仍可作为动力神经源进行其他神经如正中神经外侧头的修复,现正在探索之中。另外。伸指功能的重建现采用膈神经移位到下干后股的远端,疗效仍在观察之中。

臂丛神经撕脱伤的治疗仍以神经移位术为主。动力神经源神经纤维数目不足、桥接神经过长、神经吻合口的质量欠佳以及效应器的退变,是影响神经移位术疗效的主要因素。健侧 C_7 神经提供了强大的动力神经源,健侧 C_7 神经与下干的直接吻合术减少了桥接神经过长的问题,下一步的研究应是找到一种防止效应器退变以及提高神经吻合口质量的方法。

椎管内修复臂丛神经损伤的临床应用研究

臂丛神经的 C_5、C_6 神经根在椎间孔处的固定韧带较坚固,当创伤暴力作用于臂丛神经根部时,C_5、C_6 神经根在椎间孔处断裂的也常见,尤其是 C_5 神经根的损伤。另外,靠近椎间孔处的陈旧性臂丛神经锐器伤也偶可见到。从理论上讲,此类患者椎管内的神经根结构可能正常,其近端仍可作为动力神经源进行神经修复。而传统的手术方法难以将椎管内残留的神经根找到,能否通过打开椎管找到残留的神经根,作为动力神经源进行臂丛神经修复? 自 2002~2003 年,我们对 CTM 显示椎管内有完整神经前、后根存在,而锁骨上臂丛神经探查,在椎孔外找不到相应的具有正常结构的神经根近端的 5 例臂丛神经损伤患者,进行了椎管内臂丛神经探查与修复,经术后随访 38~46 个月,取得了较好的效果。

临床资料

(1) 一般资料:本组 5 例,男 4 例,女 1 例;年龄 3~29 岁,平均 16 岁。伤后 3~6 个月,平均 4 个月。摩托车车祸 1 例,机器皮带绞伤 1 例,自制吹风机绞伤 1 例,此 3 例均为全臂丛神经损伤。颈部多处刀砍伤术后 2 例,均为上、中干完全损伤,左、右侧各 1 例,均伴有同侧膈神经及副神经损伤。术前根据临床查体、电生理检测进行诊断,并常规进行 CTM 检查。

(2) 手术方法:患者首先健侧卧位,颈、肩背、上胸部常规消毒,铺单后改仰卧位。患侧锁骨上横切口探查臂丛神经,显露臂丛神经并追踪至椎间孔,如果已损伤的神经根的近端在椎孔外无正常结构,而 CTM 显示其椎管内相应的神经根结构正常,则判定相应的神经根在椎间孔段断裂,术中决定通过打开椎管将残留的神经根找到并进行神经修复,或者将受区神经预置在皮下,二期打开椎管进行神经修复。将患者改为健侧卧位,颈椎后正中切口,以准备行椎管内探查的神经根相对应的棘突为中心,纵行切开皮肤,暴露患侧相应的椎板和关节突外缘,咬除其上位半侧椎板,打开硬脊膜及蛛网膜,探查相应神经根的前后根丝,如果神经根存在,再用微型磨钻磨除相应关节突的内侧半。切除神经后根,显露前根,尽量靠外侧切断前根,前根近端作为动力神经源。测量前根到受区神经的距离,取腓肠神经进行桥接。先将残留神经前根与腓肠神经端端用 8-0 线吻合,修复硬脊膜并将桥接神经的外膜与硬脊膜固定,桥接神经经患侧颈部肌肉的深层、椎板、关节突及横突的背面,引至锁骨上切口内,并与受区神经如肩胛上神经、肌皮神经、正中神经内侧头等进行吻合。如果受区神经为肌皮神经、正中神经内侧头,则再做锁骨下臂丛神经探查切口。术毕,头胸上肢用支架固定 6 周。

(3) 结果:术后随访 38~46 个月,平均 42 个月。5 例患者颈部活动均良好,X 线平片及 CT 扫描示:4 例颈椎稳定性未见明显异常,1 例示开窗椎板对应椎体及上、下位椎体前沿均有骨赘增生。

2 例刀砍伤,均为伤后 3 个月,均伴有同侧膈神经及副神经的损伤。锁骨上探查示 C_5、C_6、C_7 神经根椎孔外大量瘢痕,近端未找到残留神经根,打开椎管行 C_5 神经前根修复 C_5 神经根远端 1 例,中间桥接腓肠神经 1 股,长 7cm,术后随访 43 个月,肩外展 90°,上举 130°,肩无主动外旋,冈上肌及三角肌肌力均 4^+ 级,冈下肌肌力 1 级,X 线片示颈椎体前沿有骨赘增生(图 8-68(1)~(12))。另 1 例行 C_5 神经前根修复肩胛上神经,中间桥接腓肠神经 1 股,长 11cm。术后随访 42 个月,肩外展为 30°,肩无主动外旋,冈上肌肌力 3 级,冈下肌肌力 1 级,三角肌肌力 0 级;此 2 例的 C_6、C_7 神经根均未修复,但均同时行尺神经束支移位修复肱二头肌支,肱二头肌肌力均恢复至 5 级(此为尺神经束支移位后的恢复)。

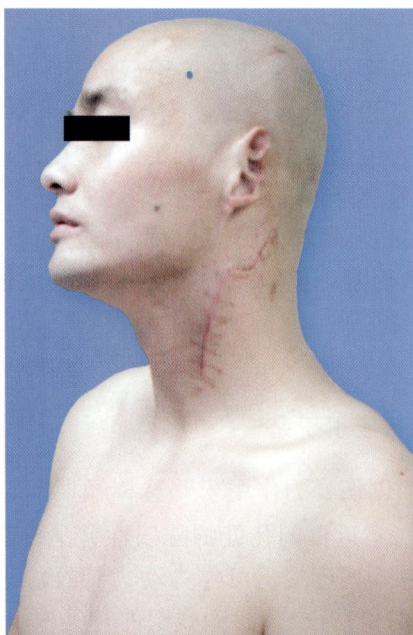

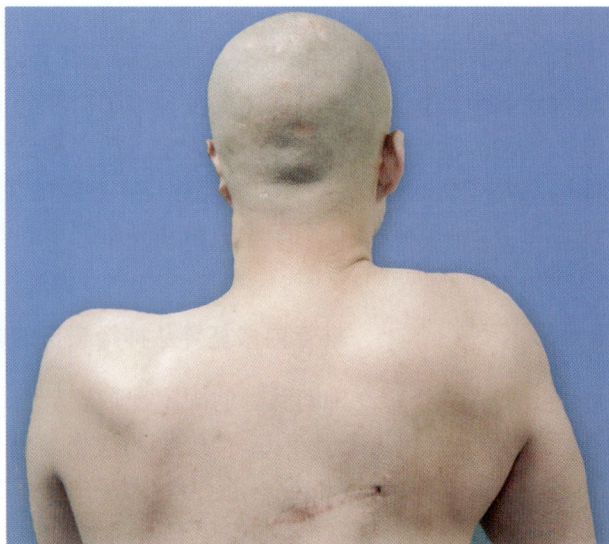

(1) 示左侧颈部刀砍伤	(2) 术前左侧斜方肌、大小菱形肌、前锯肌瘫痪

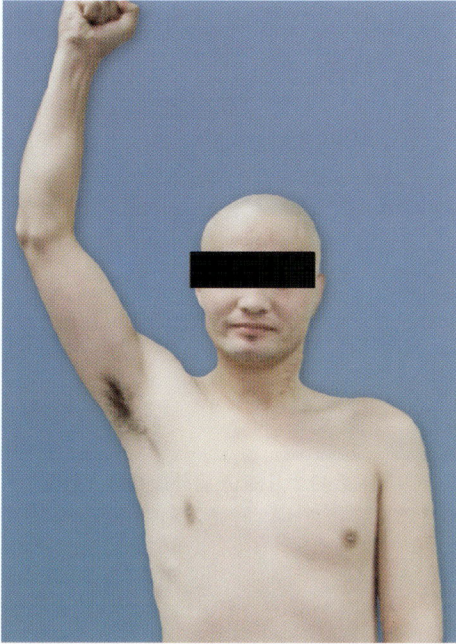

（3）54术前左侧肩肘功能丧失

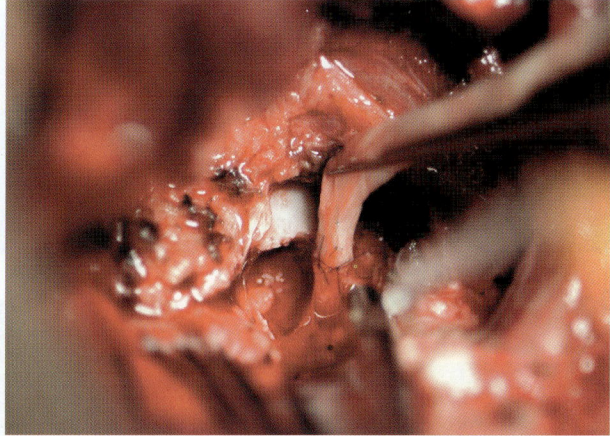

（4）用腓肠神经桥接椎管内C$_5$神经前根
与椎孔外C$_5$神经根远端

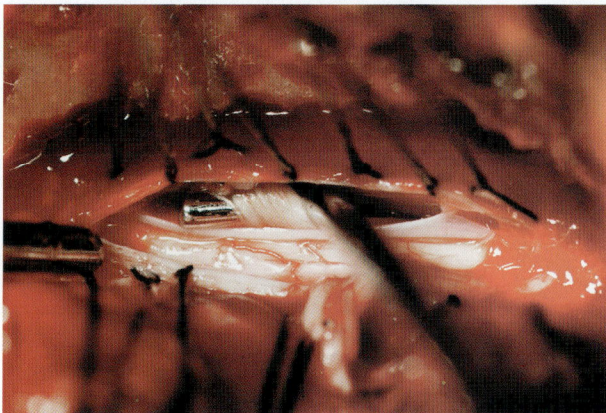

（5）打开椎管,将C$_5$神经前根找到

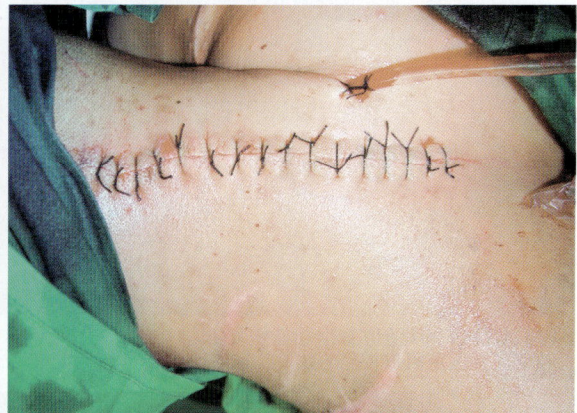

（6）示颈后路正中切口

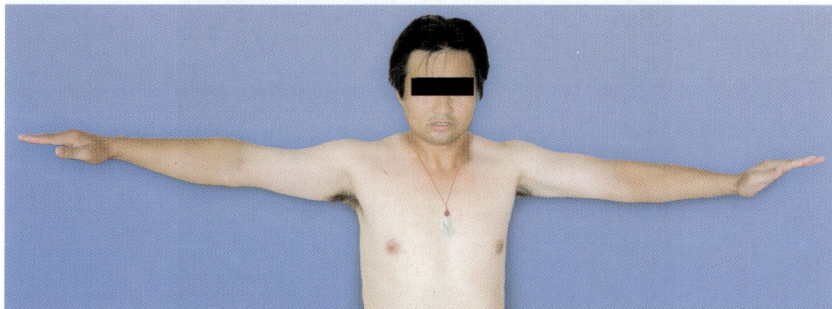

（7）术后43个月随访,肩外展90°

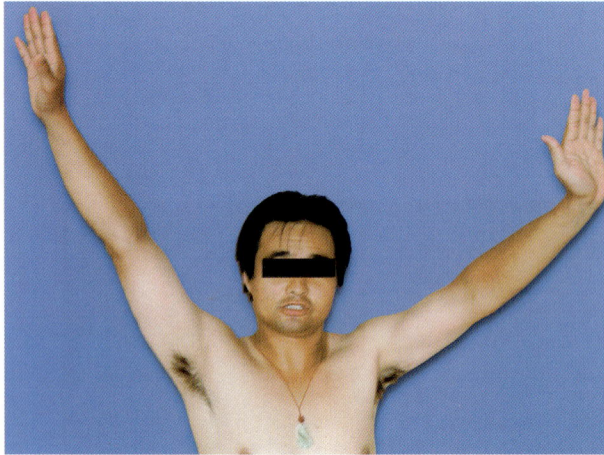

（8）术后43个月随访,肩上举130°

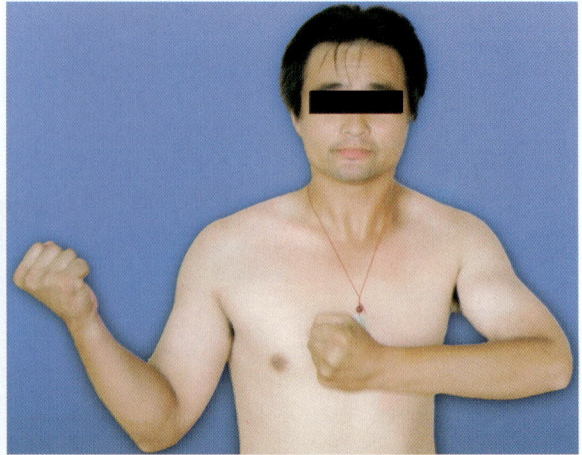

（9）术后43个月随访,肩外旋功能无恢复

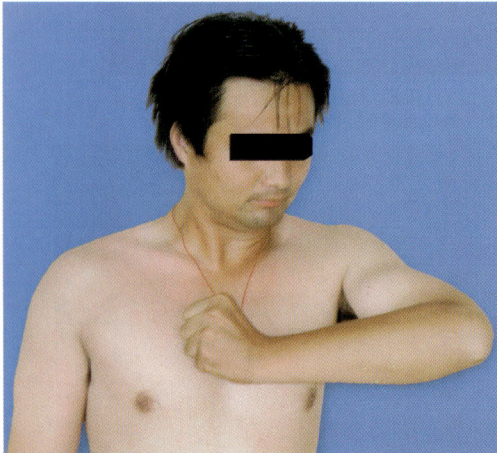

（10）术后43个月随访,屈肘功能恢复(尺神经束支移位至肌皮神经的肱二头肌支)

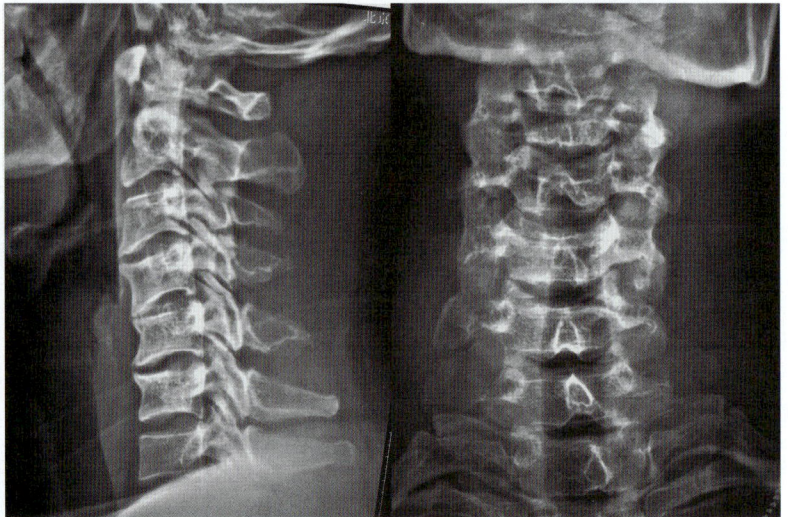

（11）术后43个月颈椎正侧位片,侧位片示生理前曲消失,C₄~C₆椎体前缘有骨赘增生

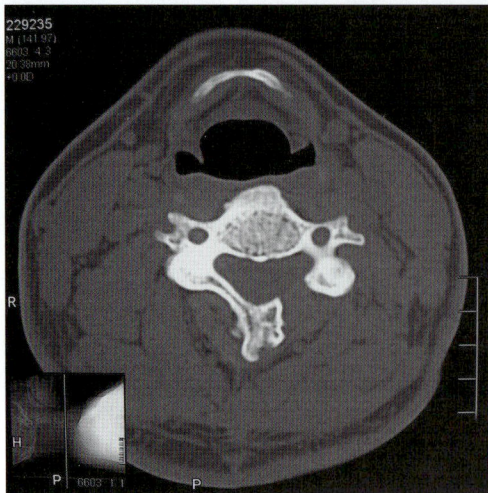

（12）术后43个月颈椎CT片,示椎板开窗处

图 8-68

1 例为车祸致全臂丛神经损伤,临床查体及电生理检查诊断为全臂丛神经撕脱伤伴有膈神经及副神经损伤。CTM 检查示:椎管内 $C_{5\sim7}$ 神经前后支充盈缺损存在,C_8、T_1 神经假性硬膜囊肿伴神经前后支充盈缺损消失。伤后 3 个月行锁骨上探查示 C_5、C_6 神经根椎孔外神经瘤及大量瘢痕组织形成,切除神经瘤及瘢痕组织,$C_{5,6}$ 在椎孔外未找到正常神经根,C_7 神经根椎孔外残留长度 1cm,C_8、T_1 神经根撕脱。行同侧残留 C_7 神经根修复正中神经,用 3 股腓肠神经桥接,每股长度 10cm;将上干后股及肌皮神经分别在锁骨上、下做皮下标记。术后 2 个月再次手术,行椎管内臂丛神经探查与修复术。椎管内 $C_{5,6}$ 神经前后根结构完整,C_5 神经前根修复上干后股,取 2 股腓肠神经桥接,每股长 14cm;C_6 神经前根修复肌皮神经,取 20cm 长腓肠神经 1 股进行桥接,头戴放大镜下用 9-0 线缝合神经。椎管内神经探查修复术后随访 46 个月,肩外展 50°,肩无主动外旋,冈上肌肌力 4 级,冈下肌肌力 1 级,三角肌肌力 2 级,肱二头肌肌力 4^+ 级,桡侧屈腕肌、掌长肌 3 级,屈指浅肌力 4 级,拇长、示、中、环屈指深肌力 3 级;颈部活动良好,X 线平片及 CT 扫描示颈椎稳定性未见异常。

1 例为机器皮带绞伤,临床查体及电生理检查诊断为全臂丛神经撕脱伤。CTM 检查示:椎管内 $C_{5\sim7}$ 神经前、后根均存在。伤后 3 个月行锁骨上臂丛神经探查,示 C_5 神经根椎孔外神经瘤及大量瘢痕组织形成,在椎孔外无法分离出正常神经根,其余神经根椎孔外亦未找到。行副神经移位修复肩胛上神经,膈神经修复肌皮神经。3 个月后再次行椎管内臂丛神经探查与修复术。椎管内 C_5 神经根存在,C_5 前根修复正中神经内侧头,用 2 股腓肠神经桥接,每股长 7cm;探查 C_6 神经根不存在,局部为增生的小血管及纤维索带,未再进一步探查 C_7 神经根。术后随访 38 个月,肩外展 80°,肱二头肌力 3 级,拇长屈肌、示、中、环、小指屈指浅肌力 4 级,拇短展肌肌力 3 级,示、中指屈指深肌力 4 级,环指屈指深肌力 3 级,小指屈指深肌力、小指展肌及骨间肌肌力 0 级,术后 22 个月再次行中指指浅屈肌腱移位重建示、中指手内在肌功能。

1 例为自制吹风机绞伤,临床查体诊断为全臂丛神经损伤,电生理检查提示,C_5 神经根节后严重损伤,$C_6\sim T_1$ 神经节前完全损伤。CTM 检查示:椎管内 $C_{5\sim7}$ 神经前后根存在,C_8、T_1 神经假性硬膜囊肿伴神经前后支充盈缺损消失。伤后 4 个月行椎管内臂丛神经探查修复术。锁骨上臂丛神经探查示 $C_{5,6}$ 神经根水肿但连续性存在,行外膜松解;C_7 神经根椎孔外断裂,局部大量瘢痕,椎孔外找不到正常神经根,下干撕脱。椎管内探查示 C_7 神经前、后根结构完整,C_7 神经前根修复修复内侧束外侧半(正中神经内侧头),1 股腓肠神经桥接,长 9cm,膈神经移位修复内侧束内侧半(尺神经),1 股腓肠神经桥接,长 10cm。术后随访 39 个月,肩外展 90°,肱二头肌力 5 级(此为上干松解后自发恢复),拇长屈肌、指深、浅屈肌力 4 级,拇短展肌、小指展肌及骨间肌肌力 0 级。

讨论

(1) 臂丛神经损伤行椎管内探查与修复的可行性:创伤所造成的臂丛神经损伤,可发生在其行程的任何一处。按损伤部位 Nagano 将其分为三区四个部位:Zone Ⅰ(椎管内段)、Zone ⅡA(椎间孔段根损伤)、Zone ⅡB(椎孔外根性损伤)以及 Zone Ⅲ&Ⅳ区(干和束损伤)。由于 $C_{5,6}$ 神经根在椎间孔处的固定韧带结构坚强,而 $C_8\sim T_1$ 神经根的固定韧带较弱、有时缺失,当创伤暴力作用于臂丛神经根时,$C_8\sim T_1$ 神经根的固定韧带容易拉断,牵拉力继续向椎管内传递,其断裂部位多在 Zone Ⅰ(节前损伤)。而 $C_{5,6}$ 神经根的断裂除发生在 Zone Ⅰ外,在其固定结构处或以远断裂者更常见。Brophy 等曾报道,全臂丛神经损伤中最常见的神经根损伤类型为 $C_{5,6}$ 椎孔外神经根断裂(节后损伤)、$C_7\sim T_1$ 神经根的撕脱(节前损伤),此型占 60%,而 5 个神经根均撕脱者占 40%。因此,对于全臂丛神经损伤,$C_{5,6}$ 椎管内常残留有正常神经前后根,尤其是 C_5 神经根。

对于 $C_{5,6}$ 神经根在 Zone Ⅲ&Ⅳ区(干和束)损伤,椎孔外常可找到残留的正常神经根作为动力神经源进行神经修复。然而当 $C_{5,6}$ 神经根在 Zone ⅡB 区损伤,最大的顾虑是椎孔外残留的神经根结构是否正常。Malessy 等曾报道 25 例应用 $C_{5,6}$ 残留的神经根作为动力神经源进行神经修复,并对残留神经根的质量进行了相关分析,发现残留神经根的有髓神经纤维数目较正常对照组下降约 50%,有髓神经纤维所占面积由 46% 降至 13%,神经纤维平均直径由 $7.4\mu m$ 降至 $3.6\mu m$。此主要因为牵拉暴力常造成臂丛神经根较广范的损伤,椎孔外残留的神经根较短且常被瘢痕包绕,即使将残留的神经根切至椎孔处,神经根的结构也难以达到正常,除非切至椎管内。另外,当神经根断裂部位在椎孔段(Zone ⅡA),椎孔外也找不到残留的神经根。在 Malessy 等报道的 25 例臂丛神经损伤患者,术前 CTM 证实 $C_{5,6}$ 共有 34 个神经前、后根在椎管内是完整的,其中有 26 个神经根在椎孔外找到残留的神经根,并当做动力神经源进行神经修复,另 8 个神经根在椎孔外找不到。尽管 CTM 证实此 8 个神经根在椎管内有完整的神经前后根存在,但传统的手术方法仍无法利用其进行神经修复。从理论上推测,上述情况可通过打开椎管,将残留的完整神经根找到,并可作为动力神经源进行神经修复。

打开椎管进行臂丛神经探查与修复的关键,是术前准确判定椎管内有无残存神经根。近年来快速螺旋 CT 的应用,使 CTM 能够较准确地显示椎管内臂丛神经前后根结构的完整性。作者曾对 25 例臂丛损伤患者进行了 CTM、手术探查及术后随访,结果证实 CTM 术前诊断的准确率达 90% 以上。Carvalho 等曾对 25 例臂丛损伤患者术前行 CTM 检查,然后行椎管内臂丛神经探查手术。CTM 诊断的准确率达 85%。并通过椎管内探查证实,在术前诊断为全臂丛神经撕脱伤的患者中,有 30% 的患者 C_5、C_6 椎管内有完整的神经根残留,此亦是椎管内臂丛神经探查与修复的前提。

利用椎孔外残留的神经根作为动力神经源进行神经修复,其效果如何?Songcharoen 等曾报道 16 例应用 C_5 或(和)C_6 椎孔外残留的神经根,通过神经移植修复肩、肘等功能,术后经两年以上随访,12 例所重建功能的肌力达 3 级或以上,优良率达 75%。而以往也有报道,应用残留神经根重建屈肘功能的优良率达 58% ~ 64%。上述结果说明,利用椎孔外残留的神经根进行神经移植修复肩肘功能,仍可取得较满意的效果。然而,对于 CTM 证实椎管内有完整的神经前后根存在,而传统的锁骨上臂丛神经探查,难以在椎孔外找到正常结构的神经根近端时,虽然可通过打开椎管找到残留神经根并进行神经修复,但由于残留神经根切断的部位实际上已位于节前,其效果如何,目前临床资料报道较少。Kline 等曾利用恒河猴进行实验研究,通过打开椎管和切除一侧关节突,将臂丛神经的 5 个神经根在椎管内切断,通过神经移植,修复臂丛神经。术后 9 只猴子存活 36 ~ 54 个月。虽然近端吻合口靠近脊髓,电生理、组织病理学及查体证实,所修复神经支配的肌肉功能均有较好的恢复,其中冈上肌、肱二头肌、屈腕、屈指肌功能恢复效果好。Dubuisson 等曾为 1 例颈部刀刺伤导致 $C_{5,6}$ 神经根在椎间孔处断裂的患者,采用后方的肩胛下入路结合后路患侧颈椎关节突切除,显露臂丛神经根的椎间孔段,在神经根出硬脊膜处找到残存的神经根,并通过神经桥接修复上干,术后取得了较好的效果。从理论上讲打开椎管,由于能够在直视下清楚地观察到残留神经前后根是否完整、连续性是否好、有无瘢痕,残留神经根的质量可在肉眼或手术显微镜下进行较准确的判定,因此利用椎管内残留的完整神经前根作为动力神经源进行神经修复,应该会取得良好的效果。本组 5 例临床应用取得成功并经术后平均 42 个月随访,所重建的功能均取得良好效果,证实椎管内臂丛神经的探查与修复是可行而有价值的。本组 5 例患者在椎管内所找到的神经根,其原始损伤均为节后损伤,只不过在椎孔外找不到相应残留的正常神经根。对于已完全撕脱的神经根(节前损伤),椎管内相应神经的前、后根近端有无残留?作者曾对 9 例患者进行了椎管内探查,当 CTM 证实神经根已完全发生撕脱伤,椎管内不会残留有相应神经前后根的近端,另外其远端也已瘢痕化,根本无法找到,因此不适合于椎管内修复,此与顾玉东所报道的结果一致。

动力神经源数量不足,是目前影响臂丛神经损伤修复效果的主要因素之一,尤其是当患侧同时伴有膈神经、副神经损伤时。如何去寻找更多的动力神经源,仍是目前研究的主要课题之一。解剖测量证实,单一 $C_{5\sim7}$ 神经前根的有髓神经纤维数目为 6 000 ~ 7 000 根,且绝大部分为运动神经纤维,相当于 2 ~ 3 根膈神经或副神经的神经纤维数目的总和。通过椎管内臂丛神经探查,可将传统手术放弃的椎管内残存的神经根找到,2 例患者的半薄切片也证实其神经纤维结构正常,此为臂丛神经损伤的修复提供了更多的动力神经源。另外,通过打开椎管找到残存的神经根并通过神经桥接恢复其连续性,术后上肢功能的恢复,可避免神经移位术后大脑支配中枢再转换的反复训练,更有利于神经修复术后肢体功能的恢复。

(2) 椎管内臂丛神经探查与修复的注意事项:解剖学测量结果示 $C_{5\sim7}$ 神经前根椎间孔段的外径约为 1.5mm,与单股腓肠神经的粗细相近。然而臂丛神经前根的结构致密,其有髓神经纤维数目约为腓肠神经纤维数目的两倍。当用来修复肩胛上神经或肌皮神经时,由于单股腓肠神经的纤维数目与其接近,故用一股腓肠神经桥接即可。当用来修复正中神经内侧头时,由于所需要的动力神经纤维数目较多,可将两股腓肠神经紧密编织在一起。切取腓肠神经时应尽量靠近段,此处腓肠神经的外径虽相对细,但结构致密、结缔组织含量少、神经纤维数目相对较多、吻合时断端不散,可使近端残留神经根的动力神经纤维得到充分应用。为了缩短神经根到受区神经的距离,桥接神经应自患侧颈部肌肉的深层、颈椎关节突的背面引至受区神经。椎管内臂丛神经探查与修复应防止脊髓损伤,打开硬脊膜、蛛网膜时,应尽量靠外侧,可减少脊髓的暴露,术中防止牵拉脊髓。磨除关节内侧半时,椎间孔静脉丛出血较多,应用双极电凝或明胶海绵压迫止血。神经吻合时应使用长柄显微器械,神经吻合完毕后将桥接神经穿过硬脊膜并修复之,应注意防止将桥接神经卡压并将腓肠神经的外膜与硬脊膜固定。由于神经前根主要为运动神经纤维,故受区神经应是以运动神经纤维为主的神经,如肩胛上神经、腋神经、肌皮神经以及正中神经内侧头等,如此可防止神经再生过程中的神经纤维错长而影响神经修复的效果。另外,由于椎管内残留神经根切断的部位位于节前,故只有前根才能用做动力神经源。

打开椎管能否准确地找到残存神经根是手术成功的关键,本组5例均找到了神经根,但1例术前CTM判定椎管内$C_{5\sim7}$均有残存的神经根,而打开椎管后仅发现C_5神经根存在。而C_6神经前、后根处为异常增生的血管及纤维束,造成了术前CTM的假阳性。因此,术前仔细阅片,只有当同一神经根的充盈缺损在多平面清楚地显示且形状应与健侧相似,才能确定椎管内有完整的神经根残存,对有怀疑者应放弃椎管内臂丛神经根的探查。另外,椎管内臂丛神经探查与修复术是否会影响颈椎的稳定性,是一个值得关注的问题。通过对5例患者术后的查体以及X线平片、CT复查,4例尚无此迹象,1例出现相应节段椎体骨赘增生,可能与椎板开窗处相应侧的关节突部分去除有关,但最终结果仍需远期随访。

臂丛神经撕脱伤神经修复术式的选择

神经移位仍是修复臂丛神经撕脱伤的主要术式,根据可供移位的动力神经源的功能状况、神经根损伤的多少、患者的年龄、伤后时间,可采用不同的神经移位组合。一般来讲,所选择的动力神经源的功能最好与所重建的功能相同,如副神经移位修复肩胛上神经;能直接吻合的尽量不做神经桥接,如肋间神经与肌皮神经的直接吻合;能用同侧的动力神经尽量不用健侧的;神经移位所重建的功能尽量不要有拮抗作用,如已用膈神经移位修复肌皮神经,尽量不再用肋间神经移位修复桡神经的肱三头肌的长头支,以免吸气时肱二头肌与肱三头肌同时收缩。

(1)上干撕脱伤:①对于单纯上干撕脱伤,中、下干正常者,首选尺神经束支移位到肌皮神经的肱二头肌支,副神经移位到肩胛上神经,膈神经移位到腋神经;也可选择副神经移位到肩胛上神经,同侧C_7神经移位到上干;或者采用副神经移到肩胛上神经,膈神经移位到上干前股或肌皮神经,尺神经束支移位到腋神经;②当副神经或膈神经有一个损伤时,可采用没损伤的一个修复肩胛上神经,尺神经束支移位到肱二头肌支;如果腋神经也要修复,可行尺神经束支到肌皮神经,肋间神经与腋神经外侧支直接吻合或行肋间神经移到肌皮神经,尺神经束支移到腋神经的外侧支;③当膈神经、副神经全部损伤时,可采用同侧C_7神经根后股修复上干后股,尺神经束支移到肌皮神经的肱二头肌支或同侧C_7神经根修复上干;也可采用健侧C_7神经后股,经2~3股肠神经桥接,修复肩胛上神经及上干后股(经椎体前通路),尺神经束支移位到肌皮神经的肱二头肌支。

(2)上、中干撕脱伤:①对于上、中干撕脱伤,下干正常者,首选尺神经束支移位到肌皮神经的肱二头肌支,副神经移位到肩胛上神经,膈神经移位到腋神经的外侧支;或者采用副神经到肩胛上神经,膈神经移位到上干前股或肌皮神经,尺神经束支移位到腋神经的外侧支;②当副神经或膈神经有一个损伤时,可采用没有损伤的一个修复肩胛上神经,尺神经束支移位到肱二头肌支;如果腋神经也要修复,可行尺神经束支到肌皮神经,肋间神经与腋神经外侧支直接吻合或行肋间神经移位到肌皮神经,尺神经束支移位到腋神经外侧支;③当膈神经、副神经全部损伤时,可采用健侧C_7神经后股经2~3股腓肠神经桥接修复肩胛上神经及上干后股(经椎体前通路),尺神经束支移位到肌皮神经的肱二头肌支。

(3)上、中干撕脱、下干不全损伤:①可采用副神经移位到肩胛上神经,膈神经移位到上干前股或肌皮神经,肋间神经与腋神经的外侧支直接吻合或者采用副神经到肩胛上神经,膈神经移位到腋神经的外侧支,肋间神经到肌皮神经;②当副神经或膈神经有一个损伤时,可采用没损伤的一个修复肩胛上神经,用健侧C_7神经经椎体前通路修复患侧上干;③当膈神经、副神经全部损伤时,可采用健侧C_7神经经椎体前通路修复患侧上干,同时健侧从C_7单独分出一束修复肩胛上神经。

(4)全臂全神经撕脱伤:①一期可采用健侧C_7经椎体前通路与患侧下干直接吻合,应用患侧下干的前臂内侧皮神经修复肌皮神经,二期可采用副神经移位到肩胛上神经,膈神经移位到下干后股(一期手术时预置在锁骨上皮下)重建伸指功能,肋间神经与腋神经的外侧支直接吻合。或者一期可采用健侧C_7神经经椎体前通路与患侧下干直接吻合,应用患侧下干的前臂内侧皮神经修复腋神经;二期可采用副神经移位到肩胛上神经,膈神经移位到肌皮神经;三期采用肋间神经做动力神经源,行游离股薄肌移植重建伸指功能。或者副神经移位到肩胛上神经,胸腔镜取膈神经与正中神经内侧头直接吻合,二期行肋间神经修复肌皮神经,健侧 C_7 神经移位,尺神经桥接修复桡神经。②当副神经或膈神经有一个损伤时,可用没损伤的一个修复肩胛上神经,可采用健侧 C_7 神经经椎体前通路与患侧下干直接吻合,应用患侧下干的前臂内侧皮神经修复肌皮神经,二期采用肋间神经做动力神经源,行游离股薄肌移植重建伸指功能。③当副神经和膈神经全部损伤时,可采用健侧 C_7 神经经椎体前通路与患侧下干直接吻合,应用患侧下干的前臂内侧皮神经修复肩胛上神经,二期采用肋间神经做动力神经源,修复肌皮神经并同时行游离股薄肌移植重建伸指功能。

（5）下干撕脱伤:①采用健侧 C_7 神经经椎体前通路与患侧下干直接吻合,二期采用伸腕肌腱移位重建伸指功能;②一期采用胸腔镜取膈神经修复正中神经内侧头,二期采用伸腕肌腱移位重建伸指功能。

（王树锋）

二、肌皮神经损伤

肌皮神经是臂丛神经外侧束的一个分支,开放性肌皮神经损伤多为直接损伤,如刺伤等。手术中可切断胸大肌止点,将其拉向内侧,在喙肱肌内侧可找到肌皮神经,进行修复。陈旧性的不可恢复的肌皮神经损伤,宜行肌肉移位术,重建屈肘功能。

1. 胸大肌或背阔肌移位术　首先解剖分离胸大肌或背阔肌,使其仅以神经血管束与躯体相连,然后将移位的肌肉卷成筒状,通过上臂皮下隧道,首先与肱二头肌腱在喙突止点处编织缝合。移位肌肉应在较大的张力下缝合固定,否则移位的肌肉松弛,会使屈曲肘关节无力。

2. 尺侧腕屈肌移位　将尺侧腕屈肌肌腱自豌豆骨的止点处切断,并向近端游离肌腱及肌腹,直达尺神经进入尺侧腕屈肌的第 1、2 个肌支水平,切断该肌远侧的 1 或 2 个肌支,以便游离更多的尺侧腕屈肌以利向近侧翻转,穿过肘前的皮下隧道,在肘关节尽量屈曲位,将尺侧屈腕肌腱缝合固定在三角肌在肱骨外侧止点处。术后屈肘用石膏托固定 5 周,然后练习屈曲肘关节的活动。

三、腋神经损伤

腋神经发自臂丛神经后束,主要来自 $C_{5,6}$ 的神经纤维。肩关节脱位可引起三角肌麻痹,这种损伤多可自行恢复。直接刺伤腋神经,可根据损伤部位,决定由三角肌前方或后方入路,探查、修复损伤的腋神经。陈旧性损伤三角肌麻痹,往往伴有肩关节半脱位,可行斜方肌移位术或背阔肌移位术,以恢复肩关节稳定性。

四、正中神经损伤

（一）功能解剖及检查

正中神经接受 $C_{5\sim8}$ 及 T_1 神经纤维,其中主要来自 $C_{7,8}$ 及 T_1 神经纤维。它支配前臂屈侧除尺侧腕屈肌及环、小指指深屈肌以外的所有屈肌。正中神经在上臂与肱动脉伴行,在肘关节前方,二者通过肱二头肌腱膜下方进入前臂,穿过旋前圆肌肱骨头与尺骨头之间,再向下进入指浅屈肌内、外侧头之间沿指浅屈肌与指深屈肌之间下行,正中神经发出肌支支配上述诸肌。自正中神经背侧发出前臂骨间掌侧神经,支配示、中指指深屈肌、拇长屈肌及旋前方肌。在腕部正中神经位置较浅,位于掌长肌与桡侧腕屈肌之间,通过腕横韧带下方进入手掌。

正中神经由于损伤水平不同而出现不同的肌肉麻痹。肘关节以上正中神经无分支,这个部位的正中神经完全损伤,表现旋前圆肌以下所有的支配肌肉麻痹,临床可以检查前臂旋转功能和桡侧腕屈肌、掌长肌、拇长屈肌及拇展肌功能。对于屈指动作需作单独检查,只简单地观察患者能否握拳,很难判断有无正中神经损伤。因为环小指指深屈肌由尺神经支配,而指深屈肌之间又有腱性连结,因此,尺侧手指的屈曲运动可以带动中指及示指(图 8-69)。

前臂近端正中神经出旋前圆肌,进入指浅屈肌这一段,神经分支多,此处的正中神经损伤,多为肌支损伤,神经恢复常不理想。前臂中下段至腕关节水平的正中神经干,自然分束较明确,神经分支少,神经恢复较理想(图 8-70 ~ 74)。

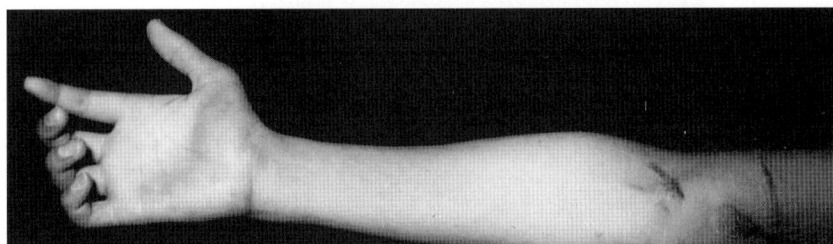

图 8-69 正中神经高位(肘上)损伤

拇、示指不能屈曲。由于环、小指指深肌由尺神经支配,屈环、小指通过肌
腱间的腱性连接,可带动中指屈曲

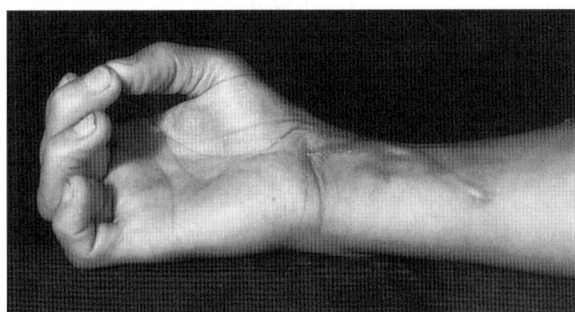

术前,大鱼际肌萎缩,拇指不能做外展对指动作　　　　　　术后,拇外展功能恢复良好

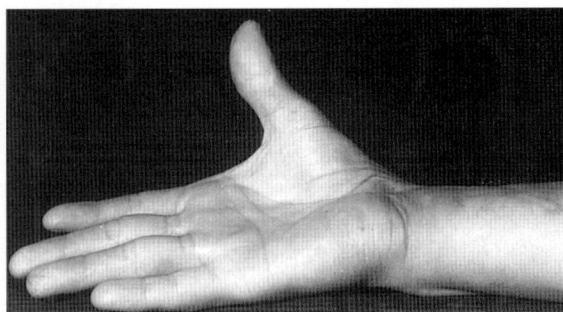

**图 8-70 右腕上部割伤,正中神经断裂 1 月余。手术清除瘢痕,神经断端间距 2.5cm,直接吻合。
术后 3 个月大鱼际肌及拇外展功能开始恢复**

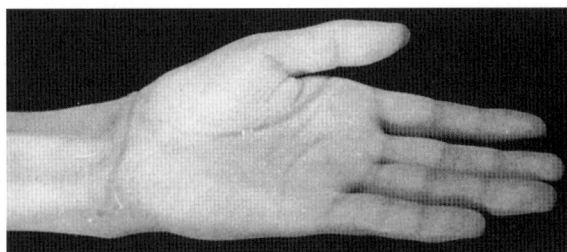

术前大鱼际肌萎缩

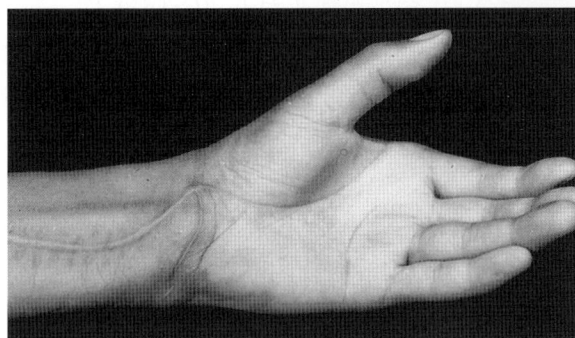

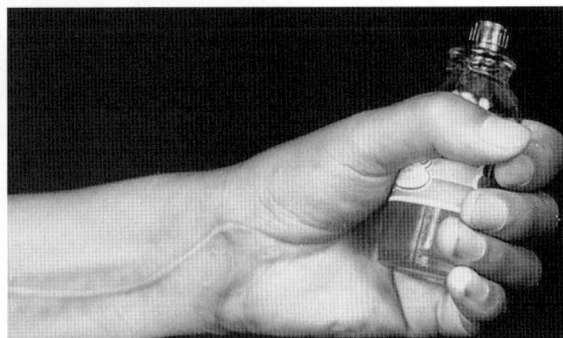

术后大鱼际肌恢复功能

图 8-71 男,39 岁,正中神经损伤半年。神经吻合术后,拇指运动及感觉功能恢复

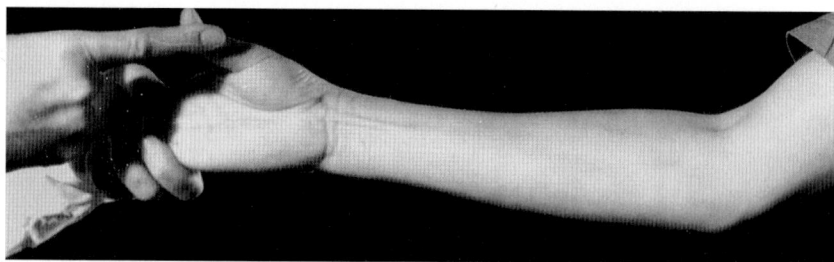

图 8-72 拇指抗阻力外展时,掌长肌同时收缩。表示掌长肌与拇外展肌为协同肌

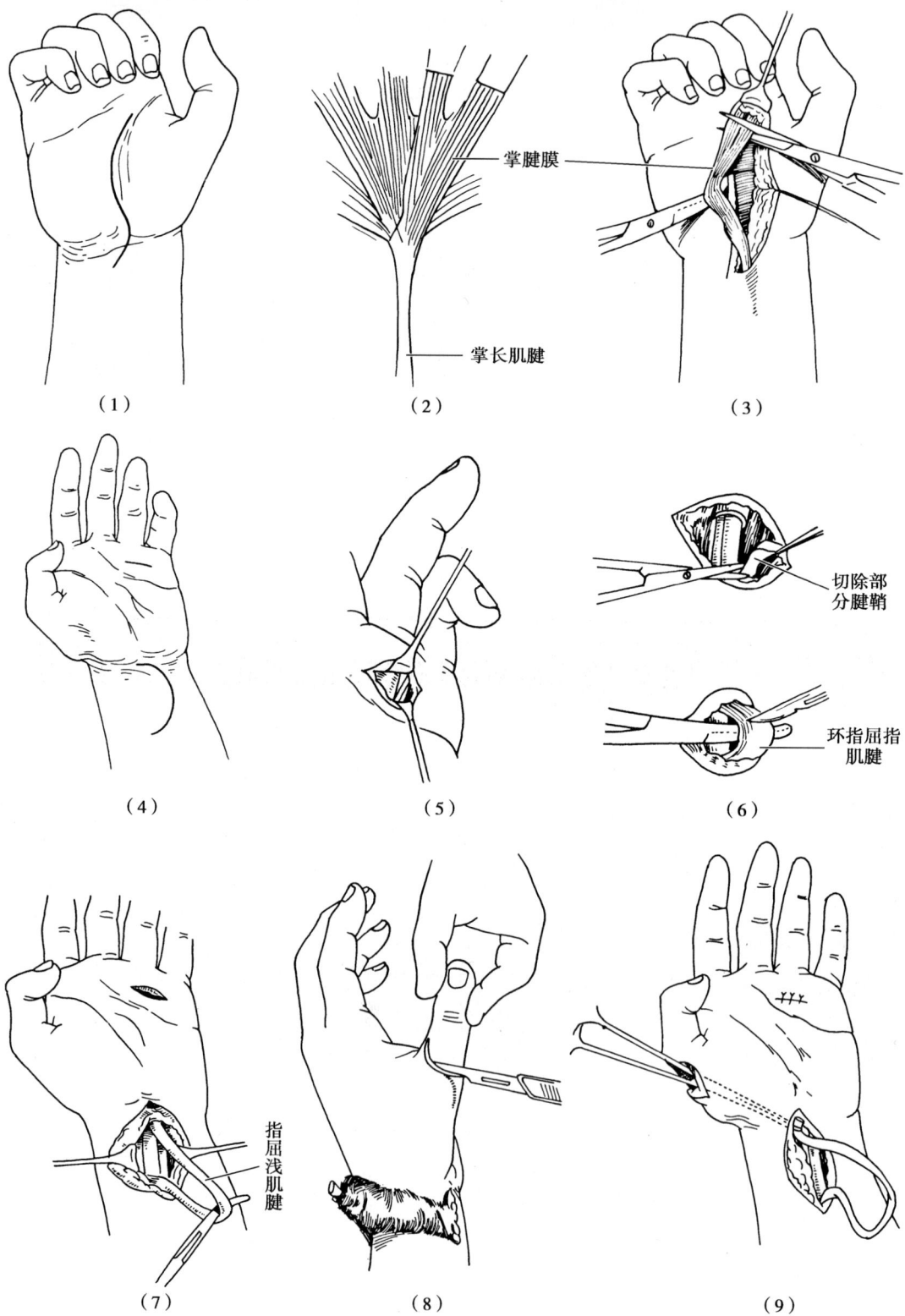

（1）

（2）

掌腱膜

掌长肌腱

（3）

（4）

（5）

（6）

切除部分腱鞘

环指屈指肌腱

（7）

指屈浅肌腱

（8）

（9）

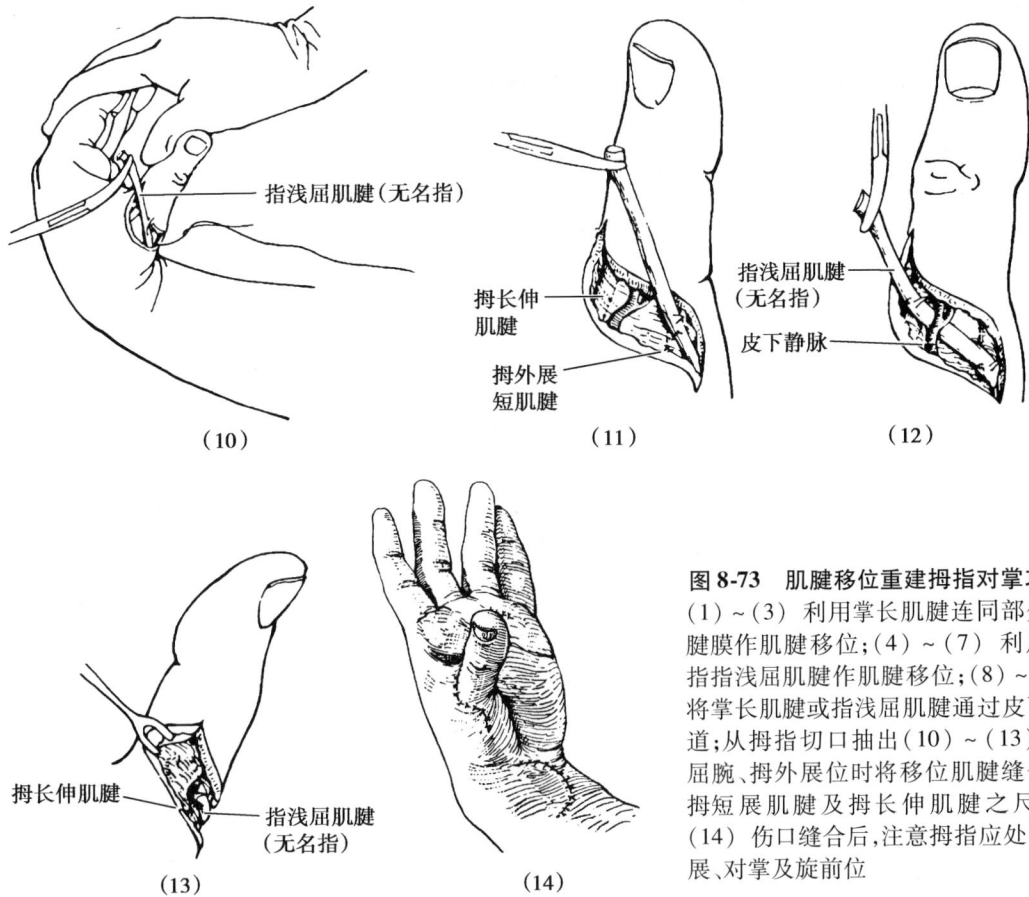

（10）

指浅屈肌腱（无名指）

（11）

拇长伸肌腱

拇外展短肌腱

（12）

指浅屈肌腱（无名指）

皮下静脉

（13）

拇长伸肌腱

指浅屈肌腱（无名指）

（14）

图 8-73　肌腱移位重建拇指对掌功能
（1）～（3）利用掌长肌腱连同部分掌腱膜作肌腱移位；（4）～（7）利用环指指浅屈肌腱作肌腱移位；（8）～（9）将掌长肌腱或指浅屈肌腱通过皮下隧道，从拇指切口抽出（10）～（13）于屈腕、拇外展位时将移位肌腱缝合在拇短展肌腱及拇长伸肌腱之尺侧；（14）伤口缝合后，注意拇指应处于外展、对掌及旋前位

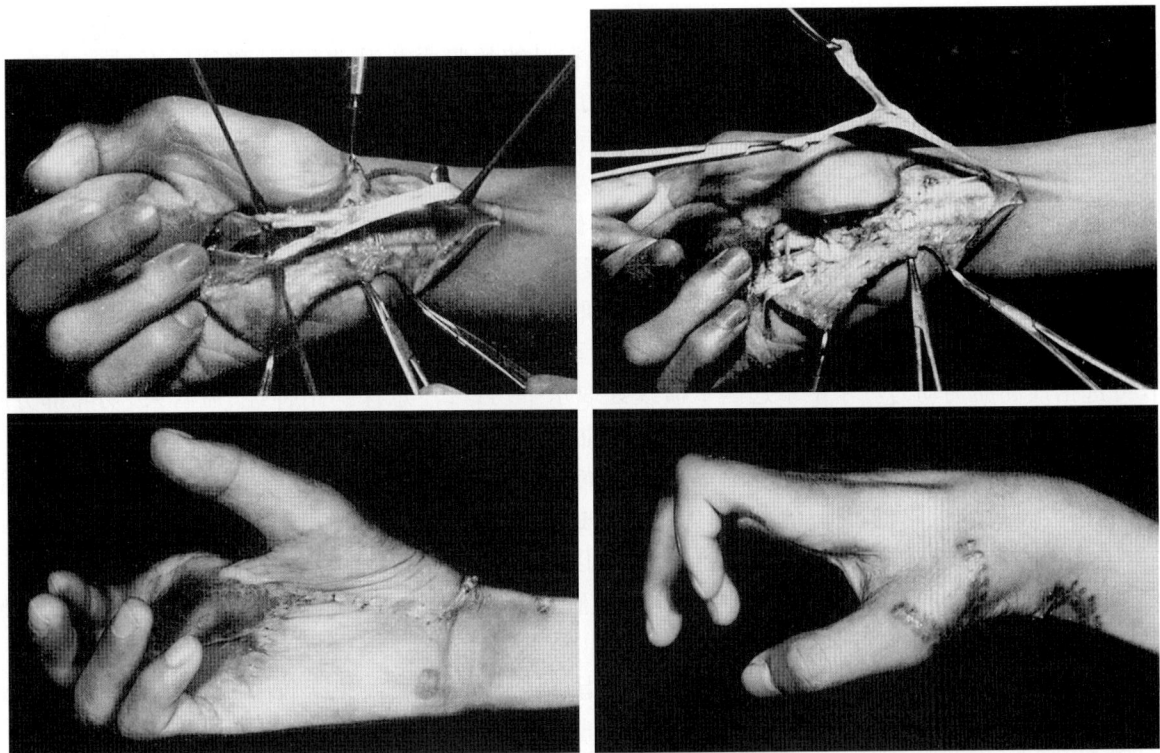

**图 8-74　**男性，52 岁。电烧伤后正中、尺神经损伤，应用掌长肌腱及掌腱膜移位重建拇指对掌功能。手术步骤与图 8-73 方法基本相同，但此例移位的肌腱止点固定在第 1 掌骨远端一骨孔内。术后拇指伸直及掌指关节外展功能稍差。不如图 8-73 中所用的缝合止点方法效果好

（二）功能重建

腕关节水平的正中神经损伤多见于切割伤,数条屈腕、屈指肌腱与神经同时损伤,临床中漏诊或肌腱与神经错接的现象并非罕见,因此,首先要根据神经、肌腱的解剖位置,神经断面的特殊形态,神经干及肌腱外形色泽差异,神经外膜有无肉眼可见的营养血管走行等,正确区分二者,然后行肌腱、神经吻合术。在腕部、正中神经干内大鱼际分支已单独成束,在神经修复时宜采用神经束膜缝合方法。晚期正中神经损伤,不宜做神经修复,或神经已经修复但功能没有恢复者,应行肌腱移位重建功能。

1. 前臂旋前功能重建　以尺侧腕屈肌为动力,将尺侧腕屈肌腱移位到桡侧,在前臂充分旋前位,将移位的肌腱固定在桡骨下端。

2. 拇、示、中指屈指功能重建　拇长屈肌、示、中指指深屈肌由正中神经支配,环、小指指深屈肌由尺神经支配。当高位正中神经损伤时,可在腕关节近侧,将示、中指指深屈肌腱与环、小指指深屈肌腱编织在一起,用后者带动前者。正中神经损伤后,拇长屈肌麻痹。拇短屈肌一部分属尺神经支配,故掌指关节屈曲功能存在,只是指间关节无主动屈曲功能。将拇指指间关节于功能位融合,当拇短屈肌屈曲掌指关节捏物时,拇指指间关节可不再过伸使捏物有力量。

3. 拇指外展功能重建　腕关节以上的正中神经损伤,可产生拇短展肌麻痹,丧失拇外展功能。如神经功能不能恢复时应行肌腱移位术,以重建拇外展功能。

拇指外展运动是一个复杂的联合运动,拇指腕掌关节、掌指关节、指间关节均参与这一运动。腕掌关节,即掌骨基底与大多角骨形成的鞍状关节,在拇指外展运动中,可产生外展、屈曲及旋前运动,拇短展肌及拇对掌肌在运动中起重要作用。掌指关节在拇指外展运动中,是外展、旋前运动。拇指指间关节,则由于拇长屈肌的作用及近节指骨两髁大小不等,使拇指末节产生微屈及旋前的动作。在重建拇指外展功能时应尽量考虑各关节的功能。

拇指外展功能重建术,可行肌腱、肌肉或骨性手术。如果腕掌关节被动活动好,有理想的肌肉、肌腱可利用,应做肌肉或肌腱移位术,否则才考虑骨性手术。

肌肉、肌腱移位术重建拇指外展功能方法很多,主要是从移位肌肉及肌腱的动力、方向和止点三个问题考虑选择。

动力肌选择:动力肌应挑选拇外展肌的协同肌;要有足够的肌力及滑动范围;移位后不过多地影响原有功能。根据以上原则,北京积水潭医院常选用以下动力肌:

（1）掌长肌及掌腱膜:掌长肌与拇指外展肌是协同肌,当嘱患者用力外展拇指时,可见掌长肌明显收缩,因此,移位后功能训练比较容易。在有其他屈腕肌时,掌长肌移位后不至于影响屈腕功能。掌长肌及掌腱膜相连续,移位时可带一部分掌腱膜,以弥补肌腱较短的缺欠。由于掌长肌具有以上特点,故常用作拇外展重建的动力肌。在腕部切割伤时,正中神经与屈肌腱多发断裂,掌长肌因为功能不重要,一般都不缝合,鉴于上述情况,掌长肌腱也应修复,以备正中神经恢复不理想时,行肌腱移位用(图8-72~74)。

（2）环指指浅屈肌:指浅屈肌可单独收缩,而且滑动范围大,与拇外展肌属协同肌,且环指功能处于相对次要,故可选指浅屈肌为动力。于手掌远侧掌横纹处取水平切口,注意保护指神经、血管束,切除部分腱鞘,环指指浅屈肌腱即在浅层,切断指浅屈肌腱从此口内抽出备用(图8-75)。

（3）尺侧腕伸肌:尺侧腕伸肌与拇指外展肌属协同肌。当桡侧腕伸肌存在时,用尺侧腕伸肌移位后对伸腕功能影响不大。尺侧腕伸肌肌腱从第5掌骨基底切断后,往近端剥离要尽量高一些,以免肌腱移位后折角过大。由于尺侧腕伸肌肌腱较短,另需游离肌腱移植,以延长移位的肌腱。

（4）尺侧腕屈肌:与尺侧腕伸肌相似,需行游离肌腱移植,以延长移位肌腱的长度。在高位正中神经损伤时,该肌移位后,屈腕力量会受到影响。

（5）示指固有伸肌:示指固有伸肌腱走行于示指指总伸肌腱尺侧方,止于近节指骨基底,可以单独收缩运动。将其从止点处切断,由腕背韧带近侧抽出,绕经前臂尺侧到手掌侧移位至拇指。该肌移位后对示指伸指功能影响不大。

（6）小指展肌:小指展肌属手内在肌,起自豌豆骨远端及其附近的韧带与腕横韧带,止点有二:一个止于小指近节指骨基底尺侧;另一个止于小指肌腱扩展部。尺神经深支发出小指展肌肌支,尺动脉发出营养支,

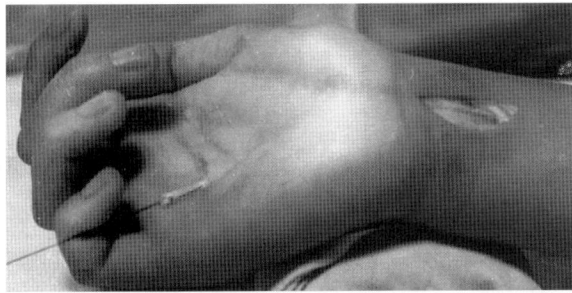

（1）环指指浅屈肌腱从止点切断

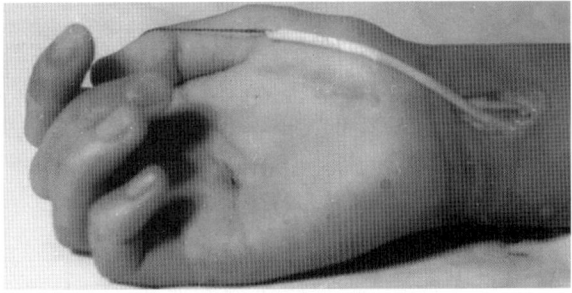

（2）从腕部抽出肌腱

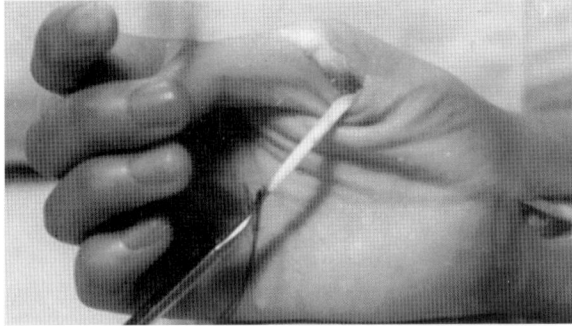

（3）经皮下隧道将肌腱移位至拇指

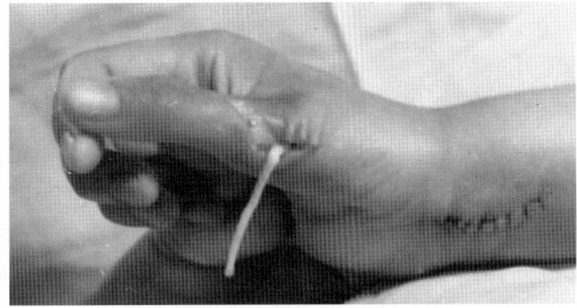

（4）在张力下与拇短展肌腱缝合

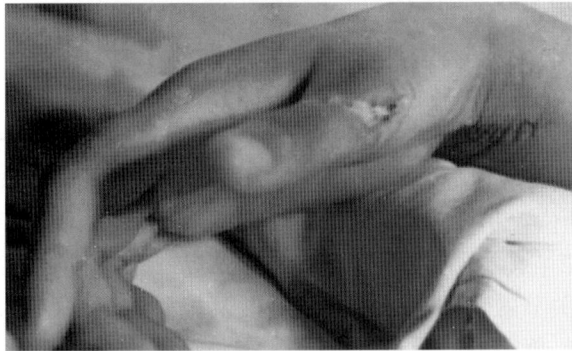

（5）在掌指关节过伸位与拇长伸肌腱缝合

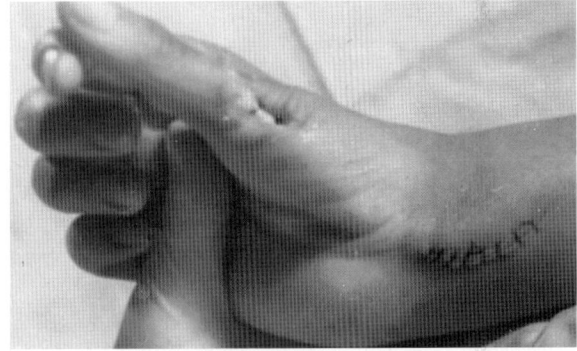

（6）被动伸腕时拇指应处于外展伸直位,表示移位肌腱张力合适

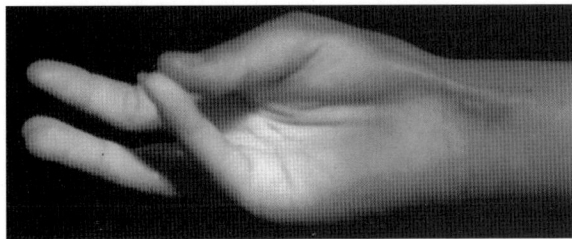

（7）术后拇对掌功能

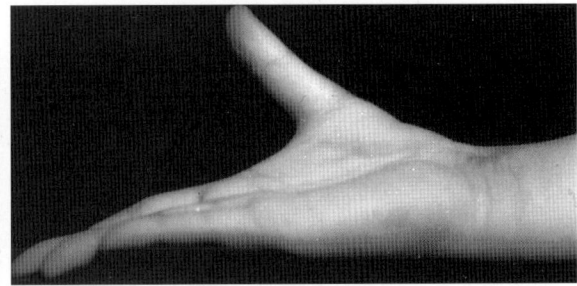

（8）拇外展功能

图 8-75　女性,17 岁。正中神经损伤 13 年。应用环指指浅屈肌腱移位,重建拇指外展对指功能

在小指展肌近侧 1/3 处进入肌腹。肌腱移位剥离小指展肌近端时应特别注意,勿损伤神经血管。止点处,应尽量向远端剥离,多带些伸肌腱膜,以增加其长度。近端起点处应剥离到豌豆骨近端,为了避免牵拉神经血管束,需将整个肌腹呈合页状翻到大鱼际肌侧,通过皮下隧道,在拇指外展位,将两止点分别与拇短展肌止点及拇指伸肌腱扩张部缝合。小指展肌属于手内在肌,移位行拇外展功能重建术后,功能训练较容易。由于小指展肌从掌心基底部皮下穿过,局部易出现隆起,工作中会有不便,长时间或过度用手掌按压,可出现小指展肌暂时性麻痹,需加注意(图 8-76)。

移位肌走向:移位肌及腱的走行方向是影响手术效果的重要环节之一。移位的肌及腱要尽量与拇短展肌走向一致,即舟骨结节到拇指掌指关节桡侧方的连线方向。若用掌长肌作动力,该肌腱仅位于皮下,其周围有筋膜相连,为了移位后方向准确,掌长肌腱近端不要分离过多,保持肌腱与浅筋膜的联系,可有效防止移位的肌腱向侧方滑动。若用指浅屈肌作动力,应将肌腱剥离至前臂,而不是从腕管远侧向拇指移位。术中要求腕关节应在屈曲及拇指外展位,将移位肌腱在张力下缝合。先将移位的肌腱在拇短展肌止点处缝合1针,然后被动伸腕,如果张力、方向合适,拇指应立即呈现外展位。如果整个拇指呈现屈曲位,则可能是由于皮下隧道偏向掌侧,或移位的肌腱止点偏于拇指掌指关节远侧或掌侧;如果拇指呈现伸展位,则是由于皮下隧道或移位的肌腱缝合处

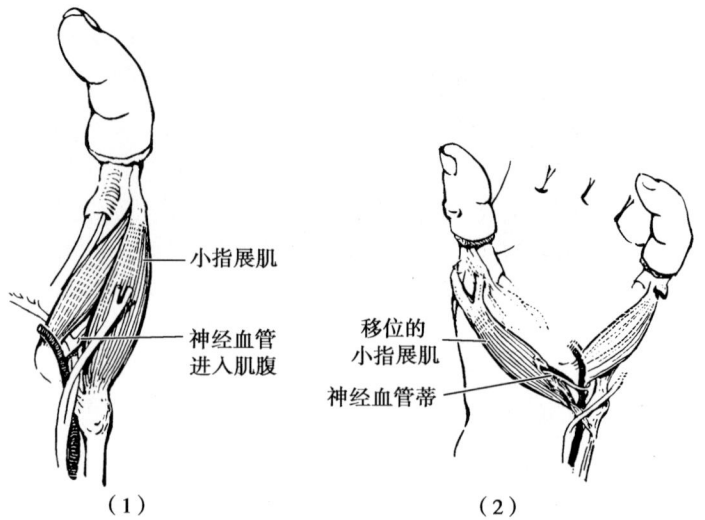

图 8-76　小指展肌移位,重建拇指外展功能

偏于拇指掌指关节背侧,应重新调整移位肌腱的方向与缝合点。

移位肌腱止点缝合:移位的肌腱经过拇指掌指关节桡侧,从拇长伸肌腱下方穿过,然后反折回来与拇短展肌腱止点处缝合。这样,移位的肌腱既可起到拇指外展的作用,同时又有伸直拇指指间关节的作用。

手术后,腕关节屈曲及拇外展位石膏托固定3周。然后去石膏练活动,一般都能取得满意的疗效。

如果没有条件做肌腱移位手术,如第1腕掌关节不稳定、僵直或创伤性关节炎等,则应行骨性手术重建拇外展功能。通常采用第1、2掌骨间植骨及拇指腕掌关节融合术。首先显露第1、2掌骨相邻面,拇指被动外展,在两掌骨近侧1/3处的相对面,各用小凿做一骨孔。取皮质骨与松质骨相间的髂骨一块,两端修尖后插入两孔内。一般需用克氏针内固定。骨孔及植骨块的位置很重要,如果骨孔太靠远端,握物时物体易与虎口处植骨块相抵触;愈近,植骨的长短对拇外展的角度影响愈大,使拇指不易充分外展。当拇指腕掌关节松弛或并发创伤性关节炎时,在掌骨间植骨同时应行腕掌关节融合术。具体拇指外展及旋前的角度,应根据其他手指功能而定。若其他手指屈、伸基本正常,拇指外展、旋前的度数可以充分一些。否则,拇指外展及旋前多少应以是否能与其他手指对指为标准。手术后石膏托固定拇指于外展位直至骨愈合,大约需8~10周。这种手术缺点是,只有拇指腕掌关节的外展,而掌指关节位置无改进,而且固定于外展位的拇指患手掌不能放平,也会给日常生活带来不便(图8-77)。

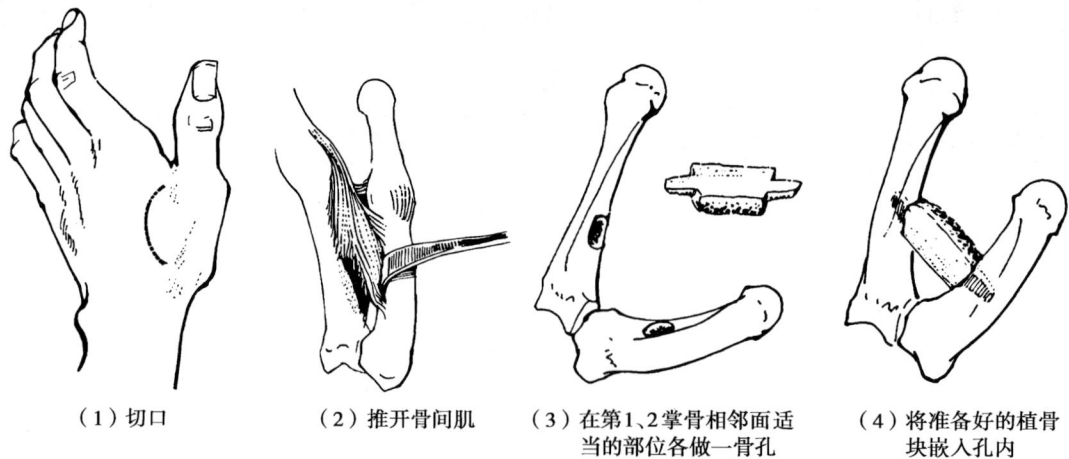

（1）切口　　（2）推开骨间肌　　（3）在第1、2掌骨相邻面适当的部位各做一骨孔　　（4）将准备好的植骨块嵌入孔内

图 8-77　掌骨间植骨手术步骤

五、尺神经损伤

（一）功能解剖及检查

尺神经发自臂丛神经内侧束,由 C_8T_1 神经纤维组成,在上臂没有分支,与肱动脉伴行,下行至肘部尺神经沟,穿尺侧腕屈肌肱骨头与尺骨头之间进入前臂。在肘关节水平发出数条肌支支配尺侧腕屈肌,尺神经继续在尺侧腕屈肌深面下行,并发出肌支支配环指、小指指深屈肌。在腕上,相当于前臂中下 1/3 交界处,尺神经发出一腕背皮支,该皮神经分布到手掌尺背侧及小指近节皮肤。在腕部,尺神经通过豌豆骨与钩骨之间的 Guyon 管,分为浅、深两支。浅支发出肌支支配掌短肌,然后下行成皮肤感觉支,分布到小指及环指掌侧皮肤;深支穿过小鱼际肌转向桡侧,沿指深屈肌腱深面发出分支支配手内在肌。

尺神经损伤后,由于受伤部位不同,麻痹的肌肉不同,所产生的畸形也不同。肌力检查比较可靠的有尺侧腕屈肌、环、小指指深屈肌、小指展肌及第 1 背侧骨间肌。这些肌肉检查时可以看到或触摸到肌腹的收缩。在检查骨间肌内收或外展功能时,必须让患者将手指完全放平,然后嘱其做内收、外展手指动作。否则指屈肌可代替手指内收功能,指伸肌可代替手指外展功能,而影响检查效果。拇收肌麻痹以后,靠拇长伸肌和拇长屈肌联合作用,拇指仍然可有内收功能。

当尺神经在腕关节水平损伤时,除尺侧腕屈肌及环、小指指深屈肌以外的其他肌肉均麻痹。手内在肌麻痹后,由于伸指肌腱的作用,使环、小指的掌指关节过伸,同时又因环、小指指深屈肌张力的影响,使环、小指指间关节产生屈曲,即出现爪形手畸形(claw hand)。当尺神经位于肘关节水平以上损伤时,由于环、小指指深屈肌也麻痹,该两指屈曲畸形即不明显,因此,爪形手畸形也不显著。

掌短肌反射:掌短肌属于皮肌,起止点均在小鱼际近侧皮肤上。该肌收缩时,可使小鱼际部皮肤产生横行皱纹。掌短肌为尺神经浅支支配,在豌豆骨桡侧按压尺神经,可引起该肌收缩,称之为掌短肌反射。当尺神经在腕关节以近损伤时,此反射引不出来。

Froment 征:正常情况下,拇、示指做用力相捏动作时,由于手指内在肌的协同作用,拇指指间关节及掌指关节均呈微屈曲位。当尺神经损伤后,拇收肌及拇短屈肌部分麻痹,使拇指屈掌指关节力量减弱,此时再做拇、示指用力相捏动作时,拇指会出现掌指关节过伸,指间关节过度屈曲的现象,即 Froment 征(+)(图 8-78)。

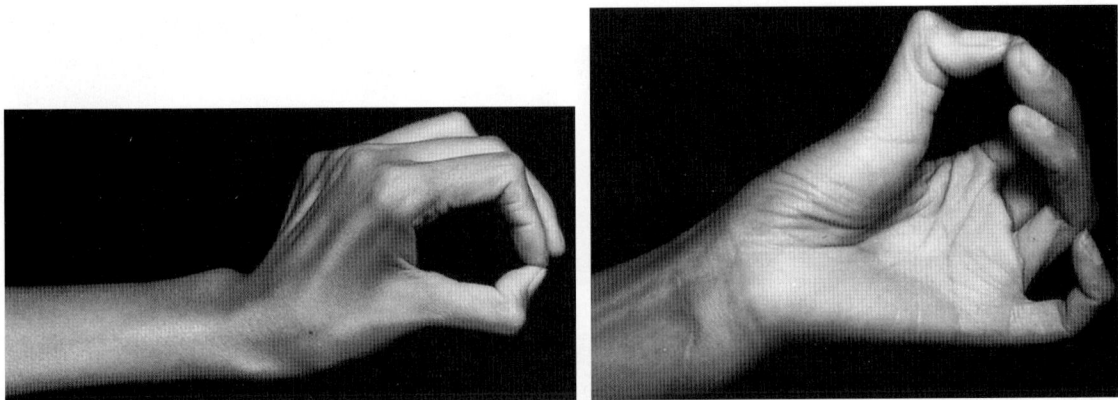

术前用力捏物时,出现拇指掌指关节过伸、指间关节屈曲畸形,即Froment征(+)

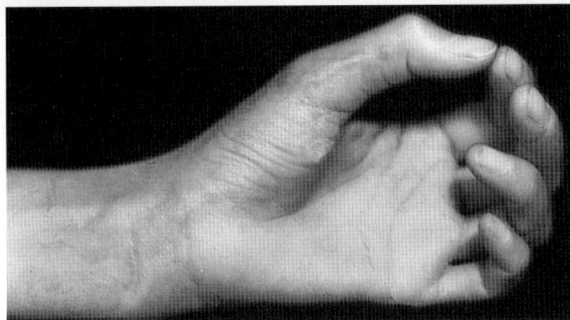

术后捏物时Froment征(-)

图 8-78　女性,29 岁。尺神经损伤 8 年。行拇指掌指关节掌侧关节囊重叠缝合术

（二）功能重建

尺神经损伤修复后效果较差,特别是高位损伤,需要等待恢复的时间较长,手内在肌体积小,在神经再生过程中,很容易萎缩变性,不易再恢复。尺神经在吻合时,较其他神经容易克服缺损,如在肘关节附近,可以将尺神经从尺神经沟内游离移位到肘关节前方,进行神经吻合。腕关节水平的尺神经深支损伤,直接吻合有困难时,可以从近端切断小指短屈肌及小指对掌肌,将尺神经深支远端充分游离,从尺侧切开腕横韧带,然后将尺神经远、近端游离到腕管内吻合(图8-79~81)。

1. 骨间掌侧神经修复尺神经深支 高位尺神经损伤后,手内在肌恢复多不满意。韩震等于1988年用前臂骨间掌侧神经的旋前方肌肌支与尺神经掌深支直接吻合。尺神经掌深、浅支自然分束无损伤分离可长达

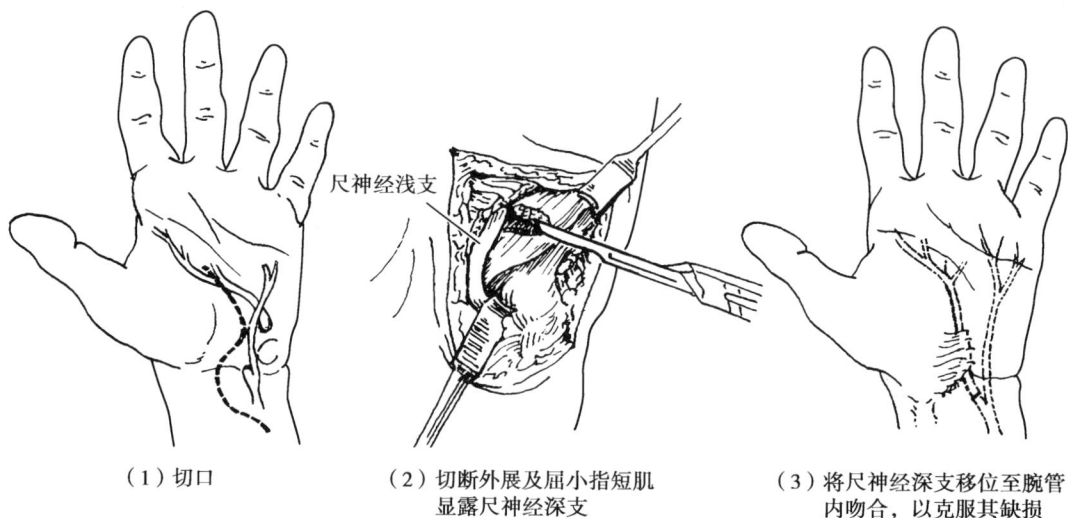

尺神经浅支

（1）切口　　　　　（2）切断外展及屈小指短肌　　　　（3）将尺神经深支移位至腕管
　　　　　　　　　　　　显露尺神经深支　　　　　　　　　内吻合,以克服其缺损

图8-79 尺神经深支损伤的修复

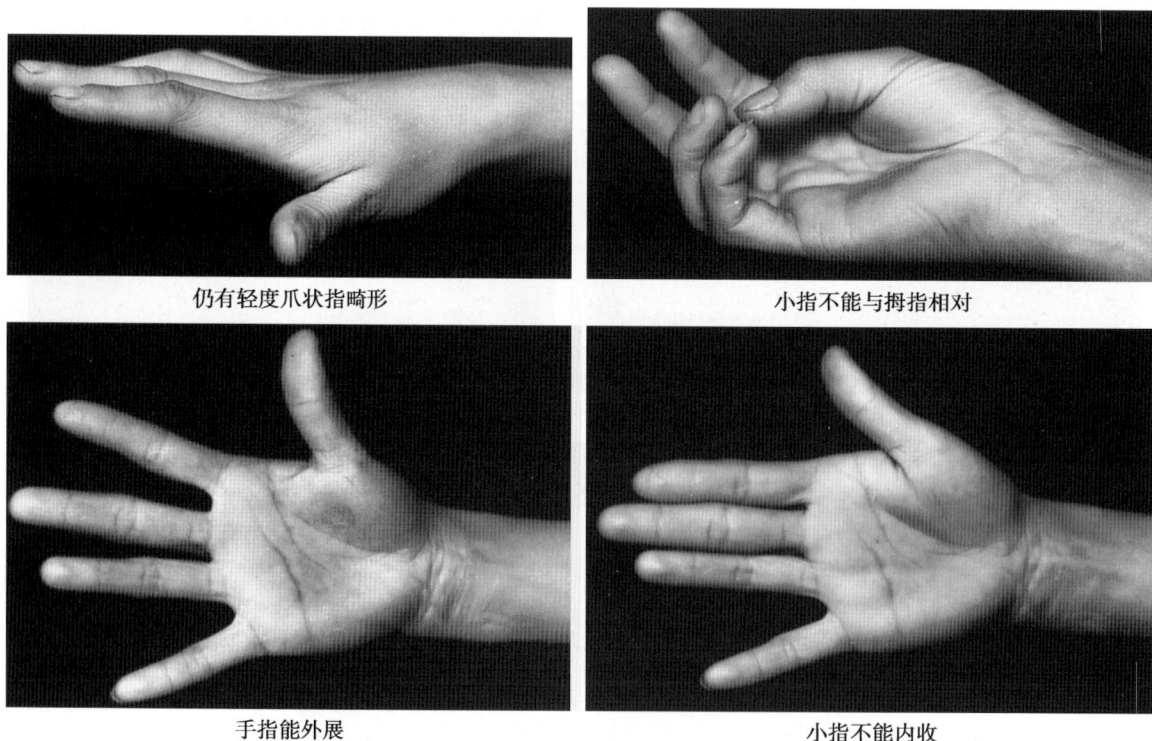

仍有轻度爪状指畸形　　　　　　　　　小指不能与拇指相对

手指能外展　　　　　　　　　　小指不能内收

图8-80 女性,28岁。腕上部尺神经损伤,吻合术后尺神经功能部分恢复

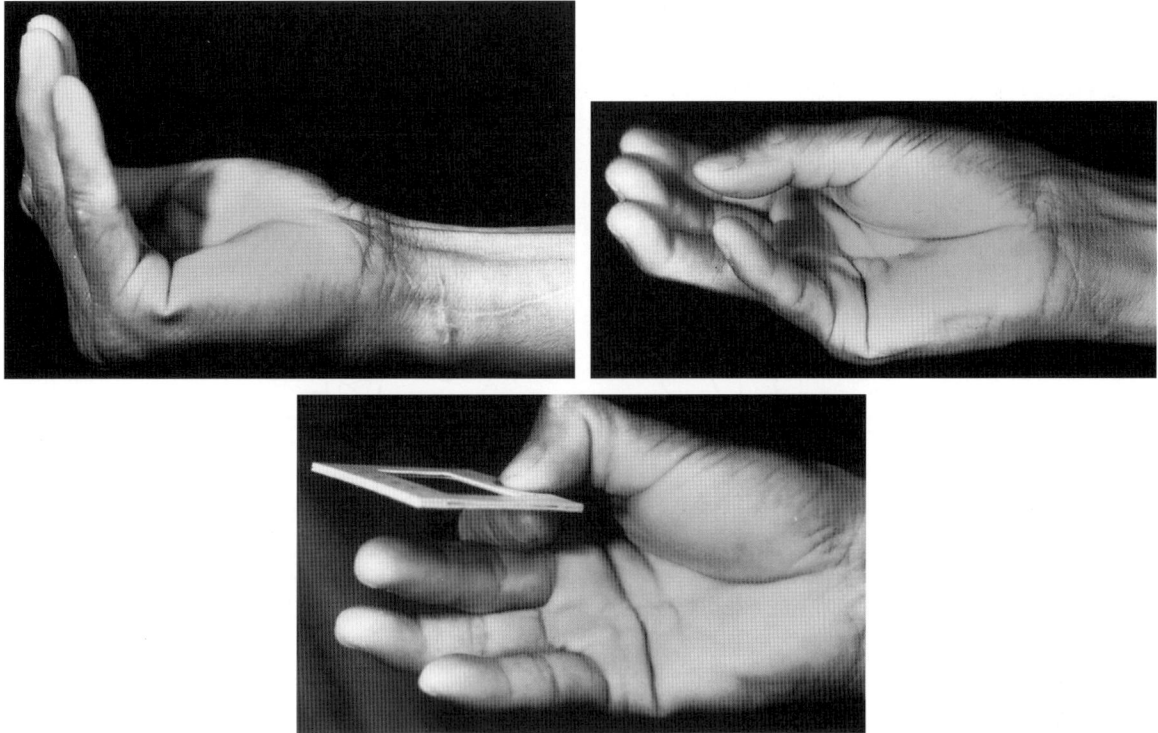

图 8-81　男性,31 岁。腕部尺神经损伤吻合术后 2 年余,功能部分恢复。掌指关节可屈曲,指间关节可
伸直,诸指无外展内收运动,拇指和小指不能相捏,捏物时仍出现 Froment 征(+)

6 ~ 7cm,与旋前方肌肌支直接缝接无困难。这种方法,可以使相同功能的神经束组对位准确,有利于再生及
使手内在肌在短期内重新获得神经支配。

尺神经损伤后,由于骨间肌及第 3、4 蚓状肌麻痹,肌肉失去了平衡,出现了爪形指畸形。如果在近节指
骨背侧稍加控制,使掌指关节不能过伸,则指总伸肌的作用力即可传至远端,而使两指间关节伸直。利用这
一现象矫正爪形手畸形及重建部分骨间肌功能的方法有以下两种(图 8-82)。

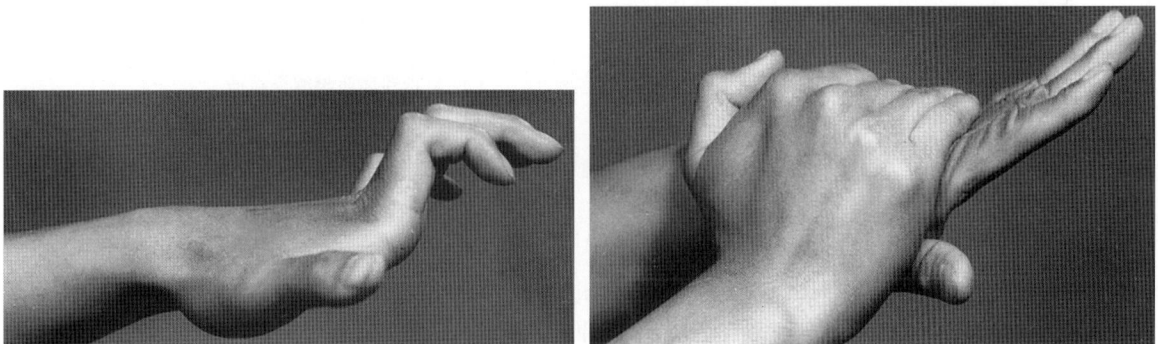

图 8-82　爪状手畸形,控制掌指关节后指间关节可主动伸直

2. 骨间肌重建术(Bunnell 法)　利用移位的肌腱控制掌指关节过伸,通过指总伸肌腱的作用伸直两指间
关节。常用环指及中指指浅屈肌腱移位重建此功能。在中指及环指近节桡侧正中做一切口,切除一段鞘管,
在指浅屈肌腱短腱扭的近端切断该肌腱。其远端不能保留过短,以免术后发生近指间关节过伸畸形。但保
留残端亦不能过长,否则,远端会与近节指骨相粘连,而造成近指间关节屈曲畸形。将指浅屈肌腱两脚向近
端剥离,从手掌心部抽出。将浅肌腱远端各劈成两股,在示、中、环、小指近节桡侧切口,显露伸指肌腱侧腱
束,将劈开的浅肌腱分别通过蚓状肌管,从环、小指桡侧切口内抽出,在腕关节功能位、掌指关节屈曲指间关
节伸直位,将移位的浅肌腱远端与伸肌腱侧腱束缝合。术后用石膏托固定 4 周。

指总伸肌力量不好的病例,不宜行此手术(图 8-83)。

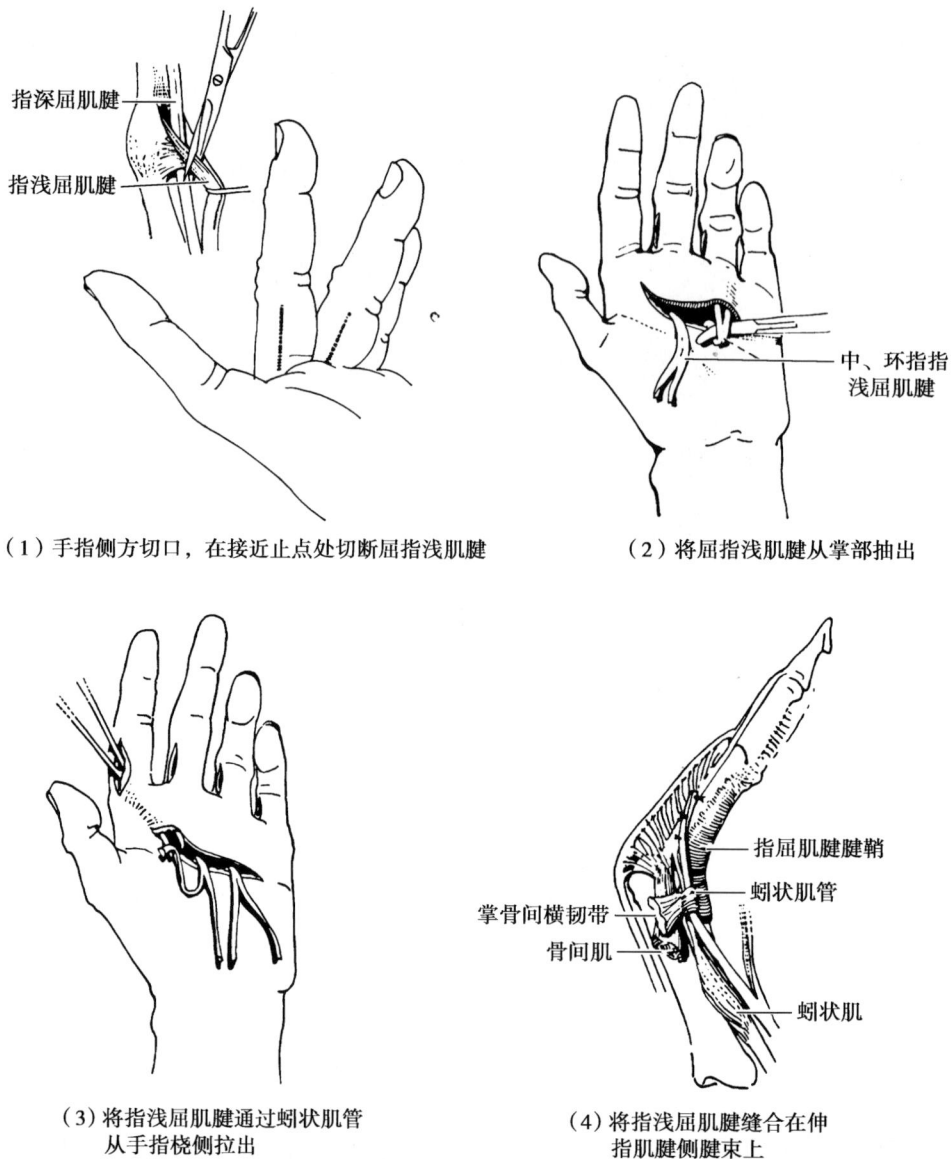

指深屈肌腱

指浅屈肌腱

中、环指指浅屈肌腱

(1)手指侧方切口,在接近止点处切断屈指浅肌腱　　(2)将屈指浅肌腱从掌部抽出

指屈肌腱腱鞘
蚓状肌管
掌骨间横韧带
骨间肌
蚓状肌

(3)将指浅屈肌腱通过蚓状肌管从手指桡侧拉出　　(4)将指浅屈肌腱缝合在伸指肌腱侧腱束上

图 8-83 屈指浅肌腱移位重建骨间肌功能

用固有示指伸肌腱及固有小指伸肌腱(Fowler 法),自止点处切断,远端各分成两束,通过掌骨间穿入掌侧经蚓状肌管至手指桡侧。掌指关节屈曲 60°位与伸指肌腱侧腱束缝合。术后处理同 Bunnell 法。

用桡侧腕短伸肌腱(Brand 法)自止点处切断,取四条游离肌腱用以延长伸腕肌腱,通过掌骨间穿入掌侧,经蚓状肌管达手指桡侧,在掌指关节屈曲位缝合到手指侧腱束上。术后处理同 Bunnell 法(图 8-84)。

3. 掌指关节关节囊掌板紧缩术　Zancolli 于 1957 年利用掌指关节关节囊掌板短缩的方法,矫正爪形指畸形。属于静力的矫正方法。手掌横纹横切口,切开掌腱膜,切除部分屈指肌腱鞘管,将屈指肌腱拉向侧方,沿掌板近侧缘切开关节囊,使之形成一个 U 形瓣,将掌指关节屈曲 20°~30°位,把掌板 U 形瓣拉向近侧,用粗丝线将掌板与掌骨颈部关节囊缝合,术后于掌指关节屈曲、指间关节伸直位用石膏托固定 5 周。然后练习活动,避免被动伸直掌指关节。爪形指畸形得以矫正。Chase 于 1973 年改进了这种手术方法,根据爪形手的程度,将关节囊掌板分三种方法分别处理:①横梭形切除部分关节囊掌板,屈曲掌指关节 30°,重新缝合掌板;②在掌骨颈部用微型钻打两骨孔,将掌指关节屈曲 30°,部分切除掌板后用丝线将其缝合固定骨孔处;③将掌指关节掌板膜部舌形瓣切开,然后在掌骨颈部经掌、背侧斜打两骨孔,用细钢丝固定掌板膜部后穿过骨孔,在

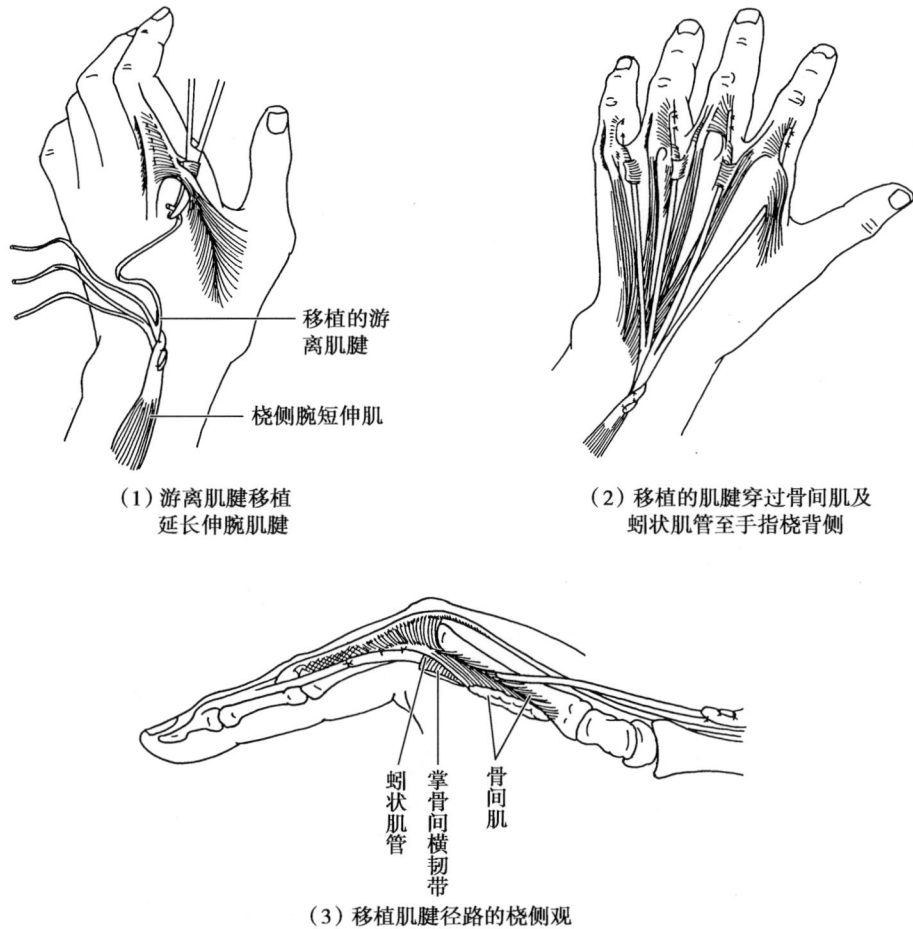

（1）游离肌腱移植
延长伸腕肌腱

（2）移植的肌腱穿过骨间肌及
蚓状肌管至手指桡背侧

（3）移植肌腱径路的桡侧观

蚓状肌管　掌骨间横韧带　骨间肌

图 8-84　伸腕肌为动力，重建骨间肌功能

手背加压固定。

掌指关节关节囊掌板紧缩术，手术操作有一定困难，缝合固定易松弛，有部分爪形手术后复发。因此，笔者将此法加以简化。用细不锈钢丝做可抽出式缝合掌板舌形瓣后，将钢丝两头从掌骨颈两侧方穿至手背，然后加压固定。

这些手术方法是利用短缩掌指关节掌侧板控制掌指关节过伸，从而使指总伸肌发挥伸直两指间关节的作用。因此，在指总伸肌力量较弱时，不宜选用这种手术。

六、正中神经及尺神经损伤

在上臂和前臂，正中神经和尺神经同时损伤的机会比较多。伤后所有屈肌及手内在肌均麻痹，全手皮肤感觉几乎全部丧失。拇指不能外展呈旋后位，即拇指与手掌位在同一平面。表现出典型的铲状手畸形（图 8-85）。

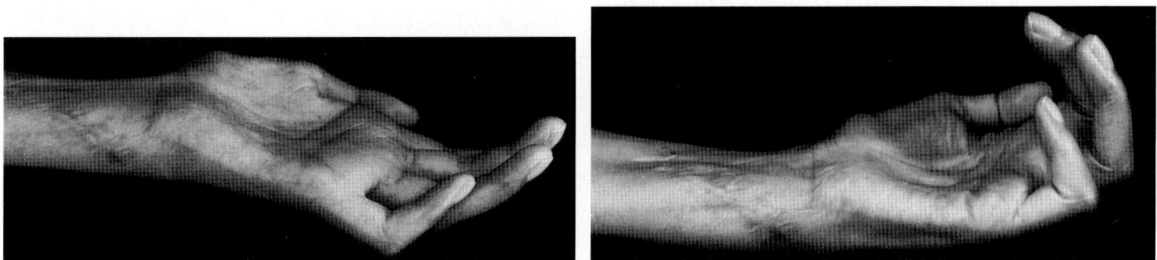

图 8-85　正中神经及尺神经麻痹铲状手畸形

（一）神经修复

正中神经与尺神经在上臂与肱动脉伴行，在上臂远端尺神经稍靠内侧。此部位神经缺损超过 2cm 以上时，很难直接缝合，往往要行神经移植术。

在前臂，正中神经位于指屈浅、深肌腱之间；尺神经与尺动脉位于尺侧腕屈肌深层。肘部尺神经损伤伴有少量缺损，可考虑行尺神经前移，然后行神经缝合。正中神经和尺神经均有大段缺损无法修复，为了恢复正中神经分布区的部分感觉，可用尺神经做带蒂神经移植，以修复正中神经。如果正中神经大段缺损合并有桡动脉血管损伤，可选用带血管的神经移植术。既修复正中神经缺损，又桥接桡动脉血管，增加患肢的血液供应。

（二）功能重建

高位正中神经及尺神经损伤，所有屈肌及手内在肌均麻痹，可用来移位用的有 3 条伸腕肌腱，桡侧腕长伸肌移位到指深屈肌腱，尺侧腕伸肌移至拇长屈肌腱，留下桡侧腕短伸肌稳定或背伸腕关节用。待恢复一定的屈指功能后，拇指外展功能重建可行掌骨间植骨术（图 8-86）。

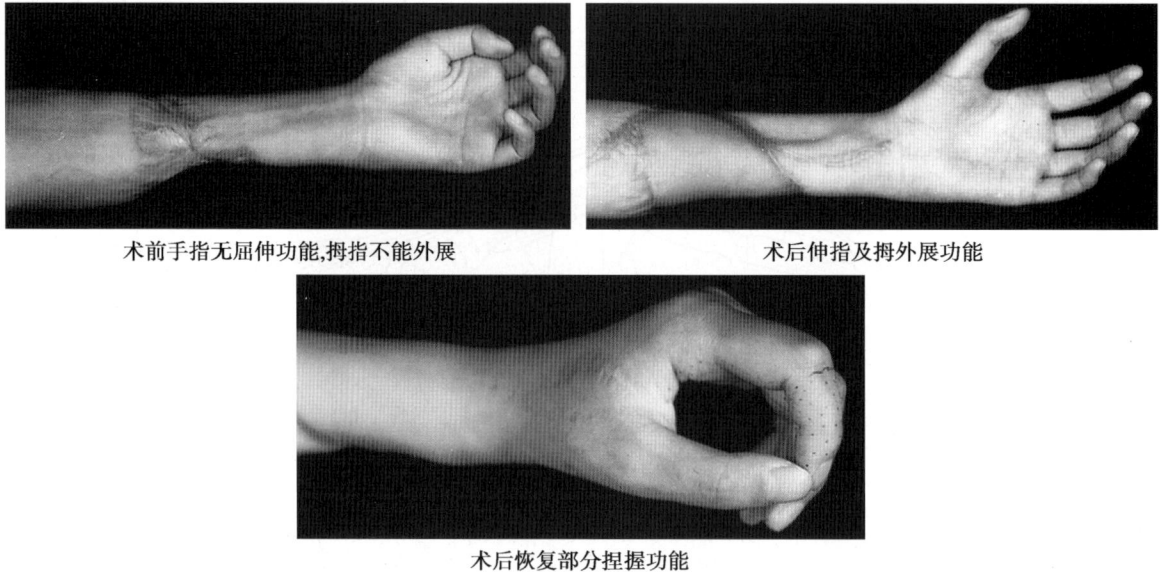

术前手指无屈伸功能，拇指不能外展　　　　术后伸指及拇外展功能

术后恢复部分捏握功能

图 8-86　女性，17 岁。前臂部正中、尺神经缺损，带蒂神经移植，用尺神经修复正中神经以改进伤手的感觉及营养，桡侧腕长伸肌移位至指深屈肌腱以恢复屈指功能，尺侧腕伸肌移位至拇长屈肌，第 1、2 掌骨间植骨重建拇指外展及对指功能

七、桡神经损伤

桡神经发自臂丛神经后束，多数纤维来自 $C_{5\sim7}$。桡神经损伤后，根据损伤部位不同，出现不同的功能障碍。

（一）功能解剖及检查

1. 上臂中下部神经损伤　桡神经自肩后方沿肱三头肌长头与外侧头下行，过桡神经沟，在肱肌与肱桡肌之间进入前臂。此部位的桡神经损伤多与肱骨干骨折有关。在桡神经沟处桡神经与肱骨干直接接触，骨折时的牵拉、骨折端的直接刺伤或嵌压、骨痂的绞窄等，都易损伤桡神经。损伤的桡神经连续性常存在，多数情况需进行神经松解，去除压迫的因素，神经功能恢复较满意。少数病例为神经断裂，或神经虽有连续性但损伤部位已瘢痕化，需重新切除修复。神经缺损较多者，可行神经电缆式移植或神经束间移植术（图 8-87）。

2. 前臂近端神经损伤　桡神经在肘前肱肌与肱桡肌之间下行，在指总伸肌下方分成深、浅两支，深支从旋后肌中穿过，然后发出数条肌支支配指伸肌及拇伸肌。此部位桡神经损伤多为刺伤或切割伤，或由于各种原因引起的前臂骨间背侧神经卡压综合征。桡神经分支显露稍困难，但手术修复效果好。

（二）功能重建

桡神经损伤后由于失去神经修复时机，或神经修复后恢复不理想，为了改进患肢功能，应行肌腱移位术。桡神经麻痹后主要为伸腕、伸指、伸拇功能丧失，无论以什么肌肉为动力的肌腱移位，都应围绕解决这三个问

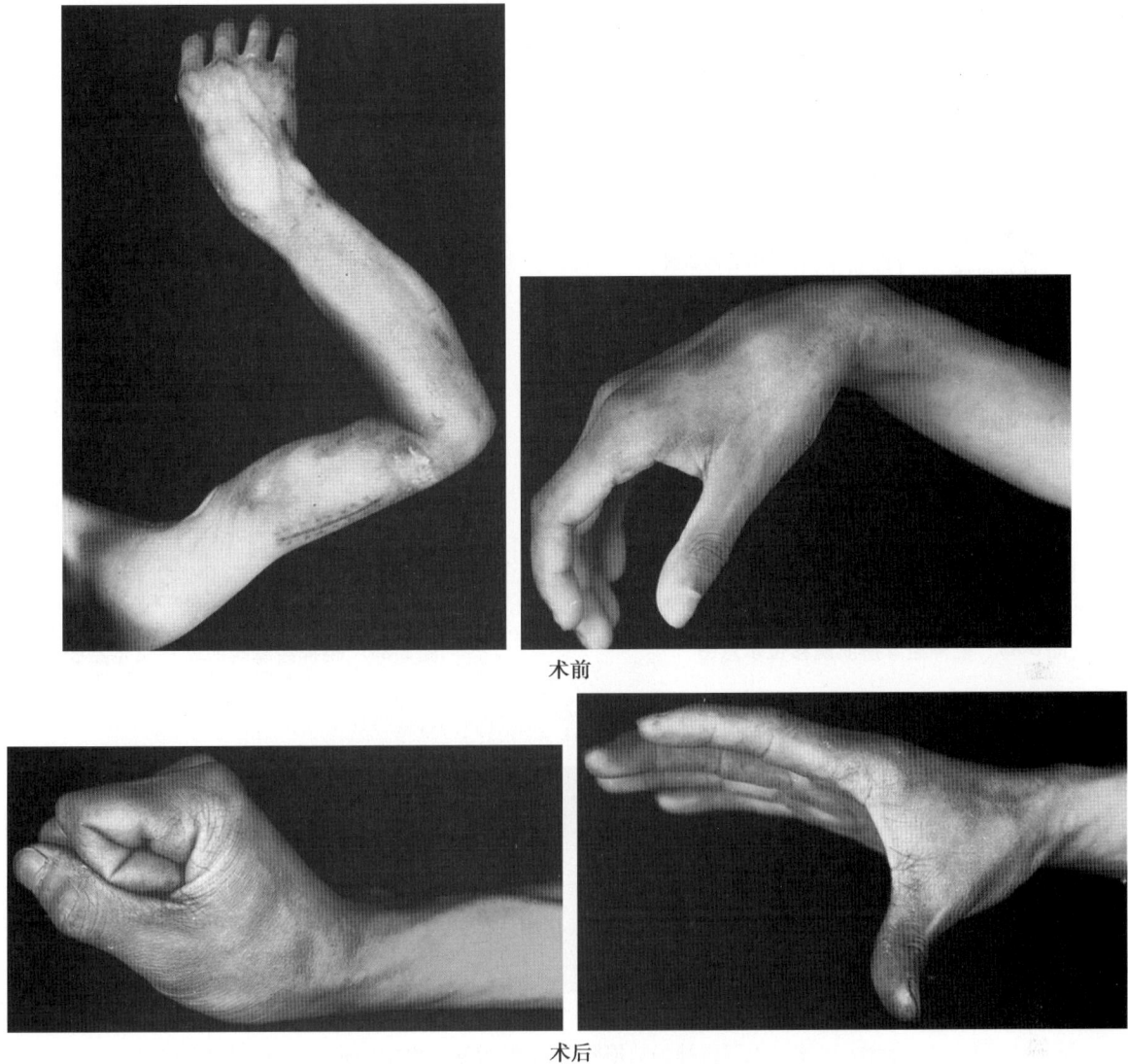

术前

术后

图 8-87　男性,27 岁。肱骨骨折桡神经断裂 5 个多月。桡神经吻合术后
5 个月,伸腕、伸拇、伸指肌功能恢复

题。屈腕肌与伸指肌是协同肌,旋前圆肌与伸腕肌是协同肌。一般有 3 条屈腕肌,移位时必须保留其中之一。如果无屈腕肌控制腕关节,伸指时腕关节过度伸展,则伸指力量减弱。对掌长肌缺如的病例,如果两条腕屈肌均需作移位用,为了达到屈侧有稳定腕关节的肌力,可于腕部切断环指指浅屈肌,将其近端与移位后桡侧腕屈肌肌腱之远端缝合。

　　桡神经麻痹常用的肌腱移位方法是,旋前圆肌移至桡侧腕长、短伸肌;尺侧腕屈肌移至指总伸肌;掌长肌移至拇长伸肌。

　　前臂桡侧中上 1/3 交界处纵切口,从肱桡肌与桡侧腕长伸肌之间进入,可见到斜行片状止于桡骨的旋前圆肌。将其附着在桡骨上远侧部分的腱性组织连同一片骨膜剥离,以延长其长度。另于前臂下端尺侧纵切口内显露尺侧腕屈肌,尽量在豌豆骨远端连同筋膜切断。在此切口内从止点处切断掌长肌腱。在腕背侧近端做 S 形切口,显露指总伸肌腱和拇长伸肌腱,将掌长肌腱和尺侧腕屈肌腱分别通过前臂桡、尺侧皮下隧道,从背侧切口抽出。在前臂旋前,腕关节背伸位,将旋前圆肌与桡侧腕长、短伸肌腱编织缝合,张力应尽量大一些;再将拇长伸肌腱从腕背鞘管内抽出,与掌长肌腱在桡骨茎突桡背侧皮下编织缝合,腕在功能位时调节张力使拇指掌指关节在伸直位;然后再将尺侧腕屈肌与指总伸肌腱编织缝合,调节张力当腕关节在功能位时,使各指掌指关节保持在伸直位。肌腱缝合点应尽量高一些,以免腕背韧带阻挡肌腱滑动。手术后用石膏托固定腕及手指及拇指于伸直位,4 周后去除外固定,练习活动(图 8-88 ~ 91)。

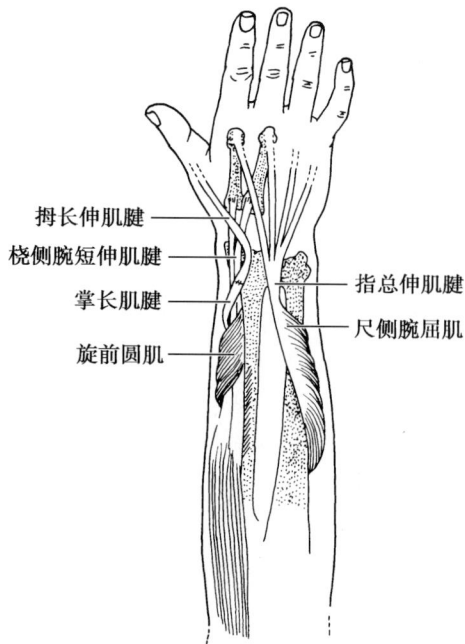

拇长伸肌腱
桡侧腕短伸肌腱
掌长肌腱
旋前圆肌
指总伸肌腱
尺侧腕屈肌

图 8-88 桡神经麻痹肌腱移位示意图

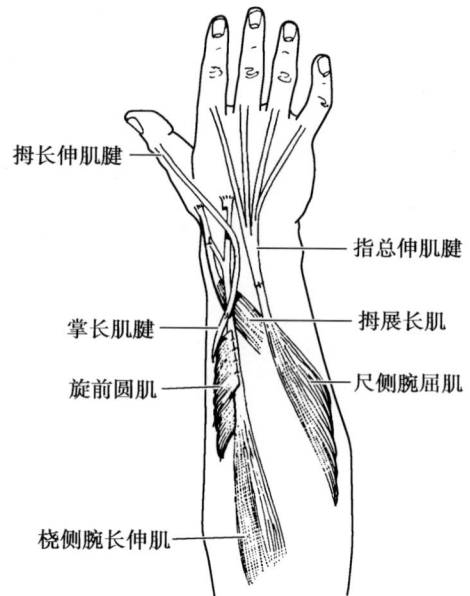

拇长伸肌腱
指总伸肌腱
掌长肌腱
旋前圆肌
拇展长肌
尺侧腕屈肌
桡侧腕长伸肌

图 8-89 桡神经麻痹肌腱移位示意图

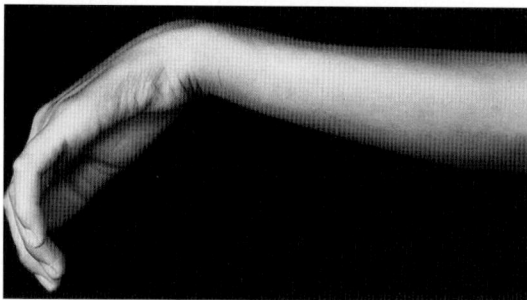

术前

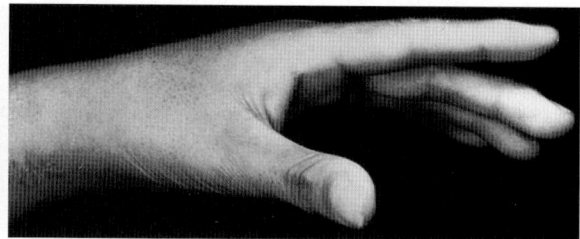

术后

图 8-90 女性,35 岁。上臂桡神经缺损两年,做肌腱移位术重建伸腕、伸指、伸拇功能

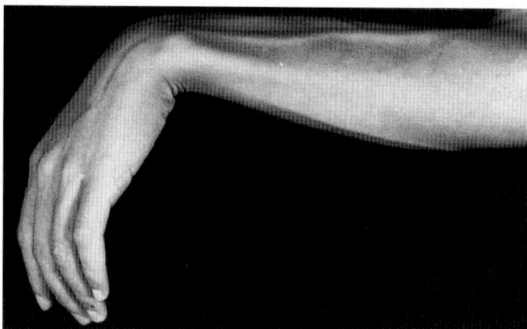

术前

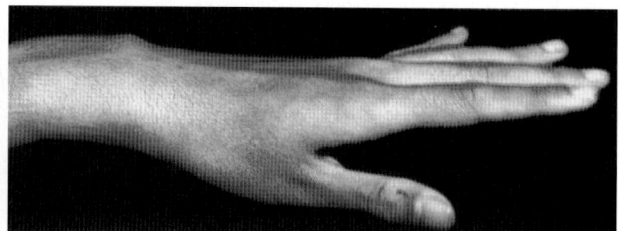

术后伸指时不能同时伸腕

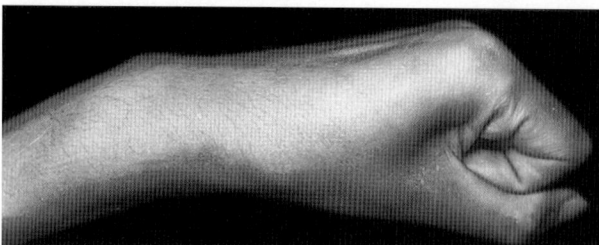

握拳后不能充分屈腕

图 8-91 男性,29 岁。肱骨骨折桡神经损伤,神经吻合术后 10 个月未恢复功能。做肌腱移位术,术后肌腱粘连,伸指时不能同时伸腕,握拳后不能充分屈腕

第十节　上肢神经卡压综合征

周围神经在解剖上某些特定的部位,如经过某些肌肉的起点处、穿过肌肉处、行经骨性纤维鞘管或先天性畸形变异处,这些部位组织较硬韧,神经本身可移动性较小,经过长时间的压迫和肢体活动时对神经局部的牵拉磨损,可致神经损害,产生感觉及运动障碍,称为周围神经卡压综合征。Kopell 和 Thompson 于 1959 年首先提出周围神经卡压性损害这一名词。起病缓慢,一般先出现感觉障碍,后出现肌肉麻痹。与神经伴行的血管,也可同时受压出现症状。

一、胸廓出口综合征

Willshire 于 1960 年首先描述此病。臂丛神经与锁骨下动、静脉在胸廓出口处和在胸小肌与肩胛喙突附着处受到卡压引起的综合症状。

1. 解剖　颈三角间隙,在胸锁乳突肌的深面,两边为前、中斜角肌,底边为第 1 肋骨,形成一个三角形的间隙,臂丛神经和锁骨下动脉从该间隙穿过。在某些异常的情况下,使三角间隙变小,或斜角肌本身的病变,可产生压迫神经、血管的症状(图 8-92)。

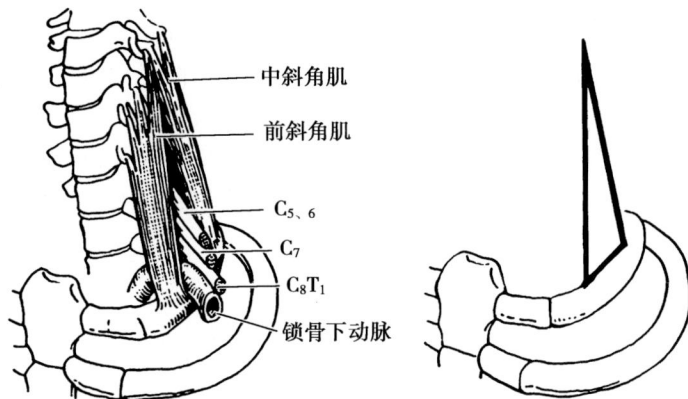

图 8-92　颈部三角形间隙

2. 病因
(1) 颈肋:第 7 颈椎长出异常的肋骨即颈肋,或第 7 颈椎横突过长,有时由其延伸到第 1 肋骨上的异常纤维带,将臂丛神经、血管顶起产生卡压症状。
(2) 前斜角肌痉挛、肥大压迫神经、血管。
(3) 锁骨骨折畸形愈合、骨痂形成,压迫臂丛神经。
(4) 胸腔出口处的肿物为脂肪瘤、血管瘤等的压迫。

3. 诊断
(1) 症状:持续性上肢麻木、乏力、酸痛。有时挥动上肢可以缓解症状。刺激病变部位,症状加重。病史长者可出现上肢肌肉萎缩,以尺神经支配肌肉为主。
(2) 斜角肌挤压试验(Adson 试验):患者坐位,双手放在双膝上,将头转向患侧,抬高颏部并使颈部尽量向上伸展,然后深吸一口气,紧闭声门作屏气动作,如桡动脉搏动减弱或消失,上肢感到麻木感加重,则为阳性。因为深吸气时可使第 1 肋骨上抬,前伸和转动颏部则使颈三角间隙变窄,从而压迫臂丛神经或锁骨下动脉。如在转动头部以前脉搏就有变化,则应怀疑有颈肋存在。
(3) 挺胸试验:检查者一手摸患者桡动脉,同时嘱患者双肩下垂向后伸,即过度挺胸姿势。此时若桡动脉搏动减弱或消失以及伴有手指麻木感,则是锁骨下血管与臂丛神经在锁骨与第 1 肋骨之间受压的结果。
(4) 上肢外展、外旋试验:双上肢外展 90°并外旋,让患者双手做连续快速伸、屈动作,患侧上肢从远端向近端出现疼痛,无力,手臂自动下落,而健侧则可持续一分钟以上不出现症状。此体征是由于肩外展、外旋后锁骨下血管在胸腔出口处受压加重,使肢体从远到近产生供血不足所致。

4. 治疗 以手术治疗为主。有前斜角肌挛缩,或颈三角部可触及硬条索状纤维带者,可将挛缩的斜角肌或纤维带在近肋骨附着处切断。锁骨骨折畸形愈合者,可切除一段畸形愈合的锁骨,以减轻对臂丛神经及血管的压迫。有颈肋者,应先切除连接颈肋与第1肋骨的纤维束带,多可解除压迫。是否应进一步切除颈肋,尚没有统一的意见,如需要切除颈肋时,可经锁骨上或腋路进行。

二、肘尺管综合征

Panas 于 1878 年报告 3 例肘关节骨折后 12 年,因肘部创伤性关节炎而出现尺神经受压。Rowx 在 1897 年报道将尺神经前移治疗尺神经炎。Saskatoon 等在 1958 年报告一组肘部尺神经受压病例,术中发现尺侧腕屈肌两头之间有一增厚的纤维带,压迫尺神经。称之为肘管综合征。

1. 解剖 在肱骨内上髁与尺骨鹰嘴之间,有一弧形窄而深的骨沟,有深筋膜横架于上,形成一骨性纤维鞘管,即尺神经沟。也称肘尺管。管内为尺神经及尺侧上副动、静脉。

2. 病因 肘关节骨折肘外翻畸形愈合,尺神经受牵拉,或骨折复位不良,肘管内骨质不平,尺神经受到磨损;肘管内的血管瘤、腱鞘囊肿等占位病变;骨性关节炎,类风湿性关节炎,全身性疾患如糖尿病、麻风等都可以产生并发肘管综合征。

3. 诊断 早期常感到小指指腹麻木、不适。有时写字、用筷子动作不灵活。症状加重时,尺侧腕屈肌及环、小指指深屈肌力弱,手内在肌萎缩,出现轻度爪形指畸形。Froment 征(+)。

4. 治疗 将尺神经从尺神经沟中解脱出来,移至肘前皮下。尺神经前移时要往远、近端做充分游离,并需切断神经的关节支及 1 或 2 个肌支,以利向肘前移位,以防止移位后肌内卡压。在屈肌起点处掀起一片深筋膜,将移位的尺神经控制在肘前部,以防伸肘时移位的神经滑回原位。翻转的深筋膜要有一定的宽度及长度,防止对尺神经形成新的卡压。一般不主张行神经束间松解,否则会使症状加重。术后于屈肘位用石膏托制动,3 周后开始练习活动(图 8-93)。

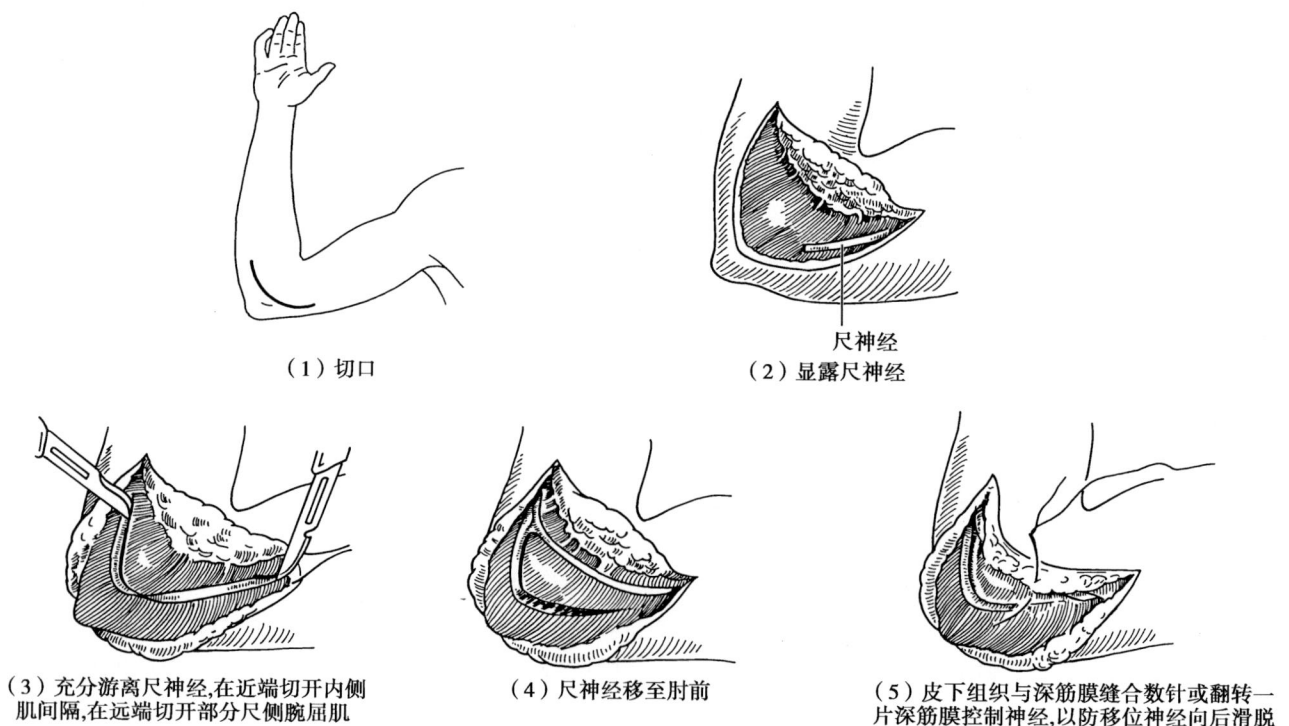

(1)切口　　　　　　　　　　　　　　　　(2)显露尺神经

(3)充分游离尺神经,在近端切开内侧　　(4)尺神经移至肘前　　　　(5)皮下组织与深筋膜缝合数针或翻转一
　　肌间隔,在远端切开部分尺侧腕屈肌　　　　　　　　　　　　　　　　片深筋膜控制神经,以防移位神经向后滑脱

图 8-93　肘部尺神经前移术

三、前臂骨间背侧神经卡压综合征

1. 解剖　桡神经在肘关节水平分为浅、深两支,其中深支即为骨间背侧神经。Frohse 于 1906 年描述了旋后肌浅层近端边缘有腱性增厚,呈半环状,后人称此半环状腱弓为 Frohse 腱弓。骨间背侧神经从此腱弓下方经过,产生卡压综合征。也有人称为旋后肌综合征(图 8-94)。

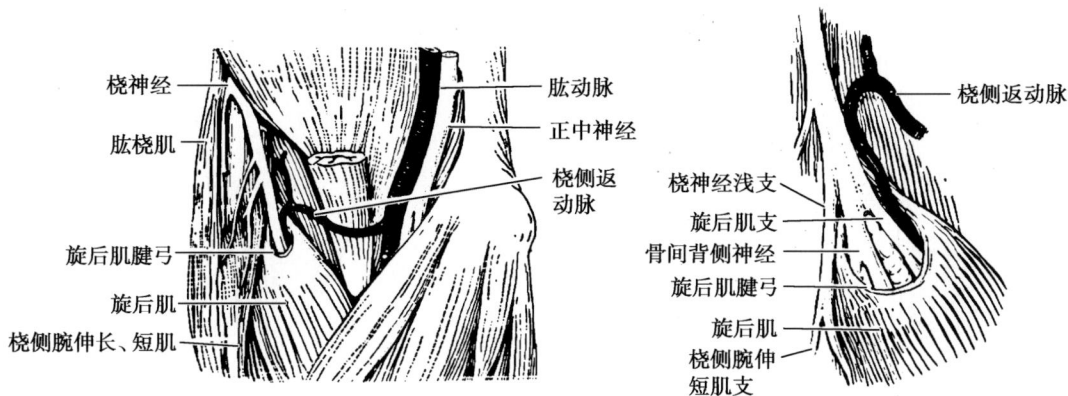

图 8-94　旋后肌腱弓

2. 病因　桡神经深支进入旋后肌处受 Frohse 腱弓的压迫,或者附近有脂肪瘤、血管瘤、囊肿等,采用针灸或手法按摩治疗,均可以产生对骨间背侧神经的卡压症状。此外,反复旋转前臂的劳动、前臂近端的创伤、类风湿滑膜炎等也可继发卡压综合征。

3. 诊断　发病多较缓慢,麻痹多不完全,没有感觉障碍。

旋后肌、指总伸肌、小指固有伸肌、尺侧腕伸肌、拇长展肌、拇短伸肌、拇长伸肌及示指固有伸肌等力弱或麻痹。

有时局部可以摸到肿物,或 X 线片显示骨与关节的异常变化,均有助于诊断。

4. 治疗　早期诊断很重要,一旦诊断明确,需手术治疗。

手术时,先在肘部外侧显露肱桡肌,将其向外牵拉。在肱桡肌与肱肌之间暴露桡神经,然后由肱桡肌与桡侧腕伸肌之间分开,可见到旋后肌之近侧缘及 Frohse 腱弓,骨间背侧神经由此进入旋后肌内。再由桡侧腕短伸肌与指总伸肌之间分开,可见到旋后肌后缘,骨间背侧神经由此穿出。

多数患者解除压迫因素后,还多需行神经松解术,神经功能恢复一般较满意(图 8-95)。

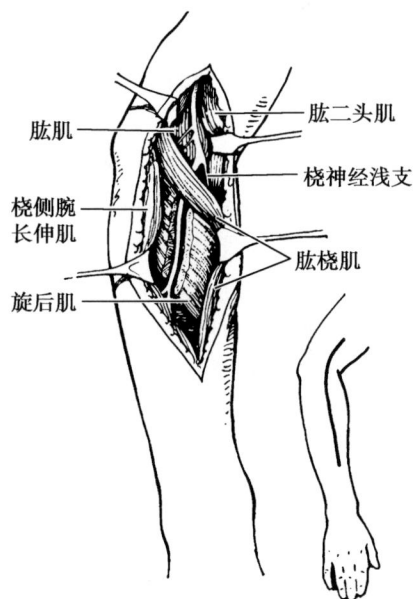

图 8-95　背侧骨间神经手术显露

四、前臂骨间掌侧神经卡压综合征

1. 解剖　前臂骨间掌侧神经是正中神经最大的分支,自正中神经背侧发出,相当于桡骨颈水平先后发出肌支支配指深屈肌的桡侧部分(即示、中指指深屈肌)、拇长屈肌及旋前方肌。在肘部和前臂近端有丰富的肌肉,正中神经及其分支骨间掌侧神经从旋前圆肌之肱骨头及尺骨头之间,屈指浅肌内侧头与外侧头之间穿过。

2. 病因　上述肌肉的起点之间常有异常的纤维带或肌腱弓,因而成为嵌压神经的解剖基础。骨间掌侧神经与正中神经主干并行,但嵌压症状仅影响前者,而后者不受侵犯(图 8-96~97)。

3. 诊断　患者常主诉无明显原因或外伤后前臂近端酸痛,前臂旋前或旋后动作时症状加重,应考虑本病存在。前臂近端叩击正中神经主干时 Tinel 征(+)。前臂抗阻力旋前时症状加重,因为拇长屈肌与示指指深

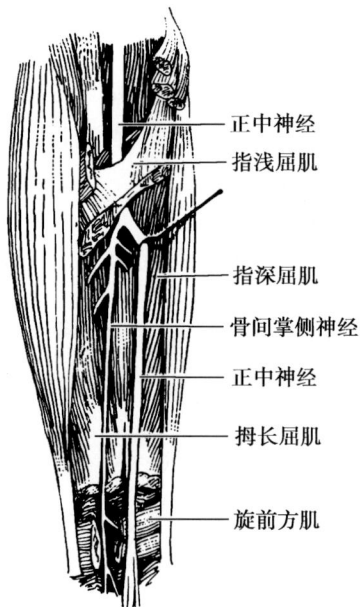

图 8-96 骨间掌侧神经

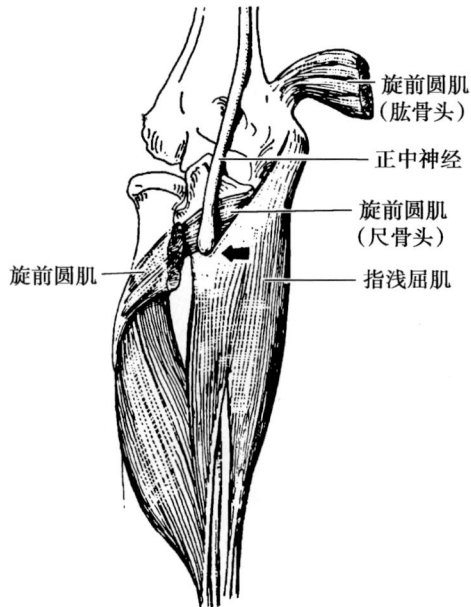

图 8-97 骨间掌侧神经容易受压的部位

屈肌麻痹,拇、示指末节不能屈曲。手部没有皮肤感觉障碍。

4. 治疗 诊断明确后,手术将旋前圆肌或指浅屈肌起点处的肌腱弓或异常纤维带切除,解除掌侧骨间神经压迫。一般术后恢复较满意。

五、腕管综合征

1. 解剖 腕管综合征在临床中较为多见。腕管是腕掌侧一个骨纤维性管道,其桡侧为舟骨及大多角骨,尺侧为豌豆骨及钩骨,背侧为月骨、头状骨、小多角骨及覆盖其上的韧带,掌侧为腕横韧带。指深、浅屈肌腱及正中神经、拇长屈肌腱从腕管内通过。在此硬韧的骨性纤维管内,通过的组织排列十分紧密。任何增加腕管内压的因素,都将使正中神经受到压迫。

2. 病因 滑膜增厚、腕管内腱鞘囊肿、滑膜增厚、脂肪瘤、血管瘤、腕部的骨折脱位等。本病多发于行经期、妊娠期或哺乳期的女性,可能与内分泌失调、腱滑膜增厚有关。

3. 诊断 女性多于男性,男女比例约为1:6。患者主诉桡侧 3 或 4 个手指麻木、疼痛,夜间或清晨较明显。疼痛有时放射至肘部,甩手、按摩、挤压手及腕可使症状减轻。有时拇指外展无力,动作不灵活。正中神经皮肤分布区感觉迟钝。严重者可有大鱼际肌萎缩。

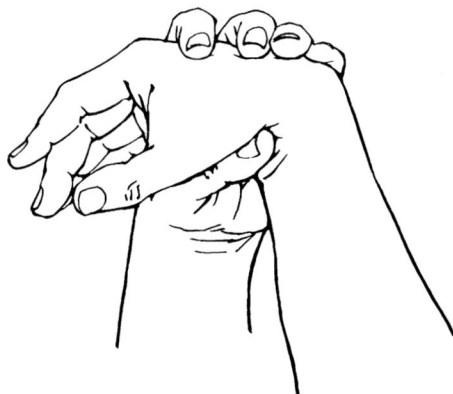

图 8-98 屈腕试验(Phalen 试验)

(1)屈腕试验(Phalen 试验):腕关节极度掌屈,1 分钟后,自觉正中神经单一分布区手指皮肤麻木加重者为阳性。可双侧同时对比做。也可在屈腕时,检查者用拇指压迫腕部正中神经部位,1 分钟手指麻痛加重者为阳性(图 8-98)。

(2)叩击试验(Tinel 征):用手指轻叩腕掌部,如出现沿正中神经分布区异常感者为阳性。

(3)肌电图检查:早期病例可用肌电图检查,以帮助确定诊断。神经传导速度可减慢,拇短展肌收缩力减弱。

4. 治疗 早期可采用非手术疗法,用含普鲁卡因的类固醇制剂溶液作腕管内注射,每周 1 次,3 次为一疗程。类固醇类药物可使腕管内组织水肿减轻,肌腱滑膜变薄,以缓解症状。晚期病例,或经非手术治疗反复发作者,或已有大鱼际肌萎缩者,应手术切开腕横韧带减压。根据正中神经受压后变化程度不同,决定正中神经是否要做束间松解术(图 8-99 ~ 101)。

桡侧腕屈肌腱
掌长肌腱
（1）进针部位

腕横韧带
深筋膜
正中神经
（2）进针深度

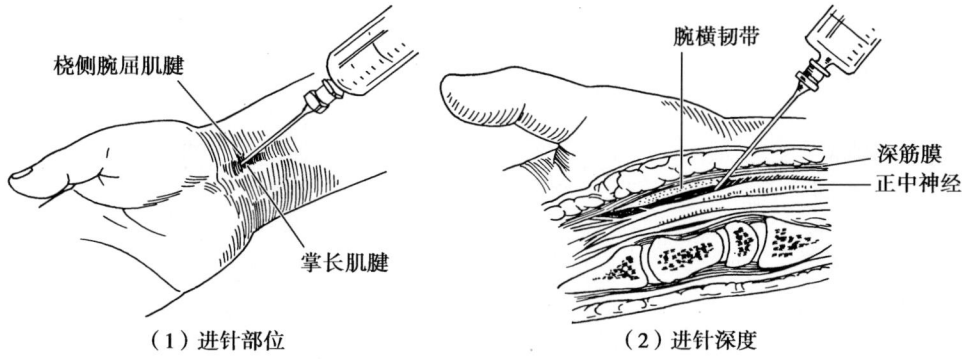

图 8-99 腕管内封闭

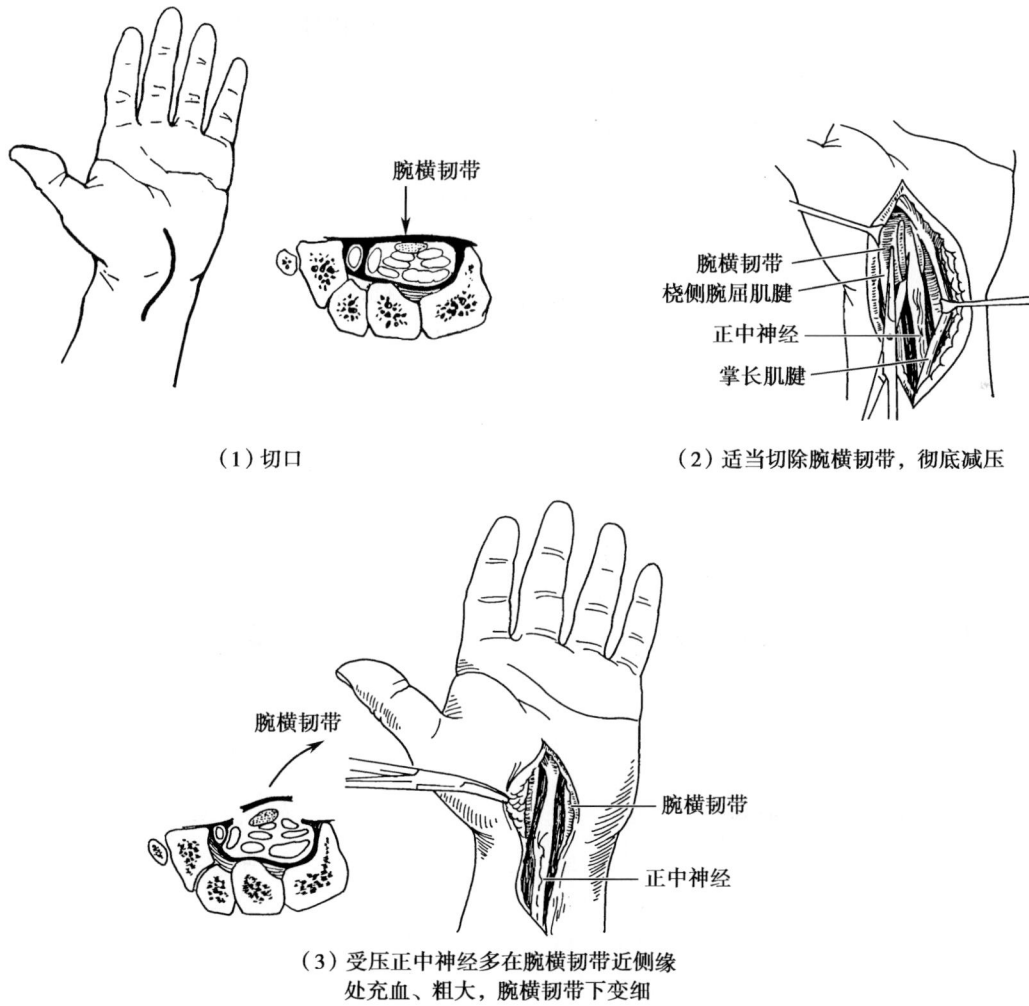

腕横韧带
（1）切口

腕横韧带
桡侧腕屈肌腱
正中神经
掌长肌腱
（2）适当切除腕横韧带，彻底减压

腕横韧带
腕横韧带
正中神经
（3）受压正中神经多在腕横韧带近侧缘
处充血、粗大，腕横韧带下变细

图 8-100 腕管切开减压示意图

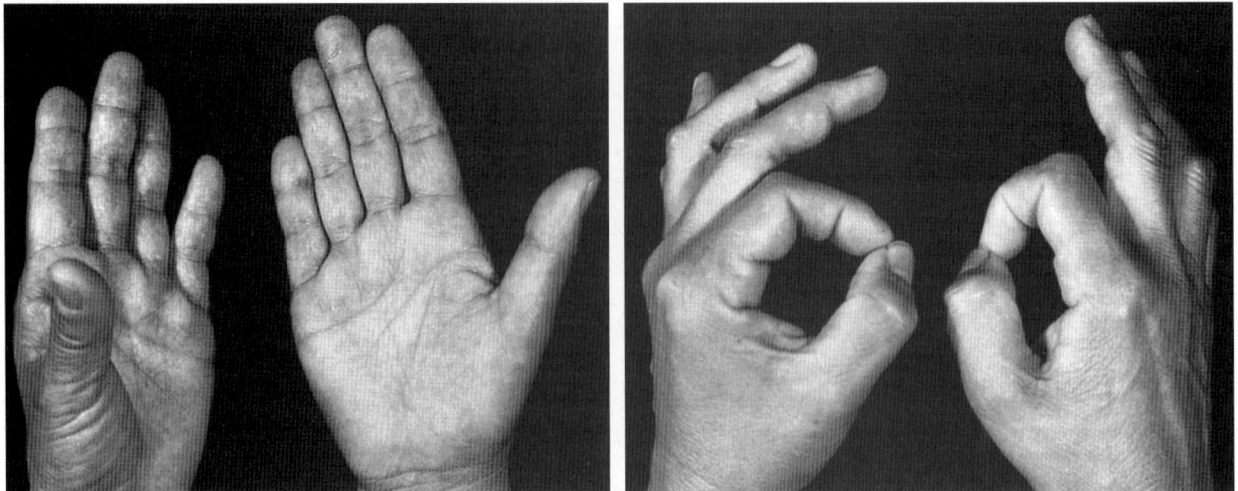

右拇不能外展,桡侧3个手指麻木

患手拇、示指不能做成O形

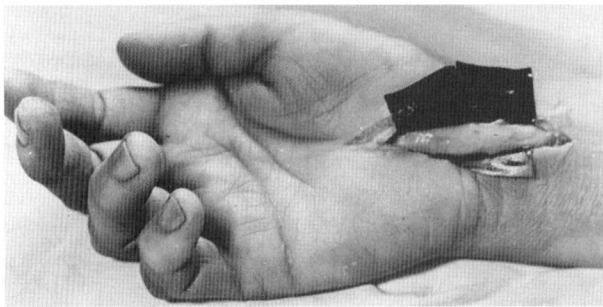

腕横韧带近端正中神经粗、硬、充血

图 8-101 女性,46 岁,缝纫工。右腕管综合征

六、腕尺管综合征

1. 解剖 腕尺管位于腕关节掌尺侧,起于豌豆骨近端,止于钩骨钩的远端。在豌豆骨与钩骨之间有豆钩韧带作为腕尺管的衬底。管的顶部有小鱼际肌起始部,腕掌侧横韧带及尺侧腕屈肌扩张部所覆盖。中间构成一个骨性纤维鞘管,即腕尺管。尺神经及尺动脉通过此管至手掌部。Guyon 在 1861 年首先对腕尺管的解剖进行描述,提出此部位有发生尺神经卡压的可能。Dupont 于 1956 年命名为腕尺管综合征(图 8-102)。

2. 病因 尺神经于豌豆骨远端分为浅、深两支,二者并行进入腕尺管。此部位的骨折、变异的肌肉、腱鞘囊肿、血管瘤等均可以压迫神经产生症状。

3. 诊断 症状轻者,仅以环、小指末节皮肤感觉障碍为主,手内在肌无力。严重时可出现手内在肌萎缩。腕尺管综合征应与肘管综合征或胸廓出口综合征相鉴别。前者除在 Guyon 管附近压痛或可触及肿物外,前臂无感觉异常,环、小指指深屈肌及尺侧腕屈肌不受累。肌电图也可以帮助鉴别诊断。

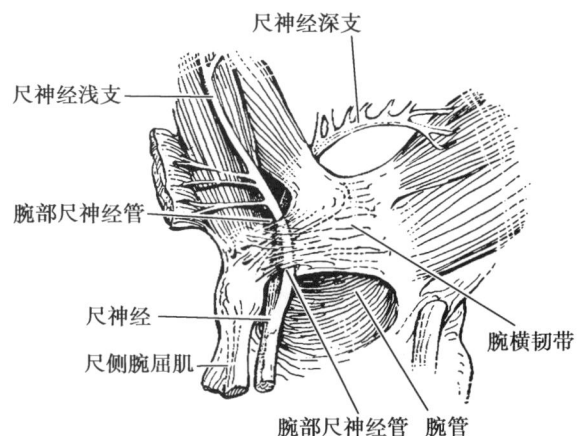

图 8-102 腕部尺神经管

4. 治疗 早期病例可试行含普鲁卡因的类固醇药物做腕尺管内封闭。症状明显或手内在肌萎缩者,应手术治疗,去除腕尺管上部纤维结构,局部肿物应予以切除,解除一切尺神经压迫因素。

(常万绅)

第 九 章

肌 腱 损 伤

在手外科领域中,有关肌腱的问题占很大比重。根据北京积水潭医院手外科1992、1993两年统计:手部损伤(新鲜与陈旧性损伤)共3 700多例/年,单纯肌腱损伤或合并肌腱损伤的病例占30%。因此,肌腱修复质量,直接关系到手功能恢复程度。肌腱修复过程中,熟悉肌腱系统的功能解剖,了解肌腱损伤的创伤病理,熟练地掌握肌腱损伤的处理原则与操作技术,是获得肌腱修复术后较好疗效的基本条件。

肌腱外科的发展已有几百年历史了,但对肌腱是可以直接缝合的组织的认知才是近百年的事。过去人们一直认为肌腱与神经是同一种组织,神经进入肌肉,再从肌肉穿出后汇总成白色索条样结构即神经(Galen 131—201)。在这种理论的认识影响下,认为在肌腱上手术会引起疼痛,产生肌肉痉挛与坏死。历时数百年,没有哪位医师轻易做肌腱手术。Avicenna(980—1077)首次报道了断裂肌腱缝合手术,但由于多少年来对肌腱结构的不正确认识,肌腱外科并未因此而顺利开展。直到1752年,Haller的研究工作有力地证实了肌腱与神经是两种不同类型的组织,在肌腱上手术不会直接产生任何的神经症状。由此,肌腱外科才得以逐渐开展起来。Missa(1770)报道了1例中指伸肌腱损伤利用环指肌腱移位修复的病例;Velpean(1839)、Melgagni(1881)也证实了肌腱缝合的可能性。后来的报告中有因肌腱缝合处断裂而失败的病例,但从根本上否认了肌腱-神经的同源性,并肯定了肌腱损伤是可修复的理论。

多少年来,肌腱的修复结果一直不理想,主要原因是术后肌腱粘连,妨碍肌腱的滑动。最具有代表性的手术是屈指肌腱鞘内肌腱损伤修复,这个部位的肌腱、鞘管等解剖结构复杂,功能要求高,损伤机会多,治疗困难。Godevilla(1899)、Biesalski(1910)强调肌腱手术时保护好鞘管,可以减少肌腱粘连形成。Valpins则认为肌腱移位的效果更好些,Lange强调屈肌腱鞘内不要有缝合点,肌腱止点重建可减少鞘管区内粘连等。以上措施因种种原因未能在临床上推广应用。Leo Mayer(1916)对屈指肌腱的腱鞘与腱周组织、肌腱的血液供给与营养,肌腱的滑膜以及腱系膜等作了系列研究,为近代肌腱损伤修复奠定了基础,其中大部分理论一直沿用至今。

手外科创始人之一Sterling Bunnell(1892—1957)在手部的创伤与修复方面做了大量的工作,进一步发展了Leo Mayer的理论。他不仅强调肌腱无创操作技术、严格无菌、无血手术野的重要性,还设计出肌腱皮肤切口,提出以间接暴露肌腱更为合理,可以减少肌腱粘连,防止关节继发挛缩畸形,并在肌腱的缝合方法、保留鞘管滑车重要性以及肌腱术后固定时间等诸多方面提出了重要原则与方法。基于大量临床实践,于1944年Bunnell完成了《手外科学》的撰写与出版。论著中有较大的篇幅介绍了肌腱问题,指出"在手外科中,最为困难的问题之一是肌腱损伤后恢复手指的功能",强调肌腱的修复重要性与困难性。

肌腱外科的现代纪元开始了。自1950年以来,许多医师为改善肌腱损伤治疗结果,在肌腱显微解剖学、生理学、生物力学及临床实践上做了大量的、卓有成效的工作。为了解决肌腱缝合后粘连问题,大部分的研究工作是从肌腱有无自愈能力开始的。Rack(1953)认为,肌腱本身几乎无自愈能力,肌腱粘连是肌腱愈合过程中必然产生的修复方式。Arm(1963)、Gelberman(1963)、Dehm(1971)等在肌腱愈合机制上进行了研究,证实了肌腱本身有修复能力,可以通过肌腱细胞的增殖完成。并提出肌腱愈合期内,在保护下早期有控制的功能活动,可以减少肌腱粘连。Framan(1977)、Kessler(1969)、Kleinert(1969)、Lister(1979)、Strickland(1980)等众多学者,在肌腱组织学,特别是在肌腱微细结构解剖、肌腱的营养方式、肌腱愈合机制以及肌腱缝合材料与方法的改进,肌腱支具的应用等方面做了大量的基础研究与临床实践。肌腱损伤修复提高到一个新的水平,肌腱外科的理论更趋完善。相信随着科学的进步,在肌腱外科这个领域内会有更大的发展。

第一节　有关肌腱系统的基本概念

一、肌腱的基本结构

肌腱是肌肉的延续部分,由大量平行排列的胶原纤维组成,其间有少量的肌腱细胞。肌腱基本单位是胶原纤维束,这些纤维束间没有分支,但束与束间互相交替,防止纤维间的分离。

肌腱是一种致密的组织,其中胶原占70%,其他为弹力纤维(纤维蛋白)和糖聚合物(黏多糖类)。胶原中含有大量葡萄糖、吡咯氨酸和羟脯氨酸。由于动物肌腱中胶原所含羟脯氨酸量很少,因此在做定量分析中它可以作为胶原成分的一个指标,通过测定胶原含量来反映肌腱愈合质量。

肌腱结构的最小单位是胶原分子。胶原是由成纤维细胞产生的原胶原形成。原胶原分子形成厚胶原纤维,它充填于致密胶原样基质中,主要成分是黏多糖类物质。最常见的基质为硫酸软骨素和玻尿酸及水等。

肌腱外周为结缔组织或滑膜脏层包绕肌腱表面形成腱外膜,其部分纤维向肌腱内延伸,在肌腱束间包绕构成腱内膜。肌腱系膜来自滑膜鞘的壁层滑膜,以及披覆肌腱末端的脏层(腱外膜)相连续形成。腱系膜呈半透明状,中有血管、淋巴管和神经,供给肌腱营养(图9-1)。

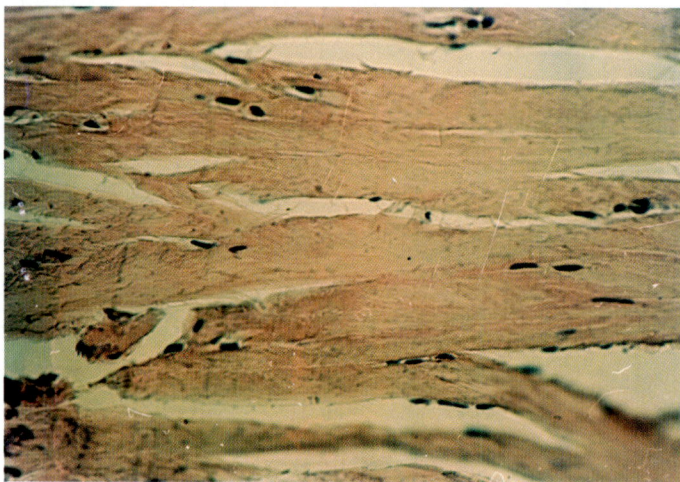

肌腱组织 ×40HE　　　　肌腱组织 ×20HE

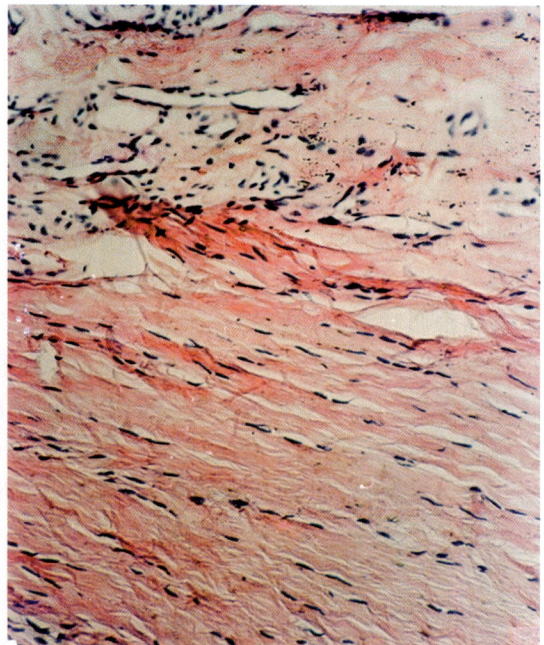

图 9-1　肌腱的组织结构
肌腱纤维呈轴行排列,其间有少量的肌腱细胞。肌腱纤维束间少有联系,束与束互相交替,防止纤维分离。
肌腱细胞散在于轴行排列的纤维之间。肌腱组织内缺乏血管组织,主要分布于肌腱的周边

肌腱组织内部并非实质性的无隙结构,腱纤维之间,肌腱与周围组织间均存在着肌腱赖以生存的环境,任何损伤都可导致肌腱表面结构及内部组织的破坏,使肌腱失去活性,影响肌腱营养及愈合质量。

二、肌腱的生理学

手指屈伸活动,取决于手部内、外在肌的协调运动。屈指运动起自近侧指间关节、掌指关节,随后是远侧指间关节的活动。远侧指间关节的活动速率比近侧指间关节和掌指关节要慢,了解肌腱滑动的生理学和力学特征,以及复杂的肌肉-肌腱系统的协调动作,对肌腱损伤与功能重建有着重要的意义。

(一) 肌肉-神经支配比率

运动神经来自脊髓前角细胞,支配一定数量的肌肉纤维,构成一个运动单位。每一神经纤维支配肌肉纤维的数目各不相同。体积较大、有力量的肌肉,支配肌肉的神经纤维数目就多些;体积小的肌肉,神经纤维的数目则少些。

(二) 肌力

肌力是指肌肉做功的能力。肌力取决于肌肉的横截面积。肌腱移位时,通过力臂的改变调整力距的大小,改换做功方向和能力,但其肌力的绝对值没有变化(表9-1)。

表9-1　前臂肌肉工作能力测量(单位:Mkg)

肌　肉	工作力	肌　肉	工作力
旋前圆肌	1.2	桡侧腕长伸肌	1.1
肱桡肌	1.9	桡侧腕短伸肌	0.9
掌长肌	0.1	尺侧腕伸肌	1.1
指总伸肌	1.7	拇长展肌	0.1
拇长屈肌	1.2	尺侧腕屈肌	2.0
指深屈肌	4.5	桡侧腕屈肌	0.8

表9-1 所列肌肉做功数值可供临床应用参考

肌腱做功能力可按以下方法计算:

$$W = F \cdot d$$

F = 绝对肌力

d = 肌肉收缩幅度,即收缩范围

根据测量,每平方厘米截面积肌肉,绝对力量为3.65kg或4kg。

故绝对肌力(F) = 3.65kg(4kg)×肌肉截面积

(三) 肌肉收缩速度对张力的影响

功能相似的一组肌肉,收缩速度较快者,其产生的张力低于收缩速度较慢者。因此,要产生较好的肌肉张力,以低速度收缩的肌肉较好。如肘关节从伸直位屈曲至90°的过程中,所有的屈肘肌均起作用,但由于这些肌肉的止点不同,其作用也各异。肱二头肌和肱肌的止点接近肘关节的轴线,较短距离的收缩可以使肘关节产生较大范围的角度移动。肱桡肌的止点远,要收缩较长一段距离才能产生相同范围的肘关节屈曲活动。因此,肱桡肌收缩速度要比前者快。从力学角度看,肱桡肌止点距离支点远,应该比肱二头肌和肱肌有较大的机械效应,但由于它收缩速度快而被降低。所以在屈肘运动中,肱桡肌不是主要的屈肘肌。

(四) 肌肉长度-张力关系

肌肉不受刺激时,处于相对静止状态,此时的肌肉长称之静止长度。肌肉受到刺激消逝后,肌肉仍恢复到这个长度。要使肌肉产生最大的力量,在收缩前最好处于被动拉长状态,即长于静止长度。收缩前短于静止长度的肌肉,就不能充分发挥其收缩作用。肌肉在收缩前需要拉长,这种例子在日常生活中是常见的,特别是肌肉产生爆发力时则更为明显。体育运动中,这一现象极为普遍。譬如打乒乓球,操拍扣杀前一瞬间,须充分使肩关节前屈和内收的肌肉,屈肘和屈腕的肌肉处于拉长的位置,从而向前扣杀时方能产生最大的力量效益。掌握这一规律,在对力弱的肌肉进行锻炼时,应使该肌肉长于静止长度时收缩,以发挥最大的效力。

如屈指肌力弱,练习前先将手指于伸直位再行屈指运动,必要时腕关节也于背伸位,则更为有效。

（五）肌腱滑动幅度

肌腱带动关节完成活动的全过程,肌腱移动距离称为滑动幅度。肌腱由肌肉完全放松至完全收缩的移动距离称有效滑动距离。完成关节活动范围,所需肌腱滑动距离称为肌腱的需要滑动幅度。

当肌腱跨越一个以上的关节时,肌腱的有效滑动幅度,相当于所跨越关节的需要滑动幅度之和。行肌腱移位时,应了解转移肌腱的有效滑动幅度及所跨关节的需要滑动幅度,如前者明显地少于后者,则效果不佳。除非将跨越的部分关节融合,减少需要滑动范围。另一种克服转移肌腱有效滑动幅度不足的方法是,改变肌腱的杠杆臂,使肌腱止点更接近轴心,使同一肌腱滑动幅度下,可提供更大的或更有效的关节活动范围。如当屈指肌腱鞘缺损时,指深屈肌腱滑动呈弓弦状绷起,消耗了部分的有效滑动幅度,致使远侧指间关节屈曲度减少。可在鞘管 A2、A4 处各加一肌腱滑车,改变力的方向,其肌腱滑动范围并未增加,但指间关节屈曲度却能增加。

屈指肌腱滑动距离测量:

1. 拇长屈肌腱滑动幅度(单位:cm) 拇指掌部为 1.91,腕部为 3.20。
2. 指浅屈肌腱滑动幅度(单位:cm) 示指掌部 2.14,腕部 3.38;中指掌部 2.35,腕部 3.79;环指掌部 2.44,腕部 4.01;小指掌部 2.05,腕部 3.51。
3. 指深屈肌腱滑动幅度(单位:cm) 示指掌部 3.00,腕部 4.21;中指掌部 3.25,腕部 4.33;环指掌部 3.05,腕部 4.23;小指掌部 2.60,腕部 4.09。

以上所测量的屈指肌腱滑动幅度,可因种族和个体差异不同,手术设计参考时要予注意。

（六）腱鞘的滑车作用

屈、伸指肌腱滑动时,经关节成角部位处都有肌腱滑车。其作用是使肌腱紧贴附于骨面,不会因关节成角运动时而绷起或左右摆动。滑车不仅增加肌腱的有效滑动,发挥肌腱滑动的最大效力,也将使手指动作准确性增加。

途经腕部的屈伸肌腱,均行走于腕部的纤维鞘管内,其鞘管作用是改变肌腱滑动的直行方向,使滑动的肌腱集中位于腕关节的轴心。手指屈指肌腱位于一完整的纤维鞘管内,鞘管壁薄厚不一,关节部位鞘管壁较薄,并有一定松弛度,利于关节屈伸活动。在近节指骨中部、中节指骨中下部等处鞘管壁较厚。屈指肌腱屈曲滑动时,肌腱略离开关节轴线,而在其他部位则紧贴附指骨,这种作用改变了肌腱活动方向,提高了肌腱的力学效应。

（七）跨越多关节肌腱滑动特点

肌腱的滑动幅度是固定的,越过多关节的肌腱滑动范围比单关节的要大。然而,越过多关节的肌肉收缩达到一定限度后,就不能再产生有效张力,因此并不能使所有的关节同时产生最大限度的活动。如握拳动作,腕关节于中立位或背伸位时,握拳则充分有力。反之,腕关节于屈曲位,则握拳不充分。这是由于屈指肌不具备如此大的收缩范围,再者也受到背侧伸指肌腱的牵拉影响。

肌腱越过多个关节,即使肌肉本身不收缩被动活动关节时,由于肌肉被动张力传至肌腱,也会使相应关节产生运动。如腕关节因重力下垂,伸指肌并未收缩,也会产生被动伸指动作。

肌肉-肌腱-关节的功能互为关系。肌肉作为动力,通过肌腱传到远端,作用关节使其产生动作。肌腱是一中间环节,起传导作用。肌腱手术时,要充分考虑所涉及的肌腱滑动的生理学特点,如肌腱滑动幅度、肌肉的力量等。特别是做肌腱移位时,还要注意肌腱移位方向、肌腱止点的位置等因素,才能使转移的肌肉有效的发挥作用。

三、肌腱的附属结构与功能

（一）肌腱的滑动结构

人体的肌腱凡只需做直线滑动的,其周围都包绕腱周组织,这种疏松有弹性的网状结构,内含有微小血管以提供肌腱营养,并将肌腱与周围的筋膜、肌间隔、骨膜等组织隔开,便于肌腱在这些硬韧组织上滑动。凡需成角滑动,如肌腱越过关节滑动需成角时,其肌腱周围必有滑膜鞘、纤维鞘管或支持韧带等结构。

肌腱的腱周组织,滑膜鞘,纤维鞘管及肌腱的支持带等组织,是保障肌腱滑动、营养、发挥肌腱功能的重要结构。

1. 腱周组织　腱周组织是一种疏松的网状结缔组织。它连接肌腱与周围骨膜或筋膜等比较固定的组织,其纤维较长,弯曲,富有弹性。内含有丰富血管网,营养肌腱及其周围的筋膜、肌间隔、骨膜等组织。腱周组织将肌腱与其他组织隔开,便于肌腱在硬韧组织上滑动(图9-2)。

屈指和屈腕肌腱于前臂,及未进腕管部分肌腱,和桡尺侧滑囊近端,示、中指有时包括环指在掌部的一段屈指肌腱,均被覆有腱周组织(图9-3)。

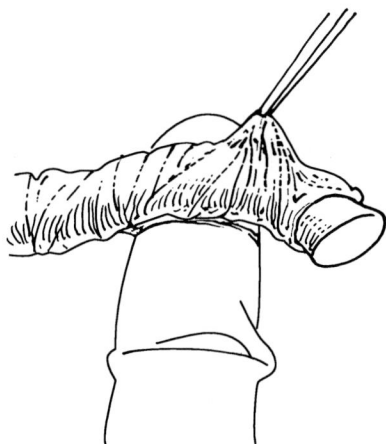

图9-2　腱周组织图

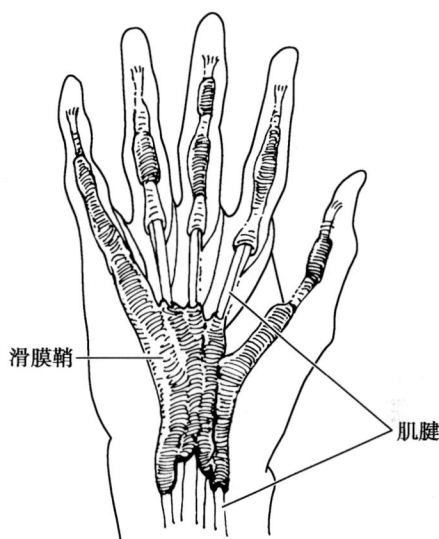

图9-3　前臂、手掌内肌腱腱周覆盖区

伸指和伸腕肌腱,仅在腕背部有一段位于腕背鞘管内,其余位于手指背侧、手背、前臂的肌腱均覆有腱周组织(图9-4)。

2. 肌腱的滑膜鞘　位于手指纤维鞘管和腕管内的肌腱均包绕于滑膜鞘内。伸指肌腱的滑膜鞘则位于腕背纤维鞘管内。

肌腱滑膜鞘分为脏层和壁层。脏层被覆肌腱表面形成腱外膜,同时进入肌腱,将其分成若干束,形成间隔,将肌腱束包绕的滑膜部分称为腱内膜(图9-5)。

滑膜壁层构成纤维鞘管的衬里。壁、脏两层滑膜在纤维鞘管的近、远端反褶呈盲囊状,中空为滑膜腔,腔内有少许滑液,便于肌腱在其间滑动。滑膜的壁、脏两层相连,形成半透明的薄膜,称腱系膜,内有血管、淋巴管等组织营养肌腱。

屈指肌腱鞘内,腱系膜很少并局限,系膜连同进出的血管及淋巴管称之腱纽。根据腱纽所在部位及形态,分为长、短两种腱纽。长、短腱纽有一定的长度和弹性,可随肌腱的屈伸滑动有一定程度的收缩范围(图9-6),正常情况下不会妨碍肌腱的滑动。

拇长屈肌腱的滑膜从腕管起,至拇指的指间关节处,它与小指滑膜鞘的位置、范围相似,构成手部的桡侧滑囊。示、中、环指在腕管内有一滑囊,并与

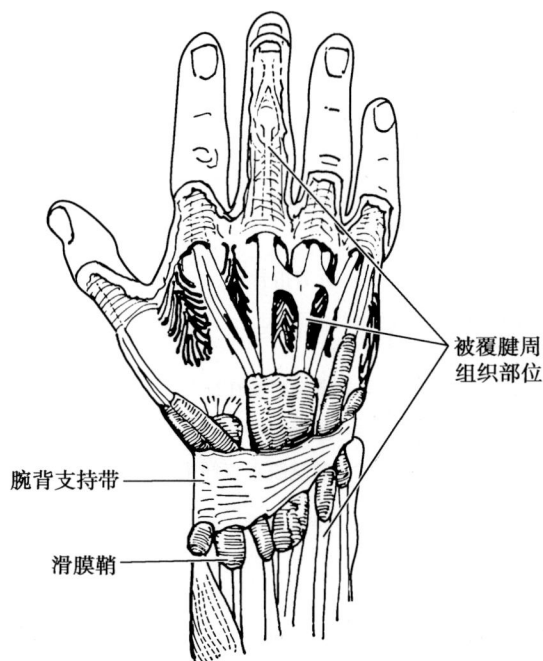

图9-4　手背及前臂背侧腱周组织覆盖区

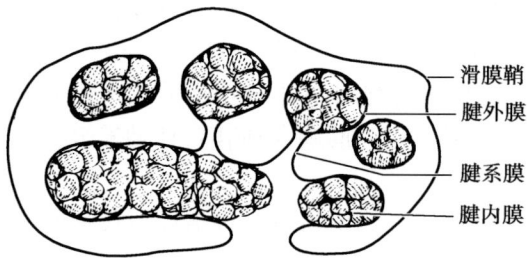

图9-5 腱内、外膜结构

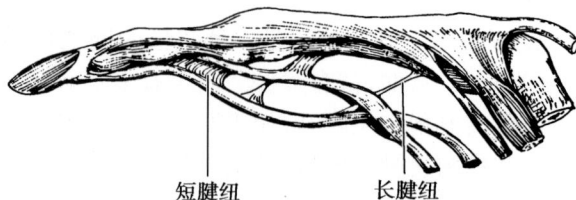

图9-6 长、短腱纽位置及形状

小指滑囊相通,构成手部的尺侧滑囊(图9-7)。

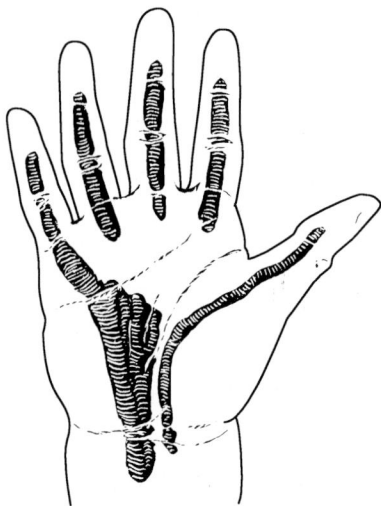

图9-7 手部桡尺侧滑囊

滑膜鞘的解剖特点及互相沟通的现象,对了解手部感染途径有重要意义。

位于滑膜腔内的滑液,内有两种细胞:A细胞含有丰富的高尔基器,有较多的泡状物,主要功能是清除滑膜腔中的炎性物质以及细胞外物质;B细胞合成滑液,滑液中含有透明质酸,有抑制胶原纤维合成的作用。

滑膜鞘的完整,直接与滑液的生成与代谢有关,在肌腱愈合中起重要的营养与修复作用。

3. 指纤维鞘管 手指内屈指肌腱腱鞘是由多个环形或交叉韧带组成。纤维鞘管的薄厚不一,其背侧附着于指骨的掌侧面,近端起自掌骨颈水平,止于手指远侧指间关节掌侧。指纤维鞘管起屈指肌腱滑车作用,能有效地发挥屈指肌腱滑动作用,并加强屈指力量。

整个鞘管根据其结构不同可分以下几个部分(图9-8):掌腱膜滑车(pulley of aponeurosis,PA);5个环状韧带(annular ligament,A);3个交叉韧带(crucial ligament,C)

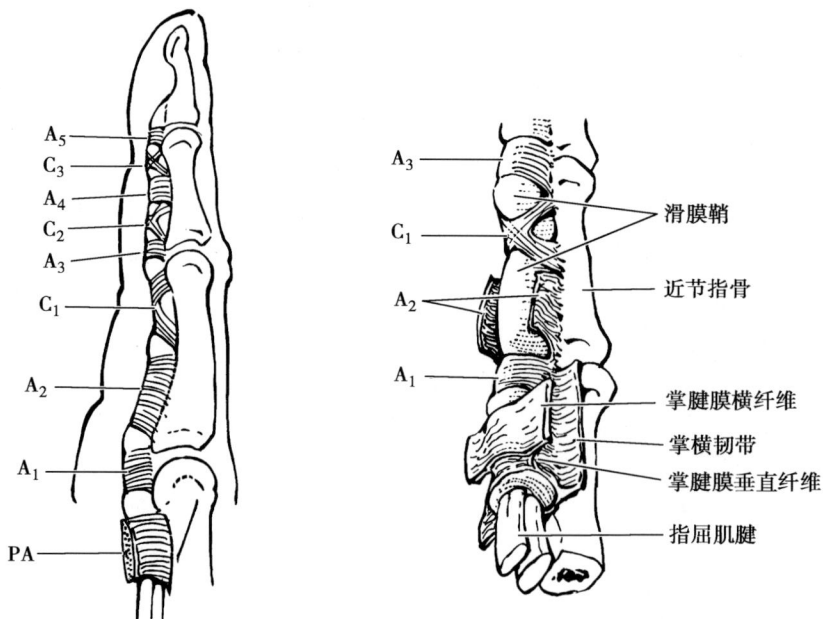

(1)指纤维鞘管分区
A:环状韧带;C:交叉韧带;PA:掌腱膜韧带

(2)PA韧带周围结构解剖

图9-8 指纤维鞘

（1）掌腱膜滑车（PA）：位于掌部屈指肌腱滑膜鞘的起始部远侧约 1～3mm 处，平均宽度 9.3mm（2.9～20.1mm），是由掌腱膜浅层横纤维连接肌腱两侧的垂直纤维及深层的掌横韧带组成。中、环指的掌腱膜滑车最厚，示、小指的较薄，其功能起屈指肌腱滑车作用。

（2）环状韧带 1（A1）：起自掌指关节近端约 5mm 处。长约 10mm，部分附着于掌指关节的关节囊掌板上，部分附着于近侧指骨基底掌面骨膜。

（3）环状韧带 2（A2）：起自 A1 韧带以远 2mm 处，近节指骨近端 1/2 部位，长约 20mm，厚而韧。有 65% 纤维鞘管 A1 与 A2 相汇合一起。此韧带滑车作用较为重要。

（4）交叉韧带 1（C1）：起自 A2 的远侧缘，长约 10mm，纤维呈十字交叉状。此韧带部分纤维与 A2 韧带重叠。韧带纤维薄而软，有一定的伸缩弹性，位于近侧指间关节的近端。

（5）环状韧带 3（A3）：为一窄环，宽约 3mm，位于近侧指间关节处，附着于近侧指间关节掌板上，有 10% 的鞘管此韧带缺如。

（6）交叉韧带 2（C2）：位于中节指骨近端，长约 3mm，较薄。

（7）环状韧带 4（A4）：接 C2 远侧缘，位于中节指骨中部，长约 12mm 厚而韧。起重要滑车作用。

（8）交叉韧带 3（C3）：起自 A4 的远侧缘，薄而窄，有时与 A4 韧带互相融合。

（9）环状韧带 5（A5）：位于远侧指间关节处，薄而软，附着于远侧指间关节掌板上。约 20% 鞘管此韧带缺如。

4. 拇指纤维鞘管 拇指纤维鞘管由三个部分组成（图 9-9）。

图 9-9 拇指鞘管

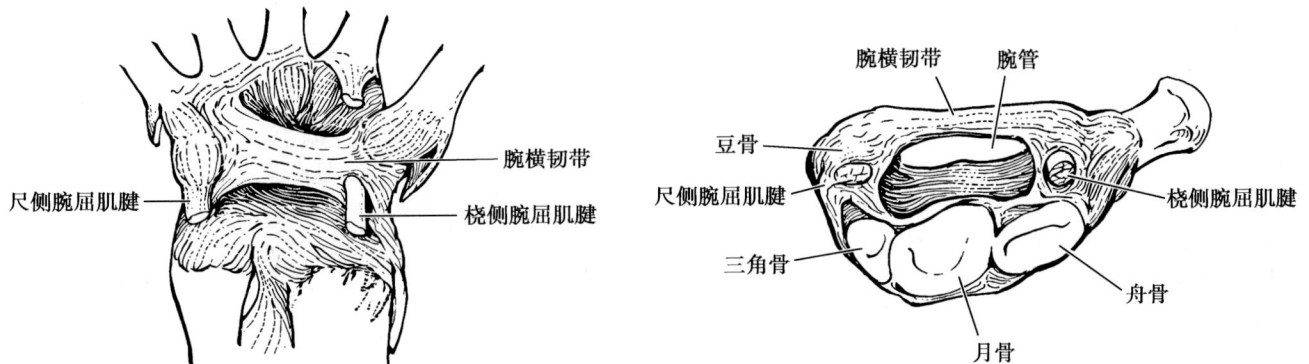

（1）环状韧带 1（A1）：位于拇指掌指关节处，长约 10mm，附着于掌侧关节囊，掌板及近节指骨基底掌侧面骨膜，起重要滑车作用。

（2）斜形韧带：位于近节指骨中部，长约 11mm，韧带从桡侧远端斜向尺侧近端，拇内收肌腱部分止于此处。

（3）环状韧带 2（A2）：接斜形韧带的远侧缘，长约 10mm，位于近节指骨的头颈部，部分附着于指间关节掌板上。

拇指与其他手指纤维鞘管均为一整体。当手指伸直时，鞘管各韧带间出现间隙，滑膜鞘从间隙处微膨出。手指屈曲时，各韧带的近、远侧缘相衔接。形成鞘管诸韧带对屈指肌腱均起滑车作用，但作用大小各不相同，通过对韧带的力学测定：A2、A4 及 PA 韧带起较重要的滑车作用，其中 A2 作用最为明显。如指纤维鞘管 A2、A4、PA 均缺损，可造成指屈肌腱有效滑动幅度减少，影响关节总屈曲度 15%。屈肌腱手术时，应尽量保留上述部位的韧带。鞘管缺损需行滑车重建时，其部位选择应在 A2、A4 区域。

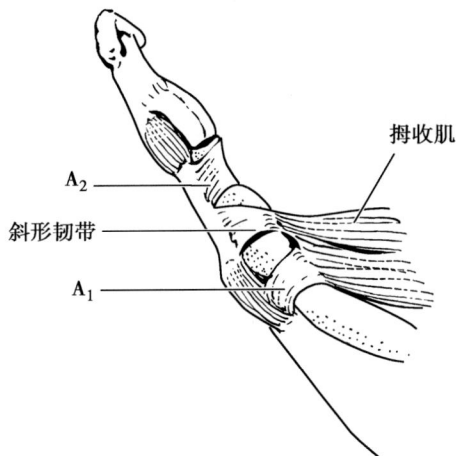

（1）腕掌横韧带结构与周围组织关系

（2）腕管断面观

图 9-10

5. 腕部肌腱支持带

（1）腕掌侧支持带：也称腕掌横韧带，韧带覆盖腕骨掌侧构成腕管。腕管有四壁：桡侧为舟骨、大多角骨；尺侧为豌豆骨、钩骨；背侧为月状骨、头状骨、小多角骨；掌侧为腕掌侧支持带-腕横韧带（图9-10）。

腕管内共有9条肌腱，1条神经通过。分别是指浅、深屈肌腱各4条，拇长屈肌腱和正中神经。

腕管的作用同指纤维鞘管功能，改变肌腱作用力方向，起滑车作用。

（2）腕背支持带：也称腕背横韧带，前臂深筋膜于腕背部增厚，形成腕背支持带，内覆有滑膜鞘。其支持带分隔成6个纤维鞘管，每个鞘管内有不同的肌腱通过（图9-11）。

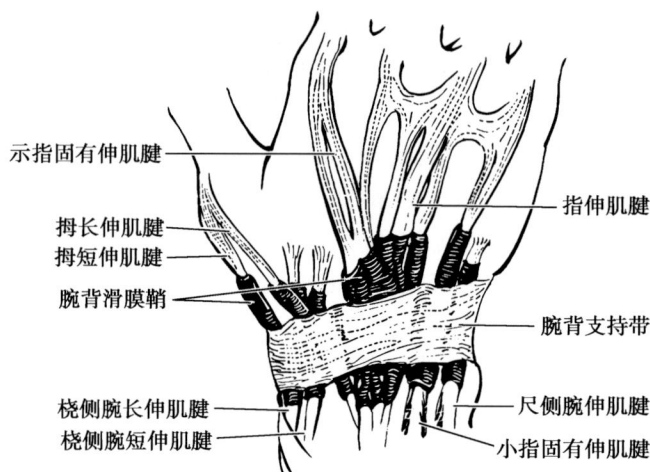

图9-11 腕背鞘管结构图

由桡侧至尺侧的鞘管内行走的肌腱排列顺序是：①拇长展肌腱和拇短伸肌腱；②桡侧腕长、短伸肌腱；③拇长伸肌腱；④指总伸肌腱和示指固有伸肌腱；⑤小指固有伸肌腱；⑥尺侧腕伸肌腱。

（二）伸指肌腱辅助结构和功能

伸指动作是指总伸肌、骨间肌、蚓状肌共同完成的，伸拇动作则由拇长伸肌、拇短伸肌、拇收肌、拇短展肌及它们在指背侧形成的腱膜完成。伸指动作，并非由哪一块肌肉收缩单独完成，而是由一组肌肉的协同作用。这组协同运动的肌肉收缩，通过肌腱在指背形成的特殊的伸指装置——伸指肌腱辅助结构完成。

1. 指背腱膜 指总伸肌腱跨越掌指关节时，肌腱深面有部分纤维附着于掌指关节囊背侧，大部分肌腱经掌指关节后分为三束。中央束止于中节指骨基底背侧，两侧束汇总骨间肌、蚓状肌的肌腱斜行经过近侧指间关节两侧，在关节轴的背侧向中节指骨背侧集中，并融合中央束组成终腱，抵止末节指骨基底背侧。

伸掌指关节主要是指总伸肌腱作用，近侧指关节伸直，有指总伸肌腱中央束作用，也有两侧束——骨间肌、蚓状肌作用，远侧指间关节伸直动作主要是两侧侧腱束直接作用的结果。三条主要腱束之间通过腱膜相互连接，协调伸指功能。

2. 矢状束 矢状束是指伸肌腱在掌指关节附近，与掌横韧带之间相连的腱膜，宽约7~8mm，构成掌指关节腱帽近端，其远端与其他构成腱帽的腱膜相融合，之间无明显的界线（图9-12）。

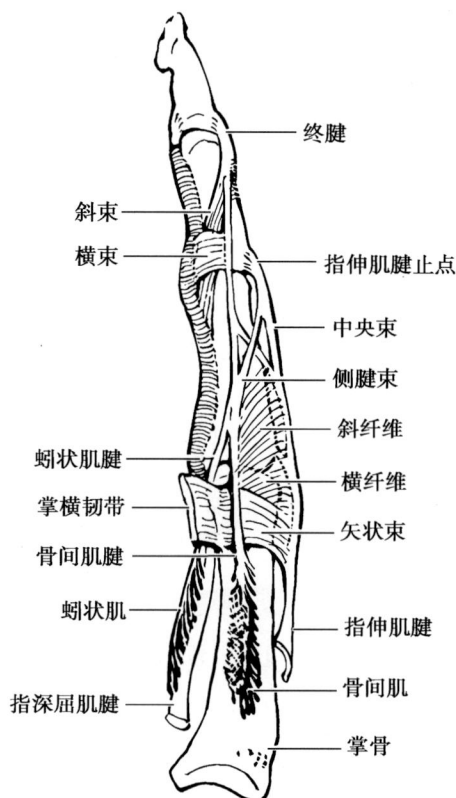

图9-12 指伸肌腱矢状束及周围结构

骨间肌肌腱部分从矢状束与掌指关节囊之间穿过，其腱的一部分移行于矢状束，行走于两层矢状束之间。

矢状束功能是控制伸指总肌腱于掌指关节背侧，防止向侧方滑脱，并限制指总伸肌腱的移动。当掌指关节伸直时，矢状束背侧部分逐渐紧张，并向近端移动，达到一定伸直角度后则限制关节的继续过伸。相反，掌指关节屈曲时，矢状束掌侧部分向远端移动，背侧部分与伸指肌腱一同移向远端。

3. 腱帽　伸指肌腱帽，位于掌指关节背侧，由指总伸肌腱、骨间腱肌和蚓状肌腱形成的三角形膜状结构（图9-13）。三角形的膜状结构覆盖关节背侧，与关节囊背侧相融合。

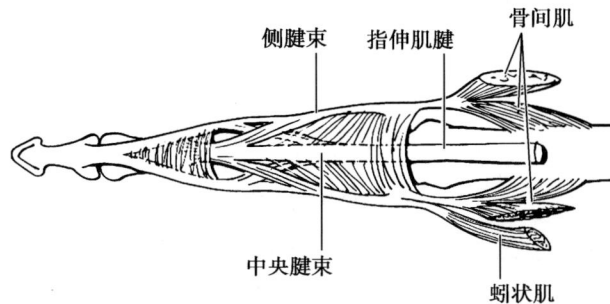

图9-13　腱帽结构

（1）骨间肌及肌腱：根据骨间肌起止点、位置以及功能，可分为掌侧骨间肌和背侧骨间肌。掌侧骨间肌3块，背侧骨间肌4块。

1）掌侧骨间肌：分别起自第2、4掌骨及第5掌骨，其肌腱分别抵止于掌骨相应手指，同侧近节指骨基底，并移行伸指肌腱帽（图9-14）。掌侧骨间肌的功能为内收示、环、小指，并屈曲掌指关节及伸直指关节。掌侧骨间肌为尺神经支配。

2）背侧骨间肌：起点有两处，分别起自邻近两掌骨干。第1背侧骨间肌起自第1、2掌骨相邻面骨干，其肌腱一部分止于示指近节指骨基底桡背侧，一部分肌腱移行于侧腱束。第2背侧骨间肌起自第2、3掌骨相邻面骨干，止于中指近节指骨桡侧并延续到侧腱束。第3背侧骨间肌起自第3、4掌骨干，止于中指近节指骨基底尺侧及侧腱束。第4背侧骨间肌起自第4、5掌骨干相邻面，止于环指近节指骨基底尺侧并延续到侧腱束（图9-15）。

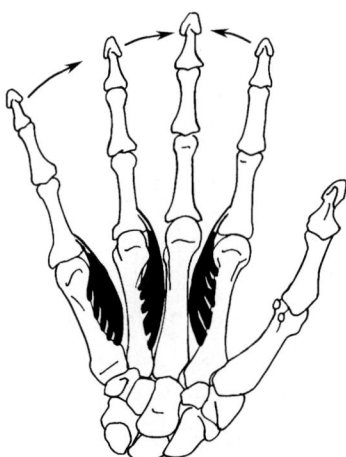

图9-14　骨间肌及肌腱
（箭头表示内收功能）

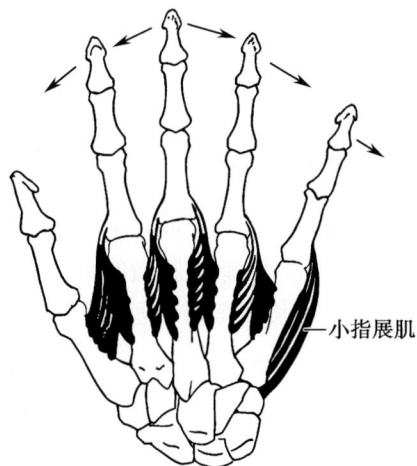

图9-15　侧腱束与骨间肌
（箭头表示外展功能）

背侧骨间肌功能为外展示、中、环指，使指桡、尺偏，同时屈曲掌指关节及伸指间关节背侧骨间肌为尺神经支配。

（2）蚓状肌及肌腱：蚓状肌共4块。从桡至尺侧为第1、2、3、4蚓状肌。第1、2蚓状肌为单羽肌，起自示、中指深屈肌腱桡侧面;第3、4蚓状肌为双羽肌,起自中、环指及环、小指深层肌腱相邻两面。其肌腱经蚓状肌管,从掌指关节桡侧斜向背侧,止于伸指肌腱帽扩张部,构成腱帽的一部分,延续部分移行于侧健束(图9-16)。蚓状肌起点随手指屈伸活动而变化,手指伸直时,该肌位于手掌部,屈曲时近端可进入腕管。

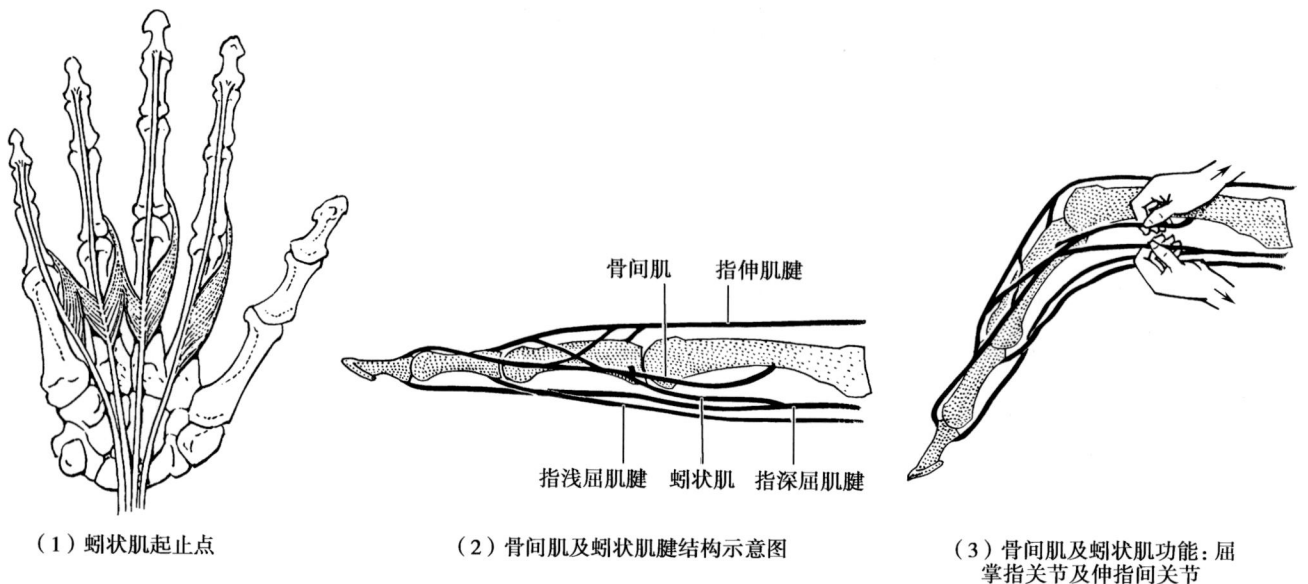

（1）蚓状肌起止点　　　　　　（2）骨间肌及蚓状肌腱结构示意图　　　　　（3）骨间肌及蚓状肌功能:屈掌指关节及伸指间关节

图9-16　骨间肌及蚓状肌结构及功能

蚓状肌功能为伸指间关节及屈曲掌指关节作用。第1、2蚓状肌为正中神经支配,第3、4蚓状肌为尺神经支配。

4. 与伸指肌腱有关的支持带

（1）横束(横支持带):起自近侧指间关节的掌侧关节囊,鞘管及骨皮韧带(Cleland韧带),向背侧附着于侧腱束,部分纤维继续延伸与对侧腱束汇合(图9-17),该腱束薄而韧。

横束功能是固定侧腱束,防止关节屈曲时侧腱束向掌侧滑移,并可控制近侧指间关节过伸活动。

（2）斜束(斜支持韧带):起自近节指骨的骨膜及屈肌腱鞘,从近侧指间关节的侧方斜向背侧,经横束下方,附着于侧腱束,并延续到伸指肌腱终腱侧方与其融合。

此韧带斜行连接近、远侧指间关节,当近侧指间关节屈曲时,该韧带松弛,便于远侧指间关节屈曲,近侧指间关节伸直时,韧带紧张有利于远侧指间关节伸直。

（3）骨皮韧带(Cleland韧带):骨皮韧带不直接构成伸指肌腱装置,但与构成指背的支持韧带有关。骨皮韧带由Cleland(1867)首次描述。该韧带由两组韧带组成。一组起自中节指骨近端1/4的侧面骨膜,关节囊及腱鞘,从侧方向远端呈放射状,止于手指两侧的皮下组织。另一组起自中节指骨远端1/4侧方骨膜,关节囊、腱鞘、纤维走行与上述方向相反,向近端呈放射状止于手指两侧皮下组织。

两组纤维位于手指神经血管束背侧(图9-18),其

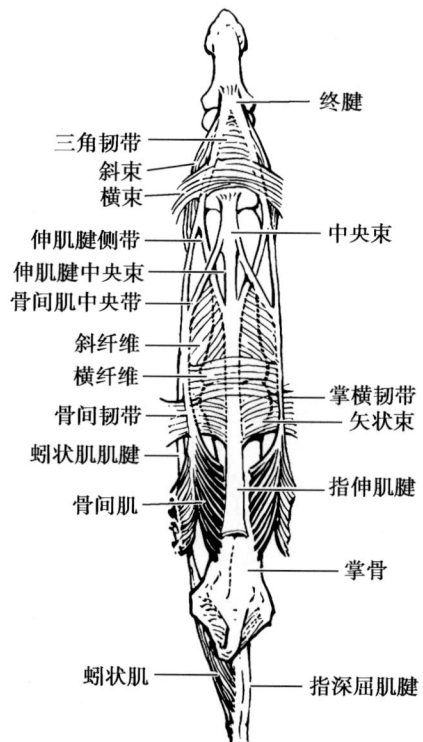

　终腱
三角韧带
斜束
横束
伸肌腱侧带　　　　　　　　中央束
伸肌腱中央束
骨间肌中央带
斜纤维
横纤维
骨间韧带　　　　　　　　掌横韧带
　　　　　　　　　　　矢状束
蚓状肌肌腱
　　　　　　　　　　　指伸肌腱
骨间肌
　　　　　　　　　　　掌骨
蚓状肌　　　　　　　　指深屈肌腱

图9-17　伸指肌腱指背腱膜解剖

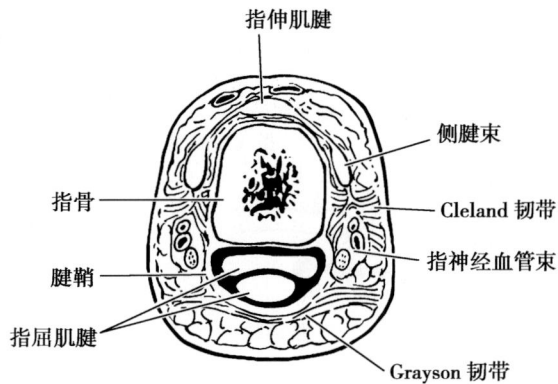

图 9-18　Cleland、Crayson 韧带解剖示意图

功能是在手指屈伸过程中,固定皮肤与神经血管束位置。

（4） Grayson 韧带:此韧带起自中节指骨及近节指骨的近端1/3的骨膜、腱鞘、走行于指神经血管束的掌侧,呈板状,扇形止于手指两侧皮下组织。其功能是同 Cleland 韧带共同维持、保护指神经血管束位置及皮肤的稳定。

第二节　肌腱的营养与愈合

一、肌 腱 营 养

肌腱营养关系到肌腱生存质量与肌腱损伤修复能力。肌腱的营养来源与方式主要有血液供给、滑液扩散和淋巴液循环。

（一）肌腱的血液供给

1. 前臂区肌腱　肌腱近端,有来自肌肉动脉分支,通过肌肉-肌腱联合处,供给前臂部分肌腱血液循环。来自肌肉的血管进入肌腱不很长,形不成轴形血管。腕管近端部分肌腱被覆有腱周组织,可供给血液循环。

2. 腕管区肌腱　经腕管的屈指肌腱及背侧的伸指肌腱包绕有滑膜,经滑膜囊系膜可提供肌腱血液循环,但比较分散。行走于系膜中的血管呈弓形,伸缩性较大,随肌腱的滑动而富有弹性。

3. 手掌及手背部肌腱　屈伸肌腱此部位均无鞘管,被覆有丰富的腱周组织。通过腱周组织进入肌腱的血管也呈弓形,肌腱滑动时,血管弓可随肌腱的活动而拉伸或复原。屈指深肌腱部分血循环是通过蚓状肌附着处提供的。

4. 指纤维鞘管内　鞘管内肌腱的血液供给,腱纽的作用是不容置疑的,它不仅是鞘管内肌腱血液供给的主要途径,而且与滑液的生成、循环有密切关系。

（1） 短腱纽:短腱纽的位置、形态、数目较为恒定。分别位于指浅、深屈肌腱止点处背侧,共有两个。短腱纽掌侧连接指浅、深屈肌腱背侧,背侧连接近、远侧指间关节囊掌侧。侧面观呈三角形,近端为游离缘。指浅屈肌腱的短腱纽较深肌腱稍大而厚(见图 9-6)。

（2） 长腱纽:长腱纽的位置、数目不恒定,形态多为细丝状。常见有三种类型:①浅屈肌腱的短腱纽延伸,通过指浅屈肌腱,发出一长腱纽至指深屈肌腱;②在指浅、深屈肌腱短腱纽之间有一细长腱纽;③在指深屈肌腱穿经浅肌腱交叉处(Camper 交叉)有一薄而长的腱纽。

指浅屈肌腱常有两个长腱纽,近节指骨中1/3处,肌腱桡、尺侧可同时出现。中、环指有时仅有一个长腱纽,位置不恒定。环指浅屈肌腱长腱纽常缺如。指深屈肌腱长腱纽有一个或数个,经常出现在近侧指间关节附近。拇长屈肌腱鞘内没有长腱纽,其肌腱抵止处的短腱纽较粗大。

（3） 腱纽血液供给特点:来自指动脉分支,分别在近、远侧指间关节近端侧方、桡、尺侧分支吻合,在掌板背侧形成弓形动脉,由此再发出分支,通过腱纽进入肌腱背侧(图 9-19)。

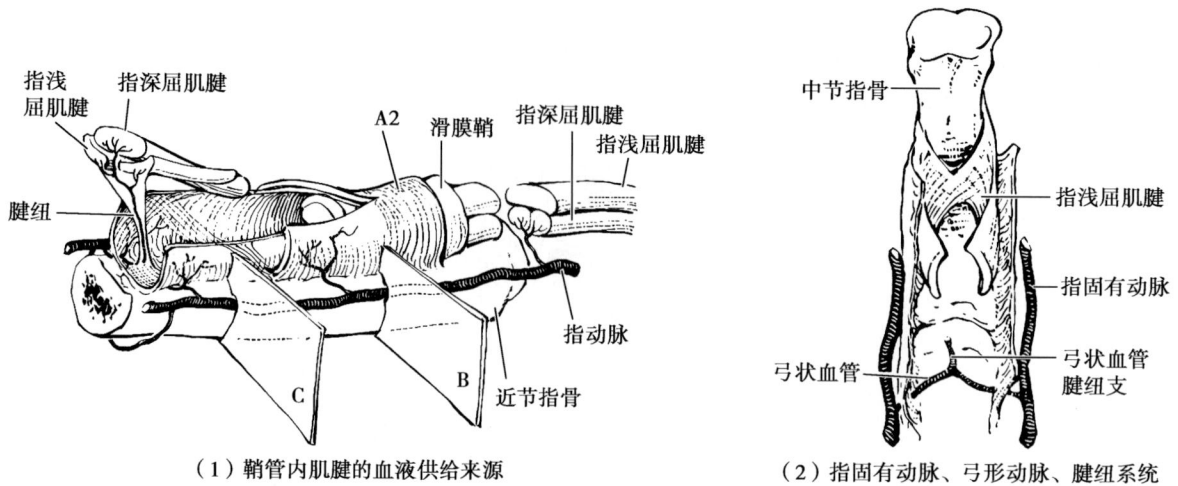

（1）鞘管内肌腱的血液供给来源　　　　　（2）指固有动脉、弓形动脉、腱纽系统

图 9-19　鞘内屈肌腱的血液供给解剖示意图

经腱纽进入肌腱内的血管分布并非均匀。将屈指肌腱分为 A、B、C、三个区域：A 区为掌指关节近端部分；B 区为 A 区远侧缘至浅肌腱分叉处；C 区为 B 区远侧缘至指深屈肌腱止点处（图 9-20）。

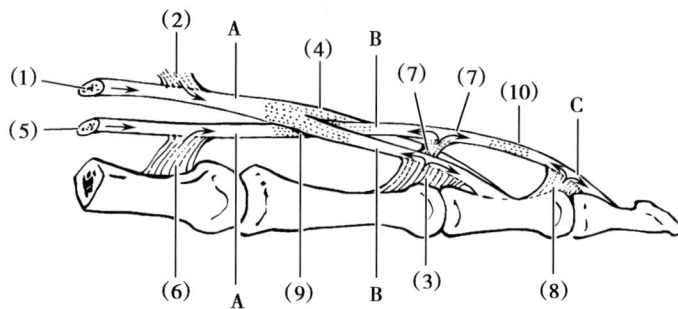

图 9-20　鞘内屈肌腱通过腱纽提供血液分布图

1）指浅屈肌腱血液供给：图 9-20

A 区：（1）为肌腱内血管，（2）为滑膜鞘近端起始处移行血管。

B 区：（3）为短腱纽血管，位于中指指骨基底指浅屈肌腱止点处。（4）为浅肌腱缺血区，位于肌腱分叉处（Camper 交叉）。

2）指深屈肌腱血液供给：图 9-20

A 区：（5）、（6）血供给来源于近端血管；

B 区：血管通过短腱纽（7）及长腱纽进入肌腱。

C 区：（8）经短腱纽进入肌腱。

指深屈肌腱有三个缺血区：即 A-B 区间（9）部位；B-C 区间（10）部位深肌腱穿出浅肌腱后，相当于近侧指间关节的近端；肌腱掌侧 3/4 为缺血区（图 9-21）。

（4）拇长屈肌腱鞘内没有长肌腱纽，来自拇主要动脉分支于指间关节掌侧形成弓形动脉，再分支进入肌腱，分布肌腱的背侧 1/3，拇指鞘管的近端。拇主要动脉分支部分进入鞘管，营养鞘管，少量进入肌腱。在近节指骨中部，肌腱有一段相对缺血区，肌腱血管分布少，血管间吻合少。

（二）滑液的扩散作用

滑液对肌腱的营养作用是通过扩散形式完成。位

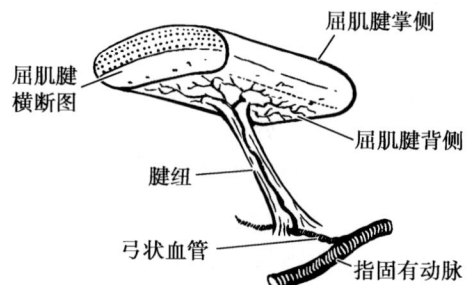

图 9-21　肌腱掌侧由滑液营养，背侧由血管灌注

于鞘管内肌腱掌侧表面有纵沟,深达肌腱束内。当手指屈伸活动时,肌腱与腱鞘韧带的摩擦挤压,其压力差的变化,使滑液进出肌腱纵沟,完成肌腱营养与物质代谢交换。

静态下,滑液可渗透到肌腱内部,但速度缓慢,难以维持肌腱深部组织营养的需要。肌腱滑动是促进滑液由肌腱表面向深部扩散、溢出的动力因素。

(三)肌腱的淋巴系统

肌腱内部有两个淋巴循环。

1. 浅淋巴网 经系膜等组织淋巴管进入肌腱,主要收集来自肌腱表面,以及鞘管的淋巴液。
2. 深淋巴网 攀附于肌腱内毛细血管,收集肌腱内部的淋巴液(图9-22)。

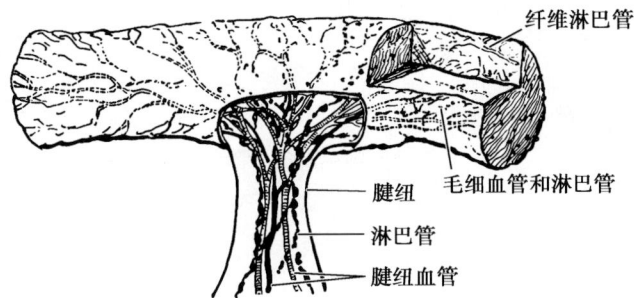

图9-22 肌腱内淋巴循环

二、肌腱愈合

(一)肌腱愈合过程

肌腱两断端缝接后,肌腱滑膜鞘、腱周组织、腱外膜或腱内膜纤维细胞增生,在缝接部形成梭形半透状团块。肌腱断端大量的毛细血管增生,成纤维细胞及腱细胞增殖,肌腱断端形成初步连接。然后腱细胞逐渐成熟,排列整齐、规律,恢复肌腱的正常结构。

1. 纤维支架形成期 缝接后第4~5天内腱断端周围组织内毛细血管增生,成纤维细胞增殖,间隙内被胶原样物质充填,形成半透明梭形团块,构成纤维样支架连接。此期主要活动以毛细血管和成纤维细胞增殖为主(图9-23)。

2. 纤维组织增生期(第2周) 断端间充填的胶原样组织由结缔组织替代,大量的成纤维细胞增殖,此时,断端间充填的胶原样组织由结缔组织替代,大量的成纤维细胞增殖,此时腱端的腱细胞开始分化,细胞的增殖活动开始无规律,排列紊乱,逐渐向腱板集中。此期经结缔组织和胶原样物质的相互生长,肌腱断端间隙完全由上述组织及不成熟的腱纤维连接,但不坚实。

3. 肌腱塑形初期(第3周) 肌腱连接后第3~4周,肌腱细胞分裂增殖,断端为结缔组织和肌腱胶原纤维代替,局部肿胀消退,连接较坚固,肌腱塑形开始,肌腱接处与周围组织开始互相分离便于肌腱滑动。

4. 肌腱塑形期(第4~12周) 经结缔组织、腱纤维连接后的腱断端,肌腱细胞排列规律,毛细血管增生减少,腱纤维呈轴形排列。结合部的连接更为紧密,此时愈合的肌腱可承受牵拉和张力。

(二)肌腱愈合机制

长期以来,认为肌腱缺乏自愈能力,局部粘连是肌腱愈合的基本方式。近年许多研究证实了肌腱修复过程中,不仅是腱外组织的长入,也有自肌腱断端组织长入的修复作用。两种机制同时存在,共同完成肌腱修复过程。

1. 肌腱外愈合 肌腱损伤后,肌腱创面附近的组织(滑膜、鞘管、腱周围组织等)毛细血管增生,断端间隙由肉芽组织充填。侵入的毛细血管也将成纤维细胞带入创面内,并在肌腱间积存胶原。早期形成的胶原其方向与修复的肌腱纤维长轴垂直。2~3周后,胶原受张力的影响从新排列,其方向渐平行于肌腱长轴。此时断端间积存的胶原量,可提供足够张力强度。肌腱能承受牵拉张力,不受限制地活动应在6周后进行。肌腱组织愈合至塑形成熟需数月之久。

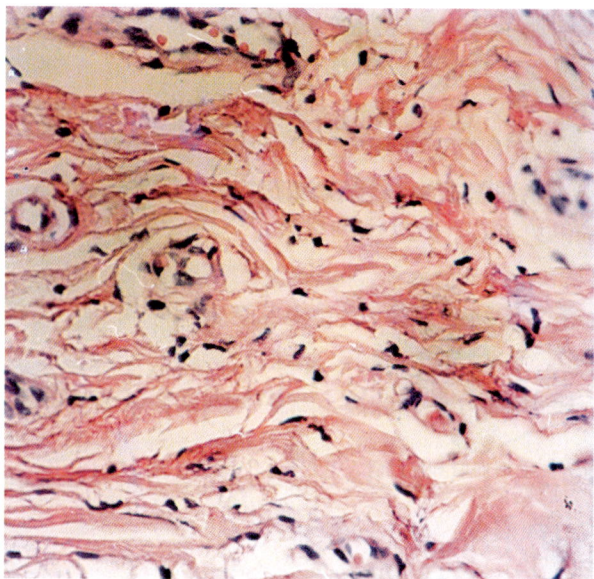

（1）肌腱修复第1周,腱内毛细血管增生,
并伴有成纤维细胞增殖(HE×40)

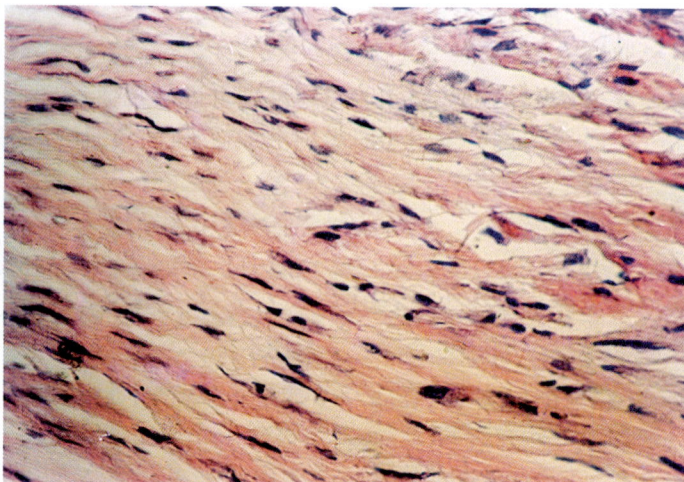

（2）肌腱修复第2周,毛细血管增生减少,成纤维细胞
增殖活动增加,其细胞核稍大纤维排列紊乱(HE×40)

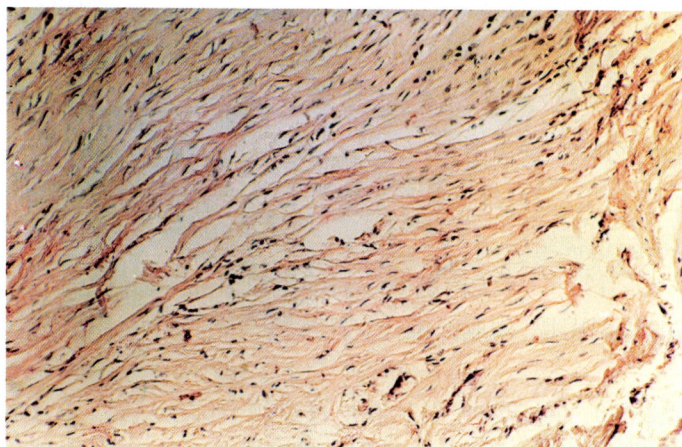

（3）肌腱修复第4周,成纤维细胞渐成熟,肌腱纤维排列呈轴形(HE×20)

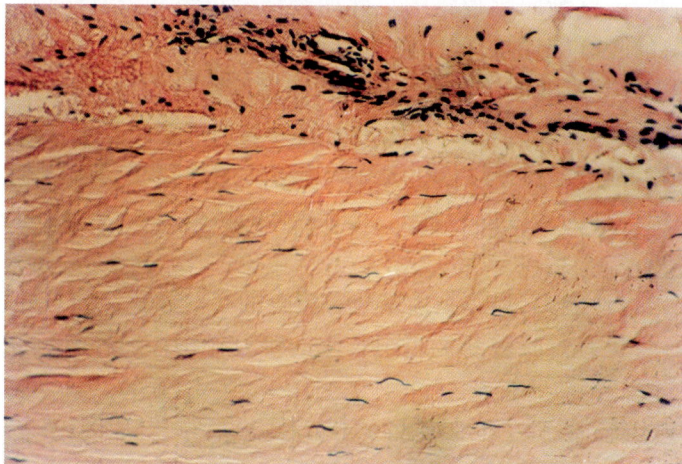

（4）肌腱修复第8周肌腱细胞成熟,沿腱板排列,肌腱纤维排列正常(HE×40)

图9-23 肌腱愈合过程

2. 肌腱内愈合　肌腱断端除了腱外组织修复外,肌腱本身的腱外膜、腱内膜也参与修复过程。创伤可以激发该腱外膜和内膜成纤维细胞的活性,促进其分裂增殖。肌腱缝接后 3～4 天,细胞的增殖活动开始,第 2～3 周时最为明显。肌腱本身的修复作用速度慢,时间长。

(三) 影响肌腱愈合的因素

1. 制动的影响　肌腱缝合后早期活动,毛细血管和成纤维细胞增生活跃,很快在断端处合成新胶原。肌腱缝接后制动,粘连覆盖创面,细胞增殖活动迟缓。

有控制地早期活动,可促进肌腱缝合处细胞的增殖活动,减少周围组织粘连,愈合质量好,表面光滑,并与鞘管保持间隙。长期制动,外周组织长入增多,粘连明显。

2. 创伤的影响　肌腱缝合处粘连,与肌腱表面结构完整性受到破坏有关,或与肌腱有关的结构损伤,如腱纽等,均可造成局部组织缺血,使自身修复能力下降。

不适当的手术操作,如切除鞘管,损伤滑膜鞘,以及切除指浅屈肌腱时造成腱纽的损伤等。均可直接影响肌腱的营养,对肌腱愈合产生不良影响。

第三节　肌腱损伤检查与处理原则

一、肌腱功能检查

肌腱损伤患者,由于活动伤指时常造成疼痛而不配合医师检查,特别是儿童、婴幼儿的肌腱损伤,易造成漏诊、误诊。陈旧性肌腱损伤也会因肌腱断端粘连,或合并其他组织损伤所致的功能障碍,给检查者造成困难。肌腱损伤应按照问、望、触、活动测量的检查程序进行。

1. 问诊　询问患者受伤的经过,致伤物及伤后伤手活动情况。

2. 望诊　手部受伤部位,伤口的形态、伤口瘢痕及瘢痕类型等。手的姿势对照手休息位常可提供肌腱损伤的线索。正常情况下,手不用任何力量的情况下,手内在肌与外在肌张力处于相对平衡状态时,手的位置为腕关节轻度背伸 10°～15°,并有 10°尺偏;掌指关节、指间关节呈半屈曲状,从示指至小指,屈曲角度逐渐加大,各指尖指向腕舟骨结节。拇指轻度外展,指腹接近或触及示指近侧指间关节(图 9-24)。

当手内屈、伸肌腱损伤后,其肌腱的平衡力被破坏,肌腱张力变化造成手姿势改变。如屈指肌腱断裂,由于伸指肌张力的作用,休息位时该指呈伸直位(图 9-25)。

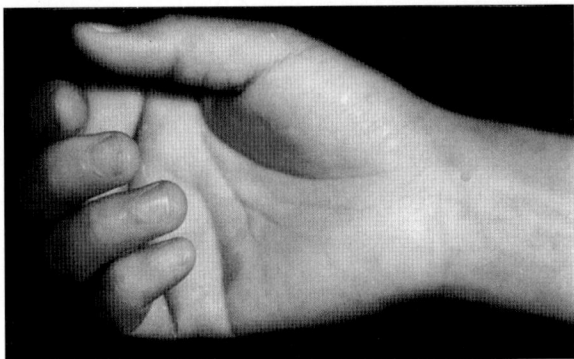

图 9-24　手的休息位

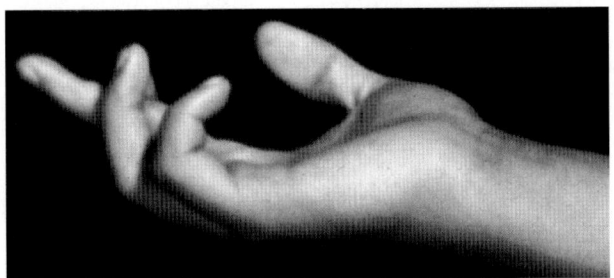

图 9-25　中指屈指肌腱断裂后手的休息位改变

3. 触诊　利用手指的触觉,检查肌腱的功能。肌腱滑动或张力变化,是否有连续性及断端的位置。

4. 手指活动与测量　根据屈伸活动的特点,分别检查手指主、被动屈伸活动,记录其活动范围,活动方式及力量。

肌腱损伤诊断的描述,可按照下列顺序书写:肌腱损伤类别、指别、部位。

(一) 屈肌腱损伤检查

屈指肌腱断裂,首先询问致伤物,检查受伤部位。根据受伤部位估计深部组织常受伤情况。

当一个手指的指浅、深屈肌腱断裂,可发现该指屈侧肌腱张力消失,手指于伸直位,手不能主动屈曲近、远指间关节(图9-26)。

单纯指深屈肌腱断裂,受伤指远侧指间关节不能主动屈曲,可通过控制近侧指间关节检查远侧指间关节有无主动屈曲功能(图9-27)。

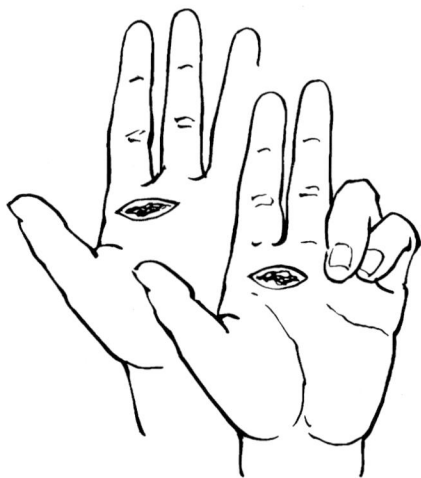

图9-26 示、中指浅深屈肌腱断裂,远近指间关节主动屈曲功能丧失

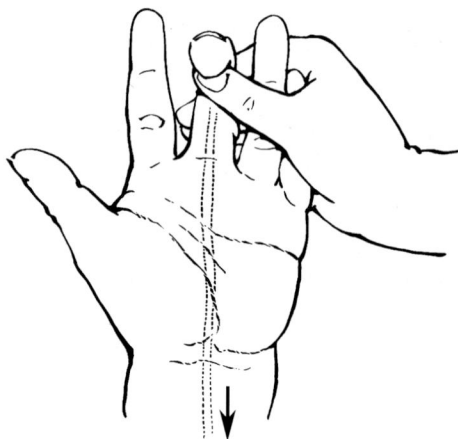

图9-27 指深屈肌腱检查方法

单纯指浅屈肌腱断裂,指深屈肌腱正常时,手指主动屈曲一般无明显异常,但可用固定相邻指于完全伸直位,健指深屈肌处于拉伸的紧张状态,再主动屈曲伤指,此时伤指则不能主动屈曲近侧指间关节(图9-28)。

由于示指多有单独的深屈肌腹,故浅肌腱断裂不宜用此方法检查。

指深、浅屈肌腱均断裂,远近侧指间关节无主动屈曲功能,伤指呈伸直位。由于掌指关节有骨间肌,蚓状肌的作用仍可主动屈曲。

拇长屈肌腱断裂,在控制拇指掌指关节的情况下,不能主动屈曲指间关节(图9-29)。

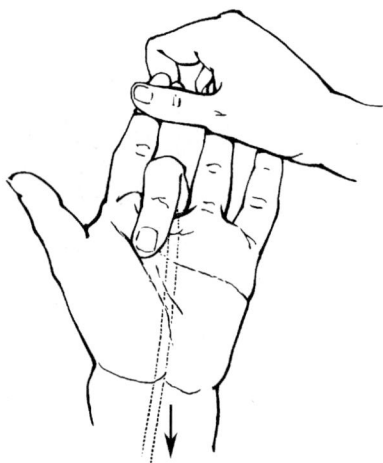

图9-28 指浅屈肌腱检查方法

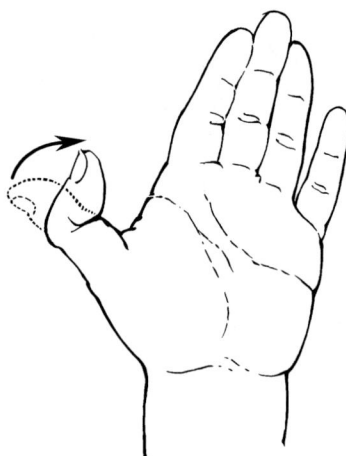

图9-29 拇长屈肌腱检查方法

腕部掌侧肌腱损伤,当某一条断裂,或部分肌腱断裂,由于此部位各屈指肌腱间有联系,仍可屈曲手指,但张力下降,屈曲无力和不完全。

陈旧性肌腱损伤,由于肌腱断端回缩、粘连,手指可处在伸直位或屈曲位。检查伤指,肌腱所经过部位空虚,触不到肌腱张力,伤处近端常可触到断腱回缩断端,并可随肌肉收缩而活动。

（二）伸肌腱损伤检查

指伸肌腱于止点处至近侧指间关节之间断裂时,则不能主动伸直远侧指间关节,出现锤状指畸形。非开放性损伤,断裂的伸肌腱止点处尚有少许纤维与关节囊及软组织相连,锤状指现象不明显,仅表现伸远侧指间关节无力。随时间延长,远侧指间关节下垂渐明显。由于断腱近端回缩可并发近侧指间关节的过伸现象（图9-30）。

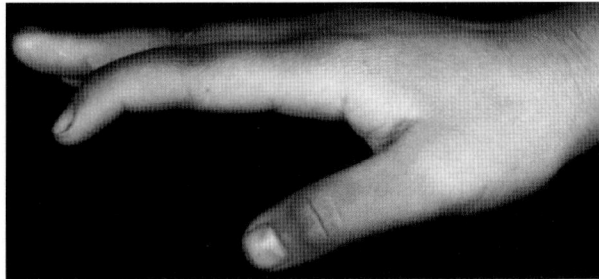

（1）示指远侧指间关节不能主动伸直　　　　（2）肌腱近断端回缩可致近侧指间关节过伸

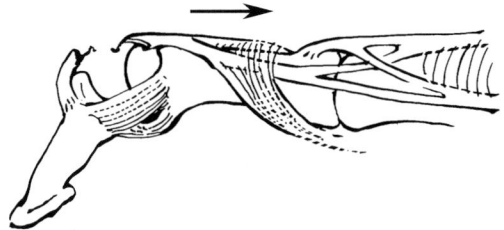

图9-30　示指伸指肌腱近止点断裂

指伸肌腱断裂发生在掌指关节至近侧指间关节间,表现为主动伸直近侧指间关节动作消失,掌指关节仍可主动伸直。非开放性损伤,开始时伤指可主动伸直近侧指间关节,但力量减弱或伸直受限。此时双侧腱束在伸指时尚可滑到手指背侧,起伸指作用及维持伸指位置。一旦侧腱束向两侧滑脱并挛缩,则产生近侧指间关节屈曲,远侧指间关节过伸现象（图9-31）。即使将手指近侧指间关节被动伸直常受限,或被动伸直后也不能维持伸直位。

发生在掌指关节伸肌腱帽或伸腱扩张部的断裂,该关节主动伸直受限或消失。在此部位近端,伸肌腱断裂时,有时可通过相邻指伸指肌腱的联合腱带动伤指伸指动作（图9-32）,但伸指无力或伸指不充分。此种损伤易忽略,检查时应注意,增加伸指阻力时力量明显降低。

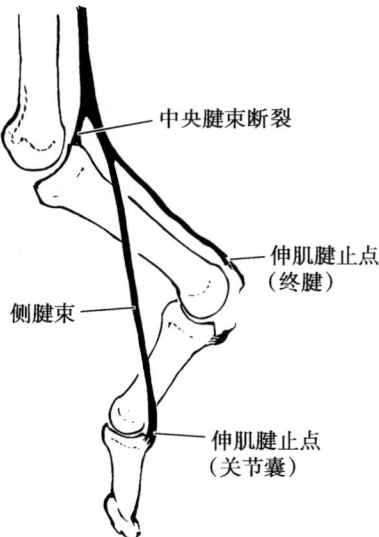

图9-31　指伸肌腱中央腱束断裂,侧腱
束向两侧滑脱

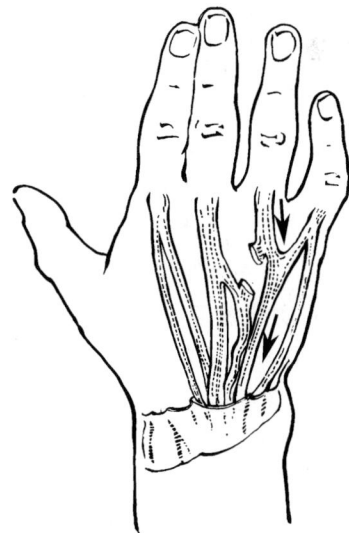

图9-32　环指伸肌腱断裂时、通过小指伸肌腱的
作用可伸环指

手背、腕背及前臂等处的伸指肌腱损伤,可根据受伤部位,伸指功能障碍的情况不难做出诊断。

拇长伸肌腱在掌指关节近侧断裂很容易漏诊,因为拇短伸肌腱有部分纤维与该腱有联系,仍有伸直拇末节作用,但伸拇无力,伸直不充分。检查时可让患者手掌面平放在桌面上,让拇指做伸指动作（图9-33）。此时消除了拇短伸肌腱对伸拇的影响,如果拇长伸肌腱断裂则不能伸直拇末节。

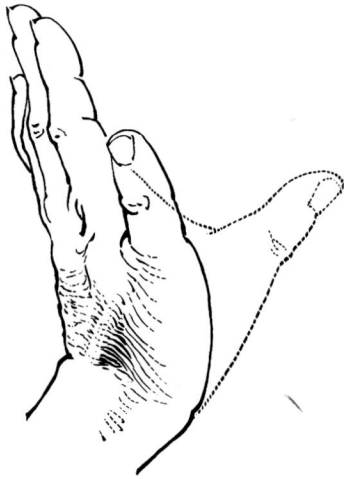

图 9-33 拇长伸肌腱检查方法

二、肌腱损伤处理原则

（一）修复时机

1. 一期缝合 屈伸肌腱无论在何区域断裂，只要情况允许，都应该进行一期缝合。肌腱修复时应注意以下几个情况：①开放损伤时间、地点、致伤物、污染情况；②肌腱损伤平面，屈伸肌腱断裂时手指处何位置，估计肌腱断端回缩部位；③肌腱断裂的数目，有无合并神经、血管及关节损伤；④术者是否有熟练的肌腱修复技术。

2. 二期缝合 在条件具备的情况下，均应行肌腱一期缝合，有下列问题可考虑行肌腱的二期修复：①肌腱有缺损，直接缝合有困难；②肌腱缝合部位皮肤缺损，需行皮肤移植或皮瓣覆盖；③严重的挤压伤，合并骨与关节粉碎性骨折；④伤口污染严重。

3. 迟延缝合 有以下情况时应迟延缝合：①肌腱损伤时伤口污染严重，不能一期闭合伤口；②患者有其他损伤，危及生命时；③术者不熟悉肌腱外科手术操作。

肌腱迟延缝合也应尽早进行，待伤口无炎症反应，条件适宜时立即手术。否则时间过久，肌腱断端回缩，肌肉继发挛缩，则直接缝合困难。

（二）肌腱缝合要求

肌腱缝合后影响功能结果的主要原因是肌腱粘连。为此，在肌腱缝合方法与应用材料方面应有所讲究。力求肌腱缝合方法简便、可靠、有一定的抗张能力，并尽可能减少腱端缝合处血管狭窄。

（三）局部条件要求

肌腱愈合所需营养，主要是血液供给与滑液作用。所以，修复的肌腱应位于较完整的滑膜鞘内，或富于血循环的松软组织床内，这样肌腱愈合质量好，粘连少。在缺血的组织内，瘢痕基床上或瘢痕覆盖部位，裸露硬韧组织，如鞘管、韧带、肌膜、骨创面等部位，不宜修复肌腱。

（四）腱鞘的处理

过去认为，修复的肌腱需从周围组织长入侧支循环才易愈合，故缝合肌腱如在腱鞘内必须行鞘管切除，使缝接处直接与周围组织接触。近些年认识到损伤或修复肌腱，自身可以愈合，滑液的作用对愈合也很重要。完整的鞘管，不但不会妨碍肌腱的愈合，而且还是防止肌腱粘连的很好屏障。因此，在手指屈肌腱鞘内做肌腱缝合，较完整的鞘管不应切除，应予修复。破损较重，或壁层滑膜已不存在的鞘管应予切除。要考虑在适当的部位（A2、A4）保留滑车，以利于肌腱功能的恢复。

（五）早期功能练习

肌腱缝合后，早期有控制地活动是防止肌腱粘连有力措施。可加速肌腱愈合，减少粘连发生。早期被动活动应在严格监督及指导下进行，避免在锻炼时发生肌腱缝合处的断裂。

目前，手部肌腱修复手术，还不够普及，所以新鲜的手部肌腱损伤，特别是屈指腱鞘内的肌腱损伤，不强求每位首诊医师都必须做一期修复，如果技术有困难，可以留给较有经验者行迟延一期修复或二期修复。这样做虽不理想，但情有可原，比不掌握肌腱修复技术勉强施行的结果要好。

第四节 肌腱缝合技术

一、缝合材料

要求材料的拉伸性能好，组织反应少。目前，多采用无创伤肌腱缝合线（图 9-34）。

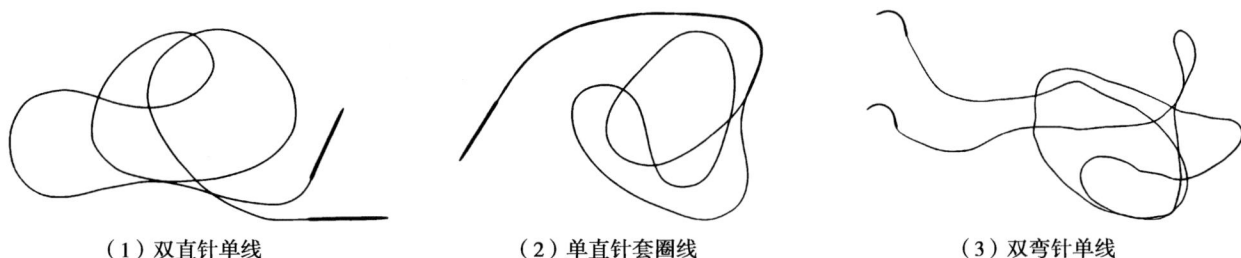

（1）双直针单线　　　　　（2）单直针套圈线　　　　　（3）双弯针单线

图 9-34　无创肌腱缝合线

二、肌腱缝合方法

（一）肌腱端-端缝合

适用于新鲜肌腱断裂缝合，或直径相等的肌腱移植缝接。

1. Bunnell 缝合法　采用3-0无创、尼龙或涤纶线双直针，距肌腱断端6mm处横穿1针，将肌腱缝线的一半拉出肌腱对侧缘后，反复4次。然后用同样的方法缝合断腱另一端。将断腱两端对合结扎缝线（图9-35）。

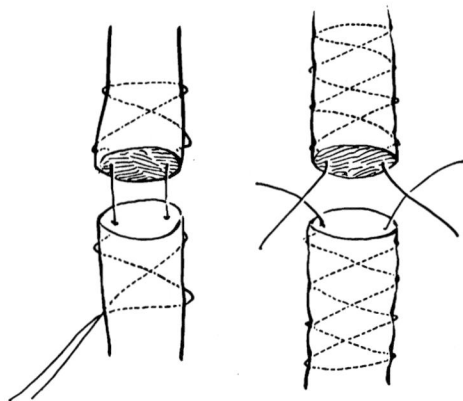

图 9-35　Bunnell 缝合法

此缝合方法缝接处抗张力较强，可用于鞘管内屈肌腱缝合。但由于缝合线反复地穿插，易造成肌腱断端处血循环狭窄。现多不采用。

2. 可抽出式缝合法　采用不锈钢丝做8字缝合（图9-36），钢丝缝接远近断端后穿出肌腱，用钮扣固定在皮肤外，以减少断端缝接后的张力。4周后，剪断钮扣下的钢丝，从近端将全部的钢丝拔除。此种缝合方法操作较复杂，现也少用。

3. 8字缝合法　用3-0无创伤线，距断端5mm进针，呈8字缝合两肌腱断端（图9-37）。此方法经常用于新鲜肌腱损伤的缝接，或直径相等移植肌腱的缝合。8字缝合法简便，对腱端创伤小。但抗张能力也较小。

4. Kessler 缝合法（或改良法）　是目前常采用的肌腱缝合方法之一。采用双直针5-0无创缝线，断端近端5mm处，从腱一侧断端进针，距断端5mm处出针，再横行穿过肌腱，纵行进针从断端穿出。以同样方法缝合对侧断端。两断端对合结扎缝线（图9-38）。此方法缝接处结扎线埋在腱内，抗扩力较强，且缝线作用力为纵向，无绞窄腱端血管作用。

改良 Kessler 方法，是在上述缝合方法上，在肌腱缝合处加一圈间断缝合，以加强缝合处的抗张能力，并使缝合处光滑平整。

5. Kleinert 缝合法　适用于新鲜或陈旧性肌腱损伤缝合。采用3-0无创伤双直针线，在断端上方5mm处水平进针，对侧穿出，然后再斜行进针并于断端穿出。再用一侧的针线，在另一断端作同样形式的缝合（图9-39）。此缝合方法简便易行，抗拉力强，对肌腱断端血循环影响小。

6. Koch-Mason 缝合法　略同于 Kleinert 缝合，所不同是采用双针分别缝合肌腱远、近端，在断腱间有两个缝线结。并间断缝合断端，以加强抗拉力及使缝合处光滑平整（图9-40）。

7. 斜行缝合法　将肌腱断端修剪成斜面，采用5-0尼龙线间断缝合。由于斜面缝合改变了肌腱的受力方向，使抗张能力增加。缝合后，可早期行主动屈健指功能练习。此方法缝合线较多，并且肌腱需重叠，肌腱长度受到影响，未被推广应用（图9-41）。

8. 埋入式缝合法　应用单针圈形无创伤线，从断端上方约1cm处进针，断端出针，将线牵出后，留下圈形线尾，用另1针线将其用8字缝合固定。再将圈形针线穿入另一断端，距断端1cm处穿出，将针线剪断，用以在局部作8字缝合，将断腱拉合，将圈形缝线结扎在8字缝合上。圈形缝线两端均于腱外膜下（图9-42）。

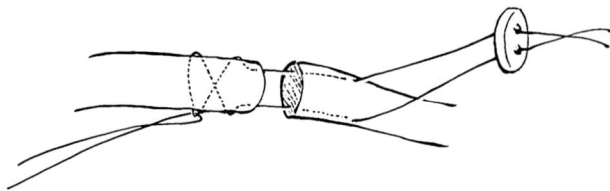

（1）用不锈钢丝,肌腱断端行8字缝合

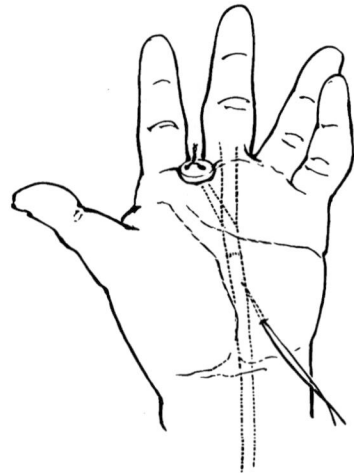

（2）钢丝固定于纽扣上,以缓解肌腱近端的张力。缝合钢丝近端套入一钢丝绊,并从近侧穿出皮肤,以备抽出

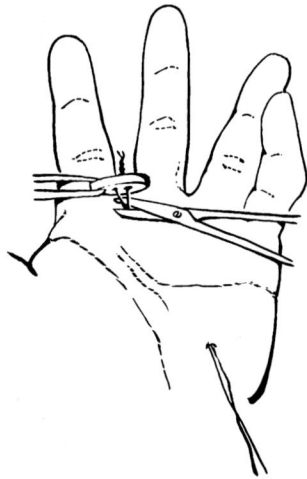

（3）拆线时,先剪断纽扣上的钢丝

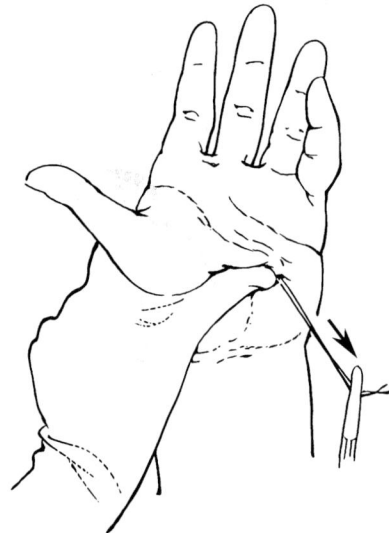

（4）从近端将钢丝抽出

图 9-36　可抽出式不锈钢丝缝合法

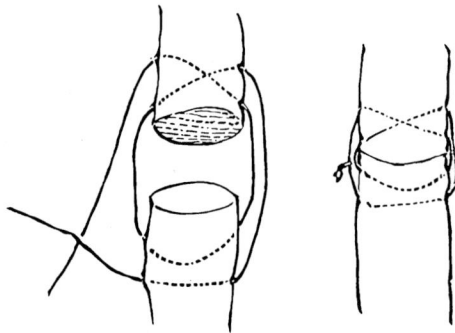

图 9-37　8 字缝合法

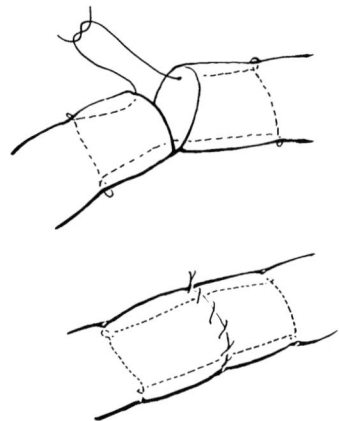

图 9-38　Kessler 缝合法

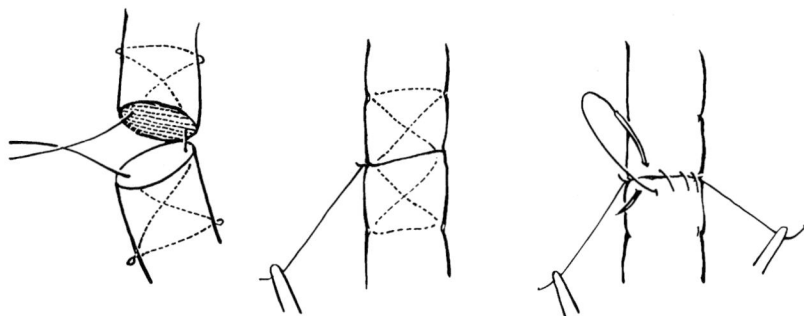

图 9-39 Kleinert 缝合法

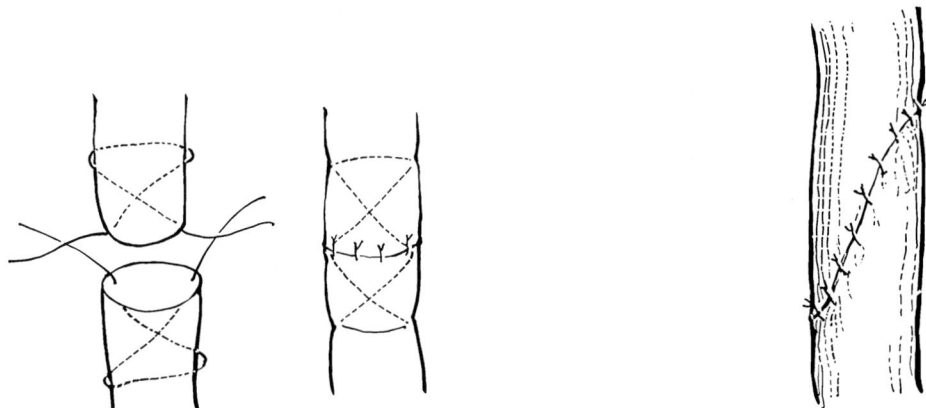

图 9-40 Koch-Mason 缝合法

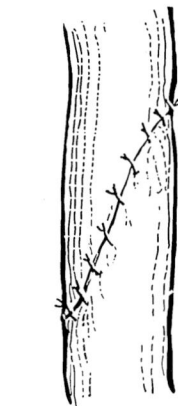

图 9-41 斜形缝合法

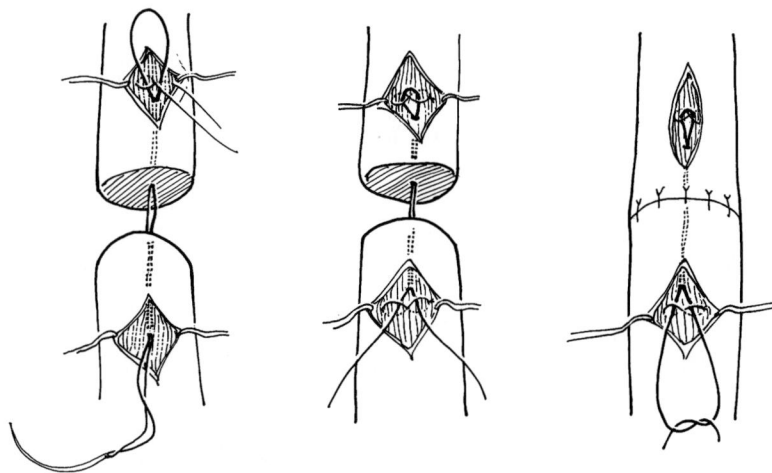

图 9-42 埋入式缝合法

9. Tsuge 缝合法 用 3-0 或 5-0 圈形肌腱缝合线,距断端约 1cm 处横行穿 1 针,出针后再套入圈内,拉紧后锁住少量肌腱纤维,偏掌侧将针纵向穿入肌腱并从断端引出,然后再穿入对侧断端,离断端 1cm 处将针穿出,拉紧对合好断端后,将线的一端剪断,再于出针处旁缝合打结固定(图 9-43)。

粗的肌腱可作双套圈缝合,抗拉力较强,此缝合方法对断端肌腱血循环干扰较少。

(二) 肌腱端侧缝合

1. 一条与多条肌腱端侧缝合法 应用一条肌腱带动多条肌腱时采用。用 11 号尖刀在肌腱适当部位戳穿,将要移位的肌腱劈开穿过肌腱裂隙缝合。用同样方法,穿抽两次缝合,最后将移位肌腱断端部分切除,用接受移位的肌腱包埋(图 9-44)。

2. 单条肌腱端侧缝合法 常用于两直径不等肌腱缝合,先将粗肌腱用 11 号刀做切口,将细肌腱穿入裂

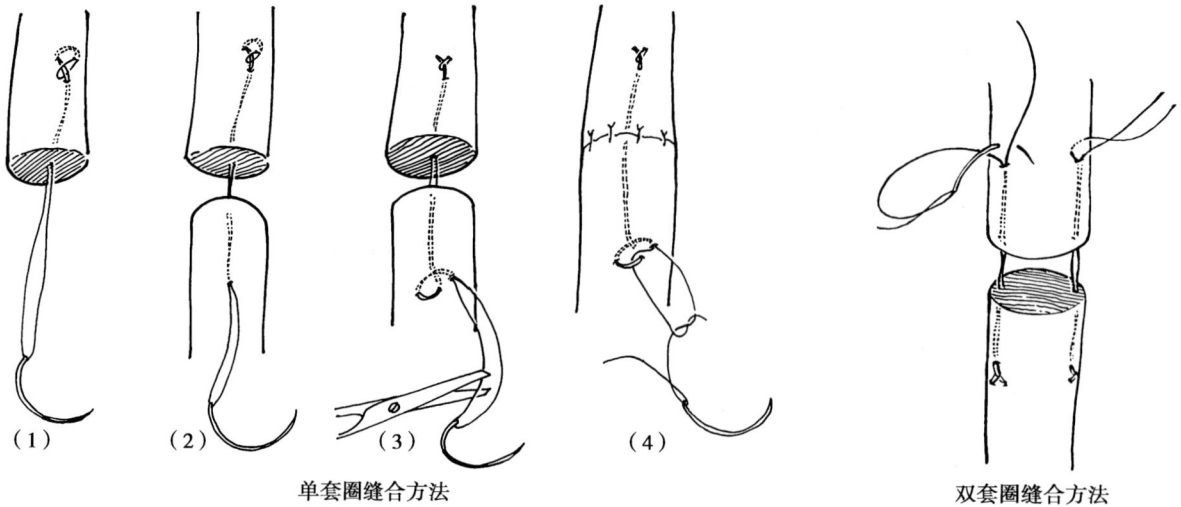

（1）　　　（2）　　　（3）　　　（4）

单套圈缝合方法　　　　　　　　　双套圈缝合方法

图 9-43　Tsuge 缝合法

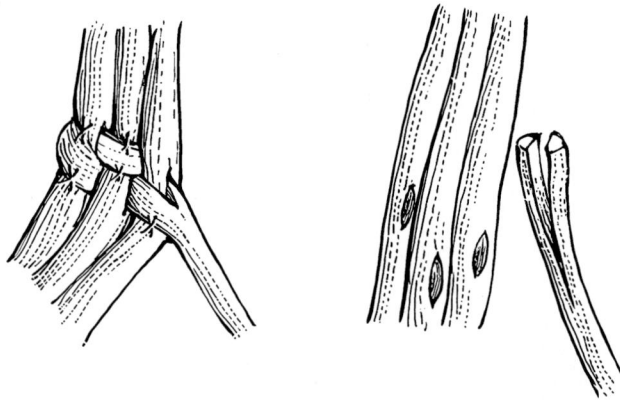

图 9-44　一条与多条肌腱侧编织缝合法

隙并缝合,再于粗肌腱的稍远端处与第一个切口呈 90°切开,再将细肌腱远端穿入并缝合,如此穿抽缝合 3 ~ 4 次,于粗肌腱断端将肌腱牵引与其平行,断端修剪成鱼嘴状包绕细肌腱,使肌腱位于粗肌腱中央部位(图 9-45)。

(三) 肌腱-骨缝合法

用于肌腱止点重建术。用小骨刀在固定肌腱处掀起一骨皮质,或用骨钻钻孔以接纳肌腱。用细钢丝将

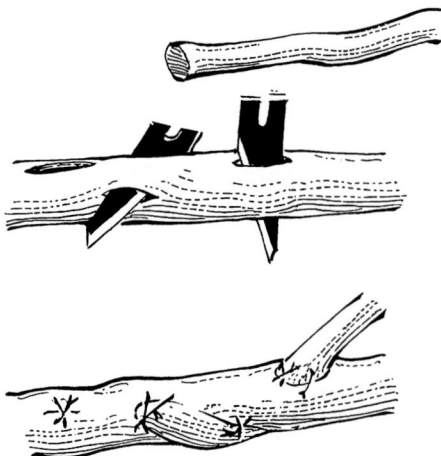

图 9-45　粗细直径不等的肌腱编织法

肌腱端做 8 字缝合,然后将钢丝分别从骨创面两侧穿向背侧,拉紧钢丝,使肌腱端嵌入骨创面内。穿出的钢丝在指背侧用纽扣或纱布卷固定。拆线时剪断一侧钢丝,牵引出另一端即可(图 9-46)。

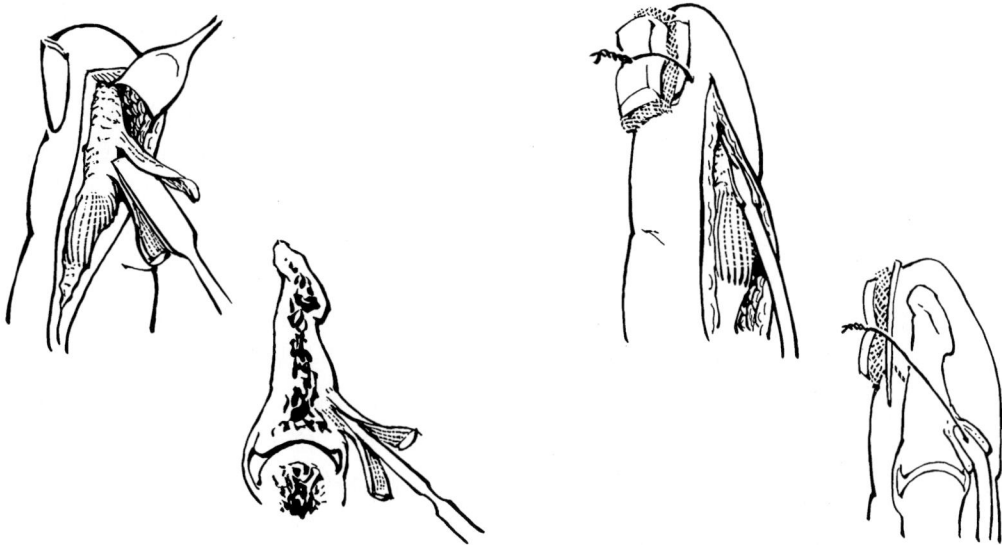

图 9-46 肌腱止点重建固定方法

第五节 屈指肌腱损伤与修复

一、屈指肌腱分区

屈指肌腱自前臂肌肉-肌腱交界处,至该肌腱抵止处,经前臂、腕管、手掌和手指纤维鞘管,各部分有不同的解剖特点,可分为 5 个区域(图 9-47)。

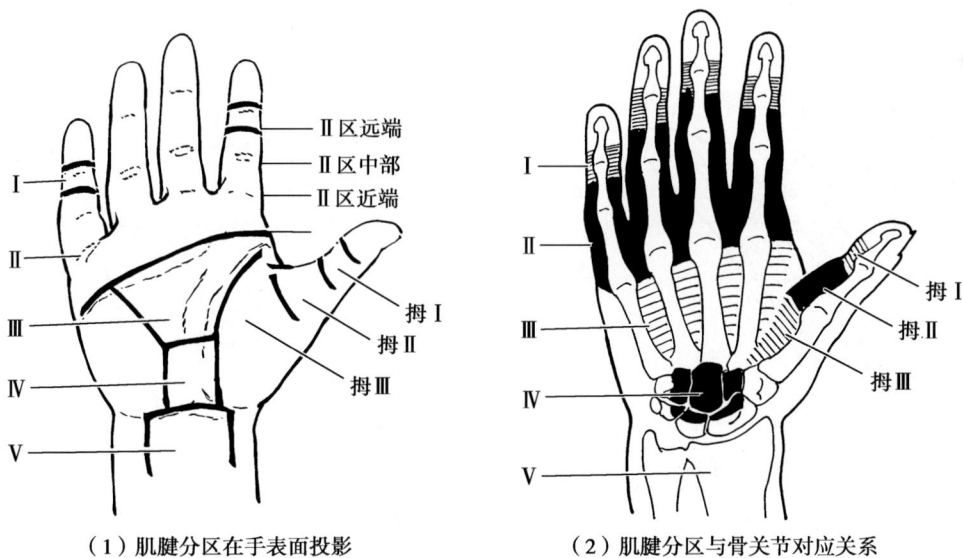

(1)肌腱分区在手表面投影

(2)肌腱分区与骨关节对应关系

图 9-47 屈肌腱分区

(一)屈指肌腱分区

1. 屈指肌腱 I 区　由指浅屈肌腱止点至指深屈肌腱止点,仅有指深屈肌腱一条肌腱,此段肌腱被覆滑膜,位于鞘管内(图 9-48)。

2. 屈指肌腱 II 区　从远侧掌横纹,即指纤维鞘管起始处,至中节指骨中远处(或指浅屈肌腱抵止处)。

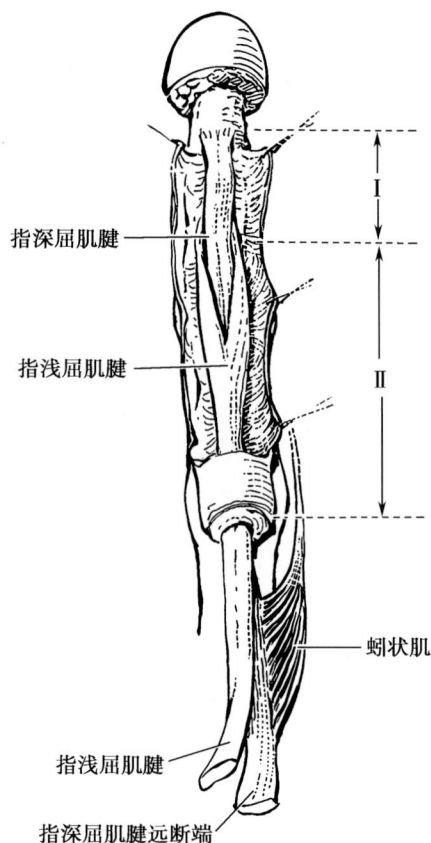

图 9-48　屈指肌腱 Ⅰ ~ Ⅱ 区

（图中标注：指深屈肌腱、指浅屈肌腱、蚓状肌、指浅屈肌腱、指深屈肌腱远断端，右侧标注 Ⅰ、Ⅱ）

此段肌腱位于鞘管内。指浅、深屈肌腱互相交叉换位。

根据指浅、深屈肌腱位置的变化，将 Ⅱ 区分为三个亚区。

（1）远端区：指浅屈肌腱抵止处至深屈肌腱自浅肌腱分叉（Camper 交叉）穿出段。指浅屈肌腱位于指深屈肌腱的背侧，指深屈肌腱自浅肌腱的背侧转为掌侧。

（2）中间区：指浅屈肌腱分叉处，浅屈肌腱的两股，从两侧环绕指深屈肌腱，指深屈肌腱位于浅屈肌腱的环抱中。

（3）近端区：相当于屈指肌腱鞘的 A1 ~ A2 区域，是鞘管的最狭窄区。指浅屈肌腱位于指深屈肌腱的掌侧，两条肌腱平行。

3. 屈指肌腱 Ⅲ 区　从腕掌横韧带远侧缘到远端掌横纹，即指纤维鞘管起始处。此段肌腱包括指浅、深屈肌腱，示、中、环指屈肌腱被覆腱周组织，小指指屈肌腱位于滑膜鞘内。蚓状肌起自此段的指深屈肌腱（图 9-49）。

4. 屈指肌腱 Ⅳ 区　位于腕管内的屈肌腱。腕管掌侧为硬韧的掌横韧带，尺侧、桡侧、背侧均为腕骨。在此狭窄的隧道里，共有 9 条肌腱和正中神经通过。腕管内肌腱排列为三层：浅层为中环指浅屈肌腱；中层为示、小指浅屈肌腱；深层为指深屈肌腱、拇长屈肌腱（图 9-50）。

5. 屈指肌腱 Ⅴ 区　腕管近侧缘至肌肉-肌腱交界处的一段肌腱，此段肌腱均被覆有丰富的腱周组织（图 9-51）。

（二）拇长屈肌腱分区

拇长屈肌腱分为 5 个区域（见图 9-47）。

1. 拇长屈肌腱 Ⅰ 区　自近节指骨中部至末节指骨基底肌腱抵止处。此区肌腱仅有滑膜鞘而无纤维鞘管。

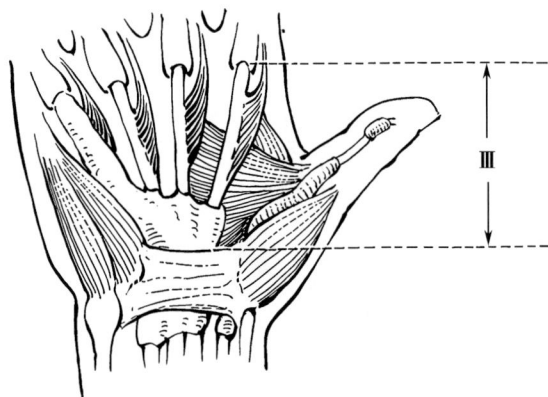

图 9-49　屈肌腱 Ⅲ 区

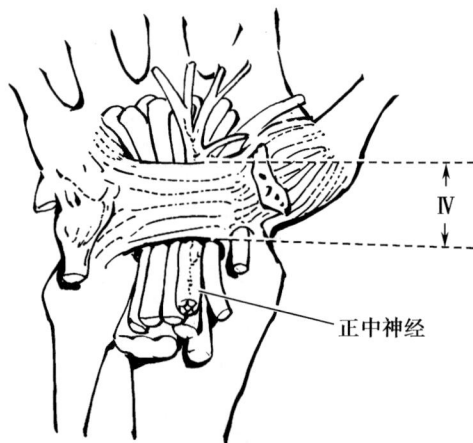

图 9-50　屈指肌腱 Ⅳ 区

（图中标注：正中神经）

2. 拇长屈肌腱 Ⅱ 区　自掌指关节近端至近节指骨中部，此区肌腱位于拇指纤维鞘管内。在掌指关节掌侧，有两枚并列的籽骨，中间形成一狭窄的通路，很像两山之间的峡谷，拇长屈肌腱正由峡谷中通过。

3. 拇长屈肌腱 Ⅲ 区　拇长屈肌腱腱鞘起始处至腕管远侧缘。此处肌腱无蚓状肌附着，包绕在滑膜鞘中，其位置较深，处于拇收肌和拇短屈肌腱之间。

4. 拇长屈肌腱 Ⅳ 区　在腕管内，拇长屈肌腱位置较深，紧贴腕管桡侧壁，该肌腱单独包裹在一个滑膜鞘内。

5. 拇长屈肌腱 Ⅴ 区　起自拇长屈肌与肌腱移行部，至腕管近侧缘的肌腱。肌腱偏桡侧，位置深。拇长屈

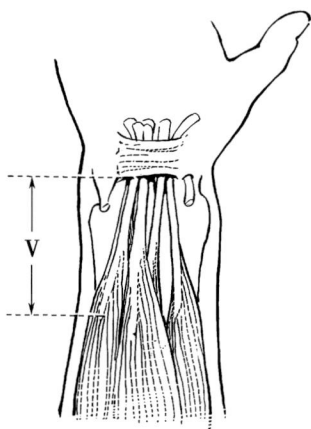

图9-51　屈指肌腱Ⅴ区

肌是单羽肌,肌腱在肌肉的一侧,在肌肉中的肌腱较长。

二、新鲜屈指肌腱损伤修复

(一)肌腱损伤原因

1. 锐器伤　致伤物为玻璃切割、刀刺伤等。其伤口整齐、污染不严重,以Ⅱ、Ⅲ区屈指肌腱断多见。

2. 复合性肌腱损伤　肌腱断裂合并有神经、血管及骨与关节损伤。致伤物多为机器伤,如电锯、电刨、车床等。其特点是多指、多部位,部分病例肌腱有缺损或皮肤缺损。

3. 非开放性损伤　常为突发性暴力所致,肌腱自止点处撕裂。有的是不完全断裂。

(二)肌腱断端寻找方法

屈指肌腱滑动范围较大,屈肌收缩力大,肌腱断裂后,近断端回缩较多,手术时不易寻找。肌腱断端回缩多少与断裂部位有关,指浅深屈肌腱在腱纽远端断裂,近断端由于腱纽的牵挂,回缩较少;在腱纽的近端断裂,则回缩较多。屈指肌腱在手掌部位断裂,指深屈肌腱因有蚓状肌附着,回缩较少;指浅屈肌腱的断端回缩较多,常缩至腕管内或前臂远端。拇长屈肌腱从腕管到拇指末节指骨抵止处,均位于完整的滑膜鞘内,无腱纽附着,无论何部位肌腱断裂,近端常缩至大鱼际部、腕管内或前臂远端。

手术时从伤口深处寻找肌腱断端,不宜用血管钳或其他器械探入伤口,盲目地探找、钳夹肌腱的断端,这不仅增加组织创伤,扩散创面污染范围,而且也常达不到目的(图9-52)。

肌腱远端的寻找比较容易,可通过被动屈曲伤指,断腱端即可自行突出到伤口内(图9-53)。

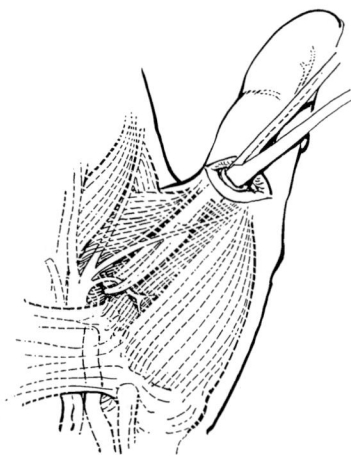

图9-52　不正确的肌腱断端寻找方法

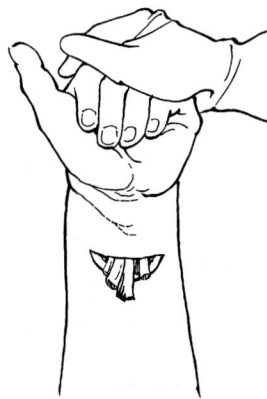

图9-53　被动屈曲手指、掌指关节、
腕关节,断腱可突出于伤口内

寻找肌腱的近断端,可极度被动屈曲腕关节、掌指关节,然后术者用手自前臂掌侧由近向远端推挤,或用弹性胶带从前臂近端向远端做螺旋状缠绕,断腱近端多可自行突出伤口。如仍不奏效,则根据肌腱断裂水平及受伤时手所处的位置,判断肌腱断端位置,在手掌近端或前臂远端另做切口,则不难找到断端(图9-54)。

寻找到肌腱断端后,由于张力等原因,不便肌腱缝合操作,常用一6号针头横穿肌腱,将肌腱断端固定在伤口内。穿针时要稍远离断端,以免妨碍肌腱缝合操作,穿针动作要稳,入针准确,不要反复穿插,造成肌腱损伤。当肌腱缝合完毕,将针头取出,切勿将针头遗留在伤口内。

(三)肌腱一期缝合技术

屈指肌腱无论在哪一区断裂,应将原切口作延长,便于肌腱清创,缝合。但伤口延长时不应与手部皮肤横纹作垂直交叉,避免术后瘢痕挛缩影响关节活动。

在腕部切割伤做肌腱缝合时,勿将肌腱与神经缝合。正中神经与屈指肌腱所在位置不同,神经干略显浅

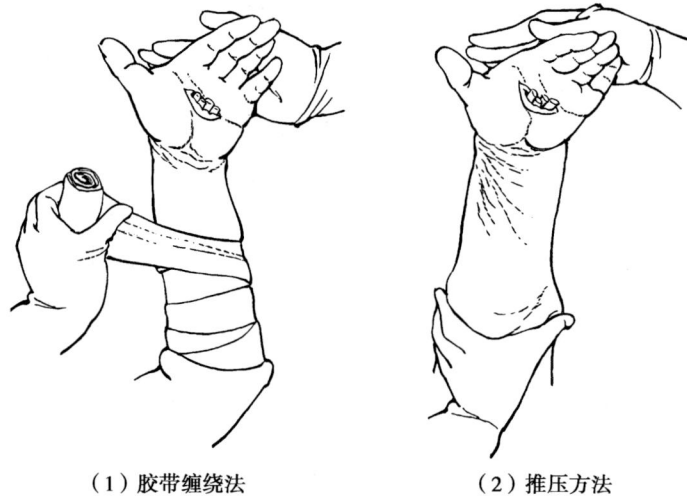

（1）胶带缠绕法　　　　　　　　（2）推压方法

图 9-54　被动屈腕,自前臂近端向远端用手推,挤压或用胶带缠绕,
使断腱近端露出伤口

黄色,外膜有营养的轴形血管,神经断面神经纤维束清晰可见。肌腱硬韧,为鱼肚白色,无轴形血管。

（四）各区屈指肌腱损伤修复

Ⅰ区　指深屈肌腱断裂距止点在 1cm 以内断裂,或从止点处撕脱,可切除远断端,将近端前移,做肌腱止点重建术(图 9-55)。

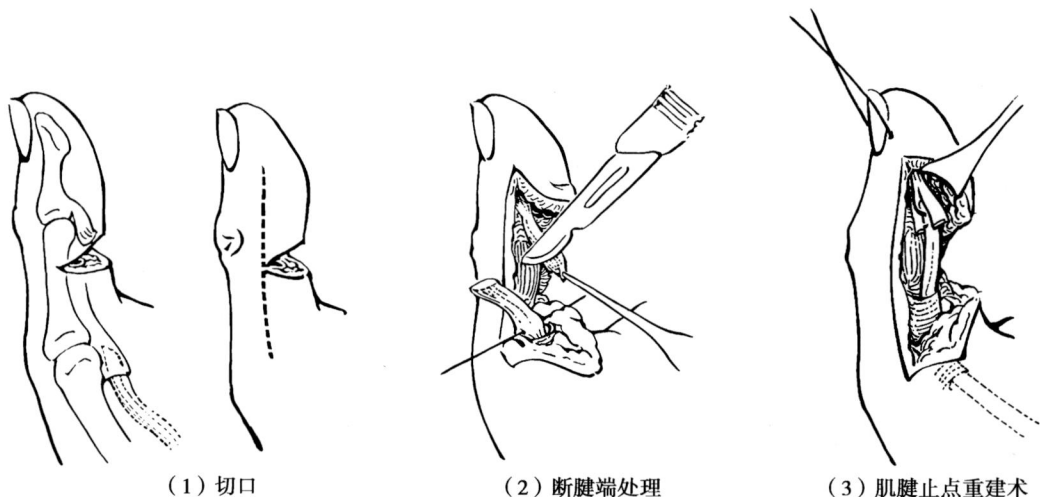

（1）切口　　　　　（2）断腱端处理　　　　（3）肌腱止点重建术

图 9-55　屈指肌腱Ⅰ区断裂的处理——肌腱近端前移术

肌腱断裂距止点 1cm 以上,则不宜做肌腱前移,应行肌腱直接缝合。否则肌腱张力加大,伸指活动受限。

Ⅱ区

（1）Ⅱ区近端肌腱断裂:指浅屈肌腱位指深屈肌腱掌侧。单纯指浅屈肌腱断裂应予缝合。缝合断腱后,牵拉肌腱近端及手指被动伸直,看肌腱缝合处是否与腱鞘破损处嵌顿,如有上述情况,可做部分鞘管切除,以免吻接点绞窄,粘连。此部指深、浅屈肌腱断裂,应同时予以缝合。被动屈伸手指,如深肌腱缝合处与浅肌腱分叉处或鞘管有嵌顿,可只缝合深肌腱,切除部分浅肌腱或保留鞘管。

指浅屈肌腱需要切除时,远断端不要切除过多,否则会造成近侧指间关节囊松弛,术后产生此关节过伸畸形,或损伤关节囊,发生指间关节屈曲挛缩。过短地切除残腱还可伤及腱纽,特别是由浅肌腱短腱纽发出至深腱的长腱纽,影响深肌腱的血循环。但也不宜保留过长,过长的残腱与近节指骨处粘连,影响近节指关节伸直。浅肌腱以从短腱纽的近侧缘切除为宜。

（2）Ⅱ区中部肌腱断裂：指浅屈肌腱在此处分为两股，变薄，包绕指深肌腱。指深肌腱渐从浅肌腱背侧穿出移行掌侧。此部位屈指肌腱断裂有两种情况：①单纯浅屈肌一股断裂，不需缝合，浅肌腱功能不受影响；②指深、浅屈肌腱断裂，指浅屈肌腱断裂两股中一股，有一部分止于指骨，近端不会回缩，仍起浅腱作用。只需修复指深屈肌腱。若浅肌腱两股全断并已回缩。除缝合深肌腱外，应缝合一股浅肌腱。

（3）Ⅱ区远端肌腱断裂：指浅屈肌腱已抵止在指骨上。多为指深屈肌腱单独断裂，应一期缝合。

Ⅲ区 指浅屈肌腱单一断裂或与指深屈肌腱同时断裂都应一期缝合。此区内指深屈肌腱断裂常涉及蚓状肌损伤，蚓状肌不需修复，缝合会造成该肌挛缩，引起手内蚓状肌亢进现象。

用蚓状肌包裹深肌腱缝合部的方法，试图将深、浅屈肌腱分隔防止粘连是不可取的，同样容易造成蚓状肌短缩或瘢痕化，影响手指屈伸活动。

Ⅳ区 腕管内肌腱断裂，多为锐器伤所致。此处肌腱集中，正中神经与肌腱并行。故几条肌腱断裂并正中神经损伤常见。肌腱缝接后，局部肿胀，狭窄的腕管内没有缓冲的余地，容易发生粘连。故断裂的肌腱不宜全部缝合。单纯指浅屈肌腱断裂应一期缝合。指浅、深屈肌腱及拇长屈肌腱断裂，修复指深屈肌腱及拇长屈肌腱，指浅屈肌腱切除一段，使其避开腕管，减少腕管内容积，便于指深屈肌腱及拇长屈肌腱修复后早期功能练习，减少粘连机会。

肌腱缝合点尽可能相互错开，如不能避免可用浅屈肌腱为动力与远端深肌腱缝接。术中需认真辨认组织，勿将正中神经与肌腱缝合。

Ⅴ区 前臂远端屈指肌腱断裂均应一期缝合。肌腱周围组织松软，缝合后粘连少，即使有少许粘连，对肌腱滑动影响也不大。

此区肌腱缺损，近端可选用指浅屈肌移位修复指深屈肌功能。

（五）拇长屈肌腱损伤修复

Ⅰ区 拇长屈肌腱断裂距止点1cm以内，不宜直接缝合，可将近断端前移重新做止点。肌腱有缺损时，可在腕关节近侧行拇长屈肌腱延长、远端做止点重建术（图9-56）。使鞘管区内无缝合点，减少粘连机会。

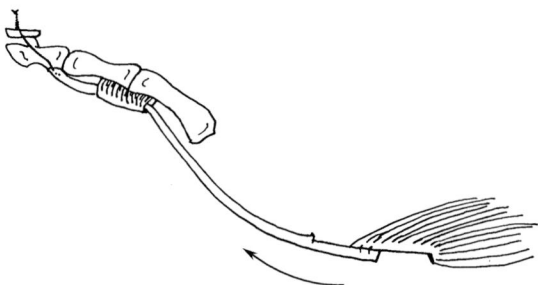

图9-56 拇长屈肌腱延长术

Ⅱ区 此区是在掌指关节部位，肌腱缝合后易于在籽骨处嵌顿，可切除部分鞘管解除嵌顿以减少粘连。或可采用肌腱延长前移方法，使缝合处避开籽骨区。

Ⅲ区 拇长屈肌腱无长腱纽及蚓状肌附着，断裂后近端常回缩至腕部或前臂远端。常需在腕近端另作一切口才能找出，行端端缝合。

Ⅳ区 拇长屈肌腱位置较深，紧贴腕管的桡侧壁，故此区的肌腱断裂较少见。

Ⅴ区 拇长屈肌腱断裂应予一期缝合。

三、陈旧性屈指肌腱损伤的修复

肌腱因缺损或其他原因未能行一期修复，以及一期缝合失败者，则应予二期修复。常用的修复方法是肌腱直接缝合，肌腱移植和肌腱移位术。

（一）各区肌腱陈旧性损伤的修复

1. Ⅰ区 屈指肌腱此区损伤，指深屈肌腱有不同程度的回缩。由于断腱近端腱纽与蚓状肌的作用回缩距离不会很多，临床上表现为患指的远侧指间关节主动屈曲功能丧失，指浅屈肌腱功能正常，近侧指间关节有主动屈曲。

（1）肌腱断端直接缝合或肌腱近断端前移术：指深屈肌腱近断端有足够的长度，且远断端长度>1cm，断端可直接缝合。若远断端<1cm，可将其远断端腱切除，将近断端前移行屈肌腱止点重建术。

（2）远侧指间关节融合术：指深屈肌腱近端已有短缩成缺损，指浅屈肌腱功能正常，远侧指间关节被动活动不良，或关节已有损伤者，可行远侧指间关节功能位融合术。此方法对恢复伤指捏握功能，效果可靠。

（3）肌腱固定术：指深屈肌腱近端回缩较多不能直接缝合，远断端有1cm以上的长度，可将断腱远断端固定在中节指骨上,使远侧指间关节保持稍屈的功能位。
应用 Bunnell 方法,用钢丝将远断端肌腱行 8 字缝合,远侧
指间关节屈曲 30°位,将肌腱固定到中节指骨(图 9-57)。
同时用克氏针将远侧指间关节屈曲位固定。

(4) 肌腱移植术:近、远侧指间关节被动活动正常,手
指皮肤条件好的病例,可行肌腱移植术。在指深肌腱移植
修复时,如指浅屈肌腱完好情况下,移植腱应穿过鞘内移
植,若腱鞘已塌陷,则在腱鞘外移植并做滑车。

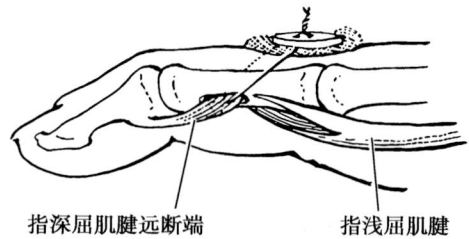

图 9-57　远侧指间关节肌腱固定术

指深屈肌腱远断端　　　　　指浅屈肌腱

2. Ⅱ区　此区单一指浅屈肌腱损伤,可不必修复。指深屈肌腱断裂,已不能直接缝合,指浅屈肌腱完好,
可做远侧指间关节融合或肌腱固定。指浅、深屈肌腱均断裂,且不能直接缝合时,应行游离肌腱移植重建指
深屈肌腱的功能。

3. Ⅲ区　伤后时间较短,肌腱回缩不多,无论指浅、深屈肌腱均可直接缝合。时间过久,肌肉已发生挛
缩,肌腱相对长度不足则行肌腱移植。

4. Ⅳ区　腕管内肌腱较多,指浅屈肌腱,指深屈肌腱及拇长屈肌腱全部断裂,仅修复指深屈肌腱和拇长
屈肌腱。需行肌腱移植时应将肌腱缝接点置于Ⅲ区与Ⅳ区内。

5. Ⅴ区　此区内多条肌腱损伤较多见,并常合并有正中神经、尺神经,尺、桡动脉的损伤。经验不足的医
师,早期容易漏诊,以致遗留到后期处理。断裂的肌腱无缺损可直接缝合。如肌腱断裂不在一个平面,又因
短缩或缺损不能直接缝合时,可将指浅屈肌腱与指深屈肌腱交替移位缝合,拇长屈肌腱可用肌腱近端延长方
法解决。应同期修复损伤的神经和血管。

6. 拇长屈肌腱陈旧损伤的修复　拇长屈肌腱在拇指的任何区域断裂,张力不大均可作肌腱直接缝合。
受伤时间短,肌肉挛缩较轻,利用屈曲腕关节可克服长度不足,术后经锻炼可达到正常滑动范围。肌腱有缺
损,应行肌腱延长、移植或移位术。当各种修复方法均无条件时,也可行拇长屈肌腱远断端的肌腱固定术或
指间关节融合术。

(二) 游离肌腱移植

游离肌腱移植手术适用于手部各区域内肌腱缺损的修复。肌腱缺损部位无明显瘢痕,手指关节被动屈
曲良好,手指感觉存在,则可行游离肌腱移植。年龄过大或幼儿不适宜肌腱移植手术,术后效果常不理想。

1. 游离肌腱的来源　可用于移植的肌腱有:掌长肌腱、趾长伸肌腱、跖肌腱、示指固有伸肌腱和指浅屈
肌腱。

(1) 掌长肌腱切取:该肌腱长度、直径能够满足移植肌腱的需求,并且切取后不会出现手部的功能障碍。
正常人单侧掌长肌存在率为 85%,双侧均存在者 70%,约有 15% 的人单侧缺如或双侧缺如。

切取掌长肌腱前,应检查判断患者的该肌腱是否存在,并通过检查判断掌长肌腱长度、粗细是否能够用
于肌腱移植。掌长肌腱可通过握拳、屈腕,并在手部增加阻力以检查(图 9-58)。或让手指充分伸展,同时屈
腕及作拇、小指对掌动作以检查(图 9-59)。

掌长肌腱扁平,有丰富的腱周组织,最长可切取 15cm。切取方法为:前臂远端掌侧,沿掌长肌腱的全长,
分别做 2~3 个小横切口,从切口内做潜行剥离,根据所需要的长度切取,剥离与抽取肌腱时要保留其腱周组
织(图 9-60)。因正中神经紧邻掌长肌腱,注意勿误切正中神经。

(2) 趾长伸肌腱的切取:因掌长肌缺如,或需要两条以上肌腱移植时,可取趾长伸肌腱移植。该肌腱较
长,呈扁平。但腱周组织少,腱与腱之间联合较多。

趾长伸肌腱切取后,肌腱远断端编织到趾短伸肌腱上以避免垂趾。即便如此,有时仍还会遗有伸趾无
力、甚至趾下垂等。

由于趾长伸肌腱彼此相连,从小切口取该腱,容易破坏腱周组织和肌腱本身的完整性。所以,皮肤切口
必须和所需切取肌腱长度相等。沿趾长伸肌腱纵轴,作 S 形切口。足背部血循环较差,缺乏皮下组织,过多
的皮下剥离,易引起切口边缘皮肤坏死。小趾仅有趾长伸肌腱,而拇趾伸趾功能重要,故两趾的肌腱不宜切
取(图 9-61)。

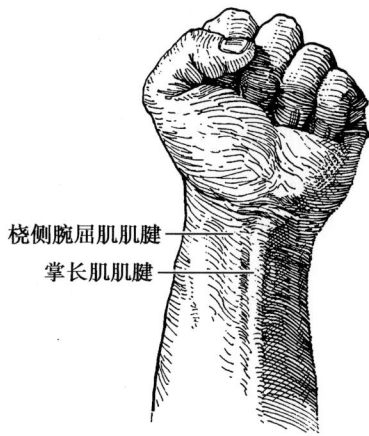

图9-58　掌长肌腱检查法

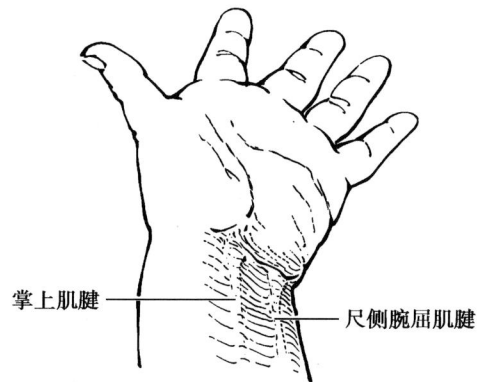

图9-59　掌长肌腱也可通过手指充分伸展,同时屈腕检查

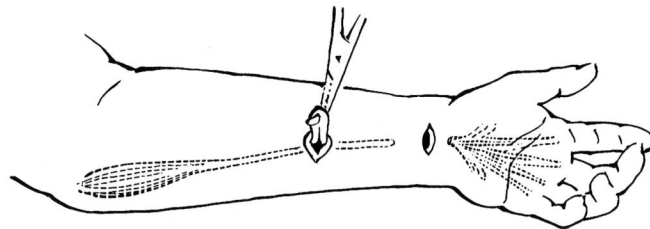

图9-60　掌长肌腱切取方法

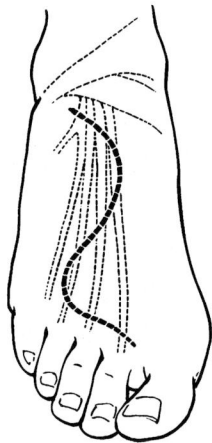

（1）切口

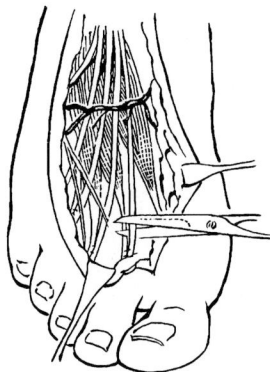

（2）切断趾长伸肌腱,将远断端缝合到趾短伸肌腱上

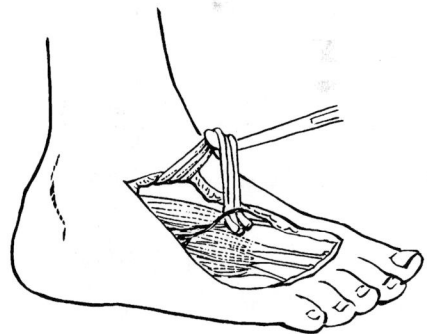

（3）按所需长度切取

图9-61　趾长伸肌腱切取方法

（3）跖肌腱切取:跖肌腱是全身最长的肌腱,长度约为掌长肌腱的一倍,该肌存在率为93%。位于跟腱的前内侧。

跟腱内侧作3cm切口,在跟腱的深面显露跖肌腱,于近止点处切断该腱,然后用肌腱剥离器(Brand剥离器)套入肌腱,与周围的筋膜分开,向近端推进剥离器约15cm左右,遇到肌肉时则有阻挠感,此处做一切口,直视下切断该肌腱。如果没有肌腱剥离器,可用数个小切口切取肌腱(图9-62)。

（4）示指固有伸肌腱切取:此肌腱很少作为游离肌腱应用,其肌腱较短,可切取8cm。应用时首先要确定该肌腱是否存在。其方法是手握拳,单独伸示指,即为示指固有伸肌腱作用(图9-63)。

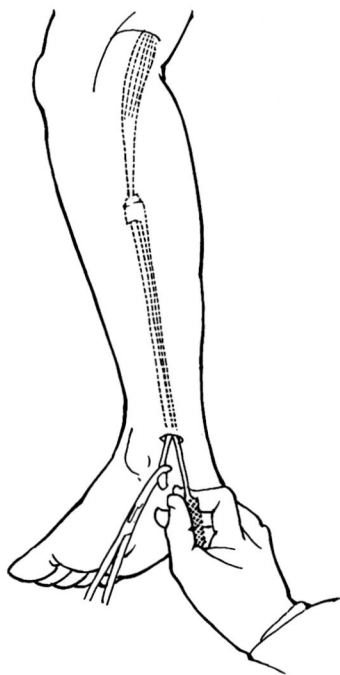

图 9-62 踇肌腱切取方法

示指伸肌腱帽近端作一切口,显露伸指肌腱,确定该肌腱后切断,然后在腕背横韧带远端做一切口,抽出并切断。切取后远断端应与示指指总伸肌腱缝合,有助于示指伸直活动。

(5) 指浅屈肌腱切取:指浅屈肌腱较粗,移植后易发生中心性坏死,产生粘连,故很少应用。但可结合截指时利用或做肌腱移位时应用。环指浅屈肌腱切取后对手指屈伸功能影响小,临床上使用该肌腱机会较多。

2. 游离肌腱移植缝合方法 如指深屈肌腱远端有 1cm 以上长度,移植肌腱可直接做端-端缝合,如短于 1cm,则行肌腱止点重建。游离肌腱的近端缝合点置于手掌(Ⅲ区)内。移植腱多较受腱细,常采用编织缝合方法。

3. 鞘管的处理 尽量保留完整的鞘管。如不可能,也应在近节指骨基底部位及中节指骨中部保留 A2、A4 两个滑车,或重建两个滑车。其中以 A2 滑车最为重要(图 9-64)。

4. 移植肌腱的张力调整 移植肌腱张力过大,手指伸直受限;张力过小,手指屈曲不完全。适当肌腱张力调整是取得肌腱移植术好功能结果的重要因素之一。调节肌腱张力时,以相邻指的休息位姿势为参照,使患指的屈曲度与其他处于休息位手指角度相一致(图 9-65)。

肌腱近断端在原伤口附近粘连,或受伤时间较短,断腱的肌肉本身张力尚无明显改变,移植肌腱张力,应将患指调整为与邻指相一致的屈曲位为宜。

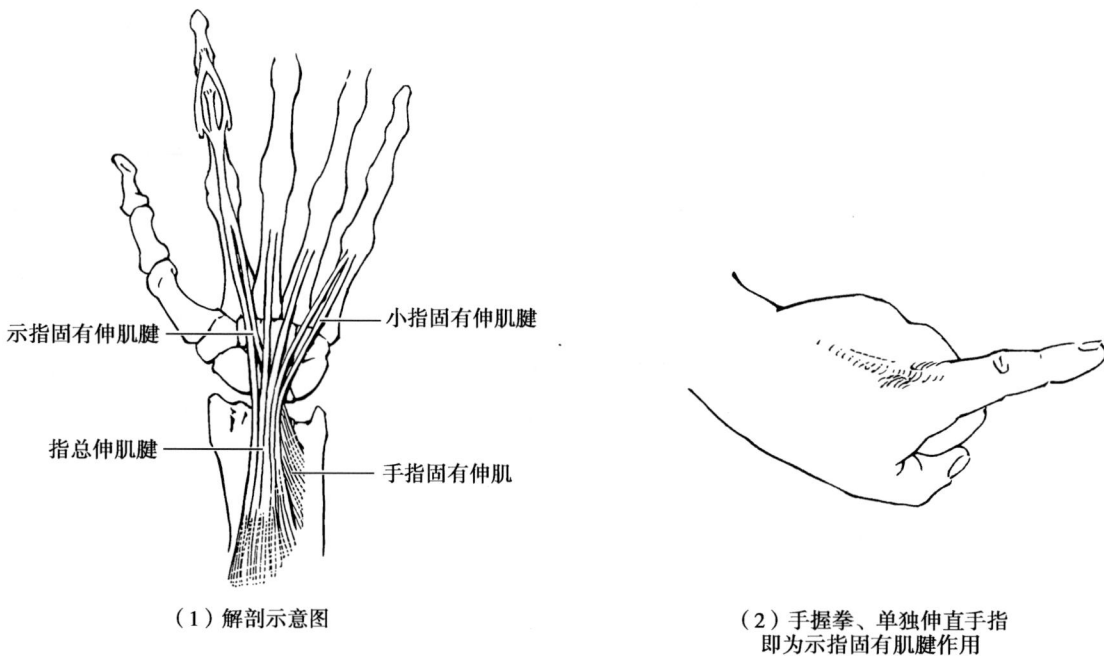

示指固有伸肌腱   小指固有伸肌腱

指总伸肌腱   手指固有伸肌

(1)解剖示意图   (2)手握拳、单独伸直手指即为示指固有肌腱作用

图 9-63 示指固有伸肌腱解剖与检查方法

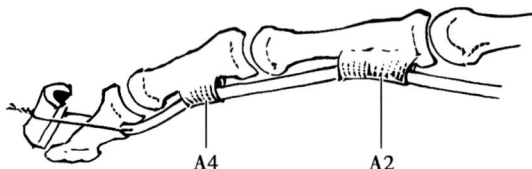

A4   A2

图 9-64 肌腱移植时应保留或重建滑车 A2、A4

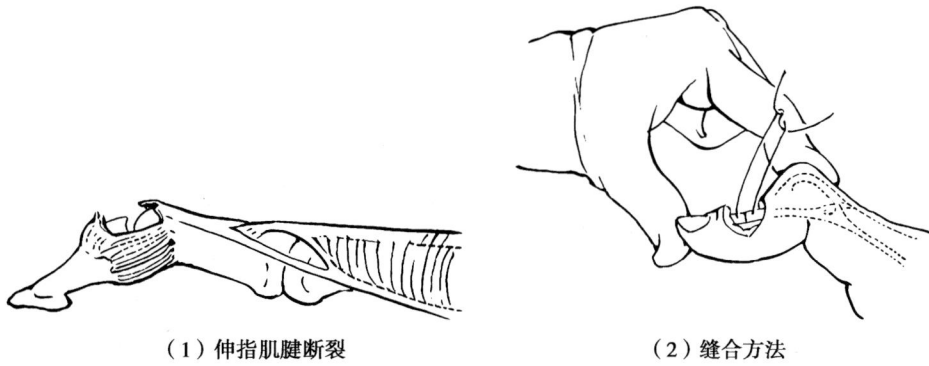

（1）伸指肌腱断裂　　　　　　　　　（2）缝合方法

图 9-74　锤状指一期缝合手术方法

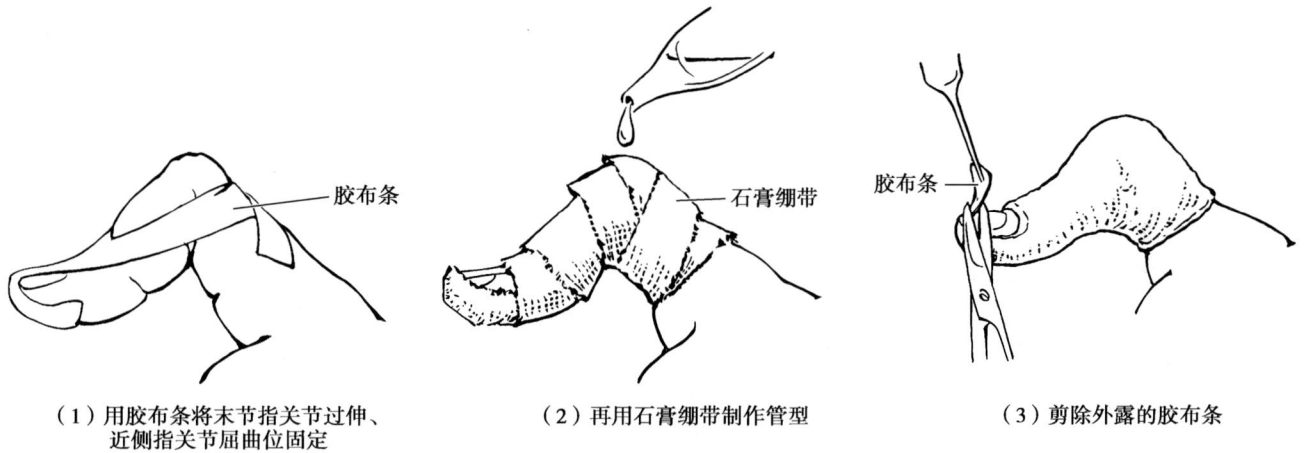

（1）用胶布条将末节指关节过伸、
近侧指关节屈曲位固定　　　（2）再用石膏绷带制作管型　　　（3）剪除外露的胶布条

图 9-75　用胶布条控制关节位置、石膏管型固定方法

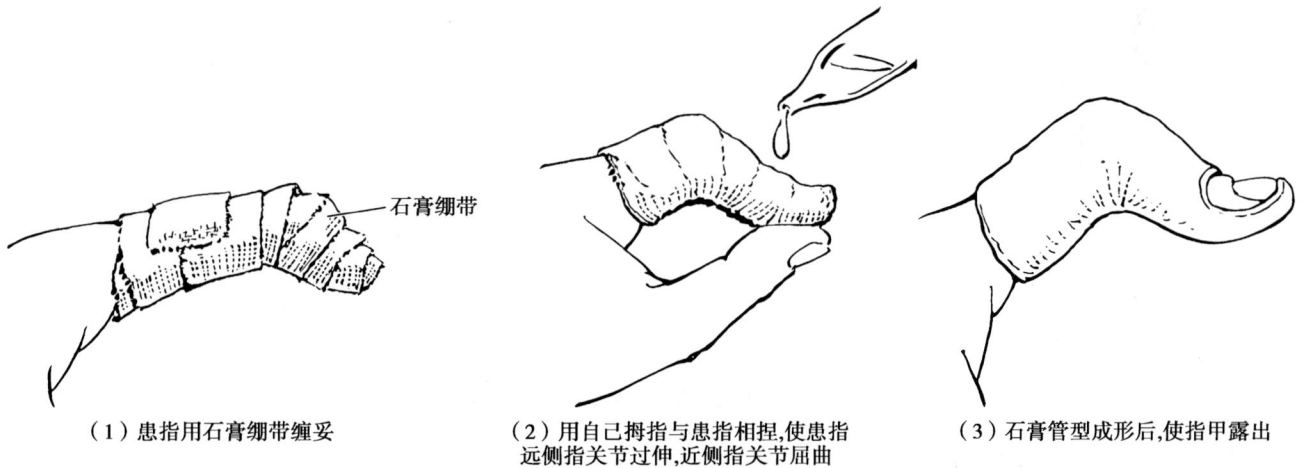

（1）患指用石膏绷带缠妥　　　（2）用自己拇指与患指相捏,使患指
远侧指关节过伸,近侧指关节屈曲　　　（3）石膏管型成形后,使指甲露出

图 9-76　患者自行控制指关节位置石膏固定方法

塑形(图 9-76)。石膏制动期内,定期复查,如石膏管形已松软,应及时更换,以免影响疗效。

2）支具制动:用支具制动远侧指间关节伸直或过伸位。

Stack 夹板,聚乙烯材料制作(图 9-77)。

Micks 夹板,用铝片制作(图 9-78)。

津下夹板,上述两种支具只制动远侧指间关节,津下夹板是将近侧指关节一同制动(图 9-79)。用可塑性聚乙烯材料制作。

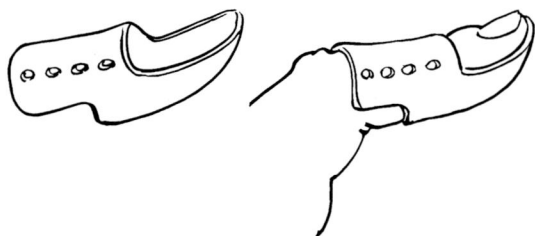

图 9-77 Stack 夹板

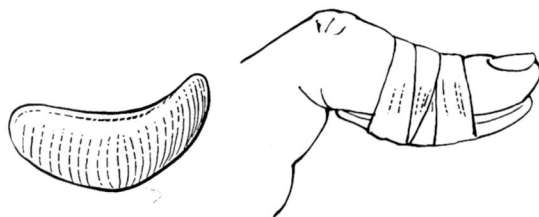

图 9-78 Micks 夹板

3）闭合穿针制动:指根麻醉下,用一 1.0mm 克氏针将远侧指间关节固定在过伸位,操作时应避免反复穿插以免损伤关节面。

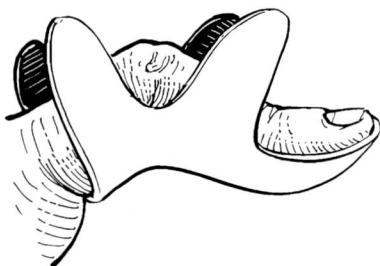

图 9-79 津下夹板

闭合伸指肌腱损伤所致锤状指,伤后 1 周内仍可按新鲜损伤处理,时间越长,效果越不理想。

(二) Ⅱ区

手指屈曲,握拳时,近侧指间关节背侧最突出,受伤机会较多。伸指肌腱的中央束最容易损伤及此部分,并常累及背侧关节囊。当中央束和两侧束同时损伤时,则近侧指间关节不能主动伸直,诊断较容易。单纯中央束或只合并一侧侧腱束断裂时,一侧侧腱束仍然可伸近侧指间关节,但力弱伸直范围减少。如不仔细检查很容易漏诊。其治疗方法如下:

1. 手术治疗 开放性损伤均作一期肌腱缝合,术后制动腕关节于轻度背伸,掌指关节和指间关节于伸直位。4 周去外固定开始主动活动,6 周后加大活动强度。

2. 非手术疗法 闭合性损伤用石膏制动腕关节于轻度背伸,掌指和指间关节于伸直位 4 周,6 周后增加活动强度。

(三) Ⅲ区

此区肌腱断裂,一期缝合效果好。掌指关节背侧腱帽部位损伤,注意修复腱帽结构,避免术后发生腱帽滑脱。

手背部肌腱断裂,发生在联合腱近端,注意检查是否有由邻指伸肌腱通过联合腱带动伸直伤指现象,以免漏诊。

(四) Ⅳ区

伸指肌腱位于腕纤维鞘内,肌腱断裂缝合时,需切除影响肌腱滑动的鞘管,减少肌腱修复术后粘连机会。

(五) Ⅴ区

肌腱断裂常为多发损伤。腱性部分断裂行一期缝合;肌肉-肌腱交界处或肌肉断裂,肌腱与肌腹不宜直接缝合,可采用肌腱移位方法,将断腱远端编入功能相同的正常肌腱,或与有肌肉动力的断腱缝合。

三、陈旧伸指肌腱损伤的修复

由于某些原因,伸指肌腱损伤未得到一期缝合,可行二期肌腱修复术。断裂的伸肌腱时间短,可直接缝合。损伤时间较长肌腱断端回缩或肌腱缺损,则可采用肌腱移植或移位修复。

(一) 伸指肌腱的修复

Ⅰ区

伸指肌腱抵止处损伤,不仅表现远侧指间关节屈曲,其近侧指间关节可继发过伸畸形。

1. 肌腱修复法 远侧指间关节无损伤或创伤性关节炎,关节被动活动正常,可行肌腱修复。

(1) 肌腱重叠缝合法:远侧指间关节背侧 Z 形切口,显露损伤部位。因断腱已为薄的瘢痕连接,无明显断端,在松弛的瘢痕部位做一 H 形切开,上、下各形成腱瓣,将其重叠缝合(图 9-80)。

术后近侧指间关节屈曲,远侧指间关节伸直位固定,6 周后去除外固定开始功能活动。

（2）腱束移位法：肌腱断裂部位无可利用的组织行重叠缝合时，可利用侧腱束移位方法修复。

手指侧正中切口，显露侧腱束并从近侧指间关节的近端切断，向远端游离。在屈肌腱鞘处做两平行切口（形成滑车），将切断的侧腱束穿经腱鞘，与近侧指间关节背侧的伸腱腱帽缝合。将张力调整为近侧指间关节屈曲时，远侧指间关节可伸直的位置（图9-81）。如牵拉侧腱束时，远侧指间关节不能背伸时，要利用切断侧腱束的远端做止点重建。

2. 指间关节融合法 适用于已有关节损伤或合并创伤性关节炎，或年龄偏大的患者。

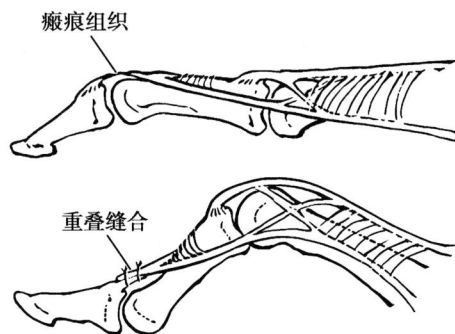

图9-80 陈旧性锤状指肌腱重叠缝合手术

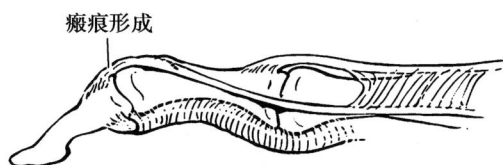

（1）伸指肌腱近止点处为瘢痕组织

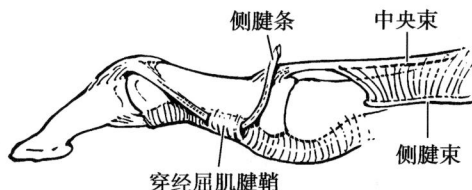

（2）将一侧侧腱束于近侧端切断

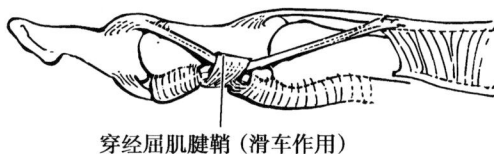

（3）切断的侧腱束穿经屈肌腱鞘与中央束缝合

图9-81 侧腱束移位法

Ⅱ区

伸指肌腱中央束损伤，如果失去早期修复机会，随伤指不断地屈伸活动，中央束近断端渐回缩，同时两侧腱束失去与中央束间的联系，从近侧指间关节背侧渐滑向侧方，一旦滑到指关节运动轴的掌侧，侧束不再起伸指作用，相反，每当用力伸指时，滑脱的侧腱束会使近侧指间关节屈曲，远侧指间关节过伸。损伤时间短，近侧指间关节被动尚可以伸直，同时两侧腱束也可以从侧方滑回原位。时间较长，滑向侧方的腱束渐挛缩，则不能复位，进而继发近侧指间关节掌侧关节囊、远指间关节的背侧关节囊挛缩，治疗较困难（图9-82）。

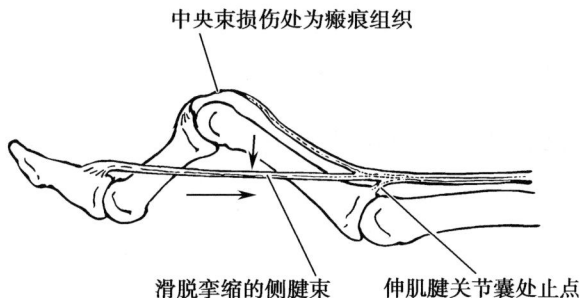

图9-82 钮孔畸形病理解剖示意图
断裂的中央束已为瘢痕组织所替代，并有延长，失去原有张力；侧腱束滑脱后近侧指关节屈曲，远侧指关节过伸作用加大

由于此种损伤的创伤解剖变化，类似纽扣穿过扣孔情况，故称此畸形为钮孔畸形（button hole defomity）。所有的钮孔畸形，不一定都是中央束断裂所引起，也有可能被直接损伤或旋转牵位造成的中央束止点的撕脱而继发畸形。

治疗 以手术为主。手术不仅要恢复损伤的中央束的功能，同时也应松解挛缩的组织。手术时机越早，效果越好，应在指关节未发生挛缩前进行。

1. 中央腱束修复术　损伤时间短,单纯中央束损伤,被动伸指时,两侧腱束仍可滑到手指背侧者可行中央束修复。

手指背侧作弧形切口。常发现中央束已被拉长,部分为瘢痕组织替代。将近侧指间关节被动伸直,中央束瘢痕处切断,并将近端牵向远端,与远端重叠缝合。同时,将侧腱束与中央束的腱帽缝合,防止侧腱束滑脱。

2. 侧腱束交叉缝合术　适用于两腱束已有轻度短缩,但近、远侧指间关节被动活动尚正常。

将两侧腱束纵行劈开各取其一半,外侧半自远端切断,把切断的两侧腱条在近侧指间关节背侧交叉,分别与对侧腱束远断端缝合。腱条在近侧指间关节背侧交叉处用 2~3 针固定。移位后的腱条可起到中央束的作用,同时还可防止侧腱束滑脱(图 9-83)。

3. Matev 修复法　侧腱束已有滑脱并挛缩,限制了近侧指间关节主、被动伸直。在两侧腱束远端不同水平切断,将较短的腱束穿过中央束近断端,缝合到中央束的远断端,并与关节囊缝合。较长的腱束,与对侧腱束较长的远断端缝合(图 9-84)。双侧腱束,一侧移位加强伸近侧指间关节,另一侧延长伸直远侧指间关节。

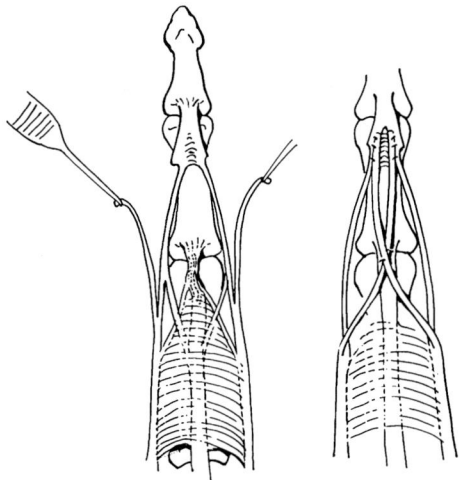

图 9-83　侧腱束交叉缝合术　　　　　　　　图 9-84　Matev 修复法

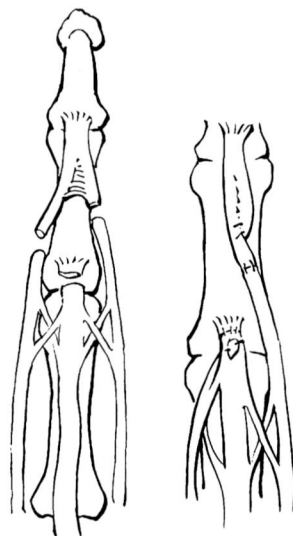

4. Littler-Eaton 修复法　适用于侧腱束已有挛缩,指间关节活动受限者。将滑脱的侧腱束劈开从远端切断,适当游离后,移至中节指骨背侧,指伸直位与原中央束止点处的残腱或瘢痕组织缝合(图 9-85)。

5. 游离肌腱移植修复法　侧腱束损伤已不能利用,需行肌腱移植。取掌长肌腱纵行劈开 3 条,用其 1 条移植。将植腱从中节指骨中部背侧中央束止点下方横行穿出,将植腱两端在近侧指间关节背侧交叉,分别缝到近节指骨背侧伸指肌腱上。关节囊背侧植腱交叉处缝合 2~3 针固定(图 9-86)。

6. 伸指肌腱近止点切断　适用于侧腱束完整,但有严重挛缩,如手指背侧烧伤后所致畸形等。

在伸指肌腱终腱止点近端切断该腱,被动伸直近侧指间关节,使断腱近端后移,侧腱束随之松弛,挛缩改善(图 9-87)。回缩的断腱可使近侧指间关节伸直,通过伸指肌腱斜束的作用远侧指间关节仍有被动伸直功能。

Ⅲ区

手背部陈旧性伸指肌腱断裂,如损伤时间短,可直接缝合肌腱断端。肌腱有缺损,需行肌腱移植或移位术。小指、示指固有伸肌腱常作为动力腱移位之用。多条肌腱的缺损,采用趾长伸肌腱或异体肌腱移植。

Ⅳ区

此区肌腱损伤,近端回缩较多,常需行肌腱移植。如腕背韧带妨碍肌腱缝合,可将缝合点置于鞘管的远、近端,必要时可部分切除鞘管。鞘管已塌陷、破损,可将移植肌腱置于皮下。

数条肌腱断裂及缺损,不宜用移植肌腱修复每条肌腱断裂。可将中、环、小指为一组,近端与动力肌腱用

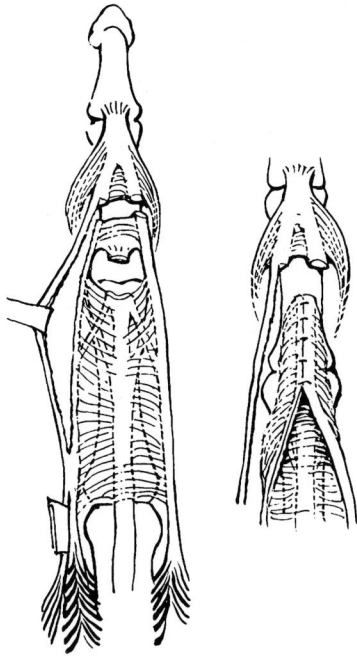

图 9-85　Littler-Eaton 法

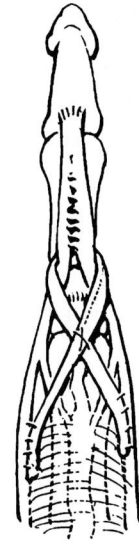

图 9-86　游离肌腱移植修复法

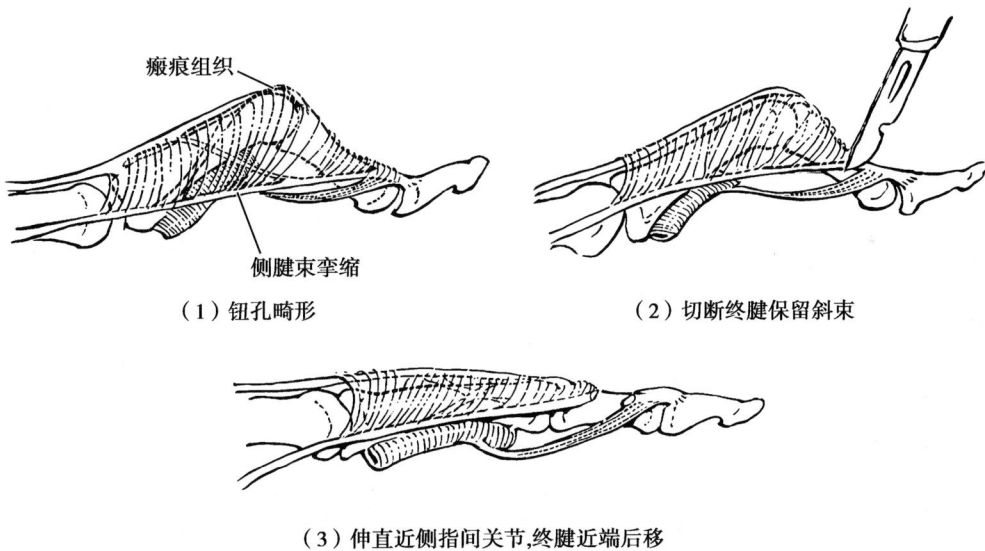

（1）钮孔畸形

（2）切断终腱保留斜束

（3）伸直近侧指间关节,终腱近端后移

图 9-87　伸指肌腱近止点切断术

一条移植肌腱连接;拇、示指各用一条肌腱移植,分别与动力腱缝接,以保障示、拇指动作的独立性。

　　Ⅴ区

　　肌腱缺损较多或损伤肌肉已纤维化,可用肌腱移位,如用尺侧腕伸肌移位重建示至小指伸肌腱功能。单一肌腱缺损,可将其远端编织到功能正常的伸肌腱上。

　　（二）拇长伸肌腱损伤的修复

　　拇长伸肌腱在指关节背侧断裂,由于拇收肌、拇展短肌等有部分纤维与拇长伸肌腱相连,肌腱断端不会回缩很多,晚期一般可直接缝合。如肌腱断裂处瘢痕连接,张力不够,可将瘢痕切断后重叠缝合。掌指关节背侧或手背处(Ⅱ～Ⅲ区)断裂,近断端回缩较多,肌肉常出现挛缩,直接缝合断腱有困难,可将拇长肌腱从 Lister 结节处鞘管内抽出置于其浅层走一直线,以克服肌肉短缩所致肌腱长度不足。也可采用示指固有伸肌腱移植,效果更为肯定。拇长伸肌腱Ⅳ～Ⅴ区损伤,可行肌腱移植或移位术修复。

第七节 肌腱修复疗效评价

肌腱修复后功能如何,应用统一的科学的方法评价,在临床上有重要的价值。

由于肌腱修复前的条件各异,例如肌腱的损伤类型、部位,以及有无合并皮肤、骨与关节、神经、血管等组织损伤。因此评价肌腱修复结果是较困难的,有时即使同样条件下实施手术,其结果也不易相同。目前有数种肌腱功能评定方法,比较起来有的方法简便,且相对较全面,因而被普遍采用。

一、手指总主动活动度评价法

测量掌指关节,近、远侧指间关节主动屈曲度,减去上述关节伸直受限度之和,即为手指总主动活动度(total active movement,TAM)。可用下式表示:

$$总主动屈曲度-总主动伸直受限度=总主动活动度$$
$$(MCP+PIP+DIP)-(MCP+PIP+DIP)=TAM$$

举例说明:

1. 术前测量

$$(80°+80°+0°)-(0°+20°+0°)=140°(TAM)$$

2. 术后测量

$$(90°+90°+60°)-(0°+20°+0°)=200°(TAM)$$

3. 健指测量

$$(90°+110°+70°)-(0°)=270°(TAM)$$

修复前为140°,是健侧指52%

修复后为200°,是健侧指74%

较术前改善200°−140°=60°

4. 评价标准

优　屈伸活动正常 TAM>220°

良　功能为健指>75%,TAM200°−220°

中　功能为健指>50%,TAM180°−200°

差　功能为健指<50%,TAM<180°

TAM评定法能较全面地反映手指肌腱的功能,参照对比手术前、后,主动与被动活动则更有意义。

二、总被动活动度测量

测量掌指关节,远、近侧指部关节被动屈曲度总和,减去三个关节被动伸直受限的总和,即为总被动活动度(total passive movement,TPM)。

举例:肌腱修复前　TPM=180°

术后测量　　TAM=160°

$$TAM/TPM=160/180×100=89\%$$

手术修复肌腱功能改善89%。

第八节 肌腱粘连与松解

肌腱修复后,很难避免与周围组织发生粘连。一旦发生粘连,轻则影响肌腱的滑动,重则使肌腱修复手术失败。

文献报道,肌腱端-端缝合后肌腱松解率为30%,缝合后有控制地早期活动松解率为14%~17%,游离肌腱移植的松解率为40%。北京积水潭医院肌腱修复术后松解情况,为有控制地早期活动松解率为15%,游离肌腱移植肌腱松解率30%,Ⅱ区屈指肌腱端-端缝合术后松解率23%。

一、肌腱粘连原因与预防

(一)粘连原因

1. 任何原因损伤肌腱,甚至肌腱上的针孔,都会发生粘连。

2. 肌腱缝合部位位于裸露的骨面或缺血性组织中,容易发生粘连。

3. 肌腱缝合方法不当,腱端血循环受到障碍,影响肌腱的愈合,需从周围组织建立侧支循环以取得营养,是粘连的重要原因。

4. 不注意无创操作,如切口选择不当,肌腱暴露时间过长等,也是形成粘连的重要因素。

(二)肌腱粘连的预防

1. 肌腱手术切口设计要合理,应避免与肌腱的纵轴重叠或平行,以免其切口瘢痕与肌腱形成纵行粘连。切口垂直或斜行越过肌腱,切口与肌腱间只有点的接触,粘连机会和范围可以大为减少。

2. 肌腱缝接部位应置于血循环良好的组织中,尽量避免与纤维鞘管、韧带、关节囊、骨性管沟、裸露的骨面及瘢痕等缺血性组织接触。如不能避免时,可适当切除部分鞘管或韧带,开阔肌腱通路,改善肌腱营养条件。肌腱基床瘢痕需彻底切除,必要时预先改善皮肤覆盖条件。

3. 肌腱手术应遵守无创伤操作,腱端缝合要光滑,保护腱周组织,术中保持肌腱的湿润,减少肌腱在空气中、热光源下暴露过久,使肌腱表面干燥。

4. 肌腱修复术后避免发生血肿及感染。

5. 利用支具有控制地早期功能练习,是减少肌腱粘连的有效措施之一。

二、肌腱松解术

肌腱松解术并不比肌腱缝合或游离肌腱移植等手术简便,有时操作要求更高。肌腱松解适应证选择合适,正确的手术操作,有效的功能练习,松解术后大多数病例都能获得良好的结果。操作不当,功能练习不当,反可使肌腱粘连较术前更广泛、严重。

(一)适应证选择

肌腱修复5个月后,肌腱仍有明显的粘连及功能障碍,关节被动活动良好,覆盖肌腱皮肤条件也较好者,可施行肌腱松解术。

皮肤瘢痕较多,局部血循环差,肌腱松解术后,可能会产生更为严重的粘连。

关节被动活动差,应加强关节的被动功能练习,而不宜行肌腱松解术。希望利用肌腱松解来恢复关节的活动是不能奏效的。因为,在关节活动范围没有改善之前,松解的肌腱将很快再发生粘连。肌腱松解手术患者年龄不宜过小,婴幼儿的手术应于6岁后进行。由于肌腱松解后需功能练习,年龄小不宜配合,再者术后疼痛,患儿惧怕手指活动致使松解手术失败。

(二)松解方法

1. 臂丛神经阻滞麻醉作肌腱松解比较理想,局部浸润麻醉或指根神经阻滞麻醉,麻醉往往不完全或范围不够,而且不能应用高位止血带影响术中操作。

2. 沿肌腱修复时原切口进入。肌腱修复手术时所涉及范围内的肌腱都会粘连,只不过程度不等,一般肌腱缝合部位粘连较多。肌腱松解的切口,常需比原切口要长,才能显露充分,松解彻底。

3. 肌腱松解必须彻底。有时粘连的肌腱绝大部分已被松解,仅遗留少许粘连未予松开,术后肌腱滑动仍会受限,数天后已松解的肌腱将会再粘回原位。术中可用牵拉肌腱的方法,检查松解是否完全。例如屈指肌腱松解后,将肌腱向近端牵拉,手指屈曲角度应与被动屈曲范围一致;再将肌腱向远端牵拉,若能将肌腱充分拉伸,没有阻挡感,放松后有良好的弹性回缩,表示该肌腱的远、近端已松解完全。

4. 在直视下充分止血,不要将止血措施依靠术后敷料压迫完成,彻底止血有两个目的:一是避免伤口内积血,组织机化产生粘连;二是术后出血,组织肿胀不利于早期功能练习。

5. 肌腱松解时应采用锐性剥离,避免用牵拉,撕扯等方法分离粘连。术中最好不要用肌腱剥离器,以减少对肌腱的损伤。

6. 肌腱松解术 24 小时后,即可开始功能练习。要去除敷料,主动屈伸指活动。术后 3～4 天内,每天 2～3 次,每次 2～3 次屈伸患指。4 周后,配合理疗,加大主动活动及被动活动。必要时配合支具练习。

（三）影响肌腱松解效果的因素

1. 覆盖皮肤有较多瘢痕,或患指的神经、血管损伤,术后练习时组织肿胀明显,易再发生粘连。

2. 肌腱有纤维性变,失去正常光泽,或已形成瘢痕索条,肌腱松解后易发生断裂或重新粘连。

3. 肌腱松解与滑车重建若同期进行,为了顾及滑车的愈合,术后需要制动,其结果是松解的肌腱必然再发生粘连。

4. 其他因素,如肌腱松解适应证不当以及不符合手术操作要求等因素,都会影响肌腱松解术的效果。

第九节　与肌腱有关的几个问题

一、自发性肌腱断裂

正常的肌腱非常坚韧,不易发生断裂。没有明显的外伤或只有轻微的动作如拧毛巾、解衣扣、弹手指等,发生肌腱断裂称为自发性肌腱断裂。所谓自发性,实际上都有其潜在原因。如骨折畸形愈合所致骨突起对肌腱的磨损、类风湿性关节炎、滑膜炎以及肌腱滑膜结核等对肌腱侵蚀等。自发性肌腱断裂的发病率很低,约占手部损伤 1‰。

肌腱自发性断裂,由于长时间的磨损,炎性侵蚀等作用,肌腱断端多粗糙、不整齐,不宜做直接缝合。需根据断裂的部位、功能影响、年龄及职业要求,考虑应如何修复。如功能影响不大,也可不做特殊处理。

常用的手术方法为肌腱移植术、肌腱移位术及关节融合术。

（一）屈指肌腱自发性断裂

中、老年人发病率较高。潜在原因以类风湿性关节炎、滑膜炎、腱鞘炎及骨性关节炎较多见,偶可见于多次局部封闭注射的患者。断裂部位常发生在手部滑囊内,环小指屈肌腱断裂概率较多,拇长屈肌腱次之。

表现为手指主动屈曲功能渐进性丧失,或突发性不能主动屈指。无明显疼痛。检查有时可触摸到稍粗的肌腱断端。

治疗为去除引发肌腱断裂的原因,如滑膜病灶切除,骨折畸形矫正等。同时修复肌腱。如不能做直接缝合,可行肌腱移植或移位术。

（二）拇长伸肌腱自发性断裂

拇长伸肌腱经前臂远端绕经桡骨 Lister 结节,在此处呈角走行至拇指。当局部有病变或骨折畸形愈合,慢性磨损可使肌腱发生断裂。患者常有 Colles 骨折病史。

表现为无痛性或轻微疼痛伸拇动作突然滑失,或开始拇伸直无力,逐渐拇指不能主动伸直。拇指伸直动作时,触不到该肌腱的张力。

如拇指伸肌腱缺损不多,可将肌腱从 Lister 结节处的鞘管内游离出来,在腕背侧横韧带浅面直接缝合。肌腱缺损过多,则行肌腱移植或示指固有伸肌腱移位重建伸拇功能。

（三）伸指肌腱自发性断裂

伸指肌腱 I 区常发生肌腱自发性断裂。多由于手指末节类风湿性关节炎、滑膜炎、骨性关节炎所致。

表现为慢性或突发手指远侧指间关节不能主动伸直。远侧指间关节背侧组织稍增厚,呈锤状指。远侧指间关节融合为主要治疗方法。

二、伸肌腱滑脱

（一）腕尺侧伸肌腱滑脱

腕尺侧伸肌腱在前臂旋前时从尺骨小头处滑脱。常见于下尺桡关节脱位、桡骨远端骨折有短缩畸形、腕尺侧伸肌腱鞘管有损伤时，肌腱滑脱无功能障碍时，不需特殊治疗。影响功能者可行肌腱鞘重建手术。

（二）指伸肌腱腱帽滑脱

正常掌指关节屈曲时，在掌指关节背侧中、环、小指伸肌腱略向尺侧偏斜，示指伸肌腱微向桡侧偏斜。掌指关节处的伸指肌腱帽，桡侧较尺侧松弛。所以，伸指肌腱此处的滑脱，以中、环、小指，特别是环指向尺侧滑脱常见。

外伤或类风湿性关节炎，可造成伸指肌腱帽桡侧部分的结构破坏，发生伸指肌腱向尺侧滑脱。有时无明显的原因，由于腱帽解剖结构特点及掌指关节屈曲时向尺侧偏斜作用，也可发生滑脱。

1. 症状与体征　多数病例无明显的功能障碍。表现为掌指关节屈曲时，伸指肌腱向尺侧滑脱，伸直掌指关节时肌腱又复回原位。少数病例，由于肌腱滑脱反复磨损，产生局部疼痛、肿胀，严重时可使掌指关节屈伸动作不协调，则需行肌腱修补手术。

2. 治疗　如果肌腱反复滑脱时间已久，伸指肌腱帽尺侧结构已有短缩，桡侧松弛，可将尺侧腱帽纵行切开松解，将腱帽桡侧重叠缝合（图 9-88）。

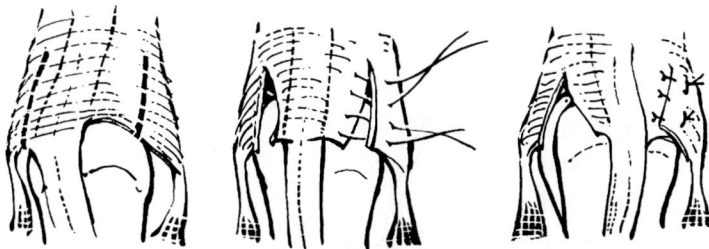

图 9-88　腱帽桡侧重叠缝合术

当腱帽桡侧已撕破或变菲薄，局部组织不能利用时，可从脱位的伸肌腱帽尺侧掀起一横行的筋膜瓣，或利用滑脱肌腱尺侧的联合腱翻转到桡侧缝合，以控制伸腱向尺侧滑脱（图 9-89）。

还可利用伸肌腱桡侧部分肌腱修复，将腱帽近端伸肌腱桡侧半切断，将腱条穿经掌浅横韧带掌侧，再缝回原肌腱，起伸肌腱桡侧悬吊作用（图 9-90）；或紧缩松弛的桡侧腱帽，再用伸肌腱腱条加强（图 9-91）。术后掌指关节伸直位石膏制动，4 周后去除固定活动。

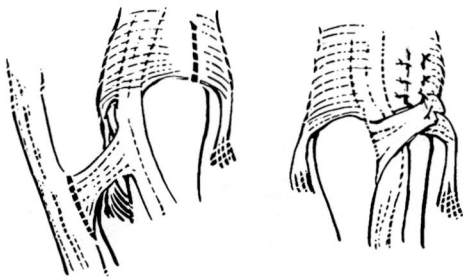

图 9-89　伸肌腱尺侧联合腱移位桡侧缝合术

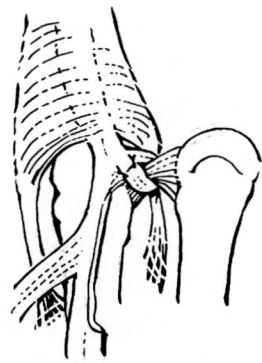

图 9-90　利用伸肌腱腱条绕经掌线横韧带悬吊缝合术

早期开放损伤所致伸肌腱滑脱，行一期缝合撕裂的伸肌腱帽；闭合性损伤者，可将掌指关节伸直位制动 4 周给予自行愈合的机会。

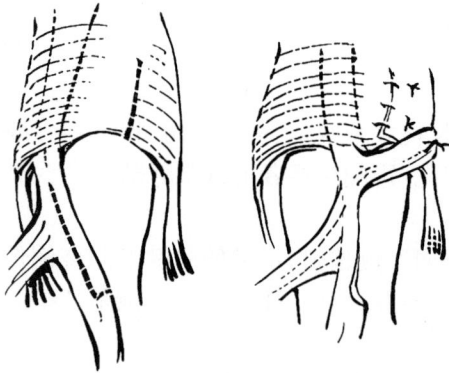

图 9-91　紧缩松弛腱帽、伸肌腱腱条
加强桡侧腱帽缝合术

三、桡骨茎突狭窄性腱鞘炎

拇短伸肌腱和拇长展肌腱于桡骨茎突部同行一腱鞘内,该两肌腱的腱鞘炎即为桡骨茎突狭窄性腱鞘炎(de Quervain 病)。

(一) 病因

拇长展肌和拇短伸肌肌腱,经过桡骨茎突桡侧的纤维鞘管内,出鞘管后肌腱呈一折角分别抵止于第 1 掌骨基底和拇指近节指骨基底。当拇指和腕关节屈伸活动时,此折角加大,从而增加了肌腱与腱鞘的磨损,故发病率较高(图 9-92)。

该病好发于 30 ~ 50 岁之间,女性多于男性,其比例为 10∶1。女性的拇长展肌和拇短伸肌腱从腕到拇指止点的折角大于男性,发病率高于男性,其原因可能与此特点有关。此外,哺乳期或更年期的女性发病概率高于平常,这可能与内分泌变化有关。

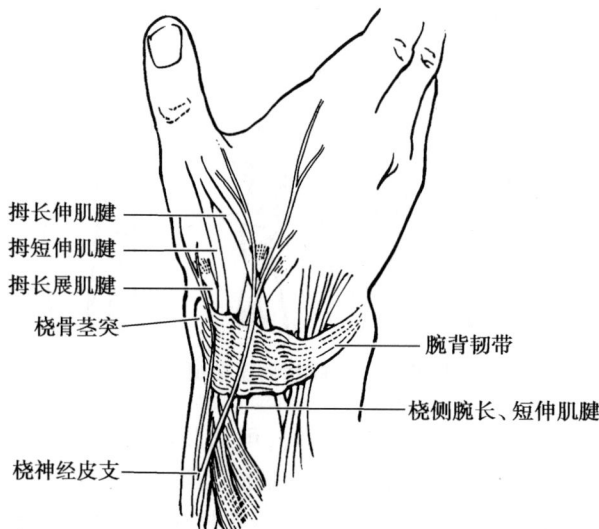

图 9-92　桡骨茎突部位解剖示意图

(二) 症状与体征

起病多比较缓慢,有时可突然产生症状。桡骨茎突处疼痛和压痛。有时可触及增厚的鞘管。拇指与腕关节屈伸活动时局部疼痛明显,尤以腕关节尺偏及屈拇动作时加重。个别病例拇指伸展活动受限。Finkelstein 征阳性即拇指置于掌心、握拳、腕关节尺偏时桡骨茎突处出现剧痛(图 9-93)。

(三) 病理变化

桡骨茎突纤维-骨性鞘管壁增厚 2 ~ 3 倍(正常约 1.0mm),管壁滑膜有不同程度的充血、水肿,滑液增加呈黄色。肌腱与鞘管之间可有索条状粘连带,偶见有少量肉芽组织存在。拇长展肌通过鞘管的肌腱数目及止点有变异,约 75% 的人有 1 条以上的迷走肌腱,这些肌腱可分别止到大多角骨、拇短展肌、拇对掌肌的筋膜上。当拇指伸展活动时,由于迷走肌腱、拇长展肌腱和拇短伸肌腱的滑动距离不同,肌肉收缩时产生剪式应力,致使该肌肌腹产生撕裂性疼痛,其症状很像桡骨茎突狭窄性腱鞘炎,但压

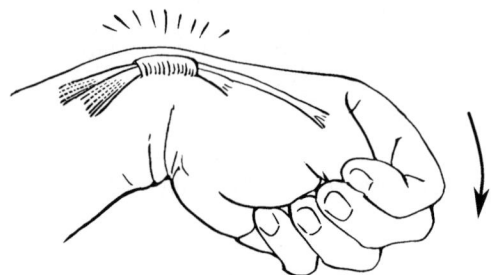

图 9-93　Finkelstein 检查法

痛点不在桡骨茎突处,而在其近端,拇长展肌腹-肌腱交界处。

（四）治疗

1. 非手术治疗 病程较短,症状较轻的病例,可采用非手术治疗,局部制动,鞘内注射醋酸泼尼松龙0.25ml+1%普鲁卡因1.75ml,每周1次,2~3次为一疗程。

2. 手术治疗 病程较长,桡骨茎突处结节隆起明显,或经非手术治疗不缓解或反复发作者,可行手术治疗,疗效肯定。

局部麻醉。桡骨茎突部与皮纹平行做一横切口。纵行切开浅筋膜,寻找并保护桡神经的浅支。认清腱鞘近端,在鞘管的尺侧缘切开,使纤维-骨性管沟完全敞开。如其中有纤维间隔、粘连带或肉芽组织应予松解或清除。迷走肌腱应与切除。术后24小时开始主动活动。

手术不用纵切口,虽暴露容易,但术后常伴有瘢痕增生。

部分患者术后症状未完全解除,其原因可能为:①桡神经浅感觉支损伤,形成神经瘤;②没有处理鞘管内迷走肌腱;③切口选择不当,瘢痕增生。

四、屈指肌腱狭窄性腱鞘炎

又称为扳机指,主要由于屈指肌腱在纤维鞘起始部滑动障碍所致。女性多于男性,以中老年人多见。拇指,中、环指发病率高。拇指扳机指可以是先天性的。

（一）病理

病变发生在指纤维鞘管起始处,拇指则发生在掌指关节两籽骨与鞘管形成的环状狭窄处。鞘起始处管壁增厚,肌腱呈结节样肿胀,致使屈指肌腱的通道狭窄。早期,手指屈伸活动时,膨大的肌腱可勉强滑动通过狭窄的鞘管,出入环形狭窄部可产生扳机样动作和弹响。严重时,手指则不能主动屈伸活动,呈伸直位或绞锁在屈曲位不能伸直(图9-94)。

（二）症状与体征

先天性拇长屈肌腱鞘狭窄,家长多在偶然机会发现婴幼儿拇指指间关节常呈半屈曲状,搬动拇指指间关节伸直时,可有弹响。掌指关节掌侧可触到硬结节,无明显压痛。部分患儿有吮指习惯。

成人屈指肌腱腱鞘炎,屈伸患指时有扳机样感觉,伴有弹响及轻疼痛。有时手指绞锁在屈曲位不能伸直,或伸直位不能屈曲。患指掌指关节掌侧可触到硬结,压痛明显。

（三）治疗

早期或症状轻的病例,局部制动,鞘内注射皮质激素后,症状可以缓解。经上述治疗不缓解或反复发作者应行手术松解。

局部麻醉,患指掌指横纹稍远侧做横切口。在拇指,切口位于掌指关节掌侧皮横纹的稍远侧,注意不要损伤指神经,尤其拇指的指神经比其他手指更偏向掌侧。纵行切开腱鞘肥厚部分,并切除。肌腱嵌顿得以解除,被动屈伸手指以肯定狭窄的腱鞘已彻底松解(图9-95)。

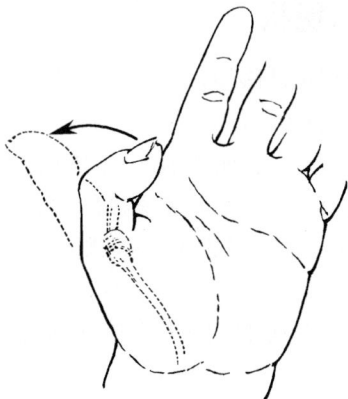

图9-94 扳机指肌腱嵌顿原因示意图

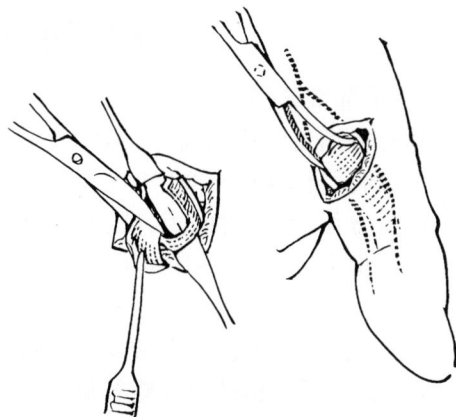

图9-95 切开并切除狭窄肥厚的鞘壁

婴幼儿扳机指在6个月内常可自愈。如已发生绞锁,对拇指发育不利,应手术松解。

五、创伤性肌腱滑膜炎

又称为轧砾性肌腱炎,由于创伤或肌腱过度活动与周围组织摩擦,产生的非感染性炎症。男性体力劳动者多见。

(一)病理

肌腱的腱外膜、腱周组织、腱鞘或肌腱周围的筋膜发生炎性反应,局部组织血管扩张,可有血浆、血细胞和纤维素渗出。严重者可呈血性。

(二)症状与体征

常见于桡侧腕伸肌肌腱。局部皮肤可轻度红肿,压痛明显。因局部滑膜肿胀增厚形成皱褶,肌腱活动时可触及捻发音或捻沙砾样感觉。

(三)治疗

症状轻者,局部热敷,制动,减少手及腕屈伸活动症状自可消失。发病急,而且症状明显者,除上述措施外,局部可注射类固醇药物及理疗。

六、示指固有伸肌腱综合征

在腕背部,示指固有伸肌与指总伸肌腱位于一鞘管内。如示指固有伸肌肌腹较低,当示指屈伸活动时肌腹与腱鞘入口处反复摩擦、挤压,甚至产生嵌顿,引起的症状称示指固有伸肌腱综合征。

主要症状为屈伸手指时腕背部产生撕裂样疼痛,尤以单独伸示指时加重。局部压痛明显。

非手术治疗效果不佳,手术时切开鞘管,并切除局部滑膜,症状即可解除。

七、钙沉积性肌腱炎

多见于40~60岁年龄者,外伤可为诱因,局部退行性变多为主要原因。钙盐沉积于肌腱附着处,尤以腕尺侧屈肌腱在腕豌豆骨附着处、腕桡侧伸肌腱在第2、3掌骨基底附着处发生率高,也可见于屈指肌腱在指骨的止点处。

多为自发性疼痛,伴随屈伸腕或指活动加剧,局部可出现红、肿、热等症状与体征。局部压痛明显。X线检查,肌腱附着处有钙化阴影出现。此病应与化脓性感染或痛风等鉴别。

急性发作,可局部制动,经理疗或类固醇药物注射等治疗,多能奏效。疼痛不缓解可手术取出钙化组织。

第十节 异体组织移植在手外科的应用

一、异体肌腱移植的研究方向与现状

肌腱损伤是手部常见创伤,肌腱缺损约占肌腱损伤的25%。自体肌腱移植的方法,虽然行之有效,但因取材受限,尚不能满足临床的需要;虽然人工腱的研制与组织工程腱的研究有了长足的进展,但距临床应用尚有一些距离。自20世纪80年代,异体肌腱移植的相关研究渐被人们所重视。异体肌腱的优点有来源较充足,取材方便,手术时间短,减少患者的手术创伤及可能给供区带来的功能障碍。国内外学者对异体肌腱的获取、保存、处理、临床应用和预后方面做了大量的研究工作,以使异体肌腱移植技术日臻完善。

与器官移植一样,异体组织移植最关键的问题是,如何降低供体组织抗原性,并为受体所接受;维持供体组织的生物活性,益于组织移植后的修复和重建。

近年来,国内外对异体肌腱移植的相关研究,提出了许多新的认识与看法,为我们临床工作中肌腱移植提供了理论与应用的依据。

（一）异体肌腱的基础研究

异体肌腱的基础研究，是围绕着降低肌腱组织抗原，保留组织相关活性展开的。主要有以下几个方面：

1. 证实了肌腱组织属于低抗原性组织 其抗原性主要存在于肌腱细胞的细胞膜上，为组织相容性抗原（HLA）。而其胶原纤维并不表达明显的抗原性。如何最大限度地降低组织抗原性，同时维持其组织活性是要探索的关键问题。

降低异体肌腱抗原的途径很多，主要有物理的和化学的方法。如 X 射线照射，γ 射线照射，戊二醛、高浓度酒精、丝裂霉素 C、胶原溶酶处理等。实验证实以上方法可以降低组织的抗原性，但对组织的损伤较大。经上述处理的肌腱，移植后易发生坏死。深低温冷冻和冷冻干燥处理方法，不仅可以降低腱组织的抗原性，且保留了相应的组织活性。低温技术的应用，是目前较为理想的异体肌腱移植的处理方法。

2. 异体肌腱制备的冷冻与复温 组织细胞在冷冻过程中，首先是细胞外液结冰，细胞内液的渗透压增加，冰点下降，最终在零下某一温度结冰。先是凝结成小的冰晶，细小的冰晶对细胞损害较少，但小冰晶表面势能大，往往互相结合成大冰晶。该现象易发生温度在-30℃～-40℃。大冰晶会破坏细胞结构，使细胞坏死。即使小冰晶在冷冻过程中未完全形成大冰晶，在复温过程中也会结成大冰晶，同样导致细胞死亡。为了防止在冷冻过程中对肌腱组织的损伤，掌握与控制冷冻温度及复温的速率相当重要。实验数据认为：冷冻降温速率为每分钟2℃，降至4℃后，维持20分钟，再继续按上述速率降至-40℃，维持20分钟，转入-80℃低温冰箱保存。采用20℃快速复温。应用计算机控制降温方法处理的肌腱，其细胞存活的数量明显高于直接一次性降温的结果。目前，肌腱处理方法与模式已基本以此为依据。

3. 异体肌腱处理过程中防护剂的应用 低温防护剂的基本原理是，减少细胞在冰冻和复温过程中小冰晶和大冰晶的形成，保护细胞膜的完整性和生物大分子的功能，使肌腱处理过程中尽可能存活较多的细胞。目前冻存处理的低温防护液很多，一般分为可渗透性防护剂和不可渗透性防护剂。前者主要有二甲基亚砜（dimethlsulfoxide，DMSO）、甘油丙二醇等；后者主要有蔗糖、右旋糖酐、白蛋白等。一般认为防护剂的浓度越大，对降温速率的要求越低，冰晶的形成越少，越有希望达到玻璃化状态，对细胞的保护作用越好。不同实验证实，作为细胞的低温冷冻剂，DMSO 和甘油的效果是肯定的，其中以10%～15%为常用的浓度。由于 DMSO 的作用机制较为复杂，毒副作用较大，而甘油的结构简单，毒副作用小，更适合作为异体肌腱冷冻的保护剂。在其复合的防护剂中，加入了 MEM 液，对其中的大分子蛋白也增加了低温防护作用。较单一应用甘油作为低温防护剂的作用更为明显。

4. 异体肌腱经冷冻处理后的细胞活性 异体肌腱移植后能否真正重建肌腱组织，主要取决于移植的肌腱是否成活。体外肌腱组织培养发现，在肌腱细胞原代培养时，新鲜肌腱细胞的生长速度明显快于低温冷冻和程序降温冷冻处理的肌腱细胞，而程序降温冷冻处理的细胞生长速度又快于一次性降温方法处理的肌腱细胞。但三种方法处理的肌腱细胞，经数代传代后，其生长速度差异即明显缩小。深低温冷冻方法处理的肌腱，虽然有肌腱细胞的死亡，但仍有肌腱细胞存活。在体外培养的条件下，可以增殖分裂，并且可以观察到肌腱培养基中，有水解羟脯氨酸的含量变化。肌腱细胞不仅具有分裂增殖的现象，且有合成胶原的能力。对于肌腱移植于受体后，其肌腱细胞功能及修复过程尚需进一步的研究。

5. 异体肌腱移植的免疫监测 异体肌腱移植后的组织免疫水平的监测是非常重要的。了解移植物植入后机体的免疫反应机制如何，直接关系到移植物能否被受体所接受。异体肌腱的抗原性来源于肌腱细胞表面的 MHC-Ⅰ型抗原，MHC-Ⅰ抗原可激活体内 T 细胞介导的细胞免疫反应。T 细胞被 MHC 抗原激活并在细胞表面表达特定分子，转化为 CD+4 T 细胞和 CD8+ T 细胞，即辅助 T 细胞和细胞毒 T 细胞，参与组织免疫反应。而 B 淋巴细胞介导的体液免疫反应，在深低温冷冻方法处理的异体肌腱的移植中的作用很小，由于肌腱属于低抗原性组织，移植后引起的反应很小，所以在监测上很难表达出来。目前常用的检测方法有，淋巴细胞毒检测和白细胞介素系统监测，但也仅限在实验中进行监测，而在临床上尚有一定的困难，是需要进一步探讨的问题。

6. 异体肌腱的愈合 异体肌腱移植后，其愈合过程与自体肌腱相同。由于异体肌腱曾经深低温冷冻处理，在减少抗原性的同时，肌腱细胞的活性也受到不同程度的损伤，故其愈合过程要长于自体肌腱移植。而愈合过程中，以肌腱外愈合方式为主，来自肌腱周围组织的新生毛细血管和成纤维细胞，长入肌腱移植段，生成新的肌腱细胞并分泌胶原。早期形成的胶原纤维方向,与修复的肌腱纤维长轴垂直,随时间延长,胶原受张力的影响重新排列,其方向渐平行于肌腱的长轴。此外,还有少量内愈合存在,即存留的腱细胞合成并分化胶原。移植的肌腱组织有少许细胞存活,特别是腱外膜的细胞早期为休眠状态,恢复血供后渐开始增殖,并在细胞间有新生的胶原纤维充填,但最终的修复过程尚不完全了解。

7. 肌腱的生物力学强度 异体肌腱移植后力学强度是否低于自体肌腱移植,研究中发现,在肌腱移植后早期(4周),冷冻异体移植肌腱的力学强度低于自体移植肌腱。在移植后12周,二者间的差异即不明显。其原因是,肌腱经冷冻处理后,腱细胞的数量减少,内愈合的作用下降,新生胶原纤维间隙增大,并且其直径明显小于自体新鲜肌腱移植者。异体肌腱移植的新生胶原纤维直径为30~80nm,而自体新鲜肌腱移植的胶原纤维直径为90~140nm。

（二）异体肌腱的临床应用

在异体肌腱移植实验研究的基础上,异体肌腱移植的临床应用有了长足的进展。主要表现在,异体肌腱应用方法多样性,改变了一些传统肌腱修复方法的观念,开阔了肌腱修复的思路。

1. 异体肌腱来源 ①因外伤截肢,无条件再植,但肌腱尚完整者;②健康人意外死亡尸体自愿捐献者。

2. 肌腱选材标准 ①无自身免疫性疾病、胶原病、风湿及类风湿病、皮肤病等;②近期内未接受过内科治疗,未用过激素或类激素类药物;③经检验供体未患过艾滋病、结核、肝炎、梅毒、疟疾、麻风等疾病;④为了防止有害疾病通过肌腱移植传播,凡不利于受体健康者,一律不予采用。

3. 深低温冷冻处理 将无菌条件下切取的肌腱浸入MEM液中5~10分钟,转入肌腱容器内每一条或两

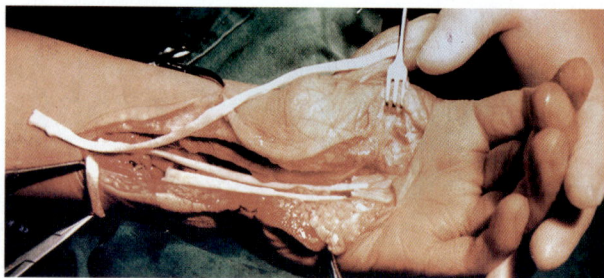

（1）屈指肌腱移植5条

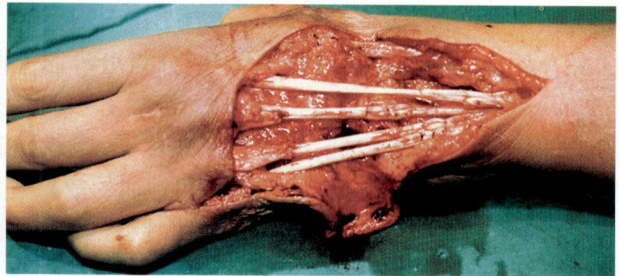

（2）伸指肌腱移植5条

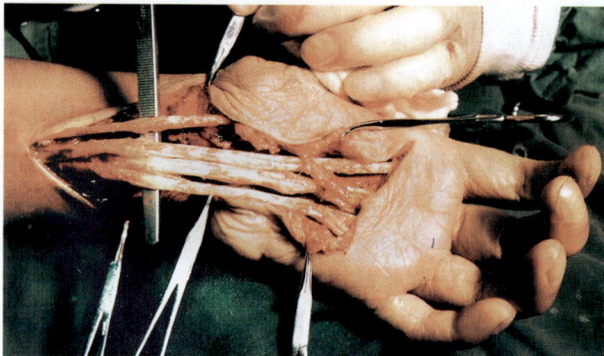

（3）术后8个月行肌腱松解移植段肌腱愈合良好

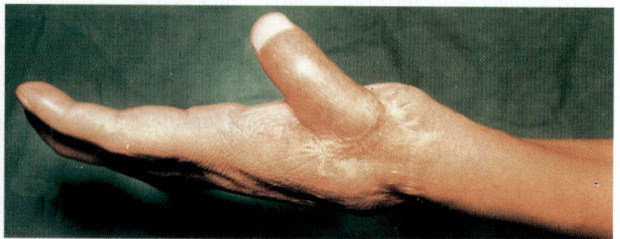

（4）伸指功能

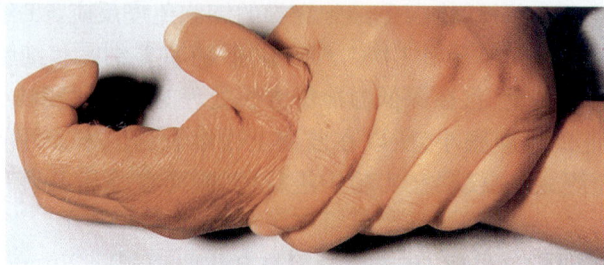

（5）屈指功能

图9-96 左腕部离断行再植术,屈伸肌腱均缺损,二期行异体肌腱移植

条分装,密闭后,做好标记(取材日期、肌腱名称、长度等),放入低温冷冻箱内,由-20℃逐渐降至-80℃,控温于-75～-80℃之间。10天后即可应用。

4. 冷冻干燥处理　将切取的肌腱浸入10%甘油+MEM液内5～10分钟,然后置入密闭的肌腱容器内,-80℃深低温冷冻,10天后取出,进行冷冻干燥处理。冷冻干燥控制条件为,真空态下-45℃/10Pa/48h。经此条件处理后肌腱内保留5%±水分,肌腱取出后,分类,每一条或两条封密于肌腱容器内。4℃或室温下避光储存。

经处理后的肌腱储存期间要定期检查,监测。

5. 深低温冷冻异体肌腱移植　根据临床要求,从冷冻箱内取出屈或伸肌腱容器,首先检查记录是否符合要求,容器有破损或密封不严者不予应用。采用快速复温,术前30分钟从容器中取出肌腱,置入16～20℃生理盐水或林格液中,10～15分钟后肌腱恢复正常状态即可应用。

6. 冷冻干燥异体肌腱移植　根据临床所需肌腱的类型和数目,术前4小时从容器中取出肌腱,置入16～20℃林格液中行水和处理,2～4小时后恢复正常的肌腱形态后即可应用。

7. 临床应用情况　积水潭医院手外科自1992年在临床上应用深低温处理的异体肌腱移植200余例,冷冻干燥处理的异体肌腱38例,无1例伤口感染,未发现明显的局部及全身不良反应。总优良率为62%,肌腱松解率为27%(图9-96～100)。

8. 多条肌腱缺损的修复　由于异体肌腱库的建立,使肌腱取材、保存、处理更加安全可靠,保障了临床的需要。近年的文献报道中,有大量的病例为多条肌腱缺损,甚至有屈、伸侧肌腱同时缺损者。异体肌腱的类型及长度可以自由选择。避免了由于自体肌腱不足,1条肌腱移植带动几条肌腱,或因肌腱长度不足而不得不用邻近肌腱移位的方法。从而,异体肌腱移植可为多条肌腱缺损的修复提供良好的修复材料,缺多少长度可补多少长度。在大量长期随访的病例中,未发现排异反应的病例,其效果与自体肌腱移植者相近。

9. 滑膜肌腱与非滑膜肌腱可按不同类型、不同部位取材　肌腱大致可分滑膜肌腱与非滑膜肌腱。由于其所在部位环境的不同,肌腱的表面结构不同,血供方式各异,移植后愈合过程也不一样。临床传统的肌腱

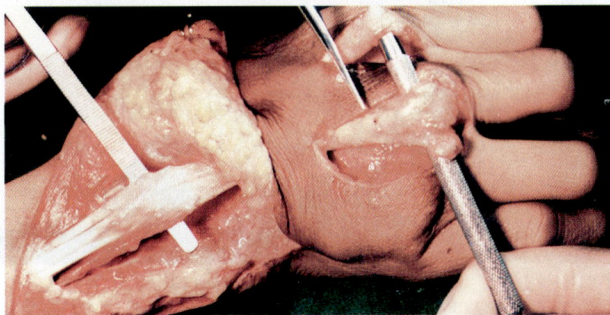
(1)移植肌腱外观正常,愈合良好

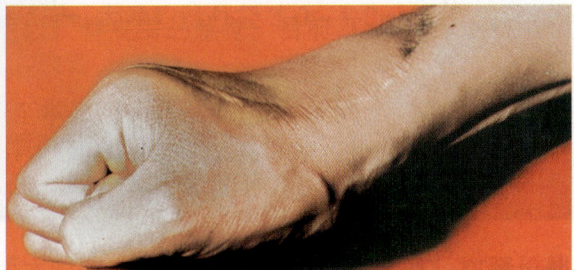
(2)屈指握拳功能

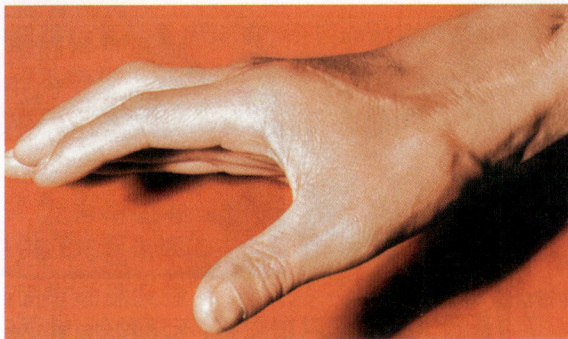
(3)伸指功能

图9-97　右手背及前臂机器伤,皮肤及肌腱缺损,急诊行腹部皮瓣移植。
术后5个月行异体肌腱移植。肌腱术后6个月行肌腱松解术

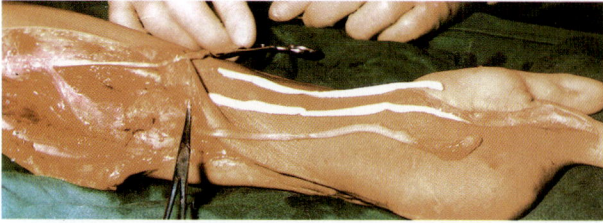

（1）异体肌腱移植修复屈拇及屈指肌腱,并同时修复正中神经

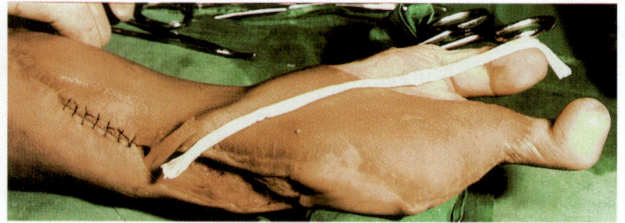

（2）术后6个月用异体肌腱移植行拇外展功能重建

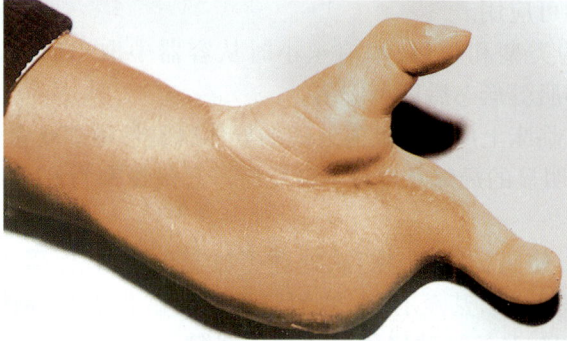

（3）术后伸拇、示指功能

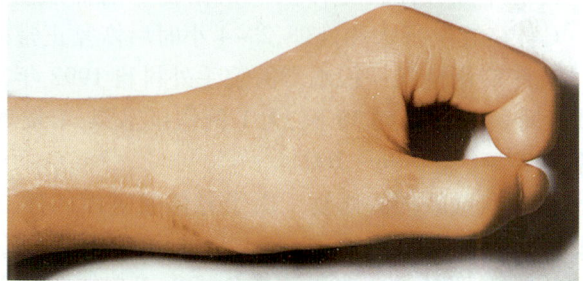

（4）示指屈曲及拇对指功能

图9-98　左手及前臂电烧伤,中、环、小指缺损,拇、示指屈肌腱及正中神经缺损

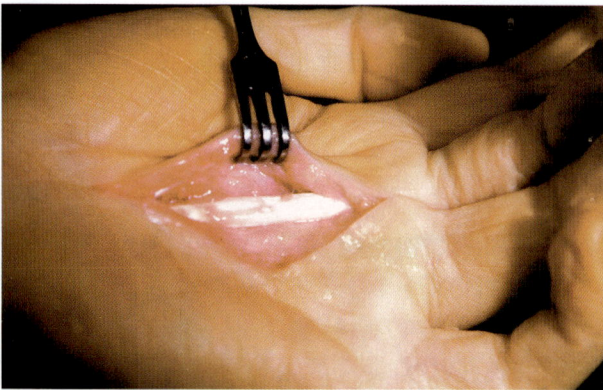

（1）异体肌腱移植段外观正常

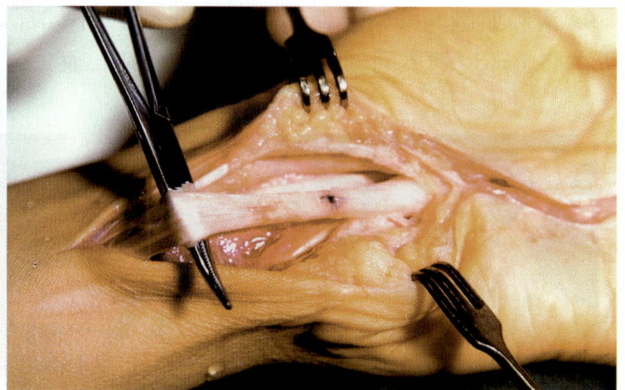

（2）肌腱接合部愈合良好

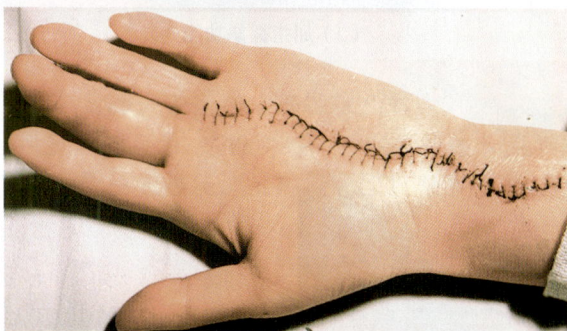

（3）术后12天伸指功能

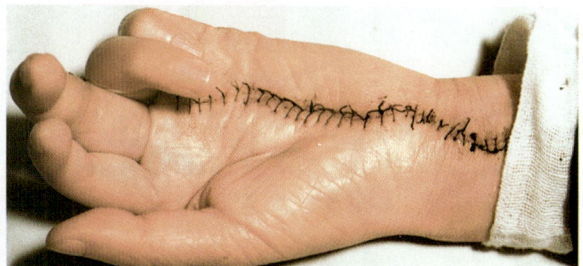

（4）屈指功能

图9-99

（1）术前示指无主动屈曲功能

（2）异体肌腱移植术

（3）肌腱移植术毕

（4）术后6个月伸指功能

（5）屈指功能:掌指关节90°,近指间关节90°,远指关节45°

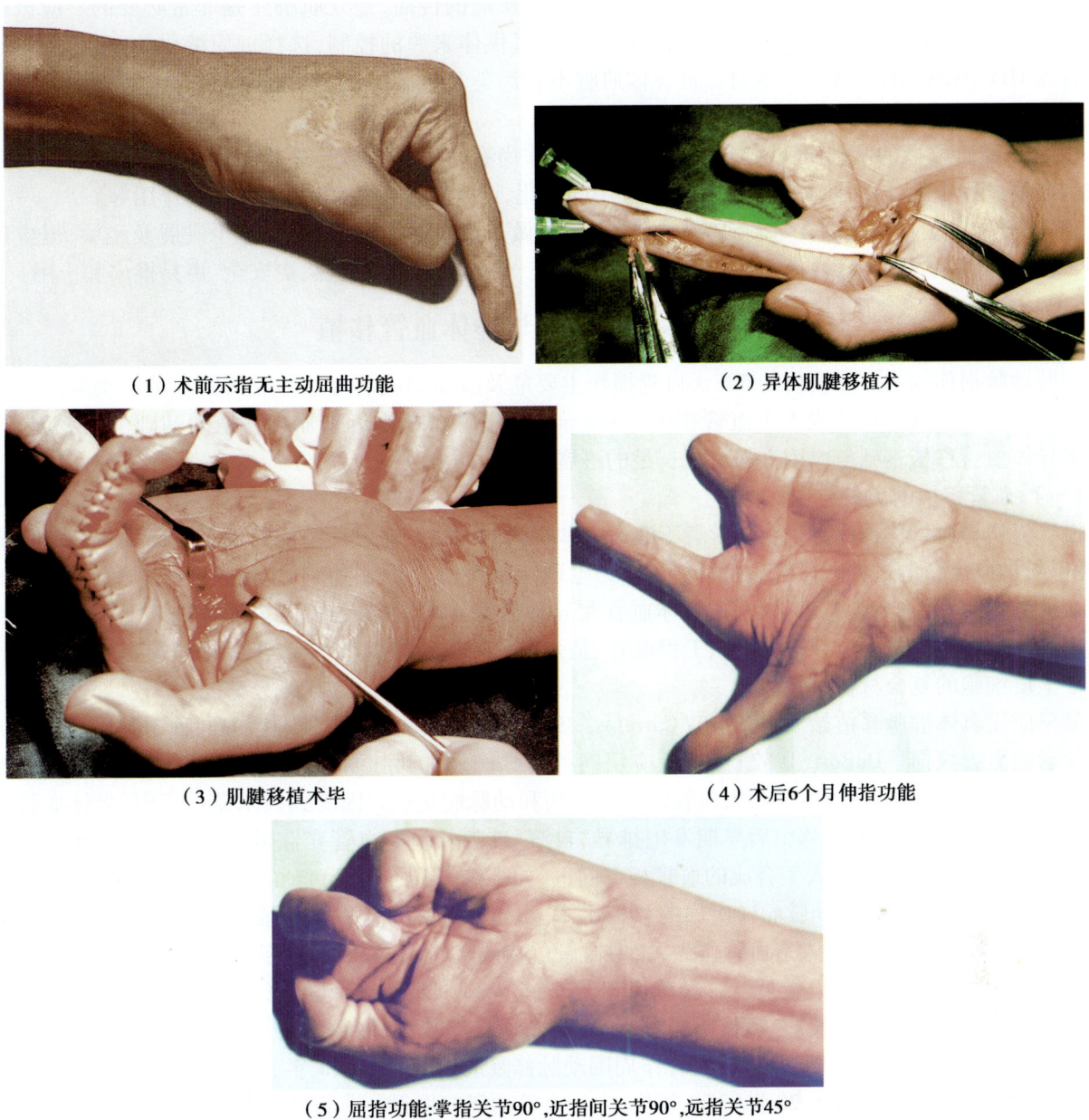

图 9-100　示指屈肌腱缺损Ⅰ～Ⅲ区

移植,供腱多取自非滑膜肌腱。经验告诉我们,在鞘管内移植滑膜肌腱,结果明显优于非滑膜肌腱。在异体肌腱移植中也发现,异体滑膜肌腱在鞘管区移植的结果,明显优于自体非滑膜肌腱的移植。可能与肌腱移植后,早期由周围组织液提供营养,滑膜肌腱表面结构较容易渗透组织液,更易于获得营养,有利于肌腱的愈合有关。而非滑膜肌腱表面为腱周组织,依赖于腱内血液循环而获得营养,肌腱移植后,需待血管长入植腱内,肌腱才能愈合,因而,植腱在愈合过程中发生粘连的机会要多。

伸指肌腱Ⅱ区的肌腱缺损,临床上修复是非常困难的。传统的方法可用伸指肌腱侧腱束交叉缝合方法修复,但结果常是伸指功能恢复,屈指功能又发生障碍,甚至使肌腱的屈伸活动都不如术前。修复结果不理想的重要原因是,修复后使伸指肌腱正常结构发生改变,屈伸活动时中央腱束与侧腱束不相协调。为解决上述问题,用异体伸指肌腱中央束连同侧腱束(伸指肌腱腱帽)一起移植,分别修复中央束、两侧腱束。临床应用报告早期结果较为理想。

（三）异体肌腱移植面临的问题

1. **异体肌腱移植的安全性**　制备异体肌腱移植材料主要问题是防止组织污染、感染问题。提高异体肌腱移植的安全性,减少移植的不良反应,避免因移植造成疾病的传播,建立肌腱库是非常必要的。应该规范取材标准,完善肌腱的处理、保存、运输的无菌操作。通过供体来源的控制,选择健康的供体,包括供体血液学检查如 HIV、HBV、HCV 等。要绝对保证异体肌腱不被污染及传播疾病,为临床提供安全可靠的异体移植材料。

2. 深化肌腱移植的基础研究 异体肌腱移植的工作尚有很多问题需要进一步探讨,如肌腱细胞在肌腱移植后修复过程中的作用,肌腱基质在愈合过程中的变化,以及分子生物学、基因方面的作用等。

总之,异体肌腱移植虽然在基础研究与临床应用上做了大量的工作,取得了不少进展及经验,但应该认识到,这是一个新的研究领域,还需要我们不断深入研究,使该项技术更成熟、更安全、更易推广和应用。

二、肢体动脉缺损与异体血管移植

四肢动脉损伤约占肢体损伤的 5%。血管损伤主要危及肢体的成活与肢体成活的质量。动脉缺损传统的修复方法是自体动脉移植或人工血管移植,同种异体血管移植是在近来器官移植的基础上发展起来的。近年来异体血管移植基础与应用方面有了长足的进展。

(一) 血管移植的历史与现状

血管损伤与血管移植一直是众多学者不断研究和探讨的问题。血管移植的历史是不断发现新的移植材料,并不断加以更新的过程。血管移植材料可分为生理性血管、人工材料血管、生物人工材料复合血管(组织工程血管)。生理性血管包括自体血管、异体血管和异种血管。人工材料血管,包括各种人工材料制备的血管代用品。生物人工材料血管也称组织工程血管,是采用可降解的材料作支架,管腔中植覆有生物活性的单层扁平上皮细胞的复合材料血管。

最早应用自体静脉移植始于 1906 年(Carrel)。1948 年 Cross 等报道用处理后的同种动脉修补主动脉狭窄切除后的血管缺损。DuBost(1952)也报道应用同种动脉修复主动脉瘤切除后的动脉缺损。同期,学者们不断研究各种方法处理的血管,治疗大血管阻塞性疾病和动脉瘤疾病。因受到技术条件所限,异体血管的处理方法不理想,有关同种血管移植后早期发生排异、自溶、破裂及晚期血管变性阻塞或形成动脉瘤的报道较多。20 世纪 50 年代,有多种人工合成的血管相继问世,如维纶、尼龙、奥纶、涤纶及真丝等人造血管,分别应用于大血管阻塞性疾病及大动脉瘤样疾病的移植手术。目前,临床常用的人工血管材料是涤纶与多孔聚四氟乙烯。多数实验证实,涤纶人造血管作为大、中血管(>6mm 口径)移植的通畅率高,但与周围组织反应较强,生物相容性差,抗血栓能力较低。移植物常被厚 2mm 以上的纤维组织包绕,其新生内膜仍为胶原。e-PTFE 是一种惰性材料,生物反应较轻,不需预凝,实验中通畅率较高,多数学者认为它较适宜研制小口径血管。但同期也有一些报道,e-PTFE 人造血管作周围动脉修复时,术后 1 年、3 年、5 年和 7 年的通畅率分别为 70%、60%、40% 和 35%。进入 20 世纪 80 年代,人工血管的研究取得一些新的进展。主要有:①提高人工血管的生物相容性;②改进人工血管的顺应性。Jonatham 报道的生物可吸收性材料及弹性非吸收相容性多聚物,三者吸附率分别为 56%、62% 和 71%,内皮细胞移植覆盖面积分别为 78%、61% 和 33%。Howaid 认为,聚二氧六环酮人工血管,组织细胞再生与材料的溶解吸收呈平行状态,最终血管的结构和顺应性与宿主一致。其再生组织可承受 1250mmHg 压力。而且抗血栓能力较强,组织相容性和顺应性较理想。

目前,在大、中动脉人工血管移植,近远期疗效较满意。但直径<6mm 的中、小口径人工血管,其管腔易为血栓阻塞。在许多的文献报道中,肢体血管移植的选择依次为自体大隐静脉、PTFE 和 Cacton 人工血管。

多年来,特别是自 20 世纪 70 年代以后,自体静脉移植是修复四肢中小血管的首选材料,并成为评价其他生物材料或人工血管临床应用效果的标准。其优点是静脉的腔面为单纯内皮细胞覆盖,避免了人工血管的血栓源性强的问题。但临床应用和实验研究的报告,应用自体静脉移植修复下肢动脉仍有一定的失败率,其早期阻塞率为 5% ~26%,5 年的阻塞率达 40%,而心脏冠状动脉搭桥后 10 年阻塞率高达 70%。自体静脉作下肢动脉旁路移植术 1 年通畅率为 80%,3 年通畅率为 60% ~70%,5 年通畅率为 50%,7 年通畅率为 40%,14 年通畅率为 35%。自体静脉移植失败的原因,主要是早期血栓形成和晚期内膜增生。但目前,自体静脉作为中、小动脉替代物移植,其近期与远期通畅率,仍优于其他各种人工血管。

为了满足临床上<6mm 口径血管移植的需求。各国学者不断地探索改进小口径人工血管的研制。

Herring 首先应用自体血管内皮细胞种植于人工血管管腔表面,以提高通畅率。Craham 也证实用上述方法,术后 2 周,移植血管内壁约有 60% ~70% 面积为内皮细胞所覆盖。由于这种血管植入人体前,血管内壁已覆盖内皮细胞,在血管壁与血液之间形成了光滑的、具抗凝血作用的生物活性屏障,从而可减少血小板聚集和内膜增生。还有,内皮细胞能合成及释放前列腺素,在一定程度上减轻了人工血管的血栓源性。由于手术时不易获得内皮细胞种植,临床应用受到很大限制。因此,有的学者采用间皮细胞代替内皮细胞植于人工血管腔内。实验证实,间皮细胞种植于涤纶血管内腔壁,移植 4 周后,腔面有大量内皮细胞覆盖。目前,采用间皮或内皮细胞植入人工血管的方法,仍处于实验阶段,临床应用尚需进一步的研究。

进入 20 世纪 80 年代,低温生物学迅猛发展,对异体血管移植的免疫学研究也进一步深入。使低温处理与冷冻处理的异体血管的研究重新受到了学者们的重视。

（二）同种异体动脉移植的发展与近况

由于人工血管应用于修复中、小动脉、尤其血管直径<6mm 时,效果不甚理想。随着移植免疫学和低温生物医学的进展,同种异体动脉移植的研究渐为人们所关注。与器官移植一样,异体组织移植的关键是如何降低移植物的抗原性,为受体所接受并能够重建功能。为了减轻异体移植组织的免疫源性,同时还要保持移植物的生物活性、强度与耐久性,相关报道中有血管去内皮、深低温冷冻和冷冻干燥等方法。Galumbedk（1987）采用机械方法去除血管内皮,实验发现,未经任何处理的异体血管移植后 5 天的通畅率为 0%,未经处理的自体血管移植后 5 天的通畅率为 93%。他采用机械方法去除异体血管的内皮,移植后的通畅率为 100%,术后 120 天,血管仍然通畅。电镜检查显示,脱落内皮细胞的血管移植,并配合适当抗凝处理,可抑制异体血管的排斥反应,而不需免疫抑制疗法。Eldor 也证实,在血管内皮完全脱落后,血管平滑肌细胞的 PGI$_2$ 的分泌量增加,数周后可通过与再生内皮细胞协同分泌恢复正常 PGI$_2$ 生成量。并提出此法对平滑肌细胞活性保存的意义。

异体动脉的处理方法较多,有血液或营养液保藏法、固定溶液法、低温冷冻法和冷冻干燥法等。异体动脉低温处理是低温医学的热点之一。低温处理涉及许多复杂的低温生物学问题。有关深低温处理后血管组织的免疫原性的改变,文献中报道各异。Brockband 认为,冷冻可保持内皮细胞和平滑肌细胞的活力以及较完好的组织结构,同时也保存内皮细胞上的抗原成分。也有学者认为,根据低温生物学原理及实验证实,深低温处理后组织成活及排斥率,取决于低温防护剂的浓度、种类、作用时间及温度。此外,如何控制降温及复温的速率也是非常关键的。在血管处理中,冷冻干燥法也得到一些学者们的关注,O' Brien 等应用冻干血管行小动脉移植,观察到相当满意的通畅率,认为冷冻干燥血管移植与自体动脉一样可靠。

由于异体血管移植还缺乏像自体静脉移植一样大量的长期随访,如何评价异体血管移植的临床疗效,尚待进一步研究。

总之,当今血管移植的研究进入一个崭新的阶段,涉及多个互相渗透的基础学科,众多学者试图从移植免疫学、组织学、血液流变学、细胞生物学、医用材料工程学和低温生物学等不同角度探讨血管移植的基础理论。但是,血管移植仍然是医学界棘手的难题,值得我们不断研究与探索。

（三）异体动脉移植的实验研究

1. 深低温冷冻异体动脉移植的实验研究　采用深低温冷冻方法对异体动脉进行处理,观察异体血管移植后血管通畅率、免疫反应、组织学变化等,以及临床应用的可行性。

（1）材料与方法:

1）实验动物与分组:选用北京大耳白兔 50 只,体重 4.0 ~4.5kg,雌雄不拘,随机分成 4 组。A 组 20 只,提供移植的股动脉血管;B 组 10 只,深低温冷冻处理异体动脉移植组;C 组 10 只,未经处理异体动脉移植组;D 组 10 只,自体动脉移植组。

2）实验设备:深低温冷冻冰箱,组织研磨器,细胞恒温培养箱,淋巴细胞分离液、补体,血管保护剂,手术显微镜（10 ~16 倍）及显微外科手术器械,多普勒血管检测仪,远红外线观察仪及超声波检查仪等。

3）实验方法:动物采用乙醚麻醉,双下肢备皮、消毒。取 A 组股动脉 20 条（每条长 2cm）,其中 10 条动脉未经处理,直接移植到 C 组动物股动脉;10 条动脉经深低温冷冻处理,移植于 B 组动物股动脉;D 组动物,左右两侧各取 2cm 长股动脉互相换位移植。

4）深低温冷冻处理方法：取下的股动脉，用肝素生理盐水冲洗后，置入已配制好的保护剂内（10%甘油+MEM液）浸润5~10分钟，然后置入容器内封闭。深低温冷冻箱内保持≥-80~-85℃/10天，即可移植。

（2）检测方法：

1）血管移植后体内免疫水平的监测：采用抗体-补体依赖性淋巴细胞毒实验，观察异体血管移植后体内免疫反应变化。动物作异体动脉移植后体内产生特异性抗体，与供体肠系膜淋巴细胞的抗体结合，形成抗原体复合物，可激活补体而损伤细胞膜。由于损伤的细胞膜允许活性染料通过而可以染色。在光镜下观察着色的细胞，计数细胞的死亡率，可反映体内免疫水平的变化，判断移植组织的抗原强度。

2）血管移植后通畅率观察：采用多普勒探测仪检查血管通畅情况，探头自血管吻合口近侧起，经血管移植段至吻合口下方探测，并记录其结果。

3）血管移植后组织形态学观察：动物取材后，光镜作组织学检查。

4）血管内压力测试：移植血管结扎一端后，自另一端向管内注射生理盐水，观察血管壁耐受压力的变化。

（3）结果：

1）免疫监测结果：各组血管移植后第3、8周，抗体-补体依赖性淋巴毒测定结果：

经深低温冷冻处理后异体动脉移植，其免疫水平变化与自体动脉移植无明显的差异；与新鲜异体移植组相比的结果有显著性差异。

2）动脉移植后通畅率观察结果：新鲜异体移植组的血管闭塞，主要发生在移植后3周内，与其免疫反应水平在移植后早期排异反应较高相符合；深低温异体动脉移植的通畅率，接近于自体动脉移植，其发生血管闭塞时间主要在术后3~4周。

新鲜异体血管移植后，早期表现为淋巴细胞炎性反应，血管内膜脱落，内皮细胞变性坏死，附壁血栓形成；后期移植的血管纤维化、呈瘢痕组织。深低温冷冻异体动脉移植组，血管结构完整，内膜大量新生内皮细胞衬附，肌层细胞变性至12周部分纤维化，内皮细胞重叠，外膜与周围组织相连，其修复过程同自体血管移植，内膜细胞由新生内皮细胞爬行替代。

3）血管内压力测试：深低温冷冻处理后血管与自体新鲜血管，经逐渐注水加压测定，两者耐压力无明显差异。

本实验结果证实了深低温冷冻处理动脉血管移植，其组织抗原性明显降低，组织损伤少，血管基本组织结构完整，移植后血管修复过程与自体动脉移植相同。说明了经深低温冷冻异体动脉血管移植的可行性，为临床应用提供了可靠的依据。

（4）总结：

1）上肢血管损伤较多见，缺损的血管得不到修复，手部血循环差，组织修复能力减弱，功能受到影响。离断肢体也因血管缺损不得不缩短肢体再植或失去再植的机会。目前，对血管缺损的主要修复手段是自体静脉移植，不仅增加患者的痛苦，也会影响供区肢体血循环。在有关自体静脉移植文献报道中，早期血管阻塞率可达5%~26%，以血管内膜变性、附壁血栓形成为主要因素。中晚期则为中层平滑肌细胞变性、坏死、纤维化及内膜粥样硬化，进而使管腔变狭窄、阻塞。中期阻塞率高达40%，有人认为是移植的静脉在动脉血灌流环境中发生的形态学改变所致。选用异体动脉作为移植材料，其管壁组织层次与受区动脉相同，结构致密，支持作用优于静脉。移植后虽也有上述改变，但仅表现为血管壁弹性略有下降，不致发生阻塞。

实验研究证实了深低温冷冻对降低血管组织抗原作用明显，组织损伤少，利用10%甘油+MEM作为保护剂效果良好。早期通畅与自体动脉移植相近。与静脉移植相比，动脉移植后血管不经过静脉动脉化过程，虽然在早期血管内皮细胞有变性、坏死现象，但与内皮细胞的再生修复同期进行；中层平滑肌的变性，6周内即可修复，部分呈纤维化，血管壁弹性略减弱，但作为血管通道是完全可用的。

2）研究采用抗体-补体依赖性淋巴细胞实验，监测移植术后机体免疫水平、评价深低温冷冻及防护剂对血管组织作用。从术后组织学变化和通畅率来看，该方法的选用是合理的。在软骨活细胞冻存中，有人采用DMSO（二甲基甲砜）或甘油作深低温保护剂，因考虑到其毒性作用和单纯甘油不易清洗等原因，我们配制了

10%甘油+MEM液,作为血管防护剂,结果证实其作用较好。

经深低温冷冻处理的异体动脉,初步认为可用以修复动脉缺损,并可桥接肢体动脉长段缺失,及增加离断肢体再植的机会。目前,由于临床上应用病例较少,时间尚短,故有待于更多的实践和更长时间的观察。

2. 冷冻干燥异体动脉移植的实验研究 用冷冻干燥方法处理的异体动脉,与深低温冷冻方法处理的异体动脉作比较研究,通过免疫学、组织学、血管通畅率等的观察,综合评价冷冻干燥血管移植的应用可行性,为临床提供相关的实验依据。

(1) 材料与方法:实验动物为新西兰大白兔,体重2.5~3kg,雄性,封闭式饲养。

实验动物分组(每组12只):

A组:自体动脉移植组

B组:异体动脉移植组

C组:深低温冷冻动物移植组

D组:冷冻干燥动脉移植组

移植物为动物股动脉,移植长度为8~12mm。

1) 冷冻干燥动脉制备:切取大白兔股动脉后,冲洗,加入少许的低温防护液,经冷冻,抽真空,冷冻干燥处理(-53℃,0.1mbar)24小时后封装,-4℃避光保存。

2) 深低温冷冻方法与动脉制备:切取大白兔股动脉后,经冷冻防护液浸润后,平衡降温4℃/15min,-20℃/45min,最后转入-80℃冻存,7天后取出,快速复温使用。

3) 移植方法:显微镜下吻合股动脉。吻合后的血管经通畅实验证实血管通畅后关闭伤口。关闭伤口后,用触诊法与多普勒仪检查,再次证实血管通畅。

(2) 检测方法:采用多普勒仪检测与触诊法结合,血清肿瘤坏死因子α(TNFα)浓度测定,电镜与光镜检查。

(3) 统计学方法:所有数据均以平均数±标准误表示。差别的统计学意义设定在$P<0.05$。

第18周的通畅率,内膜中相对厚度比和绝对厚度,血清肿瘤坏死因子TNF和白细胞介素IL-6浓度:所有组间比较采用单因素方差分析,两组间采多重比较。同一处理组,不同时间的比较采用双因素分析。

以上所有数据使用SPSS 6.0 for windows统计软件。

(4) 结果:

1) 光镜观察:①内膜增生:A组很轻微,其余三组明显;②早期淋巴样细胞浸润:在异体动脉各组中第3周时皆能观察到,第6周后仅1组尚有淋巴样细胞浸润;③中膜变性坏死:所有异体动脉都能观察到,第18周时,C组的修复似乎好于D组和B组;④胶原纤维增生:所有异体动脉组都能观察到,C组的变化相对较轻。

2) 电镜观察:内膜再生修复比较如表9-2。

表9-2 不同移植动脉内膜再生修复的电镜观察比较

				早 期	中 期	晚 期
内皮细胞质量		内膜覆盖			血管内皮细胞被覆盖起始时间(周)	血管内皮细胞被覆完成时间(周)
自体动脉	佳	内皮细胞	无		3	12
异体动脉	差	血栓	明显		12	18
冻干动脉	较差	血栓	罕见		6	18
冻存动脉	好	血栓	罕见		6	12

3) 免疫学检查:血清TNFα水平测定,未经处理的异体动脉移植,与其他三组有显著性差异,而自体动脉移植组,冻干动脉移植组和冷冻动脉移植组间无显著性差异。

4) 通畅率观察:无处理异体动脉移植组与其他三组有显著性差异。

（5）结论：冷冻干燥异体动脉与深低温冷冻异体动脉移植效果相同，都有满意的血管通畅率。冻干动脉移植、深低温冷冻血管移植后，其内膜修复程度与质量，血管顺应性方面均有明显的优势。冷冻与冻干方法都可降低血管免疫原性。在异体动脉移植后免疫学检测中，血清肿 TNFα 可作为血管移植中观察急性排斥的一个早期指标。实验证实，冻干血管与冷冻血管移植后与自体动脉移植有相似的结果，具有一定的临床实用价值。

（四）异体动脉移植临床应用

临床上对肢体动脉缺损的治疗，常采用自体静脉移植修复。当较大口径的动脉用静脉移植修复后，由于静脉管壁结构的关系，吻合口常易形成瘘或假性动脉瘤。而人工血管移植对于直径<6mm 的血管修复又容易栓塞。自 1996 年以来，我们应用经深低温处理的同种异体动脉移植修复肢体动脉缺损。经 3 年以上随访，分析并探讨其应用价值、预后及临床意义。

1. 资料与方法

（1）一般资料：本组共 22 例，男 20 例，女 2 例，年龄 18～44 岁，平均 27 岁。系外伤或因肿瘤切除所致的肢体动脉缺损：股-腘动脉缺损 3 例，桡动脉缺损 7 例，尺动脉缺损 9 例，腋动脉-肱动脉缺损 3 例。均采用深低温处理的异体动脉为修复材料。移植血管长度 8～18cm，平均 16cm。

（2）手术方法：经深低温处理的异体血管从低温冰箱取出后，核对其长度和口径。将血管置入 20℃±2℃林格液中复温，10 分钟后组织恢复正常的形态即可进行移植。用 10-0 或 7-0 无创尼龙线吻合血管。吻合后检查确保血管通畅后关闭伤口，术后不应用免疫抑制剂。

2. 随访

（1）术后早期：伤口均 Ⅰ 期愈合，无 1 例发生排斥反应。

（2）术后中、远期：1996 年以来的 22 例，最长随访 22 年，最短 5 年（平均 3 年 7 个月）。经触诊，远红外线检查，超声波探测：观察移植段血管的搏动及吻合口的变化等多方观测。结果为股动脉-腘动脉和腋动脉-肱动脉移植 6 例，动脉通畅率为 100%；尺动脉 9 例，桡动脉 7 例，其中 12 例动脉搏动可触及，移植血管通畅，但移植段血管较细，相关区皮肤温度接近正常，与正常侧比较相差 1℃±0.5℃。4 例移植血管闭塞，最早发生在术后 5 个月，最迟发生于术后 1 年左右。该 4 例的相关区皮肤温度较正常低 2℃±0.3℃，但皮肤颜色正常。

3. 总结

（1）异体动脉移植：临床上，上肢血管损伤较多见，长段缺损的血管常因修复材料的原因而得不到修复，致使手部血循环不良，组织愈合能力减弱，功能恢复受到明显的影响。离断肢体也可因血管缺损而不得不缩短肢体后再植或失去再植的机会。目前，对血管缺损的主要修复手段是采用自体静脉移植，不仅增加患者的痛苦，也会影响供区肢体的血循环。在有关自体静脉移植文献报道中，在术后 3 周内血管栓塞率为 5%～26%，中期阻塞率高达 40%。众多学者提出，移植静脉在动脉血流环境中发生的形态学改变，对预后有重要意义。选用异体动脉做移植，其组织结构、管径与受区动脉一致，优于静脉。移植后仅表现为血管壁稍增厚、弹性略有下降，但仍可起到血流通道的作用。本组对 22 例病例远期随访的结果证实，用于口径>6mm 的动脉修复，效果理想。

（2）口径<6mm 血管的移植材料：口径小于 6mm 的血管移植，一直是小血管修复的难题。随着移植术后时间的延长，血管的栓塞率逐渐增加，本组 22 例病例中，4 例栓塞发生于术后 5～12 个月。另 18 例移植血管术后 3 年随访，虽然血流通畅，但血管管腔变小。移植动脉栓塞的病例，其肢体的皮肤温度下降不明显，可能与侧支循环的建立有关。侧支循环建立的时间及血流量尚待进一步研究。

（3）同种异体动脉移植的适应证：经深低温冷冻处理的异体动脉，可作为一种新的修复动脉缺损的生物材料。可用作修复肢体动脉长段缺损，增加离断肢体再植的适应证。对口径小于 6mm 的动脉移植，可缓解因血管缺损而致的肢体血循环障碍，以赢得侧支循环形成的时间，特别是对于创伤性多肢体动脉缺损的修复，更有较强的适应证。

（张友乐）

参 考 文 献

1. Chow SP. So YC Chan CW. Experimental microarteral grafts：J Plast Surg(Br) ,1983,36:345-348

2. Chow SP. Yang KF. Lud DK,et al. Experimental microarteral grafts：The use of fraze-dried human placental vessls as heterografts. J Plast Reconstr Surg,1985,75:703-706

3. Gould JS. Gouls SH. Caudill-Babkes E. Interpositional microvascular vein grafting. The Hand,1979,11:332-336

4. Harashina T. Arterial allografts and heterograft in microvascular surgery. J Plast Surg(Br) ,1978,31:16-18

5. Mele J. Charbonneau R. Rosse JP. Experimental evaluation of microarterial grafts in rats and rabbits：Long-term histologic studies,J Plast Reconstr Surg,1979,63:245-249

6. O'Brien B. McC-Haw C. Kubo T. et al. Microvascular grafting of small vein defects. J Plast Surg(Br) ,1979,32:164-166

7. 张友乐,杨克非,高新生,等. 异体动脉移植的实验研究与临床应用. 中华手外科杂志,1998,14(1):25-27

8. 张友乐,王澍寰,尹大庆,等. 异体动脉移植临床应用的中远期随访. 中华手外科杂志,2003,19(3):184-185

第十章

断肢与断指再植

第一节 断 肢 再 植

一、断肢再植的历史

从 20 世纪初,人类即开始了对肢体再植的动物实验研究。1903 年,Höpfner 首先进行了狗的肢体断肢再植实验,虽没有取得完全成功,但再植肢体存活达 1～9 天。随后,Carrel 和 Guthrie 于 1906 年也完成了狗肢体完全离断再植的动物实验,但存活期较短。1944 年,Hall 提出了人类肢体再植的试验计划。1953 年,前苏联 Папциский 动物实验成功,并获得了狗再植肢体的功能恢复。1960 年,Lapchinsky 及 Snyder 也发表了小血管吻合和狗肢体再植长期随访及再植肢体的功能结果,同时 Jacobson 及 Suarez 首次报道了显微镜下吻合血管的技术。我国的屠开元等于 1962 年报道了狗的完全离断肢体再植术的实验研究。Kleinert 和 Kasdan (1963)通过其临床工作,证实了血管吻合技术对重建严重创伤肢体血液循环的价值。1964 年初,经过几十次在兔耳模型上的反复实验,世界上第一个兔耳切断再植术成功。该研究成果,发表在 1965 年的《北京医学》杂志创刊号上。上述动物实验和临床研究的成功,为人类断肢再植的临床应用奠定了坚实的基础。

1958 年,日本的 Onji 和 Tamai 为 1 例小腿不全离断的 12 岁女孩实施了再植手术,但术后 3 周因伤肢感染导致失败。1962 年,美国波士顿的 Malt 和 Mc Khann 为 1 例因火车车祸造成上臂离断的 12 岁男童成功地实施了 1 例断肢再植手术,由于肢体离断部位较高,需较长时间才能看出功能恢复的效果,直到 1964 年他们才在《JAMA》上发表这项成果。1963 年,我国上海市第六人民医院陈中伟、钱允庆为 1 例冲床伤造成的前臂远端完全离断的青年男性成功地实施了我国第 1 例断肢再植术,并于同年在罗马第 20 届国际外科学术大会上发表,成为世界医学史上公认首次报道的断肢再植成功病例。北京积水潭医院王澍寰于 1965 年成功完成我国第 2 例断肢再植术。此后,断肢再植手术先后在中国、美国、日本等世界各地不断开展。

40 多年来,我国在断肢再植这一领域,从手术的例数、成功率、普及率到手术的复杂性,均居世界的前列。

二、肢体离断的类型

(一) 肢体离断程度

1. 完全离断 离断肢体的远端和近端完全分离,不存在任何组织相连;或离断部分仅存在极少量损伤的组织相连,但在清创手术中往往需将这部分组织切除或切断后再行再植手术。

2. 不完全离断 损伤肢体的软组织大部分离断,断面有骨折或关节脱位,残留相连的软组织少于该断面正常时的 1/4,维持肢体主要血液循环的血管断裂或因损伤造成栓塞,离断水平以远的肢体血液循环丧失或严重缺血,如不恢复断裂血管的解剖连续性,离断肢体将发生坏死。这种不完全离断损伤,容易与开放性骨折合并肢体血管损伤相混淆,区别在于后者在离断部位有相对较多的软组织相连续,即使有比较重要的血管损伤,但仍有一定的侧支循环保留,损伤部位远端肢体残存的血液循环尚能维持其存活。

对于后者,虽不属于断肢,但对血管的修复应给予足够的重视,如锁骨下动脉、腋动脉、肱动脉和下肢动脉等,在主客观条件允许的情况下,均应予以修复,以免因侧支循环代偿不足而导致肢体的最终坏死。某些情况下,虽然不修复损伤的主要血管,离断肢体仍能存活,但如果具备相应的显微外科技术和条件,我们仍主张进行显微外科修复;否则,因组织血液供应量的不足,手术后损伤肢体处于严重的缺血状态,肢体功能的恢复远不如血管组织修复者。比如,单一的桡、尺动脉或掌浅动脉弓损伤时,虽然肢体远端无明显血液循环障碍,也应修复血管。当合并广泛软组织损伤时,更应该修复损伤的血管,以使损伤肢体得到良好的血液供应,以防止侧支循环出现继发性血液循环障碍而造成损伤肢体严重缺血。

(二) 离断肢体的损伤性质

1. **整齐离断伤**　损伤常由各种刀具(如铡刀、切纸刀、砍刀等)、电锯、剪板机、铣床等引起。离断肢体断面的创缘整齐或比较整齐,断面周围没有严重的组织捻挫和缺损。这类损伤造成的肢体离断,再植手术的成功率较高,术后再植肢体功能恢复也较好。

2. **不整齐离断伤**　损伤常由于搅拌机、和面机、冲压机、制砖机、交通事故等造成。多为绞断、撕脱、碾轧、压砸性损伤。由此造成的损伤范围广泛,肌肉、肌腱、神经、血管等组织的实际损伤范围,常远超离断平面,再植手术较难,成功率也相对较低,术后肢体的功能恢复也多不理想。

三、肢体离断伤的急救处理及转运

在损伤发生现场,应首先对患者的全身情况进行检查、判断,如有失血性休克,或其他部位的合并损伤,应给予及时的处理,在尽可能短的时间内使全身情况得到稳定。同时积极处理损伤的肢体,离断肢体近端往往因血管破裂可能有活动性出血,应该进行恰当的止血,但尽可能不去钳夹和结扎血管断端,在残端进行加压包扎后,如果仍有活动性出血,可以使用气囊压力止血带或血压计袖套止血。止血带每小时放松 1 次,每次放松约 10～15 分钟。除非极为紧急的情况下,否则不能使用橡胶管式的止血带,以免增加局部损伤,或因被包扎物覆盖而长时间遗忘松解。对于较大的动脉断端出血,如腋动脉位置较高,不适宜采用局部加压或止血带止血时,可以采取钳夹的方法止血,但尽量不要过多地夹住血管断端,以免过多损伤血管。不完全离断的肢体,首先将断端间相连软组织的扭曲、反折等予以复位,使用无菌潮湿的盐水纱布或清洁的布料、毛巾等加压包扎伤口,在确认包扎止血良好后,用夹板予以制动,以减少痛苦、方便转运和避免加重组织损伤。完全离断肢体的远端,使用无菌潮湿的盐水纱布或清洁的布料、毛巾等包裹。如果现场距离医院较远,转运时间较长或在炎热季节,应将肢体保存在低温的环境中,以降低肌肉内磷酸肌酸的耗竭及细胞内 pH 的升高,从而减缓离断肢体的组织代谢和细菌繁殖速度。具体方法是,将肢体用清洁布料包裹后,再用塑料布或橡皮布包裹,周围可放置冰块。如有条件,离断肢体最好放置在约 4℃ 左右的环境中。然后尽快转往医院。如果离断肢体伤口有严重污染,也可先用无菌生理盐水等冲洗伤口,但切记勿用非生理性液体,如酒精或碘酒等冲洗或浸泡伤口(图 10-1,2)。

实验研究证实,高压氧对保存离断肢体具有保护作用,目前已有临床应用的研究报道。对于有条件的单位,再植术前用高压氧保存离断的肢体,在再植术中、术前、术后可能有减轻肢体水肿、避免潜在的骨筋膜间隙综合征及预防伤口感染的作用。

动物实验和临床研究证实,术前对离断肢体应用肝素化的全血、动脉血或人造血代用品进行灌注,可有效地增强离断肢体组织耐受缺血的能力。但该方法技术上要求严格,仅适合有条件的医疗机构和医师应用。

如有条件,可在第一现场尽快为伤员注射破伤风抗毒素血清,并尽早开放静脉通道,预防性应用抗生素,减少伤员术后的感染概率。

四、断肢再植术的适应证

断肢再植手术的适应证涉及诸多因素。严格地说,断肢再植不存在绝对的适应证或禁忌证。对于一个离断的肢体,是否适宜行再植手术,应进行仔细、全面的评估和判断,主要考虑的因素有:患者的年龄,损伤类型,肢体离断水平,离断部分的损伤程度,离断肢体的缺血时间,是否多发的肢体离断,患者的全身情况,是否合并其他损伤及损伤程度,既往的伤病史,再植后肢体功能恢复情况的判断,患者经济状况、特殊要求及是否患有精神疾患等。另外,医院及医师是否具备相应的技术及设备,也是选择实施手术的重要的因素。归纳总结如下:

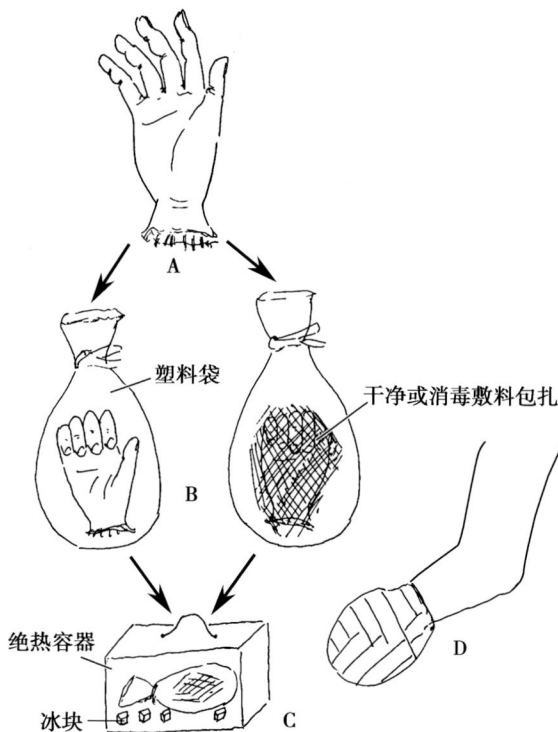

图 10-1 完全离断肢体的处理
A. 损伤肢体；B. 离断肢体包扎或不包扎，放入干净塑料袋中，塑料带封口；C. 将放有离断肢体的塑料袋放在一个合适的绝热容器中；D. 近端残端加压包扎，如止血效果不好，可在近端使用止血带

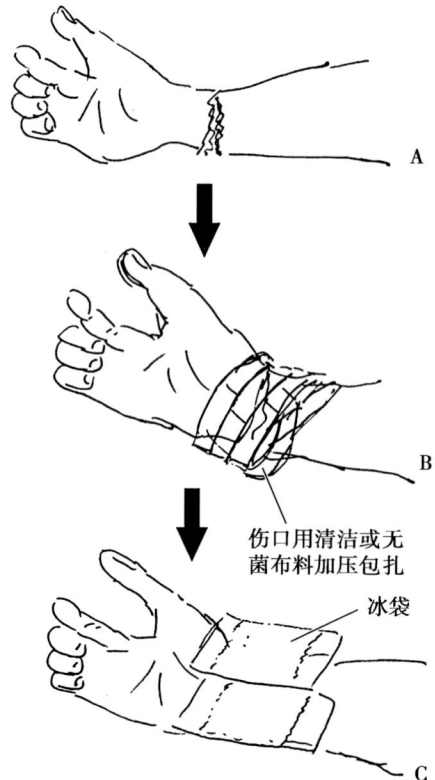

图 10-2 不完全离断肢体的处理
A. 损伤肢体；B. 伤口用无菌或清洁布料加压包扎，如止血效果不好，可在近端使用止血带；C. 将冰袋放置在离断肢体周围

（一）患者的全身情况

全面评估患者的全身情况，主要是为了了解其是否能够耐受较长时间的断肢再植手术，以避免在术中和术后发生意外。肢体离断伤的患者多为青壮年，除非合并有其他肢体或内脏的损伤，一般都能耐受再植手术。

肢体离断伤常合并颅脑、胸、腹部等其他部位的损伤或因失血造成的休克，经验不足的医师，可能只将注意力集中在如何争取时间进行断肢再植手术上，忽略了患者的全身检查，以致延误了对合并症的诊断和抢救时机，甚至有因此而牺牲生命的沉痛教训。特别是有些病例在受伤后短时间内，内脏合并损伤的临床表现并不是十分显著，虽经检查一时也不能发现。因此，如果怀疑可能有脏器合并损伤时，在进行断肢再植手术过程中，应与手术台下的麻醉医师和巡台护士密切合作，随时观察患者的全身情况的变化，特别是生命体征的变化，一旦有情况恶化的表现，须及时查明原因，必要时停止手术，进行相应的诊断、治疗或抢救。

失血性休克是肢体离断伤常见的合并症，如确认伤员有失血性休克，应迅速予以纠正，只有当休克状态矫正后，方可实施手术。对于这种休克，需根据具体病情大量输入全血或成分输血，在外源血未到之前，可先给予有关的血液替代品。特别应注意的是，不适当地使用升压药物，可能会掩盖血容量的不足，造成血压一时平稳的假象，使体内重要器官长时间处于缺血状态，最终引起更加严重的后果。

（二）年龄

目前，对于断肢再植年龄的上、下限没有严格界定。断肢再植成功的病例，从儿童到老年均有报道。一般认为，儿童患者术后功能恢复多较老年患者满意，主要原因是儿童的组织愈合及神经恢复的能力较成人高。但儿童和老年患者对长时间的再植手术耐受能力均较差。特别是老年患者往往合并有全身疾患，术后可能引发静脉血栓、肺栓塞、非损伤关节的僵硬等合并症。因此，对老年患者，特别是有全身疾患的老年患者，是否实施断肢再植手术应慎重、全面考虑。即使手术，也应向家属或有关单位人员讲明情况，当取得理解后，方可进行手术。术中应密切观察有关全身情况，甚至请有关专科医师共同参加手术，进行必要的术中监护,如有病情变化,以便及时处理。

(三) 损伤类型及损伤平面

总的来讲,肢体离断的损伤类型及损伤平面与再植手术的成功及术后的功能恢复有密切关系。各种锐器伤造成的整齐的肢体离断再植成功率较高,而绞断、撕脱、碾轧、压砸性损伤等造成的不整齐肢体离断再植成功率则较低,甚至很低。

过去,多平面肢体离断伤再植手术几乎被认为是无法接受的,因为手术后伤肢的功能恢复情况往往与伤员术前的期盼相差甚远,不少再植的肢体最终因功能和外形太差而不得不截肢。随着显微外科技术的不断提高,已有大量的多平面肢体离断或撕脱伤引起的肢体离断再植手术成功的病例报道。因此,与损伤类型有关的断肢再植手术的适应证和禁忌证的界限,尚在不断探索并变得越来越模糊。

腕部和前臂中远端的肢体离断再植效果良好,因此,应尽最大努力去完成再植手术。上臂和肩关节附近的肢体离断的再植手术,恢复大关节功能的希望较大,手的功能恢复往往不甚满意。

(四) 断肢缺血的时间

肢体离断后,断肢处于完全缺血状态。肢体组织缺血持续到一定时间后,即使重建血液循环也不能保证肢体成活,特别是肌肉组织,耐受缺血的能力更差。缺血时间越长,离断肢体组织的坏变也越严重,当中断的血液循环恢复后,缺血坏变组织产生的大量毒素吸收入体内,可产生毒血症,严重者可能造成急性肾衰竭。因此,对于肢体离断水平较高的再植手术,应高度考虑肢体离断的时间,以便作出正确的判断并采取恰当的措施,术后应定期监测肾功能情况。如果术后发生急性肾衰竭,及时进行血液透析,必要时应果断地解脱再植的肢体,以免造成伤员的生命危险。

由于影响断肢耐受缺血的因素非常多,到目前为止,离断肢体能够耐受缺血的时间,尚不能一概而论。对临床上遇到的缺血时间较长的断肢,还没有准确、可靠的方法来判断其再植后是否能够成活。目前,临床上报道的病例,也存在较大的出入,仅能在一定程度上提供我们一些肢体耐受缺血时间的参考。一般认为,20~25℃的环境下,最好在6小时以内进行再植手术;在4℃左右的环境下,缺血耐受时间可延长到12小时。近10年来,国内外学者对肢体缺血与再灌注的问题进行了大量、深入的研究,证实肢体缺血后,可引起细胞毒性代谢物氧自由基积聚。当离断血管接通后,随着缺血组织代谢活动的恢复,氧自由基将对细胞膜结构形成破坏,导致细胞功能丧失。随着肢体缺血时间的延长,再灌注后释放的氧自由基增加,血流的恢复不仅不能改善肢体骨骼肌细胞的功能,反而会产生更为严重的损伤,即所谓的缺血与再灌注损伤(ischemia reperfusion injury)。有关的临床和动物实验研究证实,缺血时间的长短与上臂等较高平面肢体再植手术的成活率有直接的相关性。因此,我们强调在可能的条件下,应尽快恢复离断肢体的血液循环,特别是离断平面较高的肢体,如大腿、上臂与前臂下段和腕部的离断相比,其耐受缺血的时间相对就短,前臂下段和腕部肌肉组织较少,耐受缺血的时间相对就长。

国内报道断肢再植成功的病例中,河南显微外科研究所报道1例断臂缺血时间长达38.5小时,上海第六人民医院报道1例前臂离断36小时再植成功;北京积水潭医院1例腕部离断伤,断肢缺血33小时再植成功。国外曾有冷缺血54小时的断手再植成功的报道。

离断肢体缺血时间并不是确定耐受缺血时限的唯一因素,离断肢体是否经过冷藏、受伤时的环境、气温、肢体离断的平面及术前有无对离断肢体采取合理的保存措施等因素,与耐受缺血时限均有密切关系。

对于离断时间超过8~10小时的断肢,为了减少断肢温缺血的时间,在断肢进行清洗或清创后,或骨折采取简单的临时固定后,可以用塑料管或硅胶管暂时接通离断肢体远、近端的动脉,或同时接通远、近端的动、静脉,使离断肢体的远端获得暂时的血液供应。然后再进行清创、骨折牢固的内固定以及各种组织的修复,最后再将离断肢体的动脉和静脉吻合(图10-3,4)。

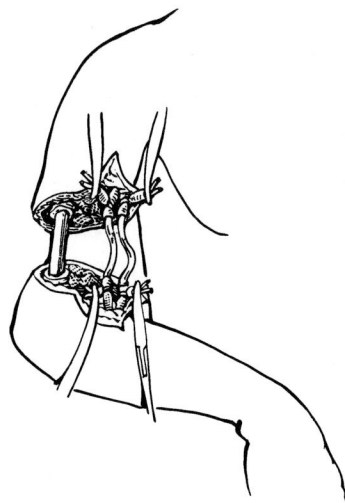

图10-3 对离断时间超过8~10小时的断肢,清创后将骨折用简单的方法临时固定,用塑料管或硅胶管暂时接通离断肢体近、远端的动、静脉

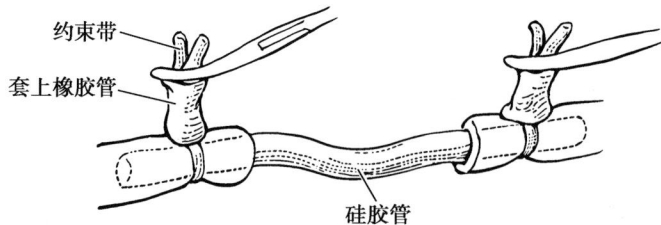

图 10-4　用塑料管或硅胶管暂时接通血管的方法

（五）断肢的创伤情况

离断肢体的创伤情况与再植手术的成败及手再植肢体的功能恢复情况密切相关。如严重的压砸伤、捻挫伤、撕脱伤造成的肢体离断,其软组织损伤的范围广、程度重,离断部分肢体可能存在严重毁损伤,再植的成功率低,术后伤肢功能恢复也较差。再植手术前,应对上述伤情给予客观、准确的评价和判断,并将此作为决定是否实施再植手术的重要指标之一。

一般认为,再植的肢体预计其功能应比假肢好,才有再植的价值。有些病例在手术前虽不能准确判断其最终的功能情况,但也不要轻易放弃再植的机会。如果损伤情况严重,需将断肢缩短很多才能再植,由于术后功能差,且外形严重缺欠,应慎重考虑是否实施再植手术。儿童骨骺尚在发育过程中,即使肢体不等长,随着发育也可能有所代偿,所以儿童的断肢和成年人相比较,即使相对短缩得多一些,也可以考虑再植。双侧下肢离断伤,两侧均可行再植;或一侧已无法再植,只能行另一侧再植时,允许短缩的程度可以放宽。双侧上肢或下肢的离断伤,如一侧损伤严重不能再植,或再植后不能恢复其功能,有时可根据损伤情况,将一侧肢体完整的远端移植到另一侧肢体的近端,以便恢复一侧肢体的功能。肩部撕脱性离断的上肢,如臂丛神经从根部撕脱抽出,则不宜实施再植手术。

（六）患者的精神状况

某些肢体离断的原因为患者精神疾患导致的自残,对这类原因引起的肢体离断伤是否再植应极为慎重,我们曾有多起此类原因引起的失败病例。如发现患者患有精神异常或明确患有精神性疾患,手术前必须与家属进行沟通,如家属强烈要求手术,在手术中及手术后一定应请有关精神科医师合作,进行相关治疗,以确保患者度过围术期。

五、断肢再植的术前准备

（一）医务人员和患者及其家属的思想准备

医务人员应一切从患者的利益出发,保持自身充沛的精力和体力,满怀信心地投入断肢再植的抢救工作,这是断肢再植手术成功的重要因素。同时,要有组织地合理、科学地安排参加手术的医疗人员,最大限度地发挥每一位医疗人员的作用。

患者及其家属应被告知肢体损伤的详细情况,手术可能需较长时间,再植手术的成败可能性,术后可能发生的并发症,术后再植肢体的外形及功能恢复的可能情况,术后可能发生血管危象需再次手术,对于功能和外形极差的再植肢体有需要再截肢的可能,手术需承担较大的经济代价。否则,患者和家属往往因对手术及结果的期望过高,一旦发生于自己的想象不一致的情况时,会引起不必要的误解和纠纷。

（二）急诊室和有关科室的准备

患者到达急诊室后,如静脉通道仍未开放,应立即开放静脉通道。简单、快速地询问受伤情况,并进行必要的全身和局部检查,如有大出血或休克等情况,应迅速处理。进一步需了解患者有无其他部位的伤情,如胸、腹、脑等重要脏器的损伤,必要时请相关专业的医师共同进行相应的诊疗。可以预防性给予适当量的抗生素;术前检查应包括血型,因为手术中可能需要输血;了解患者既往的患病史;离断肢体及近侧残端需拍摄X 线片,了解骨骼的损伤情况,以便制定手术中的固定方式,特别是进一步明确肢体受伤的严重程度。断肢可暂时存放在 2~4℃的冷藏冰箱中,或用潮湿的盐水纱布和塑料布包裹后周围放置冰块来保存。也可用本节前面所述的有关方法将离断的肢体及时保存起来。通知手术的有关医师和相关的辅助科室人员进一步检查处理,一旦常规的术前检查完成,尽快将患者送往手术室。

（三）手术器械

除准备一般创伤骨科所用的器械外,还需准备常用的显微外科器械(图10-5)。

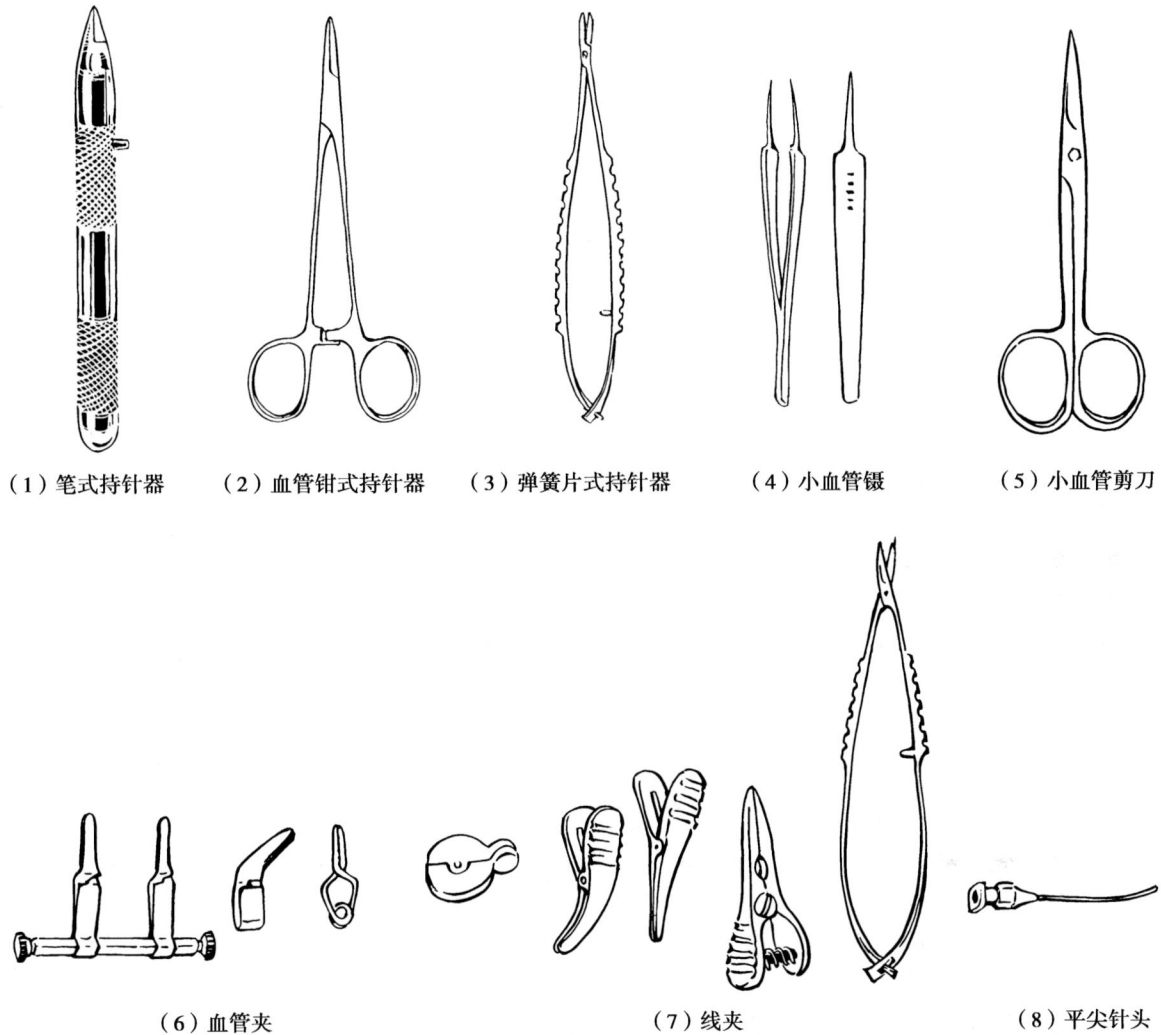

（1）笔式持针器　　（2）血管钳式持针器　　（3）弹簧片式持针器　　（4）小血管镊　　（5）小血管剪刀

（6）血管夹　　　　　　　　（7）线夹　　　　　　　（8）平尖针头

图10-5　小血管缝合常用的器械

1. 无创缝合针线　无创小血管缝合针有弯、直两种,与尼龙单丝或其他复合缝合材料相衔接,目前常用的型号有7-0、8-0、9-0、10-0、11-0;手术中应根据血管的口径不同,选用相应型号的无创针线。

2. 持针器　要求头尖,夹针面的沟纹要细或不带沟纹,以免夹断针线。有血管钳式或弹簧片式持针器。也可选用直蚊式止血钳将齿磨平改制,或用小无牙平镊代替持针器。

3. 小血管镊　成套显微器械中均配有小血管镊,也可用眼科无牙小镊子磨尖代替;或使用修理钟表的游丝镊。

4. 血管夹　分为带齿和不带齿的。小血管吻合时,宜用不带齿的血管夹,夹力应适中,以免损伤血管壁。吻合指总动脉或指动脉、静脉等细小血管时,可用不锈钢自制成蛙形夹。

5. 小剪刀　现有特制的显微外科用弹簧片式小剪刀,也可用眼科小剪刀代替。

6. 平尖针头　用于冲洗血管,用各种口径注射针头,将针尖磨成圆钝、光滑即可。也可使用静脉输液常用的硅胶套管针。

7. 手术放大镜和手术显微镜　简便的有用头戴眼镜式的2或2.5倍放大镜。复杂的有结构精密的立式或天花板悬吊式手术显微镜,可放大6、10、16、25甚至40倍,可同时供2~3人使用,并附有照明、自动控制变焦、升降及拍摄照片和录像等设备。

一般的腕、踝以上断肢再植手术,如医师视力良好,可不使用手术显微镜而戴用头式放大镜;当缝接直径小于1mm的小血管时,需应用手术显微镜,使小血管吻合得更加精确,以提高通畅率。

六、断肢再植手术步骤

断肢再植术是创伤和显微血管外科技术的相结合,需要手术者熟练掌握相关知识和技术,如小血管吻合、肌腱外科、周围神经外科、骨科等有关的处理原则和手术技术。

一般情况下,断肢清创后先行骨支架的修复和固定,随后缝合肌肉、肌腱和神经,然后再作血管吻合。断肢重建血液循环后即可闭合伤口。依此顺序可减少对吻合好的血管的干扰。

如果断肢缺血时间较长,为了争取时间,可以在清创、骨支架修复和固定后,先将血管用塑料管暂时接通或先行血管吻合,然后再修复其他组织,以尽量缩短断肢缺血时间。下面将断肢再植手术的常规步骤介绍如下:

(一) 清创术

清创术是各种开放性外伤处理的重要操作步骤,与预防术后伤口感染有着密切的关系,因而也直接关系着断肢再植手术的成败。临床实践证明,如果清创彻底,再植术后局部和全身的创伤反应就比较小,肢体肿胀也较轻,感染的机会将明显减少,伤口愈合后的瘢痕量也少,组织间的粘连也轻。

对于完全性离断的肢体,清创术应分两组同时进行。一组进行断肢近端清创,另一组同时进行离断肢体的清创。注意在刷洗和消毒离断肢体时,不要使刷洗液和消毒液流入肢体断端伤口内,否则将会引起伤口内重要组织的损伤,尤其是血管管腔内进入消毒液,可能会引起严重的血管内皮细胞受损,增加血管吻合口血栓形成的机会,影响血管吻合的通畅率。清创过程中,需将伤口内的异物、污染组织及失生物活力的组织彻底清除,特别是肌肉和皮肤组织,如清创不彻底,将会导致术后组织坏死,导致感染,影响再植肢体的成活。即便勉强成活,也会严重影响功能的恢复。肉眼下观察组织血液循环的情况是术中辨别肌肉和皮肤组织有无生物活力的最简便和重要的方法之一,在断肢近端比较容易进行,远端因离断肢体创面上已完全缺血则观察起来较为困难,需根据观察组织的形态改变来判断。在离断肢体重建血液循环后,再重复检查,补充清除断肢创面中失去血液供应的肌肉和皮肤。

在离断肢体两端,可行适当的切口延长,或直接用缝线或止血钳悬吊牵拉开肢体断端的皮肤,以便容易寻找、辨认组织。然后,分别找出重要的动脉、静脉、神经、肌肉或肌腱的断端,以及相关的关节囊、骨膜等。此步骤一定要严格遵循无创操作的有关原则,以免带来不必要的组织损伤。撕脱性的断肢,离断肢体上的肌腱常连同部分肌肉组织自近端肢体抽出。清创时,可将远端附着在肌腱上的肌肉切除,仅保留肌腱,留待修复。某些不完全性断肢,仅有少量皮肤、肌腱与近端相连,可将其切断,使断肢成为完全性离断,以便于清创操作及重新调整肌腱、肌肉张力。需要注意的是,在不全离断伤中,如尚有神经或皮下小静脉相连续,则应予以保留,最好不要切断。显露和辨认出的血管、神经、肌腱等组织,可用适当的标记物标记。

清创术结束后,再用无菌生理盐水、稀释的碘伏等仔细清洗创面2~3次。

(二) 骨支架的修复和固定

对于一般开放性骨折的处理原则,同样适用于断肢再植手术。不同的是,断肢再植手术中,需将两骨断端短缩,以便软组织和血管的修复。缩短断端骨的同时,应为接骨创造较好的条件,尽量使两骨断端有较稳定和较大的接触面,并利于内固定和有利于骨愈合。除考虑固定的稳定性外,所选用的固定方法还应尽量少地干扰骨膜和髓内的血液循环。操作中,尽量减少对骨膜的过多剥离。根据技术和设施条件情况,应采取尽可能快的方法去完成骨固定,不适宜在此浪费过多时间和精力。短缩的长度,应以血管、神经能够无张力吻合为主要前提,同时还应考虑伤口是否能够关闭。

1. 经上臂离断 上臂近端离断,可将断肢远端肱骨的近端修尖,形成一斜面,嵌插于较粗的肱骨近断端内,再以螺丝钉固定。肱骨中段离断,可选用钢板螺丝钉固定,但可能会消耗时间较长。也可使用斯氏针或髓内钉等固定方式,外固定架也是可选用的方法。由于上臂近段有较多的肌肉附着,显露骨骼时应尽量减少对肌肉的剥离和损伤,以免造成术后肌肉缺血(图10-6)。

2. 经前臂离断 桡、尺骨中段,各种固定方法基本都可使用,如可先将桡、尺骨修整成阶梯状,然后用钢

（1）、（2）肱骨上端水平的断肢，肱骨近端的内固定法

（3）肱骨干中段骨折，横形短缩后可用加压钢板固定

（4）肱骨干中段骨折，也可在骨折处作成台阶状，以便使两骨端有较稳定和较大的接触面，利于骨愈合

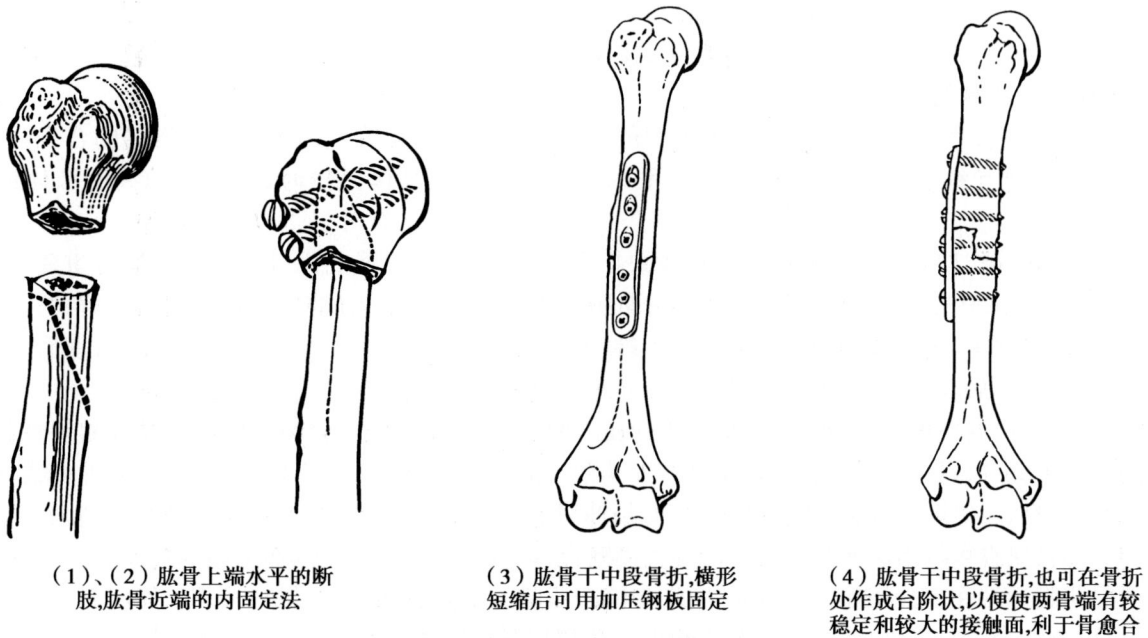

图10-6　肱骨内固定方法

板螺丝钉固定。桡、尺骨远端，通常选用斯氏针或较粗的克氏针固定，使用钢板螺丝钉的机会较少。桡尺骨近端，可使用钢板螺丝钉分别固定桡、尺骨（图10-7），也可使用斯氏针或较粗的克氏针固定。有时候，钢板螺丝钉内固定及斯氏针或较粗的克氏针固定在桡、尺骨可混合使用，如桡骨使用钢板螺丝钉，尺骨则使用斯氏针或较粗的克氏针固定。具体的固定方法可根据实际情况来决定。在有条件的情况下，外固定架是一个省时、简便、对局部软组织损伤小的方法。

3. 经腕部离断　经过腕关节的肢体离断，可切除近排腕骨，用两枚克氏针交叉穿入，将远排腕骨与桡骨下端暂时固定，腕关节囊保留并予以缝合修复（图10-8）。个别情况下，切除近排腕骨后，软组织断端仍不能对合时，可缩短桡骨而保留其关节面，同时切除尺骨远端。至于切除两排腕骨，术后腕关节虽能保存一定的关节活动范围，但腕关节畸形十分明显，一般不宜采用。如果腕骨严重损伤，估计术后关节运动功能恢复的可能性不大，可以行腕关节融合，以交叉克氏针或钢板螺丝钉固定。

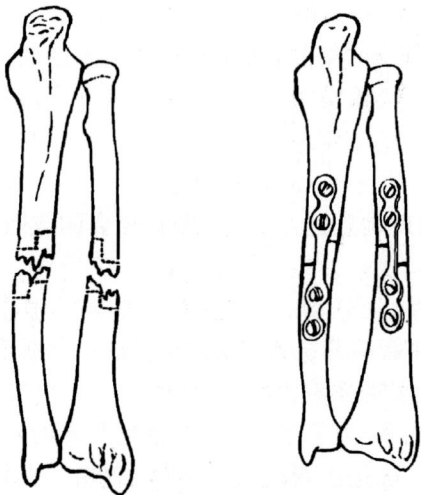

图10-7　尺、桡骨中段用普通钢板作内固定
在骨折处作成台阶形时，须注意尺、桡骨的解剖方位关系，以免发生旋转畸形固定，影响前臂回旋功能

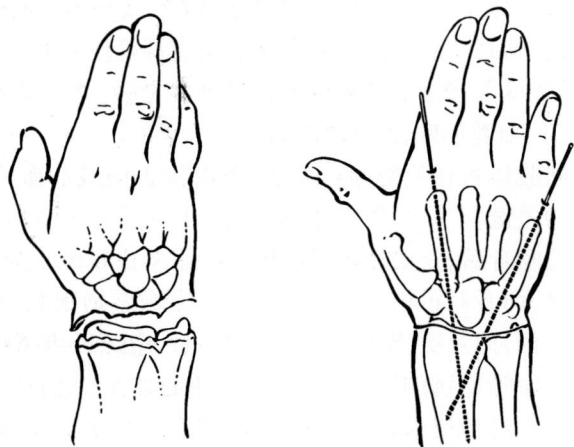

图10-8　经腕关节离断伤
切除近排腕骨，用克氏针稳定关节

4. 经手掌部离断 可适当短缩掌骨,用克氏针固定掌骨是一种简便、快速的方法。也可用微型钢板螺丝钉或克氏针加细钢丝固定掌骨,但前者费用较大,操作时间也较长。

(三) 肌肉和肌腱的修复

比较理想的方法是,肌腱、肌肉、神经等组织的修复应先于吻合血管。因为如果血管的吻合先完成,可能会由于局部出血导致手术视野不清楚,增加手术的时间。但是具体操作时,还应考虑离断肢体的缺血时间。

除非有特殊情况,如肌肉或肌腱损伤严重或缺损太大,需进行移植或利用其他方法来进行重建,而离断肢体又不能耐受过长的缺血时间者,所有的肌肉、肌腱均应早期修复,因为此时的肌肉、肌腱的解剖关系比较清楚,操作也相对简单。肌肉缝合前,应对肌肉断端的严重损伤或已丧失生物活力的组织进行彻底清创,同时彻底止血,以免术后形成血肿,影响肢体血液循环及肌肉愈合。

从理论上讲,离断肢体所有与腕和手部有关的屈、伸肌腱均应一期缝合修复。但有些功能重要性相对不大的肌腱可以不缝合,以免因过多的肌腱缝合增加其粘连的机会。如前臂中下段的肢体离断,伸侧需修复桡侧腕长、短伸肌腱、尺侧腕伸肌腱、拇长展肌腱、拇长伸肌腱和指总伸肌腱;屈侧需修复桡、尺侧腕屈肌腱、拇长屈肌腱。屈指肌腱可将指深屈肌腱的远近端直接缝合,也可将指浅屈肌腱近端与指深屈肌腱远端缝合,同时将指浅屈肌腱近端作部分切除,以减少其断端与缝合肌腱的粘连机会。一般认为,掌长肌腱对手的功能影响不大,可以不缝合,但它是二期手功能重建的重要移位肌腱的来源,可用来重建拇指外展功能及拇指伸直功能等,因此也应将其缝合。

断肢再植术后,由于肌肉或神经功能不可能完全恢复,再植肢体往往残留较多的功能障碍,二期需通过肌腱移位或移植来重建功能。因此,在一期再植手术中,如没有特殊理由,应尽量保留近端的屈指肌腱,以备晚期功能重建所用。对于重要的肌肉、肌腱缺损,如全身情况和肢体缺血情况允许,也应尽可能地作一期肌腱移位或移植手术,以便为尽早恢复再植肢体功能创造条件。有时,肢体离断平面较高,估计再植术后拇短展肌等小肌肉功能难以恢复,如再植肢体及全身情况又允许,可使用指浅屈肌腱或掌长肌腱为动力,行肌腱移位,同时完成拇指外展功能重建。

(四) 神经的修复

神经组织应一期修复,不但利于肢体功能的早日恢复,而且功能恢复的效果也较满意。即使是一些功能不是十分重要的感觉分支,如桡神经和尺神经感觉支,也应该尽可能地给予缝合。为了节省手术时间,一般采用神经外膜缝合即可,缝合中尽可能根据神经外膜的血管走行,将神经对合整齐。如果神经损伤断端比较整齐,可在显微镜下行神经束组缝合。如果神经断端严重挫伤,清创后神经无法直接缝合,可选择游离神经移植修复神经,或将神经断端以标记物标记,然后留待二期进行修复。在离断平面位于肌肉组织水平时,当缝合修复完神经主干后,术者有时忽略了位于同一离断水平的肌肉分支的修复,这样容易造成术后肌肉功能恢复不良。因此,对任何肉眼可见的肌肉神经支应尽可能予以缝合,实际操作中发现,这样做并不浪费多少时间,或者可以将这一步骤放在血管吻合之后。

(五) 血管的吻合

离断肢体再植后能否存活,关键取决于伤肢的血液循环能否很好地建立。因此,血管吻合的成败,是再植手术的关键。

血管吻合后,是血循环仅能供应有限的血量维持再植肢体的存活,还是动、静脉高质量的通畅,伤肢血液供应充足,两者对再植肢体功能恢复的影响差别很大。因此,吻合血管应高标准要求,不仅注意动脉和静脉吻合的比例,而且更应该注意吻合的质量,应保证再植肢体始终有充分的血液供应。

影响血管通畅的原因有两种,一种是血管本身的问题,如血管痉挛、血管栓塞等,这也是重要的问题,应该从小血管吻合技术方面努力提高;另一种是来自血管以外的压迫,这是次要的,但容易被忽略。在处理创面过程中,应该尽量使吻合的血管有一个良好的基床和覆盖。血管吻合处应尽量避开骨折处及皮肤缝合点,以避免早期肿胀的压迫和早期的瘢痕绞窄直接影响血管。

1. 动、静脉吻合的次序 血管吻合的次序,各人的想法和习惯做法尚不一致。有人习惯先吻合动脉,后吻合静脉,理由是这种吻合次序可以缩短肢体缺血的时间,还可以有意识地从静脉断端放掉一些回流的血液,希望借此用全血冲洗带走一些缺血组织的代谢产物,以减少术后毒血症的反应。至于短时间内,有限的血流,能否起到冲洗缺血组织代谢产物的作用,还有待进一步的证实。另一些人先用防凝等渗溶液将断肢中的血管冲净后,先吻合好静脉,然后吻合动脉,当放松血管夹后,断肢一旦建立血液循环,即不需要人为地再给予阻断血流,以减少吻合口栓塞及动脉痉挛的机会,还可节省用血,并保持清晰的手术野。在一般情况下,我们习惯采用先吻合静脉,后吻合动脉的方法。在个别病例中,如离断水平较高,远端肌肉组织多,而伤后缺血时间又长的,可先吻合动脉,后吻合静脉。

2. **血管吻合的数量和质量** 在正常情况下,肢体同一水平的静脉多于动脉,静脉内压力小,血流慢,动脉内压力大,血流快。所以,口径相差不多的动脉与静脉,在同一单位时间内,其血流量却相差很多。在特殊情况下,如断肢再植后,虽然尽量争取多吻合静脉,但较正常者,从数量来说,肯定大为减少,可是仍然能胜任断肢中血液的回流,使再植肢体成活。事实证明,断肢再植时吻合的静脉中的压力及血流速度,可以得到代偿,远较正常静脉内压力高,血流快,只要吻合的静脉是主要的,尽管与动脉数相同,甚至少于动脉数,仍能保证断肢血液的回流。

重建良好的血液循环,是断肢再植成功的关键问题。因此,在每一例再植手术中,凡有条件吻合的血管,包括应用血管移植,都应争取吻合,而且在可能的情况下,应使静脉多于动脉,以保证断肢有足够的血液循环,我们一般吻合动、静脉的数量比是至少1:2。在注意吻合血管数量的同时,更需注意其质量。越是在数量上遇到困难时,在吻合血管的质量上,越要力求吻合通畅,再植肢体才有成活的可能。

3. **血管吻合前的处理** 损伤血管本身的清创很重要。在血管吻合前,首先将动脉和静脉的两断端,从周围的软组织中各分离出一小段,血管断端及所有损伤部分,必须用小剪刀彻底地切除。有的术者为了争取血管能直接缝合,因而未能将损伤的血管断端清除彻底。在这种情况下,即使术者有良好的血管缝合技术,术后仍不免发生栓塞,导致血管吻合的失败。

血管壁的损伤,可从下列几种现象进行辨认:①血管的外膜和内膜捻挫,不完整;②血管壁内有血肿形成;③管腔内有血栓形成,血栓与血管内膜黏附较紧密,用血管镊子夹出血栓后,可以看见血管内膜粗糙;④在冲洗血管时,如果血管内膜有破损,冲洗液会通过破损内膜下方溢入血管壁,形成血管外膜下积水,血管呈现半透明状局限性膨隆。

血管断端经过清创后,使用肝素的稀释溶液(肝素12 500万U加注射用生理盐水200ml),用平尖针头或细软硅胶管冲洗离断肢体远端的血管床,以便将血管内残存的血液和血凝块冲洗出来,直到静脉回流的冲洗液清淡为止。如果在冲洗血管床时,发现由静脉断端回流的液体不多或根本不回流,而损伤的肢体随着冲洗液注入逐渐发生肿胀,说明伤肢的血管床有破坏,或微循环中有广泛的栓塞形成。这种情况见于压砸性肢体损伤或伤肢缺血时间过长,组织细胞渗透压有改变。遇有上述情况,首先应探查远端的血管,如有局限性破损,应进行修补。血管床如有广泛损伤或微循环广泛凝血,即使作了血管吻合,也不能重建伤肢的血液循环。

在吻合血管前,用小剪刀剪除血管断端的多余外膜及管口附近的疏松结缔组织,一般约0.3~0.5cm,以防缝合时将其带入管腔,导致吻合口的堵塞或血栓形成(图10-9)。

4. **血管吻合的方法** 小血管吻合的方法较多,如套管法、血管缝合器吻合法、黏合法、激光吻合法和缝合法。在缝合法中,分为端端吻合法、端侧吻合法、套叠吻合法和管腔内支架缝合法。其中以端端缝合法最为精确可靠,临床应用也最为普遍。套叠吻合法和管腔内支架缝合法多应用于指动、静脉的吻合,这些方法将于断指再植专题中介绍。断肢再植中,血管吻合常用定点缝合法,详见"断指再植"一节。

5. **血管痉挛的处理** 血管痉挛在血管手术中经常遇到。轻的痉挛仅使血管腔变细,血流迟缓;严重者可使管腔完全闭塞。最简单而有效地解除痉挛方法,是用液体加压扩张。如血管痉挛发生在血管吻合前,可用适当管径的平尖针头,轻轻地插入血管近端或远端管腔,然后用手指捏住针头上的血管,助手再用手指按压或用小捏子夹住血管断端的近端或远端,然后将肝素的稀释溶液(肝素12 500单位加注射用生理盐水200ml)或罂粟碱的稀释溶液(罂粟碱30mg加注射用生理盐水30ml)缓慢地加压注入,同时可看到血管从痉挛状态逐渐地被扩张开来(图10-10)。用这种方法充分解除血管的痉挛后,很少再度发生痉挛。如血管有很长一段发生痉挛,可以采用分段液压扩张法,以解除整个血管的痉挛。有些血管痉挛是

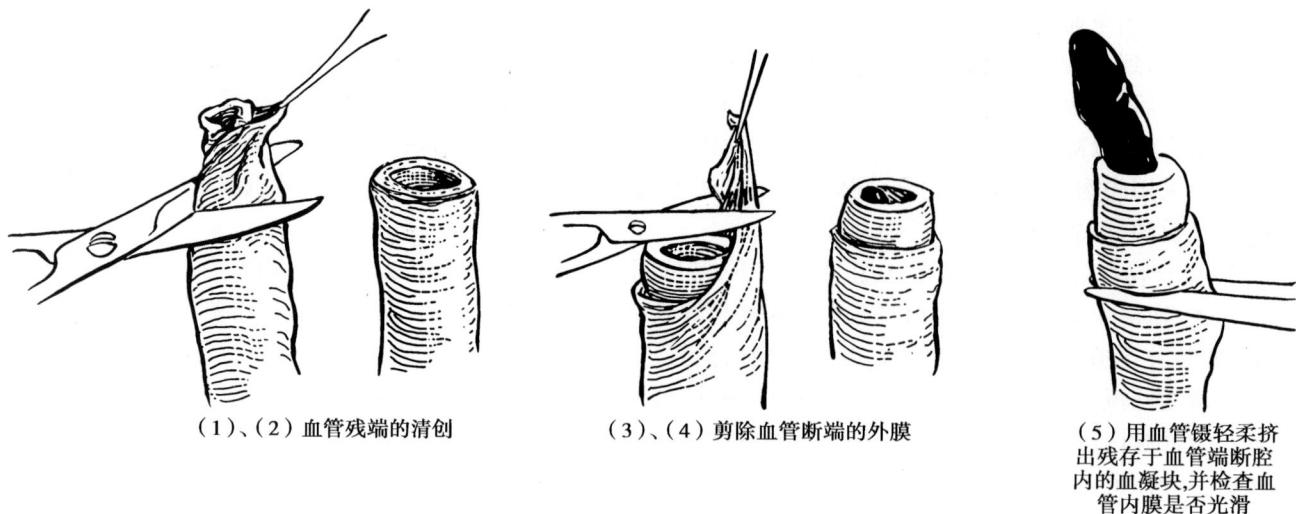

（1）、（2）血管残端的清创　　　　　（3）、（4）剪除血管断端的外膜　　　　　（5）用血管镊轻柔挤出残存于血管端断腔内的血凝块,并检查血管内膜是否光滑

图 10-9　血管吻合前的处理

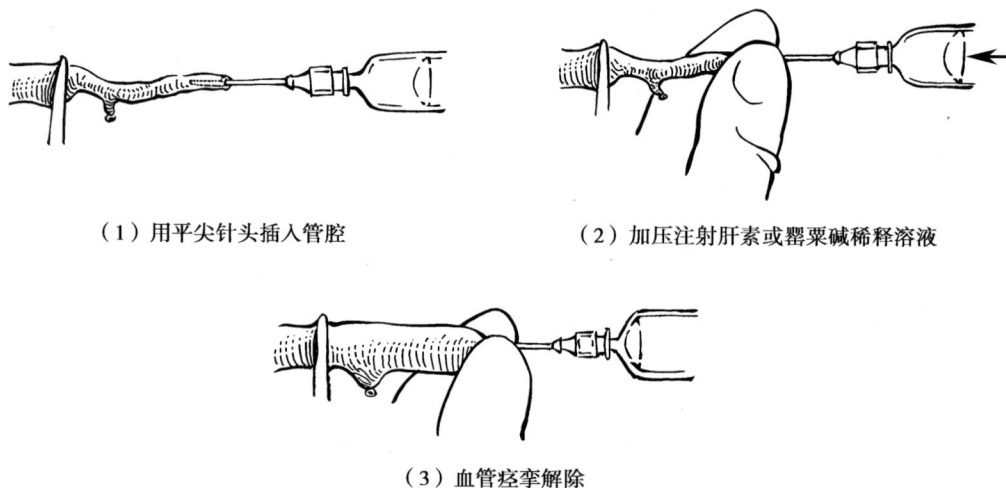

（1）用平尖针头插入管腔　　　　　　　　　　（2）加压注射肝素或罂粟碱稀释溶液

（3）血管痉挛解除

图 10-10　液压缓解血管痉挛的方法

血管吻合后发生的,这时,不便拆开吻合口,可以用做皮试的细针头从血管壁刺入管腔,然后加压注射,以解除痉挛。

在吻合动脉前,需放开近端的止血夹或止血带,看动脉口喷血是否良好,喷血良好时再进行吻合。如果喷血不好,有时是由于血管的痉挛,可用上述液压扩张法解决;有时是由于近端动脉被深筋膜边缘或其他硬韧组织压迫所致,还有时是由于动脉高位有损伤所致,必须仔细查明原因,采取适当措施予以解决。务必使动脉近端喷血良好后,始能进行吻合,否则,如动脉血流迟缓,吻合后,势必很快引起动脉及静脉吻合口发生血栓,使血管吻合失败。

有时,患者因创伤较重或从受伤到手术持续时间较长,导致失血量较大,更为严重者可能手术当中已处于休克早期,而手术医师忙于手术抢救离断肢体,忽略了此时由于全身血容量较低,肢体血管可能因休克而处于痉挛状态,吻合血管后,虽然积极给予局部处理,但仍不能缓解血管或血管吻合口的痉挛,此时应及时给予全身的扩容和抗休克治疗,输入新鲜全血是缓解休克的主要治疗方法。当休克得到缓解后,血管痉挛自然会得到解除,同时继续监测和维持适当的液体入量。

有人认为,在吻合血管前,如果能先行给予相应的全身抗凝、解痉治疗(如尿激酶、肝素、前列腺素 E_1 等),将会对预防术中、术后的血管痉挛和血栓形成有一定的作用。

6. 血管缺损的处理　在肘、腕关节部位附近,如血管缺损不超过 2cm 时,可以稍屈曲关节作直接吻合。

如果缺损较多,应做血管移植,勿在张力下勉强直接缝合。移植血管的来源,上肢可取头静脉或贵要静脉,下肢可取大隐静脉或小隐静脉。移植静脉的管径应与所要修复的血管相近。切取移植的静脉在切断和结扎侧支时,注意不要距离主干静脉过近,以免引起主干静脉的狭窄。切取静脉时,由于血管壁受到刺激,往往引起痉挛,因此在取下静脉后,必须用注射加压扩张。四肢静脉的管腔内有静脉瓣结构,因此在移植到动脉时,必须将其远近端倒置。移植血管时尚需注意张力,移植段不要过长和扭转。过长或扭转都会影响血流动力学的改变而招致栓塞。

(六)　创面闭合

断肢再植的创面,要争取做到一期闭合和一期愈合,缝合伤口张力不宜过大,张力过大可直接影响到血液流通;另一方面因为断肢再植术后,肢体肿胀较一般术后都严重,缝合口过密,不但会影响血液流通,而且也有使伤口边缘坏死裂开的可能。不能直接缝合的创面,只要创面的组织基床血循环良好,可用断层皮片修复。即使创面上有神经干、血管或较细的肌腱,游离植皮也可成活。有时也可利用局部旋转皮瓣覆盖创面中无血液供应的组织,再辅以游离植皮覆盖血液供应良好的创面。若创面中有较广泛无血液供应的组织裸露,不能接受游离植皮,但再植肢体情况良好时,可行皮瓣移植。

个别病例中皮肤缺损较多,需要行游离植皮,而再植肢体情况又较差,对其是否能成活没有把握,又顾虑大面积切取皮片后,如再植失败,会给患者增加更多的痛苦和损失,这种情况下,缺损皮肤的创面可暂时用生理盐水或稀释碘伏液湿敷,待术后 2 周左右,如再植肢体已基本成活,再进行游离植皮。

对于肢体离断水平较高的病例,血液供应恢复后,由于肌肉缺血导致其组织渗透压增加,肌筋膜间隙压力增加明显,特别是肢体缺血时间较长者,术后会引起严重的肢体肿胀,造成血管的压迫,引起肢体再次缺血,严重威胁再植肢体的存活,即使肢体成活下来,也将导致不同程度的肌肉缺血性挛缩,甚至由于术后代谢毒性产物的大量回吸收,引起肾衰竭,造成患者的生命危险。对于这种情况,我们主张在血管吻合后,实施广泛的肌筋膜间隙切开解压,伤口暂时不关闭,等术后全身情况及再植肢体情况稳定后,行游离皮片移植覆盖残留的创面。

关闭伤口的同时,应安放适当的引流装置,以防止术后血肿形成,造成血管的压迫。注意引流管或引流条应安放在远离血管吻合口的部位,以免对血管吻合口造成机械性干扰。

在一些具体病例中,特别是损伤严重的断肢,吻合血管经常会遇到一些比较复杂的问题。遇到这类情况,术者要从患者的利益出发,千方百计地对遇到的问题进行仔细的分析和探索,找出原因并逐一解决。例如血管栓塞,可能由于血管痉挛引起,也可能由于吻合口狭窄、吻合口有张力、血栓形成或血管被附近深筋膜边缘所压迫等原因引起。在这种情况下,应设法找出原因,并针对原因进行处理。如果由于血管痉挛引起,可用上述液压扩张法扩张痉挛的血管。如果由于吻合口狭窄和栓塞,多由于血管吻合技术不当或血管本身有挫伤,应将血管吻合口剪断,进行血管清创,重新吻合。如果血管有缺损,在吻合血管时有张力,应剪除血管吻合口,用静脉移植修复。如果血管吻合后管腔内无血液流动,应探查血液流动方向的近端,如血管被深筋膜边缘压迫,应剪开筋膜减压。如血流中断是由于血管缺损,施行的移植静脉发生弯曲或扭转,应予以纠正并重新吻合。

如果血流中断不能准确地判断究竟是哪一种原因引起时,可应用2%利多卡因 5~6ml 滴在动、静脉吻合口的周围,并用温热盐水湿敷局部片刻。如血液循环仍不能建立,应探查动、静脉吻合口,用勒血试验检查吻合口是否有血液流通(图 10-11)。如无血液流过吻合口或只有缓慢的血液流过,都表明吻合口或其近端的血流受阻,应进一步在近端探察原因进行处理。总之,不应轻易放弃再植的机会,要勇于克服困难,只要对患者有利,只要患者全身状况允许,术者就要有坚持到底的毅力。

七、术后处理

断肢再植手术的成败,固然取决于手术中是否成功地吻合血管。但是,如不重视术后处理,再植的肢体仍不能获得成活。离断肢体条件好,手术经过顺利的,术后出现异常变化的较少。一些由于牵拉、压砸离断的肢体或缺血时间较长的断肢,手术中困难较多,需反复多次吻合血管始能重建断肢血液循环的,术后异常变化多,术后处理如重视不够,再植常容易失败。

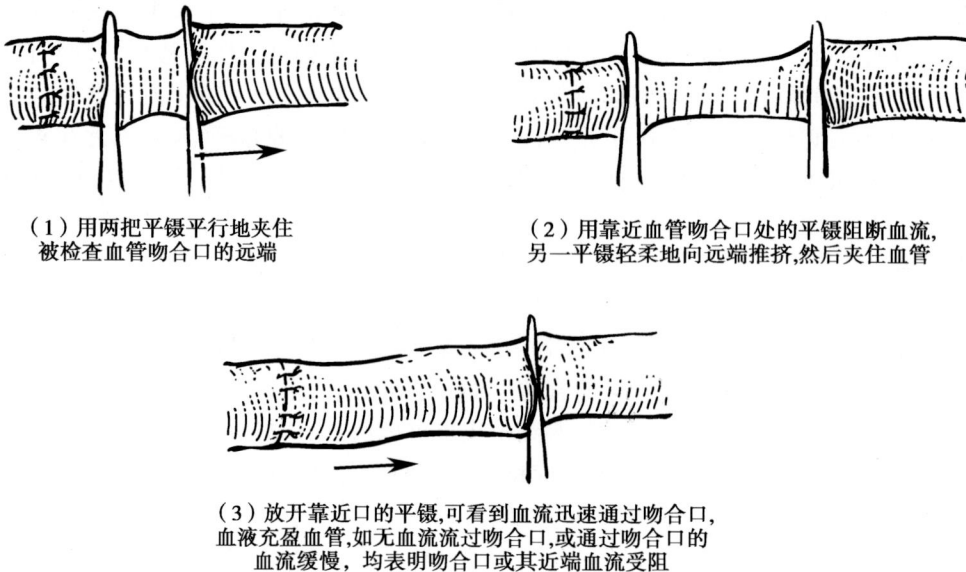

（1）用两把平镊平行地夹住
被检查血管吻合口的远端

（2）用靠近血管吻合口处的平镊阻断血流，
另一平镊轻柔地向远端推挤，然后夹住血管

（3）放开靠近口的平镊，可看到血流迅速通过吻合口，
血液充盈血管，如无血流流过吻合口，或通过吻合口的
血流缓慢，均表明吻合口或其近端血流受阻

图 10-11 勒血实验

（一）注意全身情况及时补充血容量

患者经受创伤和长时间的再植手术后，失血较多。低血容量易造成周围血管，特别是微小血管的痉挛，并使吻合的血管发生栓塞，贫血容易使再植的肢体缺氧，两者都直接影响再植肢体的存活。所以，术后要抓紧时间补充血容量，矫正贫血，并密切注意有无毒血症发生和急性肾衰竭症状。

（二）应用抗生素预防感染

断肢再植术后局部若发生感染，可以使吻合的血管栓塞、吻合口破裂或发生败血症等。因此，除手术时要做到彻底清创和严格遵守无菌操作外，术中及术后还应及时应用广谱抗生素以预防感染。如出现感染，应及时引流，以减少感染病灶对创面的破坏。

（三）抗痉挛药物的应用

常用的抗血管痉挛药物有罂粟碱。罂粟碱对血管平滑肌，特别是大血管平滑肌，有显著的松弛作用，可使全身血管呈扩张状态。罂粟碱成人剂量为 60mg，每 6 小时肌肉注射 1 次，一般 5～7 天后逐渐减量至术后 12～14 天，不宜突然停药。目前，前列腺素 E_1 为主要成分的制剂前列地尔注射液，在缓解血管痉挛和预防血栓形成方面受到越来越多的重视。

（四）抗凝药物的应用

低分子右旋糖酐是临床常用的抗凝药物，其主要作用是降低红细胞的凝集和对血管壁的附着作用，并可增加血容量，降低血液的黏稠度，利于血液的流通。每日静脉输入 500～1000ml，应用 4～6 天。至于肝素，由于全身应用后容易引起局部和身体其他部位的出血，还有可能延迟伤口的愈合时间，因此，一般情况下不主张使用，而在吻合直径 2mm 以下的小血管时可考虑使用。一般均使用静脉注射，将肝素 12 500U 加入 5% 葡萄糖注射液 1000ml 内作静脉点滴。利用点滴速度将凝血时间延长到正常人的两倍左右，可维持在此标准，持续给药 3～5 天后停药。

全身抗凝药物投药途径较为复杂，且合并症较多。近年来，小分子量的肌肉注射肝素制剂逐步在临床开始使用，其给药方式简单，不良反应小，已越来越受到临床重视。可以口服的小分子量肝素的动物实验也取得了良好的效果，相信在不久的将来会逐渐应用到临床。以前列腺素 E_1 和特殊透皮剂组成的外用制剂，更是一种简单、有效，不良反应非常小的抗凝和抗血栓药物，目前也即将进行相关的临床实验，临床应用指日可待。

（五）局部处理

术后应使用厚而松软的敷料包扎伤口，外固定物不能包扎太紧。伤肢应适当抬高，以利静脉回流，防止和减少肢体的肿胀。使用 60 或 100W 照明灯，距离 30～40cm 照射局部，使局部的血管扩张，以改善末梢血液循环。术后 3～4 天内进行持续照射，以后可以在早晨、夜间室温较低时照射，术后 1 周左右即可停用。在伤肢血液供应较差的情况下,则不宜使用烤灯,否则会加重局部组织的代谢。理想的室温应保持在 22 ~ 25℃,在室温接近 30℃时可免用烤灯。

术后需密切观察局部血液循环。一般通过观察再植肢体的皮肤或甲床颜色,或观察毛细血管充血反应,以了解血液循环情况。但这种方法不够准确,当有阻性充血或局部组织内有淤血存在时,局部颜色或毛细血管反应可有假象发生。应用半导体皮温计进行局部皮肤温度测定,利用伤肢与健肢相同部位的皮温与室温的差别变化进行比较,对了解肢体血液循环情况比较客观准确。在测量皮温时,应关闭烤灯,将伤侧与健侧放在相同条件中 1 ~ 2 分钟后再测量,以免环境条件不同造成误差。在术后两天内,应每小时测量 1 次皮温,两天后改为两小时测量 1 次,以后看情况逐渐延长测温间隔时间。如果在观察过程中发现伤肢的皮温逐渐下降,与健侧皮温差距逐渐加大,而皮温与室温逐渐接近,表明肢体血液循环发生障碍,应及时处理。

八、断肢再植术后早期血液循环障碍的原因及其处理

断肢再植术后,早期发生血液循环障碍的原因,常见者有以下几种:

(一)血管痉挛

常由于体位变动、疼痛、情绪波动、直接或间接吸烟、室温下降,肢体受寒冷刺激或术后早期突然停用抗痉挛药物等原因引起血管痉挛,使肢体血液循环发生障碍。当动脉痉挛血流受阻时,伤肢皮肤和指甲苍白,指腹塌陷,抬高肢体时皮肤出现花斑,毛细血管充盈时间延长、脉搏减弱或消失,皮温下降,针刺指端渗血减少或不出血;当静脉痉挛血流受阻时,伤肢皮肤和指甲发紫,指腹膨胀,毛细血管充盈时间减短,脉搏存在,皮温下降,针刺指端渗血较多,并为紫黑色的静脉血。出现血液循环障碍后,应及时找出原因,并消除一切引起血管痉挛的可能因素。除注意补足血容量、全身及局部保温外,还可以使用颈交感神经节封闭、臂丛阻滞或静脉注射罂粟碱 30 ~ 60mg(成人量)。如采用上述方法后仍不能缓解,应及早采取手术探查。

(二)血管吻合口栓塞

常由于手术中血管清创不彻底,血管吻合时张力过大,血管吻合质量差,移植血管过长形成弯曲,血管断端清创不彻底等原因,使血管吻合口发生栓塞。血管吻合口栓塞的临床表现与血管痉挛类同。因此,术后一旦发生血液循环障碍,经采取一般局部处理和扩张血管的措施无效,应分析其原因,有可能为吻合口栓塞时,应立即手术,切除原吻合口,重新吻合血管。

(三)肢体肿胀或血肿压迫血管

术后肢体肿胀,可能由于静脉吻合的数目过少或吻合质量较差,以至静脉回流不畅;肢体本身肿胀也可压迫静脉,使其回流受阻;或由于皮肤、深筋膜边缘压迫静脉,造成血液回流困难,从而加重肢体肿胀;肢体损伤严重或缺血时间过长,组织渗透压改变,术后肢体也可能发生严重肿胀;由于伤口内止血不充分,血管吻合处渗血或不适当地使用肝素等原因,致使局部形成血肿,压迫血管,妨碍血液循环。由于上述情况出现血液循环障碍时,往往很难准确地判断其发生的原因,也可能由几种原因同时引起。因此,术后要严密观察肢体的血液循环情况。如果发现肢体有血液循环障碍,可先采用一般措施,打开外敷料,剪除部分伤口缝线以减张并引流积血,颈交感神经节封闭或静脉注射罂粟碱等。如无好转,应及早进行手术探查,不应无原则地等待,以免失去扭转血液循环障碍的时机。

(四)高压氧在血液循环危象中的应用

作者及文献报道均发现,当断肢再植术后发生血管危象时,高压氧治疗可使血液的氧张力、血氧含量及肢体组织氧储备能力增加,从而有效改善再植肢体的血液循环,提高再植肢体的存活率。

九、再植肢体解脱的适应证

断肢再植后发生某些并发症或由于适应证选择不当,再植肢体不但没有用反而有痛苦,再植肢体虽然血液循环良好或已存活,但有时不得不将其解脱。

(一)特殊感染

再植的肢体如并发气性坏疽,一旦临床症状已明显,并经细菌学的检查,发现有梭状芽孢杆菌生长,应立即手术解脱再植的肢体。这种并发症虽在临床并不多见,但一旦发生将严重危及患者生命,应予以高度重视。

（二）严重化脓感染

伤口感染严重，局部组织破坏广泛，估计愈合后再植肢体已无功能者；或局部感染已扩散为败血症，经过治疗而不能控制者，应考虑解脱再植的肢体。

（三）毒血症

由于断肢肌肉组织挤压严重，或断肢离断的水平较高、缺血时间过长，或清创不彻底、断肢残留大量坏死组织，断肢在重建血液循环前，缺血组织释放的毒性代谢物质氧自由基、血红蛋白、肌红蛋白、肌酸、肌酐和磷酸化合物等大量积聚。当断肢重建血液循环后，这些毒性产物被吸收，可以引起机体中毒，其表现形式主要是发生急性肾衰竭。由于毒性代谢产物的吸收，可使肾组织受损害，肾血管痉挛，肾血流量减少，肾小管堵塞和坏死，导致肾衰竭。

发生急性肾衰竭时，断肢常出现严重肿胀，皮肤和软组织张力增大，皮肤出现淤血斑和水疱。全身反应早期主要表现血压下降、尿量减少（每日尿量少于400ml）、酸中毒、肌红蛋白尿和氮质血症等。在预防和治疗急性肾衰竭的措施中，在发生毒血症前，应针对情况对断肢施行预防性深筋膜切开减压，切除创面的坏死组织，以改善微循环，减少肢体坏死组织释放的有毒物质的吸收。注意纠正水、电解质和酸碱平衡的失调。应用甘露醇和呋塞米等利尿药物，以减少肾小管细胞的水肿和防止肌红蛋白等有毒物质在肾小管内积聚、减少肾功能的损害。如经各种处理毒血症不见好转，有危及伤员生命迹象时，应及早解脱再植的肢体。目前，血液透析技术的日益成熟和经济花费的不断降低，为再植手术后并发肾功能障碍的处理提供了有力的措施。我们认为，再植手术后如发生急性肾功能障碍，即使在早期也应及时实施肾脏血液透析，以尽早解除患者受到的生命威胁。

（四）再植肢体无功能

再植肢体虽然存活，不但毫无功能，反而有痛苦及严重畸形，也无条件进一步改进功能，成为患者的累赘；如肢体过短，关节僵硬，神经、肌肉等组织广泛缺损，广泛骨髓炎持久不愈合等。这种肢体应该截除。

十、断肢再植后的功能恢复

断肢再植的成功和发展，挽救了无数离断的和损伤严重的肢体。多数再植的肢体都恢复了一定的或相当理想的功能。可是，也有个别病例，虽然离断的肢体再植存活，但结果不理想，致使再植的肢体留着没有功能，去之又觉可惜，形成一个痛苦的赘生物。

断肢再植的目的主要是为了恢复伤肢的功能。所以，在接活断肢的基础上，使伤肢恢复更多的功能，是今天进一步提高断肢再植水平的课题之一。

（一）影响断肢再植功能恢复的原因

影响再植术后伤肢功能的原因概括有以下两类：

1. 直接损伤造成的　断肢缺血时间过长，肢体短缺，肌肉、神经缺损，关节破坏等所致的功能障碍，是由损伤所决定了的，而且在再植过程中尚无有效方法克服。

2. 处理不当造成的　断肢再植过程中，由于处理不当，使能够保存的或能够恢复的功能进一步丧失。这些，只要我们注意，是可以避免的，这也是进一步提高断肢再植水平需要注意和解决的问题。分别讨论如下：

（1）血液循环不良：断肢再植能够成活，关键在于接通动、静脉，重建再植肢体的血液循环。但在再植成活的肢体中，血液循环情况差别却很大。有的血液循环始终畅通，术后肢体肿胀轻，消肿快，组织愈合快，粘连少，关节活动度大，肢体营养良好，神经及肌肉功能也容易恢复。有的肢体虽勉强成活，但血液循环很差，甚至有的再植肢体到晚期只靠侧支循环维持。再植肢体肤色苍白或发绀，水肿明显而持续时间长，肌肉、关节囊和其他软组织由于长时间缺血、水肿而纤维化，发生僵硬及广泛粘连。术后，虽有物理治疗，但多收效不大。此类病例，在晚期也多不能用修复手术来改进功能。

（2）伤口感染：由于污染严重，清创不彻底或创面闭合不理想所致。严重感染可以使再植失败。创面一旦感染，可以使已损伤的组织进一步遭到破坏，造成血管栓塞、肌腱坏死、骨髓炎等，即使再植肢体能够成活，因感染形成广泛瘢痕，也会导致瘢痕挛缩、绞窄、粘连等而严重影响再植肢体功能的恢复。往往需要做多次复杂的晚期修复手术，才能挽救部分功能。

（3）组织坏死：主要是对没有活力的肌肉或皮肤清创不够。可能是由于辨认不清或对切除过多的组织有顾虑，而将没有血液供应或已受挤压捻挫的肌肉、皮肤等组织保留。没有生机的组织将发生坏死、液化，增加感染机会。皮肤坏死，创面将失去皮肤覆盖。再植肢体即使侥幸能够成活，也将遗留与感染类似的结果。

（4）应该一期修复的组织没有修复：断肢再植的成败关键在于血管的吻合。因此，手术时多集中精力全力以赴地吻合血管，至于其他组织的修复，则有时草率从事，或对某种组织修复稍遇困难时，轻易放弃早期修复的机会而留作晚期修复。这样，势必影响再植肢体的功能质量。

（5）组织粘连：因粘连而影响功能的组织主要是肌腱。在断肢再植病例中，常是数条断裂的肌腱在同一水平缝合，而且多处于骨折处与其他断裂的组织之间，所以愈合后不免发生程度不同的粘连，这是目前尚难克服的问题。强调无创操作技术，使肌腱断端对合精确，尽量使缝合点有一个比较理想的基床和带有皮下脂肪的皮肤覆盖，防止血肿，避免发生感染及组织坏死等，注意做到上述诸点，可以减少粘连发生的机会和减轻粘连的程度。

（6）小肌肉挛缩：上肢离断后，温缺血时间即使在6小时以内，也可能发生手内在肌挛缩。挛缩的程度不同，以中、环指的骨间肌发生机会多，挛缩也多较严重明显。大、小鱼际肌累及的较少。原因分析可能有二：一为小肌肉对缺血比较敏感，从肢体离断到重建血液循环，虽与臂部肌肉经受同样的缺血时间，但小肌肉可能有部分细胞已发生不可逆反应，以至后来发生不同程度的纤维化；另一原因，可能因为骨间肌位于相邻的两个掌骨之间，且掌背侧有较厚的肌膜覆盖，小肌肉恢复血液循环发生肿胀后，没有缓冲的余地，从而使小肌肉发生血液循环障碍，导致缺血性挛缩。如果上述两种推测的原因符合小肌肉发生挛缩的客观规律，断肢再植手术时，除应尽快使离断的肢体重建血液循环外，对缺血时间长，缺氧严重的断肢，为了预防缺血性肿胀出现肌肉坏死，应在断肢再植手术的同时，将肢体各筋膜腔作纵行切开减压，其中包括手背部肌膜切开，以改善肢体的微循环。术后应用白蛋白、高压氧等治疗措施，对预防和减轻小肌肉挛缩可能有一定的作用。

（7）适应证选择不当：断肢损伤严重，虽然能接通血管使断肢成活，但其他组织如肌肉、肌腱、神经等，没有修复的条件。特别是神经，如肢体离断平面过高，从肩部离断，臂丛神经牵拉断裂或从神经根部抽出，这种断肢因损伤平面的血管较粗，再植虽然比较容易接活，但由于神经损伤很难修复，因此，再植肢体也多无法重建功能。又如一侧下肢离断，肢体长度缺损过多，再植后伤肢过短，不一定比合适的假肢优越。类似上述这些断肢，是否应该进行再植，需要慎重考虑。在广泛开展断肢再植的基础上，在积累一些经验和取得一些教训后，对断肢再植的适应证应该逐步给予明确。不然的话，会给患者带来一些不必要的痛苦。

（8）肢体离断的水平：肢体离断水平越高，肌肉组织越丰富，而肌肉组织对缺血的耐受能力非常有限，同时神经恢复所需要的时间也较长，因此离断水平高的肢体术后功能恢复多较差。

（二）提高断肢再植质量的措施

评价断肢再植质量的好坏，主要依靠再植肢体功能的恢复。所以，提高再植肢体的功能水平，就能提高断肢再植的质量。

断肢再植过程中的每一个步骤，都影响着再植肢体功能的恢复。所以，对每个操作环节都必须高标准要求。这些环节在上述各节中均已叙述，扼要地说包括以下几个方面：

1. 彻底清创　清创彻底可以减小术后局部组织及全身的反应，减少肢体肿胀和感染的机会，愈合后瘢痕量也少，组织粘连也轻。

2. 吻合血管的高标准要求　断肢再植时，吻合血管不仅要注意数量，而且更要注意质量。应保证再植肢体始终有充足的血液供应。

3. 所有的损伤组织，如肌肉、肌腱和神经等，应尽可能做一期修复。

4. 妥善地闭合创面，保证创面能一期愈合。

5. 重视再植肢体的康复治疗　离断肢体再植成活，能够修复的组织都做了修复，这只是使伤肢恢复功能具备了可能性和基本条件，但距离恢复功能还需一段时间，还要做很多工作，康复治疗就是促进功能恢复的一个重要措施。

离断肢体一般损伤多较严重，再植后会有不同程度的肿胀，持续时间较长，易使关节囊、韧带或其他软组织纤维化、僵硬、瘢痕形成和组织粘连。康复治疗可以促进血液循环、消退肿胀、软化瘢痕、减轻粘连和恢复关节活动度。

康复治疗的内容,包括光疗、热疗、电疗、按摩、主动和被动的功能锻炼,以及使用支具等,可根据具体病例的具体情况和设备条件选择应用。一般再植术后4~6周左右,肢体的血液循环基本稳定,软组织也愈合稳固,以不妨碍骨折愈合为原则,可有步骤地开始康复治疗。在肢体感觉未恢复前和血液循环条件较差的情况下,应用热疗时需特别注意,以免烫伤。再植肢体的神经功能恢复需要较长的时间,在此期间,远端肌肉将发生废用性萎缩,特别是手的内在肌更是如此。物理治疗可以减轻肌肉萎缩,一旦恢复神经支配后,肌肉将很快恢复其功能。在上肢的离断伤中,再植术后手部感觉恢复的质量好坏,对手的整体功能有着重要的影响,它不仅取决于再植术中神经修复的质量,还取决于康复时期是否进行感觉的再训练。因此,为了恢复手部良好的感觉功能,必须在神经恢复过程中,在运动康复的同时进行特殊的感觉再训练。

随着现代高科技技术的发展,与手部康复和训练有关的支具也越来越实用和精巧,种类也越来越多,合理有效地借助静态和动态支具的作用来进行再植肢体的功能康复,会使再植肢体功能获得最大限度地恢复。

近年来,在总结断肢再植经验的基础上,功能康复链的概念已越来越受到重视,即康复治疗应从受伤后就开始,并将康复治疗的理念延伸贯穿到术中、术后的整个治疗过程,把术前、术中、术后的三个治疗环节看作是一个完整的、相互有机关联的整体,只有这样,才能重新获得一个有功能或功能较好的肢体。

再植肢体的功能评定,应在肢体功能获得最大限度恢复后进行,一般于术后1年或更长的时间再作功能评定。

国内外都曾为再植的肢体制定过功能评定标准,但多不实用。随着医学科学发展的需要,以及为保险公司和其他司法部门提供科学、客观和准确的伤情诊断情报,1989年中华手外科学会,参考了1983年由Swansom起草的手部功能评定标准(evaluation of impairment of hand function),制定出适合我国应用,又利于与国外交流的手功能评定标准。该标准通过肢体长度缺损、感觉与运动功能的缺失情况的精确测量,客观准确地判断伤手的失能情况。随后赵书强等又将该评定方法进行改进,编制出计算机软件,只要把临床检查伤手的数据键入计算机,瞬间即可获得准确的评定结果。

(三) 断肢功能的晚期修复

断肢再植后,由于原始创伤严重,神经功能恢复不全,肌腱粘连,关节僵硬,神经、肌腱缺损等情况影响功能时,可根据具体情况和肢体可供修复的条件,进行肌腱松解,神经、肌腱游离移植,肌腱移位,肌腱固定和关节固定等手术,进一步改善肢体的功能(图10-12~18)。

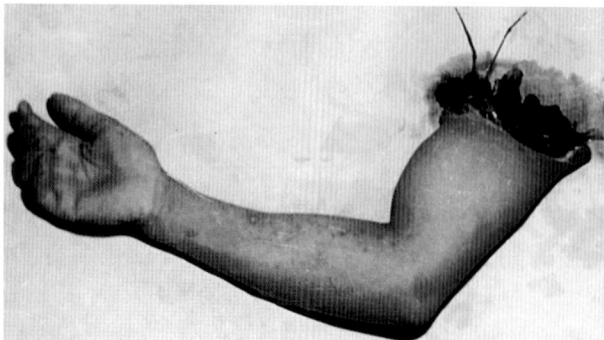

离断肢体,神经从近端抽出

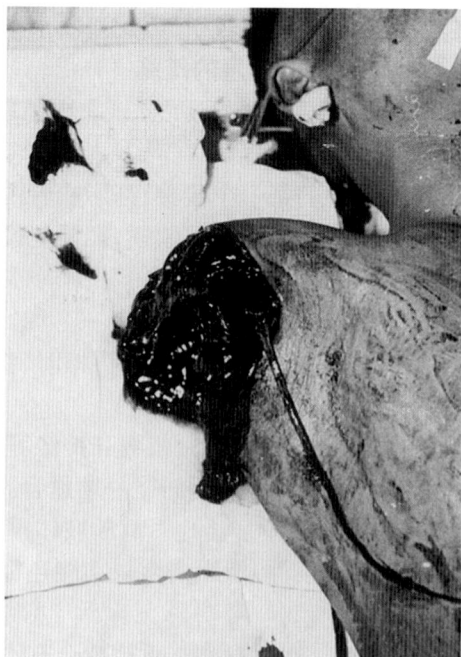

离断肢体近断端

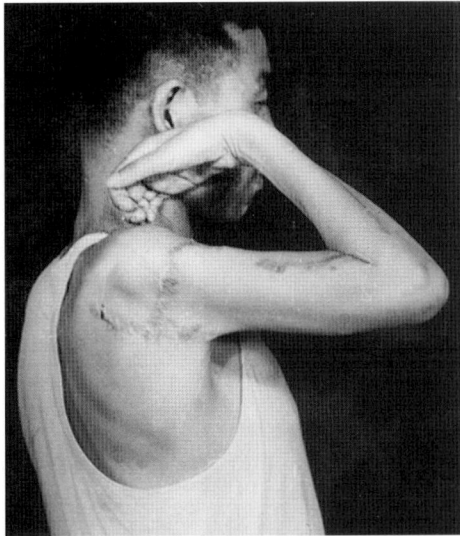

屈肘

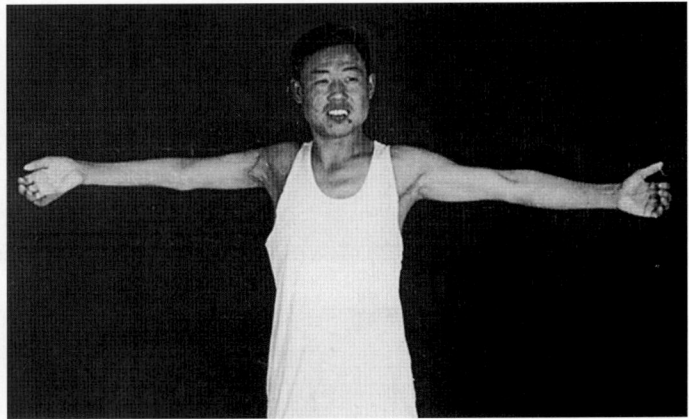

伸肘

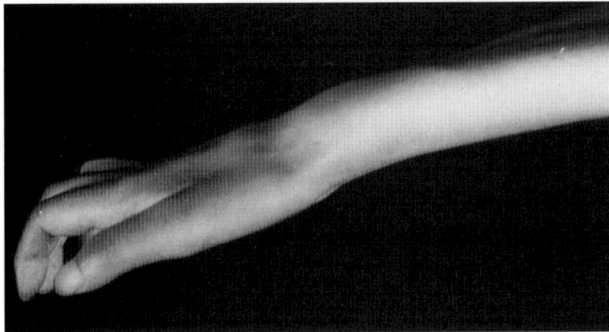

伸腕伸指

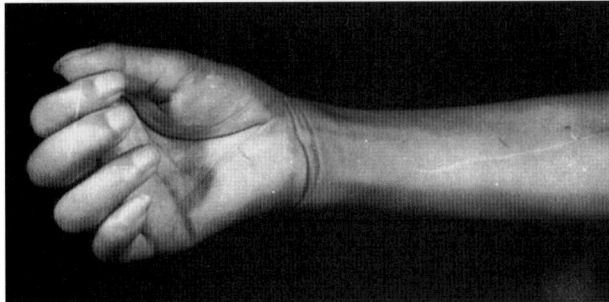

屈指

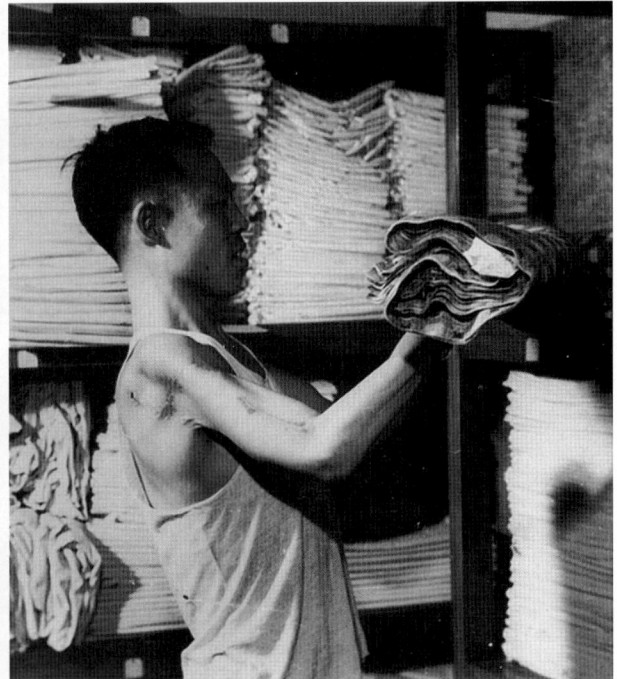

参加部分染布工作

图 10-12 男性，32 岁。右上肢被染布机绞断，行断肢再植术，吻合肱动脉及臂外侧 1 条动脉、2 条静脉。因正中、尺、桡神经被抽出，未做一期修复。肢体缺血 7 小时，再植成功。术后 8 个月做正中、桡神经缝合。伤肢恢复部分功能

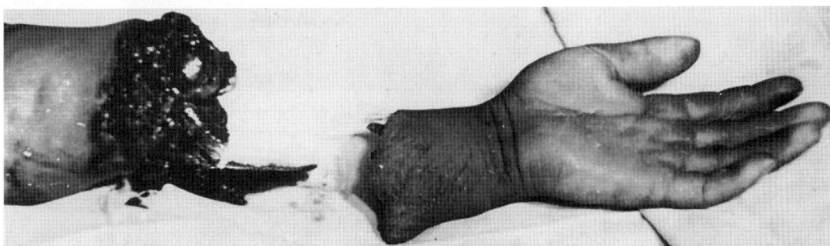

离断情况

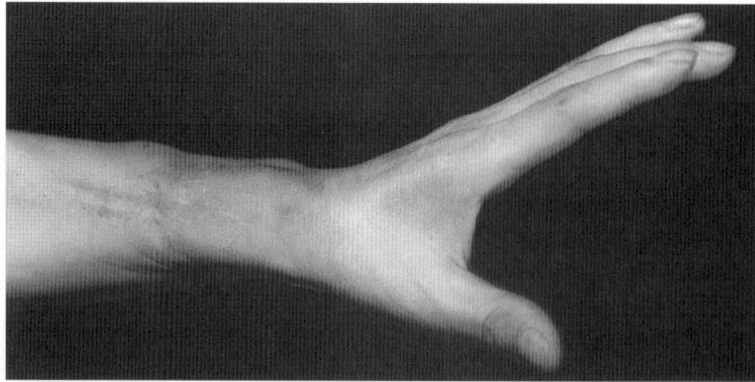

伸腕伸指

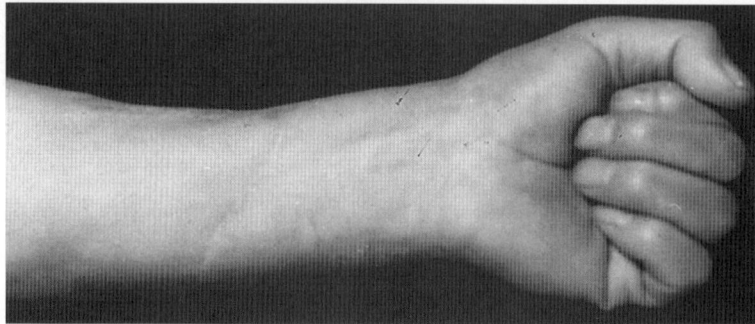

握拳

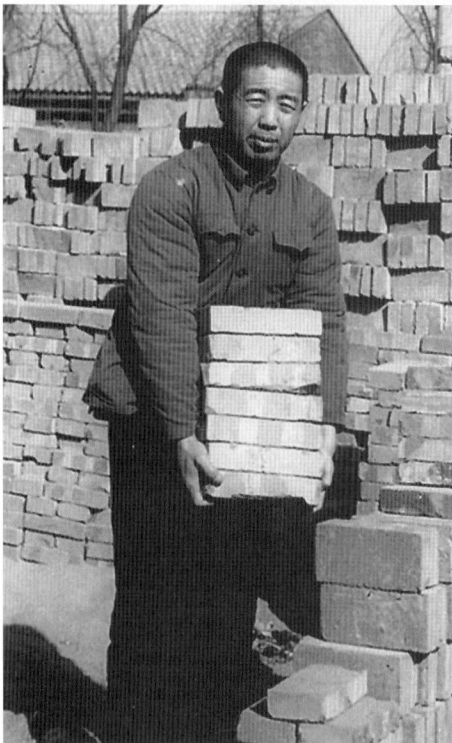

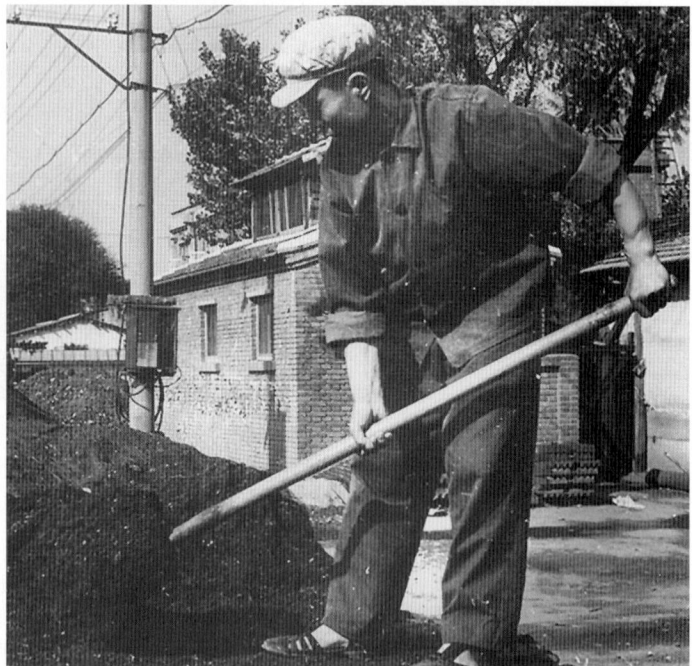

可从事重体力劳动

图 10-13 男性,28 岁。左手自腕上 8cm 处被水泥板砸断。再植术中吻合桡、尺动脉及 3 条静脉,一期吻合正中、尺神经及屈伸肌腱。断肢缺血 9 小时,再植成功。术后 1 年作肌腱移位,尺侧腕伸肌腱移至桡侧腕短伸肌腱,部分肱桡肌腱移至桡侧腕长伸肌腱,术后恢复原工作

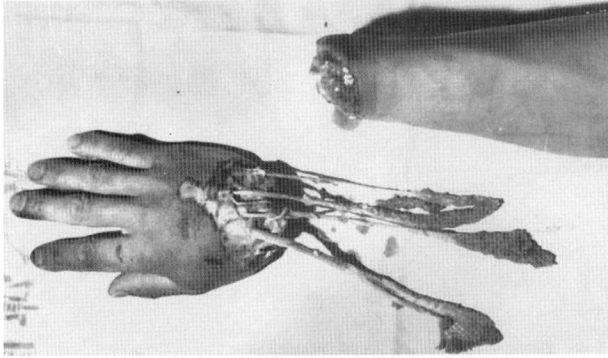

离断情况

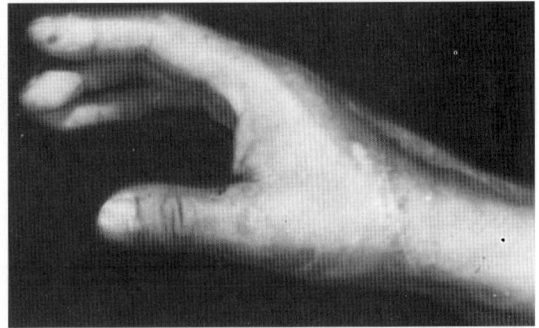

伸腕伸指

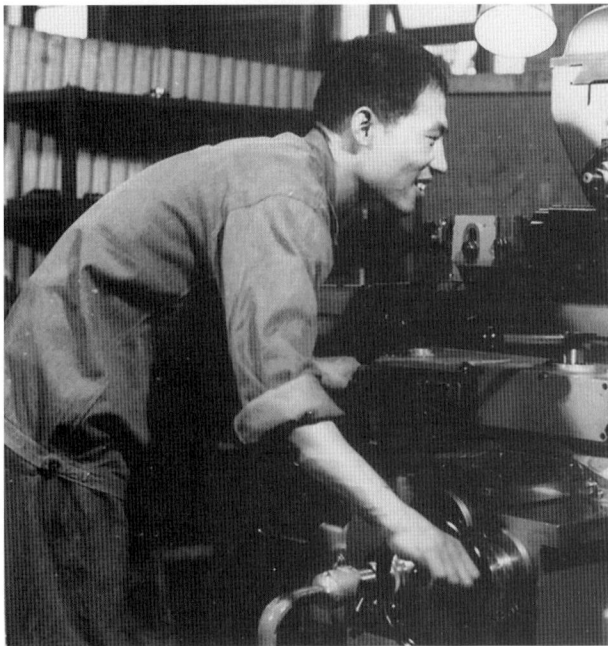

恢复原工作

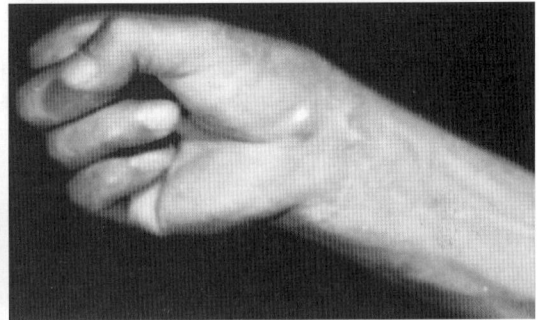

握拳

图 **10-14**　男性,**34** 岁。右手腕部被压砖机绞断,部分伸肌腱及其肌腹从前臂抽出。再植术中,吻合桡、尺动脉及 **3** 条静脉,吻合正中、尺神经及屈、伸肌腱。缺血 **7** 小时,再植成功。术后 **5** 个月因伸肌腱粘连做松解术。术后 **1** 年做拇外展功能重建。恢复原钳工工作

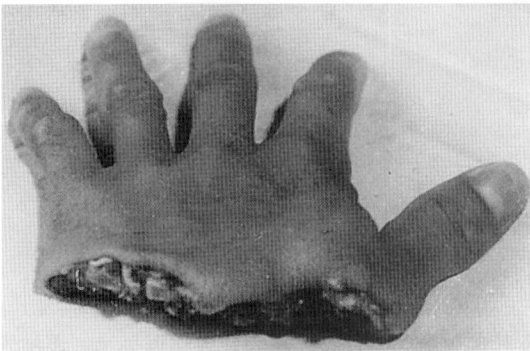

离断平面

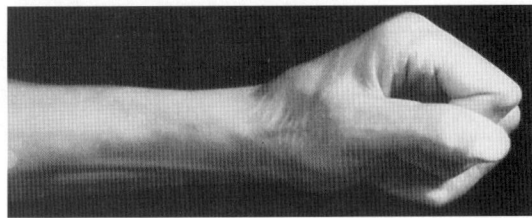

握拳

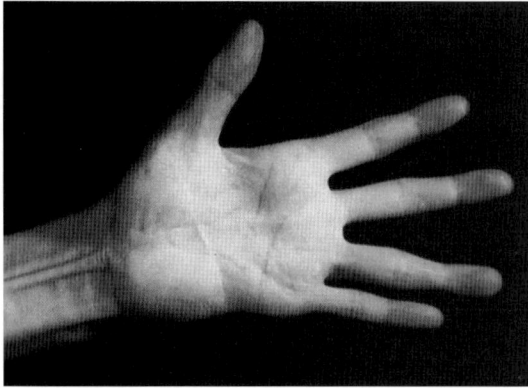

伸指

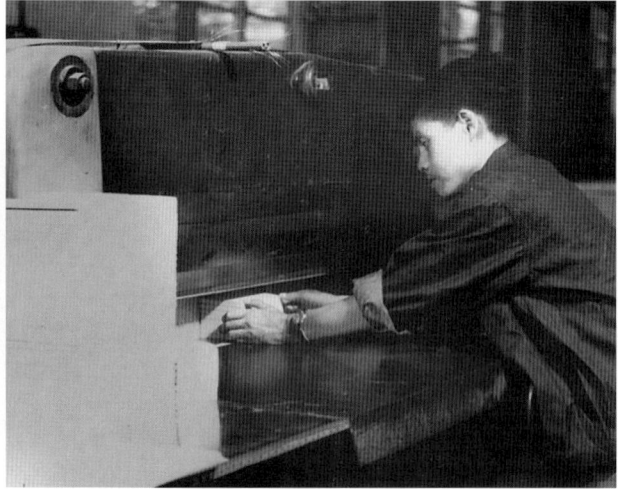

恢复原切纸机操作

图 10-15 男性,34 岁。左手掌被切纸机切断,再植术中吻合尺、桡动脉及手背 5 条静脉,缝合屈、伸肌腱及正中神经,尺神经指总支。缺血 6 小时,再植成功。术后恢复工作

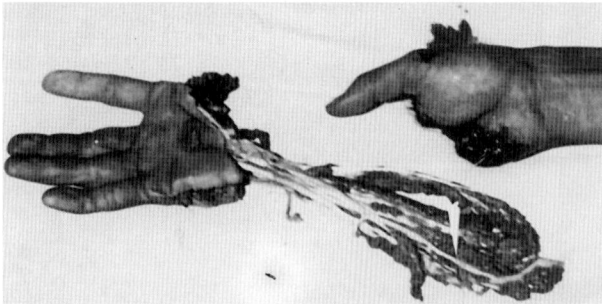

离断情况

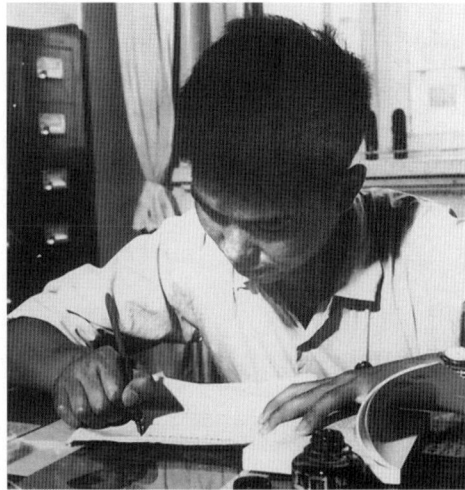

伸指

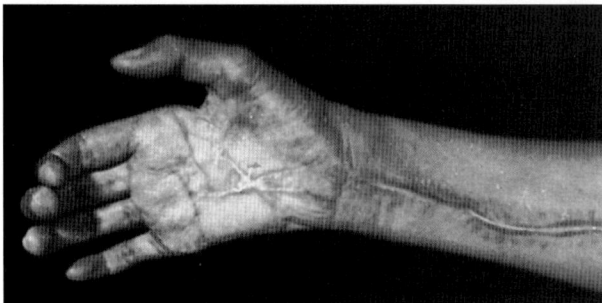

握拳

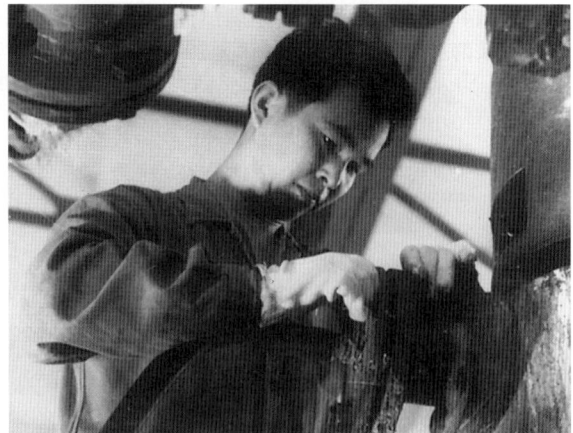

执笔写字绘图

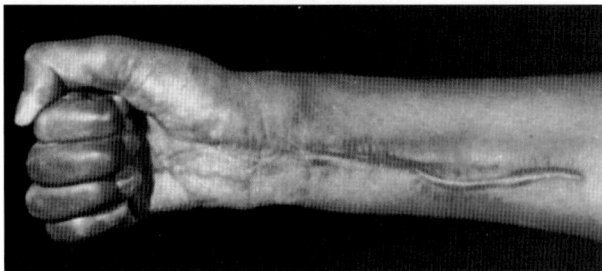

重操化工工作

图 10-16 男性,24 岁。右手掌被搅拌机绞断,屈、伸肌腱及其部分肌腹,正中、尺神经均自前臂抽出。再植术中吻合掌浅弓及手背 2 条静脉,正中、尺神经暂时埋于皮下。缺血 7 小时,再植成功。术后 4 个月将尺神经近端与正中神经远端吻合,桡侧腕屈肌腱移至指深屈肌腱。术后 10 个月做桡侧腕伸肌腱移至指总伸肌腱。桡侧 4 个手指感觉功能部分恢复,手指屈伸功能尚好。术后恢复原工作

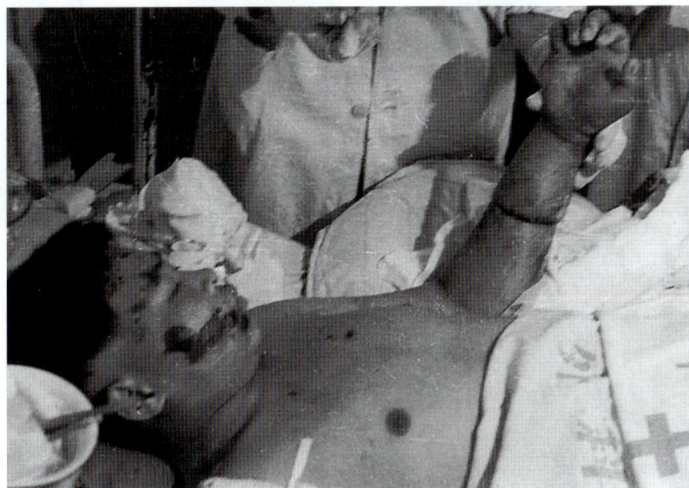

右前臂及手异位再植于左前臂上

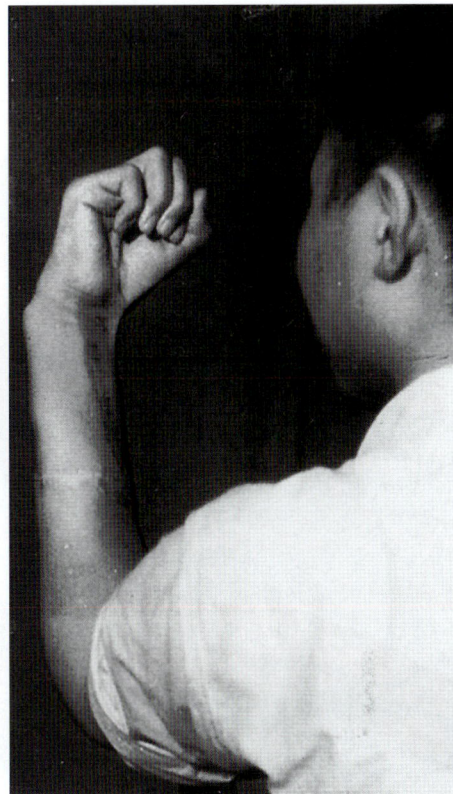

术后握拳功能

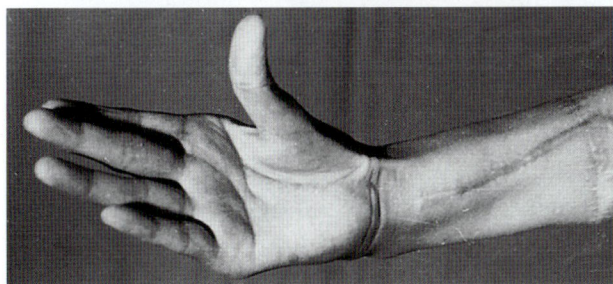

伸指功能

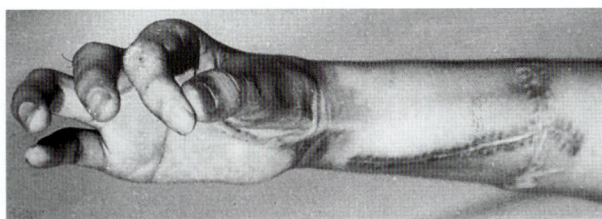

对指功能

图 10-17 男性,19 岁。患者被火车压伤,双上肢及右下肢完全离断,由于离断肢体严重捻挫,组织缺损过多,均无法原位再植。将未捻挫的右手及前臂异位移植于左前臂残端。尺侧对桡侧,桡侧对尺侧行再植术。骨、神经、肌腱及血管作了相应调整安排均作了一期修复,断肢缺血 14 小时,移植成功。术后移植肢体功能恢复良好

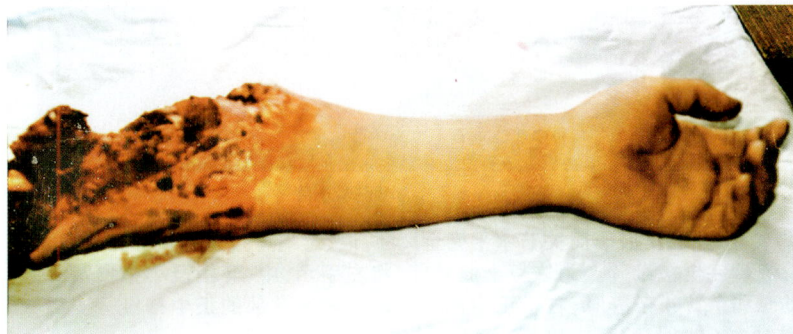

左上肢经肘离断

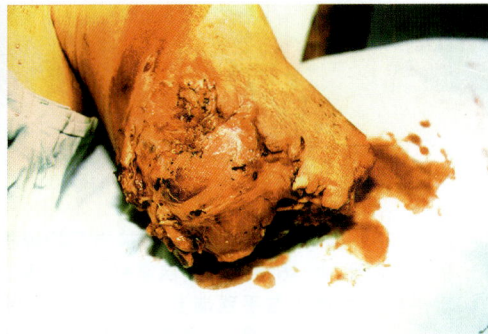

左肘部断端损伤严重

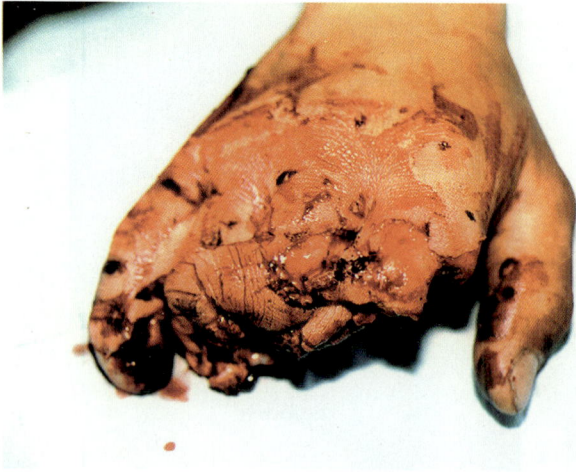

右手损伤情况

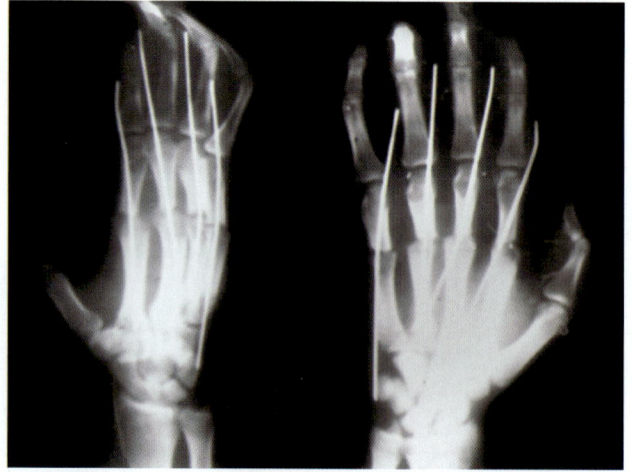

术后X线片

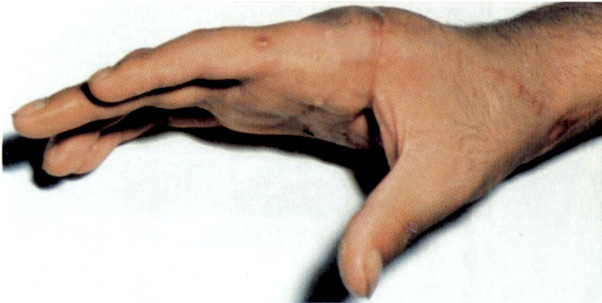

术后伸指功能

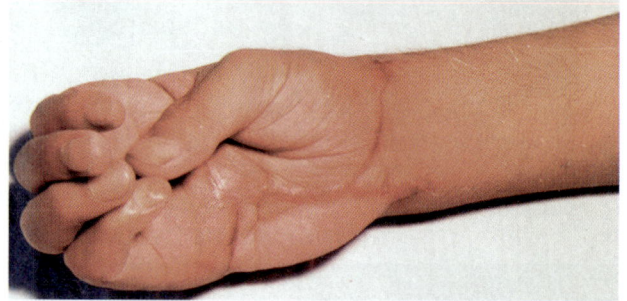

屈指对指功能

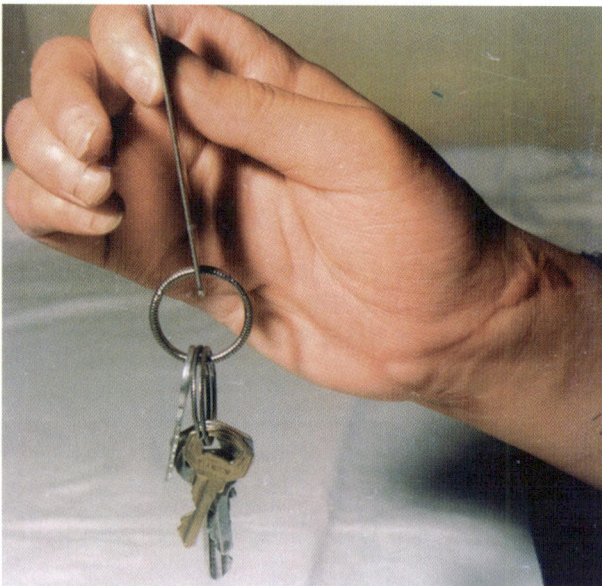

捏物功能

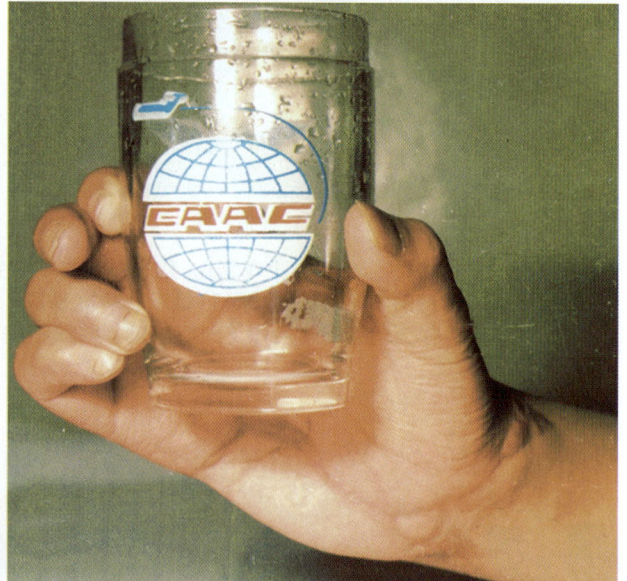

握物功能

图10-18　男性,19岁。双上肢被岩石粉碎机齿轮绞断,左上肢于肘关节水平完全离断,近、远端严重捻挫,不能原位再植,右手示、中、环指及小指自掌横纹水平离断,远端完全被绞碎。为恢复上肢功能,将左手示、中、环指及小指自掌部水平异位移植于右手残端上,交叉吻合桡、尺动脉和手背4条静脉,右手正中神经近端与左手掌部的正中神经分支缝合,缝合屈、伸指肌腱。断肢缺血6小时,移植成功,术后移植肢体功能恢复良好

十一、多平面肢体离断的再植

近年来,由于工农业机械化的不断发展,一个肢体多平面的离断伤在临床上有逐渐增多的趋势。由于多平面肢体离断创伤较为严重、手术技术要求高,再植术后肢体功能恢复比较困难。同时,术后可能会出现各种严重的合并症,如急性肾衰竭、严重的呼吸系统功能衰竭、感染等,长期以来曾被认为是断肢再植手术的禁忌证。随着显微外科技术及其他相关技术水平的不断提高,对多水平肢体离断伤的治疗从手术操作技术、相关合并症的处理都有了质的飞跃。目前,多平面肢体离断再植手术已不再是一项高不可攀的治疗技术。1974年,日本新潟医科大学医院首次完成同一肢体手掌及前臂同时离断再植手术,并获得相对满意的功能恢复。近10年来,此类手术的文献报道越来越多,功能恢复也越来越使人满意。我国裴国献(1995)等对手部多平面离断再植有关的问题进行了系统的研究和报道,如此类损伤的命名、分类、适应证和手术技术要点等。

对于多平面肢体离断再植的适应证一直就存有异议,争议的中心在于是否值得花费巨大的人力和物力,去挽救一个术后功能及外形难以预测的多平面离断的肢体。我们认为应考虑以下因素:

（一）患者的全身情况

与单平面肢体离断不同,多平面肢体离断手术操作更加复杂、时间成倍延长,术后合并症更多,有的合并症甚至严重危及患者生命,有的患者可能有严重的复合损伤。这种情况下,对全身情况的要求就更高,术前进行科学、准确的评估就显得格外重要。如果决定实施手术,一定要寻求相关临床科室的合作,制定严格统一的术前、术中、术后的综合治疗方案,在挽救患者肢体的同时,将其手术风险减少到最低。

（二）肢体的损伤平面

肢体损伤平面直接影响术后功能的恢复,上臂的离断术后功能恢复较差,术后发生骨筋膜间隙综合征、严重感染和其他严重全身合并症的概率大。因此,如多平面肢体离断累及上臂,决定是否再植时应相当谨慎。单纯前臂的多平面离断或前臂与手的多平面离断伤,可以持相对积极的态度。

（三）损伤性质

伤口比较整齐的肢体多平面离断相比压砸、捻挫、撕脱伤更应该积极的考虑实施手术。

（四）伤口的污染程度

对于严重压砸、捻挫、撕脱等离断伤,局部伤口往往伴有严重的污染或大量的异物,手术中无法清创彻底,术后极易发生严重的伤口感染,导致手术失败,甚至危及患者生命者,选择手术时要慎重。

（五）离断肢体的缺血时间

虽然缺血时间因具体情况不同而异,但热缺血时间在6~8小时以内是普遍可以接受的时限。文献也有缺血时间大于6~8小时成功的病例报道,但也应持谨慎态度。

（六） 告知患者及家属多平面肢体离断再植手术的相关事宜,使患者及家属在充分知晓其损伤程度、手术中、手术后所需要承担的风险、术后可能的肢体功能及外形恢复情况、将要承担的经济代价等情况下,与医护人员一道作出决定。

（田　文）

参 考 文 献

1. 王澍寰主编.手外科学.第二版.北京:人民卫生出版社,1999,480-529

2. 张智,蒋祖言,王爱民,等.高压氧保存对离断肢体保护作用实验研究.中国矫形外科杂志,2002,9(6):566-568

3. 方光荣,程国良.上肢高位离断再植的随访报告.中华手外科杂志,1999,15(4):235-237

4. 陆锡平,孙传友,鲁胜武.功能再植的若干问题探讨.中国矫形外科杂志,1999.6(11):862-863

5. 曾剑文,吴景华,蔡锦方.断肢再植中骨固定方法的选择.中华显微外科杂志,1997,20(2):141

6. 裴国献.断肢(指)再植康复观念的更新与对策.中华显微外科杂志,1995,18(3):169-172

7. 张仲明.断肢再植手术指征的正确选择.实用手外科杂志,2003,17(3):175

8. 何小科,周华东.高压液和高压氧对断肢再植后循环危象患者的疗效.中华航海医学与高气压医学杂志,2004,11(4):237-238

9. 陈中伟.创伤骨科与断肢再植.上海:上海人民出版社,1973,1-144

10. 陈中伟主编. 显微外科. 第二版. 上海:上海科学技术出版社,1985,1-92

11. 陈中伟. 我国断指、断肢再植回顾与展望. 中华显微外科杂志,1992,15:133

12. Tamai s. Experimental and Clinical Reconstructive Microsurgery. Springer-Verlag Tokyo,2003,185-208

13. 编辑部:显微外科命名与适应证专题讨论会议纪要. 中华显微外科杂志,1988,11:1

14. 张健,陈中伟. 断指再植的回顾与展望. 中华显微外科杂志,2000,23:82

15. 王澍寰,等. 兔耳血管吻合的动物实验. 北京医学,1965,1:20

16. 项力源,刘会仁,李瑞国. 末节断指再植与分型. 实用手外科杂志,2005,19(2):75

17. 朱盛修. 骨科显微手术学. 北京:科学出版社,1985,25-38,57-74

18. 程国良,等. 拇指旋转撕脱性离断的再植(附12例报告). 中华外科杂志,1982,20:712

19. 程国良,等. 断指再植十年回顾. 中华显微外科杂志,1989,12:193

20. 程国良. 断指再植的发展与提高. 中华手外科杂志,2003,19(3):129

21. 陈铭锐,陶利,邵岩等. 末节指神经血管显微解剖及临床意义. 中华创伤骨科杂志,2005,7(11):1048

22. 丁自海,裴国献. 手外科解剖与临床. 济南:山东科学技术出版社,1993,144-150,277-284

23. 方光荣,等. 断指再植血管危象100例分析及处理. 中华显微外科杂志,1987,10:193

24. 范启申,王成琪,周建国等. 末节手指解剖研究及再植430例报告. 中国局解手术学杂志,1998,7:75

25. 高崇敬,等. 中远节指血管神经的显微外科解剖. 中国临床解剖学杂志,1988,4:200

26. 何旭,程国良,刘亚平等. 用量化指标探讨断指再植的适应证. 中华显微外科杂志,2004,27(3):

27. 卢家泽,等. 指动脉吻合术的初步经验. 中华外科杂志,1965,13:179

28. 李贵存,等. 手功能评定标准专题讨论会纪要. 中华骨科杂志,1990,28(8):476

29. 李崇杰,马金刚,肖亚东. 特殊性断肢断指再植的临床研究. 实用手外科杂志,2006,20(3):137

30. 陆志方,张咸中. 断手指分类的历史和现状. 实用手外科杂志,2004,18(1):40

31. 刘正津. 手部动脉的解剖. 临床应用解剖学杂志,1984,2:124

32. 曲智勇,等. 实用手外科手术学. 北京:人民军医出版社,1992,228-241

33. 任长龙,苏振荣,李宗宝等. 再植断指再灌注后微循环损伤的临床观察. 中国微循环,2003,7(2):104

34. 任志勇,范启申,曹斌等. 断指血液循环重建与血流通畅性相关因素的临床研究. 中华显微外科杂志,2006,29(2):97

35. 寿奎水,芮永军,张全荣等. 断指再植指征回顾. 实用手外科杂志,2005,19(1):8

36. 田万成,等. 逆行法断指再植的临床研究和应用. 手外科杂志,1987,3:34

37. 田万成,等. 一指三段离断再植成功. 中华显微外科杂志,1992,15:58

38. 田万成,等. 指尖断指再植. 中华显微外科杂志,1991,14:23

39. 田万成. 断指再植30年进展. 中华显微外科杂志,1997,20(3):181

40. 王成琪,等. 实用显微外科学. 北京:人民军医出版社,1992,142-193

41. 王成琪,等. 小儿断指再植. 中华骨科杂志,1983,6:349

42. 王成琪,王剑利,张敬良等. 断手指分类与治疗方法的选择. 中华显微外科杂志,2001,24(2):86

43. 王国君,等. 小血管剪开套接法的动物实验及临床应用. 中华外科杂志,1986,5:269

44. 王振维,等. 手指神经血管束的巨微解剖. 中国临床解剖学杂志,1986,6:129

45. 朱盛修,王惠敏. 断指再植功能评定标准讨论. 中华显微外科杂志,1989,12:116

46. 章伟文,陈宏,王欣等. 手指末节血管神经的应用解剖. 实用骨科杂志,2004,10(5)415

47. 张涤生,等,显微修复外科学. 北京:人民卫生出版社,1985,1-34

48. 张显利,等. 手背动脉的应用解剖. 解剖学杂志,1988,11:191

49. Ikuda A,et al. Arterial patterns in the hand based on a three-dimensional analysis of 220 cadaver hands. J Hand Surg,1988,13(A):501

50. Kanaujia RR. Micro-arterial anastomosis using only two sutures and an autogenous cuff. J Hand Surg,1988,13(B):44

51. Komatsu S and Tamai S. Successful replantation of a completely cut-off thumb-case report. Plast Reconstr Surg,1968,42:374

52. Matsuda M. et al. Correlation between number of anastomoses vessels and survival rate in finger replantation. J Reconstr Microsurgery,1993,9:1

53. Morrison WA,et al. Digital replantation and revascularization-a long term review of one hundred cases. Hand,1978,2:125

54. Moss SH,et al. Digital venous anatomy. J Hand Surg,1985,10(A):473

55. Smith DO,et al. The digital venous drainage of the fingers. J Hand Surg,1991,16(A):303

56. Stmuch B. Wilson DM. Arterial system of the fingers. J Hand Surg, 1990, 15（A）:148

57. Wang Shu-Huan et al. Replantation of severed limbs-Clinical analysis of 91 cases. J Hand Surg,1983,6:311

58. Yamano Y. Replantation of the amputated distal part of the fingers. J Hand Surg,1985, 10（A）:211

第二节　断　指　再　植

一、概　　述

手指离断不仅影响手的功能,而且由于手部完整性的破坏,还对人的心理造成严重伤害。因此,多少代医师进行了不懈的努力,试图将离断的手指接活使其恢复原状。20 世纪初,随着血管外科的发展,一些学者开始进行了小血管吻合技术的研究。1902 年,Carrel 进行了小血管吻合后通畅率评价的研究;1903 年,Hophner 对完全离断的犬腿进行再植,但仅成活了 1 ~ 9 天。1960 年,Jacobson 与 Suarez 在手术显微镜下,缝合直径 1.6 ~ 3.2mm 的小血管获得了较高的通畅率,由于细小口径的血管能够接通,使显微外科的发展有了较重要的突破。20 世纪 60 年代,再植外科的基础理论研究及临床实践在国际、国内蓬勃开展。Lapchimki（1960）和王志先(1960)先后有再植动物实验成功的报道。1963 年末,北京积水潭医院开始进行兔耳再植的研究,在家兔断耳再植成功的基础上,王澍寰、卢家泽等在临床上先后吻合 7 条指动脉,6 条成功、1 条失败,为国际上最早报告指动脉吻合成功者。1964 年 7 月,王澍寰教授等为一示指完全性离断的 6 岁患儿施行再植手术,再植指 2/3 成活,成为国内外首例取得断指再植大部分成活的病例。1965 年 7 月,日本的 Komatsu 及 Tamai 进行了 1 例拇指完全离断的再植手术,获得了成功,但 3 年后才作报道。

在 20 世纪 70 年代初,断指再植手术多在肉眼下进行,成功率仅为 50% 左右。此后,随着显微外科技术及器械设备的发展,断指再植的成功率不断提高,目前,我国断指再植的成活率,总体已达 90% 左右,个别单位报道在 95% 以上。断指再植的冷缺血时限最高已达 96 小时,再植成功病例的年龄最小为 5 个月,最大达 74 岁,双手 10 指完全性离断 10 指再植全部成活已有多例报告;手指末节指尖离断、旋转撕脱性断指、多指多段离断等病例均有再植成功的报道。

断指再植技术是一项比较细致和高难的工作,虽然我国目前断指再植的类型、数量及成活率等方面均处于国际领先水平,但在中国 10% 的失败率也是一组巨大的病例群,因此,临床医师应学习断指再植的基本知识,并能熟练掌握创伤和血管外科的基本技术,使断指再植手术成为比较普及的技术,使手指离断的患者都能获得满意的疗效。

二、手指血管的应用解剖

断指再植是否能够成活的关键,是血管修复的数量和质量,而掌握血管的缝合技术,就应熟悉和了解手指血管的解剖知识,对此,国内外许多学者作了有关手指血管应用解剖的研究。

（一）手指动脉

每个手指均有掌侧和背侧对称分布的 4 条动脉,即 2 条指掌侧固有动脉和 2 条指背动脉。分别与同名神经伴行,形成指掌侧和背侧血管神经束。实际上,具有临床意义的是 2 条指掌侧固有动脉,指背动脉除拇指外一般均很细小(图 10-19)。

1. 拇指动脉　拇指的动脉供应为多源性,以拇主要动脉为主。桡动脉由手背进入手掌时,在穿经第 1 背侧骨间肌两个头与拇收肌之间处发出拇主要动脉。拇主要动脉沿第 1 掌骨的尺侧远行至掌指关节处,在拇长屈肌腱下分为两个终支,其中 40% 形成拇指尺、桡掌侧指动脉,15% 形成拇指尺掌侧指动脉和示指桡侧指动脉,拇主要动脉缺如率为 24%。

拇指尺掌侧指动脉起始处直径约为 1.5mm,经拇长屈肌腱尺侧,跨过拇收肌的止点及尺侧籽骨向拇指远端分布。拇指尺掌侧指动脉亦可来源于桡动脉掌浅支、尺动脉终支或第 1 掌背动脉分支。

拇指桡侧指固有动脉,多由拇主要动脉发出,约占 85%,少数由桡动脉掌浅支发出,起始处直径约为 1.2mm,经拇长屈肌腱深层行至拇指桡侧,经桡侧籽骨与拇长屈肌腱之间走向拇指远端。因拇指尺、桡掌侧

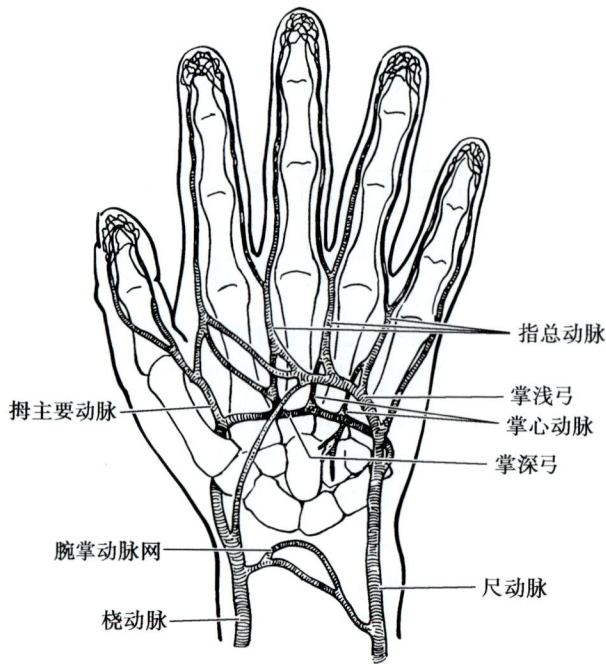

图 10-19 手掌侧动脉

动脉在近节指骨段与拇长屈肌腱及籽骨关系密切,依此可作为寻找动脉的标志。

拇指尺、桡侧固有动脉在手指段走行中,有两条较恒定的交通支连通两条指固有动脉,形成两个动脉弓,即位于近节指骨髁的指掌弓和位于远节指骨中段水平的指腹弓。

拇指尺侧固有动脉是拇指掌侧两支动脉中的优势动脉,在拇指离断再植时应首先考虑吻合。由于拇指两条指固有动脉之间存在恒定的动脉弓,一般不必要同时吻合两条指固有动脉。

拇指指背动脉有两条,由桡动脉或第 1 掌背动脉发出。约有 30 % 的人此动脉细小甚至缺如。主要供应拇指背侧近段组织(图 10-20)。

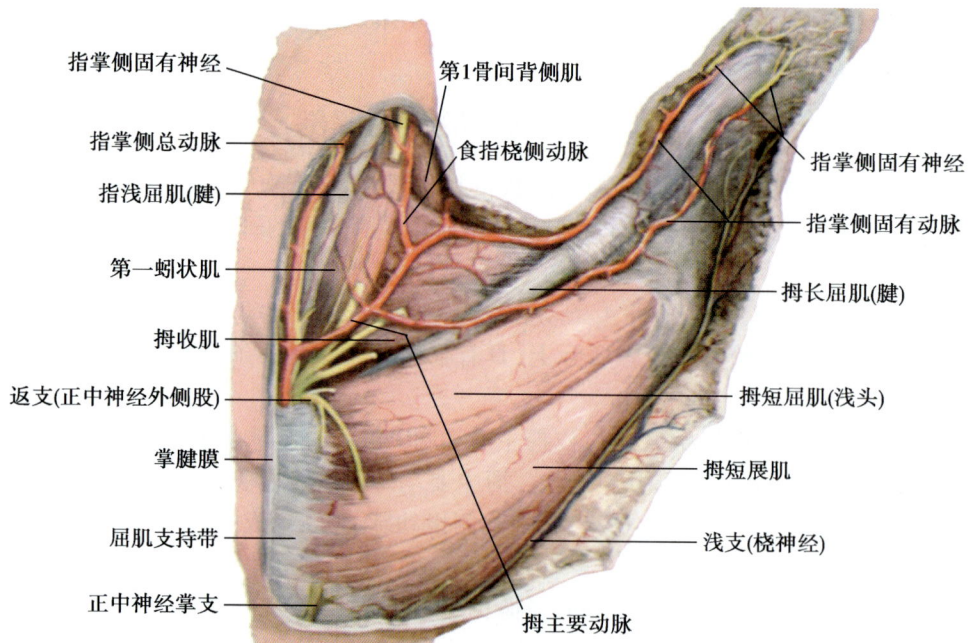

图 10-20 拇指动脉
(引自实用解剖图谱)

2. 示、中、环、小指动脉

（1）指固有动脉：示指桡侧指固有动脉多数从掌深弓发出或由掌深、浅弓汇合而成。从掌深弓发出的示指桡侧指固有动脉中，少部分与拇主要动脉共干（即第1掌心动脉）。

示指尺侧，中、环指的桡、尺侧和小指桡侧的指固有动脉，常由指掌侧总动脉发出。小指尺侧固有动脉由掌浅弓直接发出。

在掌指关节水平以远，各指的指掌侧固有动脉与同名神经伴行，沿手指两侧远行。在近节和中节手指，指固有动脉位于指固有神经的背外侧。在手指远节，指固有动脉在指固有神经的深面，渐转向内侧。

示指和中指的尺侧指固有动脉，环、小指桡侧指固有动脉为各指的优势动脉。动脉外径较同指对侧者约粗0.2mm，在断指再植时，如有条件，应优先考虑吻合这一优势动脉（表10-1）。

表 10-1　指掌侧固有动脉外径（mm）

	拇 指		示 指		中 指		环 指		小 指	
	桡	尺	桡	尺	桡	尺	桡	尺	桡	尺
掌指关节	1.2	1.5	1.4	1.6	1.5	1.7	1.6	1.4	1.6	1.1
近指间关节	1.0	1.3	1.2	1.5	1.2	1.4	1.3	1.1	1.3	0.8
甲根部	0.8	1.0	0.9	1.1	0.8	1.0	0.9	0.8	0.8	0.5

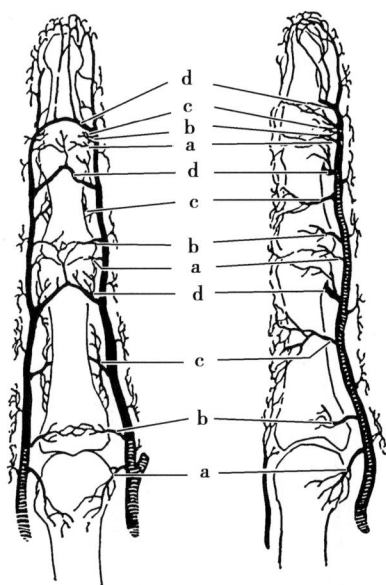

a.髁支　b.干骺支　c.背侧皮支　d.掌横弓

图 10-21　指固有动脉的主要分支示意图

指固有动脉在手指每节向掌、背侧发出较多的分支，以供应相应区段内的组织，其中较有规律和较恒定的分支有4条，即髁支、干骺支、背侧皮支和掌横弓（图10-21）。

在近节手指，髁支作为一个返支从指总动脉发出，直径在0.1~0.5mm，供应掌骨头。干骺支直径0.1~0.2mm，供应近节指骨的干骺端。背侧皮支位于近节指骨中段，直径为0.4~0.5mm，供应近节指的背侧皮肤。掌横弓呈尖顶状弓形，在近侧指间关节近侧水平连于桡、尺侧固有动脉之间，直径为0.3~0.6mm，分布于屈指肌腱的长短腱纽、近侧指间关节、近节指骨远侧及中节指骨近侧的干骺端。

在中节手指，髁支直径为0.2mm，分布供应近节指骨、髁部及近侧指间关节背侧的皮肤。干骺支恒定地存在，直径为0.25mm，供应中节指骨近侧的干骺端。背侧皮支直径为0.45mm，供应手指中节背面的皮肤。掌横弓（中间掌横弓）亦呈尖顶状弓形，在远侧指间关节水平连于两侧指固有动脉之间，直径为0.85mm，该弓发出指深屈肌腱远侧腱纽支，中节指骨远端干骺端支及远侧指间关节背侧皮支。另外，还发出小分支在指甲生长板的近侧与背侧甲弓相连。

在远节手指，髁支供应中节指骨远端髁部，干骺支分支至远节指骨的近侧干骺端。背侧皮支直径0.3mm，向背侧走行，与同指对侧同名血管在指甲生长板的近侧吻合，形成近侧甲床弓。掌横弓（远侧掌横弓）呈圆拱状弓形，位于指深层肌腱止点的远端，由两条指固有动脉的终支相吻合而成，直径为0.85mm，弓上发出3条以上的纵向延伸的分支分布于指腹，并由两侧和指端向背侧走行交汇形成中、远侧甲床弓。远节手指段指固有动脉的4条主要分支，均程度不同地参与了指端和甲下血管网的构成。

了解手指固有动脉结构及其分支走行位置的意义，在于进行断指再植时：①可利用指固有动脉3个掌侧横弓与近、远侧指间关节和指深屈肌腱止点的位置关系，作为手术时寻找指固有动脉及其掌侧横弓的标志。②可根据指固有动脉缺损的长度和方位，利用附近较粗大的血管分支来修复，如用中间和远端掌侧横弓修复缺损的指固有动脉。了解指固有动脉的这些规律性的分支及走行，还有助于设计指固有动脉皮瓣，手外科手术时还可以选择适宜的手指切口,尽量避免损伤指固有动脉及其分支,以保护手指的血液供应。

（2）指背动脉:掌背动脉在指蹼处分成两条细小的指背动脉,其间有交通支相互吻合,是手指血液供应的辅助性血管。由于指背动脉与指固有动脉间有较多交通支,临床上即使双侧指固有动脉都断裂,只要指背侧皮肤完好,仍可维持手指存活。由于指背动脉纤细,断指再植手术时临床应用价值不大(图10-22)。

手指动脉的形态有明显的年龄差异（Smith,1991）。儿童期指固有动脉一般较直,吻合支少而小,而成人特别是老年人的指固有动脉较粗大,呈弓状或弯曲状走行,分支较多,而且恒定性的分支亦增粗。

（二）手指静脉

手指的静脉分为浅静脉和深静脉。浅静脉是主要的回流静脉。

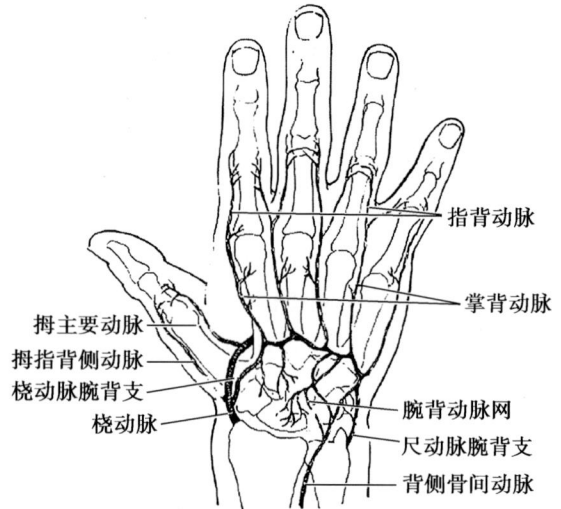

图10-22 手的背侧动脉

手指的背侧和掌侧分别具有较恒定的梯形浅静脉系统。指尖及甲下的静脉网与甲沟旁的小静脉一起汇聚到甲根部的近侧,形成末端静脉（Lucas,1984）。68%为单支,32%为双支。在远指间关节平面,静脉直径0.3~0.5mm;在近侧指间关节平面,直径为0.8~1.0mm,在近节手指平面,指背浅静脉直径达1.5mm,再向近侧走行至指根部汇合成掌背静脉。指背桡、尺侧静脉有数条交通支。较恒定的有3条,形成指背静脉的梯形结构。也可将指背静脉的走行与通连视为静脉的弓网结构(图10-23)。

指掌侧浅静脉的分布,也呈梯形或弓网状,但较指背侧浅静脉纤细。指腹静脉网汇聚成桡、尺侧掌侧静脉向手指近端走行。其间有数条交通支,并且斜向指背侧发出数条交通支,与桡、尺侧背侧静脉相连。在指蹼处,相邻的指掌侧浅静脉汇合成掌骨头间静脉,入指背静脉(图10-24)。

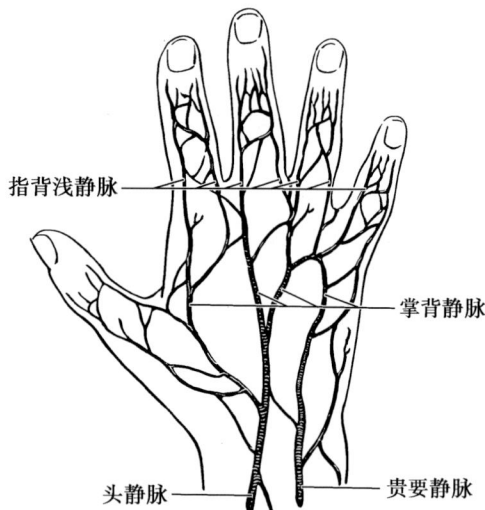

图10-23 手背侧浅静脉

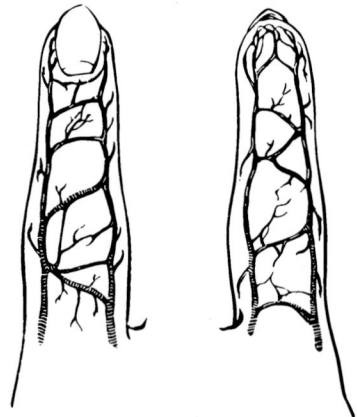

图10-24 手指掌、背侧浅静脉梯形结构示意图

拇指背侧浅静脉起于指尖、甲沟和甲襞处的静脉网,在指间关节平面汇合成4条以上的小静脉,行至掌指关节平面时汇合成为2~3条静脉,直径达2.0mm左右。拇指掌侧静脉较背侧静脉细小,通过1.0mm左右的斜行交通支与背侧静脉相连。

手指深静脉系指固有动脉及指动脉的伴行静脉,管径细小,走行与位置并不恒定。指掌侧固有动脉的伴行静脉较指背动脉的伴行静脉略粗一些。

手部静脉分布变化较多,但仍有规律可循。手指的背侧及掌侧的主要静脉,在手指各节的走行位置较恒定。在远节手指,与甲沟平行的桡、尺侧小静脉位置恒定,直径约0.3~0.4mm;在甲根以近的背侧中线处,常有1支较粗的静脉,即末端静脉。在中节及近节手指,以右手示指为例,指背侧的桡、尺侧静脉位于钟面的8点和4点位置,指掌侧的桡、尺侧静脉位于10点和2点位置(图10-25)。

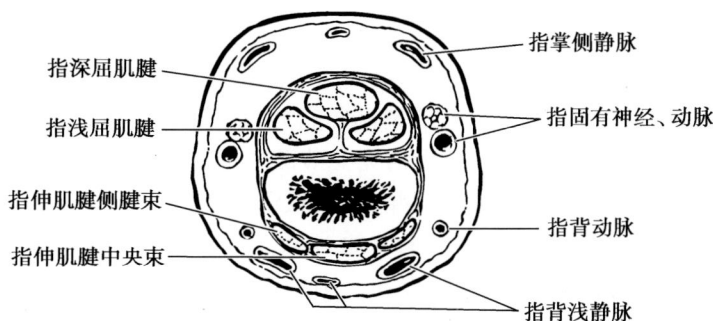

图10-25　手指浅静脉在中、近节指横断面的位置

手指静脉的分布还具有偏离中线的现象,即拇指、示指指背浅静脉较偏向桡侧,而且口径较粗。

手部静脉内有瓣膜分布。不但手背静脉内有,而且手指静脉内也有。其中以手背静脉和手指掌背侧交通支内为多,手背静脉内相隔2.0cm可有一对静脉瓣。手部静脉瓣由远端向近端、由掌侧向背侧开放。手部的静脉血流还具有从尺侧流向桡侧的趋势。

了解手指静脉解剖分布及手部静脉瓣膜的配置,有利于在断指再植操作时,有目的有重点地探查寻找主要的、较粗的指静脉进行吻合。

三、断指的类型

断指是手指的外伤性离断性损伤。科学的断手指分类方法,可以提供在断指再植方面进行学术交流的描述标准,利于提高研究和诊治水平。目前,尚无公认的全面、客观的断手指分类方法,一些学者提出的断手指分类方法在一定范围内得以较广泛的使用。不同的断指分类方法采用了不尽相同的分类依据。损伤程度是断指分类的重要依据,根据损伤的程度,可将断指分为两类:

(一) 完全性离断

离断手指的远、近两断端之间完全分离,无任何组织相连,或仅有少许损伤严重的组织相连,而在清创时,又必须切除才能再植者,为完全性离断。

(二) 不完全性离断

伤指断面仅有肌腱相连,残留的皮肤不超过周径的1/8,其余组织包括血管均断裂或栓塞,伤指的远端无血液循环或严重缺血,不进行血管修复,重建血液循环,将引起断指坏死者为不完全性离断。

临床上,不完全离断容易与某些手指的严重开放性损伤相混淆,手指的开放性骨折或脱位同时有软组织的断裂,但如果伤指残留皮肤超过周径的1/8,尽管须依赖血管修复才能使其远端存活,也不能称为不完全离断,应诊断为伴有血管损伤的开放性骨折或伴有血管损伤的复合损伤。如果伤指残留的皮肤虽未超过周径的1/8,但其中存有完好的血管,可维持离断远侧手指的血液循环,不需作血管修复断指就能存活,也不能称作不完全离断。

王成琪等在完全离断和不完全离断分类的基础上,根据5178指断指再植临床实践经验提出了九种分类法:①切割伤性离断;②压轧伤性离断;③撕脱伤性离断;④远侧指节完全离断;⑤指尖部完全离断;⑥多平面完全离断;⑦指节部分(小组织块)完全离断;⑧多指离断(一手3指以上);⑨咬伤性离断。这种断指分类方法对于断指再植具有广泛的适用范围。按照损伤性质可将断指分为切割、挤压、碾压、冲压、压砸或撕脱伤等。潘希贵等则将拇指撕脱性离断分为:Ⅰ型,拇指旋转撕脱性离断;Ⅱ型,拇指脱套性离断。根据损伤平面和组织损伤又分为三种情况,对指导拇指撕脱性离断伤的再植有一定意义。

依据解剖平面进行分类,在临床实践中,也可反映出功能因素的影响。程国良将手指缺损分度为:Ⅰ度缺损:手指远节部分的缺损;Ⅱ度缺损:拇指于指间关节、其他手指于远侧指间关节部的缺损,Ⅲ度缺损:拇指于近节指骨、其他指于中节指骨的缺损;Ⅳ度缺损:拇指于掌指关节、其他指于近侧指间关节缺损;Ⅴ度缺损:拇指于第1掌骨、其他指于近节指骨部缺损;Ⅵ度缺损:拇指于腕掌关节、其他指于掌指关节缺损。这种分类方法在进行手指再造时具有实用意义。Yamano 的分类方法,在断手指末节再植方面使用较多,但对其他类断指则没有意义。

陆志方,张咸中等按照断指指体(以指骨为准)离断平面、关节处理情况,参考断指再植成活后功能外形所能达到的程度,分为四型:Ⅰ型:末节离断,保留远指间关节或拇指指间关节;Ⅱ型:手指中节离断以及末节离断而需行远指间关节融合术者,拇指末节或近节离断需行指间关节融合术者;Ⅲ型:手指近节离断及中节离断而需行近指间关节融合术者,拇指近节离断再植无关节破坏者;Ⅳ型:近节离断,需行掌指关节融合术者或掌指关节成形术者。按照指体损伤性质、骨折情况、皮肤软组织损伤程度等分为五级:a级:锐性离断伤或类似锐性离断伤,皮肤、软组织挫伤范围小于该指末节的1/4,无粉碎性骨折或粉碎性骨折影响范围小于该指末节的1/4;b级:皮肤无撕脱,皮肤软组织缺损或挫伤范围为该指末节的1/4~1/2,粉碎性骨折影响范围为该指末节的1/4~1/2;c级:皮肤软组织撕脱、缺损、挫伤范围大于该指末节1/2,粉碎性骨折影响范围大于该指末节1/2,b级断指合并血管、神经损伤范围大于该指末节1/2;d级:皮肤软组织损伤范围、骨折影响范围大于该指末节1/2,组织关系紊乱,或需行植骨术;e级:软组织毁损严重,镜下无符合吻合条件的血管,皮肤软组织缺损需行皮瓣修复术,指体缺损者。此种断指分类方法结合解剖、病理等多方面因素,比较客观、全面地反映和概括了断指的情况,但还有许多方面需要完善。

断指分类是断指再植技术发展和临床经验积累的结果。理想的断指分类应该具有解剖组织损伤情况、再植技术意义和功能康复效果等作为依据,概括范围广,应用方便,实用价值大,适合作为学术交流的客观标准。

四、断指再植的适应证

手指离断后,经过再植手术,最大限度地为患者恢复伤手功能。这是进行再植手术的目的。断指再植的适应证应当与再植的目的相统一。

断指再植的适应证是相对性的,随着时代与医学技术的发展而不断变化。例如,20世纪60~70年代,由于设备、技术的原因,曾认为手指中节中段以远的离断难于再植,而进入到80~90年代,手指再植的平面已达到甲根以远的指尖水平。不仅成人手指末节可以再植成活,而且小儿末节断指再植的成功率亦可达到90%。又如旋转撕脱性手指离断,由于血管、神经、肌腱均从近端抽出,过去被视为再植的禁忌证。但是,程国良等(1982)利用血管、神经、肌腱的移位吻接方法,使再植获得成功,从而使禁忌证变成了适应证。因此可以说,伴随着外科技术,特别是显微外科技术的发展,以及对损伤及再植规律认识的不断深化,再植适应证的选择还将会不断发展。

断指是否适于再植,是受许多因素制约的,包括断指损伤情况、医师的技术能力、医院条件、患者的经济情况、职业、生活要求、主观意愿及是否合并重要器官的严重损伤等。为此,应对再植的适应证有较全面的考虑。

(一) 断指的条件

离断的手指两断端较整齐,指体无明显挤压伤及多发骨折,此类断指基本上可以进行再植;离断指体内虽有轻度挫伤,若未伤及两侧血管神经束及指背静脉,也可试行再植。而严重的捻挫伤将使毛细血管床及指背静脉网破坏,即使吻接的血管通畅,手指也难重建血液循环,无法成活,故这类断指不适宜再植。

(二) 伤因分析

离断的手指是否具备再植条件与致伤原因有密切相关。在估计断指再植成活的可能性与再植手术的难易程度时,即应了解致伤原因。

1. 切割伤　一般是由刀器、玻璃等切割造成的手指离断。断面干净整齐,非常适合于再植。两断端清创短缩很少,血管吻合后通畅率高,再植后功能多较满意。

此类损伤中常使医师产生错误认识的是切纸机伤,这类损伤虽然断面整洁,但并不一定具有良好的再植条件。因为切纸的工作程序是将纸张送入刀下,先由重达几百公斤甚至上吨重的"千斤"将纸压住,随后切刀落下,完成切纸过程。如果手指在送入纸张时被压住切断,虽然断面整齐,但手指的指体常因受到较大压力,发生指骨骨折及毛细血管床的损伤,会给再植成活增加困难(图10-26)。

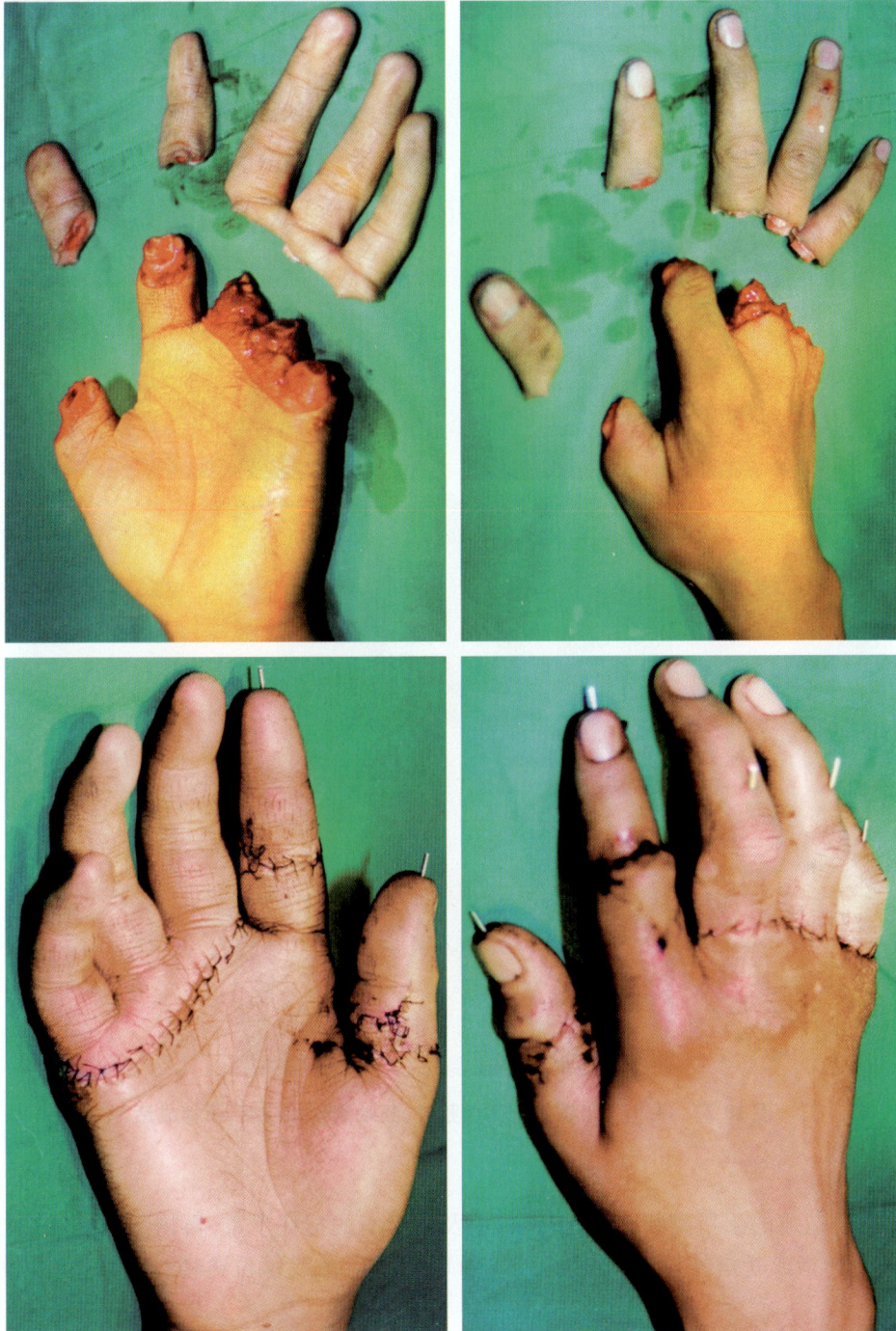

图10-26 右手切纸机伤五指离断,再植成活

2. 电锯伤 由于电锯锯片的厚度、锯齿"开路"及锯片的左右轻度振摆,所以,电锯伤断指断面常造成0.5~1.0cm左右的组织缺损,创面参差不齐,骨质可有局部劈裂。但这类损伤对于手指两端的血管神经束及指体本身挫伤不明显。故两断端各清创去除约0.5cm左右组织后施行再植,虽然伤指有较多短缩,但成功率仍较高(图10-27)。

3. 冲压伤 经冲压离断的手指多数断面较整齐。但因为是两个钝性面交错冲压造成离断,故软组织损伤的范围较大。如为空心型冲压模具,冲压速度较快,多具备再植条件。冲压模具若为实心,则离断指体损

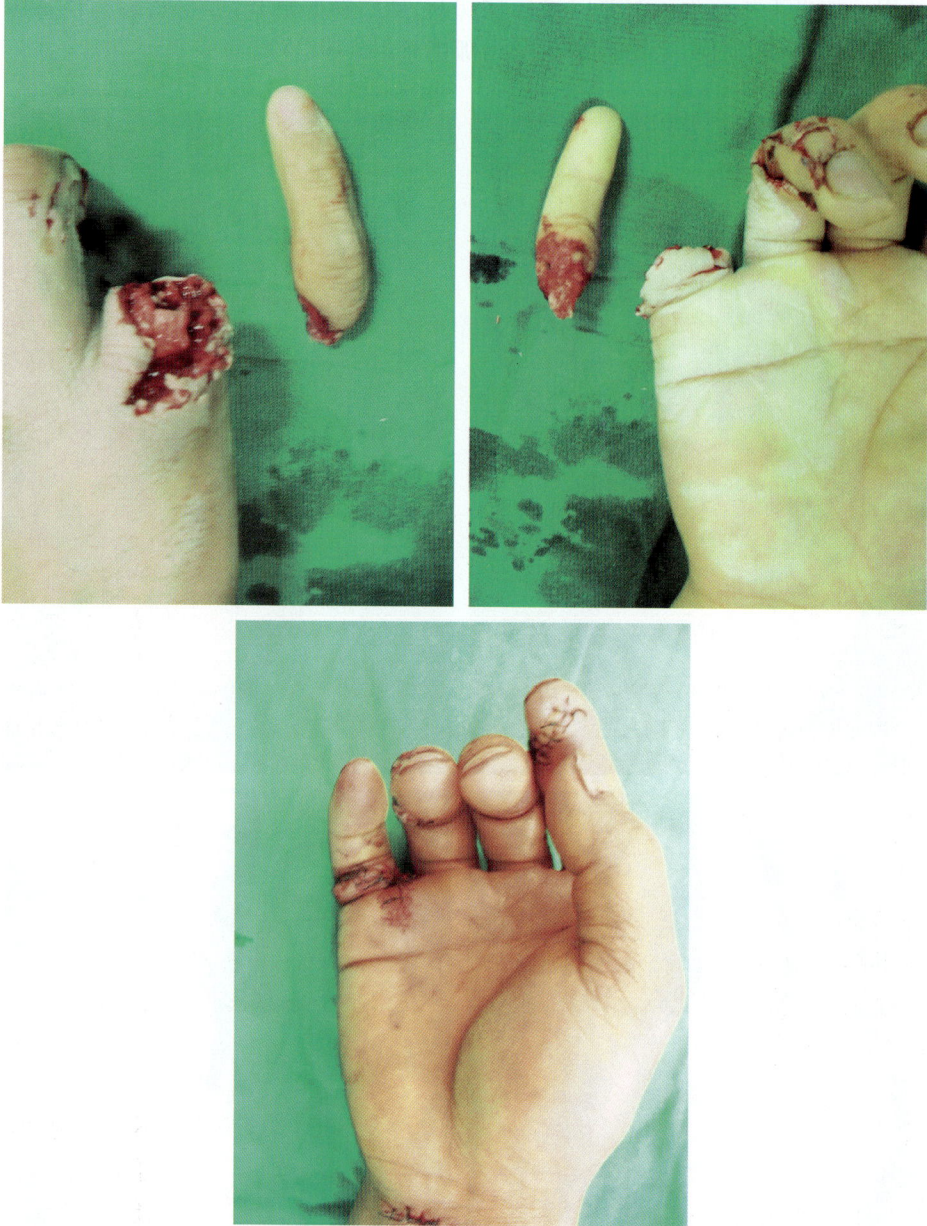

图 10-27　右小指电锯伤创面欠整齐,断端清创短缩后,再植成活

伤程度重,再植条件较差。

4. 压砸伤　压砸造成的手指离断,对手指的骨骼及软组织的损伤严重,再植的可能往往较少。如果为多指离断,或许有某个断指或断指的某一节段尚好,可争取原位再植或移位再植,以重建严重伤手的部分功能(图 10-28)。

5. 撕脱伤　这类断指伤情较复杂,血管、神经、肌膜多从近端抽出,无法与原位的血管、神经、肌腱作直接缝合。如指体尚完整,可利用相邻手指的血管、神经、肌腱移位吻接法进行再植。

（三）指别

拇指占整个手功能的 40% ~ 50%。缺损后使手的捏握功能明显受累。因此,当拇指外伤性离断时,如无明显挫灭伤,就应努力试行再植。当拇指离断并伴有其他手指离断时,若拇指已丧失再植条件,可将其他有再植条件的断指移位再植为拇指。如果既不能再植又无移位再植条件,可以根据伤情,利用离断拇指的指骨及关节回植,作急症拇指甲皮瓣移植重建拇指,或行急症第 2 足趾移植再造拇指。

示、中、环、小指可与拇指相对来完成手的捏握功能。任何手指的缺失,都会丧失手功能的完整性,影响

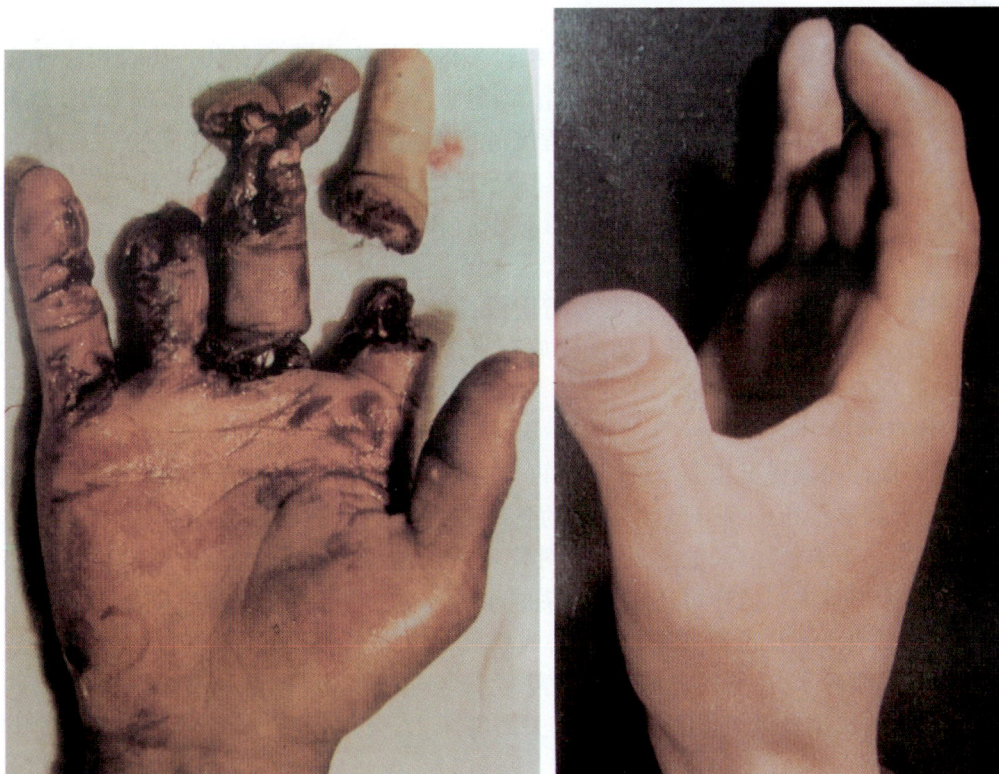

图 10-28　手部压砸伤,示指再植成活

手的捏握。因此,凡有条件再植者应进行再植。如果为单个手指离断,尤其环、小指两个边缘性手指离断时,若再植后会出现关节僵直等畸形,可不考虑再植。因为环、小指不论僵直在伸直位或屈曲位都会影响全手的握物功能。当多指同时离断时,环指、小指都应予以再植。原因是多指离断后,被再植的各个手指的关节活动度相差不多,此时,多再植 1 个手指,对于保存手的功能,就多创造了一分条件,也更有利于手的外形完整。小儿的单指离断,无论指别,均应努力再植。

（四）断离平面

以前因为显微外科设备及技术的原因,有的医师曾对中节中段以远的断指不主张再植。由于吻合微小血管能力的提高,并经临床实践证明,不仅中节中段以远的断指可以再植,而且再植后的功能优于近侧指间关节以近的断指。因为中节中段以远的断指,再植后多数仅影响远指间关节的功能,而近侧指间关节活动多不受影响,可有效地发挥再植指的功能。目前,断指再植的平面可达指甲中段以远水平。

（五）再植时限

组织耐受缺血的时限,迄今为止尚无定论。随着缺血时间延长,再植成活率会减低。由于手指组织仅为皮肤、皮下组织、肌腱、骨骼等,对缺血、缺氧的耐受力相对较强,故伤后能再植的时限也相对较长。临床上,已有伤后长达 96 小时能再植成活的报道。虽然离断手指经妥善保存可延长再植时限,但临床上仍应尽快再植。

季节的变化对再植时限有很大影响,在寒冷季节,缺血时间可相对延长,而在盛夏及高温环境下,组织新陈代谢旺盛,组织变性较快,缺血时限必然缩短。

（六）损伤程度

断指分为完全性与不完全性离断两类。一般来说,虽然不完全性离断较完全性离断的手指伤情较轻,但也不尽然,有时不完全离断者,再植手术反比完全离断者复杂、困难。为此,对不完全离断再植术不可稍有疏忽。有指神经相连时再植后感觉恢复满意。有肌腱相连者再植后可减少肌腱粘连机会。有少许皮肤相连者,其中可能保存有微小静脉,有利于再植指成活。所以,不完全断指在清创时,对残存相连的组织,不应轻易地剪断。

（七）年龄因素

手指离断伤绝大部分发生于青壮年,这与青壮年较多地参加生产活动有关。患者因出于美观及生活和工作的需要,多迫切要求再植。所以,青壮年的断指,为患者生活、工作乃至婚姻状况着想,对有条件再植的断指,应努力再植。老年断指的患者,因多有不同程度的慢性疾病,不宜接受长时间的手术,且长时间的术后固定会影响关节活动。所以,适应证的选择应从严。虽然,目前有报道再植成功患者的年龄已达74岁,但一般来讲,年龄达50~60岁的患者,如无慢性疾病,且有生活和工作的需要,可慎重考虑再植。60岁以上的患者,多不考虑再植。

小儿断指要积极再植。因为小儿处在生长发育阶段,对创伤有较强的修复能力,对功能恢复有较强的适应能力。再植成活后,效果多较成人理想。如随便放弃再植,将给他们带来终生残疾。因此,小儿的断指,凡具备条件,不论指别,都是再植的适应证。

（八）断指的保存情况

离断手指的妥善保存可减慢其组织变性,延长再植时限,为断指再植的成活创造条件。正确的离断指体保存的方法应是,用无菌湿纱布包好,再包以无菌的干纱布,置于4℃冰箱冷藏保存。在伤后转运过程中,可根据条件,将断指用清洁布类包好后,放于无孔塑料袋内,置于有冰块的保温瓶内冷藏转运。不可将断指直接置于冰块上或冰箱冷冻室内。这样可造成细胞浆的水分冰冻膨胀,致使细胞膜破裂,细胞死亡,难以再植成活。有时断指被错误地浸泡在乙醇或消毒液中,或将其放于苯扎溴铵液、高渗的葡萄糖溶液或生理盐水中,时间久后,组织水肿或脱水,血管内皮细胞受损害,会影响再植成活。但浸泡后的手指亦有再植成活的报道,这主要与浸泡时间的长短及组织损害的程度有关。临床上,要根据具体情况及个人经验判断能否再植,不能一概而论。

（九）全身情况

在进行断指再植手术前,应检查患者全身有无其他部位脏器的合并损伤;在手术中,也须密切观察全身情况的变化,一旦发现异常情况,须及时查明原因,必要时应停止再植手术,先行诊治颅脑、胸、腹等脏器的合并损伤。

断指患者如发生休克,这种休克多属于失血性的,应输血以补充血容量,需在休克矫正后再进行再植手术。在休克或低血压状态下进行再植,十分危险,可使休克加重,或发生急性肾衰竭。

对于患有血液系统疾患致血小板功能及出、凝血时间不正常的患者,对于精神状态不正常,如躁狂型精神分裂症的患者,在原有疾病未得到有效控制以前,不应勉强进行再植。总之,在考虑是否进行再植之前,首先要注意全身情况,在全身情况许可的条件下,再考虑局部条件是否适宜再植。

参照1988年全国显微外科会议和1995年全国断指再植专题研讨会议,对断指再植适应证的讨论、总结,结合上述各种情况的分析,断指再植的适应证可以概括为:

1. 全身情况允许,血小板计数及出、凝血时间正常的青壮年患者。

2. 一手多指离断,有再植条件者应力求全部再植。但应首先再植主要功能的手指。

3. 末节断指,只要在显微镜下能找到适于吻合的动脉、静脉,且软组织无明显挫伤,应予再植。特别是拇、示、中指的末节离断。

4. 小儿断指只要条件允许均应尽量再植。

在选择断指适应证时,遇到如下几种情况,一般可考虑不做或慎做再植:

1. 患者有全身性疾病或年龄过大,不允许长时间进行手术或有严重的出血倾向者。

2. 断指的远、近端手指有多发骨折及严重软组织挫伤,手指毛细血管床严重破坏者。

3. 断指经强烈防腐、消毒液体或高、低渗液体长时间浸泡者。

4. 断指发生于夏季,离断时间过长,且术前未经冷藏,创面污秽腐臭者。

5. 多发性手指撕脱损伤,造成血管神经肌腱从近或远端抽出较长,无条件作血管移植或移位吻合者。

6. 精神不正常者(如躁狂型精神分裂症药物未能控制者)。

7. 本人无再植要求或经治医院的设备、技术等条件达不到要求者。

准确掌握断指再植适应证与手术的精细操作同样重要,断指再植的适应证通常根据医师的经验来掌握,但由于医师的水平不同,对断指再植适应证的掌握势必存在很大差异。何旭、程国良等对影响断指再植成活因素与再植成活情况,进行 Logistic 回归分析,力求寻找到一种客观的方法,即可量化的指标来确定断指再植的适应证,结果发现只有动脉损伤程度、指背皮肤损伤程度、损伤类型、离断平面、患者血红蛋白含量 5 个因素对断指再植成活有明显影响。骨与关节损伤程度、肌腱损伤程度、神经损伤程度、断指再通血时间对断指再植成活无明显影响。

总之,断指再植的适应证是相对的,随着时代的前进及医疗技术的进步会不断有新的变化和发展。

五、断指再植手术操作程序

断指的再植步骤,目前多数医师采用顺行法进行再植,即断指清创→骨关节内固定→伸、屈指肌腱缝合→指背静脉吻合→指背皮肤缝合→指神经缝接→指固有动脉吻合→掌侧皮肤缝合。也有一些医师愿意采用逆行再植方法,即断指清创→掌侧静脉吻合→掌侧皮肤缝合→指屈肌腱缝合→指神经吻接→指固有动脉吻合→骨关节内固定→指伸肌腱缝合→指背静脉吻合→背侧皮肤缝合。

顺行再植法是先建立骨支架,而后修复软组织,先吻合静脉后吻合动脉,可在无血手术野下操作,血管吻合后可立即用皮肤覆盖保护,可避免操作中误伤。而逆行再植法,在操作过程中不需要翻转手部,可以减少手术动作,加快再植速度,使断指远端尽早供给动脉血液。对于需要指动脉及神经移位或移植者,则不适用逆行法再植。虽然两种方法顺序上存在着差异,但如果操作得当,却不影响再植操作的全过程及成活率。现按顺行法叙述再植的过程。

(一) 清创术

清创术是处理开放损伤的基础。认真清创,对预防感染,减少术后组织粘连,减轻组织瘢痕,促进侧支循环建立,都具有极重要的作用。

3 个手指以上的多指离断时,为争取时间,术者可分为两个手术组同时清创。

断指清创的第一步是刷洗。用清水和肥皂水刷洗断指及伤手 3 遍,创面用生理盐水冲洗干净后,进行皮肤消毒,然后在显微镜下进行清创。远、近断端的清创,多从指背侧开始,距创缘 1.0mm 左右环切一圈皮肤。切背侧皮肤时,仅切开皮层,于显微镜下在皮下组织内仔细寻找有淤血点的指背静脉断端,用显微剪游离之,用 5-0 无创线结扎标记,以此为中心,去除周围污染挫伤的软组织,并找到伸指肌腱清创备用。指神经、指动脉在指屈肌腱两侧,指神经较粗,不回缩易被发现。在远断端,近节、中节手指的指动脉位于指神经的背外侧。在近侧断端,可循指动脉的搏动找到其断端。标记指神经指动脉后,清除周围软组织约 2.0mm 厚度。清理指屈肌腱及骨断端。清创后用生理盐水、稀释的碘伏溶液及 3% 过氧化氢溶液反复清洗消毒创面。断指一般不必灌洗血管。

(二) 骨关节内固定

清创时,远、近骨断端一般需各截除大约 0.5cm。骨骼的短缩要与软组织情况相一致,短缩不足会造成血管吻接时产生张力。短缩过多,将会影响再植指的长度。儿童断指,远、近断端骨骼切除时应尽可能地保护骨骺,使再植后不影响指骨的生长发育。

掌指关节处的断指,拇指可作掌指关节融合,其余 4 指应使其成为假关节,备于二期的关节功能重建。指间关节处的断指,可考虑功能位的关节融合,如果患者为小儿,则尽量不作一期关节融合。

骨内固定的要求是骨端要对合准确,断面要紧密接触,固定牢固,不应有成角或旋转畸形。常用的内固定方法是纵行克氏针、交叉克氏针、钢丝、螺丝钉、钢板或骨栓等。术者可根据具体条件及操作习惯选择。

(三) 肌腱修复

骨骼内固定完成后,一般是先缝合伸指肌腱,后缝合屈指肌腱,以便于调节肌腱张力。

伸指肌腱断裂后不回缩,经清创、骨骼短缩后,一般都可以直接缝合。常用 3-0 尼龙线做间断 8 字缝合,使断腱紧密对合。根据不同的离断平面,常需要同时缝合伸指肌腱的中央束及侧腱束。张力调节应使中节及末节手指处于伸直位为宜,张力过大术后可能会影响肌腱愈合,张力过于松弛则会伸指无力。

指屈肌腱的修复,一般只缝合指深屈肌腱,而将指浅屈肌腱切除。也有医师认为应同时修复指浅屈肌腱。用 3-0 尼龙线作 Kessler 缝合,再用 7-0 无创针线环形连续缝合肌腱断端边缘。屈指肌腱缝合后,手指应处于休息位,说明屈指肌腱张力调节适宜。

（四） 血管修复

血管修复是断指再植成活的关键。因此,要求在血管吻合时做到高质量地操作。

1. **静脉的修复** 将手指摆放于指背朝上位置,用缝线牵开断缘皮肤显露指背静脉。根据清创时两断端已标记的静脉数目、位置进行选择搭配,确定准备吻合的静脉。

静脉吻合前,在显微镜下,再分别对静脉血管作细致清创,剪除有挫伤的静脉断端至正常的血管壁处,将静脉两端各游离出约 5.0mm,使之便于安放血管夹及翻转。清除静脉管腔内血块等附着物,去除静脉管口约 2.0mm 段的外膜,用肝素盐水冲洗断端管腔后,即可进行静脉吻合。一般用 11-0 无创线,采用两定点端端吻合法,缝合 6 ~ 10 针。每条静脉吻接完毕放开血管夹后,常可见到静脉血反流通过吻合口使远侧端静脉管腔充盈,有时还可见到静脉血从远断端其他的静脉口处溢出。静脉缝合完毕后,应缝合指背皮肤加以保护。

断指再植时,每一手指吻合静脉一般为 2 ~ 3 条。静脉修复的数目多,有利于减轻术后肿胀,也增加了预防术后静脉栓塞的安全系数。临床上常有高质量地只修复 1 条指静脉,断指亦可成活的病例。但如果有条件,还是应该尽量多修复静脉,以保证指体有足够的静脉回流通道。

末节断指及小儿断指再植时,由于静脉管壁菲薄,不能过长游离。使用血管夹会损伤管壁,可采用开放式方法进行吻合。

2. **动脉的修复** 指固有动脉的走行及解剖位置较恒定,清创时已作了标记。在吻合指动脉前,应检查两断端的指动脉的损伤情况及外径,拟定出指动脉吻接的计划。如果两侧指动脉均能直接吻合时,应同时修复两条指固有动脉。如果清创后,只有优势侧指固有动脉可直接缝接时,即优先吻合,另一侧指动脉可暂旷置。如只有非优势侧指动脉能吻合时,可根据吻合后手指血液循环重建状况,决定是否采用血管移植的方法,修复优势侧指固有动脉。如果手指两侧指固有动脉同时缺损,可切取前臂静脉或另一侧指动脉来修复优势侧指动脉。

指固有动脉的修复数目对断指再植成活的影响,已有许多学者进行了探讨。原则上讲,吻合双侧指动脉对手指的成活,减少动脉危象的发生及术后手指充足的动脉供血是有益的。而仅吻合一侧指动脉,只是手指再植成活的最基本要求。但是,在临床实践中,由于受断指血管条件等因素的制约,仅吻合一侧指动脉是常有的,只要吻合质量有保障,断指应能成活。但为了提高成活率,减少术后血管危象的发生机会,只要具备条件,还是强调要同时修复两侧指动脉。

指固有动脉的直径具有统计学意义上的差异。根据 Poiseuille 定律的流量公式,罔小天曾求证出最优条件的血管,血流量与半径的三次方成正比,可见动脉内的血流量与动脉管径间存在着密切的关系。因此,应优先并重点吻合手指较粗侧即优势侧指固有动脉。具体操作时,体位对于示、中、环、小指的指动脉吻接无太大影响。而缝接拇指优势侧指动脉却常造成困难。因为,外展患肢时,拇指处于旋前位,其尺侧血管朝向手术台面,助手需将拇指维持在旋后位,以便术者在显微镜下操作。这也是多指离断时应先吻合拇指的原因之一,因为这样可减少因维持位置时的扶持或牵拉,干扰其他再植的手指。

指动脉吻接时,一般先对失神经支配处于松弛状态的远断端血管清创,然后清创近断端。近端清创时,先在其断端近侧约 1.0cm 处上微型血管夹,去除外膜修整动脉管口后,可于动脉断口处作轻柔的机械扩张,放开血管夹,出现指动脉有力的喷血,即可吻合。如果动脉搏动乏力、无喷血或仅有少量涌血,多是因动脉痉挛所致。可用罂粟碱或利多卡因局部湿敷片刻,一般可缓解。造成痉挛的原因多是血管清创不彻底,或是局部组织卡压所致,也有时是因手术时间较长,麻醉作用减弱,疼痛性反射所造成。针对这些原因进行解决,多可使痉挛解除。遇到顽固性痉挛者,可作较长段的痉挛血管外膜剥离及机械性扩张,管腔内注入罂粟碱及局部外敷罂粟碱或利多卡因等,静候一段时间,即可使动脉出现喷血。

动脉缝合完毕开放血管夹后,断指可立即或逐渐恢复血液循环。再植指远端特别是指腹变饱满,有一定张力,颜色由苍白变红润,有毛细血管充盈现象,指体变温热。如在断指远端作切口及断面有未夹闭的血管,可见鲜血涌出。缺血时间较长的断指,毛细血管通透性增加,恢复动脉供血后,局部组织水肿渐明显,在指体远端作切口时,虽可见活动性出血,但指体却显蜡白色,张力较大,毛细血管充盈反应不明显,经术后保温抗凝措施治疗,约 10～24 小时,多可出现指腹红润,虽然此时毛细血管充盈反应仍可不明显,但断指多能成活。

指动脉吻合完毕,放松止血夹后,轻柔地压迫止血。对断面的活动性出血,必要时结扎止血,以防局部形成血肿而压迫血管。

(五) 修复指神经

神经修复是再植手指恢复感觉的先决条件。指神经修复得好,指腹恢复得较饱满,不同程度地恢复痛、触、温觉。而指神经修复不佳,则指腹干瘪,痛、触、温觉迟钝,常被烫伤或冻伤。有些出现痛觉过敏,再植的手指难以使用,成了累赘,有时不得不采用截指来解除痛苦。因此,精心细致地修复指神经是非常必要的。

指神经的吻合,一般应在显微镜下进行。切除两断端已挫灭的神经组织,调节张力,使其能在无张力下缝合。一般用 9-0 无创线作神经外膜的间断缝合,每条神经缝合四针左右。当指神经缺损时,可采用神经移植或神经移位吻合的方法。为使再植手指恢复满意的感觉功能,两侧指神经应一期同时修复。如果一侧或两侧指神经缺损过多,可根据指别,修复感觉功能较重要一侧的指神经。拇指、小指的尺侧和示、中、环指的桡侧的感觉功能较重要,应优先修复相应的指神经。

(六) 皮肤的修复

断指再植时,应强调一期闭合伤口。为避免缝合皮肤时针线损伤已修复的血管,应在显微镜下,选择血管间隙处的皮肤进针缝合。为防止皮肤的环形狭窄,可以在断面两侧皮缘上分别作多处相对的三角瓣,形成几个 Z 形皮瓣缝合。皮肤多余时,应在显微镜下,切除多余的皮肤,以免皮肤臃肿,影响功能及外观,若皮肤的缺损位于吻合血管的走行部位,可采用局部皮瓣转移或游离皮片覆盖。

(七) 包扎与固定

伤口缝合完毕后,应对伤手再次用温热盐水清洗,洗去血渍,创口覆盖凡士林纱布,外面敷以多层干纱布,再用绷带作斜行交叉包扎,不作环形缠绕,且不可过紧。将指端外露,以便观察肤色及测量皮温。外层再以棉垫保护。手指至前臂中段用石膏托将手制动在功能位。

六、显微血管的吻合

断指再植手术,血管吻合的质量是手术成败的关键。因此强调,要熟悉小血管局部解剖,熟练掌握小血管的吻合技术,用严格的无创操作进行精细的血管吻合,正确处理术中出现的血管危象,以求高质量地完成再植手术。

(一) 显微血管的组织解剖

手部血管虽很细,但管壁的内膜、中膜、外膜三层结构却较明显。

血管内膜较薄,约占管壁厚的 9%。由内皮及内弹性膜组成。血管内膜表面为薄层的内皮细胞,附于黏多糖组成的基膜上,这层细胞具有保持血流通畅和半透膜的作用。内弹性膜是由许多纤细纵行的弹性纤维构成的膜,在小动脉这层膜发育良好,但可因高血压病发生纤维变性而增厚。小静脉这层膜不发达或缺如。

血管中膜较厚,主要由环形的平滑肌和在肌纤维之间少量分布的胶原纤维、弹性纤维、网状纤维和黏多糖基质构成。血管口径越小,则平滑肌所占比例越大,沿螺旋方向环形分布的平滑肌受神经控制,其间的弹性纤维可调节血管扩张和收缩,胶原纤维则增加血管壁的抗张力。静脉的中膜较动脉薄,平滑肌细胞较少,但有较多的胶原纤维。

血管外膜的成分主要为结缔组织,含有胶原纤维、弹性纤维和丰富的基质。神经淋巴管及滋养血管通过该层进入中膜。外膜的弹性纤维和胶原纤维与周围组织连续,增加了血管的强度。

手部静脉内径较动脉略大一些,管壁薄一些。其组织结构上的差异特别表现为平滑肌含量的多少。小静脉移接小动脉后,其管壁很快增厚。说明血压与管壁的结构有非常密切的关系,小血管有较大的可塑性。

血管内皮细胞受到损伤后,其下方的基膜组织暴露在血流中,会在局部形成血小板血栓,缝合血管时的针孔及缝线的异物反应,亦可引起血栓形成,但如果没有其他血栓形成的因素,吻合口局部形成的这层血小板血栓,20分钟后会逐渐溶解,而进入血管内皮细胞层的修复过程。

(二) 血管吻合成功的必要条件

既然血管缝合后通畅与否是再植手术成败的关键,就必须了解血管吻合成功的必要条件,并在再植手术中力争符合这些条件。

1. 修剪血管 手指离断伤无论何种伤因,均会在断裂血管断端造成管壁局部的挫伤,使内膜粗糙或剥脱,中层断裂等,只是伤因不同,造成管壁损伤的范围及程度不同而已。再植手术时,须将损伤的管壁彻底切除,达到正常的管壁段,才能吻合,否则就会在吻合部位形成血栓。在去除损伤段血管后,可用肝素生理盐水冲洗血管断口,观察到内膜完整、光滑、无凝血块、无内膜在液体中漂浮的现象,中膜完整,才可吻合。操作中,如果剪除血管的器械不够锋利或其刃部过于粗厚,也会使血管内膜挫伤。

2. 观察血流 去除受损段血管后,在吻合之前,应检查判断血流情况,动脉的近心端应呈搏动性喷射状出血。如果近端动脉清创不彻底或发生痉挛,则近断端出血压力较低,不呈喷射状,这样的动脉吻合后易形成栓塞。应彻底清创或解痉处理,以期出现理想的血流。

3. 张力适当 血管吻合后其纵向张力应适当。张力过大,不但直接影响血流,还会造成缝线切割血管壁,形成漏血。此时过多地补加缝针数,易致局部血栓形成。故张力过大时,宁可作血管移植,也不应勉强直接吻合。血管过长,吻合后血管会弯曲成角,使血流形成涡流,也易形成血栓。

4. 适宜的管径 在最常采用的端端吻合法中,应尽量使吻接血管的两断端口径一致。如果两端管径相差不多,可将口径小的血管轻柔扩张后进行吻合。如果两断端管径相差大于1:1.5,可将管径小的血管断端剪成斜面,斜面与血管纵轴间夹角以不大于30°~45°为宜,稍加血管扩张亦可端端吻合。如果管径相差超过1:2,可考虑用端侧缝合法进行吻合。

(三) 显微血管吻合技术

断指再植进行血管吻合,都要求在显微镜下操作,以保证吻合的质量,获得良好的效果。

1. 血管吻合的操作程序和注意事项

(1) 严格彻底地清创及分离血管:血管吻合前,应再一次于显微镜下对血管及周围组织进行清创,去除血管周围的脂肪组织以及其他挫伤或污染的组织,用稀释的碘伏溶液及生理盐水冲洗创面。

将待吻合的血管作无创性的分离,远、近断端各游离1.0cm左右,以便于放置血管夹及缝合时便于翻转血管。用血管夹阻断血流,避免出血和局部积血影响操作。

(2) 修整血管断端:血管断端的修整应从血管管口缘开始。用锋利的剪刀将管口缘修剪平整,然后清除距管口2~3mm范围内的血管表面的疏松结缔组织。一般常说的去除血管外膜,实际上即指去除血管外膜表面的一层与周围组织相连的疏松结缔组织,如果清除真正的血管外膜,势必将造成血管壁的损伤。用镊子提起这层结缔组织膜,如脱套袖一样拉到血管口方向,平齐管口剪除,余下的组织即回缩到管口的近端,而在管口处露出一段光滑的血管壁。如果管口处的疏松结缔组织层去除不满意,缝合时将其带入管腔,成为腔内漂浮物,会导致血小板凝集而造成栓塞。如果血管外膜损伤,暴露了肌层,那么血管壁抗张力减弱,管壁塌陷,增加了吻合时的难度,且易造成缝线对管壁的切割而致管壁撕裂,均需在操作中注意避免(图10-29)。

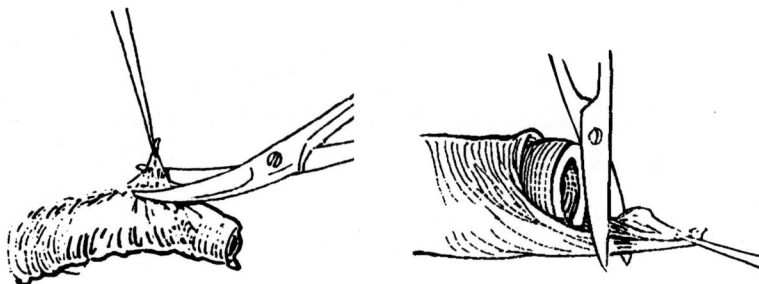

图10-29 修剪血管外膜旁结缔组织

（3）冲洗断端管口：血管断端清创修整后，需用肝素盐水（肝素 12 500U 加生理盐水 200ml）冲洗，以便使管口张开，便于吻合。同时可将组织碎末、存留的血液等从管口内冲洗掉，提高吻合的通畅率。冲洗时一般应避免将针头直接伸入管腔内，以免造成血管内膜的机械性损伤（图 10-30）。

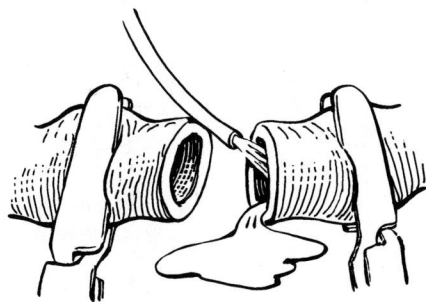

图 10-30 用肝素稀释液冲洗吻合口

（4）正确地进行血管吻合：血管吻合时，可用外膜进针法，也可用内膜进针法，不论哪种方法，均要求保持管口的平整对合及内膜外翻。不但要求术者要保证正确的缝合，还要求助手密切配合，在术者缝合打结时，助手可用镊子轻轻地压迫打结两边的血管壁，使血管内膜在轻度外翻状态下结扎缝线。打结的力量宜适度，过紧或过松均会使吻合口对合不良。

正确的血管吻合的另一个要求是，边距及针距要均匀对称，疏密适当。一般讲，缝合血管的边距应为管壁厚度的 1~2 倍，针距是边距的 2~3 倍。边距及针距的安排应以缝合后不漏血为原则。但也不宜缝合过于密集，以免增加栓塞的机会。吻合动脉时，因管内血压较静脉为高，为防止漏血，针距应较静脉的适当减小。

吻合时应将血管搭配安置好，避免张力过大或过小。更要防止血管的迂曲、旋转，这些都会造成血流不畅，血栓形成。

2. 显微血管的缝合方法

（1）血管端端缝合术：端对端间断缝合法，是血管缝合术中最常用的操作，由于术者习惯不同，所采用的缝合方法和针序亦有所不同。一般是先缝合固定牵引线，然后在牵引线之间再行间断缝合。根据牵引线的缝合方式将缝合方法区分为两定点、三定点或四定点法。可依据自己对各种缝合方法的熟悉程度来选用。

1）两定点缝合法：等距两点缝合方法，是将血管两断端相对合后，在吻合口的 0° 和 180° 的部位各缝合 1 针作为固定牵引线。一般是第 1 针缝合助手侧管壁，第 2 针缝术者侧管壁。等距两定点缝合法显露清楚，边距及针距易于掌握。但在提起固定牵引线时会造成管口闭拢，易缝到对侧管壁。缝合另外一侧管壁时，血管需翻转 180°，易造成血管的损伤（图 10-31）。

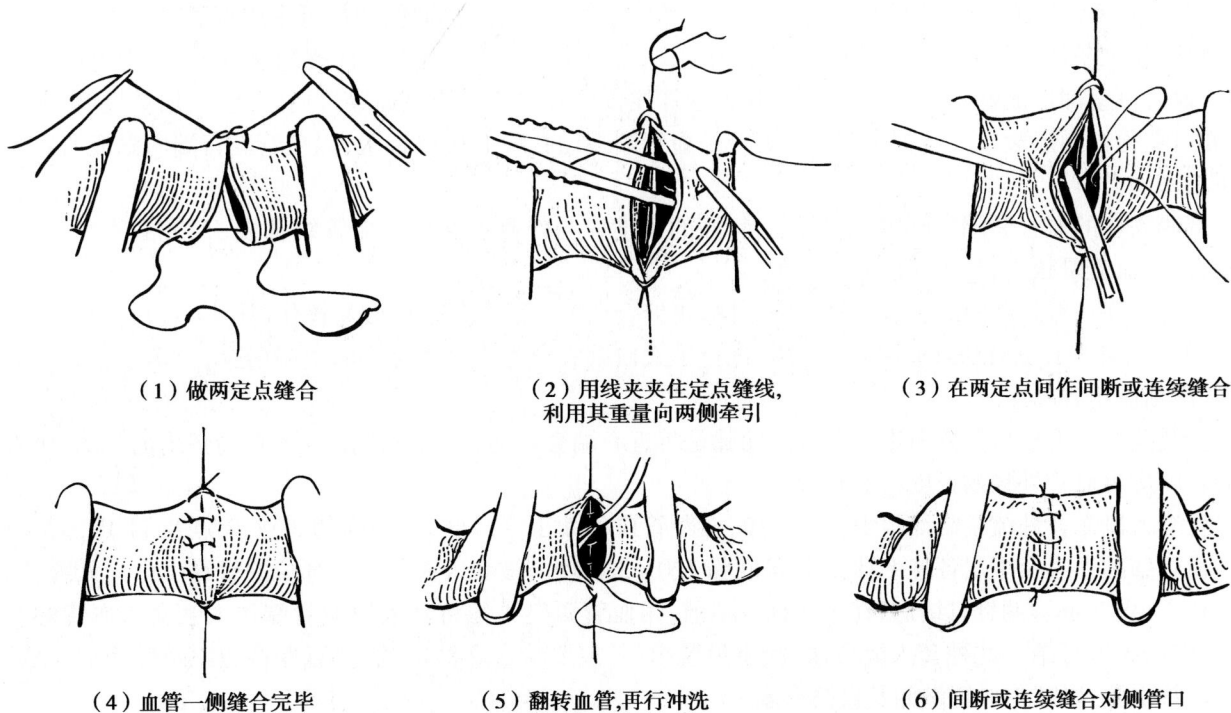

（1）做两定点缝合　　　　　（2）用线夹夹住定点缝线，　　　　　（3）在两定点间作间断或连续缝合
　　　　　　　　　　　　　　　　利用其重量向两侧牵引

（4）血管一侧缝合完毕　　　　　（5）翻转血管，再行冲洗　　　　　（6）间断或连续缝合对侧管口

图 10-31 血管吻合的方法

非等距两定点缝合法是在0°及120°或150°位,先缝合两针作牵引,由于前、后壁长度不等,在拉紧牵引线时,后壁会下坠,减小了缝到后壁的可能性,但针数和针距却不易掌握(图10-32)。

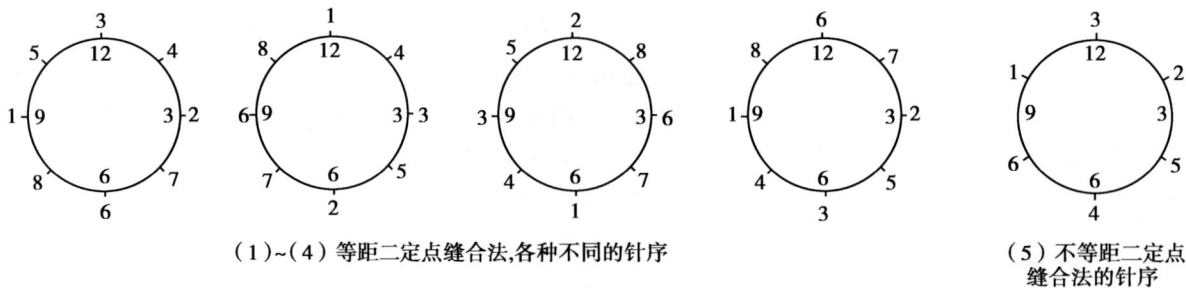

（1）~（4）等距二定点缝合法,各种不同的针序　　　　　（5）不等距二定点
　　　　　　　　　　　　　　　　　　　　　　　　　　　　　缝合法的针序

图 10-32　小血管缝合针序

2）三定点缝合法:在血管的周径上,每相隔60°作1针缝合,形成等距的三定点牵引。此法多可避免缝到对侧管壁,但却常难以做到真正等距缝合,故会使针距不均匀(图10-33)。

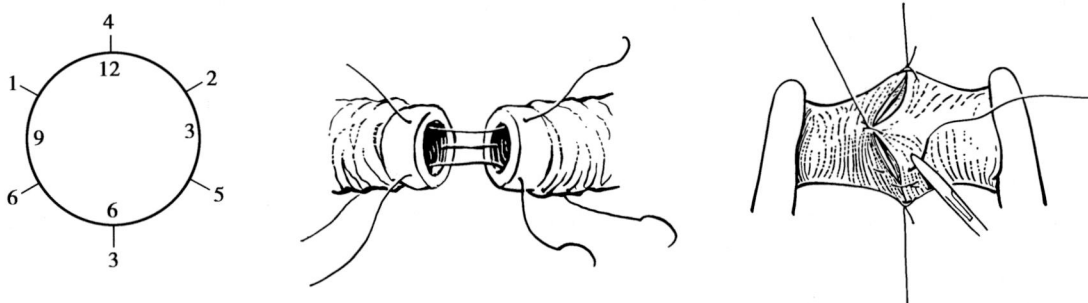

图 10-33　三定点缝合法
在三定点之间作间断缝合

（2）血管端侧缝合术:如果血管两断端口径相差过大,无法作对端吻合时,可采用端侧缝合法。

将要作侧壁切口的血管表层疏松结缔组织剥离,在计划开口处,用小圆针挑起血管壁,用弯剪剪除适量管壁,血管侧壁即形成椭圆形口,亦可用7-0无创针线按所要作切口的纵径穿过血管壁,稍加牵提后,剪除管壁,亦可获得椭圆形裂口。血管壁的开口处应距血管断端结扎线1.0cm以上,以免管腔盲端内涡流所致的凝血块堵塞吻合口。

端侧吻合的血管断端一侧应剪成斜面,斜面的角度应与作侧壁切口的血管纵轴成45°左右夹角。45°夹角吻合后,血流量较大,且血栓形成机会小。

缝合针序一般是先间断缝合血管后壁一侧,再缝合前壁,这样显露好,较易操作(图10-34)。

（3）血管套叠缝合法:Lanritzen(1978)进行了大白鼠股血管套叠缝合法的实验研究,获得了较高的通畅率,并逐渐应用到临床。

套叠缝合法需按血流方向进行套接。动脉是将近心端套入远心端,静脉是将远心端套入近心端,血管套入的长度应为血管外径的长度(图10-35)。

将套入段血管外疏松结缔组织剥离干净,在距管口稍大于管径处,于钟面的3点、7点及11点部位分别穿经血管壁的外膜及中层各缝1针,3针各间隔120°,3针均与被套入血管对应部位的管缘由内向外缝合,边距为0.2~0.3mm。两针打结后,在第3针打结前,用血管镊轻柔地将套入段血管端送入被套入血管的管腔内,再作第3针打结。此种套入缝合法,为避免脱出,一般要缝合3针,并需注意保持边距及针距的一致,使套入血管平整,以减少血管渗漏及血栓形成。

王国君(1986)采用剪开套接法,可减少常规套接法血管套入时的困难。临床应用效果亦较好。方法是将被套入端血管壁作纵行剪开,长度等于血管的直径,第1针缝合被套入端剪口顶角及套入端相应的管口缘,全层

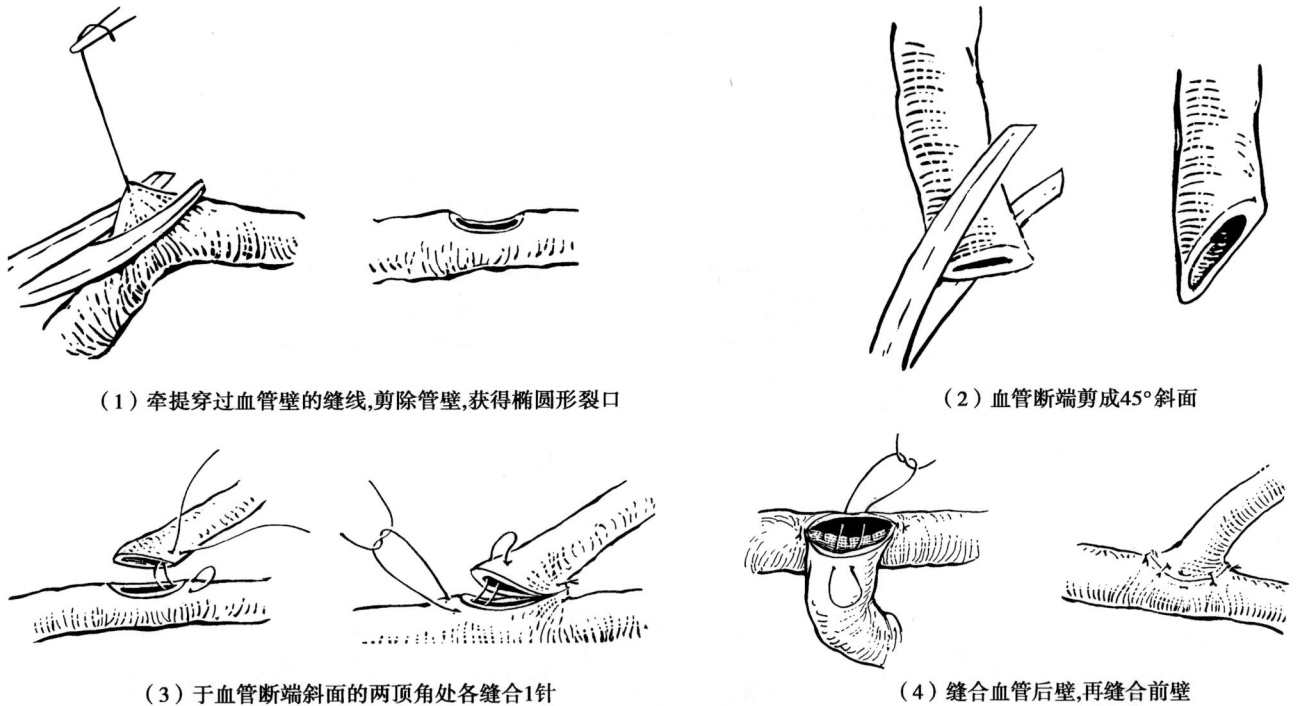

（1）牵提穿过血管壁的缝线,剪除管壁,获得椭圆形裂口

（2）血管断端剪成45°斜面

（3）于血管断端斜面的两顶角处各缝合1针

（4）缝合血管后壁,再缝合前壁

图 10-34　血管端侧缝合术

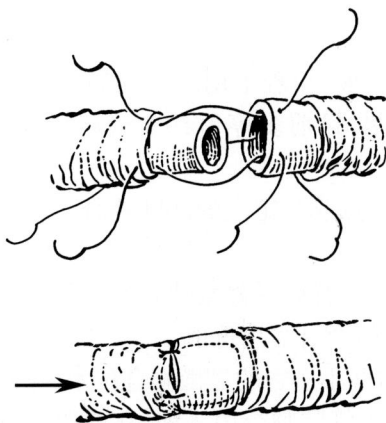

图 10-35　血管套叠缝合法
（箭头示血流方向）

缝合并打结。将套入段血管送入被套入管腔后缝合第 2 针。第 2 针缝合被套入端管口缘全层及套入端距管口稍大于管径长度处的外膜及中膜层,且在第 1 针的对侧(180°)位置。第 3 针缝合剪开的血管边缘的两个角,并穿经套入端的外膜及中膜层(图 10-36)。

套叠缝合法,具有操作简单,血管腔内无缝线裸露(剪开套接法有 1 针缝线暴露于管腔内),缝合针数少,节省时间,对血管壁损伤轻,通畅率较高等优点。但遇血管长度不足或管径相差过大者不宜采用。

（4）套管吻合法:Memel(1984)及 Kanaujia(1988)作血管袖套式吻合法,获得了较高的成功率。

袖套式吻合法是截取一段血管做袖套,光滑套于血管断端之一侧。将血管两断端修整后,端对端间断缝合 2 ~ 4 针后,再将血管袖套拉套于吻合口处,其通畅率可达 97% ~ 100%。

此种方法具有缝合及出血时间短之优点。但需切取血管作袖套,如无适当血管可用则不适宜此法。袖套往血管上套并不容易(图 10-37)。

（5）黏合吻合法:随着 ZT 医用黏合剂(α-氰基丙烯酸类)的发展,为血管的黏合提供了物质条件。ZT 医用黏合剂具有很强的聚合性。当其接触人体组织的阴离子时,即由液态的单体快速转变成固态的聚合物而产生黏合作用。此聚合物在体内可逐渐降解而被代谢。

应用 ZT 医用黏合剂进行小血管的黏合实验获得了满意的结果。操作方法是,用 11-0 无创针线作血管等距离三定点间断缝合,用棉片吸去吻合口的液体使其尽量干燥,在血管内膜外翻情况下,涂抹黏合剂于吻合口的周缘。约数秒钟即可见黏合剂固化封闭吻合口。注意涂抹黏合剂应迅速准确,以免因黏合剂的快速黏合作用而将涂抹器械与血管黏合在一起。也有作者应用医用黏合剂进行血管的套接吻合实验。

黏合吻合血管的方法虽具有简化缝合的优点,但尚有待于临床应用的检验。

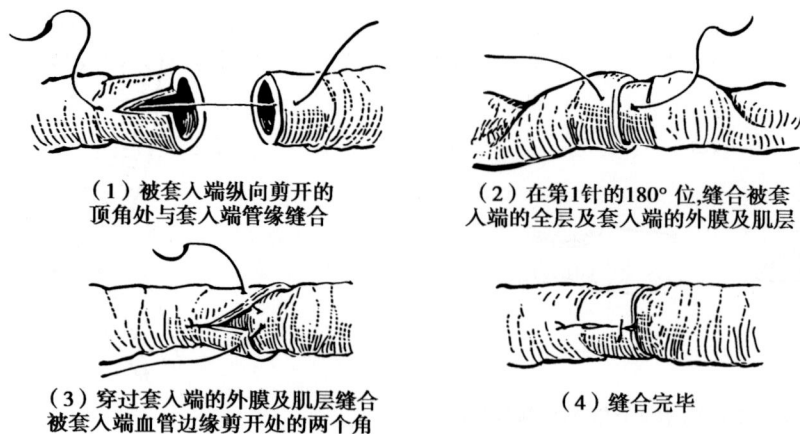

（1）被套入端纵向剪开的
顶角处与套入端管缘缝合

（2）在第1针的180°位,缝合被套
入端的全层及套入端的外膜及肌层

（3）穿过套入端的外膜及肌层缝合
被套入端血管边缘剪开处的两个角

（4）缝合完毕

图 10-36 血管剪开套接法

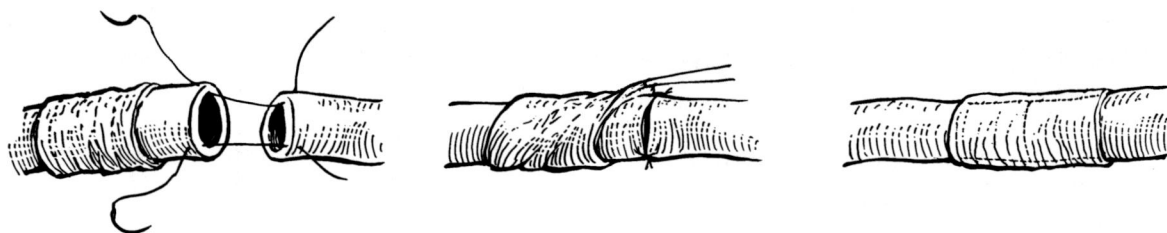

图 10-37 袖套式血管吻合方法

（6）激光吻合法:20 世纪 80 年代由于激光在医学领域应用的发展,出现了用二氧化碳激光进行小血管吻合的方法。激光吻合小血管,由于受激光器及其他条件的限制,目前多停留在实验阶段,临床尚未应用。

实验中一般多采用二氧化碳激光器,将血管断端修整后,先作二定点或三定点的间断缝合。对牵引线之间的血管口边缘用二氧化碳激光进行焊接吻合。

与常规端对端单纯间断缝合方法比较,激光吻合法具有节省时间,血管内膜修复快且光滑的特点。随着科技进步及激光医学的发展,激光吻合法在手部小血管的修复方面可能会有实用价值。

（7）可溶性血管腔内支架的吻合方法:为了使外科医师能较快掌握小血管的显微吻合技术,降低小血管端端吻合技术的难度,提高吻合通畅率,史玉林(1992)研制了可溶性小管腔吻合内支架,在应用中也获得了较高的血管通畅率。

可溶性小管腔内支架是将葡萄糖、低分子右旋糖酐、氯化钠精滤浓缩,做成固态的纺锤形或圆柱形支架。支架表面有 4 个纵向等距的沟槽便于缝合,支架两端为圆锥形,便于插入血管断端。支架大小、粗细规格不同,可根据血管腔大小选用。

缝合血管时,将支架表面涂布少量 50% 浓葡萄糖溶液,插入管腔的两断端,在 4 个缝合沟槽处各作间断缝合,并可根据需要,在各缝针间再加针。缝合完毕后,放开止血夹,血流便沿着缝合的沟槽流过并溶解该支架(图 10-38)。

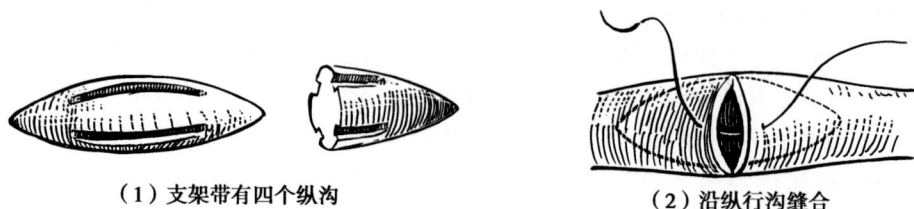

（1）支架带有四个纵沟

（2）沿纵行沟缝合

图 10-38 可溶性血管腔内支架吻合法

此法吻合手指血管,具有不会刺伤对侧管壁、进针准确、针距易于掌握、支架不必取出等优点,可提高血管吻合质量及速度。但具备纯熟小血管吻合技巧的医师,多不愿将时间花费在安放血管支架的操作上。对于血管长度有少许缺损,缝合有轻度张力时,在安放支架进行吻合时会有一些困难。

3.血管移植　断指再植时经常遇到血管有节段损伤或缺损。少量缺损,可以用骨质短缩,血管断端适当游离,或利用关节屈曲以克服血管缺损。如果缺损较多,应该做血管移植。移植血管最常用的是自体小静脉。有些情况下也应用自体小动脉移植,同种异体小血管的移植尚在实验研究阶段。

(1)自体小静脉移植:静脉作为移植材料,取材的部位很多,手术简单,对供区影响小,可以修复动脉或静脉的缺损。常切取足背、手背或前臂的浅静脉作移植。

依血管缺损的长度和管径确定取材部位。取材部位应远离受区,应选用健康血管。切取时,沿血管切开皮肤,结扎其分支。在切下静脉的近心端用丝线结扎标记备用。切取静脉的长度要比缺损长 1~2mm,以代偿回缩。

使用时自切取静脉段远侧断口插入冲洗针头,缓慢推注肝素盐水,行液压扩张。其目的有二:一方面可解除血管痉挛;另一方面可检查是否有小分支遗漏结扎而进行补扎,以防移植后漏血(图10-39)。

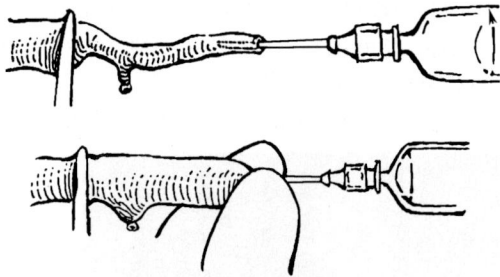

图 10-39　血管液压扩张

移植静脉修复动脉时,应将移植段倒置,静脉段的近心端与动脉的远心端对接,使血流方向顺应可能存在的静脉瓣方向。移植的静脉不应过长,以免通血后迂曲致血流不畅。一般是在缝合完一端后,轻柔地牵拉另一端,使移植的静脉稍呈张力状态下,剪除多余的静脉,再与动脉断端吻接,其长度即可适宜。

移植静脉修复静脉缺损时,移植的静脉段不需倒置。

(2)自体小动脉移植:只有在特殊情况下,采用小动脉移植来修复血管的缺损。如在断指再植时,切取次要侧的指动脉,修复优势侧动脉,不必行倒置吻合。

4.术中血管危象的处理　见本章第一节。

七、特殊类型的断指再植

(一)末节断指再植

随着显微外科技术的不断提高及对断指再植规律的不断认识,目前,末节断指再植的成功率已高达90%以上,离断而能再植的平面已达指甲远1/2水平。

末节手指血管解剖恒定,两侧指固有动脉沿指深屈肌腱的腱鞘两侧向远端走行,在指深屈肌腱止点以远形成指远侧掌横弓。约在甲半月线水平发出 3~5 条终末支,相互吻合成网,分布于指腹和甲床,终末支的外径为 0.1~0.3mm,可供再植吻合。末节指背静脉起于指甲两旁,经甲床走向近侧,在甲根以近汇成末端静脉。掌侧静脉常位于指腹中央或偏尺侧,外径为 0.2~0.4mm。

Yamano 将末节断指分为三区:Ⅰ区为指动脉远侧掌横弓以远的区域;Ⅱ区为远侧指间关节至指动脉远侧掌横弓之间的区域;Ⅲ区为末节指骨远侧 1/3 处至指间关节的区域。根据是否能在掌侧找到供吻合用的静脉,Yamano 将Ⅰ区断指分为三型:Ⅰ型为甲半月线处的离断,正好伤及指动脉弓,在指腹侧能够找到供吻合用的静脉;Ⅱ型为甲半月线以远的离断,掌侧难于找到适宜吻合的静脉,指动脉弓发出的终末支也受到损伤;Ⅲ型为指端的斜形离断,掌侧有时也可找到供吻合用的静脉(图10-40)。

Ⅰ区的断指:指骨不作短缩对血管吻合无影响。清创时注意用3%过氧化氢及稀释的碘伏溶液冲洗骨端,用细克氏针作内固定。Ⅰ和Ⅲ型断指可在掌侧找到供吻合用的动脉、静脉,直接吻合。Ⅱ型损伤,如果离断创面整齐且远断端骨质较少,可以原位缝合,不吻合血管;如果有可供吻合的动脉,应尽可能吻合,静脉血回流问题可通过扩大髓腔及拔甲渗血等方法解决。

Ⅱ区的损伤:如果指间关节有骨折或骨缺损,可作关节融合。儿童应注意保护骨骺,尽量不作关节融

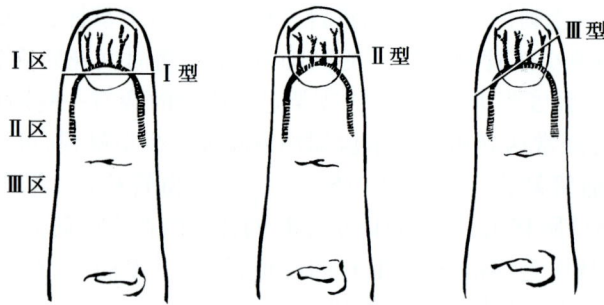

图 10-40 Yamano 末节断指分区及分型

合,以免影响手指发育。该区动脉直径为 0.2~0.5mm,静脉直径为 0.3~0.6mm,血管吻合并不十分困难。

Ⅲ区损伤:应以短缩中节指骨为主,尽量保存远侧指间关节,修复屈、伸指肌腱,以利术后恢复活动。

手指末节组织少,低血流量供给即可成活。远侧指间关节即使作融合,对整个手指的功能影响亦不大。末节指神经丰富,少许缝接神经后即能恢复满意的感觉功能。末节断指再植后指腹多显饱满,外形美观。故一般对于末节指的离断,只要离断的指体条件允许,均可考虑再植(图 10-41、42)。

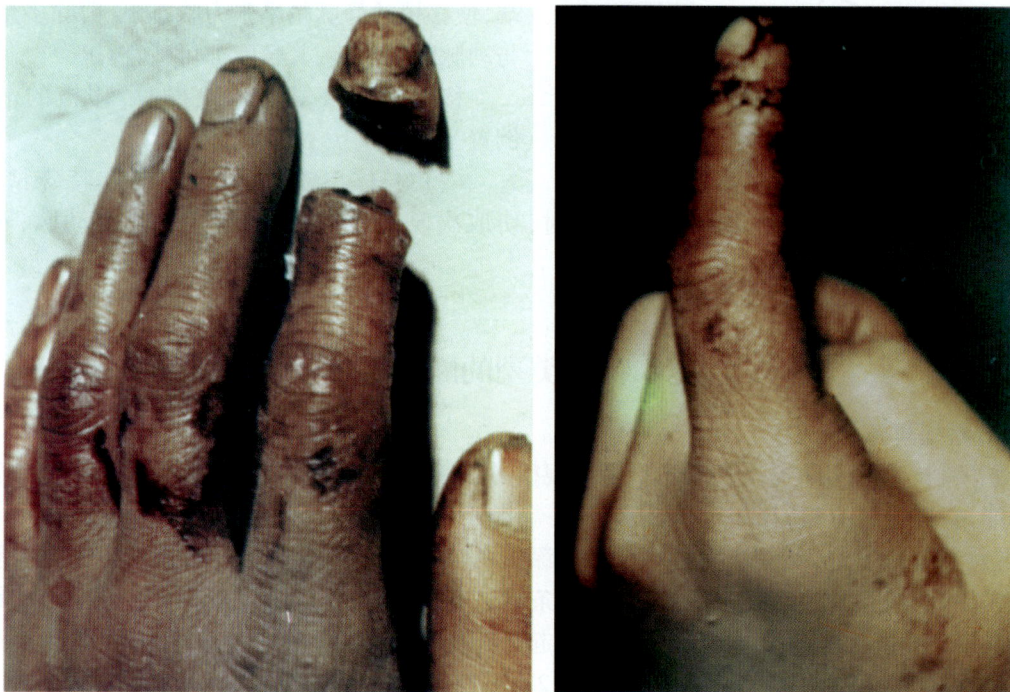

图 10-41 示指末节完全性离断,再植成功

(二)拇指旋转撕脱性离断的再植

拇指被高速旋转的机械缠绕和强力牵拉而造成离断,是此类损伤的特点。由于各种组织抵抗暴力的程度不同而使离断平面不同。肌腱坚韧,故常从腱腹结合部断裂拉出。神经较血管能抗较强外力,故多呈鼠尾状从近端抽出一段。而血管多在断离平面附近断裂。

此类断指,程国良等提倡作组织移位再植,用示指固有伸肌腱、环指指浅屈肌腱或掌长肌腱,分别移位于拇长伸肌腱及拇长屈肌腱;将第 2 掌背静脉及示指桡侧指动脉移位,分别修复拇指背侧静脉及拇指指动脉;将示指尺侧指神经移位与拇指尺侧指神经吻合。再植指可恢复良好的感觉及运动功能,是其他拇指再造手术所不能比拟的(图 10-43)。

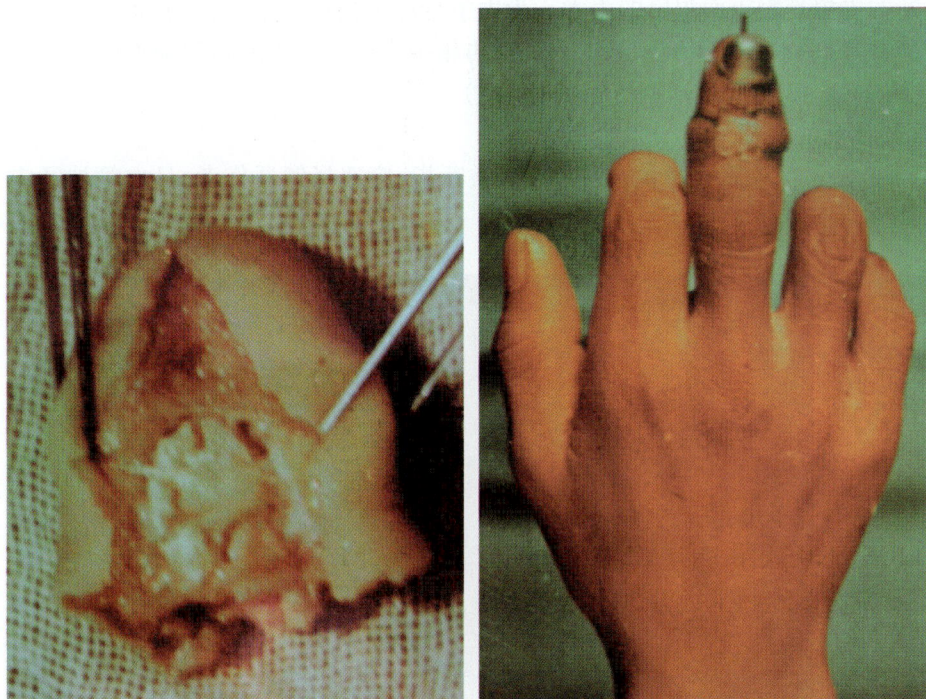

图 10-42　中指末节完全离断,指体有挫伤,但再植仍成活

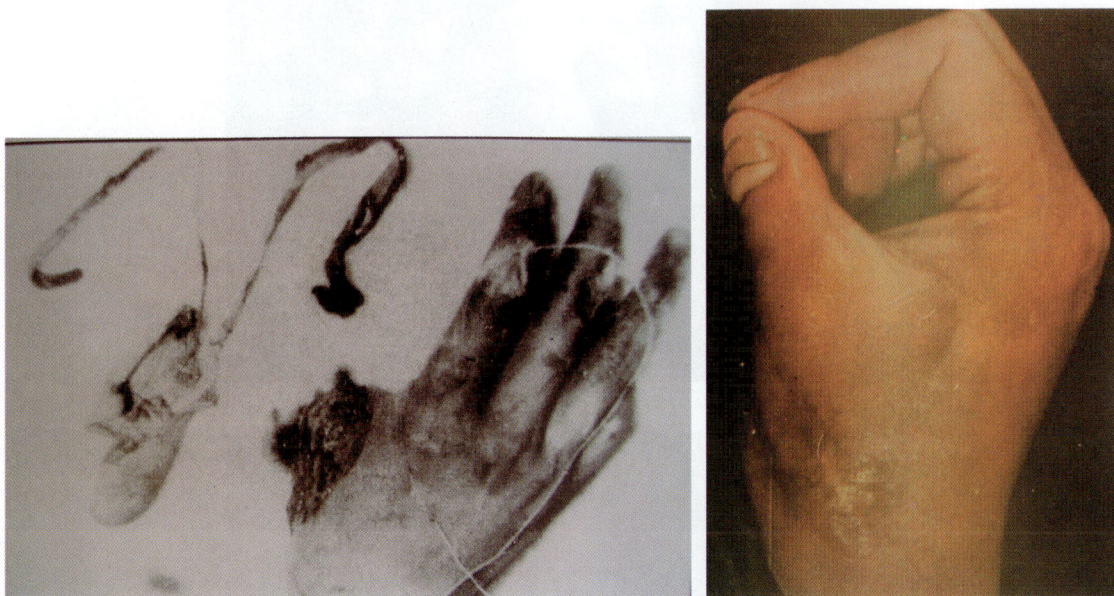

图 10-43　拇指撕脱伤,再植成活

（三）多指离断的再植

由于受伤手指多,创伤严重,使再植术的难度增大。特别是双手的多指离断伤,再植时工作量大,手术时间长,既要争取再植成功的手指数量,又要保障每个手指再植的质量,故而手术的设计与组织工作很重要。

1983 年 11 月,解放军 401 医院为 1 例双手 10 指完全离断的患者进行 9 指再植(另 1 指因毁损无条件再植),全部成活,开创双手多指再植成活指数最多的先例。1986 年 1 月,第四军医大学附属第一医院首创 10 指完全离断全部再植成活。目前已有 10 余例 10 指完全离断全部再植成活的报道。

　　双手多指离断的再植是繁重而艰巨的手术。为力争全部手指再植成活,在有条件的情况下,应组织多组手术人员轮替上台,保障手术人员以充沛的精力进行再植手术。为减少断指温缺血的时间,可将等待再植的断指置于4℃冰箱中冷藏,以提高成活率(图10-44,45)。

　　（四）一指多段离断的再植

　　此类损伤系同一个手指有两段以上的离断。该类断指,应选择锐器伤者,且血管神经应无撕脱,离断的指体应整洁而无挤压捻挫者进行再植。

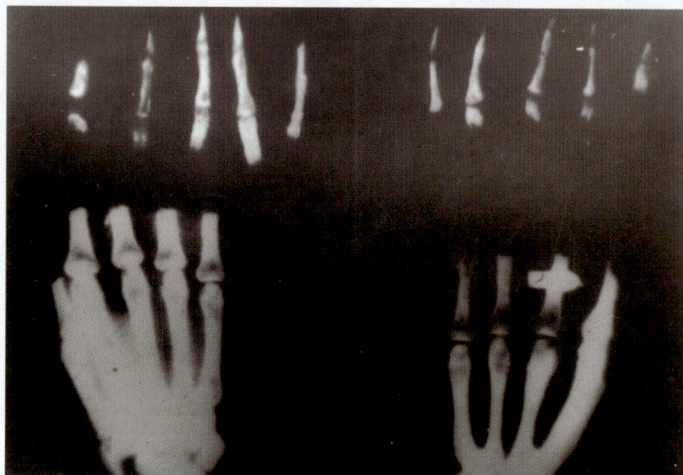

（1）

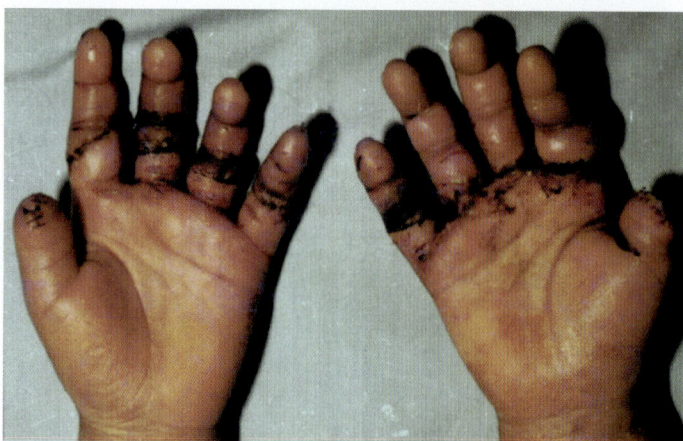

（2）

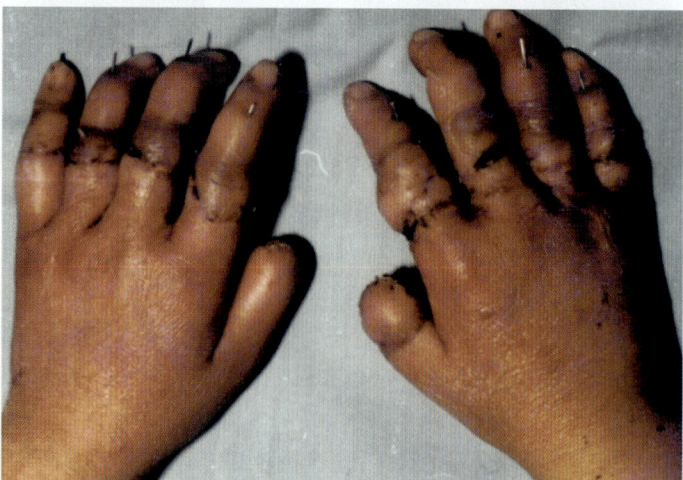

（3）

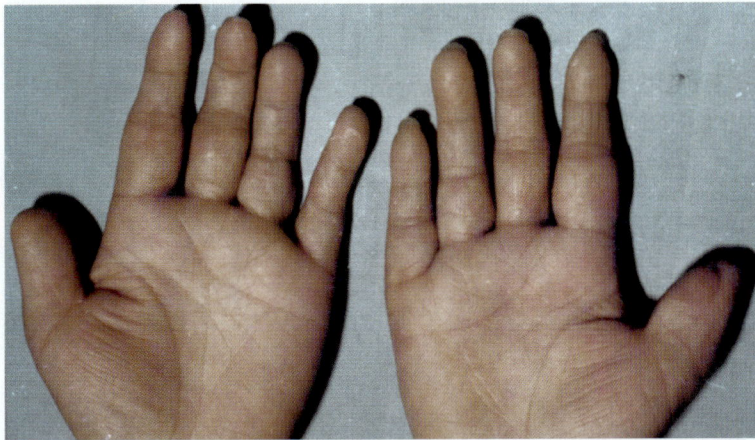

（4）

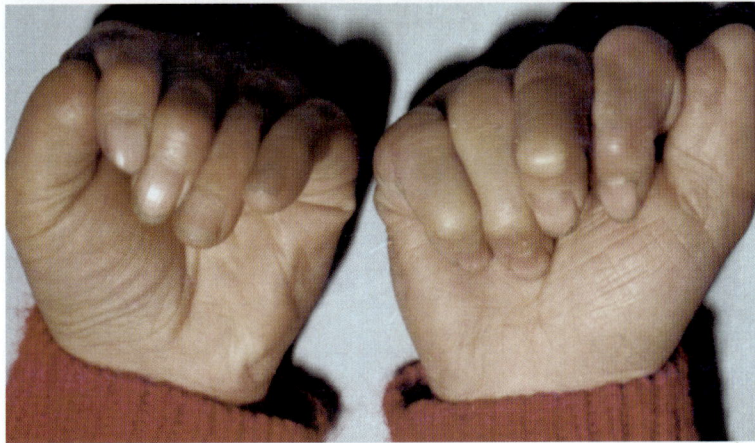

（5）

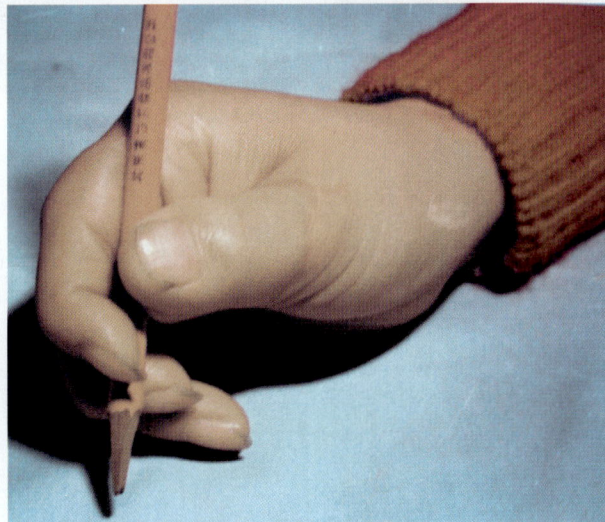

（6）

图 10-44 双手 10 指完全性离断,8 指再植成功。双侧拇指挤压变形,
无再植条件。右拇指为踇甲皮瓣再造拇指
（1）术前 X 线片;（2）、（3）再植术 2 周后;（4）、（5）、（6）再植术后功能恢复良好

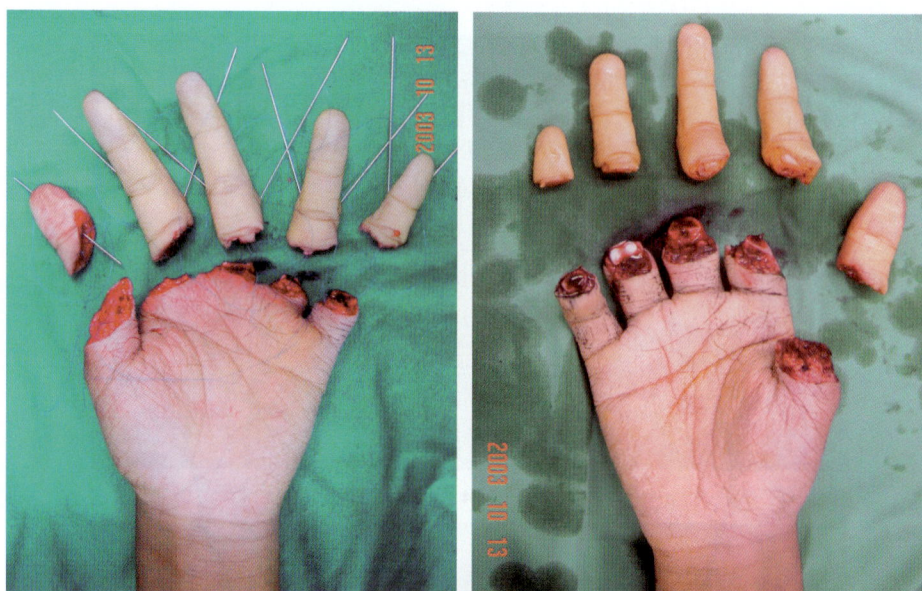

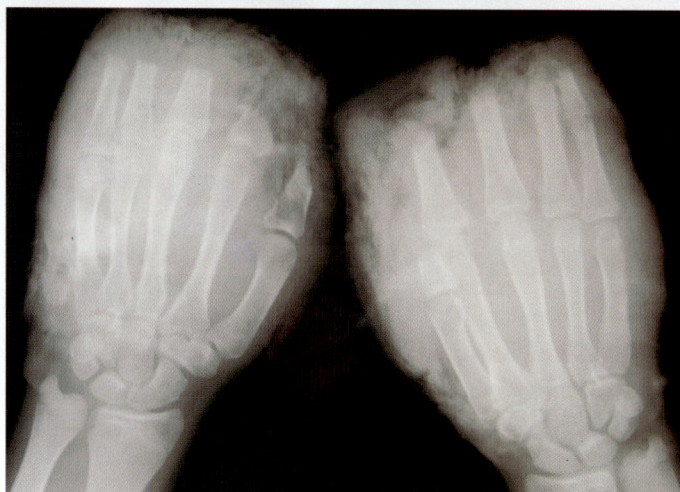

（1）术前离断情况及X线片

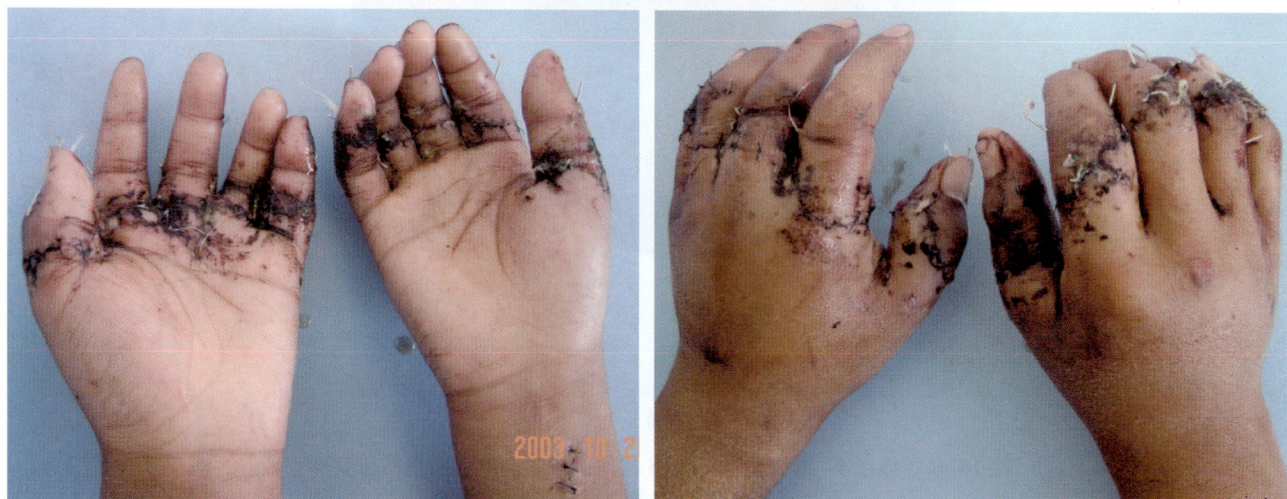

（2）再植术后2周

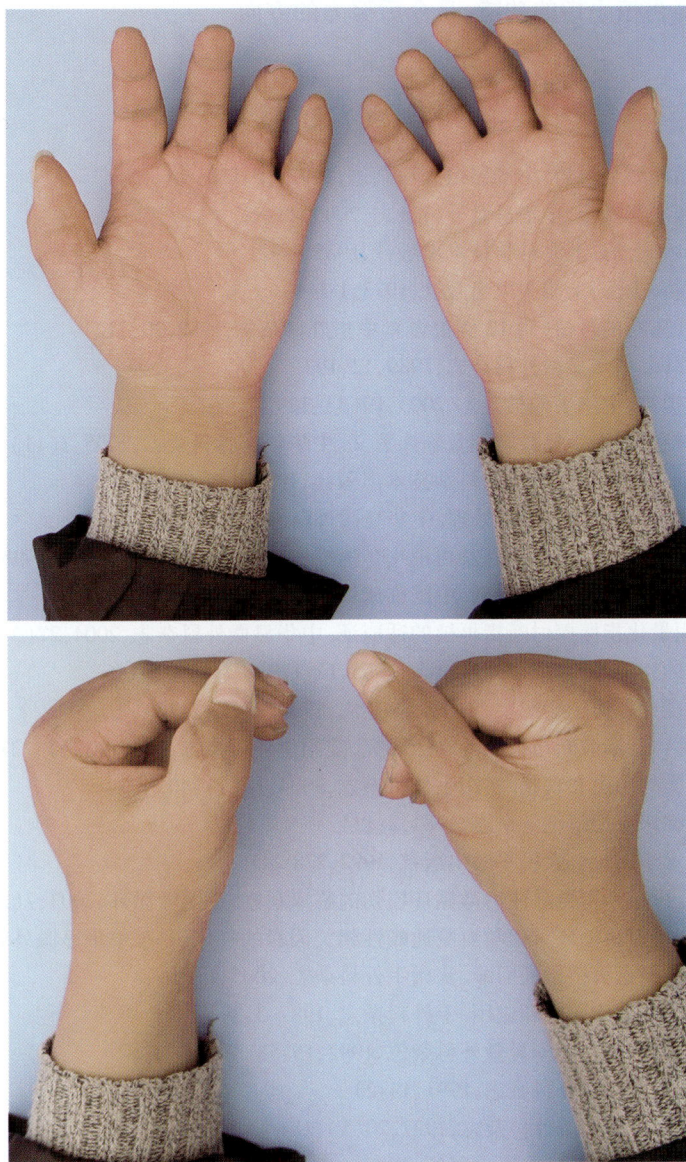

（3）术后手功能恢复情况

图 10-45　双手 10 指完全离断，再植成功

一指多段离断的再植，手术难度主要在于每条血管的多个吻合口均要做到高质量吻合，以保证畅通。同时要尽可能保存骨关节的完整。一般是先进行离体指段间的再植，然后将其再植于手指近断端上。

（五）小儿断指再植

小儿断指再植是指 12 岁以下儿童的断指再植手术。小儿手指的血管非常细薄，抗拉力小，容易痉挛。再植时应尽量少短缩骨骼，注意保护骨骺，一般不作关节融合。术后患儿应以飞机形胸、臂石膏夹板妥善制动，给 3~5 天镇静剂非常必要。

术后观察与护理非常重要。这一环节如有疏漏，即使手术做得理想，仍可能导致失败。

八、再植术后的处理

断指再植手术后的处理，基本与断肢再植相同（参见本章第一节）。

手指离断是手部常见的损伤，断指再植是手外科医师应当熟练掌握的手术技能。年轻医师经过创伤及显微外科技术训练，做断指再植手术并不很难。现在国内的断指再植成功率已很高，但再植手指的功能恢复不尽理想,如何进一步提高再植手指的功能,是今后努力的方向。

(张长清)

参 考 文 献

1. 陈中伟. 我国断指、断肢再植回顾与展望. 中华显微外科杂志,1992,15:133

2. 张健,陈中伟. 断指再植的回顾与展望. 中华显微外科杂志,2000,23:82

3. 陈中伟,等. 显微外科. 第二版. 上海:上海科学技术出版社,1985,1-92

4. 陈中伟. 创伤骨科与断肢再植. 上海:上海人民出版社,1973,1-144

5. 程国良,等. 拇指旋转撕脱性离断的再植(附 12 例报告). 中华外科杂志,1982,20:712

6. 程国良,等. 断指再植十年回顾. 中华显微外科杂志,1989,12:193

7. 程国良. 断指再植的发展与提高. 中华手外科杂志,2003,19(3):129

8. 陈铭锐,陶利,邵岩. 末节指神经血管显微解剖及临床意义. 中华创伤骨科杂志,2005,7(11):1048

9. 丁自海,裴国献. 手外科解剖与临床. 济南:山东科学技术出版社,1993,144-150,277-284

10. 方光荣,等. 断指再植血管危象 100 例分析及处理. 中华显微外科杂志,1987,10:193

11. 范启申,王成琪,周建国等. 末节手指解剖研究及再植 430 例报告. 中国局解手术学杂志,1998,7:75

12. 高崇敬,等. 中远节指血管神经的显微外科解剖. 中国临床解剖学杂志,1988,4:200

13. 何旭,程国良,刘亚平等. 用量化指标探讨断指再植的适应证. 中华显微外科杂志,2004,27(3):177

14. 卢家泽,等. 指动脉吻合术的初步经验. 中华外科杂志,1965,13:179

15. 李贵存,等. 手功能评定标准专题讨论会纪要. 中华骨科杂志,1990,28(8):476

16. 李崇杰,马金刚,肖亚东. 特殊性断肢断指再植的临床研究. 实用手外科杂志,2006,20(3):137

17. 陆志方,张咸中. 断手指分类的历史和现状. 实用手外科杂志,2004,18(1):40

18. 刘正津. 手部动脉的解剖. 临床应用解剖学杂志,1984,2:124

19. 曲智勇,等. 实用手外科手术学. 北京:人民军医出版社,1992,228-241

20. 任长龙,苏振荣,李宗宝等. 再植断指再灌注后微循环损伤的临床观察. 中国微循环,2003,7(2):104

21. 任志勇,范启申,曹斌等. 断指血液循环重建与血流通畅性相关因素的临床研究. 中华显微外科杂志,2006,29(2):97

22. 寿奎水,芮永军,张全荣,等. 断指再植指证回顾. 实用手外科杂志,2005,19(1):8

23. 田万成,等. 逆行法断指再植的临床研究和应用. 手外科杂志,1987,3:34

24. 田万成,等. 一指三段离断再植成功. 中华显微外科杂志,1992,15:58

25. 田万成,等. 指尖断指再植. 中华显微外科杂志,1991,14:23

26. 田万成. 断指再植 30 年进展. 中华显微外科杂志,1997,20(3):181

27. 王成琪,等. 实用显微外科学. 北京:人民军医出版社,1992,142-193

28. 王成琪,等. 小儿断指再植. 中华骨科杂志,1983,6:349

29. 王成琪,王剑利,张敬良,等. 断手指分类与治疗方法的选择. 中华显微外科杂志,2001,24(2):86

30. 王国君,等. 小血管剪开套接法的动物实验及临床应用. 中华外科杂志,1986,5:269

31. 王振维,等. 手指神经血管束的巨微解剖. 中国临床解剖学杂志,1986,6:129

32. 王澍寰. 手外科学. 第二版. 北京:人民卫生出版社,1999,480-529

33. 王澍寰. 等. 兔耳血管吻合的动物实验. 北京医学,1965,1:20

34. 项力源,刘会仁,李瑞国. 末节断指再植与分型. 实用手外科杂志,2005,19(2):75

35. 朱盛修. 骨科显微手术学. 北京:科学出版社,1985,25-38,57-74

36. 朱盛修,王惠敏. 断指再植功能评定标准讨论. 中华显微外科杂志,1989,12:116

37. 章伟文,陈宏,王欣等. 手指末节血管神经的应用解剖. 实用骨科杂志,2004,10(5):415

38. 张涤生,等. 显微修复外科学. 北京:人民卫生出版社,1985,1-34

39. 张显利,等. 手背动脉的应用解剖. 解剖杂志,1988,11:191

40. Ikuda A, et al. Arterial patterns in the hand based on a three-dimensional analysis of 220 cadaver hands. J Hand Surg,1988,13(A):501

41. kanaujia RR. Micro-arterial anastomosis using only two sutures and an autogenous cuff. J Hand Surg,1988,13(B):44

42. Komatsu S and Tamai S. Successful replantation of a completely cut-off thumb-case report. Plast Reconstr Surg,1968,42:374

43. Matsuda M, et al. Correlation between number of anastomosed vessels and survival rate in finger replantation. J Reconstr Microsur-

gery,1993,9:1

44. Morrison WA, et al. Digital replantation and revascularization-a long term review of one hundred cases. Hand,1978,2:125

45. Moss SH, et al. Digital venous anatomy. J Hand Surg,1985,10(A):473

46. Smith DO, et al. The digital venous drainage of the fingers. J Hand Surg,1991,16(A):303

47. Stmuch B, Wilson DM. Arterial system of the fingers. J Hand Surg,1990,15(A):148

48. Wang Shu-Huan et al. Repiantation of severed limbs-Clinical analysis of 91 cases. J Hand Surg,1983,6:311

49. Yamano Y. Replantation of the amputated distal part of the fingers. J Hand Surg,1985,10(A):211

第 十 一 章

手 部 烧 伤

手是身体外露和活动范围最大的部分,在劳动、工作、生活、自然灾害,乃至战争中受烧伤机会较多。各医院报道单独手烧伤,或其他部位烧伤兼有手烧伤的,一般占烧伤伤员的 40% ~80%。大面积烧伤患者,手部很少能幸免。

手的组织结构精细复杂,感觉灵敏,运动灵活,有高度感知和做出各种精巧微妙动作的能力。在社交和社会活动中,对风度仪表的展现,情感意愿的表达起重要作用,所以治疗手部烧伤的目的,不应该仅限于使创面愈合,而且要求最大限度恢复其感觉、运动功能和外观。目前的治疗水平,尚不能取得理想的疗效,有待进一步研究提高。

一、手烧伤深度分类及临床诊断

手烧伤的严重性与烧伤面积大小,受伤部位、尤其是烧伤深度有直接关系。手掌、手背和手指的皮肤深层组织,解剖结构各有其特点,在维持手的外形及运动功能均有其重要性,即使局部单纯皮肤烧伤处理不当,也可造成全手及深部组织结构变化而致功能障碍。烧伤深达皮肤以下的深层结构即能造成不可挽回的组织毁损与伤残,外观更无法完全恢复正常。因此预防手部烧伤,做好劳动保护极为重要。

烧伤深度诊断分类有多种办法,国际上比较通行的是四度五分法,即一度烧伤(皮肤表皮烧伤),二度烧伤(真皮浅层烧伤),深二度烧伤(真皮深层烧伤),三度烧伤(皮肤全层烧伤)及四度烧伤(皮下肌腱、神经、血管、骨关节等深部组织亦有烧伤)(图 11-1)。

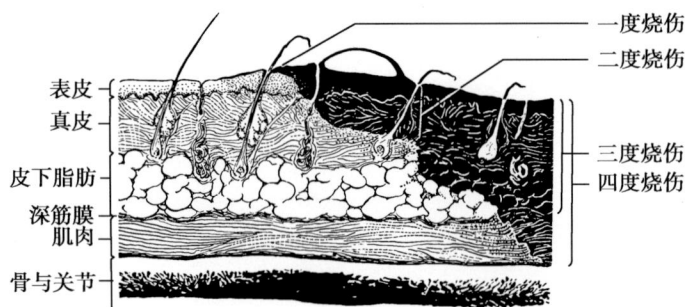

图 11-1 皮肤及深部组织结构和烧伤深度示意图

手的掌、背侧皮肤及深层结构不完全一样,但烧伤后早期外观表现及临床经过大致相同,表 11-1 可作为临床烧伤深度诊断主要依据。

表 11-1　烧伤深度诊断依据

烧伤深度	症 状 体 征
一度烧伤（Ⅰ°）	皮肤红肿充血,感觉过敏,2~3 天后减退,1 周左右痊愈。有时有表皮脱屑。不留瘢痕,外观功能无影响
二度烧伤（Ⅱ°）	起水疱或表皮脱落,基底潮红,有细网状毛细血管充血,压迫后再充盈反应明显,渗出多,痛觉敏感。10 天到 2 周愈合。开始表皮红嫩,可有色素改变,以后逐渐恢复正常。不留外观及功能障碍
深二度烧伤（深Ⅱ°）	表皮剥脱后创面发白或红白相间,压迫后小血管再充盈反应不明显,渗出少,用针刺痛觉明显减退。暴露后可形成干壳样痂皮,有致密栓塞血管网。如潮湿感染可形成一层坏死组织,脱落后有大量颗粒状真皮乳头逐渐融合形成上皮。一般需 3~4 周愈合,有色素沉着或减退,易形成瘢痕增生及挛缩,常造成手外观及功能障碍
三度烧伤（Ⅲ°）	烧伤后皮肤凝固形成干燥皮革样焦痂,失去弹性和痛觉,如暴露于空气中,焦痂脱水透明,可逐渐出现粗大的皮下栓塞血管网。焦痂自然分离,痂下感染溢脓,肉芽生长,故需植皮才能愈合。小块创面也可由周边上皮爬行愈合,形成瘢痕及挛缩。如手部创面不尽早消灭,拖延时日,手部可因长期水肿,炎症,造成深部软组织粘连挛缩,胶原沉着,骨质疏松,而致严重功能障碍及畸形
四度烧伤（Ⅳ°）	不仅全层皮肤烧伤坏死形成焦痂,由于深部肌肉肌腱烧伤,凝固皱缩,伤后即出现姿势性畸形及运动障碍。暴露后焦痂脱水透明,在手背及指背可见其下的伸肌腱,掌、指骨等;指端常失去血运,干枯坏死;可导致截指或大小鱼际、手背等处深部组织缺损

不同原因手烧伤时,其深度及部位分布常有一定特点,如火焰烧伤时,由于伤员保护性握拳,手掌烧伤常较浅,一般不超过深二度,多可自愈。而手背大小鱼际处于暴露状态,烧伤常较深。近侧指间关节背侧不仅皮肤及皮下组织较薄,而且处于暴露最凸出部位,烧伤后皮肤肿胀的余地亦最小,故可造成三度甚至四度烧伤。热水热液烧伤时,如手部较长时间浸没其中,手掌手背烧伤程度相近,指端及甲上皮、甲床常较重,可发展为干性坏死。一般化学烧伤,多为散在多发,氢氟酸烧伤以指端多见(图 11-2)。热压伤时手掌或手背常见三度及四度烧伤,手指远端易变形坏死,有时合并手部骨折及外伤性截指(图 11-3)。电烧伤时,低压电烧伤多为手指烧伤(图 11-4),而高压电烧伤常以腕掌部受伤最重,多有正中、尺神经及屈肌腱损伤。手部毁损严重者可致手血运障碍,直至缺血坏死(图 11-5,6)。

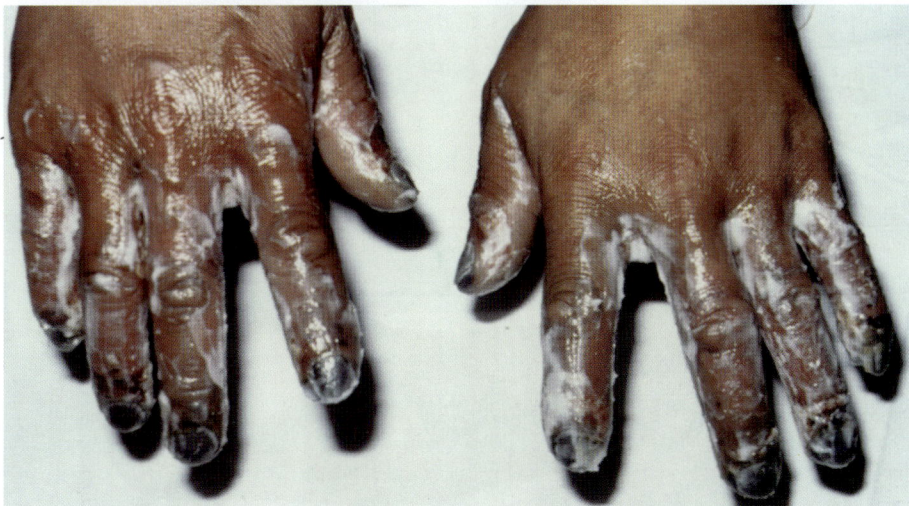

图 11-2　手指氢氟酸烧伤,组织坏死已波及甲下及指端深部组织

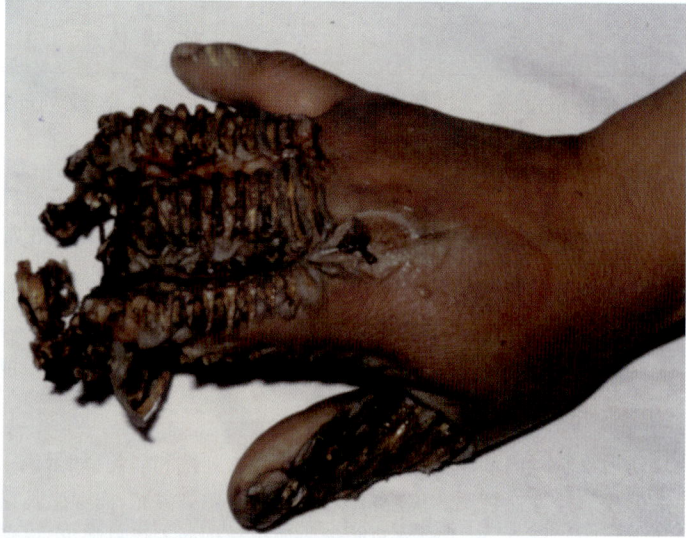

图 11-3 右手瓦楞
纸机热压伤

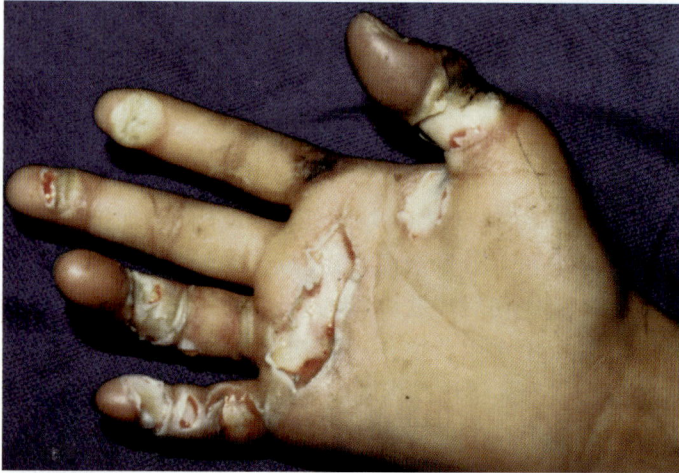

图 11-4 右手多处被 220V
电烧伤,拇指环状烧伤已有
血循环障碍表现

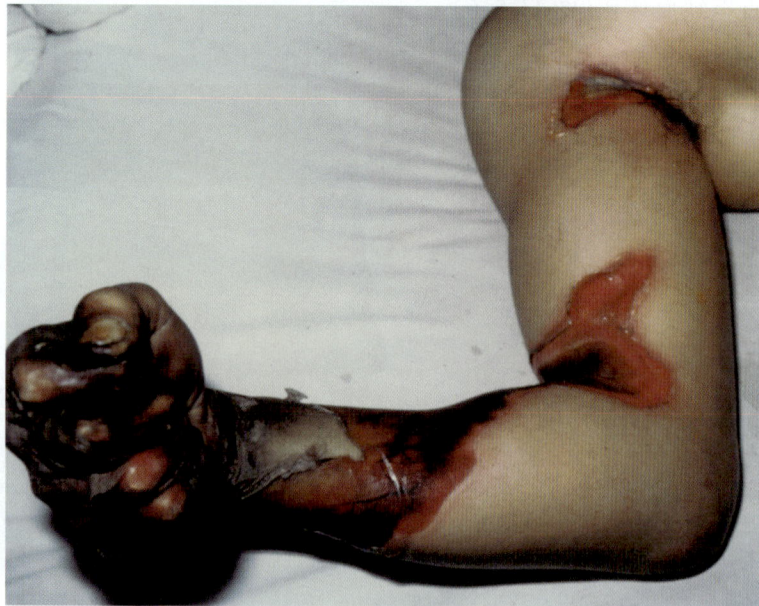

图 11-5 高压电烧伤,右手及前臂远端坏死,腋部及肘部
有继发电弧放电烧伤

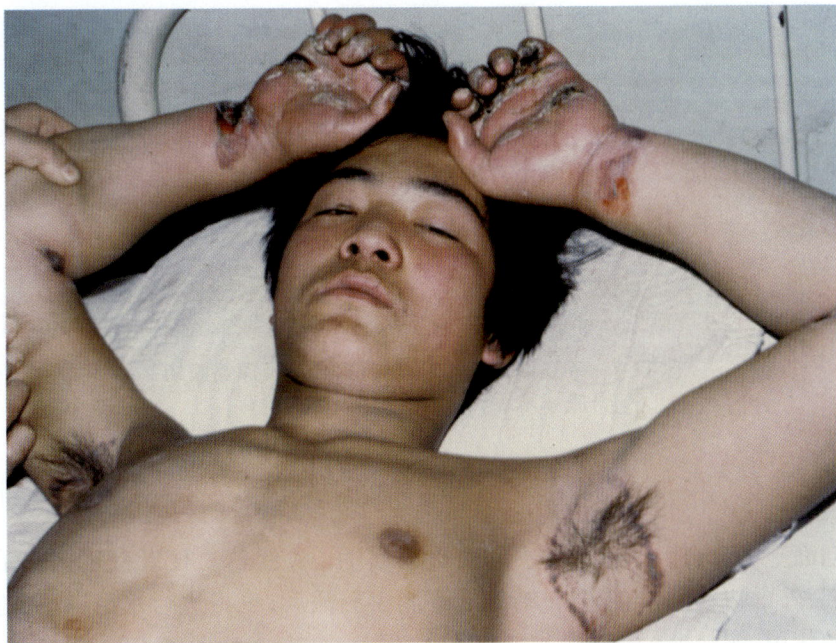

图 11-6　双上肢触及 1 万 V 高压电,典型的手、腕、肘、腋多处电烧伤

二、手部烧伤的急救及治疗原则

（一）现场冷水冲洗,简单包扎,迅速转送

手烧伤后立即用干净冷水冲洗,不仅可迅速止痛,而且可减轻烧伤损害程度,方法简便有效。伤手用治疗巾或干净头巾或外科敷料掩盖,简单包扎即可,不必仔细包扎,尤其不应分指包扎,即迅速送往医院,由有经验的医师,最好是专科医师检视确定烧伤深度及治疗方案。首先决定是否需行紧急焦痂切开减张或其他急诊手术。手部烧伤切忌在深度诊断不清时,长时间严密加压包扎,滥用止痛药,以免因水肿压迫造成手内在肌缺血,甚至指端坏死等严重后果。

（二）手环匝状深度烧伤应尽早充分减张

手部烧伤后水肿发展很快,而肿胀余地较小,故深二度及三度以上的环匝状烧伤,应尽早在手背及每个手指背侧切开焦痂作减张手术。有时单纯的焦痂切开术(escharotomy)还不足以保证手内在肌充分减压,还应做筋膜切开术(fasciotomy),尤其是第 1～2 掌骨间隙的深筋膜应予切开。指背焦痂切开减张时应绕过指间关节正中,以免暴露伸肌腱(图 11-7)。

手部切削痂手术及坏死组织切除,是最彻底有效的减张,立即植皮并不会因水肿而影响成活率,故在全身情况允许时可急诊手术,或在减张后 1～2 天内尽早行清创及植皮手术。

（三）改善血循,减轻水肿,防止继发感染

组织烧伤后毛细血管通透性增加,含蛋白的水肿液漏出,其漏出高峰是伤后 8～12 小时,而水肿积聚、组织肿胀在伤后 24～48 小时达到顶点,以后才逐渐回收消肿。水肿组织内循环淤滞,细胞缺氧,含蛋白液体又是细菌的良好培养基,难免产生炎症反应和继发感染等一系列恶性病理循环,目前还难以完全避免。但通过正确及时的输液,避免血容量不足和胶体渗透压过低,及时减张及抬高患肢,全身及创面外用抗感染药物等措施可以减轻以上病理变化过程,最终解决则需依靠采取有效措施,包括植皮手术在内,使创面尽早愈合。

（四）早期修复深度烧伤创面

浅度烧伤,只要避免严重感染,无论采取何种药物及治疗措施,一般均可顺利愈合,这主要取决于机体自身上皮组织的修复能力,而不是药物的促进作用。深度烧伤创面需尽快、尽早去除烧伤坏死组织,做切削痂植皮手术或皮瓣手术,可减轻炎症及感染,避免肌腱、韧带、关节囊粘连挛缩,是最大限度恢复和保存手部功能及外观的关键措施。单个或少数手指烧伤更应积极修复创面,以避免其他手指失用性功能丧失及继发性

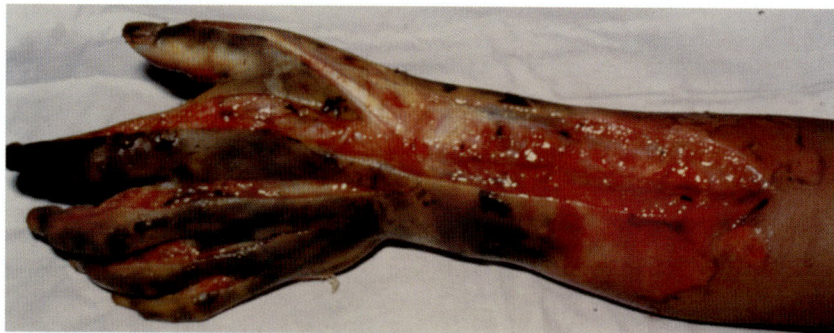

图 11-7 手及前臂环状三度烧伤,焦痂及深筋膜切
开减张术后,注意减张切口应达指背

病理改变。

（五）积极功能锻炼

手部烧伤应在创面基本愈合后即开始作主动及被动活动。在手深二度及三度烧伤治疗过程中,有人采用外用抗菌药物霜剂,外罩塑料套,防止干燥结痂后限制手的活动;也可进行水浴,有促进坏死组织脱落,创面愈合及功能恢复的作用。

三、手部烧伤的治疗方法

手部烧伤的治疗有非手术疗法和手术疗法两大类,前者适于创面有自行愈合能力的一度、二度及部分深二度烧伤。后者适于皮肤全层坏死的三度及四度深度烧伤,及部分虽能自愈但可能形成瘢痕增生及挛缩而造成外观及功能障碍的深二度烧伤。

（一）非手术疗法

1. 包扎疗法 一度、二度浅度烧伤,尤其是有表皮剥脱者,采用包扎疗法可减轻疼痛,防止进一步损伤,有利愈合,患者舒适,便于护理。包扎前先用生理盐水冲洗创面,去除异物及剥脱的表皮,大水疱宜剪破引流,再用无刺激无损伤的消毒液如氯己定、碘伏等清洁创面,用凡士林油纱布,或其他生物性或合成敷料覆盖创面,其上再覆盖多层吸水纱布,手掌中握一纱布绷带卷,指缝间以纱布隔开,手腕背伸位,外加棉垫再用绷带均匀包扎。压力不宜太大,以免因手部肿胀引起疼痛加重,甚至造成手内在肌缺血等严重后果。包扎敷料如无渗透,创面也无明显感染征象,可在 1 周以后更换敷料。去掉外敷料后如内层纱布和创面粘贴紧密,无积脓现象,可不必揭去,等待 2 周左右上皮愈合后可自行脱落,即为一次性包扎愈合。如有分泌物及积脓,可剪去敷贴不紧的内层敷料,清洁创面后外用有效抗菌药物重新包扎,一般经数次换药即可愈合。

包扎疗法也适于手深度烧伤手术治疗以前作为临时性处理,既便于护理,也可防止形成干痂后增加切削痂手术时的难度。

2. 暴露疗法 手部深二度或三度、四度烧伤,特别是大面积烧伤患者有手烧伤时,在植皮手术前可采用暴露疗法,由于空气干燥作用可减轻创面感染,推迟坏死组织脱落,以便集中力量处理主要创面挽救生命。暴露的深二度创面会因干燥脱水而加深表层组织坏死,形成一层干壳样痂皮。如创面不太深又无严重感染,3～4 周后痂下上皮愈合,干痂脱落。浅度烧伤在无条件进行包扎疗法或有大批伤员时,亦可采用暴露疗法,可节省敷料及简化工作。暴露的创面可随时检视,外涂各种中西药物,减轻感染,以利创面愈合。深度烧伤创面焦痂暴露后如等其自然分离脱落,形成肉芽再植皮,需数周之久,此时手部因长期炎症水肿及缺少活动,往往遗留瘢痕挛缩、畸形及功能障碍,有时伸肌腱坏死及指间关节感染开放,造成不可弥补的损失,故现在均主张早期手术切削痂植皮,积极消灭创面,以获得较好功能。目前大多数医疗单位对单纯手部烧伤很少采用暴露方法。

3. 半暴露疗法 当包扎疗法后浅度烧伤创面发生感染,或深度烧伤创面坏死组织脱落,真皮裸露时,可在创面上只贴单层油性敷料或用含抗菌药物溶液的单层纱布覆盖,以利于控制感染,并避免完全暴露后无角质层保护的上皮细胞干燥坏死,使创面加深。可称为半暴露疗法。实际上,在烧伤创面上外用各种中西药物霜剂、油膏及药膜等,也是半暴露性质的治疗。

(二) 手术疗法

手术疗法对手部深度烧伤创面的修复及功能恢复有决定性作用。大范围的三度及四度烧伤必须依靠植皮才能愈合,而且应尽早进行手术。手背深二度烧伤虽然也可通过非手术疗法换药愈合,但近 30 年来国内外通过研究发现,在青壮年,特别是有色人种中,手背及指背深二度创面自行愈合后容易发生瘢痕增生及挛缩,故有人主张将坏死组织削除,保留较多的深层真皮及皮下组织,然后移植较薄的断层皮片,或用生物性及合成性敷料包扎,保护创面,待其自行愈合,取得良好效果,即为削痂疗法。手部深二度烧伤是否应行手术疗法,应根据具体创面及病人情况决定,严格掌握适应证。

1. 削痂植皮 手背深二度或较浅的三度烧伤以及深二度、三度混合度烧伤,可在当天或数天内进行削痂植皮。手术前最好将创面包扎,避免干燥结痂,因为柔软的皮肤坏死组织手术时较易掌握削痂深度。麻醉后先用 20% 肥皂水或碘伏、氯己定等消毒液擦洗创面,再用清水洗净。用碘酒酒精消毒后,在止血带控制下,用滚轴式取皮刀水平削除皮肤坏死组织,直至基底呈现有光泽、无栓塞血管的健康真皮或皮下组织为止,力争一次削除到足够深度,因为重复削时不容易掌握好厚度。在手背掌指关节及指间关节处,要小心勿损伤伸肌腱。大小鱼际及手指侧方也可削痂。手背手掌皮肤交界处削痂后不植皮常可

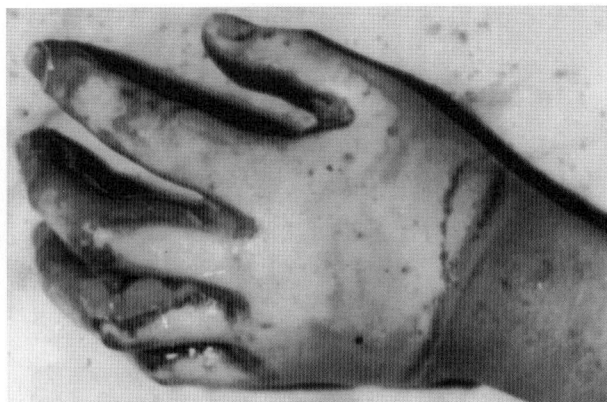

图 11-8 左手背深二度烧伤

自愈。手掌及指掌侧一般很少需要削痂。坏死组织不易削净的部位,可用剪刀或刀片帮助去除坏死组织,然后清洗创面,松一次止血带,结扎或用双极电凝器电灼大的出血点,弥漫性渗血可用热盐水纱布贴敷止血,或再次上止血带后,将所取的大张自体断层皮片覆盖创面,缝合固定皮片边缘,再用大网眼纱布或少油纱布、盐水纱布外加棉垫将伤手固定在功能位,均匀加压包扎,然后抬高患肢,再松止血带。

削痂疗法手术时间短,出血少,真皮深层及皮下组织保留较多,虽用断层皮片移植,愈合后皮片挛缩轻,外观丰满功能恢复好(图 11-8 ~ 10)。缺点是移植皮片存活后往往颜色较深。深二度削痂植皮后,由于断层皮片本身的上皮足突及皮片下残留真皮中的皮肤附属器增生角化,可形成多数角化栓及表皮样囊肿,一般可

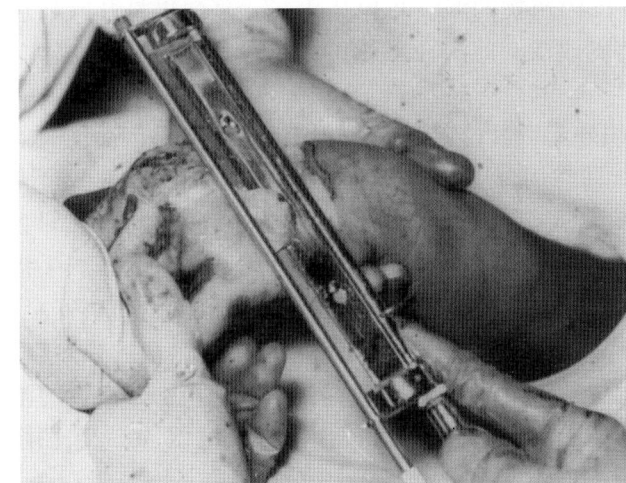

图 11-9 削痂

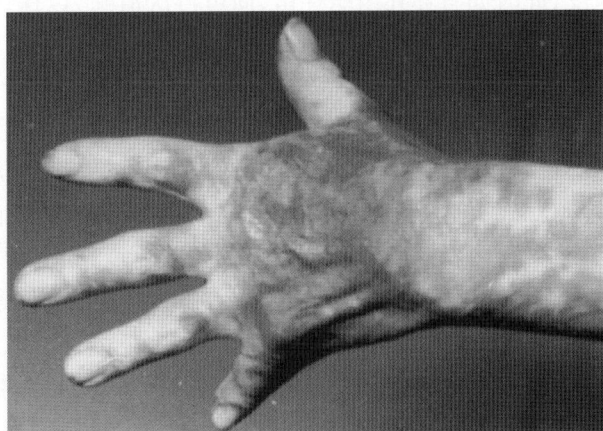

图 11-10 术后半年功能良好

自行吸收消失。

手指蹼处削痂用一般滚轴刀难以施展,可用手术刀或止血钳钳夹保险刀片,或用专用的小号窄滚轴刀进行手术。

2. 切痂植皮　适于三度烧伤,将坏死皮肤皮下组织切除后,用大张自体皮片移植缝合于创面(图 11-11)。切痂植皮所植的皮片应该用鼓式取皮机取厚断层皮片,植皮时要充分展开指蹼,嵌入足够的皮片,以保证手术后有较好的握拳、分指功能及较丰满的外观。

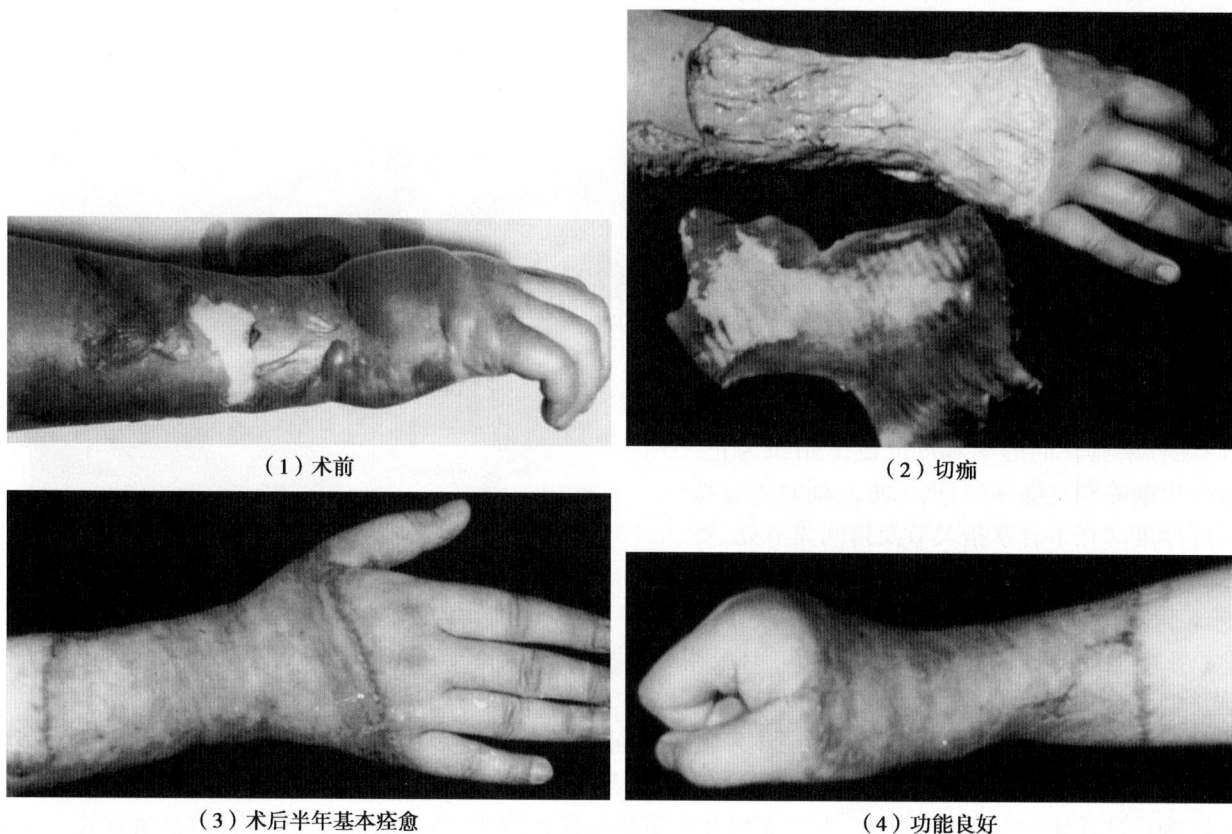

（1）术前　　　　　　　　　　　　　　　（2）切痂

（3）术后半年基本痊愈　　　　　　　　　（4）功能良好

图 11-11　右手腕背三度烧伤

如创面切痂后,难以彻底止血,这在肝功能不好的患者中常遇见此问题;或者难以确认坏死组织是否一次已清除干净,可采取延期植皮的方法。即将创面先用含抗菌药物的湿纱布包扎 2～3 天后,再打开敷料进行植皮,此时如有坏死组织存留,尚可再次清除,以保证植皮成活。此法在国外比较流行,可简化手术操作,提高植皮存活率,缺点是需增加一次麻醉及手术。

3. 带蒂皮瓣移植　手部切痂后,如有较多肌腱、骨组织外露,难以接受游离皮片移植,或根据创面情况估计,以后需要作肌腱神经等组织修复及其他功能重建手术,即需用带皮下组织的皮瓣修复创面。腹部为最常使用的带蒂皮瓣供区。为避免皮瓣臃肿,可将皮下脂肪修薄,甚至修薄到仅保留真皮下血管网层为止,即为带蒂薄皮瓣移植。手部血液循环丰富,只要皮瓣和基底接触面积较大,愈合好,可在 2 周左右后断蒂。手指的皮瓣移植,因所需皮瓣面积较小,也可选择对侧上臂或前臂作为供皮瓣区。带蒂皮瓣移植手术简单安全,效果可靠,尤其腹部皮肤充裕,供区常可直接闭合,不需植皮,故为临床常用。

4. 游离皮瓣移植　手部热压伤、电烧伤等有皮肤、肌腱、骨等较大量组织缺损时,也可选用吻合血管的游离皮瓣、筋膜瓣或其他复合组织瓣移植。足背皮瓣带伸趾肌腱及拇甲瓣等为常使用的移植组织,可一次性修复皮肤-肌腱复合缺损,拇甲瓣可在修复创面同时一期行拇指重建。

腕部及手掌深度电烧伤有大血管损伤时,有时需用血管移植来保证伤手血液供应,防止坏死。显微外科技术在手部深度烧伤修复中,有时可取得常规手术难以达到的良好效果。但技术难度较大,失败后给患者造成很大损失,应在有良好技术条件基础上,严格选择适应证施行。

5. 其他修复创面的手术 手部限局深度烧伤,还可选择邻指皮瓣、指侧皮瓣、指背斜行皮瓣、手指或手背逆行岛状皮瓣等方法修复。手背或手掌大范围深度烧伤,还可用带桡动脉或不带桡动脉的前臂逆行皮瓣、筋膜瓣修复。近年来,这些新手术发展很快,各有优点和缺点,可根据具体病情选用。

四、手部几种特殊原因烧伤的处理

(一)电烧伤

随着工农业生产及日常家庭生活中电能的广泛使用,近年来手部电烧伤病例有增多趋势。常见为高压及低压交流电烧伤。直流电烧伤很少见,常为实验室或汽车蓄电池漏电所致。

国内外一般将1000V以上定为高压电,但亦有将380~500V以上定为高压电的。高压电较低压电对组织损害大,但组织电烧伤的损害程度与电流强度及触电时间和方式亦有很大关系。人体触电后造成组织损伤的机制主要有三方面:一是根据焦耳定律,电流通过组织传导产热,形成烧伤;二是电流入口、出口处高压电弧放电可产生2500~5000℃的高温,造成附近组织严重烧伤;三是高压电场可造成组织细胞,尤其是神经和肌肉细胞膜双层磷脂结构破坏,形成无数微孔,甚至膜破裂。轻者表现为暂时性功能障碍。重者发展为不可逆性渐进性坏死。电烧伤创面特点是电流入口及出口处组织损伤重,多为三度甚至四度烧伤。创面呈口小底大的喇叭形,故作坏死组织切除时,应对深层组织作充分探查。临床上常见的失误是对电烧伤损伤程度及范围及深度估计不足,只对明显烧伤的坏死皮肤作了切除,在其上作游离植皮,终因深部组织有坏死,皮片不易存活,创面继发感染,深部组织腐烂,肌腱、神经、骨关节功能丧失,甚至发生动脉破裂大出血。手部深度电烧伤保守治疗不仅疗程长,并发症多,而且手部最终功能恢复差。近年来,电烧伤早期手术优越性越来越为大家认识,手术方法也不断发展。早期皮瓣修复,可挽救已有烧伤的深部组织免遭切除,即使已有严重感染的创面,经过彻底扩创,用有血循环的组织瓣移植,配合全身及局部使用有效的抗菌药物,也往往可以获得一期愈合,最大限度保存组织及功能。

典型的上肢高压电烧伤有手腕、肘屈侧及腋窝三处创面。腕部常为入口,烧伤最重,该处皮下屈肌腱、正中神经最易受损,桡尺动脉亦可烧伤,从而发生手部血循环障碍,需紧急手术,做血管移植,重建手部血循环,以免手坏死。肘、腋部为继发电弧烧伤,多损伤较轻。

电烧伤早期手术应在全身情况良好时实施,可在伤后当天或伤后数天内手术。早期手术时对明确坏死的皮肤、肌肉、肌腱等组织辨认比较容易,而对处于缺乏生机的间生态组织识别比较困难,电烧伤肌肉坏死的切除范围最难确定。一般依据颜色是否正常,切割时有无收缩反应以及出血情况,来判断损伤肌肉有无生机。腕部指屈浅肌腱如已坏死,可予切除,但应保留指屈深肌腱。旋前方肌多已坏死,可将指屈肌腱牵拉开后切除,以免感染及晚期瘢痕化,遗留前臂旋转功能障碍。

烧伤的神经,难以判断其损伤程度,除非烧焦碳化断裂,如仅有表面血管栓塞及颜色发黄等而连续性还存在,可不予切除,留待观察和后期处理。

烧伤的动脉如已栓塞,应予截除,在健康部位作结扎,或根据需要作血管移植,以免以后感染破裂大出血。电烧伤血管损伤程度可分为管壁全层损伤、部分损伤或单纯内膜损伤三种。有时出现内皮细胞损伤延伸范围较远,损伤程度不均匀及跳跃性损伤的特点。血管吻合应在完全健康的血管上施行,以免形成血栓。

手腕部电烧伤创面修复,常用腹部或腹股沟部带蒂皮瓣,吻合血管的大腿或小腿皮瓣。如将带有胫后动脉的小腿皮瓣的动脉两端,分别与因损伤而截除的桡及尺动脉吻合,则可同时供养皮瓣及重建桡尺动脉通血功能,有一举两得的功用。某些创面大而不规则,难以用皮瓣修复,尚可选用血管丰富、面积大而柔软的大网膜移植。大网膜本身的网膜动脉尚可用来吻接手部的动脉。

烧伤的骨组织一般不需作彻底切除,明显碳化或坏死发黄的骨皮质可予凿除,露出髓腔或松质骨,在皮瓣覆盖下,如无感染可以一期愈合,并由骨的爬行替代逐步修复。如已发生感染,常需要反复扩创,彻底将死骨去除后才能愈合。烧伤死骨易骨折及吸收,指骨易发生扭曲变形,骨的爬行替代难以跨越关节,故完全烧伤坏死的指骨应予切除。

手指电烧伤好发于主力手的拇、示、中指,根据其深度将坏死组织切除后用皮片或皮瓣修复,也可根据需要行吻合血管的拇甲瓣或部分足趾移植来修复。手指近环状的深度烧伤,可做段截术,将其有生机的远端进行再植。单个手指严重烧伤,如无望恢复较好功能,应果断截除,不应强求保留而妨碍其他手指及全手功能的发挥。

(二)化学烧伤

手部接触强酸强碱以及其他有腐蚀性物质可致化学烧伤。应立即脱离致伤源,脱去手套,用大量清水冲洗,一直到用 pH 试纸测试表面为中性或稍偏碱性为止,必要时尚可用弱酸或弱碱溶液湿敷,以中和创面残存的碱或酸。硫酸烧伤后皮肤呈青黑色或暗褐色,硝酸烧伤皮肤呈黄色,三氯乙酸烧伤皮肤呈白色,石炭酸烧伤初呈白色渐变为青黑色或铜绿色。手指氢氟酸烧伤初起不易被察觉,等到发生灼疼时已侵入皮肤深层并和蛋白结合。皮肤氢氟酸烧伤轻者红肿充血,严重者呈脓疱状或灰白焦痂样,氟离子可继续解离向深部腐蚀,可持续数天之久,腐蚀到指骨或甲床以下,严重者可致手指坏死而被迫截指。

手指氢氟酸烧伤应急诊处理,可用钙盐溶液湿敷,封闭中和氟离子的损伤作用。专用治疗氢氟酸霜剂含氯化钙(3g)、倍他米松(0.5g)、利多卡因(2g)、二甲基亚砜(10ml)、基质加到100g。氢氟酸烧伤后早期外敷可止痛,减轻向深部腐蚀。

无论何种化学烧伤,一经确诊为三度烧伤,应尽早手术切除坏死组织,用皮片或皮瓣修复创面。深二度化学烧伤愈合后经常发生严重的瘢痕增生,早期削痂植皮可缩短疗程,改善外观及功能,并避免生长外观丑陋、痒痛难忍的增生性瘢痕。

(三)放射性烧伤

手部放射性烧伤,在平时主要由 X 线,γ 射线及电子束等大剂量外照射引起。骨科、放射科、核医学科工作人员在工作中保护不当可引起手放射性烧伤。核武器的放射性灰尘含 β 射线源,可致皮肤 β 射线烧伤。放射线对细胞有直接损害作用,并可造成小血管内膜炎,血管壁增厚,血栓形成,引起组织继发性缺血改变。β 射线、软 X 射线主要作用于皮肤浅层,而硬 X 线及 γ 射线穿透力强,可致深部肌肉、神经、骨的损伤。

皮肤放射性烧伤一般可分初期、假愈期、反应期和恢复期四个阶段。受照射最初 1~2 天内出现皮肤刺痒、灼热感。照射剂量大,受损伤重处可见红斑、水肿及苍白区。初期症状几天后可消失,进入假愈期,持续时间和照射量有关。然后症状再次出现进入反应期,主要症状有红斑、色素沉着等,重者可发生水疱、组织水肿,疼痛较重。严重者,局部发生皮肤坏死及溃疡。恢复期较长,皮肤脱屑,重者皮肤萎缩,可破裂、感染,长期不愈,形成慢性溃疡,甚至癌变。手指可发生皮肤萎缩,感觉异常,指甲畸形,脱落,指骨萎缩等。

手部放射烧伤早期可内服活血化瘀药及大量维生素 B、C 等以减轻局部损害。外用无刺激性软膏、冷霜涂抹。水疱发生后,需外用抗菌药膏,防止感染。近年有人报道,加用含表皮生长因子的冷霜剂,有促进创面愈合的效果。深度放射烧伤创面,可能需要皮片移植,或皮瓣移植。手指坏死者应予截除。

(沈祖尧)

第十二章

手部复杂损伤的晚期处理原则

手部有七种主要组织结构:皮肤、肌肉、肌腱、骨、关节、神经、血管。每种组织单独损伤的处理原则,已分别在有关章节中讨论过,此处不再重复。但临床上的手外伤,特别是在严重的手外伤中,常是两种以上的组织同时受伤。在治疗复杂损伤时,对每种组织单纯损伤的处理原则仍然适用,必须掌握。但因为复杂损伤常需要多次多种手术治疗,有的一次能完成两种以上的手术,有的手术互相矛盾,则必须分期施行。因此,对每一病例,都要列出它的损伤情况、现有的条件、存在的问题,经详细分析后制订出全部治疗计划。如果计划恰当,符合其客观规律,常常可以做到手术次数少、疗程短,取得事半功倍的疗效。如果计划不当,与客观规律相违背,则往往会拖长疗程,增加手术次数,使手术效果相互干扰抵消,最后,落得事倍功半的结局。除此以外,还有一些特殊问题应该提出,加以注意。

一、强调复杂损伤的早期处理

在讨论复杂损伤的晚期处理之前,首先要强调对复杂损伤的早期处理。如果早期采取了积极的态度,处理得正确,损伤组织能够做一期修复的均做了修复,不少病例可以避免再做二期手术。因损伤情况不宜或不能做早期修复,预计必须做二期手术的,在早期手术时应该尽量为晚期手术准备条件。如将神经、肌腱的断端固定,以防过多的收缩等。预防伤口感染,也是避免或简化晚期修复的重要措施。严重的感染,会更多地破坏组织,造成广泛的粘连和瘢痕化,影响晚期修复的效果。甚至丧失晚期修复的条件。早期手术后的制动和功能锻炼,也直接影响着晚期的处理。理想的制动和锻炼,可保持良好的关节活动度和软组织的张力,非常有利于晚期的修复。错误的制动和忽视功能锻炼,可以直接造成关节僵直,软组织僵化、粘连等,这些继发变化的本身,就需要复杂的晚期手术来解决,而且常不能获得预期的效果。

二、晚期处理原则

(一) 要有全盘计划

复杂损伤的晚期治疗,手术次数多,疗程长,治疗前必须有一全盘计划,而且需要将手术的次数、目的、可能出现的问题及注意事项等,向患者交待清楚,患者对自己的病情及治疗方案有充分的了解之后,才能调动其主观能动性,以便能积极地配合治疗,获得理想的结果。

(二) 选择适宜时机

复杂的晚期损伤的手术修复,要选择适当的时机。待原发创伤的炎症反应、组织水肿、关节僵硬等现象完全消失后,再开始晚期手术。一般来说,复杂的软组织损伤,如肌腱、神经等,伤口一期愈合后,需要再等1个月以上;合并有骨关节损伤的,待骨愈合后,还需有两三个月的主动或被动的功能锻炼时期,然后再进行修复。如果原发损伤合并有感染的,待感染完全消退,伤口愈合后,还要等待5个月以上的时间。如果急于求成,在原发损伤组织反应尚未停止的基础上进行二期手术,会加大组织对手术的反应,造成更多的组织粘连、关节僵化,甚至激惹感染复发,结果欲速则不达。

如果晚期治疗包括两次以上手术时,两次手术的间隔,除应遵守上述的原则以外,还应注意,一定要在这一次手术已经取得效果,而且要在效果稳定后,再进行下一次手术。否则,两次手术的效果均会受到影响。譬如肌腱损伤合并有关节僵直的病例,按计划应先做恢复关节被动活动功能的手术,等到关节活动范围已达预期效果,并且不会再因为较长时间的制动而复发僵硬时,再做肌腱手术。不然,关节术后刚见到关节活动有一定的恢复,就急于完成肌腱手术,肌腱术后,需制动一段时间,待肌腱愈合后,关节又复僵硬,因而术后又无法锻炼肌腱的活动,使肌腱发生粘连,结果两次手术均归失败。

(三) 以重建功能为主

复杂的损伤常伴有指、掌、前臂的畸形或残缺。制订治疗计划时,应以改进或重建功能为主,不应单纯从矫正畸形或修复外观来考虑。例如某些指骨或掌骨骨折畸形愈合,从X线片上看畸形很显著,但功能障碍并不严重,则不需要列入治疗内容。又如全部手指、甚至包括部分手掌缺损,治疗时应以延长断掌残端,或加深、加宽拇指蹼间隙,以恢复仿手的捏、夹功能为主,而不应从手的外观角度来考虑手指再造(图 12-1)。

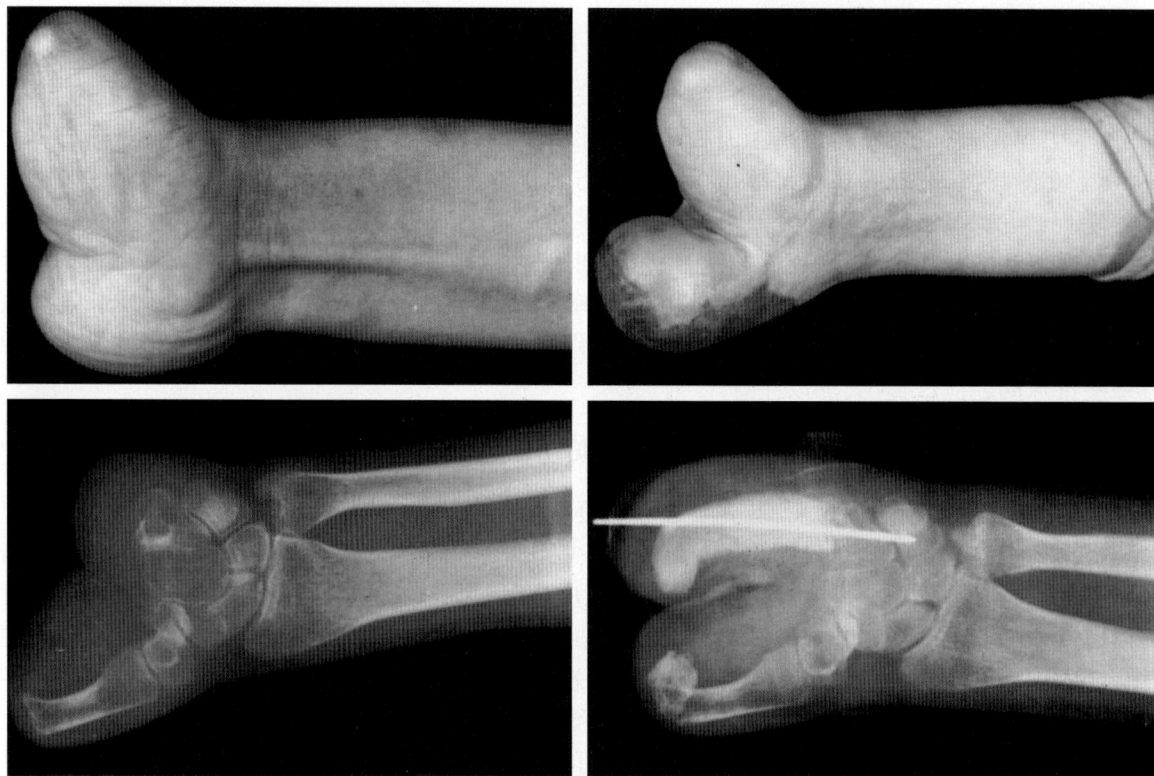

(1)术前　　　　　　　　　　　　　(2)术后

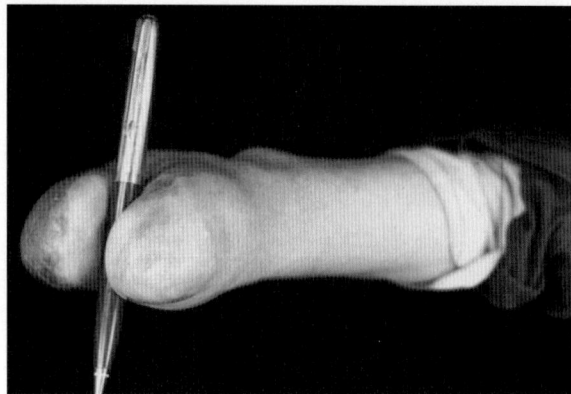

(3)夹捏功能

图 12-1　右手外伤性截肢,腕关节及第 1 掌骨活动好
腕骨尺侧植 L 形髂骨块,同时做腹部皮瓣移植,重建第 1 掌骨的夹捏功能。夹捏的
相对面为原来的手掌皮肤,感觉好,耐摩擦

（四）治疗要有主、次、先、后

一例复杂的损伤有待解决的问题是多方面的,但具体治疗时必有主、次、先、后。

首先抓主要问题。充分了解创伤病理及功能障碍后,找出需要解决的主要问题是什么。主要问题可能是一个,也可能是几个。然后围绕着主要问题制定治疗计划。

解决主要问题的手术不一定都要先做,常常是为了给解决主要问题创造条件,先做一些次要的手术。例如主要问题为深部的肌腱、神经损伤,同时局部皮肤有瘢痕形成,质量较差。如果不做深部的修复手术,皮肤瘢痕的存在并无明显功能影响。为了使深部肌腱、神经的修复取得更好的效果,就必须先将瘢痕化的皮肤,换成质地优良的皮瓣(图12-2)。又如屈指肌腱损伤为主要有待于解决的问题,但伴有掌指关节被动屈伸不充分现象,则在屈指肌腱修复手术之前,必先解决关节屈伸度问题。如反过来先做肌腱手术,后解决关节问题,整个疗效必不会理想。

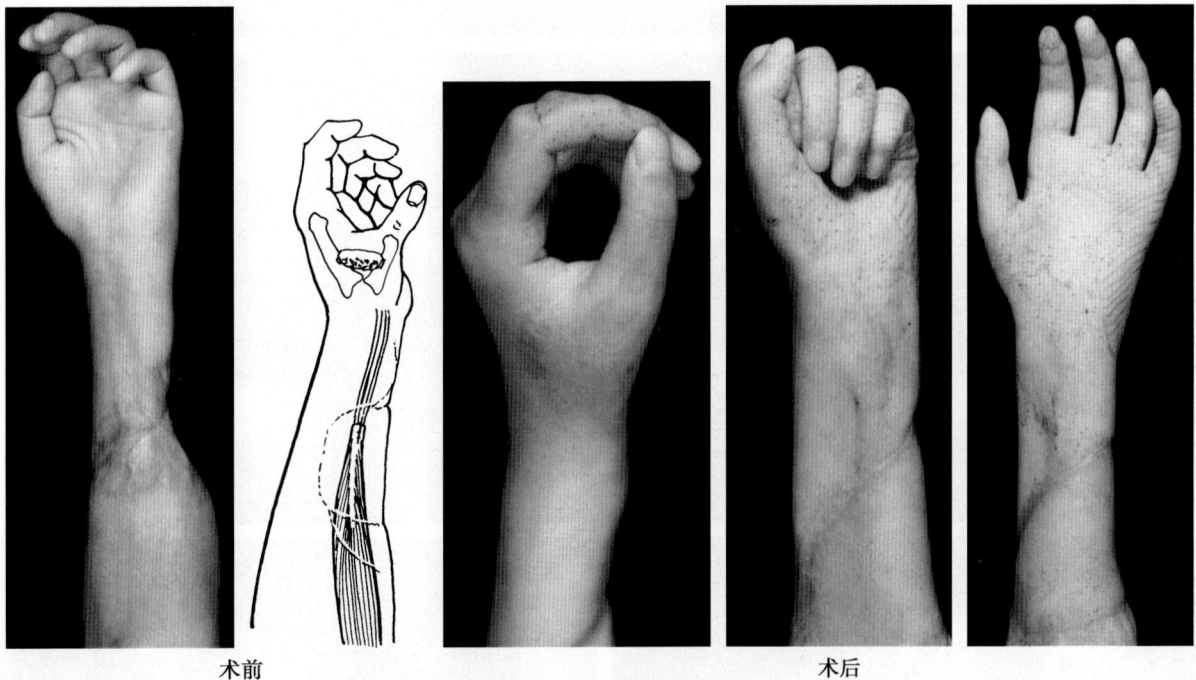

术前   术后

图 12-2   左前臂陈旧外伤。屈肌腱,正中、尺神经损伤,尺骨部分缺损,皮肤瘢痕形成
分期修复手术后感觉恢复,屈指功能、拇指对掌功能恢复

几个主要问题中,有时限性的问题应先解决。如有骨、关节损伤,同时又有肌腱、神经损伤,其中,神经损伤的修复越早越好,所以计划中应该先做神经修复的手术,然后再考虑与神经修复没有矛盾的手术,可与神经手术同期完成。

两种主要问题都待解决,而两个问题的疗效又相互有影响的,应根据具体情况,订出先后解决的次序。如有骨、关节缺损,又有肌腱损伤,必先做修复骨、关节的手术,在骨支架结构已恢复稳定性的基础上,再做肌腱的修复手术(图12-3)。

有时几个问题都要解决,又无彼此互相矛盾或时限等问题,但又不能同时修复,可选择容易解决而结果又肯定、疗效又比较明显的手术先做,使每次手术后都可得到一定的收获,这样可以增加患者信心,使其能更好地配合以后的治疗。

术后制动与活动有矛盾的手术应分开做。如肌腱松解术与神经吻合术不能同时做,因为前者术后24小时,就需要开始练习功能活动,以减少再粘连的机会;后者术后常需要3周以上的制动,以利神经断端吻合点的愈合和神经纤维的再生。

术后制动位置有矛盾的手术,也应分开做。如屈、伸肌腱都有损伤,都需修复,屈肌腱修复术后,需将手

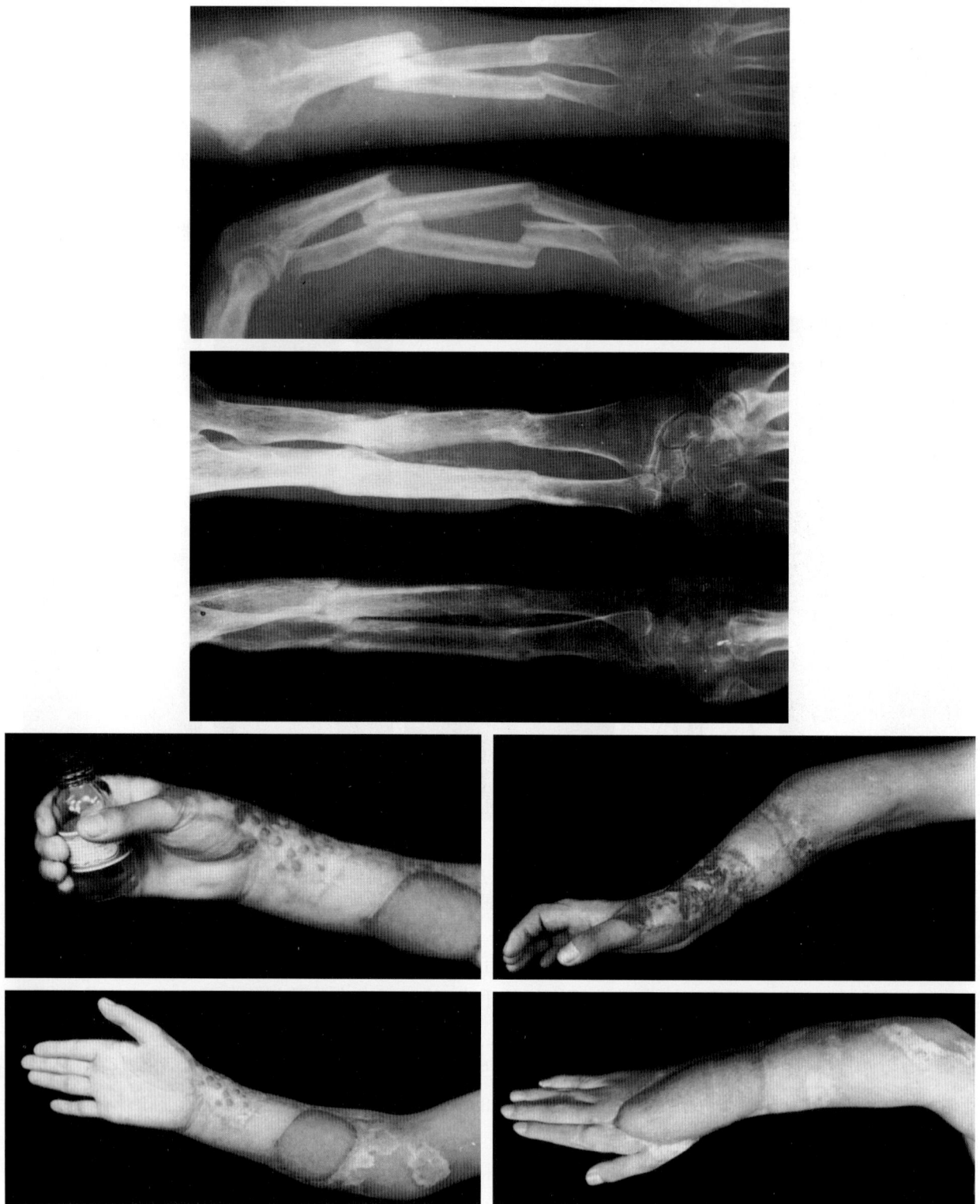

图 12-3 右前臂多发骨折畸形愈合,掌指关节纤维性僵直,肌腱粘连,软组织瘢痕广泛形成
分期进行皮肤瘢痕切除,腹部皮瓣移植术,尺、桡骨切开整复,
植骨术,掌指关节侧副韧带切除,伸指肌腱松解术

制动在屈曲位,伸肌腱修复后,需将手制动在过伸位,两者无法统一,只能分期手术。一般可先做屈肌腱的修复,术后在弹性牵引支具的帮助下,练习功能活动。

(五) 破坏性手术在晚期修复中的价值

在复杂损伤的晚期处理中,多用修复、再造等所谓建设性手术,以重建伤手的功能。但在某些情况下,如个别手指畸形严重,妨碍手的功能,而畸形又无法矫正,与其存在,还不如将其截除,反而会改进手的功能。所以,有时切除或截指等所谓破坏性手术,也可以达到改善伤手功能的目的。一些在早期治疗中医师花费了很大精力,患者受了很多痛苦而保留下来的损伤组织或肢体,如果确已没有功能,也不能再进一步改进,而且还有一定的痛苦及妨碍其他部分的功能时,也应该实事求是,不惜将其切除或截掉。

(王澍寰)

第十三章

拇指及手指缺损功能重建

拇指缺损的功能重建

拇指在手的功能中占有非常重要的位置,是拇指-手指相捏和握物所必不可少的。如果缺损,即使是部分缺损,在工作及生活中也会带来一定的困难。因此,没有拇指,手部即丧失大部分功能。由于先天性拇指缺如,创伤或疾病所造成的拇指缺损,可使拇指功能发生不同程度的障碍,以至完全丧失。功能障碍到一定程度时,需再造拇指重建功能。目前,再造拇指的方法很多。随着人类生活水平及精神文明的提高,以及显微外科技术的发展,再造拇指不单纯是为恢复运动及感觉功能,越来越多地要求要有良好的外形。所以,只要条件允许,再造拇指时功能及美观两方面都要考虑。

第一节 拇指的功能解剖

拇指通过外展、内收、屈伸、对指等动作,使手完成夹、捏、握等重要功能。拇指能有这些作用,主要是拇指能与单个手指或所有手指相对(图 13-1)。

拇指的这种特殊功能是基于它的骨关节结构,以及复杂肌肉的作用。

一、拇指的骨与关节结构

拇指列的骨、关节,包括舟状骨、大多角骨、第 1 掌骨、近节指骨、远节指骨(图 13-2)。拇指比其他手指

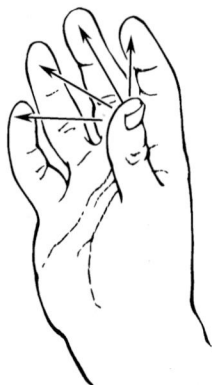

图 13-1 拇指能与手掌和其他手指相对

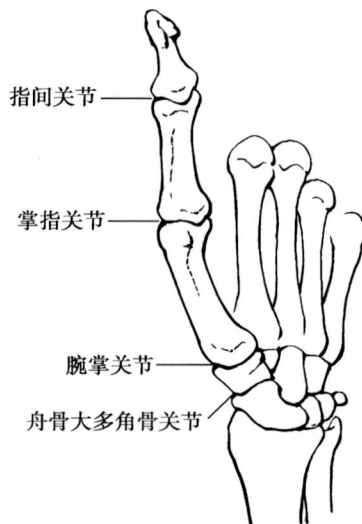

图 13-2 拇指列骨、关节结构示意图

520

短,其末端只达示指近节指骨的中部。短于正常拇指,如部分缺损时,则不便与其他指端相捏。若比正常拇指长,如先天性三节拇指畸形,则精细对指以及捏握力量均将受到影响。

舟状骨与大多角骨关节由舟骨远端结节与大多角骨近端构成,允许大多角骨沿舟骨远侧面,向掌侧有轻微活动。

大多角骨与掌骨的关节即腕掌关节,位于拇指活动柱的基底,为鞍状关节,是拇指运动的关键关节,关节囊松弛,关节活动范围大。有内收、外展、屈、伸以及回旋动作。

掌指关节为合页式关节,主要活动为屈曲及伸直,有少许侧方运动。当拇指对掌时,近节指骨在掌骨头上有桡侧偏及主动旋前。在用力捏握时,可以被动旋后。

指间关节为合页式关节,主要为屈伸运动。由于近节指骨远端的两髁及关节面大小不一致,因此,屈曲时,末节指骨可有少许旋前动作,指间关节屈曲时的轻度旋前,有助于对掌功能的发挥。

二、拇指的肌肉与肌腱

拇指共有9条外在肌和内在肌,一个拇指具有如此多的肌肉,表示它有复杂的运动功能。

1. 外在肌 共有4条,起点在前臂,止点在手内。

(1) 拇长展肌:起点:位于旋后肌的下方,起自尺骨、桡骨及骨间膜。止在第1掌骨基底的前外侧。主要作用是稳定拇指掌骨基底,以便于内在肌发挥拇指的外展及对掌作用。

(2) 拇短伸肌:起自桡骨背侧,位于拇长伸肌起点的远端及骨间膜。止于拇指近节指骨基底的背侧。主要作用是伸掌指关节,并有使第1掌骨外展作用。

(3) 拇长伸肌:起点位于桡骨背侧并骨间膜,在拇长展肌起点的下方。止于拇指末节指骨基底的背侧。作用为伸掌指关节及指间关节。有使拇指向尺侧及背侧运动功能。

(4) 拇长屈肌:起点位于桡骨干屈侧中1/3及骨间膜。止于拇指末节指骨基底掌侧。作用为屈曲指间关节,继而屈曲掌指关节。与拇长伸肌共同作用,可内收拇指。

2. 内在肌 起止点均在手内,位于大鱼际和第1掌骨间隙,共有5条。

(1) 拇收肌:起点位于拇指尺侧,有两个头,即横头及斜头。横头起自第3掌骨掌侧嵴的全长,由掌骨颈直到基底。斜头起自覆盖头状骨、小多角骨处的腕横韧带、桡侧腕屈肌腱鞘。两头汇聚后成一短腱,抵止于拇指尺侧籽骨,并和掌指关节囊及掌侧板相连接。此外,还有两处止点,一是止于近节指骨基底的尺侧,另一点是止于拇指伸肌腱扩张部。

作用是使第1掌骨内收。通过在伸腱扩张部分的止点及拇长伸肌肌腱,还有伸指间关节的作用。

(2) 拇对掌肌:起点为腕掌横韧带,舟骨结节、大多角骨的嵴及拇指腕掌关节处。止于第1掌骨的桡侧。作用是使第1掌骨向手掌平面的垂直方向外展及旋前运动。

(3) 拇短展肌:起于腕横韧带远端的桡侧半,相当于大多角骨的嵴和舟骨结节处。止于掌指关节桡侧籽骨和关节囊,另有少部分肌腱止于拇指背侧伸腱扩张部。主要作用使拇指向手掌平面的垂直方向运动。还有屈曲掌指关节和伸指间关节的作用。

(4) 拇短屈肌:起点有两个头,浅头起自腕掌横韧带远端的桡侧,桡侧腕屈肌腱鞘和大多角骨嵴;深头起于小多角骨掌面及其邻近的头状骨。止于桡侧籽骨及近节指骨基底的桡侧,另一部分纤维抵止于伸腱扩张部。拇短屈肌参与所有大鱼际肌的运动,主要有屈曲掌指关节的作用。单纯收缩时可起内收拇指作用。

(5) 第1骨间背侧肌:起于第1、2掌骨相邻面。止点有两头。一头较圆,止在示指近节指骨基底的桡侧略偏掌面,并有纤维与关节囊侧副韧带相连。另一头扁平,抵止指背伸腱扩张部。作用为屈示指掌指关节伸指间关节。起自第1掌骨的肌肉有内收拇指作用。

三、拇指的对掌功能

拇指的对掌活动,是完成精细捏持和强有力抓握必不可少的运动。拇指对掌是一个多关节、多肌肉的复杂协作运动,由三部分组成,即拇指的外展、旋前及屈曲。外展是使拇指垂直离开掌平面,到达手掌的掌侧;旋前是拇指在外展位上使掌侧面向手掌方向旋转;屈曲即使拇指各个关节向掌面屈曲。如此,可使拇指的指腹与任何手指的指腹充分相接触。拇指对掌过程中，腕掌关节起着关键作用。而掌指关节和指间关节外展、旋前与屈曲的重要性是使拇指和每一个手都能指相对。对掌活动有很多肌肉参与。首先桡侧腕长、短伸肌及其他腕关节屈、伸肌，将腕关节控制在功能位；拇长展肌稳定拇指腕掌关节，拇短展肌与拇对掌肌使第 1 掌骨外展、屈曲与旋前；拇短屈肌、拇短伸肌、拇长屈肌、拇长伸肌及第 1 骨间背侧肌均参与对掌活动，使掌指关节外展、旋前与微屈，指间关节屈曲及轻微旋前。

第二节　拇指功能重建的要求

一、再造拇指位置及活动度

再造拇指的位置，应尽量接近对掌位或能做对掌动作。Kapandji 指出，拇指要达到有效的对掌，需要有五度活动范围，腕掌关节活动范围为二度，掌指关节活动范围为二度，指间关节活动范围为一度。所以，在正常拇指列骨、关节结构中，腕掌关节在对掌活动中起重要作用，而掌指关节和指间关节的活动，有助于决定拇指与哪一个手指相对。故拇指关节一旦有缺失，残留拇指关节的活动范围即使良好，无论应用什么方法再造拇指，也难使之完全达到拇指正常的功能。如果残留拇指腕掌关节活动度差，再造时尽可能选用有关节活动的第 2 足趾移植法，使再造的拇指具有一定的活动范围。如果再造拇指没有关节，重建拇指的位置应尽量安置在对掌位，否则，就会影响对掌或握物等功能。此外，如果合并有虎口瘢痕挛缩，应予松解，以免对拇指活动造成影响。

二、再造拇指的感觉

再造拇指要有良好的感觉，尤其在末端掌面，即对指时与其他手指相接触的部位，更需有良好的感觉，才能满足功能要求。否则，不但影响捏握功能，还易遭受创伤、烧伤或冻伤。如用𧿹趾甲皮瓣移植再造拇指，尽可能选择同侧足取𧿹趾甲皮瓣，这样，可用腓侧趾神经与拇指神经吻合，重建拇指尺侧感觉；而且，𧿹趾甲皮瓣的缝合切口正好位于再造拇指的桡侧，愈合后的瘢痕不影响再造拇指尺侧的感觉功能。皮管加植骨再造的拇指，外形臃肿，感觉功能差。如果能用其他方法再造拇指时，尽可能不采用此方法。再造拇指如果没有感觉时，可用手部带神经血管的岛状皮瓣转移，或吻合神经血管的游离皮瓣移植，以改善再造拇指感觉。

三、再造拇指的长度

长度最多和原拇指一样，一般讲比原来稍短些为好。拇指缺损较多，若采用皮管加植骨法再造拇指，如果过长，末端皮肤血循环差，又无感觉功能，易发生营养性溃疡，植骨块不愈合或容易骨折。而这种溃疡及骨折愈合比较困难。用示指拇化术再造拇指，由于手掌变窄，指蹼加深，再造拇指虽然在测量时长度和健侧相同，但外观仍会显得过长（图 13-3）。反之，如果再造拇指过短，达不到对掌的要求，再

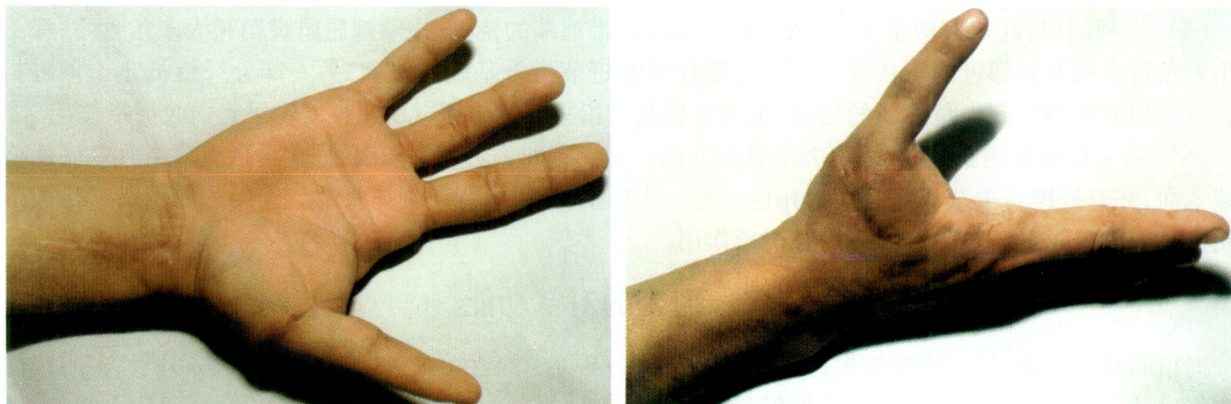

图 13-3　示指拇化术后再造拇指显得过长

造拇指功能也会受到影响。

四、再造拇指的外形

随着社会的发展,人们对手的美观要求越来越高。外形上的要求,主要着眼在再造拇指的长度、粗细、活动度及有无指甲。所以只要条件允许,再造拇指的外形应尽可能满足这些要求。

第三节 拇指缺损的分类

按拇指缺损分为四度(图 13-4)。

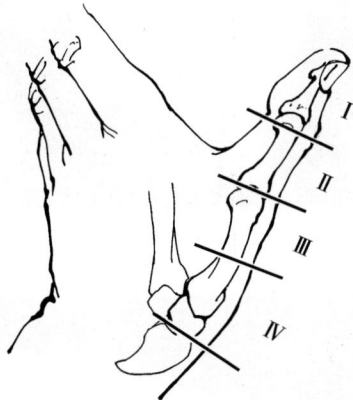

图 13-4 拇指缺损分度

Ⅰ度自近节指骨远端缺损。
Ⅱ度自掌指关节缺损。
Ⅲ度经掌骨水平缺损。
Ⅳ度整个拇指包括大多角骨缺损。

此分类只作为选择拇指功能重建方法的参考。拇指缺损水平的高低,不是决定采用某种再造手术的绝对指征。

第四节 手术适应证的选择

拇指缺损功能重建的方法有多种,各种方法均有一定的优缺点。因此,适应证的选择十分重要。不应根据术者的局限经验或偏爱,片面地强调某种方法的优越性,而忽略了根据不同情况而选择不同方法的原则。一般根据以下几点:

1. 拇指缺损的水平。
2. 拇指缺损的局部及周围组织的条件。
3. 患者年龄及职业上的要求。
4. 患者本人的愿望。
5. 术者的技术水平。

一、拇指Ⅰ度缺损的功能重建

这一类损伤,拇指仍保留功能长度。急诊处理这类损伤时,常常需要用皮瓣闭合创面,以尽可能保留伤指的长度,而不应该采用再短缩残端直接缝合的方法。皮瓣的选择应根据拇指残端缺损的情况,如偏尺侧、掌侧、桡侧以及缺损的水平而选用邻指、交臂、胸壁、环指岛状皮瓣或示指背侧岛状皮瓣等方法修复。如果为了职业及美观要求,可Ⅰ期做末节跗趾移植再造拇指(图 13-5)。

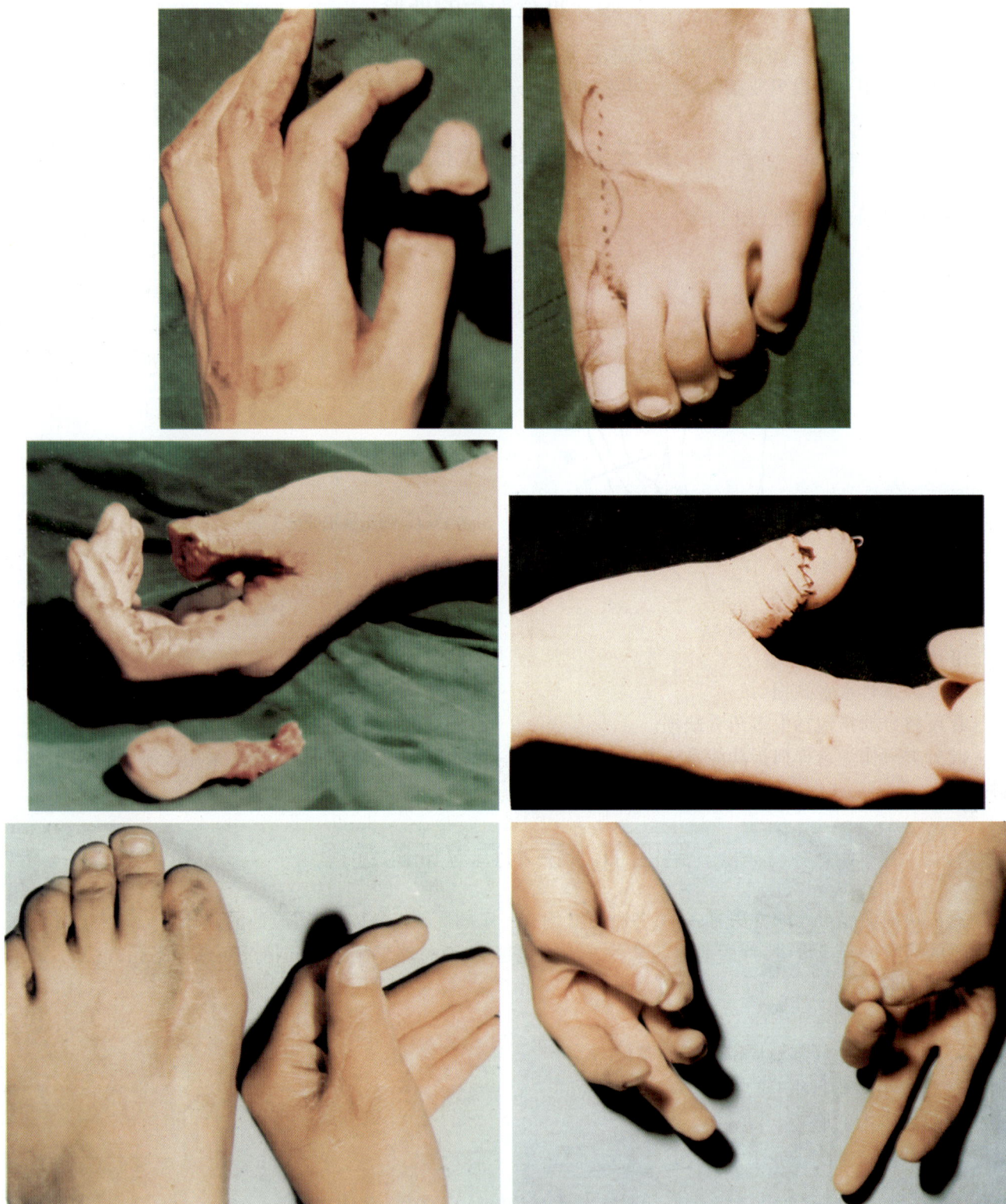

图 13-5　末节踇趾游离移植再造拇指

末节拇指冲压伤，已无再植条件，切取同侧末节踇趾及部分趾骨移植至拇指。吻合
两条指背静脉，第 1 跖背动脉与拇主要动脉吻合。术后拇指外形及功能恢复均好

如果拇指为套状撕脱伤,则可考虑用皮管移植的方法修复(图 13-6),或用游离末节踇趾甲皮瓣移植修复。

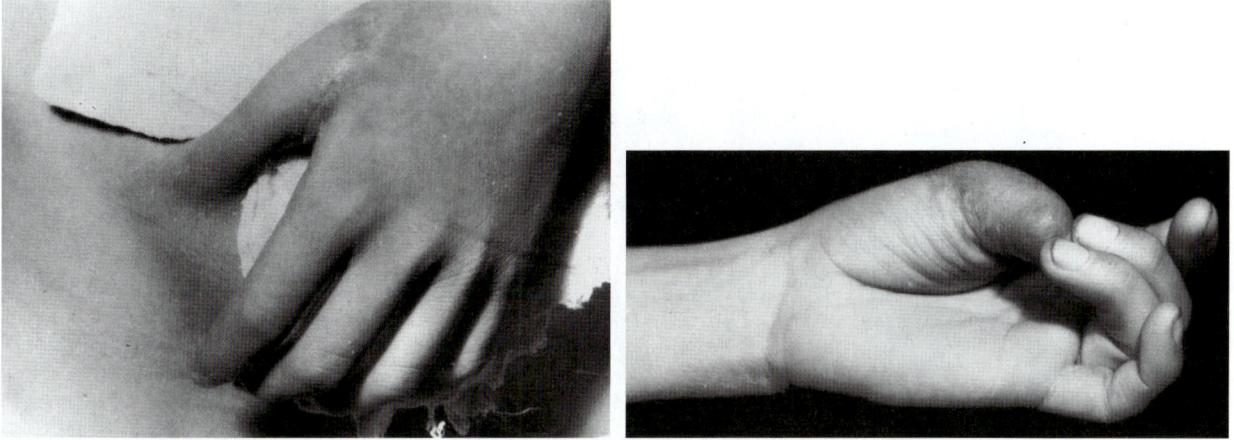

图 13-6 拇指末节皮肤呈套状撕脱,行腹部管状皮瓣移植、保留残存拇指长度

晚期病例,只要残端皮肤良好,功能长度尚可,一般不需要任何治疗。如果职业上的特殊要求,可考虑做末节踇甲皮瓣移植(图 13-7)。

这类缺损,如果合并拇指蹼皮肤、拇收肌挛缩而影响残留拇指的对掌功能,则应松解挛缩组织,加深加宽拇指指蹼,以相对地延长残存拇指的长度,改进活动范围。若局部皮肤条件良好,而深部软组织无挛缩或有轻度挛缩,可行 Z 字成形术松解指蹼。如果软组织瘢痕较多,松解后指蹼间尚有较好的软组织基底,可用游离植皮修复(图 13-8)。但缺点是指蹼处明显凹陷不丰满,没有正常拇指蹼的良好外形,因此,个别病例为了照顾外形,创面虽能接受游离植皮,也可应用皮瓣修复。有的病例瘢痕松解后,创面内有肌腱及骨关节组织裸露,不能接受游离植皮,则必须采用皮瓣或皮管修复(图 13-9)。 修复拇指蹼的理想方法,是用踇趾蹼游离

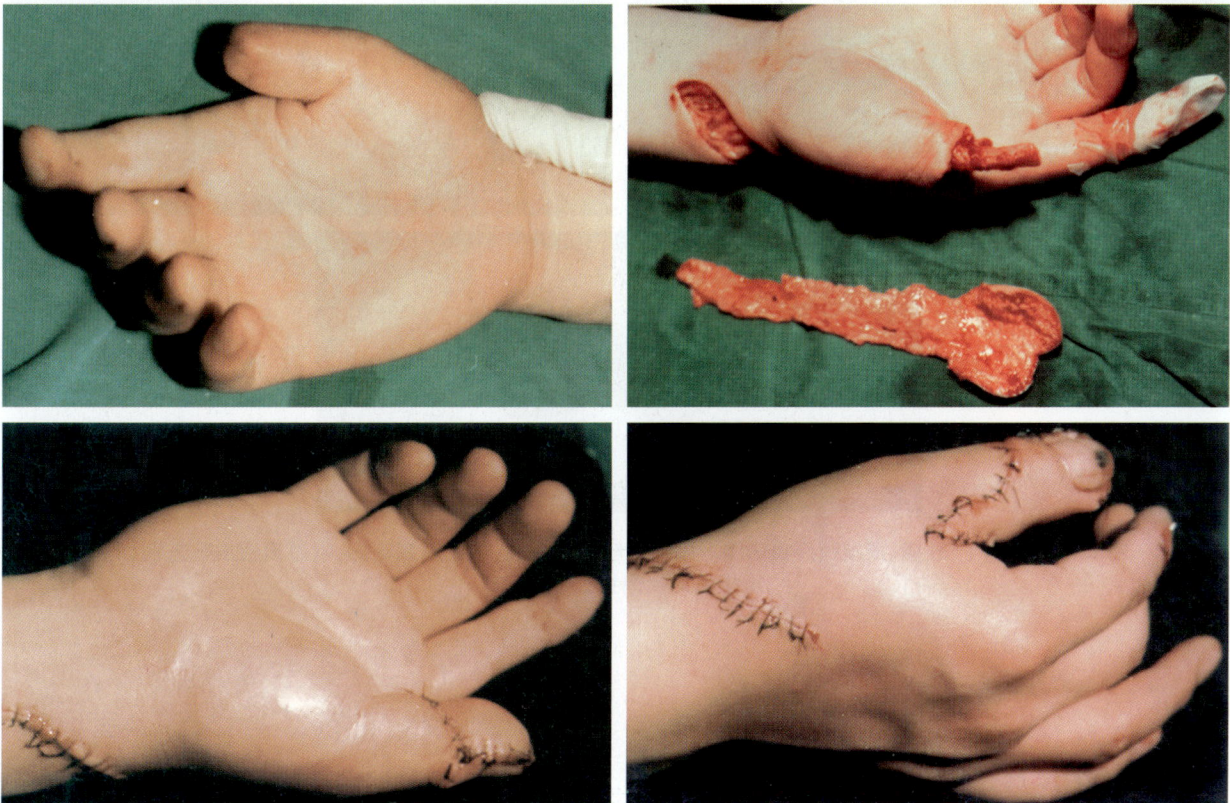

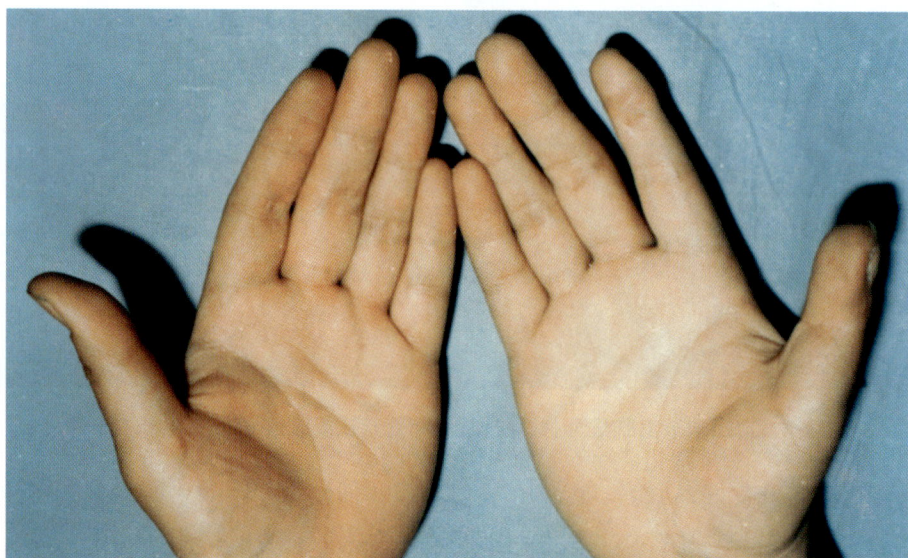

图 13-7 拇指Ⅰ°缺损,游离同侧末节踇甲皮瓣移植,取骼骨块延长拇指残端。
重建拇指外形和功能良好

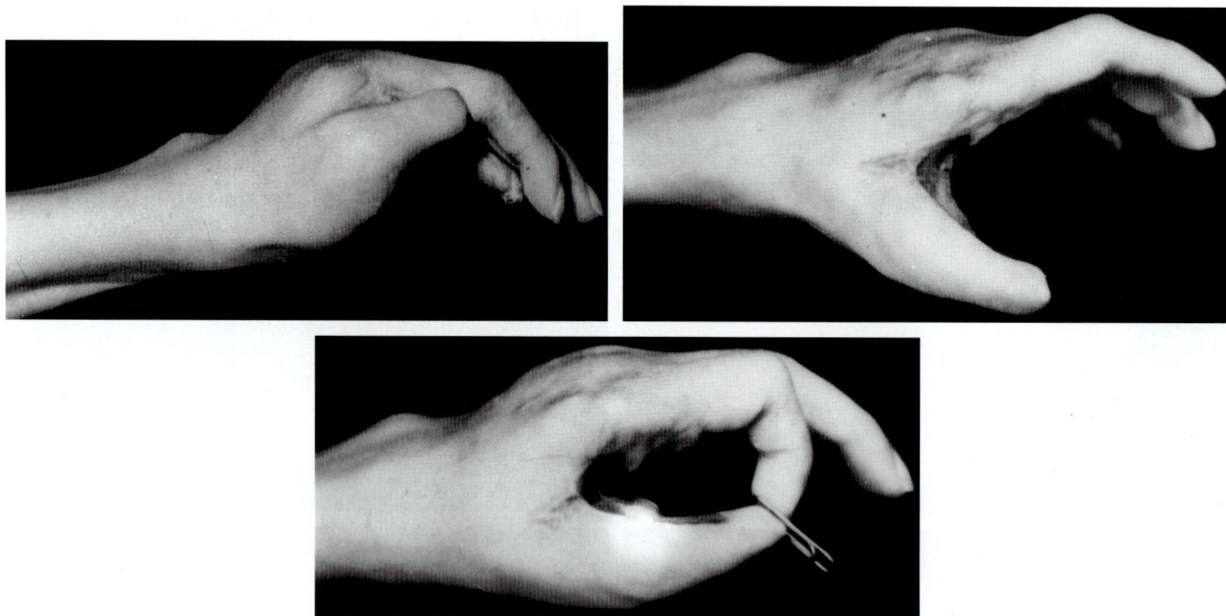

图 13-8 拇指Ⅰ°缺损,拇指蹼瘢痕挛缩。瘢痕松解加深指蹼,创面基底尚好,以游离植皮覆盖创面。
拇指虽功能尚好但外形稍差

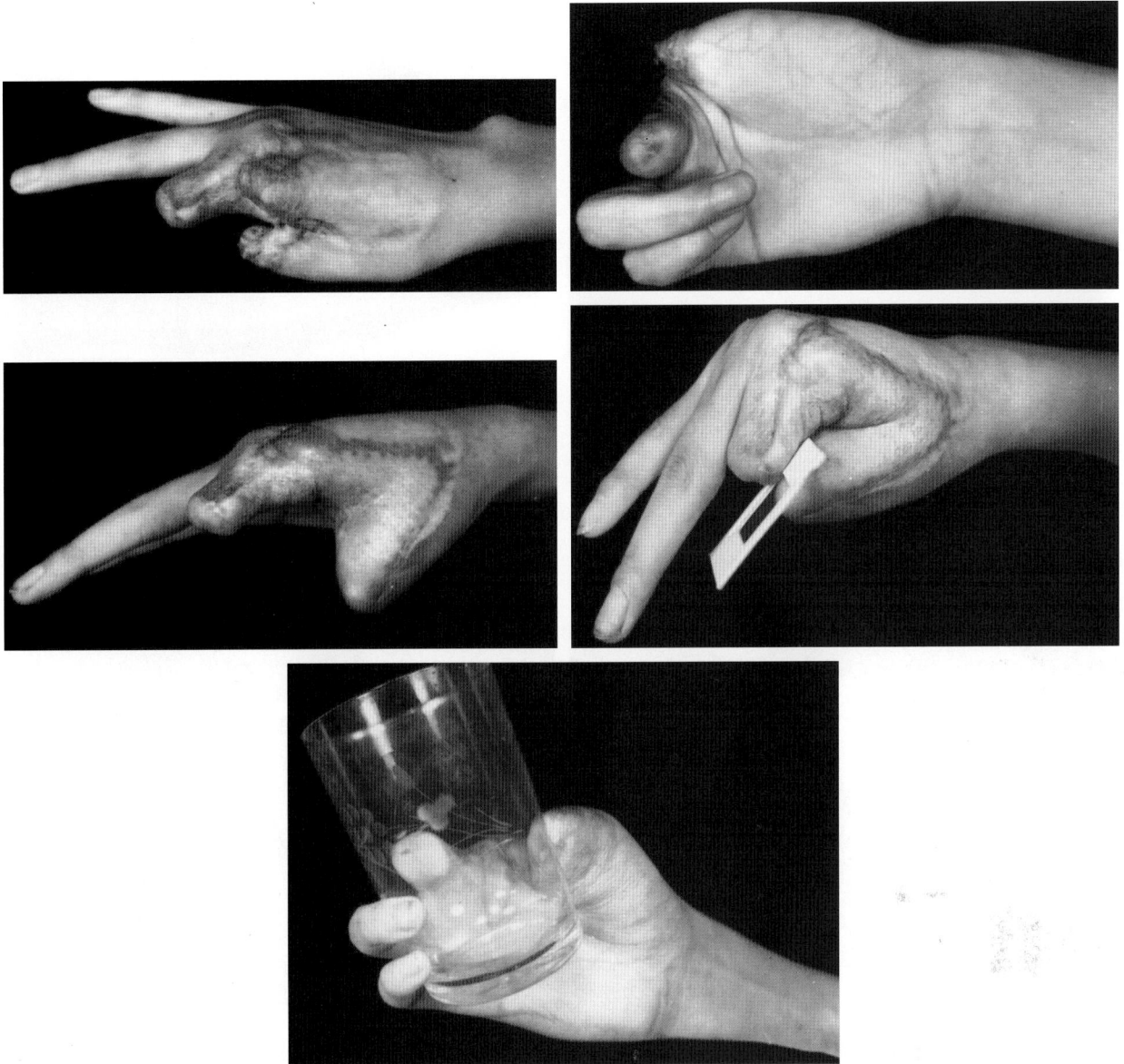

图 13-9 拇、示、中指外伤性缺损,拇指蹼瘢痕挛缩。切除瘢痕及第 2 掌骨头,加深加宽拇指蹼。创面有骨质外露,以腹部皮瓣修复创面、重建拇指握捏功能

皮瓣移植(图 13-10)。

在第 1、2 掌骨间,因有第 1 骨间背侧肌和拇收肌,有时单纯松解皮肤常常改善不了拇指蹼的宽度及深度,如果上述肌肉有挛缩或瘢痕化,则更会限制拇指蹼的展宽与加深。因此,在重建拇指蹼时,要切断或切除瘢痕组织,必要时,还将剥离第 1 骨间背侧肌起点及切断拇收肌的止点以展开指蹼。只要有拇长伸肌和拇长屈肌的功能存在,就不会太大地影响拇内收功能。因为,上述两肌收缩的合力能起到拇指内收的作用。

二、拇指Ⅱ度缺损的功能重建

拇指自掌指关节水平缺损,已丧失其功能长度,应施行功能重建术。此类缺损中,由于附着在第 1 掌骨的内在肌尚存,腕掌关节活动自如,只要延长拇指残端到一定长度,重建的拇指就能发挥较好的功能。如果拇指残端皮肤条件较好,可选用指背舌状皮瓣翻转到掌侧,用植骨延长残拇,再用扁平皮瓣或岛状皮瓣覆盖植骨背侧;也可将残拇用帽状皮瓣提升加植骨植皮法,延长拇指的功能长度;如果伤手合并有其他手指缺损,

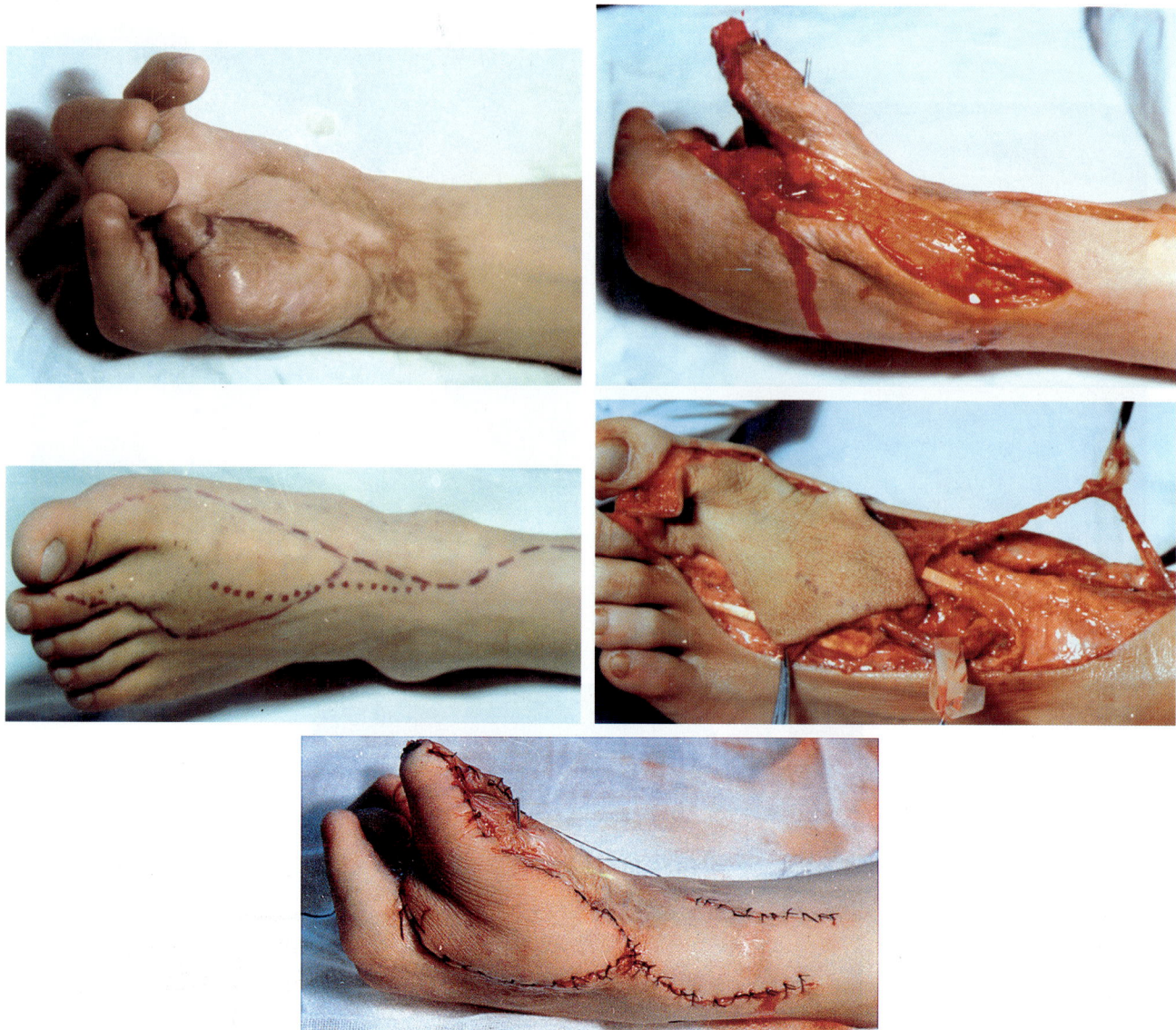

图 13-10　拇、示、中指缺损，拇指蹼瘢痕挛缩。松解拇指蹼，切取带血管蒂的跗趾蹼及足背皮瓣移植，
修复拇指蹼及手背皮肤缺损

缺损的手指仅留有一定的长度，可用残指拇化法重建拇指功能；也可采用岛状皮瓣加植骨延长法再造拇指。如果从功能及美观角度上要求，可选用第 2 足趾游离移植或游离跗甲皮瓣法再造拇指；如果拇指缺损同时合并有虎口或手背瘢痕挛缩，可选用第 2 足趾或跗甲皮瓣同时带趾蹼或足背皮瓣游离移植来修复，效果更佳（图 13-11）。

用皮管加植骨以延长拇指的方法缺点较多，临床上已基本不用。在足趾移植或跗甲瓣移植失败时，不得已作为一种补救措施可以应用。

新鲜拇指套脱伤，或在这一水平离断的拇指，因软组织捻挫较严重不能再植时，可利用原拇指的指骨、关节、肌腱，一期用游离跗甲皮瓣再造拇指，其外形及活动度均较理想（图 13-12）。

三、拇指Ⅲ度缺损的功能重建

拇指经掌骨缺损。如果残留在第 1 掌骨上的内在肌如拇短展肌、第 1 骨间背侧肌等还有功能，而且拇指腕掌关节活动度良好时，可采用示指拇化或其他残指拇化再造拇指。利用手指移位再造的拇指，皮肤感觉和关节活动均比较理想。做带跗趾关节的第 2 足趾移植再造拇指，也可增加重建拇指的活动度。

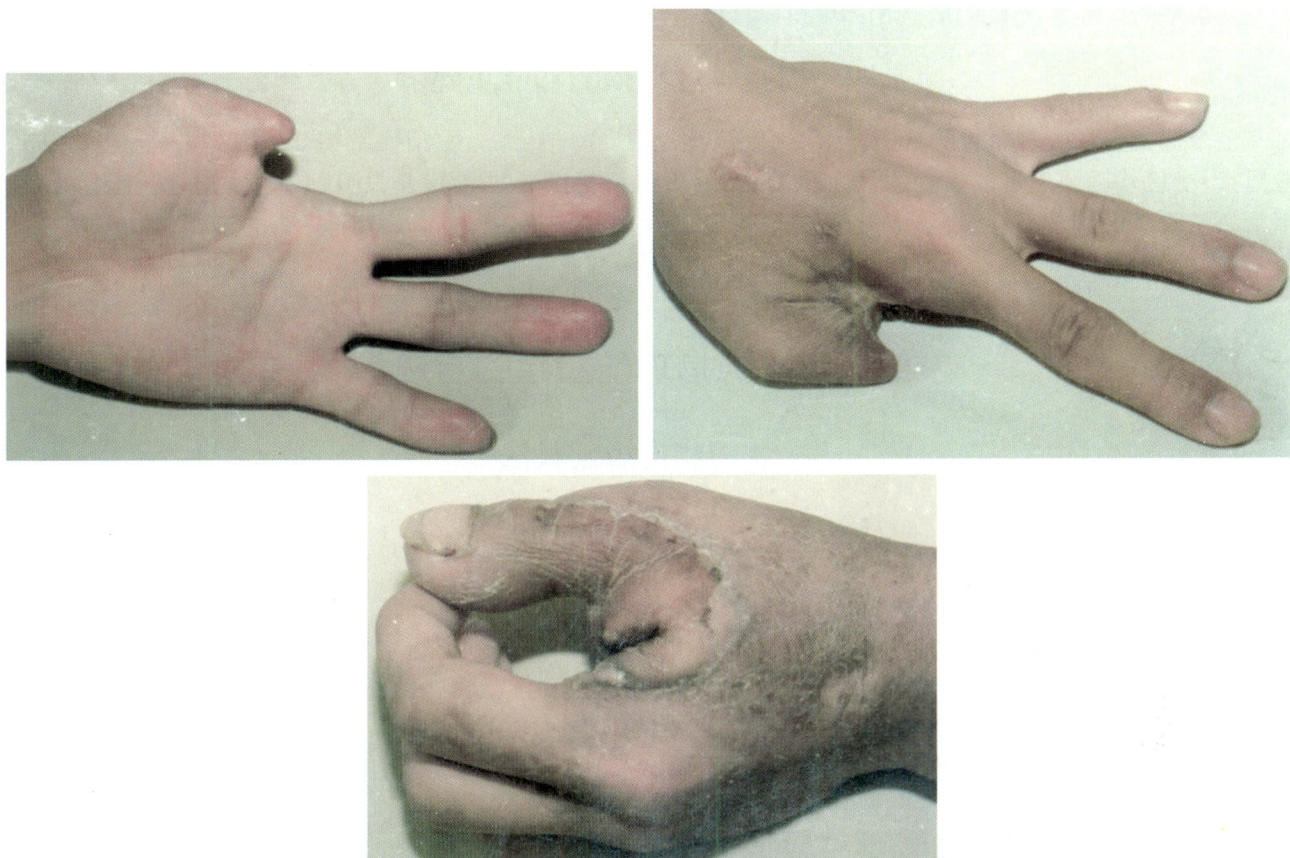

图 13-11　拇指Ⅱ°缺损伴拇指蹼瘢痕挛缩。行指蹼瘢痕松解，拇指残端植骨延长，取同侧踇甲皮瓣及踇趾蹼皮瓣游离移植重建拇指及指蹼

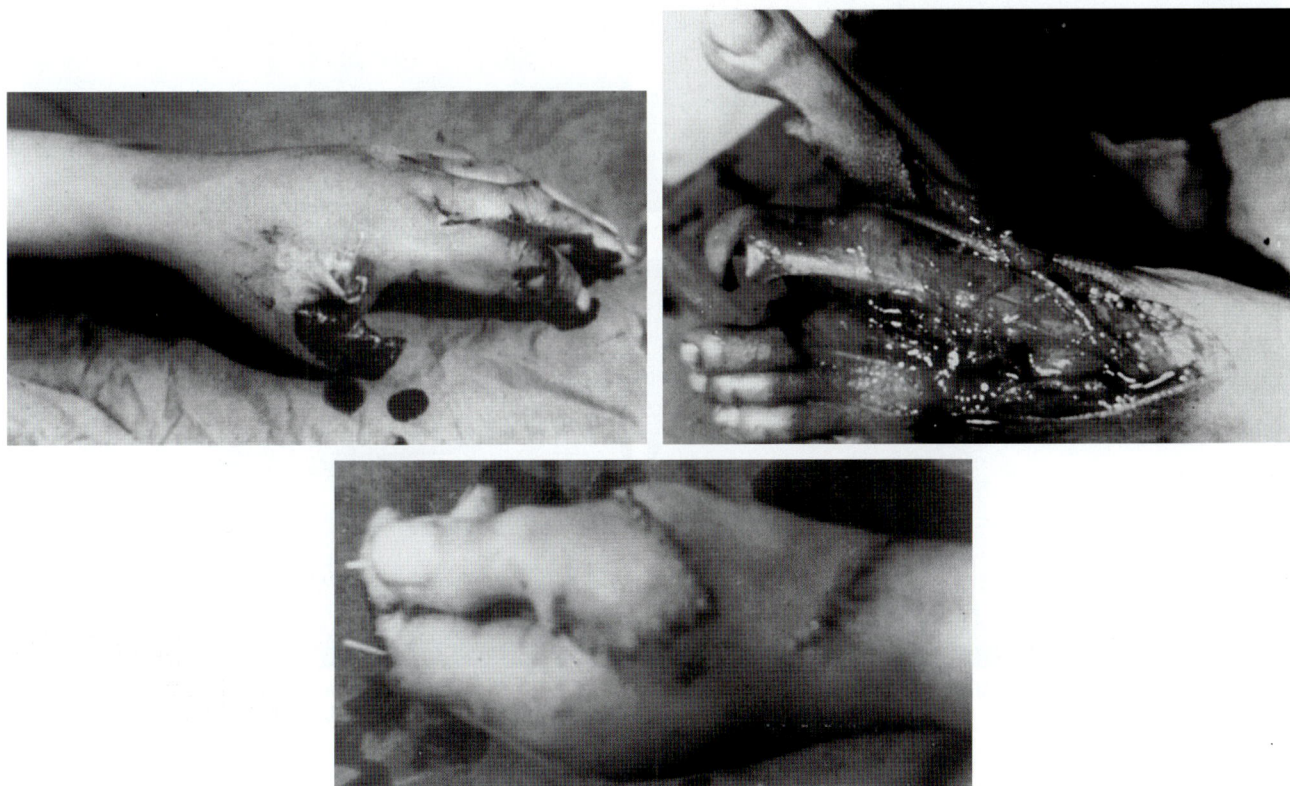

图 13-12　拇指套脱，将撕脱的末节指骨植回原位，取踇甲皮瓣移植再造拇指

此水平的新鲜套状撕脱伤,选用踇甲皮瓣移植重建拇指功能,效果也很好。

四、拇指Ⅳ度缺损的功能重建

整个拇指包括大多角骨的缺损。这类拇指缺损,用皮瓣植骨法、手指残端拇化、踇趾甲皮瓣等方法再造拇指,受区均因缺乏可以附着的骨性残端,或因再造拇指的长度不够及没有活动度而不宜选用。可应用第2掌骨基底旋转截骨,将示指拇化再造拇指。还可采用带足背皮瓣及跖趾关节的第2足趾移植再造拇指。

第五节 拇指功能重建的方法

一、舌状皮瓣延长法

(一) 适应证
适应于晚期拇指Ⅱ度缺损,残端皮肤松软、质地良好的病例。

(二) 手术方法
在拇指残端背侧设计一舌状皮瓣,皮瓣的蒂位于远端,将皮瓣从背侧翻到掌侧。十字切开骨残端瘢痕,显露髓腔。切取带骨膜的髂骨块,修成合适长度,插入拇指残端骨髓腔内,用克氏针固定。髂骨块上的骨膜与拇指残端的瘢痕缝合。舌状皮瓣作为再造拇指的掌侧皮肤,而再造拇指背皮肤缺损,用示指背侧岛状皮瓣或扁平皮瓣修复,此种方法能恢复拇指的长度(图13-13)。

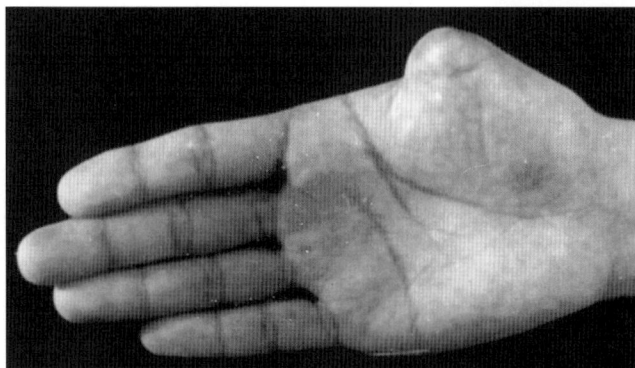

(1) 拇指缺损

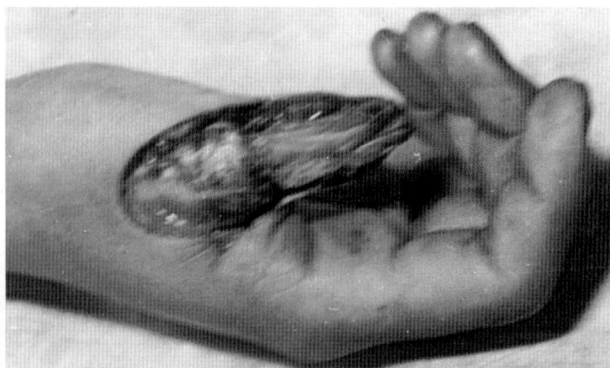

(2) 残端背侧皮瓣翻向掌侧,植骨延长骨残端

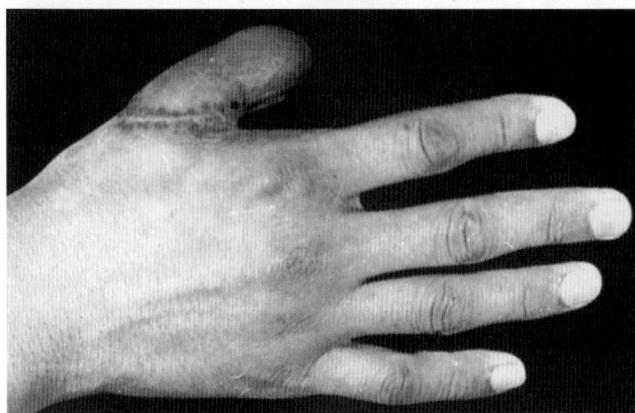

(3) 背侧创面用扁平皮瓣修复

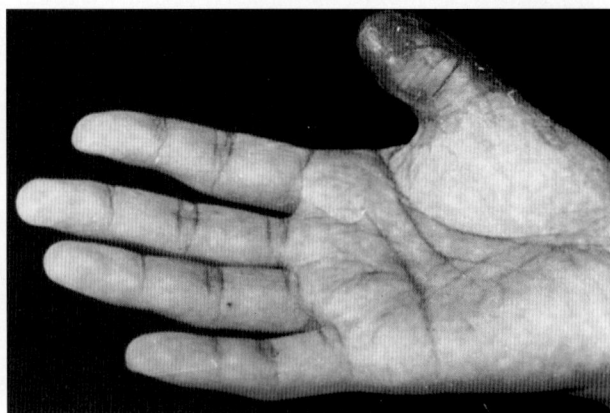

(4) 拇指掌侧为原来覆盖拇指残端及背侧的皮肤,质地及感觉均较好

图13-13 舌状皮瓣再造拇指

二、帽状皮瓣延长法

Gillies(1957)在拇指残端根部做环行皮肤切开,将远端皮肤做帽状提升,骨残端植骨延长,以增加残端拇指的长度,达到改善拇指的功能。

（一）适应证

适用于拇指Ⅱ度缺损,残端及周围皮肤比较松软、质地良好的晚期病例。

（二）手术方法

在拇指残端基底做环行皮肤切口,注意分离保护两侧的神经血管束,然后游离提升残端皮肤呈带血管神经蒂的帽状皮瓣。十字切开骨残端瘢痕组织,显露骨髓腔。切取带骨膜的髂骨块,修成合适长度,插入拇指掌骨残端,以延长残留拇指,再用帽状皮瓣覆盖移植的骨块。皮瓣近端所遗留环形创面,取厚断层皮片修复(图13-14、15)。

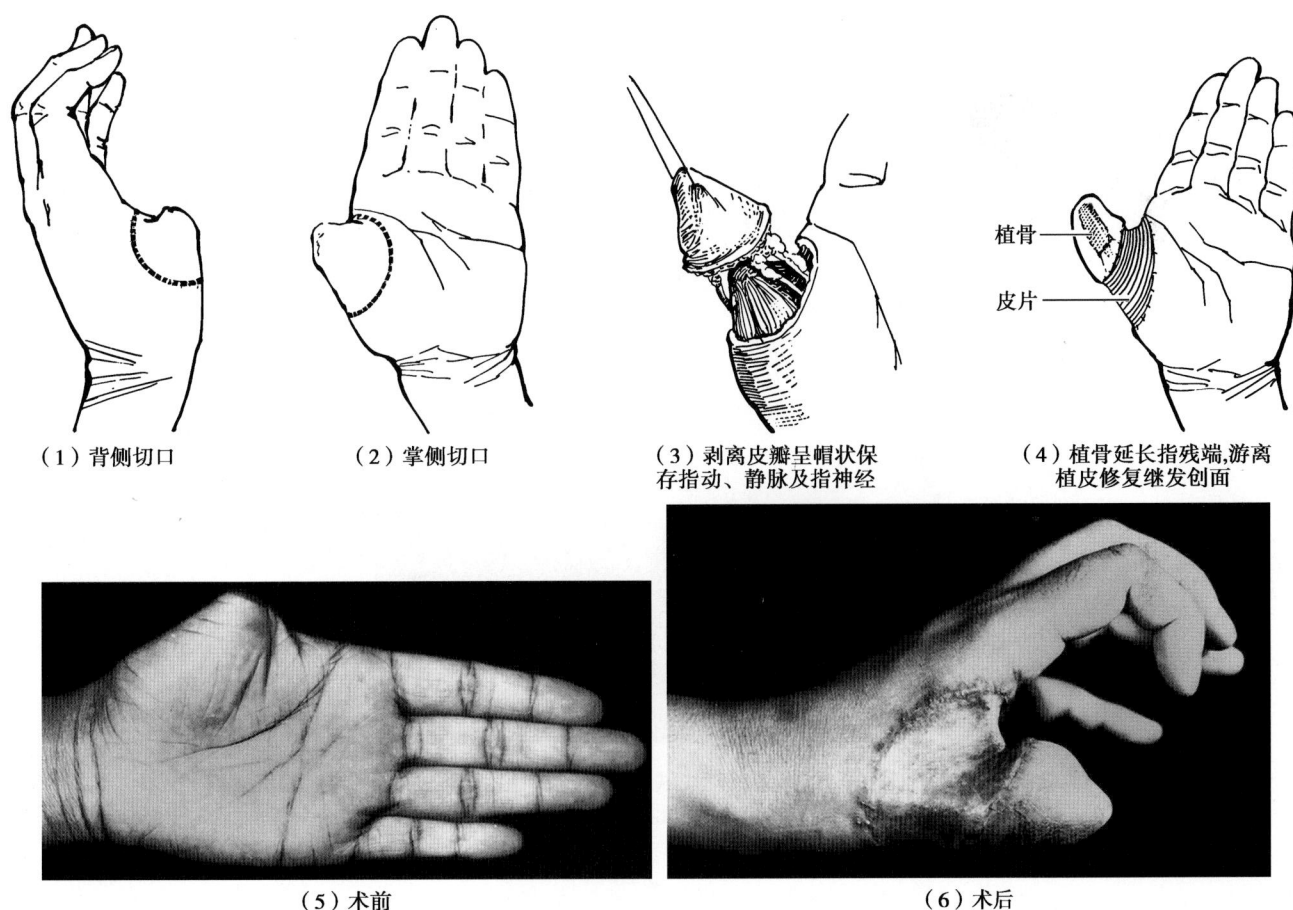

（1）背侧切口　　　　　（2）掌侧切口　　　　　（3）剥离皮瓣呈帽状保　　　　　（4）植骨延长指残端,游离
　　　　　　　　　　　　　　　　　　　　　存指动、静脉及指神经　　　　　植皮修复继发创面

（5）术前　　　　　　　　　　　　　　　　　　（6）术后

图 13-14　帽状皮瓣法再造拇指

此种方法简便易行,但若拇指Ⅱ度缺损残端较短则提升长度不够,而且外形有时不够理想,应慎重选用。

三、拇指蹼加深法

加深第1、2掌骨间隙,或同时将残存的部分第2掌骨切除加深拇指蹼,术后经功能训练可重建拇指夹持功能。

（一）适应证

严重烧伤或冻伤所造成拇指缺损,同时合并其他四个手指缺损,局部条件差不宜做复杂的拇指重建手

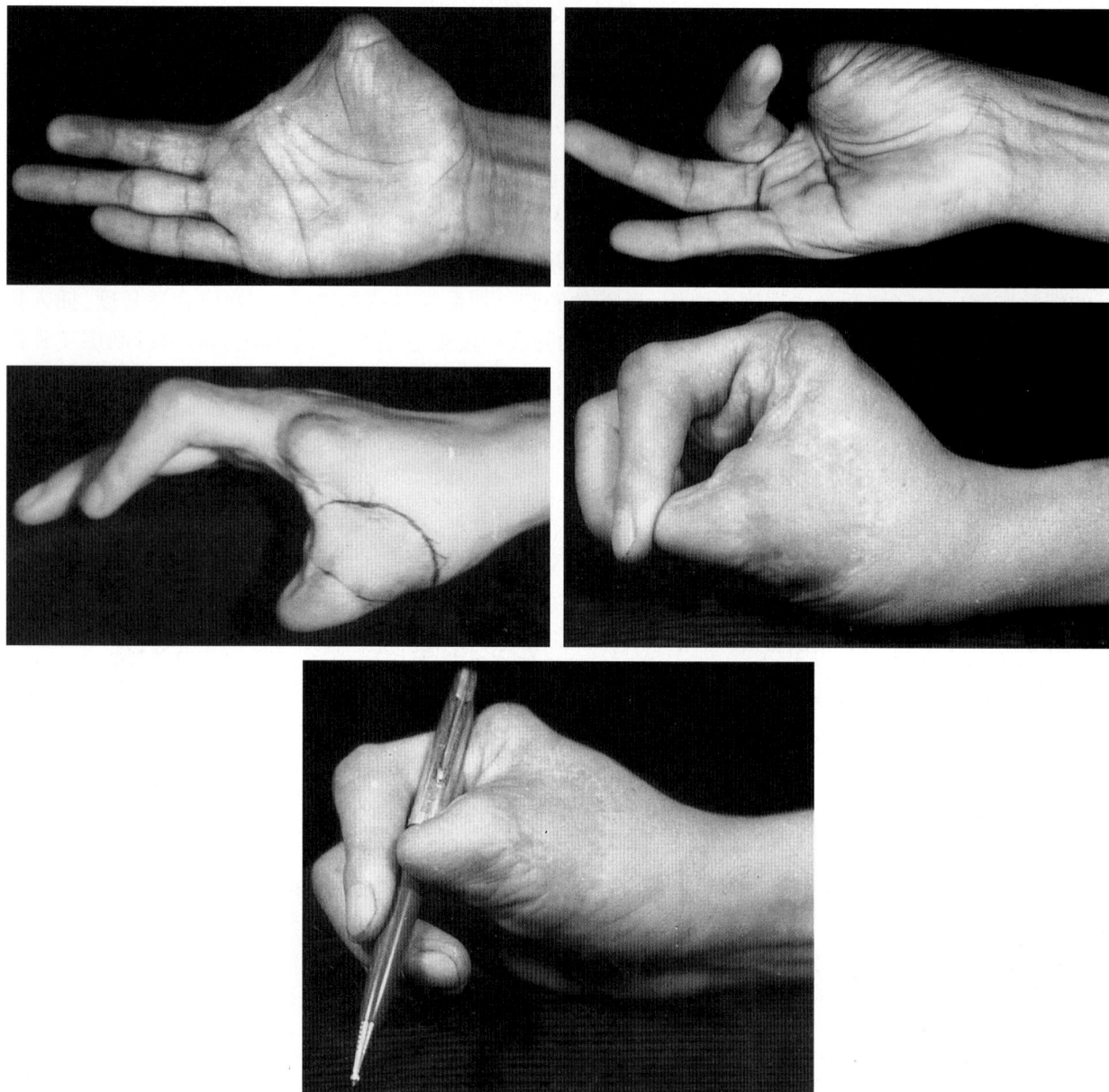

图 13-15 拇、示指外伤性缺损,拇指残端皮肤质量较好,利用残端皮肤形成半个帽状皮瓣,
并用植骨延长第 1 掌骨残端。背侧创面用游离植皮修复

术者。

(二) 手术方法

将拇指指蹼切开加深,其创面取游离皮覆盖。或加深指蹼的同时,切除第 2 掌骨,以加大拇指蹼宽度。也可将指蹼背侧皮肤做一舌形瓣,加深指蹼后用舌形皮瓣重建指蹼。如果示指残端还残留部分指骨,可将示指残端移位到拇指以延长拇指长度(图 13-16、17)。

在不具备足趾移植或其他方法重建拇指的情况下,利用此种方法,恢复残手夹捏功能,虽然外观差,但方法简便易行,给患者日常生活会带来不少方便。

四、骨 延 长 法

通过对管状骨缓慢的牵引,以逐渐延长肢体,是 Putti(1921)在股骨上实践成功的。在手外科领域,Lvan(1967)首先报告了 1 例,拇指从掌指关节以远缺损,将掌骨斜行截骨后,远近端各穿两枚克氏针,再用一对环

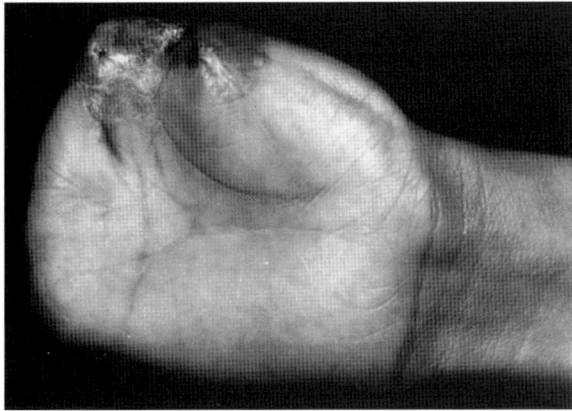

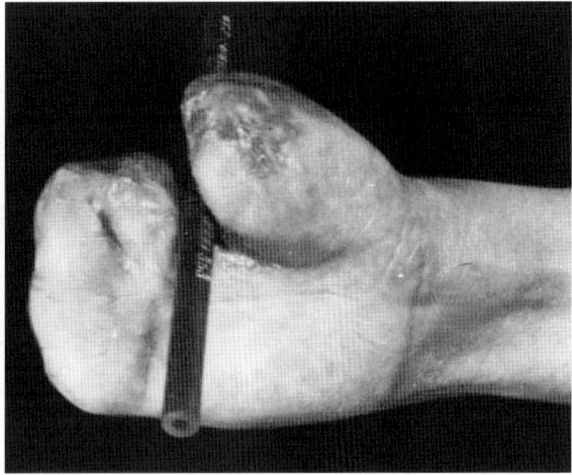

图 13-16　患者为电焊工,要求治疗后能拿焊条,辅助左手工作,切除第 2 掌骨加深指蹼,
以游离植皮覆盖创面,重建夹捏功能

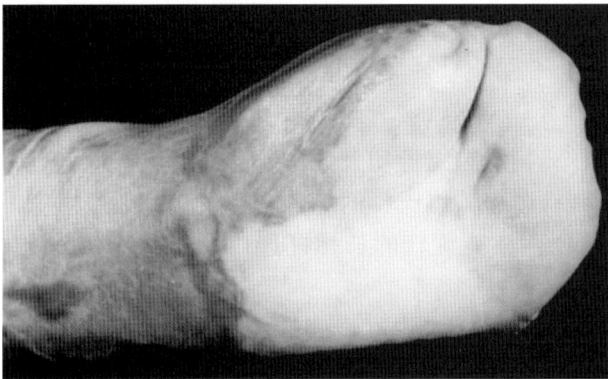

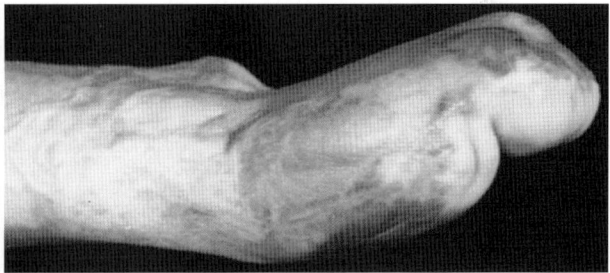

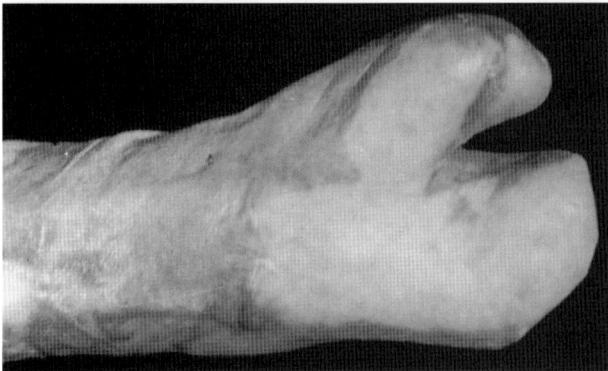

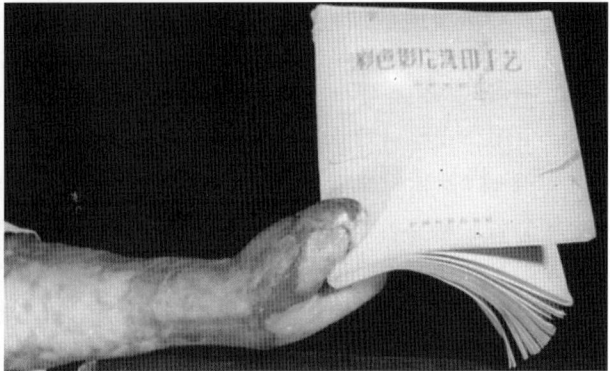

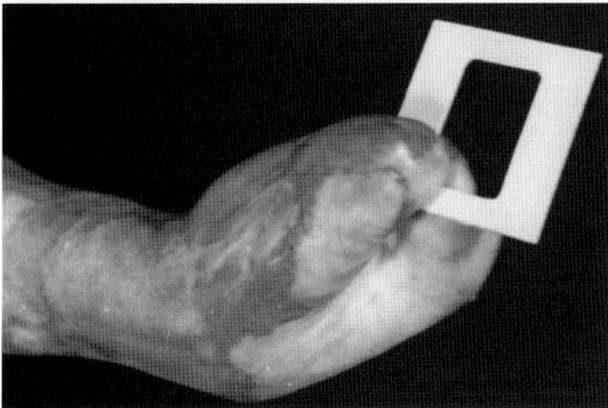

图 13-17　烧伤后拇指及手指缺损,残留掌指关节均有一定活动度。将示指关节移位至拇指残端以延长拇指,并切除第 2 掌骨以加深拇指蹼

行螺杆装置逐渐牵开截骨端,可延长掌骨约 2~3cm。第 1 掌骨截骨牵引后遗留的间隙,可等待间隙自行骨愈合(图 13-18),或以骨移植桥接(图 13-19)。

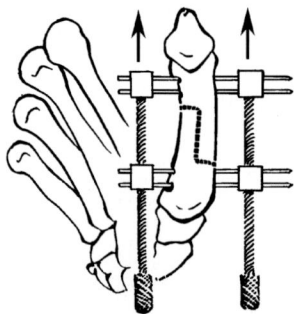

图 13-18 掌骨 Z 形截断,用牵引器逐渐牵开,等待其间自行愈合

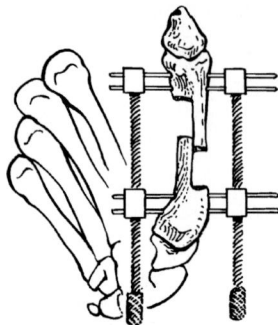

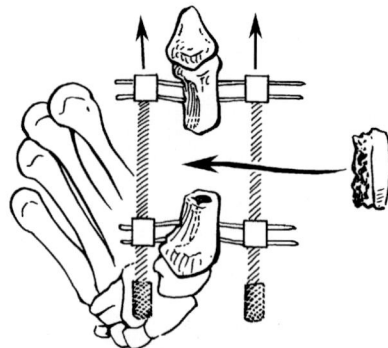

图 13-19 掌骨横断后,用牵引器逐渐牵开,取髂骨块嵌入骨间隙

(一) 适应证

1. 拇指 Ⅰ、Ⅱ 度缺损。

2. 拇指先天性发育不良、短小畸形。

(二) 手术方法

在第 1 掌骨的桡背侧做 1.5~2cm 切口,显露掌骨中 1/3,将骨膜纵行切开约 1cm 以上,用一对克氏针平行穿过掌骨近端,另一对克氏针平行穿过掌骨远端。儿童患者,远端克氏针的穿入尽可能远离骨骺板,以免损伤骨骺而影响发育。然后以阶梯形或横行将掌骨截断,用两枚能旋转的长螺杆连接四枚克氏针,缝合骨膜,闭合伤口。

(三) 牵引期

术后 4~5 天,伤口不适反应减轻,开始逐渐牵引。将牵引器螺杆每天旋转延长 1~2 次,每天延长 1~2mm。骨断端缓慢地被加大间隙,术后 20~30 天内完成延长,若每天延长超过 3~4mm,将引起难以忍受的疼痛。骨延长应尽可能在短的时间内完成,实践证明,牵引延长越快,骨断端间隙的自行愈合的可能性越大。超过 20~30 天的牵引,将产生骨延迟愈合或不愈合,需行植骨。

1. 牵引期的组织反应

(1) 骨膜:骨膜对牵引不产生任何明显的阻力,在断端间隙呈现持续活跃的成骨反应。由于手术中对掌骨尺侧部分骨膜破坏小,故尺侧比桡侧更易骨化。骨膜成骨反应能力越大,表明截骨时对它的破坏越小。如果骨间隙出现延迟骨化,有可能是截骨时对骨膜损伤比较严重。

(2) 肌肉:外在肌在牵引期无明显的变化。内在肌对牵引会有明显的阻力。当牵引延长超过 2cm 时,由于肌纤维和骨膜的张力加大,引起的疼痛有时很难忍受。当骨断端牵开 3.5~4cm,大鱼际肌的张力已非常大,如果牵引器在有效的骨愈合前拆除,由于大鱼际肌的张力作用,可使掌骨渐成为弓形愈合。如果有近节指骨残留,由于大鱼际肌的张力,可以使掌指关节呈屈曲畸形。

(3) 血管神经束:当每次牵伸超过 2mm,可引起残端皮肤短暂的苍白和麻木,这种现象在牵引后期更易见到,但在整个牵引期间,患者血液供应可获得良好的代偿。牵引所引起短暂性血液供应障碍,不必要拧回螺旋缩短牵开距离以减张。

(4) 皮肤:是对牵引最敏感的组织。在牵引延长过程中,残端皮肤瘢痕及虎口瘢痕挛缩可限制牵开的长度。所以,在骨延长术前应先处理好皮肤瘢痕。

2. 牵引限度 将第 1 掌骨延长原长度的 50% 是不难做到的。延长 75%~80% 或 2.5~3cm 也可以没有太大困难。部分患者可以延长到残存掌骨长度的一倍(100%)。这个限度是根据断端间隙能否骨愈合而形成的经验,而不是考虑由于大幅度延长会不会引起残端坏死而确定的。

3. 牵引期的合并症 主要是克氏针松动,在针孔处感染。预防措施是应将克氏针固定牢靠,针孔处要经常清洁换药。

（四）制动期

牵引期结束后,再持续制动直到骨断端间隙骨性愈合。此期间一定要有坚实的制动,通常靠牵引器械本身即可完成,必要时可同时应用一石膏或支具控制拇指腕掌关节的活动。

1. 自行骨愈合　10岁左右的儿童,如牵引的骨间隙为2.5～3cm,其自行骨愈合约需2～3个月。青少年此过程更长,约3～4个月。

2. 延迟骨愈合　骨间隙增大,骨缺乏自行愈合力,在骨远端形成的纹状新骨消失,骨断端变细,骨髓腔消失。为缩短疗程,对延迟骨愈合者应行植骨术。

3. 制动期合并症　①克氏针滑动,针孔处感染;②牵引器械不稳定,造成骨旋转或成角畸形;③过早去除牵引器械,造成掌骨弓形弯曲。

4. 去除牵引器械的时间　X线显示骨端间隙完全愈合,其宽度与原掌骨相一致,即可去除牵引器械。

五、示指背侧皮瓣加虎口皮瓣瓦合法

鲁开化(1985)应用示指背侧皮瓣加虎口皮瓣瓦合法再造拇指,手术操作简单,增加了拇指的长度并改善功能。

（一）适应证

1. 拇指Ⅱ度缺损。

2. 急诊拇指套脱伤。

3. 示指背侧及虎口处供区皮肤完好。

（二）手术方法

1. 示指背侧皮瓣设计　皮瓣远端可达示指近侧指间关节水平,两边至指侧方中线,近侧视需要可向近端延伸到腕背部。皮瓣宽2.5～3cm,长9～10cm,皮瓣内包括有桡动脉腕背支发出的第1掌骨背动脉、指背静脉,以及由桡神经浅支发出的指背神经,该皮瓣有良好的血循环和感觉。

2. 虎口皮瓣的设计　从虎口背侧逆行掀起长4cm、宽3cm皮瓣,蒂部位于指蹼远端从肌膜浅层剥离,不要损伤血管网。虎口皮瓣由掌浅弓的虎口支,拇指掌尺侧动脉的虎口支,拇指背尺侧动脉的虎口支,及示指背侧桡动脉的虎口支等互相吻合形成的动脉网供血。无论何种类型,掌浅弓均发出恒定的虎口支,血管口径0.5～1.0mm,只要皮瓣从肌膜浅层剥离,不要损伤血管网,皮瓣血循环不会有问题。

将示指背侧皮瓣和虎口皮瓣掀起后,取髂骨修成4cm长的骨块,插入第1掌骨骨髓腔内约1cm。将上述两个皮瓣转移后互相瓦合,包裹移植的骨块,形成再造拇指。供皮瓣区创面取皮片移植(图13-20)。

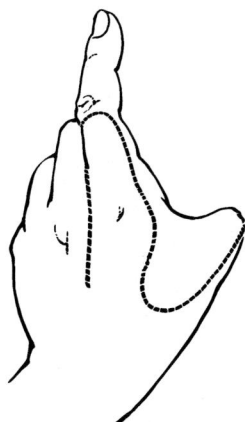

（1）示指背侧皮瓣和虎口皮瓣切口　　（2）拇指残端植骨延长　　（3）两个皮瓣瓦合的拇残端的植骨块上形成新拇指,供皮瓣区用皮片覆盖

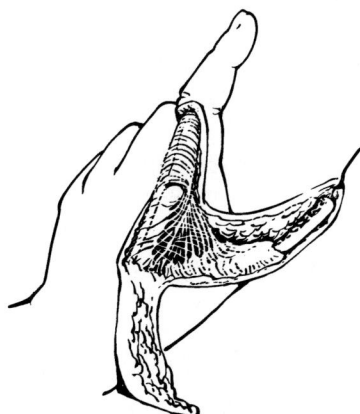

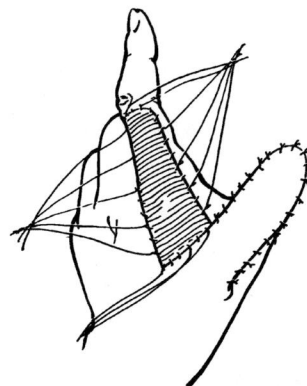

图13-20　手指背侧皮瓣和虎口皮瓣瓦合再造拇指

六、岛状皮瓣法

（一）示指背岛状皮瓣与舌状皮瓣法

Wilson 和 Holivish（1962）几乎同时报告了示指背侧带桡神经浅支及第 1 掌骨背动脉的岛状皮瓣应用于临床。

1. 应用解剖　示指背侧岛状皮瓣的血液供应，主要是桡动脉腕背支分出的第 1 掌骨背动脉（指背动脉）。该动脉在第 2 掌骨背面偏桡侧向示指走行，至近侧指间关节背面已成为终末支（图 13-21）。

依靠指背静脉及手背静脉回流，只要保留一条较粗的回流静脉即可。皮瓣的远端应不超过近侧指间关节，两边可达手指侧方的正中，形成岛状皮瓣转移。

2. 适应证　适用于拇指 Ⅱ 度缺损，残端皮肤松软，质地良好的晚期病例。

3. 手术方法　在拇指背侧设计一舌状皮瓣，蒂在拇指残端，皮瓣从背侧掀起至远端掌侧。十字切开骨残端瘢痕组织，显露骨髓腔，取髂骨块移植并用克氏针固定。在示指背侧设计宽 2.5cm、长 4.5cm 的岛状皮瓣，其近端可利用的血管、神经蒂长约 6～8cm。皮瓣掀起后，转移到拇指背侧。如果术中发现第 1 掌骨背动脉解剖不清楚时，可带着宽 1.5～2cm 内含血管神经束的筋膜组织蒂，将皮瓣转移覆盖拇指背侧创面。供皮瓣区取皮片移植（图 13-22）。

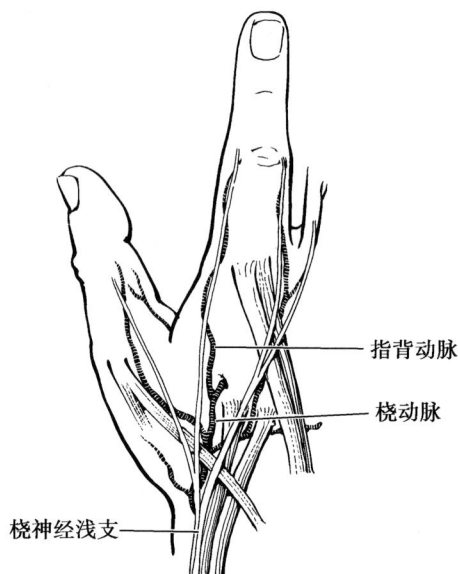

图 13-21　示指背侧皮瓣血管及感觉神经分布

指背动脉
桡动脉
桡神经浅支

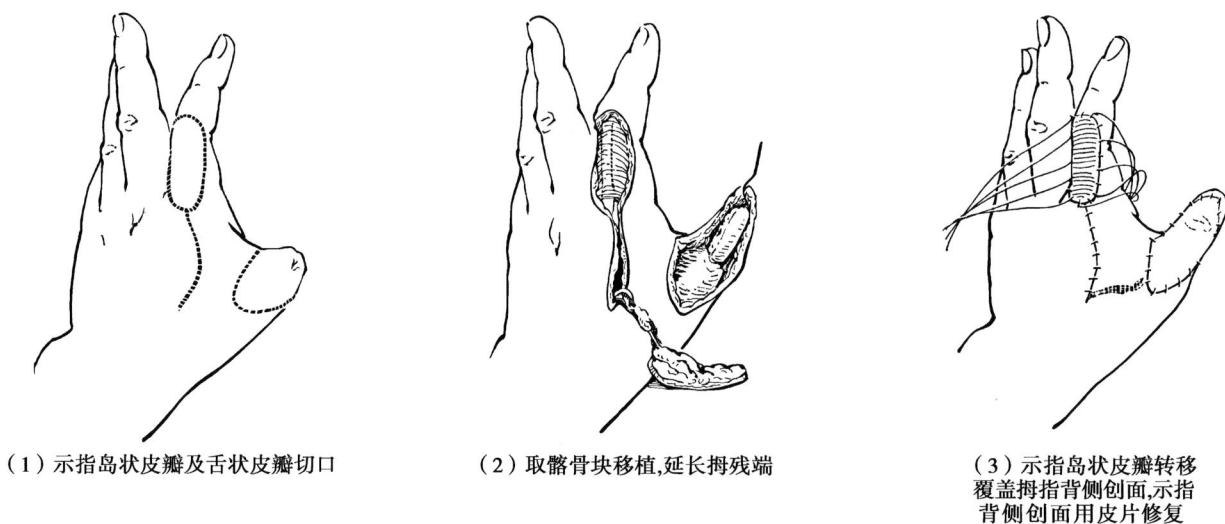

（1）示指岛状皮瓣及舌状皮瓣切口　　（2）取髂骨块移植，延长拇残端　　（3）示指岛状皮瓣转移覆盖拇指背侧创面，示指背侧创面用皮片修复

图 13-22　示指岛状皮瓣及舌状皮瓣再造拇指

（二）神经血管束岛状皮瓣法

Moberg（1955）是利用患手其他手指一侧的皮肤，连同供应它的神经、血管束形成皮瓣，然后移至再造拇指掌面并略偏尺侧。主要用以改善皮管植骨再造拇指的感觉及血液循环。这种皮瓣常采自中指的尺侧或环指的桡侧。这种方法虽能使再造拇指恢复部分感觉，但是手术后大脑对感觉的定位仍然在中指或环指，经长时间训练后，有的感觉才能转变到拇指上。

在供区手指正侧方设计一 1cm×2cm 大小皮瓣，将皮瓣同侧的指血管神经束包含在内，形成一以血管神经束为蒂的岛状皮瓣。通过皮下隧道后转移至再造拇指上，供皮岛区取皮片移植（图 13-23）。

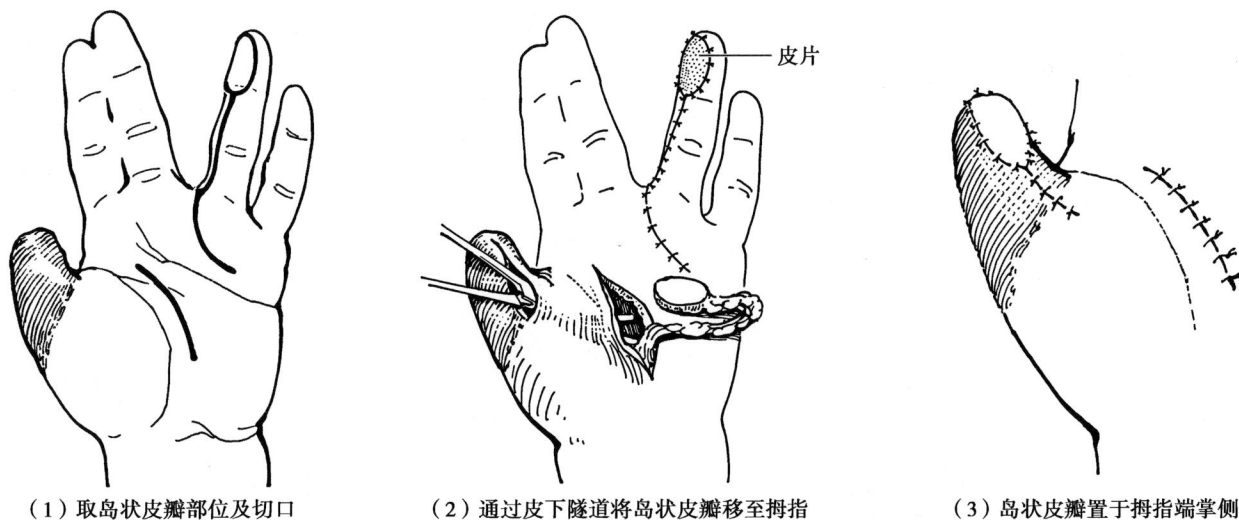

（1）取岛状皮瓣部位及切口　　　　（2）通过皮下隧道将岛状皮瓣移至拇指　　　　（3）岛状皮瓣置于拇指端掌侧

图 13-23　用岛状皮瓣重建拇指端的感觉

（三）中指尺侧环指桡侧双叶皮瓣法

1986 年 Chen 报告,用指总动脉和指总神经为血管神经蒂的中指尺侧和环指桡侧双叶皮瓣,急诊Ⅰ期再造拇指。获得满意效果。

1. 适应证　①拇指Ⅱ度缺损,残端软组织条件较差无法应用局部皮瓣的病例;②拇指套状撕脱伤,或无条件再植的拇指离断伤。

2. 手术方法　套状撕脱伤的拇指;离断不能再植的拇指,去除皮肤,用克氏针将指骨与关节固定回原位;晚期拇指缺损,用髂骨块植骨延长拇指的残端。从中、环指中节相邻面设计所需要的两个皮瓣,皮瓣应远端稍窄,近端稍宽。皮瓣的转移轴位于指总动脉处。在掌心做 Z 字切口,显露中、环指的指总动脉及神经起始部,并向远端解剖分离指固有动脉、神经至入皮瓣处。沿皮瓣设计线切开并掀起皮瓣,结扎皮瓣远端指固有动脉,切断远端指固有神经,此时两个皮瓣准备完毕。从手掌切口做皮下隧道至拇指残端,隧道要宽松些,也可直接切开皮肤,以便使两个岛状皮瓣能顺利通过。用中指尺侧皮瓣修复拇指指背,环指桡侧皮瓣修复拇指掌侧,缝合皮肤。供皮瓣区取皮片移植(图 13-24)。也可利用示指尺侧、中指桡侧双叶皮瓣再造拇指。其方法相同。

此种手术简便易行,但该皮瓣切取后将损害供区指端感觉功能,并且重建拇指的感觉仍在供皮瓣指,长时间不易改变。

（四）带桡骨块前臂逆行岛状皮瓣法

杨果凡(1981)报告以桡动静脉为血管蒂的前臂逆行岛状皮瓣,关桂春(1982)进行了吻合血管的带桡骨块前臂逆行岛状皮瓣再造拇指,以后 Biemer(1983)等也应用带桡骨块前臂逆行岛状皮瓣再造拇指获得成功。

1. 适应证　拇指Ⅲ度缺损,腕掌关节有正常活动度。

2. 手术方法　在腕横纹上约 3cm 处,设计出以桡动脉为蒂的,包括桡骨片的长方形骨皮瓣。皮瓣位前臂中 1/3 为最合适,皮瓣长度略大于再造拇指长度。先在皮瓣蒂部做切口,显露桡动、静脉,并注意保护,同时从皮瓣近端至远端解剖出准备与指神经相吻合的合适长度的前臂外侧皮神经,按设计切开皮瓣、皮下组织,直达深筋膜。从皮瓣两侧向中心作锐性分离,在接近肱桡肌和桡侧腕屈肌间隙时,应在肌膜下向桡骨分离,注意勿损伤从桡动脉发至桡骨的营养血管。在距桡骨茎突上 3.5cm 处,按移植骨需要的长度,及桡骨的1/2 厚度切取骨块,并保护与深筋膜的连续性。当桡骨皮瓣游离后,分离皮瓣近端的桡动脉血管束,并用血管夹夹住,放止血带后观察皮瓣血循环。如骨皮瓣血循环仍存在,即在皮瓣近端切断并结扎桡动静脉,形成以远端桡动脉、静脉为血管蒂的岛状桡骨皮瓣。在拇指残端做鱼嘴形切口,解剖出拇指指神经,显露骨残端,然后将桡骨皮瓣旋转 180° 移至拇指,将倒置后的桡骨块近端插入第 1 掌骨髓腔内,用克氏针固定,将皮瓣上的皮神经与拇指指神经相吻合,缝合皮瓣,供皮瓣区用皮片覆盖创面(图 13-25)。

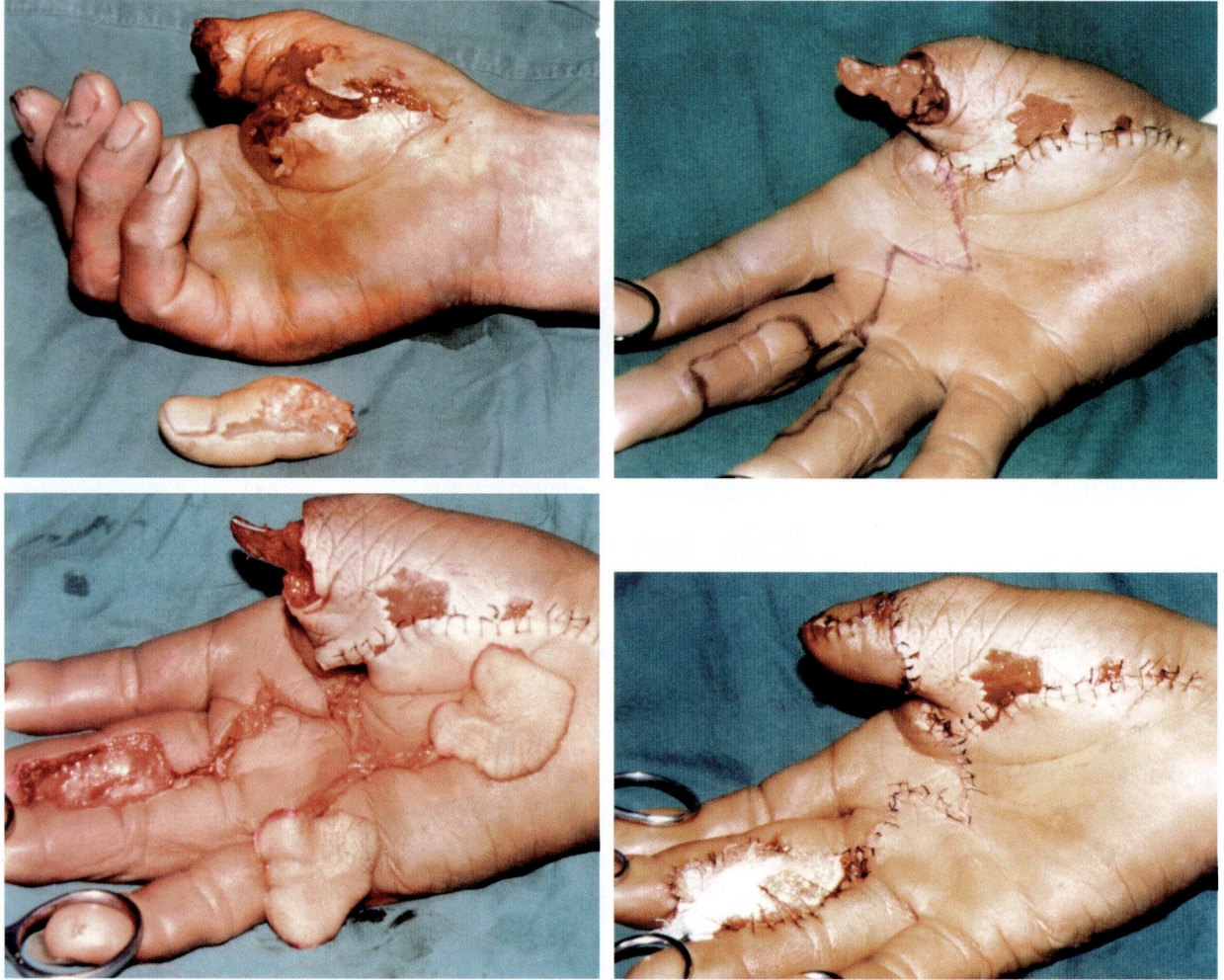

图 13-24　双叶皮瓣再造拇指

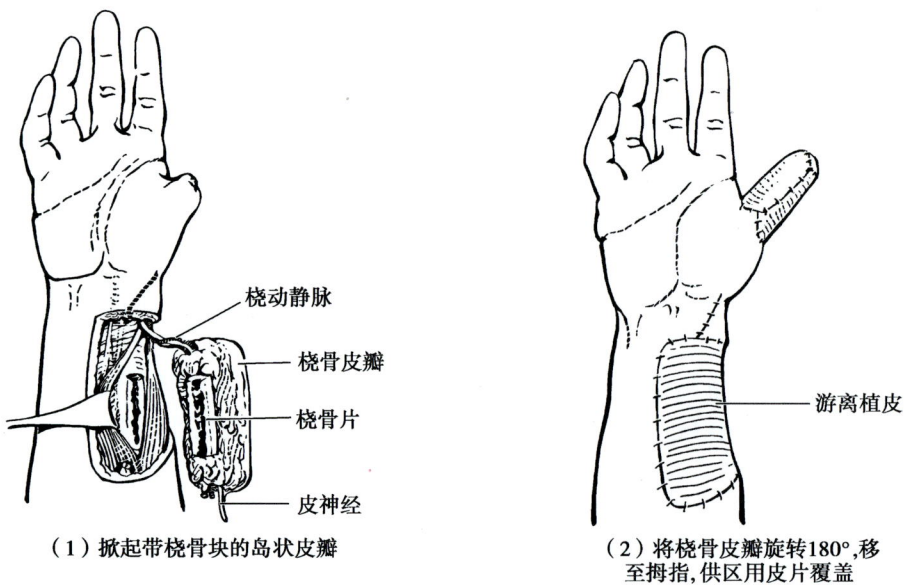

桡动静脉

桡骨皮瓣

桡骨片

皮神经

游离植皮

（1）掀起带桡骨块的岛状皮瓣

（2）将桡骨皮瓣旋转180°,移
　　 至拇指,供区用皮片覆盖

图 13-25　前臂逆行岛状骨皮瓣再造拇指

此法再造的拇指,可恢复拇指大部分功能,但前臂切取一条主要血管桡动脉,对于手的血供会有一定的影响。杨克非(1990)用瑞典产 AGA. THERMOVISION 782 型红外线热相仪,以及美国休斯公司生产的 Prob-eye300 型红外线热相仪检测 20 例正常受试者,压迫阻断桡动脉 2 分钟,手指温度平均下降 2.7℃。同时观察因各种手术完全阻断桡动脉的患者 15 例,平均随诊 2 年半,结果患侧指较健侧指温度平均低 2.83℃。因此,如能用别的方法再造拇指时,尽可能不采用此方法。

七、植骨与皮管移植法

Nicoladoni(1900)使用植骨皮管移植方法再造拇指以来,此方法长时间被用于再造拇指。

(一) 适应证

1. 急诊拇指套状撕脱伤或各种类型的拇指缺损,因条件所限不能选用其他方法再造拇指者。

2. 足趾移植或踇甲皮瓣移植失败时的补救措施。

(二) 手术方法

应用植骨皮管法再造拇指,一般需分 2 或 3 个阶段进行:

1. 拇指残端植骨及皮管形成与移植　在拇指残端做十字切开,并向近端剥离形成软组织瓣。取兼备皮质骨与松质骨的髂骨块,并注意保留附着在上面的骨膜等软组织,修成适当长度并略呈弧形,将髂骨块移植至拇指残端,以镶嵌、插入等方法固定,同时将髂骨块上的软组织与拇指残端周围的软组织缝合,以增加植骨的稳定性。必要时可用钢丝和克氏针固定(图 13-26)。

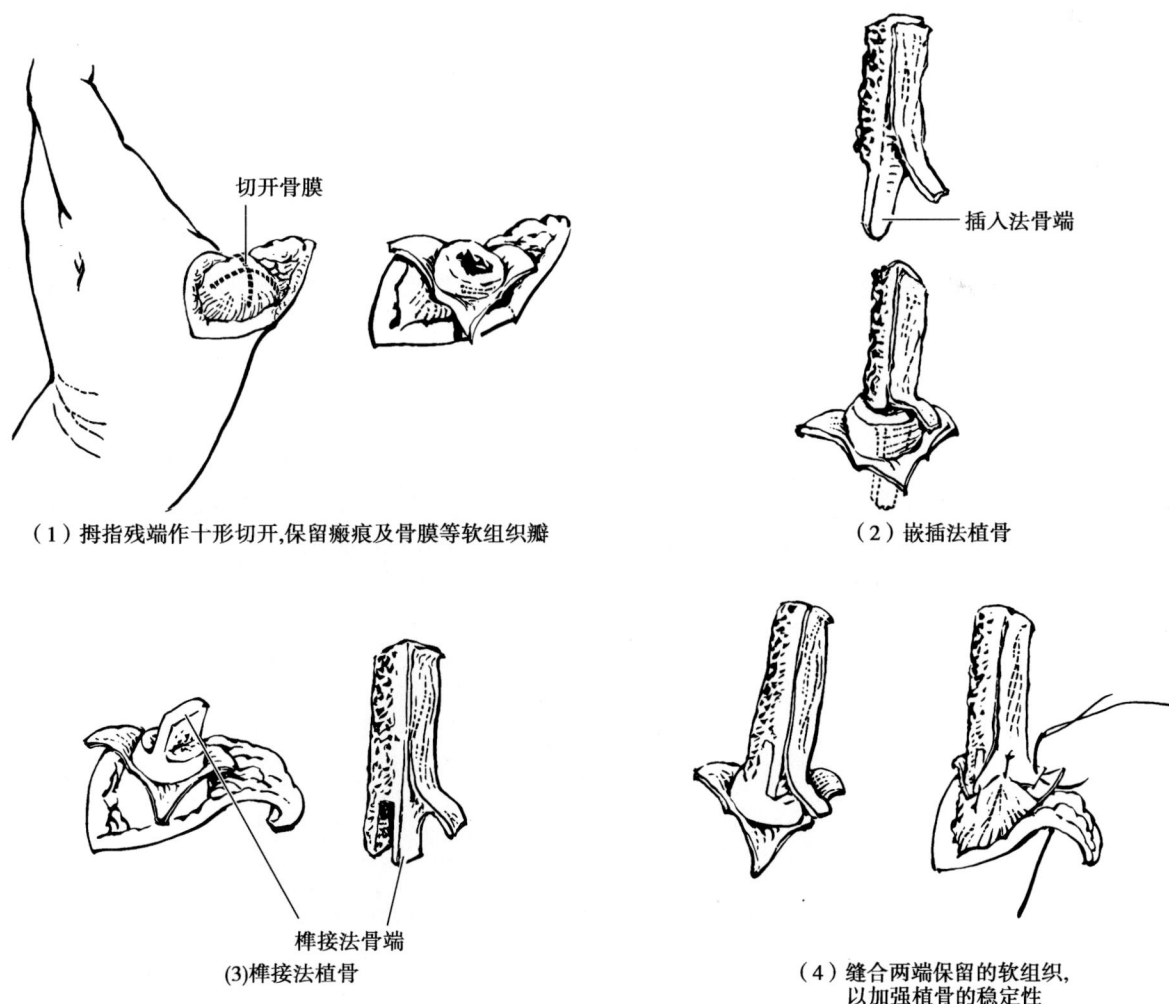

(1)拇指残端作十形切开,保留瘢痕及骨膜等软组织瓣　　(2)嵌插法植骨

榫接法骨端
(3)榫接法植骨　　(4)缝合两端保留的软组织,以加强植骨的稳定性

插入法骨端

图 13-26　植骨块与拇指残端的固定法

在腹部、胸部或上臂一次形成单蒂皮管。在设计皮管时,应测量健侧拇指基底的周径,同时也要考虑到供皮区皮下脂肪的多少,以便设计皮管宽度。一般拇指周径约为7~8cm。设计皮管的宽度应稍大于拇指基底的实际周径。否则,形成的皮管过细,不宜套进拇指残端及植骨块,即使勉强套进,也容易影响皮管的血循环。但是皮管过大,外形臃肿,易松弛滑动,影响日后拇指捏、握功能。移植皮管所需长度,要比实际拇指需要长3cm左右,以防止皮管自然短缩,也便于术后的制动,同时也有利于皮管断蒂前的钳夹训练。

将形成皮管的一端移植到延长的拇指残端(图13-27)。为了使皮管能自受区创面获得充分血液供应,拇指背侧的皮肤应多切除一些,同时将皮管与手连接的一端修成喇叭口状,以扩大皮瓣与受区创面的接触面积。这样,有利于皮瓣愈合,皮管血循环好,植骨也容易成活(图13-28)。

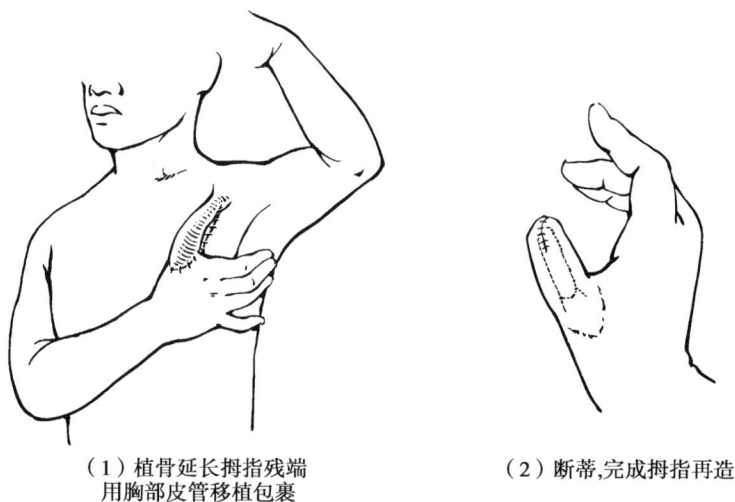

(1)植骨延长拇指残端
用胸部皮管移植包裹

(2)断蒂,完成拇指再造

图13-27 皮管移植及断蒂

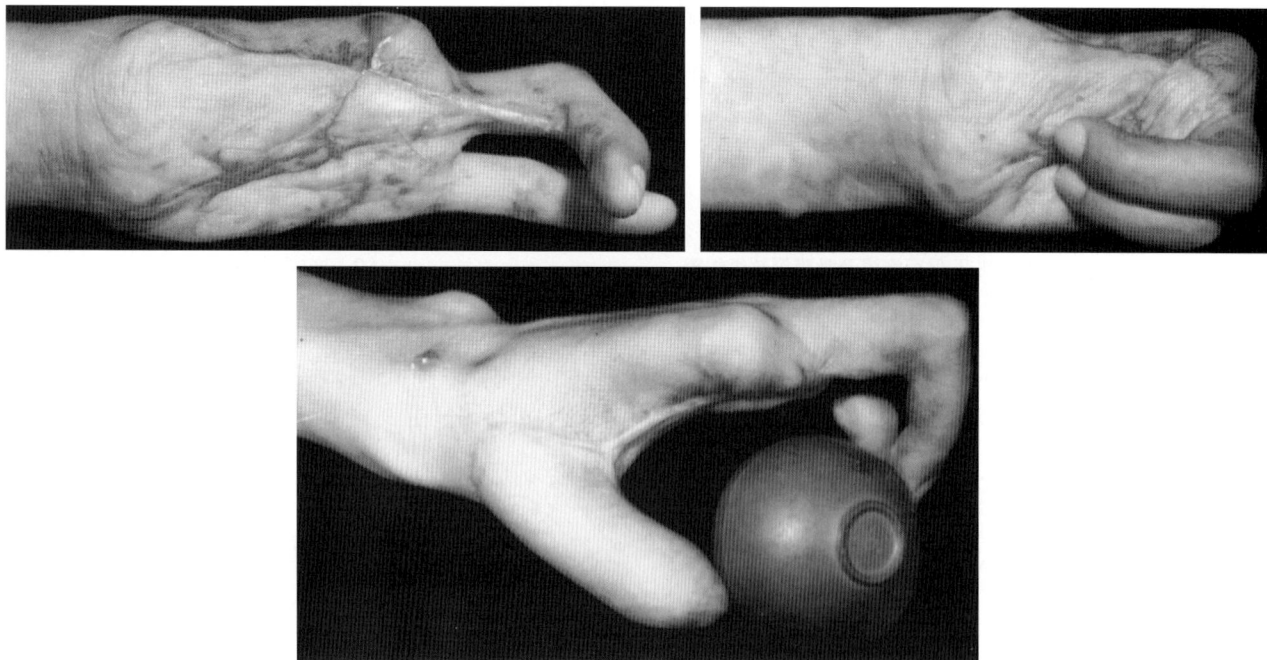

图13-28 拇、示、中指缺损,环指瘢痕挛缩。用腹部皮管移植及植骨术再造拇指

2. 皮管断蒂 皮管移植后一般需5~6周断蒂。为了防止断蒂后皮管发生血循环障碍,造成皮管坏死,断蒂前要通过皮管训练,以促进皮管的血液循环。手术后2周可开始训练。开始时,每次可钳夹5分钟,每

日5~6次。钳夹后皮管如无明显血循环障碍,则可逐渐延长钳夹时间而减少次数,直到连续钳夹1~2小时皮管仍不出现血循环障碍时,即可断蒂(图13-29)。

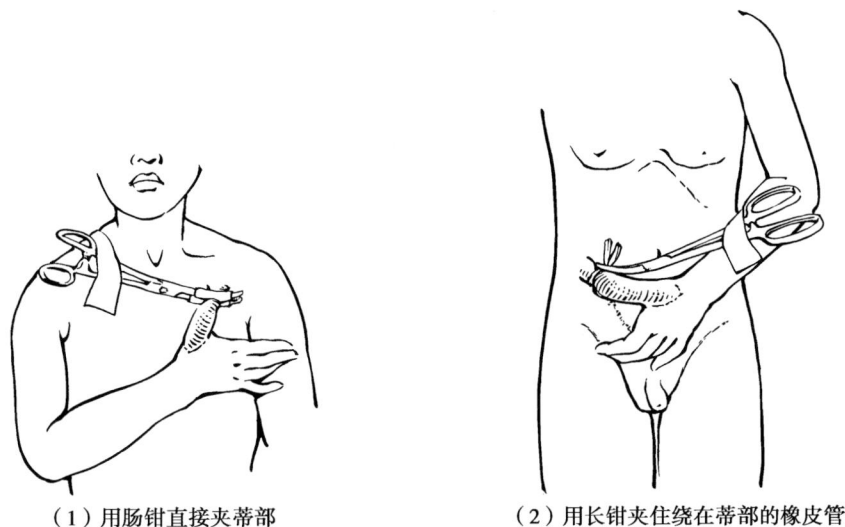

（1）用肠钳直接夹蒂部 　　　　　　　　　　　　（2）用长钳夹住绕在蒂部的橡皮管

图13-29　皮管断蒂前的训练方法

此种方法虽然能用于各种类型拇指缺损的再造,但手术繁琐,指形粗大,血循环及感觉均差,易冻伤、烫伤,破溃后不愈合,因此不受医师和患者的欢迎,现已很少采用,除非在足趾移植、或拇甲皮瓣移植再造拇指失败,为了减少患者的损失,采用此法作为手术补救措施。

皮管的这些缺点,可以通过几项措施加以改进。如果再造拇指粗大、臃肿,可做去脂肪术;或将整个皮管切下,再造拇指上留一层有血循环的脂肪组织,再从切下的皮管上取断层皮片移植回原创面。皮管的血循环及感觉功能差,可利用手指的血管、神经岛状皮瓣转移来改善。

八、足趾移植法

杨东岳(1966)首先用第2足趾游离移植再造拇指成功。用这种方法再造的拇指,感觉、活动功能和外形上都有较好的效果。

（一）第2足趾应用解剖

第2足趾由近、中、远节趾骨组成。近节趾骨与第2跖骨构成跖趾关节。背侧有趾长、短伸肌腱,跖侧有趾长、短屈肌腱,并有背侧及跖侧骨间肌和第1蚓状肌等附着。分布在第2趾的主要神经是第1跖底总神经分出的第2趾胫侧趾底固有神经,及第2趾底总神经分出的第2趾腓侧趾底固有神经。分布在第2趾背侧的皮神经是腓深神经的部分分支。

第2足趾供血系统有两组:一组来源于足背动脉、第1或第2跖背动脉系统(图13-30);第二组来源于足底外侧动脉、第1跖底动脉系统。这两组供血系统借足底深支相互沟通。

1. 足背动脉供血系统

（1）足背动脉-第1跖背动脉系统:第1跖背动脉:位于第1、2跖骨间隙。Gilbert将其分为三型(图13-31)。其分型的含义不仅表示第1跖背动脉解剖位置的深浅,口径的粗细及是否缺如,同时也表明在手术时分

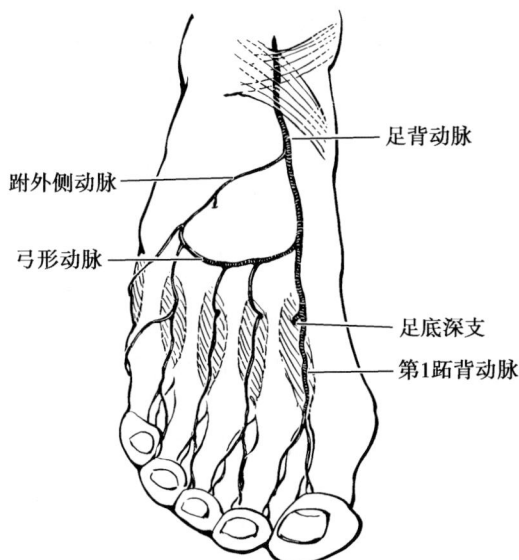

图13-30　足背动脉第1跖背动脉供血系统

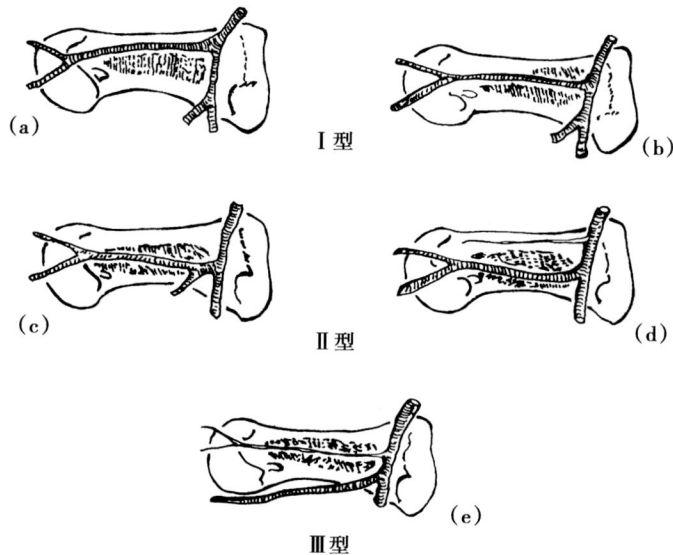

图 13-31　第 1 跖背动脉分型

离该型血管的难易程度。

Ⅰ型第 1 跖背动脉起于足底深支上份,走在第 1 背侧骨间肌表面或被浅层肌纤维覆盖(图 13-31a. b)。达到这一骨间隙远端趾蹼处,经跖横深韧带背侧,移行于趾背动脉。

Ⅱ型第 1 跖背动脉位置较深,起于足底深支下份,或与第 1 跖底动脉共干起自足底弓,走在第 1 背侧骨间肌深层,经横深韧带背侧,移行于趾背动脉。有时在足底深支上份发出一细小动脉,沿第 1 背侧骨间肌表面前行,至趾蹼处并入趾背动脉(图 13-31c. d)。

Ⅲ型第 1 跖背动脉细小或缺如,在此型中,第 2 足趾的血供应主要来源于第 1 跖底动脉(图 13-31e)。

(2) 足背动脉-第 2 跖背动脉系统:第 2 跖背动脉,可直接起于足背动脉的弓形动脉,或起于足底动脉弓。第 1 跖背动脉过细或缺如时,第 2 跖背动脉的管经常较粗些。

2. 足底动脉供血系统　足底的血供来源于胫后动脉,它发出足底内、外侧动脉。足底外侧动脉和足底深支吻合形成足底弓,足底弓于跖骨底附近发出第 1~4 跖底动脉,分别沿相应的跖骨间隙前行至跖趾关节附近,移行于趾总动脉,每条趾总动脉分为两条趾底动脉,分布于第 1~5 趾的相对侧。当第 1 跖底动脉行至第 1 跖骨远端 1/3 跖侧时,足底内侧动脉与踇趾胫侧趾底动脉形成 X 形交叉,并向腓侧延伸,于踇收肌及踇短屈肌跖侧绕过踇趾外侧籽骨,于跖横深韧带踇趾侧通过,在趾蹼处发出踇趾腓侧趾底动脉及第 2 足趾胫侧趾底动脉(图 13-32)。

第 2 足趾静脉回流系统分成浅、深两组。浅静脉由第 2 足趾趾背静脉回流入跖背静脉、足背静脉弓,最后汇集到大隐静脉。足背外侧为小隐静脉,与足背静脉弓沟通。大隐静脉是足趾主要回流静脉。深静脉由第 1、2 跖背动脉或跖底动脉的伴行静脉组成,汇集于足背静脉或足底静脉弓。

足趾的静脉变异很小,在切取的足趾内只要有两条以上趾背静脉最后能汇集到大隐静脉,移植足趾的静脉回流就能保障。所以,浅静脉是足趾移植后的主要静脉回流系统。深静脉系统作为第 2 足趾移植后的静脉回流不可靠,因为,一般在解剖游离足趾时,深静脉系统几乎均已被破坏,这一点要特别注意。

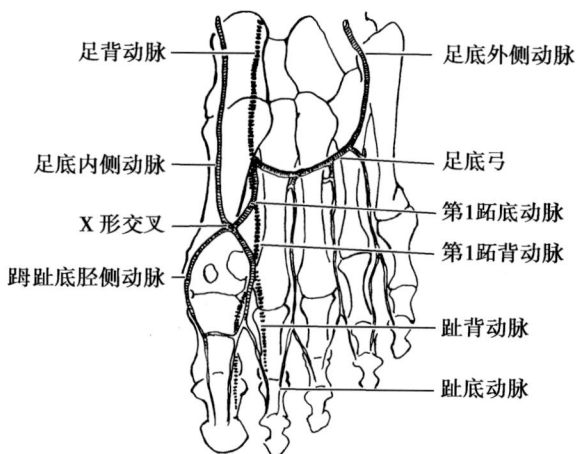

图 13-32　足底血液供应

（二）适应证

1. 拇指Ⅱ、Ⅲ度缺损。

2. 拇指Ⅱ、Ⅲ度缺损,合并虎口或手背皮肤瘢痕挛缩。

（三）术前应注意了解的有关问题

足趾移植成活与否,取决于是否能重建良好的血液循环,而重建拇指的功能能否达到预期的效果,决定于皮肤、神经、肌腱、骨关节等的修复质量。因此,术前必须全面了解供区和受区的各种条件,特别是血管条件。通过触诊检查供区足背动脉、第1跖背动脉,或借助超声多普勒血流计测定血管口径及深浅解剖位置。用 ALLEN 征检查方法了解受区桡动脉阻断后手部血循环是否仍良好。了解供区及受区静脉有无慢性炎症,有无做过多次静脉穿刺或静脉切开的病史。静脉系统如充盈不明显,可用温水泡足看是否能够充盈。此外,还应注意足趾有无严重真菌感染,如有,必须等感染控制后再施行手术。术前精心设计,最好用甲紫将切口及动静脉的位置标出,利于术中解剖,以便手术能按计划顺利进行。

（四）手术方法

手术分两组先后进行,一组解剖游离第2足趾;另一组约1小时后开始做受区手术。

1. 解剖游离第2足趾　抬高患肢,不作驱血,打好气囊止血带。这样,血管内存有一定的血液,既有利于清楚地分离血管,又可防止创面出血。

（1）切口设计:从第2足趾根部背侧做 Y 形切口,如果患手同时合并虎口或手背瘢痕挛缩,可根据挛缩松解后皮肤缺损范围设计带足背皮瓣的切口。足背的切口呈 S 形,近端达踝关节处的足背动脉及大隐静脉。在第2趾根部的跖侧做 V 切口,尖端指向足跟,两侧切口在趾蹼处与背侧切口相连（图13-33）。

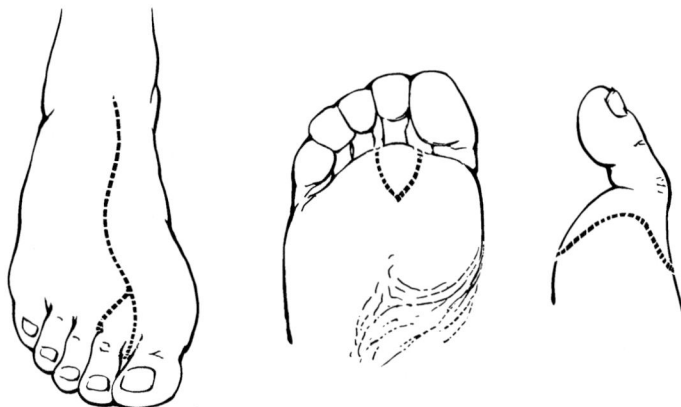

图13-33　第2足趾移植切口

（2）显露血管:在足背 Y 形切口内,首先探查第2足趾静脉是否与跖背静脉、足背静脉弓及大隐静脉相连。如果没有足够供第2足趾的静脉回流条件,游离足趾手术要慎重。如果有两条以上的跖背静脉与第2足趾相连,然后依次由远向近端解剖游离跖背静脉、足背静脉弓、大隐静脉,直达内踝下。在离静脉主干两侧0.5cm 处切断结扎其他分支,以免发生主干血管狭窄。必要时保留一条较长静脉分离备用。此时,静脉解剖游离完毕。

将拇短伸肌腱从跗趾跖趾关节水平切断,然后将该肌腱及肌腹向近端掀起,显露足背动、静脉血管束,并结扎切断其有关分支,使该段足背动、静脉游离。然后,沿足背动脉继续向远端解剖,在第1、2跖骨基底间隙,显露第1跖背动脉,沿其走行向远端小心解剖游离。

Ⅰ型的第1跖背动脉,位于足背皮下或骨间肌的浅层,解剖比较容易。到达趾蹼处要仔细分辨其分支的走向。确认可靠的第1跖背动脉进入第2趾时,方可结扎至跗趾的分支及从趾底动脉来的分支。再从趾蹼处向近端逆行分离第1跖背动脉,在第1、2跖骨基底间隙处结扎到足底的深支。此时,第2足趾除足背动脉及第1跖背动脉外,其他动脉已中断对第2足趾的血液供应。

Ⅱ型的第1跖背动脉,位于骨间肌深层或骨间肌内,但其远端仍然在跖深横韧带的背侧。解剖该型动脉要小心,手术操作与I型者大同小异。

Ⅲ型的第1跖背动脉为细支或缺如,可采用足背动脉-足底深支-第1跖底动脉系统来切取第2足趾(图13-34)。首先沿足背动脉远端,在第1跖骨间隙的第1背侧骨间肌下,找出与足底深支相连的第1跖底动脉。将跖骨头横深韧带切开,并切断拇收肌及部分拇短屈肌。将第1、2跖骨向两侧拉开,以加大第1跖骨间隙,在趾蹼的趾总动脉水平,分别结扎踇趾腓侧趾背动脉与趾底动脉,逆行分离第1跖底动脉。在第1跖骨远1/3处,该动脉与足内侧的动脉足底弓及踇趾胫侧趾底动脉共同汇合形成X形交叉,在此处要十分小心分离结扎,切断踇趾胫侧趾动脉与足底内侧动脉,从而将第1跖底动脉从跖底解剖游离出来(图13-35)。

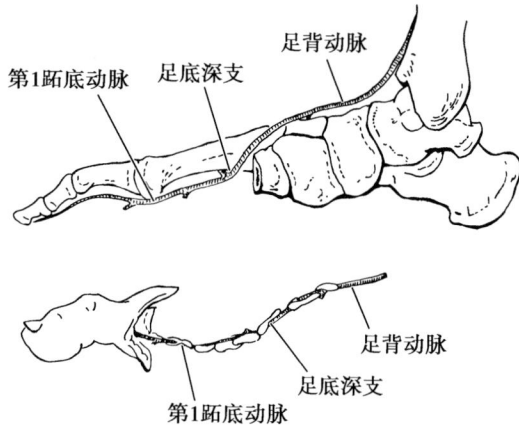

图13-34　足背动脉-足底深支-第1跖底动脉供血系统

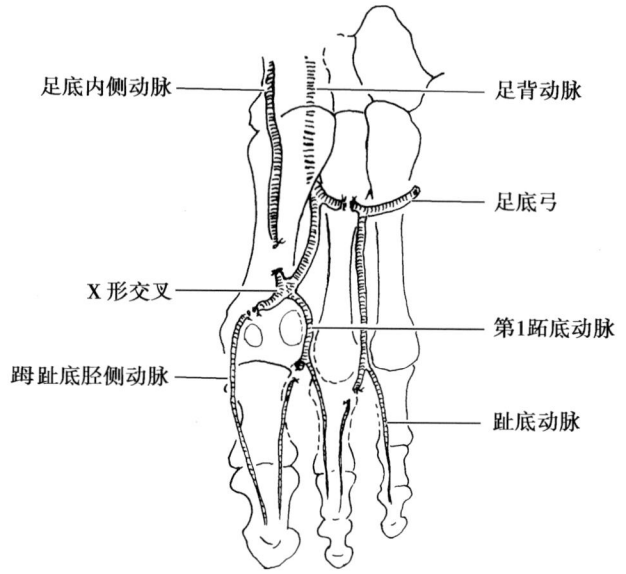

图13-35　足底解剖(游离第1跖底动脉)

足背动脉存在而第1跖背动脉缺如时,可选用足背动脉-弓形动脉-第2跖背动脉系统,解剖游离第2足趾(图13-36)。

当第1跖背动脉口径太细,或第1跖背动脉口径虽然较粗,但主要进入踇趾,而以较细的分支进入第2趾时,可以保留该细小的第1跖背动脉,或进入第2趾的分支,同时采用第2跖背动脉或足背动脉-足底深支-第1跖底动脉的供血系统,顾玉东称之为两套动脉供血系统(图13-37)。也可采用足背动脉-移植血管-第1

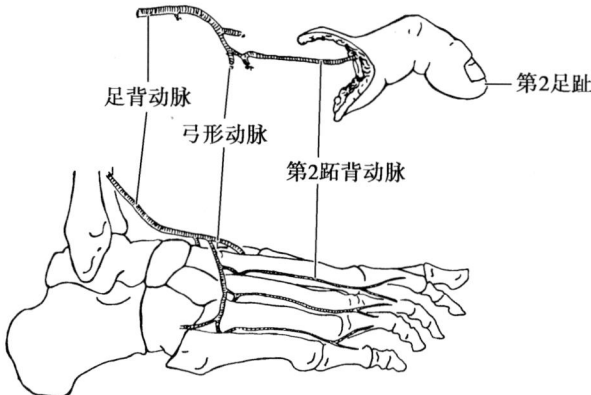

图13-36　足动脉-弓形动脉-第2跖背动脉供血系统

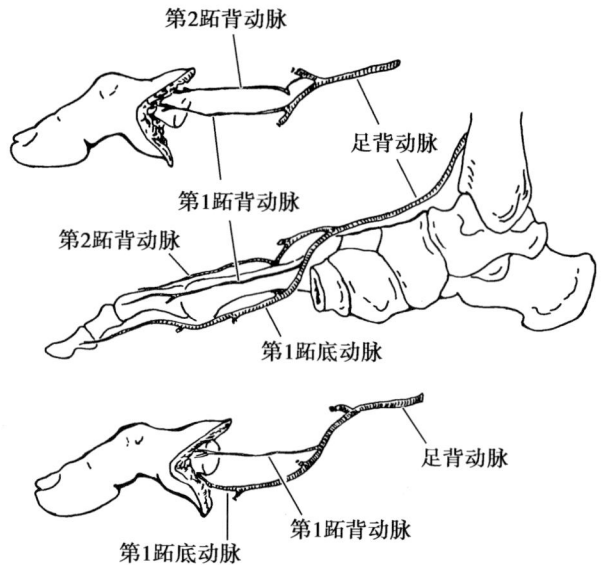

图13-37　两套动脉供血系统的切取

跖底动脉的供血系统。如果遇到第 1 跖背动脉缺如,而第 2 跖背动脉起源于足底动脉弓,管径又较粗,可将第 2 跖背动脉切断,直接与足背动脉吻合,作为第 2 趾供血系统(图 13-38)。若遇到足背动脉缺如,而第 1 跖背动脉起于足底弓,口径较粗,可将第 1 跖背动脉高位切断,待第 2 趾移植后,将第 1 跖背动脉与受区桡动脉作低位吻合(图 13-39)。如足背动脉及第 1 跖背动脉均缺如,可采用高位切断第 1 跖底动脉,足趾移植后,用血管移植桥接于桡动脉与第 1 跖底动脉之间(图 13-40),或与拇主要动脉吻合。也可将手掌内 1 支指总动脉与第 1 跖底动脉相吻合(图 13-41)。

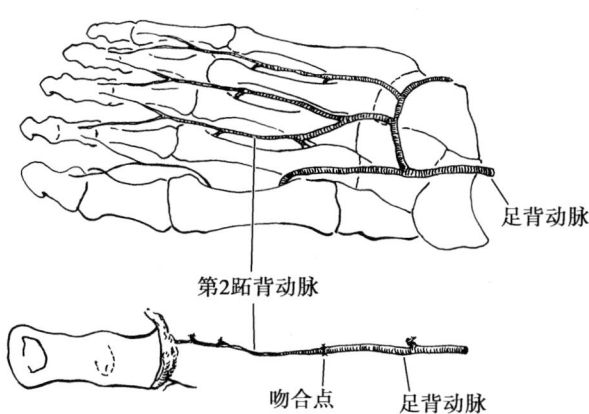

图 13-38　第 1 跖背动脉缺如,将第 2 跖背动脉切断与足背动脉吻合

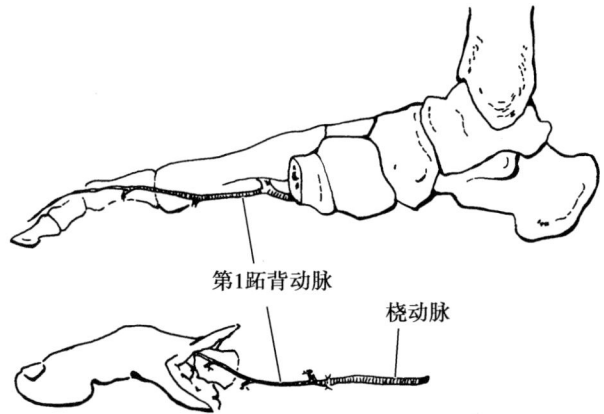

图 13-39　第 1 跖背动脉高位切断,与桡动脉吻合

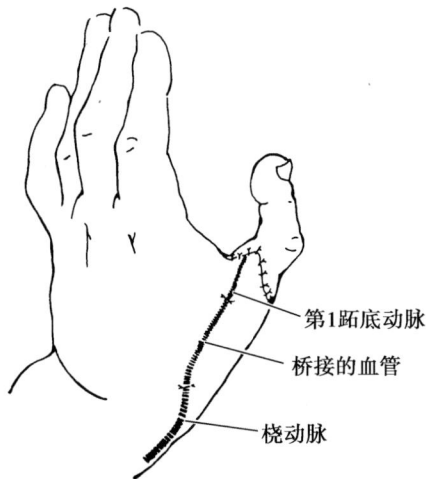

图 13-40　用血管移植桥接桡动脉与第 1 跖底动脉

(3) 解剖神经:在足背切口内分离出腓浅神经皮支保留备用。在跖侧切口内分离出第 2 足趾两侧的趾底固有神经,并向近端纵行劈开至趾底总神经,根据需要的长度在高位切断备用。

(4) 解剖肌腱:分离第 2 趾的趾长、短伸肌腱,根据需要高位切断该两条肌腱。在跖侧解剖分离两条趾屈肌腱,并在踝部鞘管处高位切断备用。

(5) 截骨:根据再造拇指所需长度,自跖趾关节离断,或在跖骨的适当部位截断跖骨。此时,第 2 足趾除有大隐静脉和足背动脉与足相连外,其余组织均已离断。放止血带或血管夹,第 2 足趾及其血管蒂用温热盐水纱布湿敷。一般经 5 ~ 10 分钟后,第 2 足趾血循环即可恢复良好,如果血管有痉挛,可在血管束上滴 2% 利多卡因药液,以解除血管痉挛。

2. 手部受区准备　按设计纵行切开拇指残端,切开瘢痕显露掌骨。根据所需,保留掌骨头或截除部分掌骨。找出拇指掌侧的指固有神经,拇长屈肌腱,拇长伸肌腱。如果拇长屈肌腱已撕脱缺损,可选用环指指浅屈肌腱移位代替。

在腕桡背侧做斜行切口,从第 2 掌骨基底部开始,经解剖鼻烟窝到桡骨远端掌侧,长约 5cm。显露头静脉、桡动脉及伴行静脉。并在该切口与拇残端切口间做一皮下隧道,使其宽度足以容纳移位趾的血管神经蒂。受区准备完毕。

3. 足趾移植再造拇指　从足背切口近端将足背动脉和大隐静脉切断,第 2 足趾完全游离。闭合足背创面。

(1) 骨端固定:根据不同情况,采用不同方法处理。有掌指关节存留者,应切除近节趾骨关节面及一定长度趾骨,以便和拇指近节指骨相接。按设计移植包括有跖趾关节的足趾时,应将过长的拇指掌骨适当截

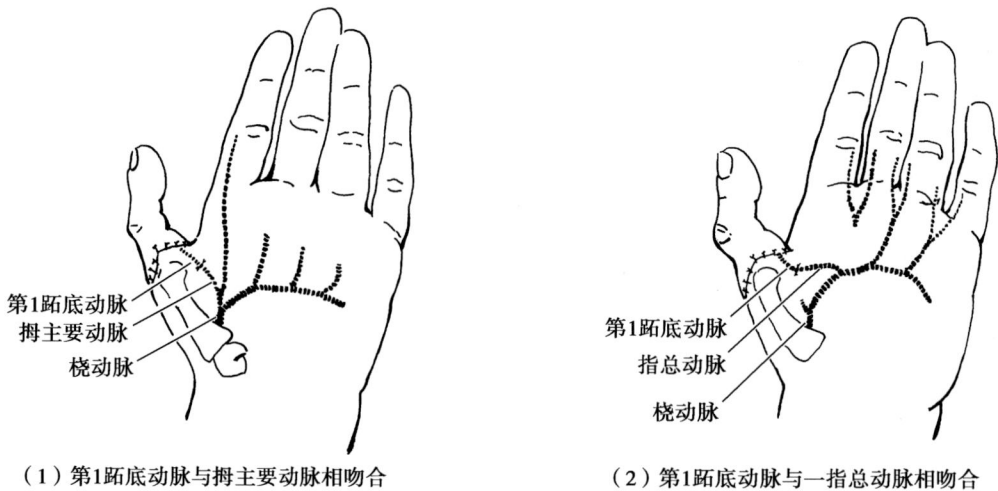

（1）第1跖底动脉与拇主要动脉相吻合　　　　（2）第1跖底动脉与一指总动脉相吻合

图13-41　第1跖底动脉与受区血管吻合

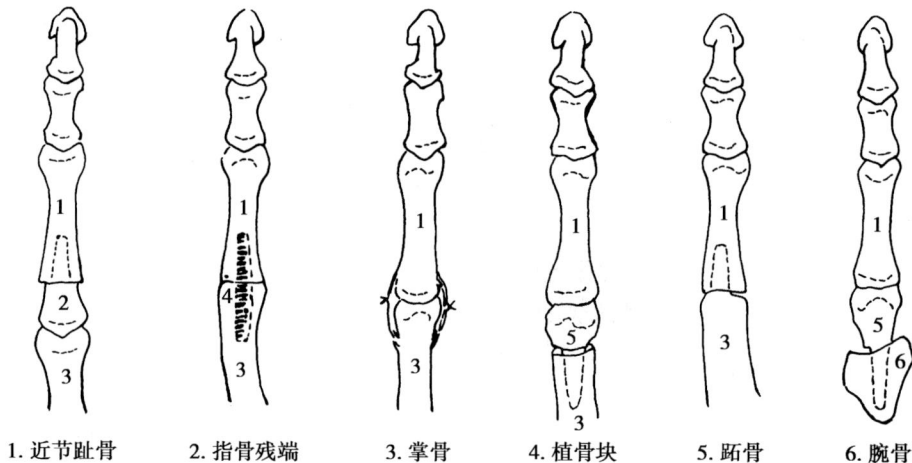

1. 近节趾骨　　2. 指骨残端　　3. 掌骨　　4. 植骨块　　5. 跖骨　　6. 腕骨

图13-42　第2足趾移植几种固定法示意图

除。将两骨端用适当方法固定（图13-42）。

然后将两骨端周围的软组织缝合，以加强骨端的稳定性。如果采用两关节面对接重建拇指掌指关节时，将足趾及拇指的两端关节囊和韧带相互缝合即可，如果骨端对接不稳定时，可斜行穿1枚克氏针做内固定。尽可能不穿经关节面，以免影响再造拇指的功能。

（2）肌腱修复：将趾长屈肌腱与拇长屈肌腱作8字缝合。在腕桡背侧切口内，将趾长伸肌腱与拇长伸肌腱在调整张力后用8字或编织法缝合。

（3）指神经修复：将趾两侧的趾底固有神经与拇残端掌侧的指固有神经缝合。趾背的腓深神经可与腕桡背侧的桡神经浅支缝合。

（4）血管吻合：将大隐静脉和足背动、静脉通过皮下隧道，在腕桡背侧切口处穿出，先吻合静脉，后吻合动脉。头静脉与大隐静脉，桡动脉与足背动脉分别吻合。放止血带或止血夹后，再造拇指立即恢复血循环。

（5）皮肤缝合：在吻合血管前，先将再造指与拇指残端的掌背侧皮肤缝合，在血循环建立后，观察5~10分钟，血循环无变化后，再缝合腕桡背侧切口。如果缝合口张力过大，影响再造拇指的血循环时，应切取皮片移植。各缝合口应放置橡皮引流条，以防止局部积血影响再造拇指血液循环。

（6）包扎与制动：等再造拇指血循环平稳后，用大纱布及棉垫包扎伤口和前臂，露出再造拇指末端，以便于观察血循环情况。用前臂石膏托做功能位制动。

（五）术后处理

1. 患者绝对卧床休息10~14天。

2. 患肢抬高至心脏水平,持续用烤灯烤照患手,保持室温在 22~25℃。室内严禁吸烟,保持大便通畅,以免发生血管危象。

3. 密切观察再造拇指的血循环。

4. 罂粟碱肌内注射,每次 30mg 或 60mg,每日 4 次,连续 1 周后改为每日两次。低分子右旋糖酐静脉滴注,每日 1000ml,连用 1 周。

5. 术后 48~72 小时拔除伤口内橡皮条。为了防止刺激患肢诱发血管痉挛,可在拔除引流条半小时前,给罂粟碱 30mg 加入静脉点滴小壶内或肌内注射。

6. 2~3 周拆线。4 周可去除外固定。如有克氏针内固定时,等 6~8 周骨愈合后再拔除克氏针。内固定拆除后,可配合理疗,体疗行关节功能锻炼。

（六）术中和术后发生血循环危象的原因及其处理

血管危象如处理不当或不及时,将导致手术的失败。因此,必须提高对血管危象发生原因的认识和处理的水平。

1. 术中危象

（1）血管痉挛:术中由于室温寒冷、疼痛及手术操作等刺激,可致成血管痉挛。当静脉痉挛时,可见静脉变细,管腔内无血液回流。动脉痉挛时,可见动脉变细,动脉口无喷射状出血,或吻合口无血液通过,足趾干瘪苍白。可采用 2% 利多卡因液滴浇局部,或同时用温热生理盐水湿敷,止痛,或剥离去除痉挛动脉和静脉外膜。如果痉挛仍不能解除,可用稀释的肝素液注入血管内进行液压扩张。

（2）血管栓塞:多见于血管缝合质量较差,血管内膜有损伤,血管吻合口有外膜卷入;供区、受区的静脉曾作过反复、多次穿刺输液导致静脉炎,管腔变窄或堵塞;或血管蒂通过的皮下隧道过窄,以及在张力下缝合皮肤切口压迫血管;或血液凝固性增高等。当血管发生栓塞时,出现的情况与上述血管痉挛类似,同时可以看到血管吻合口中有暗红色血栓形成。如发生血管栓塞,应针对原因及时处理。一般应剪除栓塞的血管吻合口,探明原因给以适当处理后,然后重新吻合。如血管有张力不宜直接缝合,需行血管移植。

2. 术后危象　术后血管危象也是由于血管痉挛或栓塞导致。多发生于术后 24~48 小时。常由于血管吻合质量不佳、室温低、伤口疼痛、体位变动、血容量不足或抗痉挛、抗凝药物使用不合理等原因引起。一旦发生血管危象,应针对原因及时处理,如升高室温,止痛,调整抗凝抗痉挛药物使用,松解外敷料等。如危象仍不能解除,应及时行血管探查。

九、踇趾甲皮瓣法

Morrison 于 1980 年首先报道用踇趾甲皮瓣移植再造拇指。其优点是外形接近于正常拇指,而且供足不减少足趾数。在移植踇甲皮瓣手术的基础上,从 1989 年以来,我们开展了末节踇甲皮瓣游离移植再造拇指,用以修复拇指Ⅰ度缺损,外形美观,患者更易接受。急诊拇指套状撕脱伤,由于尚保留有骨、关节、肌腱不需要再取骨植骨,更适合用游离踇趾甲皮瓣修复。术后不但外形好,功能恢复也满意。

（一）适应证

1. 拇指Ⅰ、Ⅱ、Ⅲ度缺损。

2. 拇指Ⅱ、Ⅲ度缺损,合并虎口或手背皮肤瘢痕挛缩。

3. 撕脱或碾压性拇指离断,无条件再植者。

（二）手术方法

手术分两组先后进行,一组解剖游离踇甲皮瓣。约 1 小时后另一组开始准备手部受区,取髂骨及皮片等手术。临床实践证明,以切取同侧踇甲皮瓣修复拇指缺损为好,其优点为:

（1）移植趾血管的位置容易与受区血管吻合。

（2）拇指缺损合并虎口或手背皮肤瘢痕挛缩者,可在切取同侧踇甲皮瓣同时,切取第 2 趾胫侧皮瓣或足背皮瓣,移植修复虎口或手背皮肤创面。

（3）同侧踇甲皮瓣内包含有趾腓侧的趾固有神经,移植到拇指后与拇指指固有神经相吻合,可使再造拇指的尺侧感觉恢复好。还有,伤口愈合后的缝线瘢痕留在拇指的桡侧,不妨碍对指。

1. 解剖游离踇甲皮瓣

(1) 切口设计:踇甲皮瓣的长度需按再造拇指的所需长度设计。皮瓣的宽度除在踇趾胫侧保留 1.5 ~ 2cm 宽的条状皮肤,内含供应该窄条皮肤、趾骨及关节的胫侧血管和神经外,踇趾跖趾关节以远的背侧、腓侧及跖侧全层皮肤,连同趾甲、甲床以及分布到踇趾腓侧的跖底神经和背侧的腓深神经皮支,均包括在切取的皮瓣内。切口向足背延伸成一个三角形皮瓣,以适应拇指残端纵行切口(图 13-43)。如果有虎口瘢痕挛缩者,皮瓣还应包括第 1 趾蹼或第 2 趾胫侧皮瓣(图 13-44)。如果有手背瘢痕挛缩者,按需要面积切取部分足背皮瓣(图 13-45)。

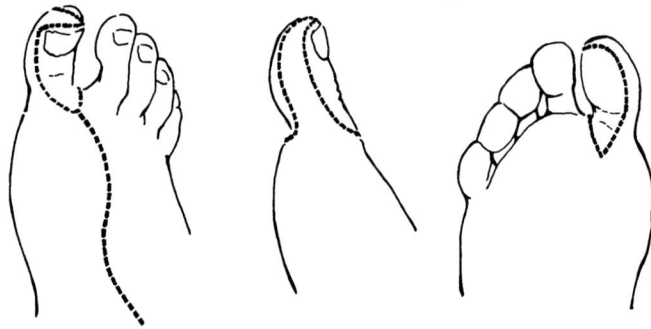

图 13-43 踇趾甲皮瓣切口设计

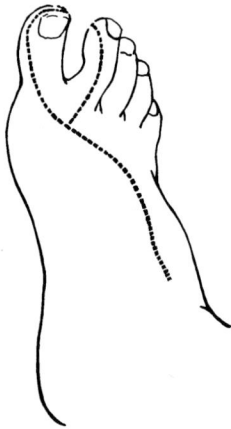

图 13-44 有虎口瘢痕挛缩时,皮瓣应包括
第 1 趾蹼及第 2 趾胫侧皮肤

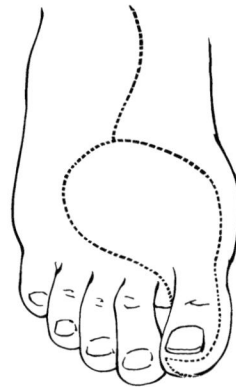

图 13-45 手背皮肤也有缺损时,踇趾
甲皮瓣应带部分足背皮瓣

(2) 显露血管神经:在足背三角形皮瓣处做切口,显露与踇甲皮瓣相连的趾背静脉、足背静脉及大隐静脉,结扎其分支。沿静脉向近端解剖游离达内踝下。将踇短伸肌腱切断,并将该肌腱及肌腹向近端掀起。显露足背动脉及两侧伴行静脉,结扎切断有关分支。沿足背动静脉向远端解剖第 1 跖背动脉(细节见足趾移植)。到达趾蹼处要仔细分辨,确认有可靠分支进入踇甲皮瓣时,方可结扎至第 2 足趾的分支。在解剖血管的同时,可游离足背的腓深神经皮支到踇甲皮瓣内。在踇趾跖侧切口中,分离出踇趾腓侧趾底固有神经,根据所需长度在高位切断备用。

(3) 切取皮瓣:在踇趾胫侧切开皮肤、皮下组织达趾骨,用小骨刀将甲床连同骨膜一起凿下,术中避免损伤甲床,以免影响甲床的成活和外形。在踇趾跖侧作纵形切口,延伸到第 1 趾蹼与踇趾背的三角形皮瓣切口会合,将踇趾甲皮瓣完全从踇趾上剥离下来。在第 1、2 跖骨间隙结扎第 1 跖背动脉与足底动脉的穿支。此时,踇甲皮瓣除与大隐静脉和足背动脉相连外已完全游离,放止血带,用温热盐水纱布湿敷踇甲皮瓣,待受区准备就绪后再切断血管移植。

2. 受区准备 应根据受区不同情况作不同处理。一般是在拇指残端中线上纵行切开,显露骨残端,用半圆凿扩大骨髓腔。然后在切口内解剖出拇指掌侧指固有神经,切除残端神经纤维瘤备用。在解剖鼻烟窝处做一斜行切口,至前臂远端的掌侧,分离出头静脉和桡神经皮支备用。在拇指残端切口至解剖鼻烟窝切口之间,做一皮下隧道,其宽度应使移植趾的血管神经蒂通过的血管而不受压迫。

若拇指为套状撕脱伤,受区只需彻底清创。软组织捻挫较重不能再植的离断拇指,可利用其指骨重新固定在拇指近端上,然后将游离的踇甲皮瓣移植到受区即可,不需另取髂骨植骨。

3. 踇甲皮瓣移植再造拇指　根据再造拇指所需长度,取髂骨条修整后插入第1掌骨或近节指骨髓腔内,将残端的瘢痕组织与植骨条上的筋膜或骨膜缝合,以增加植骨的稳定性(见图13-26)。

待受区准备好之后,在足背切口的近端,切断与踇甲皮瓣相连的足背动脉和大隐静脉,将其移植至拇指。先将踇甲皮瓣套在拇指上,缝合数针,皮肤固定,将皮瓣上的血管蒂通过皮下隧道引至腕部切口。将踇趾固有神经与拇指固有神经吻合,缝合拇指皮肤。在腕桡背侧切口中,将大隐静脉与头静脉、桡动脉与足背动脉吻合,有时也将足背动脉的伴行静脉与桡动脉的伴行静脉相吻合,将桡神经浅支的1条分支与踇甲皮瓣上的腓深神经皮支相吻合。

4. 供区创面处理　踇甲皮瓣切取后,将踇趾末端部分趾骨咬除,用踇趾胫侧遗留的皮肤覆盖骨残端,供区创面取皮片修复。术后用短腿石膏托制动两周。

(三) 术后经常遇到问题的预防及其处理

1. 供区创面不愈合　踇甲皮瓣供区植皮常常发生坏死,形成长期不愈合的创面,成为此种手术不容忽视的问题。这主要是由于供区的腱周组织及骨膜未能完整地保留,肌腱和趾骨裸露,移植的皮片过厚,创面止血不彻底,压力敷料包扎不紧,踇趾胫侧遗留皮条过窄等原因造成。此外,朱盛修等人还提出,踇趾供区植皮坏死与第1跖背动脉解剖类型有关,GillbertⅢ型的供区创面植皮坏死率高,其次为Ⅱ型。其原因是Ⅲ型的踇趾血液供应主要来自第1跖背动脉-足背动脉系统,如果切取踇趾腓侧甲瓣后,必然影响踇趾的血循环,使胫侧皮肤和创面的血供应不足。此外,Ⅲ型跖背动脉的手术操作深在,对侧支血循环破坏也较多。所以,要针对不同原因采取相应的措施,才能避免或减少这类问题的发生。切取踇甲皮瓣时,保留踇趾胫侧1.5~2cm宽的皮肤,注意将该条皮肤下的底外侧趾固有动脉及趾神经包括在内,以免该处皮肤发生缺血坏死。足背部切开的筋膜、韧带应予缝合。分离血管时,尽可能注意趾骨及跖骨内软组织不要剥离得太多,植皮前要彻底止血,用中厚皮片而不能用全厚皮片植皮。植皮区要加压包扎固定,术后用石膏托制动、在植皮尚未完全成活前,禁止过早下地活动。

2. 再造拇指旋后及内收畸形　在拇指残端移植骨块时,注意其位置不能旋后,以免再造拇指与手指相捏时指腹不能相对。如果有虎口瘢痕挛缩时,可用局部转移皮瓣修复虎口,或在切取踇甲皮瓣的同时带上踇趾第1趾蹼或第2趾胫侧皮肤,以修复虎口的皮肤缺损。

3. 植骨块骨折或吸收　拇指缺损较多的病例,植骨块随之要加长,易发生骨吸收及骨折。虽可再次植骨,但愈合非常慢。故选择再造方法时,尽量少用植骨法。还有,植骨块不宜过大过粗,否则用踇甲皮瓣包裹困难,而且再造的拇指外形粗大,影响美观。

十、手指残端拇化法

拇指缺损可利用其他手指移位重建拇指。完整的手指移位后,具有关节、血管、神经、肌腱、指甲,能有较好的运动及感觉功能。但不足之处是手指数目不能增加,患者对转移一个完好的手指再造拇指,往往不易接受。如果拇指缺损,同时合并其他手指的部分缺损,可以利用残存手指移位再造拇指。这种再造的拇指也具备有良好的感觉功能,并有一定程度的活动范围,而且长度和外形也比较好。此手术操作容易,成功率高,患者多能接受。

(一) 示指残端拇化法

1. 手术适应证　拇指Ⅱ、Ⅲ度缺损,合并示指部分缺损。示指缺损的长度不短于近节指骨,而且残端软组织好,至少一侧指动脉没有损伤,残指无瘢痕及疼痛者。

2. 手术方法

（1）皮肤切口：在示指残端根部做一环形切口，背侧略成三角形，在手背侧自三角形尖端处开始，向桡侧至拇指残端另作一弧形切口，切开并游离形成一拇指蹼舌状形皮瓣（图13-46）。

（2）游离静脉：在手背游离从示指残端来的两条静脉，将与中指桡侧及拇指蹼相连的静脉结扎切断。为避免损伤静脉或刺激血管壁引起血管痉挛，静脉上应保留较多的疏松结缔组织（图13-47）。

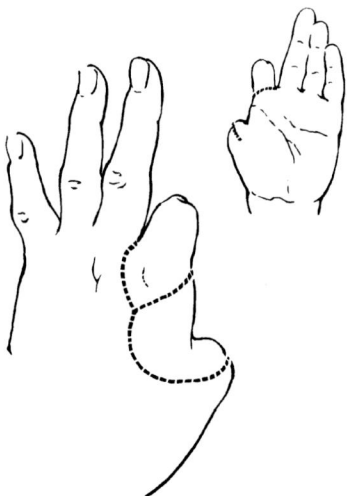

图13-46 示指残端拇化手术切口设计

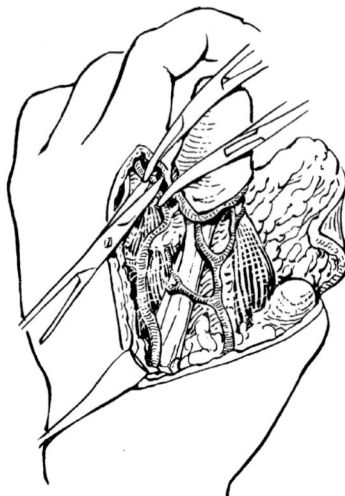

图13-47 游离来自示指背侧的两条静脉

（3）游离指动脉及指神经：将拇指蹼舌形皮瓣向掌侧掀起，显露并分离示指桡侧指动脉、指神经；显露示、中指的指总动脉及指总神经，将示中指的指总神经向近心端纵行劈开。切断并结扎中指桡侧指动脉，分离示指尺侧指动脉及指总动脉至掌弓处，使其能随示指残端移位。在切断结扎血管分支时，需距指总动脉稍远些，以免造成指总动脉的狭窄或栓塞（图13-48）。

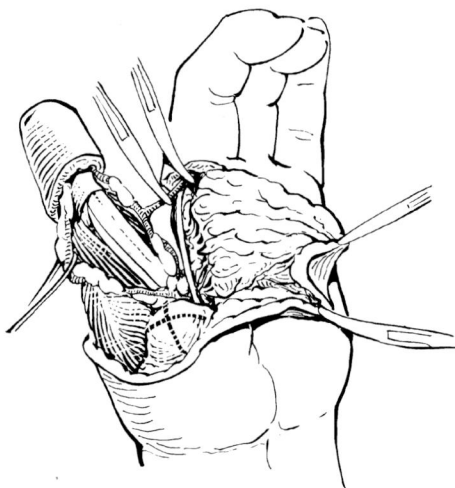

图13-48 分离示指的指动脉、指神经

（4）切断肌腱：于示指掌指关节分别切断第1骨间背侧肌和第1骨间掌侧肌的止点。在手指部切断示指的指总伸肌腱及示指固有伸肌腱，然后切断连接2、3掌骨的掌骨头横韧带。

（5）截骨：在第2掌骨中远1/3水平处做Z形截骨。

（6）示指移位：在第1掌骨残端做+字切开，将瘢痕及骨膜组织稍向近端剥离，用半圆凿扩大骨髓腔。示指残端移位后，将第2掌骨远端插入第1掌骨髓腔内，并使移位的示指残端处于对掌位（图13-49）。

（7）缝合肌腱及软组织：放止血带，检查手指血循环并止血后，将拇短展肌腱或其残端瘢痕与第1骨间背侧肌肌腱远端缝合；将第1骨间背侧肌的近端与示指尺侧原第1骨间掌侧肌腱断端缝合；第1骨间掌侧肌缝至中指桡侧第2骨间背侧肌止点上，或用该肌覆盖第2掌骨的近侧骨残端，使虎口饱满不致凹陷过深；示指指总伸肌腱及固有伸肌腱与拇长伸肌腱在示指伸指位上缝合。示指的指深屈肌腱因未切断，所以无需做处理（图13-50）。

（8）闭合伤口：将原来拇指蹼舌形皮瓣转位缝合至移位示指的尺侧，形成新的拇指指蹼。在再造拇指掌指关节附近，或新虎口处，常有皮肤缺损，需用中厚皮片移植。

（9）术后处理：伤口包扎，用石膏托将再造拇指制动于外展对指位，术后两周拆线。骨愈合后开始功能

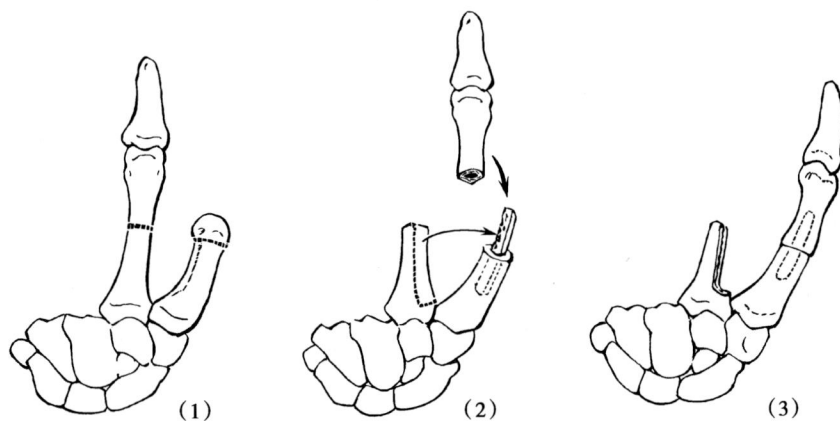

图 13-49　示指残端拇指化、截骨及移位示意图

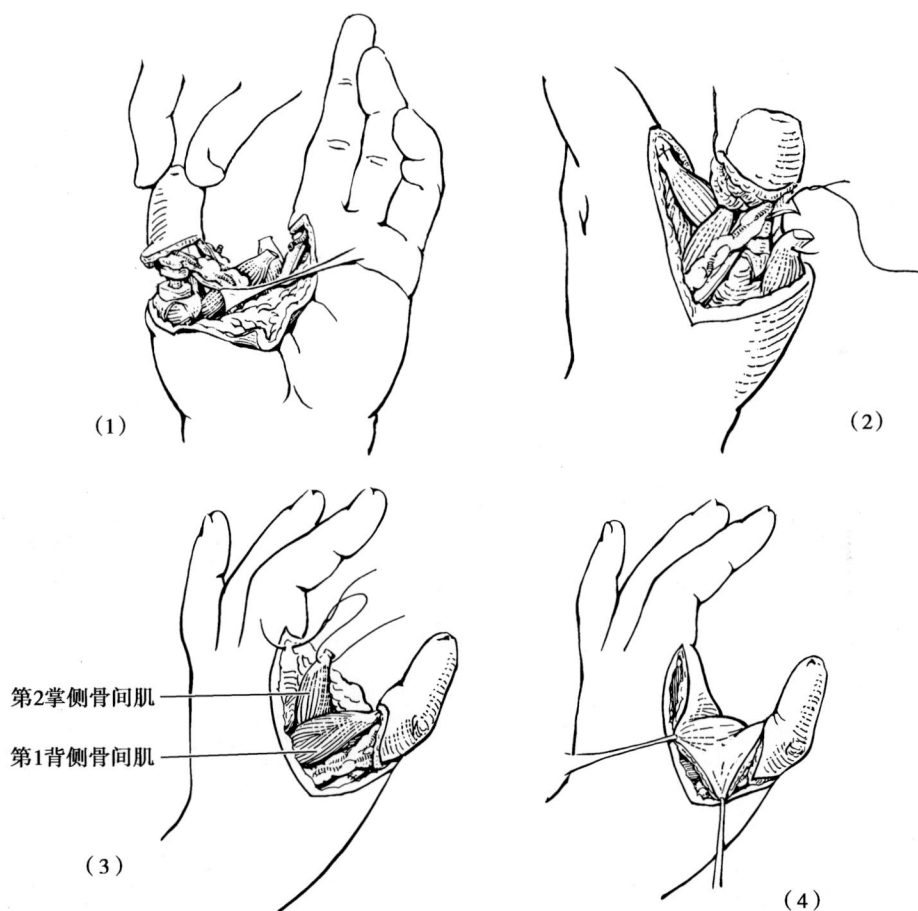

第2掌侧骨间肌

第1背侧骨间肌

图 13-50　截断第 2 掌骨，将其移位后插入第 1 掌骨髓腔，拇短展肌与示指第 1 骨间背侧肌止点缝合

锻炼(图 13-51)。

根据上述示指残端拇化的方法,还可以移位第 2 掌骨,重建拇指功能(图 13-52)。

(二) 环指残端拇化术

1. 手术适应证 拇指 Ⅱ、Ⅲ 度缺损,合并环指部分缺损。环指缺损的长度不短于近节指骨,而且残端软组织较好,无残端疼痛者。

2. 手术方法

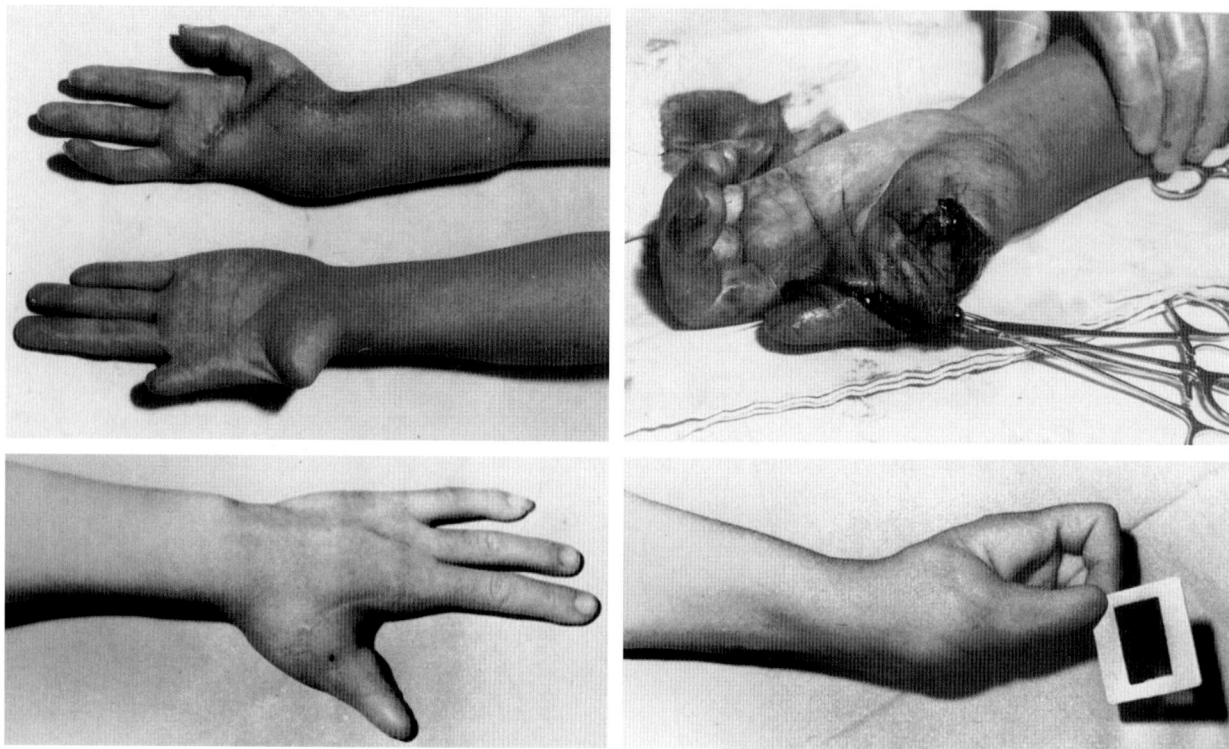

图 13-51 示指残端拇化术
双手电烧伤后,左拇、示指缺损,将示指残端移位重建拇指,术后外形及功能恢复满意

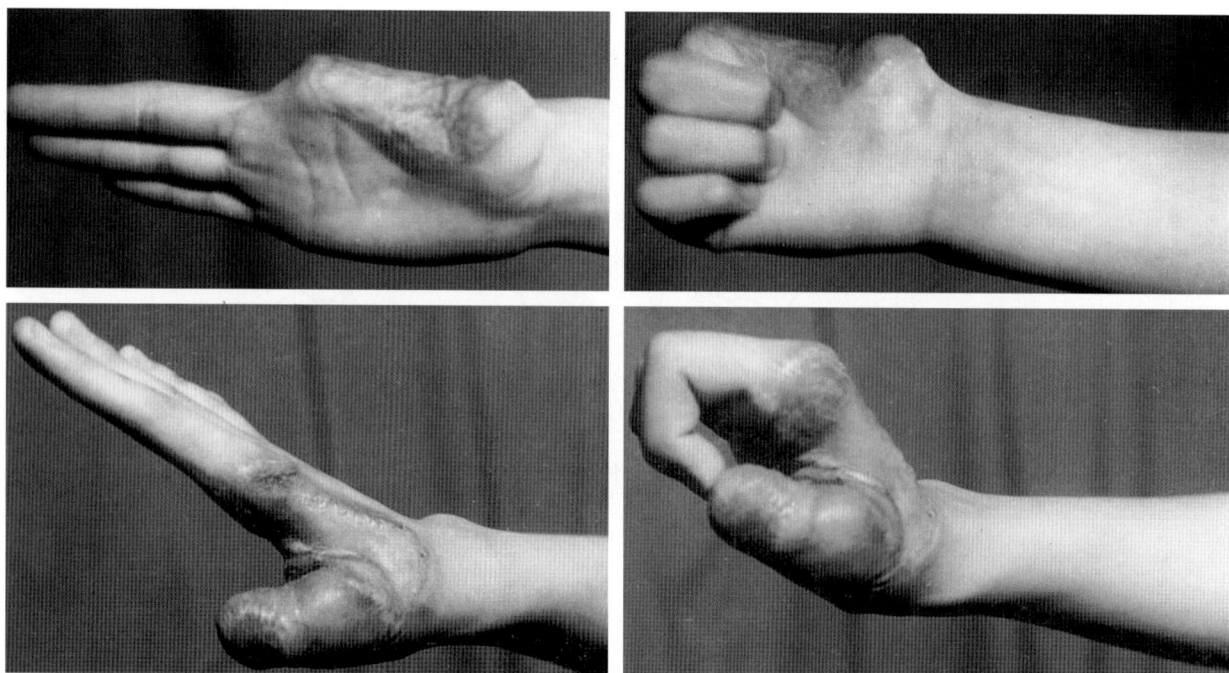

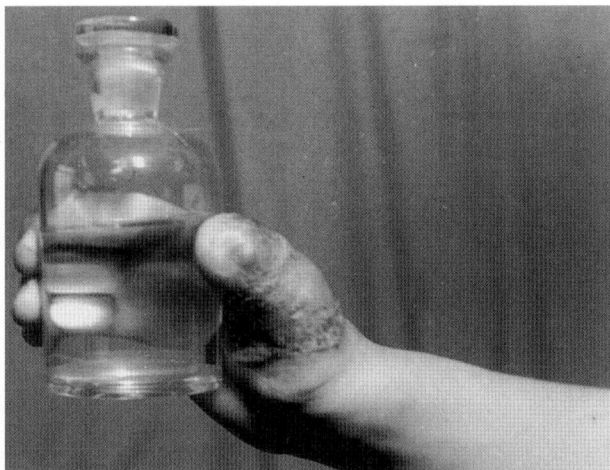

图 13-52　外伤性拇示指缺损,将第 2 掌骨带血管神经蒂移植到第 1 掌骨残端,重建拇指功能

（1）皮肤切口:通过环指根部两侧,分别在手的掌侧和背侧,做两个纵行 Z 切口。背侧的两个 Z 字在近端相交后再向腕部延长。掌侧的两个 Z 切口相交后,通过大鱼际纹至拇指残端做一弧形切口(图 13-53)。

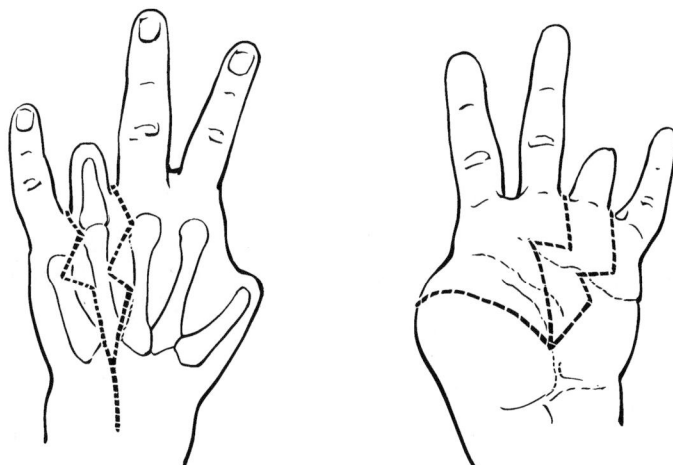

图 13-53　残端拇化手术切口

（2）游离静脉:经背侧切口,分离来自环指残端的两条手背静脉,切断并结扎与中指及小指静脉相连的分支。静脉上应保留较多的疏松组织(图 13-54)。

（3）切断肌腱:分离并切断环指指总伸肌腱,切断第 2 骨间掌侧肌及第四骨间背侧肌肌腱。

（4）游离动脉及神经:经掌侧切口,分离中、环指及环、小指指总动脉及指总神经。结扎切断中指尺侧和小指桡侧指固有动脉。纵行劈开中、环指及环、小指指总神经至掌浅弓水平。切断环指指深屈肌腱上的第 3 蚓状肌起点部分。

（5）截骨:剥离第 4 掌骨骨膜,于第 4 掌骨基底截断掌骨(图 13-55)。切断与第 3、第 5 掌骨头连接的掌骨头横韧带。于腕部水平切断背侧的两条静脉,结扎其近端,同时切断环指的指总伸肌腱。此时,环指残端除掌侧两条指动脉、两条指神经、及屈指肌腱相连外,其余组织完全离断。

（6）环指移位:凿除第 1 掌骨残端,用半圆凿扩大髓腔。根据再造拇指所需长度,截除第 4 掌骨多余部分,并用咬骨钳修成尖状,插入第 1 掌骨髓腔内,使环指残端处于外展对指位(图 13-56)。

（7）缝合肌腱:放止血带,彻底止血后,切除第 3 与第 5 掌骨间多余的骨间肌肌腹,将中指和小指掌指关节囊缝合。缝合手背手掌的部分切口。调整肌腱张力后将环指的指总伸肌腱与拇长伸肌腱缝合。将拇展短肌与第 2 骨间掌侧肌腱远端缝合。

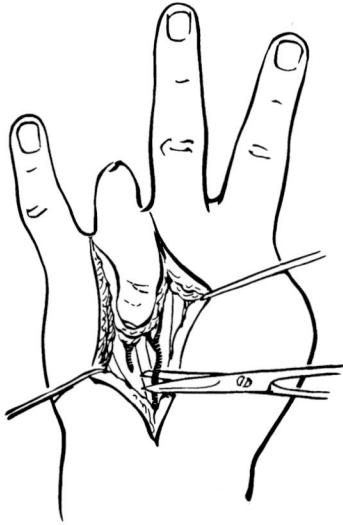

图 13-54　分离环指背两条静脉

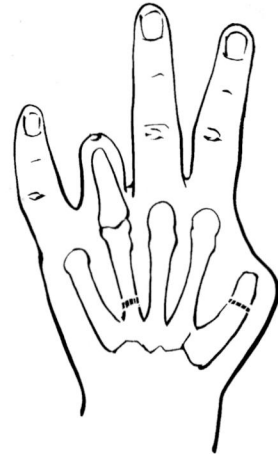

图 13-55　截骨示意图

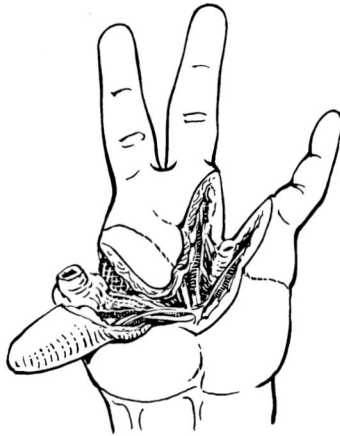

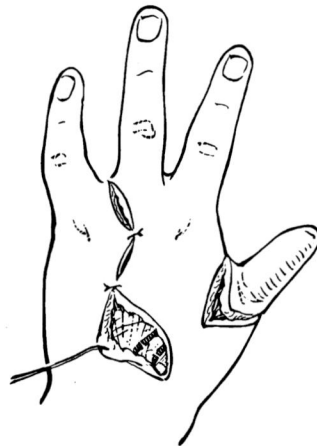

图 13-56　环指残端移位后,吻合两条静脉,环指伸肌腱与拇长伸肌腱吻合

（8）吻合静脉:分离腕部头静脉及其分支,并在适当部位切断,结扎其远端,与环指的静脉做端端吻合。

（9）闭合伤口:伤口缝合后,虎口处皮肤缺损区,用中厚皮片移植(图 13-57)。

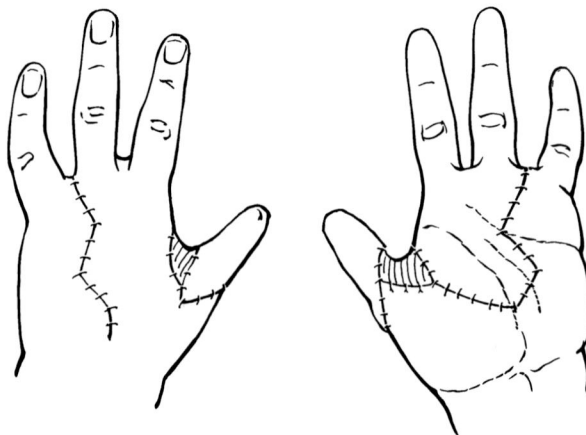

图 13-57　缝合切口,用皮片覆盖皮肤缺损区

（10）术后处理:将再造拇指用石膏托固定于外展对指位。术后两周拆线,骨愈合后拆除石膏托,开始行拇指功能锻炼,并配合理疗体疗。

根据上述环指残端拇化移位的方法,还可以移位残缺的中指,以重建拇指的功能(图13-58)。

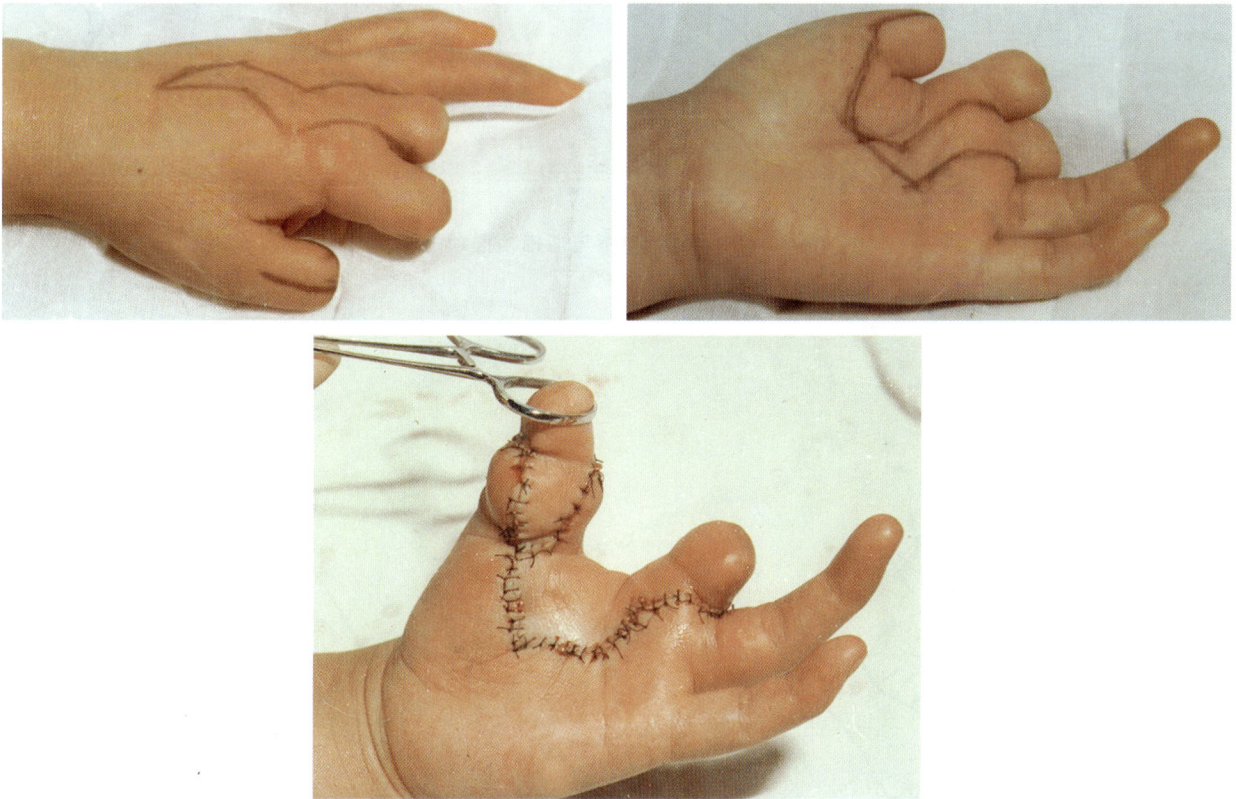

图 13-58　移位中指残端重建拇指功能

手指缺损的功能重建

从功能上手可以分成三个部分(图13-59)。

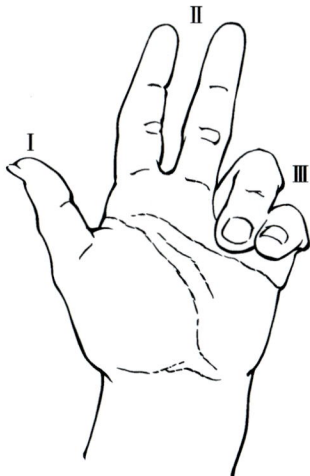

图 13-59　手指可分成三个功能部分

Ⅰ.拇指由于有对掌活动,可以完成手的大部分功能。

Ⅱ.示指和中指与拇指共同完成精细的捏的动作(图13-60)。示、中指有侧方夹持功能,但这一功能力弱,精确性差(图13-61)。

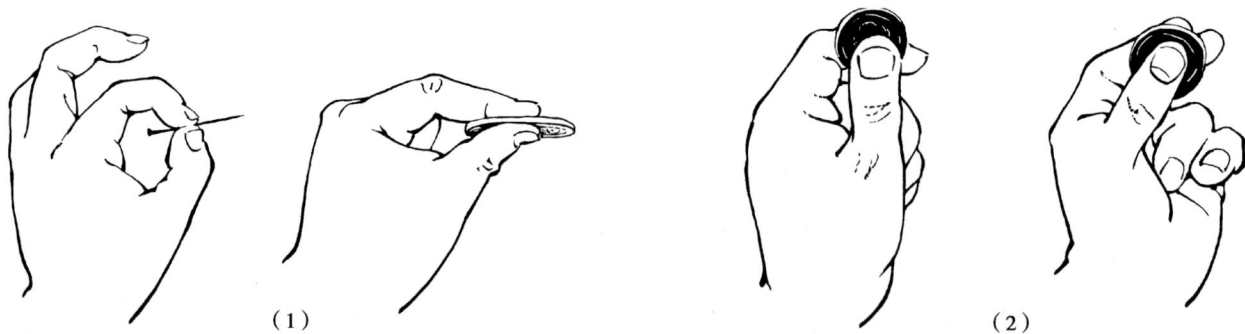

（1）

（2）

图 13-60 示指、中指与拇指相捏功能

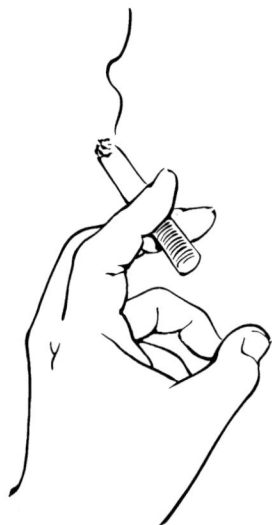

图 13-61 示、中侧方夹持功能

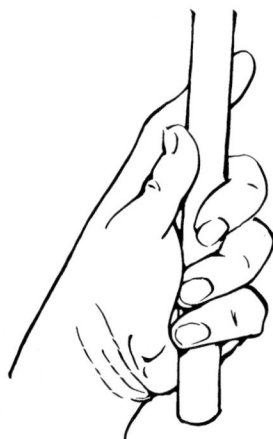

图 13-62 环、小指可以加强握物力量及稳定性

Ⅲ. 环指和小指,可以加强手握物的力量及稳定(图 13-62)。

由于手指各有其重要功能,如果缺损,在工作及生活中会带来一定的困难。但手指与拇指不同,个别手指缺损后尚可由其他手指代偿部分功能。手指缺损数越多,在功能上及美观上受影响越大。单个手指或一个手指的部分缺损,只有从特殊工作或美观方面要求,有时才有再造手指的适应证,并不是手指缺损均需行再造手术。多个手指缺损,特别是缺损水平靠近端时,则拇指失去与之能相对的手指,会严重影响手的功能。这类病例,主要从手的功能来考虑是否需重建手指。

第六节 手指缺损功能重建的适应证

再造手指的目的主要是恢复手的捏、握、夹持功能,其次才考虑外形。因手指缺损程度不一,在生活及工作中要求也不相同,所以,要根据患者手指缺损情况、年龄、职业和工作实际需要,以选择相应的再造方法。

1. 单一手指或单一手指的部分缺损。由于其他手指健全,一般功能障碍不大,只有从美观及特殊工作要求考虑,才有重建的需要。

2. 多个手指从中节以远缺损,手的功能虽有明显影响,但基本还能完成捏握功能,是否需要重建仍需从功能及美观角度上考虑。

3. 2~5 指在掌指关节水平缺损或残留手指长度难与拇指对指,有再造手指的必要。

4. 拇指和手指全缺损,必须再造手指。

第七节　手指功能重建的方法

一、舌状皮瓣延长法

（一）适应证
适用与单一手指部分缺损,残端皮肤松软,质地良好的晚期病例。

（二）手术方法
将残指背侧逆行掀起的舌状皮瓣翻至手指残端掌侧。取髂骨植骨延长残指,指背皮肤缺损区以交臂皮瓣或胸壁皮瓣修复(图13-63、64)。

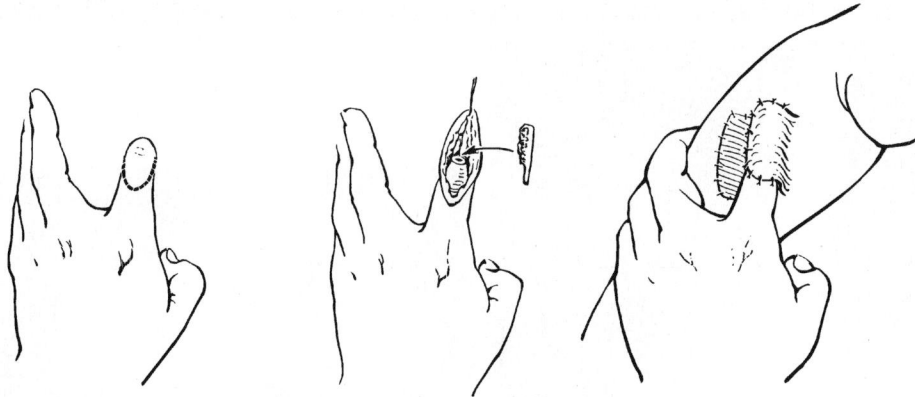

图13-63　舌状皮瓣加植骨以延长残指

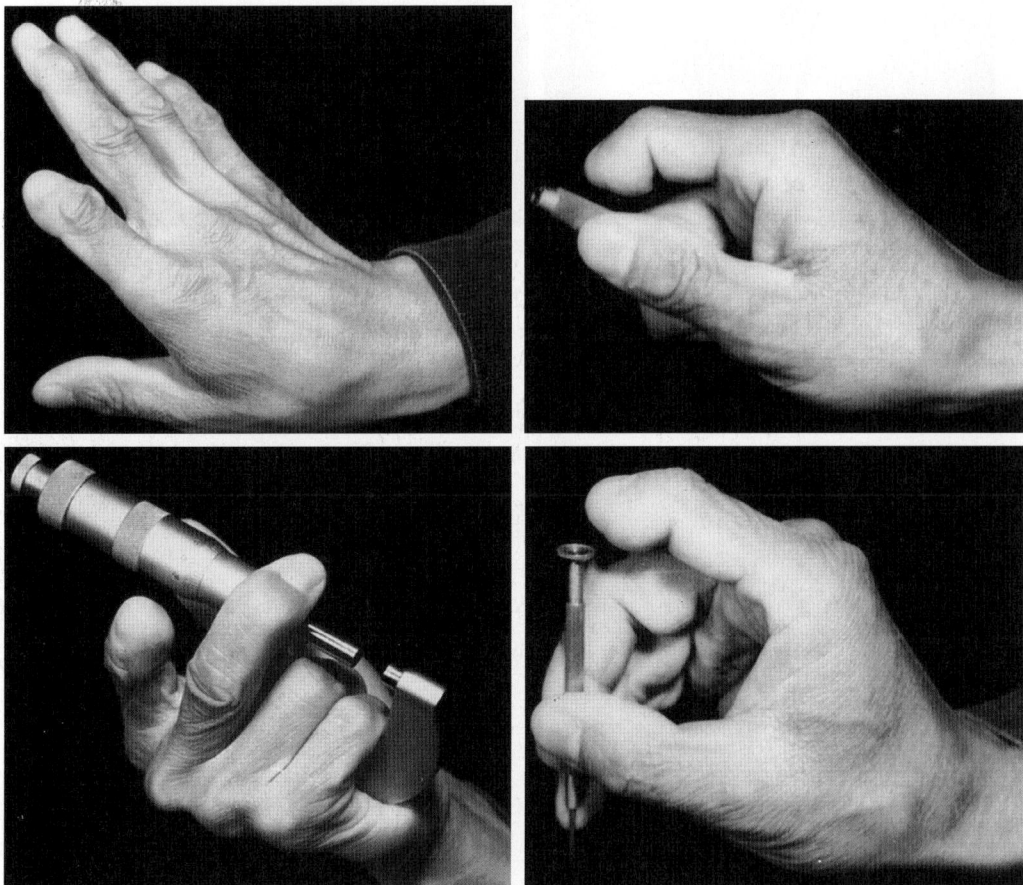

术前残指不能稳、准地使用工具

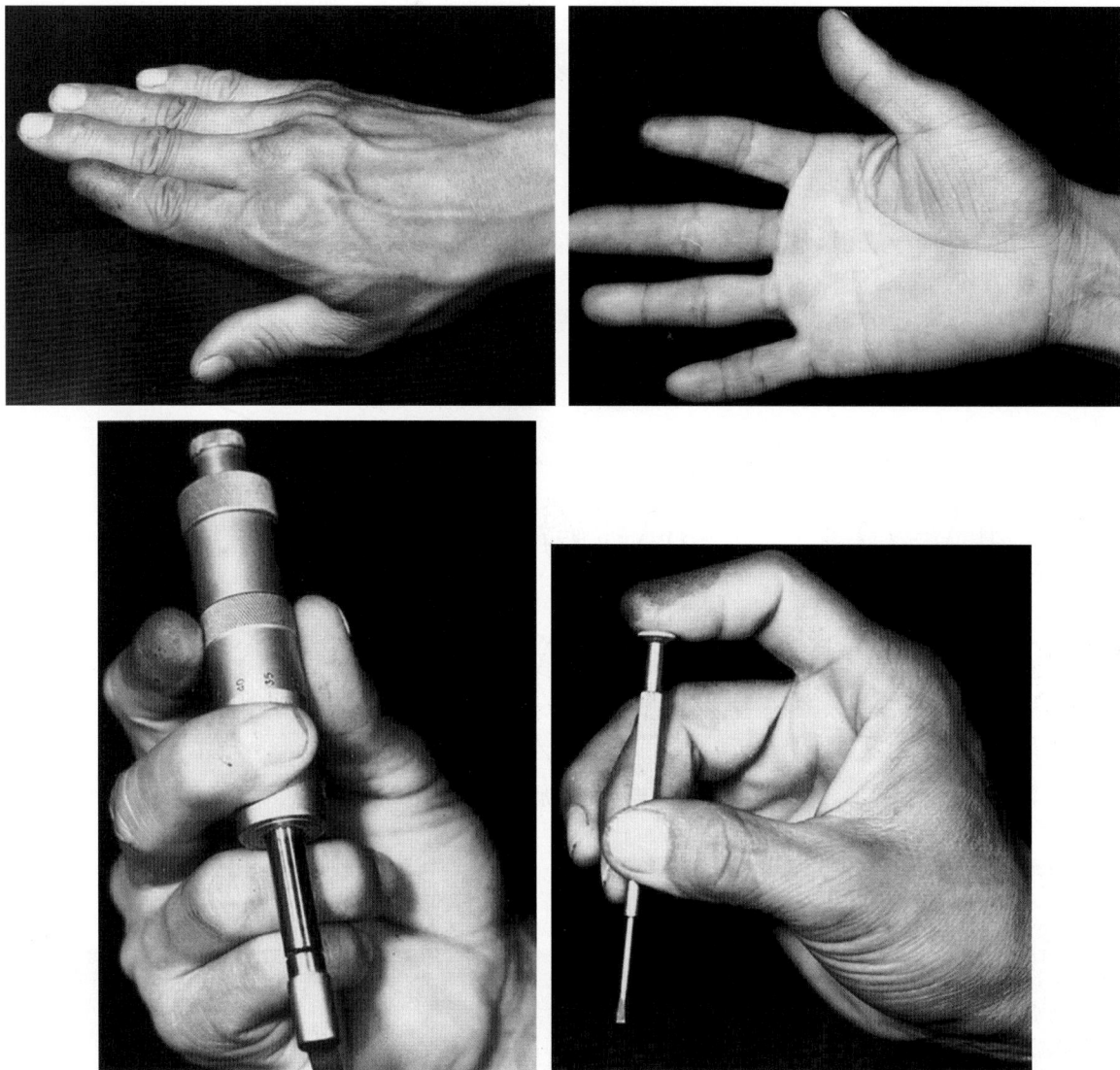

术后满足精确地操作要求

图 13-64　患者有 20 余年工龄,示指因外伤短缺不能使用精密测量仪器而不能从事原来工作。利用舌状皮瓣植
骨法延长示指 2cm,指端掌侧面皮肤感觉良好,恢复使用精密仪器的功能

二、帽状皮瓣延长法

(一) 适应证

主要适应于 2~5 指缺损,残留手指长度难与拇指对指。残端皮肤松弛,质地良好。

(二) 手术方法

距残指端 2.5cm 左右作环形皮肤切口,切开皮分离并保护两侧的神经血管束,然后游离提升残端皮肤,形成有神经血管束的帽状皮瓣。取髂骨块植入残指端,再用帽状皮瓣覆盖游离移植的骨块。皮瓣近端遗留创面,取皮片修复(图 13-65)。

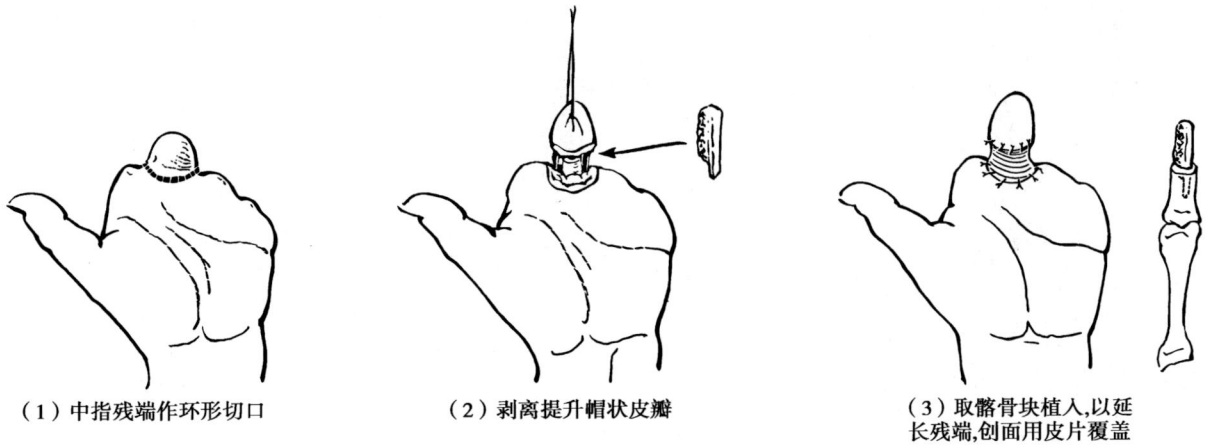

（1）中指残端作环形切口　　（2）剥离提升帽状皮瓣　　（3）取髂骨块植入，以延长残端，创面用皮片覆盖

图 13-65　帽状皮瓣延长中指残端

三、骨牵引延长法

（一）适应证

单一或多个手指部分缺损，残留有近节指骨；先天性手指短小畸形。

（二）手术方法

在近节指骨桡侧做切口，显露指骨并纵行切开骨膜，用两对克氏针分别平行穿过指骨远、近端，然后阶梯形或横行截断指骨，用两枚能旋转的长螺丝杆连接 4 枚克氏针，闭合伤口。术后 4～5 天开始旋转牵引螺杆，每天旋转 1～2 次，每次延长 1mm。骨断端牵引到一定间隙后，取髂骨植骨，用牵引支具维持到骨端愈合（见图 13-18、19）。

四、皮管移植法

（一）适应证

适应于急诊多个手指的套撕脱伤，选择个别手指行皮管移植，以保持伤指长度。

（二）手术方法

套状撕脱伤的手指，行彻底清创，用交臂、胸壁或腹部等部位的单蒂皮管一期修复伤指。术后两周拆线，行皮管训练，5～6 周后皮管断蒂（图 13-66）。

此种方法形成的手指，血循环及感觉均差，处形也不美观，一般很少采用，主要用于多发手指套状撕脱伤时挽救个别手指。若为单个手指套状皮肤撕脱，又不能再植回原位时，最好截除伤指。

在晚期 2～5 指缺损，也可以用腹部皮管及髂骨块移植，延长手指长度，以恢复于手指捏握功能（图 13-67）。

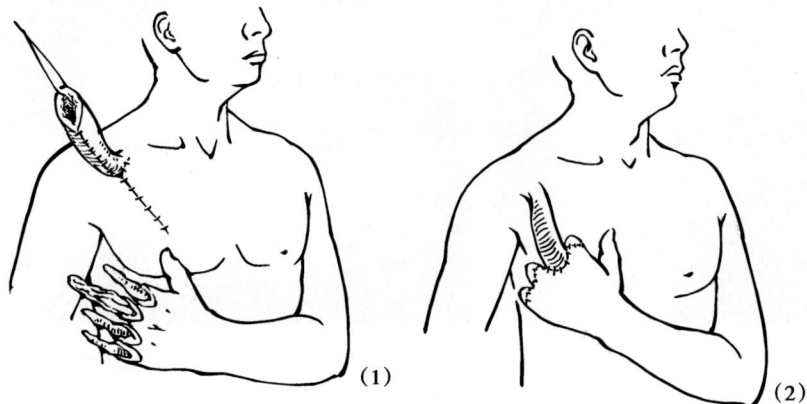

（1）　　　　　　　　　　　　　　　　　　（2）

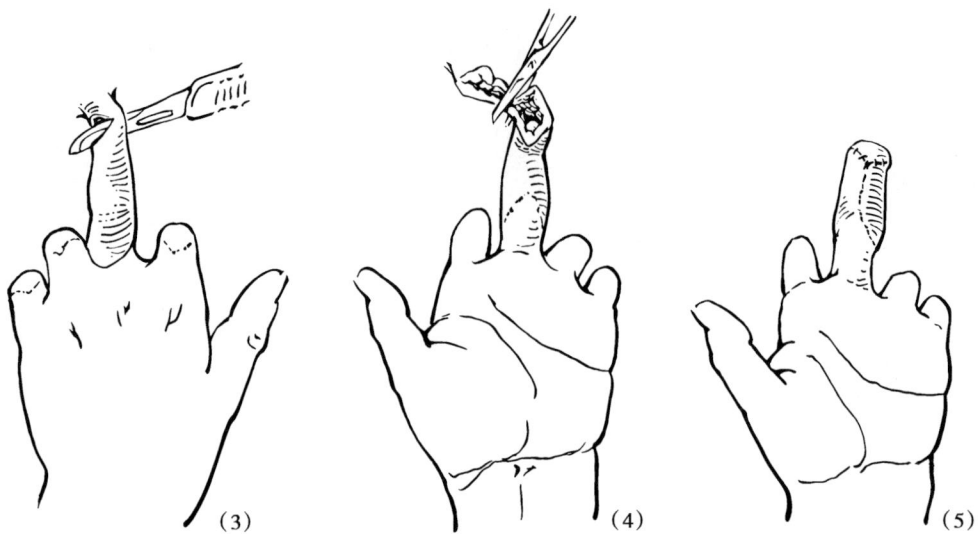

（3） （4） （5）

图 13-66 皮管移植重建手指功能

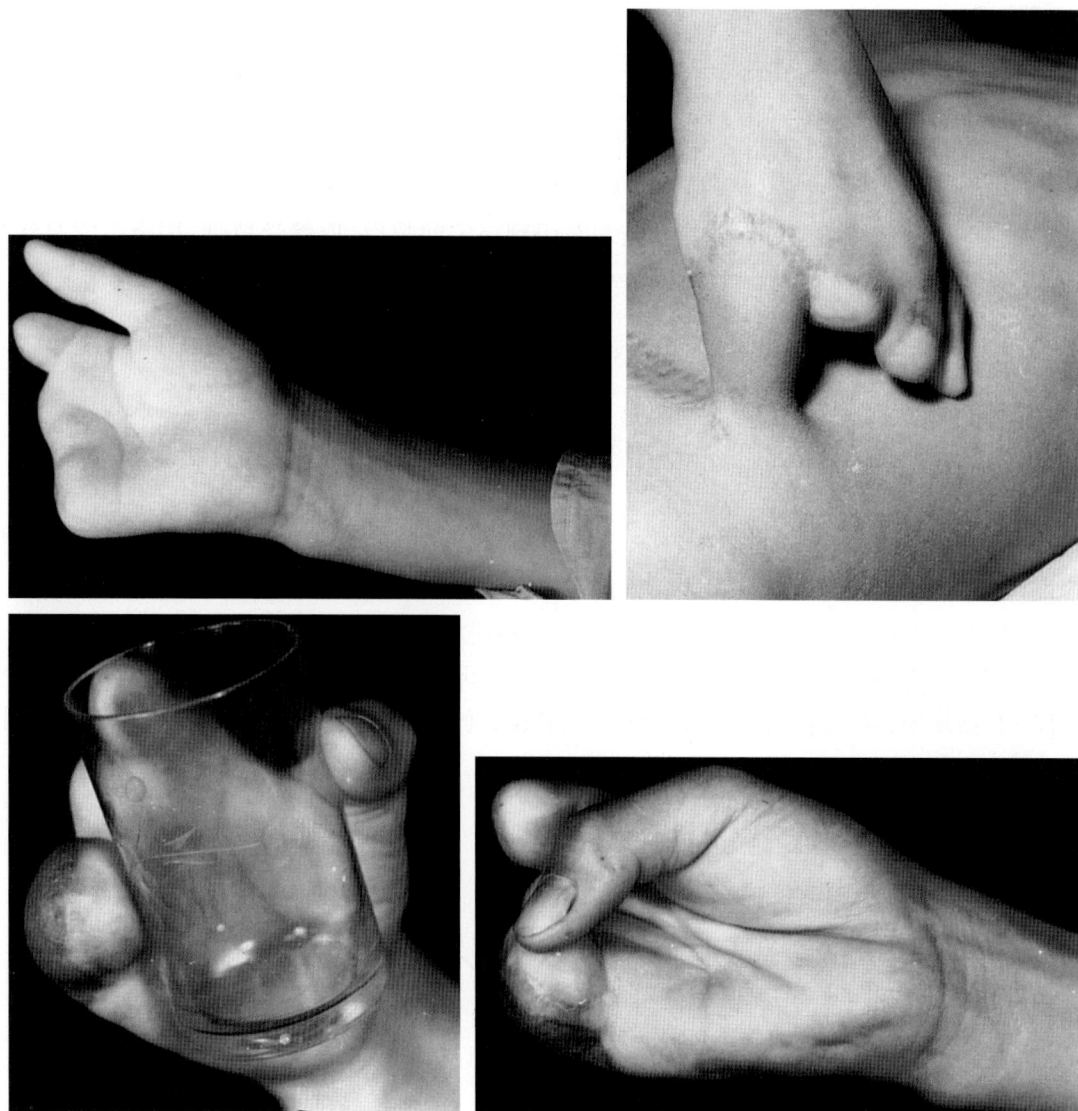

图 13-67 第 2～5 指外伤性缺损，拇指与示指残端可捏持细小物品。以腹部皮瓣及髂骨块移植
延长第 4、5 掌骨残端，重建手的握持功能

五、足趾移植法

（一）适应证

适用于单个手指部分缺损或多个手指及全手指缺损。

（二）手术方法

1. **单个手指部分缺损**　一般用于单个的示、中、环指的部分缺损。主要适应证为从美观及特殊职业需要来重建。其方法是切取部分第 2 足趾游离移植至患者缺损处。指骨与趾骨间用细钢丝+字交叉固定；指总伸肌腱与趾长伸肌腱缝合；指深屈肌腱与趾长屈肌腱缝合；指神经与趾神经缝合；血管蒂通过皮下隧道与手背静脉或头静脉吻合；游离足趾的足背动脉与桡动脉腕背支吻合，或用第 1 跖骨底动脉与手掌内的指总动脉吻合（图 13-68、69）。

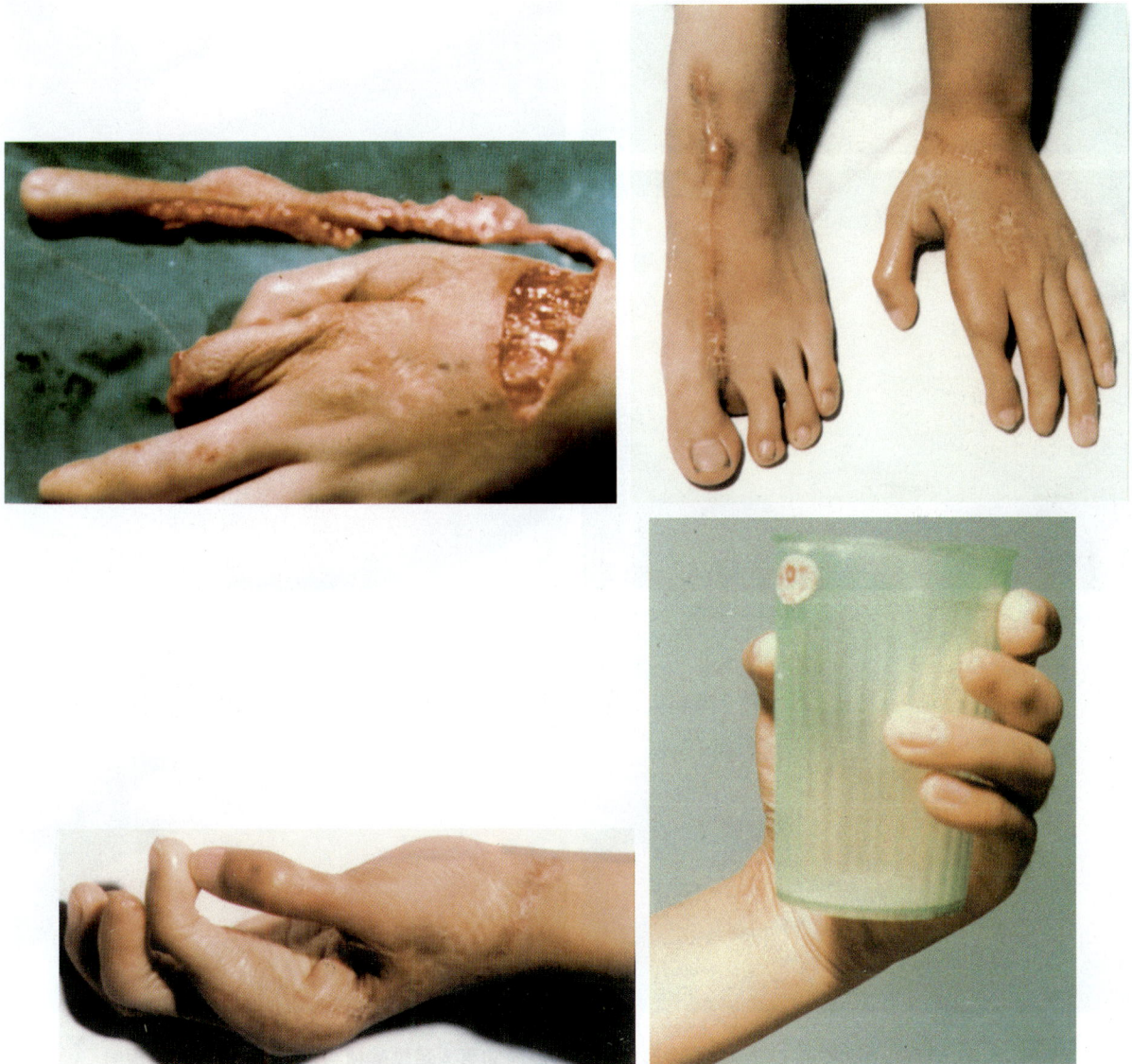

图 13-68　游离足趾移植再造部分示指缺损

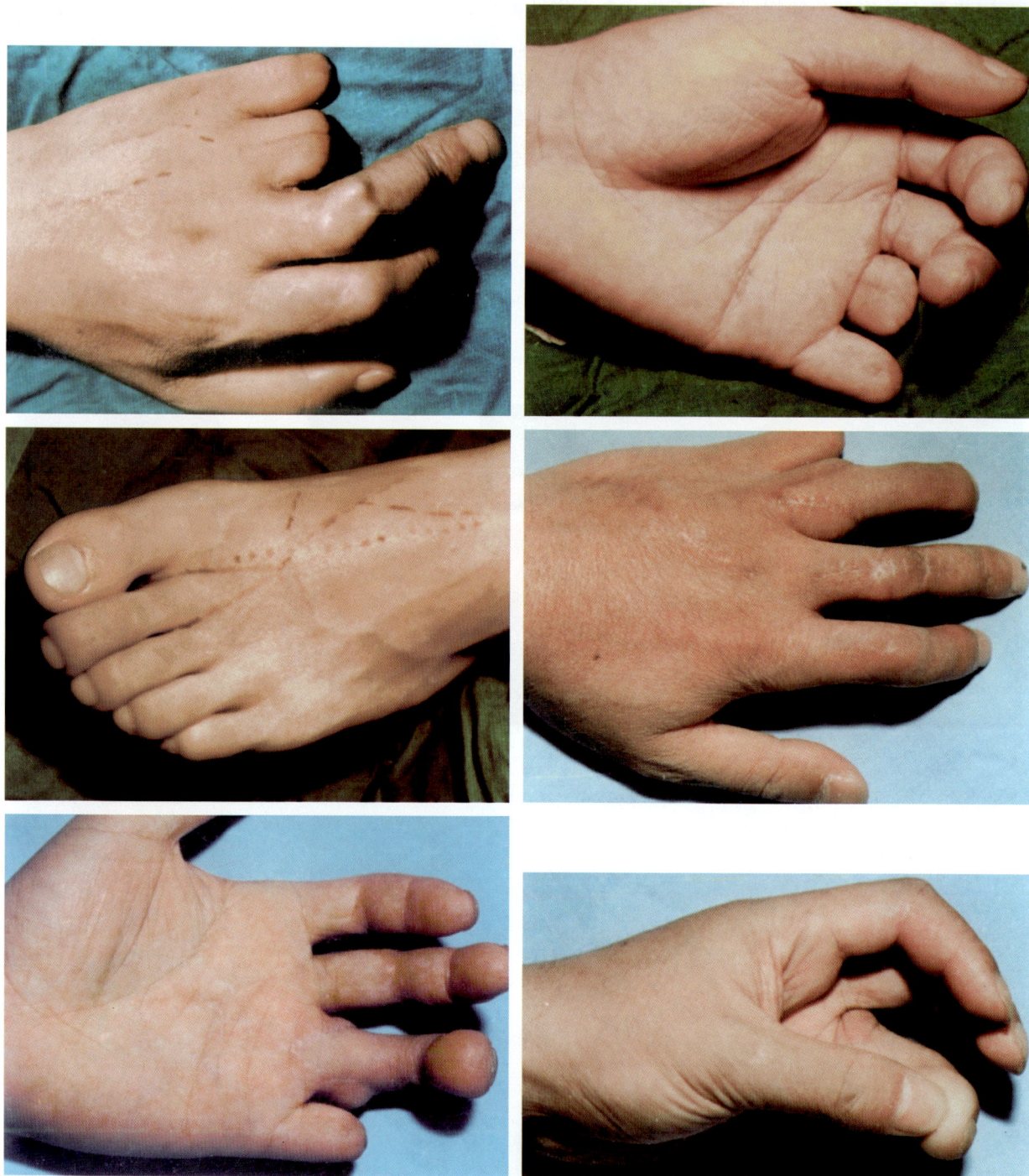

图 13-69 环、小指外伤性缺损,中指畸形愈合。游离同侧第 2 足趾移植再造环指、中指近节指间
关节融合,矫正手指偏斜,术后外形及功能改善

2. **多个手指缺损** 示、中、环、小指都缺损,正常的拇指失去能相对的手指。可同时移植两个足趾重建手指。

切取第2、3足趾,通过第1、3趾蹼背侧作横形切口,两切口线相连后在足背向近端呈S形延续切口,分离解剖趾背静脉、足背静脉、大隐静脉、足背动脉及第1、2跖背动脉。在切口近端高位切断第2、3足趾的趾伸肌腱。在跖侧高位切断趾屈肌腱,以及第2趾胫侧和第3趾腓侧的趾固有神经、2、3趾的趾总神经,并做好标记。在跖骨中1/3水平斜行或Z形截断第2、3跖骨。最后,从切口近端将动脉、静脉蒂切断,将第2、3足趾移植至受区。

指残端做横H形切口。显露指固有神经及指总神经、指深屈肌腱及指总伸肌腱备用。将供趾跖骨近端插入受区掌骨髓腔内,如果不稳定时,可用1枚克氏针作斜形固定。也可将足趾近节趾骨基底与掌骨端用钢丝作+字交叉固定。缝合屈、伸肌腱及指神经。将大隐静脉与头静脉吻合;足背动脉与桡动脉吻合。如果第1、2跖背动脉缺如时,可选用第1跖底动脉与手掌侧的指总动脉相吻合(图13-70)。也可同时切取双侧第2足趾游离移植,重建手指以恢复手指与拇指相捏、握功能(图13-71)。

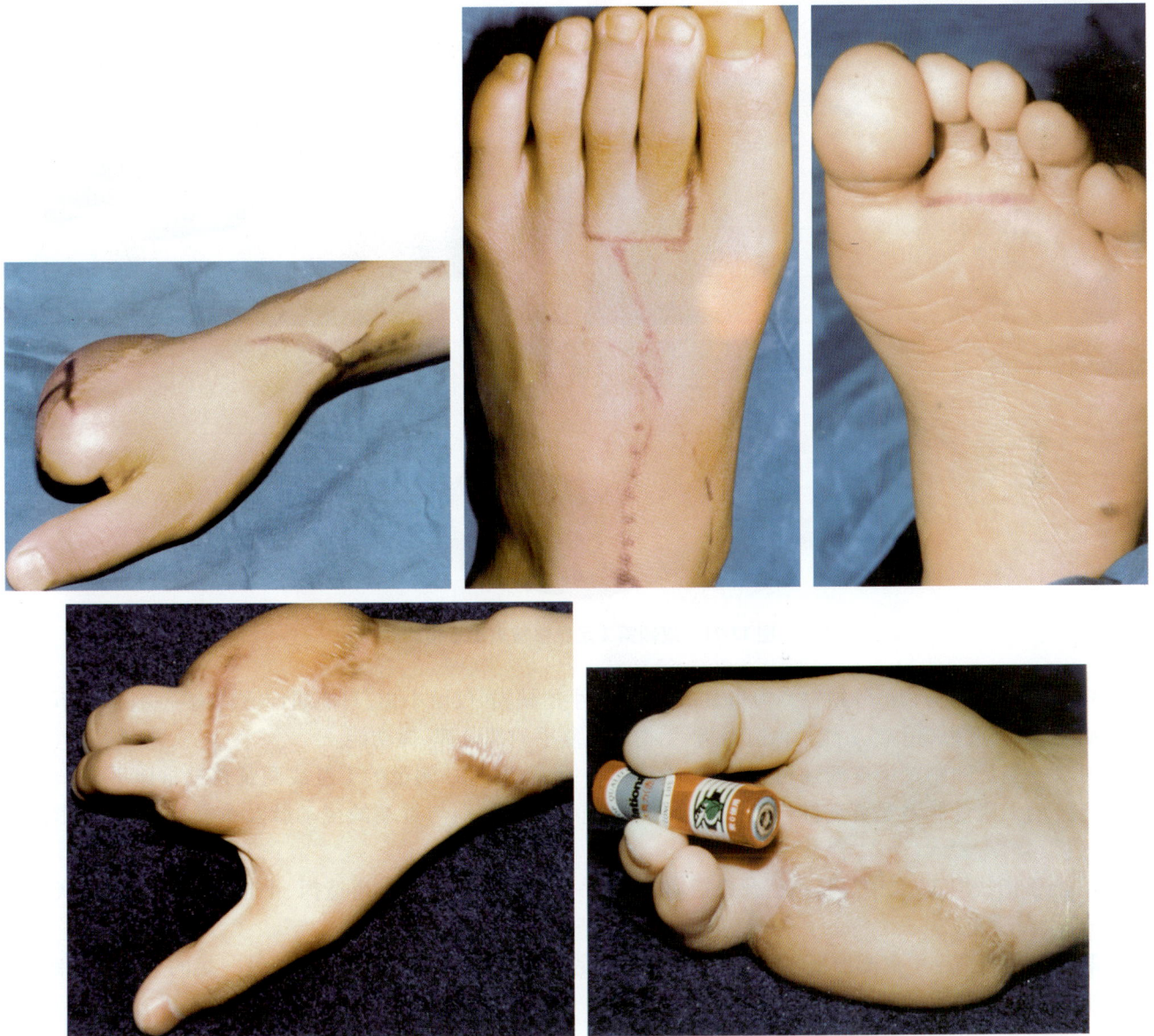

图13-70 同侧第2、3足趾移植再造手指

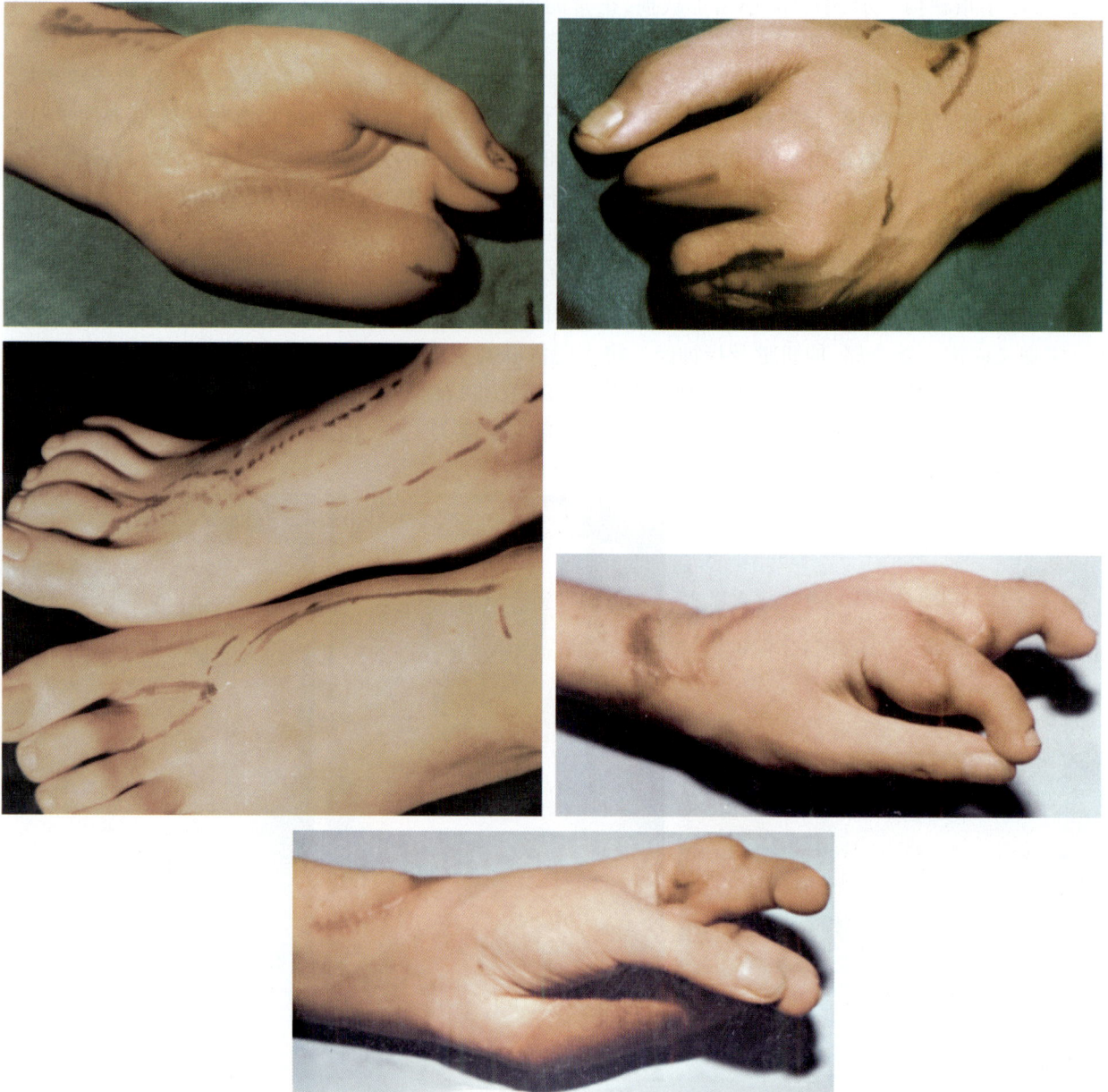

图 13-71 双侧第 2 足趾移植重建手指功能

3. 多个手指与拇指部分缺损 拇指及示、中、环、小指缺损,仅留小指,只能屈伸活动钩一些物体,不能与拇指相对应,严重影响手部功能。再造拇指、手指以恢复手的部分捏、握功能。

切取一侧足的踇趾甲皮瓣加植骨移植,重建拇指,再切取另一侧足的 1 趾或两趾移植重建手指。将两侧游离趾的大隐静脉及足背动脉作串连吻合,再在腕桡背侧分别与近端的桡动脉及头静脉相吻合(图 13-72)。

4. 全手指缺损 示、中、环、小指及拇指均缺损,手已完全丧失功能。再造拇、手指的目的主要是恢复手的部分捏、握功能。

取一侧足的踇趾甲皮瓣加植骨移植,或游离第 2 足趾移植重建拇指功能。再取另一足的 1 趾或两趾,游离移植重建手指功能。

六、手指缺损的整形术

单个示指或小指缺损,由于拇指与其他健指还有捏、握功能,如需重建主要考虑的是美观问题。单个中

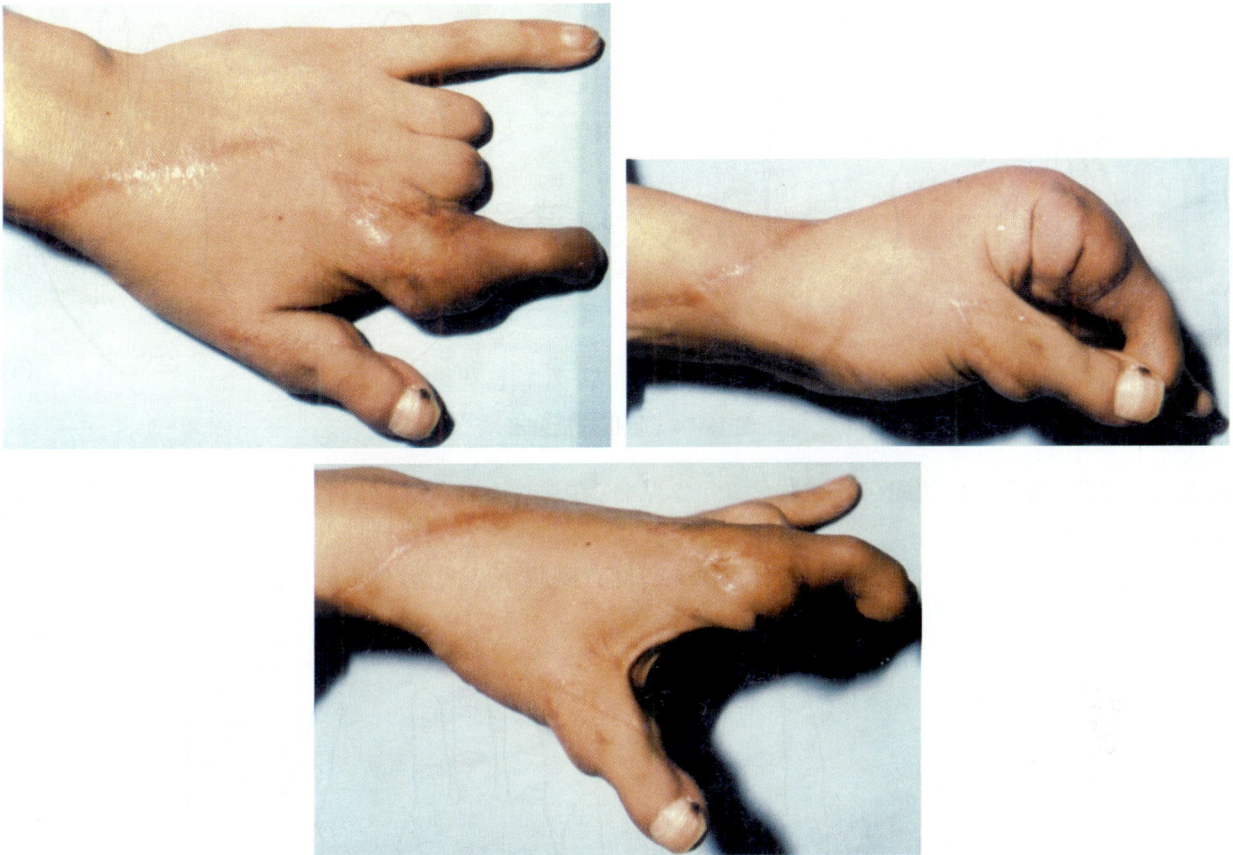

图 13-72 拇、示、中、环指缺损,取一侧踇趾甲皮瓣加植骨再造拇指,用另 1 足趾移植再造手指

指或环指缺损,不但外形不美观,而且握细小物体时,可以从缺损的手指间隙中漏掉(图 13-73)。这些情况,可通过手指整形方法改善手的功能和外观。手术方法如下:

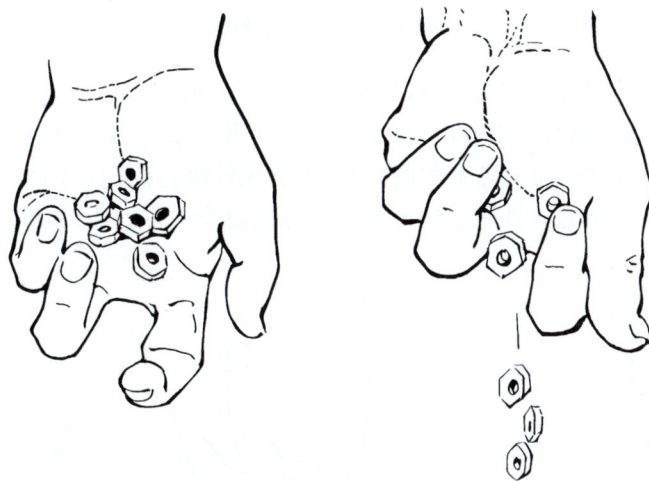

图 13-73 中环指缺损,当握细小物体时,会从缺指间隙中漏掉

1. 示指缺损 残留示指根部的掌侧和背侧,各做一个 V 形切口,在残指的两侧连通。显露示指两侧的神经、血管束并切断;将第 1 骨间背侧肌从止点切断备用;切断示指的屈、伸肌腱;第 2 掌骨在中、近 1/3 处斜行截断,近端掌骨斜面偏向桡侧,将示指残端完全切除。

将第 1 骨间背侧肌覆盖在第 2 掌骨残端后,缝合在第 2 骨间背侧肌止点上。缝合皮肤(图 13-74)。

2. 小指缺损 在小指根部掌、背侧各做一个 V 形切口。显露小指两侧神经、血管束并切断,将小指展肌

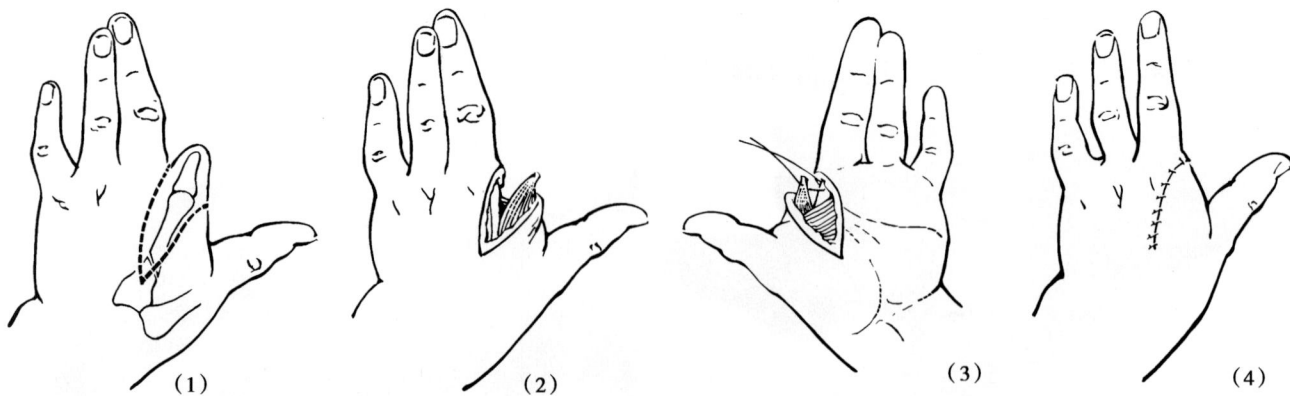

图 13-74 示指缺损整形术

从止点切断备用;切断小指的屈、伸肌腱;显露第 5 掌骨,在掌骨中、近 1/3 处斜行,截骨使近端掌骨斜面偏向尺侧,将小指残端完全切除。

将小指展肌覆盖第 5 掌骨残端后,缝合在第 4 骨间背侧肌止点上,缝合皮肤(图 13-75)。

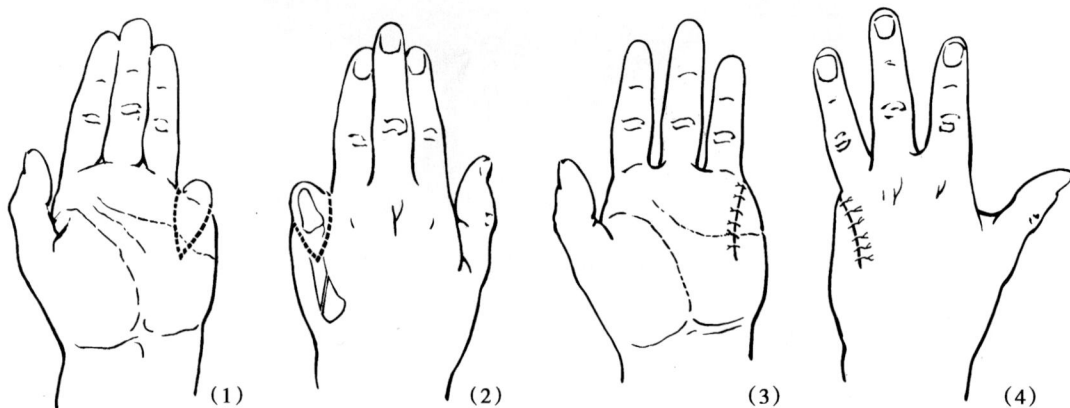

图 13-75 小指缺损整形术

3. 中指或环指缺损 中指残端根部掌侧和背侧各做两个 Z 形切口。切开并切除两 Z 字间皮肤,显露第 2、3 掌骨,并从中、近 1/3 处横行截断,切除第 3 掌骨远断端。将第 2 掌骨远端连同示指移位至第 3 掌骨的近断端,用废弃的第 3 掌骨修成骨栓,插入骨髓腔内,用 1 枚克氏针纵行固定。用另 1 枚克氏针横穿第 3、4 掌骨做固定。将示指尺侧和环指桡侧的掌骨间横韧带缝合。逐层缝合皮肤(图 13-76)。

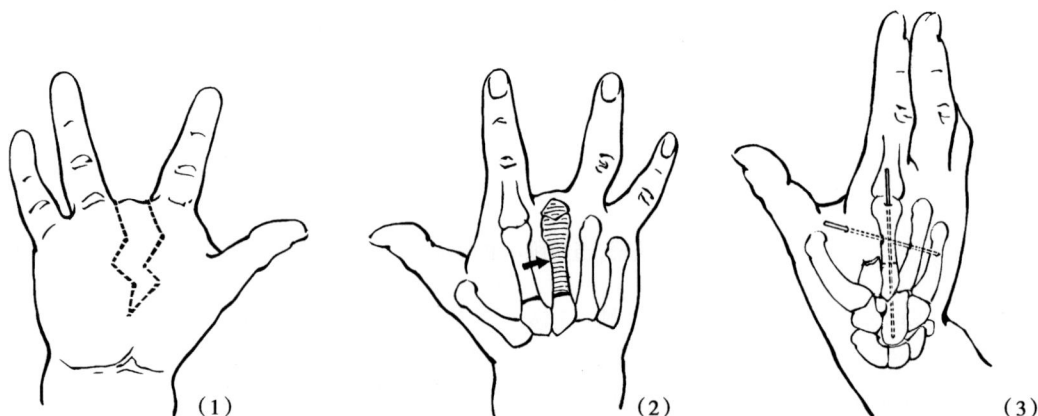

图 13-76 中指缺损整形术

环指缺损的修整方法基本同上,其不同点是,第4掌骨远端切除后,将第5掌骨远端连同小指移位至第4掌骨近端做植骨固定(图13-77)。

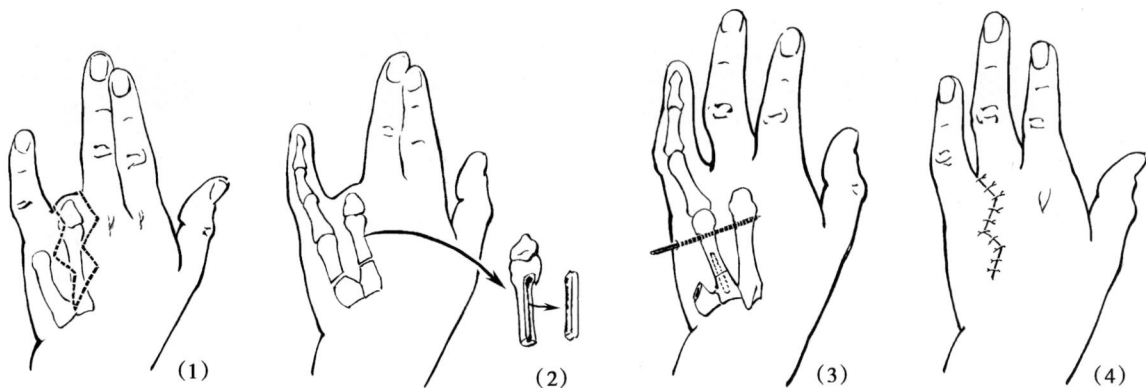

图 13-77　环指缺损的修整

（赵俊会）

第十四章

瘢　痕

瘢痕,是身体组织修复过程中的必然产物。如果组织不能形成瘢痕,一旦由于外伤或感染等原因使组织遭到破坏后,就不能愈合,外科也就无法开展手术治疗。

但是,瘢痕也给人体带来很多问题。组织一旦创伤,感染或手术后,由于瘢痕的生长,可发生肌腱粘连、关节僵直、皮肤瘢痕挛缩等一系列的功能障碍,有的甚至可以因此造成严重的残疾。因此,在处理创伤、感染和一切手术的过程中,应能有效地控制瘢痕生成,使组织在愈合过程中,瘢痕形成减少到最小程度。对于那些因瘢痕已经存在,而造成的不同程度的功能障碍,应给予有效的治疗。

手上的瘢痕,对手部功能的影响,常较身体其他部位的瘢痕对功能的障碍更为明显。因此,对瘢痕粘连及瘢痕挛缩等所引起功能障碍的治疗,是手外科领域内需要解决的主要内容之一。

第一节　皮肤创伤愈合及瘢痕形成原因

一、皮肤创伤修复过程

各种原因造成皮肤创伤,创伤局部会出现不同程度的组织修复,一般可分三期:
1. 炎症期　损伤后炎症细胞立即聚集在局部,主要为淋巴细胞、吞噬细胞。
2. 增生期　通过细胞增生、分化和细胞外基质的形成,来完成修复过程。
3. 重塑期　新生的肉芽组织逐渐成熟,向瘢痕组织转化。

二、皮肤创伤愈合的类型

1. 一期愈合　外科手术切口的愈合为一期愈合。
2. 二期愈合　创伤缺损较大,须经肉芽组织修补,又称间接愈合。二期愈合一般需要较长时间。
3. 三期痂下愈合　创伤表面的渗出液及坏死组织形成痂皮,而再生组织于痂皮下从创面边缘向中心生长,待上皮充分愈合,痂皮方可脱落,但此种新形成的上皮组织较薄弱,易再破溃。

三、瘢痕形成的原因

各种原因造成皮肤创伤初期,局部发生炎症反应,血管内皮细胞、血小板、吞噬细胞、中性粒细胞及淋巴细胞浸润,释放胶原酶,降解结缔组织中的胶原;随后,表皮细胞或纤维细胞和血管内皮细胞增生,神经末梢长入,表面覆盖一层新生上皮;最后,由成纤维细胞和吞噬细胞,胶原纤维,纤维黏性蛋白及丰富的毛细血管组成的幼稚结缔组织逐渐形成,并添补缺损的组织。随着胶原组织的不断成熟(即胶原不断更新,胶原纤维的增加及多余胶原纤维的降解),丰富的毛细血管网逐渐消退,水肿渐吸收,最终创面形成瘢痕愈合。

第二节 影响皮肤创伤修复的因素

创伤后的机体修复受诸多因素影响。但最主要的是局部受损伤的程度,包括致伤原因、损伤范围、损伤深浅等。此外,全身因素如年龄大小,营养状况优劣,是否患有慢性消耗性疾病,均可影响创面的修复与愈合;而受伤部位的血液循环及神经营养情况,亦与创伤修复有关。血液循环及神经营养良好则有利于创伤愈合,相反,则可能迟延愈合或不愈合。同时,创伤后治疗是否及时,手术清创是否彻底,亦可影响伤口的愈合,如创面感染、残存异物,都会直接造成创伤的迟延愈合或不愈合。

第三节 瘢痕的种类

瘢痕的分类方法目前尚无定论,可根据瘢痕的稳定性、根据瘢痕的表面形态、也可根据瘢痕的性质分类。在此,根据瘢痕对手功能的影响而分为引起功能障碍的瘢痕,瘢痕癌及无障碍瘢痕。

一、引起功能障碍的瘢痕

1. 不稳定性瘢痕 又称萎缩性瘢痕。常发生于Ⅲ度烧伤后的创面或长期不愈合的创面,面积较大未予植皮仅靠周缘上皮生长愈合的创面,均可形成不稳定性瘢痕。此类瘢痕表皮菲薄,表面干燥易裂且极易破溃,瘢痕质地很硬,血循环很差,反复破溃不愈合的瘢痕可发生癌变。多见于手部烧伤后掌指关节及指间关节背侧的瘢痕,或紧贴在骨皮质上的瘢痕(图14-1)。

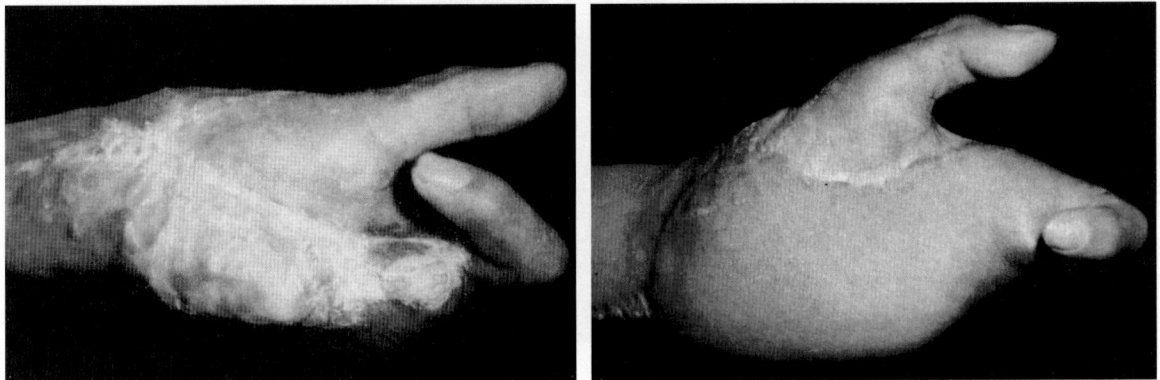

图14-1 瘢痕与骨端粘连,疼痛、易破。行瘢痕切除腹部皮瓣移植

2. 疼痛性瘢痕 瘢痕紧贴在骨膜上,有时神经残端粘连包埋其中,触摸瘢痕即相当疼痛。多见于截肢或截指残端的瘢痕(图14-2)。

3. 增生性瘢痕 又称增殖性瘢痕。常发生于深Ⅱ度烧伤后愈合的创面,或Ⅲ度烧伤后植皮愈合不良。此类瘢痕早期过度生长、肥厚、充血,表面呈红色、痛、痒,这种情况可持续数月或1年以上,瘢痕渐进入成熟期,发生不同程度的萎缩,渐变软,充血消退,颜色变淡,痛痒症状减轻或消退。发生在关节部位的增生性瘢痕可造成关节活动障碍,一般均需要手术治疗(图14-3)。

4. 挛缩性瘢痕 垂直于手指、手掌皮肤屈曲横纹,平行于指蹼或垂直跨越关节的瘢痕,经过长时间的屈曲牵拉,可发生线状瘢痕挛缩。其他任何片状创面,在瘢痕愈合过程中,逐渐收缩,以瘢痕为中心,将周围正常组织牵拉变位,形成瘢痕,以致使外形改观,关节活动受限(图14-4)。烧伤、其他创伤、化脓性感染、不正确的切口等,均可遗留此类瘢痕。

5. 瘢痕疙瘩 瘢痕疙瘩实际上是皮肤上的一种纤维组织肿瘤。青壮年多见,可在全身各部位生长,以前胸部、颈后部最常见。瘢痕色红,质硬,突出皮肤,有时呈蟹足状,又称蟹足肿。瘢痕疙瘩的大小多超过原始损伤范围,病程较长,自限性不明显,病理检查可见较多的幼稚成纤维细胞增生,胶原纤维透明样变明显,粗

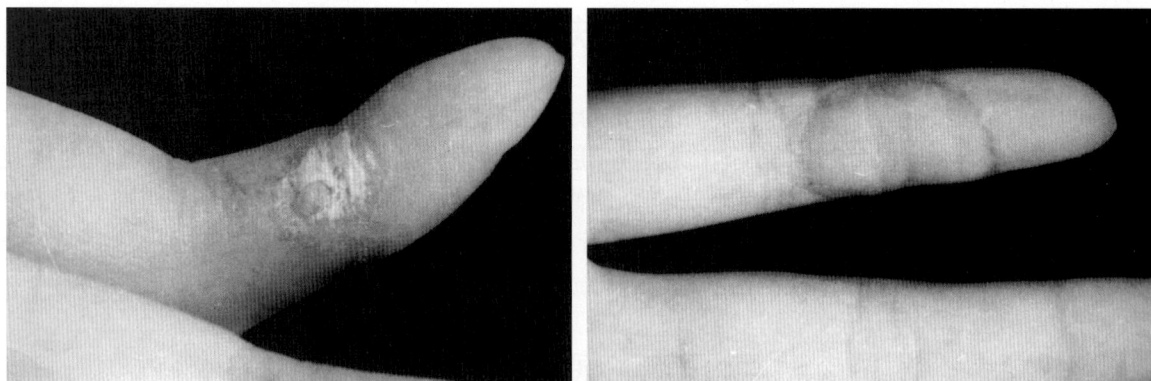

图 14-2　左示指电烧伤,愈合后瘢痕内有外伤性神经瘤,异常疼痛,
行瘢痕及神经瘤切除,邻指皮瓣移植

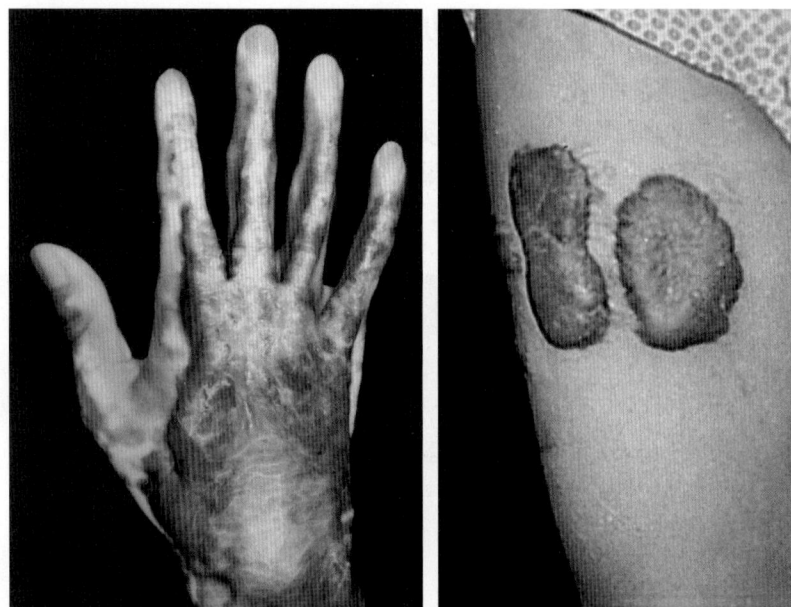

深Ⅱ度烧伤创面愈合后形成增生性瘢痕　　　　大腿取皮区形成增生性瘢痕

图 14-3　增生性瘢痕

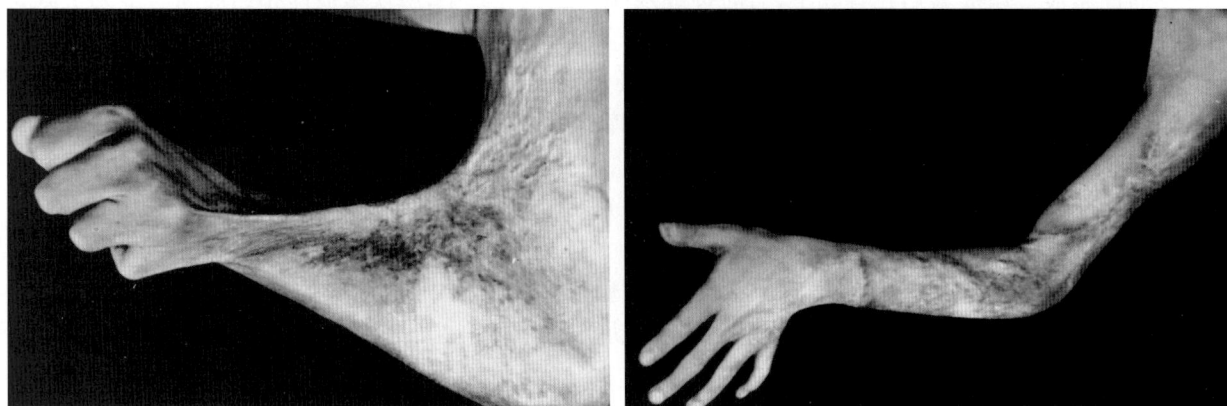

图 14-4　挛缩性瘢痕皮肤 Z 字松解术后,游离植皮,切断肱桡肌起点

大,排列紊乱,并含有丰富的黏液基质。瘢痕疙瘩手术切除后很易复发,目前多采用非手术疗法,药物注射和放射治疗。

6. 瘢痕癌 多继发于不稳定瘢痕,也可见于放射烧伤后瘢痕。瘢痕长期破溃,炎症刺激,使瘢痕性质发生变化,病理多为鳞状上皮癌,少数为基底细胞癌。瘢痕癌变后较少发生扩散及转移。一旦明确诊断,应手术治疗。

二、无功能障碍的瘢痕

正确的皮肤切口,浅二度烧伤愈合后的瘢痕,以及一些量少薄软的瘢痕,临床没有明显痛痒症状及功能障碍。

第四节　瘢痕对深部组织的影响

瘢痕的范围、深度、部位及存在时间的长短不同,对深部组织影响的程度也不一样。

穿过瘢痕的神经、血管,由于瘢痕组织的绞窄压迫,可使神经营养不良,轴索中断(图14-5);肢体环形的瘢痕,可使动脉供血不足,肢体远端出现缺血,静脉淋巴回流受阻,肢体发生肿胀及感觉、运动等严重功能障碍(图14-6)。经过瘢痕的肌腱,因被固定不能滑动。

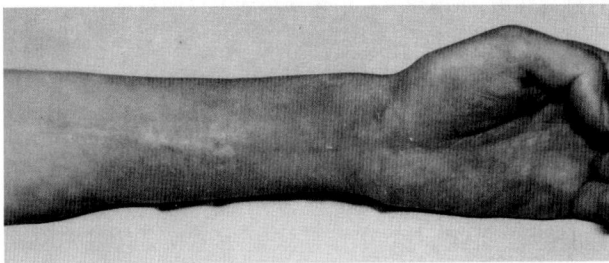

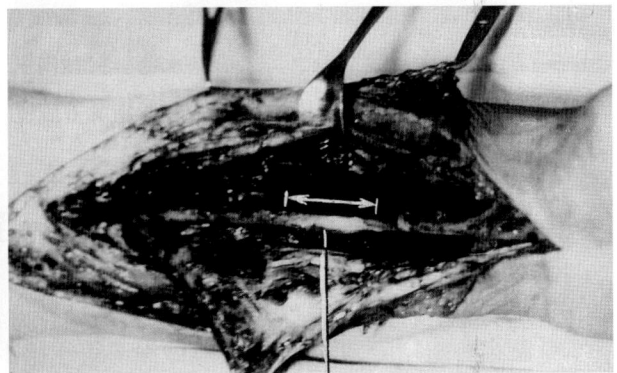

图 14-5　前臂双骨折,经外固定治疗时发生压创。手术时发现皮肤瘢痕下的屈指深肌局限性瘢痕化,其下的正中神经有 7.5cm 包在瘢痕内,完全瘢痕化(箭头示范围)

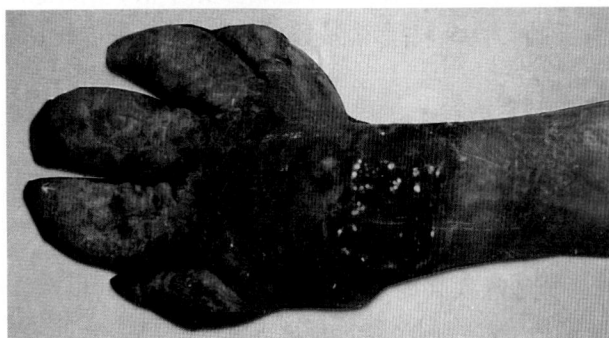

图 14-6　腕部环形瘢痕,腕背创面长期不愈,手指极度水肿,肤色发绀,皮温较低

挛缩性瘢痕,存在的时间过长,可使挛缩侧关节囊、神经、肌腱继发挛缩,也可使一组肌肉因过度牵拉变得薄弱,另一组则因屈曲松弛变得短缩。挛缩严重的瘢痕,可将关节牵拉成半脱位或完全脱位,持续时间过长,可使关节面变形(图14-7)。儿童时期发生瘢痕挛缩,如果不及时治疗,可影响患肢的发育。

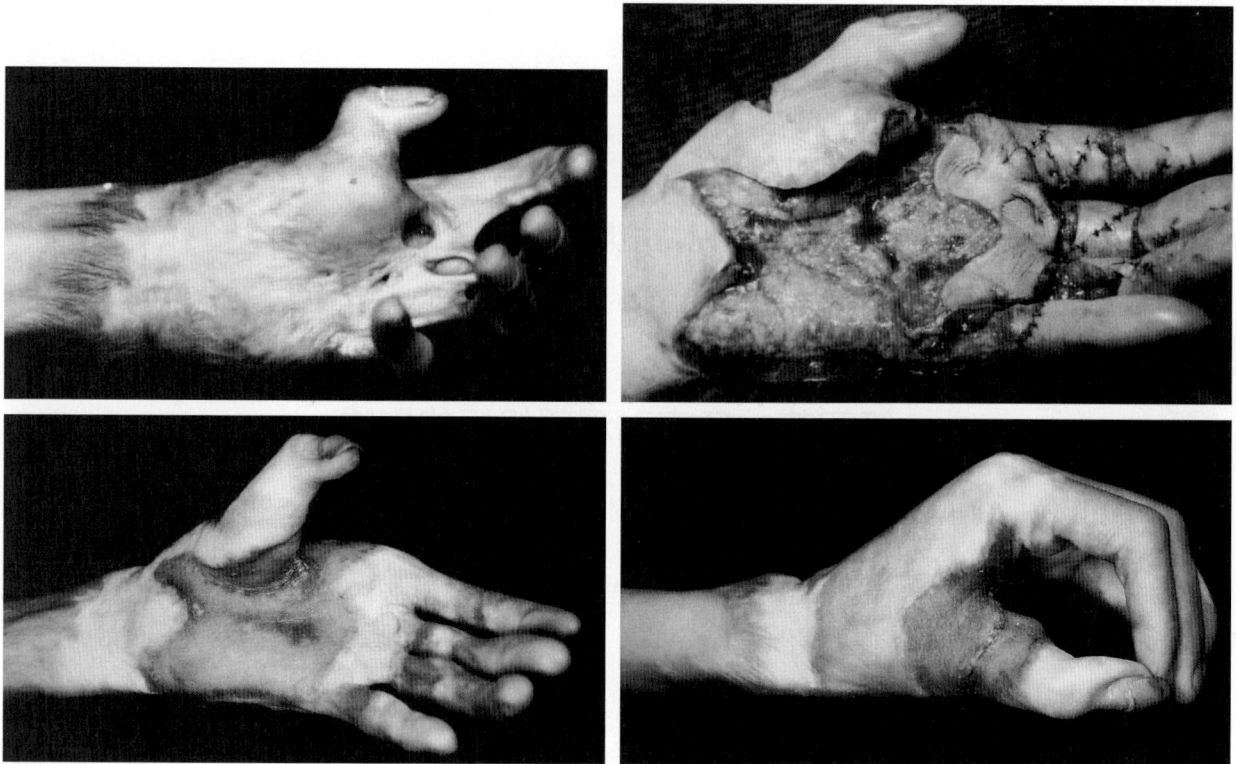

图 14-7　左手瘢痕挛缩,合并拇指掌指关节脱位。行瘢痕松解,游离植皮。拇指掌指关节行融合术

第五节　手术适应证

凡有功能障碍的瘢痕,如不稳定瘢痕、增生性瘢痕、疼痛性瘢痕和挛缩性瘢痕等,均适用手术治疗。有时瘢痕本身没有功能障碍,但需通过瘢痕做深部组织手术,如神经、肌腱、骨、关节等修复手术时,也需先将瘢痕切除,置换好的皮肤,再进行深部组织手术。如果深部组织的缺损,不可能再修复时,则其上面覆盖的瘢痕也就没有必要治疗。

手术治疗瘢痕时,要选择适当的时机。瘢痕形成早期色暗红,硬韧,与周围组织分界不清,瘢痕内充血,有大量慢性炎性细胞浸润。此时若做手术,出血多,与基底分界不清,切除范围不好掌握,术后局部反应也大,所以不宜过早手术。一般需等瘢痕形成 3~5 个月后,瘢痕才能逐渐软化,其中血管减少,颜色变淡,炎症反应消失。此时,方可考虑手术治疗。

第六节　治 疗 原 则

(一) 物理治疗的原则

物理治疗如蜡疗、光疗、碘离子透入或其他理疗等,不能改变瘢痕的根本性质,只能缩短其炎症反应期,促进瘢痕软化,对早期瘢痕有一定的治疗作用。瘢痕形成 3~5 个月后,物理治疗则无效。

(二) 弹力牵引的原则

弹力牵引,不能拉长瘢痕组织,也不能控制瘢痕的收缩,只能将瘢痕周围的正常组织拉长,部分改进关节活动范围。过大力量的牵拉,能使瘢痕组织撕裂,结果反会使挛缩加重。长时间的轻度牵引,对瘢痕松解术后关节功能恢复,有一定的作用。

(三) 手术切除的原则

手术切除,是解除瘢痕功能障碍的最有效措施。术前,对瘢痕的范围,深部组织的情况,能够松解的程度与创面的大小及修复的方法,应有充分的估计及周密的治疗计划。

瘢痕的大小,可以直接看到,但真正的皮肤缺损面积,往往比瘢痕要大数倍(图14-8)。在挛缩严重、难于估计的情况下,可利用健侧对称部位,测得皮肤缺损范围(图14-9)。

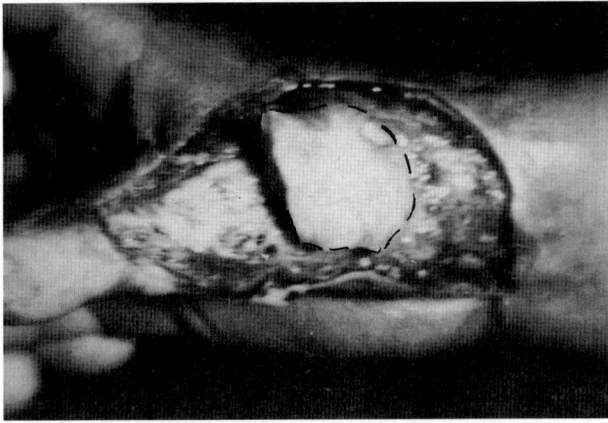

图14-8　拇指背侧烧伤后瘢痕挛缩。
瘢痕松解后,创面与瘢痕的比较

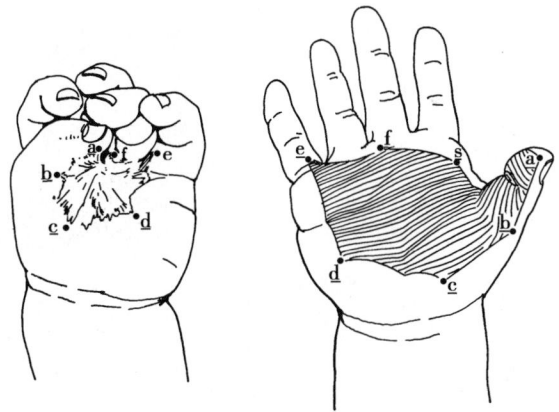

图14-9　用健侧的对称部位预测
皮肤缺损的范围

瘢痕的深度,靠检查深部组织的功能来判断,如肌腱、神经功能已丧失,表明瘢痕已深达神经、肌腱;如瘢痕已与基底固定,丝毫不能移动,则可能已与骨发生粘连。

挛缩畸形能够矫正多少,不完全由挛缩的程度来决定。原来损伤较浅,时间较短的,虽然挛缩畸形严重,但有时能完全或接近完全矫正;相反,原来损伤较深,挛缩时间较长的,虽然畸形不严重,但常常没有进一步矫正的余地。

手术时,要彻底切除瘢痕组织,特别是深部瘢痕,同时,要松解所有因挛缩而移位的组织,使其退回原位。松解时以用锐利剥离为主,避免用暴力牵拉矫正畸形。没有功能障碍的薄、软的部分皮肤瘢痕,可以保留不切。

瘢痕切除手术,一定要在止血带控制下的无血手术野中进行。否则,不易辨认组织,瘢痕切除也不易彻底,同时还容易误伤正常组织,无法进行手术。

切除瘢痕时,挛缩严重的病例,可以从挛缩中心开始,边切开边松解,使手术显露越来越好,容易分辨瘢痕下的组织结构(图14-10)。面积大、界线清楚、基底活动的瘢痕,可以先从边缘切开及松解(图4-11)。瘢痕界线不清楚,与基底粘连较紧张者,可纵横作数个切口,将瘢痕分成格状,然后逐一切除(图14-12)。

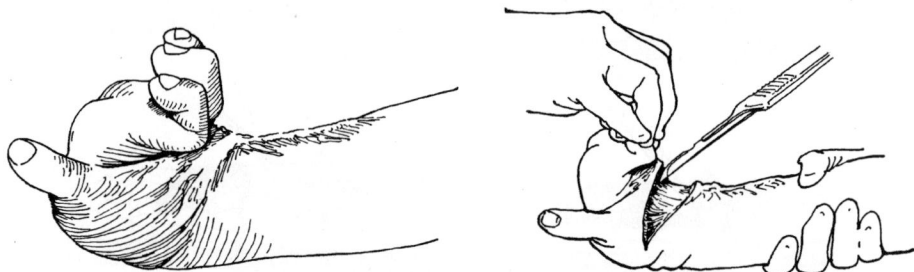

图14-10　从挛缩的中心切开松解

在瘢痕上作切口,需直达瘢痕下组织,待切到切口能逐渐自行张开,深部正常组织如脂肪等从基底显露时,表示瘢痕的全厚完全切开,此时方可向四周剥离(图14-13)。否则,总在瘢痕内剥离,手术很难进行,同时也无法达到彻底切除和松解瘢痕的目的。

某些深部组织有继发改变时,如肌腱、肌肉、关节囊挛缩,关节脱位等,单靠松解皮肤瘢痕不能矫正畸形,有时需同时做肌腱延长或切断、关节囊切开、关节融合手术以矫正畸形。瘢痕切除松解后的创面,如基底良

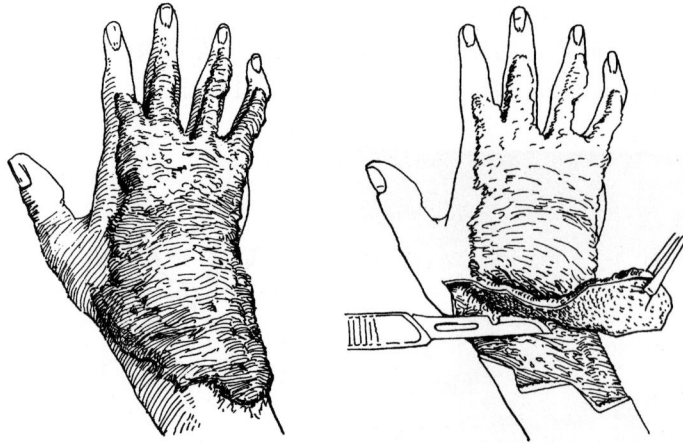

图 14-11 沿瘢痕的边缘切开,松解

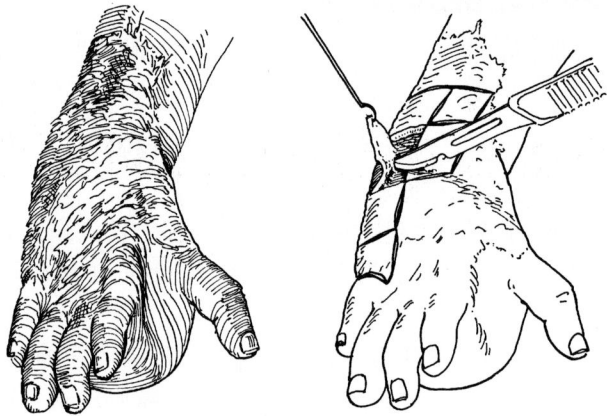

图 14-12 瘢痕分块切除方法

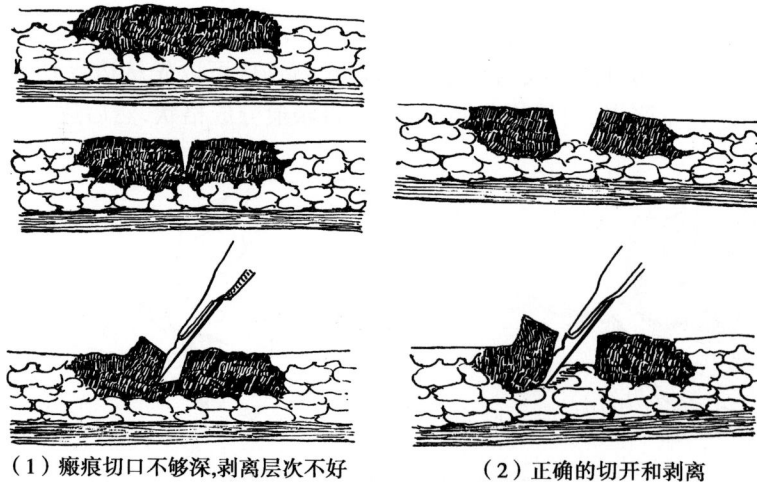

（1）瘢痕切口不够深,剥离层次不好　　（2）正确的切开和剥离

图 14-13 瘢痕的切开和剥离

好,均为有血运的软组织所覆盖,可用断层皮片修复。如创面内有无血运的组织裸露,或将来准备通过移植的皮肤再做深部组织修复手术时,则需做皮瓣移植覆盖创面。

瘢痕松解后,不论采用直接缝合法或皮肤移植术来闭合创面,都要使其符合手上的生理切口,必要时可以切开或切除部分正常皮肤,以达到这种目的,以防晚期再发生挛缩(图 14-7)。

第七节　手部瘢痕的治疗

一、手背瘢痕挛缩

多由烧伤引起。因手背皮肤松弛,所以挛缩程度显著。手背瘢痕挛缩的结果,常形成一种特有的畸形:拇指拉向第2掌骨,时间较久可使第1背侧骨间肌、拇收肌挛缩,拇指腕掌关节脱位;掌指关节过度背伸,关节囊侧副韧带挛缩,严重的可使掌指关节脱位,同时因伸指肌腱向背侧脱位肌腱变得松弛,而屈指肌腱张力增大,致使指间关节极度屈曲;所有掌骨可以第3掌骨为轴,向背侧翻转,使5个手指呈放射状分开,使本来呈凹面的手掌变成凸面;因近端指间关节背侧皮肤较薄,该处伸指肌腱扩展部分及关节囊常被破坏,使伸指肌腱侧腱束向掌侧滑脱,更会加重近指间关节屈曲畸形(图14-14)。

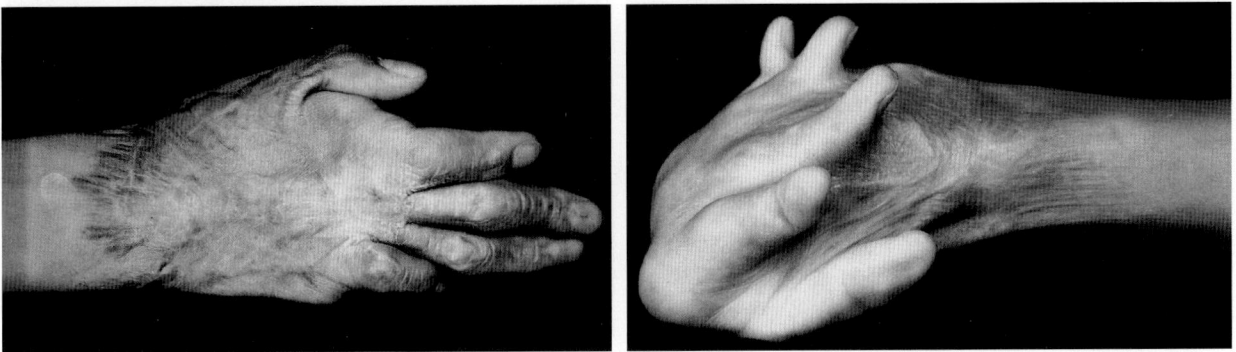

图14-14　手背瘢痕挛缩畸形

手术时,除切除瘢痕松解皮肤挛缩外,还需根据情况切开关节囊,切除侧副韧带,松解或切断骨间肌,融合指间关节等措施以矫正畸形、改进功能。

手背挛缩瘢痕切除后,其下多有一层疏松结缔组织存在,一般均可接受游离植皮。

有的瘢痕如增生性瘢痕或瘢痕疙瘩等,瘢痕虽厚硬,但挛缩较轻,只是妨碍手的屈曲功能,而无明显继发畸形时,则治疗较为简单,只需做瘢痕切除及皮片植皮。

二、手掌瘢痕挛缩

多见于婴幼儿手掌烧伤后的挛缩。因手掌侧皮肤较厚,且有掌腱膜保护,一般不容易伤及深部组织。因为正常的手都处于屈曲的状态,所以掌侧瘢痕挛缩也较明显。单纯手掌瘢痕挛缩,可将大小鱼际拉拢,拇指被牵拉掌指关节不能伸直,第2～5掌指关节折向掌心,如原来手掌及手指均有创面,瘢痕挛缩后可将手指卷入手掌,呈握拳状(图14-15)。

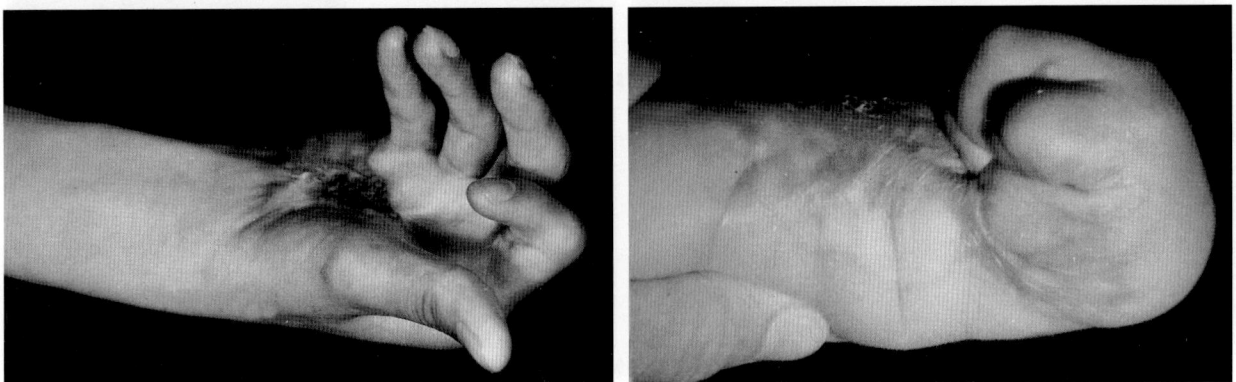

图14-15　手掌侧皮肤瘢痕挛缩

有时合并有掌指关节掌侧关节囊挛缩。挛缩时间较久的,也可继发屈指肌腱、血管、神经短缩。前者,手术时可做关节囊松解。后者,较难处理,常是妨碍矫正手指屈曲畸形的主要原因。

瘢痕松解后,如掌腱膜尚完整,可接受皮片植皮。如掌腱膜已不存在,或因松解挛缩时必须将其切除,而使创面内有肌腱裸露,则需采用皮瓣修复创面。

三、线状瘢痕挛缩

垂直跨越关节屈侧的线条样瘢痕,挛缩后多形成蹼状。常见于手指、肘、腋等处。这类瘢痕,用 Z 字成形术松解最为理想。但需注意,蹼两侧的皮肤必须正常或接近正常。否则,如两侧皮肤硬韧,血循环不佳,则不适用此法。根据挛缩的程度和蹼的大小长短,可设计用单 Z、多个 Z 字成形与游离植皮混合使用以松解挛缩(图 14-16)。

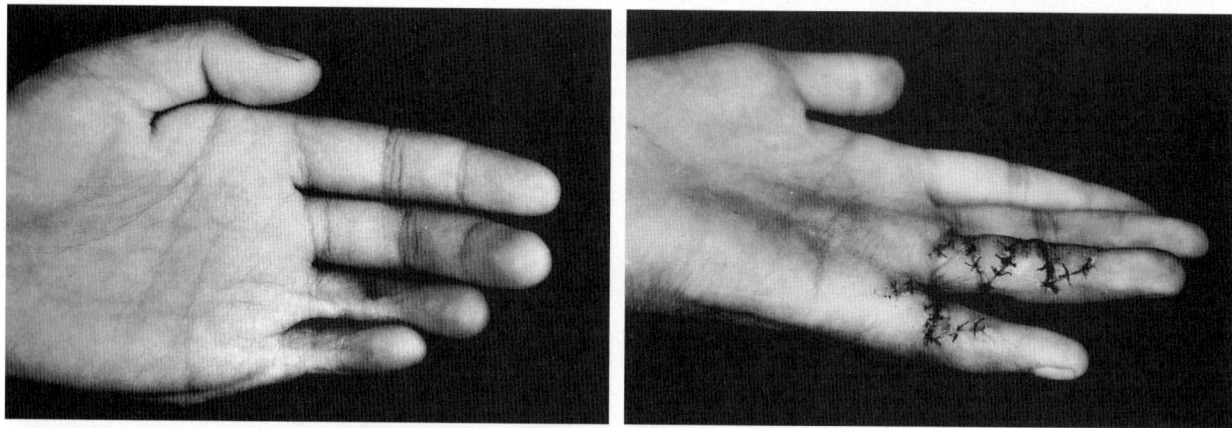

图 14-16　手指烫伤后呈线状瘢痕挛缩,用 Z 字成形术松解

四、指蹼瘢痕挛缩

常与手背瘢痕挛缩同时存在,妨碍分指功能。以拇指指蹼挛缩较为常见,使拇指对掌动作受限,对手的功能障碍也最大。

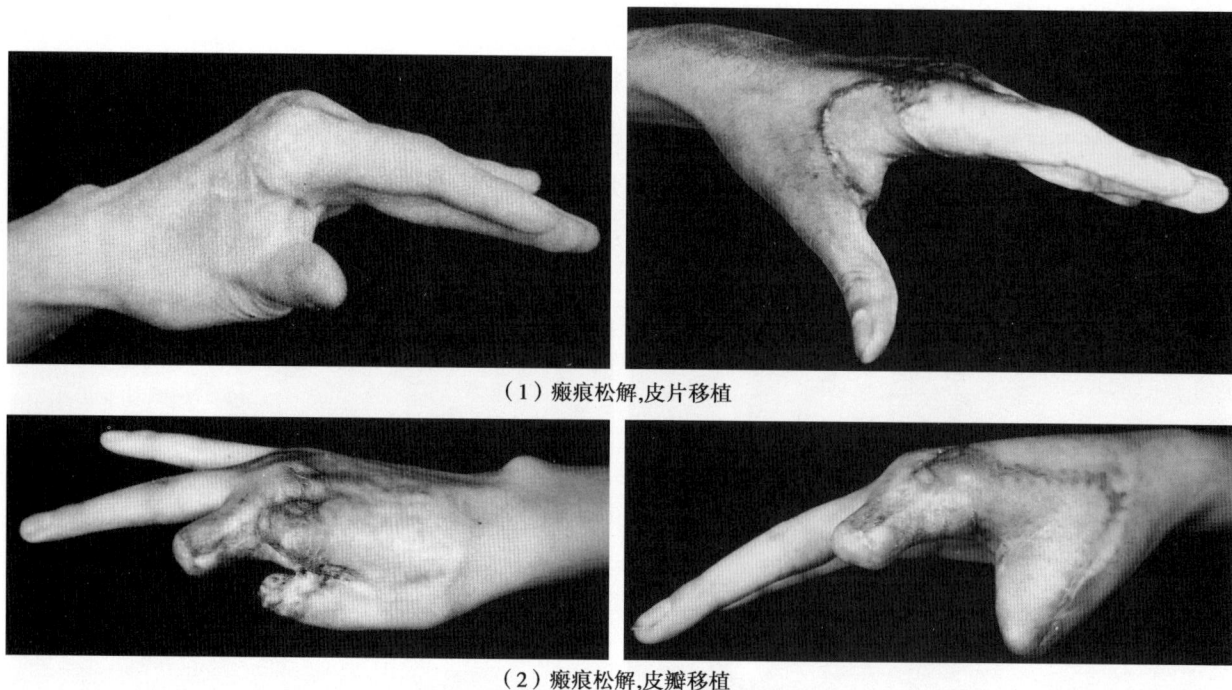

(1)瘢痕松解,皮片移植

(2)瘢痕松解,皮瓣移植

图 14-17　用皮片或皮瓣移植重建指蹼

如为单纯线状瘢痕,可做 Z 字成形术,或两个三角皮瓣互相交叉,重建指蹼。如有皮肤缺损应行皮片植皮。如指蹼松解后,基底有无血循环组织暴露,或软组织缺损过多时,需设计局部转移皮瓣或远方转移皮瓣修复(图 14-17)。

五、伴有深部组织损伤的瘢痕

多由化脓性感染、电击、压轧、爆炸等创伤引起。表层瘢痕与深部瘢痕及损伤组织融合成一块。为了修复深部组织或伤肢血循环,需切除瘢痕行皮瓣植皮。在一般情况下,需先做瘢痕切除及皮瓣移植,二期再做深部组织修复,特别是骨质手术,这样以免发生感染或其他并发症而使整个手术失败。如果具备一定的技术条件,在一些适当的病例中,可以在瘢痕切除及皮瓣移植同时做深部修复手术。如先在创面内做肌腱、神经的修复或植骨等,然后覆盖皮瓣,一期完成。这样,可以减少患者痛苦,缩短疗程,手术野显露良好,便于手术操作。但如果发生感染等并发症,则后果很坏,需慎重施行。

第八节　软组织扩张器的应用

软组织扩张器是近年来整形外科领域的一项较先进的技术,通过医用硅胶制作的组织扩张器,用手术将其埋植于皮下或肌肉层内,定期向扩张器内注射扩张液,使扩张器逐渐膨胀,覆盖扩张器表面的皮肤或软组织随之而扩张、延展,从而,为切除瘢痕所造成的组织缺损,提供了适量的皮肤。

一、适　应　证

1. 全身面、颈、躯干各部位的瘢痕。
2. 肢体瘢痕或皮肤缺损不超过肢体周径的 50% ,均可应用皮肤软组织扩张器扩展局部皮肤。

二、禁　忌　证

1. 全身疾病不宜施行手术者。
2. 手术部位近期接受过放射治疗。
3. 手术部位皮肤有炎症。
4. 关节周围有大面积瘢痕者。

三、扩张器种类

扩张器可分两种:

1. 可控式扩张器　1976 年由 Radovan 等发明,整个扩张器分三部分:

(1) 注射壶:直径约 2cm,基底有金属或硬塑料片,以防止穿刺过深,壶内有特制的单项或双向活瓣,液体注入后可自行关闭,避免从针孔外溢。

(2) 连接导管:直径约 0.3cm,长约 5～15cm。

(3) 扩张囊:扩张囊是软组织扩张器的主要部分,有圆形、椭圆形、肾形、半月形、方形等,按容积可分 15ml、30ml、50ml、70ml、100ml～600ml 不等。

2. 自动膨胀式扩张器　1976 年由 Austard 及 Rose 研制,因其膨胀速度及大小不易控制,目前已很少使用。

四、皮肤软组织扩张术在肢体的使用方法

1. 优点及适应证　随着皮肤软组织扩张器在临床的广泛应用,用以修复肢体皮肤缺损的也越来越多,因其可以用皮肤缺损处周围的皮肤修复创面,可以不必另择供区,既可简化手术,又可减少患者痛苦。

(1) 改善功能:手及上肢烧伤或外伤后瘢痕常合并神经肌腱等深部组织损伤,应用软组织扩张术,可在修复皮肤缺损的同时一期修复深部的组织,减少另作带蒂皮瓣或游离皮瓣的痛苦;有些单纯皮肤瘢痕挛缩造

成关节活动受限,软组织扩张术可提供足够的局部皮瓣转移,以改善关节的功能。

（2）改善皮肤外观:手及肢体远端为身体的暴露部位,皮肤瘢痕或做过传统的植皮、皮瓣后,由于颜色、形状等的异常,多给患者带来苦恼。用软组织扩张术修复的皮肤,颜色、质地、毛发等均与周围皮肤相似,外观非常良好。

（3）行皮瓣的预扩张:肢体切取轴形皮瓣后皮肤多不能直接缝合,应用软组织扩张术可使皮肤直接缝合;可使切取的轴形皮瓣面积扩大;还可使切取的轴形皮瓣因扩张而变薄。

2. 缺点及并发症

（1）软组织扩张器外露。此为最常见的并发症,严重时可引起皮肤坏死,影响治疗效果。

（2）肢体远端水肿,神经受压后皮肤感觉障碍。扩张器取出后症状可消失。

（3）软组织扩张术因需多次注水,使得治疗时间较长,也会给患者造成一定的痛苦。

3. 手术方法

（1）软组织扩张器的选择:根据拟修复组织的形状、大小、位置而选择相应形态和容积的扩张囊,多选用长方形或长柱形。如需要修复的缺损较大,可同时放置两枚或多枚扩张囊,以取得更好的疗效(图 14-18)。放置前经阀门穿刺注入 10~20ml 生理盐水,挤压扩张囊,检查扩张囊及阀门穿刺孔是否有渗漏。检查完毕的扩张器用肥皂水、生理盐水冲洗后,抽净扩张囊内空气,高温高压消毒。

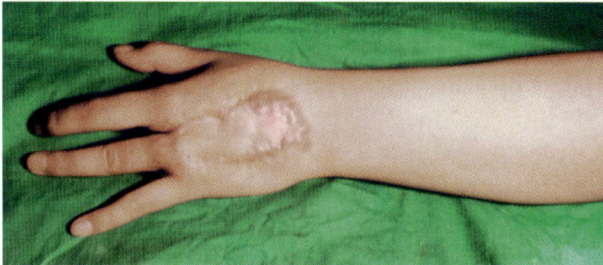

（1）手背烧伤后形成瘢痕

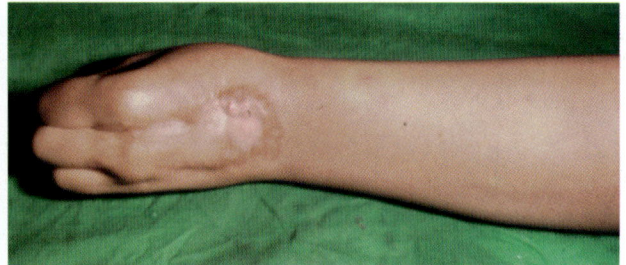

（2）手指屈曲受限

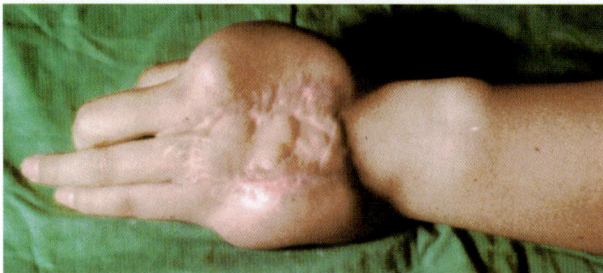

（3）瘢痕桡、尺侧各植入扩张器

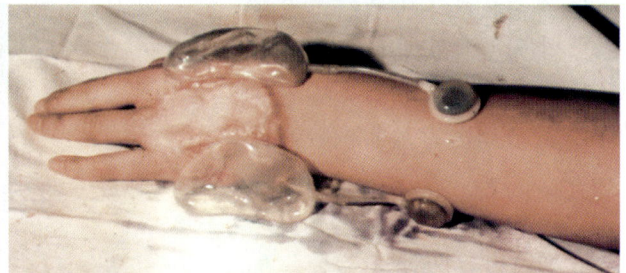

（4）取出扩张器

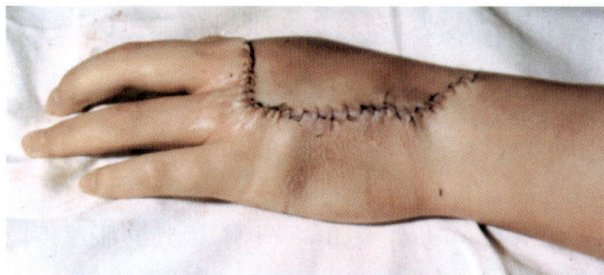

（5）瘢痕切除后,缝合皮肤

图 14-18　左手背烧伤后瘢痕,扩张器植入扩张皮肤后切除瘢痕,直接缝合皮肤

（2）软组织扩张器植入:扩张器植入的区域应靠近修复区,使供区与受区皮肤颜色、质地相似。切口一般选择在瘢痕的边缘或较隐蔽的部位,注意避开二期手术时形成皮瓣的蒂部。扩张囊埋植的深度依临床需要而定,一般在深筋膜浅层。植入层次分离清晰,采用钝性剥离,注意止血彻底,以免术后形成血肿,腔隙足够大,使扩张囊放置平坦,尽量避免折叠。注射壶可置于皮外,或埋植于皮下浅层,注射壶与扩张囊要保持一

定距离,利于穿刺操作。注射壶穿刺面向上。逐层缝合皮肤,放置负压吸引或引流条,不需加压包扎。

（3）注射扩张液:注水应在无菌条件下完成,注水针头选用 TB4½号针头。扩张液多为生理盐水,也可加入2%利多卡因;0.5%甲硝唑及地塞米松的混合液,用以止痛及减轻表面纤维包囊的形成。常用的注水方法有:

1）常规扩张法:扩张器植入后 8～12 天开始注水,1～2 次/周,4～6 周完成。此法适用于各个年龄段,但扩张时间长。

2）亚急性扩张法:术中缝合伤口后即时注入40%～50%扩张液,剩余量分两次完成,整个注水疗程约需14～20 天。此方法术中注水可以防止血肿发生,注水次数少,疗程短,可适用于各年龄段。

3）单纯快速扩张法:术后 7～10 天开始注水,每日注水 1 次,注水量以局部出现胀感或轻微疼痛为标准,一般 2 周完成扩张,此法注水频繁,不适宜于儿童。

4）持续快速扩张法:应用由压力传感器、微型泵和电脑控制单元组成的便携式扩张灌注仪,实行在恒压状态下的持续扩张,一般 10 天左右可完成扩张,此法注水速度快,痛苦小,并发症少,使用方便,是目前最好的扩张方法。

（4）扩张囊取出及皮瓣转移术:确定扩张的皮肤已达到预期面积。从原切口进入取出扩张器。根据供、受区情况设计皮瓣,注意血管方向及皮肤纹理走行,使转移后的皮瓣质量更高。常用皮瓣转移方法:

1）滑行推进皮瓣:以动脉走行方向的近端为蒂,在扩张区两侧按需要作切口,切口可呈三角形或锯齿状,皮瓣远端向受区滑行,覆盖需修复的创面。

2）局部转移皮瓣:以临近修复区的一侧为蒂,形成一与受区平行的皮瓣,注意皮瓣的比例。在关节部位应用较多。

3）实际操作中经常是几种方法综合利用。如皮瓣深层形成的纤维囊影响皮瓣的推进或转移,可将纤维囊切除或纵横切开以减张。

（李　淳）

第 十 五 章

长期不愈合伤口

由于血源性感染,各类创伤后未及时闭合的伤口,术后继发感染、伤口裂开或植皮坏死等原因所形成的感染伤口,有时创面很大,深层组织暴露很多,因此伤口长期不能愈合,以致持续发生肌腱、肌肉等软组织和骨组织的坏死、关节僵硬和大范围的瘢痕化,从而严重地影响伤手的功能。这类情况,在临床上并不少见。

对感染的创面,必须尽早地采取措施积极处理。

一、原　　因

伤口经久不愈合的原因,常见的大致有以下几类:

1. 引流不畅　由于感染较深在,或伤口纡曲,因而不能将脓液和坏死组织很好地排出,形成慢性感染;有时急性炎症反复发作,久之,感染区四周软组织逐渐瘢痕化,局部血循环渐受障碍,使伤口长期不易愈合。

2. 异物存留　一些创伤如爆炸伤、农业机器伤(铡草机、脱粒机等)等等,在创伤局部常有大量的异物存在。虽然进行了清创,但伤口内仍有遗留异物的可能。伤口一旦感染,与感染伤口相通的异物在被排出或取出之前,伤口很难愈合。手术过程中的结扎线和内固定物如钢板、螺钉、不锈钢针等,也会发生类似的情况。

3. 死骨形成　感染伤口内有死骨形成,在死骨未自动排出或摘出以前,实际上是一种异物存留,势必影响伤口的愈合。

4. 局部血循环不良　局部严重创伤,大片组织缺损或长期的局部感染,形成大量的、较深厚的瘢痕,妨碍血运;主要血管损伤,或有血管疾患,都可致成局部的血运不足。这样,可使创面抗感染力降低,全身使用的抗菌药物在局部不能形成足够的浓度,同时也影响肉芽的生长和上皮的再生。

5. 大片皮肤缺损　皮肤缺损面积过大,自行愈合时间必然较长,尤其在局部肉芽组织生长良好时,如不及时行植皮手术,肉芽势必渐老化、水肿,愈合时间更会明显拖长。

6. 深部组织外露　创面内有骨、肌腱、神经裸露,特别是骨质的外露,常是造成伤口长期不愈合的原因。深部组织外露后,必然发生感染和坏死,如不加处理,坏死组织脱落很慢,创面不易为肉芽所覆盖,因而不易愈合。

另一种情况是截指、截肢的残端,由于骨端保留过长,或由于残端皮肤坏死或伤口感染裂开后皮肤回缩,骨端相对地过长,使骨端突出于伤口之外,因此,伤口无法愈合。

7. 坏死组织存留　伤口内的组织发生坏死以后,或由于坏死组织较多,或由于坏死组织与深层组织分界不清,又没有及时扩创或在换药过程中逐渐清除,造成坏死组织的长期存留,影响肉芽的生长和引流的通畅,因此伤口不能愈合。

8. 神经营养障碍　神经营养障碍性伤口不愈合,可有两类情况:其一为原发于神经疾患的溃疡;其二是手部开放性损伤的同时伴有神经损伤。在上肢,由于神经营养障碍造成的伤口不愈合,远较下肢为少。

二、治　　疗

长期不愈合伤口的治疗,需根据具体情况作相应的处理。大体上有以下几种处理方法。

1. 创面不大,不愈合的原因是异物、小块死骨、坏死组织存留或引流不畅。应进行扩创术,搔刮出死骨、坏死组织或异物;如引流不畅,则扩大引流口,术后进行正确的换药。伤口不愈合的因素彻底去除后,创面可很快愈合。

2. 伤口长期不愈合的原因和第一类相同,但没有皮肤缺损和周围软组织的急性炎症,在彻底扩创的基础上,再配合局部及全身适当地使用抗生素,术后可以闭合伤口,争取伤口一期愈合。经临床实践证明,只要扩创彻底,并良好止血,一期闭合伤口的成功率是相当高的。这种方法,较换药愈合能显著缩短疗程,伤口愈合质量也好。

3. 由于感染和坏死组织较深在,且范围较大,扩创术后直接缝合皮肤虽有可能,但由于术后有较大或较深的腔隙,局部易有渗血潴积,很易导致再感染和脓肿形成,使手术归于失败。遇有这类情况,则进行彻底扩创,术后换药促进肉芽生长。待肉芽组织填充空腔后,根据情况,或采用继续换药直至创面愈合,或进行二次扩创直接缝合皮肤,或以游离植皮来闭合伤口。

4. 由于大片皮肤缺损和坏死组织存留造成的伤口不愈合,应及时地施行扩创术,如创面条件许可,可一期施行皮片移植以消灭创面;如局部基底条件虽然较差,但尚无骨质或其他缺血组织外露,估计能较快地生长肉芽,术后可进行湿敷、理疗,以促进肉芽生长,二期再施行游离植皮。

如肉芽已老化,可进行扩创,切除老化的肉芽组织,待新鲜肉芽生长后,进行游离植皮。肉芽水肿,可采取3%氯化钠溶液湿敷,并加压包扎,肉芽水肿消退后,即可行游离植皮消灭创面(图15-1)。

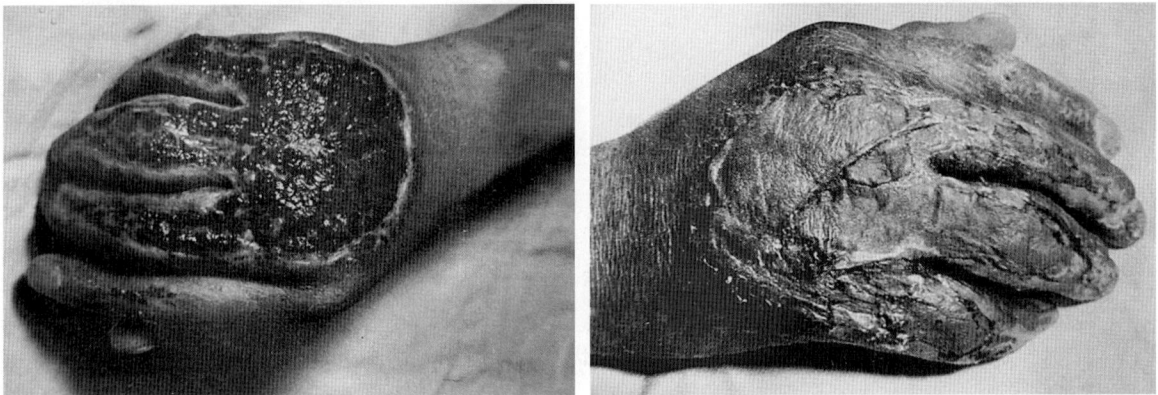

图15-1　右手轧花机伤,创面有大量坏死组织和感染,扩创术后换药,
使肉芽组织迅速生长,行游离植皮消灭创面

5. 创面大而深,在清除坏死组织、异物、死骨后,创面内有较大范围的缺血组织及骨质外露,既不能直接缝合伤口,又不能以游离植皮的方法闭合创面,如果任其创面开放,仅采用换药处理,暴露的组织必将继续感染、坏死,创面很难自行愈合。遇有这类情况,可在彻底扩创的基础上,施行一期皮瓣移植来闭合伤口。

感染创面行清创后施行皮瓣移植术,感染对皮瓣的预后威胁较大,但临床实践证明,只要适应证和手术时机选择得当,手术的各步骤操作合乎要求,以及术后的紧密观察和及时处理,可以保证皮瓣移植成功。

三、应用皮瓣移植修复长期不愈合创面

手及前臂由于机器热压、电击、接触强烈化学药品和炉火等所引起的烧伤以及其他一些开放创伤,往往由于对早期治疗重视不够,未及时采取积极措施,等坏死组织分离、液化和感染等病变逐渐严重后,又似乎失掉了治疗时机,所以只好以更换敷料、大量用抗生素等办法,等待结痂或坏死组织腐脱,生长肉芽自行愈合,因此,往往拖延很长时间。由于疗程长,在治疗期间长期包扎制动,经常造成整个手的废用性功能障碍。更严重的是,常常因为创面有肌腱、骨质或关节等组织暴露,长时间感染,创面不愈合而作了截肢或截指。

这类情况如果用皮瓣移植消灭创面,能明显缩短疗程,能保存更多的组织和功能。但皮瓣移植手术大多在无菌伤口和新鲜开放伤口的病例中应用。在感染伤口上施行皮瓣移植,如皮瓣下发生感染,对手术的成败影响很大。临床实践证明,在整个治疗过程中,对下列几个重要环节如采取一定的措施,便可以使手术获得成功(图15-2)。

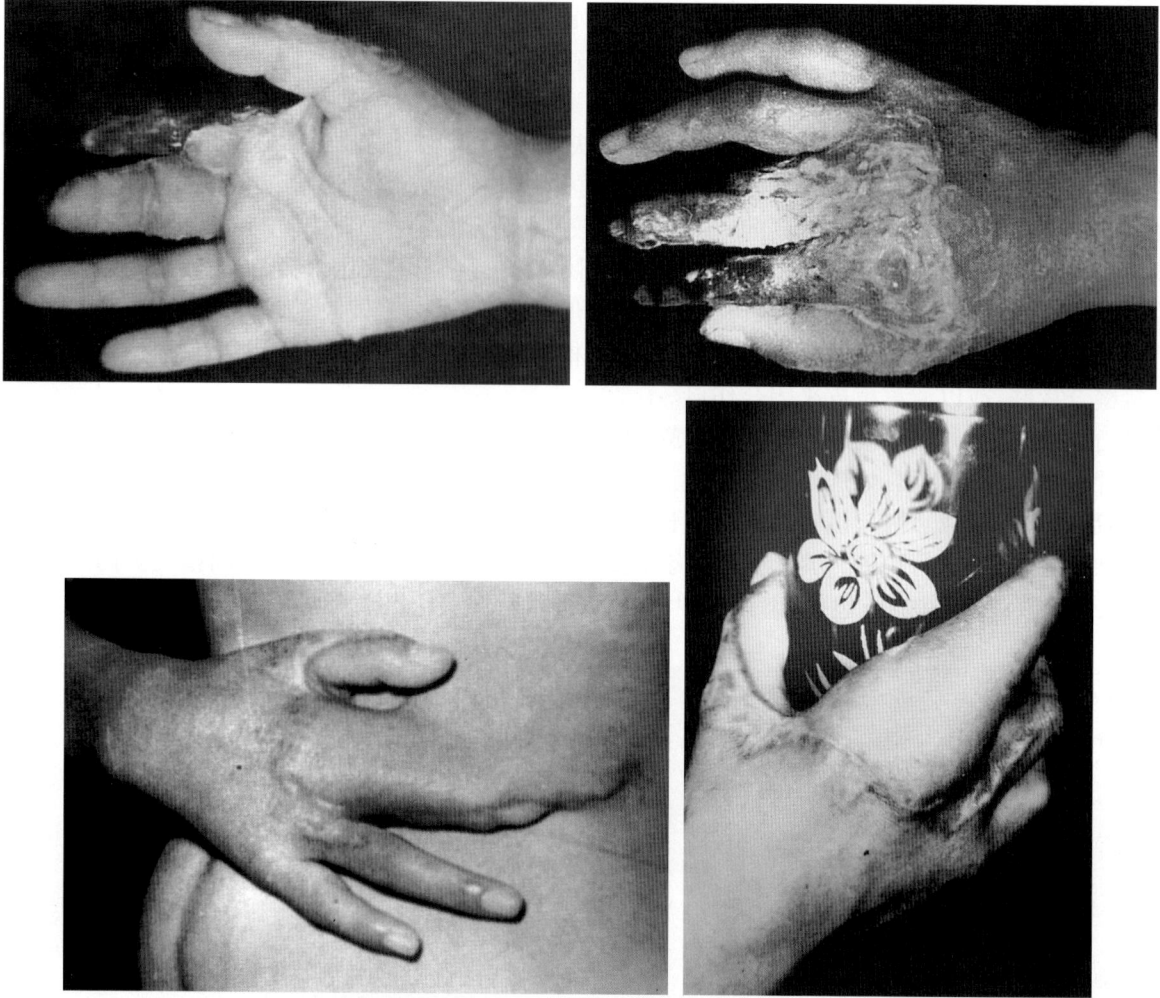

（1）一氧化碳中毒后右手炉火烧伤,示指坏死,中指指间关节和掌指
关节暴露,感染。伤后两周,经扩创腹部皮瓣移植,伤口愈合良好

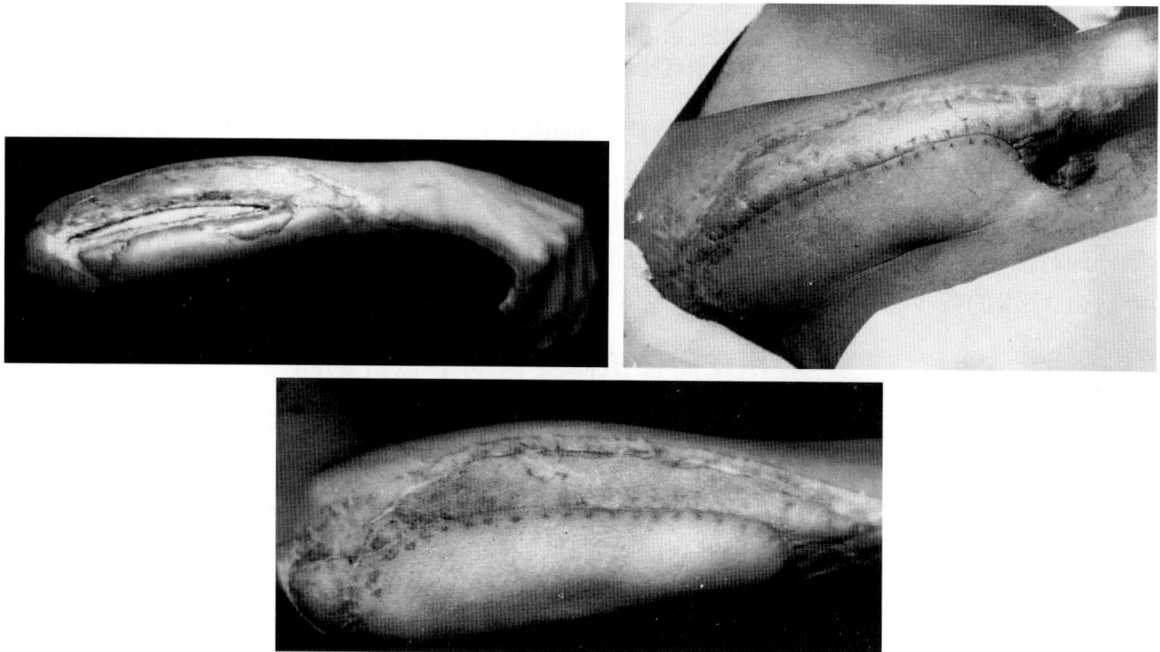

（2）前臂热压伤,创面感染,尺骨外露5月余。
经彻底扩创,腹部皮瓣移植,伤口一期愈合

图 15-2　皮瓣移植

（一）创面的准备工作

植皮手术的成功与失败，和手术前对创面的准备是否充分、施行手术的时机是否合适，有密切关系。凡伤口引流不畅，有脓液潴积、坏死组织过多、创口周围健康组织有炎性浸润者，均不宜施行植皮手术。

遇有这类情况，首先要积极改进局部情况，换药时剪去坏死组织，摘除游离骨片，扩大脓腔的引流口，生理盐水泡浴或湿敷创面以畅通引流。必要时，使用抗生素以控制活动性感染。待伤口周围组织内炎性浸润消失，分泌物显著减少，已没有隐藏脓腔时，才能进行扩创及皮瓣移植手术。

伤口的细菌培养和药物敏感试验，有利于术前、术后及手术中选用抗生素，凡条件许可的，术前应该争取进行细菌培养和药物敏感试验。

（二）扩创手术的操作要点

扩创手术应该注意两个主要问题：首先，应该保证所有不健康组织都要彻底切除；其次，还应注意避免使原来感染的组织污染扩创后的新鲜健康的创面。手术开始前，先用酒精或碘酒纱布（药物浓度与消毒用者同）将伤口全部覆盖，然后，在创面周缘正常皮肤上做切口直达皮下，一直在正常组织内进行切开、剥离，遇到骨组织以骨凿将死骨或干燥的骨皮质一同切除。切除的整块组织内，应包括肉芽创面，浅层及深层的瘢痕，无活力的肌腱、神经、肌肉及骨质（图15-3）。

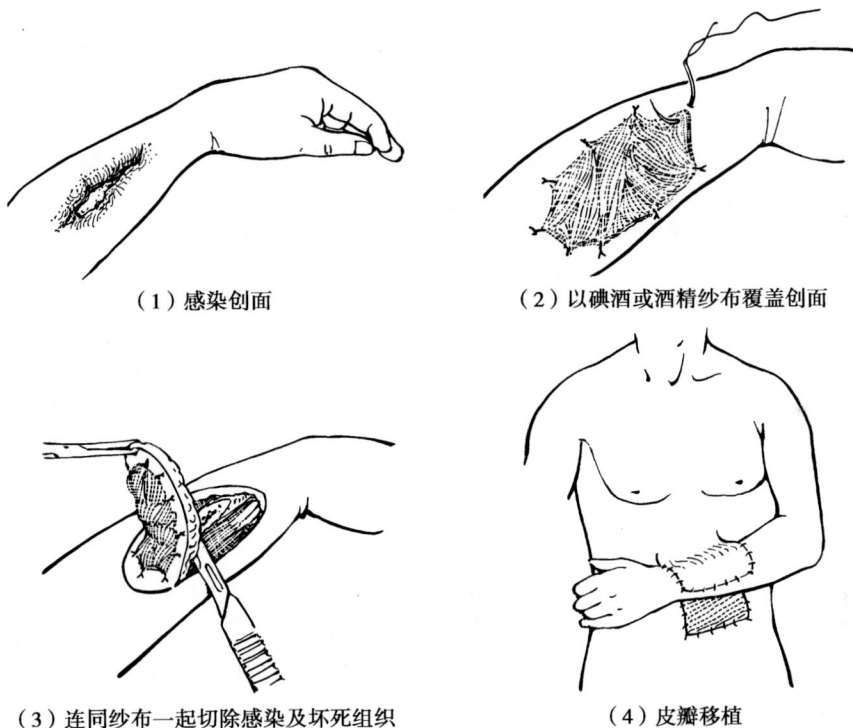

（1）感染创面　　（2）以碘酒或酒精纱布覆盖创面

（3）连同纱布一起切除感染及坏死组织　　（4）皮瓣移植

图15-3　长期不愈伤口的扩创术

为了更好地辨认组织是否健康和保证切除彻底，应该在止血带控制下的无血手术野中进行手术。

如果扩创后出现深而大的空腔时，可采用附近软组织移位填充等措施闭合空腔。不然，创面的渗血储积在死腔中，会增加感染的机会。

感染创面彻底切除后，新鲜创面用大量生理盐水和1‰苯扎溴铵溶液等仔细冲洗2～3次。然后放松止血带，进行止血。止血必须力求彻底，以免形成血肿，造成不良后果。

（三）皮瓣的移植

皮瓣移植的原则和前述并无不同，在此不再讨论。因此种手术感染可能性较大，皮瓣蒂部可采取半开放式的，皮瓣下一旦有感染，以利于引流，不致使整个皮瓣手术失败。临床实践证实，只要上述各步骤处理得当，手术感染的机会并不大（图15-4）。所以，在对此类手术取得一定经验后，也可将皮瓣蒂部做成闭合式的。

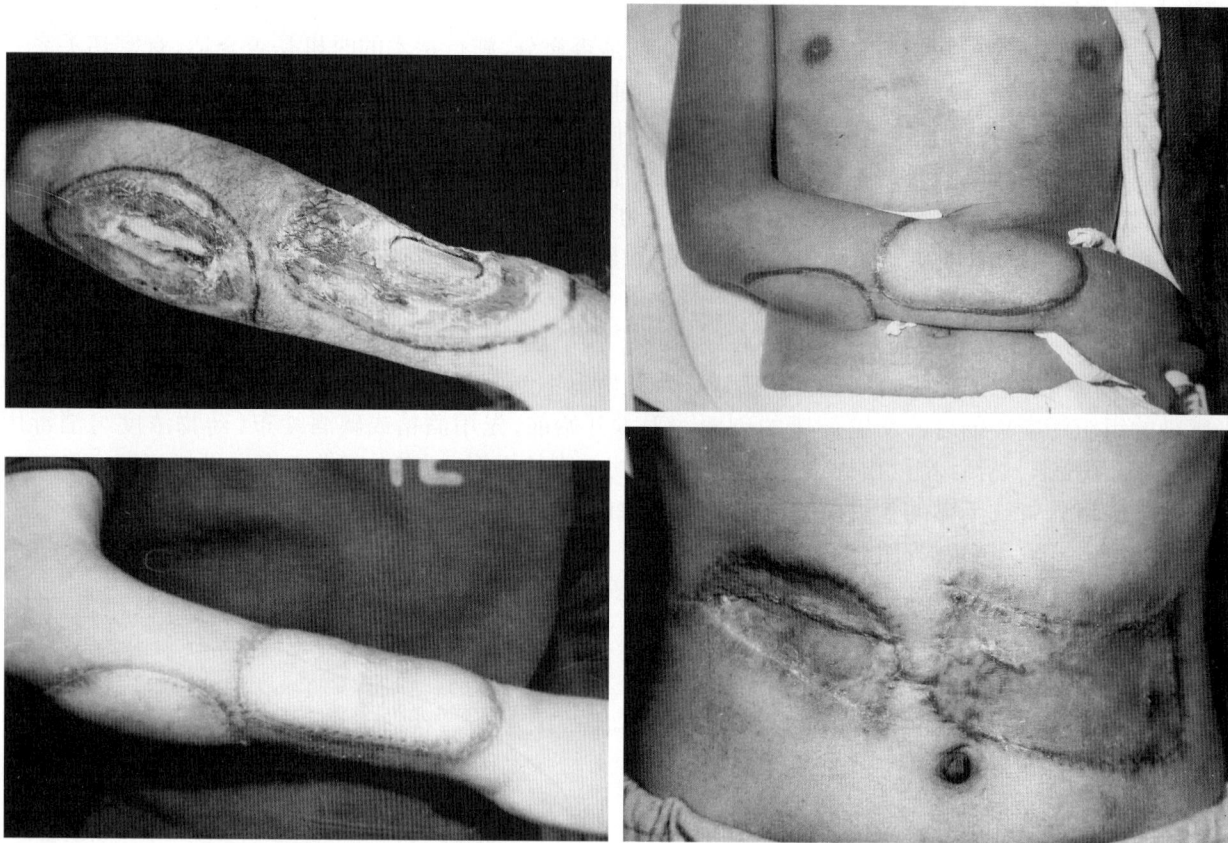

图 15-4　电击伤后,坏死组织脱落,桡尺骨外露,伤口有多量分泌物。于伤后 18 天
经扩创后,从腹部同时移植两个皮瓣,供皮区和皮瓣蒂部均用皮片闭合

（四）皮瓣供皮区的处理

皮瓣供皮区如果较窄小,可用直接缝合法闭合。若面积较大,需经皮下潜行剥离才能缝合时,则应采用游离植皮来覆盖供皮瓣区的创面。因为广泛的潜行剥离,术后皮瓣蒂部一旦发生感染,感染会沿着剥离过的间隙很快蔓延,给患者造成很大痛苦,不但增加术后处理困难,拖延治疗时间,甚至使皮瓣移植遭到失败。

（五）术后处理

术后除例行一般皮瓣植皮的常规处理外,每日应看视皮瓣 1 次,注意有无感染现象出现。如蒂部有感染发生,则在该处放置纱条,以利引流,视脓液多少按时更换。如离蒂部较远部位的皮瓣下面有积脓,不易从蒂部引流时,可在离积脓较近的皮瓣边缘处,拆除数针缝合线,放入盐水纱条引流。轻度或局限的感染,一般不妨碍皮瓣的存活,也不拖延断蒂时间。皮瓣部切忌使用热敷或光照射等方法来控制炎症,因为皮瓣感觉差,容易发生烧伤。

（六）抗生素的应用

对于创面小而浅的病例,可不必使用抗生素。创面较大、坏死组织较多和有活动性炎症消退后不久者,可根据创面细菌培养及药物敏感试验的结果,于术前 1 天给予有效之抗生素,术后继续使用 3～5 天。主要目的是为了控制因手术操作可能引起的菌血症的发展,至于对局部感染的预防和控制,主要是依靠正确施行扩创手术,和手术前后对局部的妥善处理,而抗生素只起次要的作用。

手术中在伤口内放置有效的抗生素,是防止局部感染的有效措施。在皮瓣转移缝合前,可根据细菌培养和药物敏感试验的结果选用抗生素放置伤口内。

（王澍寰）

第十六章

骨-筋膜室综合征及肌肉挛缩

第一节 概 述

一、概念及进展

骨-筋膜室综合征是指骨、骨间膜、肌间隔和深筋膜所构成的封闭筋膜室内,在致病因素的影响下出现室内压力不断增高,引起室内组织的缺血,导致肌肉、神经、血管功能紊乱而出现的一系列症状和体征的疾患。其可在肩、上臂、前臂、手及臀部、腰部、大腿和小腿发生,临床上尤以小腿、前臂和手最为常见。骨-筋膜室综合征是一个急性早期的诊断名词,其在整个病程中持续的时间较短,如能在早期认识,并能及时采取正确有效的措施,则可中止病变进一步发展,挽救肢体,减少或防止功能障碍的发生。反之,如缺乏这方面的知识,早期处理不当,则病变持续发展。轻者导致肢体的肌肉坏死,神经功能障碍,肢体功能明显受限,形成特定的畸形;重者病变范围内肌肉广泛坏死,由于毒素的吸收,可出现挤压综合征,危及患者的生命。病变的中、晚期,因肌肉、神经病变已成不可逆改变,则不宜称之为骨-筋膜室综合征,而应称缺血性肌挛缩,后者是前者的不良后果。

骨-筋膜室综合征可发生在各个年龄,小至因难产刚刚出世的婴儿,老至因骨质疏松极易发生骨折的70余岁的老人,但其发病的主要年龄段是儿童及青壮年。

骨-筋膜室综合征作为一种疾病,被国内、外医务工作者普遍认识并得以统一,大约花费了近百年。早在1881年,Volkmann首先报告肱骨髁上骨折闭合复位石膏制动后几小时内引起前臂肌肉麻痹性挛缩,而后肢体发生固定畸形,后人称此病为Volkmann挛缩。继之,Thomas发现前臂严重外伤的患者,在既没发生骨折,也无外固定情况下,也可出现前臂肌肉的麻痹性挛缩。因而,对单纯由于外部压力过大为引起Volkmann挛缩的唯一病因产生疑问。1928年,Robert-Jones总结肌肉麻痹性挛缩的原因可以是外部压力,也可以是肌肉本身的损伤,还可以两者兼而有之。第二次世界大战时,由于战伤所致血管损伤导致肢体缺血的患者增多。开始这种缺血很多是不完全的,但随着肢体的肿胀,肢体很快完全缺血,并发生缺血后肌挛缩。这一现象使人们认识到,由于动脉的供血不足导致肌肉组织缺血,静脉受压回流障碍,促使组织水肿,组织内压力上升,是肢体发生肌肉缺血性挛缩的病理原因。直到20世纪50年代,实验研究证明,引起肢体肌肉麻痹性挛缩的原因是骨-筋膜室综合征。无论什么原因使骨-筋膜室内压力上升,引起室内肌肉组织的缺血(也影响神经组织),使渗出增加,组织水肿加重,进一步增加了骨-筋膜室的压力,从而导致病变区域及其远侧的肌肉组织进一步缺血。这一系列的病理变化涉及血流动力学、体液平衡、微循环功能等诸多方面。引起骨-筋膜室综合征的原因,既可以是血管直接或间接损伤,也可以是肢体局部的直接损伤,如骨折、广泛的肌肉挤压伤等。

近10余年来,随着实验方法和手段的发展,从微循环和分子生物学的角度,对这一问题进行了更加深入的研究,提出了缺血-再灌注损伤的理论。经对缺血后肌肉再通血的微循环研究,以及再通血前、后血浆内酶的变化,提出对于缺血的肢体或肌肉不仅应注意血液的再通,改善灌注问题,而更重要的是要保证缺血的肌肉组织血液再通后微循环的通畅,不要再损伤。

总之,虽然目前对骨-筋膜室综合征有了较为深入的认识,但对其发病机制及更有效的治疗方法尚待进一步研究。

二、发 病 机 制

(一) 骨-筋膜室综合征发生的解剖学基础

从肢体的水平断面观察,四肢的解剖结构相似。骨位于中央,骨的四周由肌群围绕,再外面是筋膜和皮肤。功能相似的肌肉由致密结缔组织构成的筋膜包绕,筋膜起、止于骨或骨间膜,形成了与肢体长轴相平行的数个相对封闭的间隔(图 16-1)。支配肌群的神经血管束一般行于间隔的间隙内,沿筋膜室的长轴走行,途中发出分支进入肌肉。由骨、骨间膜、肌间隔、深筋膜构成的筋膜室的四壁缺乏弹性,比较坚固。筋膜室之间以及筋膜室与皮下组织之间缺少交通,每个筋膜室内容量比较恒定。正常情况下,骨-筋膜室内压力很低,一般为 4 ± 4 mmHg。一旦室内压力升高,由于四周缺乏弹性,高压作用于室内肌肉、血管和神经,则出现肌肉、神经受压缺血的一系列症状和体征。如室内压继续升高,组织内压力接近舒张压时,肌肉组织内微循环停滞,时间过长使肌肉和神经发生永久缺血性改变,形成不可逆转的肌肉挛缩。

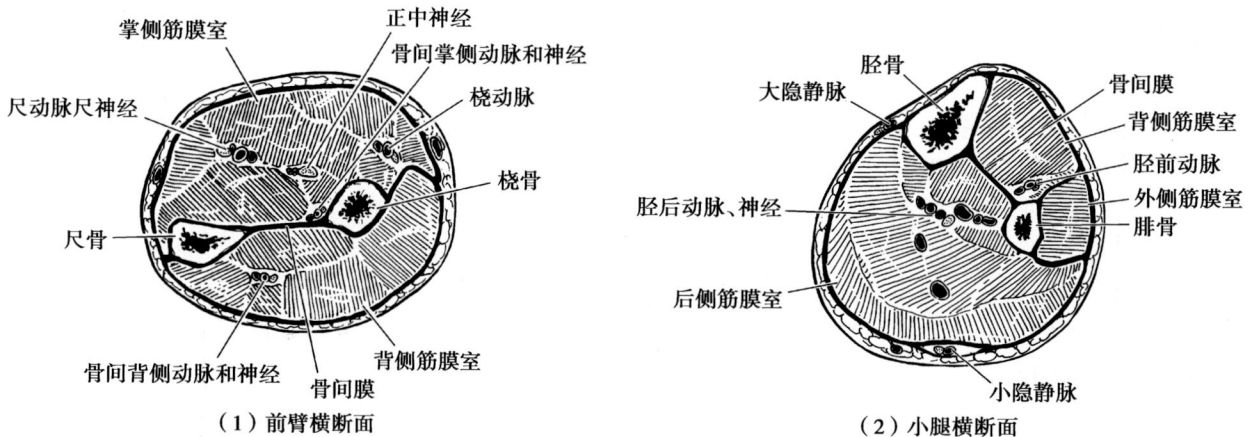

图 16-1 前臂及小腿骨-筋膜室解剖示意图

(二) 致病因素

任何能引起筋膜室内压力增高的原因均可导致本病。

1. 闭合骨折 引起骨-筋膜室内压力升高的因素常见的有闭合骨折。由于暴力大,局部组织损伤较重,出血、水肿使室内压急剧上升。据 EiChler(1967)统计,前臂骨折和小儿肱骨髁上骨折并发骨-筋膜室综合征或出现缺血性肌挛缩的高达 22%。Mubarak(1979)报告也有 15% 的发生率。未引起骨折和皮肤裂伤的肢体碾压伤,导致较大范围的肌肉碎裂,广泛出血、血肿也可使室内迅速膨胀。激烈的体育运动,肌肉的过度疲劳,肌肉的体积可以增加 20%,也使容量衡定的筋膜室内压力骤然上升,导致发病。

2. 筋膜室外过大而持久的压力因素 由于患者中毒、昏迷、醉酒后倒地,将肢体长时间压在身下,一方面使受压部位的筋膜室容积减小,肌肉组织受压,血液供给下降;另一方面组织受压直接使动脉血液供应下降,静脉和淋巴管受压回流受阻,毛细血管内流体静压上升,均可导致渗出增加,组织肿胀,筋膜室内压力上升。缠绕肢体的绷带、胶布、夹板或石膏过紧,使筋膜室不仅不能向外扩展,反而进一步减小,也常引起本病的发生。

3. 血管因素 比较大的血管损伤,动脉痉挛、栓塞或骨折块的直接压迫,血管的折叠、扭曲所致管腔狭窄,以及止血带使用时间过长均可导致筋膜室内压力的上升。断肢再植时,由于肢体缺血时间很长,虽然吻合了血管,远端恢复了血液循环,但仍可发生筋膜室综合征。除大血管外,因物理、化学、生物等因素引起广泛小血管通透性增强,大量的液体外渗,也可以使筋膜室内压力过大。常见的如烧伤、局部注射刺激性药物、蛇虫咬伤或严重的感染等。

4. 医源性病因 医疗中,由于在治疗上的疏忽,使一些不该发生骨-筋膜室综合征的疾病并发筋膜室综合征。1986 年,Werbel 报道 1 例因小腿充气压迫靴阀门失控导致小腿筋膜室综合征;Greene(1983),Miniaci(1986),Fronek(1987)报告长时间使用止血带而发病;王智良(1985)报告小儿皮牵引诱发本病;张国庆(1991)、邹景平(1992)报告 4 例因输液不慎发生手筋膜室综合征;应用小夹板、石膏管型治疗骨折不当时,时有发生筋膜室综合征。

临床上所见的骨-筋膜室综合征的发病原因往往不是单一的,而是以一个因素为主,合并其他因素的复合性原因。值得注意的是全身其他因素也会促使骨-筋膜室综合征的发生。如血友病、凝血功能障碍患者,在受到轻微的外伤后,由于筋膜室内出血不止,血肿形成,组织内压力上升也易导致本病发生。

三、病理变化及过程

创伤后骨-筋膜室综合征发生的病理生理过程,是肌肉缺血-水肿的恶性循环(图 16-2)。为便于理解上述病理变化,有必要先了解正常肌肉组织内微循环和体液维持平衡的情况。肌肉组织因功能的需要需氧量高,微循环十分丰富,肌肉组织内的体液平衡主要依靠三大要素:正常的动脉血供应、组织压低且恒定、微循环的通畅。毛细血管与组织间的体液交换靠毛细血管内压与组织间内压的压力差,以及血管内胶体及组织液内胶体渗透压差来完成。在毛细血管动脉末端,血管内压滤过力大于渗透力,体液外渗;在毛细血管静脉末端,渗透力超过血管内的滤过力则体液回流,因而处于平衡状态。

由于肌肉及肌内的血管对缺氧十分敏感,缺氧发生时,小动脉、微动脉、微静脉、小静脉收缩,微循环的动静脉短路开放,虽然肌肉组织有血流灌注,但毛细血管内血流量下降明显,微循环降低。由于肌肉组织内微循环下降,毛细血管渗透性增加,使体液渗入组织间隙,组织水肿。由于组织水肿致组织内压力上升,

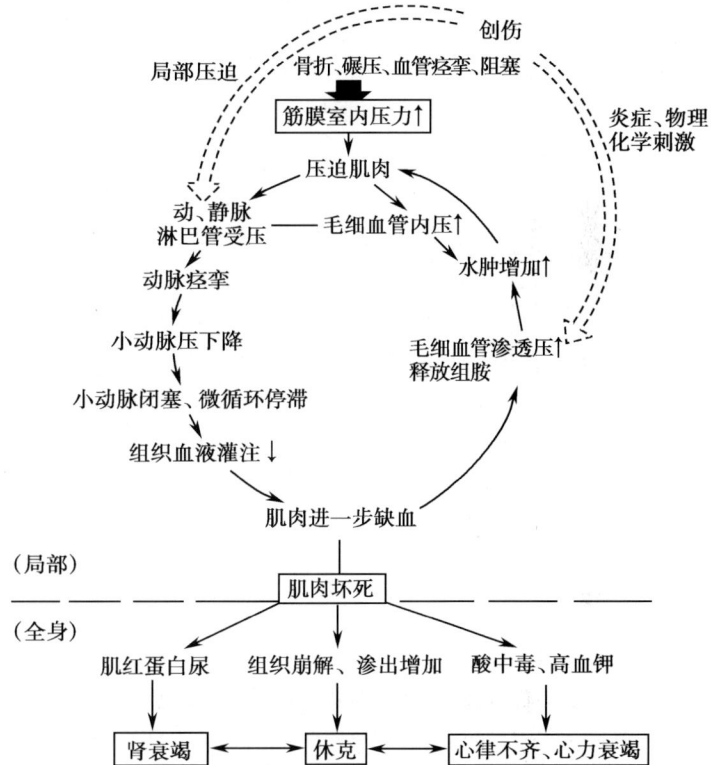

图 16-2 创伤性缺血-水肿恶性循环示意图

微循环的有效量再下降又导致组织进一步缺氧,这样又进一步减少了微循环的灌注。实验证明,在正常血压情况下,当组织内压力达到 30mmHg 时,筋膜室内肌肉的血流已很缓慢,微循环已接近停止;当组织内压达到 40~50mmHg(相当于正常血压舒张压)时,肌肉血流及微循环停止。从而导致肌肉进一步缺血,毛细血管通透性进一步加大,水肿增加,再进一步压迫肌肉,时间过长,最终导致肌肉坏死。

(一)骨-筋膜室综合征的自然病程

病变的自然发展可划分为三个阶段:

1. 急性血管危象阶段 这一阶段为筋膜室压力升高,组织水肿剧烈,肌肉组织内微循环障碍明显,肌肉缺血严重。此期病变发展迅速,很快就可到达第二阶段,但经及时有效的治疗,病变可以逆转或减轻。第一阶段持续的时间与组织内压力的大小和压力作用的时间有直接关系。动物试验证明,在 30mmHg 压力下,缺血 2 小时,肌肉水肿,肌纤维变性;缺血 4 小时肌纤维变性严重,有的发生坏死;缺血 8 小时肌肉发生明显坏死,神经组织在 30mmHg 压力下 6~8 小时,神经传导功能不会完全丧失;在 50mmHg 压力下,超过 5 小时神经才失去传导功能;当压力在 80~120mmHg,不到 2 小时神经就失去传导功能。根据上述试验结果,组织在

30mmHg 压力下持续 6 ~ 8 小时,行减压术仍可达到急性期治疗的目的。

2. 病变演变期-亚急性阶段 筋膜室综合征急性期约 1 ~ 2 天,而后转入亚急性期,大约持续 3 ~ 6 个月。此时期坏死的肌肉由结缔组织代替,部分残存的肌纤维细胞经再生,恢复一定的弹性及收缩功能。此阶段采用适当治疗,肌肉和神经的功能可有一定的恢复。

3. 固定畸形形成阶段 此阶段为筋膜室综合征病变的终了。肌挛缩程度、产生的畸形业已固定,肌肉及神经功能不会再恢复。

(二) 不同组织对缺血的病理反应

当筋膜室压力升高时,受缺血影响最重的是肌肉组织,依次为神经干、静脉、小动脉、大动脉。

1. 肌肉组织 为完成收缩功能需氧量高,微循环丰富,但也最不耐受缺血,缺血后肿胀明显。试验证明,止血带下缺血 2 小时,当放松止血带后肌肉的重量可增加 35% ;3 小时肌肉重量增加 50% ,但肌肉的肿胀还可以缓慢吸收,恢复正常;如止血带使用超过 4 个小时,放松止血带后肌肉重量的增加不会再大于 50% ,但水肿不吸收,肌肉发生挛缩。肌肉组织对缺氧敏感度很高,在组织间水肿时,氧张力部分的下降会引起肌纤维内肌浆及细胞器的退行性变,如氧张力持续低水平可导致肌纤维膜的破裂,肌浆崩解,肌细胞坏死。肌细胞为多核细胞,当肌膜未完全破坏,残存的肌细胞可以分化出肌原纤维,使肌纤维恢复一定的弹性,保存肌肉的部分功能。如肌膜完全破坏,肌细胞坏死,坏死的肌肉由结缔组织代替,则该部肌肉由灰黄色毫无弹性的瘢痕充填,丧失收缩功能,呈挛缩状态。

2. 神经细胞 对缺血、缺氧的耐受性也很低,尽管周围神经纤维不像神经细胞对缺血那么敏感,但缺血 30 分钟也会发生感觉异常及过敏。缺血 12 ~ 24 小时也可发生不可逆变化。Rarabeck 证实,当组织压在约 30mmHg 时,神经和肌肉都会发生缺血性变化,持续 6 小时肌肉组织多呈不可逆改变,而神经在 10 小时以后功能才呈不可逆变化。神经的病理变化取决于组织内压力的大小,以及压迫持续的时间。压力轻,作用时间短的,神经近端可以再生新的神经纤维,沿原神经的通路到达远端恢复一定的功能;重者,由于神经的瘢痕化,以及受到周围肌肉坏死形成瘢痕的压迫绞窄,则神经纤维无法再生。

3. 骨及关节 对缺血的耐受性较上述两种组织轻。如在急性血管危象期经过筋膜减压,骨及关节能恢复正常的血液供应,不会遗留太大问题。重者(即已发生缺血性肌挛缩),由于缺血病变使关节水肿,渗出增多,关节囊、韧带发生挛缩,常使关节僵硬。常见的有前臂旋前、屈腕、屈指畸形。儿童因骨骺缺血后发育障碍,使前臂变细、变短,腕骨发育异常呈背侧宽、掌侧窄小的楔状变。

4. 皮肤 因局部压迫或缺血,早期常形成水泡,严重的可以发生皮肤坏死,溃疡形成。病变晚期皮肤的皮下脂肪变薄,弹性也降低。

(三) 骨-筋膜室综合征导致肌肉挛缩的分类

1. 骨-筋膜室综合征发生、发展的严重程度和病变范围,根据肌肉挛缩程度,临床上可分为轻、中、重三型。病变轻者多为局部受压,病变过程轻微,波及范围小,或虽有相邻的筋膜室或相邻肌肉受累,但程度很轻,最多引起个别肌肉的挛缩,很少波及神经;中型表现为不仅是个别肌肉受累,往往是一组或同一筋膜室内的肌群,相邻的筋膜室受累轻微,最终受累筋膜室内肌肉有挛缩,但仍有部分功能,神经多有影响,但仍有部分功能。重型病变波及局部所有的筋膜室,肌肉基本丧失收缩功能、肌挛缩严重,患肢出现骨、关节畸形,神经功能也基本丧失。

2. 根据骨-筋膜室综合征的原因不同所造成肌肉挛缩的部位也不相同,又可将其分成血管型及局部受压型。前者影响范围较广,后者病变局限。

(1) 血管型:肢体的大神经血管束位于肌间隔或筋膜室内由近向远走行,行进过程中不断发出分支进入肌肉支配肌肉的运动和感觉,为肌肉提供营养物质。有的神经血管束还从一个筋膜室穿过狭小的孔道到达另一个筋膜室,支配另一个筋膜室中的肌肉。正常各筋膜室内的肌肉和神经组织供血、回流保持平衡,微循环通畅。根据创伤部位和情况不同,影响筋膜室的数目和室内压力程度也不一样。大的血管损伤,影响的范围广,该动脉所供应范围内的肌肉和神经都会发生病变,但病变程度上也不尽相同。它的特点是在水平截面上以该动脉为轴心,邻近轴心越近的肌肉,由该动脉终末支直接供血的肌肉,缺血越严重;距该轴心较远的肌肉,虽然也会受到缺血的影响,因能接受其他侧支循环的代偿,病变相对较轻(图 16-3)。

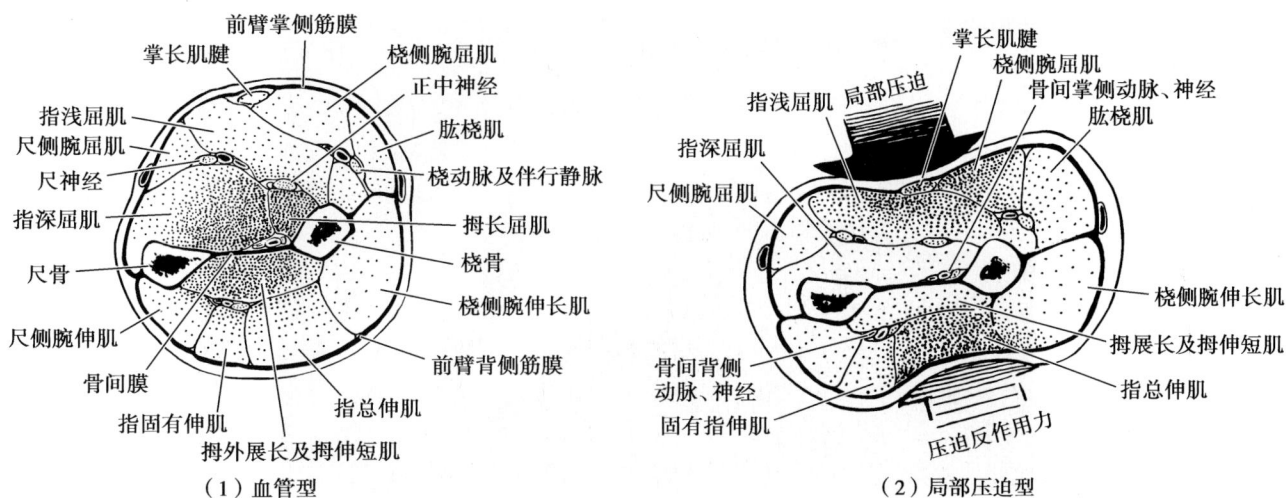

图16-3　因血管或局部压迫所致前臂筋膜室综合征示意图(点的密度表示损伤程度)

（2）局部压迫型：如病变的原因以局部压迫为主,动脉供血减少为辅,则病变相对局限。而且病变重的区域主要位于受压最重的肌肉,相邻部位的肌肉虽有病变,但较轻微。

较大血管痉挛、血栓形成或损伤,病变范围不仅局限于距该损伤血管近的筋膜室,属于该血管供血较远的筋膜室也会发生筋膜室综合征。这就是上臂远端骨折压迫肱动脉,除引起前臂筋膜室综合征外,手部也同时并发筋膜室综合征的原因。同是筋膜室综合征,手部缺血挛缩的畸形也不同。其发生原因取决于手部畸形是以肌肉缺血为主,还是以因前臂缺血使神经受损为主。前者使手内在肌呈阳性征,全手关节僵硬;后者表现为手内在肌肉阴性征,类似正中神经及尺神经损伤(图16-4)。

骨-筋膜室综合征一般以局部病变为主,全身反应较小。但伤情严重者或多肢体多个筋膜室同时受累,常引起全身严重的不良反应。尤其是婴儿及儿童,由于全身血容量较少,体液大量渗入组织间隙,会引起低血容量休克。大量的肌肉组织变性、坏死、肌细胞崩解,释放出肌红蛋白和钾离子,经吸收入血可导致毒血症、代谢性酸中毒和高血钾。上述这些全身病变,为严重骨-筋膜室综合征引起的挤压综合征的病理过程。这种全身性病理变化常发生在大腿、小腿筋膜室综合征,而上肢肌肉不太丰富,较少发生。在手外科值得注意的是,在行断肢再植术前,应对患者的一般状况,肢体离断的时间及其是否经过冷冻保存作详细的了解,而后再根据伤情决定是否行再植术。临床上,常因医生、单位领导和家属出于好心,将已发生变性即将坏死的肢体再植,虽然肢体可以暂时存活,但术后会给患者带来严重的全身反应。常因大量软组织液化、坏死、继发感染,患者出现高热、谵妄、惊厥、肾功能受损等严重中毒现象,最后不得不截去业已接上的肢体,有的患者会因此而牺牲。这种血的教训应牢牢记取。

四、诊　　断

骨-筋膜室综合征的早期诊断,是阻断肌肉因缺血而致挛缩的恶性循环,防止病变进一步恶化,减少肢体致残的关键。当肌肉已发生不可逆变化后再予诊断和治疗,坏死的肌肉已基本丧失收缩功能。由于筋膜室综合征发生的部位不同,临床表现也有所差别,但其共同的特点是:

1. 局部持续、剧烈的疼痛,这种疼痛是因肌肉缺血肌纤维被牵拉,以及神经对缺血的反应而形成,用止痛剂也很难完全缓解。受累区域或整个肢体高度肿胀,触之皮肤张力变大,无弹性,并常有水疱形成。

2. 受累区域或整个肢体高度肿胀,触之皮肤张力变大,无弹性,并常有水疱形成。

3. 受累肌肉呈紧张状态,肌力明显减弱。屈肌挛缩,远侧关节呈屈曲状态;伸肌挛缩关节呈伸直状态。被动向相反方向牵拉会发生剧烈疼痛。

4. 受累神经所支配区域,先出现感觉减退或过敏,最后感觉丧失。检查神经感觉障碍最早出现的是两点辨别力和轻触觉的消失。

5. 受累区域以远的脉搏减弱,严重时消失。文献上记载的5P症状,即疼痛(pain)、苍白(pallor)、感觉异常(paresthesia)、麻痹(paralysis)和无脉(pulseless)均出现时,说明骨-筋膜室综合征已相当严重,即使手术减

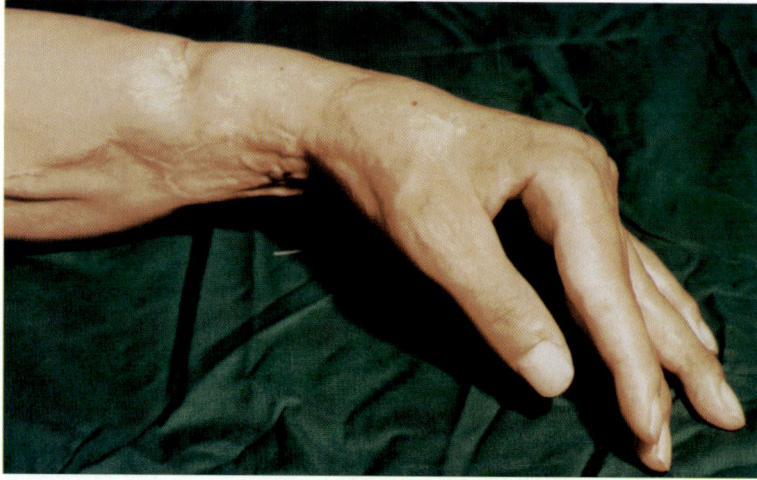

（1）左前臂骨-筋膜室综合征后,以手内在
肌挛缩为主要表现,即出现小肌肉阳性征

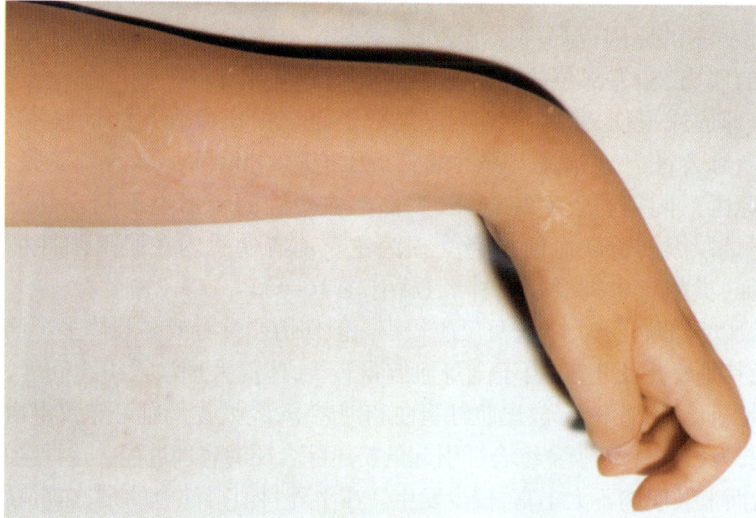

（2）左前臂骨-筋膜室综合征后,以神经损伤致
手内在肌麻痹为主要表现,出现小肌肉阴性征

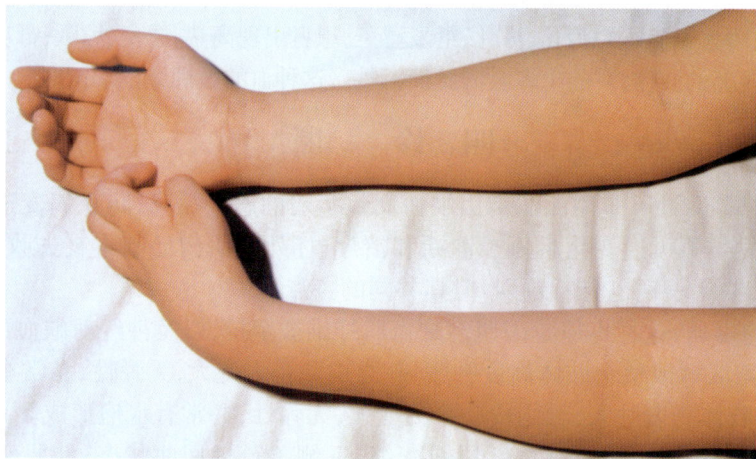

（3）小儿左前臂骨-筋膜室综合征因前臂缺血致肌肉
挛缩,旋前、屈腕、屈指畸形,伴发育障碍,较右侧短小

图 16-4　前臂骨-筋膜室综合征肌肉、神经受累表现不同

压也会遗留肌肉的挛缩。

6. 客观检查　测定筋膜室内压力的大小,可给诊断提供可靠的客观指征。正常筋膜室压力在肌肉静止

时为 0,在肌肉收缩后,筋膜室内压力会有暂时升高,但很快筋膜室内压力会恢复正常。正常血压情况下,测得筋膜室压力高达 30mmHg 时,为肌肉组织发生变性、坏死的临界值,也是临床行筋膜切开减压的手术指征。

测定筋膜室压力可用 Stryker 筋膜室压力测定仪(图 16-5),无此装置时可参照 Whitesides 方法自制简单装置测量(图 16-6)。

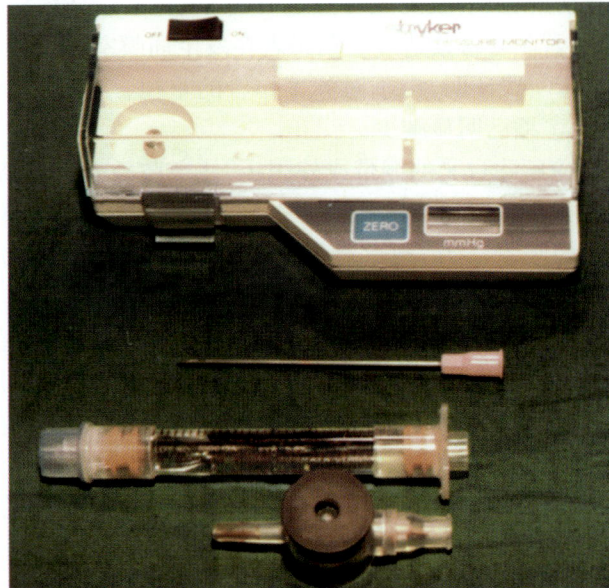

（1）测量仪装备

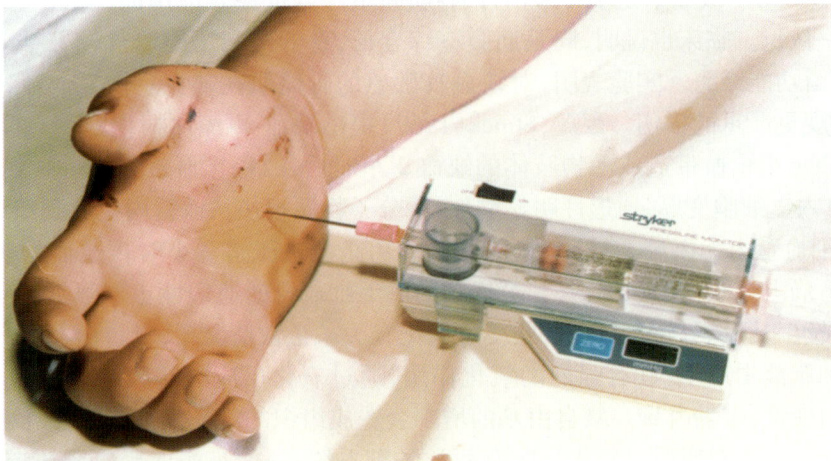

（2）测量手筋膜室内压

图 16-5　Stryker 组织测压仪及应用

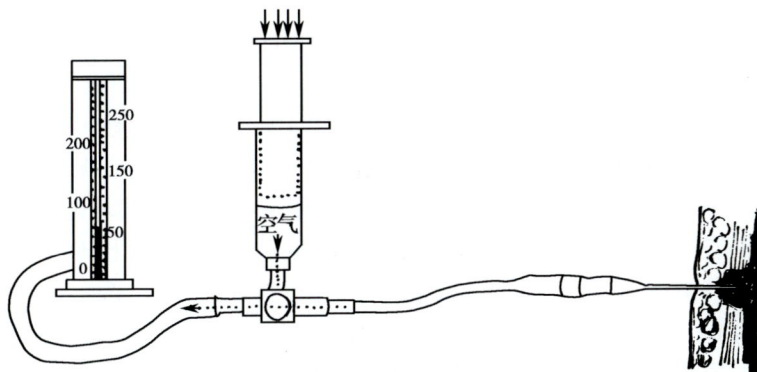

图 16-6　Whitesides 法测量组织内压
(Clin Orthop 1975,113:43)

五、治　疗

肢体损伤后密切观察病情,防止骨-筋膜室综合征的发生远胜于发病后的治疗。骨-筋膜室综合征一旦发生,病变发展迅速,后果严重。因此,密切观察易导致筋膜室综合征发生的创伤,如肱骨髁上伸直型骨折,前臂双骨折,前臂及手严重的挤压伤,以及下肢的股骨髁上骨折,小腿上、中段胫、腓骨骨折等。对骨折复位尽量减少暴力,尽可能解剖复位,石膏制动松紧适度。嘱患者在发生筋膜室综合征早期症状时,及时复查,及时处理,使病变不再继续发展。临床实践证明,由于医务工作者的重视,筋膜室综合征早期处理及时,近年来,由筋膜室综合征导致的缺血性肌挛缩已明显减少。

1. 发生筋膜室综合征早期,应解除过紧的绷带或外固定,使患肢与心脏保持同一水平;错位的骨折可能压迫血管,应行牵引纠正骨折的不良位置;患肢局部可用物理降温,降低代谢率;经上述处理患肢仍肿胀加剧,症状不缓解者,应反复测量筋膜室压力,观察病情的变化,当筋膜室压力达到 30mmHg 时应及时切开减压。

2. 切开减压术应在不用止血带情况下进行。手术切开的范围要够大,筋膜室和肌膜均应纵向切开,减压要彻底;组织间的血肿及坏死肌肉应予清除,神经同时行松解术;不稳定骨折应用简单、有效的内固定;减压的切口一般不闭合,先用油纱覆盖,厚的敷料包扎,待二期行延期缝合或游离植皮。手术减张的切口多少需根据受累筋膜室的部位及数目决定。前臂掌、背侧均有筋膜室综合征时,掌侧和背侧均要做切开减压。

3. 对全身多发筋膜室综合征的患者,应注意观察血压、脉搏、尿量及颜色的变化,同时作必要的血液化验。根据病情及时采取相应的治疗。静脉输入肾上腺皮质激素,可以降低全身的中毒反应,改善微循环。静脉输 20% 甘露醇可以降低过高的筋膜室内压。

4. **新的治疗观点**　切开减压术是多年来治疗骨-筋膜室综合征一直沿用的方法,但何时切开减压有效,何时无效尚缺乏统一认识。临床也说明,同是筋膜室综合征,有的经减压能取得较好结果,有的仍有比较严重的全身反应,并遗留功能障碍。实验表明,对缺血较敏感的骨骼肌在缺血后恢复血流,有时不仅不能改善细胞的功能,反而出现更严重的损伤。因此,Strock(1969)提出缺血-再灌注损伤的观点(ischemia/reperfusion injury)。Sural 及 Rober 用止血带造成动物肢体的缺血 2 小时后,放松止血带 30 分钟,观察到肌肉内毛细静脉(直径 $15\sim50\mu m$)内皮细胞变厚,通透性明显增加,大分子物质很快从血管内扩展到组织间隙中,血液再灌注后约有 30% 的毛细血管内无血流。Ahner 从双侧肢体用止血带压迫 2 小时再通血的实验模型中发现,这种微循环的改变并不局限在缺血的肌肉内,甚至连肺内的毛细血管的通透性也增强。近年来,临床和实验研究表明,许多疾病的发生及发展与氧自由基、脂质过氧化有关。正常情况下,氧自由基可在细胞内线粒体、内质网、细胞核、质膜和胞液中产生,其有强烈的氧化作用,通过氧化反应引起膜结构中的不饱和脂肪酸过氧化,使胶原降解,蛋白变性,多糖凝聚。氧自由基的增多会造成组织的广泛损伤。在正常情况下,生物组织对氧自由基有清除功能。机体对脂质过氧化反应有两类防御系统:一类是酶促反应系统,有许多酶参与,其中超氧化物歧化酶(SOD)起重要作用,可催化 O^{-2} 成为基态 O;另一类是非酶促反应系统,包括维生素 A、C、E 和辅酶 Q 等。它们的增多会对抗氧自由基的过氧化反应,从而减轻其对组织的破坏作用。冯峰等动物实验测定血液中肌酸磷酸激酶(CPK)、谷草转氨酶(GOT))、乳酸脱氢酶(LDH),以及脂质过氧化终末代谢产物丙二醛(MDA),发现缺血-再灌注组明显高于单纯缺血组,说明肌细胞损害严重,细胞内酶释放入血。

实验结果说明,肌肉缺血再灌注后氧自由基诱发膜脂质过氧化反应,毛细血管内膜受到破坏。在被破坏的内膜上由于血小板和白细胞的附着,又进一步损害了血管内膜,最终微血栓形成,进一步加重微循环的障碍。同时,再灌注后由于代谢产物及毒素吸收入血,使血液的 pH 下降,影响微循环,使肌细胞进一步遭到损害。由此提出了单纯切开减压术是否可以导致缺血-再灌注损伤,使肌肉微循环障碍进一步加重的问题。

基于此观点提出对筋膜室综合征静脉快速滴入甘露醇,联合口服抗氧化剂维生素 A、C、E 的非手术疗法。甘露醇可以促进血管外液向血管内转移,降低组织压,还可扩充血容量,改善微循环,利于组织的有效灌注。甘露醇还可以利尿保护肾脏,不致因肌红蛋白阻塞肾小管。上述的甘露醇疗法已在动物实验中取得成功,并在临床上试探应用,取得了明显疗效。其具体用量是 20% 甘露醇 250ml 快速滴入(100g/h),当天静脉再用 20% 甘露醇 500ml,次日再静滴 500~1000ml。口服维生素 A、C、E,以助清除组织中的氧自由基。用

654-2 20mg 每日 1 次,以改善微循环。

总之,上述保守疗法是否能替代切开减压,仍有待进一步研究。早期病例,在严密观察下可试用此种非手术疗法。如不能控制,症状恶化,应及时做筋膜切开减压。

另一种较新的观点由 Eichler(1967),及津下健哉(1980)提出,即在急性期及亚急性期行神经减压及坏死组织切除术。国内几名作者也相继报告,在伤后 2 周~3 个月内,即病变处于亚急性阶段,于前臂行血管和神经松解术,甚至还行病变肌肉切除。

据张振伟、董海英、李炳万及贾本让等报告,骨筋膜室综合征早期行血管、肌肉及神经松解可以起到下列作用:

(1) 由于早期形成的瘢痕不重,知名血管清晰可见,略加松解就可明显改善组织的灌注,从而减轻了因缺血造成病变的进一步发展。

(2) 切除已坏死的肌肉之后,既可消除日后造成功能障碍的重要因素,还可以减少骨筋膜室的内容物,从而缓解组织对血管、神经和肌肉的压迫,使保留的组织病变不会更坏,而向好的方面转化。

(3) 对于小儿,采取早期手术,可以改善骨骺的营养,减少因缺血对骨骺生长发育的影响。

(4) 可以在术后早期进行功能锻炼,利于保留下来的肌肉,以及肢体远端小肌肉的功能恢复。

他们认为,延迟减压术虽然不能使在急性期发生的病理变化发生逆转,但可以减轻组织的损害程度,尤其是远端手部小肌肉的功能。

近来,李园等(2005)主张更早进行手术,可以在伤后 4 天就进行。具体要求是:①切口范围要大于病变区域;②松解重点位于前臂的各肌间隔,以及易引起神经、血管受压的部位。血管及主要分支,以及神经外膜均要松解;③毫不犹豫地切除已变性、纤维化的肌肉;④肌肉松解标准:在腕中立位时,手指掌指及指间关节可以被动伸直。

该作者总结 25 例早期手术的结果,并把另外 25 例晚期手术结果作为对照,得出在神经恢复的等级和手术后的功能评定方面,得出早期手术明显优于晚期再手术($P<0.05$)的结论。

查阅近 10 年的国内文献,对于上述在病变早期行神经、血管、肌肉松解的病例数还不足 200 例。因此,目前对缺血性肌挛缩的这种新观点,下一确切的结论仍不充分。

我们认为有以下几点值得商榷:

(1) 早期手术松解,肯定对神经恢复有好处,但很难界定肌肉是否完全失去功能。缺乏对肌肉判定的标准,很可能因早期手术造成更重的损伤。

(2) 产生血管和神经压迫的部位,正在肌腹中,肌门的部位,要达到彻底松解,又如何在坏死的组织中辨别这些分支?怎么进行保护?根据我们的经验,很难从烂泥般的坏死组织中分清神经、血管的分支。强行手术,很可能使保留的肌肉失去供血和神经支配。

(3) 在伤后几天,切开减张的伤口闭合十分困难。我们遇到的 2 例在术后近 3 个月行神经松解术的病例,术中屈侧肌群几乎全部切净,术后伤口久治不愈,不断流出液化坏死组织,不得不采用皮瓣覆盖。

(4) 上述将早期及晚期手术结果做对比缺乏可比性,因为每 1 例骨筋膜室综合征患者都不相同。如何在几天内界定病变是轻、中还是重型?界定不清进行比较则失去意义。更何况术者在早期就做了肌腱延长或移位,这样就失去了比较的价值。

(5) 如果早期患者未行松解术,而仅保守治疗,是否可以恢复得更好?

总之,因病例数太少,目前,对这一疗法还需要进一步观察,并要补充更有力的客观证据,然后再下结论。因此,对于缺血性肌挛缩最好的治疗方法,不是在骨筋膜室综合征发生后何时手术、怎么手术,而是如何预防,及时发现,争取在骨筋膜室综合征的急性期切开减张,才是最重要、最好的治疗。

第二节　前臂筋膜室综合征

前臂为筋膜室综合征的好发部位之一。发病原因有二:一为上臂肱骨髁上伸直型骨折,由于骨折断端的错位直接损伤肱动脉,动脉出血,血管痉挛,血栓形成;或肱动脉受骨折端或碎片的压迫;也可能是为了维持复位骨折的位置,使肘关节屈曲90°或更多,并用较紧的石膏绷带制动,使肱动脉供血不足等,均可导致发病;另一种是前臂双骨折,错位较重,复位手法粗暴,或因前臂广泛的软组织碾压伤,组织间有较多的出血、血肿、水肿形成;也可能因某种原因使前臂长时间受压,直接导致筋膜内压力增高导致发病。由于前臂筋膜室有掌、背侧两室,根据损伤性质及部位的不同,有时单独,有时两室同时发生筋膜室综合征。

一、发病的解剖学基础

(一) 前臂筋膜室的构成

前臂骨-筋膜室的骨性部分为桡、尺骨,两骨间有坚韧的骨间膜相连。前臂筋膜部为上臂筋膜的延续,较为厚韧,包裹前臂的屈、伸肌群,止于桡、尺骨的侧缘,将前臂分成掌侧及背侧两个筋膜室。掌侧筋膜室内有肱桡肌、屈腕肌、屈指肌群;背侧筋膜室内有伸腕、伸指肌群(见图16-1)。在肘窝部,掌侧筋膜室近侧有从上臂下行的肱肌及肱二头肌肌腱进入,肱二头肌的肌腱止于桡骨结节。在肘窝浅面,肱二头肌腱还形成扇形坚强肥厚的腱束膜,包裹前臂屈肌起点,使屈肌肌群牢固地固定在肘前偏尺侧(图16-7),使得掌侧筋膜室壁更加牢固。

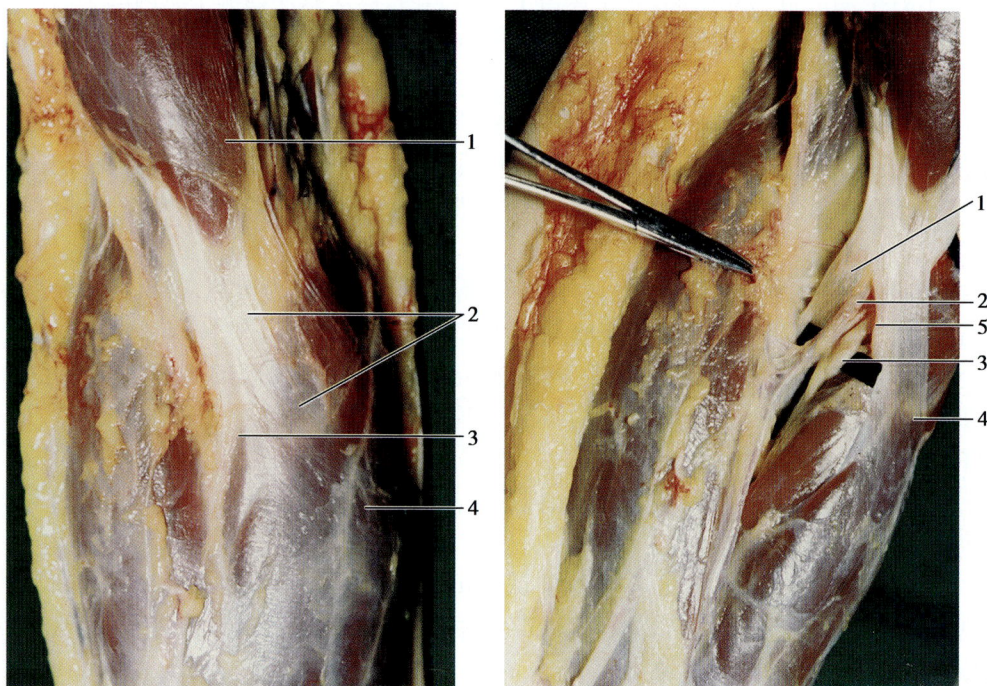

(1) 肘前筋膜及浅层结构
1.肱二头肌腹　2.肱二头肌腱　3.肱二头肌止点腱　4.肱二头肌腱扩张部

(2) 肱动脉、正中神经解剖位置
1.肱二头肌止点腱　2.肱动脉　3.正中神经　4.肱二头肌腱扩张部　5.V形间隙

图16-7　肘前解剖

(二) 动脉的特点

肱动脉在肘窝前经肱二头肌肌腱的尺侧,旋前圆肌起点腱桡侧的V形间隙进入前臂掌侧筋膜室。此处四周硬韧,极易因出血或水肿压迫肱动脉。继之,肱动脉分成桡、尺两动脉。桡动脉位于肱桡肌及旋前圆肌之间,于前臂桡侧肱桡肌深面下行,比较表浅,不穿过前臂的任何结构。尺动脉位置较深,先位于旋前圆肌的深面,发出骨间总动脉一分支,其主干跨越指浅屈肌两起点腱间并于该肌浅面下行,沿途发出分支至周围的肌肉。骨间总动脉较短,随继发出骨间掌侧及骨间背侧动脉。骨间掌侧动脉跨越指深屈肌两起点腱间进入前臂骨间膜掌侧,分支支配指深屈肌及拇长屈肌。骨间背侧动脉穿过骨间膜至其背侧,分支支配伸侧肌肉。动脉在穿过骨间膜或跨越腱起点处,极易因压迫而减少供血。

在肘关节上、下,肱动脉和桡、尺动脉的近端发出许多分支,形成肘关节周围丰富的侧支循环网(图16-8),然而这些血管网与桡、尺动脉供血的肌群间缺少侧支循环。因而,当肱动脉远端或桡、尺动脉受压时,前臂的肌群不仅容易缺血,也很难得到由他处侧支循环的血液供应。

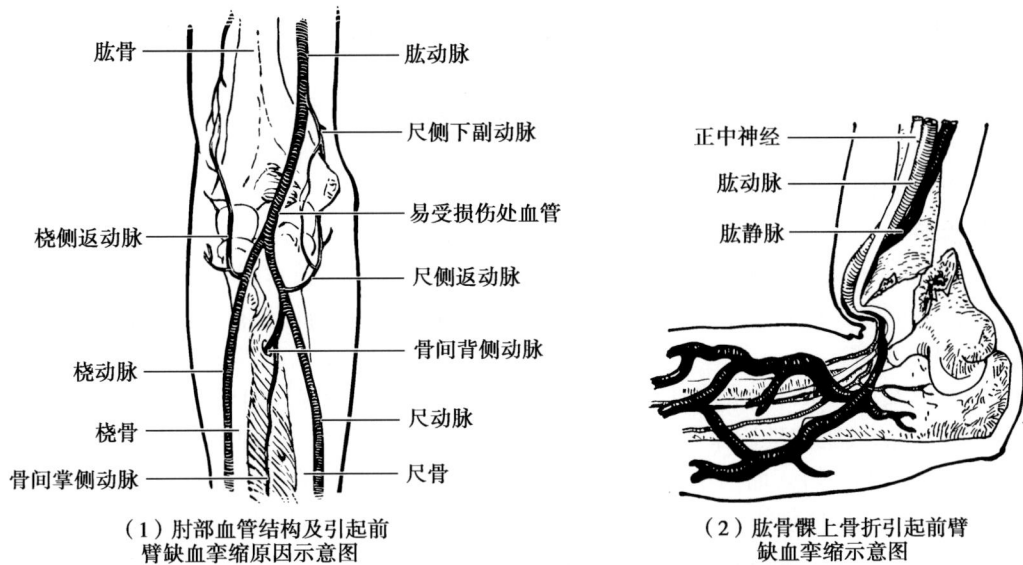

（1）肘部血管结构及引起前
臂缺血挛缩原因示意图

（2）肱骨髁上骨折引起前臂
缺血挛缩示意图

图16-8 肘部血管结构及引起前臂缺血挛缩原因示意图

（三）神经的特点

正中神经在上臂与肱动脉伴行,在肘窝部与肱动脉一起经肱二头肌肌腱的尺侧进入前臂掌侧筋膜室。继之,正中神经穿过旋前圆肌的肱骨头和尺骨头两个起点之间,及指浅屈肌两起点腱间至前臂中段,位于指浅、深层肌间下行。正中神经位置较深,且经过上述几处解剖狭窄部,周围硬韧,当组织压增高时很容易受压。

尺神经经肱骨内上髁后方进入尺神经沟,于尺侧腕屈肌两起点腱间进入前臂掌侧筋膜室,行于尺侧腕屈肌深面。由于尺神经位置较表浅,受累程度一般较正中神经为轻。只有在比较严重的前臂掌侧筋膜室综合征时,两神经才同时受损。

二、症状与体征

掌侧筋膜室综合征的特点除总论中所述以外,前臂及手的肿胀明显并有屈腕、屈指畸形。

背侧筋膜室综合征单发者较少,单发者前臂及手部肿胀,手掌指关节呈伸直状态,被动屈指时疼痛加重。掌、背侧筋膜室综合征同时发生时,手部高度肿胀,手指的半屈曲状态常掩盖背侧筋膜室综合征的体征,往往被忽视。

三、治 疗

（一）急性血管危象期

除在总论中强调的各点外还需注意以下几点:

1. 肱骨髁上骨折引起筋膜室综合征时,应将肘关节由屈曲位改成伸直位,以缓解血管压迫应用简单外固定,便于观察。

2. 切开减压时,依病变严重程度决定切口的大小。严重时切口近端要超过肘关节内侧,远端要跨越腕横纹远端直至手掌,切口呈大S形。浅层及深层肌肉的肌膜都要松解。背侧筋膜室同时受累时背侧也应做切口,松解浅、深两层肌肉的肌膜。

3. 动脉的检查及处理 前臂筋膜室综合征切开减压时,动脉的探查必不可少。动脉断裂、撕裂时应吻合修复,当长度不够时,应行血管移植术;动脉血栓形成,应切开取栓恢复肢体的血液供应;动脉痉挛,可行血管外膜切除,外用1%利多卡因及热盐水湿敷。如用上法无效,可用2.5%肝素溶液从近端向远端灌注,或用1%的利多卡因行局部动脉灌注加压扩张,直至痉挛缓解。当血液循环恢复,肌肉、皮下会有渗血,此时应注意止血。

（二）亚急性阶段

急性期过后，由于经过了治疗，阻断了病变的恶性循环，残存的肌纤维可能再生，可望有一定的功能恢复。此阶段应预防关节的僵直，在医师的指导下，进行关节的主、被动活动。对挛缩的关节应理疗和牵引，给后期治疗打好基础。

此阶段因受损肌肉神经的病变尚未完全终结，因而不急于行肌腱移位或其他骨性手术。但神经应尽早行松解术。手术时应切除神经干周围的瘢痕，如周围的条件很差，可将神经改道移至皮下。改善神经周围的血液循环，解除瘢痕的压迫，创造利于神经恢复的条件。

（三）最终畸形

前臂缺血性挛缩所致的畸形矫正术，常用的为肌腱切断术、肌腱延长术、肌腱移位术或骨、关节手术。其手术时机一般在骨-筋膜室综合征发生半年至1年为宜。在儿童，由于肌肉、神经损伤后恢复能力较成人强，手术时间在1年以上为宜。

手术方式的选择及手术切口的大小，应根据肌肉挛缩的病变程度而定。如果挛缩的肌肉很局限，病变程度轻，仅作瘢痕切断、切除，或肌腱延长即可达到矫正挛缩，改善功能的目的。这种手术可以通过较小切口，不用做大范围的剥离而完成（图16-9）。而当挛缩严重，病变广泛时，需在前臂做较大S形切口，便于手术对肌肉、神经、骨间膜等进行广泛探查。根据创伤病理的情况，参考术前肌肉、神经功能的检查，再确定具体手术方案。

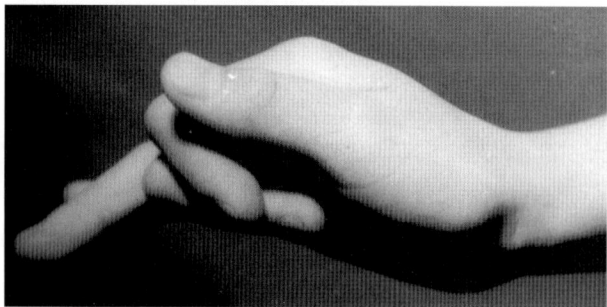

（1）

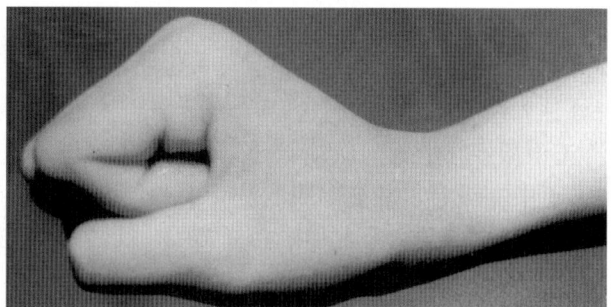

（2）

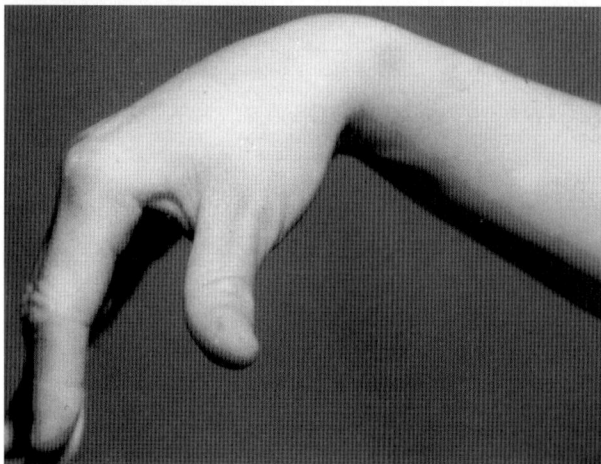

（3）

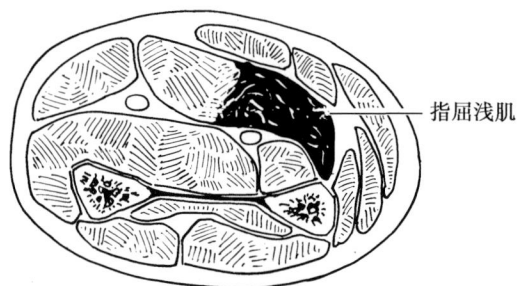

指屈浅肌

（4）

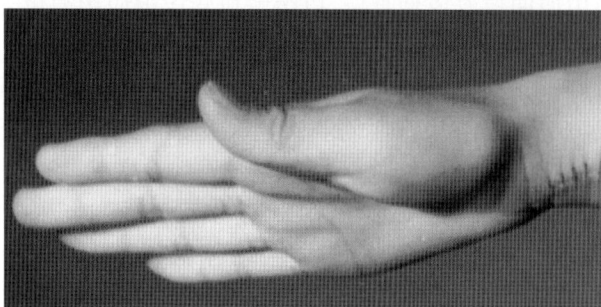

（5）

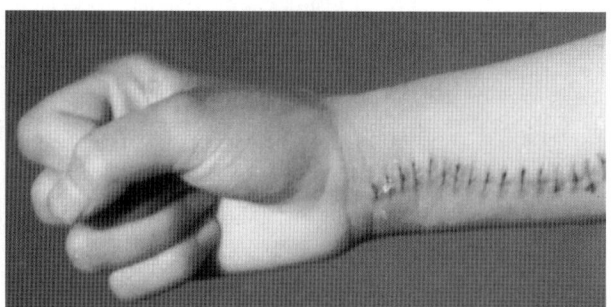

（6）

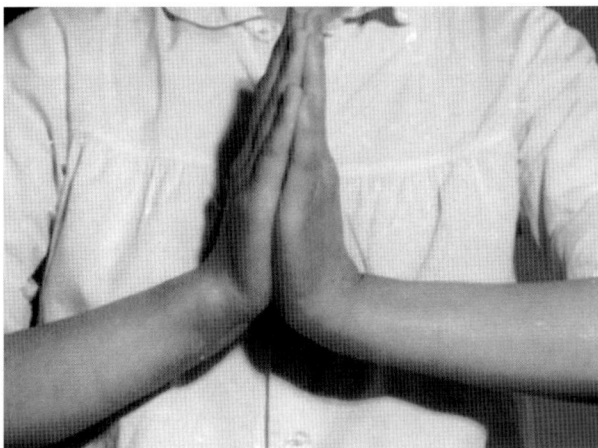

（7）

图 16-9　肌肉挛缩局限,仅将挛缩部分切除术
（1）~（3）女性,16 岁。两年前右前臂因甩手玩耍致肿胀;示、中指渐不能主动伸直,屈腕位,手指可以伸直（术前）;（4）手术探查病变肌肉示意图;（5）~（7）将挛缩的示、中指指浅屈肌切除后,术后症状改善,功能基本恢复

　　典型的缺血性挛缩,病变肌肉主要是指深屈肌和拇长屈肌,指浅屈肌等虽然受累但不严重尚可利用时,可将指深屈肌腱在近端切断,指浅屈肌腱在远端切断,将指浅屈肌腱的近端与指深屈肌腱的远端编织缝合,矫正屈指挛缩,并可改善手指的屈、伸功能（图 16-10）。

　　如果前臂屈侧的肌肉病变均较重,指浅屈肌也不能利用,若屈腕肌尚可使用时,可将桡侧或尺侧腕屈肌移至指深屈肌腱,掌长肌移至拇长屈肌腱（图 16-11）。当屈侧肌肉均已瘢痕化,无法行肌腱移位术时,可以利用腕伸肌移至屈侧恢复屈指、屈拇功能。这样的病例因正中神经和尺神经病变也很严重,最终的治疗效果较差。

　　如果腕关节屈曲挛缩严重,或挛缩的时间很长使腕骨发生变形,单纯延长屈侧的软组织不能达到治疗目的,则可采用骨性手术矫正屈腕畸形。如近排腕骨切除、桡骨短缩、尺骨远端切除等方法。这样既可矫正腕关节过度屈曲,挛缩的肌肉也可相对得以延长,伸腕、伸指功能有所改善,屈指范围相应加大（图 16-12）,发挥一定功能。

　　对于屈侧肌群均严重受累、完全丧失功能时,可行屈肌群切除,用显微外科技术行游离肌肉移植术。恢复屈指或其他功能。尤其是伸腕、伸指功能尚存在一定功能者,效果更好（图 16-13）。

　　但在术前需要行上肢血管造影,了解前臂及手部血供情况,在不影响已缺血手部的供血情况下,选择适当的血管作为动脉,受区要用的运动神经也需术前决定。以便移植的肌肉既能成活,也能恢复屈指功能。

　　前臂旋前畸形,主要因旋前方肌挛缩所致。由于前臂屈侧肌群均有一定的旋前功能,所以屈曲挛缩常使前臂处于旋前位,久之骨间膜也发生挛缩,形成固定的旋前畸形。常用改善旋前畸形的方法为尺骨远端切除,并在切断尺骨处,靠近尺骨骨膜处切开骨膜,以骨膜剥离器向近端剥离骨膜,改善前臂远端的旋前畸形。为避免畸形复发,巩固旋后功能的改善,可以在旋后位制动 3~4 周后再进行旋前、旋后的功能锻炼。

　　前臂缺血性肌挛缩患者正中神经及尺神经经常受到损害。其损伤病理除因早期本身缺血发生病变以外,还因受到周围瘢痕化肌肉的绞窄、压迫所致。治疗这种神经损害的方法应根据具体情况而定。

　　当神经病变较轻,发生病变虽然在外观上变细、变硬,表面营养血管消失,但仍存在一定数量的再生神经纤维,还有部分运动和感觉功能。对这种病例,切除神经周围的瘢痕,去除外界压迫因素,改善神经的血液循环或将神经放置于血运较好的软组织中,有助于神经纤维进一步再生,这种神经松解术利于神经功能的恢复,也是常用的手术方法。

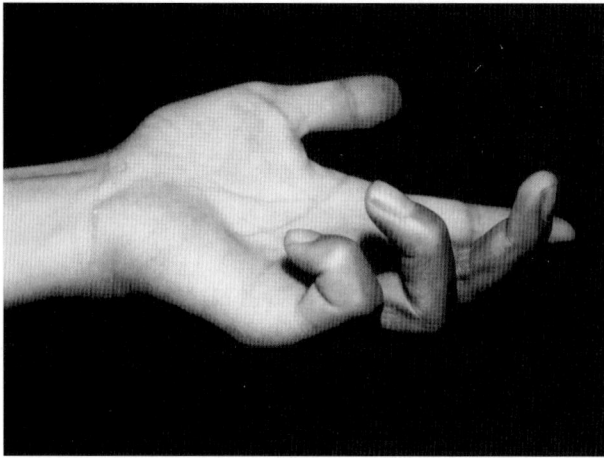

（1）

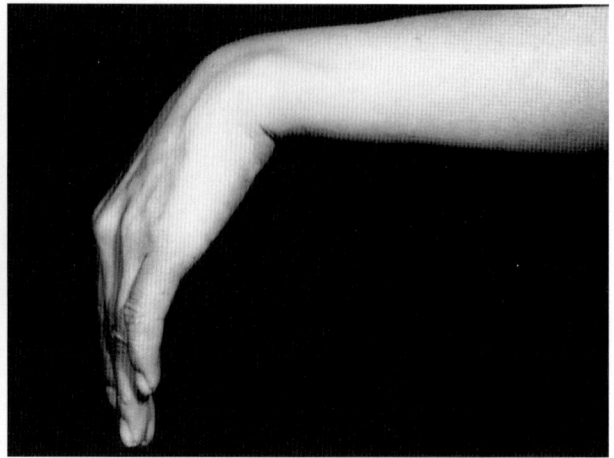

（2）

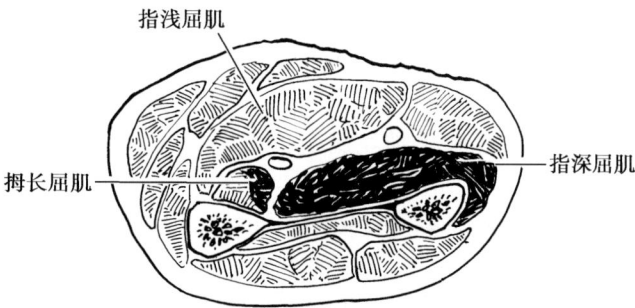

指浅屈肌

拇长屈肌

指深屈肌

（3）

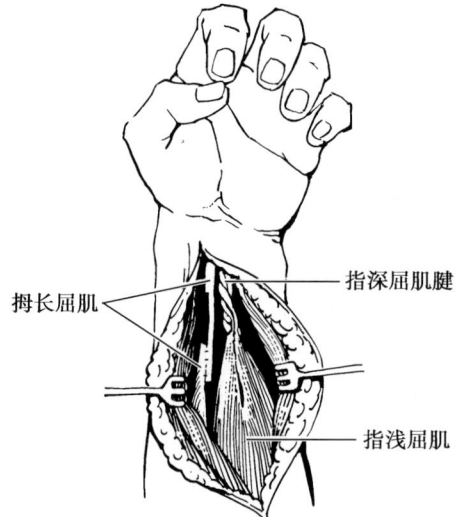

拇长屈肌

指深屈肌腱

指浅屈肌

（4）

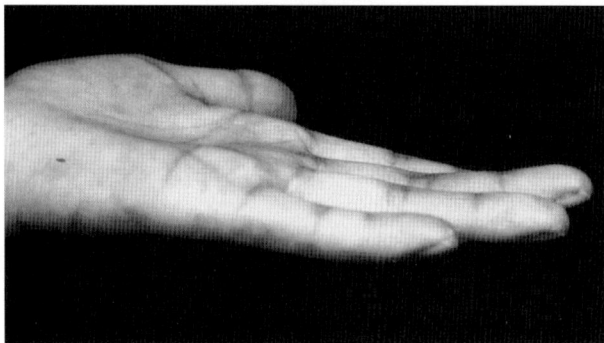

（5）

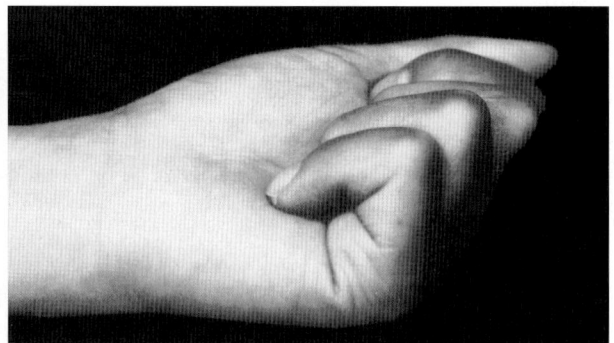

（6）

图 16-10　肌肉挛缩局限,利用好的肌肉移位

（1）、（2）女性,26 岁。左前臂受压中、环、小指腕中立位不能伸直;（3）术中病变肌肉示意图;（4）指深屈肌腱远端与指浅屈肌编织缝合,拇长屈肌延长;（5）、（6）术后左手手指屈伸恢复正常

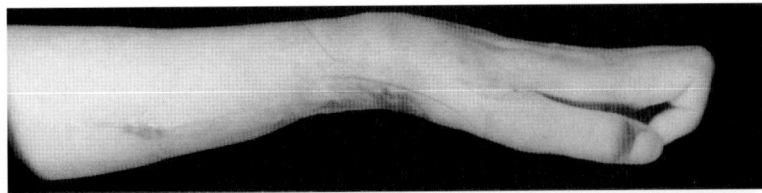

（1）

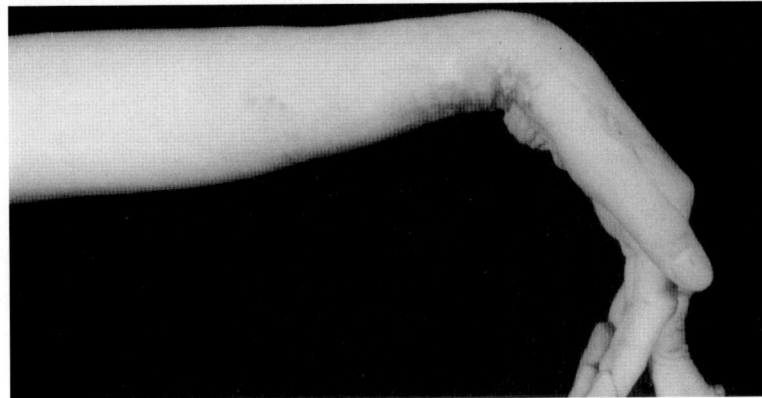

（2）

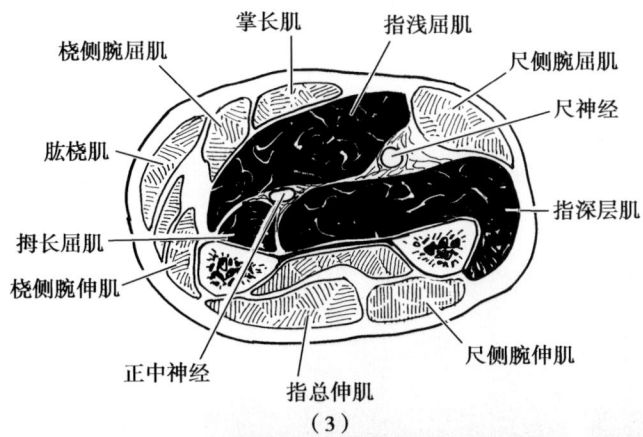

桡侧腕屈肌　　掌长肌　　指浅屈肌　　尺侧腕屈肌　　尺神经

肱桡肌

拇长屈肌

桡侧腕伸肌

正中神经　　指总伸肌　　尺侧腕伸肌

指深层肌

（3）

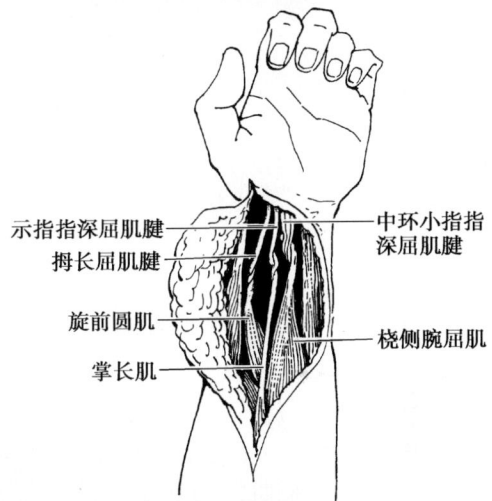

示指指深屈肌腱　　中环小指指深屈肌腱

拇长屈肌腱

旋前圆肌　　桡侧腕屈肌

掌长肌

（4）

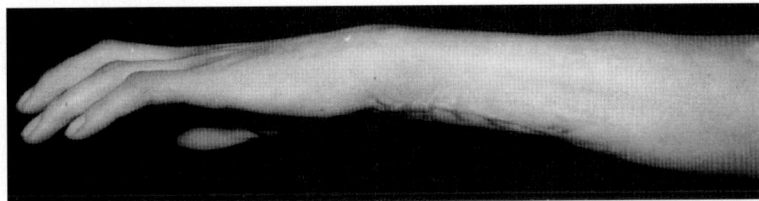

（5）

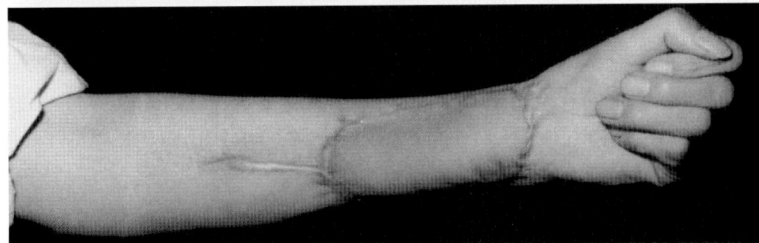

（6）

图 16-11　肌肉挛缩广泛,肌腱移位术

（1）、（2）男性,29 岁。左前臂双骨折夹板固定造成前臂较重缺血挛缩,前臂掌侧皮肤瘢痕;（3）术中所见挛缩肌肉范围示意图;（4）肌腱移位示意图;（5）、（6）术后 3 个月,手指感觉恢复,手指屈伸功能基本恢复

术前

术后

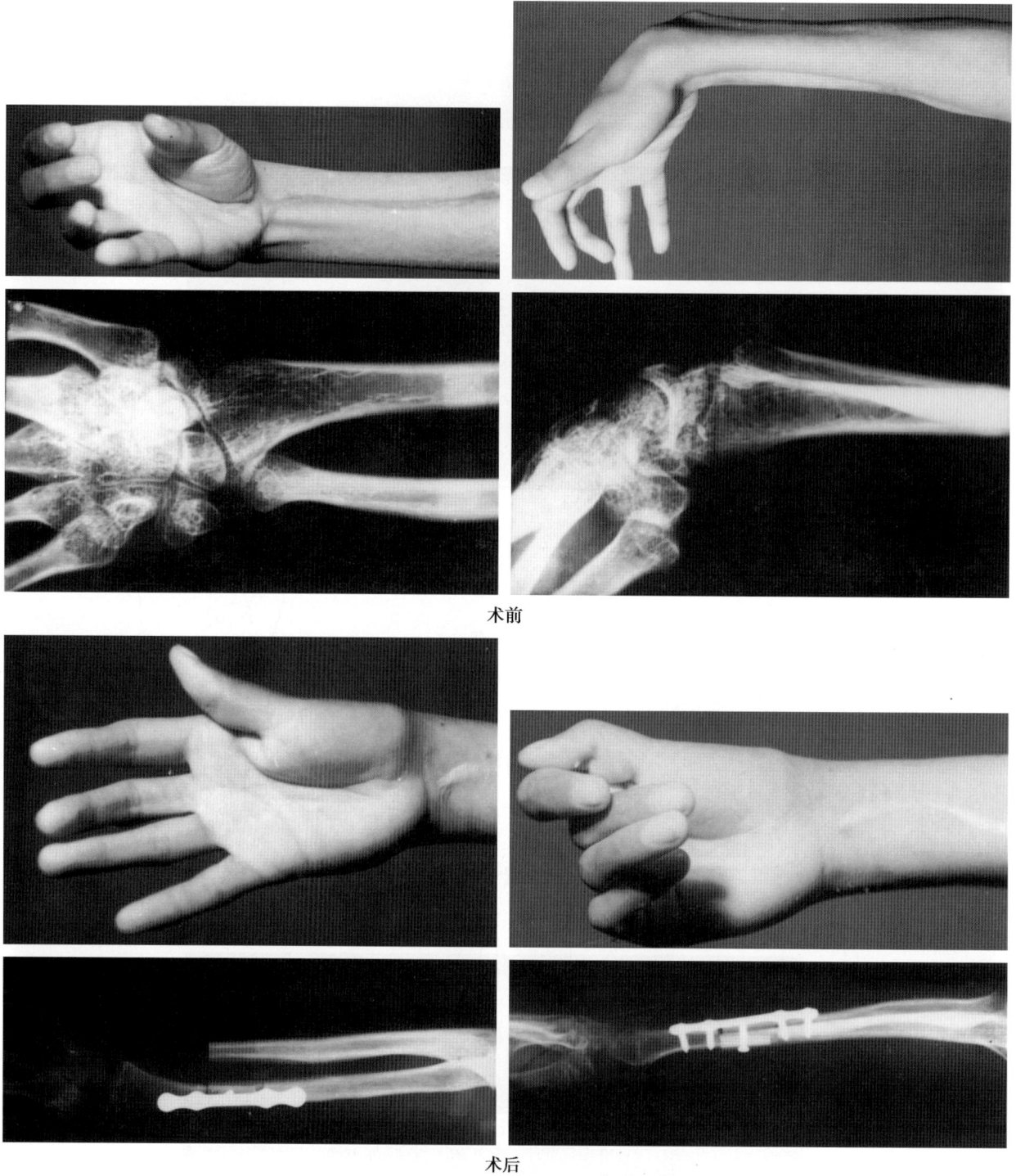

图 16-12 严重前臂缺血性挛缩的治疗

男性,22 岁。6 年前右前臂双骨折,夹板制动后患手肿胀。21 天去除夹板,前臂皮肤压疮,手指不能屈伸,一年后曾行瘢痕切除、肌腱延长功能有所改善,此次住院屈腕、旋前畸形明显,手指屈伸受限(见术前体位像及 X 线片);术后图片示桡骨短缩、尺骨头切除、手指屈伸功能改善

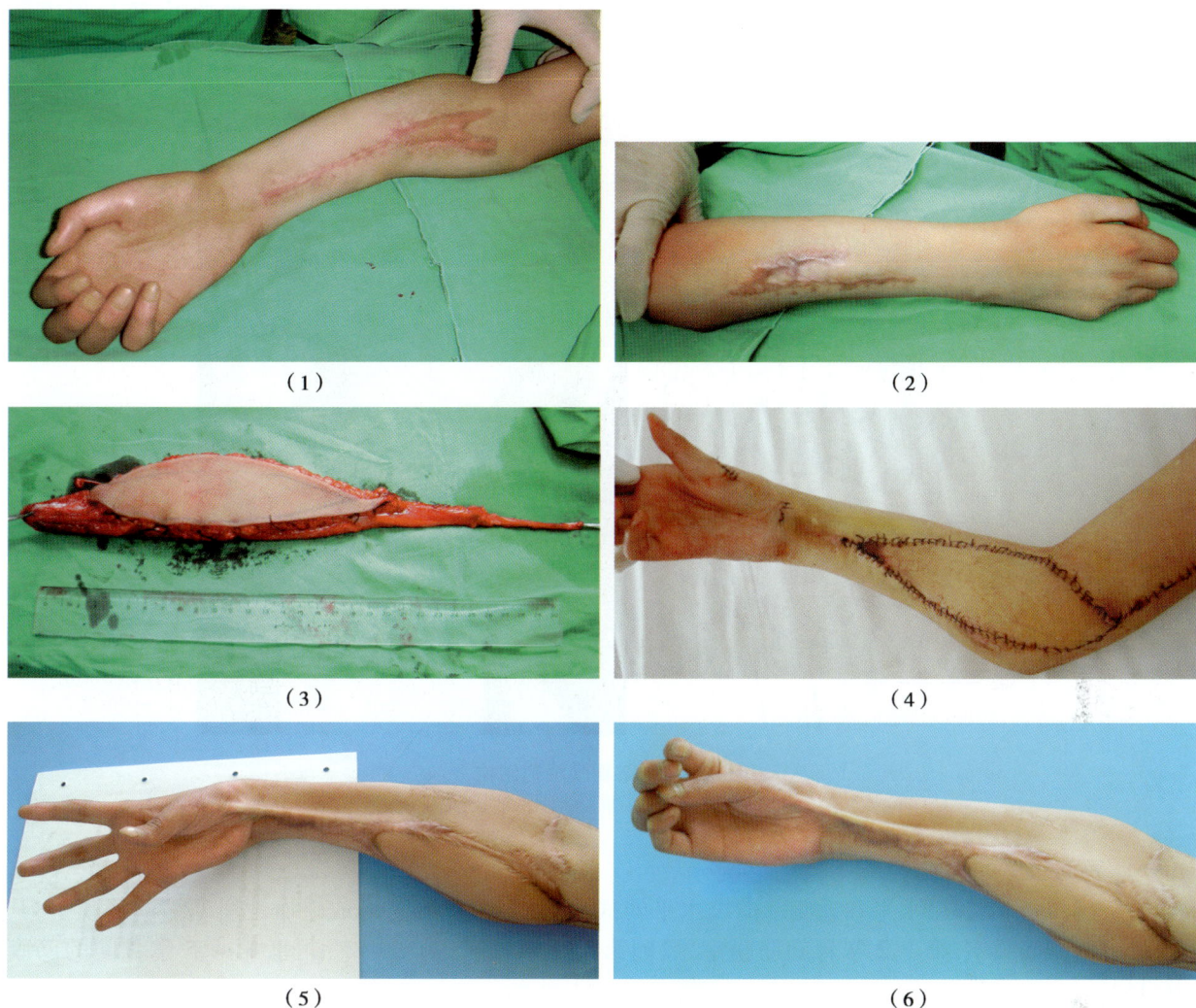

图 16-13 游离肌肉移植治疗前臂缺血性肌挛缩

(1)(2) 患者男性,18 岁。右前臂缺血性肌挛缩严重,虽经肌腱移位手指屈伸功能有所恢复,但拇外展功能丧失;(3) 取同侧大腿股薄肌准备移位;(4) 将股薄肌移位至右前臂,吻合动静脉修复运动神经;(5) 术后 10 个月,拇外展功能恢复;(6) 屈指时拇外展功能情况,拇指可以与其他手指相对

对于神经病变较重者只要神经有一定功能,就应慎行神经切断、神经移植术。因为这种病例即使行神经移植,最终功能恢复的结果不佳,甚至不及术前。当神经完全丧失功能,为了改善拇指、示指及中指的感觉和患手的营养状态,可用一段无瘢痕的尺神经修复正中神经病变最重的部位。

第三节 手筋膜室综合征

阿根廷的 Ricardo-Finochitto(1920)首次描述因缺血导致手筋膜室综合征。他命名本病为手内在肌的 Volkmann 挛缩。手筋膜室综合征常见于两种损伤。一种因前臂发生筋膜室综合征致远端组织缺血,发生手骨间肌的病变。另一种是手部严重创伤,如 ColleS 骨折、腕骨脱位或骨折、掌骨多发骨折或严重的手部挤压伤。烧伤、蛇咬伤、局部药物注射也可导致本病的发生。

一、发病的解剖学基础

手部结构复杂,有众多的外在肌腱、神经,还有 19 块内在肌。手掌面的桡、尺两侧各有 4 块肌肉形成丰满的大、小鱼际肌,有坚韧肥厚的掌腱膜覆盖(图 16-14)。掌腱膜还有垂直纤维连接深层,在手掌远端形成 8 个间隔,其中有屈指肌腱或神经血管束通过。手的背侧深筋膜覆盖于两相邻的掌骨间,使掌骨间形成骨-筋膜室,室内由骨间肌所充满。在手内压力升高时不易向外扩散,致使手内在肌受压,容易形成筋膜室综合征。

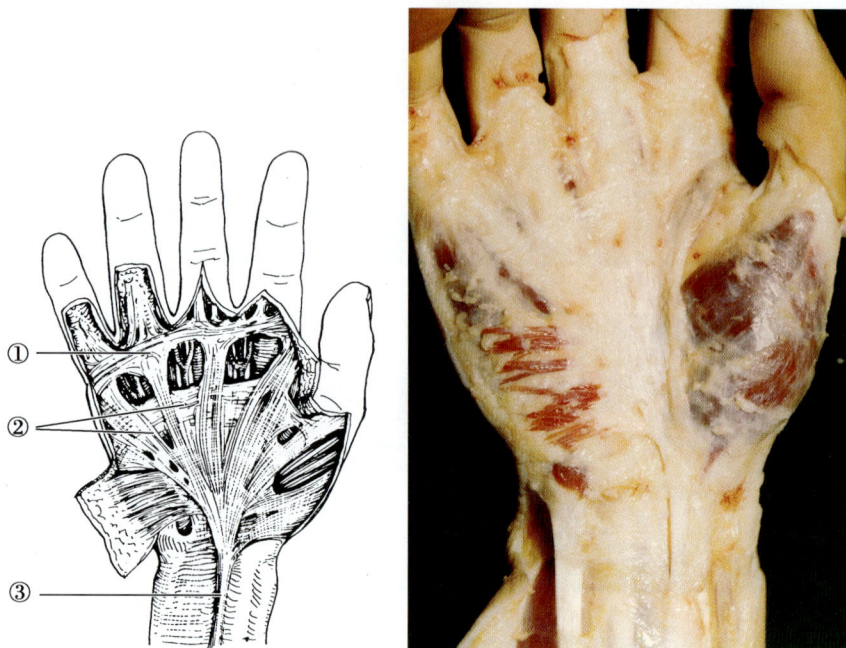

图 16-14 掌腱膜解剖结构
①指蹼间韧带;②掌腱膜;③掌长肌腱

(一) 手筋膜室的构成

如前所述,在手掌深弓水平和远侧掌横纹水平的截面图中,可见容易形成缺血性肌挛缩的筋膜室,其中有拇内收肌背侧筋膜室,第 1、2 掌骨间筋膜室,尺侧第 2、3 掌骨间,第 3、4 掌骨间,第 4、5 掌骨间的筋膜室(图 16-15)。

掌骨间筋膜室容易理解,这里需要介绍的是拇内收肌背侧筋膜室。其掌侧为拇内收肌起始腱,背侧为第 2、3 掌骨基底,两侧为第 1、3 掌骨的侧缘。

(二) 动脉的解剖、供血特点

手的动脉供应主要有两套:一套是掌浅弓,以尺动脉终支为主并与桡动脉掌侧分支吻合,位于掌腱膜深面。浅弓较粗大,主要供应手掌浅侧肌肉和手指,尤其是尺侧 3 个手指。另一套是掌深弓,以桡动脉终支为主并与尺动脉深方的分支吻合,位于腕管背侧,紧贴掌骨基底。深弓较细小,主要供应手部深侧的肌肉及手指,尤其是拇、示指。

桡动脉终支从腕背经第 1、2 掌骨基底间和第 1 背侧骨间肌两起点腱间进入手掌侧,行于第 2、3 掌骨基底处(拇内收肌背侧筋膜室)。此间发出分支,支配拇指及示指桡侧,其终支向内穿过拇内收肌两个起点腱间进入腕管基底,沿途发出分支进入骨间掌侧肌和骨间背侧肌。因此,主要的大鱼际肌、骨间肌几乎均由掌深弓供血。

二、症状与体征

手肿胀严重,手掌从扁平形变成半圆形,掌侧皮肤紧张,掌中凹陷消失,指蹼变宽,触之皮肤变硬。手背皮肤发亮,有水疱形成。手指呈半屈曲状态,有时发白,有时发绀。手指主动活动受限明显,手部感觉过敏或减退。手指被动活动疼痛加剧,并主诉剧烈疼痛(图 16-16)。

三、治 疗

由于手内在肌多以动脉的小终末支供血,血管细小,易被压造成血液循环障碍,形成筋膜室综合征。急

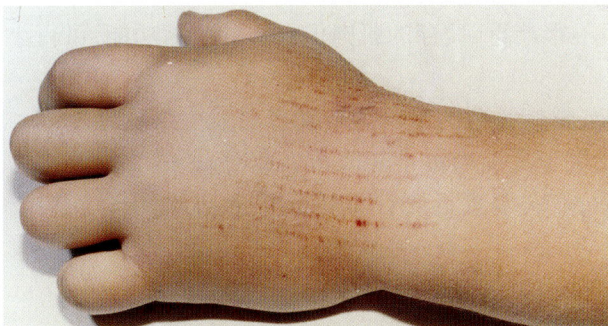

（1）手掌近端

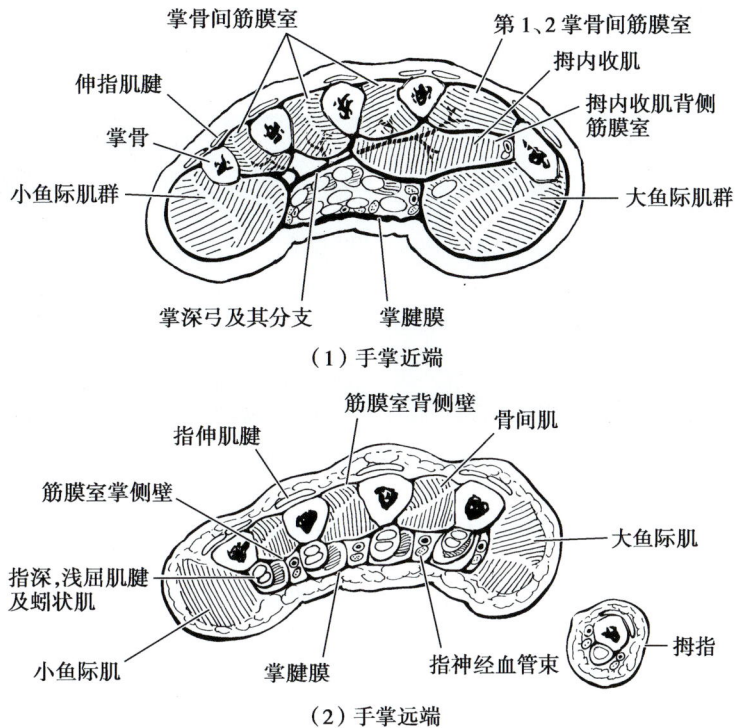

（2）手掌远端

图 16-15　手掌横截面示意图

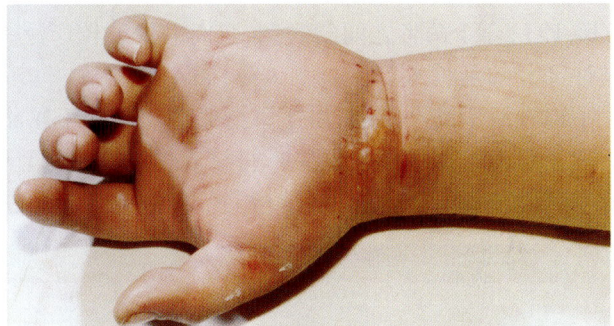

（1）左手受机器压伤后4小时,手背肿胀,
指蹼加宽,手指呈半屈曲位

（2）同一患者掌侧皮肤起水疱,掌部高度肿胀,
掌心饱满,手指也肿胀,血液循环较差

图 16-16　手骨-筋膜室综合征临床表现

性期应放宽切开减压的手术指征。

（一）急性期

切开时需充分松解受累的筋膜室。背侧切口易松解掌骨间筋膜室。拇内收肌背侧筋膜室的减压可从第1指蹼间、第1背侧骨间肌和拇内收肌间切开,也可从掌侧切开。如掌侧压力很大,单从背侧切口不能充分减压时,掌侧需同时做小S形切口,打开腕管和掌腱膜,清除掌侧血肿和失去活性的肌肉组织,充分松解手的内部间隔。合并骨折或脱位的应复位,做简单有效的内固定。伤口敞开不做缝合。

（二）亚急性期

亚急性阶段应加强关节的主、被动锻炼,早期进行理疗和牵引,预防小关节挛缩,产生固定畸形。在康复医学尚未被普遍重视的现在,应强调此阶段的治疗。目前,由于缺乏这方面的治疗,使一些本来可以经锻炼恢复一定功能的患者,白白失去了机会,使患手丧失了基本功能。

（三）晚期畸形

手的内在肌共19块,由于受累的肌肉和肌肉挛缩的程度不同,畸形表现也不同。手的内在肌可划分为三个部分,即大鱼际肌、小鱼际肌及骨间肌和蚓状肌。其中,最易因缺血受累的肌肉为大鱼际肌中的拇内收肌、对掌肌及拇短屈肌,当其发生挛缩时拇指呈对掌、内收位,拇指的掌指关节和指间关节伸直。骨间肌挛缩严重者出现掌指关节屈曲,指间关节过伸,呈鹅颈畸形,同时掌横弓加大(图16-17)。

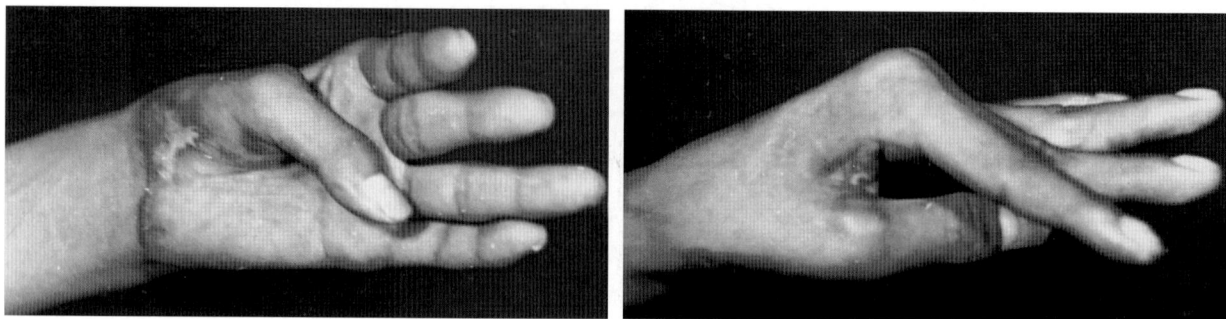

图 16-17　手内在肌挛缩
男性,28 岁。腕骨开放脱位。桡动脉断裂,清创、整复后发生手内在肌
挛缩,拇内收、对掌畸形,掌指关节屈曲,指间关节伸直畸形

在病变轻微且局限时,仅影响个别手指产生轻微的骨间肌挛缩,仅表现为掌指关节过伸时手指屈曲轻度受限,不一定要手术治疗。如果肌肉有挛缩且影响手指的正常屈伸运动,可以考虑手术治疗。

手内在肌挛缩的手术治疗方法应根据对挛缩肌肉的检查、判断及手术探查来决定是做瘢痕切除、肌腱延长或肌腱切断术。

一般来说,如果肌肉的瘢痕较局限,探查时仍有一部分正常肌腹,单纯切除瘢痕不仅可以改善畸形,而且还能保留肌肉的收缩功能(图16-18);如果肌肉完全瘢痕化,肌肉已无任何功能,可将肌腱切断,矫正畸形(图16-19);介于两者之间的病例,肌肉的瘢痕较广泛,但不很严重,残存的肌肉仍有部分收缩功能,可行小肌肉腱性部分的延长术。

手内在肌挛缩严重者,由于掌指关节长期处于屈曲位,掌指关节的掌侧关节囊容易发生继发性挛缩。单纯切断小肌肉的肌腱仅能解决指间关节过伸畸形,但掌指关节屈曲畸形不能改善。此时,还需要松解掌指关节的掌侧关节囊。手术时,将掌指关节掌侧关节囊显露后,在关节囊近侧骨膜处行 U 形切开,用骨膜启子向

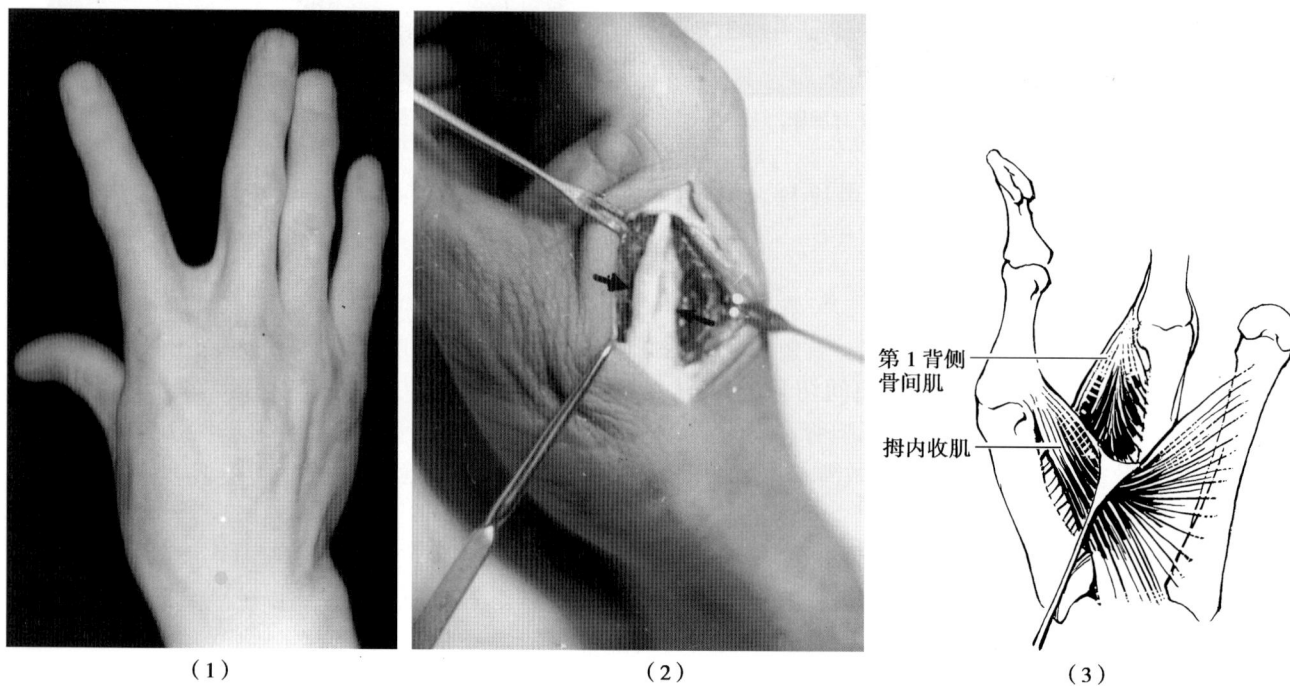

（1）　　　　　　　　　　　（2）　　　　　　　　　　　（3）

第 1 背侧
骨间肌

拇内收肌

图 16-18　第 1 背侧骨间肌挛缩体征及手术所见
(1)、(2) 右拇指蹼处封闭后,示指外展位挛缩,内收受限。箭头所指为瘢痕索条;(3) 病变示意图

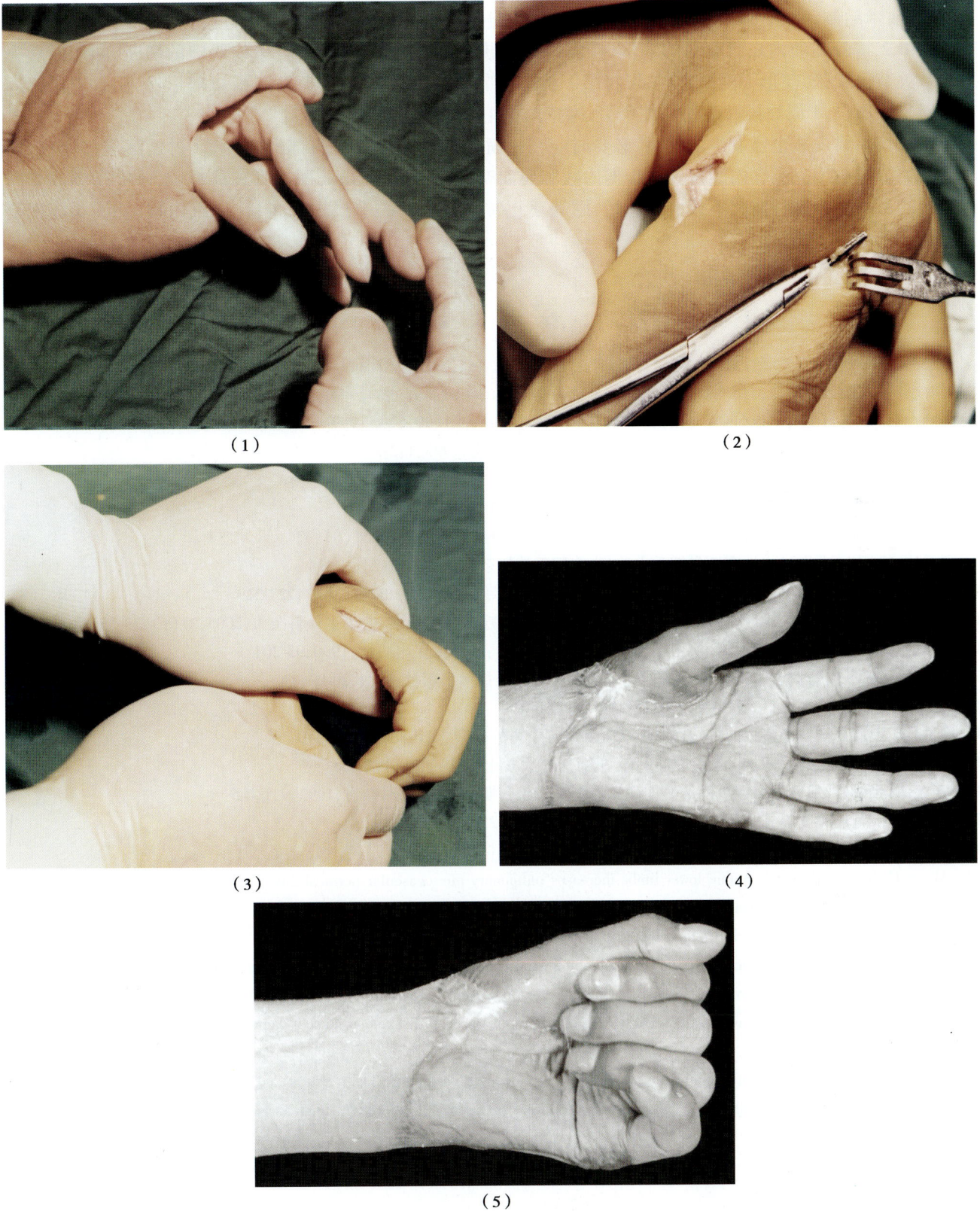

図 16-19　内在肌切断术及功能改善情况

（1）内在肌阳性征：被动伸直掌指关节时，指间关节不能被动屈曲；（2）指蹼处做纵向小切口，分别切断每个手指两侧的侧腱束，剪头示将被切断的侧束；（3）术后被动伸掌指关节时，指间关节可以被动屈曲；（4）（5）术后 3 个月拇指内收、屈曲改善，屈、伸指功能基本恢复（术前见图 16-17）

远端剥离,便于U形瓣向远端移动,能使掌指关节的屈曲得以改善。如可能,可将U形瓣与移位后周围的软组织缝合,术后制动在掌指关节伸直位3周。术后为避免掌指关节再次发生挛缩,可做弹性支具牵引。

第1、2掌骨间的内在肌挛缩的病例,在虎口处皮肤尚有一定弹性者,可行挛缩肌肉的切断,如切断后拇指腕掌关节仍紧张,畸形不能矫正时,可将第1腕掌关节尺侧的关节囊切开,矫正拇指畸形后,用双克氏针固定拇指于外展位,3周后拔针改用弹性牵引,维持拇指正常位置。

在虎口指蹼皮肤也已发生挛缩时,必要时应在松解虎口瘢痕前先在腹部形成皮管,再松解虎口瘢痕,切开腕掌关节囊后用克氏针内固定。由于拇内收和屈曲畸形改善后,虎口处用皮管转移覆盖,才能达到改善拇指畸形的目的。但这种情况下放开的拇指,因缺乏正常小肌肉对关节位置的维持,所以内收、外展功能恢复有限,绝不会像正常拇指一样。

(胡 溱)

参 考 文 献

1. 董英海,董吟林,王青松. 延迟减压术治疗前臂亚急性骨筋膜室综合征. 中华手外科杂志,1993,9(1):6-7

2. 冯峰. 肢体缺血与再灌流损伤的系列化代谢及氧自由基改变的实验研究. 中华外科杂志,1990,28(11):693

3. 冯峰. 氧自由基与皮瓣缺血/再灌注损伤. 中华整形烧伤外科杂志,1990,6(4):299

4. 顾玉东. 重视前臂及手部缺血性肌挛缩的防治. 中华手外科杂志,1993,1:2-3

5. 过邦辅主编译. 坎贝尔骨科手术大全. 上海:上海远东出版社,1991,221-225

6. 韩祖斌. 有关筋膜间隔综合征的一些新认识. 临床医学杂志,1988,4(4):180

7. 侯铁胜. 急性筋膜间隔综合征甘露醇治疗的实验研究. 中华外科杂志,1987,25,(6):37

8. 贾本让,梁炳生. 前臂缺血性挛缩早期手术治疗. 实用手外科杂志,1999,13(2):76-78

9. 李园,梁炳生. 前臂骨筋膜室综合征的早期诊断和治疗. 实用手外科杂志,2003,17(4):227-229

10. 李园,梁炳生,贾英伟. 中度前臂缺血性挛缩早、晚期手术治疗的临床观察. 中华手外科杂志,2005,21(1):33-35

11. 李炳万,主编译. 津下键哉原著. 实用手外科学(上海). 长春:吉林人民出版社,1990,93-204

12. 孟继懋,主编. 中华医学骨科全书(骨科学). 上海:上海科学技术出版社,1984,20-22

13. 王澍寰. 手外科学. 北京:人民卫生出版社,1991,424-440

14. 韦加宁. 上肢外固定不当致前臂缺血挛缩93例分析. 中华外科杂志,1988,26(6):340

15. 侍德. 骨科修复重建手术学. 上海:复旦大学 上海医科大学出版社,2001,448-455

16. 张振伟,张咸中. 前臂缺血性挛缩的早期手术治疗及临床分期. 中华手外科杂志,1993,9,1,4-5

17. 周佩兰. 前臂筋膜间隔综合征. 中华骨科杂志,1992,12(4):253

18. 朱家恺. 周围神经外科学. 广州:三环出版社,1991,29

19. Ahner H. Reperfusion of ischemic lower limbs increases pulmonary microvascular permeability. Trauma,1988,28:755

20. Jobe T M. Volkmann's contracture and Compartment Syndromes. In"CAMPBELL SOPERATIV ORTHOPAEDICS" editey By A. H. CRENSHAW. Vol five. Eighth ed. 1992,3341-3357

21. Mubarak SJ. Vollkman contracture in children: aetiology andpervention, J. Bone Joint Surg,1989,61B:285

22. Smith JR. Intrinsic Contracture, In Green PD"Operatice Hand Surgery" Churchill Livengstone,1982,515

23. uval WD. Micro vascular transport and endotherlie cell alterations preceding skeletal muscle damage in ischemia and reperfusion injury Am Sury,1987,154:211

24. Tajima T. Treatment of post-traumatic Contracture of the hand. JHS,1988,13:118

25. Tsuge K. Management of established Volkman's contrature. In Green PD"Operative Hand Surgery". Church,Living-stone. 1982, 499-541

26. Zancolli AE. Ischemic Contractures, In "Operative Hand Surgery" edited By Joseph, Gmccarthy WB. Saunders company,1990, 5033-5052 .

第十七章

手 部 感 染

　　手是人的劳动器官,因而手受伤的机会要比其他部位多,伤口发生感染也很常见。虽然一般的感染并不造成严重后果,但发生率高,影响工作和生活。有些感染如处理不当将严重影响功能,严重者还可危及患者生命。因此,对于手部感染应给予足够的重视。

第一节　总　　论

一、概　　况

　　抗生素问世以前,在工业发达地区感染问题曾相当严重,甚至导致患者死亡。1915 年 Mock 从工业保险中获得的资料十分惊人,因微小损伤而致手部感染并影响功能者占 65%,其余 35% 是因骨折或压轧伤等致残。但最终因感染原因影响手功能竟占 50% ~75%。1934 年 Koch 探讨了急性淋巴管炎的发病情况,当时其死亡率高达 28%,且大多发生于手或手指不被注意的损伤。1936 年 Welch 复习了人咬伤后的感染情况,发现约有 10% 的患者需在伤后 12 小时内行截指(肢)术,若拖延治疗 1 ~7 天,约有 10% 的患者会发生死亡,30% 的患者需截指(肢),30% 的患者发生关节僵直。在抗生素未普遍应用的年代,手部感染是以外科治疗为主。Kanaval 在 1912 年出版了第一部手部感染的专著,为近代手外科感染的诊断和治疗打下了良好的基础。

　　抗生素的发现及广泛的应用,使外科感染率明显下降。目前,由于菌血症和败血症引起的手部严重血源性感染,以及导致死亡的病例数已明显下降。Flynn(1982)报告波士顿市医院腱鞘内感染的发病率较 1950 年以前减少了 75%。Bell(1976)复习了 1947 年和 1974 年各 400 例手部感染资料表明,指蹼间隙、掌中间隙感染率明显下降。但随着工农业的发展,机械化或半机械的结果,手部外伤的发生率较过去有较大的上升,由于消毒不严格或处理不当而发生的外伤性感染明显增多。Neviaser(1982)指出,单纯应用抗生素仅对一小部分感染起作用,而大部分患者仍须外科手术治疗。因此,熟悉手部感染的解剖特点,掌握手术时机及正确的手术方法在现代仍十分重要。

二、手部感染的解剖学特点

　　手部感染的发生和扩散与解剖结构关系密切。

　　(一) 手掌、背侧皮肤的差别

　　手掌侧皮肤厚而坚韧,皮下与深层之间有致密的纤维结缔组织垂直相连,从而使掌侧皮肤移动性较小(图 17-1)。这种结构利于握物牢固,但当皮下组织感染时,因局部张力过大而产生剧烈搏动性疼痛。由于垂直纤维止于深层的骨、关节或鞘管(图 17-2),炎症易向深层扩散,发生化脓性腱鞘炎或骨髓炎。

　　手背侧的皮肤薄而松软,移动性较大,感染易横向扩散,产生急性蜂窝织炎。由于手掌皮肤厚韧,手掌感染时掌侧红肿反应并不明显,而手的背侧常肿胀严重,如不加注意极易造成感染定位上的错觉。

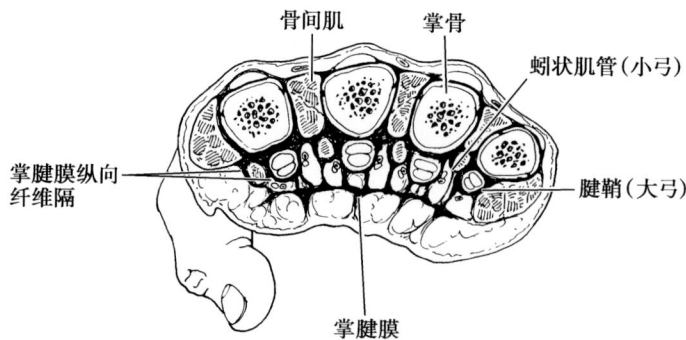

图 17-1 手掌断面示意图

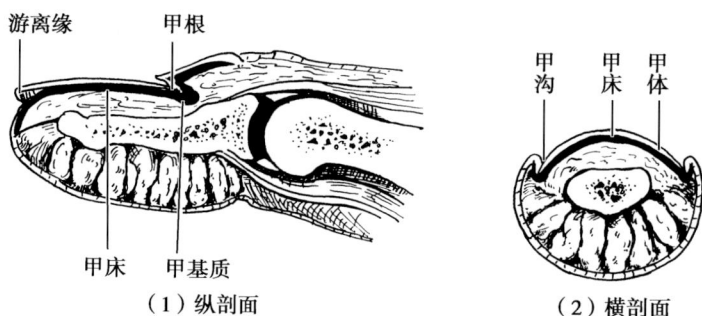

（1）纵剖面 　　　　　　（2）横剖面

图 17-2 指端掌侧皮肤的垂直纤维解剖示意图

（二）感染扩散的途径

手部发生感染后,除了经血管、淋巴管、皮下和筋膜下扩散外,常沿手部的一些特殊解剖结构扩散,了解这些感染扩散的途径,对手部感染的诊断和治疗具有重要意义。

1. 间隙

（1）掌中间隙:位于手掌的尺侧,在中、环、小指指深屈肌腱的深层,第3、4掌骨和骨间肌肌膜的浅层,桡侧为止于第3掌骨的纵向纤维隔,尺侧为止于第5掌骨纵向纤维隔和小鱼际肌(图17-3)。该间隙远端经蚓状肌管可通向第3~5指指关节背侧;远端于腕掌关节水平,经腕管可与前臂掌侧间隙相通。

（2）鱼际间隙:位于拇长屈肌腱和示指指深屈肌腱的深层,拇内收肌的浅层,尺侧为止于第3掌骨纵向纤维隔,桡侧为第1掌骨(见图17-3)。远端通向第1指蹼,近端在腕掌关节水平,可通向前臂掌侧间隙。

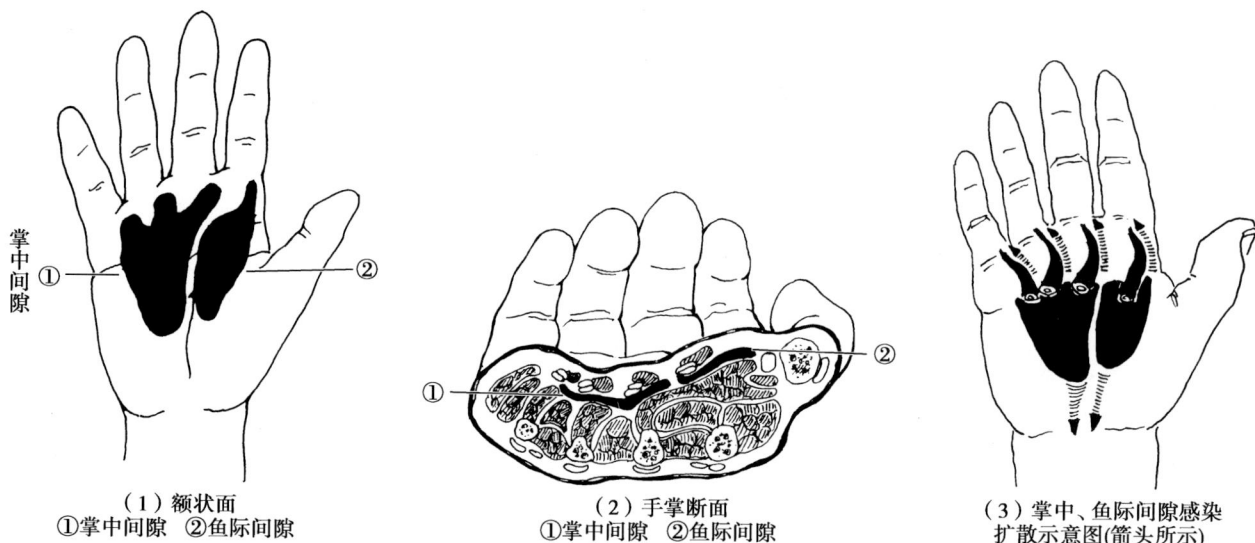

（1）额状面　　　　　　　　（2）手掌断面　　　　　　　　（3）掌中、鱼际间隙感染
①掌中间隙　②鱼际间隙　　　　①掌中间隙　②鱼际间隙　　　　扩散示意图(箭头所示)

图 17-3 鱼际、掌中间隙示意图

（3）前臂掌侧间隙：位于前臂远端的指深屈肌腱的深层，旋前方肌、骨间膜和桡、尺骨的浅层（图17-4）。

由于上述间隙可以交通，当手掌深部感染时，既可以向远端指蹼至指背扩散，还可向前臂近端扩散，炎症可以迅速蔓延、发展。

2. 滑液囊

（1）桡侧滑囊：包裹手掌的拇长屈肌腱，近端在肌腹肌腱结合部，远端常与拇长屈肌腱的滑膜鞘相通（图17-5）。

（2）尺侧滑囊：位于手掌近端，包裹除拇指外的所

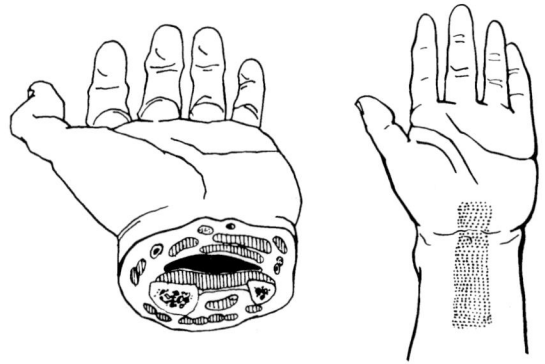

图 17-4　前臂掌侧间隙示意图

有屈指浅、深肌腱，其中示～环指的滑囊在手掌部形成盲端，不与示～环指鞘管内的滑膜鞘相通，仅小指滑囊的远端与小指滑膜鞘管相交通（图17-5）。

桡、尺侧滑囊常在腕部有小孔相通。

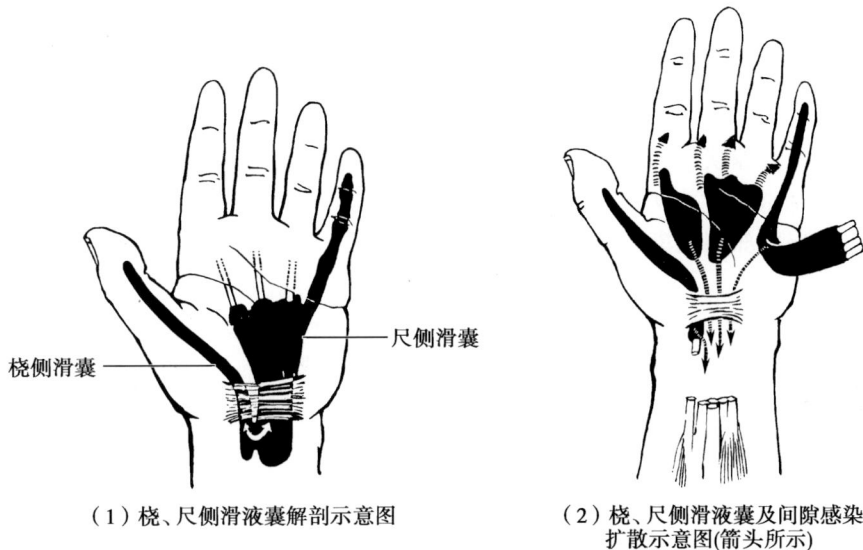

（1）桡、尺侧滑液囊解剖示意图　　　　（2）桡、尺侧滑液囊及间隙感染扩散示意图(箭头所示)

图 17-5　手的桡、尺侧滑液囊示意图

正常滑囊内有滑液，减少肌腱运动的摩擦力，但当感染发生时则容易沿滑囊迅速扩散。如当拇指手指鞘管内感染时，可迅速通过桡侧滑囊至腕部，还可使尺侧滑囊受累，炎症迅速扩散。

从上述可知，手部的组织结构精细，解剖复杂，在不大的手掌部有多条肌腱、神经和血管纵横交错，一旦发生感染，受累的组织较多，施行切开引流时应注意切口的方向（图17-6），并注意保护深部的重要组织。在手部做引流切口既要够大保持引流的通畅，又要尽量符合皮纹方向。

三、手部感染发生的原因与分类

（一）感染原因

1. 感染的局部原因　手的皮纹内有大量的病原菌存在，在皮肤正常时不会致病，但当受到轻微外伤即可引起感染，患者就诊时往往回忆不起受伤的病史。因此，手部的擦伤、挫伤、挤压伤常引起较局限感染，而刺伤常引起深部感染。工农业及生活所致的开放性损伤也常引起较重的感染。感染的菌种以金黄色葡萄球菌、葡萄球菌和链球菌的混合感染较为多见，偶见到大肠杆菌或绿脓杆菌感染。

人及动物咬伤手后导致感染相当常见，肉类加工过程所致的伤口感染发生率也较高。据 Bilos（1978），Guba（1975）等多人统计，人咬伤感染发生率为 50%～86%。分析易发生感染的原因有下述三个：

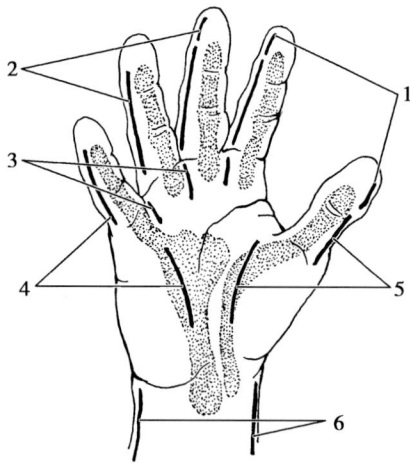

图 17-6 切开引流常用切口示意图
1. 脓性指头炎切口 2. 化脓性腱鞘炎切口 3. 指蹼感染切口 4. 尺侧滑囊炎切口 5. 桡侧滑囊炎切口 6. 前臂掌侧间隙感染切口

（1）患者未认识到人咬伤的严重性,伤后没引起足够重视,就诊时间较晚,失去了早期处理的时机。

（2）损伤的特点是牙齿穿透皮肤,将病菌直接植入深部组织,如肌腱、关节内,并随关节的运动以及滑液的循环使炎症容易向周围扩散。

（3）人类口腔内细菌数目和种类很多,据 Mann(1977)报告唾液中细菌数目高达 $10^8/mm^3$,Shields(1975)统计口腔内细菌的种类有 42 种。不洁净口腔的菌种以厌氧菌为多,并含有蛋白水解酶。在较干净口腔中的菌种以需氧菌为多,同时兼有厌氧菌种。常见的是链球菌和金黄色葡萄球菌,以及厌氧的类杆菌属病菌。后者与咬伤后发生严重感染有关。

动物咬伤所致的感染均与动物口腔中的出血性巴斯德菌有关。Peeples(1980)报告,动物咬伤后由厌氧菌引起的感染要比人咬伤高得多。

其他的局部原因还有污染伤口暴露的时间过长;手术时消毒不严格,清创不彻底,失去活性的组织未去除干净,止血不彻底血肿形成等,均给细菌的生长提供了较好的环境;伤口闭合的方法不当也常导致创面感染。

2. 感染的全身因素 患者的全身抵抗力对炎症反应、白细胞的游出和吞噬功能等与炎症的发生、发展有重要关系。患者的年龄、营养状态,以及有否糖尿病、肾功能不全、动脉粥样硬化等都与感染密切相关。

在急性炎症期,医师常把注意力集中到局部,而忽略了全身情况。应当重视全身情况的改善,若炎症与全身情况有关,单纯治疗局部则感染不易得到控制。

（二）感染的分类

根据炎症的发生及持续的时间,从病程上可分为急性、亚急性和慢性感染。发病在 3 周内的为急性感染;在 2 个月以内的为亚急性感染;超过 2 个月以上的称为慢性感染。

根据病变侵犯的解剖位置分为蜂窝织炎、淋巴管炎、皮下脓肿、甲沟类、坏疽(化脓性指头炎)、深部间隙感染、化脓性腱鞘炎、骨髓炎等。

根据细菌的种类不同可分为化脓性感染;特殊细菌感染,如气性坏疽、结核等,还可以是立克氏体感染、真菌感染等。

（三）菌种调查

据 Grossmark(1940)报告,手部感染中 75% ~ 80% 是由金黄色葡萄球菌引起,青霉素是当时的首选药物。随着广谱抗生素的广泛应用,细菌对抗生素的敏感程度以及致病菌种类均发生了明显的变化。

Stromberg 对 1960—1980 年的急性手部感染细菌学调查表明,1960 年由革兰阳性细菌引起的占 85%,其中由金黄色葡萄球菌引起的就占 82%。到了 1980 年,由革兰阳性细菌引起的感染下降到 50%,由金黄色葡萄球菌引起的感染为 34%。而由革兰阳性和阴性细菌混合感染率由 20 世纪 60 年代的 8% 上升到 80 年代的 39%。厌氧菌引起的感染率有上升的趋势,在 1960 年为 0,1970 年为 2%,到 1980 年为 14%。他的调查资料还表明,革兰阳性细菌对青霉素的敏感程度从 60 年代的 65% 下降到 80 年代的 5%。Bell 应用 1947 和 1974 年的不同时期,相近人种手部感染细菌的研究也表明,耐青霉素的金黄色葡萄球菌从 0.5% 上升到 67%。Eaton(1970)的资料也表明,至 70 年代止,原对青霉素敏感的金黄色葡萄球菌约有 66% 已对青霉素产生耐药。Robson(1983)的资料表明,现在手外科感染的特点是细菌的混合感染。

（四）手感染的发病因素分析

根据国内外资料统计,近年致成手感染的原因以手部开放损伤为主(表 17-1)。

四、感染的病理变化及转归

感染一旦发生要经过炎症(细胞浸润)期、脓肿形成期和修复(炎症吸收)期三个病程。依细菌的毒力大小,全身状况好坏和抗生素应用是否得当,可以使整个病程的长短及严重程度有所改变,但都要经过这一病理变化过程(表 17-2)。

表 17-1 手部感染发病原因

作者(时间)	病例数	人及动物咬伤	药物	创伤	糖尿病	不明原因
Mcconnell(1979)	204	34%	10%	36%	7%	13%
Glase(1982)	138	23%		67%	1%	9%
Stern(1983)	200	33%	11%	36%		20%
许永武(1989)	137	2%		98%		

表 17-2 炎症的病理过程

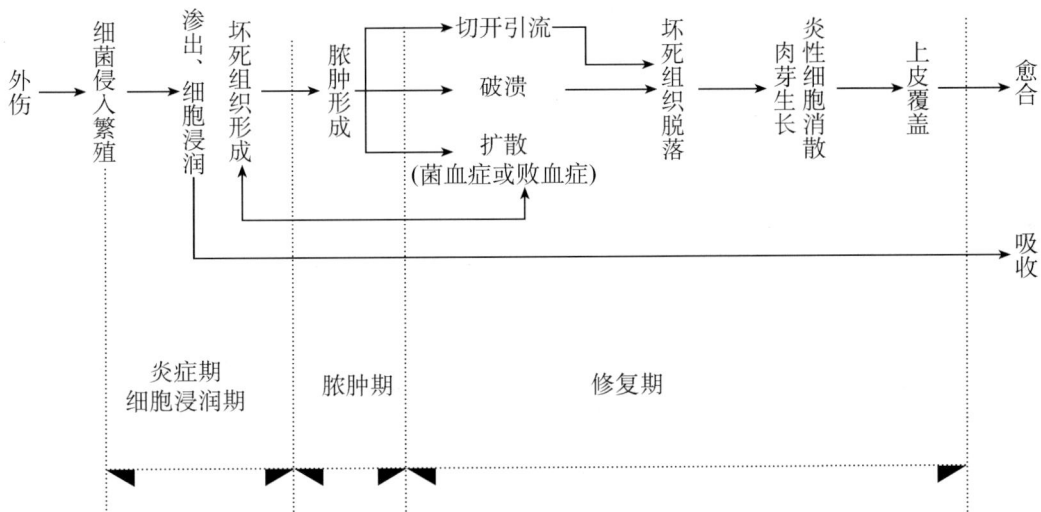

感染分期的目的是便于实施不同的治疗手段。在炎性细胞浸润期,以全身应用抗生素,局部的制动和理疗等非手术疗法为主,治疗得当可使炎症减轻、消散。脓肿期则以切开引流为主要手段,单纯抗生素及理疗等方法均不能达到治愈脓肿的目的。感染进入到修复期,治疗原则以保持引流通畅,促进肉芽组织生长,使伤口由深变浅,最终达到愈合。应当强调,感染的不同时期应使用相应的治疗方法,避免过早地手术或大量而持久地滥用抗生素。否则,容易使感染扩散,或易使感染的菌种发生耐药等变化。由于最初引起感染的细菌受到有效抗生素的抑制,而其他不敏感的细菌迅速生长而使感染变得不易控制,成为多种细菌的混合感染。

感染的转归有三种可能:一是炎症迅速吸收,病理过程轻微,或脓肿形成经治疗而告痊愈;二是炎症由急性转变成慢性,经久不愈;三是炎症迅速扩展或向全身扩散。后两者是在炎症的急性期局部或全身治疗不利的结果。因此,严格掌握手术适应证,早期选择有效抗生素,是避免炎症扩散或转成慢性的关键。

五、感染的症状的体征

(一)全身症状

手部感染不严重时,全身症状一般不重。可有全身不适、乏力和食欲不振等,偶有轻度发热。白细胞数正常或略有上升。当感染深在,如化脓性腱鞘炎、滑囊或间隙感染,或感染扩散,发生菌血症或败血症时,则全身症状显著。可出现高热、寒战,全身乏力,甚至出现头晕、恶心、呕吐、嗜睡或谵妄等。白细胞计数可高达2万以上,中性分叶核白细胞明显增多,甚至出现中毒颗粒。

(二)局部症状

炎症早期均有红、肿、热、痛和功能障碍五大症状。

当化脓性感染发生淋巴管炎及淋巴结炎时,说明感染在扩散,应加强局部的处理及全身应用抗生素。当感染由早期进入脓肿期时,局部症状明显加重。由于手的末梢神经丰富,掌侧结构紧密,往往出现令人难以入睡的搏动性疼痛。一旦脓肿自行破溃或切开引流后,症状则明显减轻。若症状仍不减轻,则可能是引流不通畅。

感染处破溃或切开后常有较深的伤口,如处理不当常形成窦道。伤口经久不愈,一般是深部仍有炎症或骨髓炎形成的表现。

六、治 疗

(一) 非手术治疗

1. 局部制动、患肢抬高 炎症早期或感染扩散时,将患肢抬高及局部制动,对缓解症状、帮助感染限局、吸收有明显的作用。

制动范围大小及时间根据炎症情况而定。当炎症已得到控制,伤口已愈合应尽早去除制动,进行关节的主、被动锻炼,避免肩、肘、腕综合征的发生。

2. 全身抗生素的应用 感染的炎性细胞浸润期,炎症扩散,发生急性蜂窝织炎或淋巴管、淋巴结炎时,应该用有效的抗生素。

由于菌种的变化,以及耐药菌株的出现给抗生素的选用带来一定困难,价格贵疗效不一定好。一般用青、链霉素即可。应用过程中观察其对炎症控制的效果,或做切开引流分泌物培养后再加以调整。再感染时抗生素的应用不能代替其他的治疗,如制动、理疗和切开引流等。一般情况下,脓肿一旦切开,又无扩散趋势,抗生素即可停用。

3. 热敷和理疗 热敷或热水浴,能加强局部的血液循环,有利于炎症的吸收和局限。若理疗使用得当,效果优于热敷。常用的理疗方法为紫外线红斑量和无热量超短波治疗,在炎症的浸润期可以改善局部的血循环,利于炎症消散。脓肿期用微温热量超短波治疗可加快脓肿的局限化。

4. 其他治疗 鱼石脂软膏、如意金黄散、拔毒膏等药物的局部应用,对皮肤浅层较局限的炎症有一定疗效。

(二) 手术疗法

1. 切开引流的指征 外科常把脓肿有波动感作为切开引流的指征,但在手部,因感染很局限、掌侧皮肤很厚,尤其炎性水肿后张力很大,不易测得波动感。常根据感染的时间、症状以及点压法来判断。按感染的一般发展规律,感染症状出现3天后进入脓肿期。

症状逐渐加重,疼痛性质由触痛变成持续性剧烈疼痛或搏动性跳痛,说明有脓肿形成。点压法为测定手掌侧部小脓肿部位及范围的方法。当感染部位炎症虽有红、肿、热、痛,但脓肿的确切部位及大小难以确定,用较小的物体如大头针或火柴棍按压局部,当有脓肿形成时,点压法测得的最痛部位,即脓肿所在处,可以明确切开引流的部位。

化脓性指头炎当从时间、症状上已到脓肿形成期,即使点压法测不到脓肿确切部位也应作切开引流。原因是局部肿胀,疼痛难忍,局部张力很大,有时点压之处均有剧痛,患者不能说清;还有脓肿已形成如不能及时引流,脓液极易向深方指骨,鞘管内发展,形成骨髓炎或化脓性腱鞘炎。

2. 脓肿的定位 脓肿定位不准,难以作准确的切开。上述的点压法可作为小脓肿定位的方法。从皮肤的颜色上也可协助定位,红肿明显部位常是炎症浸润区,并非脓肿部位。而颜色较白,质地相对较软处常是脓肿所在处。

手部结构精细,不作准确的定位,极易在切开引流术中损伤重要组织。

3. 麻醉的选择 切开引流术所用时间较短,但没有良好的麻醉也不能保证手术的顺利进行。局部浸润麻醉,注射疼痛难忍,麻醉也不充分,满足不了清除脓肿坏死组织、填入敷料的要求,不宜使用。

常用的麻醉有下述几种:

(1) 指端感染的切开引流,如甲沟炎、化脓性指头炎等可用指根阻滞麻醉,指根部用止血带。但当感染部位靠近指根时则不便使用。

(2) 手掌部深在的感染,以及化脓性腱鞘炎等应选用臂丛阻滞麻醉。上臂使用充气止血带。

（3）有全麻条件时,静脉麻醉也可使用。静脉推注 1 次,能维持 20～30 分钟,可以满足手术的要求。

4. 切开引流术的要求

（1）无血手术野:切开引流术无论大小均应在无血条件下进行。无血手术利于术者辨认组织、探查脓肿、消除脓液及坏死组织。上止血带前不应使用驱血带,以免炎症扩散,可先将患肢抬高,后上止血带。

（2）手术切口尽量与皮纹方向一致,避开神经、血管和肌腱。切口应距脓肿近且要够大,以便引流。

（3）切开引流术并非以单纯排放脓液为目的,还应探查脓腔是否有间隔及哑铃状脓肿,应一次切开做彻底引流。

（4）切开引流同时适当地清除脓腔内坏死组织,利于新生肉芽组织生长,可缩短病程。术中可用较钝刮匙搔刮或用干纱布擦拭脓腔,但应注意不要穿破脓腔壁,以防感染扩散。

（5）手掌侧皮肤较紧,皮下组织较厚,单纯做切开,切口很容易闭合,使引流不畅,且换药困难。切开后可将切口边缘皮肤做少量切除,使引流口呈梭形开大,保证引流通畅,也便于更换敷料(图 17-7)。

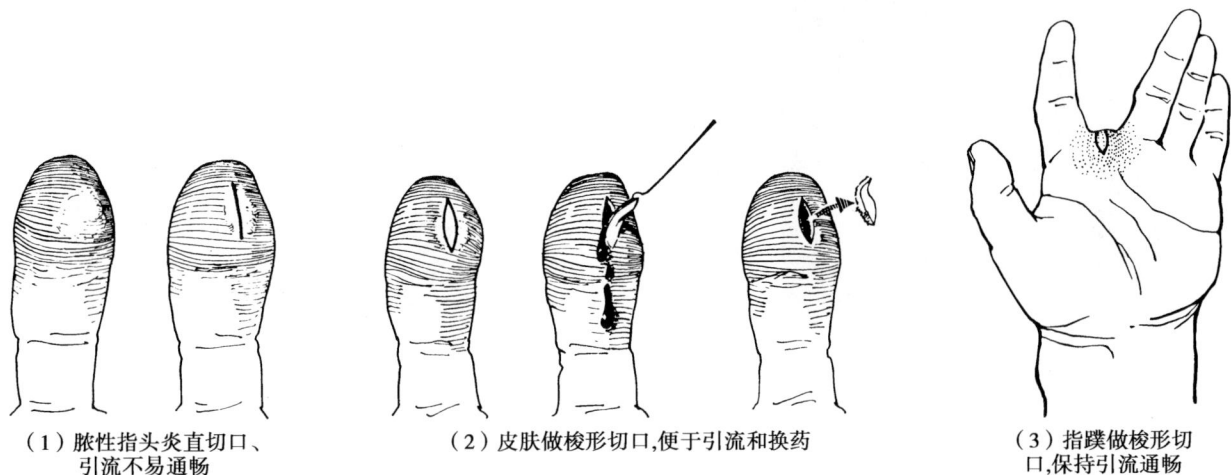

（1）脓性指头炎直切口、引流不易通畅　　　　　（2）皮肤做梭形切口,便于引流和换药　　　　　（3）指蹼做梭形切口,保持引流通畅

图 17-7　脓肿切开引流示意图

（6）切开引流术后,为利于肉芽组织的生长,使伤口从内向外逐渐愈合,脓腔内填塞的引流敷料,应内松外紧。

七、感染愈后处理及预防

（一）感染愈后处理

1. 功能锻炼　当炎症已得到控制,引流通畅,创面接近愈合即可去除外固定,及早进行伤口远、近端关节的主、被动功能锻炼。当伤口痊愈后,必要时行理疗、体疗等,使伤手尽快恢复功能。

2. 再次手术的时机　如需在发生过感染的部位作修复手术,一般应在伤口愈合后 6 个月～1 年。过早手术因瘢痕未软化,增加手术困难,还可激惹感染再次复发。

（二）感染的预防

手部感染的主要原因是外伤,做好劳动保护防止外伤的发生是预防的根本。一旦有外伤,即便是皮擦伤,轻微刺伤也应做适当的处理,清洁伤口后消毒包扎。并应告诉患者一旦有症状及时就诊,及早处理。

第二节　各　　论

一、常见的化脓性感染

（一）皮肤、皮下组织感染

1. 表皮下脓肿　表皮下脓肿可发生在手的各部位,脓肿仅局限于表皮下(图 17-8)。

表皮下脓肿须与其他感染,尤其是皮下脓肿相鉴别。前者,主要特点是脓肿四周组织炎性浸润不明显或范围极小,脓肿区稍外侧压痛即不显著,多不影响手的活动,更无全身症状。与皮下脓肿鉴别常无困难。治疗时不需使用麻醉及止血带,只需将脓肿表面的表皮剪除,拭去脓苔即可。但手术中必须仔细探查脓腔底部有无小孔与深部相通。因为表皮下感染常可穿破真皮层而达表皮下,形成真皮下脓肿,即哑铃状脓肿(图 17-9)。如单纯清理表皮下脓肿不能完全解决感染的引流问题,还需切开真皮层,进入皮下的脓腔进行清理始能奏效。

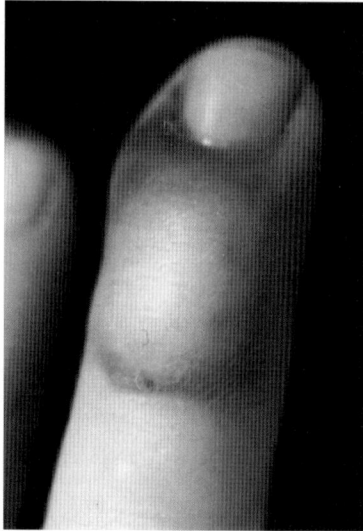

图 17-8　手指背侧表皮下脓肿

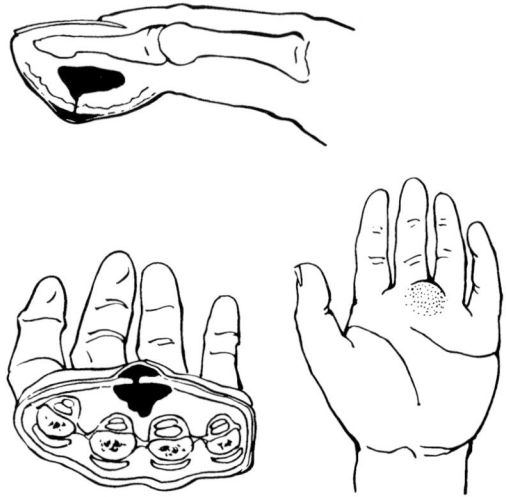

图 17-9　哑铃状脓肿示意图

2. 甲沟炎、甲下脓肿

解剖　指甲的生长部为甲基质,埋藏在甲后皱襞下。甲床起承托指甲的作用,但和指甲紧密贴合。指甲除游离缘外,其余三边均与皮肤皱褶相接,联结部形成沟状,称为甲沟(图 17-10)。甲沟炎即在甲沟部位发生的感染,甲下脓肿即指甲与甲床间的感染。二者常可相互转化或同时存在。

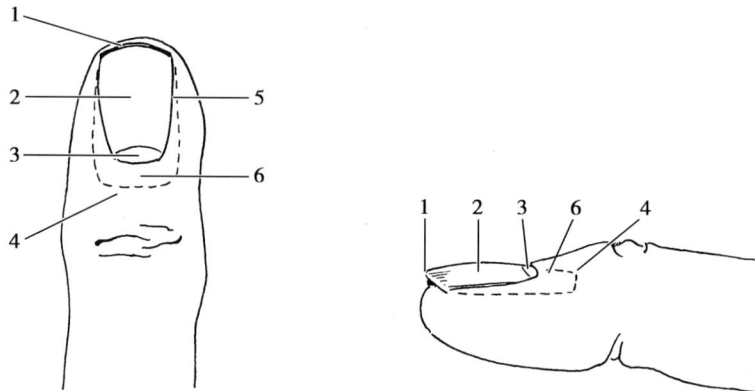

图 17-10　甲沟部解剖示意图
1. 游离缘　2. 甲体　3. 半月切迹　4. 潜缘　5. 甲沟　6. 甲根

症状　甲沟炎和甲下感染常常由于刺伤或外伤后甲下血肿,修甲过短、嵌甲或拔倒皮刺以后造成。初起,在甲后皱襞部一侧红肿,可渐扩散至全甲沟并形成脓肿。如侵入指甲下方即形成甲下脓肿。因为感染仅位于皮下或甲下,因而全身症状不显,又因其脓肿表浅,因此距末节指骨虽然很近,但造成指骨感染者却非常少见。

治疗　甲沟炎行切开引流时,应在感染较重的一侧切开甲后皱襞,将切口两侧缘皮瓣样翻起,即可清除脓腔。如感染已扩散到两侧甲沟(有称为指甲周围炎者)或指甲下时,应视感染范围大小,拔除部分或整个指甲。脓腔清除后以油纱条填入。甲沟炎患者若不适当地保留指甲,由于指甲下的脓液引流不畅,会使感染长期不愈,常需再次手术拔甲。因此,甲沟炎手术时,接触感染组织的指甲必须一次切除(图17-11)。拔甲后,一般需3、4个月新生指甲才能可完全覆盖甲床,只要感染未破坏或手术时未损伤甲床或甲基质,新生指甲一般不发生畸形。

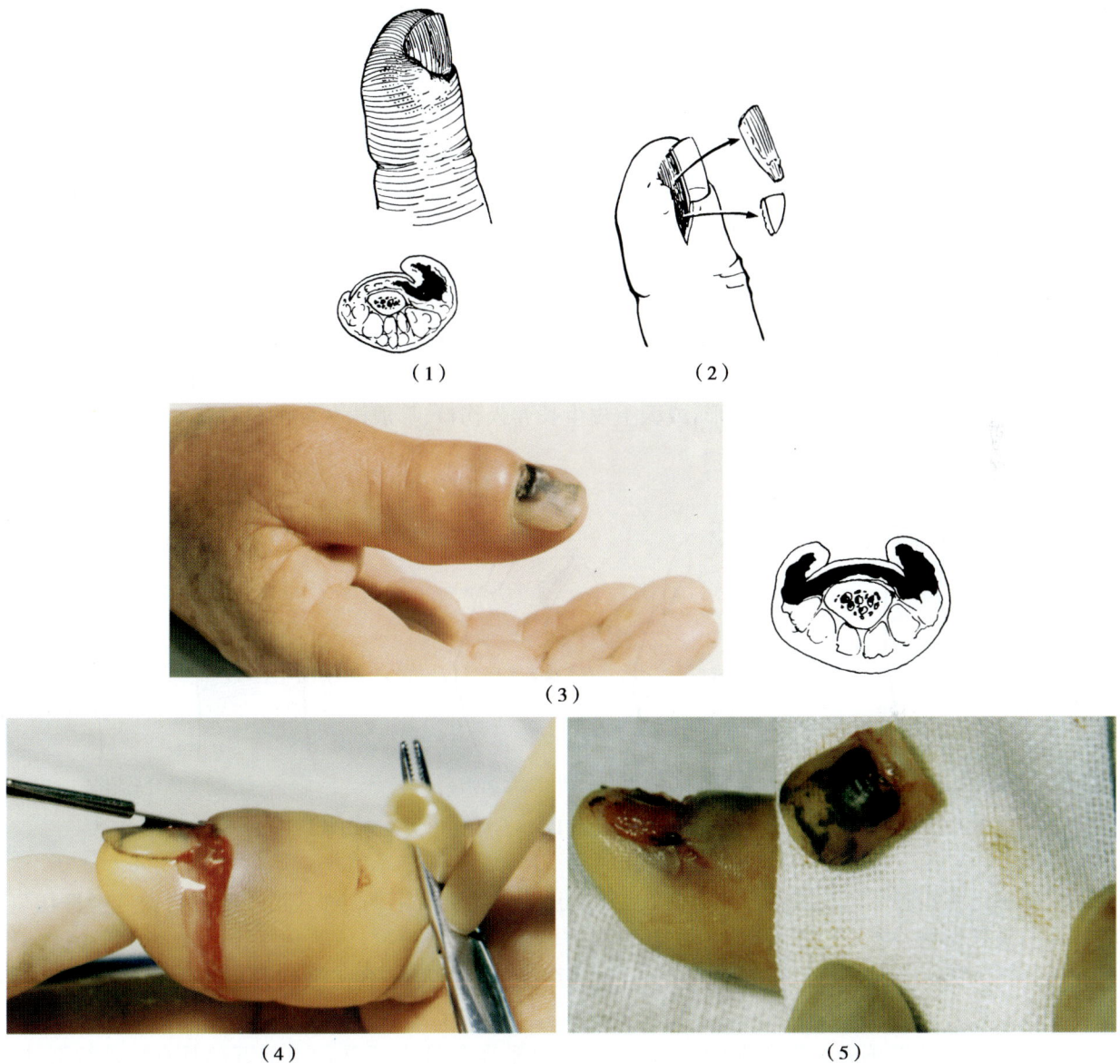

图 17-11 甲沟炎、甲下脓肿的治疗
(1)感染范围示意图;(2)甲沟炎拔除部分指甲,切除甲后皱襞部分皮肤,
便于引流;(3)~(5)甲下脓肿在止血带下拔甲引流

手术时还应注意以下几点:

(1)拔甲时,应使用扁而圆钝的剥离器分离指甲与甲床,以免损伤甲床与甲根。

(2)指甲拔出后,应检查甲后部是否完整,检查甲沟内有无残留碎甲片,因为碎甲片残留在甲沟内,将影响伤口愈合。

(3)甲后皱襞切开应经一侧为宜。如两侧同时切开,引流和探查虽较方便,但愈合过程中皮肤易向近端回缩,裸露甲根,该部将来易形成畸形,所以不宜采用(图17-12)。

(4)单纯甲下脓肿,只需将脓肿顶部的指甲去除,引流脓肿,则可很快愈合。

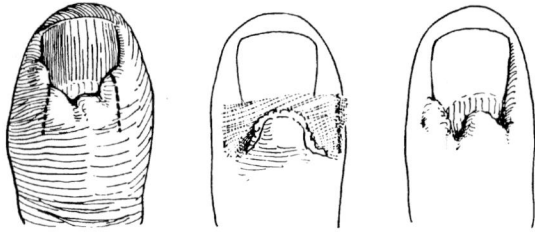

图17-12 甲沟炎两侧切口愈后的缺陷

3. 脓性指头炎

解剖 手指末节掌侧,又称指腹。远端指间关节横纹皮下有纤维隔,因此,指腹部皮下形成一闭合的间隙,指腹内又被纤维索条分隔为小间隔,小间隔内充满脂肪球(见图17-2)。脓性指头炎,即指腹部的皮下感染。此处神经感受器非常丰富,皮肤厚,皮下组织硬韧、缺乏弹性,因此一旦发生感染,指腹张力明显增高,症状较为显著。皮下组织直接与末节指骨相衔接,因此,脓性指头炎易发展成为末节指骨化脓性骨髓炎。

症状 脓性指头炎是皮下感染的一种,发病率较高。常由刺伤引起,初起微痛,进展较快,因局部张力大,患指随脉搏跳痛、红肿,尤其形成骨髓炎后更为明显。患指肿胀成蛇头状,故祖国医学及民间都称为蛇头疔(图17-13)。全身症状较甲沟炎为重,可有轻度发热,全身不适,食欲不振,白细胞计数增高等,但一般并不严重。

治疗 切开引流术应在侧方做纵形切口,避免在指腹掌侧作切口,以免局部形成瘢痕妨碍触觉功能。切口要适当大些,并将切口两边皮缘作部分切除,切除膨出之脂肪球以利引流。两侧对称切口引流,亦可施行,但尽可能避免之。鱼口状切口应禁忌使用,因为这种切口虽然引流极通畅,但切开的指腹皮肤因远端无附着点而致回缩,愈合后可形成阶梯状的畸形,或因上皮生长卷入伤口,形成永久性的鱼口状畸形(图17-14)。

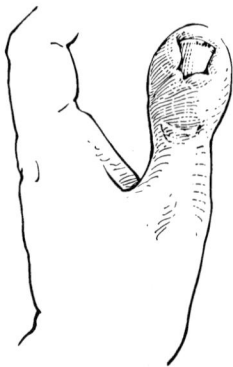

图17-13 化脓性指头炎

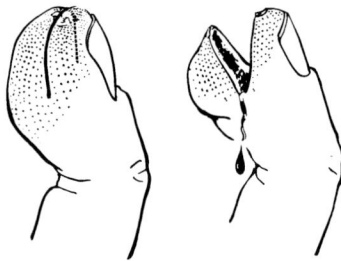

(1)鱼口状切口

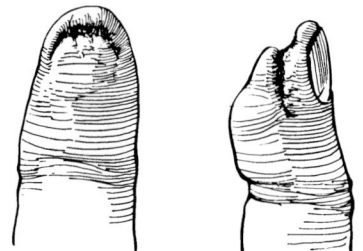

(2)愈合后情况

图17-14 脓性指头炎鱼口状切口,愈后情况

如果脓肿已将指腹掌侧皮肤破坏并即将破溃,或已破溃而引流不畅,则不需另在两侧做选择性切口,可在将破或已破处做切开或扩创。因为该处皮肤已被破坏,势必形成瘢痕。

脓性指头炎极少有破入屈指腱腱鞘内者,但对此可能性应随时想到。做切开引流手术时,注意勿损伤腱鞘。

4. 指蹼感染 指蹼感染又称指蹼间隙感染。虽称间隙感染,但与手掌部或前臂部具有特殊解剖结构的间隙感染不同。其实,指蹼间隙感染仍属于皮下感染(图17-15)。

指蹼感染,常常是起于劳动中手掌部磨泡后的继发感染。感染部位在指蹼掌侧皮下,但由于掌侧皮肤厚、韧,手背皮肤松、薄,故背侧红肿却表现明显,常易误诊为背侧皮下脓肿。用点压法可测得剧痛点位于掌侧而不在背侧,只要考虑到此点,感染定位并不难。

指蹼感染经常发生在单一指蹼内,但亦有多发者。局部症状较为严重,全身症状表现一般,类似于脓性指头炎。

指蹼感染的引流,一般做掌侧横切口。但如脓肿较大,而且偏向背侧时,亦可做背侧纵切口(图17-16)。此手术应特别注意避免损伤指神经血管束,因掌侧横切口正与神经血管束垂直相交,故手术时切开皮肤后即不再应用刀剪等锐器,应以止血钳做探查进入脓腔,再将脓腔做钝性扩开,则可避免误伤。

5. 急性蜂窝织炎 急性蜂窝织炎是一种非限局性皮下组织感染,其病变范围广泛,沿结缔组织平面广泛

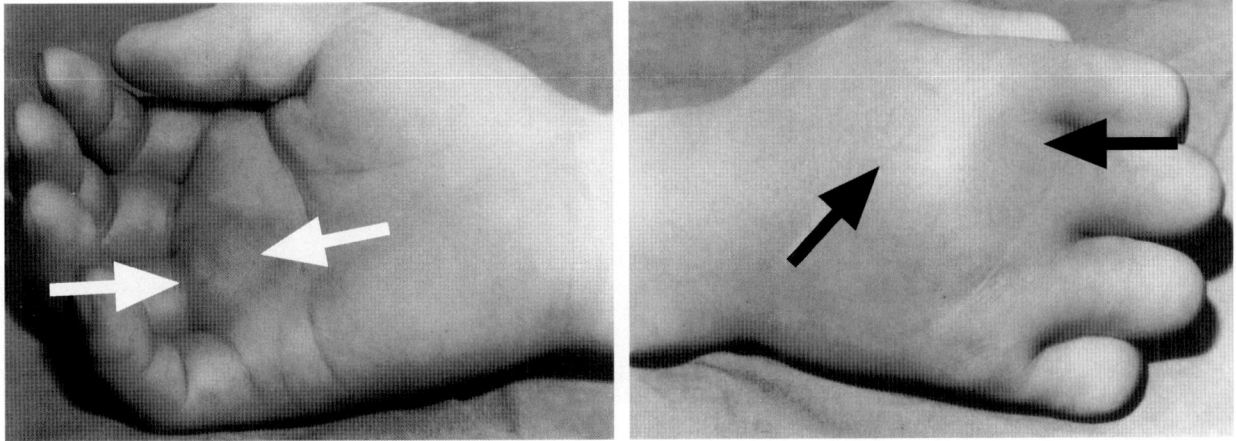

（1）右手掌侧箭头所示处微红肿 　　　　　（2）右手背侧箭头示红肿较掌侧更明显

图 17-15　指蹼感染

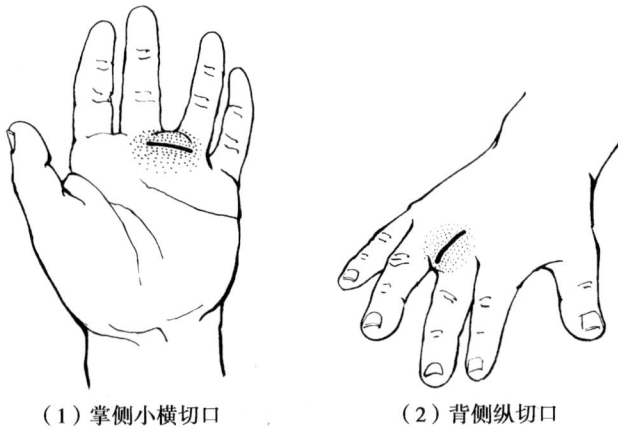

（1）掌侧小横切口　　　（2）背侧纵切口

图 17-16　指蹼脓肿切开引流示意图

水肿,形成范围较大的红斑,并有发热疼痛。早期无脓肿形成,晚期可见中央坏死及脓肿形成。致病菌可以是需氧或厌氧菌,常见由溶血性链球菌感染造成,病变扩展迅速。

早期以非手术治疗为主,制动、理疗及全身抗生素的应用。在炎症浸润期切开引流不仅不能收到效果,而且还有向深部发展的危险。但当应用抗生素 72 小时,局部的红肿略减退,或检查炎症中央有波动感时可行切开引流术。

6. 急性淋巴管炎　急性淋巴管炎常为手指或手部感染的并发症。在前臂或上臂皮下出现自感染处至近端的红线,严重时还可出现相应的肘上滑车上淋巴结,或腋窝淋巴结的肿大和压痛。环、小指侧淋巴液回流第一站淋巴结是滑车上淋巴结;中指直接回流至锁骨部淋巴结;示、拇指回流至腋窝淋巴结。发生急性淋巴管炎常伴有发热、白细胞增高等较重的全身症状,说明手部感染尚未得到控制,而且在扩散。

本病的治疗分为两部分:一是加强对手部原发感染的处理,必要时行切开引流术;二是多种非手术疗法,如抬高患肢、制动、局部热疗、理疗等,特别是加强全身抗生素的应用。最好行分泌物培养,针对不同细菌选用有效的抗生素。当发生淋巴结肿大形成化脓性淋巴结炎时,应行此部位的切开引流术。

（二）深部及间隙感染

1. 化脓性腱鞘炎　腱鞘是由浅侧的纤维鞘和深侧的滑膜内衬构成。腱鞘滑膜的感染大多由手指掌侧横纹的刺伤引起,而血源性感染则较少见。由于鞘管内血管很少,营养肌腱的纤细血管从腱纽到达肌腱的背侧,鞘管内富有滑液的湿润少血的环境,给感染提供了有利的条件。鞘管内,除肌腱以外无阻挡,一旦发生感染,炎症很快从鞘管的一端扩散到另一端。尤其是拇指、小指滑液囊的感染,还可通过桡侧或尺侧滑囊迅速向腕部扩散,并可波及前臂。在纤维鞘管内的有限空间内,炎症常破坏血循环,再加渗出液的压力常导致肌腱坏死。即使肌腱没有发生坏死得以保留,待感染消退时,由于纤维组织的增生,肌腱发生粘连,将限制肌腱的滑动,影响手指的运动功能。

化脓性腱鞘炎是手部一种严重的感染,其发病迅猛,当鞘管内尚未形成脓液时,即可出现明显的全身症状,如高热、寒战、恶心、呕吐、白细胞明显增高。

典型的化脓性腱鞘炎的症状有以下四点:患指均匀红、肿,类似腊肠样;手指呈半屈曲状态;手指的主、被动伸直可引起剧烈的疼痛;沿整个鞘管均有明显的压痛(图 17-17)。

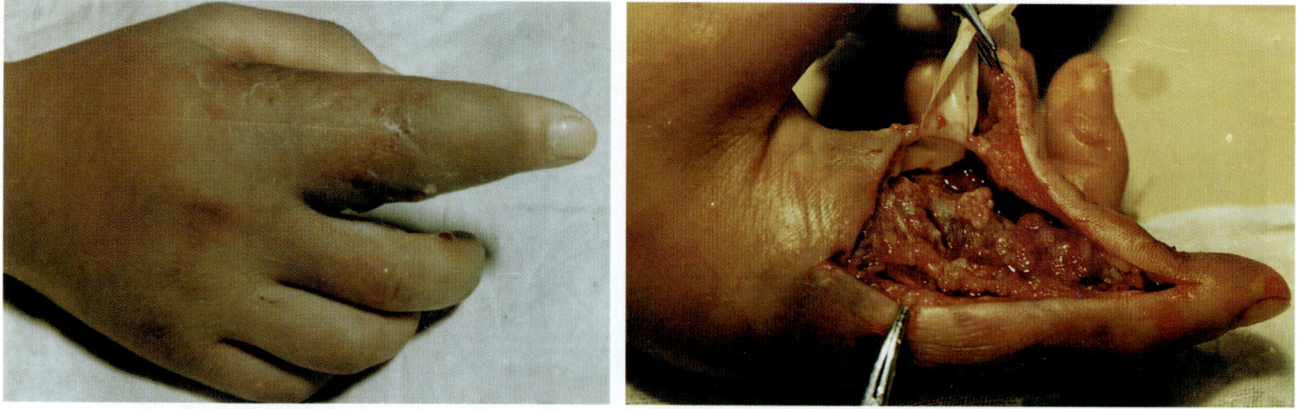

图 17-17　右示指化脓性腱鞘炎
左图为术前情况；右图为切开后情况

　　腱鞘及滑膜的感染一旦明确诊断，应积极进行全身非手术治疗，同时应行切开引流术。否则，感染会很快破坏肌腱，并将引起肌腱坏死、粘连，造成严重的功能障碍。当感染初起、脓液稀薄时，可用穿刺法，用针头刺入鞘内抽脓、冲洗后局部再注射药物。

　　手术治疗：从手指侧方做切口，显露大部分鞘管。于鞘管的近、远端开两个小窗，观察脓液的稀薄及多少。若脓液少而稀时，可从窗口各放入一塑料管，再缝合大部分伤口，保留塑料管，定时冲洗鞘管，并注入抗生素。待感染控制后拔除塑料管，伤口再经换药至痊愈（图 17-18）。

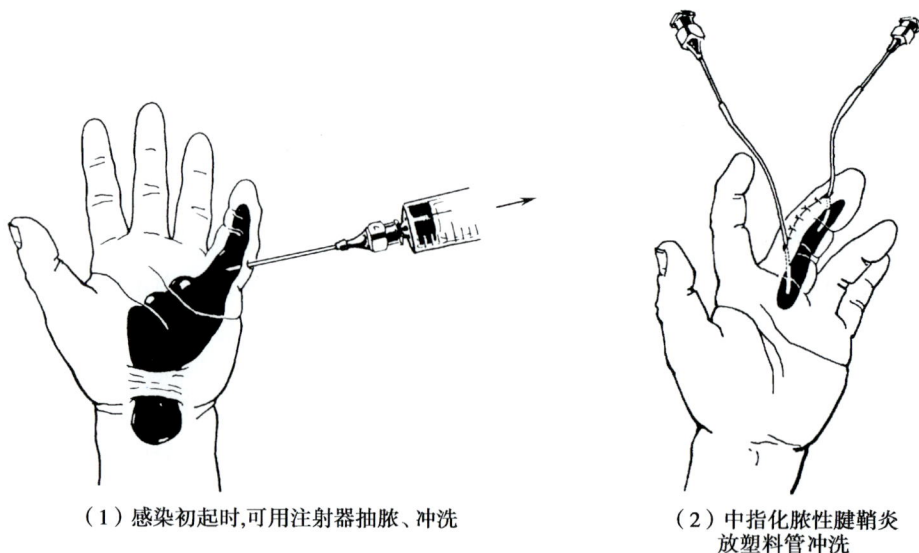

（1）感染初起时，可用注射器抽脓、冲洗　　　　（2）中指化脓性腱鞘炎
　　　　　　　　　　　　　　　　　　　　　　　　　放塑料管冲洗

图 17-18　化脓性腱鞘炎的冲洗治疗示意图

　　切开鞘管若发现脓液较黏稠，除保留部分鞘管作"滑车"外，应将大部分鞘管切除。若发现肌腱已变性、坏死，则将坏死肌腱和鞘管全部切除，冲洗后伤口内填油纱引流，经换药使伤口愈合。

　　2. 化脓性滑囊炎　单独的化脓性滑囊炎较少见，大多并发于化脓性腱鞘炎。其症状为手掌部红、肿、压痛，炎症范围常波及腕及前臂。桡侧滑囊感染常有拇指的肿胀、红肿，大鱼际处肿胀，其炎症范围较小；尺侧滑囊感染范围较大，主要集中在手掌的尺侧，小指肿痛明显。点压法可以发现炎症范围较广，炎症压痛范围与滑囊的部位相同。化脓性滑囊炎的全身症状一般较重，患者有高热、寒战，甚至出现神经系统症状。化验室检查白细胞计数明显升高。

　　治疗　尺侧滑囊感染行切开引流时，切口于第4、5掌骨间，自远侧掌横纹起始在小鱼际桡侧。切开皮下和掌腱膜，一般将掌浅弓切断并结扎，显露出尺侧滑囊。若炎症波及小指时，切口自手掌偏向手掌尺侧，于小指尺侧方再作切口,显露小指屈肌腱鞘。

桡侧滑囊感染切开引流时,于近侧掌横纹至拇指桡侧边缘中间纵向切口。切开皮肤后,注意保护拇指神经和正中神经的鱼际支。从拇短屈肌的深、浅两头间进入,显露桡侧滑囊。若拇指也有化脓性腱鞘炎时,应在掌指关节掌侧切口与上述切口相连,并于拇指桡侧侧方做切口,显露拇指鞘管。

当桡、尺侧滑囊同时有炎症并向前臂掌侧扩散时,可同时在手掌的两侧按上述方法切口引流。如前臂也发生掌侧间隙感染时,可在前臂尺侧另作切口,行前臂掌侧引流。

3. 鱼际间隙感染 鱼际间隙感染可以是直接刺伤引起,但大多是继发于局部的皮下脓肿、拇指或示指化脓性腱鞘炎;或相邻滑囊感染破溃后的继发感染。

鱼际间隙感染时大鱼际掌侧及背侧红肿,拇指呈外展位,第1指蹼肿胀、圆钝。手指呈轻度屈曲位,主、被动活动拇、示指可以使疼痛加剧,但较腱鞘感染为轻(图17-19)。间隙感染病变一般较滑囊感染轻,且局限;全身症状也较重。

治疗 大鱼际纹旁作切口,切开掌腱膜后,注意保护指神经和正中神经鱼际支,结扎掌浅弓。向尺侧牵拉肌腱即为鱼际间隙。手背侧于第1背侧骨间肌桡侧作切口,切开皮肤后,自骨间肌及拇内收肌横头间用止血钳分离,可达感染的脓腔(图17-20)。

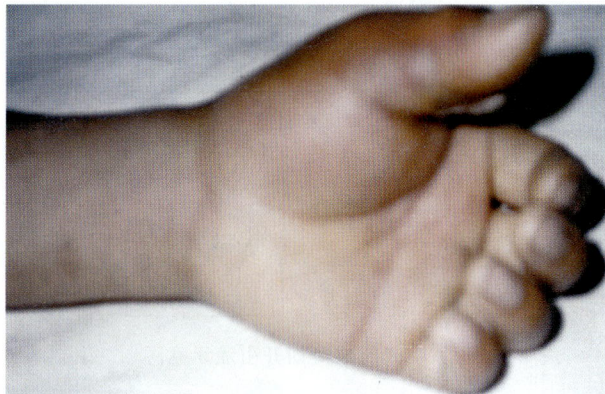

图 17-19 鱼际间隙感染
左手拇指外伤后感染3天,整个拇指肿胀,并迅速波及大鱼际

4. 掌中间隙感染 掌中间隙感染的发病原因与鱼际间隙感染基本相同,主要是继发感染。发病时手掌肿胀、疼痛,掌心较为突出,手掌心凹陷消失,手背有时肿胀较手心为剧。中、环、小指间指蹼间隙加大。

治疗 切开引流口于手掌远侧或沿掌中横纹切开,结扎掌浅弓后,保护神经分支,将指屈肌腱拉向桡侧,显露脓腔(图17-21)。

5. 前臂掌侧间隙感染 前臂掌侧间隙感染多继发于桡侧滑囊、尺侧滑囊、鱼际间隙或掌中间隙感染。切开引流的经路多自前臂远端经尺侧腕屈肌、尺神经、尺动脉的背侧和尺骨的掌侧之间进入该间隙,以引流脓液(图17-22)。

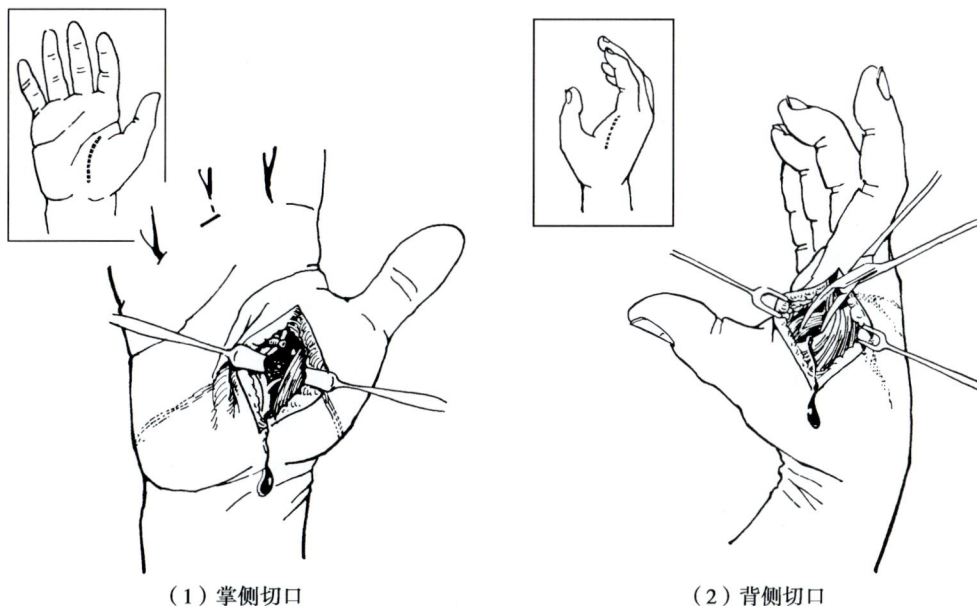

(1)掌侧切口

(2)背侧切口

图 17-20 鱼际间隙感染切开引流术

间隙感染经切开引流、换药处理后,伤口一旦较清洁,即应早期撤出敷料,以利伤口愈合,并积极进行理疗和体疗,促进手功能早日恢复。

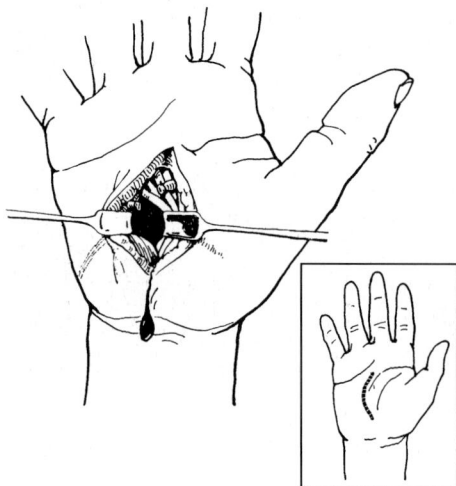

图 17-21 掌中间隙感染切开引流示意图

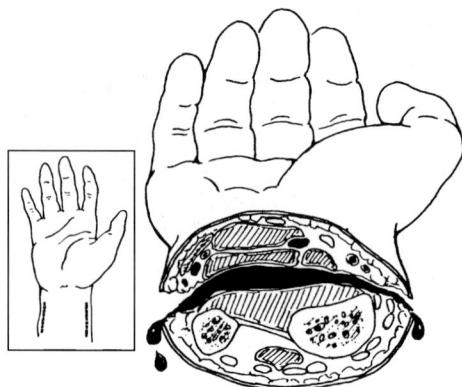

图 17-22 前臂掌侧间隙感染切开引流示意图

(三) 炎性肉芽肿

炎性肉芽肿在手部并不常见,常发生在创伤后,肉芽组织灰白、水肿突出皮肤表面长期不愈。

对于这种经久不愈的创面应加以足够的重视,每次不应仅换药处理,而应排除下列疾病的可能性:

1. 患者患糖尿病,因全身因素伤口容易感染而愈合力差。应检查血糖及尿糖,一旦明确诊断一方面全身用降糖药,控制糖尿病。另一方面在纠正糖尿病后行扩创,全身应用抗生素尽快让创面闭合。

2. 特殊细菌的感染,如绿脓杆菌的感染,影响上皮的生长,使伤口久不愈合;结核菌感染也常形成窦道,创面不愈;真菌的感染创面愈合能力也差。因此,对待炎性肉芽肿应做细菌培养,明确感染的菌种,选择适当抗生素对伤口的愈合是十分必要的。

3. 异物的存留也是形成炎性肉芽肿的原因之一。由于异物的存在,未排出体外致肉芽始终不愈。肌腱、骨坏死后也是异物,也是形成炎性肉芽肿的重要原因。因此,对长期不愈的伤口,需拍 X 线片检查,或采用扩创术。

4. 恶性肿瘤 对于久治不愈的炎性肉芽肿,经排除上述病变后,必要时行病理检查,警惕是否为恶性肿瘤。手部常见以炎性肉芽肿形式出现的恶性肿瘤为基底细胞癌和鳞状上皮癌。

(四) 骨、关节化脓性感染

手部骨与关节和血源性化脓性感染极为少见,大多数继发于临近软组织的感染,如脓性指头炎,化脓性腱鞘炎,间隙感染及皮下感染等,也有由外伤直接引起的。

症状 全身症状较轻,但局部症状较明显,凡感染伤口经久不愈或肉芽外翻者,需特别注意骨关节感染的可能,应摄 X 线片以明确诊断。继发于软组织炎症的骨、关节感染,与典型血源性骨髓炎的病理改变不同,感染一般呈局限性的。骨质呈虫蚀状改变,并有骨膜反应。死骨往往是碎块状或小片状,与血源性骨髓炎因骨膜下积脓,隔绝血运,造成大块死骨有明显区别。如引流过晚,积脓过多,脓液可将末节指骨与周围软组织分离,指骨遂因失去血运而坏死。但末节指骨基底因有关节囊及屈、伸肌腱止点附着,可保留血运供应,所以因感染而坏死者少见(图 17-23)。

化脓性关节炎局部红肿较明显,关节呈微屈曲位,主、被动活动均有障碍,稍活动即致剧痛。破溃后症状即缓解,但伤口很难愈合。X 线片显示软组织肿胀,早期关节间隙变窄,晚期则即出现关节面的破坏和骨膜反应。

治疗 化脓性关节炎早期可穿刺抽取脓液,并冲洗和注入抗生素药物,较之切开引流更为有利,有可能保留一定程度的关节功能。但如感染较重或病程较久,则需行切开引流和病灶清除手术。由于关节软骨失

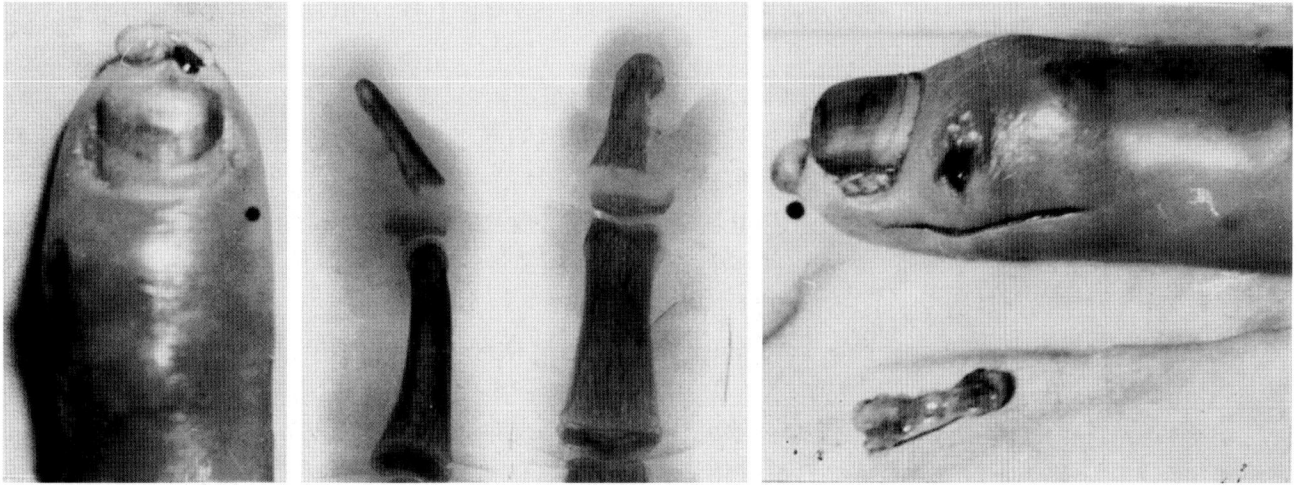

图 17-23 手指末节化脓性骨髓炎
末节指骨远端坏死,伤口经久不愈,手术扩创,死骨摘除,肉芽刮除后伤口愈合

去关节液的营养以致坏死脱落,加之关节本身的解剖特点,引流不易通畅,伤口往往经久不愈,因此常需施行关节切除手术。

在化脓性骨髓炎和关节炎的治疗中,制动、理疗等治疗都占有重要的地位。指截除术在一些组织破坏严重的患者,仍不失为解决病痛和保留患手功能的良好方法,但应慎重决定,在拇指感染时更应特别慎重,否则,拇指一旦失去,对全手功能的影响较大。

二、特 殊 感 染

(一) 气性坏疽

气性坏疽为外伤后严重的急性感染,其病程变化迅速,结果险恶,死亡率20%~50%。在手外科虽不多见,一旦发生后果严重,如不及时治疗,死亡率很高,值得重视。

气性坏疽感染后,伤口以突然剧痛开始,同时伴有肢体高度肿胀,产生恶臭和皮下积气,感染迅速扩散,组织大片坏死。全身症状重,常发生严重的毒血症。患者出现高热、黄疸、谵妄、昏迷、脉搏细数、血压下降。如病变得不到控制常致患者死亡。

病理 致病菌为多种革兰阳性细菌的混合感染。细菌大多带有孢子,抵抗力极强。常见的细菌有产气荚膜杆菌、镶边小梭菌,同时还可能有水肿杆菌、败血杆菌、生孢子杆菌和溶组织杆菌等。

这些带有孢子的杆菌可以产生各种酶和毒素,具有强烈分解糖和蛋白质的能力,因而使组织坏死、迅速液化,病情迅速发展。由于炎症反应剧烈,组织坏死迅速,又为产气荚膜杆菌生长繁殖提供有利条件,使病情进一步加重。

上述细菌产生的毒素主要是大量的外毒素。其中常见的是 α 毒素,可以分解卵磷脂和卵磷脂蛋白,引起红细胞破坏产生溶血,出现溶血性黄疸和血红蛋白尿,堵塞肾小管使尿量减少。α 毒素还可侵入毛细血管内壁与肌纤维膜,在其他酶类的共同作用下使组织液化,感染迅速扩散。其他的毒素还有凝固酶、溶纤维酶、透明质酸酶等,这些酶可以引起组织水肿、坏死和全身毒血症。

引起气性坏疽的细菌大多为厌氧菌,易在深层组织,尤其是肌肉组织内生长并繁殖。由于在外毒素的作用下糖类分解,在组织间可以聚积大量的气体;由于蛋白质的分解产生许多硫化氢,使伤口产生恶臭;由于各种毒素的作用使渗出增加,造成血液循环障碍,使肌肉组织和皮下组织迅速坏死。坏死的肌肉常呈灰红色,失去收缩功能,切之无出血。组织大量坏死,以及外毒素吸收入血,可引起严重的毒血症及中毒性休克。

症状 一般于伤后24~48小时发病。伤口割裂样剧痛,周围皮肤高度肿胀,先呈紫铜色,很快变成暗红或发黑,皮肤上出现水疱。按压伤口周围皮肤有捻发音、踏雪音,并可见到自伤口内流出稀薄混浊液体,并有许多气泡。伤口内脓液不多,肌肉失去正常颜色,触之不收缩。

患者常出现高热、谵妄、少尿、呼吸及脉搏均加快,白细胞计数明显上升。伤口处理不及时则很快出现黄疸、昏迷、血压下降等中毒性休克症状。

诊断 当伤口较深,伤口很脏或暴露时间过长,伤处肌肉组织较多,应警惕气性坏疽的发生。

典型临床症状及体征:伤口周围按压有捻发音,分泌物涂片有革兰阳性粗大杆菌并有荚膜,X 线片上肌群间发现气体,以上三者存在可诊断为气性坏疽。

治疗 发生气性坏疽患者应严加隔离,防止院内交叉感染;接触患者严格执行消毒、隔离制度。

处理过患者的急诊室、手术室、放射科等处需彻底进行灭菌消毒;纠正水、电解质平衡,以及对症治疗,保护重要脏器的功能;大剂量抗生素的应用,抗毒血清的应用。

抗毒血清可减轻患者的中毒症状。一般用多价气性坏疽抗毒素 3 万~5 万单位/次,肌肉或静脉注射。根据病情可反复应用。

诊断明确后,即行手术扩创。扩创伤口要够大,切除已坏死或濒于坏死的组织,不可姑息,直至切到有正常出血组织为度。以大量过氧化氢或高锰酸钾溶液冲洗伤口。伤口敞开不闭合,伤口内置有氧化剂溶液的引流物。最好术后再用高压氧治疗。如术中发现病变范围大,肢体大部分组织已不能保留或保留无价值时,可考虑高位截肢术,截肢残端不缝合。若病变超过躯干时,截肢后,躯干部也应多处切开。

对严重开放损伤,疑有气性坏疽感染可能者,术前应做伤口涂片,清创更要彻底。清创后要再做一次涂片,如为阴性,术后还需密切观察病情变化。一旦发现气性坏疽即刻加强全身和局部的治疗。

(二) 结核性感染

手部骨、关节或软组织结核,多继发于身体其他部位的病灶,如呼吸系统、消化系统、淋巴结等部位的结核。结核菌可长期潜伏在人体内,当抵抗力强时,可数月以至数年不发病,或能将结核菌消灭。当身体抵抗力低下时,则潜伏的结核菌可随时繁殖发病。因此,患手部结核的病例,有时不能找到身体其他部位的原发病灶,但不能因此而认为手部病变为原发者。结核菌直接侵入局部形成感染者,临床上尚无充分的证据能够证实。

手部骨、关节结核患者,以幼儿及青年较多,多累及指骨、掌骨及腕关节。腱鞘滑膜结核多发生在中年。老年人患手部结核少见,但一旦发病治疗多较困难,预后也多不理想。

手部结核是体内的继发结核病灶,所以临床治疗应从整个机体考虑,不能只着眼于局部病灶。全身应适当休息,加强营养,局部应适当制动,以增强全身及局部的抵抗力。同时应用抗结核药物治疗,如链霉素、卡那霉素、异烟肼和对氨基柳酸等。多数的手部骨、关节结核,经采用上述治疗后,均能获得治愈。只有腱鞘滑膜结核及部分骨、关节结核,需在抗结核药物的辅助下做局部病灶清除手术,以缩短疗程,提高疗效。

1. **腕关节结核** 腕关节结核包括单纯桡、尺下端结核,单纯腕骨结核,单纯腕关节滑膜结核及全腕关节结核。患者以成年人较多。

腕关节结核多起自腕掌关节,然后波及全腕关节。也有起自桡骨下端或个别腕骨者,然后破入腕关节。单纯腕关节滑膜结核或由滑膜结核引起的全腕关节结核,较为少见。

腕关节结构复杂,包括桡、尺骨下端,8 块腕骨及 5 个掌骨基底所构成的复杂关节,而且关节内血运不佳。结核菌感染后,易形成死骨,感染病灶不易吸收,药物治疗也难起作用。

单纯桡、尺骨下端结核或单纯腕骨结核,临床症状多不明显。一旦发展成全腕关节结核后,则出现关节肿痛,以腕背侧较为明显,关节活动受限。由于废用关系,前臂及手的内在肌很快发生萎缩,于是腕部梭形肿胀更为明显。为了减轻疼痛,腕部常处于掌屈位,如早期不加注意及时纠正,时间长久即形成固定畸形。

腕关节在背侧比较表浅,病灶容易从背侧破溃,病灶内容物可穿过韧带、伸肌腱、皮肤排出体表,形成经久不愈的窦道。从而也可通过窦道使腕关节发生继发感染,加重病变,使治疗更加困难。

严重的全腕关节结核,可有低热、消瘦、面色苍白、脉搏增快。食欲不振等全身中毒症状。

病变活动期,红细胞沉降速度加快,淋巴细胞计数增高。但血沉和淋巴细胞数值的改变,受身体内很多因素的影响,非结核病所特有的现象。血沉正常并不能排除结核的诊断。在整个病程中,定期检查血沉及白血细胞分类计数,有助于了解病变的进展及治疗的效果。

X 线片早期可显示骨质疏松,病灶处骨质有透明区,其中可有死骨。病变涉及关节时,关节间隙变窄。

病变严重者,骨、关节可显示广泛破坏,骨质吸收,死骨形成。病变恢复期,有的可出现关节骨性融合现象(图17-24)。

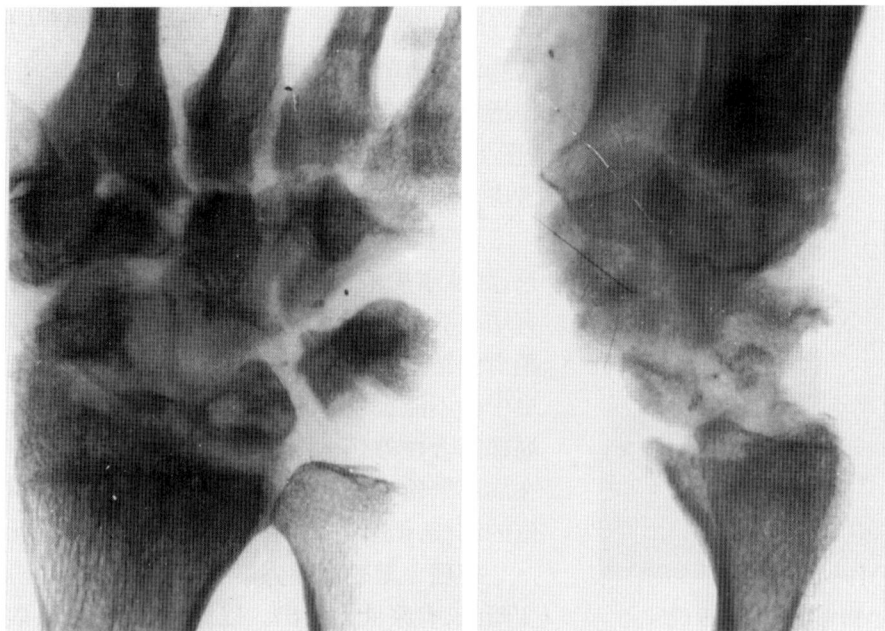

图 17-24 全腕关节结核 X 线正、侧位表现
正、侧位可见腕骨广泛破坏,骨纹理不清,骨质吸收,有的已变形,关节间隙变宽

腕关节结核早期,临床症状及 X 线片所见,与单发的腕关节类风湿性关节炎很难鉴别。必要时可做动物接种或活体组织病理检查以明确诊断。

腕关节结核的治疗,以非手术疗法为主,加强营养,腕关节制动在功能位,应用抗结核药物。病灶无死骨及组织坏死者,用上述疗法可以治愈,儿童患者疗效较好。某些病例,在全身治疗的辅助下需采用手术治疗。

单纯的桡、尺骨下端或腕骨结核,可行病灶清除,以缩短疗程及保存腕关节功能。

成年人全腕关节结核,骨质破坏严重并有死骨形成,经非手术治疗不能控制病变的发展,或经长期保守治疗不愈者,在全身情况良好的条件下,可行病灶清除术,切除部分甚至全部腕骨,可以明显缩短疗程。病灶清除后,根据局部具体情况考虑是否做关节融合术。如病灶清除彻底,周围软组织条件较好,桡腕及腕中关节已基本破坏者,可一期做关节融合术。如上述条件较差,可暂闭合伤口,术后腕关节制动在功能位,必要时二期再做植骨融合术。病灶清除时如已将腕骨全部切除,可不做融合术,使之形成假关节;若软组织条件较好,愈后有时腕关节能保存一定的活动功能。

2. 掌、指骨结核 掌、指骨结核病变多局限于骨干,不像其他长骨结核多从骨骺处开始。患者多为儿童。掌骨、近节指骨及中节指骨好发,远节指骨很少见。

掌、指骨干结核,多为增生型,新生骨较多,骨皮质增厚,骨髓腔扩大,病骨骨干呈梭形肿大(图17-25)。病灶很少形成死骨或破入掌指关节及指间关节。患指除肿胀外,自觉症状不明显,局部皮肤一般无明显改变,若病灶破入皮下,皮肤可发红发暗。若寒性脓肿穿破皮肤,可形成溃疡或窦道。

有的掌、指骨结核,骨干膨大、中空、骨皮质变薄,X 线片表现与内生软骨瘤很相似(图

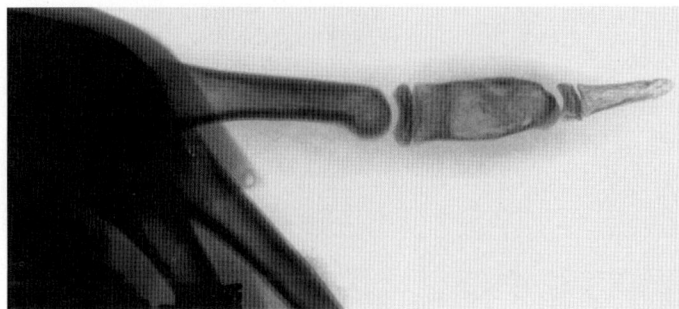

图 17-25 指骨结核 X 线表现
骨干膨胀、皮质变薄、中心囊状透明、内有不规则点状阴影,
与内生软骨瘤不易鉴别。手术证实为指骨结核

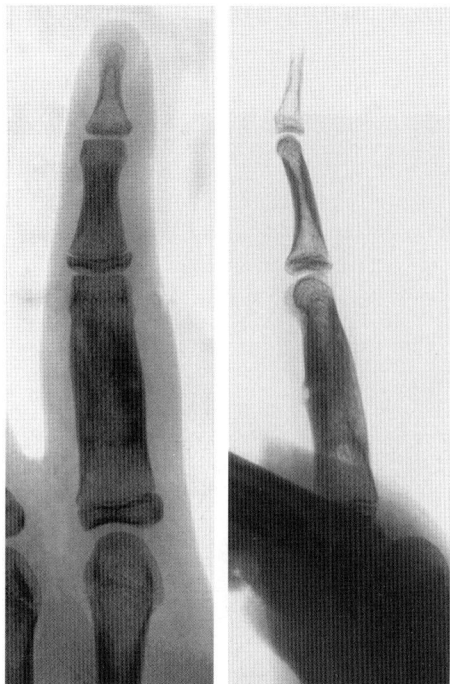

图 17-26　指骨结核 X 线表现
近节指骨干皮质增厚、髓腔扩大、有筛孔
样骨破坏,骨膜增生,无死骨形成

17-26)。

松质骨结核多为坏死型,新生骨很少,故接近掌、指骨两端的结核,可有死骨形成。

掌、指骨结核,非手术疗法效果很好。加强营养,抗结核药物治疗,局部适当的制动,病灶多自愈。患者若为儿童,病变增厚的掌、指骨,在发育过程中,可渐塑形接近正常的外形(图 17-27)。若有死骨形成,并经非手术治疗久不吸收者,可考虑做病灶清除手术。

3. 腱鞘滑膜结核　患者多为中年人。发病与职业有些关系,如从事皮毛、制革、牛奶、动物油脂等工作者,特别是与患有结核病牛接触者,较易患此病。有的文献报告,临床上的腱鞘滑膜结核,可由局部直接植入细菌造成,但从多数患者的病史中尚不能证实此种说法,仍以血源性感染的可能性为大。局部闭合性外伤,使局部组织抵抗力减弱,有可能适于结核菌在局部繁殖形成病灶。腱鞘滑膜结核有时继发于身体其他部位的结核,但多数病例在体内找不到原发病灶。

病理　腱鞘滑膜感染结核菌后,开始充血,表面由光亮渐变暗红,有浆液性渗出。以后滑膜渐变厚,表面生长肉芽及形成干酪样物,肉芽表面被有纤维素,可呈绒毛状。渗出物成脓性,形成寒性脓肿。

结核结节、绒毛或组织碎片脱落后,在脓腔内形成游离体。久之,游离体表面被覆有纤维素,呈大小不等的白色米粒样或瓜子样物,称"米粒体"或"瓜子",可从数个、数十个或多至数百个。此种"米粒体"非结核性滑膜炎所特有,其他慢性滑膜炎也可形成。

结核性滑膜炎早期,病变只限于腱鞘内膜及肌腱外膜,很少累及肌腱本身。如病灶存在时间较长并继续

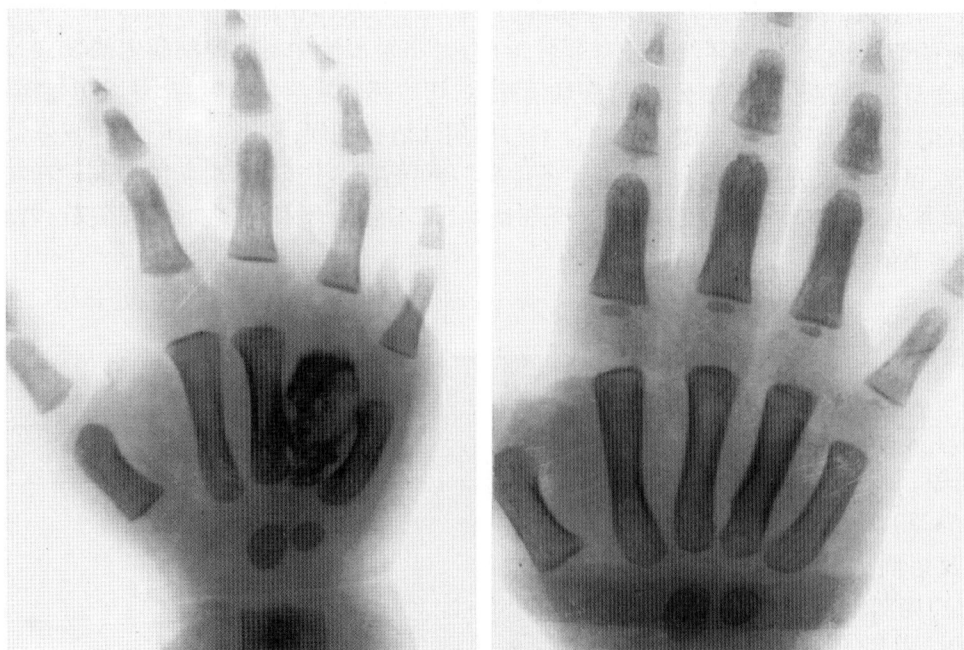

图 17-27　小儿掌骨结核 X 线表现
患儿第 4 掌骨梭形膨大、皮质变薄、内有密度增高斑点状阴影。左图为治疗前;
右图为经抗结核药物治疗和局部制动 1 年后,病变掌骨已基本恢复正常

发展,病变可沿腱外膜波及腱内膜,腱内膜充血、变厚,形成肉芽,渐将腱束及腱纤维分开,肌腱渐变粗、变脆,失去原有光泽,呈灰黄或暗红色,在磨损及外力作用下可发生断裂。

病变穿破腱鞘后,可破入掌中间隙、鱼际间隙。前臂远端掌侧间隙或皮下。病变也可以侵蚀关节囊、韧带,破入关节造成关节结核。病灶附近的神经、血管,由于炎性反应结果,表面可被纤维组织包绕,但病变很少有直接侵犯神经、血管。

症状　腱鞘滑膜结核起病缓慢,自觉症状不明显。发病后有数月或数年始就诊者,除局部肿胀外,有时有轻度疼痛,麻木或刺痛感,在过度用患手操劳后,症状可稍加重。早期多无明显运动功能障碍,当腱鞘内张力加大,或病变涉及肌腱时,患手可有屈伸障碍。腕管内张力过大,可出现正中神经压迫症状。

病变的部位及范围,与手部的肌腱滑膜鞘的构造有密切关系。若病灶起始于示、中、无名指屈肌腱鞘,则病变早期多局限于患指(图17-28)。若病灶始于拇指、小指的腱鞘或桡、尺侧滑囊,则病变很快波及整个小指

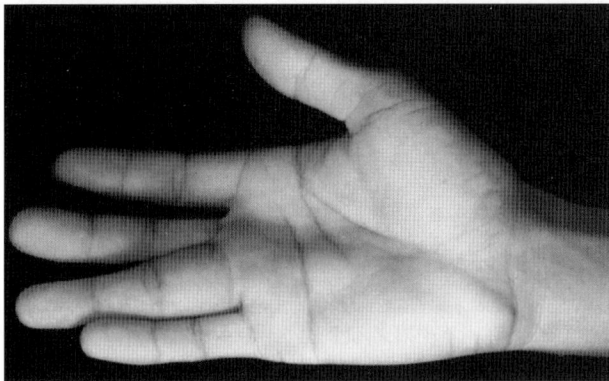

术前示肿物范围

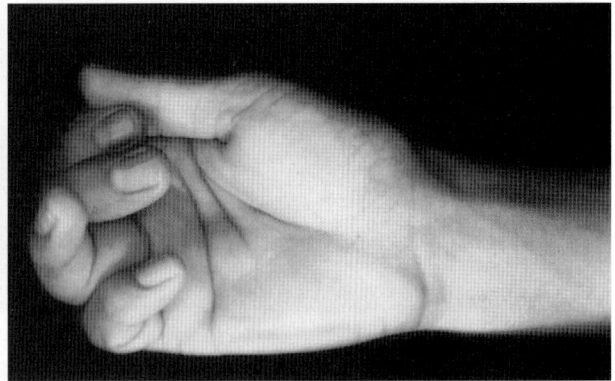

屈指受限

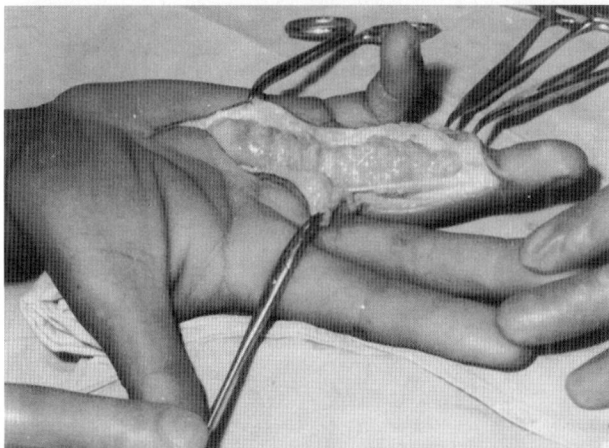

示病变的腱鞘

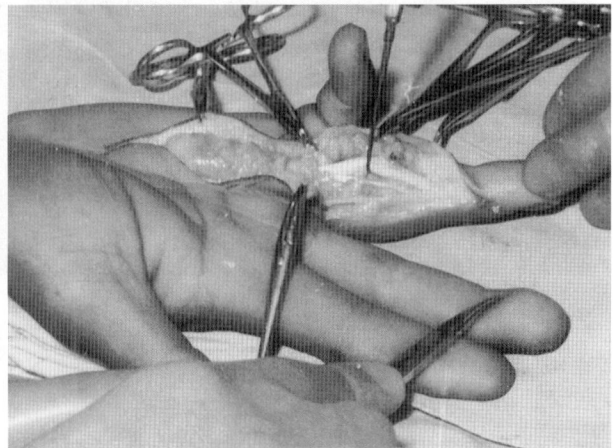

腱鞘已打开,显露屈指肌腱

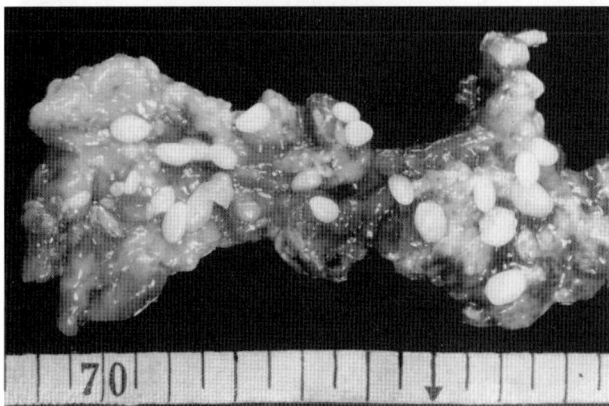

切除的腱鞘、滑膜,内含米粒样体

图17-28　腱鞘滑膜结核术前、术中所见
男性,35岁,建筑工人。结核病变限于右环指
屈肌腱鞘内

腱鞘及尺侧滑囊,或拇指腱鞘及桡侧滑囊,或桡、尺侧滑囊相通形成 V 形结核性滑膜炎。

腱鞘滑膜结核好发于屈侧。伸肌腱鞘滑膜结核较少见。桡、尺侧滑囊结核,可在手掌内及前臂远端呈现葫芦形肿胀,按压肿物时,内容物可在腕管中流来流去,同时可触知流动的声响。腱鞘滑膜结核局部的皮肤很少有颜色及温度的改变。若病灶破入皮下,有时局部皮肤颜色发暗红。若继发化脓性感染,则可出现急性炎症症状。

诊断 手部慢性腱鞘滑膜炎,以结核性者为多。类风湿性腱鞘滑膜炎虽很少见,但临床上有时两者很难鉴别,肘部滑车上淋巴结或腋窝淋巴结肿大,切除肿大的淋巴结做病理检查,有助于鉴别诊断。必要时可穿刺抽出滑膜内容物,做动物接种,以资明确诊断。

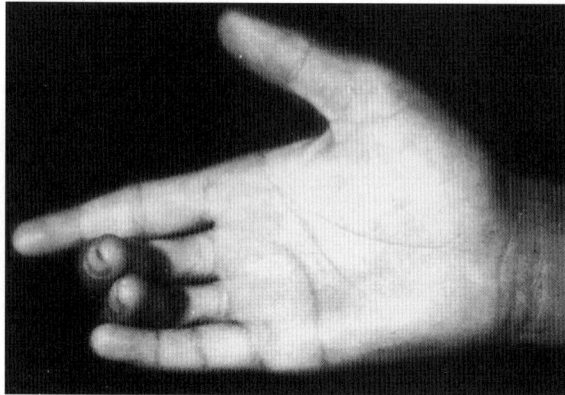

术前中、环指伸直受限

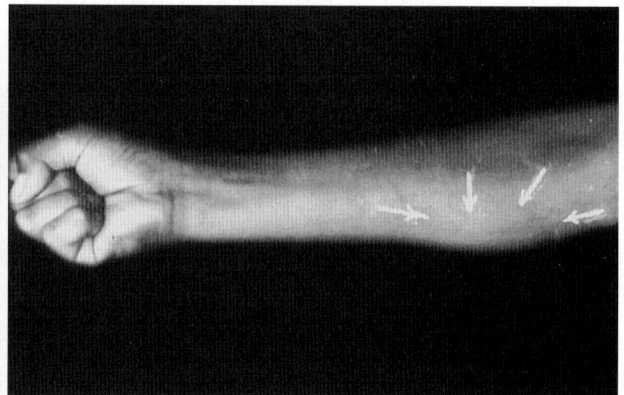

屈指不受限,屈肌肌腹处肿物隐约可见

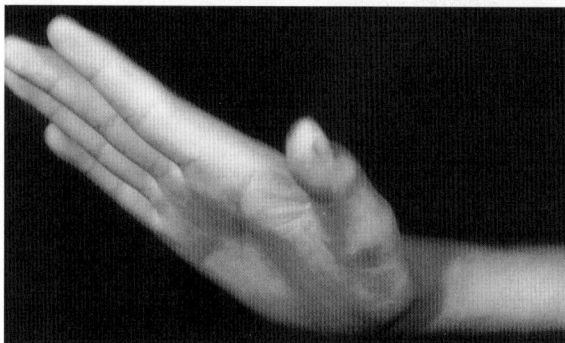

术后手指可完全伸直

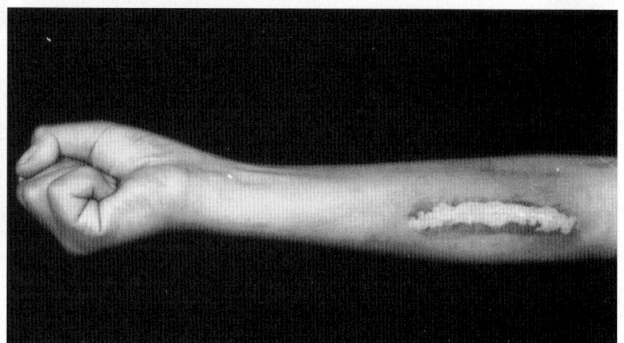

握拳功能良好

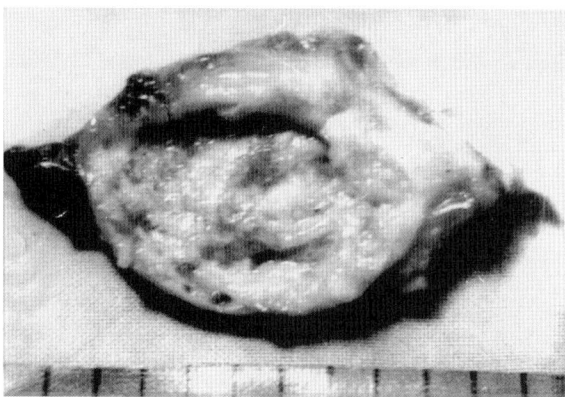

肿物剖面

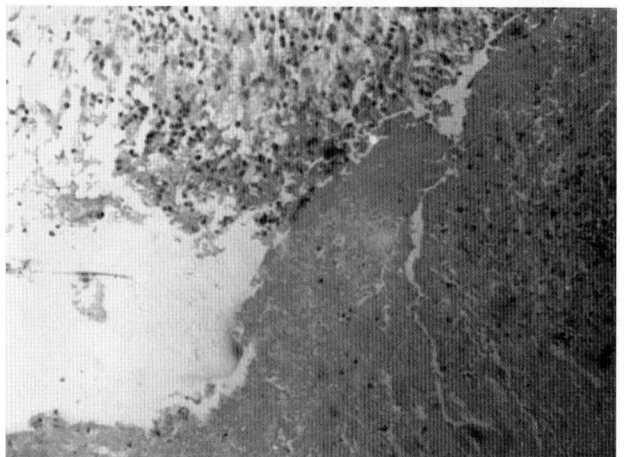

×100HE染色切片,右下为大片干酪样坏死,右上为上皮细胞

图 17-29 肌肉结核

患者男性,14 岁,学生。右前臂屈侧轻度挫伤后 1 个月,中环指逐渐不能伸指,屈指正常,于前臂尺侧肌腹处可触及一软组织肿物,约 3cm×5cm,无压痛。肿物可随手指的屈伸上下移动。X 线骨质未见异常,肺部透视阴性。手术肿物位于指深屈肌腱腹交界处,与周围组织易分离,肿物内容为黄绿色肿性分泌物。病理诊断为肌肉结核

治疗 腱鞘滑膜结核的治疗,也应全身与局部相结合。首先应检查身体其他部位的结核病灶,如呼吸系、消化系、泌尿系、淋巴结等,以便制定治疗计划。

腱鞘滑膜结核,在抗结核药物控制下,做局部病灶清除,疗效较好,疗程可以明显缩短。当病变进展较快,局部反应较大或伴有继发感染时,不宜行病灶清除手术。当局部病变较稳定,身体其他部位也没有活动病灶时,始能考虑手术治疗。

局部切开引流,可增加继发感染和窦道形成的机会,只能暂时缓解症状,不能彻底治疗滑膜结核。

彻底清除病灶,除清除滑膜的内容物外,还应包括切除所有病变的滑膜、腱鞘及肌腱。术后再给以足够时间的局部制动及抗结核药物治疗,则复发机会较少。

如条件许可,切断的肌腱,可编入临近的肌腱,如肌腱缺损过多,可留待二期修复。

病灶清除术的切口,应达病变组织的全长,否则病灶显露不充分,不易清除彻底,增加复发机会。

闭合伤口时只缝合一层皮肤,以免增加伤口内缝线异物。伤口内不要放置引流条,以免遗留窦道,久不愈合。

4. 肌肉结核 肌肉结核很少见。肌肉组织不容易感染结核菌的原因尚不清楚。有人认为可能与下列几个因素有关。

(1) 肌肉的代谢物对结核菌有抵抗力,如乳酸,可能有溶菌作用。

(2) 肌肉血运良好,对一切感染包括结核菌在内,有一定的抵抗力。

(3) 肌肉内,网织内皮组织较少,因结核菌在网织内皮系统中容易繁殖,故在肌肉组织中不宜生长。

(4) 肌肉纤维有收缩功能,致使结核菌不易繁殖。

临床上所见到的肌肉结核有两型:一为继发者,即从淋巴结、骨、关节或滑膜结核病灶破入肌肉造成,此类型较为常见;另一为原发者,即血源性者,或由刺伤、注射等直接将结核菌植入肌肉,在局部形成病灶。此类型罕见。

原发肌肉结核起病缓慢,多无明显症状,局部有包块形成,有时有轻微疼痛或压痛,病变的肌肉可有功能障碍。临床上与肌肉中的肿瘤很难鉴别。如怀疑到肌肉结核时,可做穿刺,若抽出黄色混浊液、脓汁或干酪样物,可明确诊断。

在抗结核药物的辅助下,做病灶清除,疗效较好。肌肉结核病灶的周围,有纤维组织包裹,形成一囊肿样包块。手术时,可从纤维组织囊壁表层与正常肌肉组织之间剥离,将整个包块取出。在剥离过程中,避免进入病灶,以减少创面污染和术后复发的机会(图 17-29)。

(胡溱 李淳)

参 考 文 献

1. 过邦辅,主编. 坎贝尔骨科手术大全(上册). 上海:上海远东出版社,1991,307-336

2. 李炳万,主编. 实用手外科学(上海). 长春:吉林人民出版社,1990,466-478

3. 王澍寰,主编. 手外科学. 北京:人民卫生出版社,1991,451-467

4. 许永武. 手部创伤感染原因及预防措施的探讨. 手外科杂志,1989,5(4):199

5. 朱建民. 手部感染菌种的变异. 手外科杂志,1989,5(4):214

6. Harsman RM. Hand infections. Oithop. Clin. North America,1992,23(1):571

7. Mc Grath HM. Infections of the hand. In "Plastic Surgery"edited by Joseph. G. McCarthy WB. SANDERSCOMPANY. Third,1990,5529-5556

8. Neviaser JB. In "Operative Hand Surgery"edited by David,P. Green. CHRUCHILL LIVINGSTONE,1982,771-791

9. Siegel BD. Infections of the hand. Orthop. Clin. North America,1988,9(4):779

第 十 八 章

掌腱膜挛缩症

掌腱膜挛缩症是手部掌腱膜增殖性纤维变性,病变处的掌腱膜呈索条状或结节样改变,并累及表层皮肤,导致掌指关节和指间关节屈曲挛缩的疾病。

1614 年,Felix Plater 首先描述了影响手掌皮下组织,并波及环、小指掌侧皮肤呈结节样变硬的疾患。当时认为,特殊的创伤是诱发本病的原因,手指的屈曲与屈指肌腱的挛缩有关。Dupuytren 于 1831 年对掌腱膜挛缩的解剖和治疗做了深入的工作,此后将本病冠以 Dupuytren 病或 Dupuytren 挛缩。几百年来,虽经许多作者的探索及研究,但对本病的发病原因和病理机制至今仍无确切结论,其治疗仍以掌腱膜切除术为主要手段。

掌腱膜挛缩症的发病年龄一般在 40 岁以上,青壮年发病者极少。患者男女比例约为 10∶1。左右手双侧发病者约占半数(45% ~ 55%),但双侧极少呈对称性。手指发生屈曲挛缩的以环指最多,次之为小指,中、食指、拇指发病较少。病程一般较长,多者数年,长者可达 10 年以上。

临床上,有一类疾病与上述定义的掌腱膜挛缩属同一种疾病,具有相似的组织学改变,只是病变表现的部位不同,并常有掌腱膜挛缩同时存在。这些病包括近侧指间关节背侧出现指节垫(Knuckle pads)、佩罗尼病(Peyronie disease)和跖部纤维瘤病(Plantar-fibromatosis)。因此,有人建议不应以掌腱膜挛缩症来命名,而应当称作 Dupuytren 病。由于后者包括这一类疾病,并非特指手的掌腱膜挛缩。上述的各种疾患与单纯的手的掌腱膜挛缩在表现上有所不同。在诊断指节垫形成的疾病时,可同时有或无掌腱膜挛缩存在,但起码有阴茎纤维瘤病。而且,单纯指节垫形成并不会引起指间关节的挛缩;佩罗尼病主要表现在阴茎海绵体有硬结,并产生痛性阴茎勃起,也称纤维性海绵体炎;跖部纤维瘤病的特点是在跖筋膜上出现比手上结节要大许多倍的结节,但不引起足趾的屈曲挛缩。还有报告在手指伸肌腱浅层出现与皮肤紧密相连的硬结,影响手指的伸直,切除的组织病理变化与掌腱膜挛缩相同,称背侧 Dupuytren 病。

第一节 病 因

掌腱膜挛缩症的病因至今不清,流行病学调查、临床总结及有关研究认为有以下几个原因:

一、种 族 关 系

从流行病调查来看,掌腱膜挛缩症在白色人种多见,黑色及东方人虽然也有此病,但发病率明显较低。表 18-1 是流行病学调查资料。

表 18-1 1227 各患者一般情况调查表（%）

家族来源							家族史		性别		受累手		
北欧	南欧	非洲	东方	波里尼西亚	印地安	其他	阳	阴	男	女	左	右	双
82	2	1	1	0	0.2	12	27	73	84	16	12	23	65

从表 18-1 可以看出，白色人种以北欧人患病最多，从北欧移民至澳大利亚和北美东海岸国家中患病者也较多，而其他国家较少。因此，本病又称为凯尔特族病（Celtic disease）。凯尔特族现主要分布在爱尔兰、威尔士和苏格兰，据文献报告上述国家患者较为常见。

本病与发病年龄和性别还有密切关系。Mikkelsen（1972）统计，16 岁以上的挪威人发病率为 5.6%；Hueston（1982）调查在澳大利亚，60 岁以上男性发病率为 26%，女性为 20%；Egawa（1983）检查了 3244 名 20～90 岁的日本人，男性发病率为 3%，女性为 1%，且大多数患者在 60 岁以上。上述统计数字表明，患者年龄偏大，发病者多为男性。

二、遗 传 因 素

文献记载掌腱膜挛缩症有遗传性。McIndoe（1958）统计，约有 1/3 的比例的患者有阳性家族史；Luck（1959）报告有 23.4%；表 18-1 统计具有阳性家族史的占 27%。资料表明，在直系亲属中掌腱膜挛缩症有遗传倾向，据 Ling（1963）对患者进一步观察发现，如再加上非直系亲属，本病患者有遗传性倾向的比例数可扩大到 68%。

Nyberg（1982）的研究发现，9 名患者中有 7 名 HLA-B7 呈阳性，即在患者有核细胞表面的组织相容抗原存在，寻找到免疫学上的证据。临床所见掌腱膜挛缩症的多种表现型，可能是同一基因侵犯不同部位的组织造成的，个体间有少许差别。如有的侵犯双侧，有的仅表现在单侧；在男性发病较早，一般 50 岁以上，而女性发病较男性更晚，且病情均较男性为轻。Hueston（1982）认为，发病年龄早者（30～40 岁）、双侧广泛掌腱膜病变，并导致严重挛缩的发生原因，是显性遗传之故，并有复发倾向，手术时应彻底切除。

Bowser—Riley（1975）在行患者掌腱膜挛缩的组织培养中发现，本病遗传学染色体的证据。他发现病变组织中成纤维细胞的镶嵌性，即遗传学上所指，单一合子内不同基因型组成的两个或两个以上细胞群的个体同时存在。这一结果也由 Sergovich、Botz 和 McFarlane（1983）进一步证实，并指出，这些染色体的变化与患恶性肿瘤的那种遗传相似，是细胞在生长规律上和组织分化中的误导所致。

三、创 伤 因 素

工作及生活中手掌反复小的创伤，容易被认为是诱发掌腱膜挛缩的原因。这一观点由 Stoog（1974）、Larsen（1960）以及 Flint（1985）等人的病例统计所支持。Mikklsen（1978）等认为，本病的发病与重的手工业劳动职业有关。但 Davis（1965）等人的病例统计表明，重体力手工劳动职业与非手工劳动职业在疾病发生率上没有明显的差别。

曾有作者对 1 000 余名患者的调查发现，因创伤引起掌腱膜挛缩的仅占 13%，手工劳动职业占发病者的 16%，非手工劳动职业的占 9%。这些资料对创伤是引起本病的发病原因似乎有些支持。进一步分析这些资料，由创伤因素致病的患者约有 2/3 是一次创伤后发病，其中 23% 是在创伤后 6 个月发病，50% 是在创伤后 5 年才发病。这个调查还表明，有明显创伤引起的掌腱膜挛缩仅限于伤手，病变较为局限，而且患者的年纪较轻，病变除累及局部掌腱膜以外，其他部位未见病变发生。因此，是否可以将由创伤引起的掌腱膜挛缩，列为另一种与遗传关系不大的特殊类型。

四、药物因素

人们注意到,在癫痫患者中约有 20% ~40% 发生掌腱膜挛缩,因而认为本病和癫痫有关。Critchley (1976)发现,在癫痫群体中,患掌腱膜挛缩的竟高达56%。他指出这种高的发生率并非与癫痫有关,而是与癫痫患者长期服用巴比妥药物有关。这种观点的证据是,在掌腱膜挛缩的患者中患癫痫的确很少。而在使用巴比妥药物之前所调查的 134 名癫痫患者,仅有 1 例患掌腱膜挛缩。

五、血管因素

Davis(1965)对 40 例患者做了动脉造影和血管连续造影发现,所有患者的尺动脉有迂回,连续造影显示病变区域的血流速度缓慢。因此提出,尺动脉分支异常可能是易患此病的先天因素。由于血流缓慢,刺激尺神经引起手掌尺侧半的小血管收缩,形成血栓,使局部水肿,逐渐引起组织的纤维化,形成瘢痕样组织,继而引起挛缩。但这种观察不能回答血管的迂回及血流减缓是掌腱膜挛缩的形成原因,还是挛缩后的结果。

六、与掌腱膜挛缩有关疾病的影响

某些疾病在患病后易引起掌腱膜挛缩,发生的原因也不十分明了。其中主要的是糖尿病,而且糖尿病患者发生掌腱膜挛缩与患糖尿病的时间有较为密切的关系。资料表明,糖尿病病史在 5 年以下,掌腱膜挛缩的发生率在30%左右;而如果病史长于20 年,其发生率上升至80%以上。Ravid(1977)提出,糖尿病患者出现掌腱膜挛缩与胰岛素的使用无关,其发生的原因可能是糖尿病引起的微血管病,使细胞间质中的结构大分子因血液循环障碍而漏出,导致结缔组织不适当沉积所造成。故 Jung(1971)将糖尿病引起的掌腱膜挛缩与腕管综合征视为相似的疾病,命名为糖尿病手部综合征(diabetic hand syndrome)。

与掌腱膜挛缩症发生有关系的疾病还有酒精中毒。Su 和 Patek(1970),Sabiston(1972)报告,在酒精中毒的患者中掌腱膜挛缩的发生率较高,但这种病变主要表现是掌腱膜的增厚而较少有明显的挛缩,偶尔也可见到病变较重的关节挛缩。其发生的原因不明。

总之,目前认为掌腱膜挛缩症的病因很多,但至今仍无确切的结论。相信随着对此病的更加深入的研究,可望寻找到掌腱膜挛缩的发病原因。

第二节 掌腱膜的解剖及病变侵犯结构

手术治疗掌腱膜挛缩时,为了安全、有效地清除病变组织,有必要了解正常的掌腱膜结构,以及病变易侵袭部位,以保证手术成功,减少复发。

一、正常掌腱膜的解剖

掌腱膜是由手掌部深筋膜浅层增厚形成,位于手掌中部呈倒三角形。掌腱膜基本由三种方向的纤维构成。纵向纤维,与手掌及手指的长轴平行;横向纤维,主要位于掌腱膜的远侧 1/3,在指蹼处位于纵向纤维的深层连接各指蹼;垂直纤维的浅侧与皮肤及深层的骨及鞘管相连,使掌腱膜形成连接皮肤与深部组织的立体结构。

掌腱膜的近端与掌侧腕横韧带和掌长肌腱相连;两侧分深、浅两层,浅层与大、小鱼际的筋膜连结,深层从大、小鱼际的深侧与第 1、5 掌骨相连。远端分成几束,在指蹼处与横行纤维连接形成掌浅横韧带(图 18-1)。除拇指外,其余各指的掌腱膜又分成三束,一束位于手指掌侧中央名曰中央索(central cord),其止于中节指骨中部的鞘管上。另外两束位于手指的两侧,名曰螺旋索(spiral cord),它的止点较为分散。其起于掌侧浅横韧带水平的中央索上,先向深侧位于指神经血管束的深面,并有部分纤维止于指骨或鞘管的侧方,另一部分纤维向远侧绕至指神经血管束的掌侧,止于中间指骨上的鞘管上(图 18-2)。

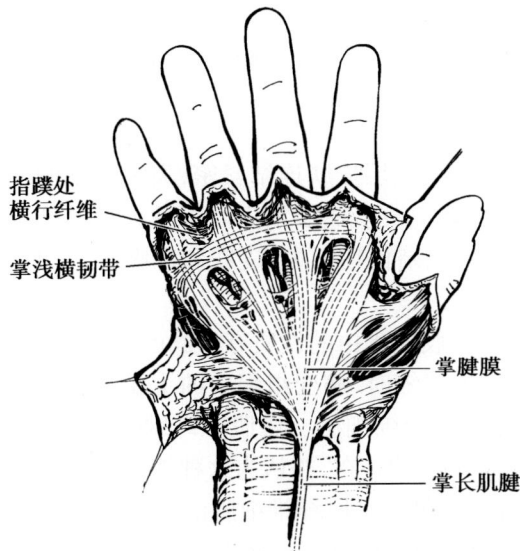

图 18-1　掌腱膜解剖结构示意图

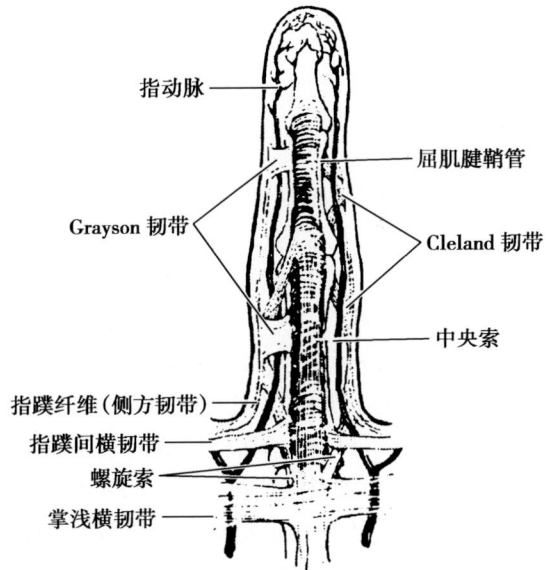

图 18-2　手指掌腱膜解剖结构示意图

二、掌腱膜挛缩容易影响的解剖结构

掌腱膜挛缩症，并非上述所有的结构均发生病变，临床上有其好发部位（图 18-3）。手掌部容易发病的部位为，手掌侧的纵向纤维和指蹼间的纤维。因此，在远侧掌横纹处容易形成纵向索条，使掌指关节发生屈曲畸形。掌侧浅横韧带的桡侧，直到拇指掌指关节横纹的部分横向纤维，偶尔也发生病变。当其发生病变后则影响拇指蹼的开大，以及拇指的掌指关节不能伸直。

手指容易发生病变处为中央索及两侧的螺旋索，使手指近侧指间关节屈曲。由于螺旋索绕过指神经血管束，挛缩后常使指神经血管束的位置发生变化，使其向手指的中央移动，手术时容易损伤（图 18-4）。手指本身的两个皮系韧带，距掌侧皮肤较近的、结构较薄的 Grayson 韧带容易同时受损，而距掌侧皮肤较远的 Cleland 韧带一般不被累及。

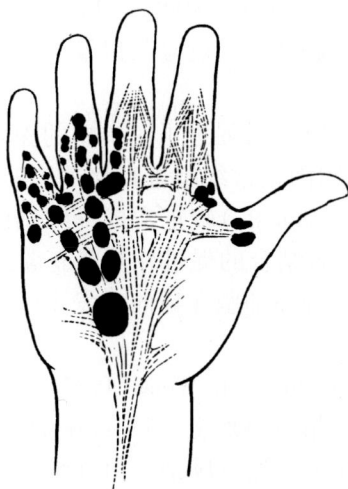

图 18-3　掌腱膜挛缩症
好发部位示意图

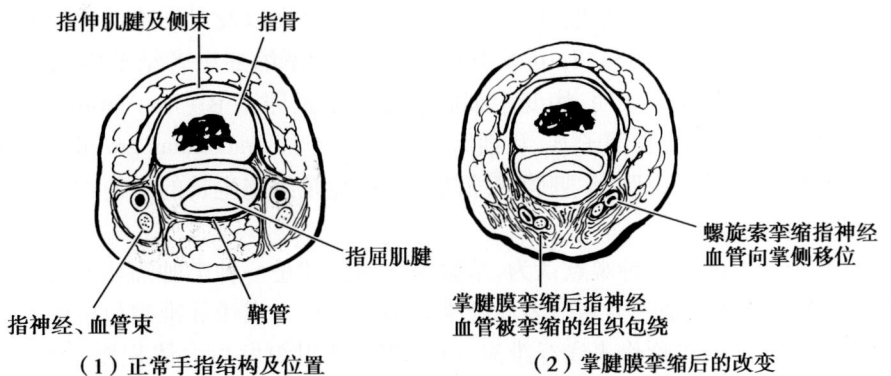

（1）正常手指结构及位置　　　　（2）掌腱膜挛缩后的改变

图 18-4　手指横截面示意图

第三节　病理及病程变化

一、病理学变化

肉眼所见受累的掌腱膜增厚,呈结节或索条状,并明显缩短,且与表层皮肤连结紧密,失去正常的皮下脂肪组织。镜下可见病变区的皮肤角质层明显增厚,棘层细胞层变薄,真皮乳头层消失。可见大量的纤维组织增生,并挤压皮下组织中的脂肪、汗腺和淋巴管、血管,重者这些组织结构均消失,皮肤和掌腱膜之间形成质地坚硬的瘢痕样团块。

病理组织学检查说明,随掌腱膜挛缩症发生时间的长短,细胞、胶原蛋白的性质有不同的变化。

病变最早期的结节中,常见到成纤维细胞存在。然而,待发生挛缩时,病变组织中的主要细胞则为成肌原纤维细胞(myofibroblast)。在已形成的索条状组织中,偶尔可见到纤维细胞。成肌原纤维细胞是由 Majno (1971)首先在这种病变中发现的。继之,不少作者也证实了这种细胞的存在,并认为这种细胞不仅可以在掌腱膜挛缩症中发现,还存在于组织的修复过程和增生性瘢痕内。说明成肌原纤维细胞的存在与组织发生挛缩有直接关系。Kischer 和 Speer(1984)认为,成肌原纤维细胞来自周皮细胞(pericyte),可在缺氧条件下由周皮细胞转化成为成肌原纤维细胞。由于成肌原纤维细胞具有使细胞与细胞间连结的特性,并有较强合成胶原和弹性蛋白的能力,使掌腱膜发生挛缩。

病变组织中除细胞的变化外,胶原蛋白也有明显变化,含量明显增高,主要为Ⅲ型、Ⅴ型和Ⅰ型的增加,有时是上述胶原的三聚体。Bricley-parsons(1981)认为,胶原的这种生物化学上的变化不仅使组织缩短,促使组织变成瘢痕;更重要的是这种胶原的迅速合成和聚积,利于组织的修复、伤口的愈合。Flint 等(1982)研究发现,在掌腱膜挛缩的病变组织中氨基葡萄烯糖的含量增加,硫酸软骨素的含量也较正常组织中高 11 倍。

病理学的研究表明,组织发生挛缩的原理,并非像过去所认为的是胶原纤维增加的结果,而各种原因所致的挛缩,包括肉芽组织、增生性瘢痕,以及掌腱膜挛缩等,是一种细胞积极活动的结果。由于细胞的作用才导致了组织的挛缩,参与活动的细胞主要是成肌原纤维细胞。成肌原纤维细胞本身含有像平滑肌肌纤维一样的收缩蛋白,在三磷腺苷脱磷酸作用的驱使下,使成肌原纤维细胞具有细胞与细胞、细胞与间质互相结合的能力。在掌腱膜挛缩病变组织中,由于这种细胞的作用,使本来具有的纵行、横行和垂直的三种纤维的丝条相互粘连,纤维发生缠绕,使纤维间缺乏顺应性,丧失相互间的界限,形成索条和团块。因此,有人认为,掌腱膜挛缩就像创伤后组织自行修复一样的病理过程,但其为何发生这种没有原因的"炎症反应",以及为什么这种炎症反应一直持续进行,还不清楚。

从 20 世纪 80 年代早期,由于分子生物学的进展以及对细胞活性控制因子的研究,促进了对本病的深入探索。例如 Kleen(1995)、Tarpila(1996)对掌腱膜挛缩症患者结节中的细胞和周围正常细胞进行培养,并对两种细胞活性的研究表明:病变中细胞的转移生长因子 β_1(transforming growth factor β_1)较正常成纤维细胞反应高 5 倍,转移生长因子 β_1 和细胞外生长因子(extracellular growth factor)两者结合的促进作用是正常细胞的 8 倍。此结果说明,掌腱膜挛缩的发生可能是细胞生长的平衡被扰乱,类似肿瘤细胞在导向上发生的微小偏差而发病。

病理学上的另一种观点认为,掌腱膜挛缩症就是一种类肿瘤增殖性疾病。Enzinger 和 Weiss(1983)甚至提出,掌腱膜挛缩是一类名曰表浅纤维瘤中的一种。表浅纤维瘤包括佩罗尼病、指节垫疾患、跖部纤维瘤、掌腱膜挛缩症。所以称作表浅纤维瘤,以示和深部组织发生的体积较大的深部纤维瘤加以区别。但纤维瘤是一种良、恶性之间的肿瘤,而掌腱膜挛缩一般仅具有良性肿瘤的某些特点,没有恶性肿瘤的倾向。

二、病　程　变　化

病程可分三期,即早期、进行期和晚期。这样划分是根据临床、组织学和生物化学上的特点所决定(表18-2)。

表 18-2　掌腱膜挛缩症各期的临床、组织学和生化特点

	临床表现	组织学	生物化学
早期	掌腱膜增厚,手掌及手指皮下出现结节	以成纤维细胞为主	胶原Ⅲ型为主
进行期	掌腱膜开始挛缩,皮肤和筋膜较固定,伸指时皮肤发白,并出现沟或凹陷,结节变大更为明显	以成肌原纤维细胞为主	胶原Ⅲ型、Ⅴ型及氨基葡萄烯糖量明显增加
晚期	结节消失,代之皮下出现索条,关节挛缩,被动不能伸直	细胞成分减少,可见纤维细胞	索条中Ⅲ型胶原量下降,以Ⅰ型胶原为主

以上各期的病程长短与疾病的严重程度有关。病变严重,侵及范围广的,病变发展迅速,几周或几个月内就可发生关节挛缩畸形;病变轻微,侵犯范围小的,病变发展也缓慢,病程可持续几年,甚至 10 年以上方出现关节挛缩。

掌腱膜挛缩症病程的进展快慢,往往标志着疾病的轻重程度,以及复发率的高低。一般的规律是患者年轻、双侧性并有遗传者病程进展快,复发率高。

由于掌腱膜挛缩,掌指关节和近侧指间关节长期处于屈曲状态,病变范围内的皮肤、神经血管、关节囊等组织均可继发形成挛缩。这种继发病变有时影响掌腱膜切除术的效果,应予以重视。

第四节　症　　状

掌腱膜挛缩症发病早期,常在远侧掌横纹与环指纵轴线相交处,或环指近侧指间关节皮下出现小结节,皮肤稍变厚。偶有轻微疼痛、不适或麻木感。触之皮肤及结节结合较紧,皮肤固定在掌腱膜上。手指伸直时掌侧皮肤紧张,颜色变白。以后结节逐渐变大,皮肤变厚、变硬,在结节表面皮肤出现横行皱折,形成沟或凹陷(图 18-5)。最终掌腱膜上的结节逐渐消失,代之以类似肌腱一样的坚韧皮下索条,并与皮肤紧密结合。掌指关节、指间关节发生屈曲挛缩,被动不能伸直,但疼痛、麻木等症状消失。

掌腱膜挛缩症引起的关节屈曲挛缩以掌指关节最为常见,其次为近侧指间关节,远侧指间关节一般很少受累(图 18-5)。

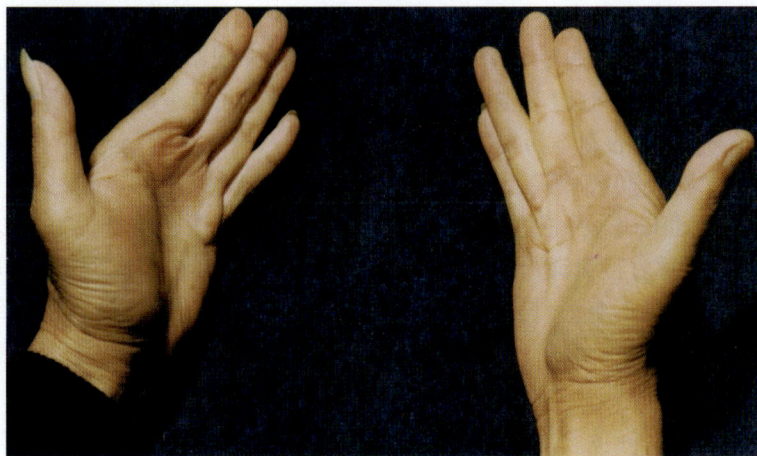

图 18-5　双手掌腱膜挛缩症
男性,68 岁。右手发病 3 年,左手发病 1 年。双手掌有结节和索条,
掌指关节有轻度屈曲畸形,手指尚未出现屈曲畸形

第五节 诊断和治疗

一、诊 断

掌腱膜挛缩症的症状及体征十分明确,诊断多无困难,主要是鉴别诊断。常易混淆的疾病有:

1. 一般的瘢痕挛缩 均有局部外伤或感染的病史,发病的部位和局部特征也助于鉴别。

2. 先天性关节挛缩症 一般多有家族史,挛缩的关节较多,不像掌腱膜挛缩症一样常仅累及手的尺侧。关节挛缩症虽然皮肤有短缩,但皮肤的质地和厚度无明显改变,也不和深部组织粘连、固定,更不出现皱折和凹陷。

3. 仔细询问家族史,检查跖筋膜、阴茎海绵体等处有无病变。

二、治 疗

(一)治疗原则

以手术切除病变组织矫正畸形为主。病变早期,X线放射治疗只能起到暂时软化皮下结节作用,但不能长期控制病程的发展,而且往往造成皮肤灼伤,一般不宜采用。

手术的时机和方式要根据病情轻重、功能障碍的程度、患者的年龄以及病变区域的皮肤条件综合考虑而决定。

1. 掌腱膜挛缩病程较长,但较轻微,仅有轻度挛缩而无明显功能障碍者,可不必手术。定期复查,根据病情的发展再决定是否手术。

2. 掌指或指间关节出现挛缩,有功能障碍,且病变还在继续发展,则应及早采用手术治疗。在皮肤条件较好时手术疗效好,也不易产生术后并发症。

3. 术式的选择 可供选择的术式有:掌腱膜切断术、部分掌腱膜切除术、掌腱膜全部切除术、掌腱膜切除创面旷置术、掌腱膜切除游离植皮术、截指术等。各种术式的适应证将在讨论手术方法时具体介绍。

4. 手术注意事项

(1)手术应在止血带下无血手术野中进行,以便分清正常的和病变的组织,防止损伤神经血管。

(2)由于掌腱膜发生病变后,皮肤的角质层增厚,皮下组织变薄,皮肤的质量下降。为完成病变组织的切除,挛缩关节的松解并防止复发的目的,术前应根据每一患者的具体情况,选择切口及闭合伤口的方法。否则,皮肤易发生坏死,或手术瘢痕形成,直接影响手术效果。在远侧掌横纹处宜选用横切口,手掌、手指纵向挛缩宜采用Z成形切口。这样便于病变组织的显露和切除,利于创口的愈合,不留直线瘢痕。当皮肤条件差关节挛缩重,或术中发现所留皮瓣血运不良时,应将皮肤与病变组织一起切除,创面用全层皮片覆盖。经验证明,用全层皮片移植治疗本病的均不易复发。

(3)术中应将病变的掌腱膜彻底切除,只有彻底切除才能减少复发率。同时,应松解已形成挛缩的组织,尽可能矫正受累关节的屈曲畸形,并根据具体情况,采用适当的方法覆盖创面,争取达到I期愈合。

(4)术中仔细止血,必要时放置引流,预防血肿形成。对防止伤口感染或深部组织形成瘢痕是有益的。

5. 加强术后处理 为达到纠正畸形,增加关节活动度,防止关节僵硬,减少深部组织粘连,术后应尽早进行功能锻炼。有条件可进行物理康复治疗,配制弹性牵引支具,对巩固手术效果,防止复发是必要的。

(二)各种手术方法及其适应证

1. 皮下掌腱膜切断术 是解除掌腱膜挛缩术中最简单易行的方法。通过数个较小的皮肤切口,直接将挛缩的索条切断,以改善功能。

(1)适应证:适用于手掌的掌腱膜挛缩,如果病变为较成熟的索条状挛缩,手指虽有挛缩但不严重。因为手掌的挛缩索条与两侧的神经血管束关系不太密切,盲切时不易损伤。而指间关节挛缩常使指神经血管束移位,手术时因切口过小无法显露容易损伤。况且,若手术仅切断中央索,不能达到改善近节指间关节屈曲畸形的目的。

（2）手术方法：用 15 号刀片在远侧掌横纹处做横行小切口，然后使刀片与皮肤表面平行，在皮肤和挛缩的索条间做锐性分离，被动伸直屈曲的手指，使挛缩之索条更加清晰，用刀锋垂直切断索条，直至患指可以被动伸直。

术中注意刀锋切断索条时不能过宽，以免切断神经和血管；若挛缩索条过长，切断一处不能改善关节挛缩时，可用相同方法分段切断挛缩线，直到满意为止。

此方法的优点是，手术对患者的影响小，可在局麻下进行，比较安全。但手术不彻底，有较高的复发率，据 Rodrigo 报告约有 72% 术后复发，需再次手术。

2. 部分掌腱膜切除术　此手术仅切除病变组织，改善关节挛缩，较前者彻底，复发率明显下降，是临床常用的手术方法。

（1）适应证：①病变较局限，仅限于手掌尺侧或伴有环小指的掌腱膜挛缩；②局部皮肤条件较好，经切口设计创面大多可以直接闭合。

（2）手术方法：手掌、手指可根据皮肤缺少情况设计掌侧波状切口，或 Z 字成形术切口。为保证皮瓣的存活，不能将三角瓣剥得过薄。若病变较重时，皮瓣也不能太厚，以免将部分病变组织保留在皮瓣内。皮瓣剥离后挛缩之掌腱膜显露很清楚，正常组织和病变组织界限明显。在保护好血管神经束的情况下，将病变组织完整清除。尤其在手指，除切除中央索以外，要将螺旋索以及深达指骨、腱鞘等处的病变组织彻底切除。病变组织清除后，关节多能松解，若指间关节仍不能被动伸直时，再做指间关节的掌侧关节囊或屈肌腱的松解，直至挛缩的关节畸形得以矫正或基本矫正为度。

病变组织切除及挛缩关节松解后，放止血带，在 10 分钟后观察各小皮瓣的血液循环情况，并彻底止血，缝合伤口（图 18-6）。术后伤口内放橡皮引流条，适当压力下包扎伤口。于术后 48 小时拔除引流条，开始练习屈伸指活动。

这种手术的优点是，手术野显露清楚，病变组织切除比较彻底，复发率低。不易损伤神经血管，关节挛缩松解彻底，畸形改善明显。若不发生肌腱粘连，手指的屈伸功能恢复也最好。手术的创伤不大，并发症少。缺点是因为还有掌腱膜未作切除，当其再发生病变时则会复发，但需再手术者仅占 15%。

3. 掌腱膜全部切除术　这种术式是将病变的以及轻度病变或尚未发生挛缩的掌腱膜，尽可能全部切除。切除范围包括全部掌腱膜、指蹼韧带、手指的中央索和螺旋索。由于剥离范围大，极易出现术后并发症，而且即使做到肉眼下的全部切除，也不能完全阻止病变的复发，所以，除个别病例以外很少应用。

（1）适应证：掌腱膜病变广泛，但病变浅侧的皮肤质地尚可，可以直接缝合闭合伤口。

（2）手术方法：在远侧掌横纹远端先做横切口，至小指尺侧后切口拐向腕横纹，形成倒 L 形切口，然后掀起皮瓣，将三角形掌腱膜全部显露。从腕掌横韧带处切断掌腱膜，在掌腱膜深侧向远端剥离。术中要保护手

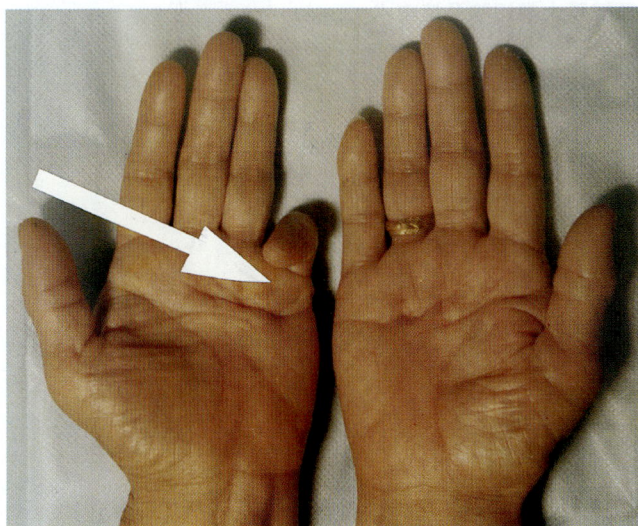

（1）女性，72岁。左手尺侧皮下硬结及小指屈曲挛缩3.5年，右手半年前手掌尺侧也变硬，不平，掌指关节轻度挛缩

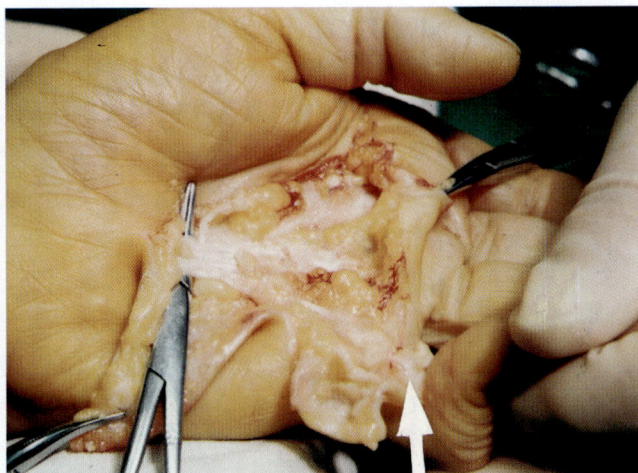

（2）左手掌切口，显露病变处掌腱膜，箭头所示为皮下结节

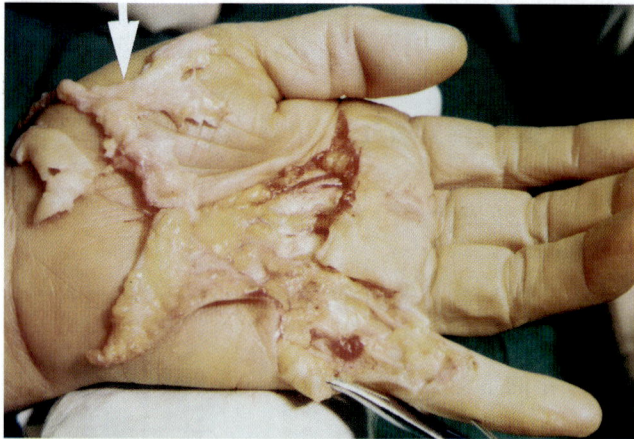

（3）将手掌大部分掌腱膜切除,手指因皮肤过薄无法保留,与挛缩组织一并切除。箭头所示为切下的病变组织和皮肤

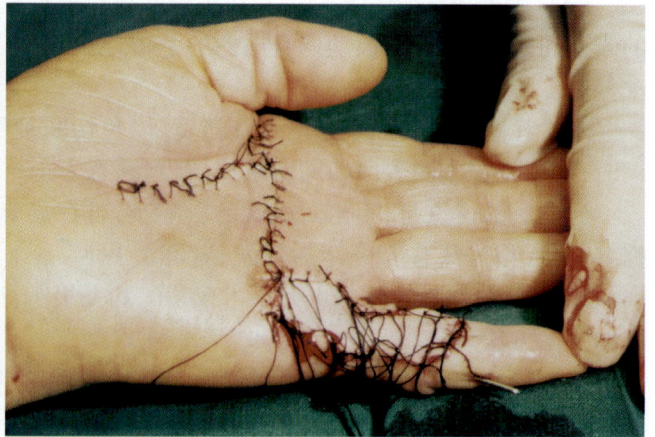

（4）手掌伤口缝合,小指掌侧全厚皮片游离移植

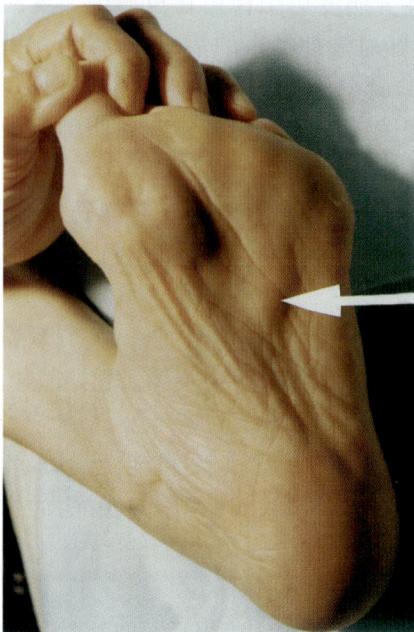

（5）同一患者左足底正中跖腱膜出现结节3年

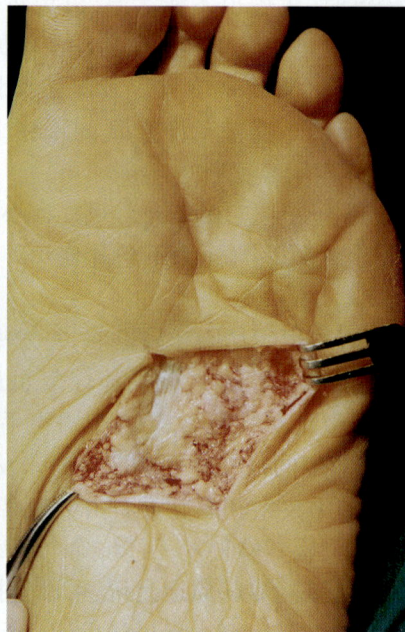

（6）手术显露病变组织

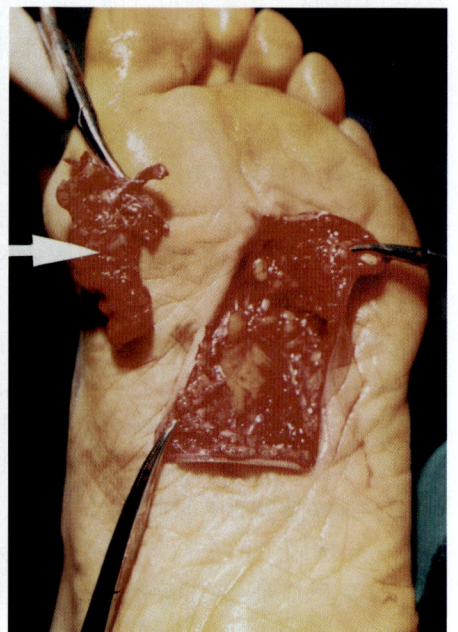

（7）病变跖腱膜切除,箭头所示为切下的病变组织,病理检查结果与手部相同

图 18-6　同一患者掌腱膜和跖腱膜大部切除及植皮术

掌内神经血管。掌腱膜向深部发出的垂直纤维尽可能从深部切断,一直切到指根部,将整片的掌腱膜完全切除(图 18-7)。

如手指有挛缩,应在手指另做 Z 字成形或锯齿状切口,将手指的中央索、螺旋索在直视下彻底切除。手指侧方已发生病变的筋膜或纤维组织也应切除。松解关节挛缩后,放止血带仔细止血。缝合伤口后放橡皮条引流,术后加压包扎。

由于此手术剥离范围大,术后早期活动容易出血,故一般术后两周拆除缝线,依伤口愈合情况再开始进行功能锻炼。

掌腱膜全部切除术,虽然病变组织切除较彻底,复发的概率减少,但术后容易出现伤口迟延愈合、感染或皮瓣坏死等并发症,而且术后不能进行早期功能练习,极易发生肌腱粘连。虽然关节挛缩畸形有所改善,但手指屈伸功能反而较术前还差。

4. 掌腱膜切除游离植皮术　病变晚期或关节挛缩情况严重,局部

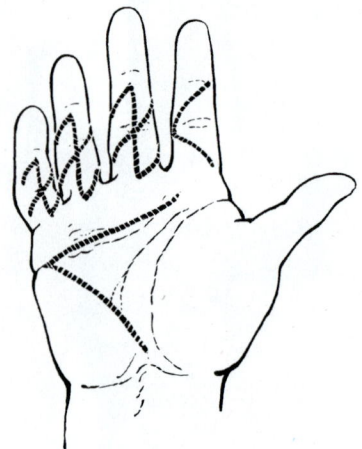

图 18-7　掌腱膜挛缩症掌腱膜切除切口示意图

皮肤已与深部组织牢固地固定,形成的横行皱折十分明显,或改善关节挛缩后皮肤已明显不能覆盖创面时,可以采用此术式。皮肤和深部病变组织一并切除,遗留创面用全层皮片覆盖,掌腱膜切除可以是局部的,也可以全部切除。

（1）适应证:①病变区皮肤条件太差,不能保留,或关节屈曲挛缩严重,原有皮肤已明显不够用;②患者年纪轻,病变重,复发可能性较大者;③已行掌腱膜切除术后再次复发者。

（2）手术方法:应尽量大片切除病变组织。但皮肤切口应平行手的皮纹、垂直于指蹼,或在手指的侧方,避免垂直于皮纹或平行于指蹼的切口,以免术后瘢痕挛缩(图18-8)。术中将掌腱膜表面的皮肤一并切除,尽量切净通往深侧的纤维。同时应注意保护手掌和手指掌侧的正常组织,以便用这些软组织接受游离植皮。

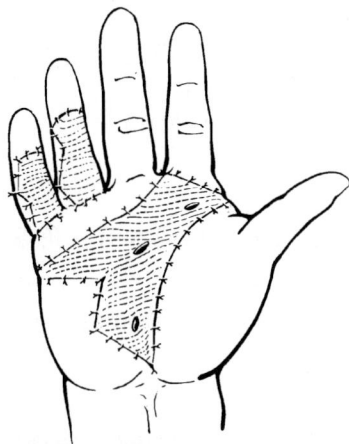

图18-8　掌腱膜挛缩症掌腱膜切除植皮示意图

5. 掌腱膜切除旷置术　McCash(1964)为解决掌腱膜切除术后易形成皮下血肿而影响愈合,以致长期肿胀和使关节僵硬而设计的术式。切除掌腱膜后伤口不缝,待自行愈合。术后早期即可进行功能锻炼,对尽快恢复功能有益。

（1）适应证:病变范围较大,但病变浅侧的皮肤条件相对较好的病例。

（2）手术方法:手掌和手指均采用横切口为宜。切口的长短、多少依病变的情况而定。剥离皮瓣,显露病变组织和正常的神经血管束,彻底切除病变组织,压迫或用双极电凝止血,伤口不缝合,直接用油纱覆盖加压包扎。

术后48小时去除过多敷料,锻炼手指屈伸活动。隔日或隔2日换药1次,直至伤口愈合。

这种方法切除病变组织较广,术后不易发生皮下血肿,又不需植皮和制动,最终的关节活动度较好。但这种手术伤口为Ⅱ期愈合,短期内皮肤愈合的质量较差,经过一段理疗后效果尚可。这种术式在西北欧较流行,国内尚未见到报道。

6. 关节融合或截指术　当小指指间关节严重屈曲挛缩,松解术不能恢复关节功能时,可行近节指间关节融合术,或将小指掌侧纵向切开,形成剔骨皮瓣覆盖手掌部的手术创面。

（1）适应证

1）患者年老多病,小指关节挛缩严重、时间长,患者有此要求。

2）关节长期挛缩,已形成屈肌腱、掌侧关节囊短缩,或手指长期屈曲背侧关节囊已损伤,伸腱侧束滑脱,已形成手指的纽孔畸形。

3）除小指外手掌侧掌腱膜挛缩严重,皮肤条件很差,需植皮才能覆盖创面者,可以考虑牺牲1个小指,即可改善挛缩,又可更换手掌皮肤。

（2）手术方法

1）指间关节融合术:手背侧正中纵向切口,用咬骨钳咬除关节软骨面,使近节指骨形成杵,中节指骨形成臼形。用双细克氏针固定近指间关节约30°屈曲位。

2）剔骨皮瓣术:小指掌侧中央做纵行切开,形成剔骨皮瓣。自第五掌骨颈处截除小指。切除手掌侧病变掌腱膜和皮肤,再用小指剔骨皮瓣覆盖掌部创面(图18-9)。

此手术是以去除畸形、改善功能为主要目的,需以牺牲一个丧失功能的手指为代价。因此,要严格掌握适应证,术前必须征求患者的同意。术后虽缺少一个手指影响外观,但可废物利用,改善整个手的功能。

（三）术后并发症及其预防

掌腱膜挛缩症术后并发症约占20%。主要是血肿形成、皮肤坏死、感染以及神经血管损伤等。

1. 血肿形成　掌腱膜切除术,剥离范围广泛,创面渗血较难止血。术后一旦形成皮下血肿,皮肤不易存活,且易招致感染。血肿形成后增加制动的时间,容易造成关节僵直。

预防的措施包括术中仔细止血;术后放引流条并加压包扎。

2. 皮肤坏死　因病变侵犯真皮层使局部皮肤变薄,掌腱膜表层皮肤的血供主要来自掌腱膜的穿支,皮瓣

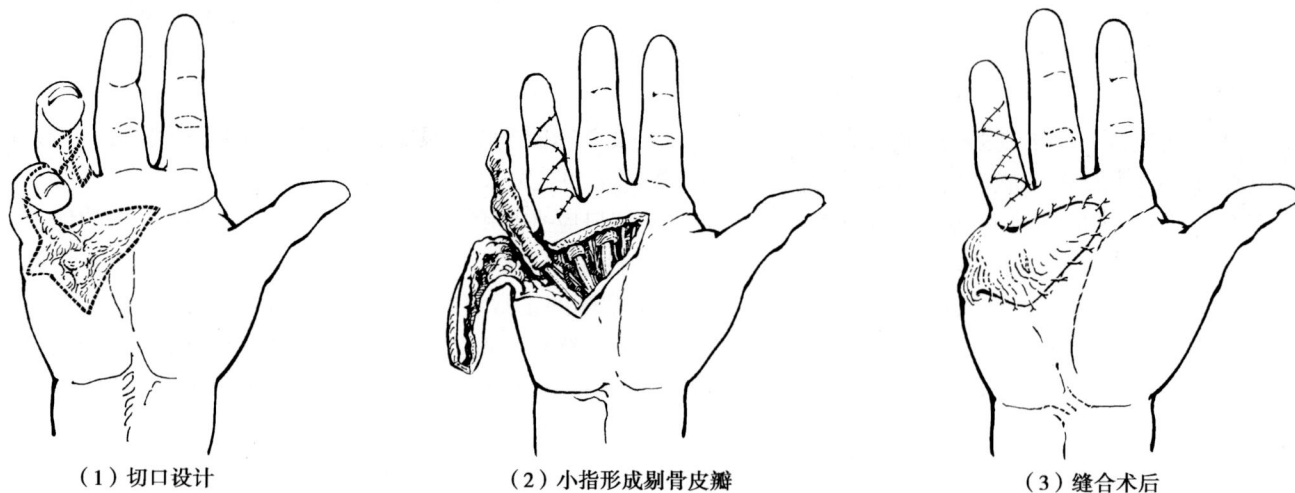

（1）切口设计　　　　　　　（2）小指形成剔骨皮瓣　　　　　　　（3）缝合术后

图 18-9　严重挛缩患者手术示意图

剥离后必然影响皮肤的血液供应；为彻底切除病变组织，掀起的皮瓣常常过薄，或 Z 字形成术时三角瓣角度过小等，均是皮瓣坏死的原因。皮下血肿形成，更可促使皮肤坏死。

预防措施包括：术前对皮肤情况应有正确的判断；术中放止血带后仔细观察，发现皮瓣血液循环不良时，应切除植皮；术中仔细止血预防血肿形成。

3. 感染　术后感染原因常因血肿形成及皮肤坏死引起。

（胡溱　李淳）

参 考 文 献

1. 过邦辅主编译. 坎贝尔骨科手术大全. 上海：上海远东出版社，1991，221-225

2. 李炳万主编译. 实用手外科学（上册）. 长春：吉林人民出版社，1990，205-210

3. 王澍寰. 手外科学. 北京：人民卫生出版社，1991，477-481

4. Bryan SA. The long-term results of closed palmar fasciomomy in the management of Dupuytren contracture. JHS，1998，13（3）：254

5. Chanmas M. Dupuytren disease，Carpal tunnel syndrome，trigger finger，and diabetes mellitus. J. H. S. 1995，20A（1）：109

6. Ebskov BL. Contracture J. H. S. 1997，22B（2）：191

7. Elliot D. The early history of contracture of the palmar fascia. JHS，1988，13（3）：246

8. Enzinger FM. Fibromatosis. In Soft Tissue Tumors ST. Louis CV. Mosby Company，1983，45

9. Hall NP. Skin replacement in Dupuytren disease JHS，1997，22（2）：193

10. Jain SAA. Simple inexpensive post-operative management following surgery for Dupuytren's contracture JHS，1988，13（3）：258

11. Kloen P. Transforming growth factor-β：possible roles in Dupuytren contracture. JHS，1995，20（1）：103

12. McFarlane MR. Dupuytren disease. In "Operative Hand Surgery" edited by David，P. Green. Chruchill Livingstone，1982，463-498

13. McFarlane MR. Dupuytren Contrature. In "Plastic Surgery" edited by joseph G. McCarthy WB. SAONDERSCOMPANY. Third，1990，5053-5058

14. Nyberg LM. Identification of and inherited form of Peyronie disease with autosomal dominant inheritance and association and Dupuytren contracture and histcoomratibility B7cross reacting antigens J. Urol，1982，128：48

15. Sirotakova M，Elliot D. Dupuytren contracture. JHS，1997，22（2）：198

16. Tarpila E. Dupuytren nodules. JHS，1996，21（6）：801

第十九章

常见的神经系统疾病

第一节　脊髓灰质炎(小儿麻痹)后遗症

脊髓灰质炎是由病毒引起的急性传染病。其主要特点是病毒侵犯脊髓的前角细胞,严重者致前角细胞坏死。继之由坏死前角细胞所支配的肌肉呈松弛性瘫痪,导致肢体和躯干因肌力不平衡产生继发畸形,但感觉正常。本病多见于儿童,故又称小儿麻痹症,但成人也可患病。成人一旦患病,肌肉发生瘫痪率远较小儿高。肌肉瘫痪下肢多于上肢。我国于 1882 年首次报道此病,贫穷落后地区曾有不少患者。解放后,随着预防疫苗的应用,大城市的流行已基本得到控制,在边远地区有散在发病,患者已明显减少。目前,国家已明确提出每个孩子都要服预防药物,达到世界卫生组织提出的,要在所有国家消灭脊髓灰质炎的目的。

一、病　　理

脊髓灰质炎病程可分为三期,即急性期、恢复期和后遗症期。

(一) 急性期

指自接触感染至出现肌肉瘫痪这一阶段,平均 15 天左右。病毒感染后,最初仅有低热、头痛、恶心呕吐等一般的上呼吸道和上消化道感染的征象,并无神经系统的特殊症状和体征。当机体产生相应的抗体,病变可停止发展,否则,患者可再次出现高热、头痛、四肢疼痛,有关局部皮肤感觉过敏和颈项强直,腱反射降低,说明病毒已转入神经系统,继而出现肌肉瘫痪。

其病理变化为脊髓灰质前角细胞肿胀、染色体溶解等,同时间质也出现炎症。此时,肌肉可出现轻度瘫痪。如病变停止,有关神经支配的肌肉可以恢复一定的运动功能。若病变加重,则前角细胞坏死,轴突和髓鞘消失,肌肉功能不再恢复,呈永久性瘫痪。

脊髓前角细胞发生坏死的质和量决定所支配肌肉的瘫痪程度与范围。支配肌肉的运动细胞坏死超过 60%,该肌肉才有力量减弱的表现;有 20% ~10% 运动细胞存在,肌力可达Ⅳ级;仅 10% ~5% 的正常运动细胞,肌力还可到Ⅲ级。由于支配每块肌肉的运动神经元在脊髓内不在一个平面,而呈柱状排列。所以,短柱支配的肌肉容易整块受累,而长柱支配的肌肉在病变局限时仍存一定的肌力。故除病变严重者出现肌肉完全瘫痪外,大部分患者都只有肌肉的部分麻痹现象。

(二) 恢复期

急性期后,体温恢复正常,症状逐渐消退,肢体肌肉麻痹不再进一步发展,并可有所恢复,甚至完全恢复。一般在前 2~6 个月恢复较快,可一直持续到发病后 1~2 年。

(三) 后遗症期

患病 1~2 年后,病变轻的神经细胞功能业已恢复,病变重的细胞已不能再恢复。部分肌肉瘫痪使关节周围的肌肉平衡失调,逐渐出现畸形。软组织可产生继发挛缩。儿童因骨、肌肉发育的不平衡可使畸形加重。

二、治　疗

（一）恢复期

应定期检查肌力,主动和被动锻炼关节的活动,预防软组织的挛缩。对肌力弱的肌肉,要加强抗阻力锻炼,以便提高肌肉的力量。休息时,可带支具控制关节挛缩的发生和加重。小儿生长速度快,当发现因软组织挛缩,影响骨生长发育时,可行各种软组织松解术,以免发生严重畸形。

（二）后遗症期

根据肌肉麻痹的情况,治疗要有周密计划。对于上肢,治疗的最终目的是使手发挥一定功能,并使手能协助严重麻痹的下肢或躯干,提高患者的生活质量。此期治疗以手术为主。

1. 肩关节后遗症　根据肩关节周围肌肉麻痹范围的大小和程度,手术可分成两类。关节周围肌肉瘫痪较多,肩关节呈方肩畸形,若脱位,宜做肩关节融合术;以三角肌麻痹为主,其他肌肉尚有一定肌力,常选用肌肉移位术。但无论采用上述哪种术式,先决条件是患者的肘和手必须有一定功能。否则,单纯肩关节手术并不增加手的功能。

（1）肌肉移位术:当以三角肌麻痹为主,肩关节周围的其他肌肉具有 4 级以上的肌力。尤其是前锯肌、冈下肌及小圆肌的肌力更为重要,因这些肌肉能稳定肩胛骨,并在肩外展时能起稳定作用。

1）斜方肌移位术:

Leo Mayer 法　剥离斜方肌下半部分纤维,在切取止点时应注意带上止腱或部分骨膜,以增加肌腱缝合的牢固程度。从大腿外侧切取 15cm×8cm 阔筋膜,将其包裹斜方肌的远端部分,以增加腱长度。在肩关节外展 135°位将阔筋膜远端缝合固定在三角肌止点上(图 19-1)。

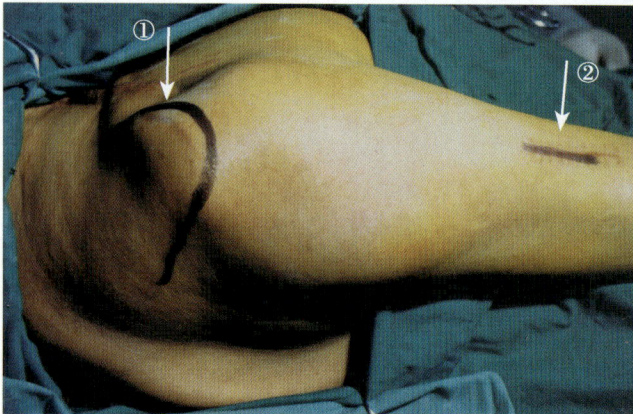

（1）手术切口:①肩部切口,②上臂外侧近端切口

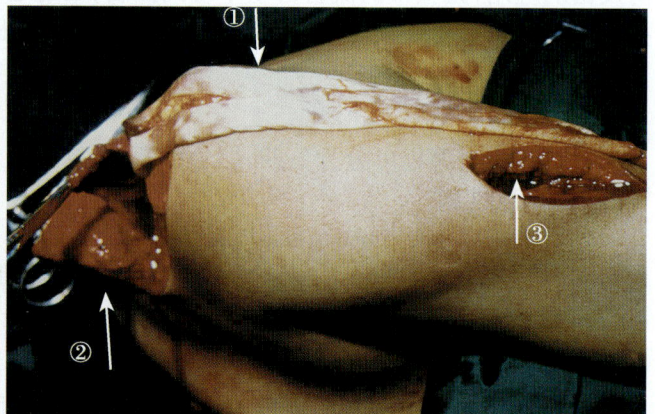

（2）取下阔筋膜准备移植:①取下的阔筋膜,②掀起的斜方肌,③三角肌止点

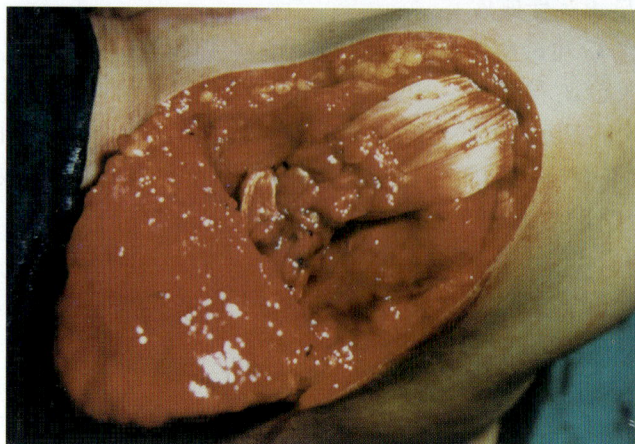

（3）肌腱移植术后

图 19-1　Leo Mayer 法手术方法

Bateman 法　动力肌仍是斜方肌下半部纤维。分离后,连同斜方肌在肩峰的止点处做肩胛冈截骨。在三角肌止点近端剥离,并在肱骨大结节处做一骨性创面,于肩关节极度外展位将带骨块的斜方肌向外牵拉,用2～3 枚螺丝钉把肩峰固定在肱骨大结节上(图 19-2)。

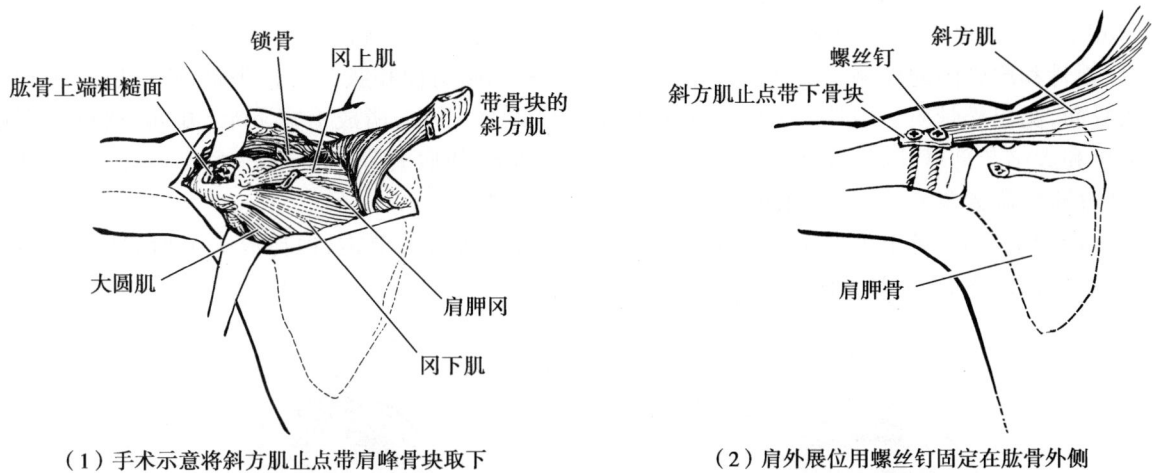

（1）手术示意将斜方肌止点带肩峰骨块取下　　　　　（2）肩外展位用螺丝钉固定在肱骨外侧

图 19-2　**Bateman** 法手术示意图

Saha 法　动力肌不变,但切取的范围远较 Bateman 法大,带的斜方肌纤维较多,截骨的范围包括肩胛冈、锁骨外侧部和肩锁关节。同时,将三角肌处起点向外掀起,肩外展 90°位向外牵拉骨块和斜方肌,用 2～3 枚螺丝钉将骨块固定在肱骨头外侧。

上述肌肉移位后,肩关节以人字石膏固定或用外展支架必须在 8 周以上。而后,带支托练习肩关节上举,10 周以后去除外固定,自主练习肩关节外展、内收运动。

2) 三角肌后部纤维移位术:当三角肌未完全麻痹,后部纤维仍有较大肌力时可采用。

Harmon 法　从锁骨外 1/3、肩峰和肩胛冈做 U 形切口,显露三角肌的前、中、后起点。切开后部纤维的骨膜后,剥离在三角肌的后部纤维起点(带骨膜),前侧肌肉的起点也做部分剥离。在不损伤腋神经的条件下,小心将后部三角肌肌瓣翻转至前侧,将后部纤维的骨膜与前侧剥离的骨膜缝合(图 19-3)。

术后肩外展固定 6 周,然后在石膏架或肩外展支具上锻炼肩关节外展,持续 4 个月。其间可以主动逐渐练习肩内收。

(2) 肩关节融合术:前臂及手功能好,但肩关节周围肌肉广泛麻痹或肌力太差不足以行移位,适于行肩

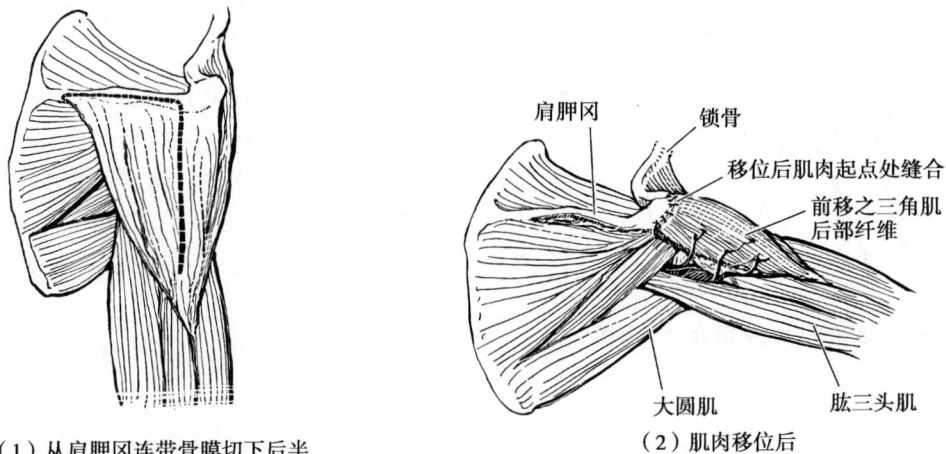

（1）从肩胛冈连带骨膜切下后半部三角肌起点,纵向劈开三角肌保护由四边孔穿出的腋神经和血管束,翻转180°缝合于前侧起点　　　　　（2）肌肉移位后

图 19-3　**Harmon** 手术示意图

关节融合术。

做此手术时,前锯肌、斜方肌要具备一定的肌力。因为肩关节融合术后,肩的活动要依靠肩胛骨附在胸后壁的下角外旋。如果前锯肌、斜方肌麻痹,肩胛骨下角不能外旋且翘起呈翼状肩胛。此时如融合肩关节,除改变肩关节半脱位外,无任何运动功能。此术式幼儿不宜使用。

1)Gill 法:沿锁骨外侧、肩峰和肩胛冈做弧形切口,在弧顶肩外侧再行纵切口,切开三角肌向两侧分离,露出肩峰、锁骨和肩胛冈的外侧。切开关节囊,显露肱骨头,切断肩袖和肱二头长头腱,咬除肱骨头和关节盂的关节软骨面,露出松骨质。用骨凿于肩峰和锁骨外侧端的上、下方,凿成上宽下窄,并向下折屈,再用大骨凿将肱骨头和大结节部劈开成鱼口状,将肩峰折屈处嵌入其中,使肩关节外展45°~55°,前屈20°~30°,外旋20°。闭合肩袖覆盖融合术,缝合三角肌及皮肤,肩人字石膏制动。

为使石膏制动牢靠,可于手术前以一枚斯氏针自肱骨头打入肩关节盂,保持肩关节所要固定的位置(图19-4)。术后需固定3~4个月方能愈合。

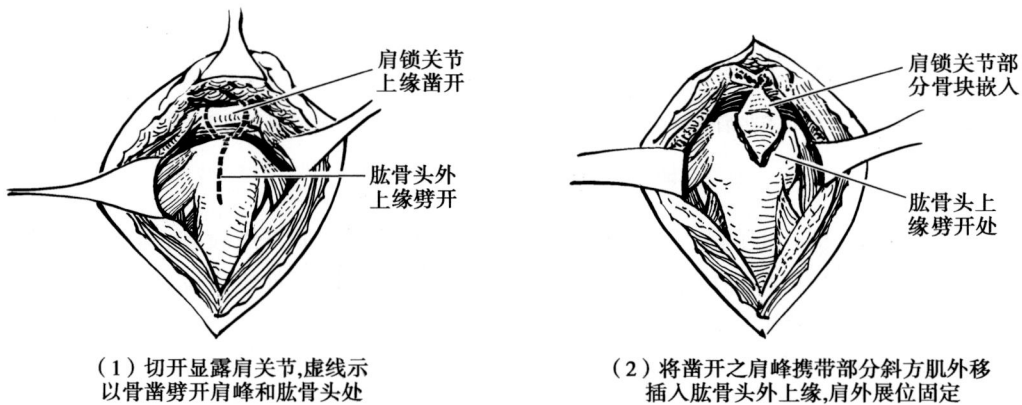

(1)切开显露肩关节,虚线示
以骨凿劈开肩峰和肱骨头处

(2)将凿开之肩峰携带部分斜方肌外移
插入肱骨头外上缘,肩外展位固定

图19-4 Gill 手术示意图

为有利于维持肩关节融合的位置,在显露肩关节时,自远端切断肱二头长头腱,然后将其穿过肱骨头上打的骨孔,再与近端的断腱缝合。在肱二头肌肌张力的作用下,使肱骨头向关节盂产生压力,利于骨的愈合。

2)津下法:切口暴露方法同上,在切除肱骨头和关节盂的关节软骨后,再于肩峰下造成骨的粗糙面。自髂骨取骨块,以2枚螺丝钉将肱骨头和关节盂固定在所需位置,其间填入小骨块;在肩峰和肱骨头上端间植入大骨块,并以另1枚螺丝钉固定(图19-5)。此方法固定牢靠、稳定,骨愈合快,可在术后1个半月去除外固定。

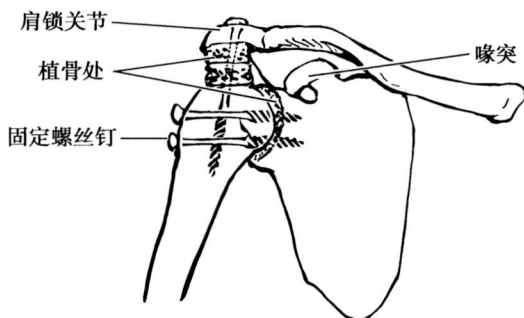

图19-5 津下法肩关节融合术示意图

注意事项:①肩关节外展角度的测量不是肱骨干和躯干外侧缘所成的角度,而是肱骨干与肩胛骨脊柱缘所成的角度;②肩关节融合前,如有肩内收挛缩,应在松解挛缩后再行肩关节融合术;③肩关节融合前应检查胸廓是否存在畸形,脊柱有无侧弯。否则将影响手术效果,或加重躯干的畸形。

2. 肘关节后遗症 常见有肱二头肌麻痹,或肱三头肌瘫痪。

(1)屈肘功能重建术

1)胸大肌移位术:胸大肌移位分单极及双极移位术。单极移位术 Clark 法,是将胸大肌的胸肋部起点连同部分腹直肌前鞘,穿过下皮下隧道移位至前臂掌侧,屈肘于张力下缝合固定在肱二头肌腱上。这种方法在肩关节外展时,有牵扯支配该肌神经血管束的缺点。双极移位除上述起点移位外,还切断该肌在肱骨大结节的止点。将该肌止点移位至肩胛骨喙突上。屈肘120°,肩关节内收位固定3周,应用颈腕吊带情况下锻炼屈肘功能,术后6周去除吊带,行肘关节屈伸功能锻炼。这样,可避免神经血管束的牵拉,肌肉的作用力线好,更有利于发挥屈肘功能。

2）背阔肌移位术:背阔肌单极或双极移位也可重建屈肘功能。因肌肉长,移位后肌张力低,屈曲力量不够,现多不采用。

3）尺侧腕屈肌移位术:即 Ahmad 法,将尺侧腕屈肌自起点切断,向近侧游离肌腹。在肘上7.5cm 处的肱骨上做一粗糙面,肌肉远端逆行通过肘前皮下隧道,屈肘90°肌肉在张力下用2枚U形钉将尺侧腕屈肌腱固定在肱骨粗糙面上。制动6周,去石膏进行屈伸肘功能锻炼(图19-6)。

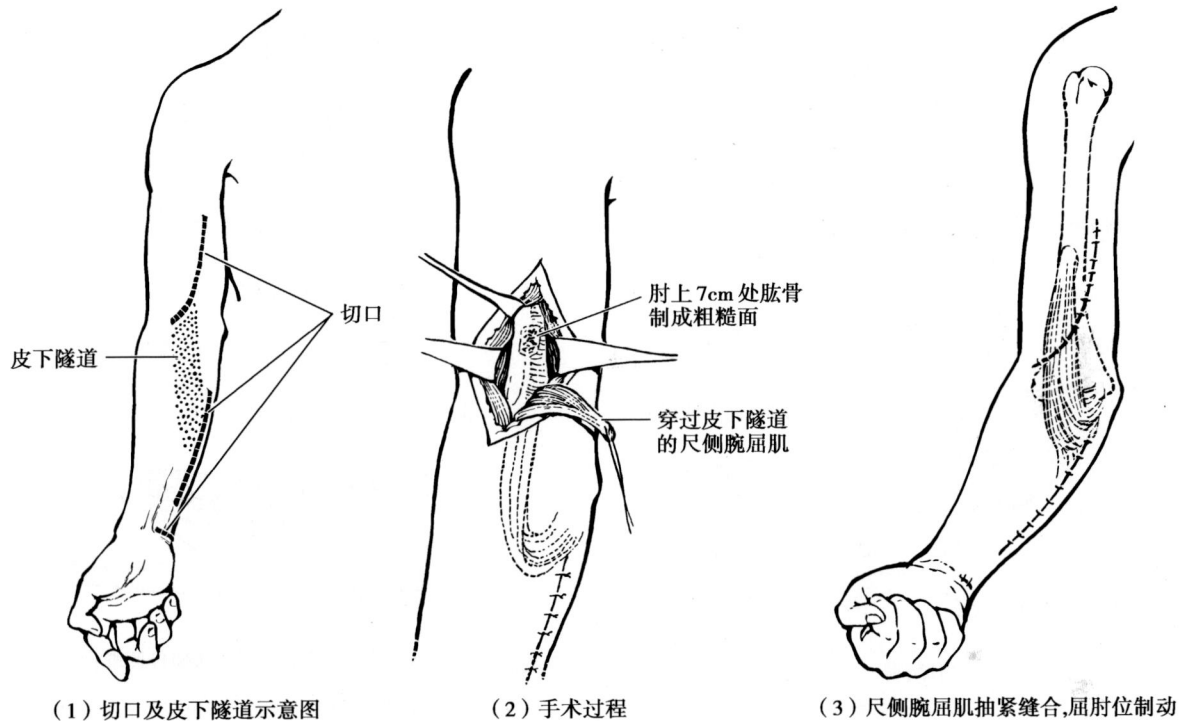

（1）切口及皮下隧道示意图　　（2）手术过程　　（3）尺侧腕屈肌抽紧缝合,屈肘位制动

图 19-6　Ahmad 肌腱移位手术示意图

我们在游离尺侧腕屈肌的下2/3后,向近端翻转,通过皮下隧道至上臂外上1/3,将该肌止点绕过三角肌止点后,肌腱本身自行缝合,也取得了较好的效果(图19-7)。

4）前臂屈肌起点移位术:改良的 Steindler 法是在上臂内侧,肘上至肱骨内上髁后侧,再至前臂尺侧作切口,显露屈肌总起点及肱动脉,并将尺神经自尺神经沟内分出。将屈肌总腱部连同一片肱骨内上髁切下,在肘上5cm 分处肱骨前方用骨凿制造粗糙面,将屈肌总起点及骨片以1枚螺丝钉或可抽出的钢丝缝合固定在肱骨粗糙面上。肘关节屈曲120°位制动6~8周(图19-8)。

（2）伸肘功能重建术:一般认为伸肘功能没有屈肘功能重要,以为借屈肘肌放松,靠前臂和手的重力也可完成伸肘动作。但完成一个有力的屈肘动作,要靠伸肘肌的协助。尤其在小儿麻痹患者,下肢有时也有不同程度的瘫痪,需用拐杖或手杖协助站立和行走,没有肱三头肌的作用,患肢及下肢功能都会受到影响。

1）背阔肌移位术:背阔肌移至上臂后内侧,远端固定在肱三头肌肌腱止点处。

2）肱桡肌移位术:于上臂和前臂做外侧S形切口。在上臂外侧肌间沟内寻找肱桡肌,自该肌内侧向外后方剥离,注意保护好桡神经及肱深动脉的分支。肌肉的起止点不必切断,将肌肉近侧移在肘后皮下,伸直位将肌膜与尺骨骨膜和肱三头肌肌腱缝上。伸肘、前臂旋后位石膏制动3周(图19-9)。

3. 前臂后遗症　前臂的旋前、旋后肌力的不平衡使前臂长期处于旋后位,继发骨间膜挛缩。未成年人可致发育畸形,甚至桡尺关节脱位。

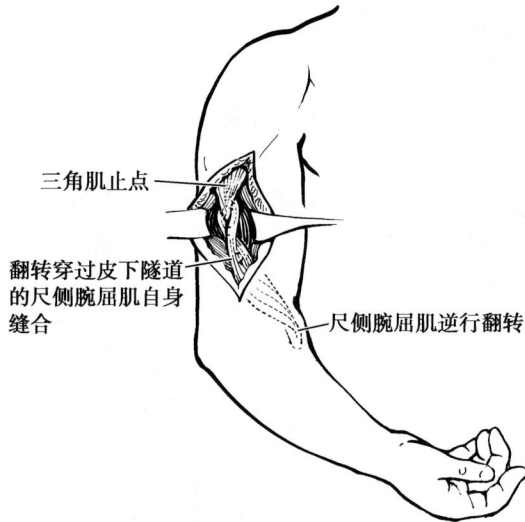

图 19-7 改良 Ahmad 手术示意图

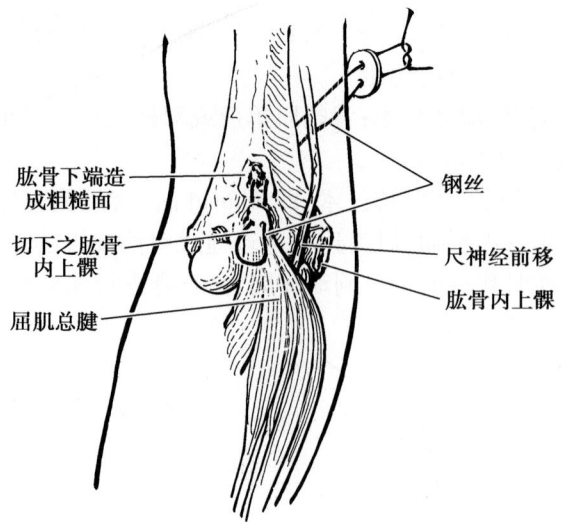

图 19-8 改良 Steindler 手术示意图

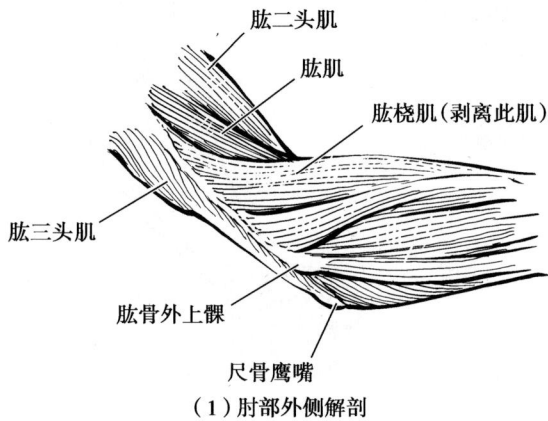

（1）肘部外侧解剖

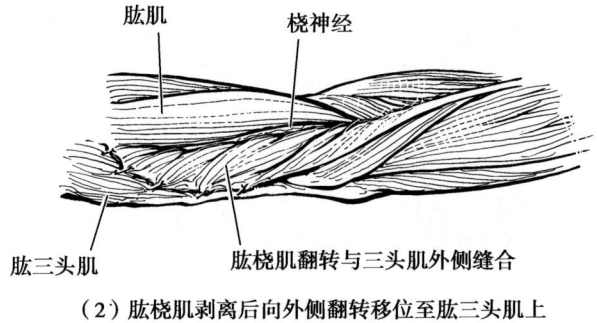

（2）肱桡肌剥离后向外侧翻转移位至肱三头肌上

图 19-9 肱桡肌移位重建伸肘功能示意图

（1）旋前功能重建：当前臂被动可以旋前时，常采用肱二头肌移位术。

Zancollin 法：将肱二头肌肌腱行 Z 字切开，将腱的远断端自桡骨小头尺侧、背侧绕至桡侧。保持前臂旋前位，缝合肱二头肌肌腱的近、远端。屈肘 90°石膏制动 3 周（图 19-10）。

当骨间膜有挛缩时，前臂不能旋转，应从尺骨上剥离骨间膜行松解术。再用肱二头肌重建旋前功能。

（2）旋后功能重建：其治疗方法参阅本章"脑性瘫痪"一节。

4. 手部后遗症 脊髓灰质炎后因瘫痪的肌肉不同，腕及手的功能障碍多种多样，需认真检查，根据具体情况制订治疗方案。治疗方法可参照周围神经损伤一章。

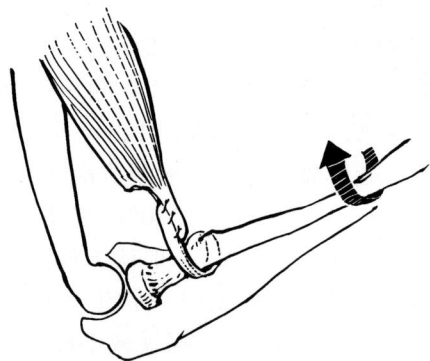

肱二头肌腱远端绕过桡骨再与近端缝合

图 19-10 Zancollin 手术示意图

第二节　麻　风

麻风是由麻风杆菌引起的一种慢性传染病。其病变侵犯广泛,皮肤、黏膜、周围神经、淋巴结、内分泌系统、内脏、骨关节和肌肉等均可累及。该病在我国分布较广,以广东、山东、江苏、福建和广西地区为多。

麻风主要以直接接触为传染方式,并不遗传。感染后有较长的潜伏期,最短 3 个月,最长可 10 年以上,平均 2~5 年。

接触病菌后是否发病,以及发病的严重程度均与机体的免疫能力有关。当机体免疫力不高,麻风菌进入机体后繁殖到一定数量才引起宿主的组织损伤,产生症状。

麻风属皮肤科治疗范围,但当病变累及周围神经,出现肢体功能障碍时,多需手术治疗。因此,在此节做一简述。

一、分　类

马德里分类法将其分为两型、两类,即瘤型、结核样型;界限类及未定类(图 19-11)。

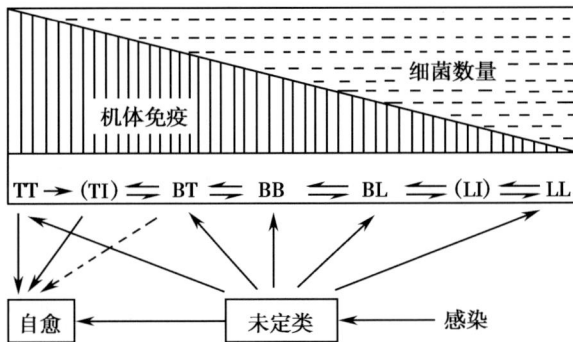

图 19-11　各类型麻风演变示意图
TT. 结核样型;TI. 低抵抗力结核样型;BT. 界限类偏结核样型;BB. 中间界限类;BL. 界限类偏瘤型;LL. 瘤型亚极型;LL. 瘤型

1. 结核样型　良性麻风,病情较稳定,细菌检查常为阴性。病变处皮肤红,高出正常皮肤,界限清楚。神经干受累较少,但有时神经破坏较重,患肢可出现畸形。

2. 瘤型　恶性麻风,病情不断发展,细菌检查阳性。病变皮肤呈弥漫性浸润。神经干受累多,常呈对称性侵犯,神经破坏重,患肢畸形严重。

3. 界限类　恶性不稳定麻风,细菌检查呈强阳性。可由结核样型演变而成,也可发展成瘤型。

4. 未定类　良性麻风,一般为麻风的早期阶段,或处于较稳定阶段。病变可向瘤型及结核样型转变。查菌常为阴性。皮肤红斑较少,常为 1~2 个。

二、神经系统的病理变化

麻风病以周围神经系统变化为主,麻风病变早期是沿着末梢神经发生发展的。

(一) 侵入神经的途径

麻风杆菌侵入神经途径有不同意见:

1. 先侵入轴索　麻风杆菌由再生轴索发育圆锥开始,然后到轴索内,沿轴浆扩展,引起轴浆崩解。

2. 神经膜细胞为麻风杆菌的靶细胞,进入轴索,并延轴索扩展。

3. 麻风杆菌可直接穿过神经外膜,侵入神经束。

4. 血源性传播到达神经干的毛细血管,再进入神经纤维内。

(二) 侵犯部位

多以四肢位置较浅的神经干的远心端开始,上肢以尺神经、正中神经、桡神经多见,下肢以腓浅神经和腓总神经多见。尺神经易发生在肘管和尺神经管处,正中神经多在腕管处,桡神经多在腕部和肘上桡神经沟处。

（三）神经末梢的变化

麻风病变处每平方毫米内的神经末梢数量均较正常皮肤内少。环层触觉小体和麦氏小体明显萎缩和破坏。神经轴索肿胀,嗜银性低下,出现断裂、崩解、甚至消失。

（四）神经干的变化

呈梭形或念珠状膨大,病变处为粟粒样结核病灶状或神经脓肿,以致成大片或部分干酪样坏死。病变可能由麻风杆菌直接引起,也可能是机体变态反应结果。不同神经干在不同类型的麻风中受累机会不同（表19-1）。

表 19-1　上肢神经不同型麻风受累率

	总受累率（%）		双侧受累率（%）	
	结核样型	瘤　型	结核样型	瘤　型
桡神经	66.6	82.0	50.0	85.7
正中神经	80.0	90.2	64.2	89.2
尺神经	85.7	98.2	46.6	86.5

三、神　经　症　状

受损神经干粗大,质较软,有时有触痛。局部肤色可以正常,也可有破溃形成瘘管,长期不愈。病变区皮肤感觉减退、消失或过敏。多数病例有痛、温、触觉的消失,可出现手套状麻木区。受累神经所支配的肌肉瘫痪、萎缩,继发患肢畸形。

麻风引起上肢神经损害,多见于尺神经,骨间肌和小鱼际萎缩,手呈爪状畸形。单独正中神经受损较少（图19-12）,多与尺神经同时受损。当两神经同时受损时,则大、小鱼际肌及骨间肌萎缩,呈铲状手畸形（图19-13）。

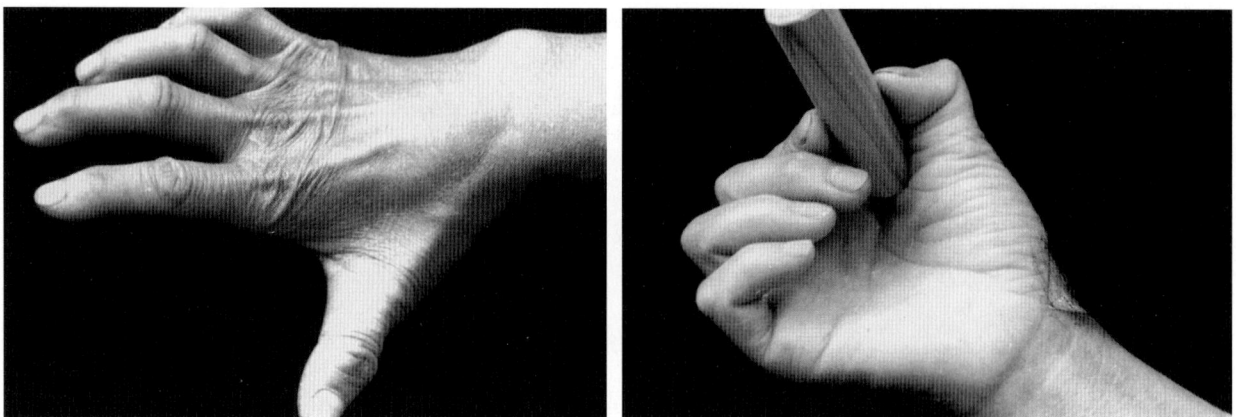

（1）爪状手畸形,骨间肌萎缩　　　　　　　　　　（2）拇短屈肌萎缩,骨间肌萎缩,拇示指捏物无力

图 19-12　麻风引起的尺神经损伤
男性,41 岁。麻风病史 15 年,右手爪状手畸形 10 年

麻风病的周围神经病变一般是逐渐、缓慢发展的,但也可在几天之内形成肌肉瘫痪,类似急性神经炎的表现。因此,当临床发现神经干粗大,伴有皮肤感觉障碍,出现皮肤斑疹、斑块或结节,以及运动障碍等体征。患者又来自麻风流行区或与麻风患者有接触史,应高度警惕,需做专门检查,明确诊断,及时治疗。

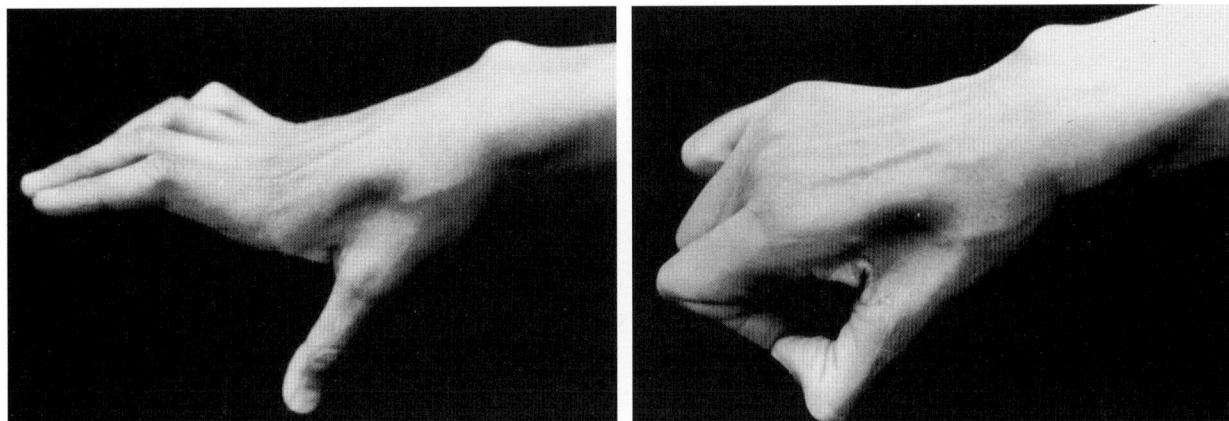

（1）骨间肌及大、小鱼际萎缩,右手呈铲状手畸形　　　　（2）手内在肌麻痹,捏物无力

图 19-13　麻风引起的正中、尺神经损伤
男性,24 岁。麻风病史 7 年,正中及尺神经同时受损

四、手 术 治 疗

（一）适应证

1. 病情稳定,近 1 年内未发生麻风反应,病情未进一步发展,接近或已临床痊愈。

2. 畸形发生 1 年以上,已无恢复可能。

3. 患者的皮肤和深部组织无化脓性感染或慢性溃疡。

4. 受损的神经干无明显触痛。

（二）手术方法

1. 爪形手畸形的矫正

（1）掌板紧缩术（Zancollin 法）:通过环、小指掌指关节的掌板缩短,控制因小肌肉麻痹引起的掌指关节过伸畸形,以利于伸指肌腱中央束的伸指力量能作用到近侧及远节指间关节,达到伸直手指的目的。

手术显露环、小指掌指关节掌侧关节囊。将掌侧软骨板切成一蒂在远端的 U 形瓣。在掌骨颈掌侧掀起一骨瓣或打一骨孔,用不锈钢丝以抽出缝合法,将掌板 U 形瓣近端缝入骨瓣或骨孔内,使掌指关节控制在 30°屈曲位。掌指关节屈曲 90°,指间关节伸直位石膏制动 5 周（图 19-14）。

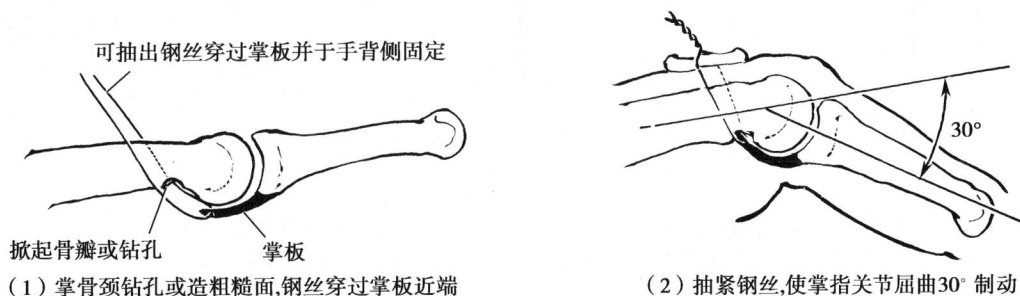

可抽出钢丝穿过掌板并于手背侧固定

掀起骨瓣或钻孔　　　掌板
（1）掌骨颈钻孔或造粗糙面,钢丝穿过掌板近端　　　　（2）抽紧钢丝,使掌指关节屈曲 30° 制动

图 19-14　Zancollin 手术示意图

（2）指浅屈肌腱移位术（Bunnell 法）:先将环指指浅屈肌腱附着部短腱纽的近侧缘切断,然后,将肌腱从手掌侧的切口抽出,分成两束,分别于环、小指掌指关节桡侧的蚓状肌管穿出。在腕中立、掌指关节屈曲、指间关节伸直位,与伸指肌腱的桡侧束缝合。屈腕、屈掌指关节,伸指间关节位石膏制动 4 周（图 19-15）。

（3）小指固有伸肌腱移位术（Fowler 法）:于小指掌指关节背侧显露小指固有伸肌腱,尽可能在腱帽的远侧切断肌腱,缝合腱帽。从腕背切口将肌腱抽出,分成两束备用。分别在环、小指掌指关节桡侧显露

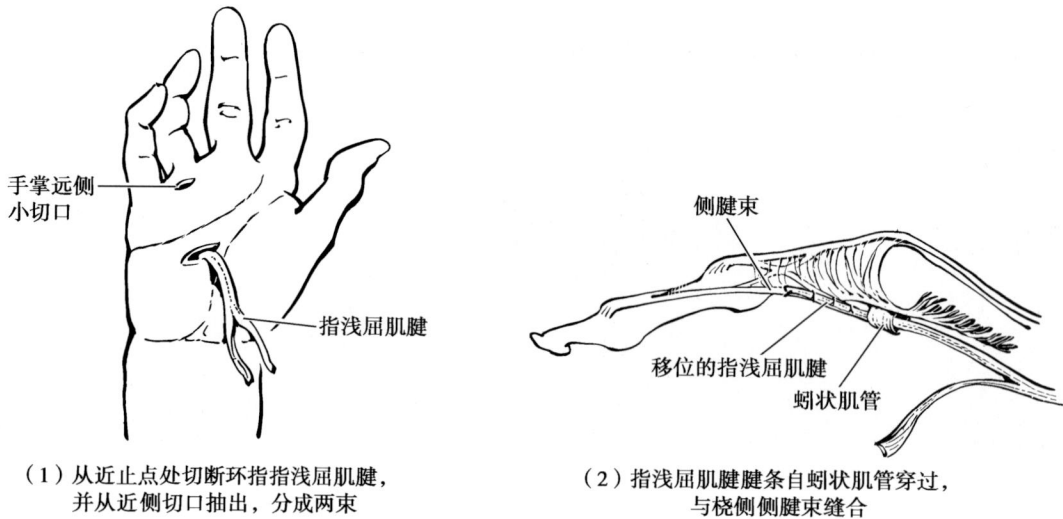

（1）从近止点处切断环指指浅屈肌腱，   （2）指浅屈肌腱腱条自蚓状肌管穿过，
并从近侧切口抽出，分成两束   与桡侧侧腱束缝合

图 19-15　Bunnell 手术示意图

伸指肌腱桡侧侧束，将小指固有伸肌腱的两束从皮下隧道穿过，并从掌骨横韧带的掌侧穿至手指。在腕背伸、掌指关节屈曲、指间关节伸直位将两腱束分别编织缝合到环、小指伸指肌腱桡侧束上。石膏制动 4 周（图 19-16）。

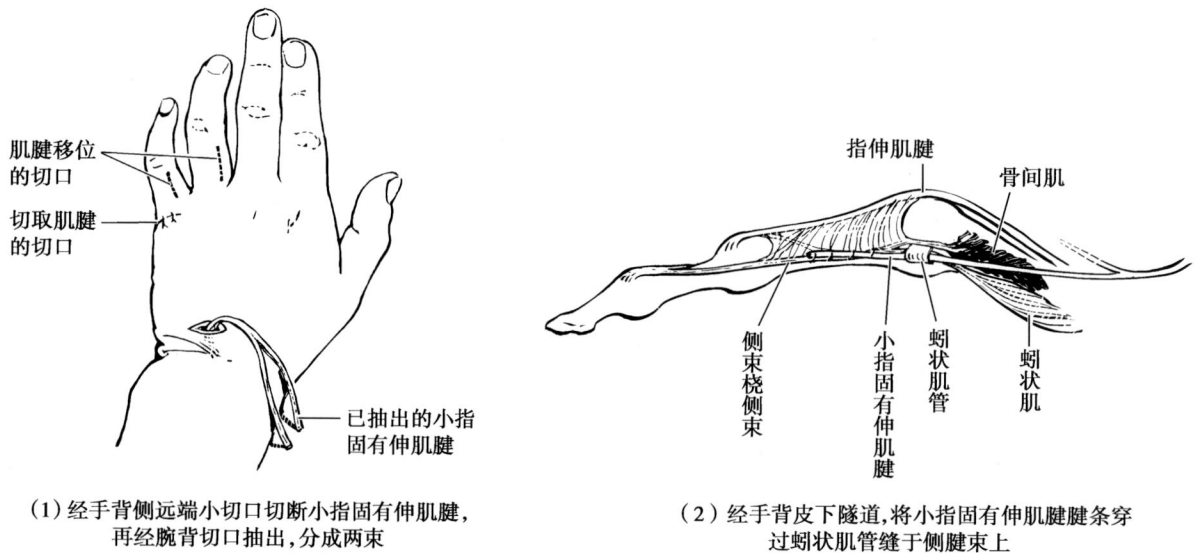

（1）经手背侧远端小切口切断小指固有伸肌腱， （2）经手背皮下隧道，将小指固有伸肌腱腱条穿
再经腕背切口抽出，分成两束   过蚓状肌管缝于侧腱束上

图 19-16　Fowler 手术示意图

（4）套索法：在远侧掌横纹处显露屈指肌腱腱鞘起始部，在起始部远侧 1.0cm 切开腱鞘，将指浅屈肌腱向近端牵拉切断，并将指浅屈肌腱近断端从 A2 鞘管处穿出，翻转并与鞘管缝合（图 19-17）。屈腕、屈曲掌指关节位石膏制动 4 周。

2. 拇指畸形的矫正

（1）肌腱移位术：用以矫正掌指关节过伸，指间关节屈曲畸形。从远侧掌横纹小切口内切取环指指浅屈肌腱备用。于拇指近节指骨基底横行打一骨孔。再于腕管远端处切口，将环指浅肌腱抽出经皮下隧道，移位至指骨的骨孔处。屈腕屈拇指掌指关节位石膏制动 4 周（19-18）。

（2）关节融合术：指间关节融合在 30° 屈曲位后，拇长屈肌腱可以起拇短屈肌的作用，屈曲掌指关节，控制拇指在握物时的掌指关节过伸。

由于麻风病已有骨质疏松，关节融合的愈合时间较长，应予注意。

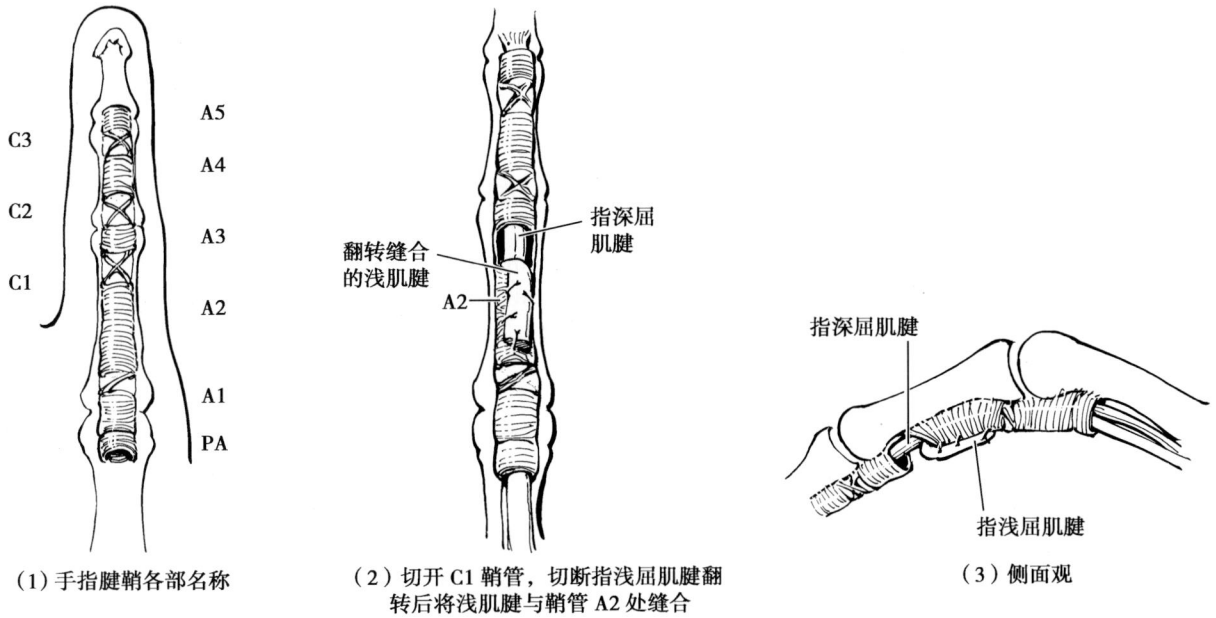

（1）手指腱鞘各部名称　　　（2）切开 C1 鞘管，切断指浅屈肌腱翻　　（3）侧面观
转后将浅肌腱与鞘管 A2 处缝合

图 19-17　套索法手术示意图

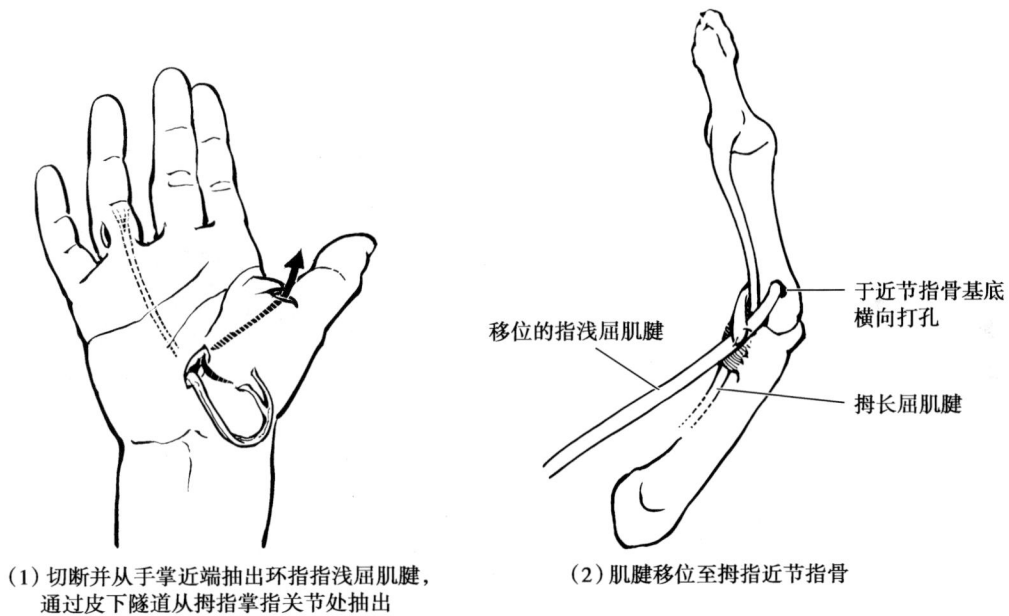

（1）切断并从手掌近端抽出环指指浅屈肌腱，　　　（2）肌腱移位至拇指近节指骨
通过皮下隧道从拇指掌指关节处抽出

图 19-18　控制拇指掌指关节过伸的术式

第三节　脑性瘫痪

　　脑性瘫痪是因脑部损害所引起的一种综合征,是婴、幼儿的常见病。本病是脑在发育尚未成熟时的一种非进行性的,但不可逆的病变。可引起神经、肌肉功能障碍,智力低下,瘫痪,听觉、视觉障碍以致语言和学习困难等。由于损害的部位不一,神经受损的程度不同,故临床表现上也不一样,有痉挛型、手足徐动(舞蹈病样)型、共济失调型和强直型。其中,以痉挛性脑瘫最为常见,约占总数的 65% ~ 73%。

　　（1）痉挛瘫痪型:病变主要位于大脑皮层和锥体束,表现为肌张力高,腱反射亢进,有阵挛及病理反射,有些肌肉不能随意控制。

　　（2）手足徐动型:病变主要位于基底节,临床特征为肌肉的不随意运动,并伴有不同程度的肌肉强直。

（3）共济失调型:病变主要位于小脑,肌感觉和体位觉丧失,平衡能力失调,表现为步态蹒跚,不能直线行走,语言断续,眼球震颤,腱反射低下或消失。

（4）强直型:病变主要累及锥体外系,表现为肌张力明显增高,以致无法活动。被动活动关节有持续的阻力,称为铅管样强直,或关节有节奏地松弛,称为齿轮状强直。

一、发病原因

脑性瘫痪发生原因可有产前、产时和产后三因素。Perlstein 统计了 3800 例脑瘫,产前原因占 30%、产时占 60%、产后占 10%。妊娠早期在胎儿脑形成过程中受到一些疾病的影响,如病毒感染等,造成胎儿大脑先天发育不良。临床还发现这种患儿除患脑性瘫痪外,还常伴有白内障、先天性脑积水、心脏房室间隔缺损等先天畸形。

分娩过程中,早产儿和低体重儿具有患病的高度危险。产程过长、脐带绕颈、臀位、脑出血等引起脑缺氧以及创伤,都是引起脑瘫的原因。

产后因素中,大脑炎和颅脑损伤是主要原因。

二、病理变化

脑性瘫痪的病理变化主要有两种。一种是缺血性损害,患儿具有典型的室管膜下和脑室内出血,多见于妊娠 32 周以下的早产儿。另一种多见于分娩过程中有呼吸暂停或窒息,以脑室周围的白质软化为主要特点。

上述的出血、缺血和缺氧原因不仅损害脑实质,导致智力低下,学习功能丧失和大脑发育迟缓;还影响运动传导束,使肌肉产生痉挛性瘫痪。由于脑损害的位置和范围不同,肢体发生痉挛性瘫痪的情况也不一样。病变累及一侧半球皮质引起对侧的偏瘫,累及两半球皮质则四肢瘫痪（表 19-2）。

表 19-2 3800 例脑瘫肢体瘫痪类型（%）

	痉挛性瘫					手足徐动	共济失调	僵直	张力松弛	震颤	混合
单肢瘫	偏瘫	三肢瘫	四肢瘫	截瘫							
3.0	26.0	4.5	13.5	15.7		11.7	4.9	7.2	1.1	0.3	12.1

肌肉发生痉挛是由于脑对肌肉运动的控制能力,即对肌肉运动促进和抑制环路不平衡造成的。图 19-19 为神经-肌肉的反射弧和控制系统的示意图。

骨骼肌由大量的肌梭外纤维和少量的肌梭内纤维构成,其具有不同的神经支配。脊髓前角 α 细胞支配

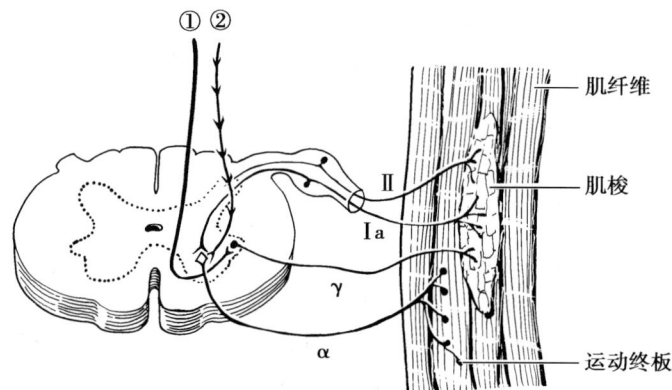

图 19-19 肌肉收缩的反射弧及控制系统示意图
①由大脑下行控制前角 γ 运动神经元的纤维;②由脊髓
其他节段下行控制前角细胞的纤维

肌梭外纤维,产生肌肉的收缩。而肌梭内含有对肌肉收缩负责的传入神经元的终端Ⅰα和Ⅱ,以及来自前角γ神经元的肌梭内纤维的终端。其中,Ⅰα是脊髓后根中由肌梭到脊髓的通路,当肌梭被牵拉时,可增加作用电位的频率;Ⅱ为发自肌梭内的辅助传入纤维,具有反馈功能;γ神经元可通过大脑的下行束激活脊髓内的侧支,影响其他远隔阶段的肌力,也有助于其拮抗肌群的平衡。当骨骼肌受到牵张,肌梭也受到牵张,促使传入的感觉神经放电,在脊髓内直接或间接与前角的α运动神经元形成突触,产生反射性肌肉收缩。

Mac Carty 和 Kiefer 指出,对脊髓内的前角运动细胞存在两种抑制系统。一种是从肌梭来的传入纤维;另一种是从中枢或其他阶段的下行纤维。肌肉的正常张力靠脊髓反射弧的正常,以及促进和抑制系统的平衡。脑性瘫痪的患者损伤了从大脑下行的运动束,不能对抗从肌梭来的感觉传入纤维的冲动,使肌张力增高,并出现痉挛。

三、诊　　断

新生儿和婴儿的脑性瘫痪诊断比较困难,痉挛型的常在6个月内能作出诊断,手足徐动型在出生后几年才出现。当体征不显著时,作出确切诊断更不容易。若智力影响不大,可做细致检查。同时,还应与其他一些神经的疾病做鉴别诊断。

典型的病例,当患儿长大后智力差、面部表情呆板,行走具有剪式步态。上肢呈肩关节内收、内旋、屈肘、前臂旋前、屈腕屈指、屈拇及拇内收等畸形出现时,诊断多无困难。

反复被动屈伸肘、腕及手指时可测出肌张力的大小,让患者用患肢反复做模仿动作时,可发现动作不协调现象。

四、治　　疗

由于本病是一种不可逆的脑部损害,妨碍正常功能的发挥,包括运动、精神、情绪、心理和社会知识、成长等各方面的发育与发展的缺欠。因此,治疗应从全面考虑,从教育、心理、训练等诸方面综合治疗。而手术疗法主要解决痉挛型脑瘫所致的畸形及严重功能障碍。对于强直、手足徐动和共济失调尚无好的手术方法。

手术的类型包括:①骨关节手术,达到矫正畸形和稳定关节的目的;②肌腱、肌肉手术达到改善畸形、改进平衡失调;③脊神经后根选择性切断术,达到缓解肌张力以改善畸形及功能。神经运动支切断术可使痉挛的肌肉失去神经支配而松弛。

脑性瘫痪的治疗,上肢与下肢不相同。下肢以改善步态、使关节能持重及稳定为目的;上肢需要恢复一定的自主运动、矫正畸形及改善手部功能。因此,神经的运动支切断在上肢则很少采用。

(一) 肩关节畸形矫治

改善肩关节内收、内旋挛缩畸形,使肘关节及手发挥功能。

1. Fairbank-Sever 手术　肩关节无脱位和骨性畸形,功能障碍只限于软组织原因时适用。沿三角肌前缘切口,保护头静脉,显露胸大肌在肱骨大结节的止点,于附着部切断胸大肌,即可改善上臂的外展和外旋。若改善仍不充分,可显露深侧的喙肱肌和肱二头肌短头,如有挛缩,于两肌起点处切断。当被动外展肩时,如发现附着在肱骨小结节处的肩胛下肌和背阔肌也有挛缩,也可自止点处切断。肩关节外展、外旋石膏制动2周。

上述方法治疗后有复发可能。为免于术后复发,在上述术式的基础上加用肌肉移位。于三角肌后缘做斜行切口,向上牵开三角肌后缘,暴露肱三头肌的长头和外侧头,注意保护腋神经和桡神经,从止点处切断背阔肌及大圆肌,并将两肌穿过肱三头肌长头和外侧头,将之固定在肱骨后外方的骨膜上,即 L' Episcopo-Zachary 手术(图 19-20)。术后肩外展、外旋位石膏制动3~4周。

2. 肱骨上端截骨术　当肩关节已有骨性发育异常,不能单纯依靠软组织松解矫正畸形时采用。但此手术仅能矫正畸形,不能改善肩关节活动功能。

(二) 肘关节、前臂旋前畸形矫治

目的是改善肘关节屈曲畸形,以及前臂旋前畸形。

1. 肘关节松解、肱二头肌腱延长术(Mital 法)　肘前S形切口,显露肱二头肌腱,并作Z形切开,注意保

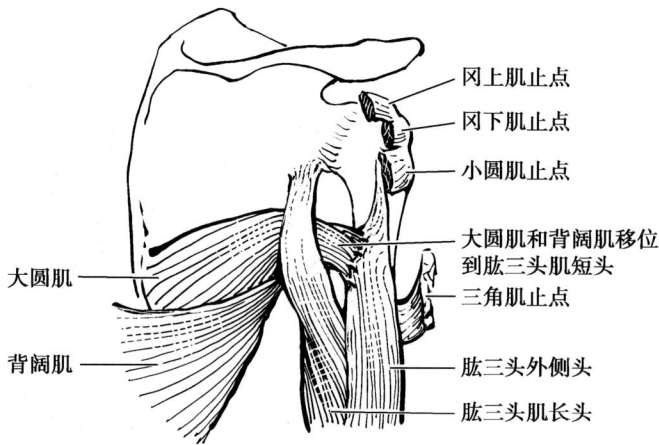

图 19-20 L' Episcopo-Zachary
手术示意图

冈上肌止点
冈下肌止点
小圆肌止点
大圆肌和背阔肌移位
到肱三头肌短头
三角肌止点
肱三头外侧头
肱三头肌长头
大圆肌
背阔肌

护正中神经、肱动脉和桡神经。将肱肌远端环形游离开,在上、下两不同平面切开肱肌肌膜,必要时松解肘关节前关节囊,被动尽量伸直肘关节。松解程度以神经和血管不致损伤为准。在伸肘情况下缝合延长的肱二头肌腱,关闭伤口(图 19-21)。

2. 旋前圆肌和尺侧腕屈肌移位术

(1) 旋前圆肌移位术:将旋前圆肌在桡骨上的止点连同骨膜切下,将其移至桡侧腕短伸肌上,在伸腕位,行编织法缝合。术后石膏制动肘关节屈曲90°,腕背伸位4~6周。

(2) 尺侧腕屈肌移位术:Steindler 法将尺侧腕屈肌于其止点处切断,向近侧游离肌肉至前臂中段。再显

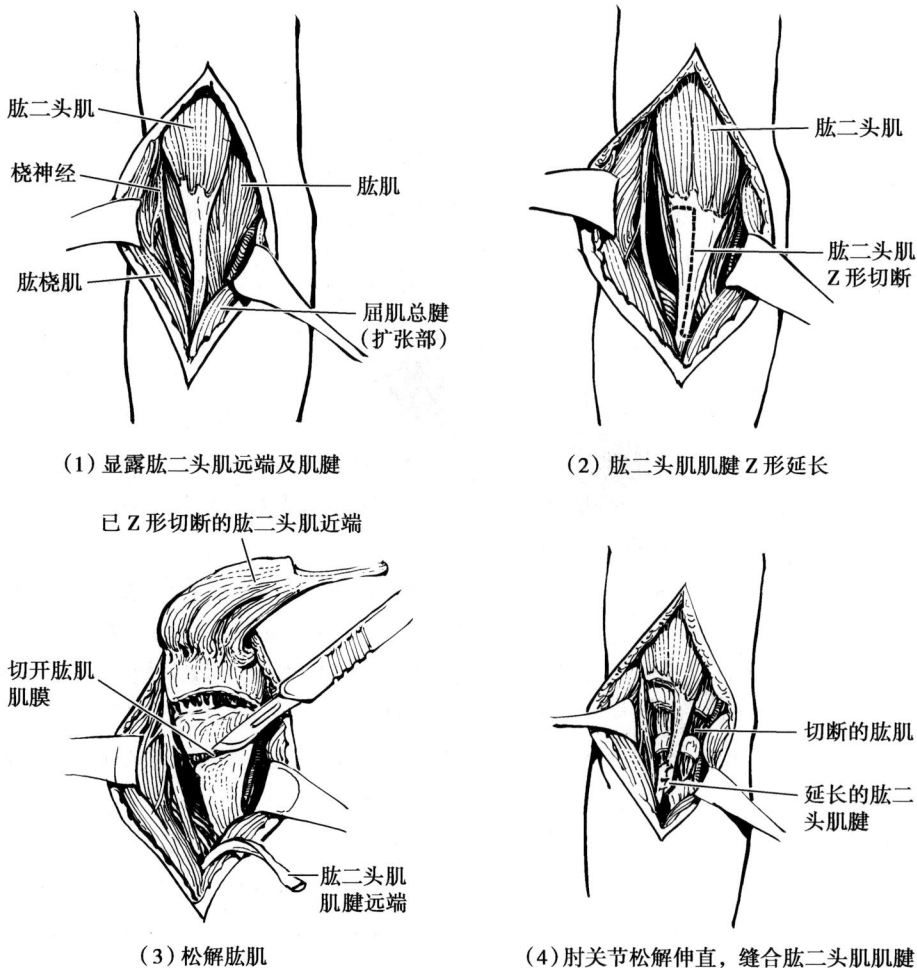

肱二头肌
桡神经
肱肌
肱桡肌
屈肌总腱
(扩张部)

(1) 显露肱二头肌远端及肌腱

肱二头肌
肱二头肌
Z 形切断

(2) 肱二头肌肌腱 Z 形延长

已 Z 形切断的肱二头肌近端
切开肱肌
肌膜
肱二头肌
肌腱远端

(3) 松解肱肌

切断的肱肌
延长的肱二
头肌腱

(4)肘关节松解伸直,缝合肱二头肌肌腱

图 19-21 Mital 手术示意图

露桡骨远端,在拇长伸肌腱和拇短伸肌腱间钻骨洞。将尺侧腕屈肌肌腱经皮下隧道穿至背侧,将此腱固定在洞内。屈肘90°,前臂旋后,腕背伸位固定6周。

Green 将 Steindler 法作了改进,将尺侧腕屈肌腱不做骨性止点,而在伸腕位将尺侧腕屈肌腱编织缝合在桡侧腕短伸肌肌腱上(图 19-22)。

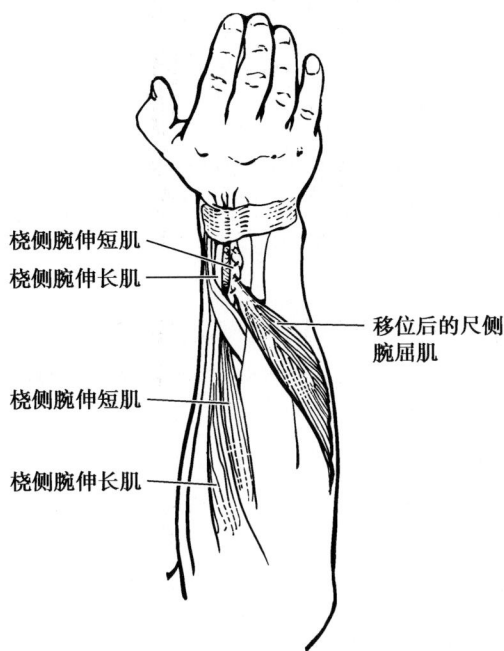

图 19-22　Green 肌腱移位示意图

桡侧腕伸短肌
桡侧腕伸长肌

移位后的尺侧腕屈肌

桡侧腕伸短肌

桡侧腕伸长肌

(三) 腕关节功能矫正

腕关节屈曲畸形是脑瘫的主要问题。术前应对骨关节、肌肉痉挛情况有详尽的了解,一般以用软组织手术为主,改善畸形。当用软组织手术不能解决畸形时,可考虑腕关节融合术。

1. 前臂屈肌群起点前移术　参见本章第一节。

2. 尺侧腕屈肌移位术　参见本章第一节。

3. 腕关节融合术　脑性瘫痪腕关节融合角度不同一般,应融合在能使手发挥最好功能角度上。

当腕关节屈侧肌肉均较紧张,经关节融合仍不能完全矫正腕屈曲时,可将近腓腕骨切除,再行腕关节融合术。

脑瘫患者因屈肌张力较大,行关节融合应延长固定时间,一般需 12 周后去除固定,避免屈腕畸形复发。

腕关节融合最好等待桡骨下端骨骺闭合后施行。

(四) 手畸形矫正

拇指内收、屈曲、紧贴手掌,是脑性瘫痪的常见畸形。其他手指常呈鹅颈畸形。

1. 拇内收、屈曲畸形的矫正　沿近侧掌横纹做切口,显露拇收肌在第 3 掌骨的起点,自该处切断拇收肌;再于拇指蹼背侧切口,自第 1 掌骨上切断第 1 背侧骨间肌,松解拇内收肌群的挛缩。

屈拇畸形可在腕上部做拇长屈肌腱 Z 字延长。如拇指掌指关节屈曲挛缩用软组织手术难以矫正,可将掌指关节融合在功能位。

2. 手指鹅颈畸形的矫治　手指侧方切口,在近节指骨远端 1/3 处,从背到掌侧斜行打孔,再用钢丝固定指浅屈肌腱在近节指骨上,使近侧指间关节处于屈曲 20°~30°位。以 1 枚克氏针斜行穿过近侧指间关节,以保持屈曲角度。术后 8 周去除克氏针。

3. 手指屈曲畸形的矫治　手指的屈曲挛缩,伸肌肌力高时,可切断指浅、深屈肌腱,将浅肌腱近端移至深肌腱远端,以延长屈指肌腱。如伸肌力弱时,可将挛缩的尺侧腕屈肌移位至指总伸肌腱,加强伸指的力量。

4. 严重关节挛缩的矫治　当用肌腱延长或移位不能矫正挛缩,可做关节融合术。

(五) 选择性脊神经后根切断术

早在 1888 年 Dana,1896 年 Sterrington 提出:切断脊神经后根可以解除肌肉痉挛和肢体僵直。Foerster(1913)报告 159 例脊神经后根切断术,并达到解除肌肉痉挛的目的。但由于出现感觉性共济失调和感觉丧失的特点,未被广泛采用。Fasano(1978)采用选择性脊神经后根切断(selective posterior rhizotomy,SPR),克服了感觉丧失的缺点,取得了较好的效果。国内徐林等也报告,选择性脊神经后根切断术对痉挛性脑瘫有较好的治疗效果。1992 年,美国由 26 位各科专家组成的 DATTA 小组经讨论认定:对于下肢,该手术的疗效是肯定的;对于上肢未做结论。

选择性脊神经后根切断术是通过术中电刺激完成的。切断低阈值诱发肌肉产生痉挛的后根束,这样就切断了肌梭传入的 I α 纤维,同时阻断了脊髓反射中的 γ-环路,起到解除肌肉痉挛的效果;由于术中保存了高阈值的后根束的完整,使感觉又不完全丧失。当然,选择性脊神经后根切断术虽未从根本上治疗痉挛性脑瘫,但与其他方法相比,仍不失为一种有效的治疗方法。

选择性脊神经后根切断术大多是为解决下肢痉挛性脑瘫,用以改善站立姿势及步态。对于上肢应用此项技术的文献较少,上肢是否可以采用值得探讨。

1. 选择性脊神经后根切断术的适应证

（1）肢体轻度痉挛畸形,肌力在 4 级以上。

（2）脊柱无畸形。

（3）患者年龄应在 20 岁以下。若患儿发育不正常,一般情况太差不宜手术。

（4）患者智力正常或较接近正常,以便配合术后康复治疗。

2. 术中注意的问题

（1）应用全麻,但不应用中、长效肌肉松弛剂。

（2）手术从后侧入路,尽可能少切椎板,并保护小关节不受损伤,以能显露所切的神经根为原则。

（3）术中逐个以电刺激组成后根的小束,从低阈值的切起,切断并切除 3.0cm 的束,切断、切除后根束的数量应控制在后根束的 30% ~50% 。切断太多会影响感觉,切断太少则不能解除痉挛。

3. 术后处理

卧床 3 周后,在支具保护下可以进行功能锻炼和系统的康复治疗。

（胡　溱）

参 考 文 献

1. 过邦辅,主编绎. 坎贝尔骨科手术大全(下册). 上海:远东出版社,1991,1472-1595

2. 李炳万,主编. 实用手外科学(上册). 长春:吉林人民出版社,1990,418-433

3. 刘小林. 选择性脊神经后根切断 50 例临床报告. 中华显微外科杂志,1995,18,(1):13

4. 潘少川. 选择性脊神经后根切断术治疗小儿脑瘫. 中华小儿外科杂志,1994,15(6):369

5. 丘钜世. 麻风. 上海:上海科学技术出版社,1983,158-304

6. 史玉泉,主编. 实用神经病学. 第二版. 上海:上海科学技术出版社,1994,269-272

7. 王澍寰,主编. 手外科学. 北京:人民卫生出版社,1991,482-494

8. 吴阶平,主编. 黄家驷外科学. 第五版. 北京:人民卫生出版社,1992,2030:2008-2021

9. 许贤豪,译. 脊髓神经根切断术. 美国医学会杂志中文版,1992,11(1):58

10. 徐林. 高选择性脊神经后根切断术 14 例初步报告. 中华显微外科杂志,1991,14(4):193

11. Oppenheim LM. Selective Posterior Rhizotomy for spasticcerebral palsy. Clinical Orthop Related Research,1990,253:20

12. Koman A I. Cerebral Palsy. Clinical Orthop Related Research,1990,253:62

第二十章

手部先天性畸形

一、概　述

先天性畸形是指在出生时或出生前存在有肢体发育异常,或潜在异常因素。人类在解剖结构上可以有一定的差异,但一般不应造成不良影响。若这种异常对形态和功能产生一定的影响,应属于先天性畸形。

畸形是发展过程中形成的一个或几个器官或系统以至全身发生的异常形态变化,还可以涉及生物化学方面。但在实际上,往往限于形态、大小、数量及位置等广义的形态学内容。畸形可以是局限的,也可以是全身性的或多发的。后者,可以造成某些器官组织的发育异常,形成全身性先天性畸形或发育畸形。在形态形成和发育过程中,据统计每20个新生儿中就有一个发生不同程度的身体缺陷,但只有少数影响功能,表现明显畸形。其中60%属于形成异常,也就是在胚胎发育中发生内在紊乱。尚有40%是属于形成不良,即在妊娠后期胎儿的生长受到压抑。如果形成异常是起源于基因紊乱,就难以矫正,而形成不良就比较容易矫正,甚至会在发育过程中自行矫正。

(一) 病因

先天性畸形的病因,有的已有所了解,有的尚未了解。具体可概括为两种:一种为内因,即遗传因素;另一种为外因,即胚胎时期受外界因素影响而发生的畸形。

1. 遗传因素　通过细胞染色体中的遗传因子,将畸形遗传给下一代,是先天性畸形发病的主要原因。遗传在先天性畸形中起着重要的作用,大约5%的手部畸形是由遗传致成。由于血统关系,在有畸形家族史的家庭成员中,其畸形发生率是正常人群的25倍。肢体畸形也可发生在已知的染色体畸形的疾病中。手部畸形的发生,常见于染色体显性遗传。其遗传规律如下:

(1) 致病显性基因在第1～22对常染色体中的某一对上。遗传与性别无关,家族中男女得病的机会均等。

(2) 每一代都可有患者,常见连续数代。

(3) 患者与正常人通婚,子女得病的机会为50%。如果配偶均为患者,子女得病的机会将为75%。

(4) 存在着不同的表现度,即同一基因型的不同个体中,虽然都发病,但发病的严重程度有所不同,如并指患者,并指的严重程度不同。

显性遗传常见的畸形有并指、短指、裂手、多指等。

近亲结婚也是畸形发生的主要原因,一般非近亲结婚畸形发生率为0%或0.1%,而近亲婚配中,畸形发生率可达到25%～50%,是正常情况下发生率的250～500倍。

2. 外界因素　即在胚胎时期受外界因素影响而发生的畸形。有些畸形,在其以后的几代中均不再出现,这种情况被理解为,畸形的发生是在胚胎时期受外界某些因素的影响所致,这种影响并不涉及染色体中的遗传因子,所以不发生遗传现象。影响胚胎发生畸形的关键时期是妊娠前3个月,实践证明与下列因素有关。

(1) 营养因素:有人用白鼠做试验,证明母体饮食中缺乏维生素C时,小鼠肢体可发生弯曲。缺乏核黄素时,可发生腭裂、并趾、下颌骨及肢体短小等。缺乏维生素 A,可影响胚胎软组织的发育,如心、眼、横膈及泌尿生殖器等。

在人体中,母体缺乏营养的机会很少,但某些胎盘的病变,可影响对胎儿营养的供应,以致影响胚胎的发育。

(2) 药物因素:动物实验证实,台盼蓝、芥子氮等均能使动物胚胎发生肢体畸形。Kosenow 和 Pfeiffer(1960)报告了上肢短手直接连于肩部的海豹手畸形,考虑其与孕妇在怀孕早期服用一种沙利度胺(thalidomide,反应停)有关,其发病率高达 20% 。可以认为这些畸形是由药物作用所引起的。就是同一种药物,因其剂量、使用途径、吸收和代谢等的不同,其发生畸形的类型也不相同。

(3) 放射因素:有人用 X 线照射怀孕前及怀孕后的小鼠,发现胎儿有明显发育抑制现象,特别是对眼及脑的影响较显著,也有并趾、多趾及缺肢等爪畸形。

第二次世界大战后,文献报告曾随查 205 名儿童,都是在其胚胎的前半期,受过原子弹爆炸的影响,发现其中有 28 名有畸形,占 13% 以上,此发生率较一般人群为高,故不能否认与放射影响无关。

(4) 内分泌因素:Daraiswami 在孵育中的鸡蛋壳内注入少量胰岛素,可使小鸡产生多种畸形。同时发现,若将烟酰胺及核黄素与胰岛素一同注入,则可防止畸形的发生。在临床上,糖尿病患者后代畸形发生率较一般正常人高 5~7 倍。

(5) 疾病因素:母体在妊娠头 3 个月患某些疾病,可招致胎儿畸形。Greeg(1941)发现,妊娠的前两个月患风疹者,可以使胎儿发生多种先天性畸形,如白内障、听力下降、心脏畸形、骨发育障碍等。这可能是由于病毒通过胎盘直接影响胚胎的发育所致。也有人认为,母体的健康情况,可能是对已具有某种畸形遗传因子的胎儿诱发畸形的一种辅助因素。

(6) 创伤因素:有人认为,在胚胎早期,胚胎上的血肿,可抑制胚胎某部分的发育,致成畸形;在怀孕后期,胎儿生长迅速,而羊水逐渐减少,同时腹腔、盆腔的压力逐渐增长,特别是双胎或子宫畸形、子宫肌瘤等都会限制胎儿的活动,以及脐带或羊膜纤维索条缠绕或压迫,也会发生畸形或先天性缺肢。

(7) 环境化学因素:Jones(1973)将酒精中毒孕妇所生的头颅、颜面、四肢、心脏及外生殖器异常,伴有全身发育障碍、精神呆滞症候群的患儿,命名为胎儿酒精综合征。以后有数百例以上的同样报告,所以,孕妇中等度的饮酒已被警告有一定的危险性。此外,已经确证低出生体重儿与母亲吸烟有关,平均体重减少 150~250g。也有报告指出,吸烟可致流产增加与围产期死亡率上升。吸烟与不吸烟的母亲相比,产生畸形儿的危险性高出 2~3 倍。

(二) 上肢胚胎发育

在胚胎发育中,上肢的发育过程是,上臂的结构首先发生,然后有前臂及手。整个上肢的发生及发育较下肢早 1 周。

各种主要组织的发生次序为:血管首先长入,随后是骨组织的分化,然后是神经成分长入,随着运动神经长入肌肉组织出现分化。

上肢在胚胎中发育的概况为:

两周(胚胎长约 2.1mm)时,相当上肢的结构尚未发生。

3 周(长约 4.2mm)时,在对着第 8~12 生肌节(相当第 5 颈椎至第 1 胸椎)处,开始出现一小的膨胀体即肢芽(图 20-1)。随着发展,肢芽向尾端生长。

从第 3 周开始,组织中有肌肉、韧带、肌腱,软骨发生。颈及臂丛形成,上肢的神经开始向肢芽的致密组织中长入少许。

4 周(长约 9mm)时,肢芽渐渐分为两节,基节将来发育成肩胛带及上臂,远节将来发育成前臂及手。开始分节时,肢芽中部出现的浅沟即相当于肘部,近端呈圆形,远端呈扁平状。随着两节生长,肘部渐弯,远节渐屈向腹侧,近节继续向尾端生长。远节末端渐变得更为扁平。借以能区分手与前臂。末端向侧方膨胀,将来形成手指。此期肩部的雏形已出现。

5 周(长约 11mm)时,前臂更屈向腹侧,与上臂及手区分得更清楚。手指膨胀更明显,手的两侧方已能看出指形轮廓。肢芽近端增大,渐向上移至颈部,肩部外形更明显,在 5 周末时,已有骨的成分生成,肱骨、桡骨

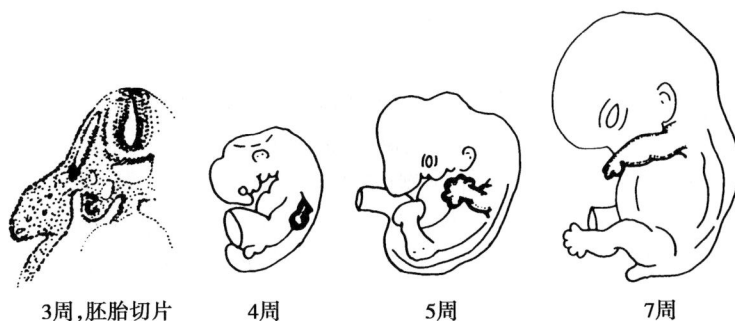

3周,胚胎切片　　4周　　5周　　7周

图 20-1　上肢的胚胎发育

及尺骨有玻璃软骨出现。肌群分化,伸肌群较屈肌群更为发育。臂丛大部分分支已出现,神经已长入手并已分布开,但手指组织尚未分化成骨、肌肉、肌腱等成分。

6周(长约16mm)时,大部分骨骼成分已有软骨和包在其外的软骨膜。此周肱骨出现柱状骨中心,随后桡骨出现,数天后尺骨出现。掌骨为5个细小软骨,手的软骨之间无关节间隙,只有致密的组织分隔。尺侧4个指的近排,出现短细的软骨深埋在致密的组织之中,但第1指只有致密的组织而无软骨。

臂部大部分肌肉能分辨清楚。手的内在肌仍是前肌组织阶段。肌腱及韧带分化得更好,感觉与运动神经的分布已近似成熟的胎儿。

7周(长约20mm)时,上臂已近似成熟期的外形。前臂和手轻度旋前,指端已延伸接近腹中线。手指间裂隙已很清楚。上肢所有骨骼已形成玻璃软骨,但示指及小指远排尚未分化成致密组织。整个上肢的肌肉数目及位置已为成熟期。肌腱从肌腹到达止点已形成得很好。掌指关节及指间关节的厚韧带均很清楚。主要血管与神经系统已达到成熟期状况,但臂丛尚连在一起,未分成索条。

上肢基本成分的形成,主要在胚胎的早期,从第3周开始至第7周已基本形成。一些致畸形的因素,如果出现在这一时期内,对胚胎的肢芽发育成畸形的影响最大。致畸形的因素作用在不同时期,将形成不同的畸形。如作用在胚胎第3周时,可能形成全上肢缺如畸形;作用在第6周时,可能形成短指畸形或并指畸形。

从胚胎发育的角度来看,一种致畸形因素的影响,常常不只限于胚胎的一个肢芽,也往往影响其他部分的分化发育。所以临床上手部先天性畸形的病例,也常伴有身体其他部位的畸形。如先天性并指或肘内翻等畸形,常伴有胸大肌缺如或右位心等。临床上检查需特别注意。

(三) 肢体先天性畸形的分类

肢体先天性畸形的分类,是一种十分复杂的工作,过去应用不同的希腊语和拉丁语来描述普通肢体的缺陷,常导致临床医师的混淆。目前先天性肢体畸形的分类,是美国手外科学会和国际手外科联合会依据解剖和胚胎学而修订的,并且获得广泛的承认。Swanson(1983)对于这种分类有较详细的论述。统一分类标准,有利于在全世界范围内对先天性畸形的监测,不同地区进行比较,可以帮助调查可能的病因学常见的因素,有利于防止和选择最有效的方式来处理,对先天性疾病的研究,治疗是十分重要的。现将分类论述如下:

1. 肢体形成障碍　肢体形成障碍,属于肢体完全或部分形成障碍的先天性缺陷组,这类缺陷分为两型:横向和纵向。

横向缺陷

(1) 先天性缺肩;

(2) 先天性缺臂;

(3) 先天性缺肘;

(4) 先天性缺前臂;

(5) 先天性缺腕;

(6) 先天性缺腕骨;

(7) 先天性缺掌;

（8）先天性缺指。

纵向缺陷

（1）桡侧纵列缺如：①桡骨发育不良；②桡骨部分缺如；③桡骨全部缺如。

（2）尺侧纵列缺如：①尺骨部分缺如；②尺骨全部缺如；③尺骨缺如合并肱骨桡骨骨性联合。

（3）中央纵列缺如（分裂手）：①典型；②非典型（包括并指型和多指型）。

（4）中央纵向停止（海豹手）：是肢体中段在胚胎发育过程中空缺所致畸形。完全性海豹手上臂及前臂未发育，手直接附在肩上（图20-2）。近端型海豹手是上臂没有发育，手附在前臂上，而前臂附着在躯干上。远端型海豹手是前臂缺如，手直接附在上臂末端。

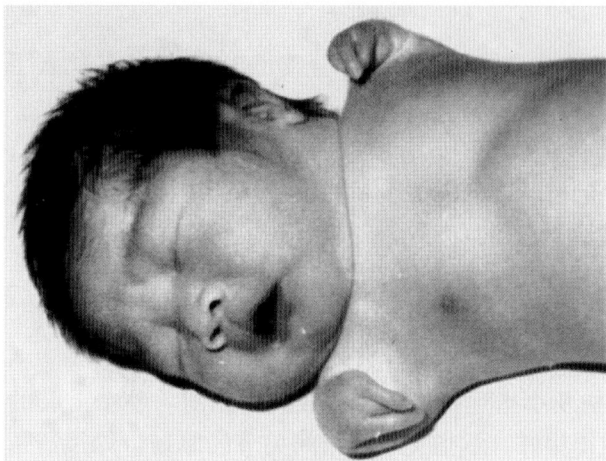

图20-2　完全性海豹手畸形

2. 肢体分化障碍　在分化障碍类中，上肢基本成分的形成，主要在胚胎的早期，从第3周开始至第7周已基本形成。肢体分化障碍的不同临床表现，被认为是产生胚胎侧壁外胚间质团的不同程度的破坏，影响正常肢芽分化成单独的骨骼、皮肤、筋膜或神经血管组织成分。任何因素、环境或其他原因，在此期间干扰这种分化，都将产生相对应的肢体缺陷，例如在前臂的尺桡骨近端骨性连接。在7周以后，肢芽已基本分化完成，致畸形的因素所起作用则很小。

在腕关节，常见腕骨与腕骨间的融合，或腕骨和掌骨间的融合。指间关节，则常见于近侧指间关节的融合。并指畸形是这类中更为常见的，分化障碍从简单的皮肤桥连到复杂的骨性融合。

继发于肌肉、韧带、关节囊结构分化障碍的挛缩也常见，从简单的扳机指到小指屈曲挛缩，由于手指不对称引起侧方偏斜或移位也常发生。

软组织受累

（1）先天性多发关节挛缩症：分成严重型、中等度型及轻度型。

（2）肩部：

1）肩下降不全；

2）胸肌缺如：分成胸大肌缺如及胸大肌和胸小肌均缺如。

（3）肘和前臂：

1）伸肌腱滑脱；

2）屈肌腱滑脱；

3）固有肌腱滑脱。

（4）腕和手：

1）皮肤并指：①桡侧（第1、2指间）；②中央（第2、3指及第3、4指）；③尺侧（第4、5指间）。

2）挛缩继发于肌肉、韧带、关节囊分化障碍：①第1指蹼（图20-3）；②关节屈曲畸形；③手指屈曲畸形；④扳机指。

骨骼受累

（1）先天性肱骨内翻；

（2）肘关节骨性融合：

1）肱骨桡骨骨性融合；

2）肱骨尺骨骨性融合；

3）全肘关节骨性融合。

（3）前臂：

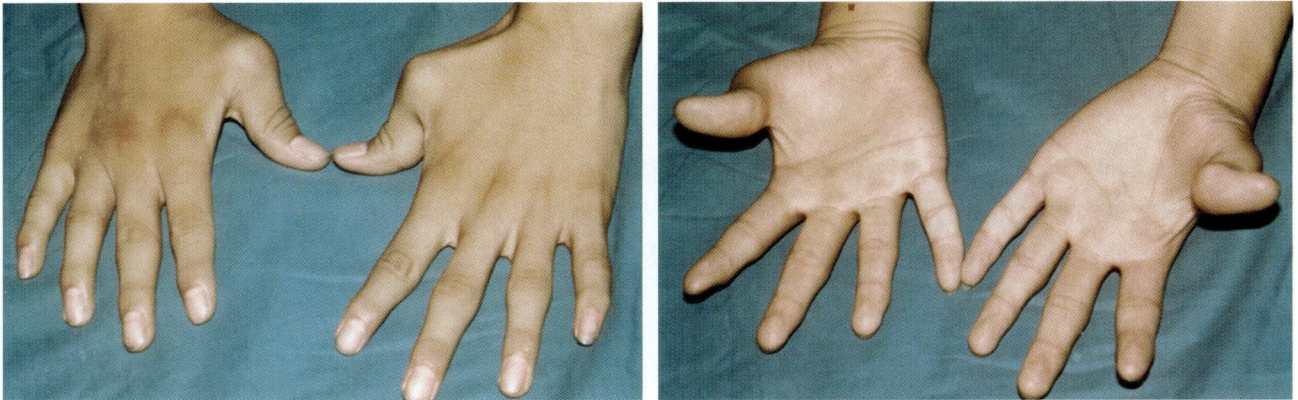

图 20-3　第 1 指蹼挛缩

1）近端桡骨尺骨骨性融合（图 20-4）；
2）远端桡骨尺骨骨性融合。
（4）腕和手：
1）骨性并指：①桡侧（第 1、2 指间）；②中央（第 2、3 及 3、4 指间）；③尺侧（第 4、5 指间）；④拳击手（包括 Apert 综合征）。
2）腕骨间骨性融合：①月骨-三角骨骨性融合；②头状骨-钩骨骨性融合；③舟骨-月骨骨性融合。
3）掌骨间骨性融合（图 20-5）。
4）指间关节融合：①近节指间关节；②远节指间关节。
先天性软组织肿物
（1）血管瘤性肿物：①毛细血管瘤；②海绵状血管瘤；③动静脉瘘。
（2）淋巴管瘤淋巴性肿物。
（3）神经源性肿物：①成神经细胞瘤；②多发性神经纤维瘤。
（4）骨性肿物。
骨软骨瘤病

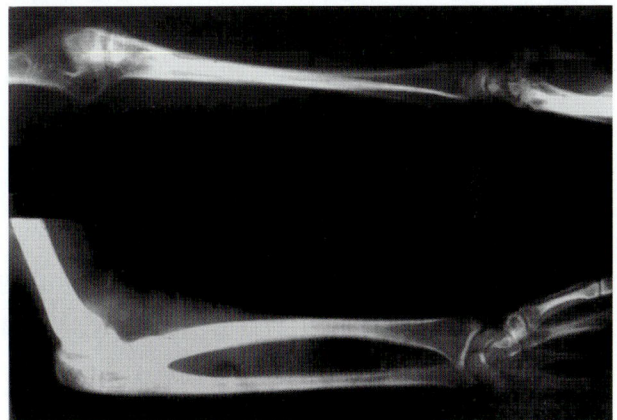

图 20-4　近端桡骨、尺骨骨性融合

3. 肢体重复畸形　肢体重复的发生，可能是由于肢芽和外胚层冠在形成的早期受到特殊损害，使原始胚胎部发生分裂。有多指、孪生尺骨及镜影手等畸形。学者根据重复的组织结构来分类。此类中多指畸形最常见。分为桡侧（拇指部分或完全重复）、中央（中间 3 个手指）或尺侧（小指部分或完全重复），拇指或小指重复较为常见。
（1）多指畸形：①桡侧多指；②中央多指；③尺侧多指；
（2）孪生手畸形也称镜影手；
（3）孪生尺骨畸形。

4. 生长过度　可能是整个肢体或单一部分生长过度，某些是骨骼生长过度而软组织正常。其他的表现为过多的脂肪、淋巴和纤维组织。神经纤维瘤或血管瘤可在此类病例中出现。此类

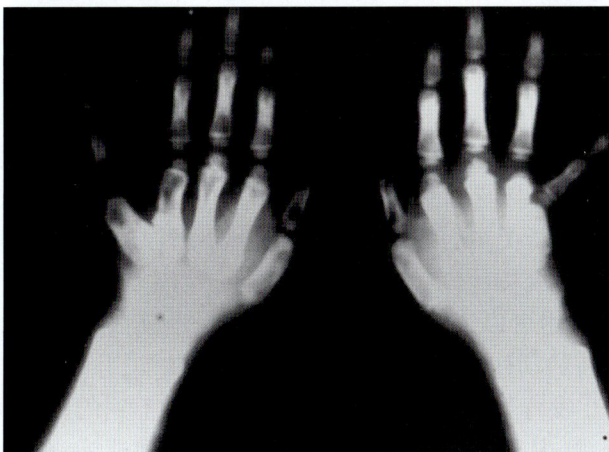

图 20-5　双手第 4,5 掌骨间骨性融合

中最常见的畸形为巨指症。可分为：

（1）全部肢体；

（2）部分肢体；

（3）巨指。

5. 生长不足 生长不足也可称生长低下，表示肢体形成不完全，可以出现在整个肢体或它的末梢。生长不足可累及皮肤、指甲、肌腱、骨、血管、神经或肢体(上臂、前臂、手)等组织结构。这类常见的为短指畸形，掌骨或指骨异常短小，但形态完整。以及拇指发育不全等。

（1）肢体全部；

（2）手全部；

（3）掌骨；

（4）手指：①短指并指畸形；②短指畸形(包括近节、中节、远节指骨)。

6. 先天束带综合征 在肢体上有索条状横行凹陷，有周全性的，也有部分性的。犹如扎带的压痕，其深浅程度不一，有时可深达筋膜和骨膜。压迹过深者甚至可引起先天性截肢。此类畸形至今不能肯定是否是继发于羊膜索发育缺陷或器质性挛缩。

（1）束带：①不合并淋巴水肿；②合并淋巴水肿。

（2）肢端并指畸形。

（3）宫内横断。

（4）联合型：包括(1)、(2)、(3)。

7. 广泛性骨异常 包括许多遗传性发育异常。

（1）发病机制不明确的全身性骨病，如骨软骨的发育异常、发育障碍、特发性骨溶化和原发性生长紊乱。

（2）发病机制明确的全身性骨病，如染色体异常、原发性代谢异常、黏多糖和其他代谢性骨外紊乱。

（3）继发于骨外系统紊乱的骨异常。

（四）治疗原则

1. 上肢先天性畸形 从治疗角度来看存在有两类问题，即功能问题和外观问题。治疗时应以改进功能为主，其次再考虑到外观改善。如果只有外观问题而无明显的功能问题，如某些类型的多指畸形、并指畸形等，也可以改善外观为目的给予治疗。

2. 妨碍发育的畸形 随着肢体的发育，这类畸形会逐渐加重。这类畸形需要及早治疗，如某些复合型的并指畸形，相连的手指挛曲程度不同，或指关节不在同一水平上，以及皮肤软组织瘢痕挛缩，或畸形矫正后皮肤瘢痕挛缩等。不妨碍发育的畸形，如某些类型的多指畸形，可推迟到学龄前治疗。

涉及骨矫形的手术，特别是影响骨骼发育的，最好延长到骨骼基本发育停止后再做。

3. 手术矫正畸形 要精密地考虑手术的预期功能效果，要考虑到未矫正前患肢已适应了的畸形，要考虑到先天性畸形往往涉及更多结构发育不全(血管、肌腱、神经、肌肉、骨关节等)，以免手术估计不足，导致失败。同时也要考虑患者及周围环境对畸形的心理上和美学上的反映。衡量手术得失，因为手术矫正本身存在着功能改善与功能丧失的问题。如果急于求成，想尽早用手术来矫正畸形，有时反会干扰骨、关节的发育和屈、伸肌张力的平衡等，结果弄巧成拙。

严重的畸形，常涉及手上的各种重要组织。手术治疗包括应用矫形支具等，常需随着发育成长，有计划地分期进行，直到成年结束。例如矫正皮肤和软组织挛缩的手术，可在婴幼儿时期施行。肌腱的手术，需待患儿能够主动做功能锻炼时再做为宜，最早要等到 5 岁以后才宜施行。骨关节的手术，一般需待骨骺发育基本停止后再做。

4. 辅助治疗 先天性畸形的手在儿童时期，随着发育成长，其功能代偿能力很大。如先天性拇指发育不良或缺如的患儿，畸形手在发育和生活使用过程中，其示指可以逐渐拇指化。示指可自动渐向桡侧倾斜、旋前，与中指距离增大，指蹼加宽，示、中指由原来只有夹持的动作，能逐渐出现对指相捏的功能，往往可以免去将来示指拇化手术(图 20-6)。又如严重的前臂畸形，在发育使用过程中，往往可出现估计不到的良好功能。根据这种情况，对某些畸形严重的手，应报以积极的态度，从幼儿时期，有意识地加以指导和训练，会收到良好的效果(图 20-7)。同时有计划的分期合理使用手法及支具、石膏等，常可对畸形得到相当程度的矫正。

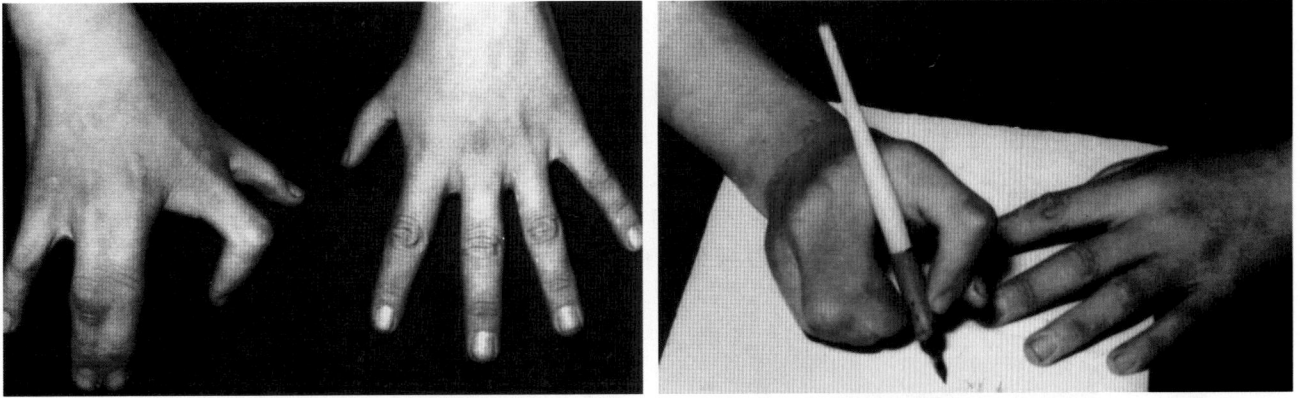

图 20-6　男性，16 岁。右手拇指先天性发育不良。在使用过程中，示指逐渐拇化，对指功能良好

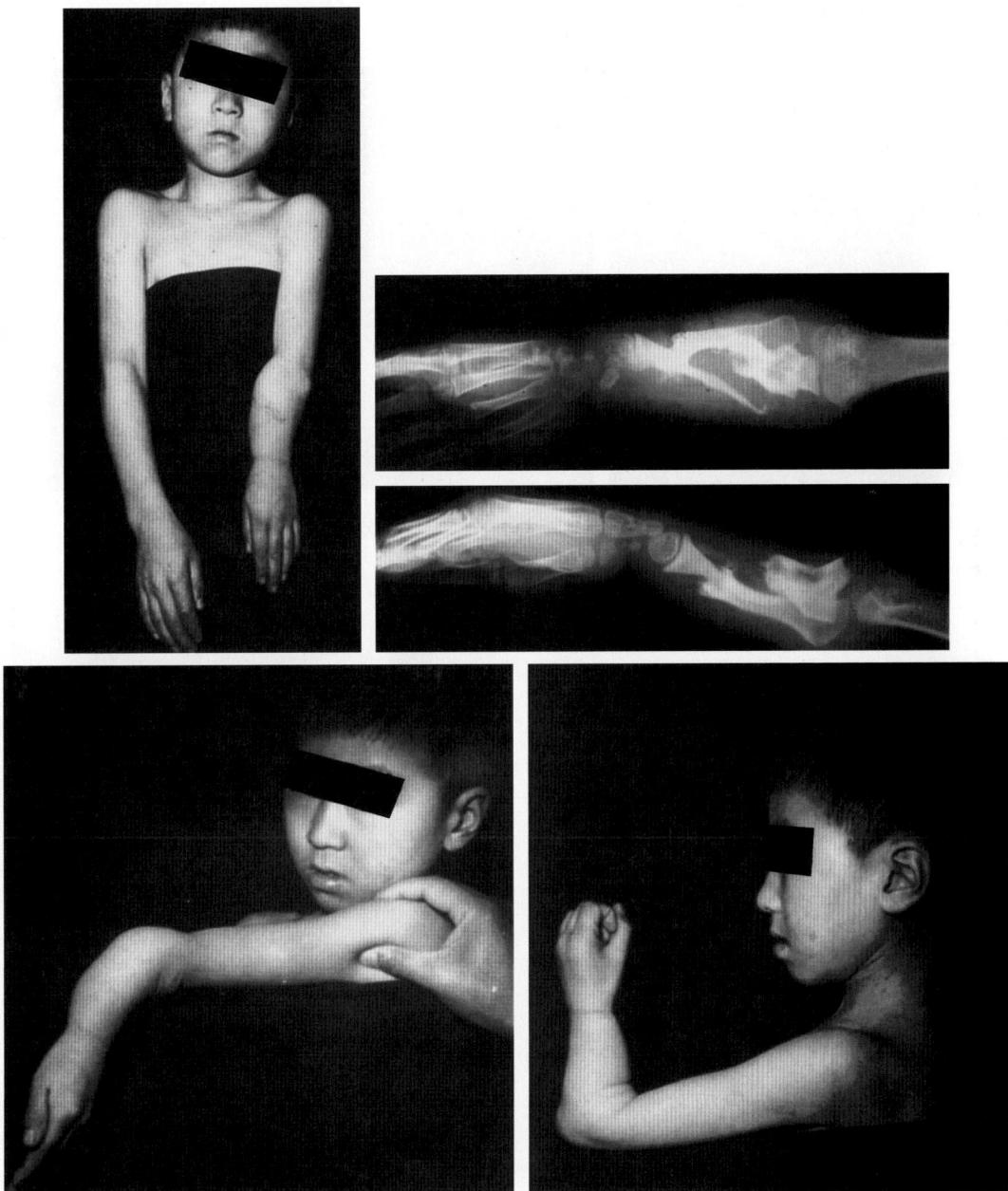

图 20-7　较严重的先天性尺桡骨畸形，在发育和使用过程中获得一定的功能

二、桡侧纵列缺如

属于上肢肢芽桡侧一部分受到损害产生的一组畸形。肢体桡侧部分缺如范围,从大鱼际缺如到短小的漂浮拇指,以至从拇指、掌骨、腕骨和桡骨缺如到所谓的桡侧球棍手(radial club hand)畸形。

桡侧纵列缺如,可分为桡骨发育不良,桡骨部分缺如(图 20-8)、桡骨全部缺如(图 20-9),及可伴随有尺桡骨骨性联合(图 20-10)。典型的表现为前臂短粗,向桡侧弯曲偏斜,拇指缺如,桡骨部分或完全缺如。尺骨呈弯曲、短缩粗大,舟状骨及大多角骨发育不良或未发育。同时合并有桡侧肌肉、肌腱、血管、神经、皮肤及皮下组织发育畸形。

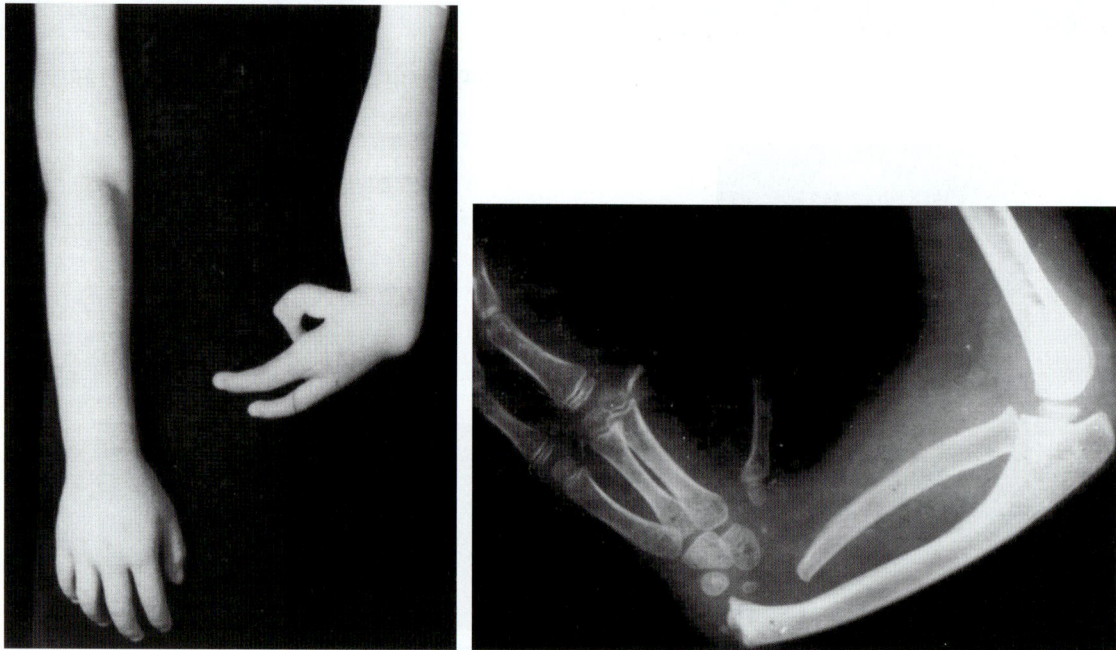

图 20-8 桡骨、腕骨、掌骨、指骨部分缺如

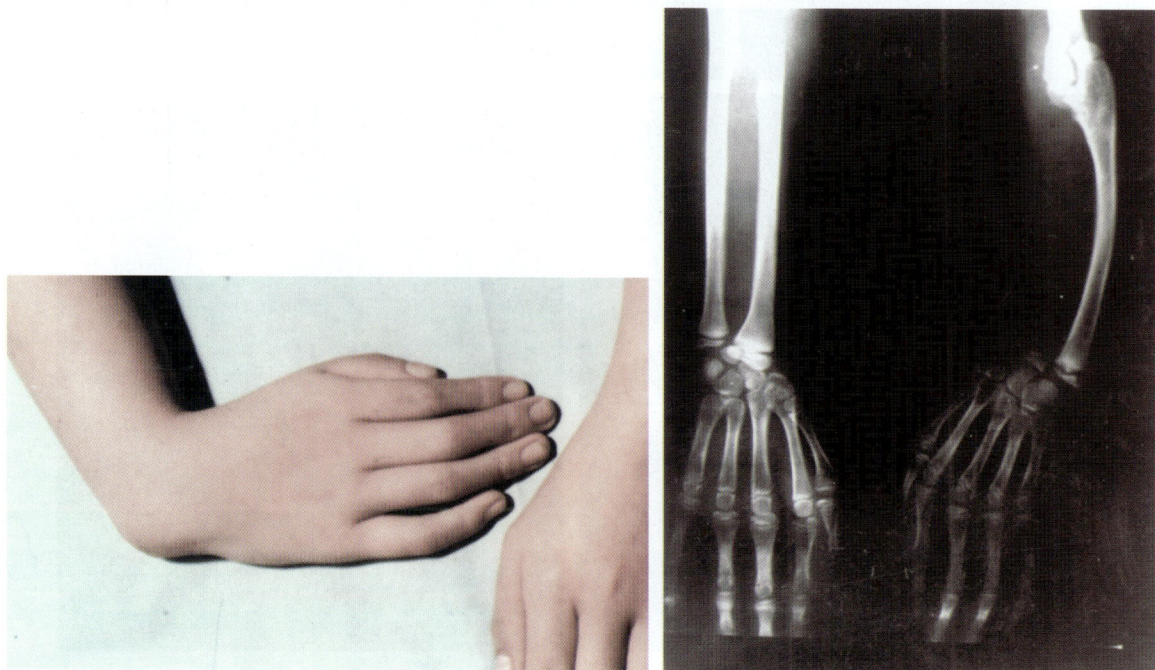

图 20-9 桡骨全部缺如

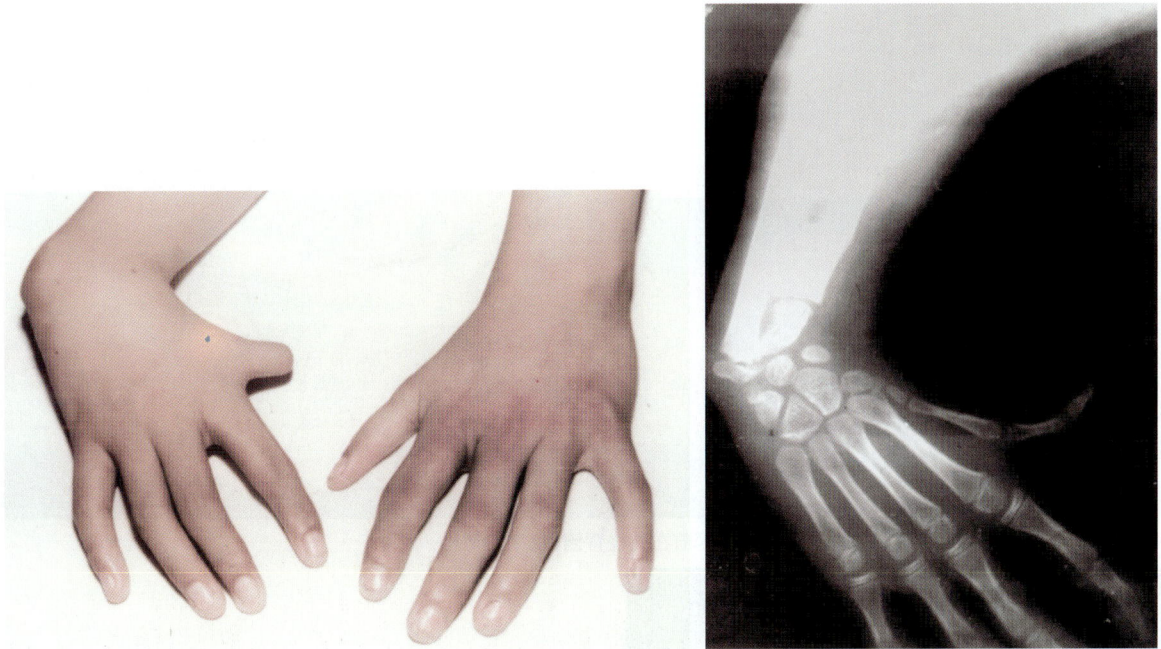

图 20-10 尺桡骨骨性联合

儿童时期,示指可能逐渐代偿拇指的部分功能。有的病例可用第 2 掌骨旋转截骨术重建拇指功能。

(一) 手术适应证

1. 肘关节活动基本正常,不需要用球棍手来代偿其功能者。

2. 成人已适应球棍手畸形生活,一般情况下无手术适应证。

(二) 手术方法

1. 尺骨下端中央移位术(图 20-11 ~ 12) 在腕桡背侧做 Z 形切口,在腕背侧切口向近端延伸至前臂尺侧中下 1/3,切开皮肤,皮下组织及腕部筋膜,从腕尺侧将伸肌腱整片剥离牵向桡侧,显露尺骨远端。将膨大的尺骨下端修正成圆形,在头状骨及月骨处用半圆凿凿出一半圆状的凹陷,以容纳修正后的尺骨远端。将尺骨远端置于腕骨凹陷内,用 1 枚克氏针经第 2 掌骨颈穿过尺骨远端做固定,此时手与前臂成一直线,桡侧偏斜畸形已纠正。冲洗伤口止血后,缝合筋膜、皮下组织及皮肤,石膏托制动。

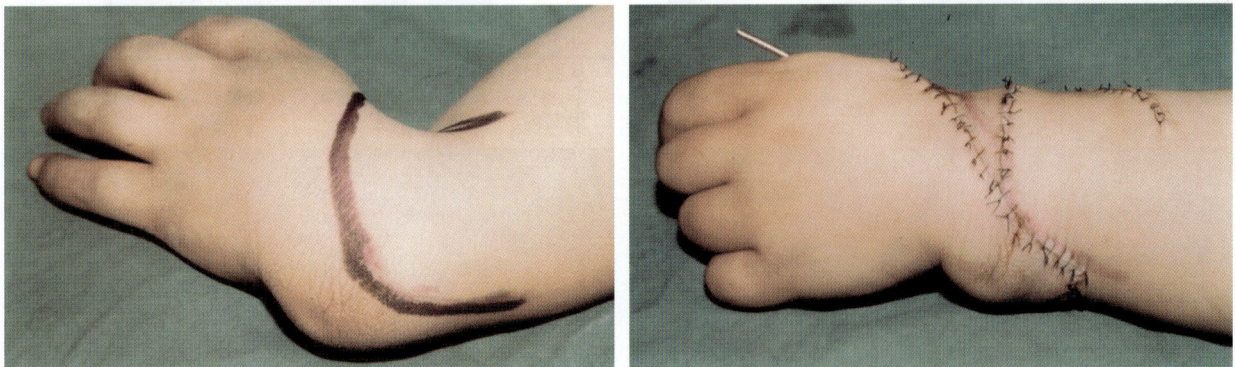

图 20-11 尺骨下端中央移位术

2. 操作注意事项 ①修整尺骨远端要适当,明显的尺骨茎突要切除,以保证尺骨远端与腕骨有较好的对合;②尺骨弯曲明显时要做截骨矫正。

(三) 术后处理

术后石膏托制动 4 ~ 6 周。拆石膏托及拔克氏针后行功能锻炼,配合理疗体疗。

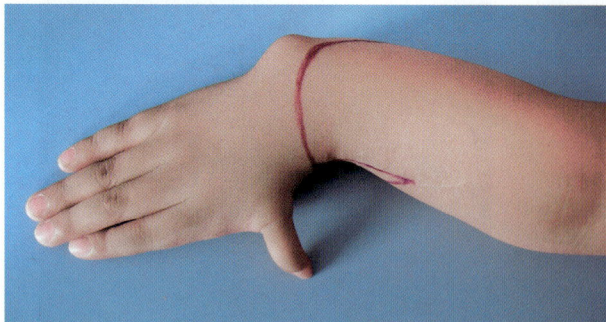

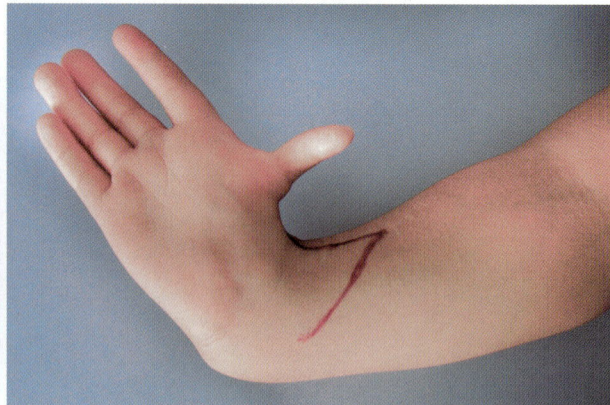

术前在腕桡背侧做Z字形切口

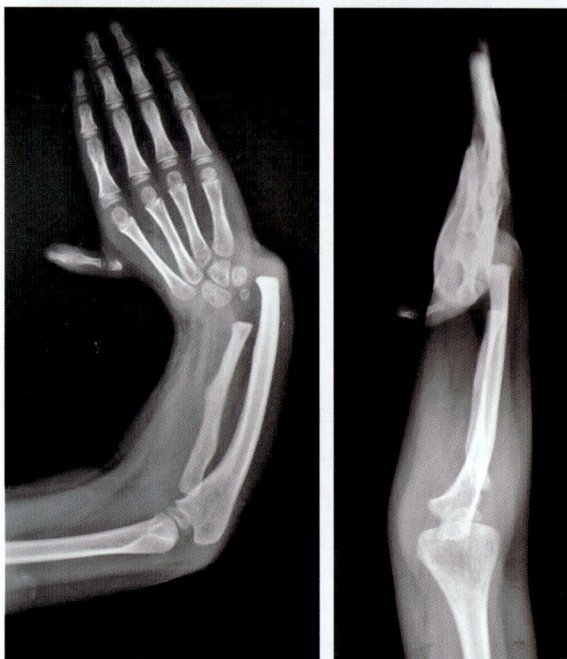

X线片示:桡骨远端部分缺如,尺骨粗大。拇指
发育短小,部分掌骨缺如,腕关节向桡侧偏斜

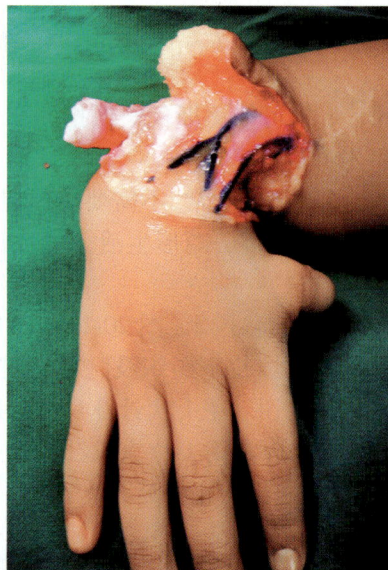

按设计切口,切开皮肤、皮下组织,松解桡侧挛缩的软组织。
从腕尺侧将伸肌腱整片剥离牵向桡侧,显露尺骨远端及腕关
节,将腕关节凿成球形窝,将尺骨远端修整后移位到腕关节球
形窝内。用克氏针固定

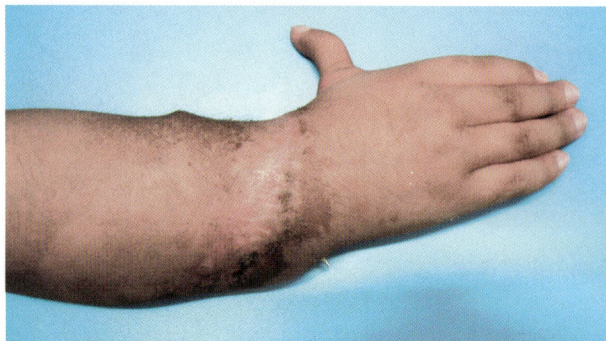

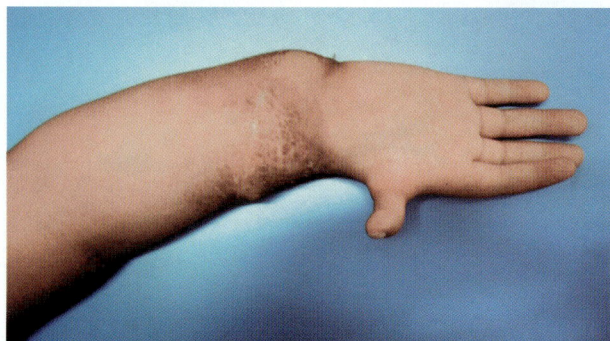

术后6周体位像

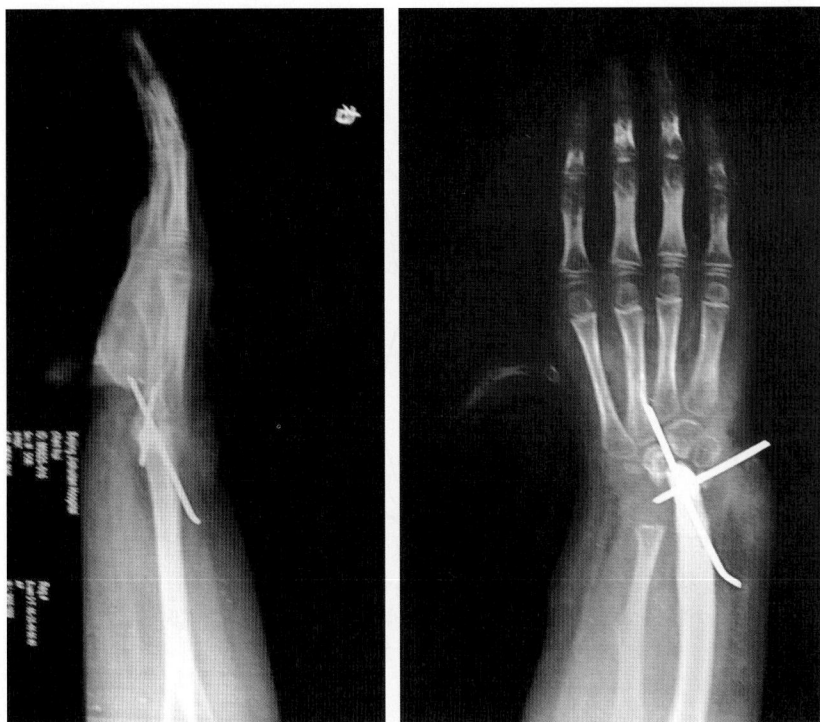

术后X线示:尺骨远端与腕关节球形窝对合良好

图 20-12　桡侧纵裂缺如手术治疗过程

三、尺侧纵列缺如

尺侧纵列缺如,又称尺侧球棍手畸形。Goller(1683)首先描述,是一种主要影响上肢尺侧部分的抑制性畸形。包括尺骨发育不良、尺骨部分缺如或尺骨全部缺如。有时可合并肱骨及桡骨骨性联合。常有尺侧列腕骨发育不全或缺如,以及环小指的缺如,但单独以第 5 掌骨和小指缺如的很少见。典型的表现为前臂短缩,常常向桡背侧弓形弯曲,手向尺侧偏移。此偏移部分是由弓形弯曲所造成,部分是由手的尺侧面骨骼支撑不足或缺如所致。

治疗可通过尺骨延长、桡骨楔形截骨术来矫正腕关节的尺偏畸形。如果肘关节发育不良,处在伸直位、过伸位或极度屈曲位,可通过截骨矫正使肘关节获得合适位置。桡骨头脱位如严重影响功能时,可行桡骨头切除术。手部合并其他畸形,可根据具体情况施行手术,矫正畸形。

(一)手术适应证

畸形严重,为改善功能及外形者。

(二)手术方法

1. 尺骨延长、桡骨楔形截骨矫正术　在尺侧面和桡侧面做纵形皮肤切口。切开皮肤、皮下组织,显露尺、桡骨,在骨膜下截骨。桡骨做楔形截骨,尺骨做 Z 形截骨,并松解尺骨远端和近排腕骨之间的软组织。桡骨楔形截骨时,保留尺侧骨皮质完整。将桡骨向桡侧矫正后,用钢板螺丝钉固定。尺骨 Z 形截骨后,尺骨远端向前推移延长,用螺丝钉固定(图 20-13)。

2. 尺骨远端切除、桡骨楔形截骨术　于前臂远端尺侧和前臂桡侧分别作纵切口。切开皮肤、皮下组织,显露尺、桡骨。切除发育不全的尺骨远端,在骨膜下行桡骨截骨,矫正畸形后,采用钢板螺丝钉固定(图 20-14)。冲洗伤口,松开止血带,彻底止血后,缝合皮下组织及皮肤。伤口处放置橡皮引流条,包扎伤口,石膏托制动。

3. 操作注意事项

(1)术前要用 X 线片画线测量好截骨位置及截骨角度,以免使截骨过小或过大,影响畸形的矫正。

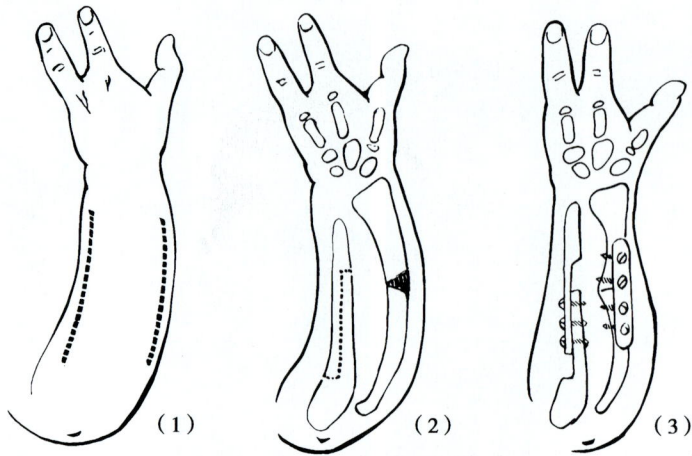

图 20-13 尺骨延长桡骨楔形截骨矫正
(1)切口;(2)桡骨楔形截骨,尺骨 Z 形截骨;(3)桡骨矫正
后,用钢板螺钉固定,尺骨延长后,用螺钉固定

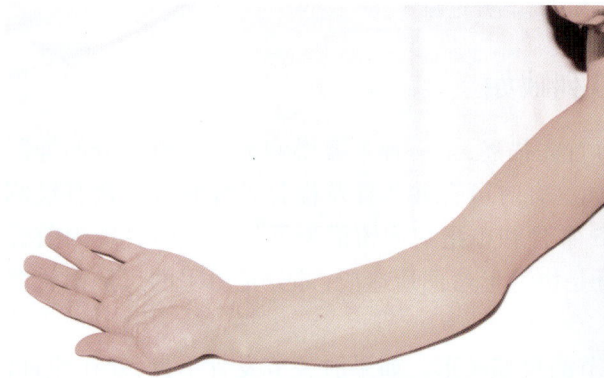

左尺侧纵列缺如体位像

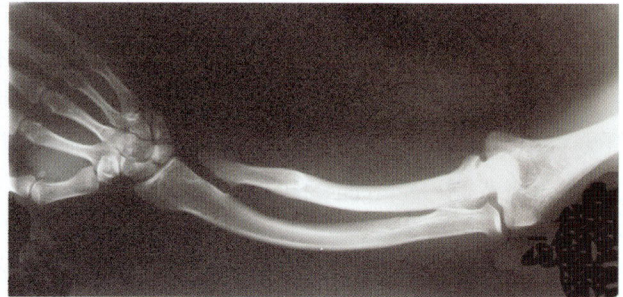

X线片显示尺骨部分缺如,桡骨向尺侧弯曲

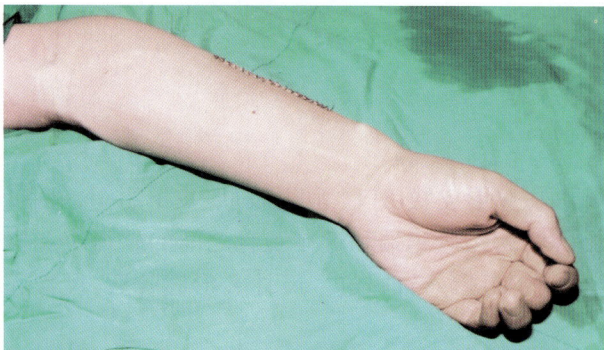

尺侧远端纵行切口,将尺骨远端切除,松解挛缩的瘢痕组织。
桡侧中1/3正中切口显露桡骨,做楔形截骨,矫正尺偏后用钢
板螺丝钉固定

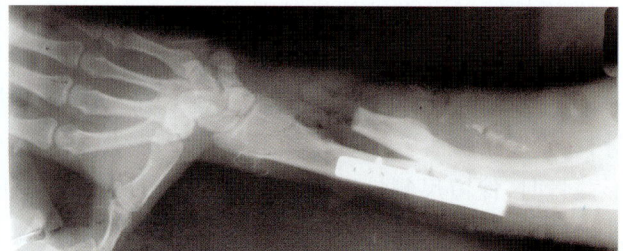

术后X线片

图 20-14 尺骨远端切除、桡骨楔形截骨术

（2）在分离尺骨远端和近排腕骨之间的软组织时勿损伤尺神经、尺动脉。

（3）对于尺骨完全缺如，而桡骨向桡背侧弓形弯曲的患者，只采用单纯桡骨楔形截骨，就可矫正手向尺侧偏斜畸形。

（三）术后处理

术后石膏托制动 4～6 周。拆石膏托行功能锻炼。

四、中央纵列缺如

在肢体形成障碍中属中央纵列缺如（分裂手）。中央的骨质或相关的软组织成分或两者均受到抑制和发育的改变，其表现从不合并手指缺如的简单软组织分裂到手的所有骨质成分的抑制。一般为中间 3 个手指缺如，有时包括部分腕骨。大部裂手中常合并其他畸形，常有部分或完全并指，也有近侧指间关节屈曲挛缩或偏斜，以及指骨和掌骨的融合，两个掌骨共有一个手指及掌指关节。分裂手畸形中常见有一横行骨，是相当典型而不是特有的。分裂手一般发生在双侧，双足也可同样受累，有遗传因素。

Barsky（1964）将分裂手分成典型和非典型两种。典型的特点是中央缺如，而边缘手指尚属正常。而非典型的则表现为中央发育不良和边缘组织的退化。Blauth（1976）将分裂手畸形也分成两型：①中央型：由近中心轴线的缺陷所组成，一般第Ⅲ列发育抑制最严重，分裂可延伸至掌骨和腕骨（图 20-15）。②中央偏桡侧型：V 型顶点指向第 1 掌骨、主要累及第Ⅱ列或第Ⅰ列的骨骼结构。Sandzen（1985）将分裂手分为三型：Ⅰ型：为典型分裂手，常为双侧，并累及足部，通常有家族史。有一个或多个中央列手缺失，而使手形成锥形缺损，并延伸至掌骨部。Ⅱ型：为非典型分裂手，常为单侧，不累及足部。且为单发性而非遗传性。手呈 U 形裂开，掌骨部分或完全缺失，可伴有拇指发育不全或小指发育不全。

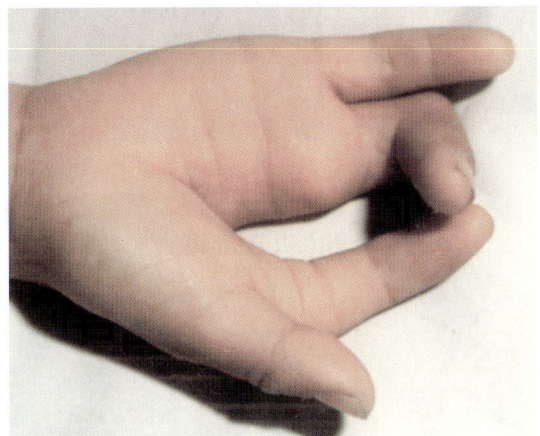

图 20-15　分裂手

Ⅲ型：即有 1 个、两个或 3 个中央指列缺失，伴并指和多指畸形。而 Manske（1995）根据拇指蹼的连续性缩窄和中央缺损的严重程度，将分裂手畸形分为五型，即正常型指蹼（Ⅰ型），狭窄型指蹼（Ⅱ型），并指型指蹼（Ⅲ型），融合型指蹼（Ⅳ型），缺如型指蹼（Ⅴ型）（图 20-16～20）。

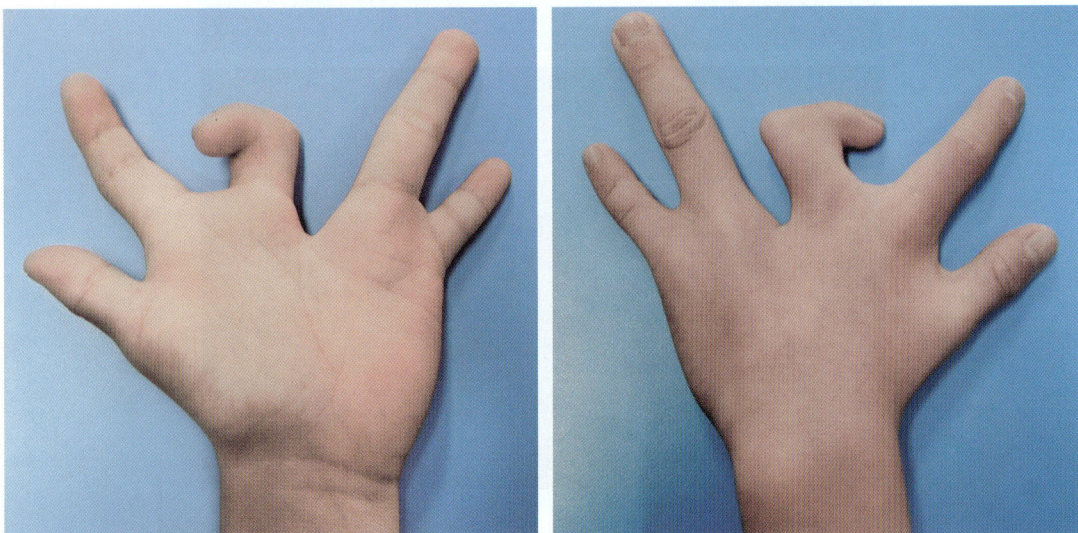

（1）　　　　　　　　　　　　　　　（2）

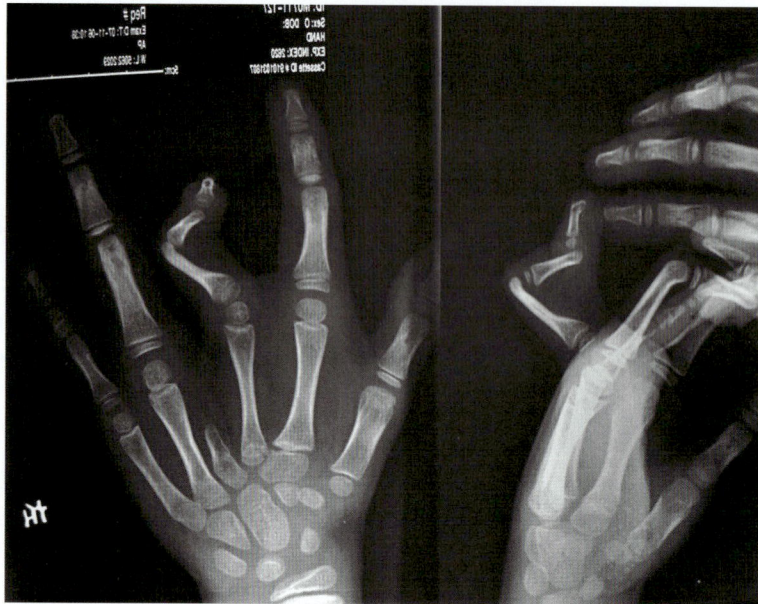

（3）

图 20-16 左分裂手

中指近节指间关节屈曲偏斜及旋转,环小指部分并指,X 线片示多一掌骨残端

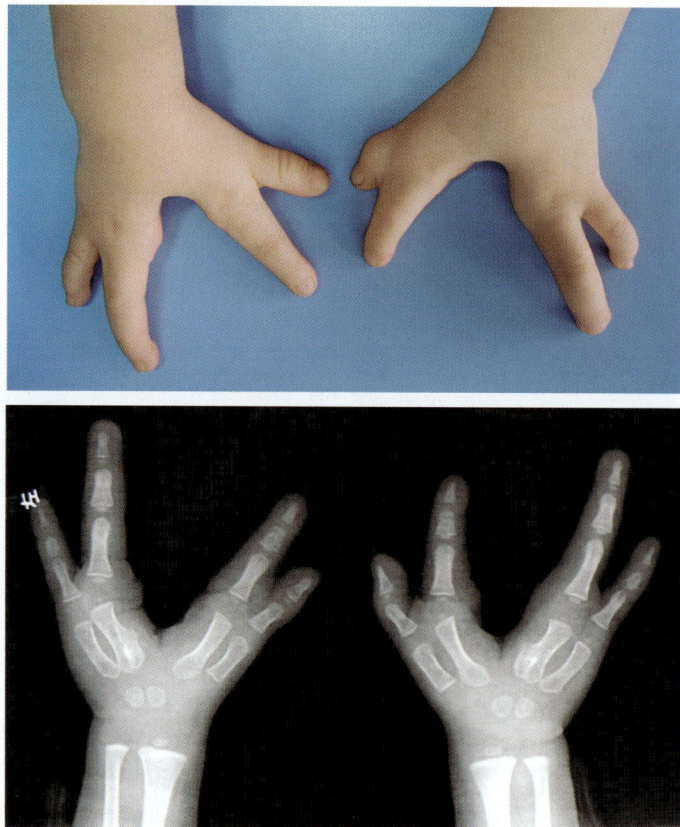

图 20-17 双分裂手

中指缺如,拇示指为不全并指,X 线示第 3、4 掌骨融合

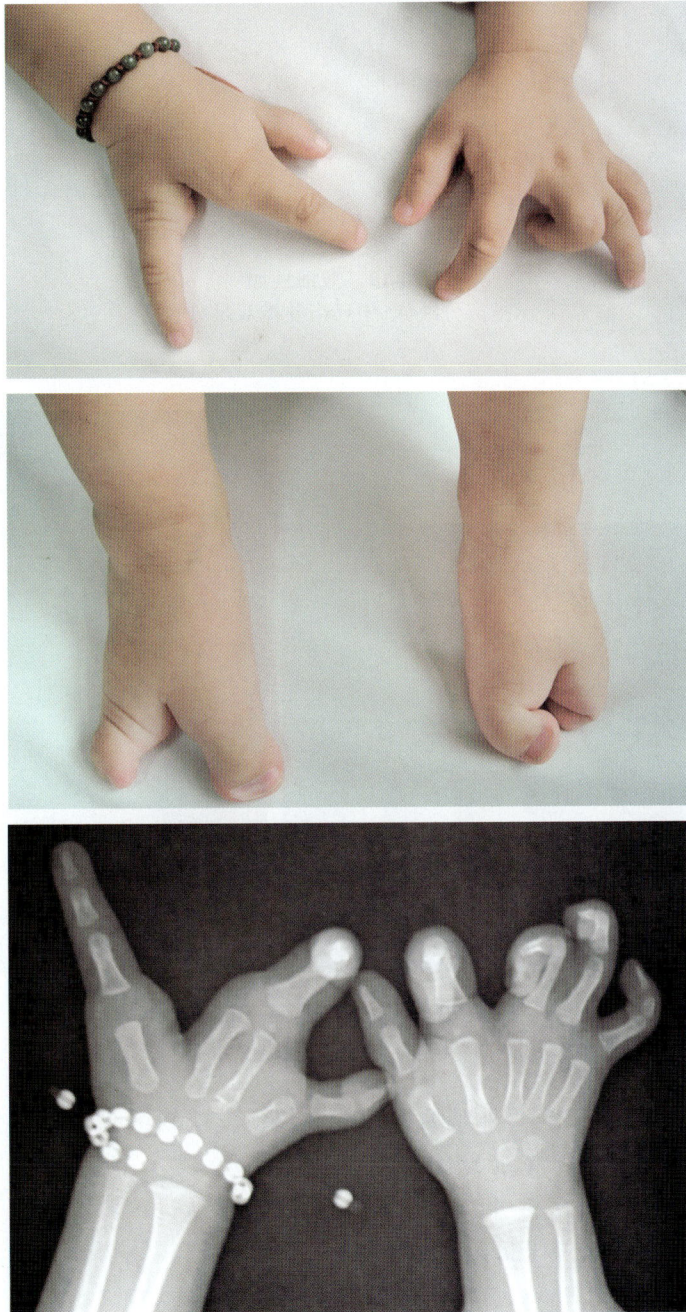

图 20-18　双裂手、裂足畸形
右手两个掌骨共用一个手指。左中指
屈曲畸形,中环指部分并指

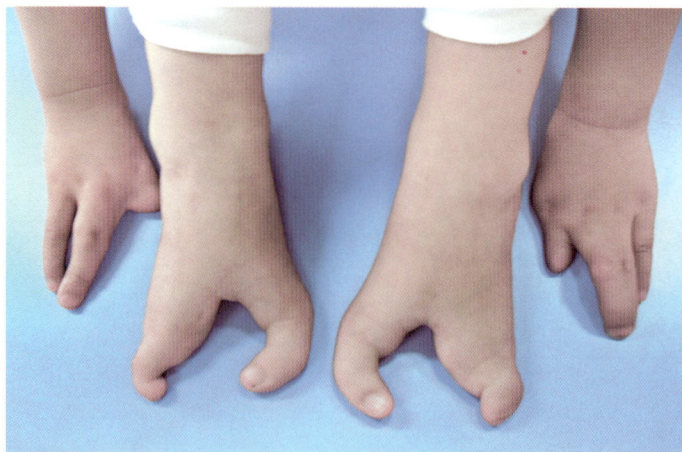

图 20-19 双拇缺如
示指部分缺如,中环指并指双足分裂

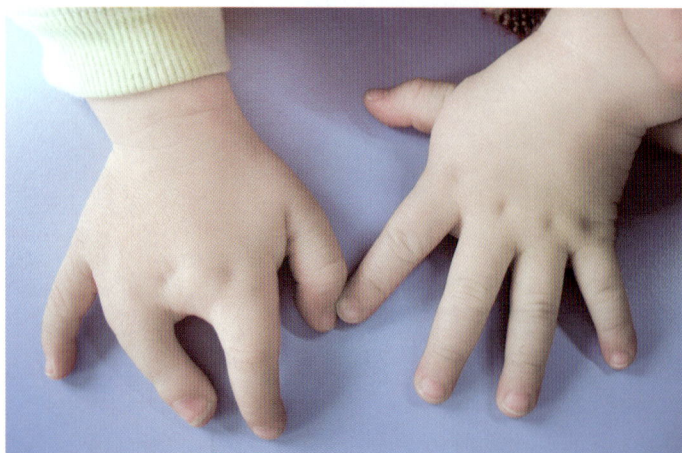

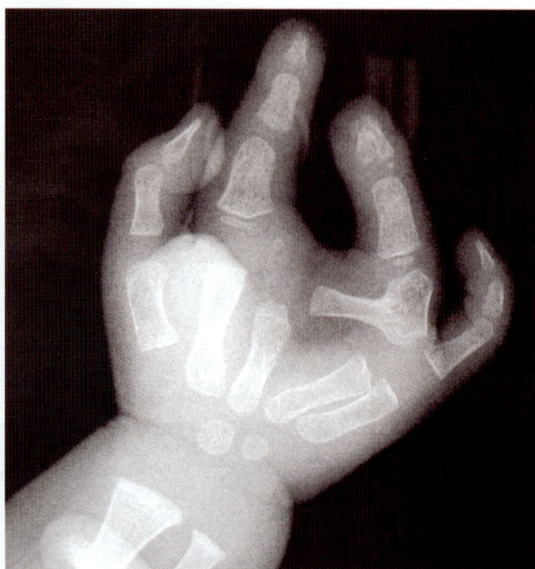

图 20-20 右手分裂手畸形
中环指骨融合,X 线片示横行指骨

治疗主要对分裂间隙的合并,以改善外观增进功能。包括皮肤软组织的重新分配,多余骨性成分的切除,掌骨的截骨及移位,以及并指的分指,指蹼的重建等。

（一）手术适应证

各型的分裂手均可矫正畸形改善功能及外观。

（二）手术方法

1. 操作步骤 在示、环指间的分裂处做多个 Z 形切口,在手背及手掌也做 Z 形切口到腕部,拇、示指间做分指切口(图 20-21)。切开皮肤、皮下组织,掀起各三角形皮瓣,显露伸肌腱,因示、中指融合在一起,原中指的伸指肌腱止向示指,并同环指的伸肌腱间相联合。显露第Ⅲ、Ⅳ掌骨及第Ⅴ掌骨基底,将残留的第Ⅲ掌骨远端大部分,及第Ⅳ掌骨近端做截除。第Ⅱ掌骨远端的残基因与示指的掌指关节构成关节,故保留部分掌骨远端,以免发生示指掌指关节的不稳定。将第Ⅳ、Ⅴ掌骨向中心并拢,第Ⅳ掌骨远端与第Ⅲ掌骨近端钻孔后,并拢用细钢丝或粗丝线结扎固定。切除多余皮肤及软组织,缝合皮肤。拇指做分指及指蹼重建后,皮肤缺损区,取中厚皮片移植,加压打包固定。

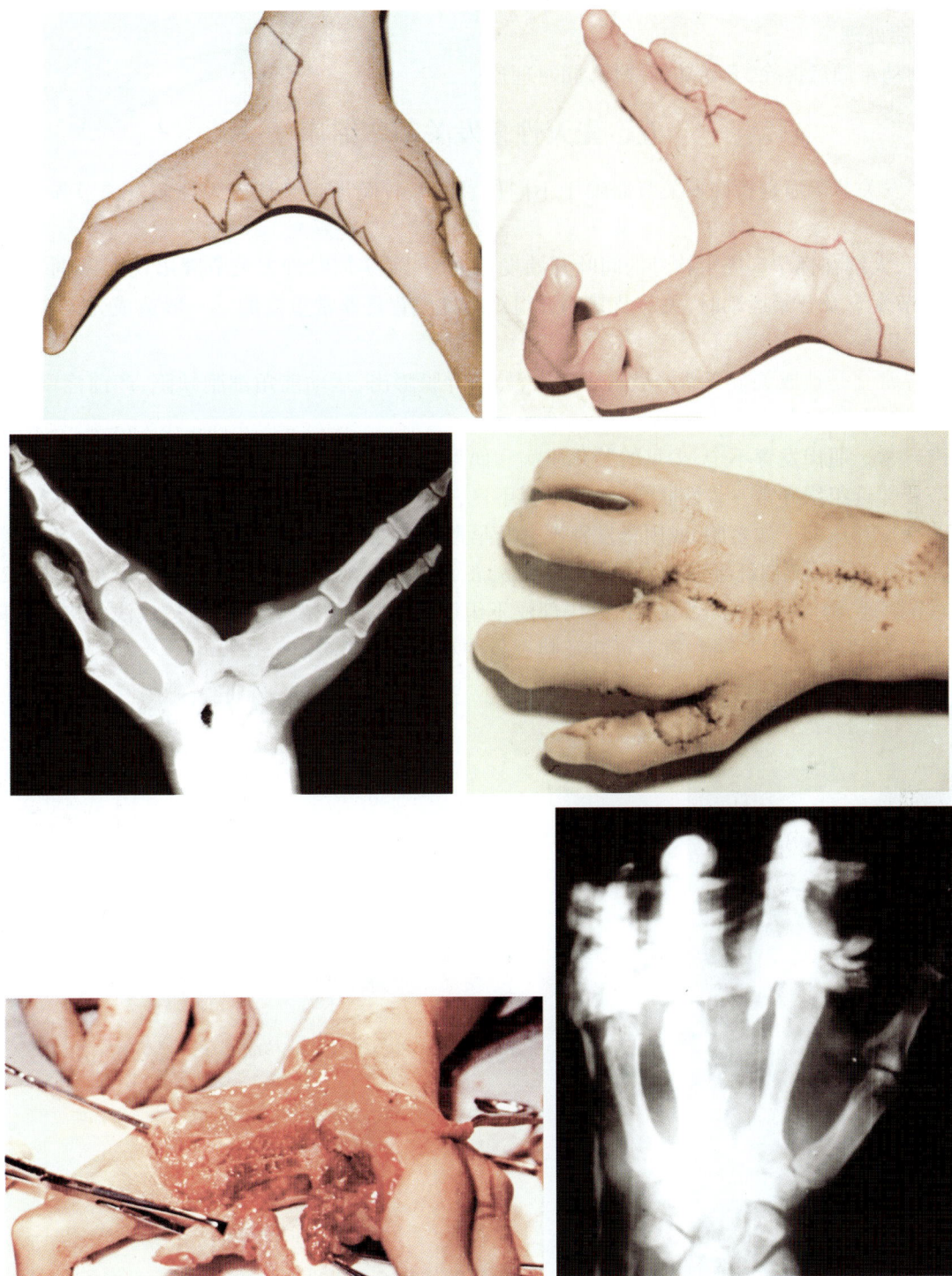

图 20-21　分裂手畸形手术矫正

2. 操作注意事项

（1）分离软组织及切除横行掌骨时，勿损伤神经、血管。

（2）移位合并后的掌骨如不稳定，可加用克氏针固定。

（3）损坏的关节囊要修补，以免造成关节不稳定。

（三）术后处理

石膏托制动4周后拆除，开始功能锻炼，同时理疗。

五、先天性多发关节挛缩症

先天性多发关节挛缩是指许多关节僵硬于不同位置的一种畸形。又称先天性多发关节强直，或先天性肌发育不全。

胚胎时期，大约在怀孕5周半软骨的间叶开始发育为关节。7周时许多关节腔出现，8周时肢体可活动。所以，早期关节发育及开始运动时，关节及其邻近组织结构发育是非常重要的。一般造成先天性关节挛缩症的原因有以下几点：

1. 神经异常　是造成关节挛缩的最主要原因，如脑脊膜膨出，运动前角细胞缺陷，产前痉挛和某种大脑组织缺陷（无脑、水脑和全前脑畸形）。

2. 肌肉异常　肌肉发育不全，少见的胎儿肌病和偶见的肌张力性营养不良。

3. 关节及邻近组织异常　骨性联合，关节发育不良，关节周围软组织挛缩等。

4. 胎儿拥挤和压缩　如多胎，或因肾发育不全及早期持续性羊水漏溢造成的羊水过少。

主要临床表现为关节似纤维强直，屈侧皮肤短缩，正常的皮肤纹消失，肌肉发育不良等（图20-22～23）。在挛缩的关节附近，骨和皮肤相连太近时，因局部皮下组织及脂肪组织发育不好而造成浅的皮肤凹陷。挛缩涉及的关节，轻的可为一两个手指，重者可涉及腕、肘、肩和整个下肢关节。

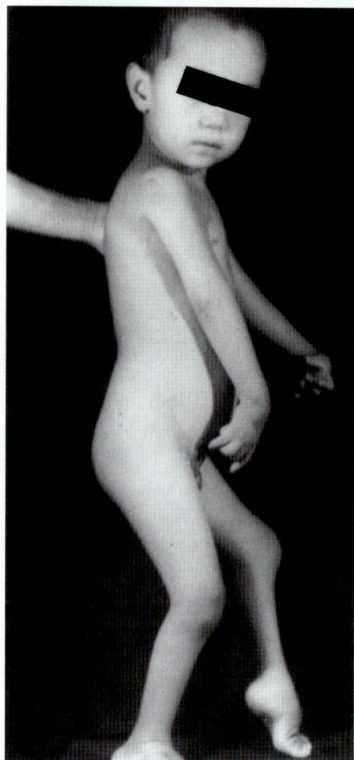

图 20-22　先天性多发关节挛缩症

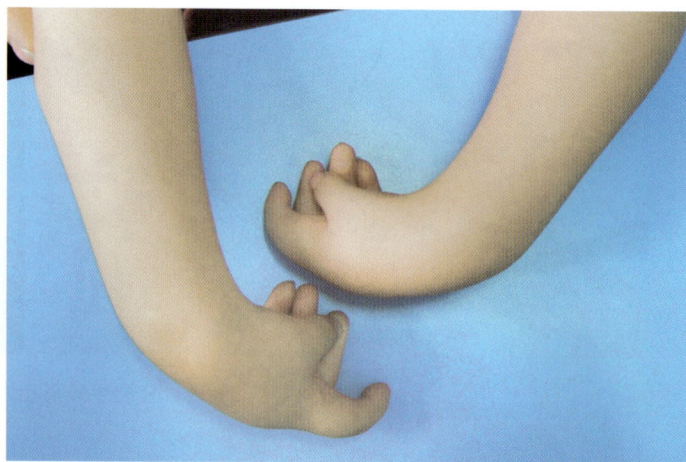

图 20-23　双上肢先天关节挛缩症

对多发性关节挛缩症,早期可用弹性支具及石膏矫正,晚期可根据具体畸形对症治疗,如皮肤软组织、关节囊松解植皮,肌腱延长及移位,骨关节截骨矫正等手术。

（一）手术适应证

皮肤、关节囊挛缩,为改善功能及外观者。

（二）手术方法

1. Z字成形,关节囊松解,游离植皮术　在第1指蹼、示指屈侧挛缩的皮肤分别做Z字成形后缝合切口。术后第1指蹼开大,示指可被动伸直。在中、环、小指屈侧做∧形切口,松解挛缩的皮肤。在屈指肌腱伸侧进入,松解挛缩近节指间掌侧关节囊,使手指伸直,用细克氏针将近节指间关节固定在伸直位。中、环、小指皮肤缺损区,用厚断层皮片移植,加压打包固定(图20-24～26)。

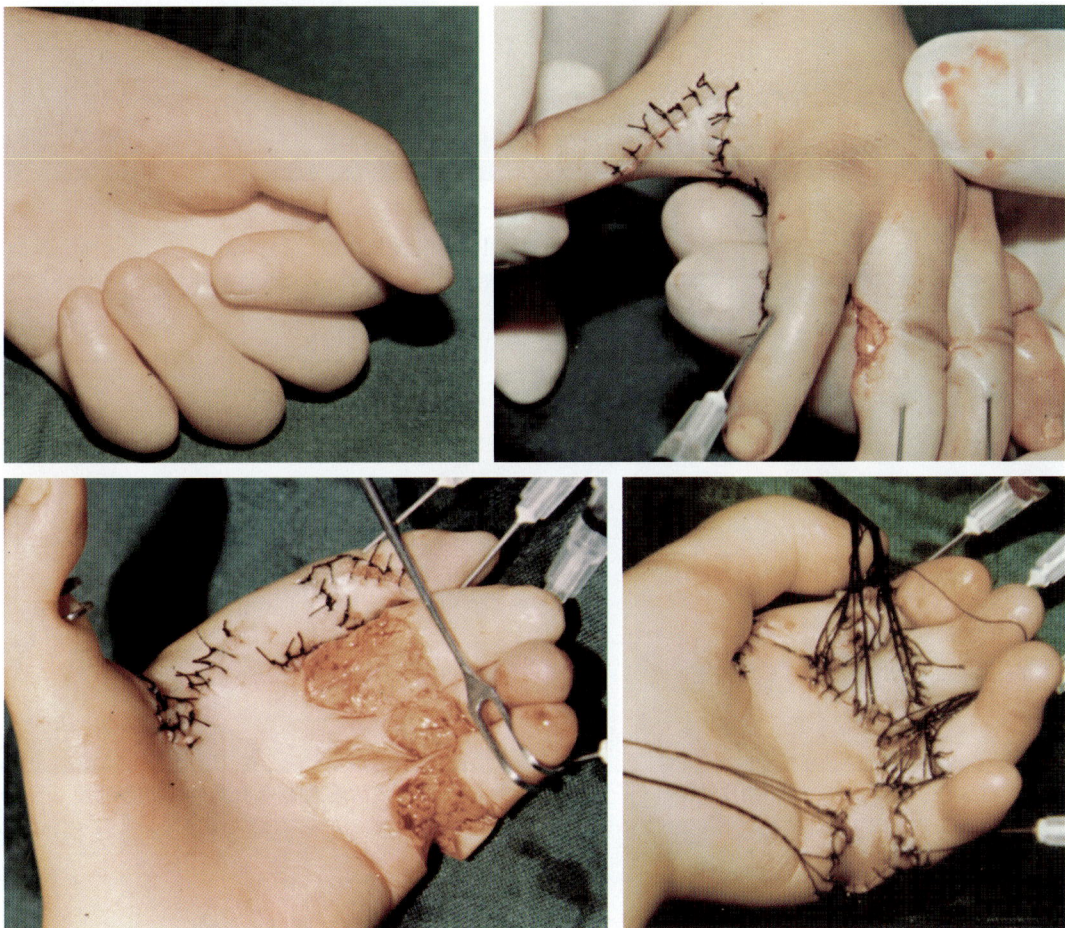

图20-24　虎口、示指作Z形松解
皮瓣换位后、用针头将指间关节固定于伸直位,皮肤缺损区用皮片移植

2. 操作注意事项

（1）松解挛缩皮肤时,尽可能不要裸露出肌腱,以免不能接受游离植皮。

（2）松解挛缩的屈侧关节囊后,须用细克氏针固定关节于伸直位,以减少术后关节囊及游离植皮区复发挛缩。

（三）术后处理

石膏托制动两周,克氏针固定3周拔除。配合手部牵引支具及理疗,行功能锻炼。

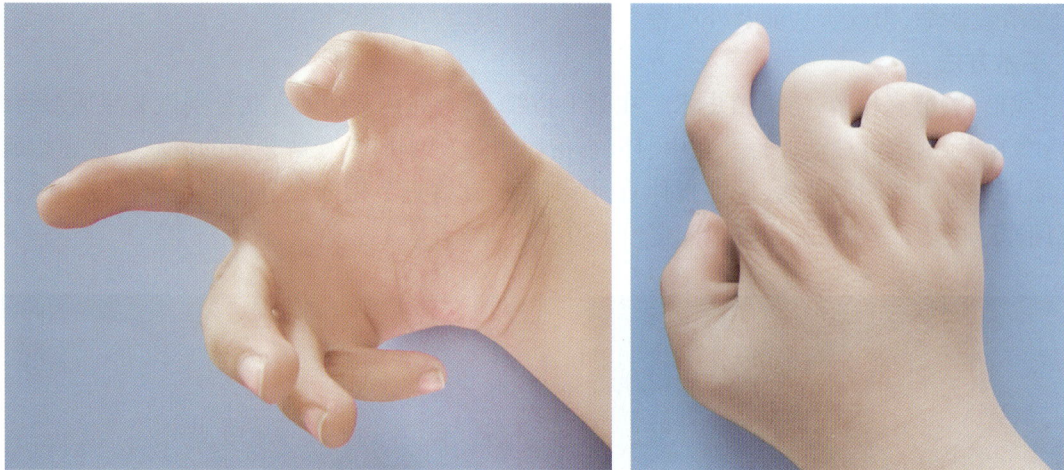

（1）

（2）

（1）（2）右手虎口及中环小指皮肤挛缩

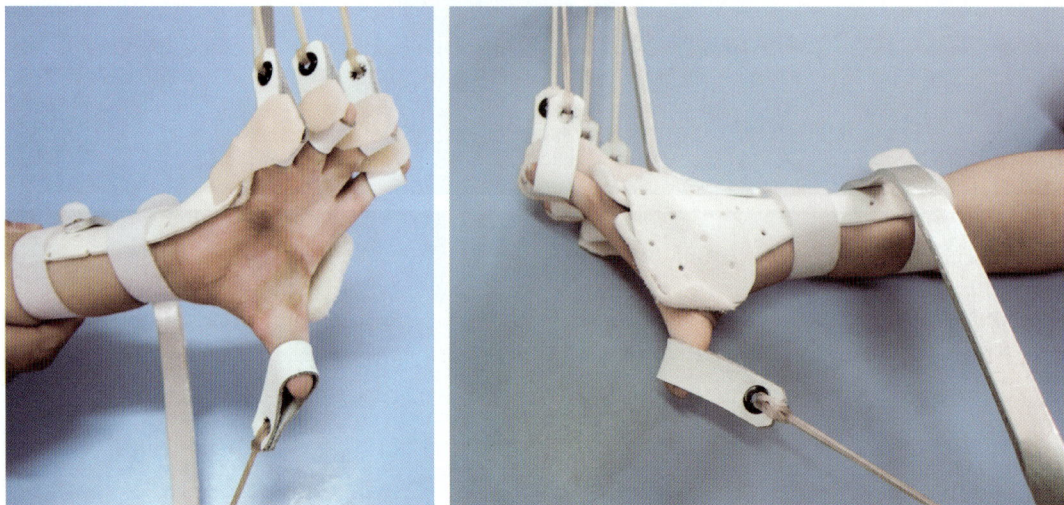

（3）右掌心、虎口及中、环小指皮肤松解

（4）植皮成活后,配制牵引支具行功能训练

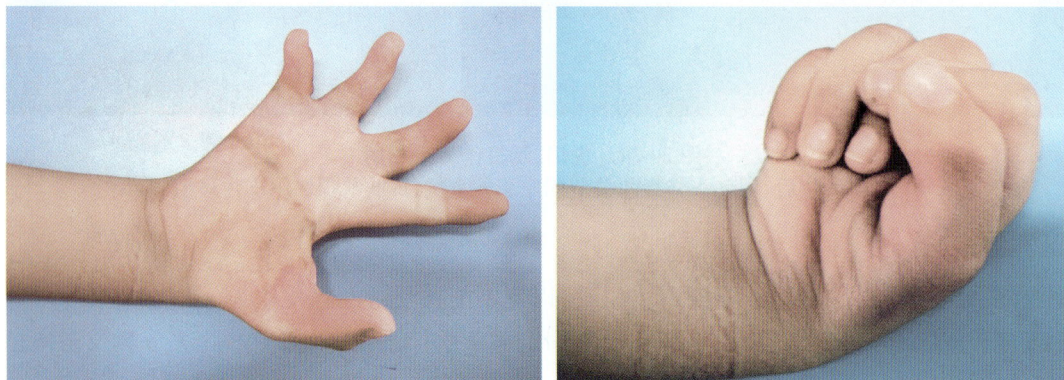

（5）（6）术后两个月手伸屈功能情况

图 20-25 右手先天性关节挛缩症

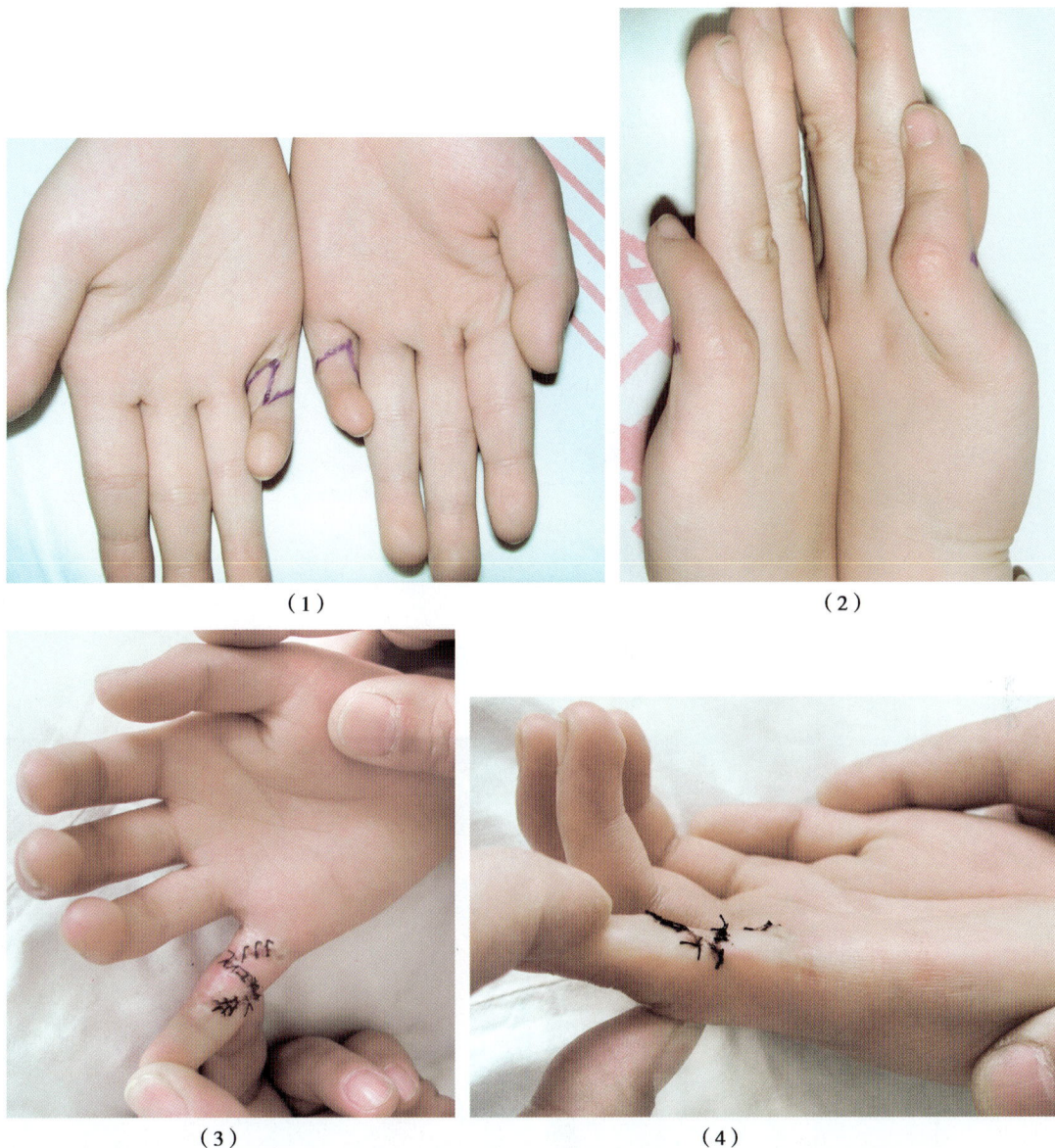

（1）　　　　　　　　　　　　　　　　（2）

（3）　　　　　　　　　　　　　　　　（4）

图 20-26

（1）（2）双小指先天性关节挛缩症，曾手术松解植皮，设计 Z 字切口；

（3）（4）切开皮肤、皮下组织，松解关节，交换皮瓣后缝合切口

六、并指畸形

并指，是最常见的先天性手畸形之一，男性比女性高 3 倍。胎生第 4 周时上肢肢芽的末端开始出现手指轮廓，第 8 周时手指分化清楚。在 7~8 周时，胚胎如发生局部停顿（是由掌板分化障碍所致），就会出现并指畸形。

并指畸形多种多样，从形态和手术角度，可将其分为两大类，即软组织并指和骨性并指。并指合并其他畸形，如尖头并指、短指并指、裂手并指和多指并指以及环形沟并指，称之为复合性并指（图 20-27~35）。并指表现类型多种多样，常为两指并连在一起（图 20-36）。也有 3 个和 4 个手指并连在一起（图 20-37）。涉及拇指的较少见，其中以中环指并连者最多。

手指并连的程度各有不同，有的只是皮肤较正常指蹼稍长（图 20-38），有的蹼相连达全指。有的仅由松弛的皮肤相连，有的是两指紧密相接，末端指骨及指甲连在一起，甚至是两指共有一条肌腱或血管神经束。有的并连两指呈交叉样（图 20-39）。矫正并指的目的在于重建满意的手指及指蹼形状和避免手指继发屈曲挛缩。

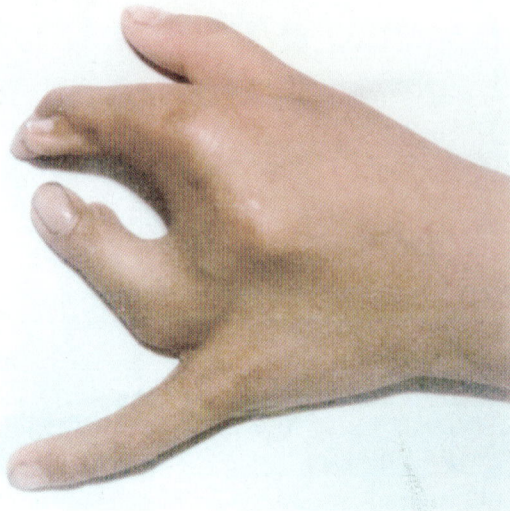

图 20-27 分裂手合并并指

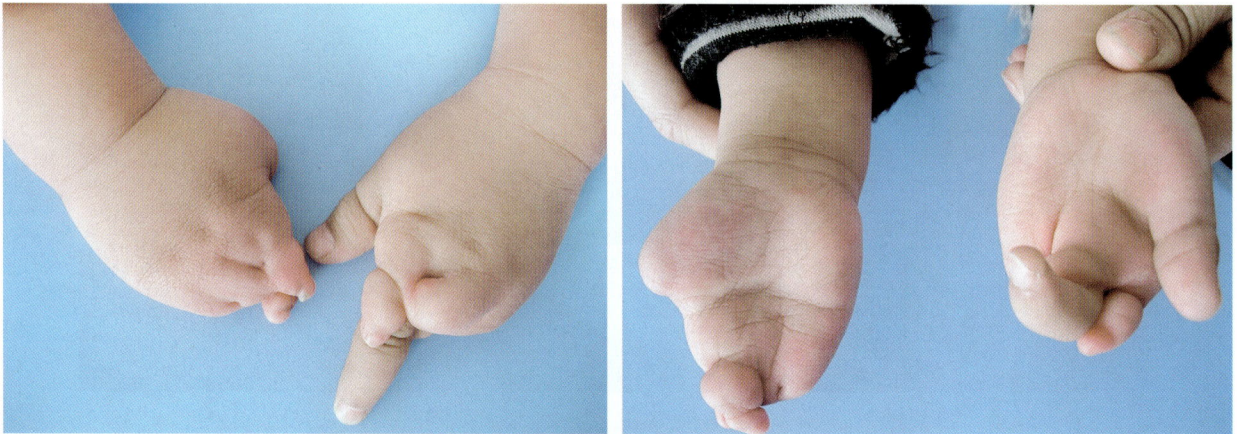

（1） （2）

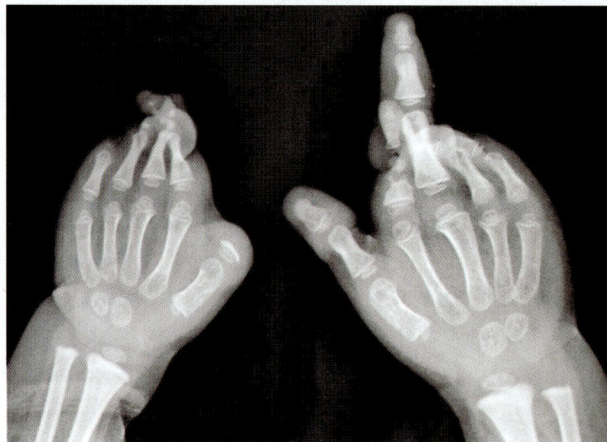

（3）

图 20-28 双手交叉并指合并短指,部分缺指及环行沟畸形

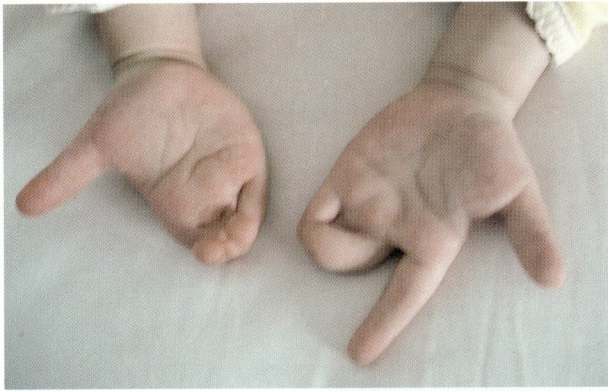 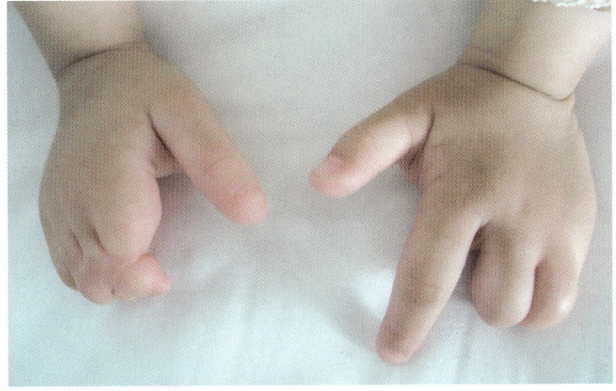

（1）　　　　　　　　　　　　　　　（2）

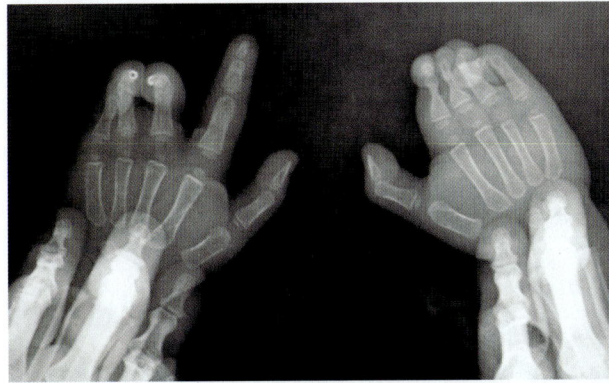

（3）

图 20-29　双手交叉并指合并部分缺指及环行沟

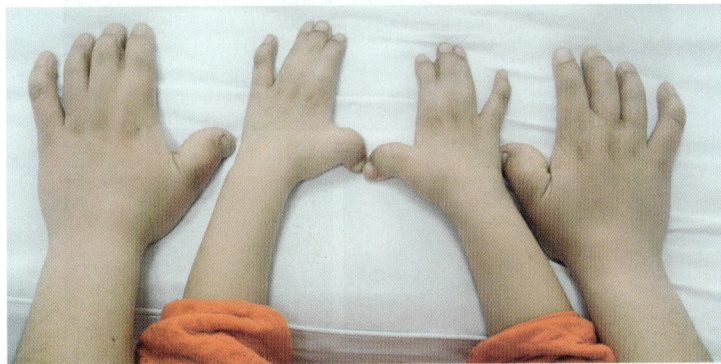

（1）母女双手背侧

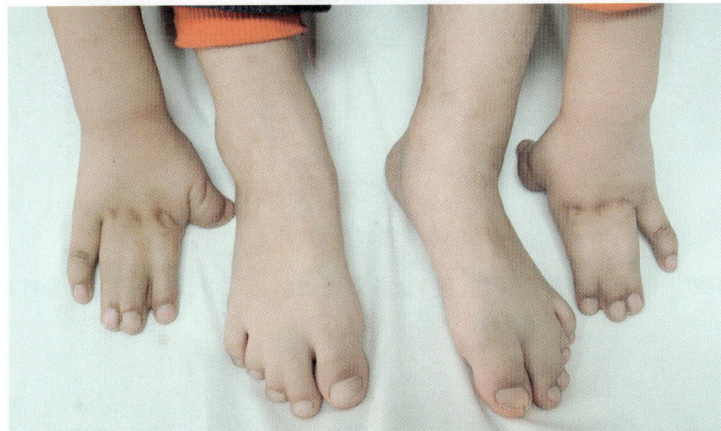

（2）女孩双手双足

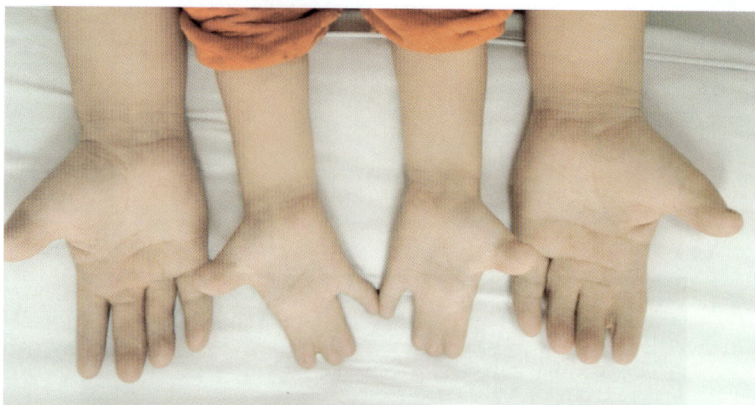

（3）母女双手屈侧

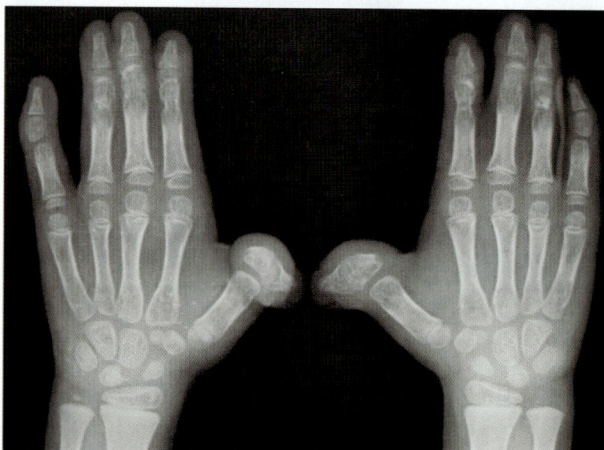

（4）女孩双手X线片

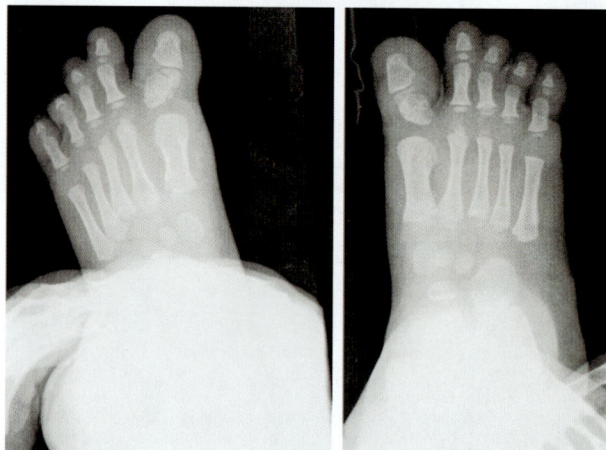

（5）女孩双足X线片

图 20-30 母女双手双足并指（趾）合并双拇偏斜，示、中、环指间关节骨性融合

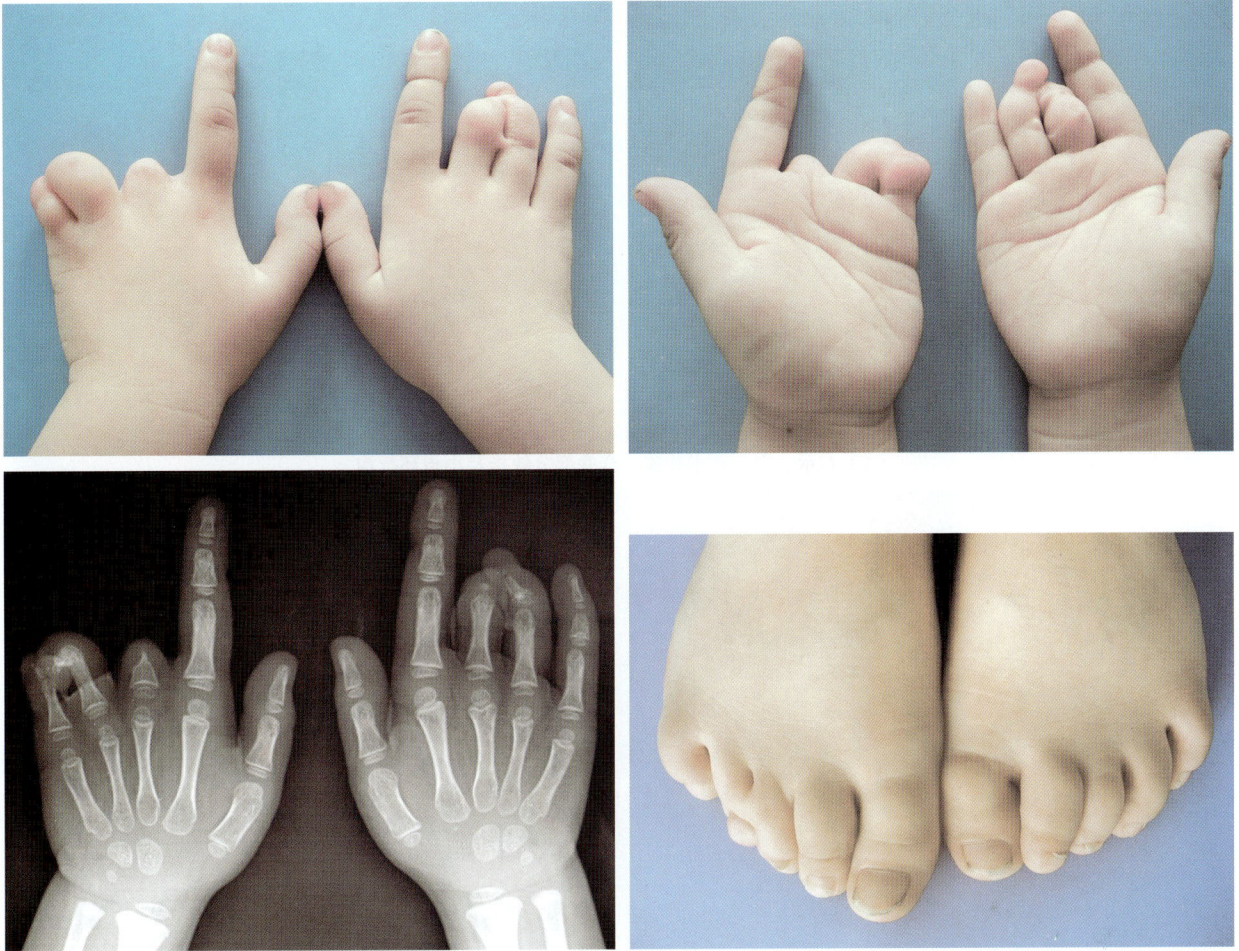

图 20-31　右、中环指并连，示指环行沟，中指部分缺如。左环、小指并连，合并中、环、
小指部分缺如，示指桡侧环行沟，同时合并右足第 3、4 趾并连

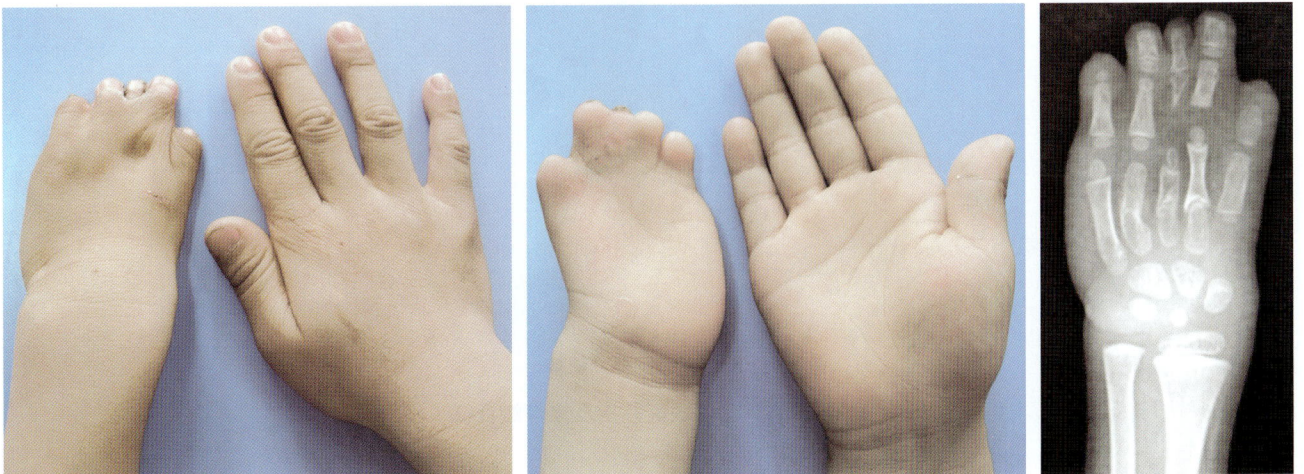

图 20-32　左手 5 个手指并连在一起呈铲状手

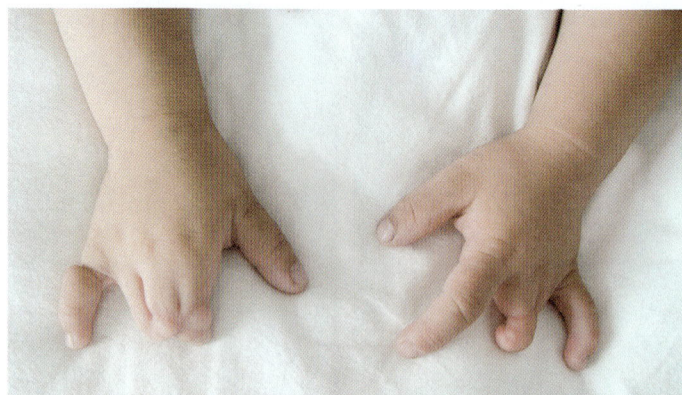

（1）右示、中、环指并连、合并部分缺指及小指环行沟

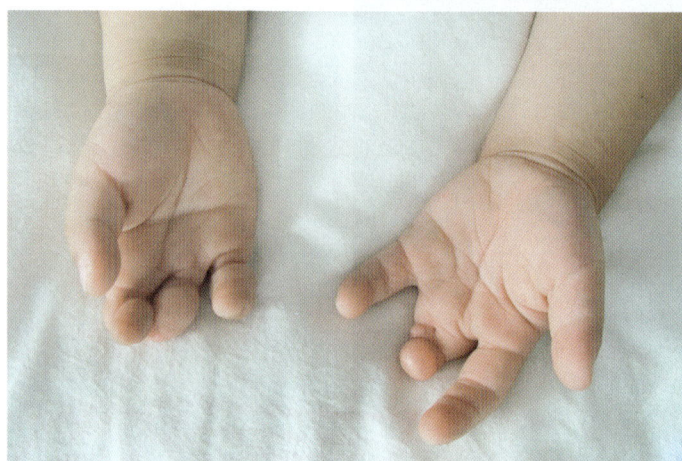

（2）左中、环指骨性并连,合并部分缺指

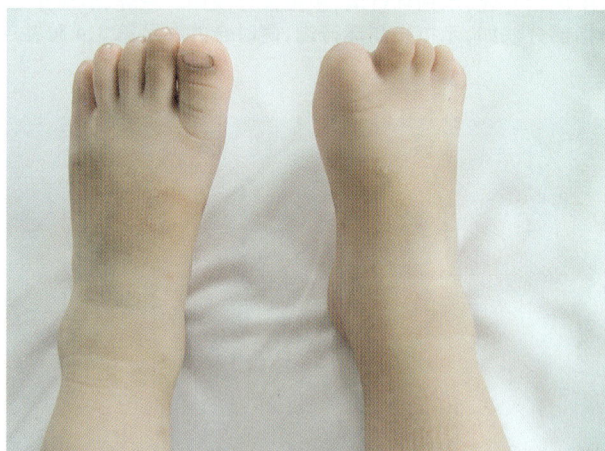

（3）右足5趾部分缺如

图 20-33　双手缺指并指及束带综合征

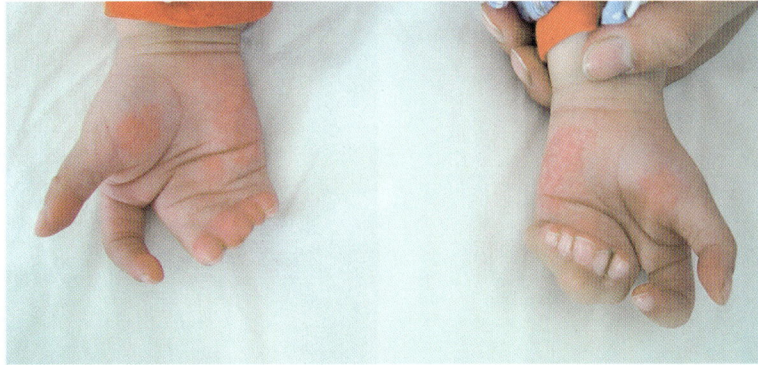

（1）

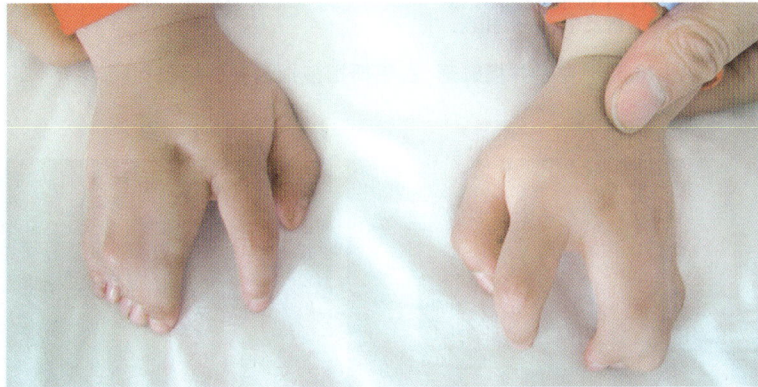

（2）

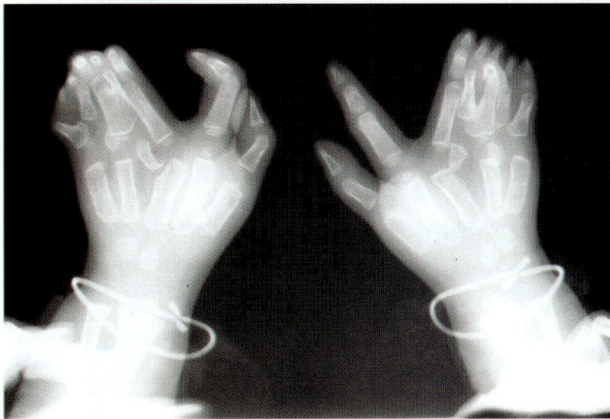

（3）

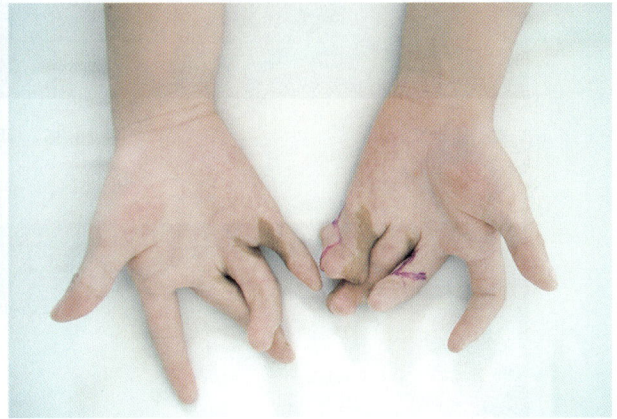

（4）

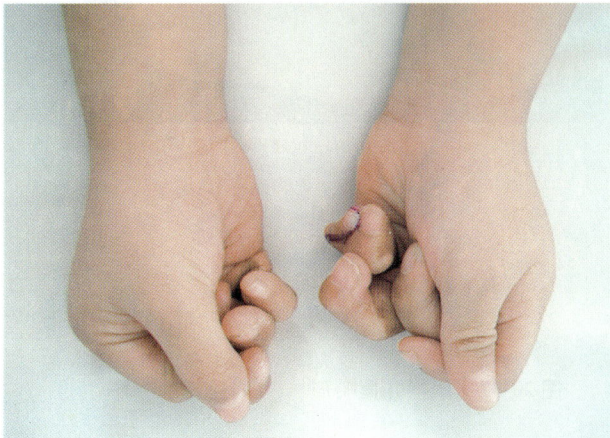

（5）

图 20-34　中央型多指合并并指畸形
（1）~（3）双手中央型多指合并并指畸形，拇指与示指正常，而中、环、小指与多余的手指并连。并连指有屈伸功能；（4）~（5）经多次分次手术后，术后外观及伸屈功能

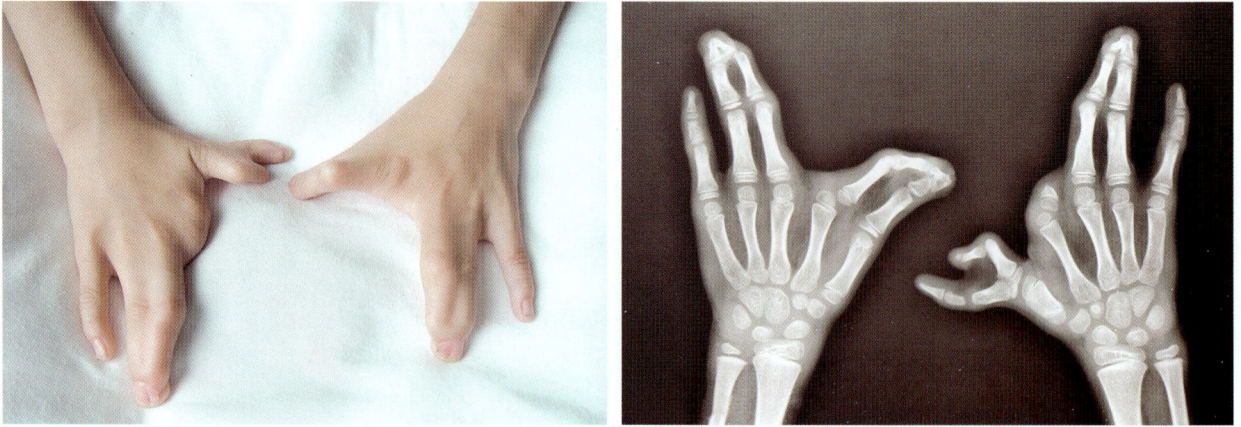

（1）双手并指合并缺指多指畸形,右手拇指多指,示指缺如,中、环指并连畸形;左手拇、示指及中、环指并连

（2）X线示:双侧中、环指及左拇、示指末节指骨为骨性联合

图 20-35 左手并指畸形、右手拇指多指合并并指缺指畸形

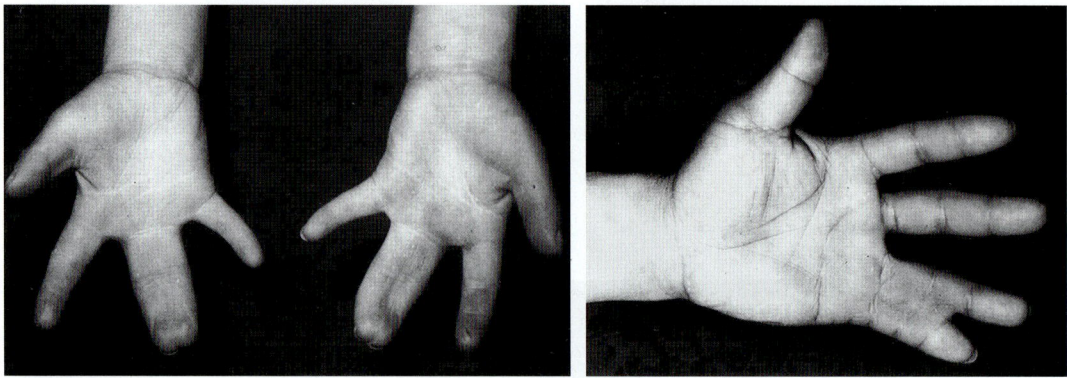

图 20-36 两指并指畸形

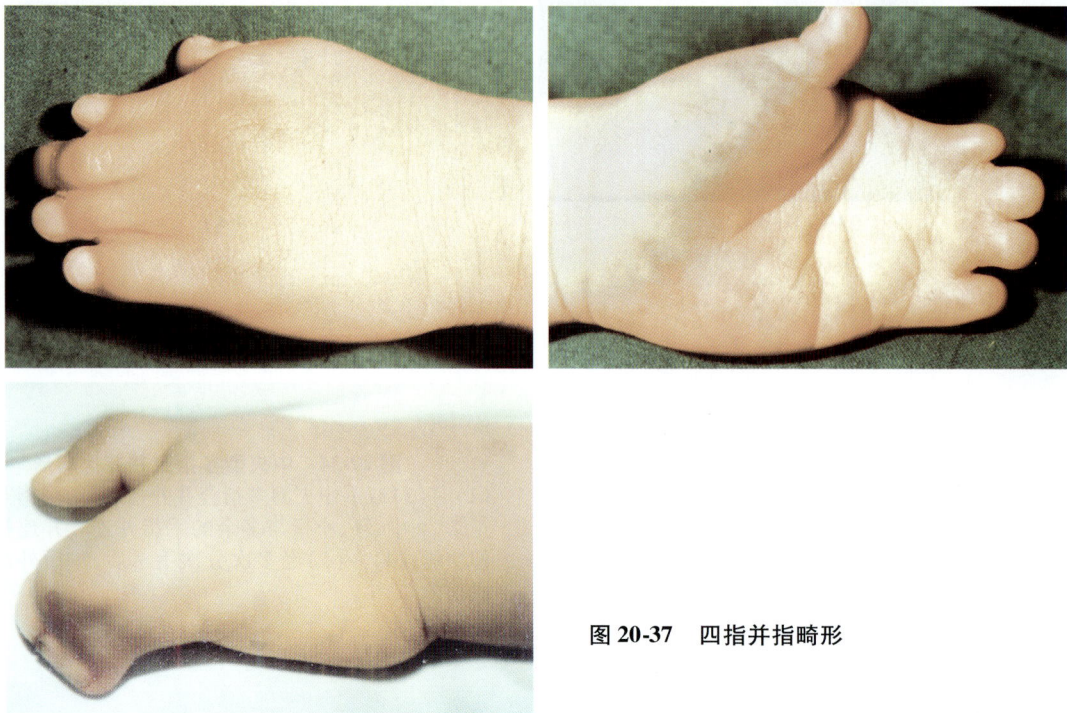

图 20-37 四指并指畸形

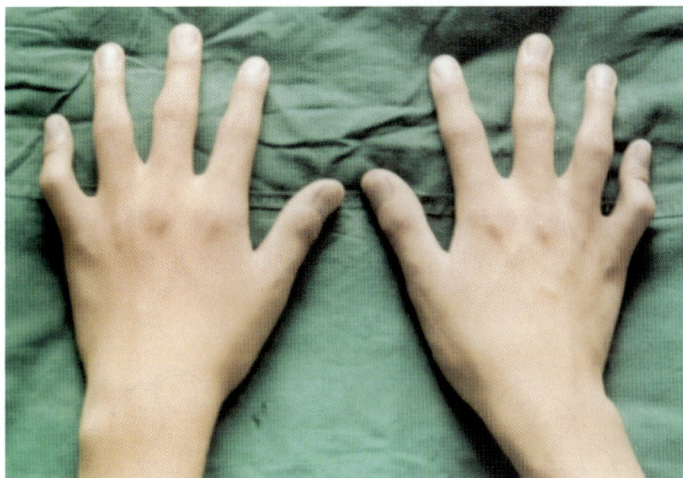

图 20-38　双侧指蹼较正常指蹼稍长

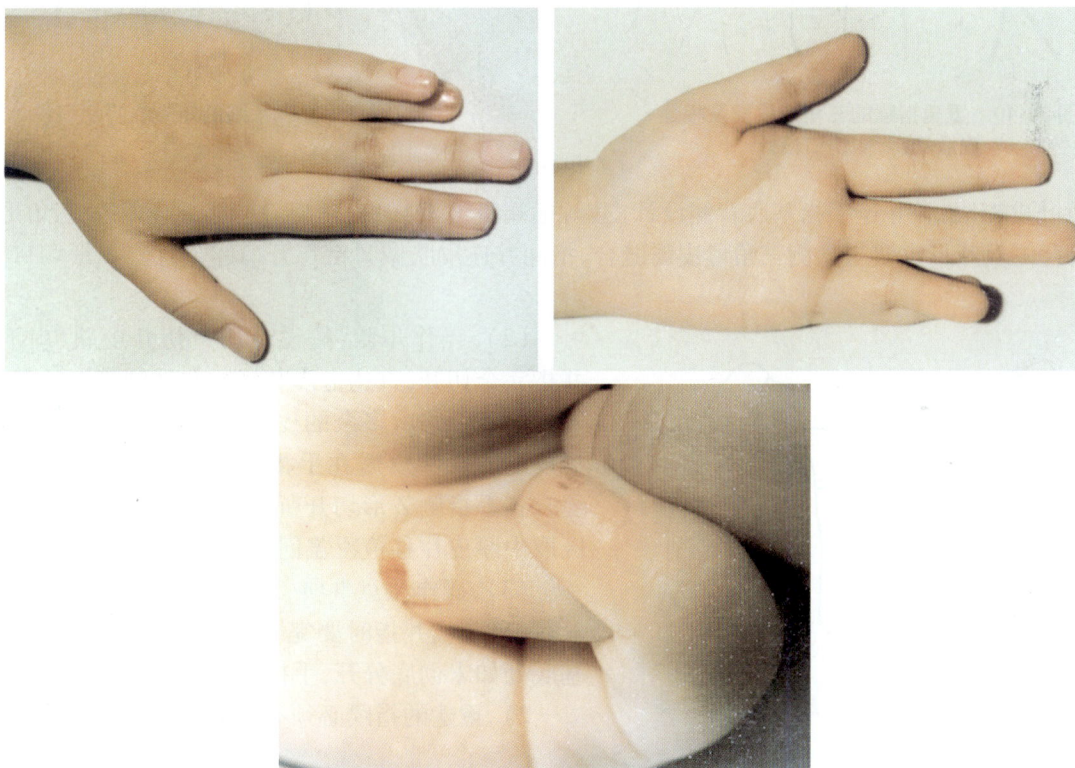

图 20-39　环、小指并指、相互交叉、屈曲时更明显

（一）皮肤并指

两指或多个手指间有皮肤和软组织相连,相连的皮肤或长或短向远端指间间隙延伸,指间隙皮肤宽窄不一。

1. 手术适应证

（1）婴幼儿时期,因手指短小,设计皮瓣、皮片移植操作困难,术后又不易固定,一般不宜施行手术。

（2）儿童生长发育快,过早的手术,术后瘢痕赶不上手的发育,可逐渐发生挛缩,常需再次手术修复。因此,尽量推迟施行手术,效果会更好。

（3）如果并连指不在同一关节水平,手指彼此影响屈伸活动时,需适当早做手术。以免影响发育。

（4）多个手指并连,要分次手术矫正,以免造成中间手指缺血坏死。

2. 手术方法

（1）切口设计：

1）三角形皮瓣法：在并连手指基底掌侧及背侧各设计一个等腰三角形皮瓣；在指间相连的皮肤上，沿掌、背侧三角形皮瓣远端做 Z 形切口，其掌侧和背侧 Z 形切口方向应相反以便分指后皮瓣相互交叉（图 20-40）。

2）矩形皮瓣法：在并连手指基底背侧设计远端稍窄的矩形皮瓣，蒂部位于两掌骨头之间，长度为近节指骨的 1/2，在手指掌侧近端横纹处做横行切口，手指间相连皮肤做 Z 形切口，其掌背侧 Z 形切口方向相反（图 20-41）。

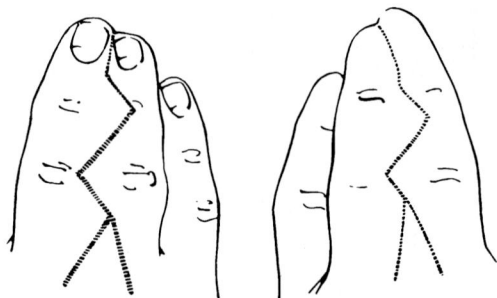

图 20-40　重建指蹼的三角形皮瓣及相连
皮肤掌、背侧切口设计

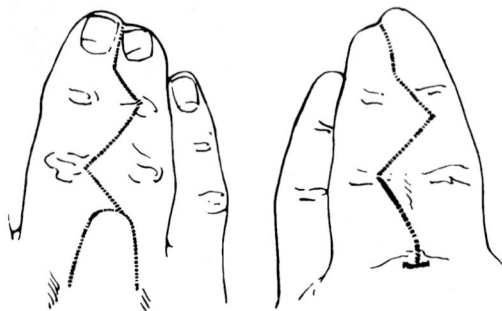

图 20-41　重建指蹼的矩形皮瓣切口设计

3）双叶皮瓣法：在并连手指基底背侧设计皮瓣，远端呈波浪切口，掌侧在指近端基底做三角形切口，切开分指后，背侧双叶形皮瓣与掌侧三角形皮瓣缝合，指间并连皮肤做 Z 字切开，其掌、背侧 Z 形切口方向相反（图 20-42）。

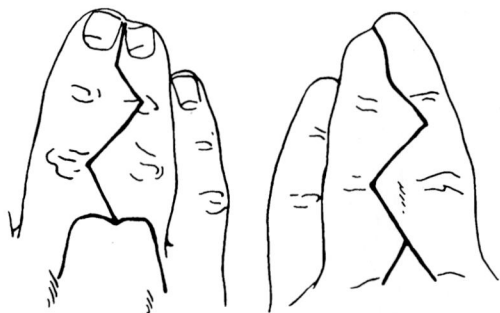

图 20-42　重建指蹼的双叶皮瓣切口切计

（2）操作步骤：按设计切口切开皮肤、皮下组织，使并指完全切开，直达指蹼基底。在掌侧切口注意勿损伤血管神经束。修剪多余的皮下脂肪组织，将三角形皮瓣、矩形皮瓣或双叶皮瓣在手指基底相交缝合形成新的指蹼。缝合各手指侧 Z 形切开所形成的三角皮瓣，所余皮肤缺损区取中厚皮片移植覆盖创面（图 20-43）。

（3）操作注意事项

1）分离并指时要完全分开，直达指蹼基底处。指蹼基底处如未彻底分开，手指仍会遗留部分并指。

2）重建的指蹼必须有足够的宽度和深度。指蹼处彻

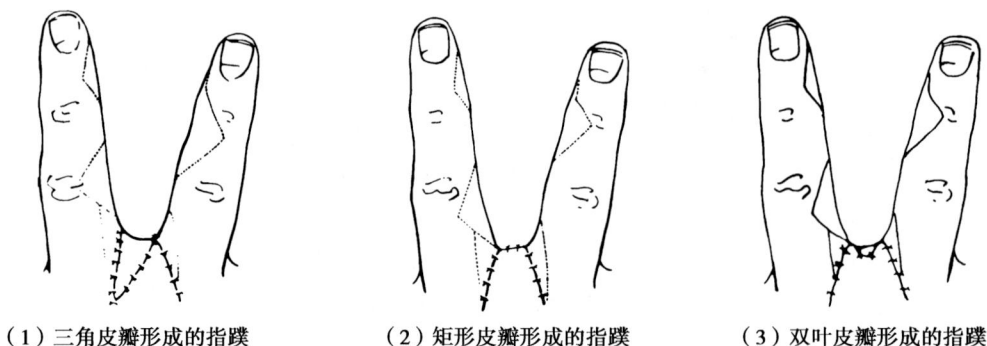

（1）三角皮瓣形成的指蹼　　　（2）矩形皮瓣形成的指蹼　　　（3）双叶皮瓣形成的指蹼

图 20-43　各型重建指蹼皮瓣所形成的指蹼

底松解后,不能直接缝合,必须重建一指蹼。正常的指蹼具有相当宽度及长度的斜坡状皮肤皱襞,占近节手指长度的 1/3 ~ 1/2。

3) 分离并指间皮肤,应做 Z 字形切口,这样无论直接缝合伤口,或皮片移植后,可避免直线瘢痕挛缩(图 20-44)。

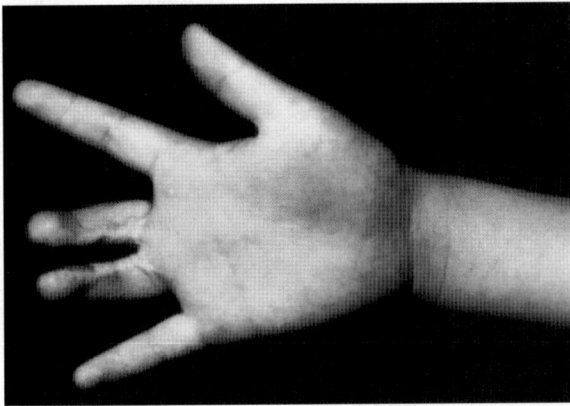

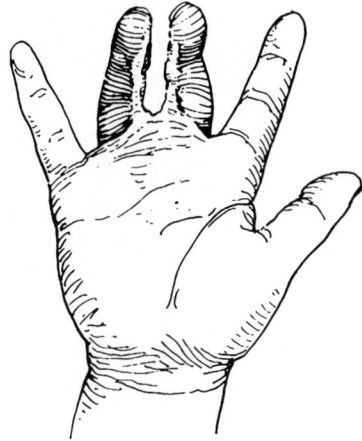

图 20-44　女性,6 岁。先天性中、环指并指畸形,3 岁时曾行手术分离,
因方法不当,术后患指瘢痕挛缩,不能伸直

4) 分离后的并指创面,不要强行在张力下闭合伤口,以免引起瘢痕增宽增多,或皮肤及手指坏死(图 20-45)。

5) 并连紧密的手指或多指并连在一起的畸形,常伴有血管、神经的变异,术前要考虑到,手术时应仔细剥离。多个手指并连血运较差时,可采用分期手术分离的方法。两指并连之间仅有一条指神经时,在分离时应考虑示、中、环指的桡侧,小指的尺侧保留有较好的皮肤感觉。

3. 术后处理

(1) 石膏托制动两周,以免手指活动而影响植皮的成活。

(2) 抬高患肢,注意手指血循环。

(3) 两周拆除缝线。

(4) 伤口愈合后行功能锻炼,配合理疗。

(二) 骨性并指

两个或多个手指间除有皮肤软组织相连外,还有指骨间的相连。在 Apert 综合征的病例中,骨性并指的发生率很高。

1. 手术适应证、手术处理　同仅有皮肤相连并指。

2. 手术方法

(1) 在并连手指基底掌侧及背侧各设计一个等腰三角形皮瓣(也可设计矩形皮瓣或双叶状皮瓣)。指间相连的皮肤做 Z 形切口。在末节指骨相连处,局部设计形成一个皮瓣及一个皮下组织瓣。切开皮肤、皮下组织,凿开并连的末节指骨,使并指完全分开。修剪多余的皮下脂肪组织,将两个三角皮瓣交叉缝合形成新的指蹼。缝合各指侧的三角皮瓣,用末节形成的皮瓣及皮下组织瓣,分别覆盖裸露的指骨创面,然后在皮下组织瓣和其他皮肤缺损区取中厚断层皮片移植(图 20-46)。

(2) 操作注意事项:基本同皮肤并指手术,所不同点是在分离并指骨之前,一定要形成一个皮瓣和一个皮下组织瓣,注意其血循环,在皮下组织瓣上植皮,加压打包力量不宜过大,以免造成皮下组织瓣坏死。

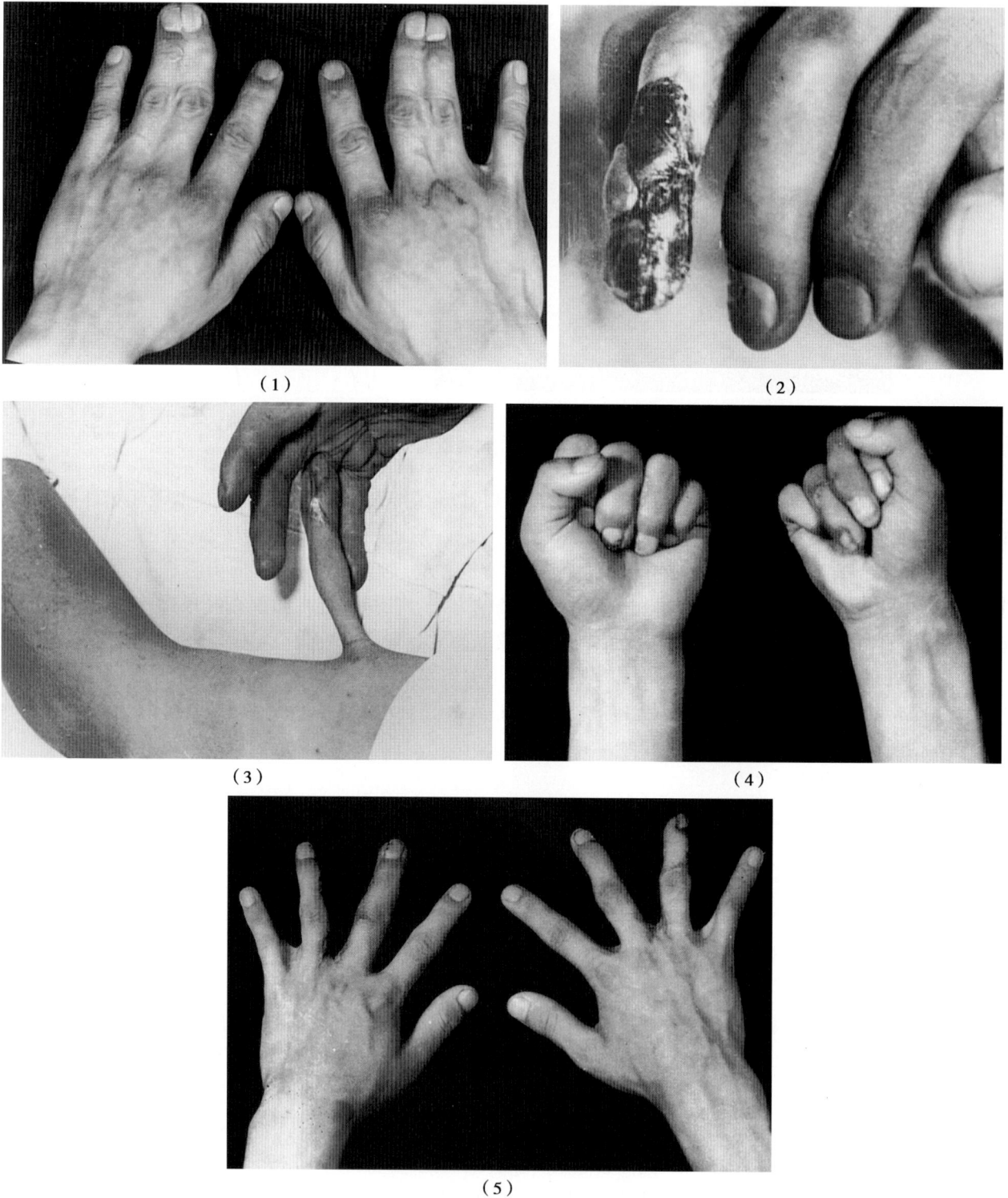

图 20-45　并指分离后,皮肤缝合过紧、指端皮肤发生缺血坏死。切除坏组织、用皮瓣修复创面、挽救了手指
　　(1)术前;(2)术后皮瓣坏死;(3)切除坏死组织、用臂交叉皮瓣修复;(4)、(5)功能恢复情况

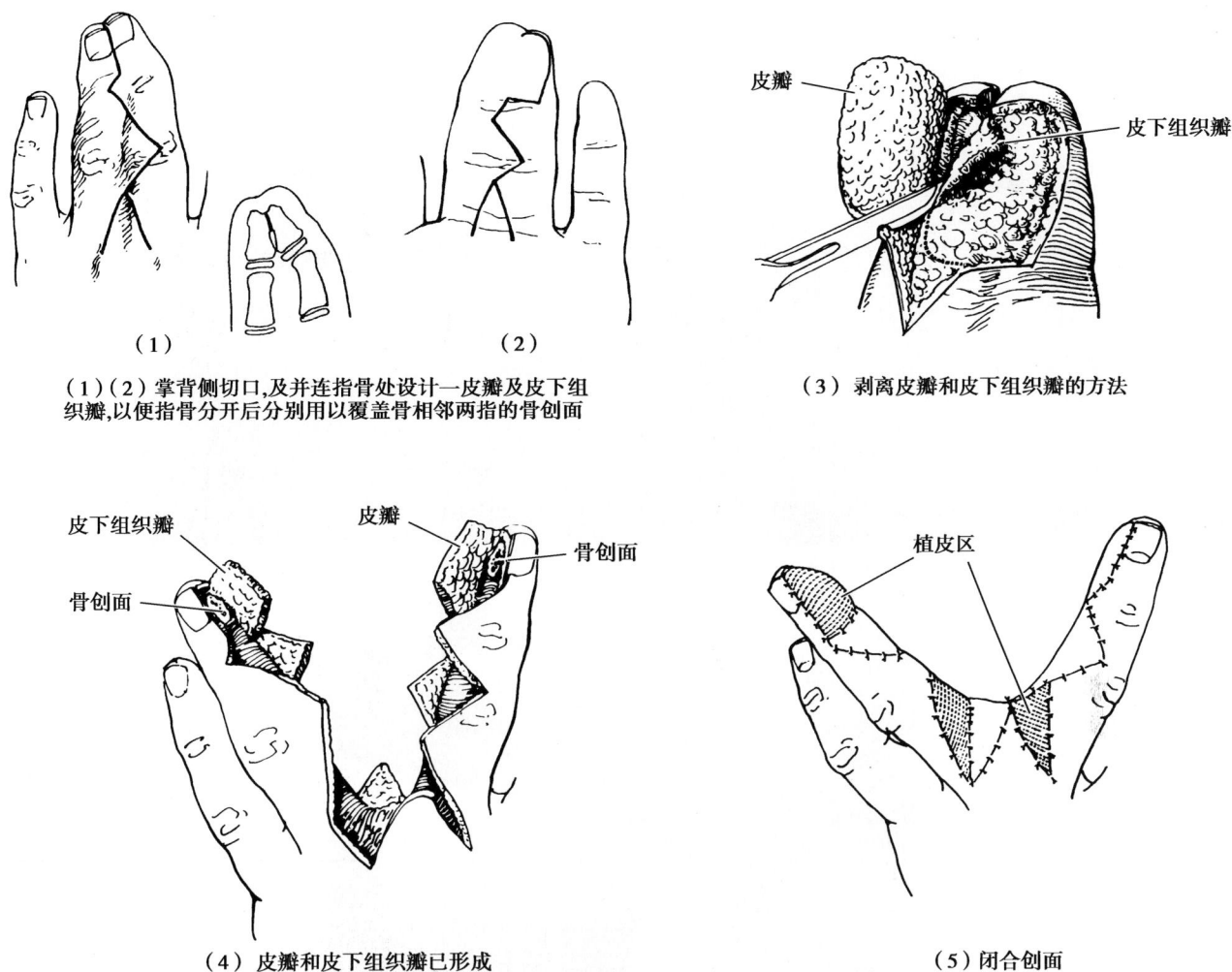

（1）（2）掌背侧切口，及并连指骨处设计一皮瓣及皮下组织瓣，以便指骨分开后分别用以覆盖骨相邻两指的骨创面

（3）剥离皮瓣和皮下组织瓣的方法

（4）皮瓣和皮下组织瓣已形成

（5）闭合创面

图20-46　骨性并指矫形术

七、先天性拇指狭窄性腱鞘炎

先天性拇指狭窄性腱鞘炎又称先天性拇指扳机指，Notta（1850）最先描述了先天性拇指扳机指畸形（congenital trigger thumb）。先天性拇指扳机指，多由拇指两籽骨处拇长屈肌腱鞘的A_1滑车发生肥厚、变窄。局部肌腱也在滑车的近端形成一小硬结，造成拇指指间关节被绞锁于屈曲位而不能伸直。在早期，当用力伸直拇指关节或被动伸直拇指关节时，会发生咔嗒声，有枪械扳机样弹响感，故称之为扳机指。拇长屈肌腱上的小硬结也可以出现于A_1滑车的远端，使拇指末节被绞锁于伸直位。

先天性拇指扳机指多发生于单侧，也可发生于双侧，较少合并其他手指的扳机指。临床检查除拇指末节发生屈伸障碍外，掌指关节掌侧有组织增生并可扪及硬结。部分患者家长常不恰当地搓揉局部，导致屈肌腱鞘进一步增生、肥厚和狭窄。到晚期，甚至被动屈曲或伸直拇指末节亦相当困难。随着拇指间关节绞锁时间的延长和年龄的增长，到学龄后期，拇指指间关节将发生不同程度的皮肤和关节囊的继发挛缩，甚至使拇指发生尺偏畸形。此时即使实施手术治疗，拇指末节的屈伸活动范围也常受到一定程度地影响。

先天拇指扳机指很少能获得自愈，在婴幼儿时期用可的松加普鲁卡因作鞘内注射，常会发生较重的药物反应。采用钩针（小针刀）经皮下切开腱鞘的方法十分不安全，不宜提倡。盲目地钩切腱鞘，容易损伤腱鞘旁的神经血管束和拇长屈肌腱。先天性拇指扳机指如经理疗、牵引等保守治疗无效，应争取在3～4岁前实行局部腱鞘切除术（图20-47）。

1. 适应证　矫正畸形，改善拇指屈伸活动。

2. 手术方法　腱鞘切除术。

（1）拇指掌指关节横纹近端做一横切口，切开皮肤、皮下组织后，即可用血管钳作钝性分离，充分显露拇

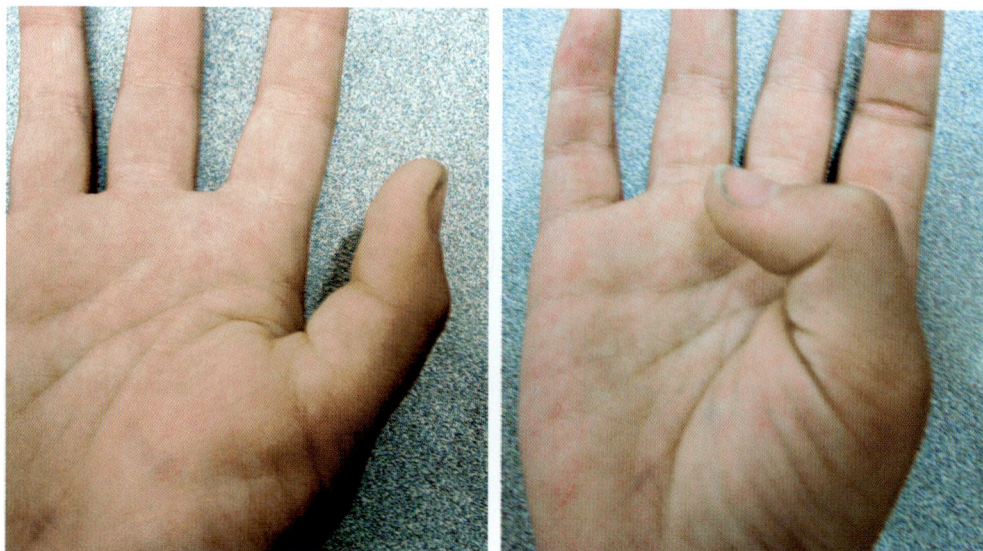

（1）右拇指伸直不能，被动伸直时可伴有弹响　　　（2）拇指屈曲正常

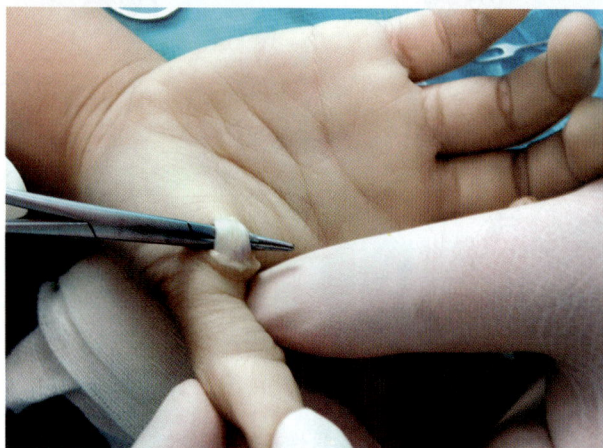

（3）拇指掌指关节横纹近端做横切口，切开皮肤、
皮下组织后做钝性分离，显露拇长屈肌腱及腱鞘，
将狭窄的腱鞘切除，松解拇长屈肌腱周围粘连组织

图 20-47　先天性拇指扳机指

长屈肌腱鞘的 A_1 滑车及屈肌腱在 A_1 滑车入口处的硬结。如锐性分离和显露屈肌腱鞘，很容易损伤紧靠腱鞘两旁的指神经血管束。

（2）于屈肌腱鞘 A_1 滑车的侧方纵行切开腱鞘，然后将屈肌腱鞘狭窄的部分彻底切除，被动伸直拇指指间关节，即可看到绞锁解除。拇长屈肌腱上的硬结在被动伸直和过伸拇指末节时，应完全不受腱鞘之阻挡。

（3）将拇长屈肌腱用肌腱拉钩轻柔提起，检查肌腱近段及腱鞘 A_1 滑车周围是否有粘连，如有粘连，需同时松解。

（4）冲洗伤口，彻底止血后缝合皮肤，包扎。

3. 操作注意事项

（1）术中勿损伤屈肌腱鞘两边的神经血管束。

（2）拇长屈肌腱上的硬结，虽呈梭形肿胀，但直接置于皮下，不会影响其活动范围，不应用手术刀或小剪刀削平硬结，否则术后容易造成肌腱粘连。

4. 术后处理

（1）术后包扎伤口应将拇指指间关节外露在敷料之处，并应在术后 24～48 小时开始进行拇指指间关节屈伸功能锻炼，以避免屈肌腱的粘连，影响手术治疗效果。

（2）术后两周拆线，可辅助物理治疗。

八、吹 风 手

先天性吹风手(windblown hand)是一种先天性掌指关节屈曲畸形,手掌增宽,大鱼际肌肥厚,伴有掌指关节及手指向尺侧偏斜畸形。有的学者称此畸形为先天性掌挛缩症。作者在 26 年临床工作中,诊治这类畸形10 余例,认为从解剖学及形态学方面与掌挛缩症还是有所区分的。

(一)临床表现

患者手掌及虎口增宽,大鱼际明显肥厚,手指发育尚在正常范围。由于掌指关节屈曲,手指看上去较正常手指为短,以第 2、3 掌指关节为重。掌指关节及手指向尺侧偏斜。主动伸直掌指关节不能,大多数患者被动伸直尚可,掌屈侧皮肤挛缩并不明显。掌指关节伸肌腱帽向侧方滑脱(图 20-48)。

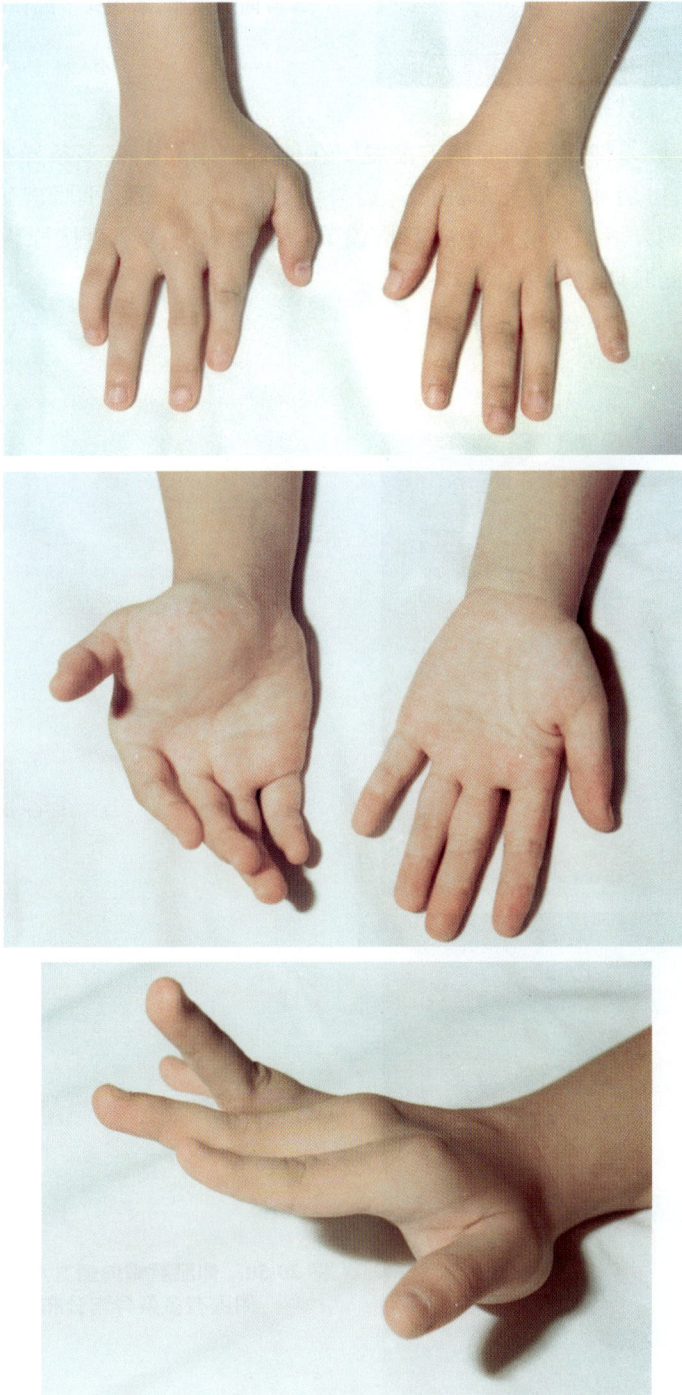

图 20-48 右手吹风手畸形

X 线显示:第 1、2、3 掌骨短而粗大,放射样排列更明显,掌骨间隙,明显增宽,掌指关节屈曲畸形,以第 2、3 掌指关节畸形最明显(图 20-49)。

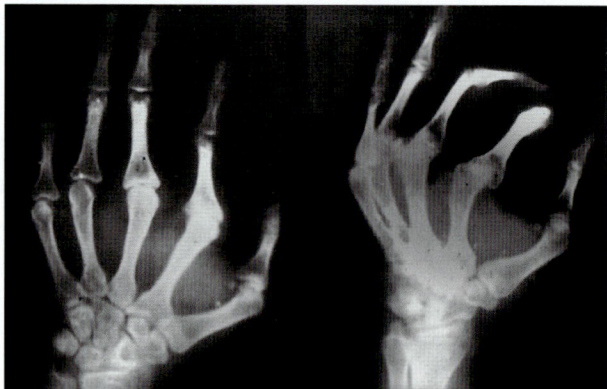

图 20-49　第 1、2、3 掌骨短而粗大,掌骨间隙增宽,掌指关节屈曲畸形

我们在手术中发现,掌指关节屈曲畸形,伸肌腱帽向侧方滑脱。在伸肌腱帽周围有多条异常分布的小肌肉,在掌指关节远端的小肌肉在收缩时,可造成掌指关节屈曲。另外,这些异掌分布的小肌肉破坏了伸肌腱帽的正常解剖结构的平衡,使伸肌腱向侧方滑脱可能是造成掌指关节伸直受限的两个直接原因(图 20-50)。除手部特有的畸形外,大多数患者的同侧肢体也增粗(图 20-51)。

(二) 治疗

1. 适应证　矫正畸形,改善功能及外观。

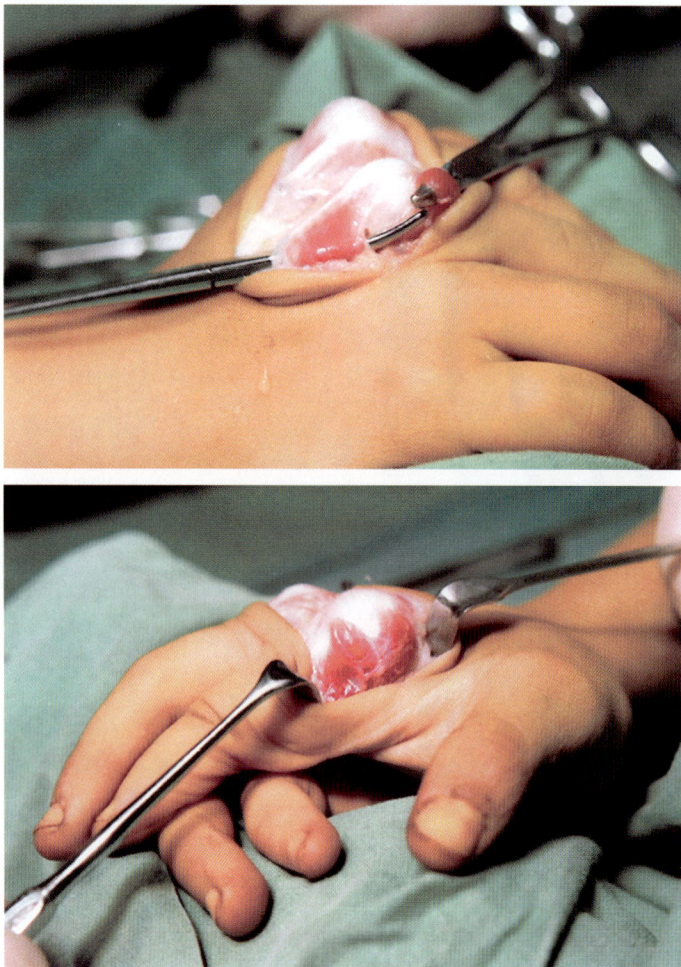

图 20-50　伸肌腱帽向侧方滑脱,在伸肌腱帽周围有多条异常分布的小肌肉

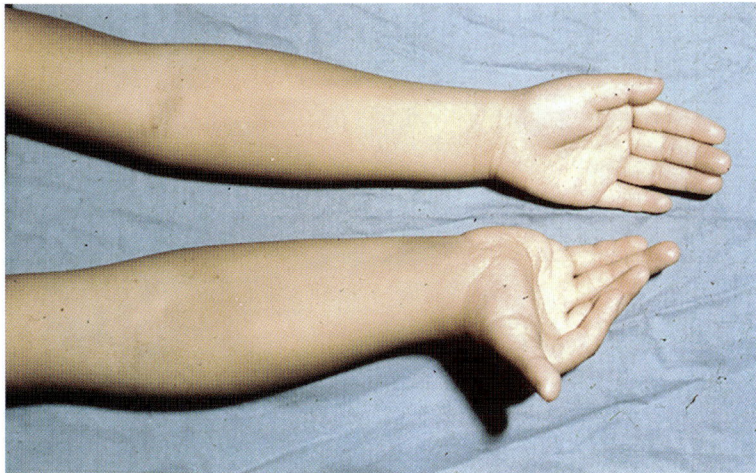

图 20-51　右第 2、3 掌指关节屈曲,大鱼际肥大,手掌增宽,整个患肢较健侧增粗

2. 手术方法　异常肌肉切除,伸肌腱帽紧缩缝合,掌指关节克氏丝针固定:

(1) 第 2、3 掌指关节背侧做横行切口,切开皮肤,皮下组织,显露伸肌腱及伸肌腱帽。

(2) 切除影响伸掌指关节的异常小肌肉,用克氏针将掌指关节固定在伸直位。

将松弛一侧的伸肌腱帽用粗的外科丝线做荷包抽紧缝合,以矫正伸肌腱帽向一侧滑脱。

(3) 冲洗伤口,放止血带,彻底止血后缝合皮肤,包扎伤口,石膏制动(图 20-52)。

3. 操作注意事项　如果掌指关节长期脱位,被动不能伸直者,可行掌指关节成形术。掌骨间隙宽大明显

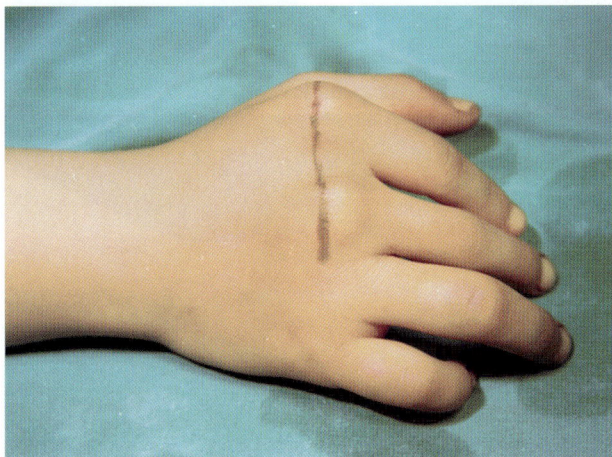

(1)右手第2、3掌指关节背侧横切口

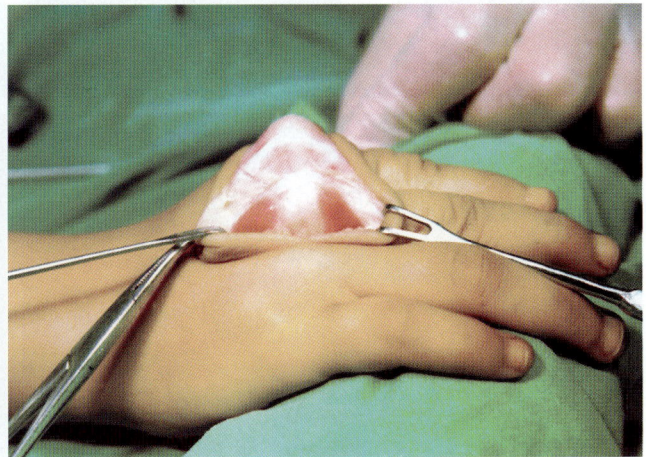

(2)显露掌指关节及伸肌腱帽,见掌指关节周围有异常小肌肉分布,第2掌指关节伸肌腱帽向尺侧滑脱

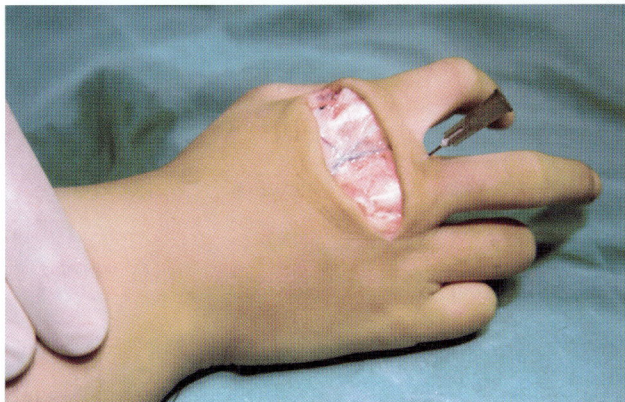

(3)中指伸肌腱做紧缩缝合

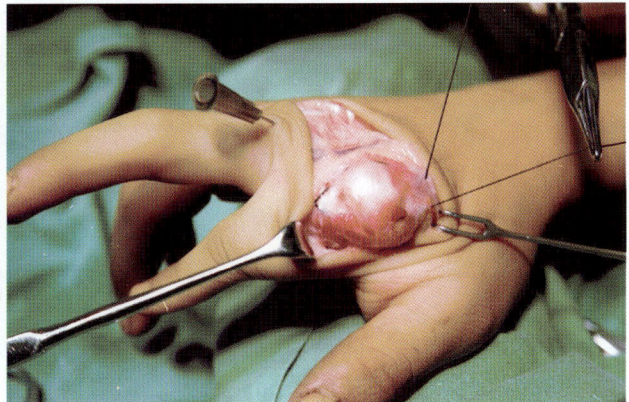

(4)示指伸肌腱帽桡侧做荷包抽紧缝合

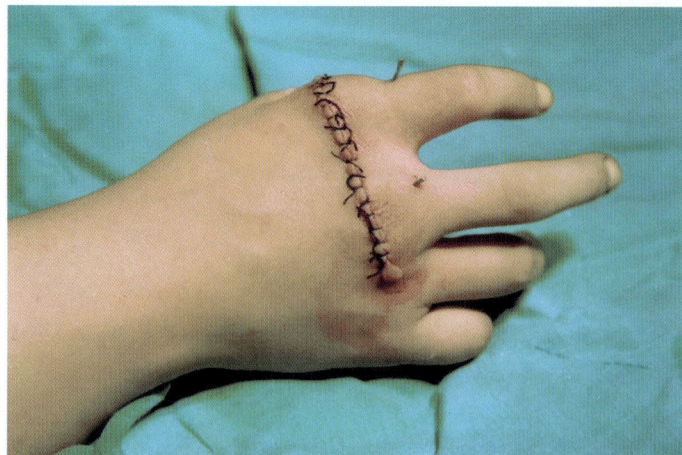

（5）缝合皮肤,掌指关节在伸直位用克氏针固定

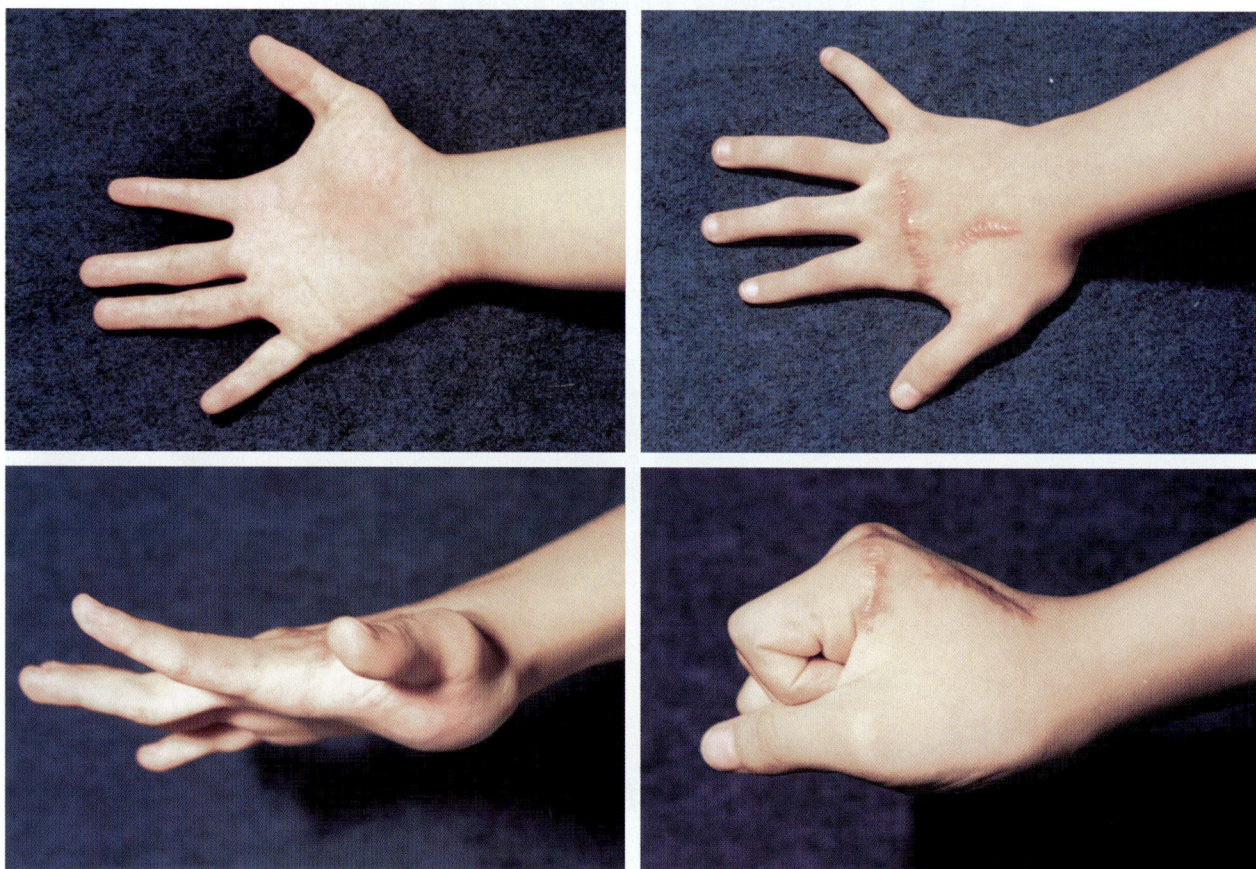

（6）第2次手术将第2掌骨截骨向尺侧移位,示术后外形及功能

图 20-52 吹风手畸形矫正术

者,做掌骨截骨克氏针或钢板内固定以缩窄手掌的宽度。大鱼际肌肥厚、虎口宽大明显者,可行缩窄虎口,修剪部分肥厚的大鱼际肌。

　　4. 术后处理　石膏制动4周拔除克氏针,行功能锻炼。

九、先天性拇指内收屈曲畸形

　　先天性拇指内收屈曲畸形,是以拇示指间蹼狭窄及拇掌指关节屈曲挛缩为主要特征。其病因至今不明,可能是由于内在肌挛缩及拇短伸肌腱发育不良所致。有的学者称之为握拇畸形(thumb clutched hand)或扣拇畸形。

（一）临床表现

新生儿出生后表现拇指握于手掌之中，呈握拇状。第 1 指蹼挛缩较窄，拇指掌指关节屈曲。当主动伸指时，出现掌指关节屈曲末节指间关节过伸。被动外展及伸直掌指关节时，感觉内侧及屈侧阻力较大。

（二）治疗

1. 适应证　矫正畸形，改善功能及外观。

2. 手术方法　虎口开大，切断或延长挛缩的大鱼际肌，皮片植皮术。

在虎口处设计 Z 形切口，虎口背侧三角形皮瓣基底靠近拇指侧，掌侧三角形皮瓣基底靠近示指侧。按设计切口切开皮肤皮下组织，掀起掌、背侧三角形皮瓣，松解挛缩的第 1 指蹼，松解拇掌指关节屈侧皮肤，切断或延长拇短屈肌腱止点。拇掌指关节用 1 枚克氏针固定在伸直位，交换第 1 指蹼皮瓣后缝合皮肤，第 1 指蹼及拇掌侧皮肤缺损区，取皮片移植（图 20-53）。

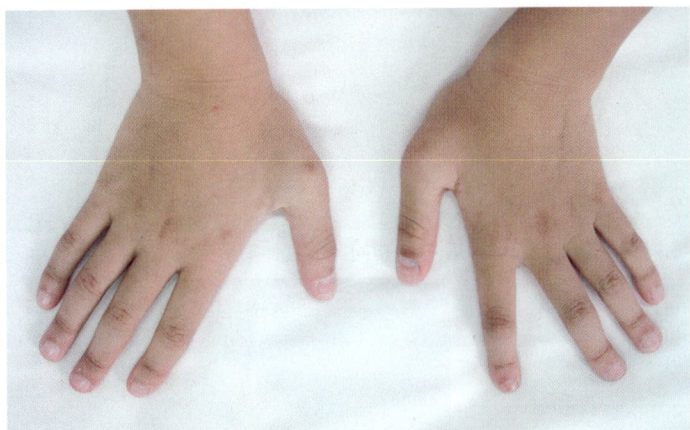

（1）双拇先天性指屈曲内收畸形

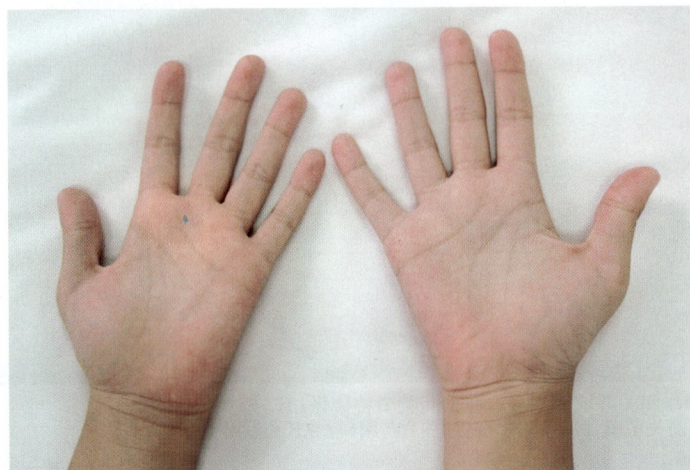

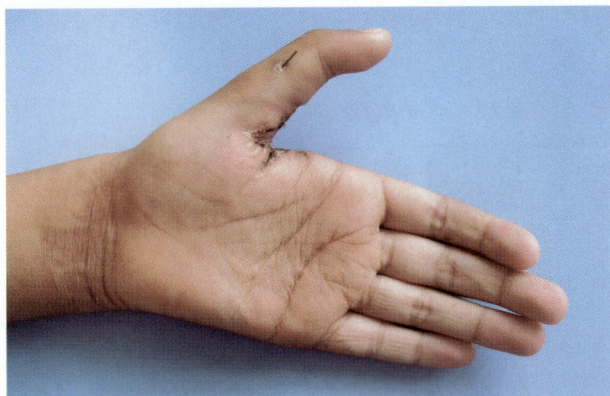

图 20-53　拇指内收屈曲畸形矫正术

（2）左拇虎口行Z字松解，拇短屈肌止点切断，掌指关节用1枚克氏针固定在伸直位，第1指蹼及拇指屈侧皮肤缺损区取皮片移植

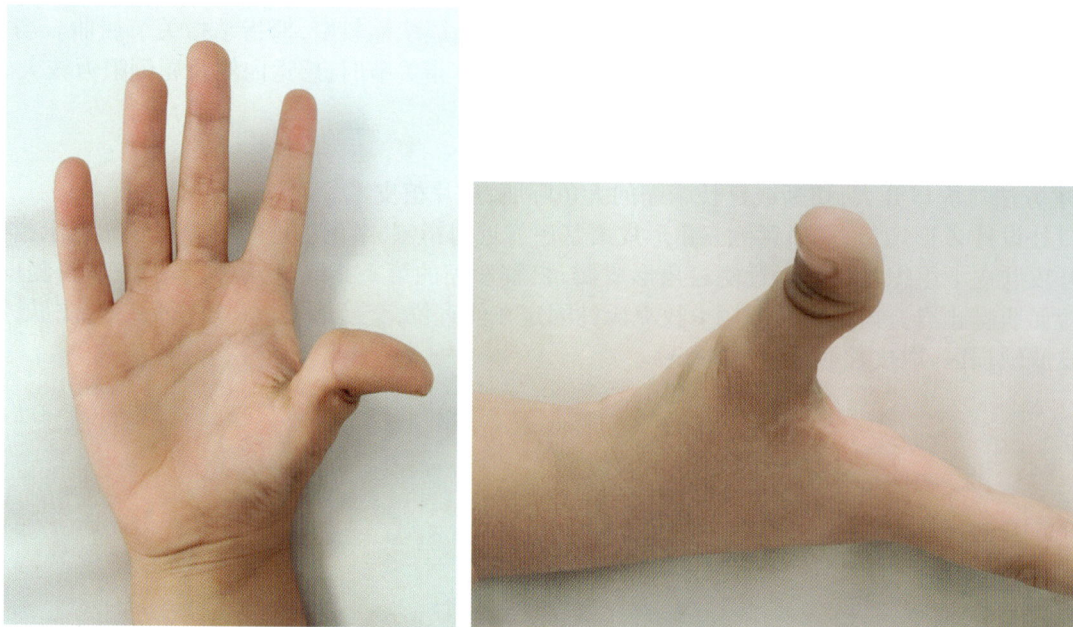

（1）右拇虎口松解,拇指屈肌止点松解术后,拇指指间关节过伸畸形

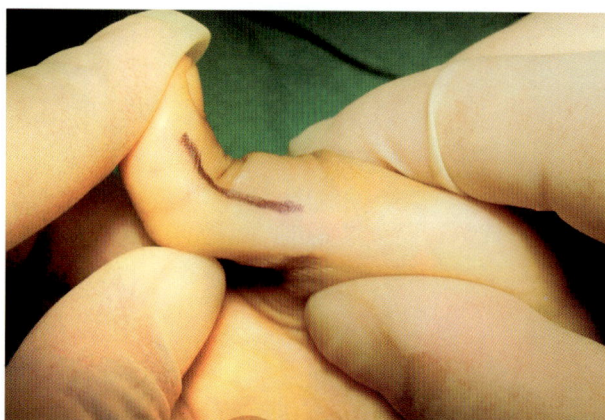

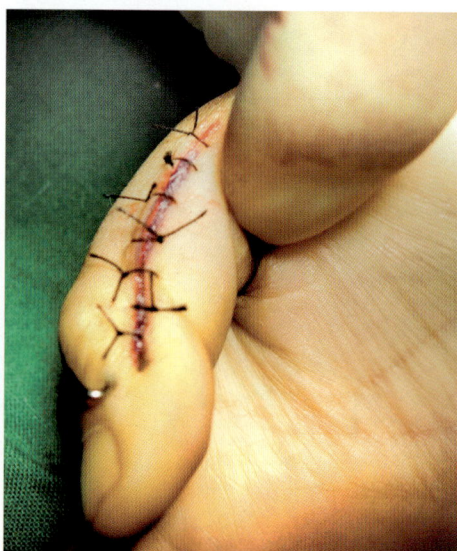

（2）术中被动过伸指间关节畸形明显。在指间关节桡侧做切口,显露屈肌腱止点。紧缩前关节囊,将指间关节在屈曲15°,用1枚克氏针固定

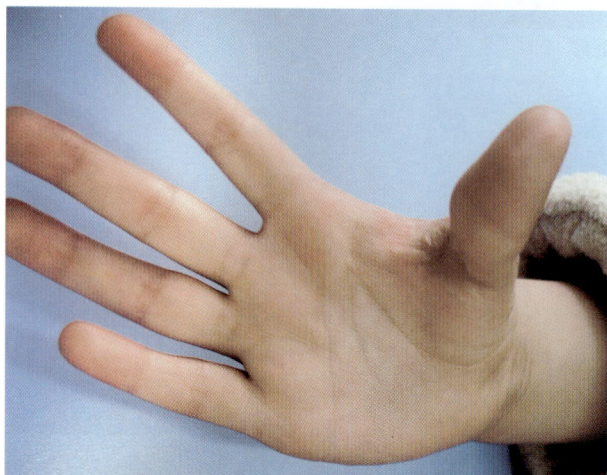

（3）术后4个月,指间关节过伸畸形改善

图 20-54 拇指指间关节前关节囊紧缩术

3. 操作注意事项

（1）松解拇指屈侧皮肤如裸露拇长屈肌腱,可用虎口背侧皮瓣覆盖裸露的拇长屈肌腱。

（2）部分患者如拇短伸肌腱松弛,或拇指间关节过伸,可Ⅱ期行拇短伸肌腱紧缩或拇指间关节囊紧缩缝合术(图 20-54)。

（三）术后处理

石膏托制动两周,克氏针固定 3 周后拔除。配制伸拇及外展拇指的牵引支具,配合理疗行功能锻炼。

十、多指畸形

多指畸形是先天性畸形中最常见的,可以与并指同时存在,有遗传因素。可以是单个手指多指,也可以是多个手指多指,很多病例为双侧多指。桡侧较常见,而尺侧多指及中央型多指少见。

（一）桡侧多指

较多见,依拇指多指的形状、X 线像及骨骼分裂程度而分为多种类型。Wassel(1969)将桡侧多指分为七型,此外还有许多分类方法。我们根据拇指成分的分裂和重复发生的解剖部位及治疗上简单与复杂程度,将桡侧多指分为五型:①远节指骨型;②近节指骨型;③掌骨型;④三节指骨型;⑤漂浮拇指型。

1. 远节指骨型多指　在拇指远节指骨型多指中,又可分为拇指远节指骨不完全分裂和完全分裂两种类型。此外,在远节副拇指上可以有两节指骨与主干拇指远节指骨不完全分裂或完全分裂后共用一个关节。拇指末节一侧明显发育不良时,则可将其简单切除,如两指发育均等时,治疗可按 Bilhaut-Cloqut 方法楔形切除,重建一个外形接近正常的拇指。

（1）手术适应证:拇指远节指骨不完全分裂和完全分裂。

（2）手术方法:

1）末节不完全分裂的拇指:如一侧发育良好,位置较正常,而另一侧发育不良,而且位置倾斜时,则可单纯切除发育不良的多指。在准备切除的拇指上作 V 形切口,保留外侧皮肤形成 U 形皮瓣(图 20-55)。将多余拇指切除后,在保留拇指的指骨上钻孔,将原指骨基底的关节囊韧带缝回保留拇指指骨上,用细钢丝或粗丝线缝合。将掀起的 U 形皮瓣覆盖拇指创面(图 20-56～57)。

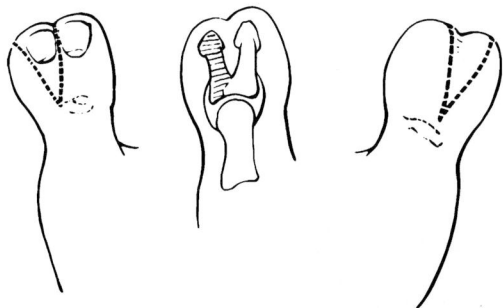

图 20-55　切口设计及切除指骨的范图

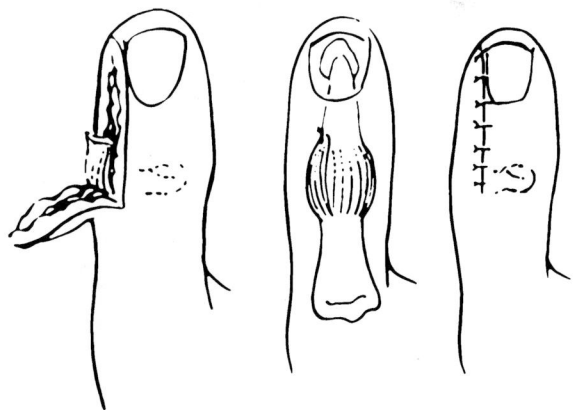

图 20-56　切除外侧副拇指,修补关节囊韧带,闭合切口

2）两指发育相等时:楔形切除拇指末节背面及掌面的皮肤和指甲中间部分,肌腱止点与共同的远节指间关节囊同样作相应切除。用小骨刀楔形截除指骨中间部分,将两半的远节指骨对合,用钢丝或粗丝线固定,然后缝合关节囊、肌腱、皮肤、甲盖(图 20-58)。

3）远节指骨完全分裂型多指:由于两指共用一个关节,近节指骨大多数增宽。在手术中切除桡侧多余手指后,将近节指骨做楔形切除,矫正主拇指偏斜畸形后,用 1 枚克氏针固定(图 20-59)。

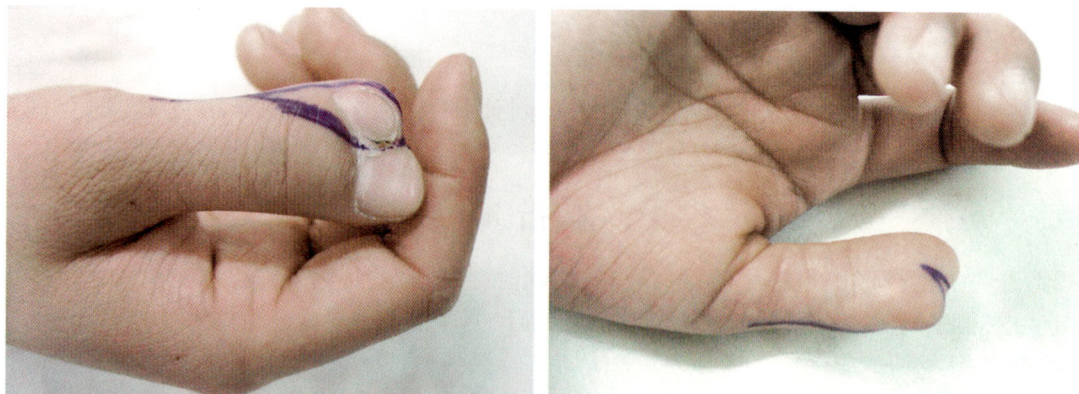

（1）右拇远节多指畸形,桡侧拇指发育差,尺侧发育良好。手术切口设计

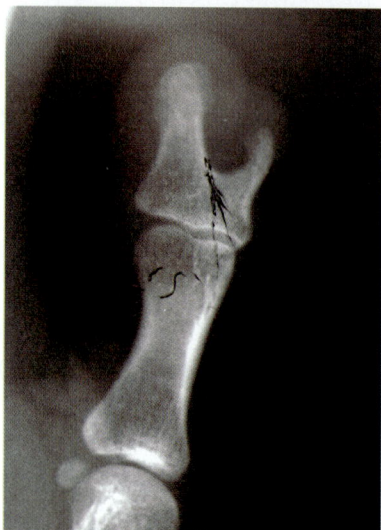

（2）右拇指末节为不完全分裂与近节指骨共用一个关节

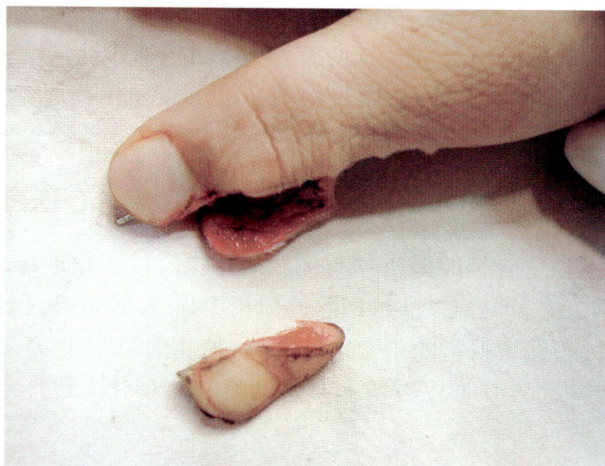

（3）按设计切口,切开皮肤、显露关节囊。在关节囊内切除桡侧多指及近节远端宽大部分。在近节指骨远端做楔形截骨,矫正主干拇指偏斜后,用1枚克氏针固定

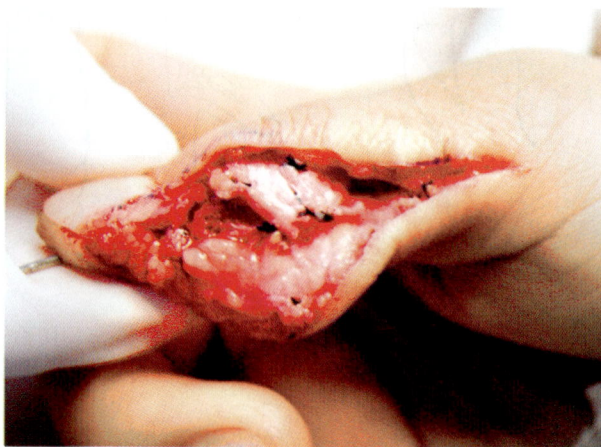

（4）用丝线修补关节囊。缝合皮肤

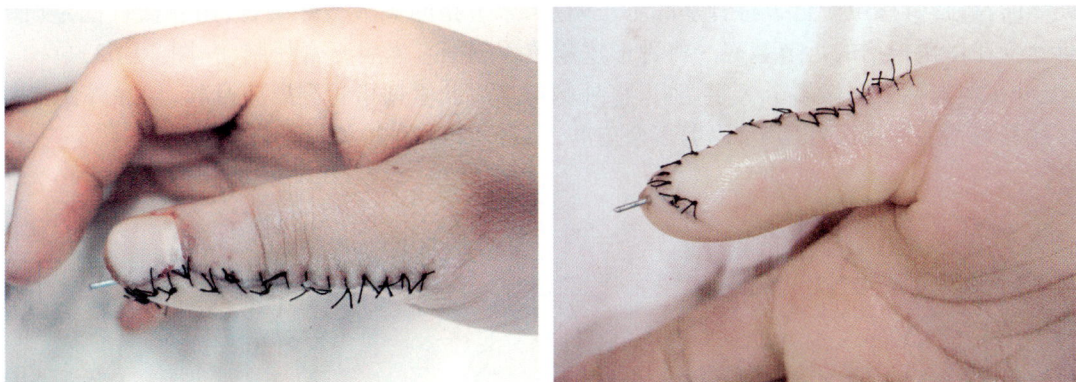

（5）术后

图 20-57　右拇远节指骨不完全分裂矫形术

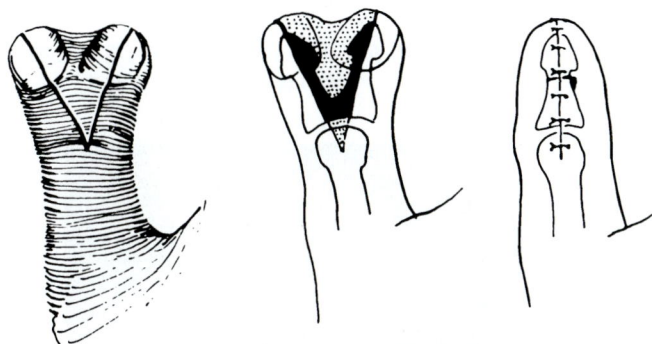

图 20-58　拇指末节不全分裂,两指发育
相等畸形矫正方法

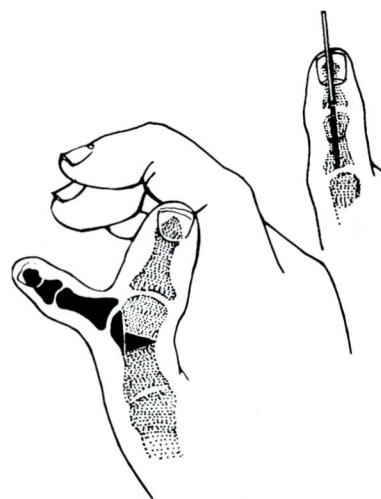

图 20-59　拇指末节完全分裂,多指切除
后用截骨术矫正指偏斜

（3）术后处理:两周拆线。外固定至截骨骨愈合。

（4）并发症

1）远节指骨楔形切除不当,或固定不牢靠,易造成骨不愈合。

2）由于末节指骨基底的关节面可能不平整,指间关节活动将会有一定影响。

2. 近节指骨型多指　主要分为拇指近节指骨不完全分裂及近节指骨完全分裂。此外,在近节赘生指可以有三节指骨与主干拇指近节指骨呈不完全分裂或完全分裂后共用一个关节。此型中,由于拇短展肌附着在外侧指上,手术除切除赘生指外,还需要重建拇短展肌的止点。

（1）手术适应证:拇指近节指骨不完全分裂和完全分裂,矫正畸形,改善功能及外观。

（2）手术方法

1）近节指骨不完全分裂:在准备切除指的外侧设计一舌状皮瓣,与保留的主干拇指外侧切口相连形成 V 形切口。再在保留拇指远节指间关节外侧做弧形切口（图 20-60）。切开皮肤、掀起舌形皮瓣,显露拇短展肌,并从止点切断,在近节指骨基底分叉处截除外侧指。在保留指基底分叉处做截断,咬除分叉间皮质骨。在指间关节切口中,凿除远节指间关节偏

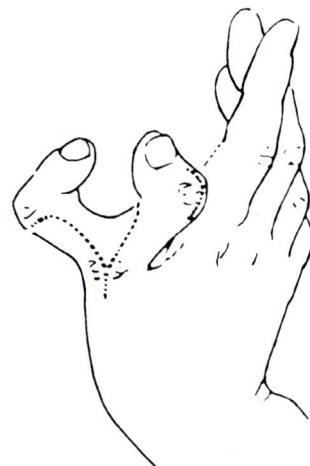

图 20-60　近节指骨不完全分裂
多指的切口设计

斜部分及关节面,将指骨移位于近节指骨基底矫正畸形,末节指间关节截除融合,用克氏针固定(图 20-61)。将拇短展肌缝合在保留拇指的近节基底。将舌形皮瓣覆盖创面。术后石膏托制动(图 20-62)。

此外,也可在两拇指之间做多个 Z 字切口,将外侧拇指皮肤紧贴指骨剥离后掀起,切除外侧指骨,将保留主干拇指行截骨矫正后用克氏针固定,修剪多余皮肤,闭合伤口(图 20-63)。

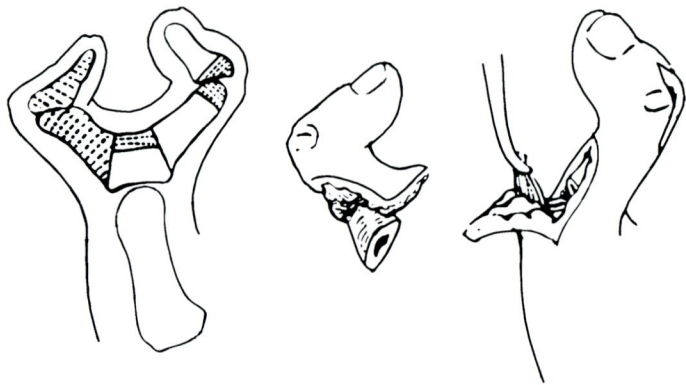

图 20-61 将拇短展肌从止点切下后,切除外侧副拇指,截骨矫正畸形示意图

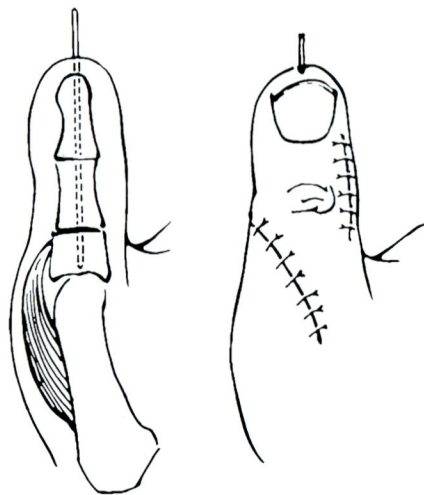

图 20-62 用克氏针固定指骨,将拇短展肌及关节囊韧带缝回指骨基底

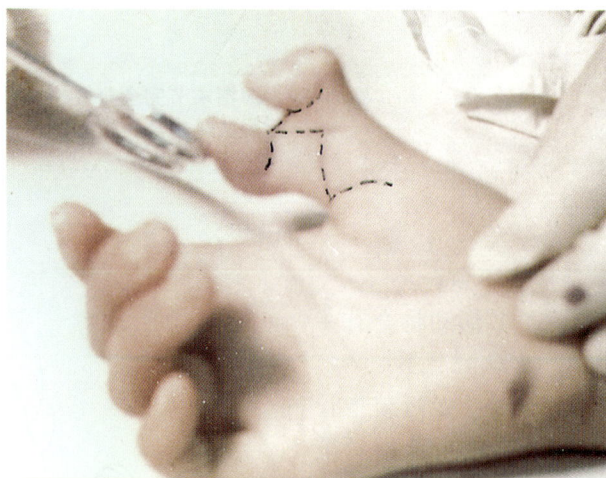

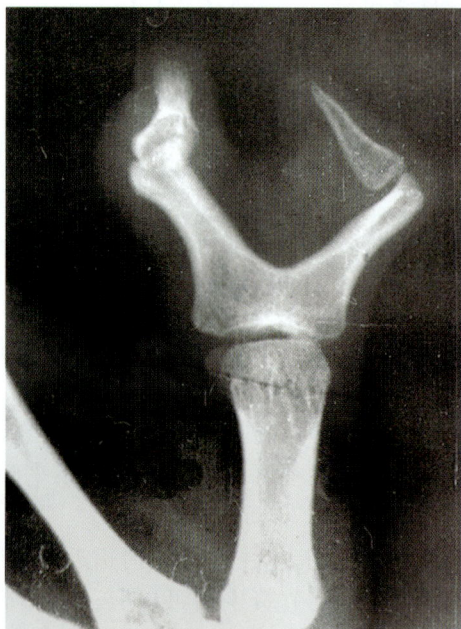

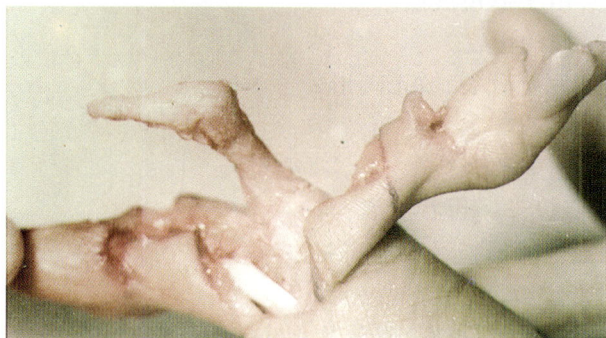

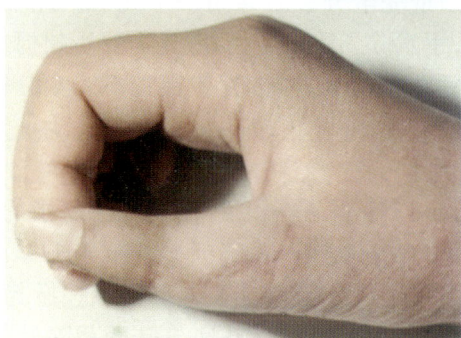

图 20-63 近节指骨不完全分裂

2）近节指骨完全分裂：在副拇指外侧设计一舌状皮瓣与保留拇指侧切口相连呈 V 形状（图 20-64）。掀起关节囊韧带，将赘生指切除。在掌骨近端做楔形截骨，矫正偏斜后用克氏针固定。修补缝合掌指关节外侧关节囊，将拇短展肌缝合在近节指骨基底，将舌形皮瓣覆盖创面（图 20-65）。将舌形皮瓣覆盖创面，术后 U 形石膏托制动（图 20-66～67）。

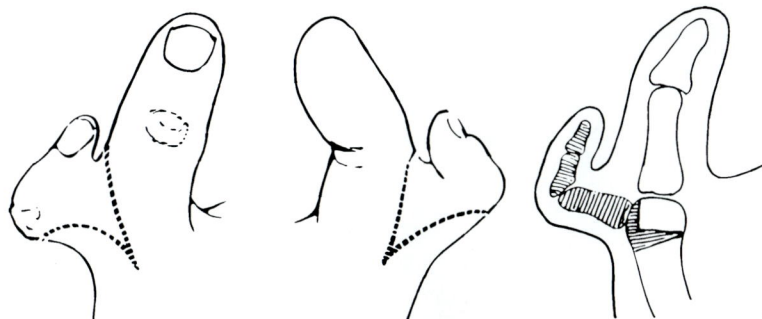

图 20-64 切口设计及多指切除与截骨

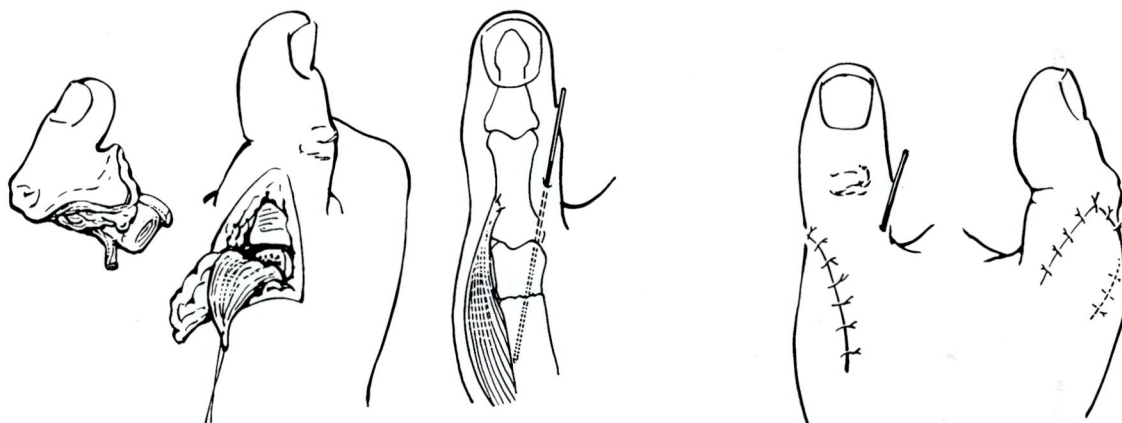

图 20-65 将拇短展肌从副拇指止点切断、切除副拇指、掌骨远端截骨以矫正偏斜，用克氏针固定。将拇短展肌缝到拇指近节指骨基底桡侧

图 20-66 将舌形皮瓣覆盖主干拇指桡侧

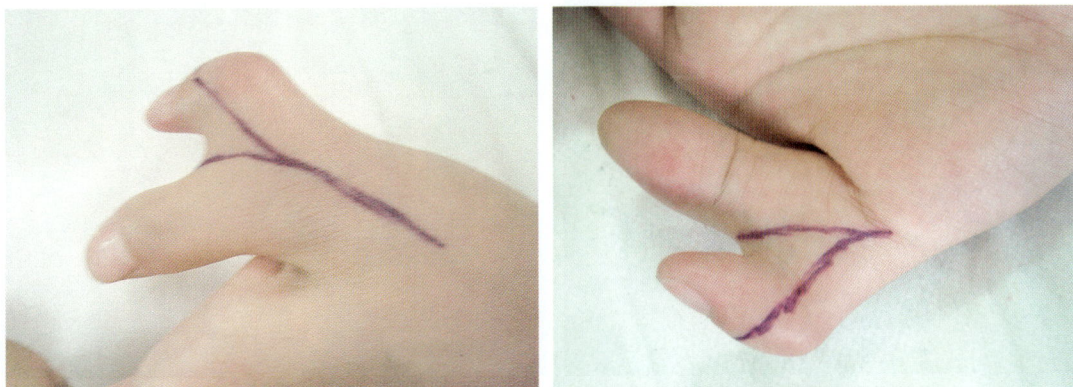

（1）患者女，23岁。左多拇指畸形，切口设计。在切除指桡侧设计的舌状皮瓣与保留的主干拇指桡侧切口相连形成V形切口

切除多生指

凿除突出掌骨头

楔形截骨矫正拇尺偏畸形

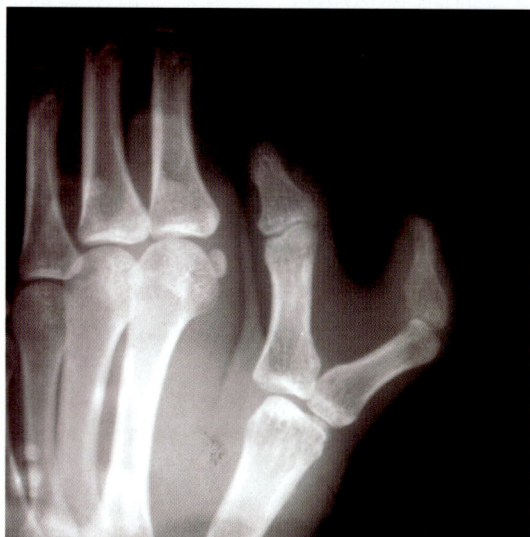

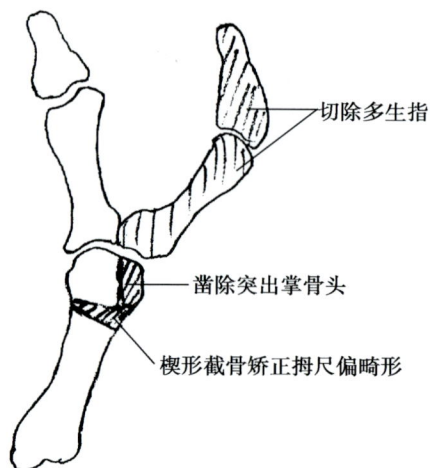

（2）X线片示近节指骨呈完全分裂,两个近节指骨与第1掌骨共同形成掌指关节

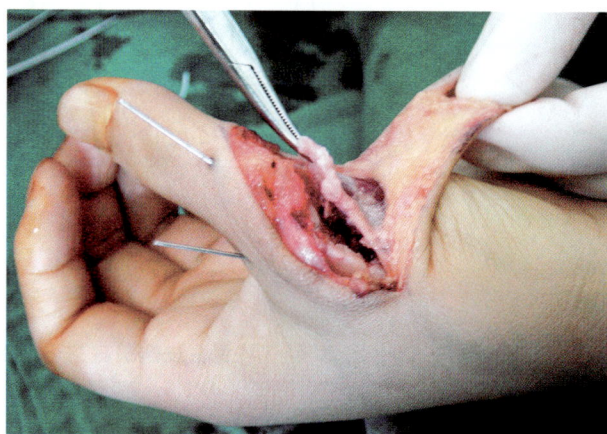

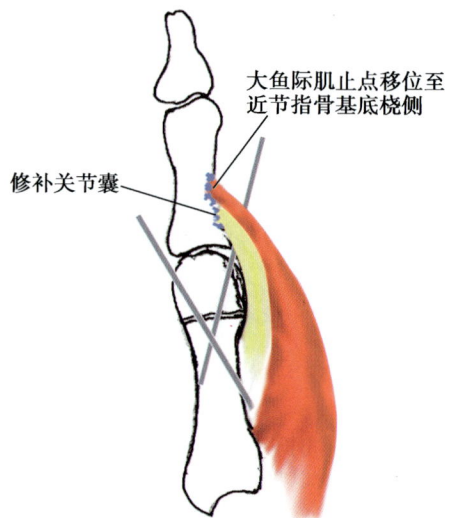

大鱼际肌止点移位至
近节指骨基底桡侧

修补关节囊

（3）按设计切口切开皮肤、掀起舌形皮瓣。将大鱼际肌止点从桡侧多生指的近节指骨基底切下,切除
桡侧多生指,纵行凿除桡侧突出的掌骨头,在掌骨中远1/3处做楔形截骨,矫正尺偏后用两枚克氏针固定

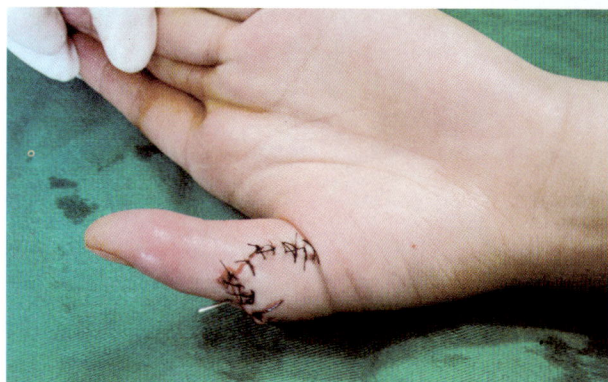

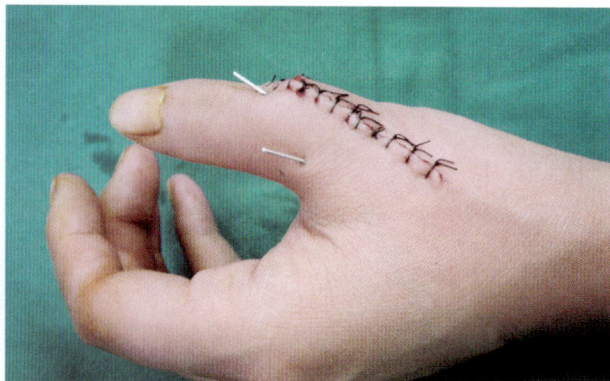

（4）修补关节囊,将大鱼际肌止点移位到保留拇指近节指骨基底的桡侧,缝合切口

图 20-67 近节指骨完全分裂矫形术

（3）操作注意事项：

1）术中一定要仔细修复关节囊韧带（图 20-68）及拇短展肌，以免术后发生关节不稳定及拇指外展功能障碍。

2）偏斜的手指要截骨矫正，以免影响外观。

（4）术后处理：石膏托制动至骨愈合。

3. 掌骨型拇指多指　常见为第 1 掌骨不完全分裂及完全分裂两种。此型中常伴有大鱼际肌发育不良。而大鱼际肌常常附着在赘生指上，需重建新止点。不完全分裂掌骨常需做截骨矫形，而在腕掌关节处切除多余的掌骨后，需修补关节囊，以增强关节的稳定性，以便更好地恢复保留拇指的外观及功能。

（1）手术适应证：第 1 掌骨不完全分裂和完全分裂，矫正畸形，改善外观。

（2）手术方法

1）第 1 掌骨不完全分裂：在副拇指外侧设计一舌形皮瓣与保留拇指外侧切口相连形成 V 形切口（图 20-69）。掀起舌形皮瓣。切断到副拇指的伸、屈肌腱及指固有神经，结扎指固有动脉，将大鱼际肌止点从副拇指上切下，在掌骨处截除多指（图 20-70），如果第 1 掌骨畸形明显，则同时作掌骨的楔形截骨矫正，用克氏针固定（图 20-71）。将大鱼际肌止点缝合在保留拇指掌指关节外侧关节囊。将舌形皮瓣覆盖拇指桡侧创面（图 20-72 ~ 73）。

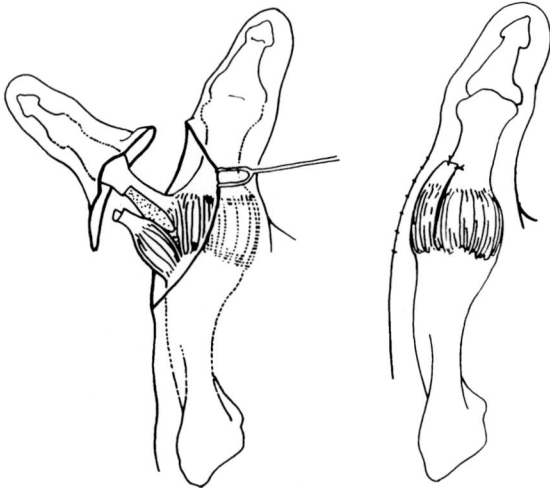

图 20-68　关节囊的保留与修复

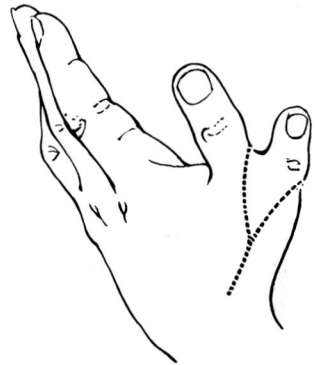

图 20-69　第 1 掌骨不完全分裂多指畸形切口设计

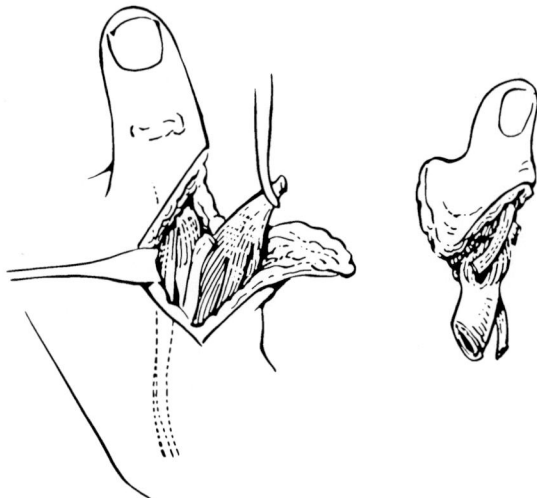

图 20-70　将附着在副拇指的大鱼际肌止点及拇长伸屈肌腱切断，在掌骨处截除副拇指

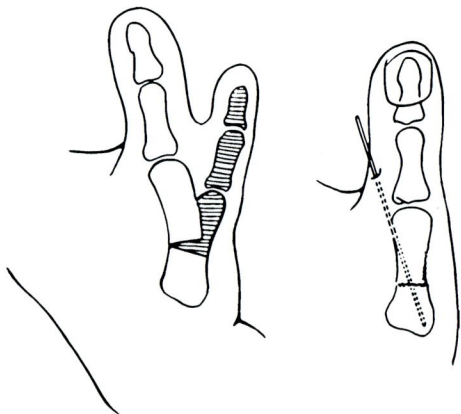

图 20-71 切除副拇指,掌骨作截骨矫形

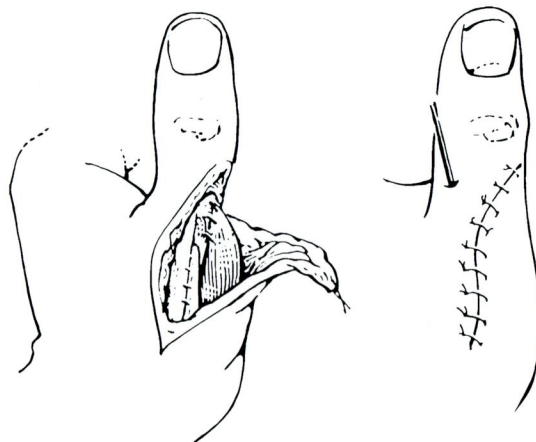

图 20-72 将大鱼际肌止点缝在保留拇指掌指关节囊的外侧

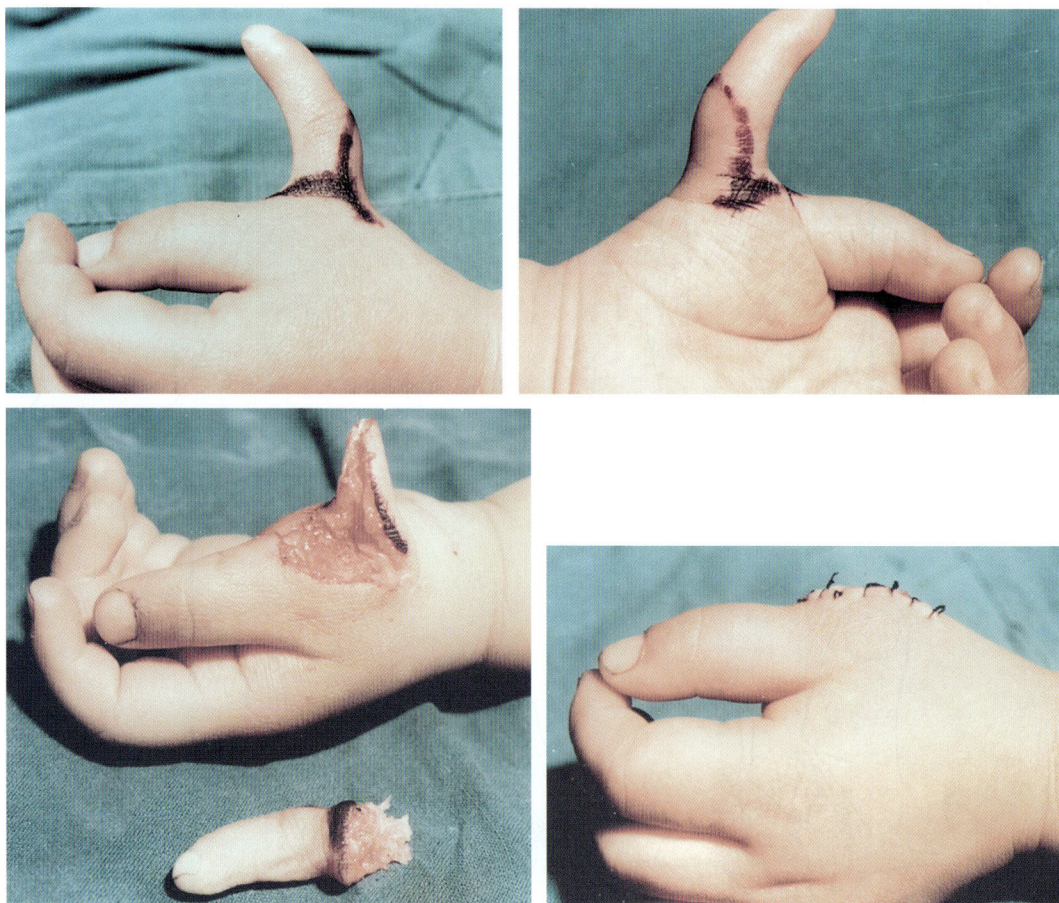

图 20-73 掌骨不完全分裂型多指畸形的矫正

2）第 1 掌骨完全分裂：在副拇指外侧设计一舌形皮瓣与保留拇指外侧切口相连形成 V 切口。掀起舌形皮瓣，切断到副拇指的屈伸肌腱及指固有神经，结扎指固有动脉。显露在副拇指上附着的大鱼际肌止点并切断，分离掌骨至腕掌关节，切开关节囊，将副拇指从腕掌关节切除。修补腕掌关节囊，将大鱼际肌止点缝合在拇指掌指关节外侧关节囊上，用掀起的舌形皮瓣反转覆盖拇指桡侧创面（图 20-74）。

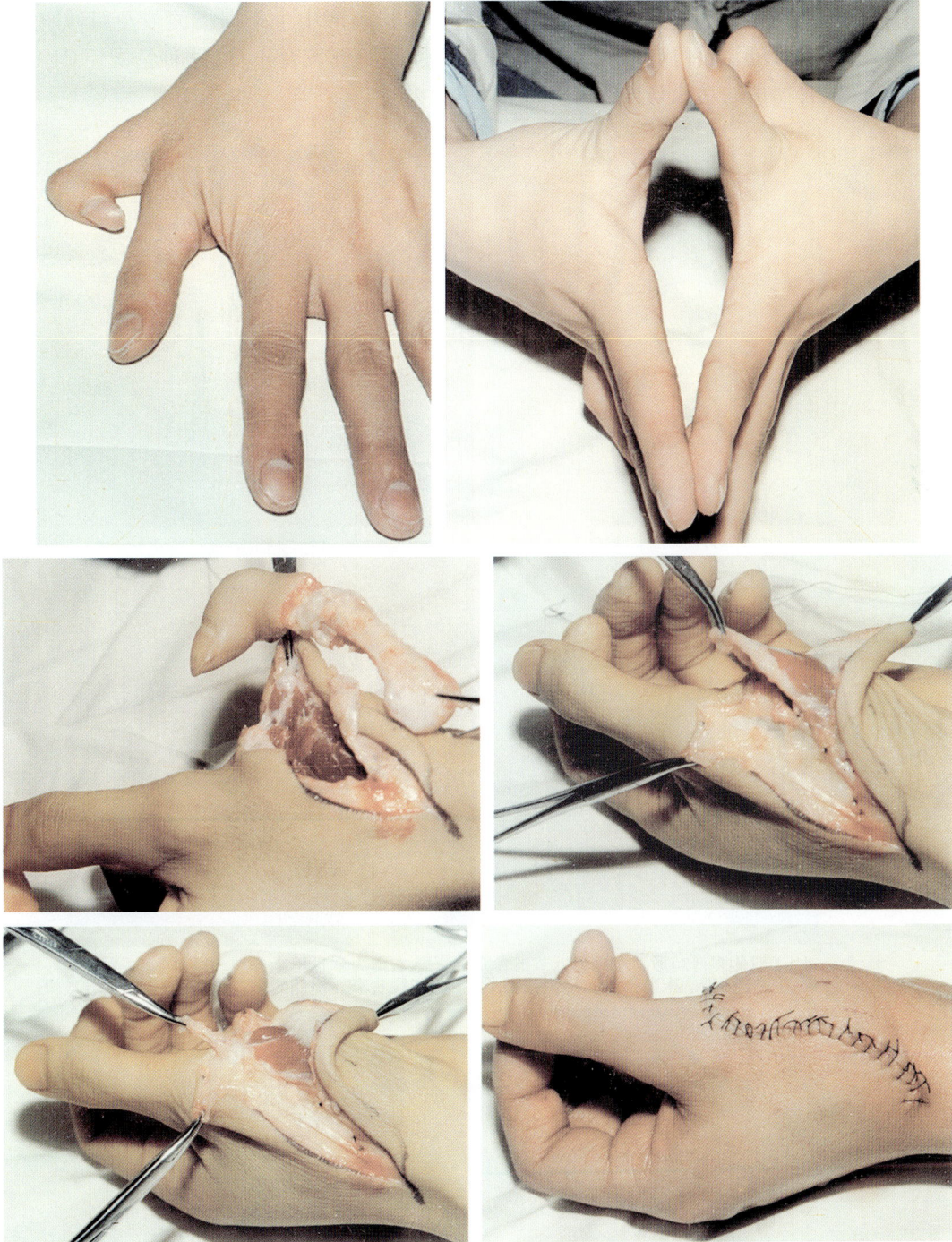

图 20-74　掌骨完全分裂型多指畸形的矫正

3）掌骨型多指合并虎口狭窄：主干拇指与多指背侧设计双叶形皮瓣，虎口处设计纵行切口。按设计切口切开皮肤，将双叶形皮瓣掀起。如果主干拇指伸肌腱发育不良时，可将切除拇伸肌腱移位至主干拇指，将外侧多指大鱼际肌从止点切断，切除外侧多指，将大鱼际止点缝合在主干拇指掌指关节桡侧。虎口纵行切开，将其加宽后，用从主干拇指背掀起的皮瓣转移修复虎口皮肤缺损区，用切除的拇指背侧皮瓣覆盖主干拇指的皮肤缺损区。拇指如有偏斜，同时做截骨矫正及克氏针固定（图 20-75）。

4）主干拇指外形差而切除拇指外形好的矫正术：这类多指畸形中主干拇指关节及屈伸肌腱发育尚可，但拇指外形发育较差。而外形发育尚好的拇指，骨关节及伸屈肌腱发育不良，这种情况下则需要做精密设计，相互移位。从而改善拇指的功能与外形（图 20-76~77）。

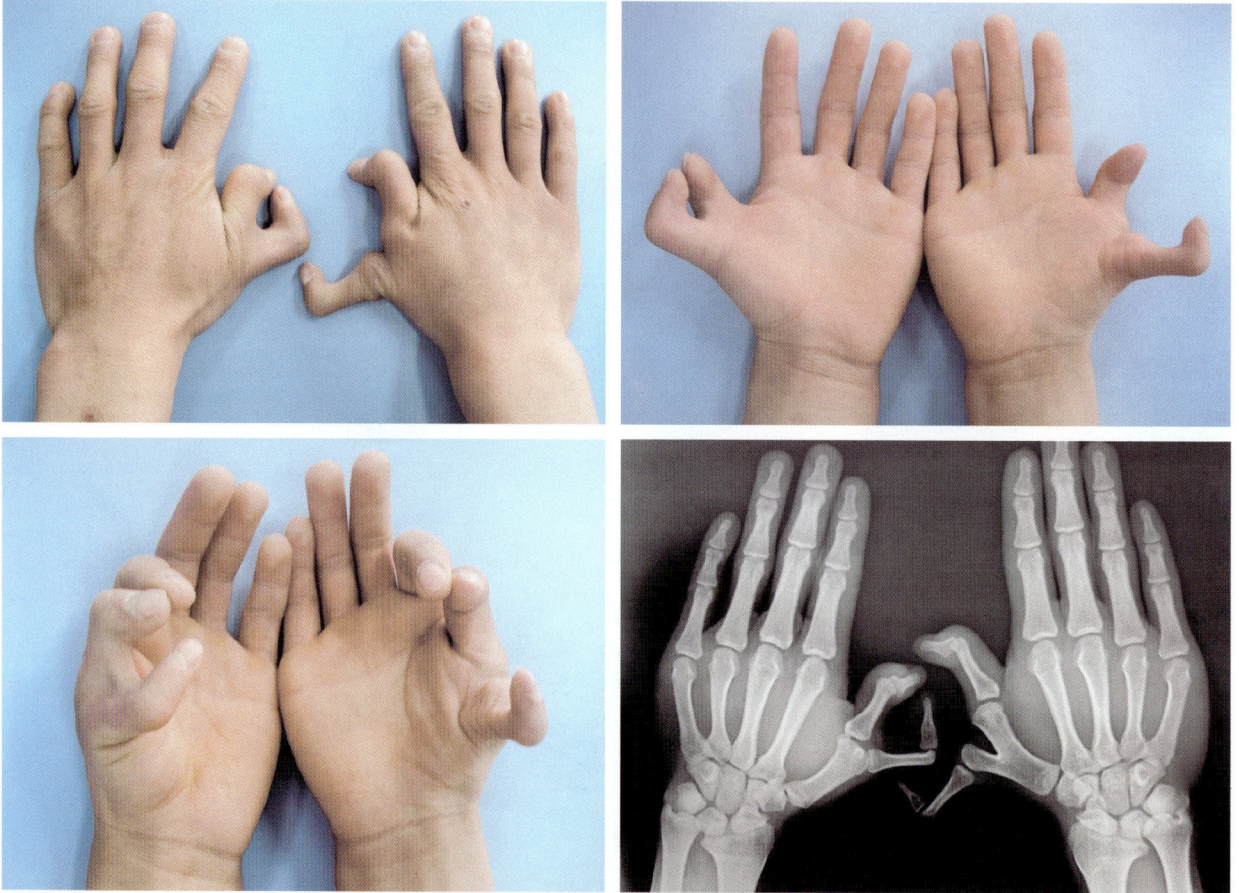

（1）双侧多拇畸形。左拇为近节指骨完全分裂，右拇为掌骨不全分裂。双尺侧为主干拇指。末节指骨向桡侧偏斜，合并第1指蹼狭窄。桡侧的多指无功能

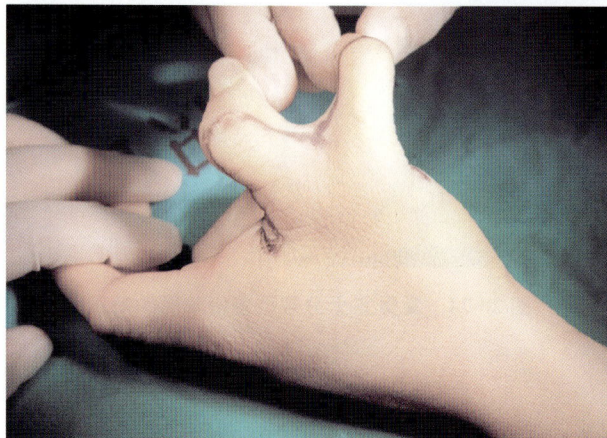

（2）主干拇指及桡侧的多指背侧设计—双叶皮瓣，虎口设计—纵行切口

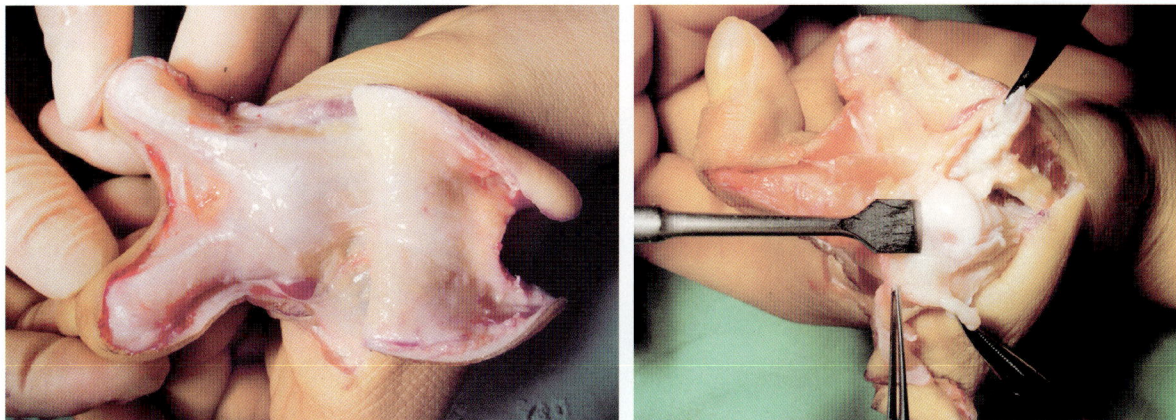

（3）按设计切口,切开皮肤、掀起双叶皮瓣,见主干拇指伸肌腱发育不良,而切除指的伸肌腱发育尚可,将其切断移位于主干拇指

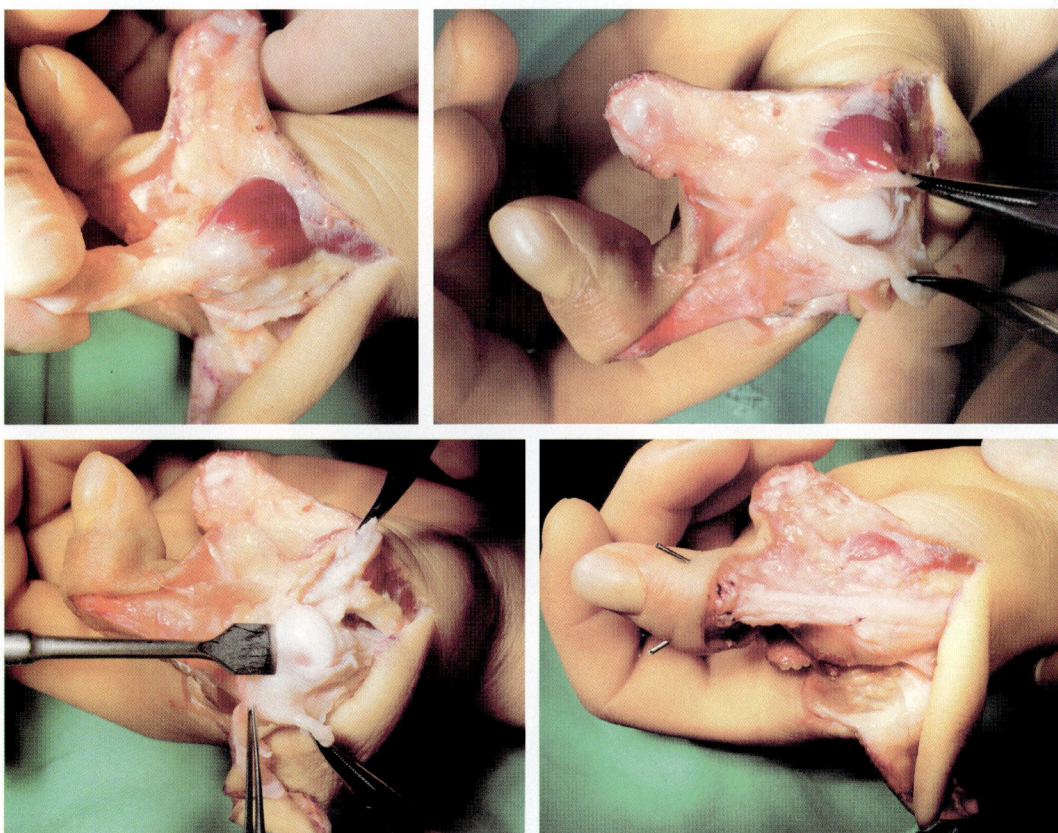

（4）将大鱼际肌止点从切除拇指上切断,切除部分宽大的掌骨远端,将大鱼际肌止点移位于主干拇指近节指骨基底的桡侧。近节指骨远端做楔形截骨,矫正偏斜后,用两枚克氏针固定

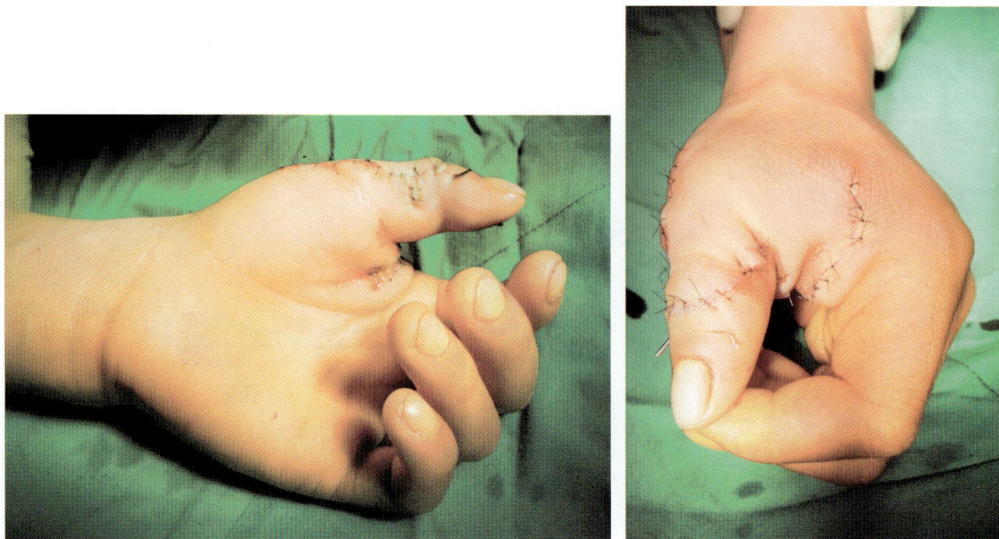

（5）松解狭窄的第1指蹼后,用主干拇指背侧皮瓣转移修复虎口皮肤缺损区,
用切除指的背侧皮瓣修复主干拇指皮肤缺损区。对侧指矫正手术类同

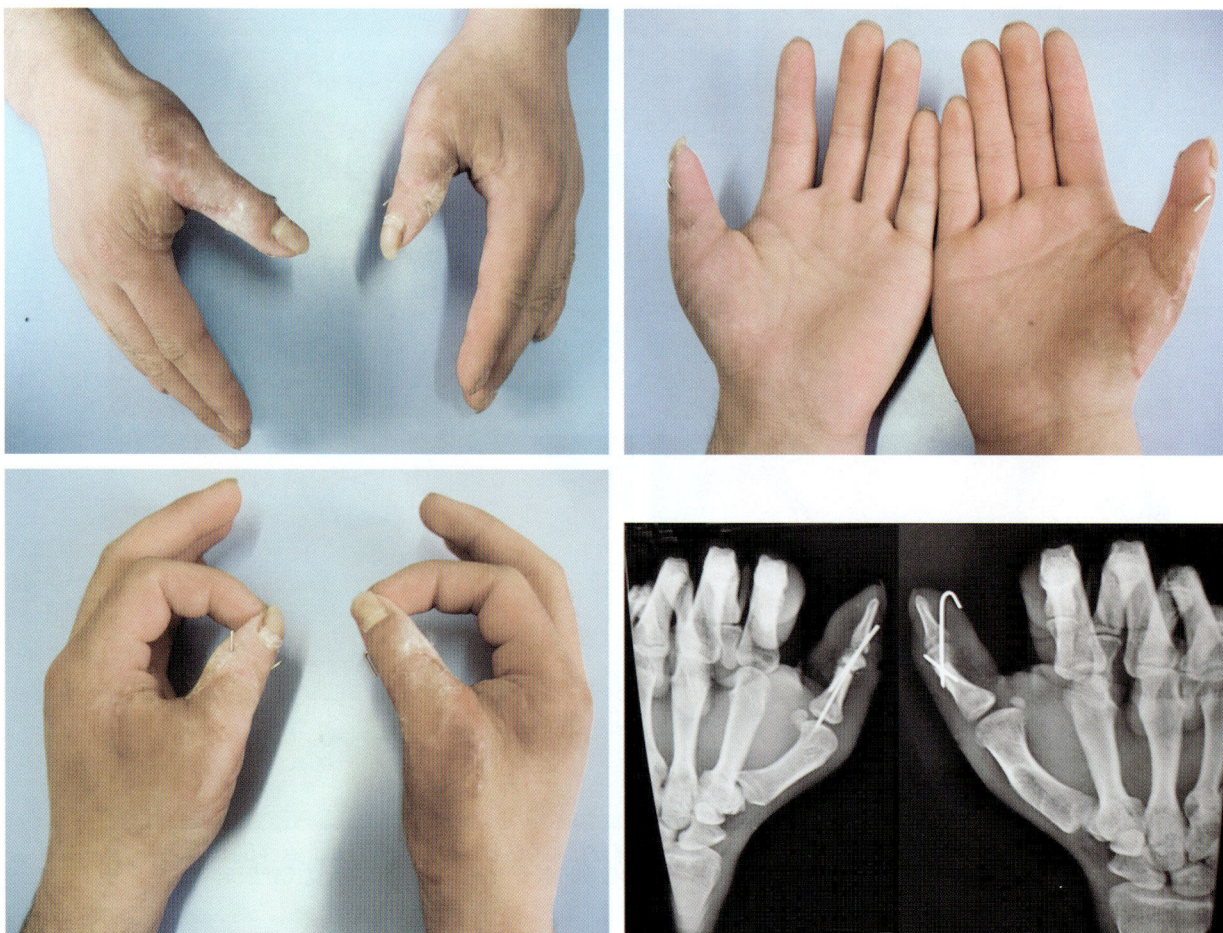

（6）术后双侧拇指外形及功能

图 20-75　掌骨型多指畸形合并虎口狭窄矫形术

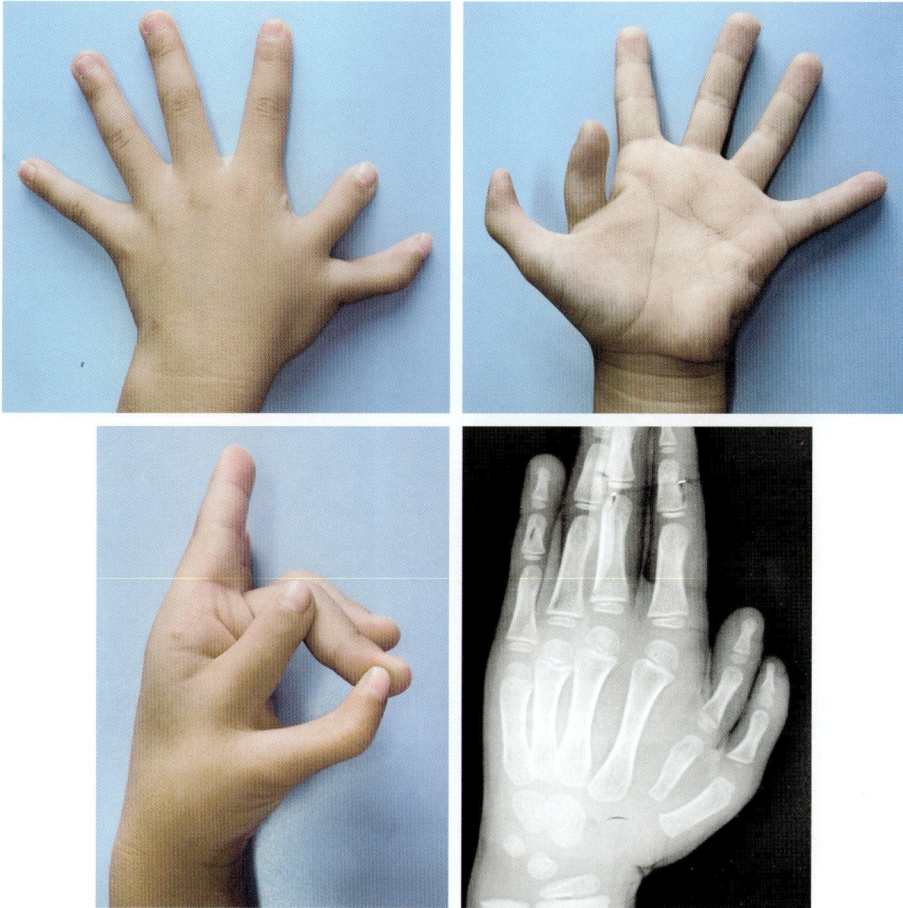

（1）左拇掌骨完全分裂型多指畸形,尺侧拇指外形发育好,但由于伸、屈肌腱及腕掌关节发育差,在日常活动中,主要由桡侧外形发育较差的拇指来承担

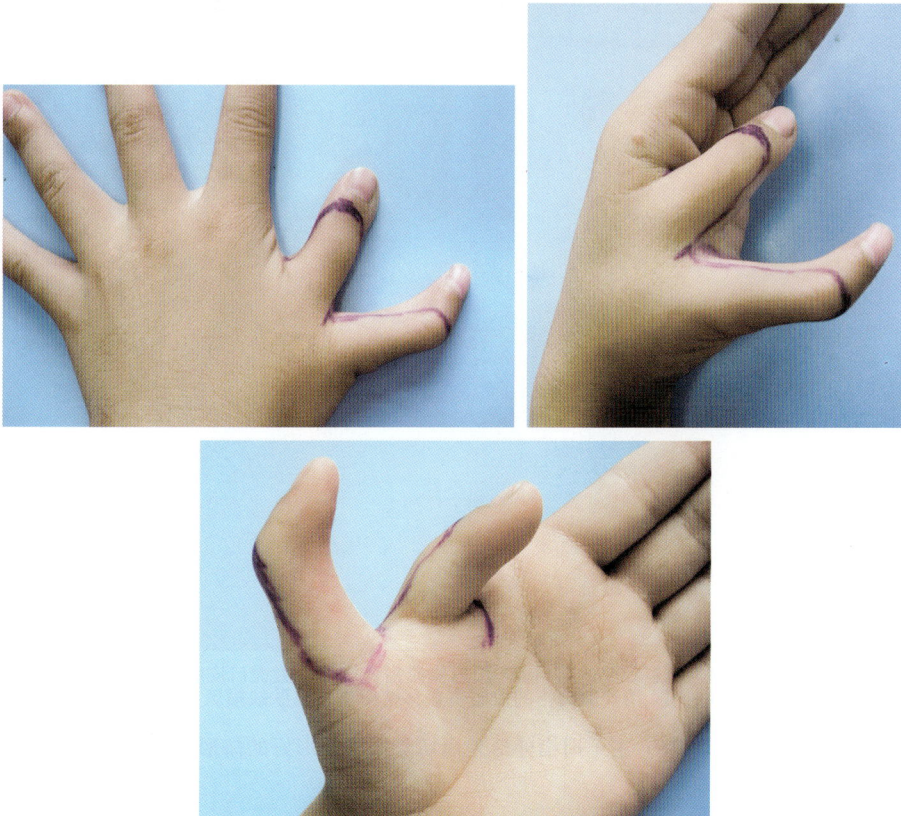

（2）在左主干拇指及准备切除拇指背侧设计两个双叶形皮瓣,虎口设计纵行切口

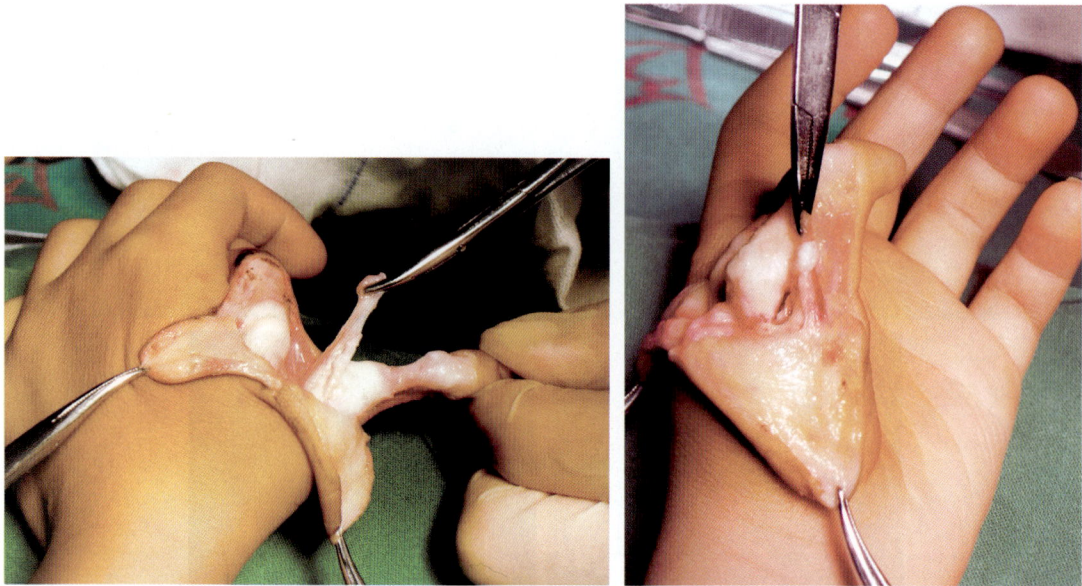

（3）按设计的切口切开皮肤,将两个皮瓣掀起。将外侧指伸、屈肌腱及大鱼际肌止点切断备用。在掌骨远端1/3处截除外侧拇指,将内侧的拇指在掌骨中1/3处做斜形截断,切除近端掌骨残端,将内侧拇指掌骨远端插入外侧拇指残留的掌骨髓腔内,用1枚克氏针固定,修复移位拇指的屈、伸肌腱及大鱼际肌止点

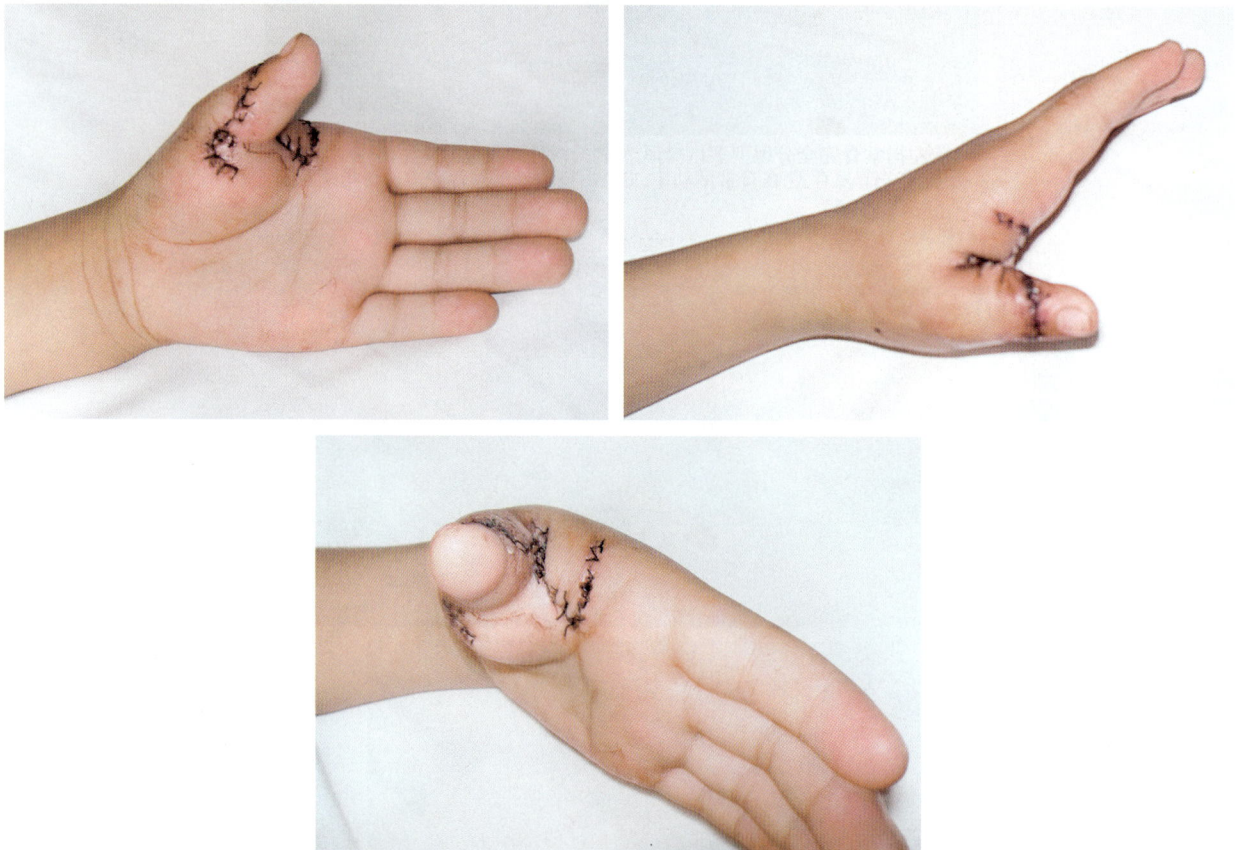

（4）松解狭窄的第1指蹼,用内侧拇指背皮瓣覆盖虎口皮肤
缺损区,用外侧拇指的皮瓣覆盖移植拇指背皮肤缺损区

图 20-76　主干拇指外形差而切除拇指外形好的矫形术

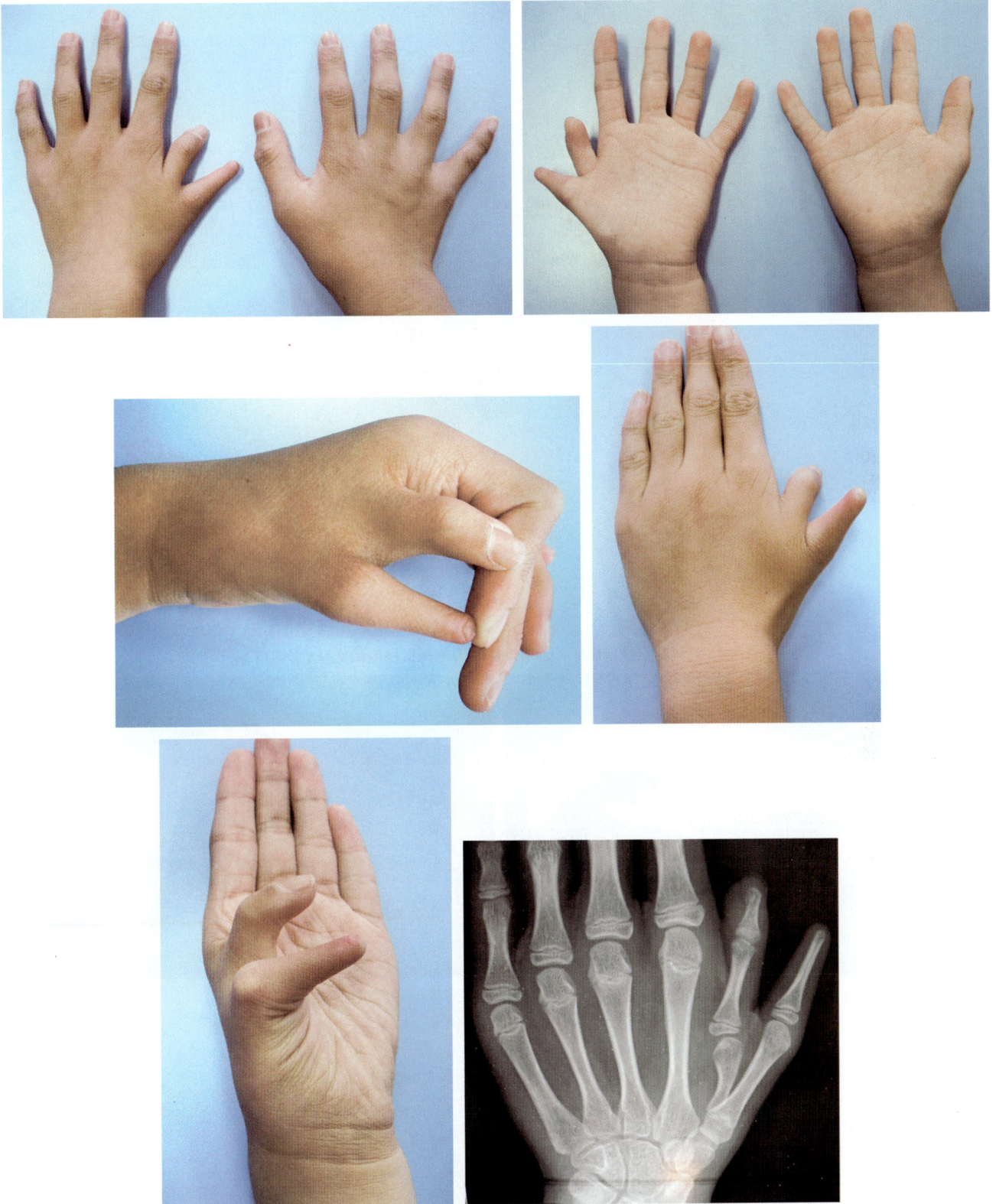

（1）左拇掌骨完全分裂型多指畸形。内侧拇指外形相对发育好,但其腕掌关节发育不好呈假关节,拇长伸肌腱缺如,而有屈伸功能的外侧拇指无指甲

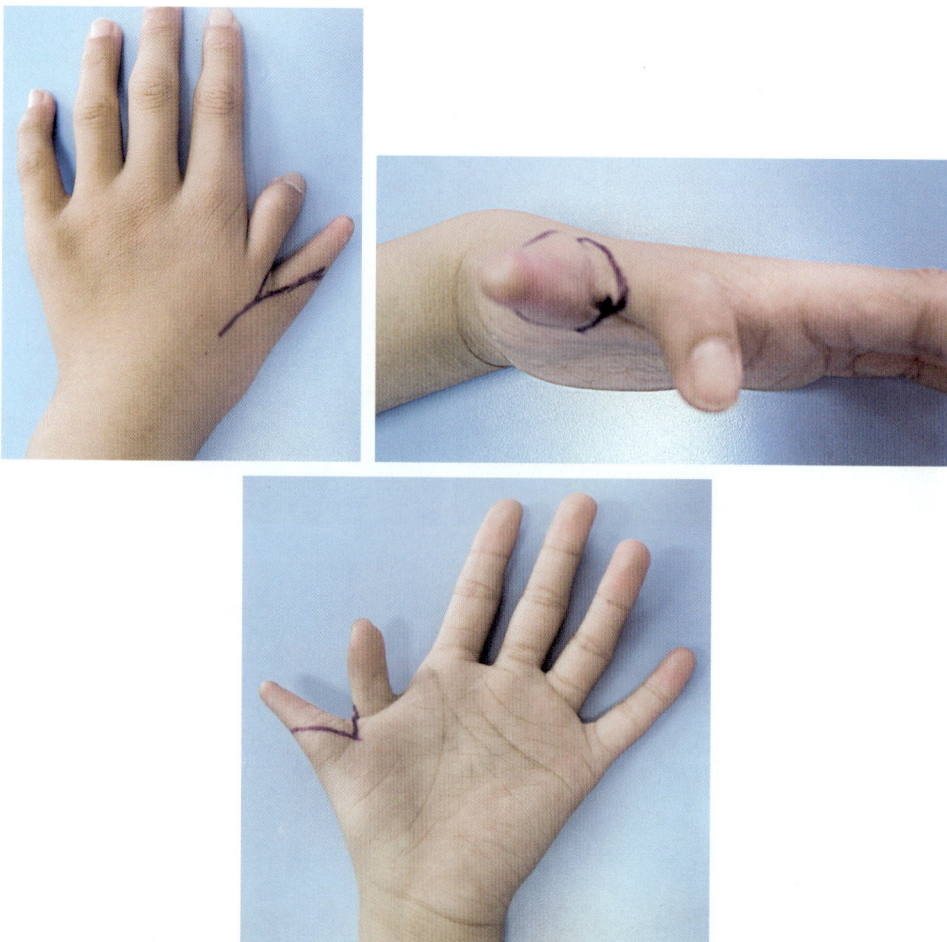

（2）外侧拇指桡侧设计一舌形皮瓣与内侧拇指桡侧相交呈V形切口

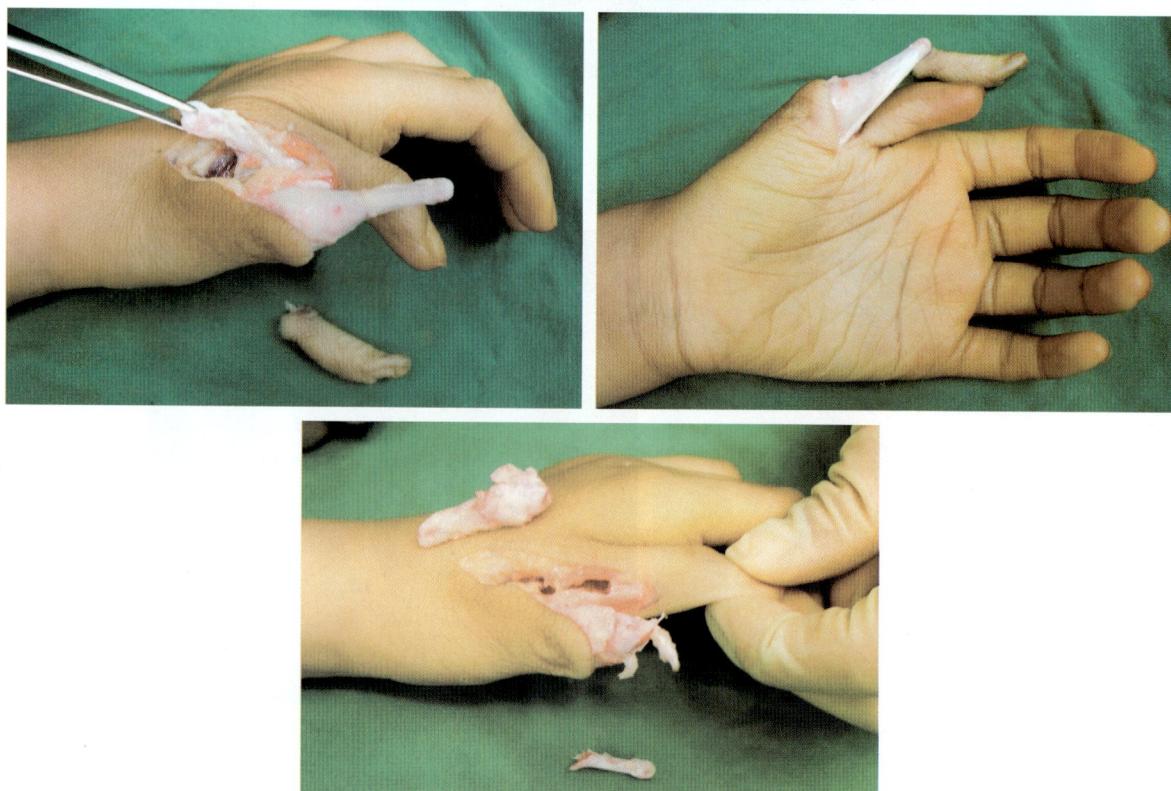

（3）切除V形切口以远皮肤,将内侧拇指掌骨从基底切断,在近节指骨中1/3处截除近端部分指骨及全部掌骨。将外侧拇指拇长屈肌腱从止点切断备用,切除近节指骨基底的远端部分

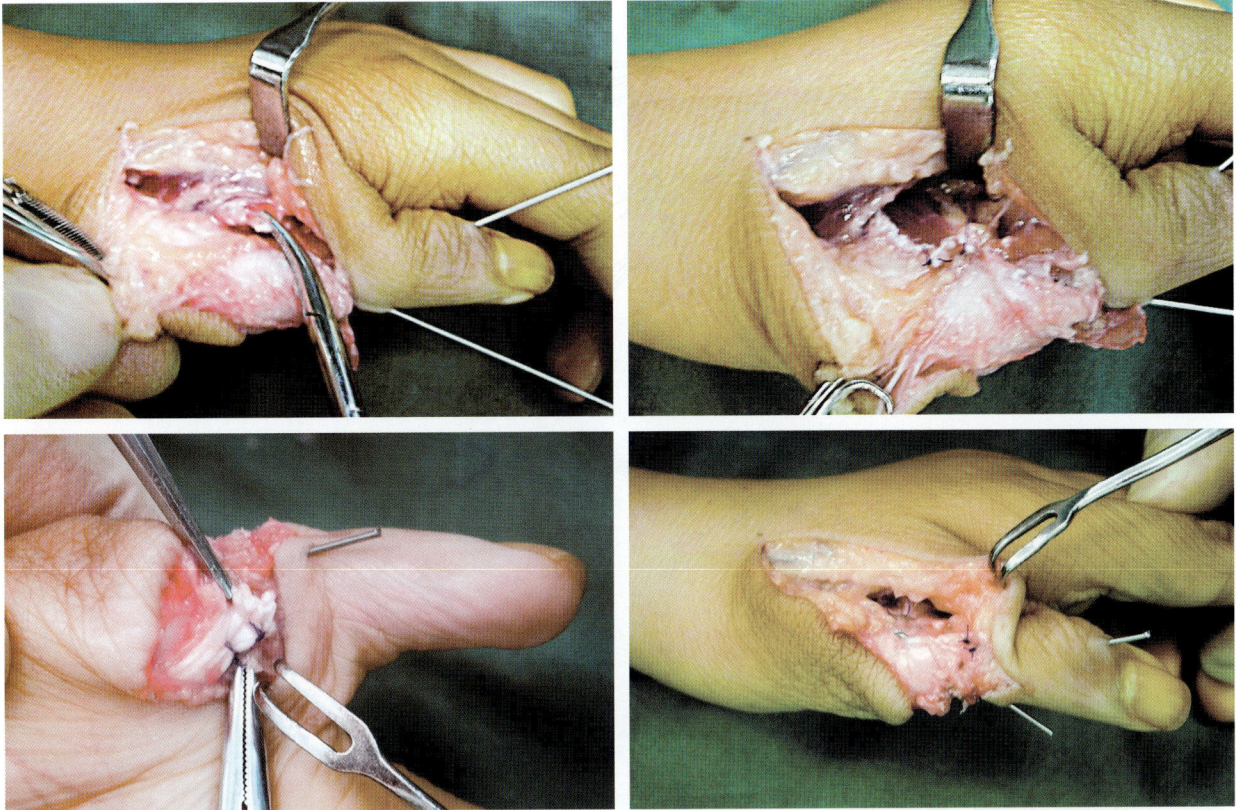

（4）将内侧拇指远端移位至外侧拇指的近端,用两枚克氏针交叉固定,修复拇收肌、拇长伸肌腱及拇长屈肌腱

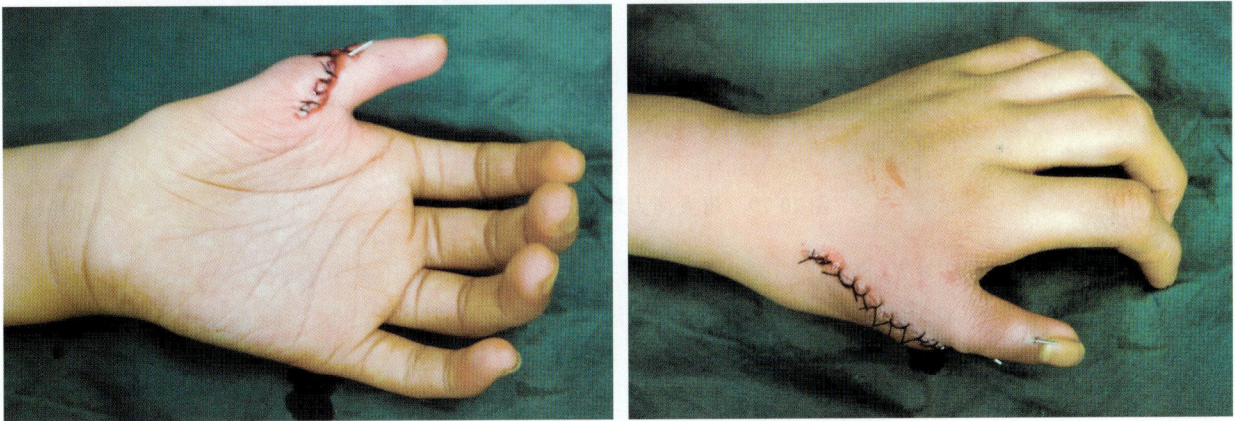

（5）用桡侧舌形皮瓣覆盖移位拇指桡侧皮肤缺损区

图 20-77　左拇掌骨完全分裂型多指畸形手术矫形

（3）操作注意事项

1）术中仔细修复关节囊,如关节不够稳定,可用副拇指切除的肌腱移植修复,以增加关节的稳定性。

2）拇指的主要神经、血管,如果经过和偏于副拇指内,手术时应注意保留,勿损伤。如果拇指的主要肌腱是止在副拇指上,切除副拇指的同时,需做肌腱移位(图 20-78)。

3）要重新建立大鱼际肌止点,以免术后影响拇指外展功能。

（4）术后处理:U 形石膏托制动 4~6 周,骨愈合后拆除,开始行功能锻炼。

4. 三节指骨型拇指多指　此型在桡侧多指中较少见。由于拇指为三节指骨,整个拇指列在外形上显得细长。常伴有大鱼际肌发育不良,拇指远端向尺侧偏斜,常常是双侧发病,有遗传家族史(图 20-79)。

（1）手术适应证:截除副拇指,改善外形及功能。

（2）手术方法:在主干拇指及准备切除的副拇指间背侧做 Z 形切口,指腹侧做相对应 Z 形切口,在近节

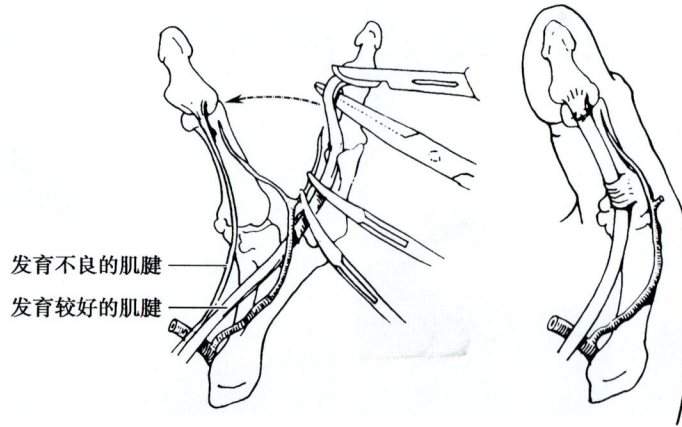

图 20-78 保留主要的血管、肌腱及肌腱移位示意图

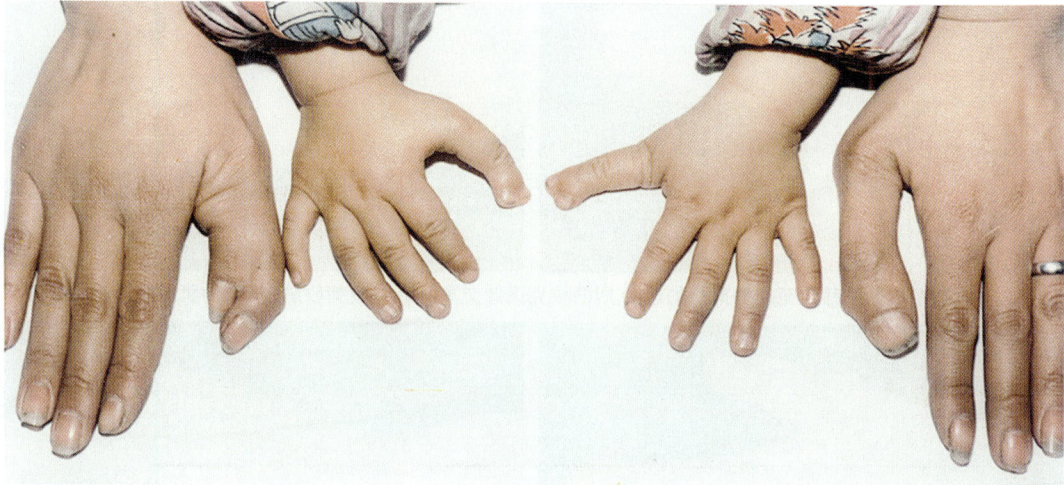

图 20-79 母女两人均为三节指骨型多指

指骨桡侧正中做纵行切口(图 20-80)。切开皮肤,显露远节指间关节,切开关节囊,将尺侧末节指骨连同指甲一并切除。在桡侧切口中显露近节指骨,做楔形截骨,矫正偏斜后用克氏针固定。修补末节指间关节尺侧关节囊,用 1 枚克氏针固定末节指间关节(图 20-81)。

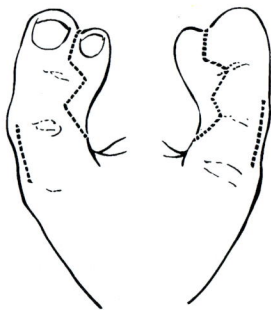

图 20-80 三节指骨型拇指多指切口设计

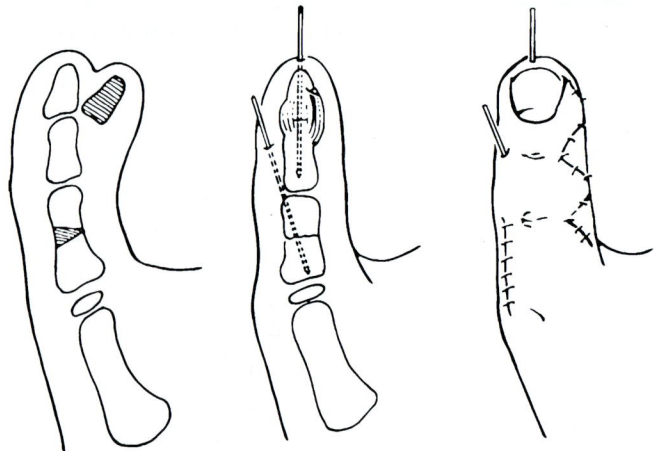

图 20-81 切除尺侧副拇指、近节指骨截骨矫正偏斜,修补末节尺侧关节囊,缝合皮肤

（3）操作注意事项

1）关节囊修补要牢靠,最好用克氏针固定,维持至关节囊愈合,以免因关节囊松弛而在发育过程中手指关节发生偏斜。

2）截骨矫正偏斜是必要的,以增加术后拇指的美观。

（4）术后处理:关节囊手术后最好制动6周,再去除石膏及克氏针,行功能锻炼。

5. 漂浮拇指型　此型在主干拇指桡侧的任何高度均可发生,与正常拇指在功能上无任何联系。可以是一个球状的小肉赘,仅由一线样的皮蒂与拇指相连(图20-82),也可以在漂浮的拇指中有不完整的指骨存在。

治疗应在新生儿期切除。截除漂浮拇指时,应注意避免损伤主干拇指桡侧的神经、血管束。有人提出用单纯结扎的方法截除漂浮拇指,但这种方法在截除处易发生皮肤坏死及感染,以及术后局部出现疣状赘生物。

（二）尺侧多指

尺侧多指少见,多为软组织小赘生指,仅以狭窄的软组织蒂与手相连,也有的尺侧多指有正常或不正常的骨、关节、肌腱等结构。当尺侧多指位于掌指关节时,畸形会很明显(图20-83)。软组织相连的赘生指做单纯切除即可,复杂的多指则需做赘生指切除,关节囊修补,截骨矫正,小鱼际肌止点重建等。

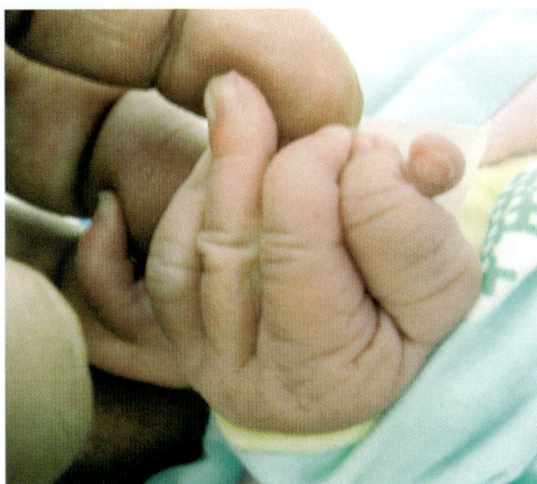

图 20-82　左拇漂浮拇指

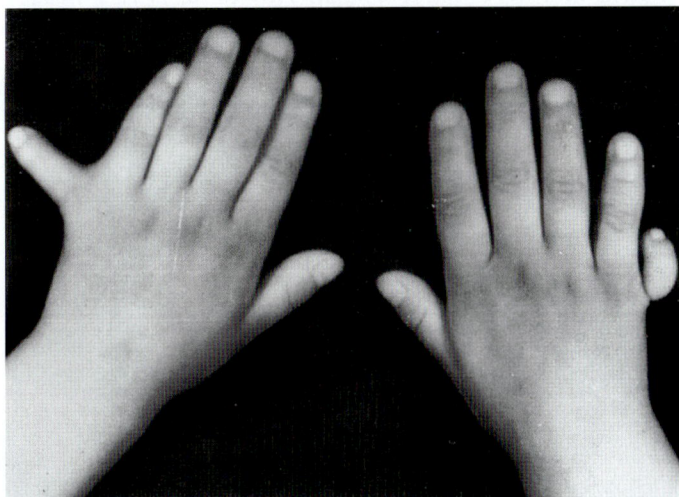

图 20-83　尺侧多指

1. 手术适应证　截除赘生指矫正畸形,改善手指外观及功能。

2. 手术方法　在赘生指尺侧,设计一舌形状皮瓣与小指尺侧切口相连呈 V 形切口(图20-84)。掀起舌形皮瓣,在掌侧切口中,分别结扎切断到赘生指的指神经和指动脉,屈指肌腱在掌指关节水平切断。在背侧切口中,切断止在赘生指的伸肌腱,将附着在赘生指的小鱼际肌止点切断,并切开掌指关节囊,将赘生指自掌指关节水平切除。截除部分肥大的第 5 掌骨,锉平截骨面,修补掌指关节尺侧关节囊,将小鱼际肌止点缝到小指近节指骨基底尺侧关节囊及小指伸肌腱扩张部的尺侧,将舌形皮瓣覆盖创面。小指伸直位石膏制动。

3. 操作注意事项　要修复掌指关节尺侧关节囊及小鱼际肌止点,以免术后发生关节不稳定及小指外展功能障碍。

4. 术后处理　石膏托制动4周,拆线后功能锻炼。

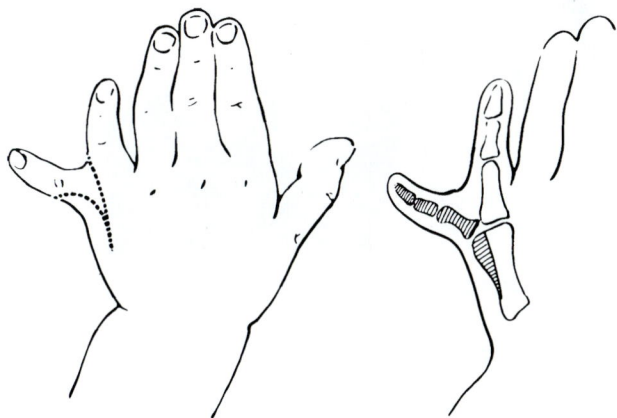

图 20-84　尺侧多指切口设计及截骨示意图

（三）中央多指

中央型多指少见。有多种类型,可以是一个

多余的软组织,无骨关节及肌腱等组织。也可能是多个手指重叠在一起,也可能中央型多指与中线上的裂手、并指同时存在。大部分中央型多指畸形伴有邻近手指发育不良以及骨骼、软组织结构的重复。有的病例同时合并有足趾的多趾畸形。

Stelling 和 Turek 将中央型多指畸形分为三型:Ⅰ型是一个赘生的软组织,其中没有骨骼、关节软骨和肌腱;Ⅱ型为手指的重叠或部分重叠,有正常的手指结构,包括分叉出来的掌骨或指骨,以关节相连,常是一个完整的多余指,包括正常手指的所有结构;Ⅲ型:很少见,由一个有掌骨和各种软组织组成的手指。

1. 手术适应证　为了改善功能与外形,对不同类型的中央型多指畸形采用不同的治疗方法。

2. 手术方法

(1) Ⅰ型中央型多指:为多余的软组织与骨骼无关连,因此单纯做切除即可。

(2) Ⅱ型中央型多指:多余的手指常与邻近指重叠在一起,所以除切除多生指外,还需行分指植皮术。

在并连的中、环指近节指骨基底掌侧及背侧各设计一等腰三角形皮瓣,在指间相连的皮肤上,沿掌、背侧三角形皮瓣远端做 Z 形切口,其掌侧和背侧 Z 形切口方向相反。按设计切口切开皮肤、皮下组织,使并指完全分开,直达指蹼基底。同时将与环指有骨性连接的多生指切除,修剪多余的皮下脂肪组织,将三角形皮瓣在手指基底部相交叉缝合形成新的指蹼。缝合各手指侧方的三角皮瓣,其余皮肤缺损区,取中厚皮片移植,覆盖创面(图 20-85)。

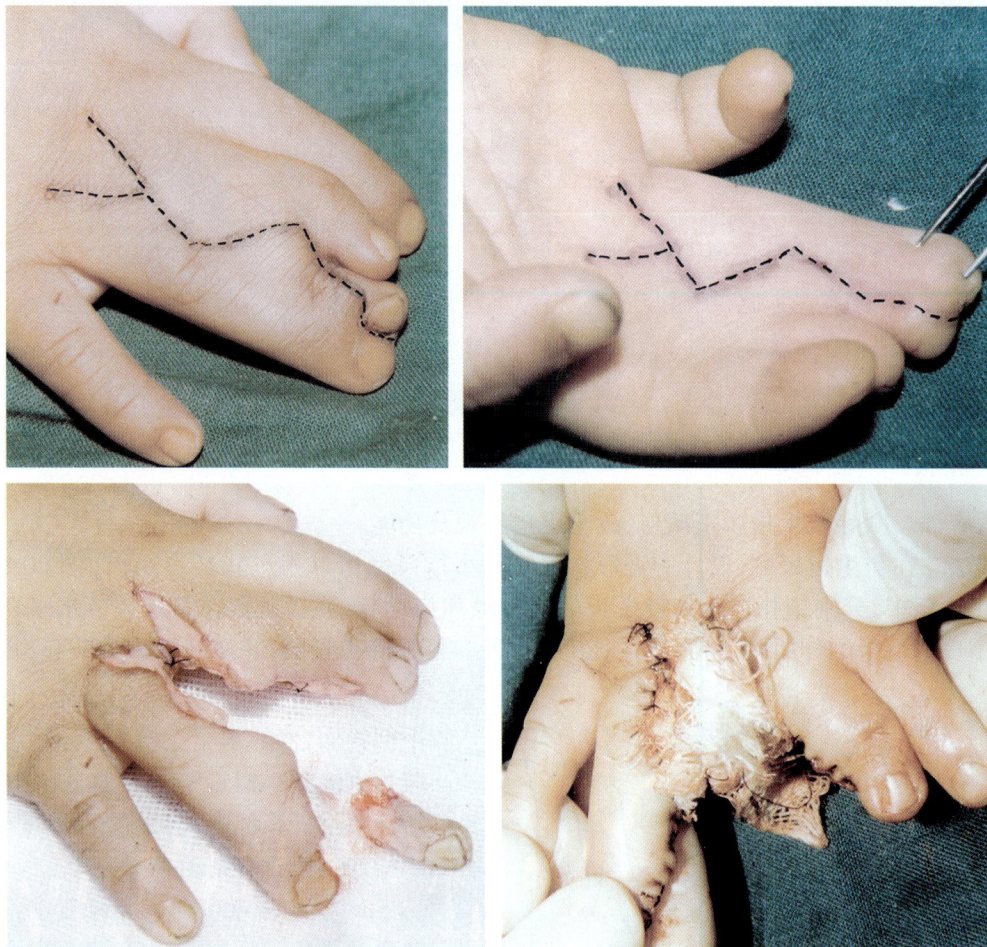

图 20-85　中央型多指畸形的矫正

(3) Ⅲ型有完整的掌骨和各种软组织的手指,需做指列切除(图 20-86)。

3. 操作注意事项

(1) 切除多生指时,勿损伤邻近指神经血管束。

(2) 分离并指要彻底分开,直达指蹼基底处。

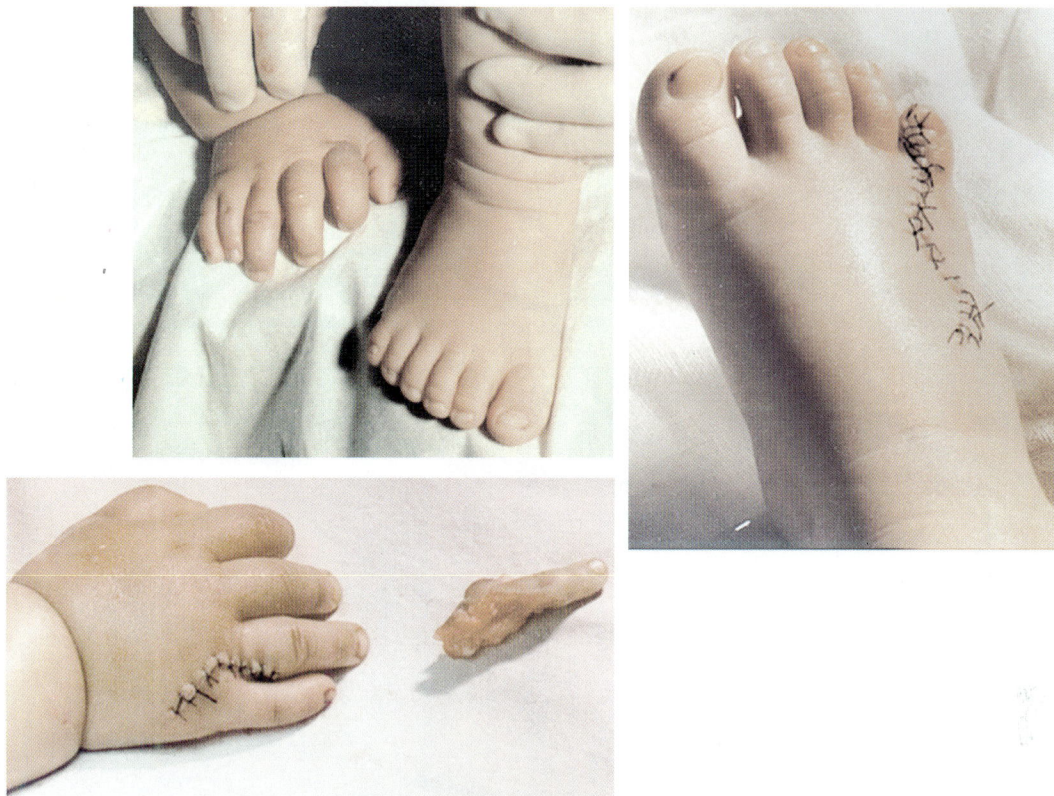

图 20-86　中央型多指畸形的矫正

（3）手指偏斜时需做截骨矫正。

4. 术后处理　石膏托制动两周。如做截骨需固定到骨愈合。

（四）镜影手

镜影手为一种极少见的先天性多指畸形，没有尺桡侧之分，而两侧均为尺侧，手及前臂是对称性的。前臂无桡骨，而只有两个尺骨。镜影手手指数目不等，但无拇指。由于没有桡骨，所以参照身体中线将手处在解剖位，可将前臂分成内侧和外侧。由于镜影手无拇指，也可将手指简单地由外侧向内侧命名为第 1 指、第 2 指……以此类推。

在治疗上，如果手指总数不少，可将最外侧的第 1 指做旋转截骨再造一个新拇指。如为 6 个手指时，可将最外侧两个细小手指融合成一个较粗的手指来代替拇指。此外可以综合整治重建拇指功能，如多余指的切除，皮肤成形，截骨矫正，小肌肉重新调整、肌腱移位等。

1. 手术适应证　截除多余手指，改善功能及外观。

2. 手术方法

（1）截除多余手指，截骨移位重建拇指：在外侧第 1 指设计一舌形皮瓣，与保留的第 4 指外侧切口相连，在掌、背侧形成 V 形切口。掀起外侧舌状皮瓣，在掌侧切口中，分离准备切除的第 1、2、3 指的指神经、指动脉，分别结扎及切断，然后切断相应的屈指肌腱。在背侧切口中，从远端切断各指的伸指肌腱，显露第 1、2、3、4 指的掌骨，切开骨膜并剥离，将 1、2 指从掌骨基底离断，第 3 指从掌骨中 1/3 水平离断，将 3 个赘生指切除。将第 4 指从掌骨中 1/3 处做 Z 形截骨，旋前 20° 移位至第 3 指掌骨残端的骨髓腔内，用 1 枚克氏针固定，使新形成的拇指处在对掌位。用两条切断的伸指肌腱移位到重建拇指的伸肌腱上，以加强伸拇指的力量。用部分切断的骨间肌缝合在重建拇指掌指关节外侧关节囊上，重建拇指的外展功能（图 20-87）。

（2）操作注意事项：

1）截除赘生指时勿损伤保留手指的神经血管束，以免影响重建拇指的血循环及皮肤感觉。

2）截骨移位重建的拇指要处在对掌位。用保留的骨间肌重建拇指的外展功能。

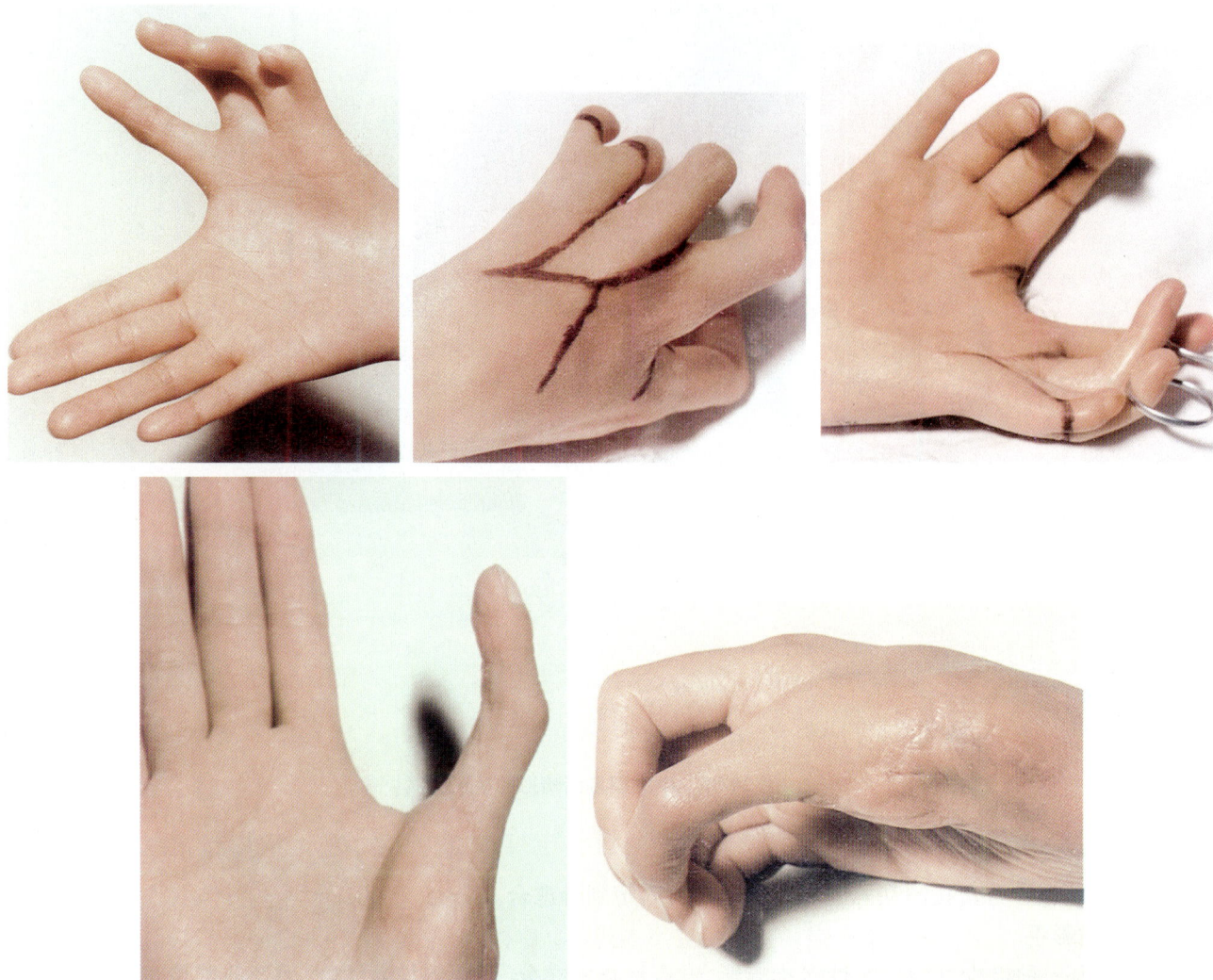

图 20-87 镜影手畸形的矫正

3. 术后处理 U 形石膏托制动 4~6 周,骨愈合后拆除,开始行功能锻炼及理疗。

十一、巨 指 症

巨指症是少见的先天性畸形。表现为手指的所有结构,包括皮肤、皮下组织、肌腱、血管、神经和骨骼等均发生肥大。有的病例,肥大的关节有骨赘形成,以致可引起指关节发生畸形和活动受限。男性多于女性。多数患者在出生时或出生后不久即发现患指粗大,有的发展慢,可随年龄增长而患指变粗变长。病因至今不明,无家族史,巨指多发生在手的桡侧正中神经分布区,发生在小指的极少见。巨指合并手指并连的情况更少见(图 20-88)。

(一) 病因学说

1. Brooks 和 Lehman(1924)提出巨指畸形和全身性神经纤维瘤病有关。因为他们发现在罕见的病例中,指神经有神经纤维瘤样的改变,巨指畸形和神经纤维瘤病同时存在。

2. Kelikan(1974)提出最常见的巨指畸形与手的正中神经分布区支配的密切关系,他称这种类型为神经区域内的巨指。

3. Inglis(1950)提出三个可能原因,即异常的神经分布,异常的血流分布及激素调节异常。然而还没有足够的证据支持这些学说。

(二) 临床分型

Swanson(1981)将巨指症分成两种:①手指或脚趾的所有成分包括骨、肌腱、神经束等失比例地增大;②淋巴瘤和淋巴组织增生,可伴有多发性神经纤维瘤病、淋巴管瘤或血管瘤。

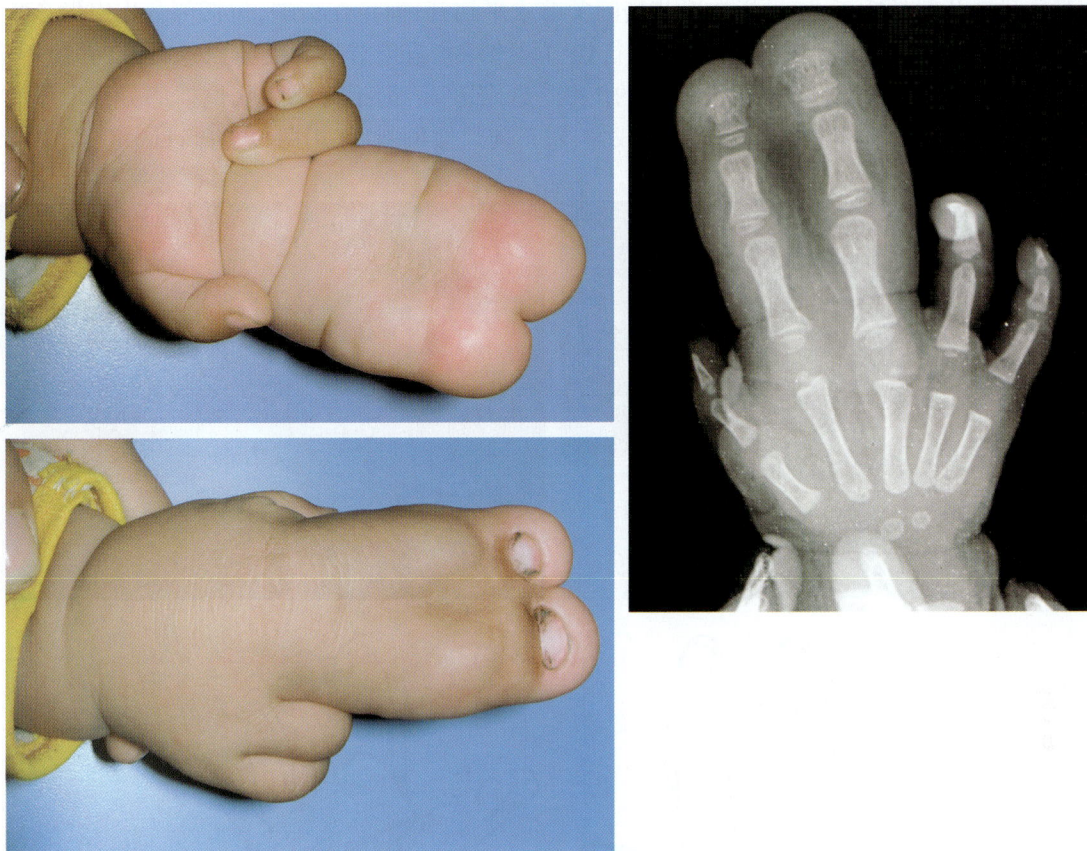

图 20-88　右示中指巨指合并并指畸形

Barsky(1967)将巨指症分为两种:①稳定型巨指为先天性,但与其他手指一样按比例的生长;②进行型巨指生长的速度远超过其他手指。主要由于过多的纤维脂肪组织增生所致。

Kelikian 描述了另外一种类型,称之为成骨或骨增生变异型。这种类型正中神经主干和指神经都未受到明显的影响。

(三) 组织病理

1. 手术肉眼所见　皮下脂肪组织明显增厚,质软,界限不清楚。表面灰黄色,呈弥漫性或结节状,无包膜,增粗的指总神经直径可达 2cm,指固有神经有的可达 1cm。

2. 镜下所见　主要为大量成熟的脂肪组织和神经纤维组织增生,其间有不等量增生的胶原纤维,三者以不同比例存在。形成以周围神经组织和脂肪组织增生为主的病理改变。

又因病变范围在正中神经分布区域,有的学者又称之为正中神经脂肪浸润。

(四) 治疗

巨指症为双重残疾,即功能受损和心灵创伤,治疗时应考虑到这两方面因素。稳定型的巨指症多不需要治疗,除非为了美观。治疗主要包括,皮下脂肪组织切除;神经区域的巨指症指神经切除后可停止生长,或同时应用游离神经移植,可恢复部分感觉功能;对儿童和青少年患者,可通过骨骺阻滞的方法,阻止手指的纵向生长;巨指的偏斜可做截骨矫正,对改善手指的外观有一定的效果;截指术要慎重,除非严重影响手的功能时才行之,如肥大的拇指截除后,可行示指拇化术;粗大的神经在腕管内受压时,可行腕管切开减压术。

1. 手术适应证　在生长发育过程中,畸形明显并严重影响功能及外观者。

2. 手术方法

(1) 皮肤修整,粗大指神经切除术:在增粗的手指掌侧做两个 Z 形切口,切口线的远近端相连,中间的皮肤为切除部分。切开皮肤、皮下组织,可见神经组织与脂肪组织互相交织,不能分离。故需切除多余皮下组织和增粗的指神经,以改善巨指症外形。

（2）部分截骨及截骨矫正术：示指在近节指间关节水平切开；拇指在指端，包括部分指甲做鱼嘴形切口。大鱼际做梭形切口；中指中节指骨桡侧正中做纵行切口。将示指自近节指间关节以远截除，并纵行截除部分近节指骨，咬除远端关节软骨面，切除部分肥厚的皮肤、皮下组织。拇指远端皮肤包括部分指甲做楔形切除，大鱼际皮肤做梭形切除。示指中节指骨做楔形截骨，矫正向尺侧偏斜后，用两枚克氏针固定（图20-89）。

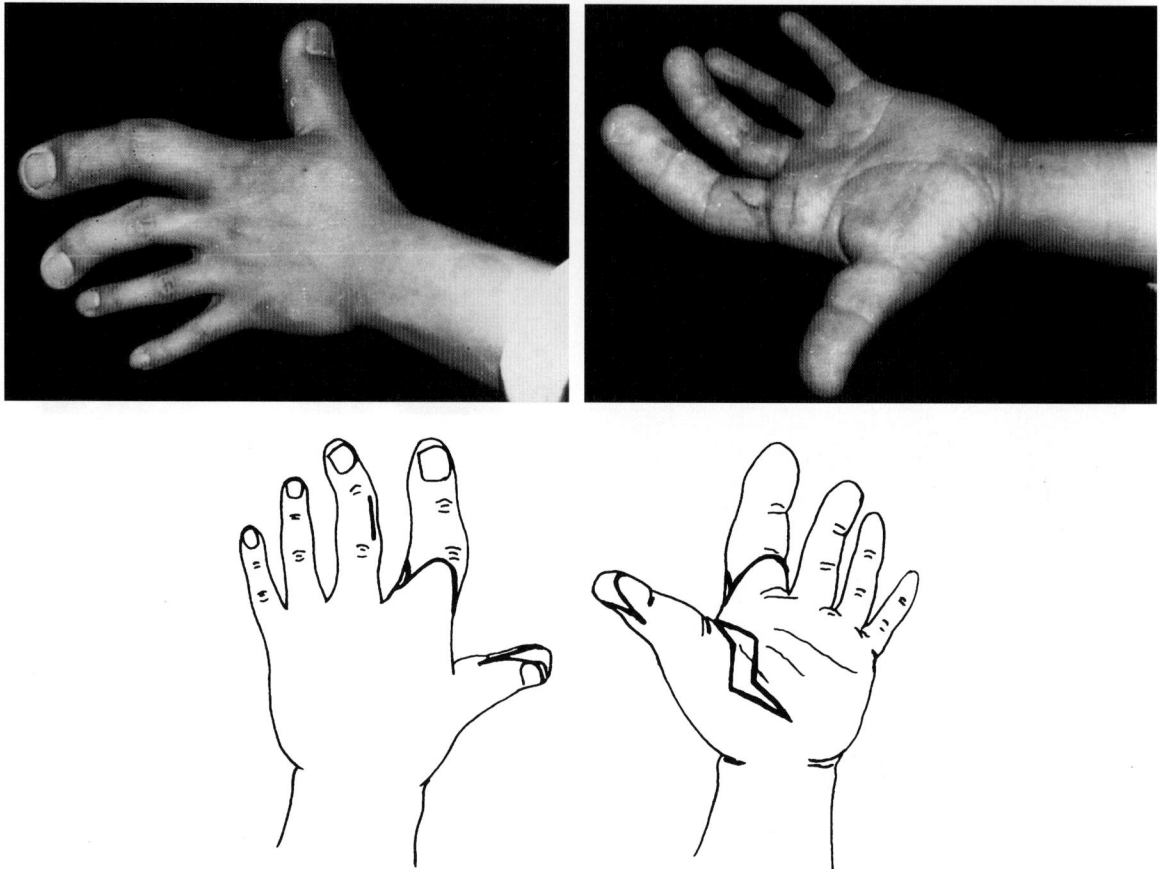

图20-89 巨指症畸形的矫正

（3）拇指截除，示指拇化术：在肥大拇指掌指关节水平做鱼嘴形切口，在大鱼际处向近端做Z形延长切口。在示指指蹼处做环形切口，背侧略成三角形，在手背侧自三角形尖处开始向桡侧与拇指鱼嘴形切口相连，形成拇指蹼舌状皮瓣。切开皮肤，将拇短展肌从止点切断。解剖拇指屈伸肌腱并切断。结扎切断拇指固有指动脉及指背静脉，切断拇指固有指神经，将拇指自掌指关节水平离断，切除第1掌骨远端关节软骨面，显露骨髓腔。在手背显露示指的两条回流静脉，将与拇指蹼及中指桡侧相连的静脉结扎切断，在静脉上应保留较多的疏松结缔组织。将拇指蹼舌形皮瓣向掌侧掀起，显露及分离示指桡侧指动脉、指神经，显露示、中指的指总动脉及指总神经，将示、中指的指总神经向近心端纵行劈开。切断并结扎中指桡侧指动脉，分离示指尺侧指动脉及指总动脉至掌弓处，使其能随示指移位。在示指掌指关节水平，分别切断第1骨间背侧肌和第1骨间掌侧肌的止点，以及示指的指总伸肌腱及示指固有伸肌腱。然后切断连接2、3掌骨的掌骨头横韧带。在第2掌骨中远1/3水平处做Z形截骨。示指移位到第1掌骨后，将第2掌骨远端插入第1掌骨髓腔内，并使移位的示指处于对掌位。将拇短展肌与第1骨间背侧肌远端缝合，将第1骨间背侧肌的近端与示指尺侧原第1骨间掌侧肌腱断端缝合，第1骨间掌侧肌腱缝至中指桡侧第2骨间背侧肌止点上，拇长伸肌腱与示指指总伸肌腱在示指伸指位上缝合。将原拇指蹼舌状皮瓣转移至示指的尺侧，形成新的拇指蹼，缝合其他切口，石膏托制动移位示指于外展对指位（图20-90）。

（4）腕管切开减压术：巨指症患者，常常因为正中神经增粗，使腕管内压力增高，压迫正中神经。轻者皮肤感觉减退，重者皮肤可出现营养性溃疡（图20-91）。腕管切开减压，松解正中神经以改善其功能。

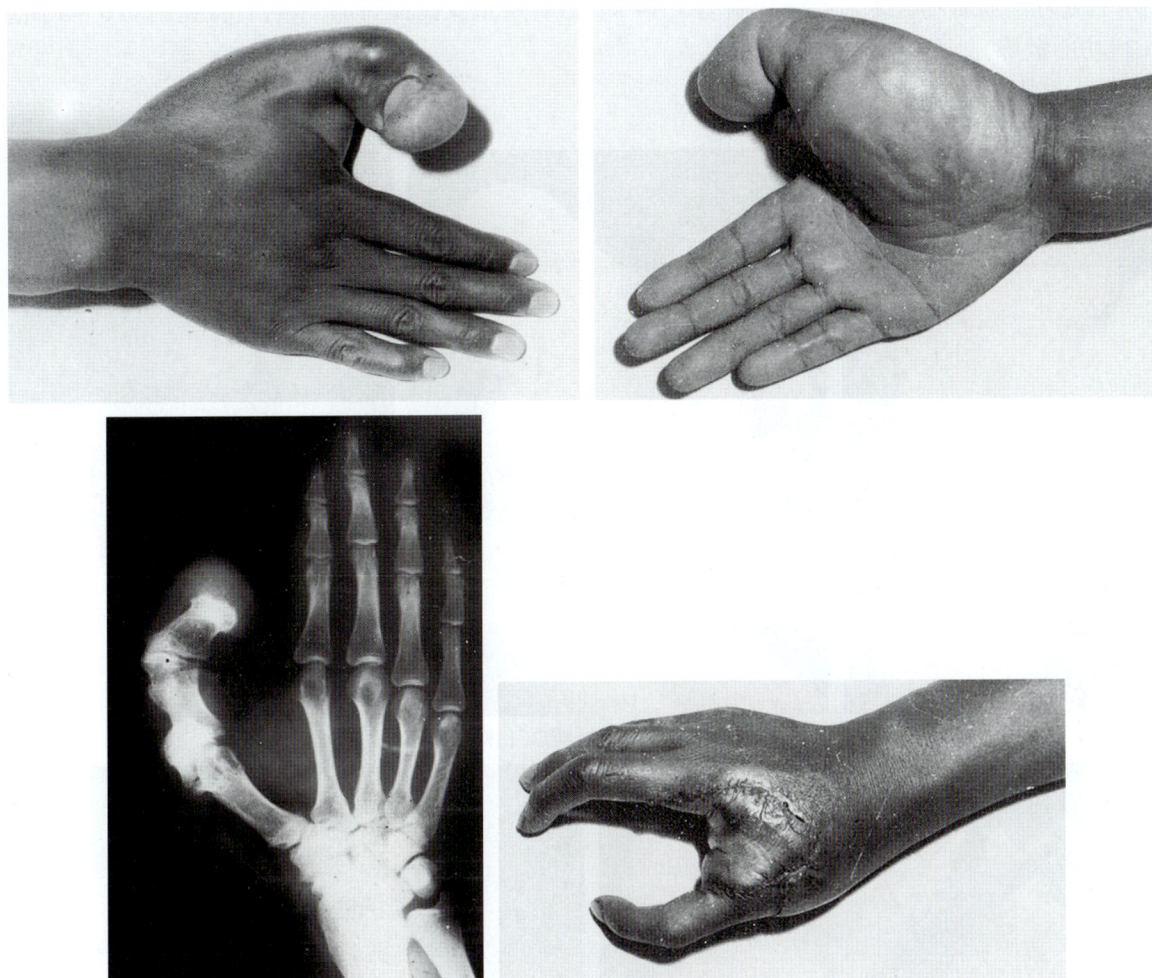

图 20-90　巨大拇指切除,示指拇化

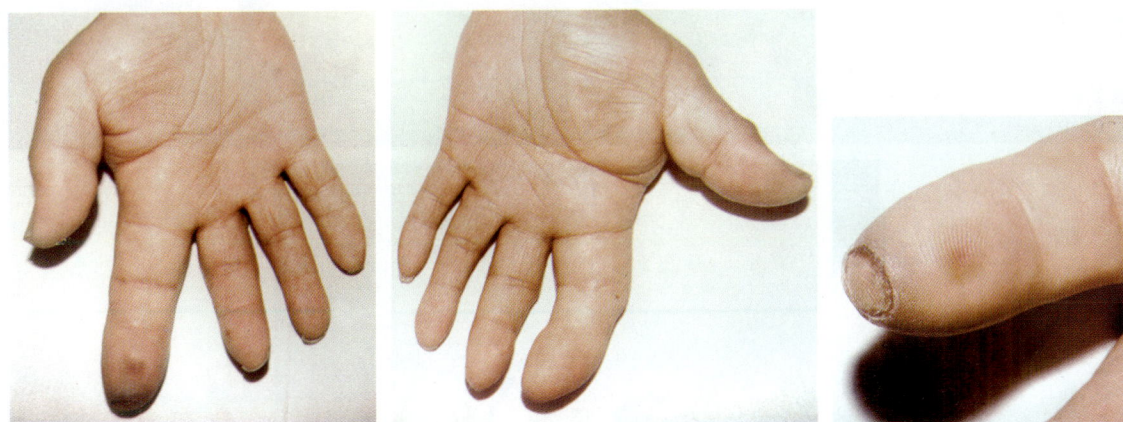

图 20-91　粗大的正中神经在腕管内受压,神经分布区痛觉障碍,形成营养性溃疡

（5）操作注意事项：

1）单侧的粗大指神经切除,因有对侧指神经的存在,可代偿部分皮肤感觉功能。如双侧指神经都粗大时,注意保留一侧部分指神经,或切除后做一侧指神经游离移植,以恢复部分皮肤感觉功能。

2）单纯做皮肤修整的巨指,需分次手术,以免造成手指缺血性坏死。

3）选择做示指拇化的手指,一定为正常手指。手术中勿损伤转位手指的指动脉及手背静脉。转位后的手指固定在外展对指位。

3. **术后处理**　肌腱吻合术后石膏托制动 3~4 周,截骨矫正克氏针固定,术后石膏托制动 6~8 周后拔除克氏针,行功能锻炼。

巨趾发生在脚上的情况多见(图 20-92)。

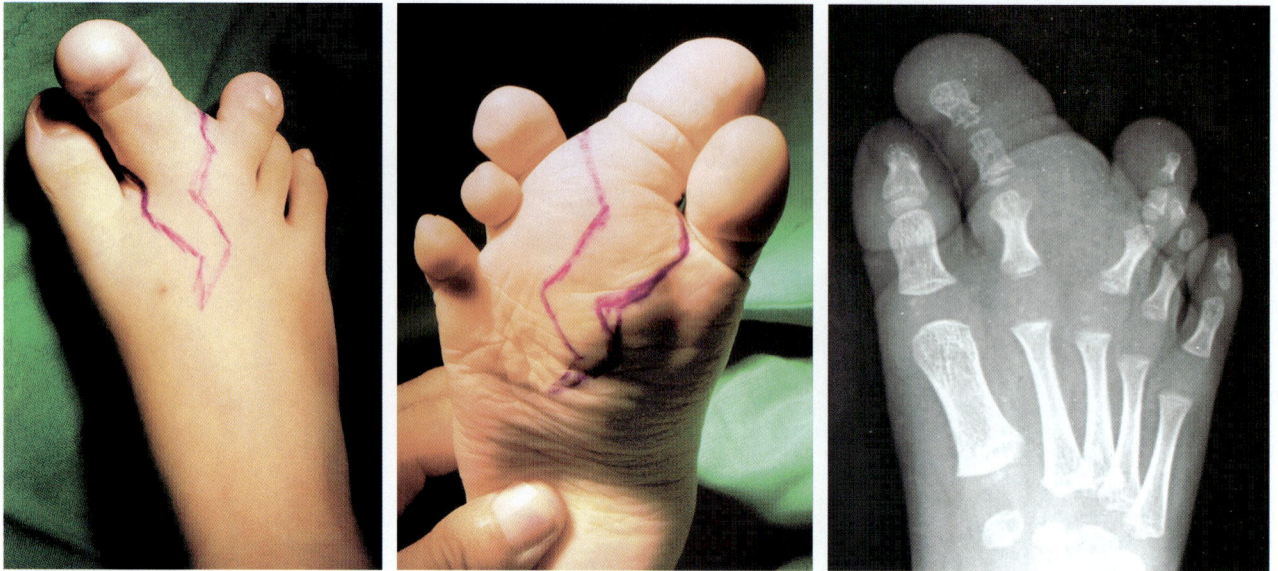

（1）右足第2、3趾巨趾畸形,手术切口设计

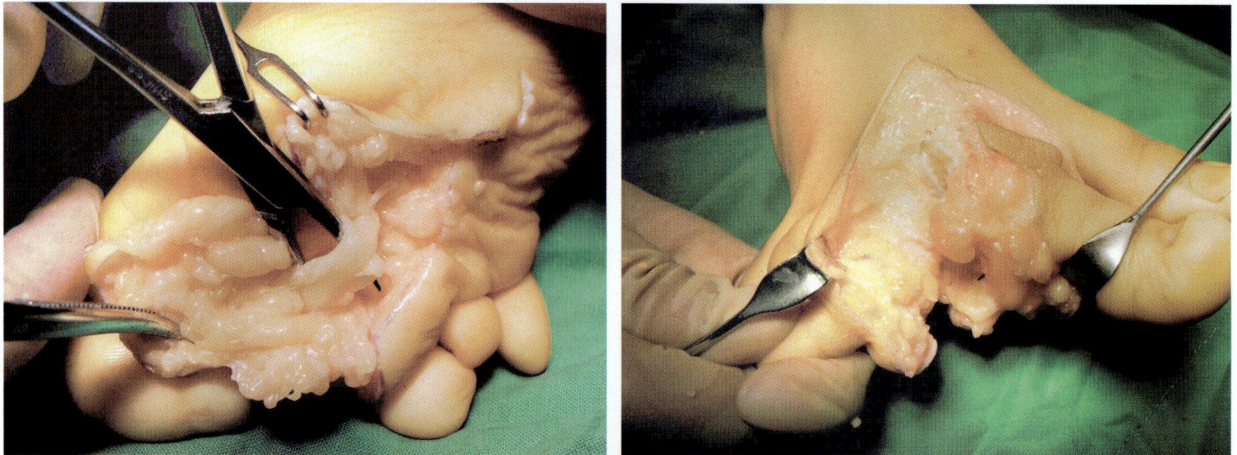

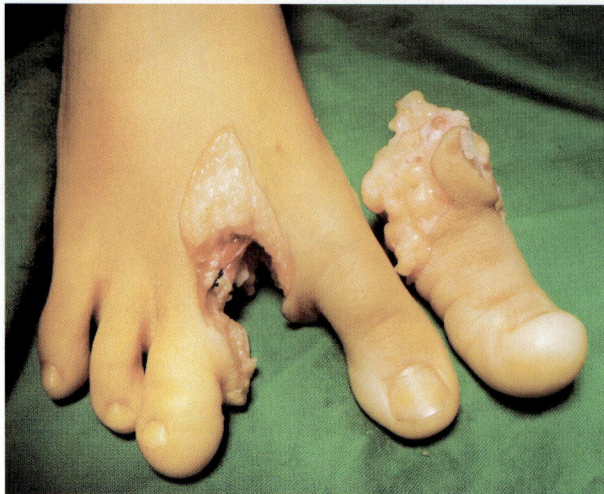

（2）按设计切口线切开皮肤,见皮下脂肪组织异常增生,趾总神经及趾固有神经增粗,切断增粗的趾总神经及伸、屈肌腱,在第2足跖骨基底,切除第2足趾。修剪肥厚的皮下脂肪组织,将第1趾腓侧及第3趾胫侧跖骨间横韧带并拢缝合,缝合皮肤

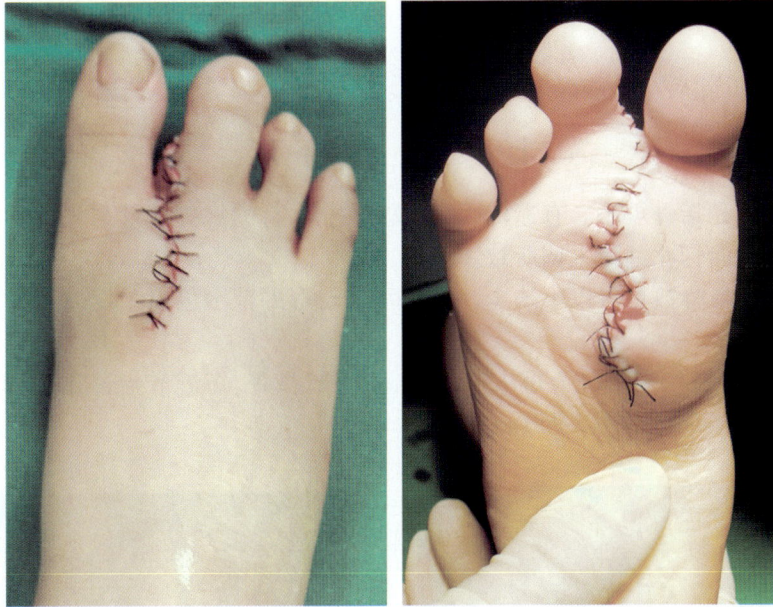

（3）术后

图 20-92　右第 2 足趾巨趾切除矫正术

十二、长指（趾）畸形

长指（趾）畸形是少见的先天性畸形，有些是由于单纯骨骼生长过度所致，有些为多指（趾）节骨畸形所造成，如三节拇指畸形。此种畸形的手指（趾）长度超过正常范围，有的病例为双侧对称畸形（图 20-93）。三节拇指长指畸形可通过第 1 列指的短缩及带神经血管蒂的旋转截骨矫正畸形。而单纯的指骨或掌骨过长，则通过截骨短缩改善畸形。

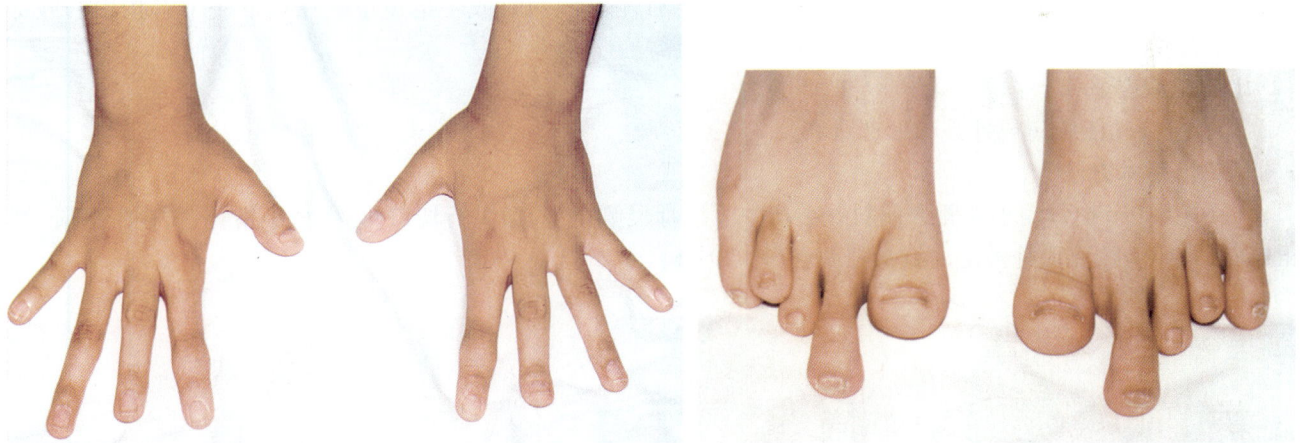

图 20-93　长指（趾）畸形

（一）适应证

矫正畸形，改善功能及外观。

（二）手术方法

1. 在过长指的掌骨基底做弧形切口，切开皮肤，牵开指总伸肌腱显露第 4 掌骨。从基底截除部分掌骨，将其短缩后用克氏针或钢板螺丝钉或钢丝固定，石膏托制动。

2. 操作注意事项

（1）术前要设计好截除掌骨或指骨的长度范围，以免术中截骨过多或过少，影响畸形的矫正。

（2）截除长度范围过大，如影响屈、伸肌腱张力时，需同时行肌腱的短缩术，以维持肌腱正常张力。

（三）术后处理

石膏托制动6～8周拆除后行功能锻炼，配合理疗。

十三、短指畸形

先天性短指是指掌骨和指骨短小。有遗传因素，文献记载，有的短指畸形与先天性梅毒和内分泌障碍等疾病有关。也可能是软骨内骨化过程失调所致。

短指畸形手的掌骨及指骨数目可以不缺少，只是短小，畸形的范围可以单发或多发的纵列或横排的指骨及掌骨短小（图20-94）。

根据短缩的部位，可将短指畸形分为短末节指骨、短中节指骨、短近节指骨和短掌骨。此外还有多节指骨短小畸形，常在近节多一节指骨（图2-95）。

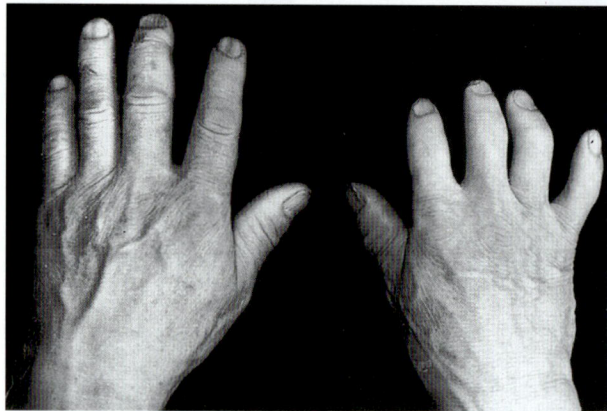

图20-94 右手短指畸形

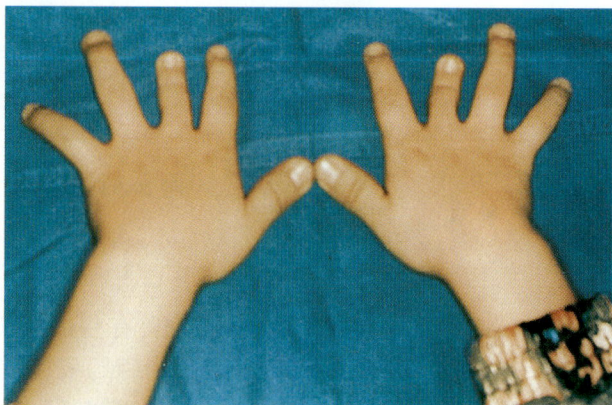

图20-95 双手中指各两节指骨短指畸形

多数短指畸形一般不影响手指功能，短指畸形伴有侧方偏斜时或手指短小到只剩下一个有指甲的肢芽时，为了改善功能才需要手术治疗。多数短指畸形无需治疗。

（一）适应证

伴有主要功能障碍或外观畸形严重者。

（二）手术方法

1. 小指中节指骨短小伴侧方偏斜　小指中节指骨尺侧正中，做纵行切口，显露短小指骨，做楔形截骨，矫正偏斜后，用1枚克氏针固定。石膏托制动（图20-96）。

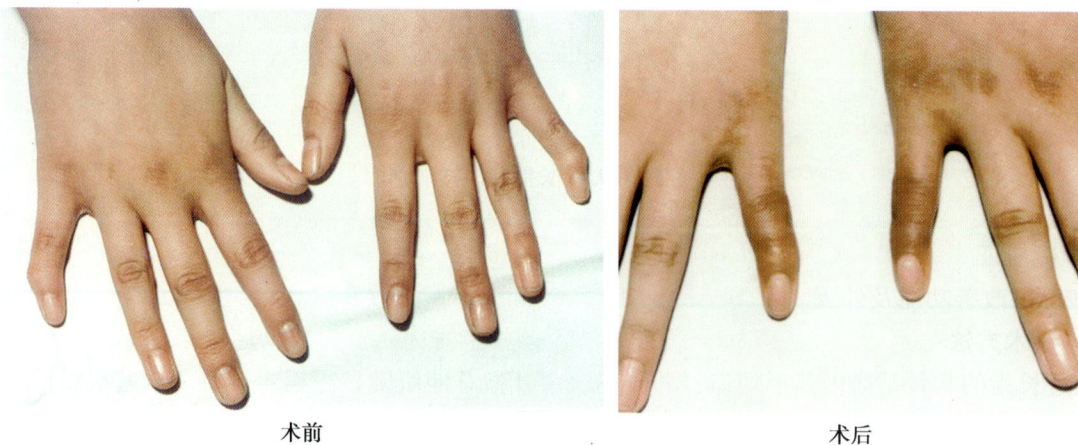

术前　　　　　　　　　　　　　术后

图20-96 双小指中节指骨短小、偏斜、行截骨矫正术

　　2. 单一指畸形,其他手指为仅有指甲的肢芽样畸形(图 20-97)。可行植骨皮管法或足趾移植再造手指。

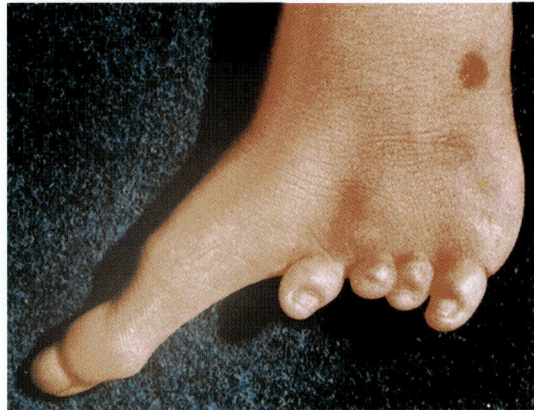

图 20-97　肢芽样短指畸形

十四、缺指畸形

　　先天手指缺如称为缺指畸形,为遗传性。可以是手指部分缺如,一个手指或多个手指缺如,也可是掌骨缺如,形成手裂畸形,严重者全手可完全缺如(图 20-98～99)。缺指畸形常合并有先天性环形沟畸形(图 20-100)。也有的并指、缺指及胸大肌缺如等畸形合并发生(图 20-101)。

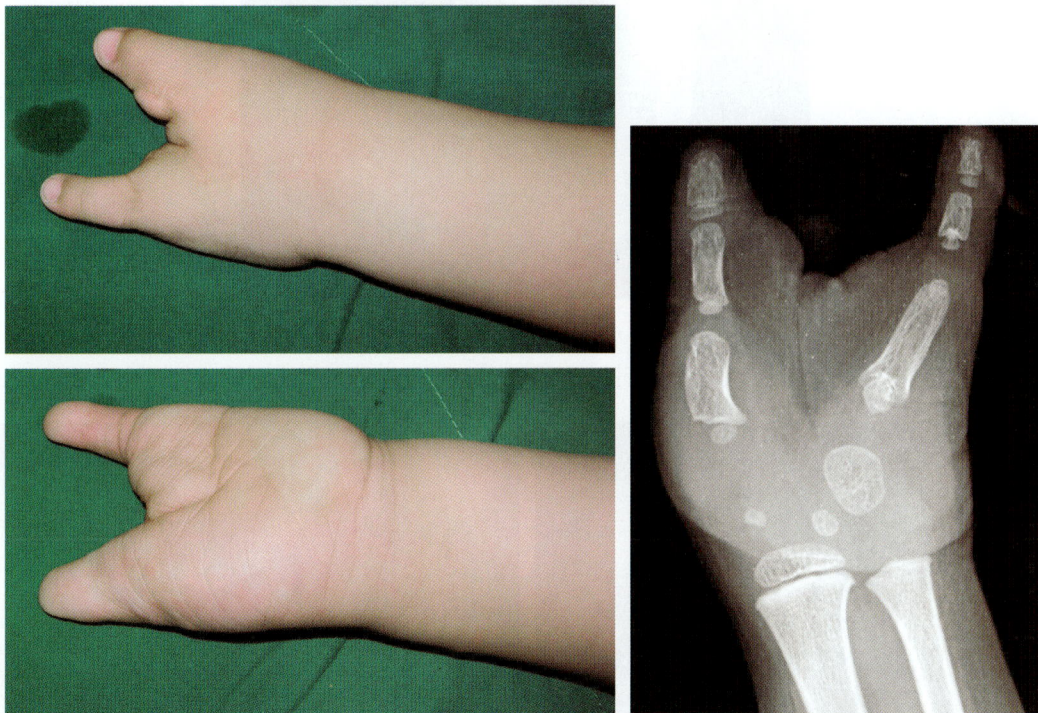

图 20-98　左示、中、环指缺

　　根据不同情况选择不同的治疗方法。拇指缺如,可用足趾移植或示指拇化等方法再造指拇指。其他几个手指缺如,可选用两足趾移植或用植骨皮管法再造手指,以便与拇指能相互对合。中央部位的手裂可行截骨矫正,以改善功能及外观。合并有环状沟者做皮肤 Z 字松解成形术。

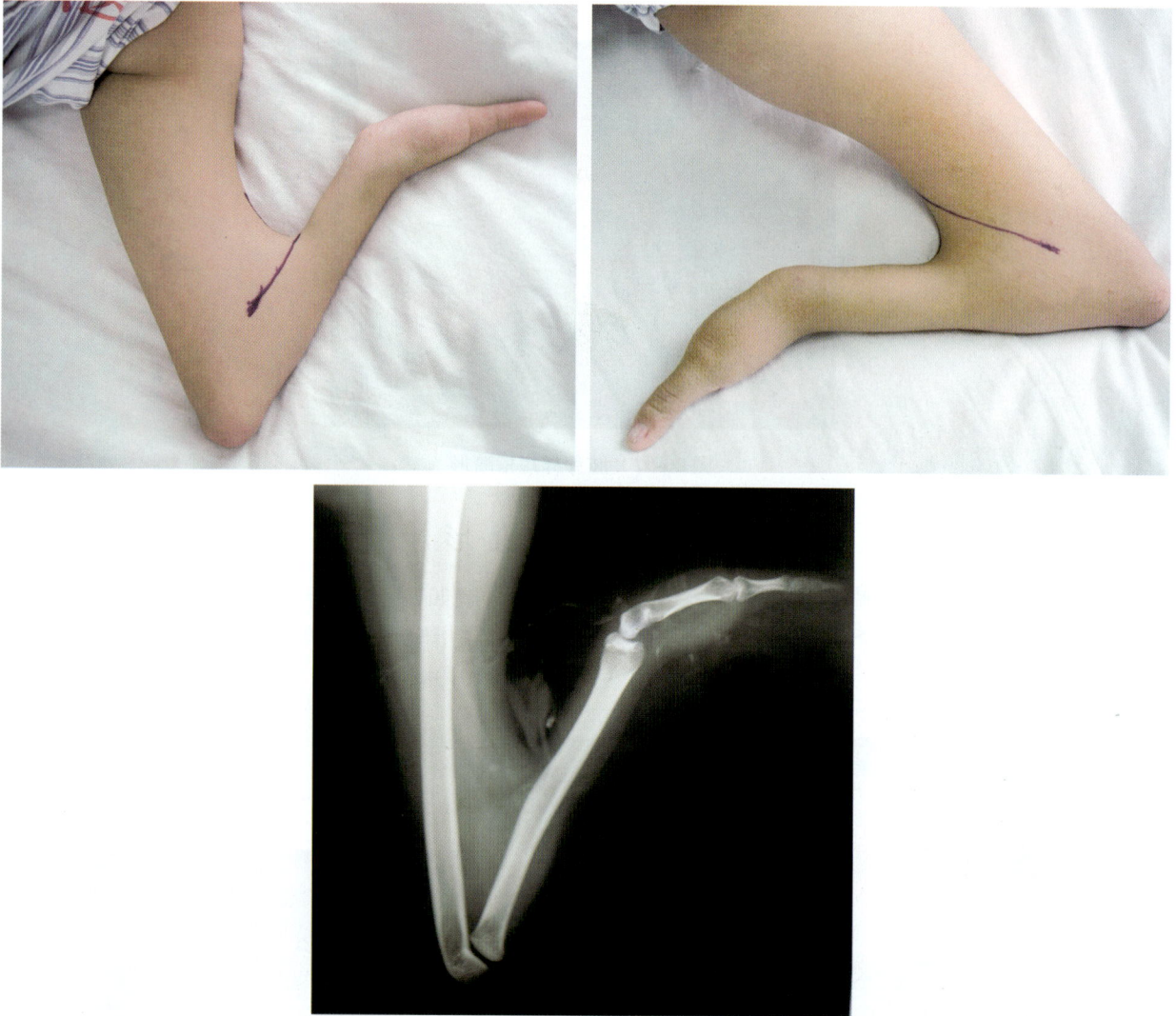

图 20-99 单指合并肘关节屈曲畸形

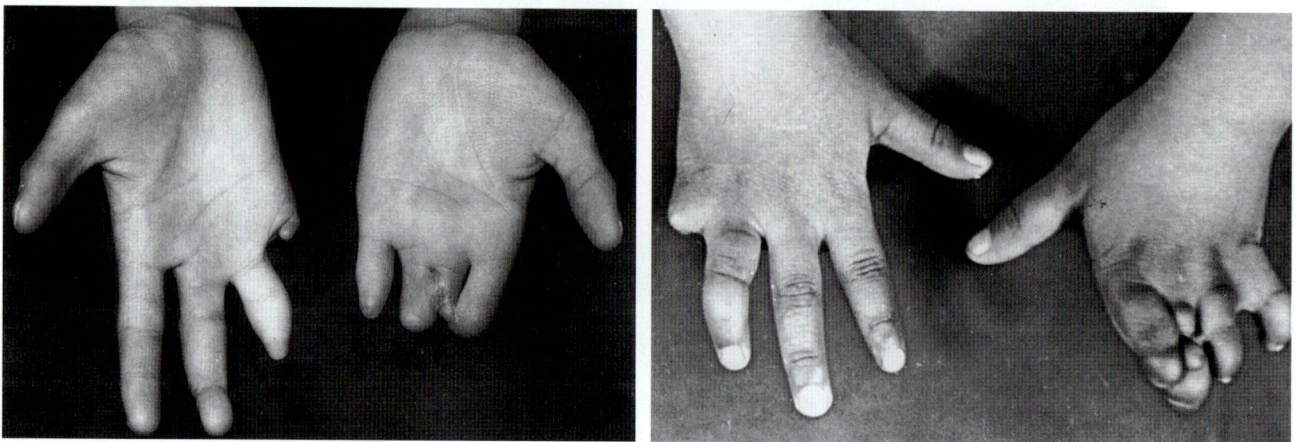

图 20-100 缺指合并环形沟畸形

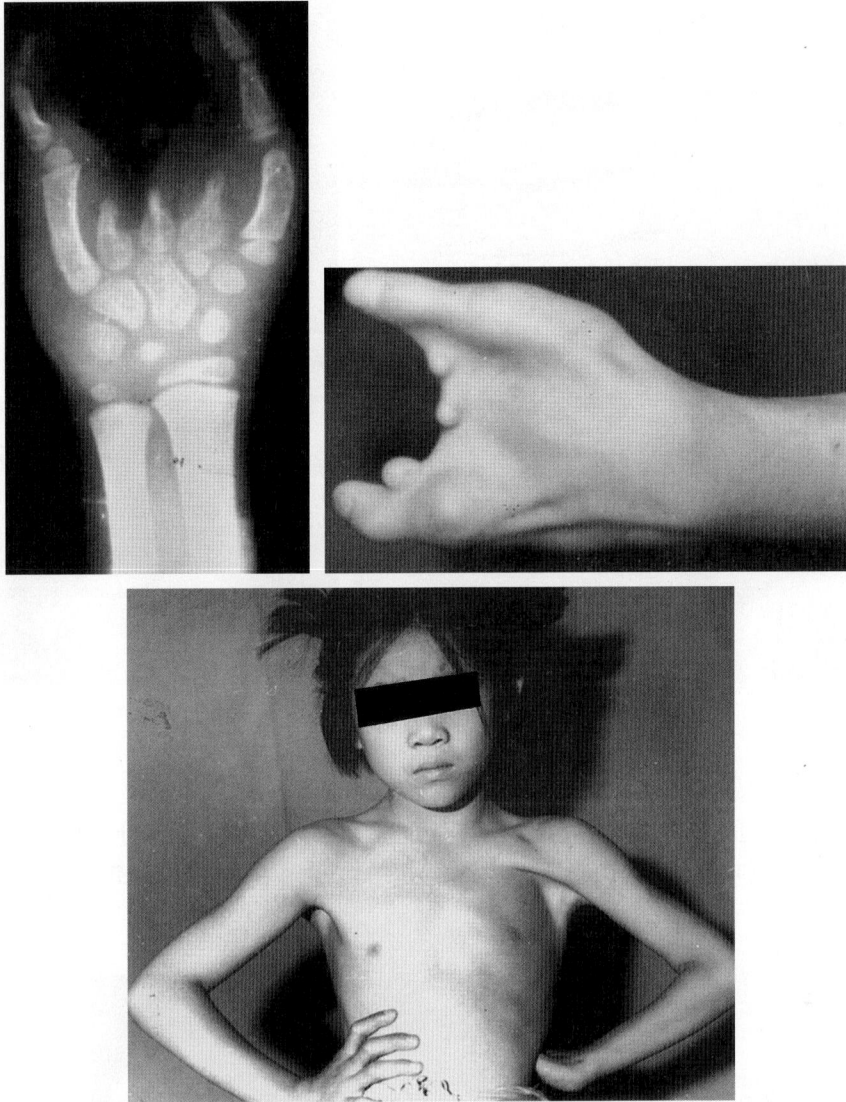

图 20-101　缺指畸形,合并并指、胸大肌缺如

十五、先天性拇指发育不全

拇指在胚胎发育过程中,受到不同程度的影响,就会产生畸形。畸形可累及皮肤、肌肉、肌腱、骨关节、血管、神经等组织结构,严重时对拇指的功能影响很大。

Blauth(1967)根据拇指发育不全的程度分成五度。

Ⅰ度拇指发育不全　拇指列细长,合并拇短展肌及拇对掌指肌发育不良,拇指功能基本不受影响。

Ⅱ度拇指发育不全　手的形态及功能明显改变,大鱼际肌萎缩,拇指内收,虎口挛缩,常有第 1 掌指关节过度松弛。

Ⅲ度拇指发育不全　部分掌骨发育不全,拇指列明显细小而不稳定,大鱼际肌缺如。

Ⅳ度拇指发育不全　掌骨完全缺如,短小的拇指仅靠带有血管神经的软组织与手掌相连(呈漂浮拇),或从示指近节的桡侧长出。

Ⅴ度拇指发育不全　拇指完全缺如,手部肌肉、肌腱异常改变,神经血管束失去了正常的解剖结构(图20-102)。

(一) 手术适应证

对不同类型的拇指发育不全,采用不同的治疗方法,以改善功能与外形。

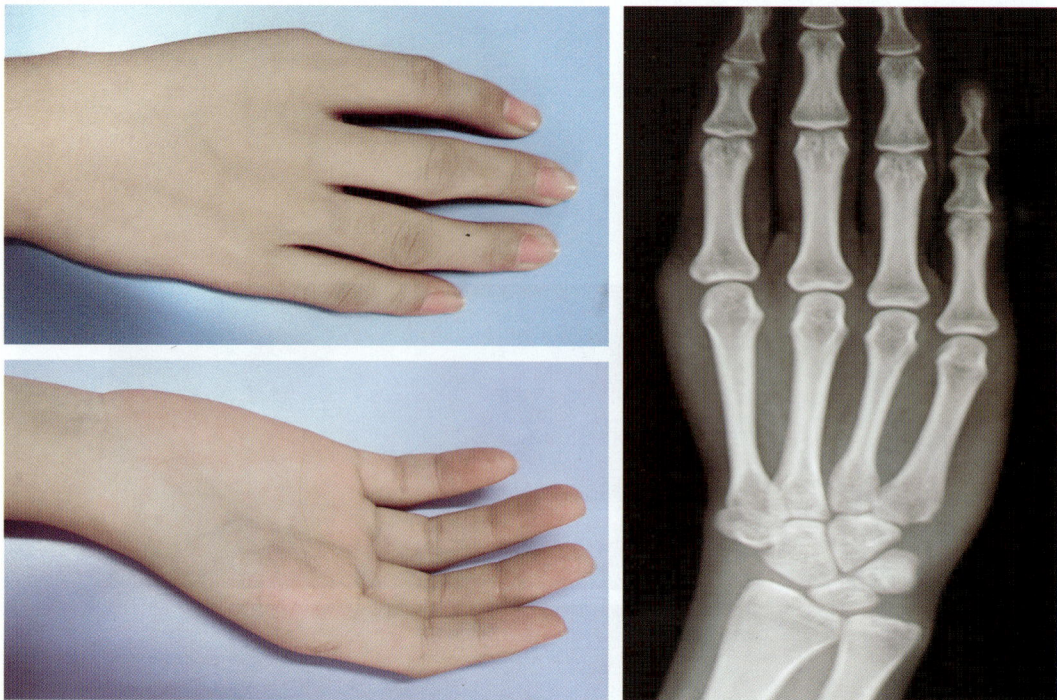

图 20-102　右手Ⅴ度拇指发育不全

（二）手术方法

1. Ⅰ度拇指发育不全　因功能影响不大,可不作处理。如果拇指外展不充分,可行拇外展功能重建术。

2. Ⅱ度拇指发不全　因功能影响较大,需行虎口松解,关节囊紧缩缝合或韧带重建及拇外展功能重建术（图 20-103）。

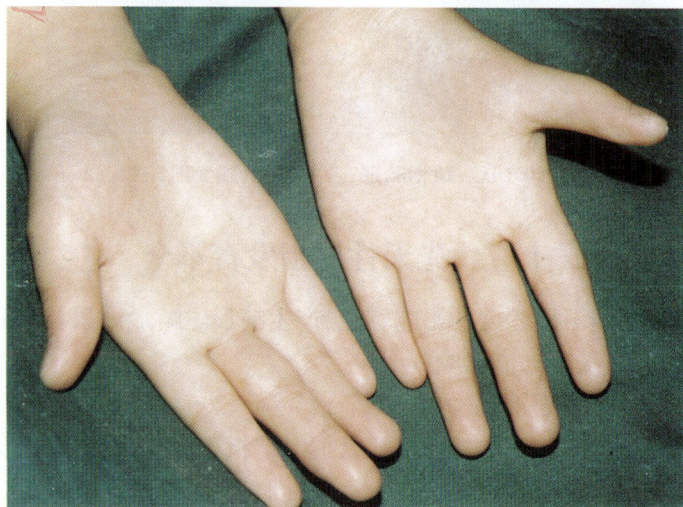

图 20-103　Ⅱ度拇指发育不全（左）

3. Ⅲ度拇指不全（图 20-104）　做髂骨移植重建掌骨。截平第 1 掌骨近端,并凿通掌骨骨髓腔。去除大多角骨远端关节软骨面,取髂骨块修成符合第 1 掌骨近端形状的骨块,移植于第 1 掌骨基底,将拇指置于外展对指位,用克氏针固定。

4. Ⅳ度拇指发不全　切除漂浮拇指,用示指拇化术或游离足趾移植重建拇指。

5. Ⅴ度拇指发不全　拇指完全缺如,用示指拇化术或游离足趾移植重建拇指。

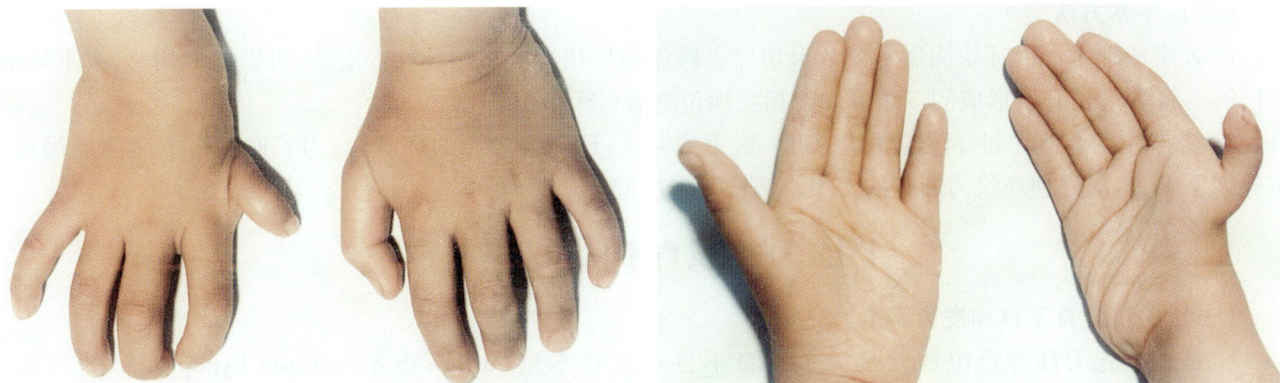

图 20-104　Ⅲ度拇指发育不全(右)

十六、先天性束带综合征

先天性束带综合征,又称绞扼轮综合征,先天性环状沟等。是在肢体上有索状环行凹陷,犹如扎带的压痕,环状沟可以仅限于皮肤、皮下组织,也可以深达筋膜和骨膜。畸形可以是单侧,也可以是双侧。一个肢体上可以有一个或多个环状沟,有时可伴有并指、短指等畸形。

(一)手术适应证

矫正畸形,改善功能与外观。

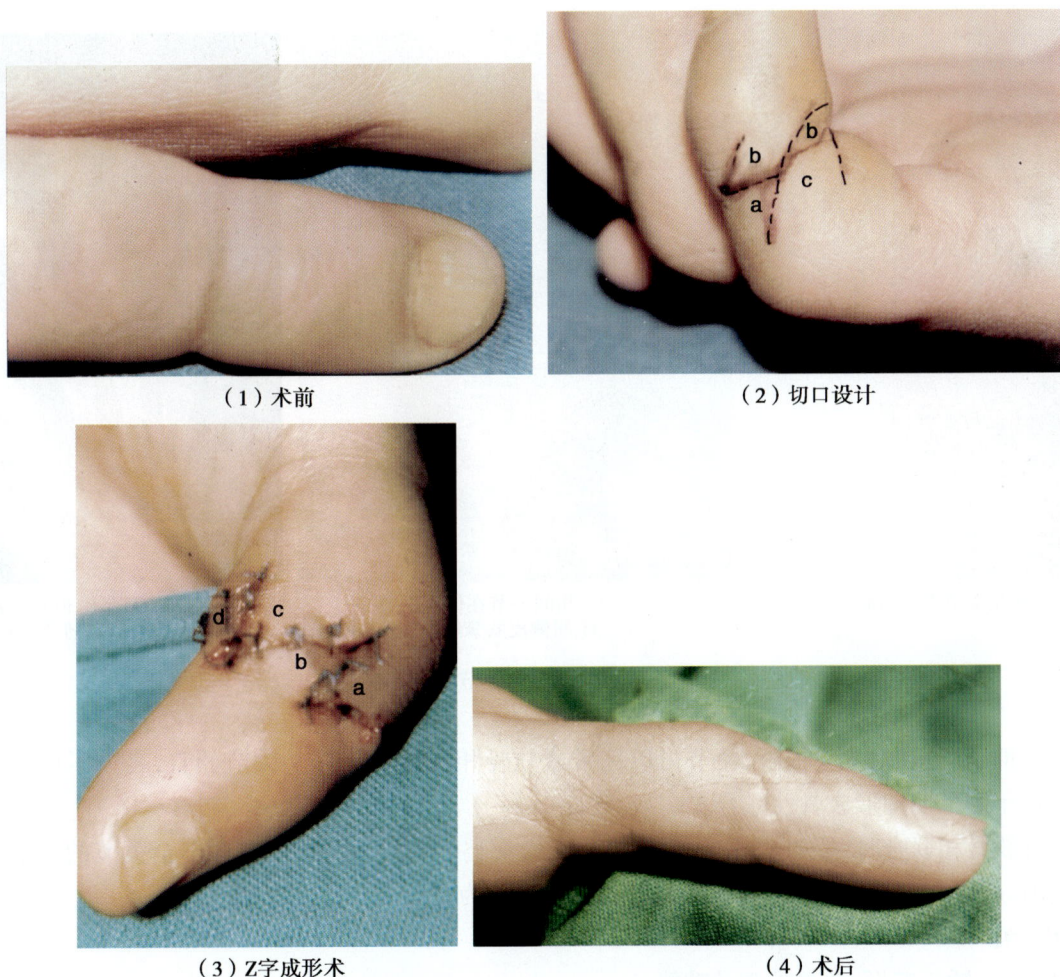

(1)术前

(2)切口设计

(3)Z字成形术

(4)术后

图 20-105　小指环形沟,行 Z 字成形术

（二）手术方法

1. Z字成形术 沿环状沟做多个Z形切口。较深的环状沟需切除环状沟皮肤，再做Z形切开，皮下软组织松解。将Z形切开所形成的三角形皮瓣相互换位缝合（图20-105）。

2. 操作注意事项 部分性的环状沟可一次手术完成；环周性较深的环状沟，为了避免影响肢体血循环，应分期手术，每次处理环状沟周径的一半。两次手术应间隔半年时间。

十七、关节发育不良和发育异常

（一）关节发育不良和发育不全

1. 概述 先天性伸直位僵硬是关节发育不良和发育不全（arthro dysplasia and hypoplasia）的特征。可以单独出现，也可伴随有其他畸形，如短指，并指，多指和裂手畸形。同一患者，或患者的亲属中，常可见到短中节指畸形、短远节指畸形、双骨骺畸形和同化少节指畸形等。为不规则的常染色体显性遗传。

2. 发病机制 正常环境下，前软骨阶段，指骨于两个前软骨核之间，在所谓原始骨中间发育。两个分离的前软骨核（每个核有一个骺板），它以后变成软骨和骨。然而在发育不良和发育不全手指中，中间带的关节发育在未成熟之前就终止了。

3. 临床表现 关节在伸直位或近似伸直位僵硬。手指掌侧和背侧处的皮肤皱纹明显消失（图20-106）。关节生长抑制较轻时，X线片上关节面几乎是平的，但关节线仍存在，临床上仍有一定的活动度（图20-107）。

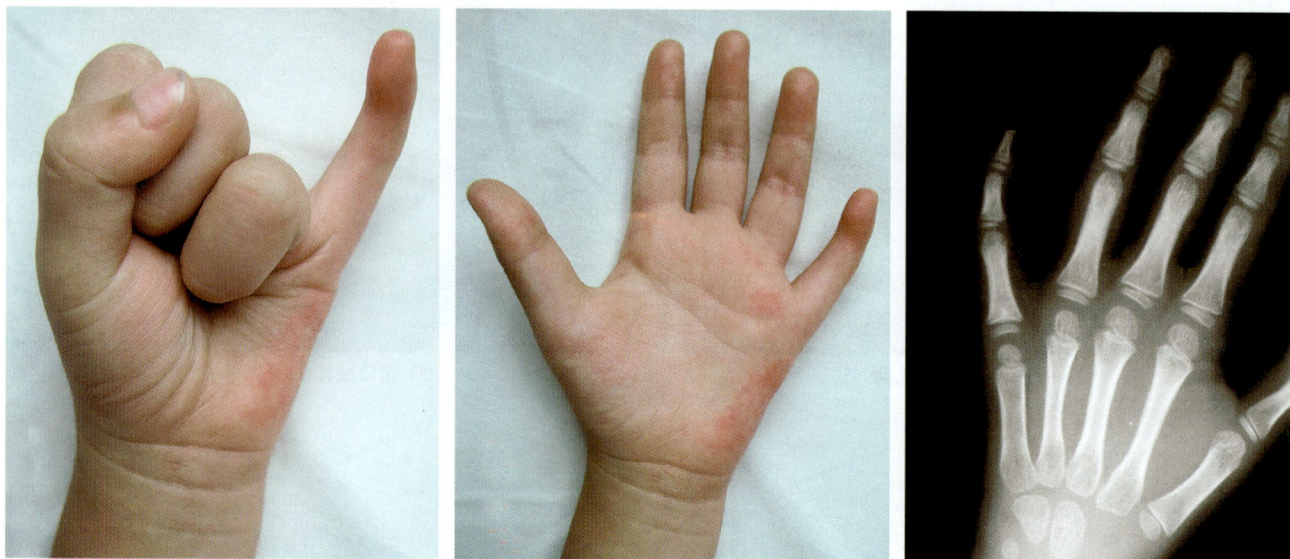

（1）小指关节不能屈曲 （2）指间关节在伸直位僵直，屈侧皮肤皱纹消失 （3）关节骨骺存在，但较正常关节发育小，考虑关节以韧带或软骨联合

图 20-106 小指指间关节发育不良

关节生长抑制严重时，发育受限，关节只以韧带或软骨相联合。临床上关节僵直，丧失了屈伸活动。大多数病例在童年的早期即形成骨性联合。

关节只有软骨相联合时，透明软骨有弹性，故临床检查类似有关节存在。发育不全关节的骨愈合发生在骺板闭合之前，所以在X线片上，不要把存留的骨骺板误认为是关节。

4. 手术治疗

（1）适应证：矫正畸形，改善外观及功能。

（2）手术方法：

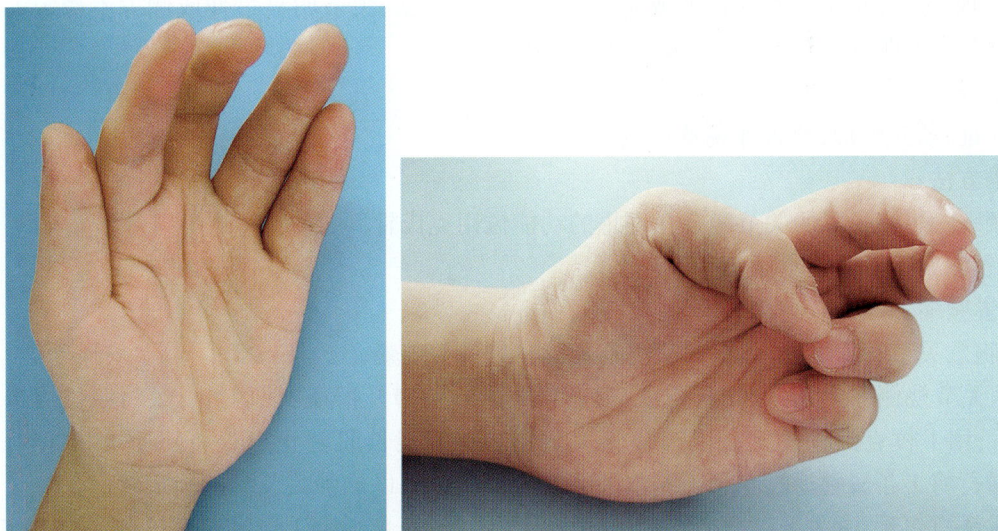

（1）中指半屈曲位僵直　　　　　　（2）示、中指有轻微屈伸活动

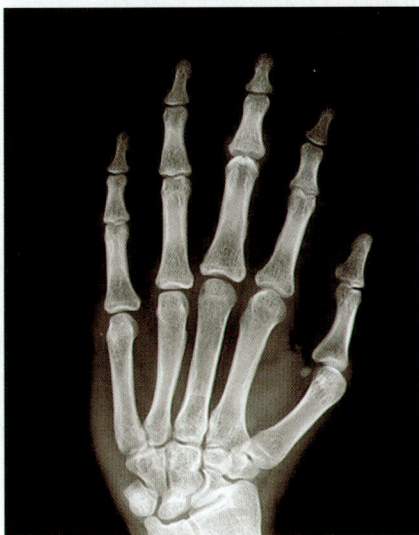

（3）两指关节仍有间隙存在

图 20-107　示、中指指间关节发育不良

1）楔形截骨,克氏针固定术:待骨生长完成后,在发育不良的关节处做楔形截骨,可同时切除存在于关节处的硬纤维联合或软骨联合,用克氏针固定。

2）软骨固定术:在骨生长未完成之前,将发育不良的关节软骨面楔形切除一薄片后,用细克氏针固定,以期达到关节融合。

（3）手术注意事项

1）在骨生长未完成之前,只能通过骨干做截骨,以避免进一步缩短手指长度。

2）楔形截骨或软骨固定术,远节指间关节适宜固定在屈曲 10°～20°,近节指间关节屈曲 35°～50°位。小指指间关节屈曲可适当加大。

3）掌指关节因常会有异常肌腱的附丽做关节成形术应谨慎。

（4）术后处理:术后 2 周拆线,石膏托制动 4～6 周,待骨愈合后拔除克氏针,行功能锻炼。

（二）关节发育异常

1.概述　关节发育异常,可包括软骨、关节的骨骺部分,韧带-关节囊的异常。其病因、病理不详,畸形的表现和部位也极不一致。它可单独发生,也可作为周身结缔组织缺欠的一部分(如马方综合征),也可与内生软骨瘤骨发育不良并存。也可同时合并分裂手、短并指、缺指或多指畸形。

2. **临床表现** 受累的关节稳定性差或完全丧失。关节松弛,关节明显过伸或侧方不稳定。易发生半脱位或全脱位。多见于拇指的掌指关节及第 1 腕掌关节。

3. **手术治疗:**

(1) **适应证:**矫正畸形,改善外观及功能。

(2) **手术方法:**

1) 关节融合术:将受累的关节融合在理想的功能位用克氏针固定。

2) 关节囊侧副韧带紧缩术。

3) 关节囊紧缩加掌长肌腱移植术。

4) 第 1 腕掌关节囊紧缩,外展拇长肌腱部分移位修补关节囊。

第 1 腕掌关节桡侧 S 形切口,切开皮肤,显露第 1 腕掌关节及拇展长肌腱止点,将脱位或半脱位第 1 腕掌关节复位后,用 1 枚克氏针固定。紧缩桡侧关节囊。在拇展长肌腱止点处将肌腱劈成 1/2,长度约 2 ~ 3cm,切断并逆行将 1 条肌腱返折至第 1 腕掌关节囊外侧缝合。以加强关节囊的稳定性。

(3) **手术注意事项:**①关节融合应在骺板闭合后再进行,以免影响手指纵向生长;②关节附近钻孔,取掌长肌腱环绕重建关节囊韧带时,勿损伤骺板,以免影响生长发育。

(4) **术后处理:**术后 2 周拆线,石膏托制动 4 周后拔除克氏针,行功能锻炼。

十八、马德隆畸形

是一种先天性远端桡尺关节半脱位畸形。Dupuytren(1829)首先报道了这种畸形,Madelung(1878)又作了详细的描述。多数学者认为与外伤、骨软骨发育不良、营养障碍性腺发育不良、遗传性家族史等有关。其原因是桡骨远端骨骺的尺侧和掌侧发育障碍所致,所以桡骨远端向掌侧和尺侧偏斜。腕关节的近排腕骨近端由有曲拱顶形变成尖顶形。由于尺骨下端生长相对较桡骨远端快,尺骨远端常向桡背侧及远端突出,在腕尺背侧有明显的骨隆起。腕关节活动受限,特别是背伸及尺偏时明显,而屈腕活动度增加。畸形严重时,腕部出现疼痛、无力及腕关节不稳定。

此种畸形男女均可发病,但女性多见,可单侧也可双侧发病(图 20-108)。

(一) 手术适应证

在发育过程中,畸形明显,并伴有严重功能障碍者需手术治疗。

(二) 手术方法

1. **尺骨远端切除** 在前臂下 1/3 尺侧做 L 形切口。在骨膜下剥离切除尺骨下端约 4cm。

2. **尺骨远端切除及桡骨远端楔形截骨术** 从腕桡背侧至尺侧近端做 S 形切口。切开皮肤、皮下组织,显露伸肌腱,显露尺骨远端,并截除 4cm 左右。桡骨远端做楔形截骨,使桡骨远端关节面呈掌倾 0° ~ 15°,尺偏 30°位,用钢板螺丝钉固定。

3. **操作注意事项**

(1) 切除的尺骨远端不能太短,以免影响前臂的旋转功能。

(2) 勿损伤尺神经背支。

(3) 桡骨远端关节面创伤性关节炎症状明显者,可做桡腕关节融合术。

(三) 术后处理

桡骨远端截骨术后石膏制动 4~6 周。

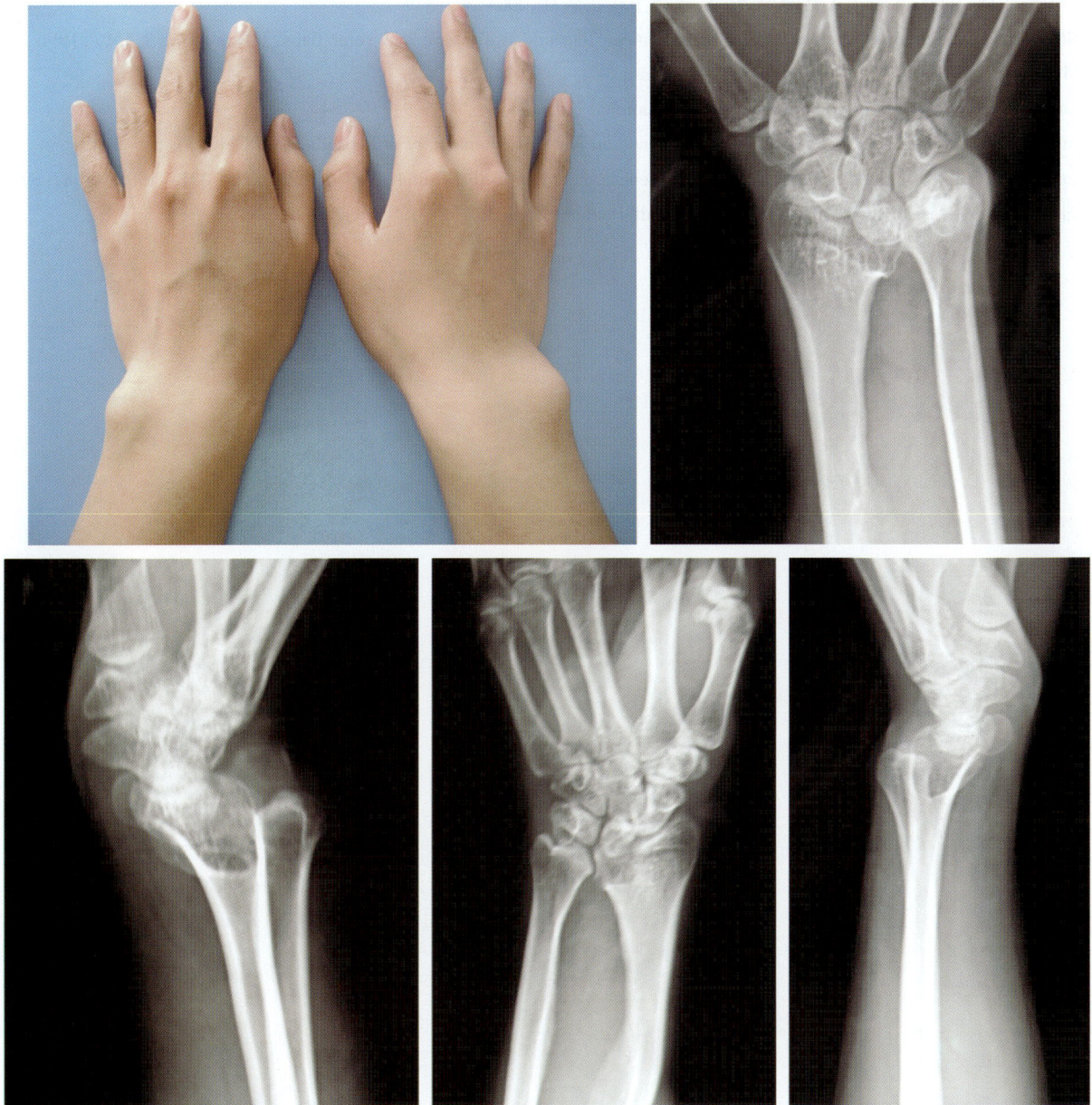

图 20-108 双侧马德隆畸形

（赵俊会）

参 考 文 献

1. 杜明熹译. 先天畸形——早期诊断与出生后的处理. 北京：中国医药科技出版社，1990

2. 顾玉东. 先天性拇指发育不全的治疗. 手外科杂志，1992，3：141-142

3. 蒋清涛. 马德隆氏畸形三例报告. 手外科杂志，1992，3：139-140

4. 孟继懋主编. 中国医学百科全书·骨科学. 上海：上海科学技术出版社，1984，138-147

5. 宋知非. 马德隆氏畸形. 手外科杂志，1986，2：39-40

6. 王承武主译. 先天性手畸形. 哈尔滨：黑龙江科学技术出版社，1989，125-128

7. 汪良能主编. 整形外科学. 北京：人民卫生出版社，1989，865-883

8. 王澍寰主编. 手外科学. 第二版. 北京：人民卫生出版社，1999，708-751

9. 顾玉东，王澍寰，倚德，主编. 手外科手术学. 上海：上海医科大学出版社，1999，782-814

10. 杨志明主编. 修复重建外科学. 北京：人民卫生出版社，2001，851-888

11. 洪光祥,王炜,主编. 手部先天性畸形. 北京:人民卫生出版社,2004,321-329

12. Gilbert A. Correction of syndictyly using a dorsal omega flap and two lateral and volar flaps. J Hand surg（AM）,1996,3:320-324

13. Kumat K. Macrodactyly of the hand and food. International orthopaedics,1985,9:259-264

14. Mamskos MS. Macrodactyly and Hamartoma of the median Nerve. Contemporary orthopaedics,1986,12:37

15. Mandke PR. Surgical classification of Central Deficiency According to the Thumb Web. J Hand Surg(AM),1995,4:687-697

16. Swanson AB. A classification for congenital limb malformation. J Hand(AM),1983,8:693-702

第 二十一 章

手部肿瘤及肿物

所有肢体各部位的肿瘤,在手部均可发生,但某些肿瘤,如内生软骨瘤、包涵囊肿和血管球瘤等在手部较为常见。手部肿瘤在病理学方面与身体其他部位的相同肿瘤无明显特殊之处,故本章对肿瘤的分类和病理不作系统讨论,仅列举一些手部常见肿瘤,叙述其特点及治疗方法。

手为一高度敏感及运动灵活的器官,软组织少而薄,且为身体外露部位,一旦生长肿瘤,一般可早期发现,就医及时。绝大多数良性肿瘤和低度恶性肿瘤均能用手术切除,疗效也多比较满意。

手部良性软组织肿瘤以血管瘤和腱鞘巨细胞瘤最常见。良性骨肿瘤以内生软骨瘤最常见。恶性肿瘤绝大多数为软组织肿瘤,恶性骨肿瘤非常少见。虽然手部恶性肿瘤发病率较低,但近十年统计有明显上升趋势,特别是恶性黑色素瘤和上皮样肉瘤,不可不予以重视。

手部一些非肿瘤性的肿物,如腱鞘囊肿、脓性肉芽肿、动静脉瘘等,为了鉴别诊断,便于临床辨认,也放在此章讨论。

第一节 非肿瘤性肿物

一、腱 鞘 囊 肿

腱鞘囊肿,实际上不是一种肿瘤,囊肿中没有肿瘤细胞,但却是手部最常见的肿物。身体其他部位的关节囊、腱鞘、韧带上也可以生长,但在手部的发生率最高。

1. 病因 腱鞘囊肿的发病原因不详。目前较多的观点认为,是关节囊、韧带、腱鞘中的结缔组织因局部营养不良,发生退行形变造成囊肿。部分病因与外伤有关。

2. 病理 腱鞘囊肿与关节囊或腱鞘密切关联,但并不连通关节囊或腱鞘滑膜腔。囊腔多为单腔,但也有多房者。囊壁为致密硬韧的纤维结缔组织,囊壁内无衬里细胞,囊内为无色透明胶冻样黏液。

3. 症状 任何年龄都可发生,但多见于青年及中年,女性多于男性。手部有 3 个部位最常发生;最常见于腕背,起自腕舟骨及月骨关节的背侧,位于拇长伸肌腱及指伸肌腱之间;其次多见于腕掌面偏桡侧,在桡侧腕屈肌腱与拇长展肌腱之间;再次为发生在手掌远端及手指近节掌侧的指屈肌腱腱鞘上,如米粒大小,硬如骨质。

部分病例除出现肿物外,无其他自觉不适,但多数患者主诉有局部疼痛,腕力减弱。手掌侧囊肿握物时有挤压痛。过多的活动或用力后,症状可加重。囊肿的大小与症状的轻重无直接关系,囊肿小而张力大者,疼痛多较明显;囊肿大而柔软者,多无明显症状。

囊肿的生长可以偶然发现,也可以由小到大,缓慢发展。受外力后或没有明显外力作用,囊肿可自行消失,以后可再长出。腕背较小的囊肿,当腕掌屈时可出现,而腕背伸时可隐没不见。

有少数生长在神经附近的囊肿,如在小鱼际近端或腕管内,可压迫尺神经肌支或正中神经主干,发生肌肉麻痹或感觉障碍。

腱鞘囊肿未见有与皮肤粘连或破出皮外者。也没有病变恶变的报道。

4. 治疗　有很少数病例,可于皮下自行破裂,囊肿消失不再复发。但多数病例,虽用种种治疗方法,疗效多不理想,复发机会仍较多。

（1）非手术治疗:用局部麻醉剂浸润囊肿周围,以木板或硬皮厚书本猛击囊肿,造成囊肿皮下破裂。或注射局麻药后,换用粗注射针头,在皮下做多次穿刺囊肿壁,然后抽出针头,用力揉挤直至囊肿消失为止。或用粗针头将胶冻样内容物抽出,然后注入可的松类药物。

上述方法均能缓解症状,但复发机会较多。如反复施行上述疗法,有可能使囊肿与周围组织粘连,给手术切除造成困难。

（2）手术疗法:需在止血带控制下的无血手术野中进行剥离,直至将囊肿基底起源处的韧带或腱鞘暴露清楚,于此处常可发现有数个小囊肿存在,将囊肿蒂连同其基底处的病变组织,以及周围部分正常的腱鞘及韧带,彻底切除。按此法操作,术后复发机会较少(图21-1)。

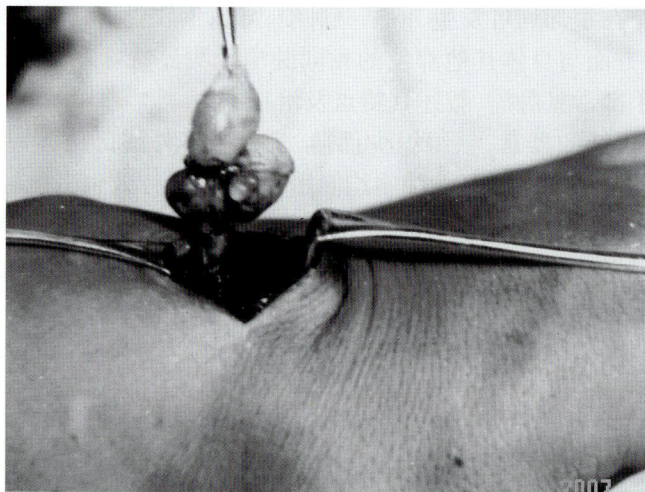

Ⅰ.腕背部腱鞘囊肿,多囊

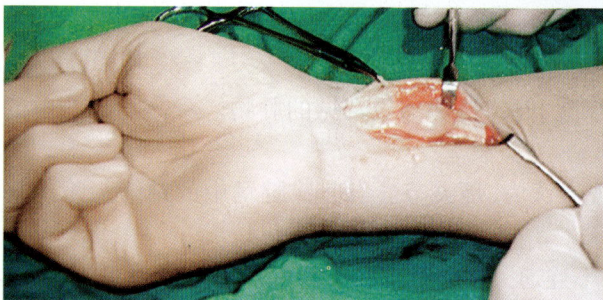

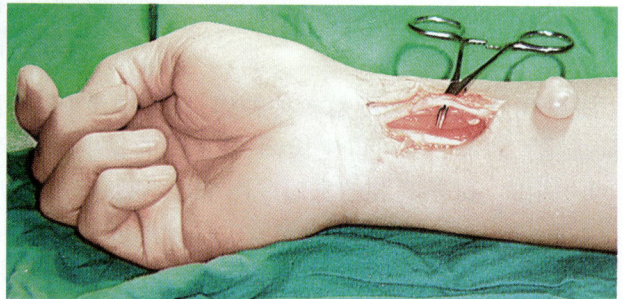

Ⅱ.掌长肌腱腱鞘囊肿

图 21-1　腱鞘囊肿

二、脓性肉芽肿

又名毛细血管扩张性肉芽肿。身体其他部位也可生长,但1/3的病例发生在手上。

1. 病因　原因尚不肯定,多由外伤或感染引起。肉芽肿上的分泌物培养,多有金黄色葡萄球菌生长。

2. 病理　镜检为炎性反应性肉芽组织。

3. 症状　多生长在手掌,手指的掌侧及甲床等部位。如球样或蘑菇样肉芽团快,直径多在1cm以内,有的有蒂,基底陷入皮内,围绕基底的皮肤,呈环形游离缘。肿物鲜红色,表面为颗粒状肉芽,上被有脓性分泌物,质脆,触之极易出血。除并发周围组织感染或淋巴管炎外,疼痛多不明显(图21-2)。

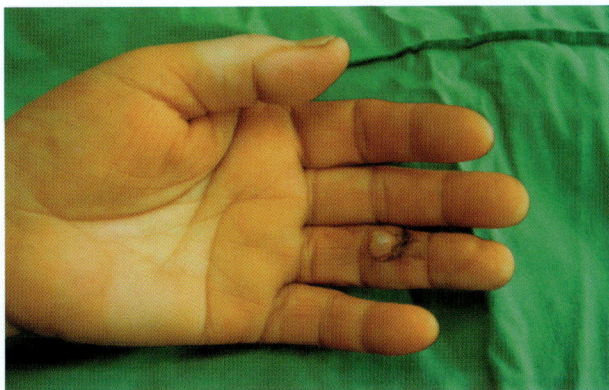

图 21-2 脓性肉芽肿

4. 治疗 手术切除效果较好,肿物基底切除要彻底,以免复发。范围较小的肿物可以应用电灼、冷冻及激光治疗,如肿物复发,应手术彻底切除。

三、黏液囊肿

1. 病因 为一种真皮或真皮下组织的黏液样退行性变造成。可能与局部创伤有关。多发生在中年或老年,多位于远指间关节背侧,常同时发现有远指间关节的增生性关节炎。

2. 病理 囊肿位于皮内,内容物为透明胶样液。镜检囊肿壁没有上皮衬里,也无炎症反应。

3. 症状 多生长在末节手指背侧,多数为单发,也有多发者。囊肿扁平,直径可由数毫米甚至1cm 以上。呈半透明状,像疱疹。多无自觉症状,内容物张力过大时,可有轻痛感。囊肿压迫甲根时,指甲可生长纵行凹沟。如伸指肌腱近止点合处并有退行性变,可发生垂状指畸形(图 21-3)。

4. 治疗 彻底切除囊肿,如果覆盖囊肿的皮肤过薄,无法分离时,需连同皮肤一起切除,否则容易复发。所遗创面用断层游离皮片植皮或局部转移皮瓣修复。采取非手术疗法,抽出黏液,注入小量可的松类药物,囊肿壁上适当加压,并制动末节手指,愈合后也有长时间不复发者。囊肿受外伤破裂或轻度感染后,也有可能自行愈合。

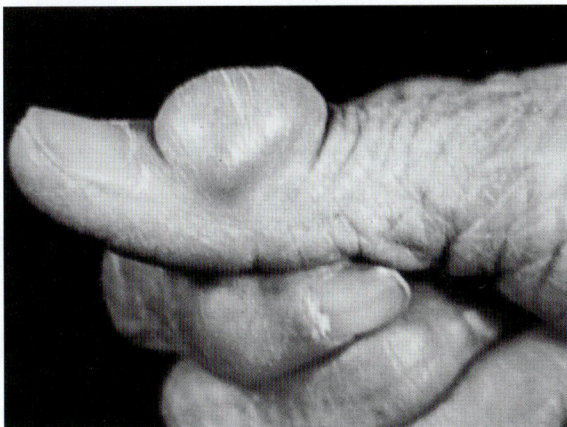

图 21-3 女性,71 岁。右拇指背黏液囊肿 1 年余。半年前囊肿曾一度消失,近两个月又逐渐增大,无自觉不适。囊肿皮肤非薄呈半透明状,有波动感

四、表皮样囊肿

又称包涵囊肿,植入表皮样囊肿、珍珠瘤、外伤后表皮样囊肿等。

1. 病因 有一种说法是胚胎细胞错构而成。但更多的人认为是由于外伤,将上皮组织带入深部造成,因为大部分病例局部均有外伤史,如裂伤、刺伤等。手术后切口瘢痕旁也发现有过表皮样囊肿。动物试验,将上皮组织植入深部,可发生同样囊肿。

2. 病理 囊肿为圆形或椭圆形,有时被周围组织压迫可以变形,或呈多叶状。囊壁白色有光泽。内容充满白色颗粒状油质样物质,生物化学分析,其含有大量胆固醇和少量脂肪,是以区别皮质腺囊肿的特征。镜检囊肿壁为纤维组织,内有鳞状上皮细胞衬里,并有片状角化物质。在囊壁结缔组织内常可见到异物反应性巨细胞。

3. 症状　囊肿多位于手掌或手指的掌侧,因掌侧受伤机会较多。生长缓慢,除局部发现肿物外,多无明显自觉症状,有时有轻度胀痛或压痛。肿物质地较软,无弹性,触之似有波动感,与周围组织不粘连(图21-4)。详细询问病史,多在数月或数年前局部有外伤史。位于手指末节者,有时囊肿生长在骨内,X线片可见指骨有圆形或椭圆形边缘锐利的透明区。

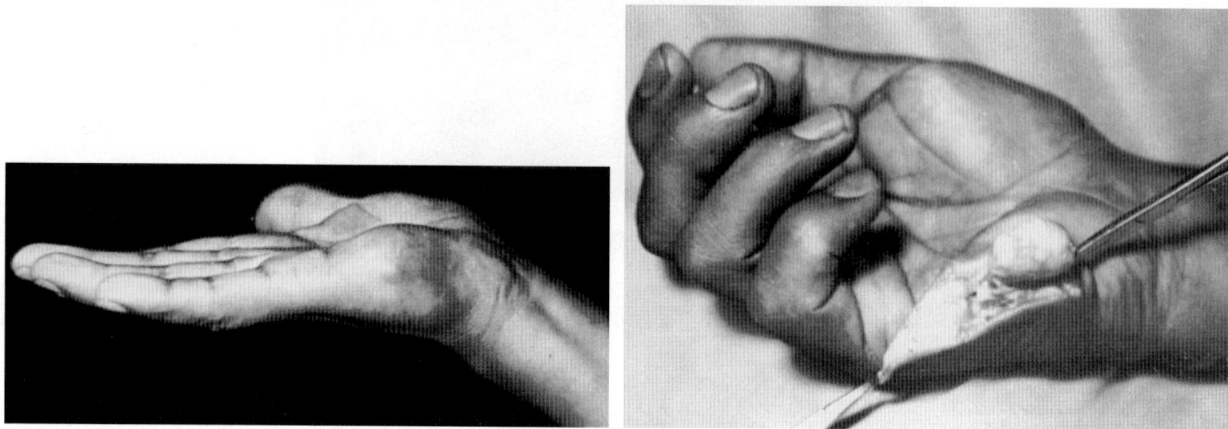

图 21-4　表皮样囊肿

4. 治疗　手术切除整个囊壁,复发机会很少。

五、皮脂腺囊肿

皮脂腺囊肿只发生在手的背侧,因为手掌侧没有皮脂腺。肿物的症状及体征与手掌侧的表皮样囊肿类似,手术切除可以治愈。

第二节　良性肿瘤

一、腱鞘巨细胞瘤

又称黄色素瘤,多发生于四肢远端,腱鞘巨细胞瘤在手部的发病率仅次于血管瘤,位于软组织肿瘤的第二位。

1. 病因　确切的病因尚不清楚,有学者认为是一种炎性病变,也可能与外伤有关,在胆固醇代谢紊乱的基础上再受外伤,是可能发病的原因,因为有的病例发现有胆固醇与胆固醇酯的比例改变。

2. 病理　为一种良性肿瘤,一般为圆形或椭圆形,可分叶,其大小、形状、硬度每个病例不同,变化很大。肿瘤外有较薄的包膜,呈黄褐色或红褐色,色素在肿瘤内分布不均匀,呈细条纹状或片状。细胞的种类变化很大,泡沫细胞具有小细胞核及充满类脂质球的空泡状细胞浆,为该肿瘤的特点。其黄褐色色素是因类脂质球中存在有胡萝卜素及叶黄素的原因。有时有不等数目的异物反应性巨细胞。

3. 症状　手指相对发生率较高,高发年龄为31~40岁,女性多于男性。无痛性肿物,多不影响功能,肿瘤可围绕肌腱、腱鞘环形生长,压迫神经时可出现相应的症状,肿瘤可压迫骨组织,造成骨压迹,极少数肿瘤侵蚀骨组织造成骨破坏。肿瘤还可长入关节囊,引起关节囊、韧带病变(图21-5)。

4. 治疗　手术切除,复发率较高。对复发病例,可考虑行扩大切除,如肿瘤反复发作,并造成功能障碍,可行系列截指。肿瘤侵蚀骨组织,可行刮除植骨术。

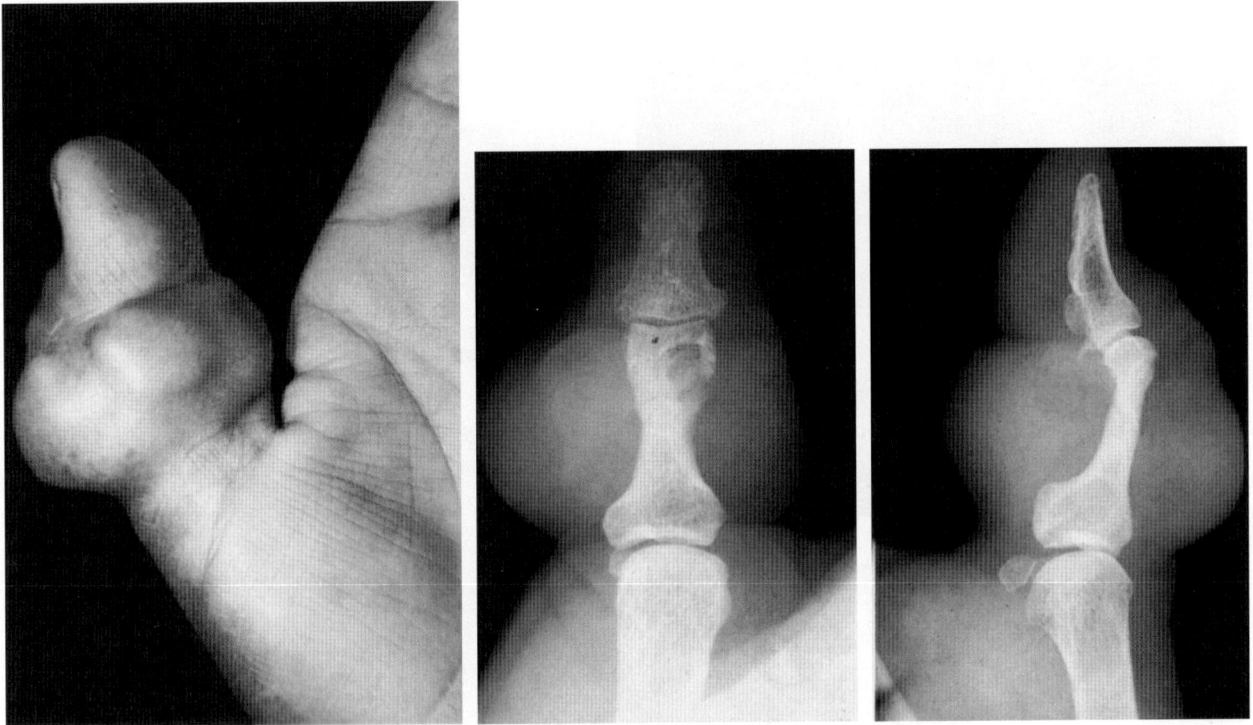

X线：示近节指骨有骨缺损,为肿瘤压迫所致

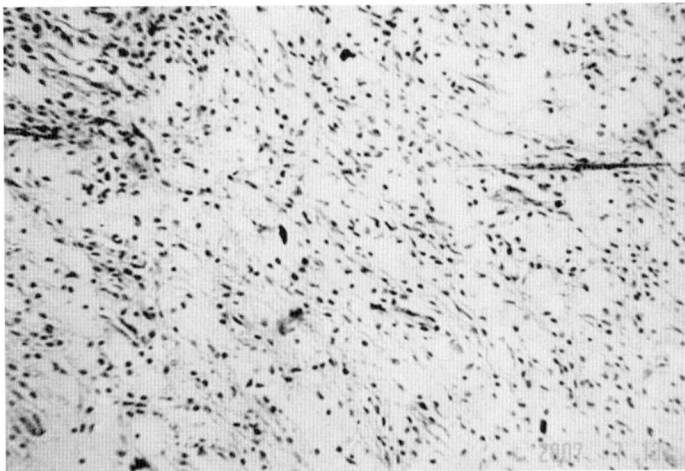

×125 肿瘤内有多数胞浆宽广而透亮的瘤细胞,聚集呈大片状

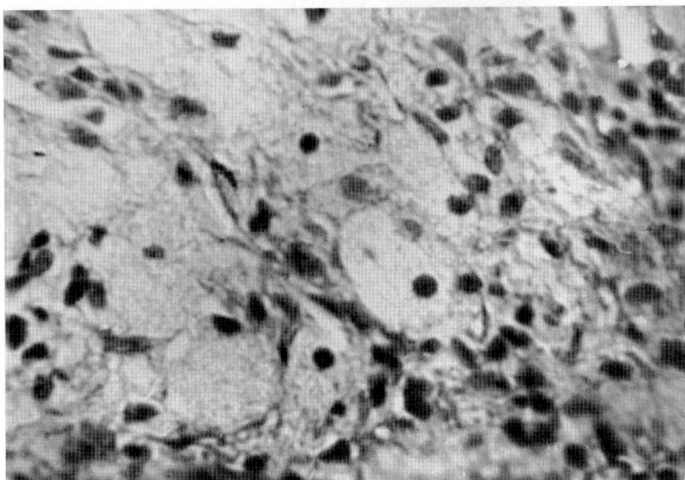

图 21-5　(1)女性,44 岁。左拇指肿物 3 年,逐渐增大,压痛。手术切除肿物,肿物为分叶状,剖面有黄色颗粒状物。病理诊断为腱鞘巨细胞瘤

×500 示宽广而透亮的胞浆,因其内含有脂类,制片操作中已被溶解故呈空泡状。肉眼观脂类呈黄色,故称黄色素瘤。又因多来自腱鞘滑膜,并有巨细胞成分,又名腱鞘巨细胞瘤

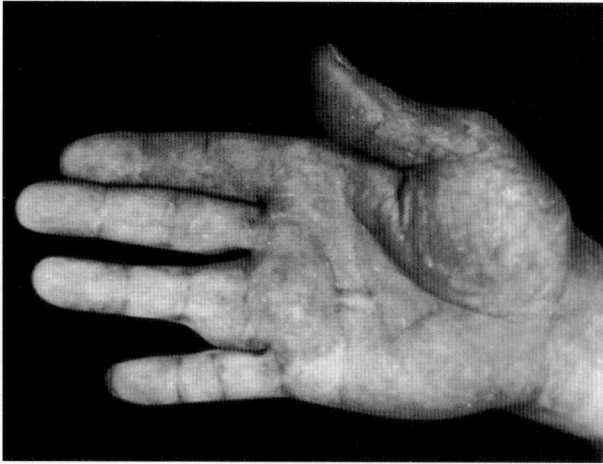

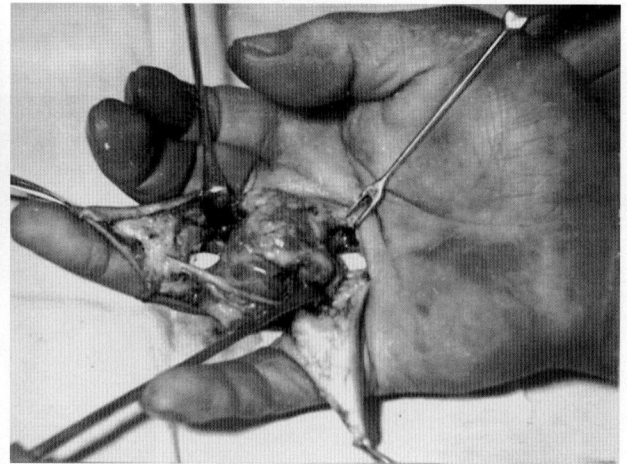

示肿物与腱鞘及肌腱的关系

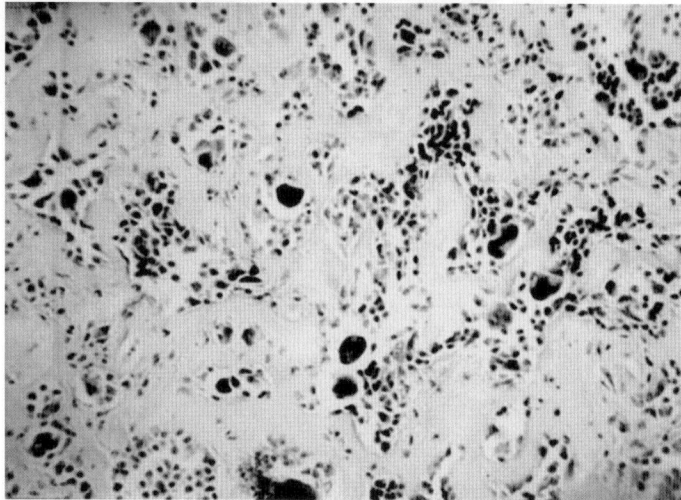

×125 肿瘤中间有散在小型的多核巨细胞及周围透明
样变的间质和单核的间质细胞

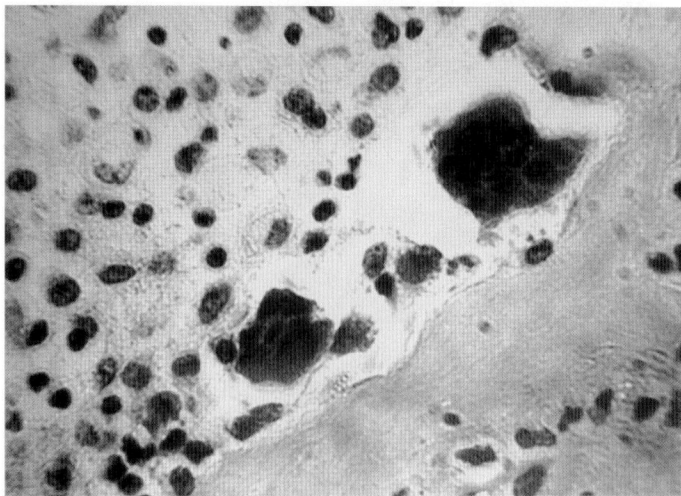

×500 单核及多核的胞核都较一致性,说明是良性肿瘤

图 21-5 (2)男性,61 岁。右环指腱鞘巨细胞瘤 10 余年,近两年生长较快,不痛,无压痛。手术切除

二、血 管 瘤

手部及前臂的血管肿瘤,与发生在身体其他部位者相比,并不少见。多属于先天性,出生时发现肿瘤存在,随着年龄增长肿瘤逐渐长大,多在儿童时期就诊。

(一)毛细血管瘤

生长在皮肤上,呈局限性血管扩张,或略高出皮肤,鲜红色像草莓状,压之不退色,多在初生时即发现。有些病例在生后数月或数年内,毛细血管瘤可自行消退。有的停留在原来大小不变,有的随年龄增大瘤体增大。后两种情况可以手术切除肿瘤,如所遗创面较大,不能直接缝合时,可行皮片植皮闭合伤口。放射治疗对毛细血管瘤也有效。

(二)海绵状血管瘤

海绵状血管瘤可生长在皮肤,皮下组织,肌肉,肌腱,神经及骨骼内。瘤体为柔软团块状,可突出体表,体积变化很大,小者直径可1~2cm,大者范围可波及全手和整个上肢。肿瘤边界不清,潜在的肿瘤皮肤表面可呈蓝色,有些将患肢高举或挤压肿瘤后瘤体可缩小。肿瘤一般疼痛不明显,但如果肿瘤生长较快,压迫神经、骨膜时,可产生疼痛。肿瘤过大时可妨碍手的功能,并可影响外观(图21-6)。

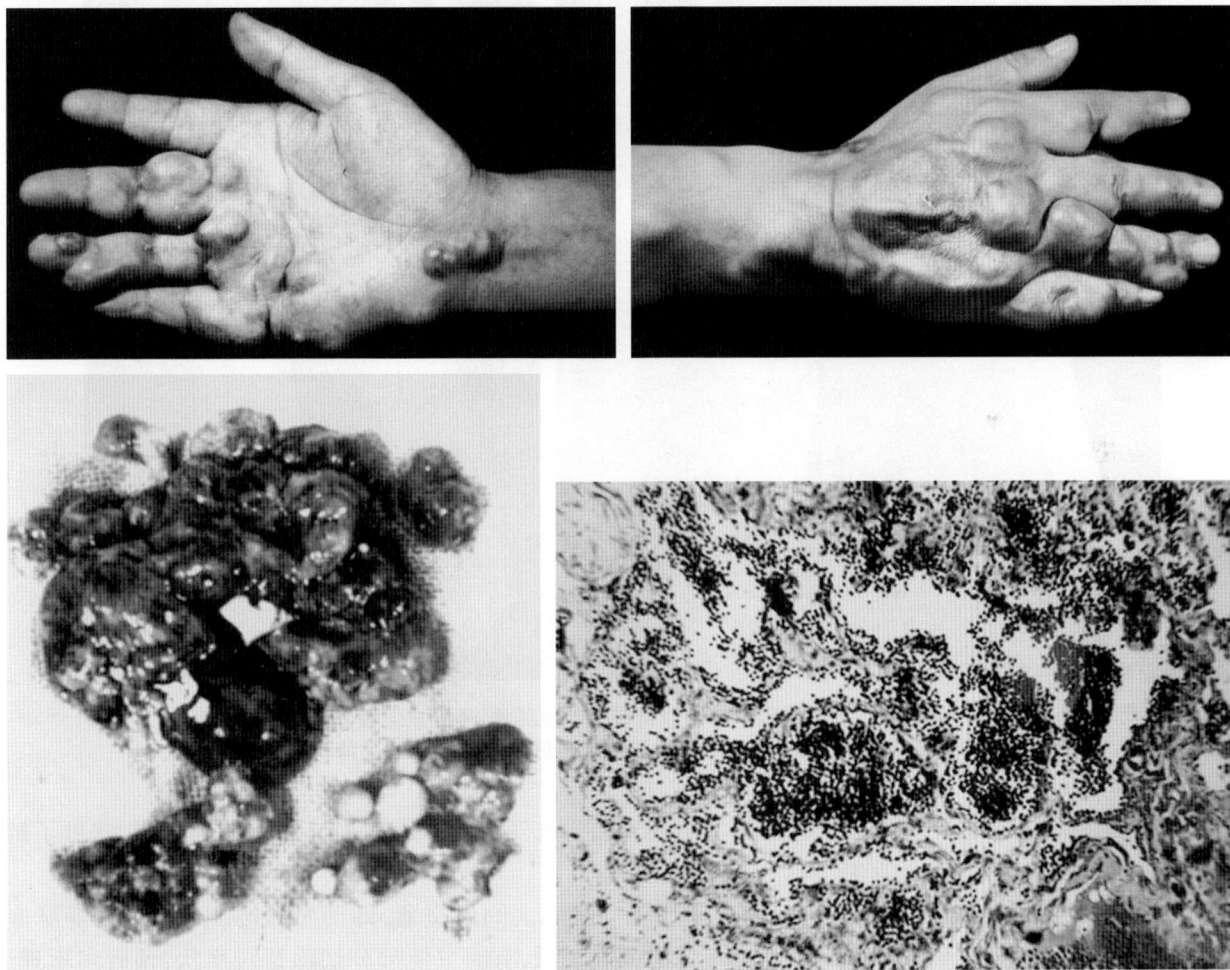

白色颗粒为静脉石　　　　　　×125 肿瘤内有多数扩张的血窦样结构,内充满红细胞是
海绵状血管瘤的特点

图21-6　男性,43岁。右手海绵状血管瘤30年。分次手术切除

X线片可见瘤体中有点状钙化阴影,肿瘤侵及骨骼时,可见虫蚀样改变或出现骨膜反应。血管造影及MRI可清楚显影病变血管及肿瘤范围,彩色B超可作为无创检查辅助诊断。

仅限于皮肤及皮下组织的,较小的海绵状血管瘤,可以手术彻底切除。范围较大的特别是涉及深部组织的肿瘤,多与肌肉、神经融合一体,手术单纯将肿瘤切除将很困难,可行肿瘤及所波及的肌肉、肌腱组织一并切除,一期或二期行肌腱移位,功能重建。

放射介入治疗可作为保守治疗的一种方法。

(三) 动静脉瘘

又称蔓状血管瘤或屈张性动脉瘤。正常的动脉与静脉两个系统,除由毛细血管相连接以外,由神经、平滑肌、小动脉组成的血管球,为沟通动、静脉之另一结构,后者通过调节血流量,有调整体温及血压的作用。除此之外的动、静脉之间的短路,均为病理状态,也就是形成动静脉瘘的原因。

动静脉瘘多为先天性,也有部分动静脉瘘为外伤引起。先天性动静脉瘘出生后即存在,但临床不一定出现症状,数年或数十年后可逐渐发现。患处静脉怒张,有搏动,局部发热,多汗。患指或患手可增生肥大(图21-7)。患肢远端可出现紫绀、发凉等血循环不良现象。有时有跳痛感,可以听到或触知机轮样杂音。动静脉瘘位置较高,病程较长者,可影响心脏使之肥大。

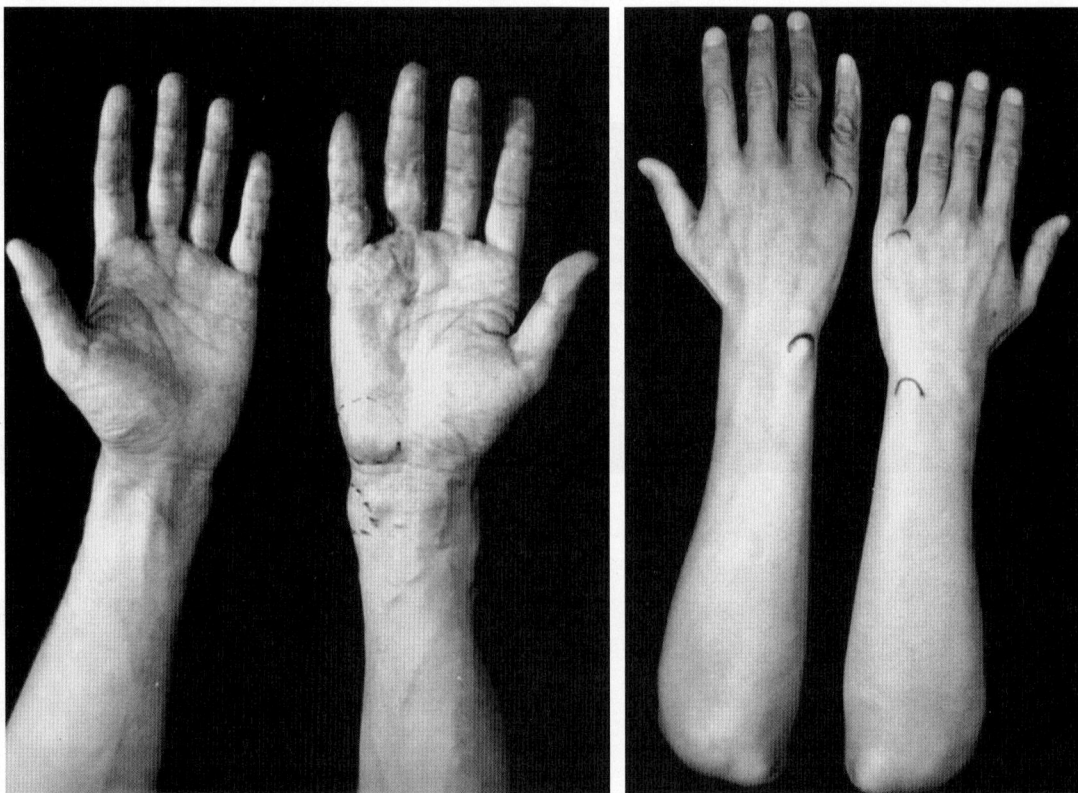

图 21-7 男性,44 岁。自幼发现右手及前臂有搏动性肿物,患处皮温较高,患肢较对侧大。
局部触诊及听诊有杂音,静脉怒张。手术切除部分纤曲之尺动脉及动静脉瘘,症状好转

动静脉瘘侵犯骨骼时,X 线片显示骨质有增生或虫蚀样改变。动脉造影及 MRI 可明确诊断,并可了解动静脉病理连接情况。

动静脉瘘的治疗较困难。理想的治疗是彻底切除动静脉之间的交通,即动静脉瘘。外伤性动静脉瘘多为单发,手术效果较满意。但先天性动静脉瘘多无法彻底切除,有时只能部分切除暂缓症状,预后多不理想。并发有肢体远端血循环不良,有坏死趋势,有大出血倾向,或有代偿性心脏肥大的病例,需考虑行截肢手术。

(四) 血管球瘤

血管球瘤虽然在身体其他部位也可发生,但多见于手上。以前曾有人称之为血管神经瘤、血管平滑肌神经瘤等。

1. 病因 血管球是位于皮肤中的一种正常组织,在手掌侧以及手指、足趾上分布较多。小动脉在形成毛细血管前,分出小分支进入血管球,在其中与静脉直接相连,此种动静脉结合处,外被以纵横的平滑肌细胞,

其中间有血管球细胞。该细胞为一种上皮样细胞,具有圆形或椭圆形核。整个血管球被一种精细的成胶原网所包绕,其中有大量无髓鞘的感觉神经纤维及交感神经存在,最外包有纤维组织包膜。血管球的直径一般在 1mm 左右。

血管球的功能,可能有控制末梢血管舒缩,调节血流量、血压及体温的作用。

正常的血管球成为血管球瘤的原因尚不清楚,有些病例,外伤可能为其诱因。

2. 病理　肉眼观察为小圆形肿物,一般直径为 2~3mm,有完整的包膜,色暗红或暗紫,剖开瘤体有血液流出,则肿瘤呈暗灰色。显微镜检查,与正常血管球组织极为相似,只是血管球细胞及无髓鞘神经纤维显著增多(图 21-8)。

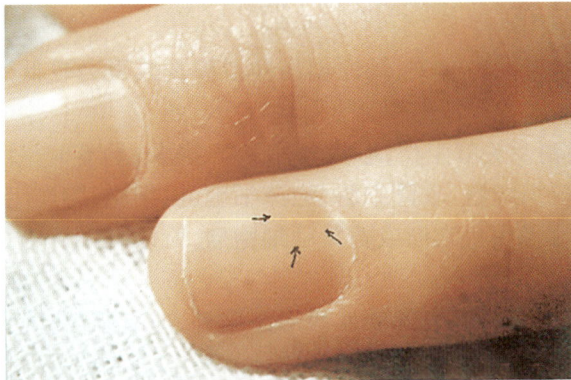

甲下呈蓝色,局限性压痛非常明显

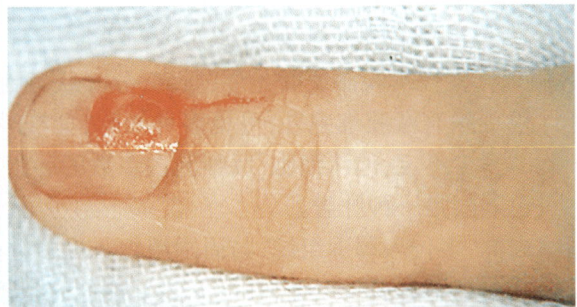

切除1/4甲板,甲床下肿物清楚可见

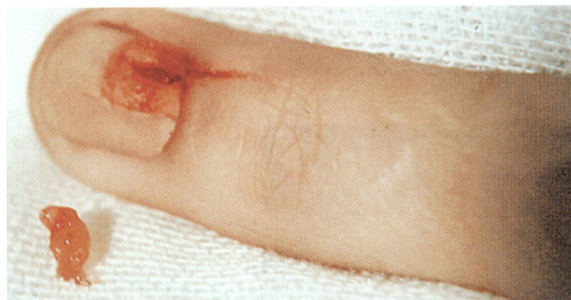

肿瘤完整切除约3mm×3mm

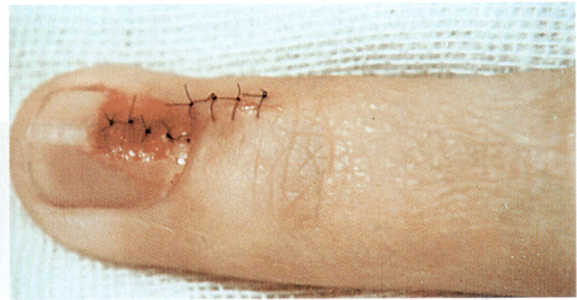

缝合甲床及皮肤

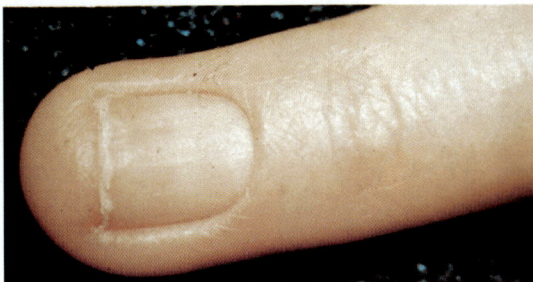

术后6个月,指甲生长平整,肿瘤无复发

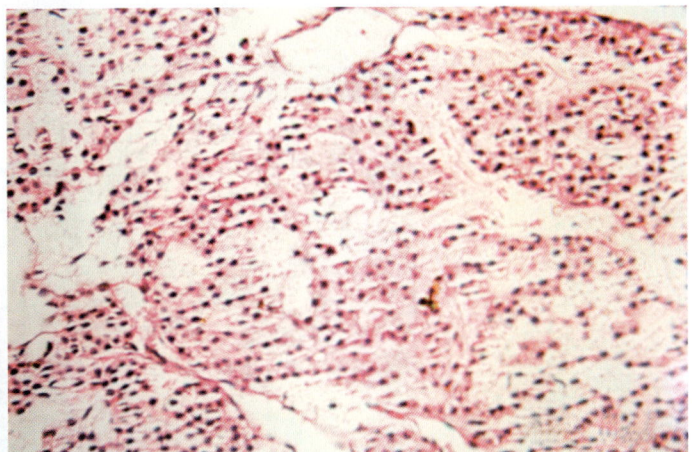

肿瘤有多数血管,其外为多层血管球瘤细胞所围绕

图 21-8　女性,29 岁。左环指甲下疼痛 1 年,桡侧甲缘近端压痛明显,局部甲下呈蓝色。病理诊断为血管球瘤

3. 症状　血管球瘤最多见的生长部位是手指的甲床。主要症状为疼痛,呈刺痛或烧灼样疼痛,有时为间歇性,有时为持续性,多局限于病变局部,但个别病例可放射至臂部或肩部,局部触碰、温度的改变及酸辣等刺激性食物有时可加重疼痛。生长在甲床上的血管球瘤,可通过甲板看到肿瘤处呈蓝色或紫色,局部指甲可

略凸起或整个指甲的弧度有改变,局限性压痛非常明显,X 线片有时可见到末节指骨上肿瘤的压迹。若生长在其他部位的皮下,也可触到疼痛的皮下结节,或可见到局部皮肤颜色发暗,位置较深的血管球瘤,局限性深压痛为其主要特征。根据血管球瘤特有的症状,临床诊断多无困难。

4. 治疗 手术彻底切除,肿瘤很少复发。

三、滑 膜 瘤

滑膜非上皮组织,是一种特殊变化了的结缔组织,来自中胚叶,细胞呈梭形或圆形,可转化成软骨细胞或骨细胞。滑膜为腱鞘及关节的衬里,关节软骨面除外。手部这种结构较多,所以手上生长滑膜瘤的机会也较多。

滑膜肿瘤,可以为良性的滑膜瘤,也可以是恶性的滑膜肉瘤。

1. 病因 滑膜发生肿瘤的原因尚不清楚。外伤可能与发病有关,慢性创伤性滑膜炎或毒力较低的细菌感染性滑膜炎,也可能与发生肿瘤有关。

2. 病理 良性滑膜瘤表面光滑,质韧,分叶状,沿腱鞘及关节生长,形状多种多样,色灰白,有时呈浅黄或暗黄色。镜下除有滑膜细胞外,可见多种细胞,如纤维组织细胞、软骨细胞、泡沫细胞、巨细胞、脂肪组织等。各类细胞的多少不定,泡沫细胞、巨细胞占多数的肿瘤,很像黄色素瘤或腱鞘巨细胞瘤,所以有人认为良性滑膜瘤与黄色素瘤是一种肿瘤。

滑膜肉瘤,多侵入周围组织,与周围组织无明显分界。镜检除有间叶性梭形细胞外,应有腔隙、乳头状及腺腔样结构。细胞具有异形性,并可见多量核分裂现象。

3. 症状 可发生在任何年龄,但以中年较多。可发生在手的任何部位,但多在手的掌侧,沿腱鞘生长。发展较慢,瘤体较硬韧。多无自觉症状,肿瘤生长较大后可发生功能障碍。

生长较快,瘤体与周围组织及皮肤粘连、硬韧、有疼痛者,需考虑有滑膜肉瘤的可能(图 21-9)。

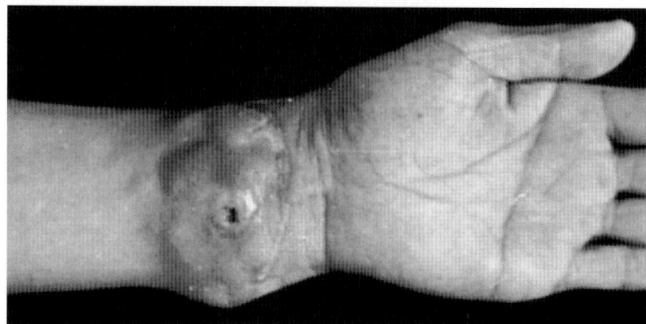

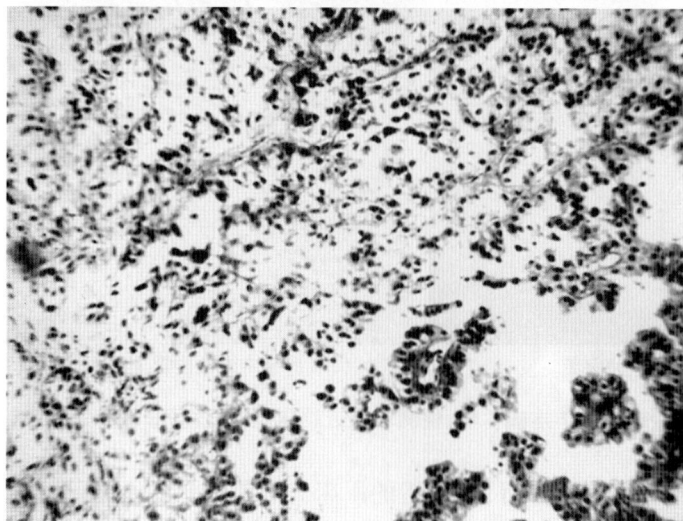

×125 瘤细胞形成腺腔样乳头状突起,说明滑膜细胞具有上皮的特点

图 21-9 男性,42 岁。8 年前,汽车摇把击伤左腕部,局部发现一指头大硬块,1 年前肿块增大,不痛。切除肿物病理诊断为滑膜瘤。术后半年肿瘤复发,渐增大,一处破溃流暗黄色液。病理活检诊断证实为滑膜肉瘤,行肘上截肢

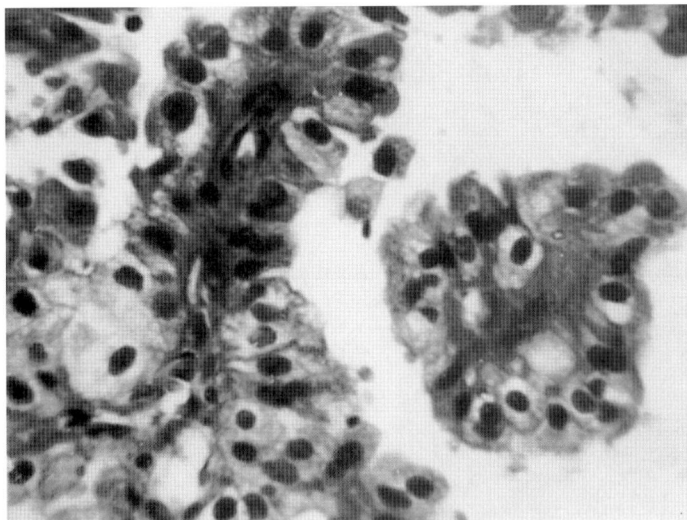

×500 示瘤细胞具有一定的异形性,是肉瘤的特点

4. 诊断与鉴别诊断 良性滑膜瘤,需注意与腱鞘滑膜结核鉴别。后者功能障碍多出现较早,肿物有时有波动感,有时局部有骨质破坏,穿刺可得浅黄色液体。

5. 治疗 良性滑膜瘤行局部彻底切除,包括与肿瘤有关联的腱鞘或关节囊,约有 10% 的病例复发。

滑膜肉瘤,需及早截肢,截肢平面根据具体情况决定。术后有局部复发,也有转移的可能。

四、脂 肪 瘤

1. 病因 手上的脂肪瘤和身体其他部位的脂肪瘤一样,发生的原因尚不清楚。

2. 病理 为表面光滑质软的肿瘤,多呈分叶状,具有薄的完整的纤维包膜。显微镜检查为纤维组织及脂肪组织,有时可见有黏液瘤样组织。

3. 症状 手上的脂肪瘤多生长在手掌侧,虎口部位最常见。多为单发,也有多发者。生长较慢,无明显症状。因肿瘤生长部位关系或瘤体过大时,可妨碍手的功能。一般多位于皮下,但也有位于肌膜间隙或长入腱鞘者。

因瘤体很软,又多位于表浅,触之有假性波动感。若将冰块或冰袋放置在肿瘤上,脂肪受冷后瘤体可稍变硬(图 21-10)。

4. 治疗 手术从包膜外剥除肿瘤,可以治愈。

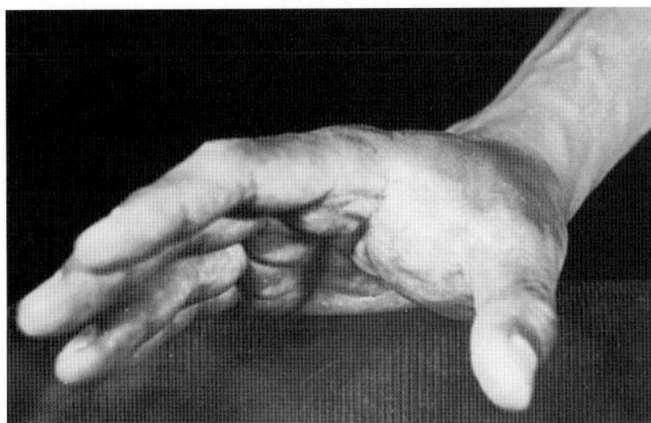

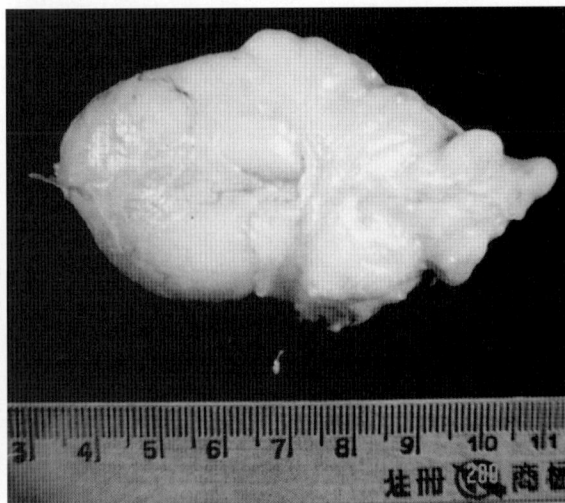

摘除的肿瘤

图 21-10 男性,42 岁。右手虎口部脂肪瘤半年。局部酸胀感,肿瘤表面皮肤呈微蓝色

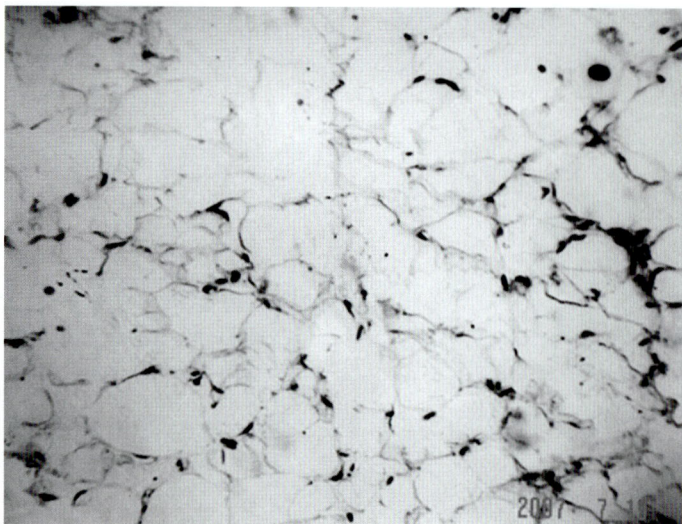

× 125镜下近于正常脂肪组织,只因肿物有完整的包膜而诊断为脂肪瘤

五、纤 维 瘤

手上的纤维瘤,不如身体其他部位多见,多生长在表皮下,为一生长较慢的良性肿瘤,有转变成纤维肉瘤的可能。

1. 病因 原因不明。

2. 病理 瘤体一般呈圆形或椭圆形,但因生长部位不同,其形状及大小变化很大。肿瘤边界常不清楚,无完整包膜。质硬韧有弹性。镜下可见大量成片状或环形排列的胶原纤维组织。有时其间有钙化或软骨组

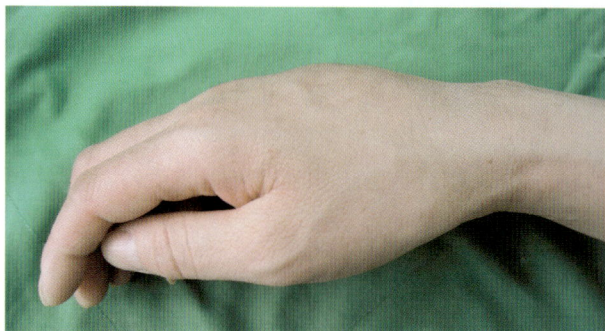

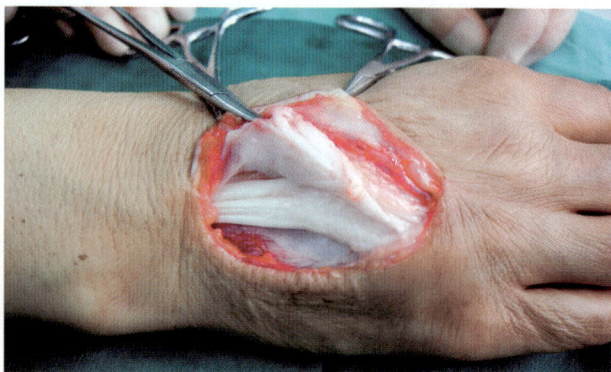

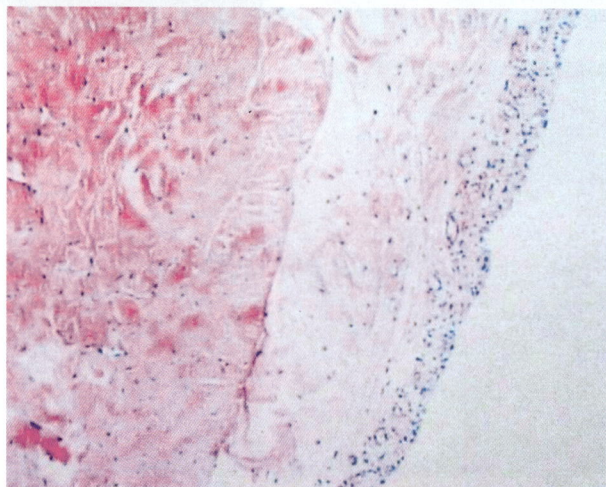

图 21-11 女性,42 岁,右手背肿物 7 个月,病理诊断为纤维瘤

织存在。

3. 症状　肿瘤多发生自皮肤、皮下、甲床等浅在部位,也可从深部组织如肌膜、腱鞘、关节囊、韧带、骨膜等处生长。也有个别病例起自肌腱。因为生长缓慢,多无自觉症状。生长在末节手指的肿瘤,因局部挤压可使指甲变形,指骨出现压痕等现象。位于腱鞘或肌腱中的肿瘤,可产生弹响指或手指屈伸受限等体征。肿瘤较硬韧,但与周围组织不粘连,可移动。如肿瘤生长较快,瘤体较固定,且有疼痛及压痛,应考虑为纤维肉瘤,或原为良性纤维瘤发生恶变的可能(图 21-11)。

4. 治疗　单纯局部手术切除,容易复发。切除范围需广泛,如术后局部反复复发,需慎重考虑是否有恶变。活体组织检查若证实为纤维肉瘤,可根据病情做扩大切除或截肢手术。纤维肉瘤对放射治疗不敏感。

六、硬 纤 维 瘤

硬纤维瘤为一种由良性成纤维细胞和胶原纤维组成的良性软组织肿瘤,呈进行性生长,有人称其为低度恶性的纤维肉瘤,或生长活跃的纤维瘤,于 1838 年由 Mueller 命名。

1. 病因　不详。有人认为局部创伤,体内激素或基因是影响因素。

2. 病理　肉眼观肿瘤多位于肌肉或筋膜层,并沿着筋膜伸展,肿瘤较坚硬,切面有光泽,韧性感。镜下见肿瘤没有明显界限,瘤组织由大量的成纤维细胞和大量的胶原纤维组成。细胞核小,灰白色,成纤维细胞和胶原纤维通常排列成束状,有时可见微小出血和淋巴细胞聚集现象。

3. 症状　肿物深在、坚硬、边界不清,有时可有胀痛感,最常见的生长部位在肩部、臀部,大腿、上肢、手等均可发生。发病年龄为青春期至 40 岁,以 25～35 岁最常见,在婴儿及儿童被你为先天性纤维瘤病或婴儿肌纤维瘤病等。女性患者多于男性。病变可侵犯相邻的组织(图 21-12)。

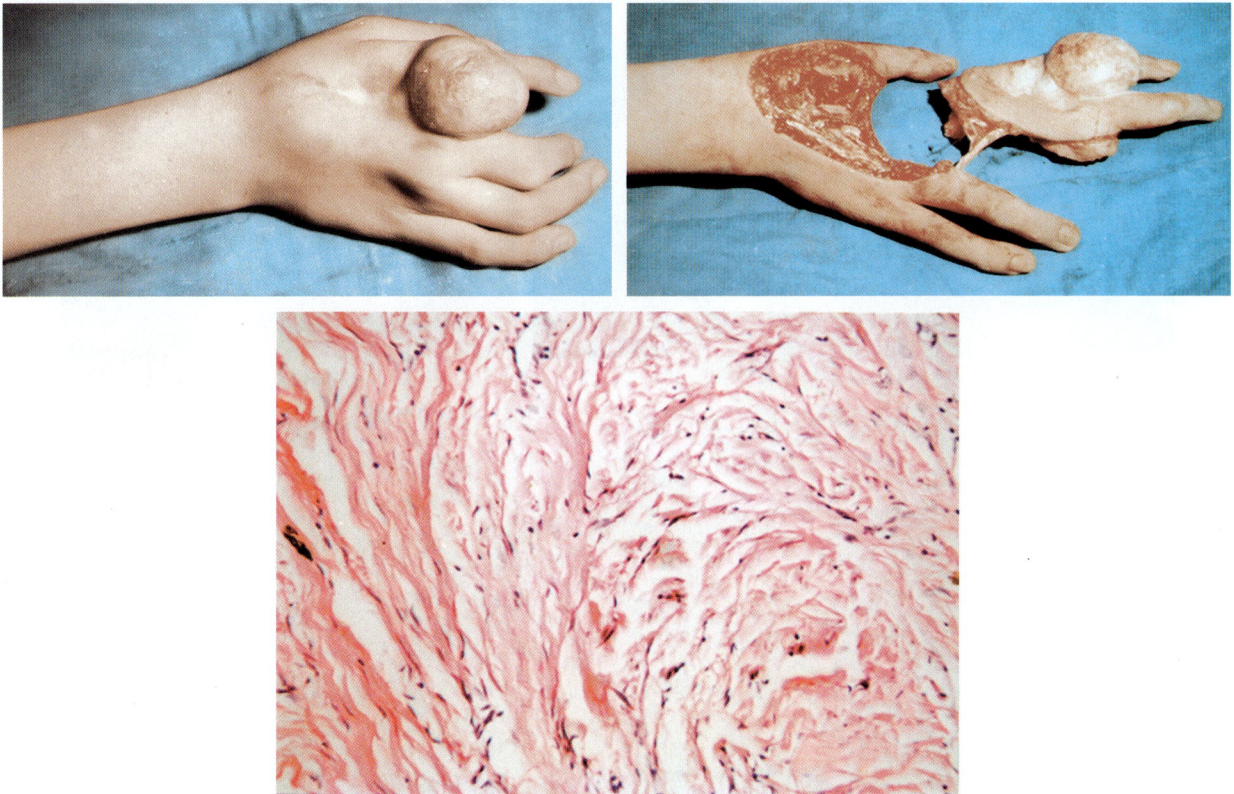

×125 瘤组织由大量纤维母细胞及胶原纤维组成,排列呈束状。
细胞核小,灰白色。有时可见微小出血和淋巴细胞聚集现象

图 21-12　女性,16 岁。右示指肿物 6 年。曾在某院做过局部切除手术两次,均很快复发。
行示、中指纵列截指术,用腹部皮瓣修复创面

4. 鉴别诊断 主要应与纤维肉瘤相鉴别。

5. 治疗 扩大切除,包括肿瘤及周围部分正常组织。对复发的肿瘤,仍可作局部扩大切除。术后放疗效果较好,但有报道转变成纤维肉瘤的可能。不是所有硬纤维瘤对化疗都敏感,对于一些反复发作的肿瘤,可考虑施行化疗。

6. 转归 硬纤维瘤的临床特点是进行性生长,切除术后复发率很高,文献报道复发率为 25% ~ 68%。复发多在术后第 1 年。

七、周围神经良性肿瘤

手及上肢由神经来源的肿瘤约占整个手部肿瘤的 5%,如同其他软组织肿瘤一样,良性神经肿瘤生长缓慢,很少有不适表现,而恶性神经肿瘤生长迅速,多伴有疼痛,而神经功能障碍却不是经常发生。

周围神经的结构分三部分:神经轴索、神经鞘膜及神经终末结构,根据肿瘤的不同组织来源临床又可分为:神经鞘膜瘤、神经纤维瘤、神经黏液瘤及恶性神经鞘膜瘤。

(一)神经鞘膜瘤

神经鞘膜瘤细胞来源于施万细胞,病因不明,是周围神经肿瘤中最常见的,中年人多发,无明显性别倾向,典型的神经鞘膜瘤为单发,生长缓慢,无痛,边界清楚,质地较硬,生于手的屈侧多于伸侧。如肿瘤位于较大的神经干周围,CT、MRI 检查可有助于术前明确诊断。手术为包膜外切除,有些神经纤维包裹在肿瘤表面,手术时需仔细将神经纤维分离保护,逐层剥离开神经纤维,再完整切除肿瘤。复发机会很少,极少恶变。较浅的神经鞘膜瘤应与纤维瘤、脂肪瘤相鉴别,深在的需与肌肉内纤维瘤、囊肿、滑膜瘤等鉴别(图 21-13)。

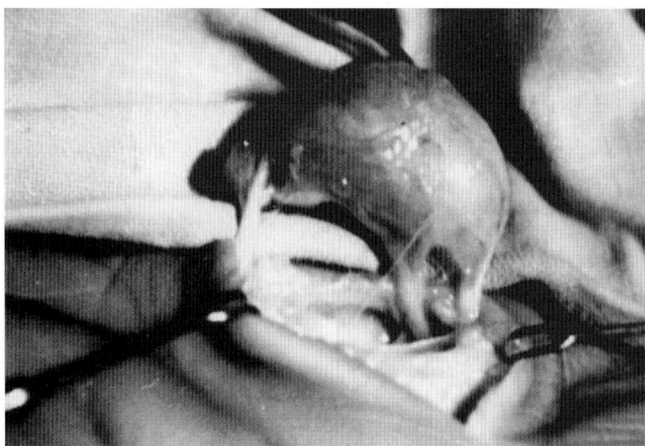

肿瘤与神经干的关系

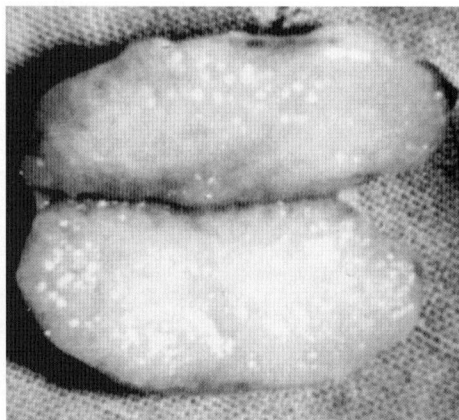

肿瘤剖面

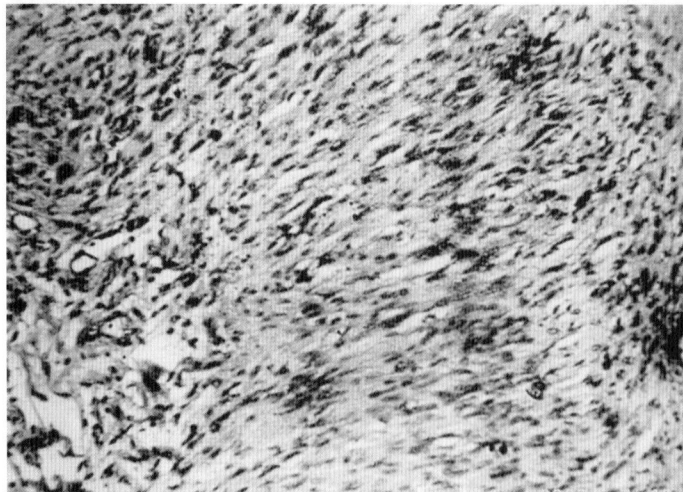

×125示肿瘤具有纤维结构,胞核细长呈平行排列,中间基本无核,所谓的栅栏状排列为神经鞘细胞瘤的特点

图 21-13 女性,53 岁。4 年前无意中发现右手掌有一肿物,逐渐增大,无任何不适。病理诊断为神经鞘瘤

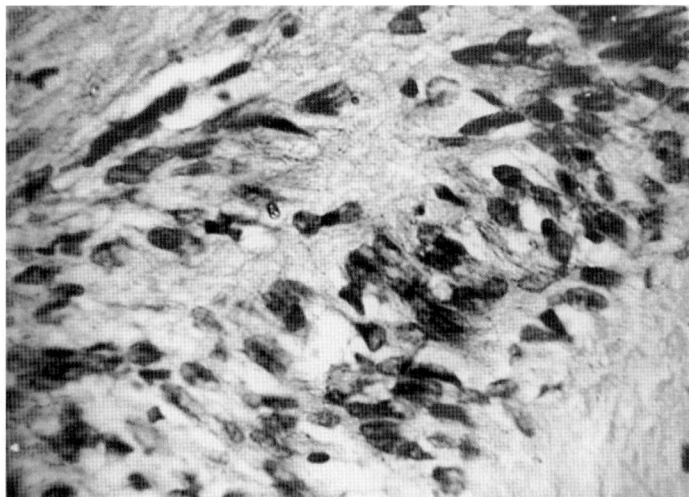

×500栅栏状排列之组织像。细胞核虽稍具不一致性,但为良性肿瘤

(二) 神经纤维瘤

神经纤维瘤是良性的外周神经肿瘤。细胞来源也为施万细胞。多发的神经纤维瘤,合并牛奶咖啡斑,皮肤硬化,有时合并内脏器官病变,称为神经纤维瘤病(von Recklinghausen disease)。单发神经纤维瘤临床表现与神经鞘膜瘤无明显不同,治疗为手术切除。如肿瘤与神经纤维融合一体,不能分离,则需将受肿瘤侵犯的神经纤维切除,神经缺损部分,需游离神经移植行神经修复术。如肿瘤生长很慢,没有恶变趋势,没有感觉和运动障碍,可不切除,以免手术给完整的神经功能带来损害,但须密切观察肿瘤的发展。单纯神经纤维瘤恶变极少,但神经纤维瘤病则有较高的恶变机会。鉴别诊断同神经鞘膜瘤(图 21-14)。

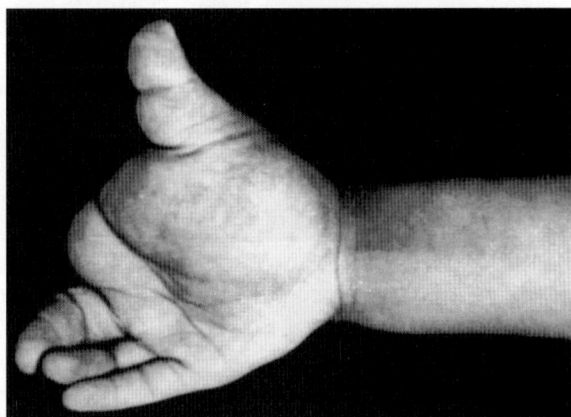

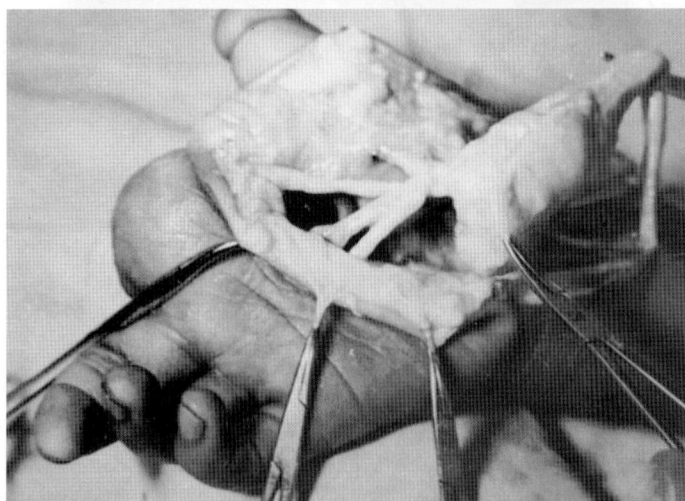

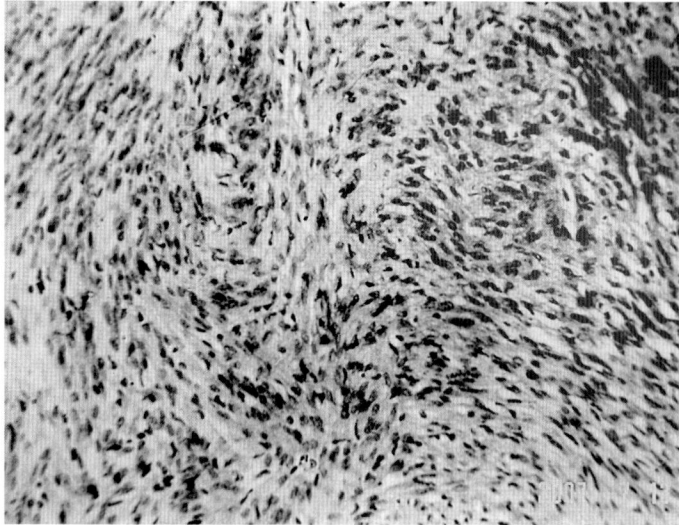

图 21-14 （1）女性，12 岁。出生后右手掌及拇、示、中指即粗大，1 岁时将巨大示指截除。手术探查及病理证实为神经纤维瘤

×125肿瘤具纤维波浪状的纤维及胞核，而无明显的栅栏状结构，是神经纤维瘤的特点

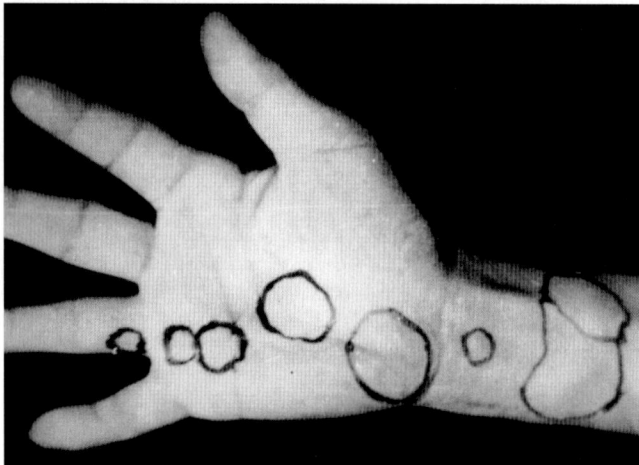

肿瘤分布情况

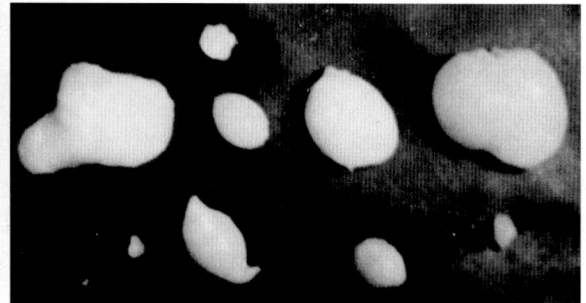

摘除的肿瘤

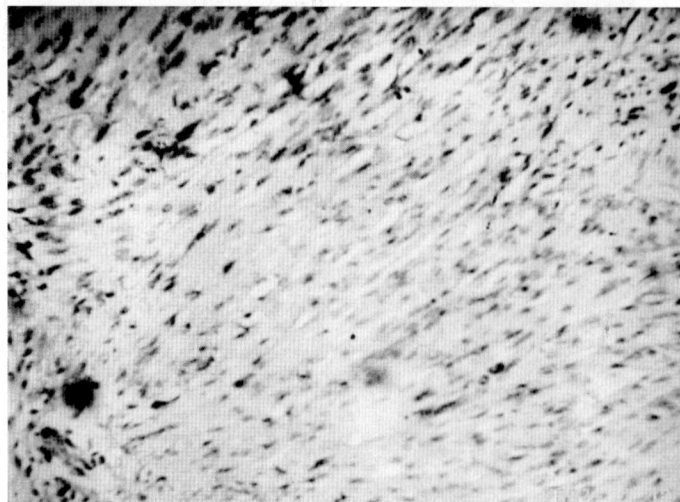

×125 同图21-14病理切片说明

图 21-14 （2）男性，48 岁。右手多发肿物 14 年，疼痛及压痛明显。手术见正中神经及尺神经干呈多处膨大，切开神经外膜后肿物极易剥出。病理诊断为神经纤维瘤

第三节　良性骨肿瘤

一、内生软骨瘤

1. **病因**　可能为先天性者,由于软骨细胞错构而成。内生软骨瘤多发生在手上,其他部位较少发生,手上小关节多,关节软骨面也多,软骨细胞错构的机会也较多,此点符合先天性肿瘤的说法。

2. **病理**　肿瘤内容为软骨组织,其中常有散在的钙化点。肿瘤有时可破出骨皮质进入软组织中。

3. **症状**　肿瘤多发生在青年,以指骨特别是近节指骨多见。可为单发或多发。指骨呈梭形膨大,无痛或轻痛。病理骨折发生率较高。X线片显示指骨中央有密度减低区,或呈磨砂玻璃状上有散在的砂粒样钙化点。较大的肿瘤,骨皮质可呈梭形膨大(图 21-15)。

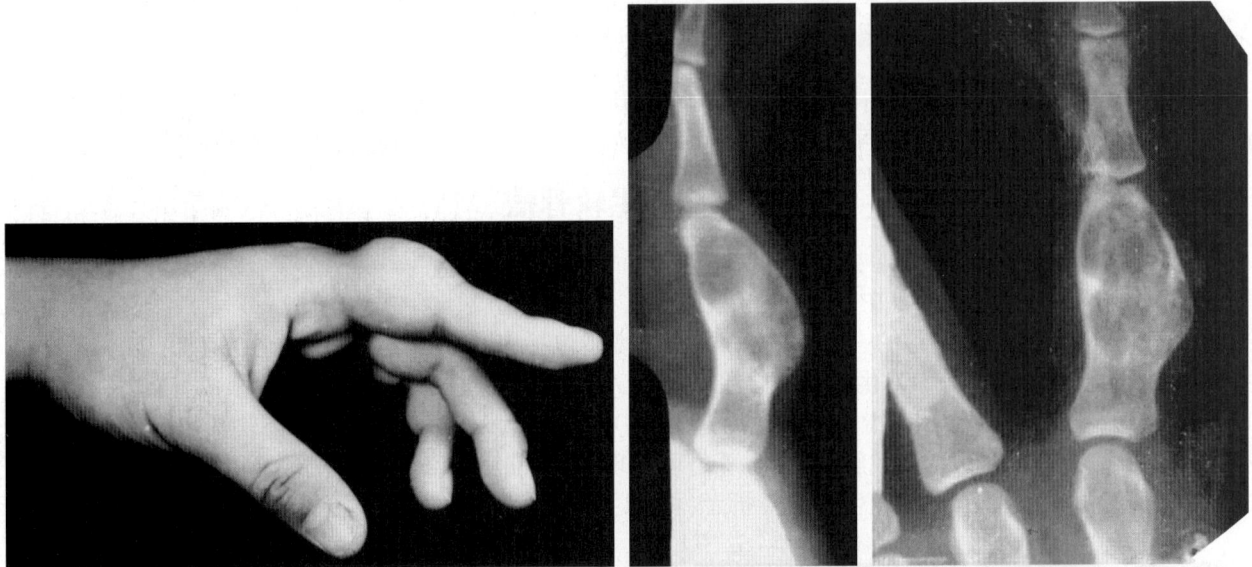

术前

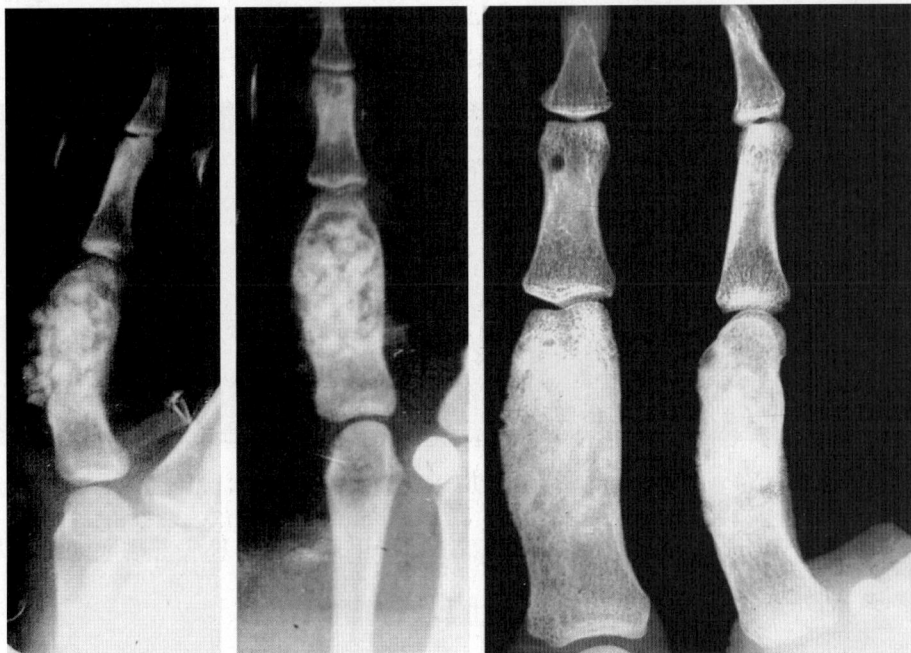

肿瘤刮除及植骨　　　　　　　　植骨愈合后

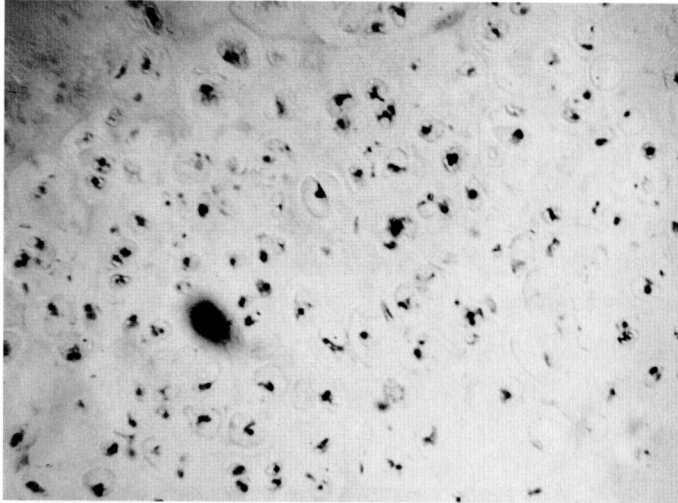

图 21-15 女性,20 岁。10 年前左手示指被碾伤后,近节手指逐渐肿大,患指除屈伸稍感不便外无其他不适。临床及病理诊断为内生软骨瘤。行肿瘤刮除植骨术

×125 肿瘤示透明软骨结构,瘤细胞生长较活跃,但在手部仍为良性

4. 治疗　较大而有发展的软骨瘤,需手术治疗,彻底刮除软骨组织,如所遗骨腔较大,需行植骨。病理骨折者,先按骨折治疗,骨折愈合后再做刮除植骨手术。如肿瘤发展缓慢,可在密切观察下延缓手术治疗。

二、外生软骨瘤

又名骨软骨瘤,较内生软骨瘤少见。

1. 病因　为先天性肿瘤,多在青少年时期发病。

2. 病理　多发生在管状骨的一侧,靠近骨骺处。瘤体包括有骨质及软骨,以骨质为基底,软骨为帽。在生长过程中常影响骨骺发育而发生畸形。多发病变有人认为与软骨发育不良症有关。

3. 症状　患者多为青少年,指骨及掌骨均有生长,可单发或多发,多发者又称骨软骨瘤病。因肿瘤从骨皮质向外生长,临床上容易看到或触到瘤体,手指可出现畸形。肿瘤无疼痛及压痛。因生长部位及发育畸形关系,可影响手的功能。未见有发生病理骨折者(图 21-16)。

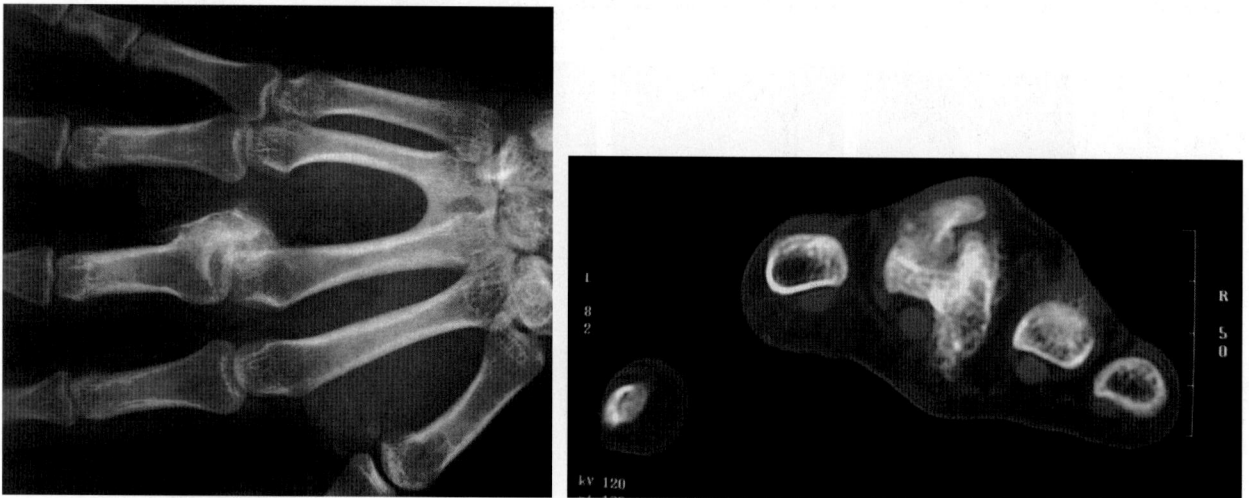

图 21-16 男性,27 岁。右手第 3 掌骨尺侧肿瘤切除术后复发之 CT 及 X 线片,病理诊断为骨软骨瘤

4. 治疗　单发或多发中的个别肿瘤,如影响功能者,可行手术从肿瘤基底部彻底切除,以免复发。

三、骨膜软骨瘤

骨膜软骨瘤为发生于骨膜或临近骨膜部位的良性肿瘤,青壮年男性多见。临床表现为局部疼痛肿胀,病变部位骨质可发生畸形、病理骨折。典型的 X 线片显示软组织肿物阴影,临近骨皮质有扇贝征或呈蝶状,也

可见骨皮质内半透明病变,边缘硬化(图21-17)。

骨膜软骨瘤组织学所见为较多的异性细胞的软骨组织,易与软骨肉瘤混淆。

骨膜软骨瘤治疗应整块切除,减少复发。

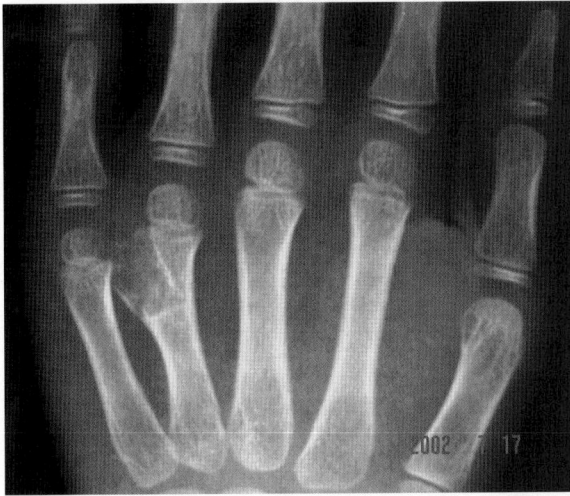

图21-17　女性,11岁。左手第4掌骨尺侧肿瘤,病理诊断为骨膜软骨瘤

四、骨巨细胞瘤

1. 病因　原因不明,有部分病例发病前有外伤史。

2. 病理　肿瘤多起自骨骺,向骨干生长,骨皮质膨胀、变薄,表面光滑,少数病例可穿破菲薄的骨皮质壳,破入软组织中。瘤体剖面有暗红及灰色相间的、质脆的软组织,可有囊性变及出血、坏死灶,血运丰富。镜检有大量瘤性巨细胞,细胞中央聚集有多个卵圆形小核,此外尚有多数间质性单核细胞,圆形、椭圆形乃至梭形。主要根据间质细胞量的多少、分化程度和核分裂象数目,将肿瘤分为Ⅰ、Ⅱ、Ⅲ级,作为临床选择治疗的依据。

3. 症状　多发生在20岁以后。在手部以桡骨远端及掌骨发生者较多。肿瘤生长较慢,局部逐渐膨大,可有轻度胀痛及压痛。瘤体较大时外壳变薄,触之有乒乓球感。常发生病理骨折。当肿瘤破入软组织后,可与周围组织粘连,X线片可显示典型的肥皂泡沫样影像,肿瘤虽接近关节,但很少有突破关节软骨长入关节内者(图21-18)。

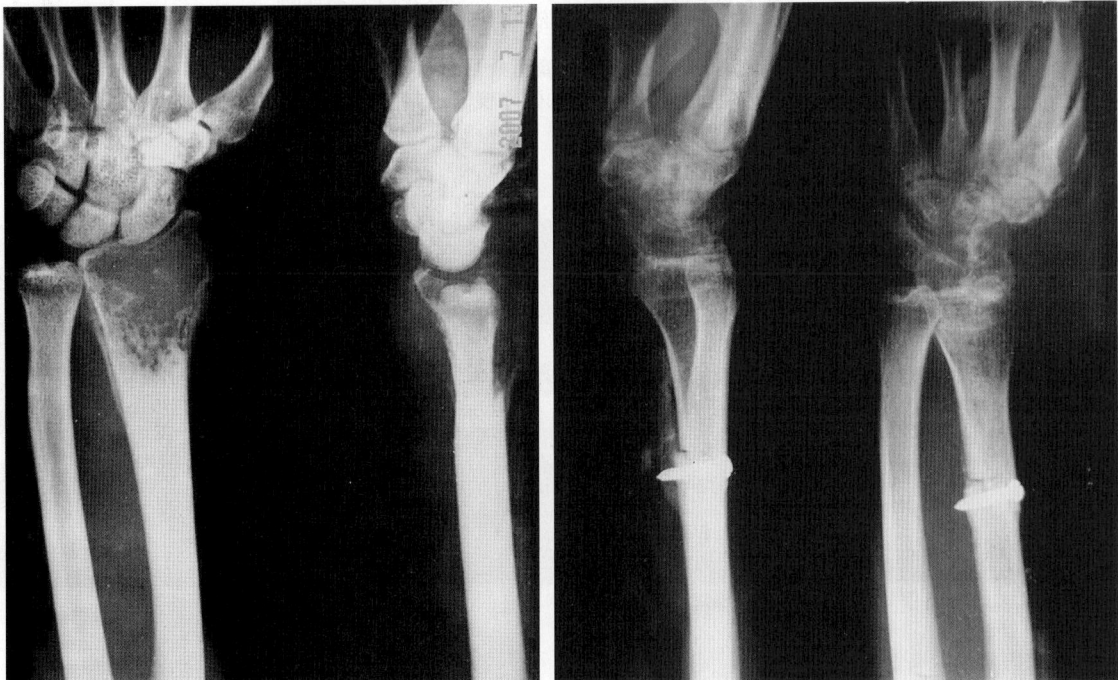

桡骨远端骨质破坏,有肥皂泡沫样影像　　　　　　术后

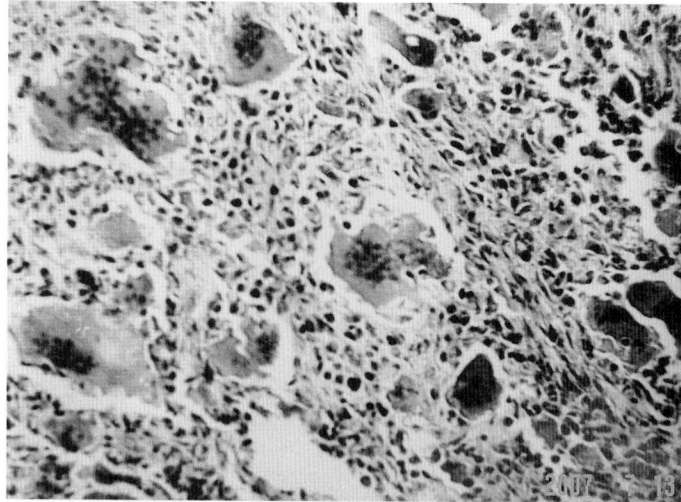

×125 肿瘤内有大而多核的瘤性巨细胞,周围有较多量的圆、椭圆
形单核细胞,一些成梭形,此两类细胞是骨巨细胞瘤的主要成分

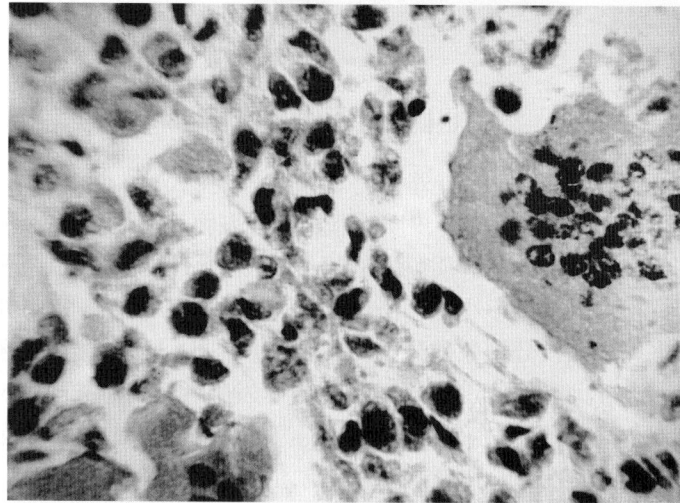

×500 示单核细胞有轻度核大小、形态及染色的不一致性,加
之低倍所示有梭形细胞成分,说明该骨巨细胞瘤应为Ⅱ级

图 21-18 （1）男性,22 岁。左腕部肿痛两个月余,桡骨远端触之有囊状感,
压痛。诊断为骨巨细胞瘤。手术截除桡骨远端并行腓骨头移植

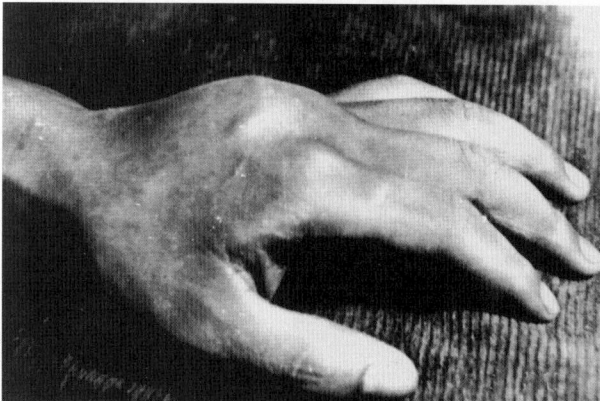

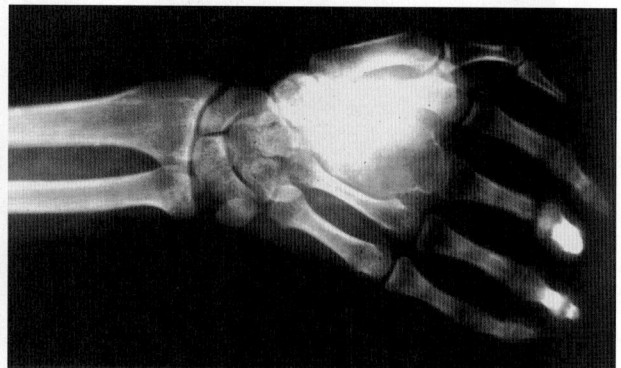

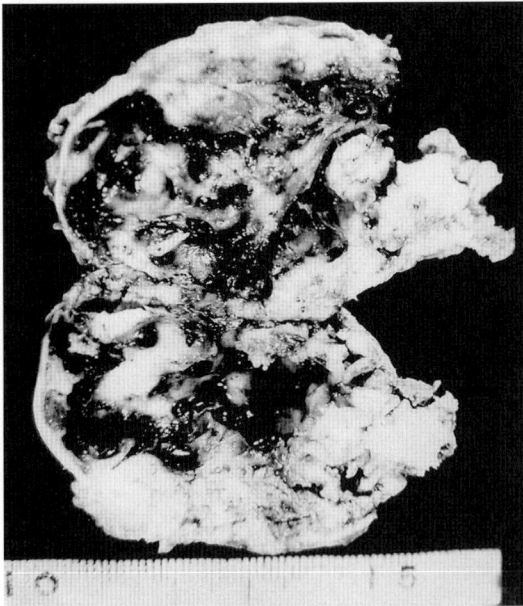

肿瘤剖面

×125 肿瘤具大型多核巨细胞及散在的单核间质细胞,此两类细胞为主要成分,是骨巨细胞瘤的特点

图 21-18 （2）男性,18 岁。左手背发现肿物半年,近两个月增大较快,胀痛。触之肿物壁有乒乓球感,并有搏动。动脉造影示有一较大血管与肿物相通。切除第 3 掌骨,移植 1 条状髂骨代替第 3 掌骨。病理诊断为巨细胞瘤

4. 治疗 Ⅰ、Ⅱ级巨细胞瘤,可根据肿瘤大小及骨皮质厚薄情况,采用局部彻底刮除肿瘤组织,碎片状植骨办法;或截除整个肿瘤,保留远近端关节,行块状植骨。桡骨远端的巨细胞瘤,截除肿瘤后,可用对侧腓骨小头连同软骨面做半关节移植,其外形及关节面的方向均极似桡骨远端,移植后可保留腕关节有一定的活动度。

Ⅲ级巨细胞瘤,需做截肢手术,截肢水平视肿瘤的部位及大小决定。

五、动脉瘤样骨囊肿

动脉瘤样骨囊肿发病率占良性骨肿瘤的 5% 左右,病因不明,有些观点认为与外伤有关,也有人认为是一些良性或恶性肿瘤的组织反应。有时单独发生,也可与其他良性肿瘤同时生长。动脉瘤样骨囊肿多发生在长管状骨的干骺端,手部的发生率约为 5% 。

动脉瘤样骨囊肿好发于年轻人,10 ~ 20 岁最常见,无明显性别差异,临床表现通常为缓慢生长的肿物,有时可出现疼痛,患者常因病理骨折就诊,肿瘤表面温度可高于周围正常组织。X 线平片多为干骺端病变部位呈中心性膨胀,骨皮质变薄,有些病例会出现反应性骨硬化影,病变区域内可见骨小梁溶解影像（图 21-19）。

动脉瘤样骨囊肿治疗为肿瘤刮除植骨。单纯囊肿刮除植骨的复发率可高达 60% ,为减少复发,可同时采用多种辅助治疗,如肿瘤刮除后先用液氮处理囊壁后再植骨;也可在刮除囊肿后高速打磨囊壁后植骨;如肿瘤侵犯整个骨干,可考虑作肿瘤段截除,整块髂骨植骨。任何治疗方法均应注意保护骺板结构的完整,避免骺板损伤引起晚期骨畸形及手的功能障碍。

动脉瘤样骨囊肿须与骨巨细胞瘤、骨囊肿、软骨瘤、软骨母细胞瘤及亚急性骨感染相鉴别。

动脉瘤样骨囊肿复发率较高,发病年龄越小,复发率越高,但目前尚无全身转移的报道。

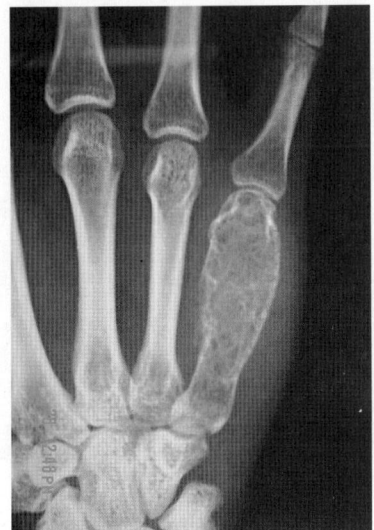

图 21-19

六、骨 囊 肿

X 线平片多只能见到一圆形或卵圆形致密阴影。

1. 病因 骨囊肿的原因不明,但创伤性血肿、感染、钙质代谢异常和进行性骨质溶解等,可能与骨囊肿的发生有关。

2. 病理 囊肿多呈椭圆形,囊壁内有一层纤维薄膜,囊内为黄色或棕色液体。囊肿部位的骨干的骨皮质变薄及扩张。镜检骨壁为正常之骨组织,纤维性囊壁为大量纤维组织及多核巨细胞(图 21-20)。

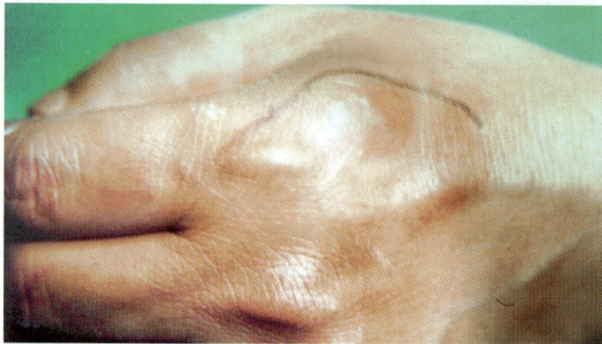
（1）

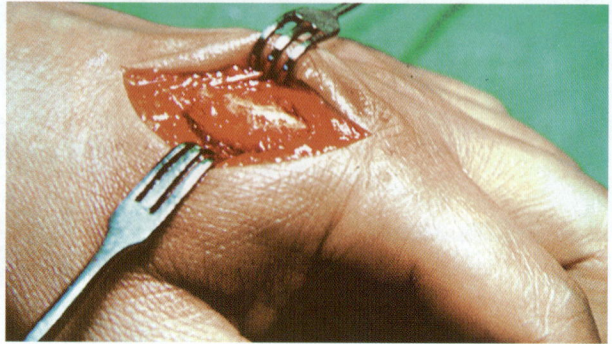
（2）

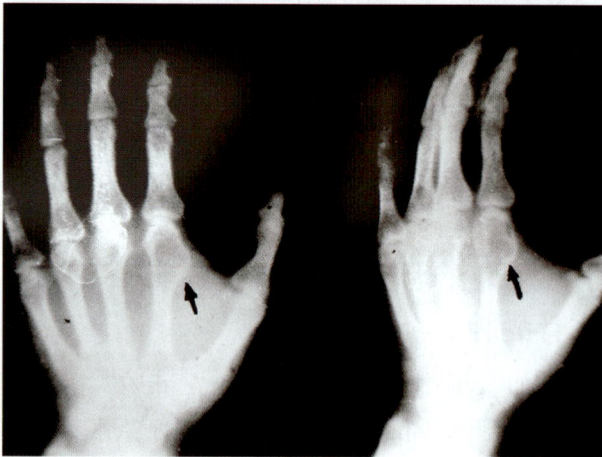
（3）

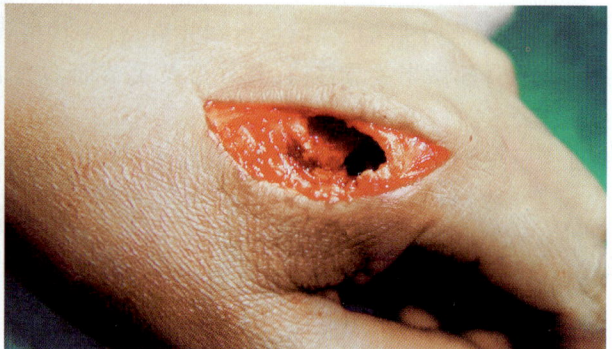
（4）

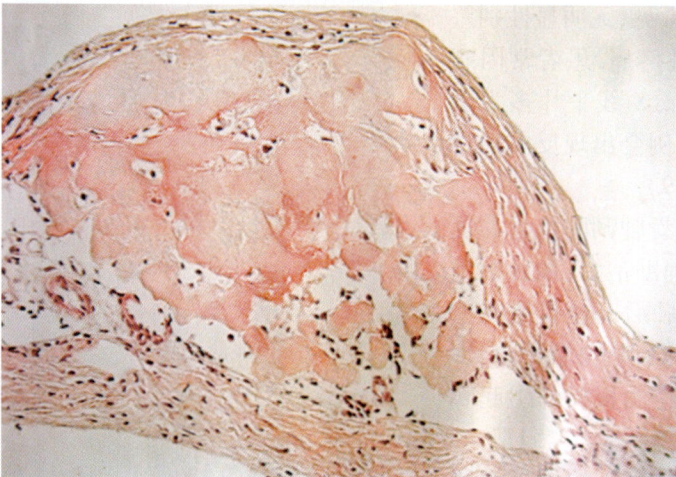
（5）

×125 囊肿壁由厚薄不一的纤维结缔组织构成,血管较丰富,壁内有一片状骨样组织及少量淋巴细胞浸润

图 21-20 男性,45 岁。左第 2 掌骨部肿物 1 年余,无不适感,X 线诊断为骨囊肿。囊腔内为棕色液体。行手术刮除及植骨术

3. 症状　多发生在青年,以近节指骨较为多见,掌骨生长骨囊肿者较少。病变进展缓慢,多无自觉症状,囊肿较大时,患指指节可见梭形膨大,可有轻度胀痛感和压痛。常因有轻微外力作用发生病理骨折而就诊,经 X 线片检查而确诊。X 线片表现,囊肿多起自骨的干骺端,囊肿生长扩大时向骨干发展,很少影响骨骺的完整。囊肿处骨皮质膨大变薄、边缘锐利、中空。

4. 治疗　囊肿生长较快,皮质很薄,容易发生骨折的病例,可行手术刮除其内容物及囊壁衬里,然后填充小条状或片状植骨块。植骨块需包括松质骨及皮质骨。单纯松质骨植入后容易吸收掉,单纯皮质骨植入后不易愈合。囊肿壁上开窗进入囊肿时,应保留骨壁的骨片,并将该骨片上的纤维囊壁刮净,待植骨后,将该骨片盖回囊壁的窗孔,以恢复骨面的光滑完整,减少与周围的肌腱等组织粘连的机会。植骨块需要量较少,可从桡骨远端或尺骨近端切取。术后骨囊肿有复发的可能。

对于生长较慢,囊壁较厚,无明显症状的囊肿,可定期拍 X 线片观察,不急于手术治疗。已发生病理骨折的囊肿,按骨折处理。有部分病例,在骨折愈合过程中,囊肿可逐渐消失。骨折愈合后囊肿仍继续发展者,再行手术治疗。

七、外 生 骨 疣

外生骨疣在手上少见,可生长于掌骨或指骨,多在关节附近或末节指骨的甲下,发病与外伤有关。多为单发,也有多发者。瘤体由皮质骨及松质骨构成,顶部多附着致密的纤维组织。肿瘤生长缓慢,生在甲下者,可渐将指甲顶起变形,可发生疼痛。有时瘤体较高,肢体活动时与周围覆盖的组织摩擦产生滑液囊而疼痛。如有局部疼痛或功能障碍时,可手术切除(图 21-21)。

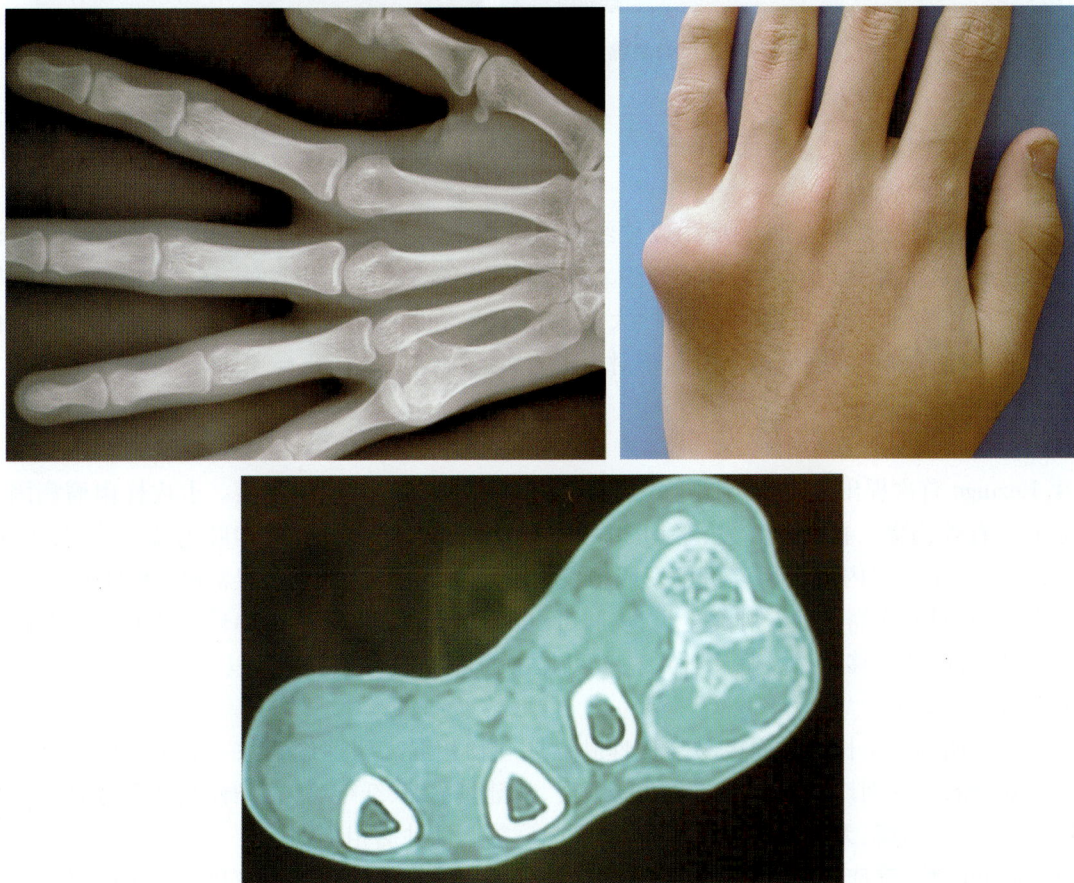

图 21-21　女性,27 岁。右手第 5 掌骨肿瘤之 X 线片、CT 片及术前体位相,病理诊断为外生骨疣

八、骨样骨瘤

骨样骨瘤有少数发生在手上,多发生在胫骨及股骨。青年及儿童发病较多,主要症状为局部疼痛及压痛,夜间较明显,水杨酸制剂可缓解疼痛。肿瘤直径多在 1cm 以内,再大者很少见。多位于皮质骨内,松质骨中也可生长。病灶处为富于血管的骨样组织,中有不同程度的钙化,其周围的骨组织致密、硬化、增厚。接近骨皮质表面的,局部可隆起。X 线片表现,病灶部分为密度减低区,如钙化及骨化程度较高,则为致密阴影。在皮质中的病变,尤其是病程较长的病例,多只能见到一圆形或卵圆形阴影(图 21-22)。

手术切除,症状可立刻解除。

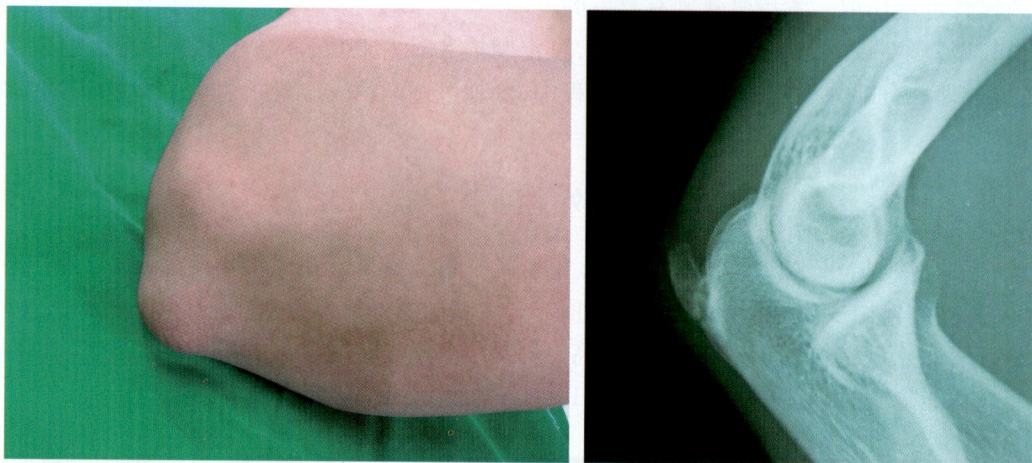

图 21-22　尺骨鹰嘴肿物 1 年,病理诊断为骨样骨瘤

第四节　恶性软组织肿瘤

手部恶性肿瘤相对较少见,恶性肿瘤中以软组织肉瘤较多发。最常见的软组织肉瘤为上皮样肉瘤。手上出现生长迅速伴有(无)疼痛的肿物,均应考虑恶性肿瘤的可能,除常规检查外,还应考虑作 MRI 甚至全身ECT 检查。术前应作病理活检,根据肿瘤部位、大小、临床诊断和肿瘤生长特点而选择采取病理组织的方法,一般多选用切开活检。确切的病理诊断有利于对手术方案的决定。

一、上皮样肉瘤

1970 年 Enzinge 首次提出上皮样肉瘤这一诊断,是手部最常见的软组织肉瘤。上皮样肉瘤病因不详,有相当一部分患者有外伤史。青壮年高发,平均 30 岁,男性多于女性,好发部位四肢远端的掌侧,表浅的病变可位于皮下,也可位于肌肉内或深层。可单发或多发,质地较硬,基底固定,边界清晰,无明显分叶。早期肿瘤多无明显症状,有时有疼痛。随着肿瘤生长,皮肤可出现破溃,肿瘤沿筋膜呈串珠样生长,晚期可有区域淋巴结肿大,血行转移以肺转移多见。临床辅助检查可作肿瘤部位的 B 超、MRI,以协助明确肿瘤的层次和周围组织的关系(图 21-23)。

上皮样肉瘤初期因其生长缓慢而极易与良性肿瘤或肿物相混。病理诊断除一般染色外,还应行免疫组化染色方可明确诊断。鉴别诊断需要与结节性筋膜炎、掌腱膜挛缩、纤维瘤、感染性肉芽肿等良性病变区分,还需与滑膜肉瘤、纤维肉瘤、无色素型黑色素瘤、血管肉瘤等恶性肿瘤相鉴别。

上皮样肉瘤的治疗,首选为局部扩大切除或根治性扩大切除。单纯局部切除几乎 100% 复发。病变侵犯淋巴结时,可同时行淋巴结清扫术。对于一些肿瘤巨大,手术无法将肿瘤与周围正常组织或重要组织分离,或无法行根治性切除,则可考虑纵列截指或超过一个关节截指;或截肢。放疗或化疗对上皮样肉瘤均不敏感,有观点认为术后放疗可控制局部复发或病变扩大。

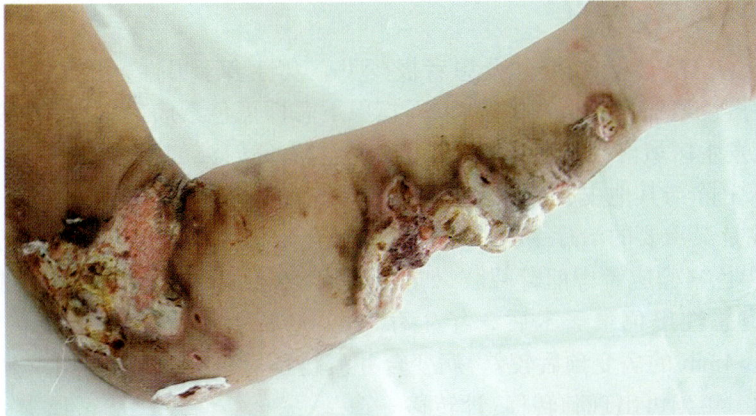

（1）男性,25岁。左上臂肿物伴破溃两年余,病理诊断为上皮样肉瘤

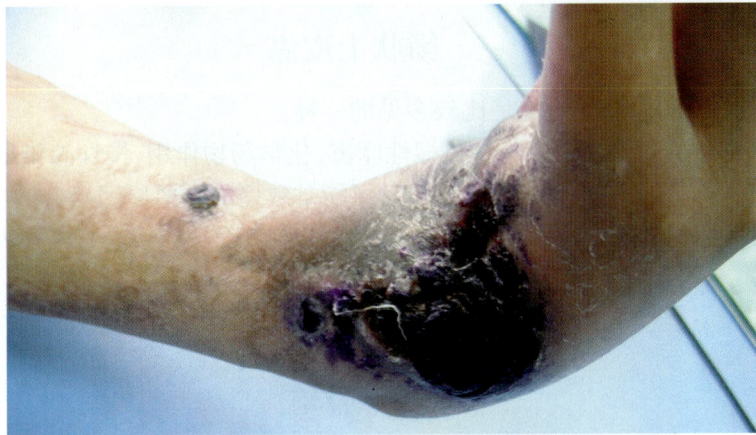

（2）男性,28岁。右手及上臂肿物伴破溃3年,病理诊断为上皮样肉瘤

图 21-23

上皮样肉瘤的复发率与肿瘤大小、生长速度、是否伴有溃疡、肿瘤坏死以及是否侵犯大的血管等有很大关系,晚期可出现全身转移。

二、恶性黑色素瘤

恶性黑色素瘤是一种较少见的恶性肿瘤。在手部多发生在手指。

1. 病因　不详,多数专家认为与皮肤色素、日光、种族、内分泌、外伤及感染有关。也有报道交界痣恶变为恶性黑色素瘤的。

2. 病理　镜下可见上皮样瘤细胞、梭形瘤细胞、痣细胞样瘤细胞、金球样透明瘤细胞等,以上皮样瘤细胞多见,有核分裂象,细胞多呈巢状或条索状,间质内有吞噬细胞。

病理上可分为结节型、表浅蔓延型和恶性雀斑型。还有一些少见类型,如小儿恶性黑色素瘤、恶性蓝痣、无色素性恶性黑色素瘤等。

无黑色素性黑色素瘤其细胞形态和排列呈恶性黑色素瘤的特点,但瘤细胞少色素或无色素,病理诊断较困难,需借助免疫组化染色及 Dopa 反应、电镜检查来明确诊断(图 21-24)。

3. 症状　早期恶性黑色素瘤表现为肿块杂色、

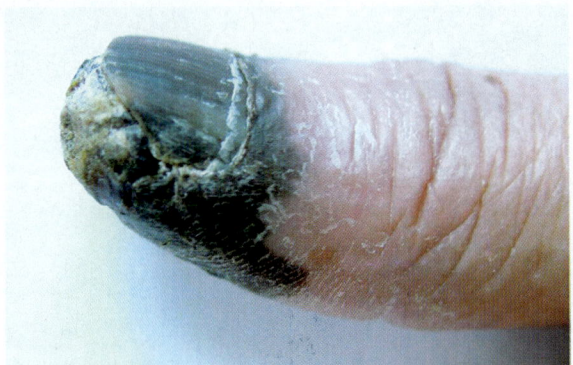

图 21-24　男性,62 岁。左拇指砸伤 30 余年,色素沉着伴溃疡 1 年,病理诊断为恶性黑色素瘤

边缘不整和表面不规则,又称临床三联征。黑痣颜色的变化往往是恶变的象征,有些病例破溃后可形成黑色肉芽,或在肿瘤周围出现小的卫星灶。

恶性黑色素瘤多发生在中老年人,婴幼儿患者极少见。女性多于男性,可发生在全身各部位,以易受摩擦部位多见。手部恶性黑色素瘤多发生在手指,以拇指甲下恶性黑色素瘤最常见,手掌很少见。

恶性黑色素瘤首先发生区域淋巴结转移,晚期可出现血循环转移,如肺、骨转移。

4. 鉴别诊断 临床上除与其他皮肤色素性病变相区别外,应与鳞状上皮细胞癌相鉴别。

5. 治疗 手术切除是最重要的治疗手段。手指恶性黑色素瘤手术需行超过病变近端一个关节的截指或系列截除,手掌部恶性黑色素瘤应考虑前臂截肢,如有淋巴结转移,可同时行淋巴结清扫。

6. 预后 文献报道恶性黑色素瘤术后 3 年生存率为 60%,局部淋巴结出现转移后 5 年生存率仅为 10%。肿瘤浸润的深度>4mm 的病变预后较差,病变合并溃疡预后较差,病理类型及是否出现转移等也影响预后。部分病例术后约 1 年半可出现肺转移、骨转移等。

有些病例有自行消退的现象。

三、鳞状上皮癌

手部鳞状上皮癌,在手部的恶性肿瘤中是比较多见的一种。

1. 病因 局部慢性刺激,如长期日光照射,机械性摩擦,化学药物作用,慢性感染所致的溃疡或窦道经久不愈,烧伤遗留的不稳定瘢痕反复破溃,放射性皮炎等,可能是致癌的主要原因。

2. 病理 肿瘤形状变化多样,可呈慢性肉芽创面状,火山口样,蘑菇状,或具有完整表皮的圆形瘤体(图 21-

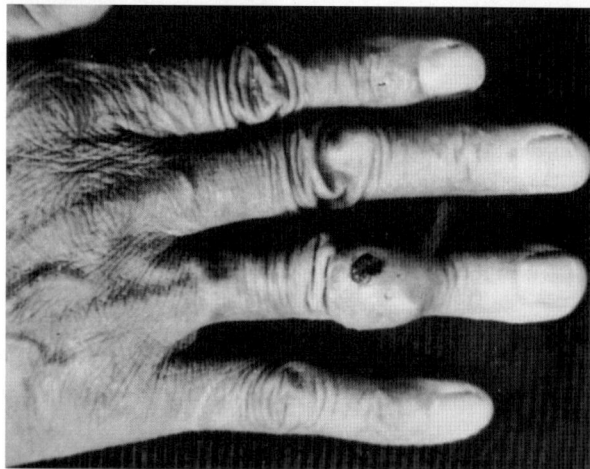

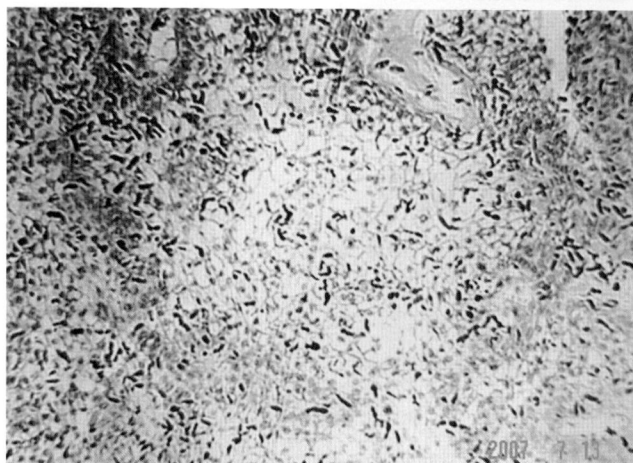

×125 皮肤基底细胞上皮癌,皮脂腺型,胞浆大而透明的细胞为早期的皮脂腺细胞,胞浆少而深色的是基底细胞。二者相参排列

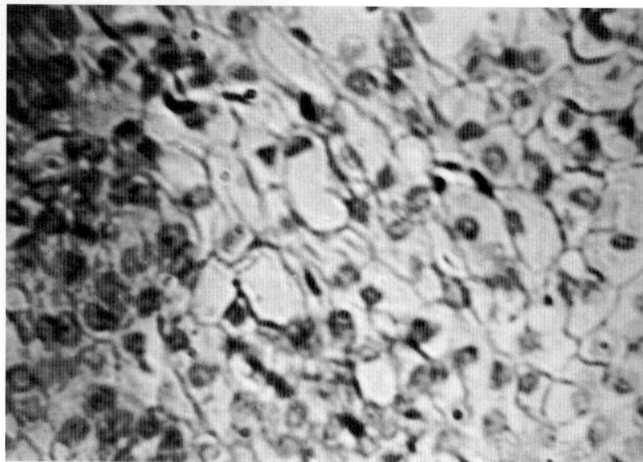

×500 示两类细胞胞核形态都较一致,说明该癌恶性度低

图 21-25 手部鳞状上皮癌

25）。镜检为多量排列紊乱的、分化不好的鳞状上皮细胞或皮肤基底细胞。与周围皮肤及基底组织无清楚的分界线。如为鳞状上皮癌,切片中有时可见到癌珠。

3. 症状　　多发生在中年以后,男性较女性为多,多位于手背侧。长期不愈合的溃疡、窦道或不稳固的瘢痕。局部组织有增生现象,伴有疼痛及恶臭者,均应考虑有癌变可能,活体病理检查可证实诊断。病程进展较慢,可持续数年之久。晚期肿瘤可侵犯局部深部组织,也可转移至滑车上或腋窝淋巴结或肺部等处。

4. 治疗　　对手部的有癌变可能的慢性病变,应采取预防措施,切除癌前期病变,杜绝恶性变的可能。

早期的皮肤癌,尚未侵及深部组织及转移者,可局部广泛切除,以植皮修复创面。已侵入深部组织的皮肤癌,局部彻底切除已不可能,须根据不同部位及肿瘤侵犯范围,考虑截肢或截指的平面。如合并有淋巴结转移者,需同时做淋巴结清扫手术。

皮肤癌为低度恶性肿瘤,若早期行根治手术,复发者较少。如已发生转移,则预后不良。

四、恶性纤维组织细胞瘤

恶性纤维组织细胞瘤也是常见的软组织肉瘤,50～60岁以上年龄的男性患者多见,病变多发生在上肢,但手部罕见。临床表现多为无痛性肿物,可持续数月,患者多在外伤后发现肿物而就诊(图21-26)。

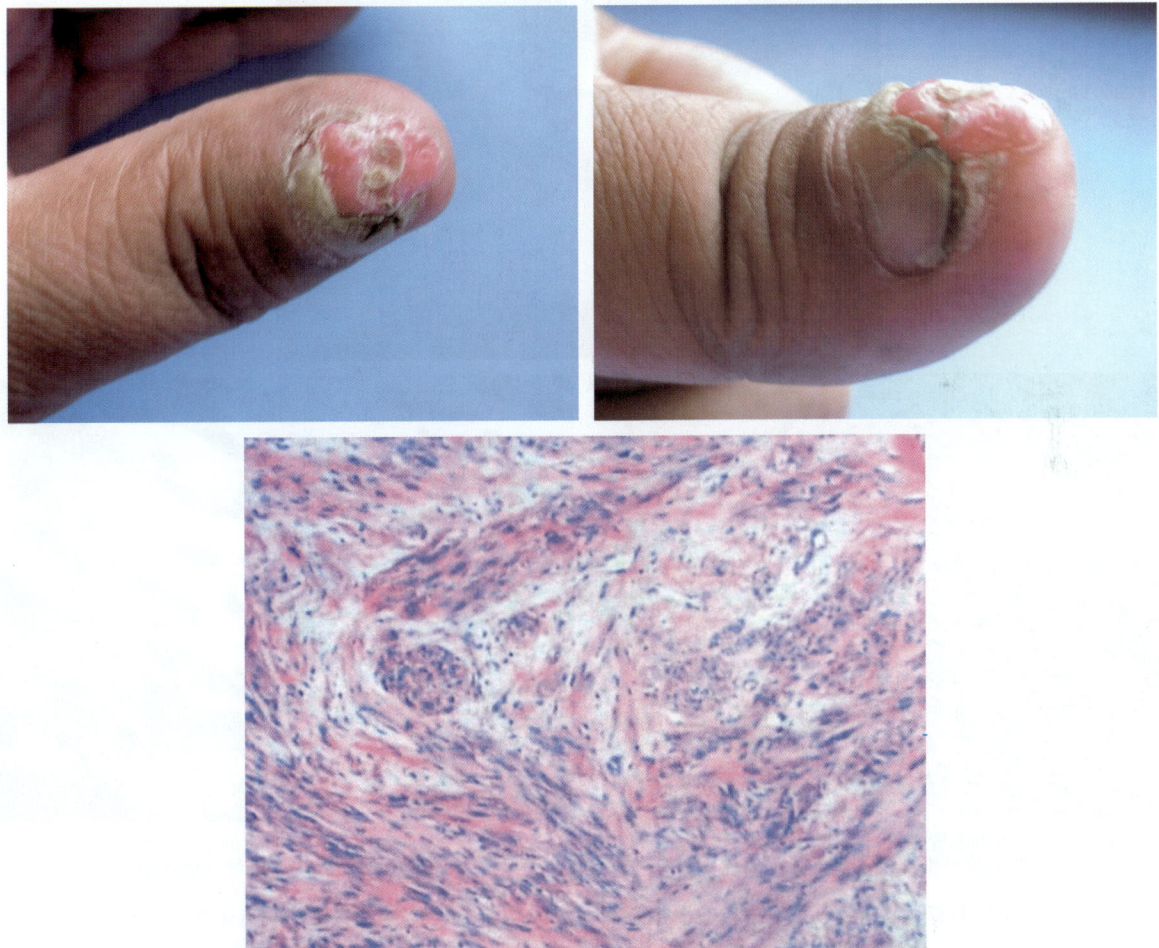

图21-26　男性,52岁。左拇指砸伤1年余,伤口溃疡不愈合并形成肿物,病理诊断为恶性纤维组织细胞瘤

典型的恶性纤维组织细胞瘤,病理镜下为梭形细胞、成纤维细胞呈席纹状排列,大量的非典型有丝分裂和多种管腔并存。

恶性纤维组织细胞瘤治疗为手术扩大切除,术后可辅助放射治疗,以减少局部复发和全身转移。如病变无法彻底切除,多次术后复发,可考虑超关节截肢。全身转移多发生在肺部,淋巴结和骨转移少见。

五、横纹肌肉瘤

横纹肌肉瘤是儿童和青年人最常见的软组织肉瘤,约7%发生在上肢,手部较少见。患者常诉说有外伤史。临床表现为生长迅速的疼痛性肿物,位置较深在,手部多发生在大鱼际肌及骨间肌部位,肿瘤可无疼痛。根据组织学特点可分为四个亚型,上肢以小细胞型多见,预后较差。最常见的转移部位是肺及淋巴结。手术治疗要尽量扩大切除,术后放射治疗或化疗可减少肿瘤局部复发和提高生存率,如肿瘤无法彻底切除,可考虑截肢或纵列截指。

六、纤　维　肉　瘤

手及腕部的纤维肉瘤发病年龄多在40岁以上,无明显性别差异,发病初期多无明显症状,生长缓慢,无疼痛。病理检查为梭形细胞呈交叉编织状排列,可见到不同程度的有丝分裂。治疗方法为扩大切除,辅助放射治疗,可减少局部复发率,同时提高术后5年生存率。反复发作或病变侵犯范围广,无法彻底切除者,可行截肢或截指术。纤维肉瘤主要转移到肺(图21-27)。

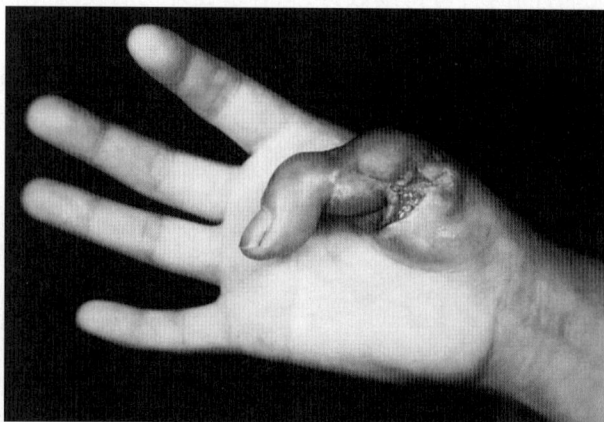

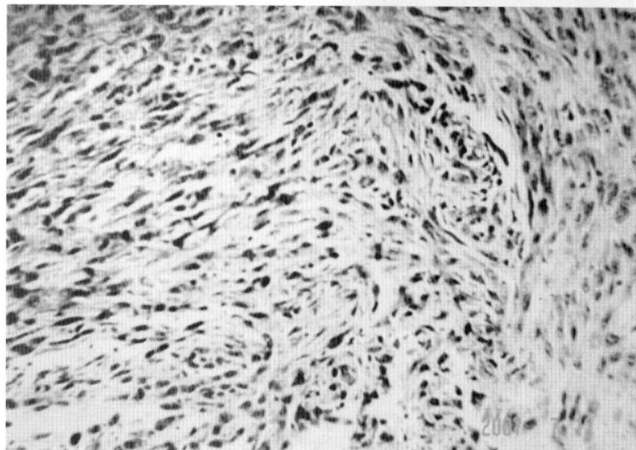

×125 瘤细胞皆呈梭形,细长形,形成
多数胶原纤维排列致密而紊乱

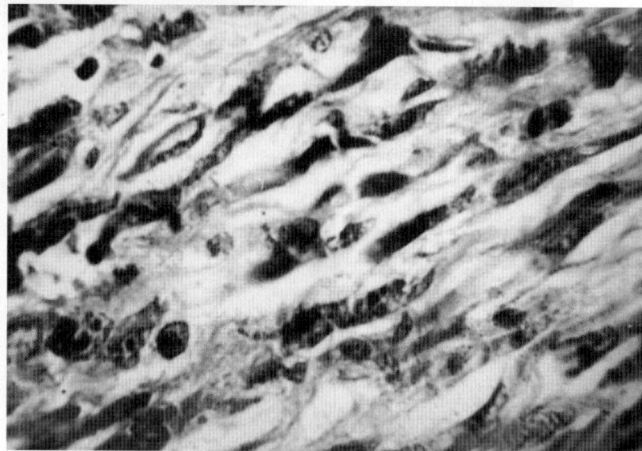

×500 示瘤细胞有明显的不一致性,并可见
一个核分裂象,为纤维肉瘤的组织象

图 21-27　女性,43 岁。两年前拇指掌侧发现一脓包,曾两次手术,伤口一直未愈合。
拇指屈曲挛缩,病变组织界线不清,基底硬韧。病理诊断为纤维肉瘤

七、透明细胞肉瘤

透明细胞肉瘤又称软组织恶性黑色素瘤。是一种较少见的软组织肉瘤,约有 1/4 ~ 1/5 的肿瘤生长在上肢,多生长在肌腱和腱膜交界处。特点为生长缓慢,有的患者在发病后数年才就诊。易发生淋巴结转移。如术前诊断为透明细胞肉瘤,应仔细检查淋巴结是否受侵犯,以决定手术方案。病理检查特点为肿瘤细胞胞浆

呈透明的大圆细胞。

手术扩大切除为目前较常用的治疗方法,术后可辅助放射治疗,化疗效果不明显。如肿瘤无法彻底切除,则可考虑截肢或纵列截指。

透明细胞肉瘤预后较差,局部复发及淋巴结转移率都较高。

八、隆突性皮肤纤维肉瘤

隆突性皮肤纤维肉瘤是一种低度恶性的软组织肿瘤,高发年龄为40～50岁男性,前臂多见,临床表现为皮下无痛性肿物,合并皮肤色素减退,手及腕部罕见。组织学特点与纤维肉瘤有相似之处,梭形细胞如席纹状排列。治疗为手术切除,切除范围应超出肿瘤边缘3cm,并包括覆盖肿瘤的皮肤及其深层的深筋膜一并切除,遗留创面游离植皮覆盖。隆突性皮肤纤维肉瘤局部复发率较高,但极少发生远处转移。

九、恶性神经鞘瘤

包括恶性神经纤维瘤和恶性神经鞘瘤,可由良性神经瘤通常是丛状神经瘤恶变而来,二者症状很难区别,故临床上统称恶性神经鞘瘤。

恶性神经鞘瘤多见于20～50岁,合并神经纤维瘤病的病例,发病年龄较低,50%恶性神经鞘瘤合并神经纤维瘤病。男女比例无明显差异。恶性神经鞘瘤多发生于肢体内较大、深在的神经干上,指神经及表浅皮神经也可发生。肿瘤早期可无症状,生长迅速可出现疼痛,受累神经可致相关的肌肉麻痹及皮肤感觉障碍(图21-28)。

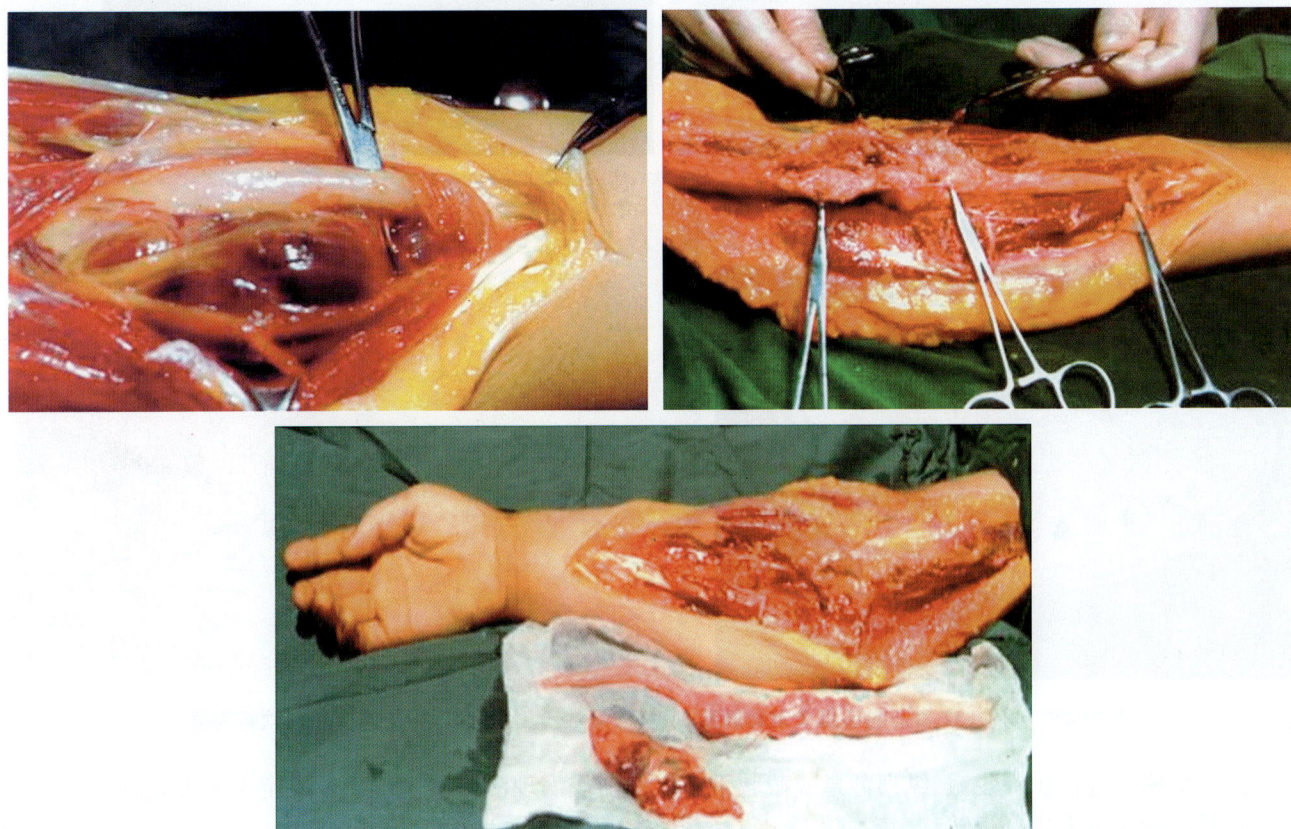

图21-28　女性,38岁。右前臂正中神经肿瘤伴肌肉麻痹,病理诊断为恶性神经鞘瘤

治疗原则为局部扩大切除或截肢。无论哪种治疗方法,切除病变的神经残端术中需行病理检查,以进一步确定截肢平面。放疗有一定的治疗效果,而化疗则无明确疗效。恶性神经鞘瘤大于5cm,或合并神经纤维瘤病者,术后易复发、转移。

第五节　恶性骨肿瘤及转移癌

手部恶性骨肿瘤极为罕见。

一、软骨肉瘤

手及腕部的软骨肉瘤非常少见,病因不明。患内生软骨瘤病或骨软骨瘤病的患者,软骨肉瘤的发病率较高。有些病例有明确的外伤史。软骨肉瘤多发生于50岁以上,病变部位以近节指骨最常见。临床表现为肿胀,疼痛并不常见。

软骨肉瘤的X线平片有时与良性软骨病变较难区别。软骨肉瘤可侵蚀骨皮质,病变软组织有钙化,可发生病理骨折(图21-29)。

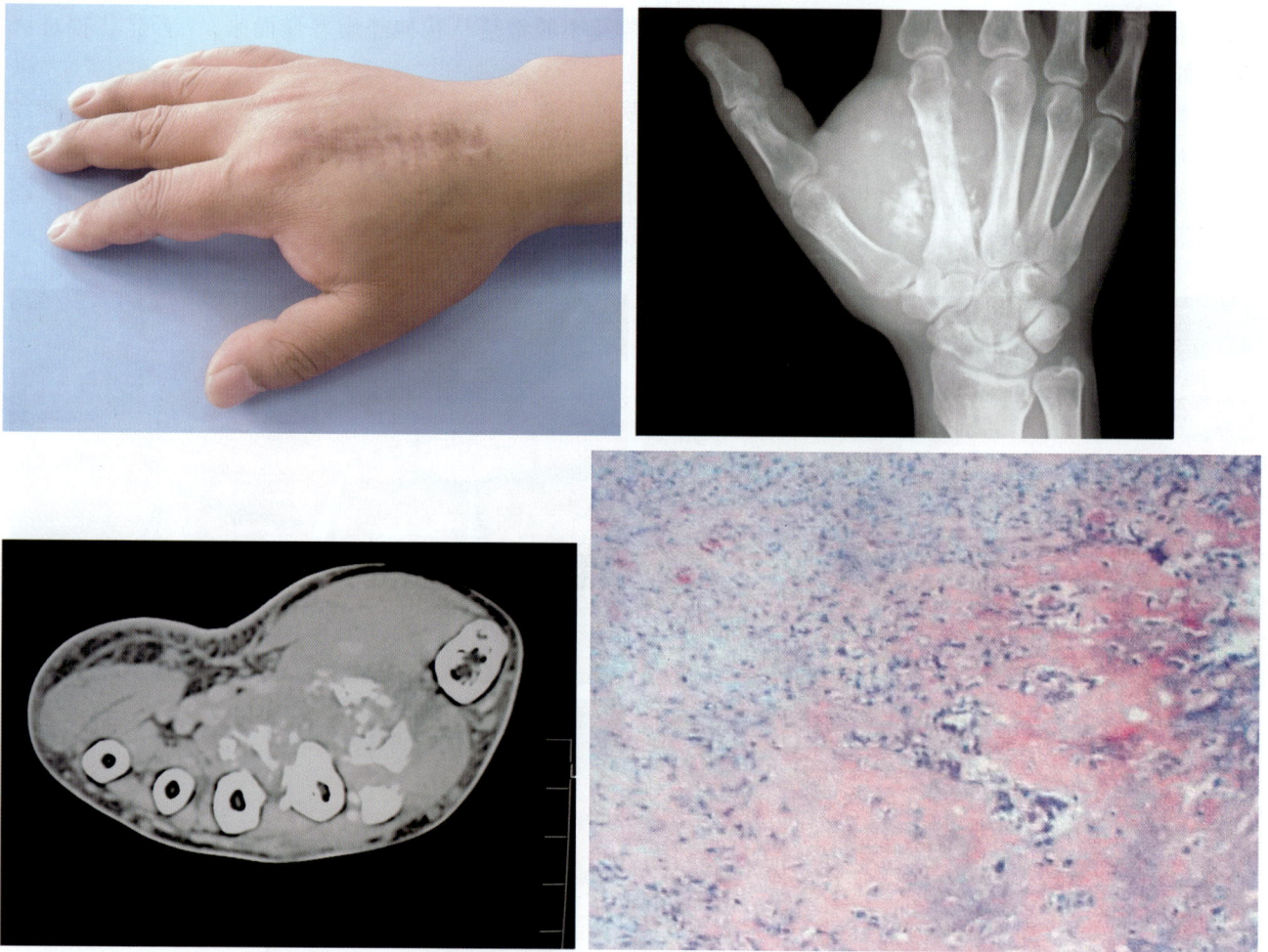

图21-29　男性,32岁。右手第2掌骨肿瘤,反复切除数次复发,病理诊断为低恶性软骨肉瘤

治疗为病变处作扩大段截、纵列截指或截肢手术。术前作病理活检明确诊断是决定手术方案的前提。软骨肉瘤较少发生全身转移。

二、其他恶性骨肿瘤

成骨肉瘤、尤文瘤罕见。

手及腕部骨转移瘤很少见,在不多的病例中以肺部恶性肿瘤转移较多,其次为肾恶性肿瘤转移,非霍奇金淋巴瘤,骨髓瘤及尤文瘤(图21-30),转移癌以远节指骨发生率较高。手及腕部的转移癌预后较差。

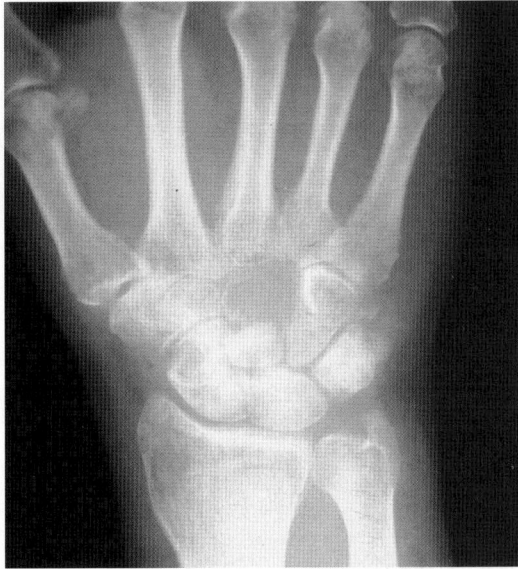

（1）男性,55岁。左腕疼痛1年伴肿
胀,病理诊断为非霍奇金淋巴瘤

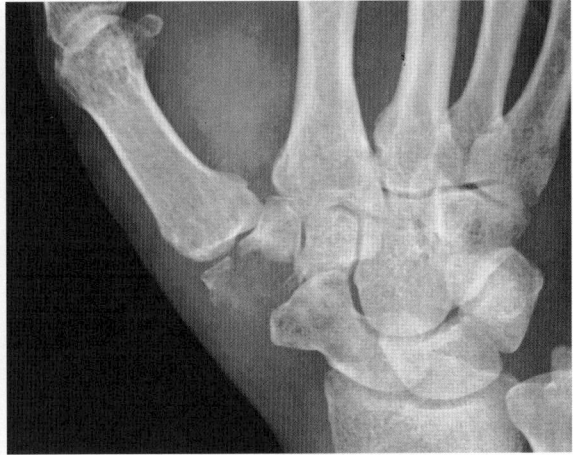

（2）男性,60岁。腕关节疼痛两个
半月,肺癌合并腕大多角骨转移

图 21-30

（李 淳）

参 考 文 献

1. Ogose A,Unni KK,Swee RG,et al. Chondrosarcoma of small bones of the hands and feet. Cancer,1997,80（1）:50-59

2. Patil S,de Silva MV, Crossan J, et al. Chondrosarcoma of small bones of the hand. J Hand Surg,2003,28（6）:602-608

3. Peter M. Murray, Edward A. Athan Hand Clinic August 2004 V-20 Number3

第二十二章

手 康 复

第一节 康复医学概论

一、康复医学定义范围

康复医学(rehabilitation medicine)是医学的一个重要分支,是促进病、伤、残者康复的医学学科;为了康复目的,研究有关功能障碍的预防、评定和治疗等问题;是医学的第四方面(the fourth phase of medicine),与保健、预防、临床共同组成全面医学(comprehensive medicine)。

康复医学形成于 20 世纪 40 年代,在第二次大战期间,以理疗、体疗、作业疗法为主要手段,为大量伤员进行功能恢复的实践,有力地推动了康复医学的兴起。20 世纪 60 年代,美国腊斯克教授(HA Rusk)等提出了康复医学的理论、基本原理和方法,使康复医学发展成为一门独立的学科。随着科学技术的发展,康复医学出现了专科化趋势,目前已形成骨科康复学、神经康复学、老年康复学等等。

手是运动器官,在生活和劳动中最易遭受创伤,其发病率约占创伤总数的 1/3 以上。创伤后,遗留的功能障碍与创伤的类型程度有密切的关系,如切割伤,切面较整齐,早期修复后遗留功能障碍较轻;而压砸、撕脱、碾挫伤,虽经清创修复,伤口愈合后仍遗留严重的伤残。手外伤后的功能障碍是因瘢痕挛缩、肌腱粘连、肿胀、关节僵硬、肌肉萎缩、组织缺损、伤口长期不愈合等造成的运动和感觉功能障碍。因此,欧美从 20 世纪 60 年代后期开始强调手康复的重要性,并有专门从事手治疗的理疗师和作业治疗师。他们参与手外科临床工作,开展手术前、后患者的康复治疗,成为手外科不可缺少的一个组成部分。由于康复治疗的早期介入,手外伤患者的手术效果和功能恢复有了明显的提高,取得了巨大的经济效益和社会效益。1977 年,美国从法律上规定了手治疗师的职责。1978 年,成立了手治疗师协会,规定正式会员必须是从事手康复工作 3 年以上的理疗师和作业治疗师。从此,手康复有了很大进展,在实践中逐步形成了手康复医学专业。手外科是应用外科诊治手段研究手的创伤性疾病、畸形等的学科,手术是主要方法。而手康复是在手外科诊治的基础上研究手功能障碍原因、防治及如何恢复或补偿手功能的学科。精湛的手术仅给手外伤患者创造功能恢复的条件,欲达到预期目标,必须强调康复治疗。康复医学已渗透到整个手外科临床,从受伤到手术前后,从组织愈合到功能恢复,从职业训练到重返社会,都需要康复治疗。

二、手康复的组成及工作程序

手康复包括伤残预防、手功能评定和康复治疗三个部分。

(一) 伤残预防

按照 WHO 专家技术报告,预防应分三个层次进行:①一级预防:是预防伤病(impairment)的产生;②二级预防:是在已发生伤病时,防止产生永久性的残疾,即防止伤病成为残疾(disability);③三级预防:在轻度残疾或缺损发生后,积极治疗,限制其发展,避免发生永久性严重的残障(handicap)。

（二）手功能评定

1. 评定是康复治疗的基础,没有评定就无法规划治疗,评价治疗。评定不同于诊断,远比诊断细致而详尽。由于康复医学的对象是伤残者及其功能障碍,目的是最大限度复原其功能,因此康复评定不是寻找疾病的病因和诊断,而是客观、准确地评定手功能障碍的性质、部位、范围、严重程度、预后和转归,为康复治疗奠定基础。评定可以用仪器,有些也可以不用复杂的仪器。评定至少应在治疗的前、中、后各进行1次,根据评定结果,制定、修改治疗计划和对康复治疗效果作出客观的评价。

2. 手功能评定内容

（1）外观形态:通过视诊、触诊及患者的动作,凭借检查者的知识和经验,评定手的总体感觉,包括上肢及手的完整性、运动和感觉情况、有无瘢痕、畸形。骨关节需藉X线片评定。

（2）运动功能评定:①采用徒手肌力检查,握力计检查手和上肢的肌力、握力;②通过量角计测量关节主动和被动的活动范围;③手灵巧性及协调性/功能性测验,手活动的灵巧性和协调性有赖于感觉和运动功能的健全,也与视觉等其他感觉的灵活性有关。评定的方法很多,如九孔柱测验和Mober拾物测验等。

（3）感觉功能评定:测手的各种感觉功能,浅感觉(痛觉、触觉、温度觉)、深感觉(震动觉、位置觉、运动觉)、复合感觉(二点辨别觉、粗、滑、质地、形状、轻重的辨别觉)。

（4）电生理功能检查:包括电诊断、肌电图等。

（三）康复治疗

根据评定所确定的障碍部位和程度制订治疗方案。完整的康复治疗方案应综合协调运用各种治疗手段。在手康复治疗中常用的治疗方法有:

1. 理疗(physical therapy) 对炎症、疼痛、水肿、痉挛和局部血液循环障碍有较好效果。

2. 运动疗法(kinesiotherapy) 是徒手或借助器械,让患者进行主动或被动运动以改善功能的方法。

3. 作业疗法(occupational therapy) 是针对伤手的功能障碍,从日常生活活动、手工劳动或文体活动中选出一些针对性强、能恢复伤手功能和技巧的作业,让患者按照要求进行训练,以逐步恢复伤手功能的方法。

4. 手夹板 使用夹板的目的,主要是保持肢体某个位置或限制部分的运动,或预防矫正畸形。

5. 心理辅导和治疗 近代医学的生物、心理、社会模式指出,人在与自然界斗争中是处在复杂的社会生活和人际交往活动中,必然会同时产生某些心理冲突和情绪行为障碍。这些心理和行为障碍又影响人们的身体、生活和工作。病、伤、残对身体和心理都是巨大打击,产生一系列心理障碍,如悲观、抑郁、自卑,甚至想自杀。心理康复是全面康复的一个重要内容,心理治疗是针对情绪问题的一种治疗方法,由经过专门训练的人员进行。了解患者的心理状态,进行针对性治疗,促进患者适应现实情况,鼓励和增强维护患者的自尊心和自我价值。

（四）手康复工作程序

可用下列图示来表达:功能评定→设定预期目标→制订治疗方案→治疗的实施→再评定。

第二节 手康复常用的治疗技术

一、保持关节活动性的练习

是指用以维持和恢复关节活动范围的练习,也称关节活动范围练习(rang of motion exercise,ROM),常用于防止挛缩和形成粘连,恢复或改善关节功能。广泛用于能引起关节挛缩僵硬的伤病,如骨折固定后、关节脱位复位后、肌腱修复术后、关节炎及肢体瘫痪等情况。

手部ROM练习包括不同肌腱的滑动和复合的握拳运动,以达到指浅屈肌和指深屈肌腱的单独滑动。为维持正常ROM,每天应运动或活动关节3回,每回使所有关节至少作5~10次全范围活动。开始时,由治疗师操作。如患者自己做,在教给患者方法后,让患者按要求主动操练。如患者身体虚弱或伤口疼痛,治疗师可以给助力,使 ROM 能达到全范围。被动的 ROM 练习要在患者忍耐度内进行,手法要轻柔。过度的被动 ROM 练习会加重组织创伤,产生疼痛,引起水肿,影响手的活动。ROM 练习前采用热疗(蜡疗)可改善软组织的延伸性,减轻治疗中的不适感,增强治疗效果。治疗后,患者不该有过度疼痛,假如患者主诉治疗后整天手疼痛,则提示治疗强度过量,应该及时调整治疗强度或治疗次数。

手主动运动方法:①腕关节背伸/掌屈;②桡偏/尺偏;③前臂旋前/旋后;④掌指和指间关节屈/伸;⑤掌指和指间关节同时伸直/同时屈曲;⑥手指内收/外展;⑦拇指外展/内收;⑧拇指与其他指的对指;⑨拇指屈伸。

禁忌证:①严重损伤(3~4 天);②神经和肌腱修复术后(3 周);③急性关节炎症;④不稳定骨折;⑤手术后需要严格制动。

二、控制水肿技术

损伤后的水肿是导致关节僵硬的最主要原因,因此,早期水肿处理尤为重要。

1. 抬高患肢　损伤或手术后应将伤手连续性抬高,使伤手位于心脏水平线以上。

2. 伤肢固定　用掌侧前臂夹板(或石膏托)固定伤肢,其远端不超过掌横纹,使掌指关节、指间关节能主动活动。

3. 主动活动　有助静脉回流,是消除水肿的简便有效的方法。

4. 按摩　若肢体皮肤条件许可,可在伤肢抬高位作向心性按摩,促进静脉回流。

5. 压力治疗

(1) 橡胶条或弹力绷带:自指尖开始缠绕手指至指根部,然后放开。重复进行,每日数次。

(2) 弹力指套:适用于单个手指肿胀。

(3) 等张压力手套:佩戴应注意指蹼部位与手套紧贴,否则指蹼区没有压力,将成为水肿液滞留区。

6. 冰疗法

(1) 冰敷法:将碎冰颗粒用毛巾包好,敷患处约 15~20 分钟。

(2) 冰水浸法:用碎冰调节水温至 10~15℃,将患手浸入冰水内 15~20 分钟。

禁忌证:①对冰冻特别敏感者;②血液循环疾患;③患处皮肤感觉障碍者。

注意事项:①起初时冰疗会感到痹痛,冰疗后患处会短暂变红,仍属正常反应;②如有伤口,必须用防水胶布或胶袋盖好;③初次冰疗时间宜短,应检查患处,如发现异常反应,如红肿或瘙痒,则停止冰疗。

7. 超短波疗法　无热量,对置法,10 分钟/次,每日 1 次,10 次为一个疗程。

三、增生性瘢痕处理

1. 超声波疗法　超声波能使胶原纤维束分散,对瘢痕组织有一定的软化作用。接触移动法,若瘢痕在肢体末端可用水下法,1~1.5W/cm^2,每次 5~15 分钟,每日 1 次,15~20 次为一疗程。

2. 音频电疗法　用条状电极,并置法,每次 20~30 分钟,每日 1 次,20~30 次为一个疗程,有良好的软化瘢痕、止痒止痛作用。

3. 蜡疗法　蜡饼法,每次 30 分钟,每日 2 次。

4. 加压治疗法　可穿戴等张手套。

5. 按摩法　开始用轻手法的按压法,随着瘢痕组织的老化,手法可逐渐加重,主要采用推、揉、提捏等方法。按摩的频率要慢,手法要柔和,不断变换部位进行,以免引起水疱及损伤新生的皮肤。

6. 牵伸瘢痕组织的被动运动　牵伸力量要逐渐加大,牵伸到一定范围时稍停顿再放松。这类运动与蜡疗、按摩配合进行效果更好。

7. 夹板　一般用来维持肢体位置,预防或矫正畸形。

四、感觉过敏治疗

1. 教育患者减少恐惧心理,有意识地使用敏感区。如果不克服敏感现象。很难进行下一步的治疗,如感觉再教育、肌力训练、功能性活动等。

2. 在敏感区逐渐增加刺激。首先用棉花摩擦敏感区,每天 5 次,每次 1~2 分钟。当患者适应后,改用棉布或质地较粗糙的毛巾布摩擦敏感区,然后使用分级脱敏治疗。例如:①先用漩涡水浴 15~30 分钟,开始慢速,然后逐步加快,使患者逐渐适应水的旋动;②按摩、涂油后,作环形按摩 10 分钟;③用毛巾类针织物摩擦 10~30 分钟,待患者能耐受触觉刺激后,让患者触摸不同材料,如碎粒、黄沙、米粒、圆珠等;④振动,如使用电动震动器震动局部皮肤,以巩固患者的脱敏;⑤叩击,如用铅笔端叩击敏感区以增加耐受力。

假如患者存在痛性神经瘤,则需要手术切除神经瘤。

五、感觉减退康复技术

感觉减退是由于周围神经修复后,神经再生不完全所致。康复治疗目的,第一是教会患者使用代偿技术,安全地使用手;第二是感觉的再训练。

(一) 手部感觉丧失的患者的安全教育

1. 避免接触热、冷和锐器物品。

2. 避免使用小把柄的工具。

3. 抓握物品不宜过力。

4. 避免长时间地使用。

5. 使用工具的部位经常更换,预防某一部位的皮肤有过多的压力。

6. 经常检查手部皮肤有无受压征象,如红、肿、热等情况。

7. 假如感觉缺损区皮肤破溃,应及时处理伤口,避免组织进一步损伤。

8. 良好的皮肤护理,保持无感觉区皮肤的柔软及弹性。

(二) 保护觉训练

治疗师用针刺、冷、热、深压刺激等手段,让患者去体会每一种感觉的特点。然后,让患者按闭眼-睁眼-闭眼的过程反复训练。通过再训练,使患者重新建立感觉信息处理系统,而不是恢复原有的保护觉。

(三) 感觉再训练

感觉再训练是周围神经损伤患者整体康复程序的一个组成部分。它能使患者在功能性感觉恢复中发挥最大的潜能。

1. 基本原理 周围神经损伤后,由于髓鞘的不成熟,感觉传导减慢,以及神经末梢的排列错误,阻碍了许多新生的轴突芽长入原来的髓鞘内,因而出现了非正常感觉和某些部位的感觉缺如。温·伯里(Wynn Parry)认为,患者通过感觉学习原则(即集中注意力、反馈、记忆、强化),可在脑中产生对这种异常刺激感觉与受伤前脑中已存在的、对某物体表面形状的反应模式联系起来,进一步训练患者形成一种高度的本体感觉的认识。这种方法,感觉恢复得较好,而且是与物体的形状、大小、重量的识别有关。定位训练的目的是将触觉和视觉刺激联系起来形成新的触-视模式。

手的感觉恢复顺序(Dellon)是:痛觉和温觉、30Hz 振动觉、移动性触觉、恒定性触觉、256Hz 振动觉、辨别觉。感觉训练程序分为早期和后期阶段。早期主要是触觉和定位、定向的训练,后期主要是辨别觉训练。腕部正中神经和尺神经修复术后 8 周,可以开始早期阶段的感觉训练。假如存在感觉过敏,则脱敏治疗应放在感觉训练程序之前。

2. 训练方法 ①要求患者在手上画出感觉缺失区域;②训练前的感觉评定;③当保护觉恢复时,感觉训练程序即可开始;④感觉训练后的评定,每月 1 次;⑤感觉训练时间不宜过长、过多,每日 3 次,每次 10~15 分钟为宜。

(1) 定位觉训练:治疗师在安静的房间里训练患者。用 30Hz 的音叉让患者知道什么时候和在什么部位开始的移动性触觉。然后用铅笔擦头沿需要再训练的区域,由近到远触及患者。患者先睁眼观察训练过程,然后闭上眼睛,将注意力集中于他所觉察到的感受,尔后睁眼确认,再闭眼练习。这样反复学习,直至患者能够较准确地判断刺激部位。当患者能够觉察到指尖的移动性触觉时,即开始恒定性触摸训练。使用 256Hz 音叉作为导标,以确定何时开始训练。用铅笔擦头点压,开始时压力较大,然后逐渐减轻。经过闭眼-睁眼-闭眼训练程序,反复学习,直至患者能够准确地确认刺激部位。

(2)辨别觉训练:当患者有了定位觉以后,便可开始辨别觉训练。刚开始时让患者辨别粗细差别较大物体表面,逐渐进展到差别较小的物体表面。每项训练采用闭眼-睁眼-闭眼方法。反馈、重复地强化训练。

1)质地和形状的识别训练:①将颗粒粗细不等的砂纸,分别附着于木棒的两端让患者闭眼,开始时用粗细颗粒相差很大的砂纸端在患者手指轻轻地滑动,让患者回答是同样、或是有差别。逐渐进展至粗细相似的砂纸。假如患者回答有误,则睁开眼睛再感觉1次,如此反复进行,直至回答正确。②纺织品的质地识别训练:将质地不同的织物,例如针织品、丝织品、布料、毛皮等放在一起。开始阶段让患者识别质地相同的织品,让患者将相同质地的织物"配对"。然后,进展到识别不同质地的织物。训练方法同上。③将硬币、螺帽、螺栓、安全别针等小物品放入布袋内,让患者触摸,识别粗糙或光滑的边缘。

2)拼图游戏训练:这种训练有趣味性,但有一定的难度:①认别字母:将用薄片做成的字母,用尼龙搭扣黏附在木块上面。让病人按闭眼-睁眼-闭眼的方法,用指尖触摸识别字母,并记录完成项目训练所用的时间。也可将字母制成立体形状,藉此增加训练的难度。②盲点图案触摸训练:在盲文纸上设计各种盲点图案,例如"房子"。令病人闭眼-睁眼-闭眼,用手指尖触摸图画,并回答问题。例如"房子有几个窗口?"训练难度可以由图案设计的内部距离来调节。窗口间的距离近、难度较大;距离远,较容易。③迷宫触摸训练:用环氧树脂在木板上组成不同形状的几何图形的迷宫。让患者闭眼,用指尖触摸,从迷宫开始端,沿着几何形状前进,直至终端。

(3)需要运动功能参与的感觉训练:下列练习项目,需要较高级的运动技巧。先从大小、形状和质地相差很大的物品开始,逐渐进展识别细小物品。

1)拣拾物品:如将各式各样的豆类或玻璃球混入米粒堆里,开始时,让患者从米粒堆里拣拾较大的豆类或玻璃球,逐渐过渡到拣拾大小相似的豆类。让患者在闭眼下操作。

2)拣拾日常用品:将日常用品,如别针、铅笔、钥匙、肥皂、钮扣等物品放入布袋中。开始时,让患者拣拾质地大小相差很大的物品,以后进展到拣拾大小、形状、质地相似的物品。

3)日常生活活动和作业活动训练:许多情况下,患者的生活自我照料和作业活动,是在没有视觉的帮助下进行的,如在暗室中,用钥匙开门,拿东西,扣钮扣等等。所以,这类训练很重要。

(四)感觉再训练效果的评估

对感觉再训练效果的评估,尚无一个精确的方法。临床是根据某些参数来评估。这些参数有:①定位觉的错误次数减少了;②在限定的时间内,能够完成较多的"配对"测试或识别试验;③完成各项训练的时间缩短;④二点识别觉能力提高了;⑤患者进行日常生活能力和作业活动能力提高了。其中最重要的评估标准是:患者在工作中和休闲活动中利用手的能力增强了。

最后要特别强调,正规感觉再训练结束,患者恢复主动活动后,后期阶段的感觉训练是依靠患者自己双手的不断使用而得以维持。

第三节 关节松动技术

一、手康复治疗的目的

手康复治疗目的是恢复一个无痛性、全范围活动的手。一个伸直僵硬而不能屈曲的手是毫无用处的。为了适应每天活动需要,首先,手应有抓握和对指功能,其次是手的伸直。假如手指屈曲活动受限,则可以增加掌指关节屈曲来补偿。一般情况下,手各部位功能的重要程度应该是:①桡尺关节:旋前>旋后;②腕关节:伸腕>屈腕;尺偏>桡偏;③手指:依次是,掌指关节屈曲、指间关节伸、掌指关节伸及指间关节屈;④拇指:腕掌关节外展、内旋、掌指关节屈伸和指间关节屈伸。

二、松 动 技 术

松动技术包括:①主动运动;②附加运动;③被动生理运动;④被动牵伸运动;⑤矫形器具。

（一）主动运动

主动运动可以促进血液循环,消除水肿,并有温和的牵拉作用,能松解疏松的粘连组织,伸展轻度挛缩的组织,有助于保持和增加关节活动范围。主动运动首先要按该关节的解剖活动轴的运动范围进行活动。其次,应尽可能地作最大范围活动。若医疗条件许可,鼓励患者尽早开始主动运动,进行肌力、耐力练习,主动牵伸关节和挛缩的组织。肌肉瘫痪的关节活动是采用被动活动来维持。一旦恢复,关节主动运动将会容易地进行。

主动运动练习包括正常模式的单个肌肉及肌组的生理运动及功能性活动。

禁忌证:

1. 严重创伤后的 3～4 天;

2. 神经和肌腱修复术后 3 周;

3. 关节急性炎症;

4. 不稳定性骨折;

5. 手术后需要推迟的抗阻运动。

（二）附加运动

根据关节运动发生的范围,可以分为生理运动和附加运动(accessory movements)两类。生理运动是指关节在其自身生理允许的范围内发生的运动,通常为主动运动。如掌指关节的屈和伸、内收和外展等。附加运动是关节在生理范围之外,解剖范围之内完成的一种被动运动,是关节发挥正常功能不可缺少的运动,通常自己不能主动完成,由他人或健侧肢体帮助完成,如关节的分离、牵拉、相邻腕骨间的滑动等。任何一个关节都存在着附加运动。当关节因疼痛、僵硬而限制了活动时,其生理运动和附加运动都受到影响。在生理运动恢复后,如果关节仍有疼痛或僵硬,可能附加运动尚未完全恢复正常。通常在改善生理运动之前,先改善附加运动。而附加运动的改善,又可以促进生理运动的改善。附加运动分为四级:Ⅰ、Ⅱ级主要治疗疼痛;Ⅲ、Ⅳ级主要治疗关节僵硬。

手部关节包括腕掌关节、掌骨间关节、掌指关节、指间关节。其生理运动有屈、伸、内收、外展、对指等,附加运动有分离牵引,纵轴牵引,各方向的滑动等。

手部关节松动技术主要是利用关节的生理运动和附加运动被动地活动患者的关节,以达到维持或改善关节活动范围,缓解疼痛目的。常用的手法包括:关节的牵引、滑动、滚动、挤压、旋转等。由于澳大利亚的治疗师 Maitland 发展了这一技术,故又称为澳式手法或 Maitland 手法。

具体操作如下:

1. 腕掌关节　长轴牵引:作用是一般松动,缓解疼痛。患者坐位,前臂旋前放在治疗桌面,腕部伸出桌面,中立位。治疗师一手固定近排腕骨部位,另手握住相对应的掌骨部位,向远端牵伸。

2. 掌骨间关节　前后位或后前位滑动,其作用是增加相邻掌骨间的活动,患者坐位。前后位滑动时前臂旋后,后前位滑动时前臂旋前。治疗师面对患者,双手拇指放在相邻掌骨的远端,前后位活动时,拇指在掌侧,其余手指在背侧;后前位活动时,拇指在背侧,四指在掌侧。松动时,治疗师一手固定,另手将相邻的掌骨由背侧(后前位)推动。

3. 掌指关节

（1）牵拉挤压:作用是一般松动,增加掌指关节屈曲活动范围。患者取坐位,前臂中立位置放桌面,腕中立位。治疗师一手固定掌骨远端,另手将指骨轻柔缓慢地向远端牵拉,然后放松,挤压掌指关节。

（2）前后位或后前位滑动:前后位滑动增加掌指关节屈曲,后前位增加掌指关节伸直。患者坐位,前臂旋前或中立位放在桌面。治疗师一手握住掌骨远端固定,另手握住指骨近端,将近端指骨向背侧(前后位)或向掌侧(后前位)推动。

（3）侧方滑动:增加掌指关节内收、外展活动范围。患者取坐位,前臂旋前或中立位置于桌面。治疗师一手握住掌骨远端固定,另手握住近节指骨的内外侧,将指骨向桡侧或尺侧推动。

（4）旋前旋后:一般松动,增加掌指关节活动范围。取坐位,前臂旋前置于桌面。治疗师一手固定掌骨远端,另手握住指骨近端,将指骨稍作牵拉,同时向掌侧或背侧旋转。

4. 拇指腕掌关节

（1）纵轴牵引：一般松动、缓解疼痛。患者坐位，前臂中立位置于桌面。治疗师一手握住远排腕骨的大多角骨固定，另手握住拇指近节指骨，并向远端牵拉。

（2）前后位滑动：增加拇腕掌关节的屈曲活动范围。患者坐位，前臂旋后位置于桌面。治疗师一手握住前臂远端及远排腕骨固定，另手握住第 1 掌骨，向背侧推动。

（3）后前位滑动：前臂旋前位，治疗师一手握住前臂远端掌侧固定远排腕骨的大多角骨，另手握住第 1 掌骨，向掌侧推动。

（4）尺侧滑动：增加拇指外展活动范围。患者坐位，前臂中立位。治疗师一手握住舟状骨及大多角骨固定，另手握住第 1 掌骨，向尺侧推动。

（5）桡侧活动：增加拇指对掌活动范围。患者坐位，前臂旋后位。治疗师一手握住手腕背，手指放在舟骨，大多角骨及掌骨近端，另手放在第 1 掌骨处，将第 1 掌骨向桡侧推动。

5. 指间关节　包括近节及远节指间关节、松动手法相同。①牵拉/挤压；②前后位/后前位滑动；③桡侧/尺侧滑动；④旋前/旋后滑动。

上述手法与掌指关节相同，此处不再赘述。

禁忌证：①急性炎性关节炎；②邻近骨折部位；③近期内的关节损伤。

腕部损伤或固定时间过长会造成手和腕关节僵硬，疼痛和功能障碍，尤其伸腕受限。因此腕骨间松动很重要。以头状骨为轴心，作腕骨间松动。

（三）被动生理运动

当支配关节的肌肉麻痹时，丧失了关节主动运动。因此，该关节的活动可由被动的生理运动来维持，关节的运动应达到各个轴位的最大活动范围。被动活动时应固定关节近端，活动关节的远端。可结合关节附加运动同时进行。

禁忌证：①关节肿胀及炎症；②关节内损伤；③近期内的关节损伤；④邻近骨折部位。

（四）被动牵伸运动

假如关节僵硬、组织粘连，并且治疗进展缓慢，可使用被动牵伸手法。牵引技术类似被动生理运动。被动牵伸可以结合关节的附加运动一齐进行。被动牵伸后，应进行主动运动练习。关节面损伤者或神经、肌腱缝接者，在起初 8 周内，禁止被动牵伸。

操作手法：治疗师一手固定关节近端，另手握持关节远端，在轻度牵引下，缓慢、持续、轻柔地伸展关节。牵伸过程中不该造成患者过度疼痛，若患者感觉疼痛不能忍受，则应立即停止牵伸。急速、跳跃式牵伸会撕裂纤维粘连带，造成新的创伤，应该避免。牵伸后，逐渐松弛张力，这样做，可以使牵伸的不适感迅速消失。如果松弛后 1 ~ 2 秒，患者仍有痛感，则提示牵伸用力过大。若牵伸后，关节出现红、肿、痛，则患者必须休息，直至症状消退。下次治疗应从低强度开始，逐渐增加牵伸力度。严重且广泛的瘢痕粘连组织经 1 ~ 2 周的被动牵伸，没有明显改善，则需要手术松解。

禁忌证：①关节面损伤；②不稳定骨折；③近期内神经或肌腱修复术（8 ~ 9 周）；④关节炎症。

（五）矫形器具

矫形器具作用有两个：①维持关节通过松动技术所改善的活动度；②加速治疗效果。矫形器主要有系列化的牵伸夹板、动力型夹板以及管型石膏等。

禁忌证：①关节面损伤；②关节炎症。

三、松动技术的选择

松动技术的选择与损伤程度、骨折愈合时间，软组织皮肤等多种因素有关。但是，最重要的因素是取决于关节囊内损伤或关节囊外损伤。

（一）关节囊内损伤

关节脱位和关节面骨折不在本节内讨论。经验证明，关节囊内损伤，关节不可能恢复到全范围正常的活动度。关节囊内损伤应固定关节于安全位，而且固定时间不宜长久。选择松动技术前，应评估关节疼痛情

况。为了不刺激关节,治疗前可配合理疗,消炎消肿。关节囊内损伤,可选择下列方式:

1. 主动运动。

2. 当关节疼痛消退后,可使用附加运动。

3. 轻度的功能性活动。

(二)关节囊外损伤

手的大部分损伤和手术后,伤手需要固定。因此,不可避免地会出现手关节暂时性僵硬。原则上,大多数松动技术适合于关节囊外损伤的选择。但是,最后还得根据评估结果来决定。

第四节　理疗在手外科中的应用

理疗是应用电、光、声、磁、水、蜡、压力等物理因子治疗疾病的方法。在手外科手术前后,综合应用理疗,对控制感染、促进创面修复、软化瘢痕、改善功能和减轻后遗症等方面有明显作用。理疗在手外科中的应用,主要有以下几方面:

一、手部感染的理疗

理疗在手部感染的治疗中占有重要地位,合理采用理疗,常能取得单纯手术和抗生素不能相比的效果。

理疗前的注意事项:①详细检查患者全身及局部情况,做到诊断正确,处理及时;②要采取综合措施,根据病情需要给予必要的抗生素;③理疗前,感染伤口必须换药,这样才能提高疗效;④理疗处方应按病情变化及时调整,要做到处方因人、因病、因时而定;⑤若紫外线与超短波配合使用,应先做超短波,后做紫外线,以免影响治疗效果。

(一)甲沟炎、甲下脓肿

1. 超短波疗法　无热量,每天1次,每次10分钟,5~10次为一个疗程。

2. 紫外线疗法　早期,感染尚无化脓,局部炎症。首选紫外线照射,宜大剂量。中波紫外线照射20~30个生物剂量。经几次照射后,常见到疼痛减轻或肿胀逐渐消退,如果照射后,感染控制不住,可切开引流,术后继续紫外线治疗。

(二)脓性指头炎

1. 超短波疗法　若感染化脓不严重,超短波和紫外线结合使用。若有骨感染,应早期超短波治疗,无热量,每次10分钟,每日1次。亚急性期或慢性期,微热量,每次15分钟,10次为一个疗程。

2. 紫外线疗法　感染早期脓肿尚未形成,中波紫外线照射,30~40个生物剂量,每日1次;假如经照射后,疼痛减轻,肿胀消退,炎症消退,此时治疗不能间断,应继续至感染治愈为止。若经数次治疗,炎症无好转,则应手术切开,术后继续用紫外线。

(三)化脓性腱鞘炎

应及时切开引流,术后综合使用抗生素和理疗常可避免肌腱坏死,防止感染扩散。

1. 超短波　无热量,每次10分钟,每日1次。

2. 紫外线　紫外线集中照射指两侧,用中心重叠照射法,20~40个生物剂量,每日1次,一般经数次照射后,症状可减轻。

(四)掌筋膜间隙感染

应早期切开引流,及时配合理疗,对防止感染扩散有明显疗效。

1. 超短波　无热量、每次10分钟,每日1次。

2. 紫外线　采用中心重叠照射法,以手掌、手背为中心,每日1次。一般4~5次,感染大多可得到控制。

(五)伤口感染

1. 超短波治疗　急性期,无热量,每次10分钟,每日1次。慢性期,每次15分钟,微热量,每日1次。

2. 紫外线疗法　早期急性阶段,中心重叠照射法:伤口表面用超红斑量(20~30个生物剂量),伤口周边皮肤用红斑量(5~10个生物剂量)照射,每日1次。在伤口肉芽增生阶段,小剂量紫外线可促进肉芽生长,

1～2级红斑量。一般情况下,感染伤口经 5～6 次照射都能看出效果。若未取得预期效果,要认真总结原因,如照射技术、照射剂量大小,伤口换药,引流是否畅通等因素。

二、增生性瘢痕和瘙痒症的理疗

1. 音频电疗法 有良好的止痒止痛的效果以及软化瘢痕和改善组织营养的作用。每日 1 次,每次 20～30 分钟,20～30 次为一个疗程。

2. 超声波疗法 能使胶原纤维束分散,对瘢痕组织有一定软化作用。接触移动法,1～1.5W/cm^2,每次 5～15 分钟,每日 1 次,15～20 次为一个疗程。

3. 蜡疗法 一般采用蜡饼法进行局部蜡疗,每次 30 分钟,每日 2 次。

第五节 手部作业治疗

作业治疗(occupational therapy,OT)在手外科的应用是最近兴起的,在临床上和理疗难以分开,正发展为新的治疗体系。它是手外伤整体治疗的一个部分,是针对伤手的功能障碍,从日常生活活动(activities of daily living,ADL)、手工操作劳动和文体活动中选出一些有助于伤手功能和技能恢复的作业,让患者参与适应性活动(adapted activities),并按指定的要求进行训练,逐步恢复伤手最大的功能。作业治疗程序可分为早期、中期和后期阶段。每个阶段都有其预定的治疗目标,根据该目标选择与其相适应的活动,从而达到治疗目的。作业治疗主要从三个方面进行:①ADL 训练:如穿衣、梳洗、用餐、用厕等;②轻度作业活动训练:如手术后早期,通过治疗性娱乐、绘画、剪纸、编织等手工艺品制作等活动,以达到减少水肿、增加关节活动度、增强肌力、改善眼-手协调能力的目的;③重度作业活动:根据患者的原先职业和现有的手功能情况,可分别选择相关的木工、金工、电器等作业活动,进行增强肌力、耐力和协调性的强化训练,为患者重新就业作职业前的训练。

一、开展作业治疗的注意事项

1. 首先评估手的功能,以及对作业活动的性质、特点、治疗作用进行必要的分析。

2. 根据患者的性别、年龄、职业、症状及预期治疗目标来选择作业治疗的项目和作业活动量。

3. 向患者讲清楚 OT 的意义和重要性。教给患者具体做法,并给予具体指导,定期评估,发现问题及时纠正。如果我们只是一般地告诉患者应做 OT,而不说明道理,不做具体指导,则患者常因为疼痛或感到单调枯燥,而放松了锻炼,或因锻炼不得法而未起治疗作用。

4. 开展 OT 要因地制宜,就地取材,方便易行,安全可靠。用于 OT 治疗的项目,只要和患者的治疗目的一致,采用任何形式的活动都可以。不能说由于设备简陋,效果就差;也不能说因为有复杂精致的设备,效果就好;主要在于认真理解它的原理、使用方法和治疗效果。

二、作业治疗的代表性项目举例

(一) 治疗泥手锻炼

OT 用的黏土主要采用普通的黏土或着色的橡胶黏土。根据治疗早期、中期和后期的不同治疗目的,可调节黏土的量及其软硬度。该作业有增强手指肌力、耐力及改善手指灵巧性、协调动作的效果。

1. 粗大对指锻炼

(1) 将治疗泥捏成一锥体形粘在平面上,将手指拇指放入治疗泥,使手指在锥体上靠近(图 22-1)。

(2) 将治疗泥做成扁盘粘在一平面上,将手指和拇指从圆盘上插入并向圆盘中心靠拢(图 22-2)。

2. 粗大手指屈曲锻炼 将治疗泥放在手掌,屈曲手指成握拳状,使劲捏治疗泥(图 22-3)。

3. 单独手指屈曲锻炼(图 22-4)。

4. 单独分指对指锻炼 将治疗泥球放在拇指和示指之间,捏球直到手指相碰,用其他手指重复该运动(图 22-5)。

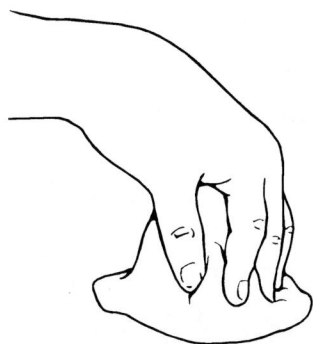

图 22-1　粗大对指锻炼

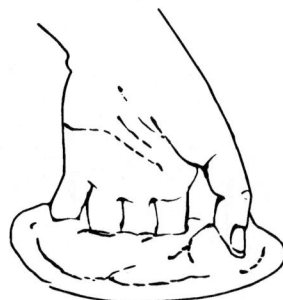

图 22-2　粗大对指锻炼

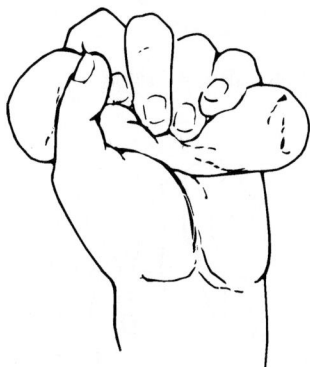

图 22-3　粗大手指屈曲锻炼

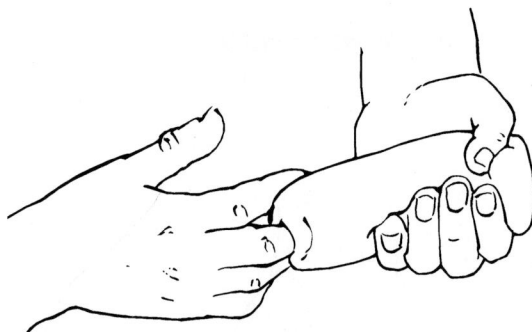

图 22-4　单独手指屈曲锻炼

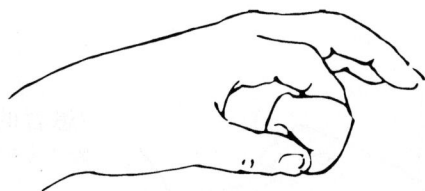

图 22-5　单独分指对指锻炼

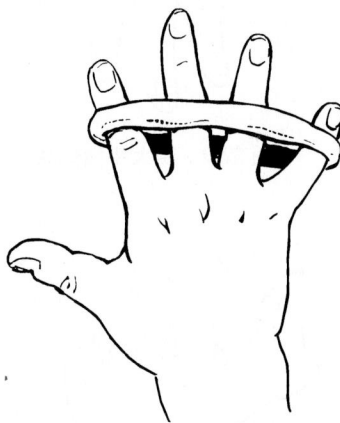

图 22-6　指外展锻炼

5. 指外展锻炼　将治疗泥环放在近端和远端指间关节之间,将手指伸展分开泥环(图 22-6)。

6. 粗大手指伸展

(1) 将手指和拇指放在对指位,将泥环放在掌指关节和近端指间关节之间,向外伸展手指(伸展和外展)(图 22-7)。

(2) 将治疗泥扁盘按在桌上,保持手指伸展,并将治疗泥按薄(图 22-8)。

(3) 保持手指呈伸展位,将治疗泥揉成一条卷(图 22-9)。

7. 手指内收锻炼　将一片治疗泥置于两手指之间,将两手指靠拢(图 22-10)。

8. 拇指屈伸锻炼　将治疗泥做成一圆柱状,放在一平面上,手呈中间位,将拇指向圆柱体深深按压,然后拿出(图 22-11)。

9. 腕背伸锻炼　将前臂和肘放在桌子上,腕在桌边缘外放松,同时握住治疗泥,用另一只手抓住治疗泥的另一端,用腕部向上拉治疗泥(图 22-12)。

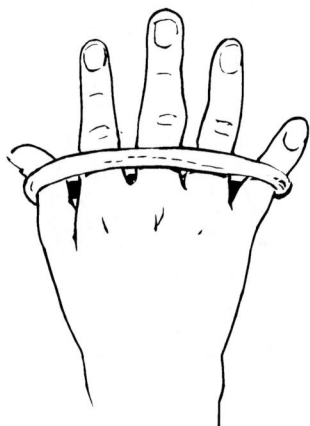

图 22-7 粗大手指伸展

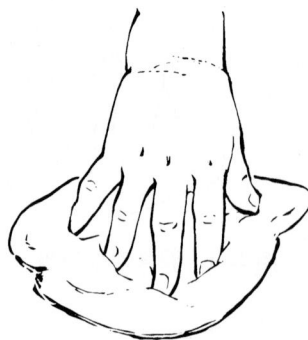

图 22-8 粗大手指伸展

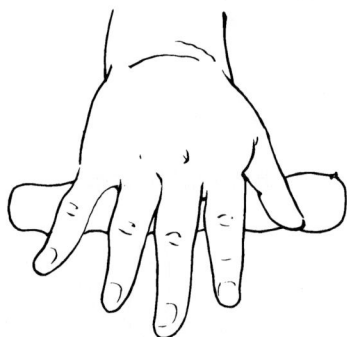

图 22-9 粗大手指伸展

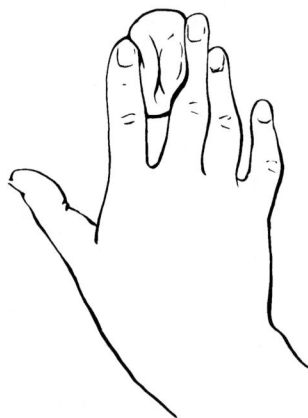

图 22-10 手指内收锻炼

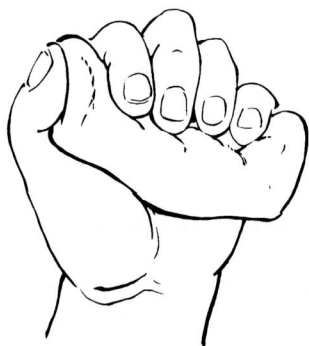

图 22-11 拇指屈伸锻炼

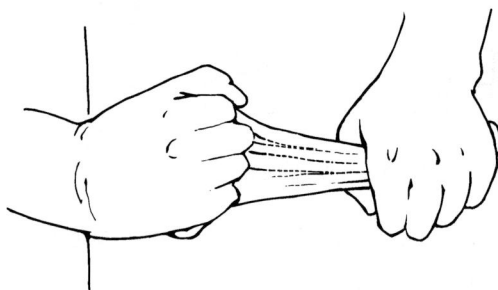

图 22-12 腕背伸锻炼

（二）弹力治疗带锻炼

根据弹力强度和治疗用途不同,治疗带可分为轻度、中度和强度等数种,因此,可进行分级别的抗阻力练习。在手部作业治疗中,治疗带主要用于肌力、耐力、协调性和关节活动度的训练。

1. 伸指及指外展锻炼(图 22-13 ~ 14)。

2. 拇外展及伸拇锻炼(图 22-15 ~ 16)。

3. 伸指屈掌指关节锻炼(图 22-17 ~ 18)。

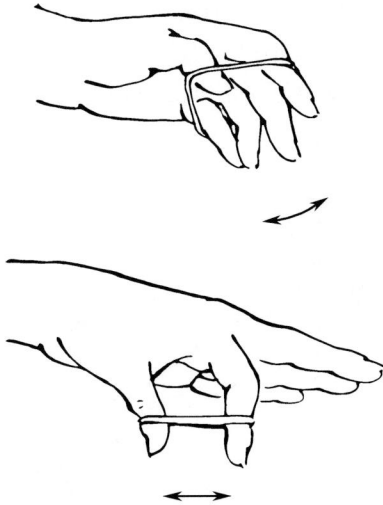

图 22-13　伸指及指外展锻炼

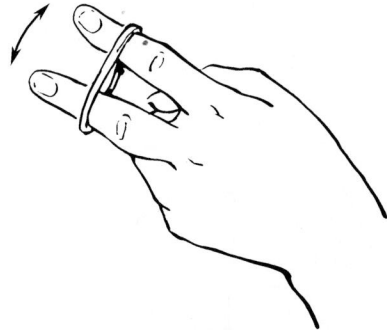

图 22-14　指外展锻炼

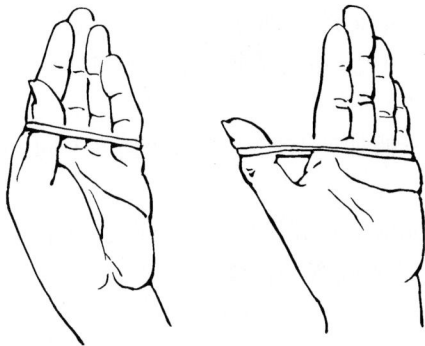

图 22-15　拇外展及伸拇锻炼

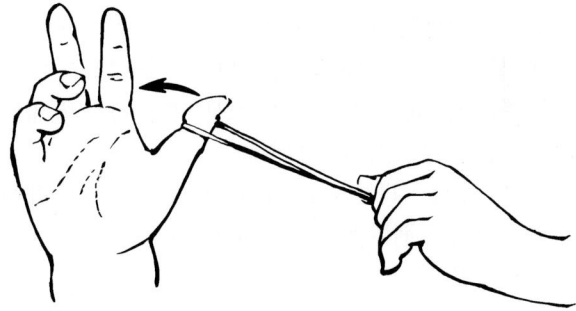

图 22-16　拇对指锻炼

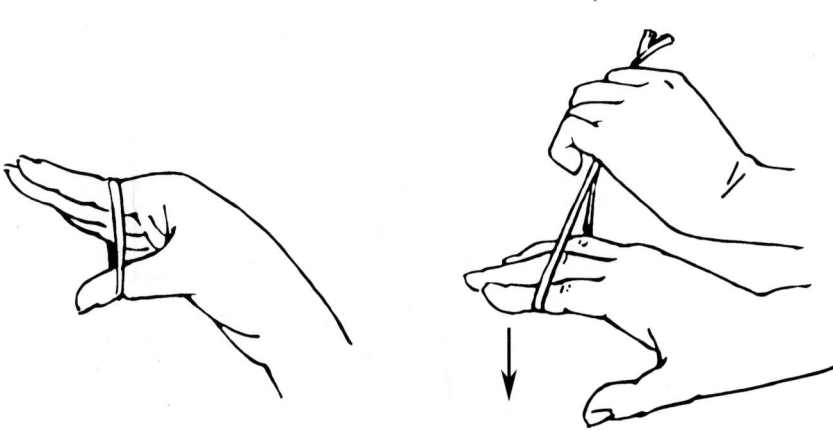

图 22-17　伸指屈掌指关节锻炼

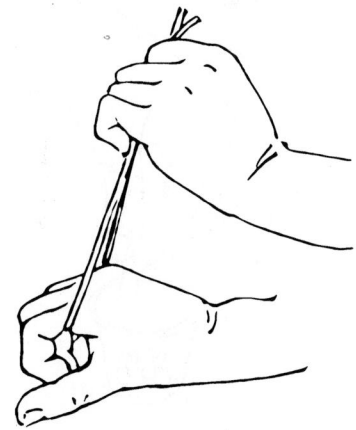

图 22-18　屈指锻炼

（三）娱乐性治疗

袖珍玩具和游戏机在手作业治疗中是非常有用的练习器具。它具有趣味性、治疗针对性强等优点，特别适合青少年手外伤患者的康复治疗。对于改善手的灵巧性、手眼协调、感觉训练、脱敏治疗和掌指关节、指间关节的主动屈曲有明显的治疗效果。

1. 利用斜板支架训练腕关节屈伸运动

（1）屈腕训练：①将跳棋放置于桌面，毗邻斜板高的一端；②前臂安置于斜板上，腕关节位于斜板顶端的外方；③患者必须尽最大程度屈腕，才能捡起跳棋。然后，将拾到的跳棋放入另一盒中（图 22-19）。

（2）伸腕训练：①将跳棋放置于斜板的最高端；②前臂放置于斜板上,同时肘部支撑于桌面；③患者需要最大程度伸腕,才能捡到跳棋。然后,将捡到的跳棋放入另一盒中；④肢体抬高也有助于消肿（图22-20）。

（3）旋前/伸腕训练：患者前臂旋后,将跳棋放邻近盒中,当跳棋放回原位时,便训练了前臂旋前伸腕动作。

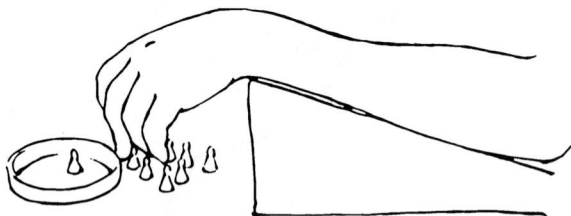

图22-19 屈腕训练

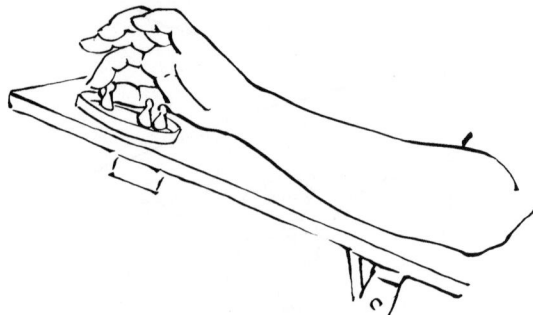

图22-20 伸腕锻炼

2. 掌指关节屈曲和对指练习,以改善掌屈,或者感觉训练,或者脱敏训练。训练方法：伤手从盒子孔中捡起某小件物品（如玻璃球）。然后,又将该物品放回盒中。如此反复进行。并记录每次花费的时间。目的是改善腕关节、掌指关节屈曲和手指灵巧度（图22-21）。

3. 利用镊子或衣夹进行对指、夹捏和手的灵巧和协调性的练习。假如调节衣夹的弹簧强度不同,可进行轻度、中度及重度的肌力、耐力训练。

4. 插孔板游戏 可单人进行,也可双人或多人进行。记录每人完成动作花费的时间,花费时间短者为优胜者。练习目的是：消除肿胀,主动活动肘关节、肩关节。为了防止身体侧弯的代偿动作,应让患者坐下,稳定骨盆（图22-22）。

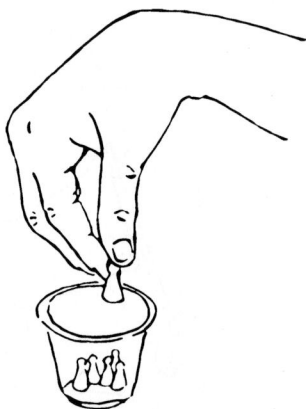

图22-21 掌指关节屈曲和对指锻炼

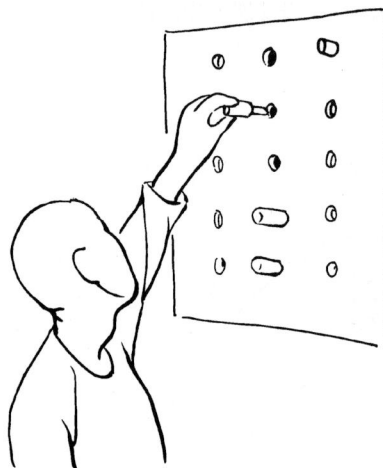

图22-22 插孔板锻炼

训练方法：①插孔板可平放于桌面,也可斜置于桌面,或悬挂于墙面；②木销钉口径可制成2.5～5cm,长度为7.5～15cm；③嘱咐患者,按要求将木销钉插入孔中。

强化训练：①加大木销钉的长度；②增加木销钉的重量（用铅皮包裹）；③用布带蒙住患者眼睛,以增加感觉刺激；④将插孔板放置于各个方向,练习肩关节内旋、外旋活动。

5. 串珠子游戏 目的：增强手的灵巧性和眼手协调能力。训练方法：嘱咐患者,将木质制成的大小各异的珠子或玻璃球,按要求串在圆柱上,并记录每次完成的时间。强化训练：①可增大各圆柱间的距离；②加高圆柱的高度（图22-23）。

6. 套环器锻炼 铁丝制成形状各异的环圈。铁丝上有垫圈。让患者手握把柄,设法让垫圈从铁丝的一端移动至铁丝的另一端。目的:腕关节屈伸,旋转练习(图22-24)。

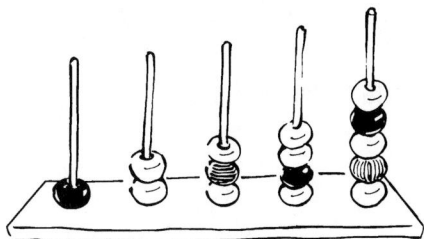

图 22-23 串珠子锻炼

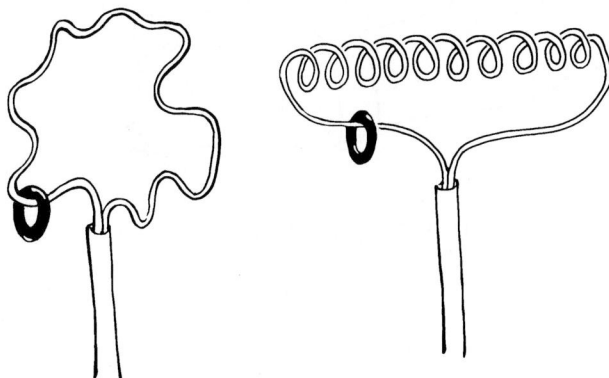

图 22-24 套环锻炼

第六节 手 夹 板

手夹板主要用于保持不稳定的肢体于功能位,提供牵引力以防止挛缩,预防或矫正肢体畸形以及补偿失去的肌力,帮助无力的肢体运动等,从而达到减少残疾程度,增进功能的目的。夹板按其功能可分为固定性(静止性)和功能性(动力性)两类。固定性手夹板没有可动的组成部分,主要用于固定肢体于功能位,限制异常运动,故常用于治疗手部骨折脱位、关节炎、手术后暂时性止动等。功能性夹板允许肢体有一定程度的活动,从而达到治疗目的。手夹板是手外科治疗的重要组成部分,被广泛应用于临床。下面仅介绍临床常用的各种手夹板用途及适应证。

1. 手休息位夹板 功能及用途:维持腕和手的功能位或休息位(图22-25~26)。

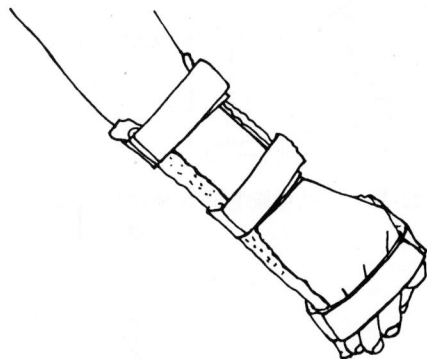

图 22-25 手休息位夹板

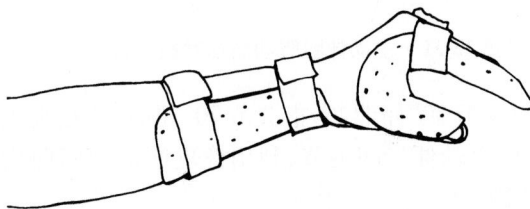

图 22-26 手休息位夹板

2. 抗痉挛夹板 功能及用途:维持痉挛手于最佳姿势,预防畸形。由手休息位夹板和背托夹板组成(图22-27~28)。

3. 手舟骨固定夹板 功能及用途:①固定舟骨骨折;②允许腕拇指腕掌关节及掌指关节活动(图22-29~30)。

4. 短前臂铰链夹板 功能及用途:①固定骨折,在控制下腕关节可早期活动;②适用于桡骨远端粉碎性骨折早期固定,能控制腕关节偏斜。

5. 主动伸腕驱动屈指对指夹板(图22-31~32) 功能及用途:适用于能主动伸腕,但屈指肌麻痹的脊髓损伤病人。

6. Kleinert 夹板 功能及用途:①适用于腕以远的拇长屈肌腱,屈指浅、深肌腱断裂修复术后固定;②夹

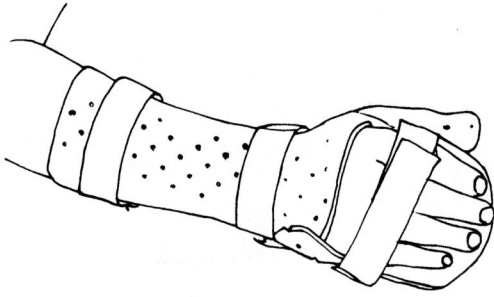

图 22-27　抗痉挛夹板

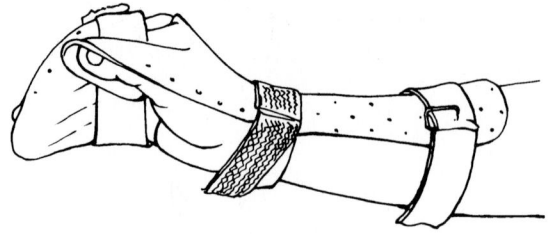

图 22-28　抗痉挛夹板

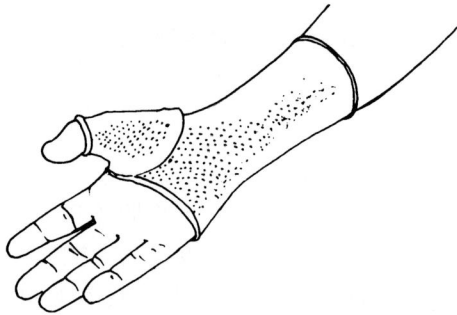

图 22-29　手舟骨固定夹板

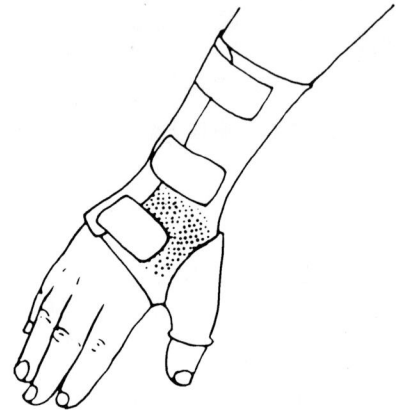

图 22-30　手舟骨固定夹板

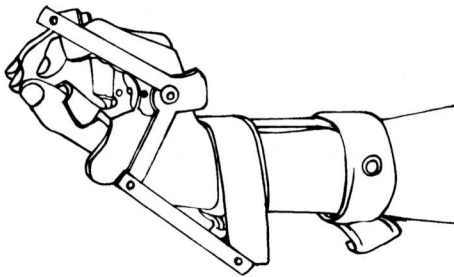

图 22-31　主动伸腕驱动屈指对指夹板

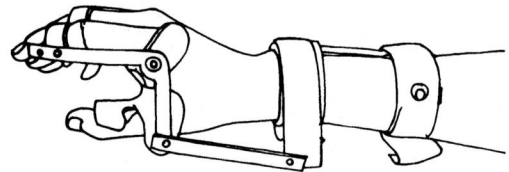

图 22-32　主动伸腕驱动屈指对指夹板

板维持腕关节 30° 屈曲,掌指关节 70° 屈曲;③在夹板控制范围,可主动伸指间关节、利用橡皮筋被动屈曲指间关节(图 22-33)。

7. 动力型伸肌腱夹板　功能及用途:①适用于Ⅱ、Ⅲ、Ⅳ、Ⅴ、Ⅵ、Ⅶ区的拇长伸肌腱和指伸肌腱修复术后的固定;②夹板维持伸腕 40°位;③可逐渐主动屈曲指间关节。在保护下被动伸指间关节(图 22-34 ~ 35)。

8. 伸腕固定夹板　功能及用途:①固定腕关节;②预防腕偏斜;③预防及矫正腕关节挛缩;④缓解疼痛(图 22-36 ~ 37)。

9. 动力型伸腕夹板　功能及用途:①逐渐被动牵伸腕关节至伸直位;②渐进地抗阻屈腕;③牵伸腕,附加屈指牵引装置后可被动屈指(图 22-38)。

10. 动力型伸指伸腕夹板　功能及用途:①被动伸腕伸指;②桡神经损伤后,预防肌力不平衡所产生的垂腕、垂指畸形(图 22-39)。

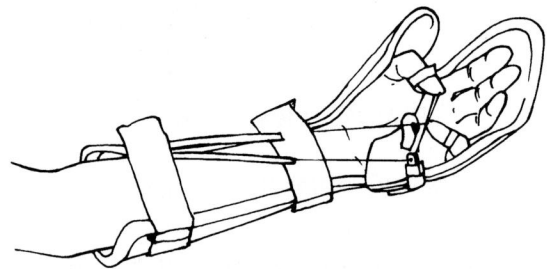

图 22-33　Kleinert 夹板

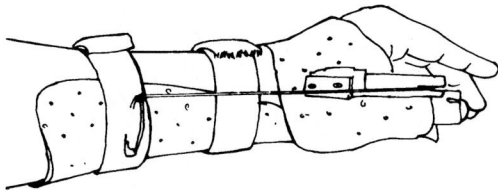

图 22-34　伸拇夹板

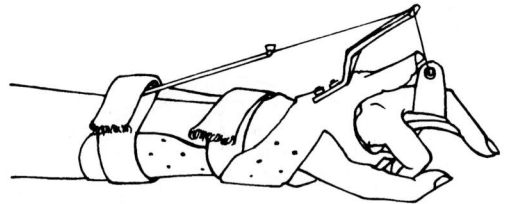

图 22-35　伸指夹板

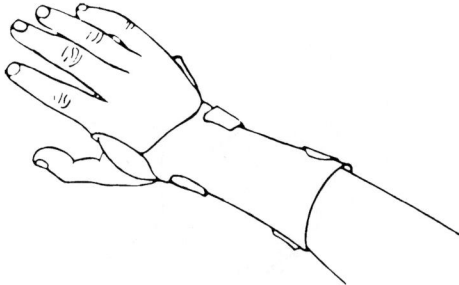

图 22-36　伸腕固定夹板

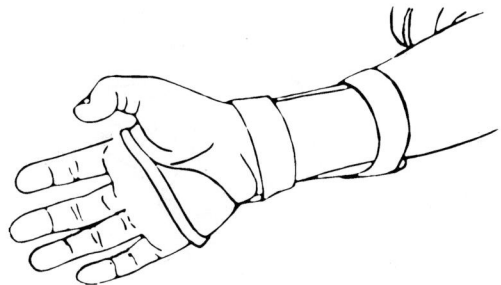

图 22-37　伸腕固定夹板

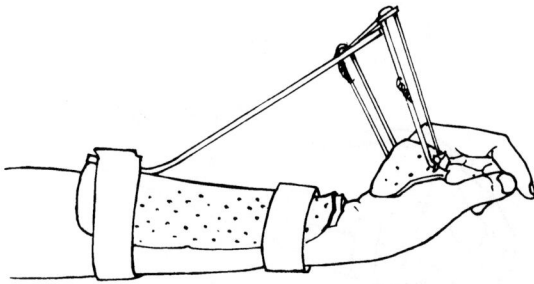

图 22-38　动力型伸腕夹板

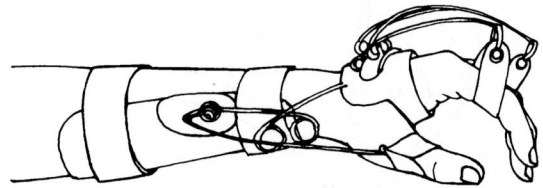

图 22-39　动力型伸腕伸指夹板

11. 动力型正中神经和尺神经麻痹夹板　功能及用途:预防因正中和尺神经麻痹所产生的畸形。夹板维持拇对指位,指间关节自然伸直位,防止掌指关节过伸(图 22-40)。

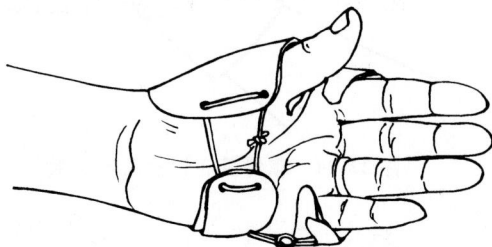

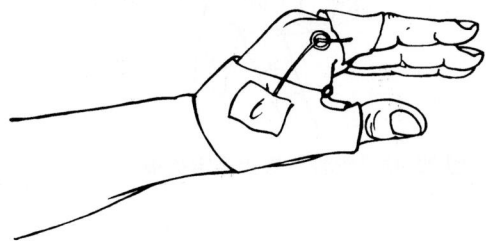

图 22-40　动力型正中神经和尺神经麻痹夹板

12. 动力型尺神经麻痹夹板　功能及用途:环、小指的指间关节伸直时,防止掌指关节过伸(图 22-41)。

13. 掌骨固定夹板　功能及用途:①掌骨骨折的固定(1~5);②缓解疼痛(图 22-42~44)。

14. 动力型伸掌指关节夹板　功能及用途:适用掌指关节不能主动伸的病例,如背侧骨间神经麻痹(图 22-45)。

15. 动力型屈曲掌指关节夹板　功能及用途:被动牵拉掌指关节,改善掌指关节屈曲范围(图 22-46)。

16. 屈曲指套夹板　功能及用途:①适用于手指关节僵硬,主要是掌指关节屈曲受限;②改善指间关节被动活动范围,特别是掌指关节活动范围。仅白天使用,每次 5 分钟,每日数次(图 22-47)。

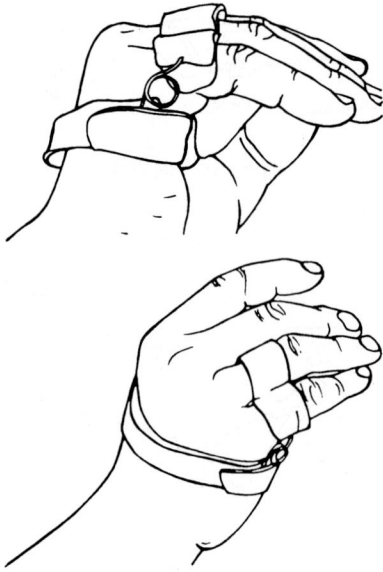

图 22-41 动力型尺神经麻痹夹板

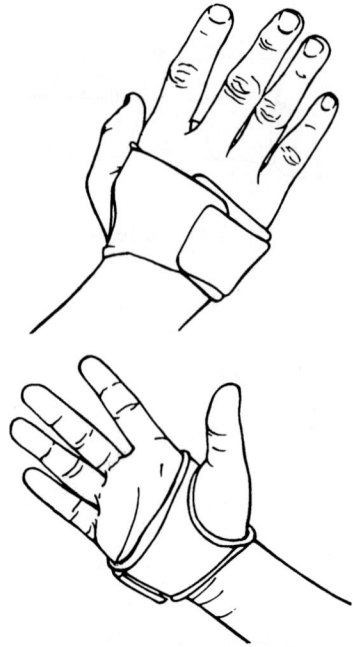

图 22-42 掌骨固定夹板

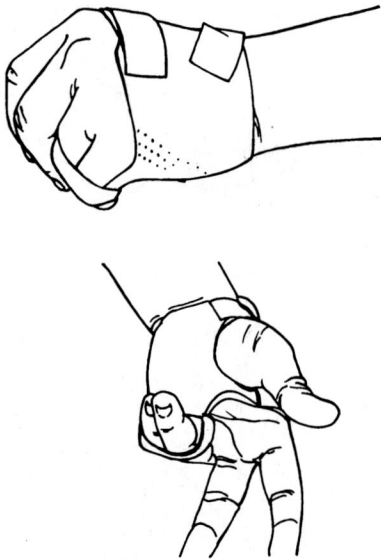

图 22-43 掌骨头骨折固定夹板

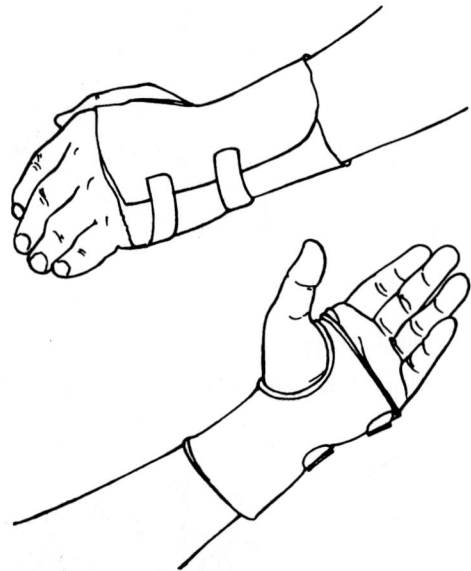

图 22-44 掌骨基底骨折固定夹板

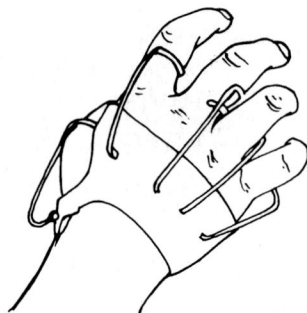

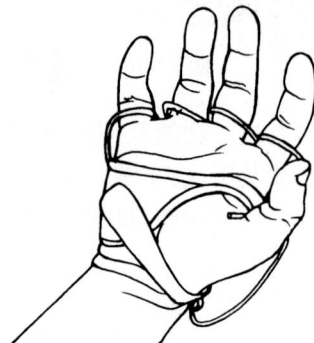

图 22-45 动力型伸掌指关节夹板

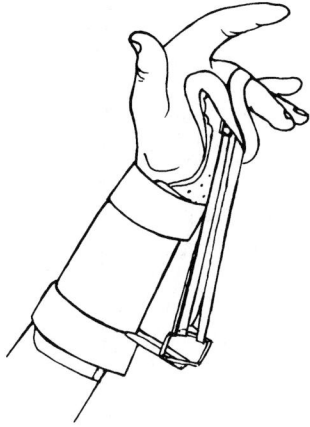

图 22-46　动力型屈曲掌指关节夹板

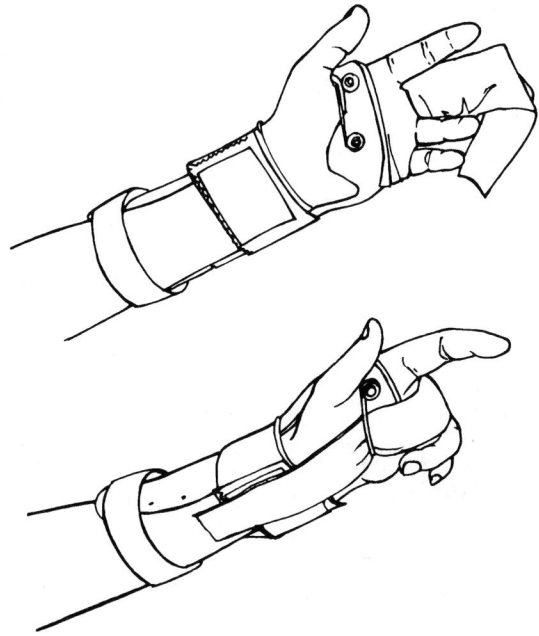

图 22-47　屈曲指套夹板

禁忌证:①骨折;②不稳定关节;③伸肌腱修复后早期;④血液循环差,如断指再植后的手指。

17. 拇人字形夹板　功能及用途:①维持拇指外展位;②固定拇指掌指关节(包括或不包括指间关节在内)(图 22-48)。

18. 桡骨茎突狭窄性腱鞘炎固定夹板　功能及用途:适用于桡骨茎突狭窄性腱鞘炎急性期。夹板维持拇指外展对指位,腕关节中立位,防止对拇外展长肌和拇伸短肌腱鞘的应力加重(图 22-49)。

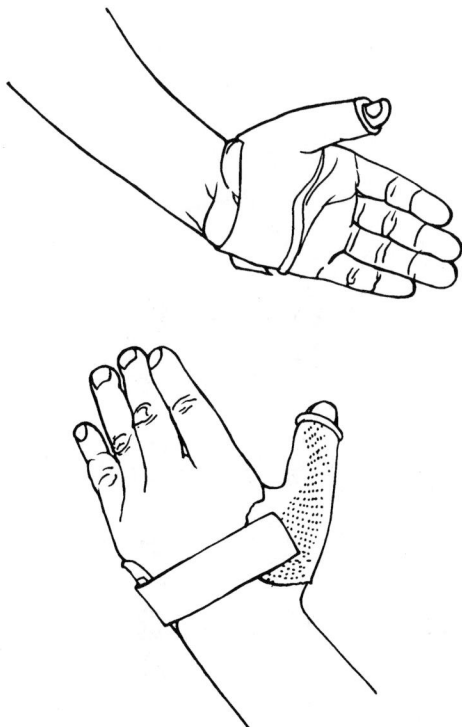

图 22-48　拇人字形夹板

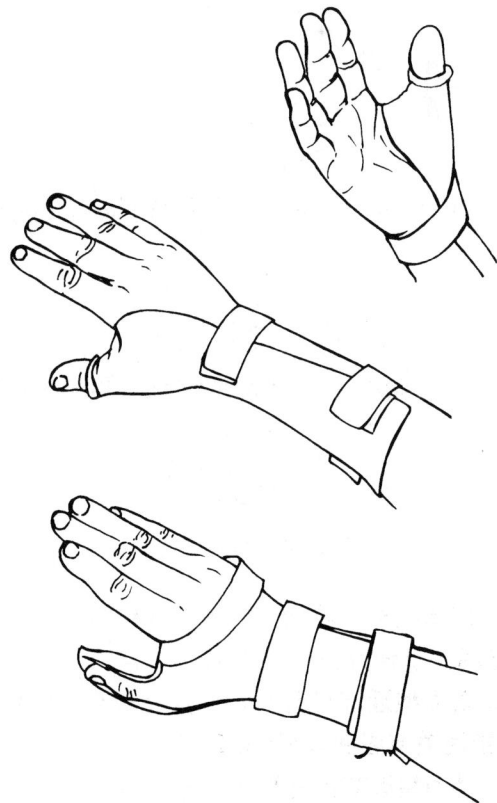

图 22-49　桡骨茎突狭窄性腱鞘炎固定夹板

19. 桡骨茎突狭窄性腱鞘炎工作夹板　功能及用途:①协助伸拇;②防止拇伸肌和拇外展长肌过度牵伸(图22-50)。

20. 动力型拇对指夹板　功能及用途:①适用于正中神经和掌侧骨间神经麻痹;②使拇指外展及对指(图22-51)。

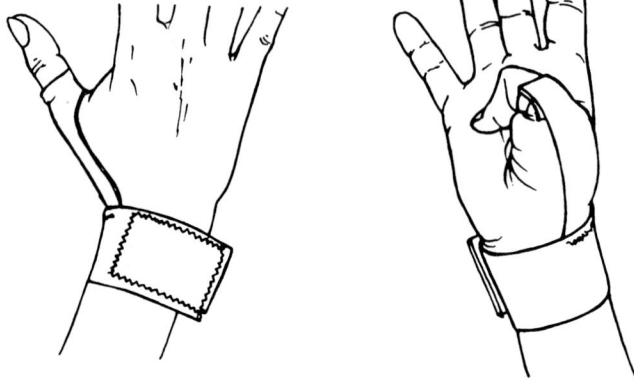

图 22-50　桡骨茎突狭窄性腱鞘炎工作夹板

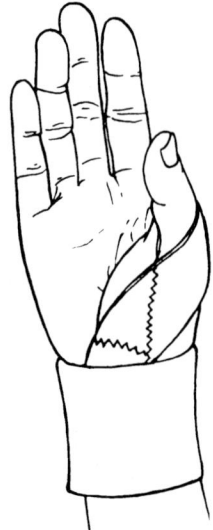

图 22-51　动力型拇指对指夹板

21. 指蹼夹板　功能及用途:维持及扩展指蹼(图22-52)。

22. 动力型拇指蹼扩展夹板　功能及用途:当拇指对指时,维持拇指蹼连续性牵伸(图22-53)。

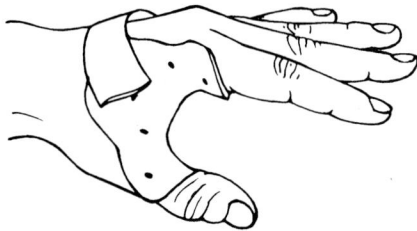

图 22-52　指蹼夹板

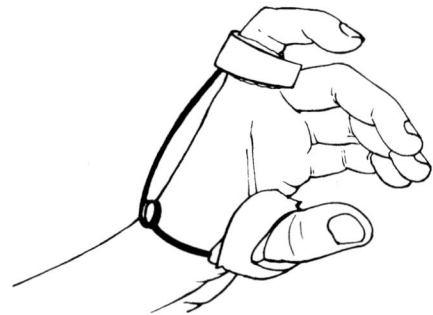

图 22-53　动力型拇指蹼扩展夹板

23. 伸指夹板　功能及用途:①保持 PIP 和 DIP 关节伸直位;②对于近节指骨折,夹板保持 MP 关节90°屈曲,指间关节伸直位(图22-54)。

24. 动力型近节指间关节伸直夹板(手基部夹板)　功能及用途:①协助伸指;②提供抗阻屈指练习;③矫正指间关节屈曲畸形(图22-55)。

25. 动力型近节指间关节伸直夹板(指夹板)　动能及用途:①矫正指间关节屈曲挛缩;②协助 PIP 关节伸(如伸腱中央腱修复术后);③侧副韧带撕裂伤后,PIP 关节练习运动,④提供抗阻 PIP 关节屈曲(图22-56)。

禁忌证:①骨折未愈合;②不允许抗阻屈曲练习运动。

26. 近节指间关节伸直固定夹板　功能及用途:①预防钮扣畸形发生和屈曲挛缩加重;②矫正手指屈曲畸形(图22-57)。

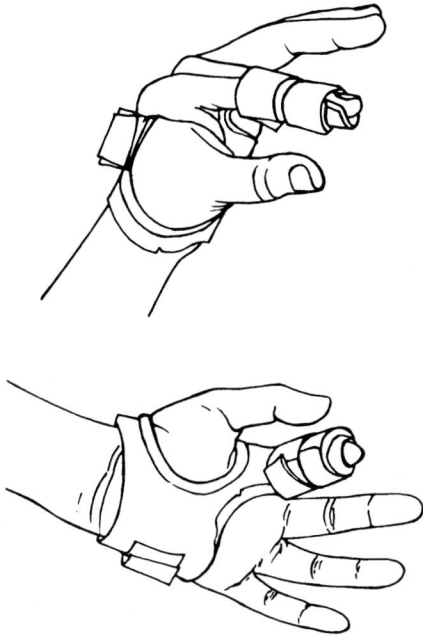

图 22-54　伸指夹板

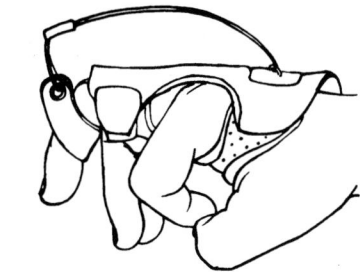

图 22-55　动力型近节指间关节伸直夹板

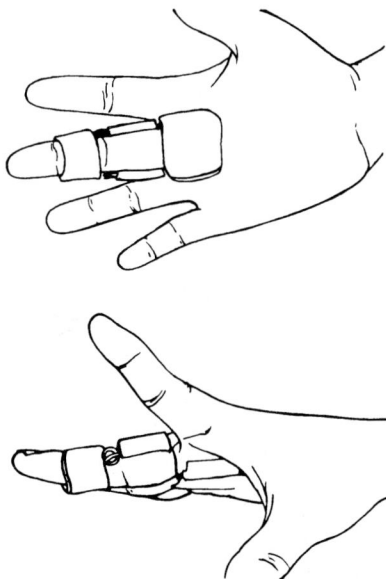

图 22-56　动力型近节指间关节伸直夹板

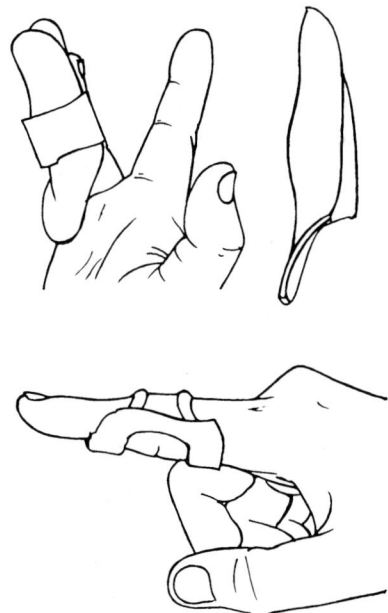

图 22-57　近节指间关节伸直固定夹板

27. 鹅颈畸形治疗夹板　功能及用途:①预防指间关节屈曲时,PIP 关节过伸;②治疗鹅颈畸形(图22-58)。

28. 并指指套　功能及用途:保持手指对位,指间关节能主动活动(图22-59)。

29. 远端及近端指间关节练习夹板　功能及用途:①提供单独、无阻力的 DIP 或 PIP 关节屈曲;②提供分级别的单独的 DIP 或 PIP 关节屈曲(若附加抗阻装置,可进行抗阻力训练);③对扳机指治疗作用是:缓解 A1 滑车系统的内在肌压力;屈指浅和深肌腱的不同滑动;有利于腱鞘内部的滑膜液循环;④在夹板控制范围内,指间关节主动运动,20 次/2h。被动活动时,去除夹板;活动结束后重新戴上夹板。晚上佩戴夹板(图22-60)。

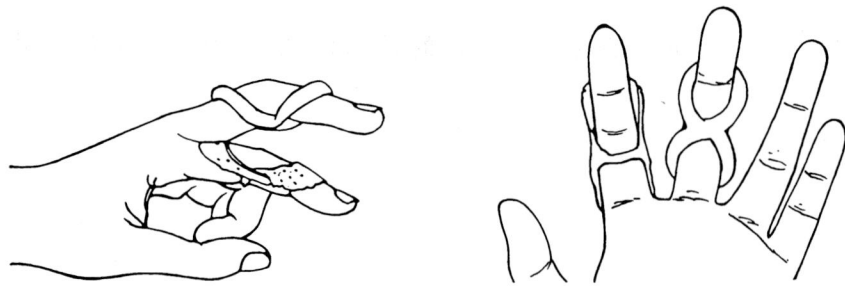

图 22-58 鹅颈畸形治疗夹板

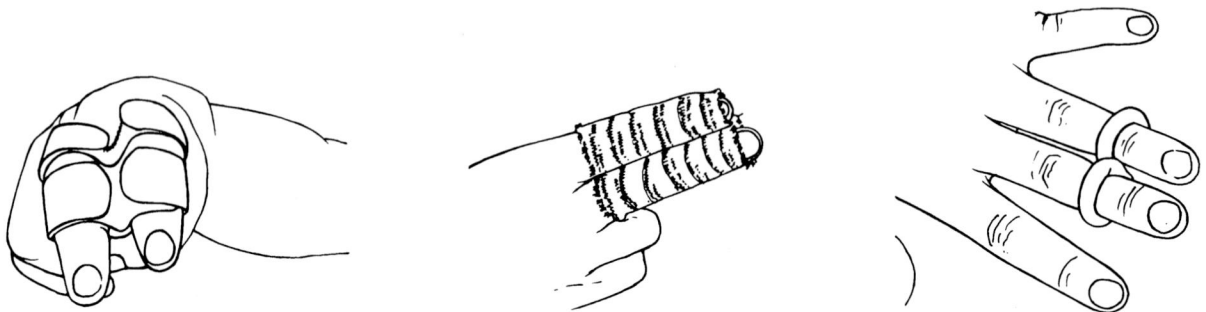

图 22-59 并指指套

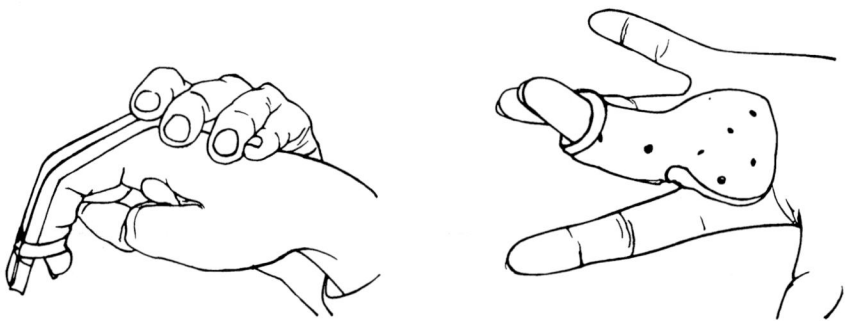

图 22-60 远端及近端指间关节练习夹板

30. **手指背侧阻挡夹板** 功能及用途:适用于手指 PIP 关节背侧脱位整复后的病例。在夹板控制范围内练习伸 PIP 关节,防止急性期 PIP 复发性脱位(图 22-61)。

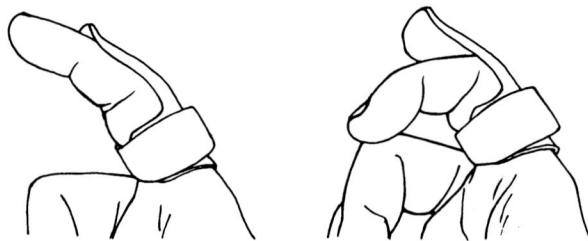

图 22-61 手指背侧阻挡夹板

31. **屈指指套** 功能及用途:用于改善指间关节被动屈曲活动范围(图 22-62)。
禁忌证:①血液循环差;②水肿;③开放性伤口;④指甲损伤;⑤锤状指。
32. **指间关节固定夹板** 功能及用途:①用于不稳定指间关节的外固定;②固定指骨骨折,预防骨折移位(图 22-63)。
33. **锤状指夹板** 功能及用途:①预防 DIP 伸指肌腱损伤产生屈曲畸形;②夹板固定 DIP 关节过伸位

（图 22-64）。

34. 临时性假指　适应证：①评估趾-指移植术前的部位和位置；②作为趾-指移植手术前的手功能训练的临时性假指（图 22-65）。

35. 侧副韧带固定夹板　功能及用途：①侧副韧带损伤后，维持 PIP 关节对位；②允许 PIP 关节主动活动（图 22-66）。

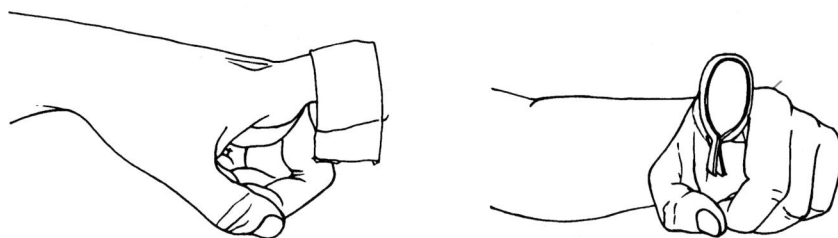
图 22-62　屈指指套

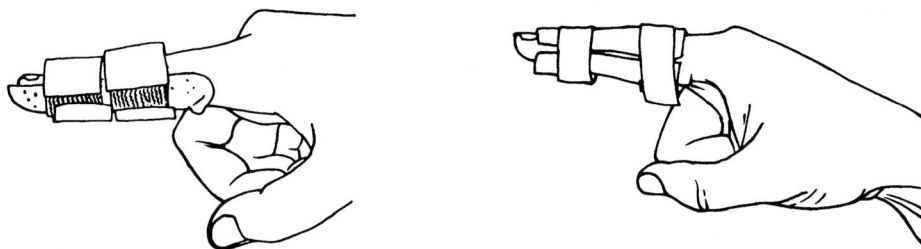
图 22-63　指间关节固定夹板

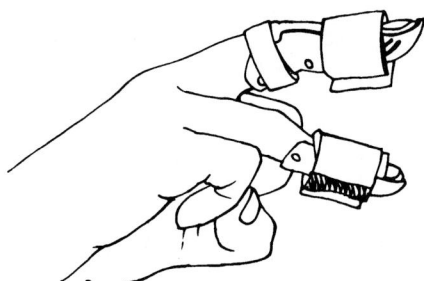
图 22-64　锤状指夹板

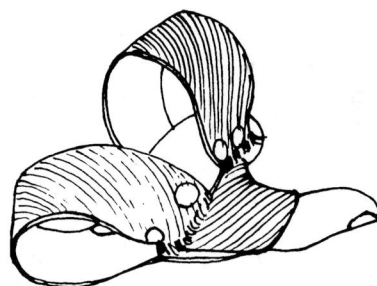
图 22-65　临时性假指

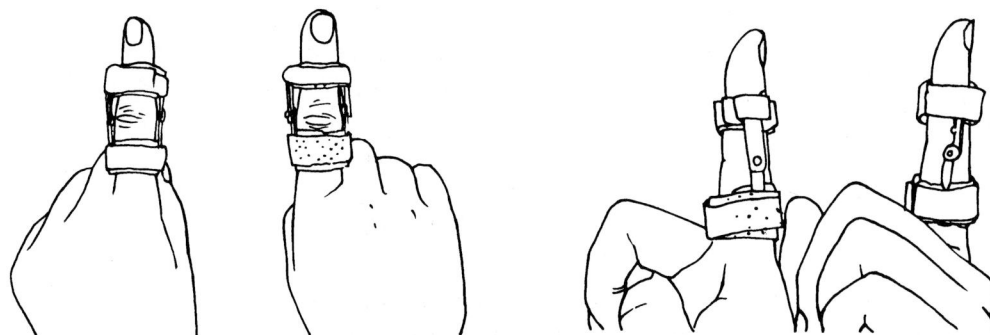
图 22-66　侧副韧带固定夹板

第七节 肌腱修复术后的康复治疗

（一）屈肌腱修复术后的康复治疗方案

手功能是建立在伸肌、屈肌和内在肌的生物力学平衡基础上,任何一个肌腱损伤都会影响这种平衡。手屈肌腱划分为五区。传统上,Ⅱ区屈肌腱损伤最难处理,由于指屈浅、深肌腱在同一腱鞘内,特别容易粘连。屈肌腱修复的理论是早期活动,特别强调在Ⅱ区修复后的早期活动的重要性。该建议首先由 Kleinert 和 Duran/Houser 提出。

手术后用背侧石膏托或用低温热塑材料制作夹板固定伤手,维持腕 20°～30°屈曲,MP 关节 45°～60°屈曲,指间关节允许伸直位。将橡皮筋一端用胶带固定于指甲,其另一端通过掌心的滑车后用别针固定在前臂屈侧的敷料上。

手术后 1～2 天开始早期活动,利用橡皮筋牵引被动屈曲指间关节。在夹板范围内,主动伸指间关节。此期间禁止主动屈曲指间关节及被动伸指间关节。为了防止 PIP 关节屈曲挛缩,应该维持 PIP 关节充分伸直位。在练习间隙及夜间用橡条固定 PIP,在夹板内保持伸直位。从手术后开始至 4 周,在夹板内进行单个手指的被动屈曲/伸直练习。第 4 周,允许伤指主动屈曲。

例如屈肌腱滑动好(关节屈曲 ROM>正常值的 75%),则提示修复后瘢痕较轻,需要继续使用夹板保护1.5 周;假如肌腱滑动范围小,提示术后瘢痕粘连较重,则去除夹板,进行主动运动练习。包括单个手指、指屈浅和深肌腱的练习,钩指、握拳等(图 22-67～68)。

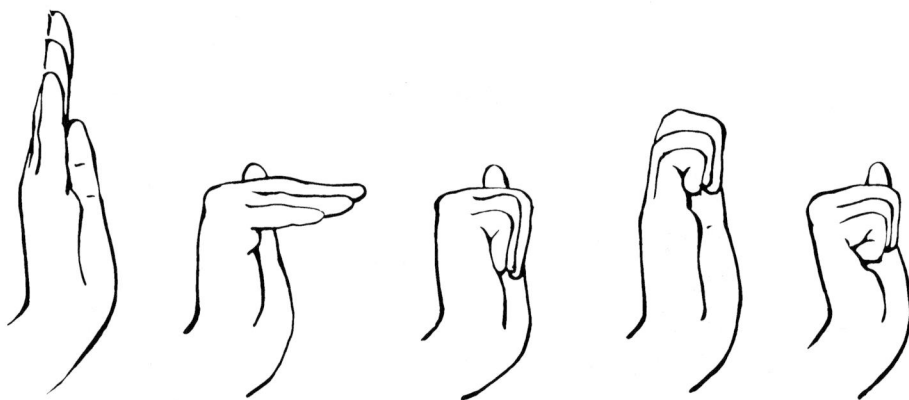

图 22-67 指屈浅深肌腱滑动练习

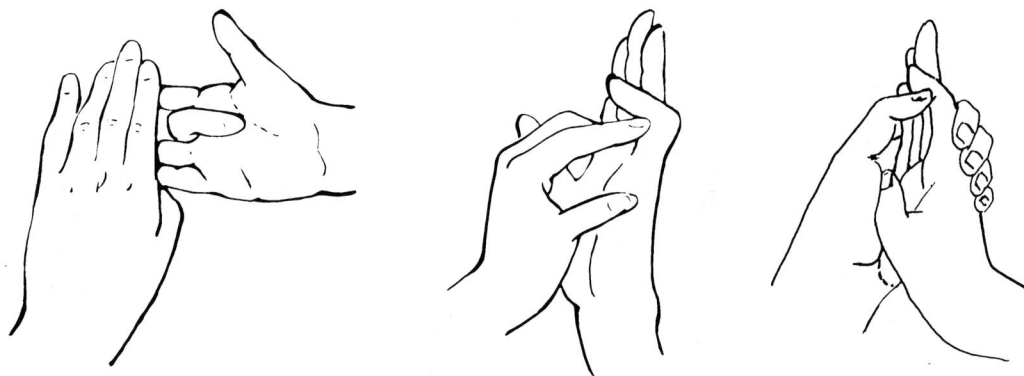

图 22-68 指屈浅深肌腱滑动练习

1. 单独指屈浅肌腱的练习方法 维持 MP 关节伸直位,固定 PIP 关节的近端,嘱患者主动屈曲 PIP 关节,同时保持 DIP 关节伸直位。

2. 单独指屈深肌腱的练习方法 维持 MP、PIP 关节伸直位,固定 DIP 关节的近端,嘱患者主动屈曲 DIP 关节。

3. 钩拳练习方法 PIP 和 DIP 关节屈曲,同时 MP 伸直,从而保证了指屈浅、深肌腱的最大范围活动。

4. 直角握拳练习 MP 和 PIP 关节屈曲,同时保持 DIP 伸直。该练习,可使指屈浅腱最大范围滑动。

5. 复合握拳练习 屈曲 MP、PIP 和 DIP 关节,使指屈浅、深肌腱最大滑动。

术后第 6 周,轻度功能性活动。假如 PIP 关节屈曲挛缩,可使用手指牵引夹板。术后第 7 周,抗阻力练习,如使用强度各异的海绵球、塑料治疗泥练习,以维持手的抓握能力。术后第 8 周,强化抗阻练习,增强肌力、耐力。术后第 12 周,主动活动。

(二) 一期屈肌腱移植术后康复治疗(Ⅱ区)

1. 术后用背侧石膏托或 Kleinert 牵引夹板,屈腕位固定 4 周。

2. 在夹板控制范围内进行主动伸指、被动屈指练习。

3. 预防指间关节僵,分别训练 DIP 和 PIP 关节屈曲。

4. 4~6 周 主动练习运动。

5. 7 周 抗阻练习。

6. 8~9 周 被动牵伸运动或牵伸夹板,改善 IP 关节伸直活动范围。

具体练习方法,可参阅屈肌腱修复术后康复。

(三) 二期屈肌腱重建康复治疗

第一期:植入硅胶条,其远端固定在骨或远端肌腱上,允许硅胶条在手掌或前臂滑动,目的:在硅胶条周围形成假性鞘管。

第二期:大约 3 个月后,将硅胶条取出,植入移植体肌腱。

康复治疗

第一期:使用背侧石膏托(或塑料夹板)维持腕、MCP 关节屈曲位,IPs 关节伸直位。第 1~3 周,轻柔被动活动 MCP、PIP、DIP 关节。第 3 周后,去除夹板,继续被动活动练习,可使用并手指套,利用健指协助运动。开始功能性活动。

目的:减少水肿,改善被动关节活动度,防止感染。

第二期:康复方案与一期肌腱修复相似。

目的:减少水肿、减少粘连,促进肌腱滑动,防止指间关节挛缩。

(四) 屈指肌腱和正中神经尺神经修复术后的康复治疗

术后用背侧石膏托或 Kleinert 牵引夹板屈腕位固定,维持腕关节 45° 屈曲,MP 关节屈曲 40°,IP 关节伸直位,肘关节屈曲 90° 位。

1~3 周:①练习原则是:主动伸指、被动屈指、腕关节不能主动活动(在夹板控制范围内进行练习),每日数次,逐渐增加运动次数;②术后第 2 天开始伸 IP 关节;③在 MP、PIP 屈曲位,轻柔被动活动 DIP 关节;④在 MP 屈曲位,被动完全伸直 PIP 关节;⑤在 MP 屈曲 90° 位,被动屈伸 IP 关节。

4~6 周:①调整背侧石膏托,维持腕关节 0° 伸直位,MP 关节屈曲、IP 关节伸直位;②主动轻柔地屈曲/伸直 IP 和 MP 关节;③被动屈曲/伸直 IP 关节;④第 5 周腕关节开始缓慢活动,屈指位伸腕,屈腕位伸指,但不能同时作伸腕伸指练习,也不能过分牵伸神经缝接部位;⑤第 6 周可去除石膏托或夹板。

7~8 周:①主动屈曲/伸直练习;②从小到大分级进行抗阻练习屈伸。

9 周:运动和感觉的再训练(参阅神经有关章节)。

(五) 肌腱移位手术前后的康复方案

1. 肌腱移位术前的准备

(1) 皮肤软组织无炎症,肌腱修复区无明显瘢痕组织,皮肤覆盖良好。

(2) 关节被动 ROM 能满足功能需要,进行关节活动范围的锻炼。

(3) 选用动力肌的肌力训练。

2. 术后康复治疗

（1）术后固定期（屈肌腱3周,伸肌腱6周）,抬高患肢,控制水肿。主动活动未被动固定部位的关节。

（2）外固定去除后,移位肌肉的再训练。

（六）肌腱松解术后康复治疗

为了使肌腱松解达到预期的目标,首先术前应使关节被动活动尽可能达最大范围,其次术中肌腱松解应完全彻底。①松解术后24小时开始,去除敷料,患者主动屈伸练习。练习内容有:指屈浅、深肌腱单独滑动,钩指、握拳、直角握拳等。②主动+助动活动MP、PIP和DIP关节,使其屈伸达最大范围。③疼痛和水肿是妨碍练习的最主要原因,必须给予对症处理:参阅康复技术章节。④术后2周,拆线。软化松解瘢痕处理。⑤假如松解术后没有肌腱滑动,可在术后48小时给予功能性电刺激。⑥术后2~3周:功能性活动练习。⑦术后6周,开始抗阻练习。

假如肌腱松解术后,PIP关节挛缩已经矫正,术后可用伸展夹板,以维持手术中获得的伸直度。松解术后几天,每日练习数次,每次10下左右,以后逐渐增加活动次数和强度。

（七）伸肌腱修复术后康复治疗

手背伸肌腱表浅,损伤率高,并且易与骨发生粘连。与屈肌腱相比伸肌腱较弱,开始主动活动时,容易过分牵伸。因此,在活动第1周必须注意保护。伸肌腱结构扁、薄、阔,更容易断裂。伸腱滑动范围小于屈肌腱,因而,在长度方面的代偿能力小。伸腱长度的改变或粘连会影响力的传递,从而改变关节运动范围。伸腱修复部位的裂隙(2mm),可能在肌腱损伤的远端产生40°的伸直受限。另外,每个关节伸腱有骨性连接,所以伸腱几乎没有自身的调节能力。一旦伸腱的骨性韧带发生改变,便会产生严重问题。临床观察到:指屈曲丧失的百分比要大于指伸直丧失的百分比,而且,指屈曲平均丧失角度要大于伸指角度丧失的平均值。传统上,伸肌腱术后采用固定治疗。近来研究证明,伸肌腱修复术后（Ⅳ~Ⅶ区）早期,在控制范围内进行屈曲活动有助于瘢痕组织重新塑形,使得肌腱有较大活动度,也可防止粘连。

伸肌腱修复术后使用掌侧夹板,固定腕关节30°~40°伸直位,同时用橡皮筋牵拉伸直所有指间关节。另外用掌侧夹板防止MP关节屈曲。嘱咐患者,在夹板范围内主动屈曲手指,依靠弹力牵引被动伸指。

术后1~3周,在夹板控制范围内练习主动屈指,被动伸指。禁止被动屈指和主动伸指。3周以后,①去除掌侧夹板,嘱咐患者继续主动屈指练习;②继续依靠弹力牵引被动伸指练习。6周后,去除夹板,开始主动伸指练习,包括各条肌腱滑动操练。术后7周,开始抗阻力练习。

伸肌腱修复术后并发症:严重背侧肿胀,伸直受限,外在肌紧缩。

处理:①水肿处理:参阅"水肿控制技术章节"。②伸直受限处理:瘢痕松动技术,单个肌腱伸直练习,晚上可使用伸直夹板固定。③外在肌紧缩处理:松动软化瘢痕组织,按摩、超声波及音频疗法,屈曲型动力夹板牵引等。

（八）锤状指畸形（Ⅰ、Ⅱ区损伤）康复治疗

保守治疗,夹板固定DIP关节0°~15°过伸位6周。假如6周时没有伸直受限,可以去掉夹板,开始主动关节活动练习,如果DIP关节伸直受限,夹板继续2周。

练习方法:①第6周开始主动握拳及伸MP关节,屈曲IP关节（控制25°范围内屈曲）。②固定PIP关节,主动练习DTP伸直。③7~8周开始练习DIP主动屈曲（固定PIP关节后进行）。假如没有伸直受限,DIP屈曲可增加到35°。8~9周,开始被动屈曲DIP关节。

（九）钮扣状畸形（Ⅲ区）康复治疗

保守治疗:夹板固定4周,维持PIP关节伸直位。DIP关节不固定。嘱咐患者主动屈伸DIP关节,防止DIP挛缩。4周后去掉夹板。假如有伸直受限,则夹板使用延长4周。

练习方法:①1~8周,主动和被动活动MP和DIP关节。逐渐增大DIP的被动屈曲,目的是牵伸斜束支持韧带。②第8周,轻柔主动及被动屈曲PIP关节（可使用并指指套,利用邻指的屈曲辅助伤指屈伸）。③10~12周,重点是恢复屈曲。PIP关节的屈伸练习。

（十）鹅颈畸形康复治疗

临床表现:PIP关节过伸,DIP关节屈曲畸形。

维持与畸形相反的姿势,PIP关节轻度屈曲,防止过伸。同时允许充分屈曲指间关节。

第八节 骨折整复后的康复治疗

康复治疗一般分为两个阶段进行:骨折整复后的固定期和骨折临床愈合期(即早期和后期)。骨折固定时间因其损伤部位和程度不同而有差异。长时期固定和持续性水肿是关节僵硬的最主要原因。因此,早期康复重点是控制水肿,促使骨折顺利愈合。需要经常检查石膏夹板是否固定合适,预防石膏并发症发生。抬高肢体,减少水肿。对于稳定性骨折,一旦肿胀和疼痛减轻(一般伤后5~7天),即可开始主动活动,如进行固定部位肢体的肌肉等长性收缩练习,可减少水肿和防止废用性肌萎缩。不稳定性骨折及复合性骨折脱位者,应固定3周,之后开始主动运动练习。后期康复目的完全不同于早期,其治疗重点是:①消除残存的肿胀;②软化松解纤维瘢痕组织;③增加关节的ROM;④恢复正常的肌力和耐力;⑤恢复手功能协调性和灵活性。

(一) 掌骨骨折

1. **拇指掌骨基底骨折** 骨折分为两类:①不经过关节的拇指掌骨基底骨折,复位后用石膏托或弓形夹板固定4周,陈旧性骨折的轻度移位或成角畸形对拇指功能影响不大。②通过关节的拇指掌骨基底骨折(Bennett骨折),复位容易,但固定困难,常需手术切开复位内固定,2周后拆线,6周后去除钢板和石膏。

康复治疗要点:

固定期:①伤手示、中、环、小指主被动运动。开始时以被动为主,用健手辅助伤手进行指间关节的屈伸运动。待局部疼痛消失后,以主动活动为主。每日3次,每次活动时间以局部无疲劳感为宜。②局部按摩,对伤手软组织进行揉搓挤捏,每日3次,每次以局部有明显热感为宜。

骨折愈合后:①拇指外展、内收、对掌及屈伸活动练习。开始时以被动为主,用健手握住拇指进行,运动幅度不应过大,以骨折部位不痛为限,每日3次,每次30分钟。②1周后以主动活动为主,运动幅度逐渐加大;③做关节主被动运动前,先进行蜡浴或蜡饼的局部蜡疗。石蜡具有热、润滑和可塑性的作用,可软化僵硬的瘢痕和关节。

2. **其他掌骨基底骨折** 骨折移位明显给予复位,石膏托固定4周。

3. **掌骨干骨折** 骨折复位后,用前臂至近节手指石膏固定6周。指间关节可自由活动。

4. **掌骨颈骨折** ①骨折整复后,用石膏或夹板固定3~6周,维持腕关节15°~20°伸直位,MP关节70°屈曲,IP一般不固定(假如没有指骨旋转问题)。②固定期,以拇指和健指的被动运动为主。1周后可主动运动,术后3~5天进行伤指的DIP和PIP关节的被动运动。禁止MP关节的主动和被动运动,防止骨折端剪力影响骨折愈合。腕关节和肘、肩关节的主动运动。③3~6周,去除夹板,伤指MP关节开始运动,先进行被动附加运动,松动关节,继后改为主动+助动运动,当MP关节活动范围明显改善时,可开始主动抗阻运动训练。伤后8周,进行肌力、耐力训练。

掌骨骨折并发症:主要有过度背侧水肿,伸肌腱粘连,关节囊挛缩,内在肌挛缩。

(二) 指骨骨折

1. **近节指骨折** 骨折整复后,掌指关节屈曲45°,近侧指间关节屈曲90°,用背侧石膏条固定4~6周。

2. **中节指骨折** 骨折复位后,向掌侧成角者应屈曲位固定;向背侧成角者应伸直位固定4~6周。

3. **末节指骨折** 整复后用石膏或夹板,将近侧指间关节屈曲90°,远端指间关节过伸位固定6周。

指骨折康复治疗要点:

(1) 固定期:①术后第2天开始健指主动活动。若健指与伤指的屈伸活动没有牵连关系,则可以主动活动;若有牵连,则以被动活动为主。每次活动应达到最大范围。②腕关节,前臂的主动活动。③待伤指疼痛肿胀开始消退,伤指被动的屈伸活动。活动范围应根据骨折部位和症状。若中节、远节指骨折,MP关节活动范围可大些;若近节指骨折,MP关节活动会影响骨折愈合,所以不宜活动MP关节。

(2) 外固定去除后:①重点是指间关节屈伸练习。若骨折愈合好,先进行被动附加运动。继之以被动生理活动为主,主动为辅。若骨折愈合不满意,活动时,应该用手固定保护好骨折部位,然后进行指间关节的被动活动。②等指间关节的挛缩粘连松动后。以主动运动为主,助动为辅,直至各个关节活动度恢复到最大范围。③远节指骨折,指端常合并过敏,需脱敏治疗,可用不同质地物质摩擦指尖,敲打和按摩指尖。

第九节 关节损伤康复治疗

康复治疗注意事项:

1. 所有的主动、被动运动应该轻柔缓慢,任何情况下,运动不应该增加患者的疼痛和肿胀。运动必须在患者的接受范围内进行。

2. 控制水肿是关节损伤治疗的重要组成部分。在某些慢性关节肿胀,甚至在急性损伤期后,冰疗和弹力绷带是控制水肿的有效方法。弹力绷带应以对角线方向缠绕,从远端到近端方向,指甲应裸露在外,以便观察手指血运的变化。

3. 伤指以外的肢体部分必须保持主动活动,避免发生因制动而产生的僵硬纤维化等严重并发症。

4. 关节损伤和手内在肌解剖关系密切,一旦条件许可,应尽早开始内在肌运动。

5. 当 PIP 关节练习时,应该用临时夹板固定 DIP 关节,并且用手维持 MP 关节伸直位。这样做,有助于作用力集中在 PIP 关节,有利 PIP 关节屈伸。然后,去掉 DIP 的夹板,维持 PIP 关节伸直位,活动 DIP 关节。在 PIP 关节损伤中,由于斜束支持韧带的短缩,减少了 DIP 关节活动度,因此活动 DIP 关节很重要。

关节损伤分为韧带损伤、掌板损伤和脱位。

(一) 韧带损伤

关节韧带损伤中 PIP 关节发生率最高,并且桡侧多于尺侧,通常伴有掌板损伤。

康复治疗目标是维持关节的活动度。韧带损伤后,需固定 2~3 周。关节固定 15°~20° 屈曲。使用铝条或石膏条夹板,背侧夹板比较掌侧夹板固定较好,不会松动。这种夹板可使关节掌侧活动。并且不影响 MP 关节和 DIP 关节活动。夹板固定期间,注意预防夹板并发症发生。

3 周后去除夹板,使用联指弹力指套,将伤指和邻指联在一起,1~2 周,主动练习屈伸,但禁止任何侧方活动。直至疼痛消失后,方可解除指套。

MP 关节韧带损伤通常发生于桡侧副韧带损伤。固定范围是从 PIP 关节至前臂中段。MP 关节置放 45°~50° 屈曲。固定 2~3 周。MP 关节轻度屈曲位,允许 IP 关节自由活动。

拇指 MP 关节侧副韧带损伤多见于尺侧,其处理不同于其他手指,由于软组织嵌入骨与韧带之间常需手术修复。术后拇指固定 5~6 周,拇外展 45°~50°,MP 关节轻度屈曲位允许 IP 关节自由活动。去除外固定后,开始主动和主动-助动运动练习,逐渐增加到患者耐受度为止。10~12 周内韧带损伤还不稳定,伤后 6~12 个月患者会感到伤指不适及无力。因此,设计练习方案时应考虑到每个患者的具体情况,循序渐进。

(二) 掌板损伤

治疗:手指夹板固定 2 周。PIP 关节屈曲 20°。2 周后改用背侧阻挡夹板 1~2 周,以保护掌板。在夹板控制范围内练习运动。

陈旧性掌板损伤,已有鹅颈畸形,需要外科治疗。

(三) 关节脱位

PIP 关节脱位可发生在背侧、外侧和掌侧。关节脱位常伴有软组织损伤。背侧脱位主要累及掌板损伤,可能有小骨片撕脱。用夹板固定 3 周,PIP 关节屈曲 20°~30°。3 周后,改用背侧阻挡夹板 1~2 周,在夹板范围内开始主动练习。背侧脱位如果处理不当会产生鹅颈畸形或 PIP 关节屈曲挛缩的并发症。

关节侧方脱位常伴有侧副韧带和掌板抵止点的撕裂。用手指夹板固定 2 周,PIP 关节屈曲 20°。继后,伤指与邻指固定一起,在背侧阻挡夹板保护下,主动运动练习。关节主动运动稳定,但侧方不稳定的关节需要夹板固定 3 周。

关节掌侧脱位,使近节指骨头部不全性或完全性突入伸腱装置,这种损伤采用伸直位夹板固定 4~6 周,保证伸腱装置愈合。去除夹板后主动练习屈伸动作。

骨折脱位的治疗要视骨折大小而采取不同的方案。假如骨折块大,关节不稳定,则需要手术治疗。手术后,石膏固定手指,PIP 关节屈曲 30°~35°,3 周。3 周后开始练习活动,并且佩戴背侧阻挡夹板 1 周。术后 5

周,在控制范围内轻柔伸直运动练习。假如 8 周后关节未达到伸直位,可使用动力牵拉夹板,协助伸展关节。假如,闭合复位满意、关节稳定者,关节固定 2 周,继后改用背侧阻挡夹板 1 周,允许关节伸直活动。

MP 关节脱位少见,一般发生在示指或小指的 MP 关节。由于软组织嵌入关节间隙,大多需要手术复位。手术后,关节固定 3 周。3 周后方可伸展关节。

（四）掌指关节囊切除术后康复治疗

康复治疗前,治疗师应该详细了解有关手术情况,如是单纯关节囊松解,或包括伸肌腱松解。术中 MP 关节被动活动范围等。

手术后 1~3 天开始:

1. 检查伤口有无感染,引流是否畅通。练习开始前,为了减轻伤口疼痛,可进行冰疗或电疗及向心性按摩。

2. MP 关节的主动和被动的活动练习,最大范围屈曲 MP 关节。在患者能耐受程度内,被动牵伸 MP 关节至预定位置。牵伸后疼痛很快会消失。假如疼痛不消退并持续疼痛超过半小时,可能提示治疗师用力过大。被动关节活动后,进行主动活动,以维持牵伸中已达到的关节活动范围。用指夹板将指间关节固定于伸直位,可达到 MP 关节最大范围屈曲。

3. MP 关节屈曲牵引夹板,以维持或增加 MP 关节屈曲,每日 5 次,每次至少 20 分钟。晚上佩戴静力型 MP 关节屈曲,指间关节伸直夹板固定,以维持 MP 关节屈曲。

术后 14~21 天拆线。瘢痕粘连的处理。继续主动和被动关节活动练习及肢体功能活动。

第十节 周围神经修复术后康复治疗

康复治疗方案:

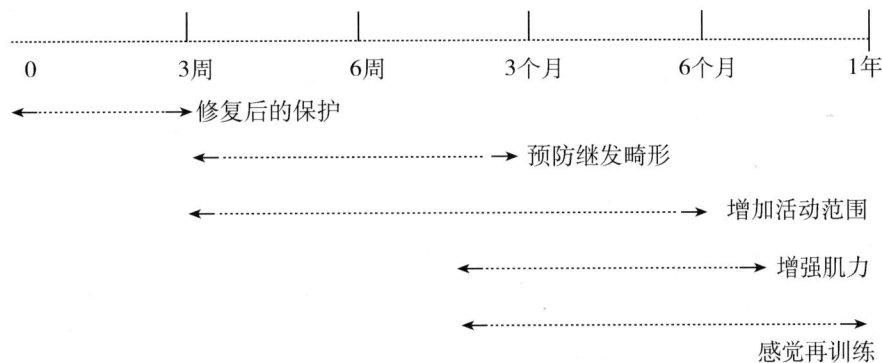

康复目的主要是教会患者自我保护及代偿能力,如皮肤干燥,伤口愈合能力降低,应教会患者每天清洁皮肤,护理皮肤的方法,维持皮肤的柔软及弹性。经常检查皮肤有无压痛及过度使用皮肤的炎症。麻痹或肌力微弱的肌肉应该避免过分牵拉或挛缩。被动关节运动范围训练时,应防止过牵,选择保护性夹板,预防姿势性挛缩等。

（一）正中神经损伤

1. 修复术后,腕关节屈曲位固定 3 周,随后逐渐伸展腕关节至正常位（大约 4~6 周）。

2. 主动活动训练。

3. 用视觉来保护感觉丧失区。

4. 日常生活辅助器具使用,例如佩戴对指夹板,预防第 1 指蹼挛缩,并提供对指抓握功能（图 22-69）。

5. 感觉再训练。

6. 预计神经恢复无望者,可考虑功能重建手术。

（二）尺神经损伤

1. 佩戴 MP 关节阻挡夹板,预防环、小指爪形指畸形（图 22-70）。

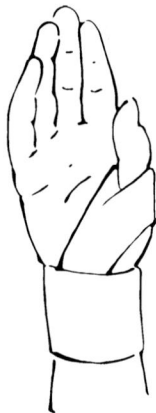

图 22-69 动力型拇指对掌夹板

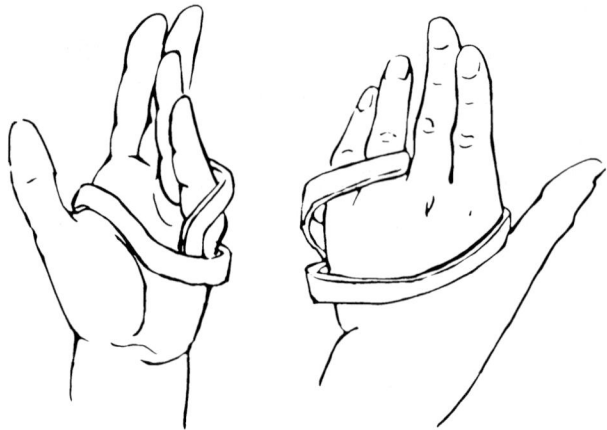

图 22-70 尺神经损伤夹板

2. 用视觉代偿、保护手尺侧缘皮肤感觉丧失区。

3. 对神经无恢复者,可考虑重建内在肌功能手术。

(三) 桡神经损伤

1. 使用腕关节固定夹板,维持腕关节伸直,掌指关节伸直,拇指外展位。预防伸肌过牵,协助手的抓握、放松功能(图 22-71 ~ 72)。

2. 通过活动对肌肉再训练,例如:抓握及松弛动作。

3. 必要时,可施行伸腕、伸拇、伸指功能重建手术。

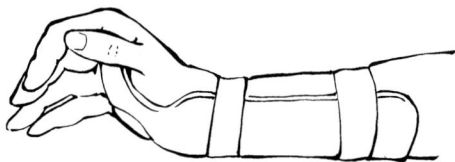

图 22-71 腕关节伸直固定夹板

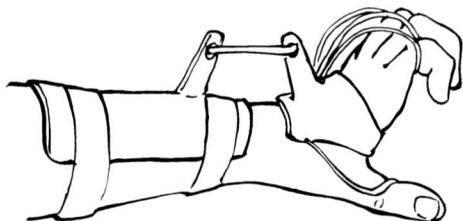

图 22-72 动力型伸腕伸指夹板

第十一节 断肢(指)再植术后的康复

康复前,治疗师应该熟悉病史和手术过程。重点了解手术日期、损伤类型(如碾挫伤、撕脱伤或切割伤),各种组织损伤的平面,骨骼固定及伤口闭合情况等。断肢再植术后的康复大致分为早期、中期和后期三个阶段。

(一) 早期康复治疗(0 ~ 4 周)

1. 术后 0 ~ 1 周 临床给予抗痉挛,抗血凝、抗炎症治疗,保证再植肢(指)体成活。此时一般,康复不介入。

2. 术后 2 ~ 4 周 康复目的是配合临床预防感染,促进血液循环、维持修复血管畅通和加速修复组织的伤口愈合。可采取以下方法:

(1) 超短波电疗法:有促进深部血管扩张,改善血液循环、防止小静脉血栓形成和抑制细菌生长的作用。可加速水肿消退、控制感染。但对骨折断端用细钢针固定者,超短波剂量应严格控制在无热量范围,以免因金属过热而发生烧伤。

(2) 紫外线照射:当术后伤口感染有渗出液时,可用紫外线局部照射。紫外线有杀菌作用,可控制表浅部位的感染,促进伤口愈合。

(3) 红外线照射:可使表浅血管扩张,促进渗出液吸收,保持创面干燥。注意患者肢体感觉丧失,光源应距患手稍远,以免烫伤。

(4)运动疗法:对未加制动的关节,可由治疗师帮助做轻微的伸屈运动,同时嘱咐患者对肩和肘关节作主动活动练习,以免因长期制动而影响其他关节的活动范围。

(5)教育患者的自我保护意识:教育患者再植肢(指)体应保暖,以免受凉引起血管痉挛。教育患者不能食用含有咖啡因液体,以免血管收缩。不能吸烟,因为烟中的尼古丁会降低血液中的含氧量,危及再植肢体的血液供应。教育患者应抬高伤肢,保持于心脏平面,减少水肿的发生。

(二)中期康复治疗(5~8周)

中期康复自解除手的制动后开始,目的是控制水肿,防止关节僵硬和肌腱粘连。

1. 主动运动　练习手指的伸、屈和钩指、握拳等动作。动作要轻柔,以免拉伤修复的组织,治疗师应正确指导患者进行练习。

2. 教会患者伤肢感觉丧失后的代偿技术,用视觉来代偿皮肤感觉的丧失。

(三)后期康复治疗(9~12周)

此时骨折已愈合,肌肉、神经和血管愈合已牢固。此期可用被动活动和抗阻力运动。康复重点是继续减少水肿,瘢痕处理,主动关节活动度练习,功能活动训练(如日常生活活动),感觉再训练等。

1. 理疗　常用的有超声波治疗、音频治疗,可使瘢痕软化。进行关节主动、被动运动前,采用局部蜡疗,可软化僵硬的瘢痕和关节,有利于伤手的功能锻炼。

2. 关节活动度练习

(1)主动运动:主动作关节各方向运动。动作应平稳缓和,达到最大幅度时再适度用力,使关节区域感到紧张或轻度酸痛感。

(2)被动运动:进行被动牵伸活动:此法牵伸力较强,但手法应轻柔,以引起关节有紧张感或酸痛感觉为度。切忌使用暴力或引起明显疼痛,以免引起新的创伤。

(3)夹板:有静力型和动力型夹板两种。使用夹板目的是:①矫正和预防畸形;②改善功能。

3. 肌力和耐力练习　可采用从轻至重的分级抗阻训练。促进肌力恢复的原则是使肌肉尽最大能力收缩,以引起适度疲劳,然后适当休息,使肌肉在恢复及随后的超量恢复中恢复及发展其形态和功能。

4. 感觉再训练　可参阅"康复治疗技术"中的有关部分。

5. 作业治疗　在关节活动度和肌力有一定恢复时,可及时开始各种日常生活活动和功能性活动练习。可参阅作业治疗有关部分。

第十二节　前臂缺血性肌挛缩的康复治疗

根据康复治疗和预后的不同,我们将缺血性肌挛缩分为三型:①轻型:指深(或)浅屈肌挛缩、不能同时伸腕伸指、仅腕屈曲时,能够主动或被动伸指;或者屈指位时,能够主动或被动伸腕,一般无皮肤感觉障碍,预后较好;②中型:指深、浅屈肌,拇长屈肌,腕屈肌,旋前肌挛缩,或者有手内在肌挛缩,伴有正中神经感觉分布区的皮肤感觉障碍;③重型:前臂屈肌、伸肌和手内在肌挛缩,运动和感觉丧失,一般预后差。

(一)治疗方法

1. 在康复前,首先控制创面感染,促进伤口愈合。可采取超短波、紫外线、换药等综合处理。

2. 强化热疗　根据缺血性病变的不同程度和病因,采用较常规治疗大2~4倍的强化热疗法。①超短波:板状电极,前臂至手对置,微热量,每次15分钟,每日1~2次;②波谱:前臂至手,距离15cm,每次20分钟,每日1~2次;③蜡疗:盘蜡,40℃左右,每次30分钟,每日1~2次,部位为前臂和手。

3. 低中频电疗

(1)电刺激:电极4cm×5cm,置于前臂屈侧。频率10Hz,波宽100ms,每次20分钟,每日1次。

(2)音频:电极8cm×1.5cm,置于瘢痕两侧,平行放置,每次20分钟,每日1次。

4. 运动疗法

(1)按摩:蜡疗之后,立即进行按摩。用揉捏法按摩前臂屈肌,手法要轻柔,但也要有一定力量,避免用粗暴的手法或引起疼痛。

（2）被动运动：当肌肉失神经支配或关节僵硬，为保持关节的活动范围，对手和腕部各关节进行被动活动，并对挛缩肌肉进行牵伸活动。

（3）主动运动：当神经逐渐恢复，应抓紧时机训练手的主动或助动活动，如屈伸指间关节，掌指关节，拇外展、对指，手指外展内收，腕屈伸，前臂旋转及肘关节屈伸活动等。

（4）肌力训练：利用墙壁拉力器训练前臂屈肌。重量从 2kg 开始，20~50 下/次，每日 2 次。手握 2 磅重小哑铃，屈腕、伸腕、屈肘训练，15~30 下/次，每日 2 次。手捏橡皮泥，训练手指屈肌及手内在肌，30~50 下/次，每日 2 次。肌力训练强度应以患者感到轻度疲劳感为宜。

（5）作业疗法：进行日常生活训练，如系钮扣、刷牙洗脸、拿勺、夹持筷子等。功能性训练，如写字、拧螺丝、打字、编织等。

（6）感觉训练：①用铅笔的橡皮端，由近端到远端轻轻地反复的轻触手指皮肤；②辨别不同形状及不同质地的物体，分别在睁眼-闭眼下进行；③在砂子或米粒中加入各种物体使其捡出，分别在睁眼-闭眼下进行。

（7）夹板支具的使用：主要用于重型或中型的患者。目的是牵伸挛缩的肌肉，维持屈肌长度，纠正畸形。可制作一个可以调节角度的腕托，置于前臂掌侧。随着功能的恢复，不断调节角度，以保持屈肌长度。为矫正屈指和拇内收畸形，可制作伸指及拇外展的夹板。

（二）康复治疗的作用和意义

肌肉缺血后发生的纤维坏死变性，并不都是不可逆的变化。在较轻的病例，坏死的肌纤维可以被吞噬细胞移去，然后由附近的有活力的肌肉再生新的肌纤维来代替。临床观察，缺血挛缩发生后 48 小时以内，若未经过适当的治疗，挛缩逐渐加重，数周后达最严重程度。数月后又可有所恢复。采用强化热疗，可扩张血管，增加血流量，改善肌肉的营养，同时可以消除水肿，促进神经恢复。低中频电疗，可刺激损伤的神经肌肉，减少或防止肌肉萎缩，促进神经恢复，软化瘢痕，松解粘连。运动疗法可以牵拉伸展挛缩的肌肉和韧带关节囊，使部分纤维变性的肌肉组织在应力作用下胶原纤维弹性增加，血液循环改善，使残存的肌细胞恢复活力和功能。同时可以保持关节的活动度，防止肌萎缩。主动和被动运动可促进淋巴及静脉回流，消除水肿，增强肌力，使瘢痕粘连减少到最小程度。作业疗法是训练手指的灵活性和协调性。因此，及时有效的康复治疗可以促使病理过程向好的方面转归，减少并发症的发生。缺血性肌挛缩病情稳定需要半年左右时间。因而，一般需观察半年至 1 年时间，再决定手术治疗。但是，观察并不等于消极等待，有些临床医师对康复治疗认识不够，使许多患者失去了早期治疗的机会，致使手功能得不到应有的恢复，造成残疾，这个教训值得注意。

重度缺血性肌挛缩的治疗以功能重建为主。对于此类患者，康复治疗是为择期手术作准备，例如改善局部软组织条件，被动活动僵硬的关节，使关节活动度达到功能重建的需要，可以提高手术的效果。

第十三节 手烧伤康复治疗

手烧伤后期并发症表现为：局部创面炎症、肿胀、植皮区和供皮区部位的奇痒及色素改变、关节僵硬、MP 关节伸直挛缩、PIP 关节屈曲挛缩、指蹼特别是拇指指蹼挛缩、增生性瘢痕、甲床损坏和严重的心理创伤等。

康复治疗大致分为两个阶段：早期（烧伤治疗期）和后期（愈合期或手术后期）。早期康复重点是配合临床控制炎症，促进伤口愈合，减少水肿，维持手的正确体位。后期康复目标是减少组织瘢痕增生粘连以及挛缩畸形，增加关节活动度，最大限度地减少手功能障碍。为了预防关节畸形，恢复手的最佳功能，在医疗条件允许的前提下，早期活动和控制肿胀是非常重要的环节。

（一）早期康复治疗

1. 保护性体位 手夹板维持伸腕 30°，MP 屈曲 70°~90°。PIP 和 DIP 伸直位，拇对掌位，保护伸肌腱装置。除了活动练习外，其余时间都得佩戴夹板。

2. 植皮前活动练习 禁止被动关节活动或完全握拳运动。各指进行单独主动-助动运动。练习：①在 PIP 和 DIP 伸直位，伸/屈 MP 关节；②在 MP 和 DIP 伸直位，伸/屈 PIP 关节；③在 MP 和 PIP 伸直位，伸/屈 DIP；④在 IP 伸直位，拇指 MP 关节伸/屈；⑤在 MP 伸直位，拇指 IP 伸/屈；⑥拇指对指练习。上述练习方法可消除对伸腱装置的牵伸,而不影响各关节的活动。

3. 局部创面炎症的处理

(1)超短波:炎症急性期用无热量、对置,10 分钟。间隙:小功率为 1～2cm,大功率 3～5cm。亚急性期及慢性期:用微热量,对置,10～15 分钟,假如感染在深层,首选超短波,但应严格掌握剂量。

(2)紫外线:创面浅层感染,使用中波紫外线疗效好,波长 280～320μm。1～2 级红斑量,用于新鲜创面,促进上皮生长;3 级红斑量用于炎症急性期,促进炎症局限吸收;4 级红斑量用于化脓性创面,促使坏死组织尽快脱落。

联合使用超短波和紫外线对于控制创面炎症及消肿,效果更好。但是,应先做超短波,后做紫外线;反之,超短波会影响紫外线的红斑量。

4. 减少水肿 患者因疼痛和水肿往往将手放置于舒适体位,然后这种舒适体位容易造成腕关节掌屈桡偏,MP 关节伸,指间关节屈曲、拇内收畸形。所以治疗一开始,就应该抬高患肢,有利消肿,同时用手部夹板固定。

(二)后期康复治疗

创面愈合(或植皮)后,新生皮肤纤维薄而脆性大,容易产生水疱,需护理。可涂抹无刺激性护肤剂,保持新生皮肤润滑柔软有弹性。如果出现水疱,可用无菌纱布覆盖创面,直至创面干燥。待新生皮肤稳定后,可以按摩,以松解组织粘连。为了避免关节韧带的损伤或瘢痕纤维撕裂,被动活动需轻柔缓慢。由于新生皮肤纤细娇嫩,而且感觉尚未恢复,因此,热疗要谨慎使用,以免烫伤。同时鼓励伤员使用患手做日常生活活动和功能性活动。活动练习重点是 MP 关节 PIP 和 DIP 关节的屈伸和拇外展、对指功能。逐渐进行关节全范围活动、肌力、耐力、灵巧和协调性训练。另外,进行皮肤感觉训练。

1. 增生瘢痕处理

(1)加压治疗:创面愈合瘢痕成熟需 12～18 个月,大约 70%～80% 的烧伤会产生增生性瘢痕。凡是累及真皮层烧伤的创面,包括植皮者,都应该给予加压治疗。其原理可能是:持续施加与毛细血管压力 25mmHg 相近的压力,可使胶原纤维重新排列。加压治疗方法有弹力绷带、压力手套等。加压治疗需持续进行,每天除了梳洗卫生外,其余时间都应佩戴。压力手套应戴 12～18 个月,直至瘢痕成熟为止。每 3 个月需重新测量制作手套。手套内外面应该反着戴,以免缝线压迫皮肤。手部皮肤与手套间,特别是指蹼部位必须紧密接触。手背皮肤易磨损,应等待创面愈合才能戴手套。否则创面不易愈合。

(2)音频电疗法:有良好的软化瘢痕、改善组织营养的作用,并有止痒、止痛效果。每日 1 次,每次 30 分钟,20 次为一个疗程。

2. 挛缩的处理

(1)挛缩是指跨越或围绕关节的肌肉、肌腱和关节囊的结缔组织缩短的结果。防止挛缩主要是尽早进行关节全范围活动,保持正确的体位和夹板支具的使用。只要条件允许,患者应尽早开始活动。如果患者不愿意主动活动,可给予轻柔的主动-助动运动。任何被动运动不能过度,否则会加剧原有的损伤、水肿和出血,造成关节进一步受限。我们一般采取主动-助动运动。因为这样有利于维持肌力和正常的运动模式。指导患者按下列要求操练。每次练习要达到关节活动最大范围,每天 3 次,每次 30 分钟。①手指伸直、外展内收;②拇指和腕关节的全范围活动;③拇指对指;④指间关节伸直位下的 MP 关节屈伸;⑤MP 关节伸直位下的指间关节屈伸。注意:深度手烧伤避免过度做握拳及被动屈曲 PIP 关节,以免损伤伸指肌腱。假如整个上肢烧伤,上肢应抬高,肩关节维持 90°位,肘关节伸直位。单纯手烧伤不该忽视上肢其他关节活动。老年人尤其注意,防止肩关节和肘关僵硬。前臂作旋前、旋后活动。

(2)保持正确的体位:正确的体位是对抗挛缩的方向,根据烧伤部位不同采取相应的体位。例如单纯手背烧伤,腕关节宜放置于掌屈位;单纯手掌烧伤,腕关节宜背伸位;全手烧伤,腕关节应置于微背伸,MP 关节屈曲 80°～90°,使侧副韧带维持在最长位置,可预防 MP 关节过伸畸形;指间关节伸直位,以免伸腱损伤,拇指外展位。伤口愈合后的挛缩可能会持续数月之久,应该向患者讲清楚长期牵伸活动的重要性,对于出院患者应定期随访。

(陆廷仁)

第二十三章

手功能评定

一、概　述

手的解剖结构精细,功能复杂,一旦受到损伤或发生疾患,常招致功能障碍。过去评定手功能的方法有数种途径,如神经损伤,有 0~5 级的肌力评定法及 1~5 级的感觉功能评定法;肌腱损伤,有 TAM(total active movement)评定法;断肢(指)再植,有综合的功能评定法等。这些评定方法有一定的科学性、实用性,多年来一直被广大医师沿用着。但手部外伤常是复杂的,手的疾患也常影响一种以上组织结构的功能,所以,上述的某一种评定方法,均不能说明手的整体功能情况。为此,有必要探索能评定比较全面的手功能的方法。

(一) 评定手功能的目的

1. 手外伤多是复合性的,常造成感觉、运动以及外观等多种功能障碍,应该有一种统一的功能障碍评定方法,以表达伤残程度。

2. 手部的修复手术也多是综合性的,即一次修复数种组织结构。每一例的治疗前后,或某种方法的治疗效果,都要有一个科学的、客观的比较。治疗手部伤病的最终目的是改善或恢复手的功能,所以,评定功能是比较疗效的理想方法。

3. 手部伤病致残后,常影响一个人终身的生活与工作质量,社会的有关部门,包括涉及工伤事故、保险、法律等的单位,常需要客观而准确地判断残手功能丧失情况。因此,也要求有一个统一的评定功能的标准。

(二) 制定功能评定标准的原则

1. 评定方法要简便易行,要使任何临床医师都能掌握,使用方便;

2. 评定标准尽量通用,尽可能与国际标准统一,便于国内、国际学术交流;

3. 既要有较细致的、具体的一些单项指标,又要有一套能评定综合功能的标准。

二、手功能评定方法

(一) 制定评定功能标准的依据

1. 1983 年 Swanson 等制定《手功能失能的评定》(evaluation of impairment of hand function),其中包括肢体长度缺损,关节活动范围及感觉功能障碍等单项的检查方法及评定标准。还可将各单项的失能百分数通过公式计算,或查阅表格,能得出总的手的失能百分比。方法比较准确,标准比较合理,结果比较实用。

2. 1989 年,我国手外科工作者召集了一次手功能评定标准的专题研讨会。会议认为,在现阶段 Swanson 等制定的手功能评定标准,概括了手的外观、运动功能及感觉功能等几种重要功能,既有单项评定标准又有综合计算方法,比较全面并符合实际。但也发现其中一些不足之处。最后,与会者参照 Swanson 等的评定方法与标准,结合我国手外科的具体情况,整理出《手功能评定标准专题讨论会纪要》,建议国内手外科医师参照试用。

3. 1994 年,赵书强等发现 Swanson 等制定的手失能评定标准,有一些不合理和不足之处。在《手功能评定标准的改进》一文中,将 Swanson 等的评定标准作了如下的改进和补充:

（1）将拇指外展及对掌功能的检查,由单纯距离的计算改为距离比值的计算;

（2）将手掌及腕部纳入手部缺损的计算方法;

（3）将手部皮肤感觉检查分级和两点辨别试验的结果同时纳入感觉评定标准中;

（4）将手掌手背的感觉障碍,纳入全手的感觉评定标准。

（二）评定标准

手的功能虽然非常复杂,但分析起来,主要是由肢(指)体的完整情况、感觉功能和运动功能所组成。所以,从以上三方面定出功能障碍的标准即失能百分比,总起来即是手或上肢功能障碍情况。

1. 不同截肢(指)平面失能百分比

（1）一侧上肢的截肢:伤肢是100%失能,但只是双上肢功能的60%失能;双上肢的截肢不能按120%失能计,只能计100%失能(图23-1)。

（2）肱二头肌远端附着处以远的截肢:则上肢失能95%。

（3）掌指关节平面的截指:上肢失能90%。

（4）桡腕关节平面的截肢:手100%失能。手功能是由拇指、手指、掌、腕的功能协调组成,缺少任何一部分都将影响整个手的功能。为准确估算手的失能程度,必须将100%这个手功能指数,按功能重要程度划分给手的各部位:拇指36%,示指18%,中指18%,环指9%,小指9%,掌腕部10%(图23-2)。

（5）拇指及手指掌指关节水平截指:整个上肢也是整个手失能90%。

完整的拇、手指功能如果各为100%,则不同平面的截指,失能指数也有所不同。拇指指间关节截指,拇指失能50%,掌指关节截指,拇指失能100%。手指远端指间关节截指,手指失能45%,近端指间关节截指手指失能80%。掌指关节截指,手指失能100%(图23-3)。

拇指占整个手功能的36%,拇指末节是整个拇指的50%,故拇指末节截指应是整个手失能18%。示、中指各占整个手功能的18%,末节又占整个手指的45%,故示、中指末节截指,全手应是8.1%失能。同样理由,示、中指近节指间关节截指,全手应是14.4%失能。环、小指各占全手功能的9%,末节截指,全手失能应是4.5%。近端指间关节截指,全手失能应是7.2%。

2. 感觉障碍失能的百分比　手的感觉功能为全手功能的50%。全手感觉功能丧失,则手失能50%。由

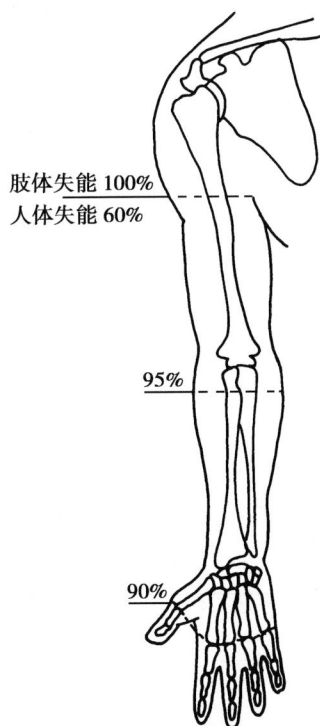

图23-1　上肢不同截肢平面对人体及肢体失能百分比

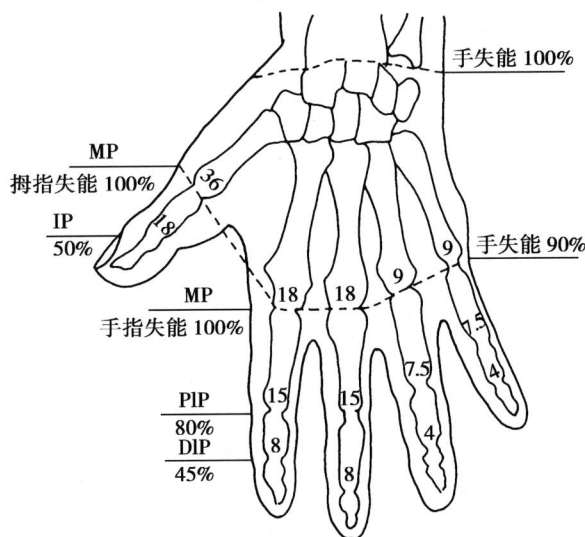

图23-2　不同截指平面对拇、手指失能百分比

拇指截指平面　　　　　失能（%）

手指截指平面　　　　　失能（%）

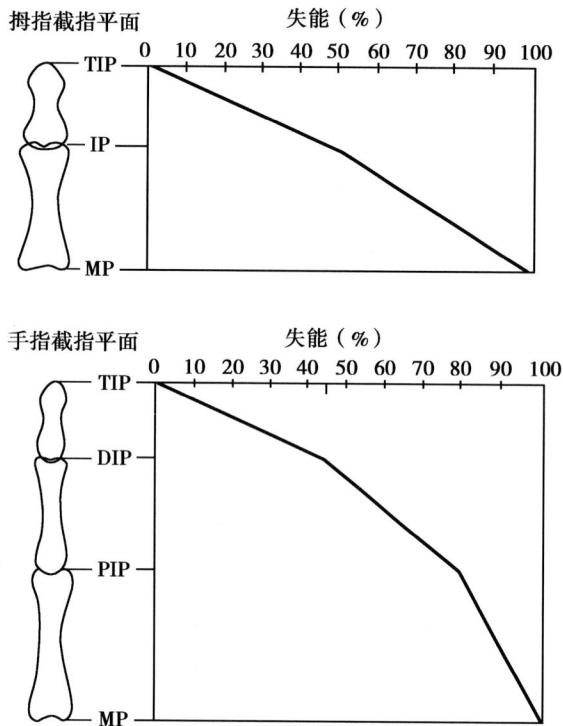

图 23-3　拇、手指截指失能百分比

A）]÷100 较为实用,且为国际手外科联合会所认可。

于拇指及各手指截指对手失能的指标不同,故拇、手指感觉障碍所引起手失能的百分比也不一样。再者,按感觉障碍程度不同分为 5 级,各级对手失能影响也各不相同。为此,按感觉功能对手功能的重要程度,将手分为 12 个区,计算出各级感觉障碍对各区失能的百分比(表 23-1)。

感觉功能检查的分级及两点辨别试验的标准,是依据国际手外科联合会的周围神经损伤临床疗效的评定方法(表 23-2,3)。由于感觉分级检查及两点辨别试验,是对一种功能检查的两种不同方法,因此两种检查结果应有一个恰当的约定(表 23-4)。

3. 运动障碍失能百分比　手部主要的运动功能包括:拇指及手指掌指与指间关节的屈伸;拇指的屈、伸及收、展;腕关节的屈、伸及桡尺偏。

手的关节很多,且手指有屈、伸障碍,拇指有屈、伸及收展障碍,腕关节有桡尺偏障碍及屈伸障碍之分。实际应用中必须求出整个手指、拇指或腕关节的失能百分数,再换算成整个手的失能百分数。Swanson 在美国医学会(AMA)"四肢和腰背损伤评定"的基础上提出的复合值计算公式:A+[B×(100−

表 23-1　手部感觉障碍对手各部位失能影响(%)

分区加权分级	1	2	3	4	5	6	7	8	9	10	11	12
S1	7.2	10.8	5.4	3.6	5.4	3.6	2.7	1.8	1.8	2.7	3	2
S2	5.76	8.64	4.32	2.88	4.32	2.88	2.16	1.44	1.44	2.16	2.4	1.6
S3	4.32	6.48	3.24	2.16	3.24	2.16	1.62	1.08	1.08	1.62	1.8	1.2
S4	1.44	2.16	1.08	0.72	1.08	0.72	0.54	0.36	0.36	0.54	0.6	0.4
S5	0	0	0	0	0	0	0	0	0	0	0	0

注:1. 拇指背侧　2. 拇指掌侧　3. 示指桡侧　4. 示指尺侧　5. 中指桡侧　6. 中指尺侧　7. 环指桡侧　8. 环指尺侧　9. 小指桡侧　10. 小指尺侧　11. 手掌　12. 手背

表 23-2　感觉检查分级

分　级	感　觉
S1	无感觉
S2	在单一神经支配区有深部组织痛觉
S3	在单一神经支配区有浅表痛觉和触觉
S4	在单一神经支配区有浅表痛觉和触觉,同时过敏反应消失
S5	在单一神经支配区内两点辨别试验恢复正常

表 23-3　两点感觉辨别试验结果评定标准

分区	1	2	3	4	5	6
极差	>10	>10	>10	>20	>20	>20
减退	6~10	7~10	8~10	9~20	10~20	11~20
正常	5	6	7	8	9	10

注:分区　1. 指端→远侧指间关节　2. 远侧指间关节→近侧指间关节　3. 近侧指间关节→指蹼　4. 指蹼→远掌横纹　5. 远掌横纹→掌中心　6. 掌中心→腕

表 23-4 两种感觉检查结果的对应关系

感觉分级检查	S1	S2	S3	S4	S5
两点辨别试验		极差	减退		正常

例如,一个手指的远指间关节失能 30%(为 A),近指间关节失能 20%(为 B),掌指关节失能 25%,按公式计算 $30+[20\times(100-30)]\div100=44$。再以 44 作为 A,掌指关节失能 25% 作为 B 按公式计算 $44+[25\times(100-44)]\div100=58$。则该指总的运动失能为 58%。依此类推,即可将手指、拇指及腕关节的各项活动失能百分比按复合值计算公式计算出全手的失能值。

基于 $A+[B\times(100-A)]\div100$ 公式,简化计算方法,将失能值按递增 5% 的方法制成失能复合值的复合表(表 23-5)。如果有 3 个以上的值需要复合,则先用其中两个值查表进行复合,得出结果后再与第 3 个值复合,以此类推,便可得出总的复合值。

表 23-5 失能复合值查阅表(%)

	5	10	15	20	25	30	35	40	45	50	55	60	65	70	75	80	85	90	95
5	10	15	19	24	29	34	38	43	48	52	57	62	67	72	76	81	86	91	95
10	15	19	24	28	33	37	42	46	51	55	60	64	69	73	78	82	87	91	96
15	19	24	28	32	36	41	45	49	53	58	62	66	70	75	79	83	87	92	96
20	24	28	32	36	40	44	48	52	56	60	64	68	72	76	80	84	88	92	96
25	29	33	36	40	44	48	51	55	59	63	66	70	73	78	81	85	89	93	96
30	34	37	41	44	48	51	55	58	62	65	69	72	76	79	83	86	90	93	97
35	38	42	45	48	51	55	58	61	64	68	71	74	77	81	84	87	90	94	97
40	43	46	49	52	55	58	61	64	67	70	73	76	79	82	85	88	91	94	97
45	48	51	53	56	59	62	64	67	70	73	75	78	81	84	86	89	92	95	97
50	52	55	58	60	63	65	68	70	73	75	78	80	83	85	88	90	95	95	98
55	57	60	62	64	66	69	71	73	75	78	80	82	84	87	89	91	93	96	98
60	62	64	66	68	70	72	74	76	78	80	82	84	86	88	90	92	94	96	98
65	67	69	70	72	73	76	77	79	81	83	84	86	88	90	91	93	96	97	98
70	72	73	75	76	78	79	81	82	84	85	87	88	90	91	93	94	96	97	99
75	76	78	79	80	81	83	84	85	86	88	89	90	91	93	94	95	96	98	99
80	81	82	83	84	85	86	87	88	89	90	91	92	93	94	95	96	97	98	99
85	86	87	87	88	89	90	90	91	92	93	93	94	96	96	97	98	99	99	99
90	91	91	92	92	93	93	94	94	95	95	96	96	97	97	98	98	99	99	100
95	95	96	96	96	96	97	97	97	97	98	98	98	98	99	99	99	99	100	100

例如,一个手指远指间关节失能 30%,近指间关节失能 20%,掌指关节失能 25%。从表 23-5 中可以查到 30% 和 20% 的复合值是 44%。按递增 5% 计,44% 应为 45%。再查 45% 和 25% 的复合值为 59%,即为该指整个运动失能百分数,与用公式算所得的 58% 近似。

(1) 手指运动失能百分比,分背伸失能(IE)、屈曲失能(IF)和关节强直(IA)。对运动功能来说,虽然丧失的运动度数相同,但由于关节失能的位置不同,其功能障碍程度也就不同。现将经 Swanson 改进的美国医学会的手指各关节运动失能标准列后:

1) 掌指关节运动失能百分比(图 23-4)。

2) 近指间关节运动失能百分比(图 23-5)。

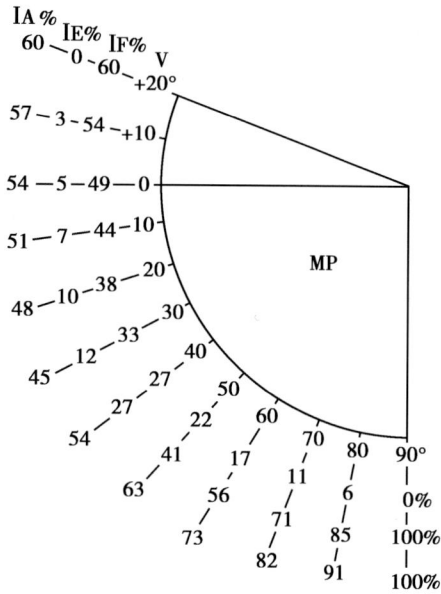

图 23-4　掌指关节失能百分比
ⅠA 在 30° 为 MP 关节功能位,失能最少为 45%。过伸畸形失能百分比也包括在图内　ⅠA = 关节僵直失能　ⅠE = 关节伸直失能　ⅠF = 关节屈曲失能

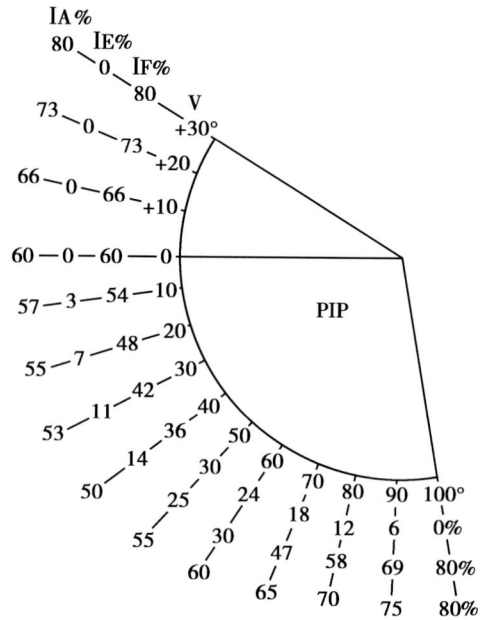

图 23-5　近侧指间关节失能百分比
近侧指间关节功能位 40°,关节僵直在此位置失能最少为 50%

3)远指间关节运动失能百分比(图 23-6)。

(2)拇指运动失能百分比:拇指功能为手功能的 36%,其中感觉和运动分别为拇指功能的 50%,即各占手功能的 18%。拇指运动功能主要由屈伸、收展、对掌三项构成,其中屈伸占 20%,收展占 20%,对掌占 60%。

1)拇指掌指关节运动失能百分比(图 23-7)。

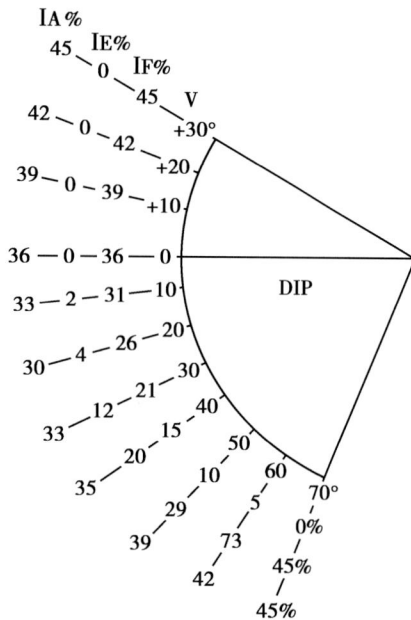

图 23-6　远侧指间关节失能百分比
远侧指间关节功能位 20°,关节僵直在此位置失能最少为 30%

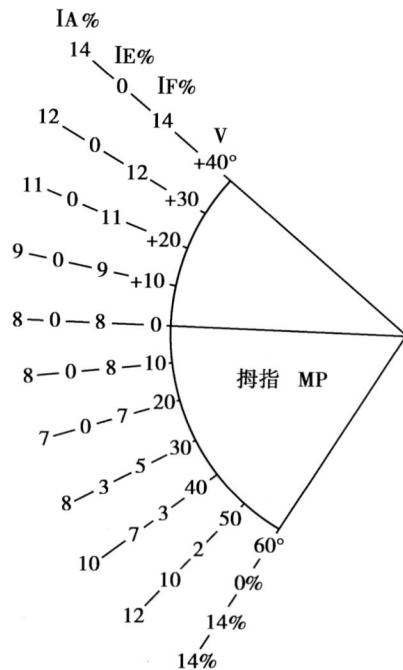

图 23-7　拇指掌指关节失能百分比
掌指关节功能位为 20°,ⅠA 最少为 7%

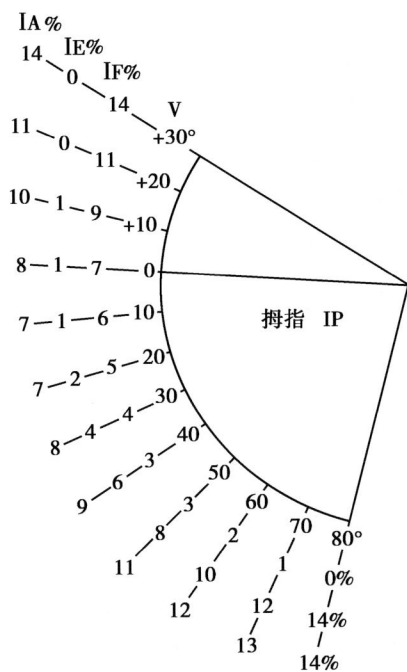

图 23-8　拇指指间关节失能百分比
指间关节功能位为 20°，ⅠA 最少为 7%

2）拇指间关节运动失能百分比（图 23-8）。

3）拇指收展运动失能百分比：用拇指全长（T）与实际收展距离的比值表达。拇指掌指关节和指间关节处于零度伸直位，测量第 1 掌骨基底桡背侧（简称 A 点）至拇指指尖的距离（简称 T）（图 23-9）。拇指在手掌平面上运动，经拇指尖做一条与手长轴平行的直线，测量该直线与 A 点之间垂直距离。内收时该距离称 Ad，外展时该距离称 Ab（图 23-10），当拇指尖处于 A 点桡侧时，Ad 或 Ab 为负值。Ad 与 T 或 Ab 与 T 之间的比值即为拇指收展运动失能的百分比（表 23-6）。

手掌及四指在冠状面处于伸直位，拇指尽量离掌心外展并与示指同处于一个矢状面内，测量拇指掌侧指间横纹中点（E）至中指掌指关节掌侧横纹中点（F）之间的连线距离（M_o）。拇指向掌心做对掌运动，并尽量使 E 点向 F 点靠近，测量 F 点与 E 点之间距离（mo）（图 23-11）。计算 M_o 与 T 或 mo 与 T 之间的比值，以评定拇对掌功能（表 23-7）。

（3）腕关节运动失能百分比：腕关节的运动功能是由掌屈、背屈和桡、尺偏构成。

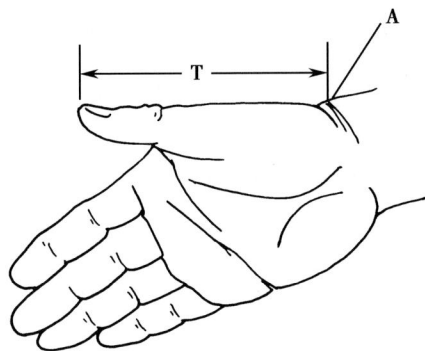

图 23-9　拇指全长测量方法

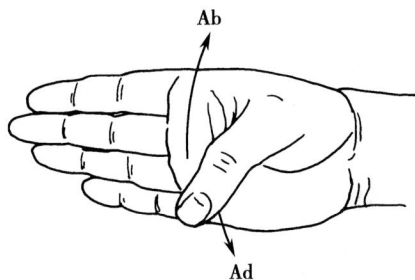

图 23-10　拇指内收、外展距离测量方法

表 23-6　拇收展功能失能评定标准（%）

Ad 或 Ab	强　直	拇尺侧内收（Ad）	拇桡侧外展（Ab）
-0.40T	90	90	0
-0.20T	85	85	0
0T	80	80	0
0.10T	50	30	20
0.20T	60	20	40
0.30T	70	10	60
0.40T	80	0	80
0.50T	90	0	90

表 23-7　拇对掌功能失能评定标准（%）

M_o 或 mo	强　直	向掌心移动（mo）	离掌心移动（M_o）
0.10T	100	0	100
0.20T	90	0	90
0.30T	70	10	60
0.40T	60	50	10
0.50T	50	50	0
0.60T	70	70	0
0.70T	90	90	0

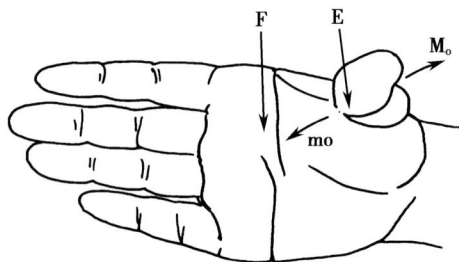

图 23-11 拇指对掌活动测量方法

正常腕关节运动掌屈和背屈各 60°。其运动失能百分数可从图 23-12 中查出(图 23-12)。由于掌、背屈功能为整个腕关节功能的 70%,所以图中查出的数字再乘以 70% 即为腕关节运动失能的百分比。腕关节的主要功能在背屈 10° 到掌屈 10° 之间,故关节强直在此范围内,失能百分比最低。

正常腕关节运动从桡偏 20° 到尺偏 30°。其运动失能百分数可从图 23-13 中查出。由于桡尺偏功能为整个腕关节功能的 30%,所以图中查出的数字再乘以 30% 即为腕关节失能的百分比。腕关节桡偏的主要功能在 0° 到尺偏 10° 位,故关节强直在这范围内,失能百分比最低。

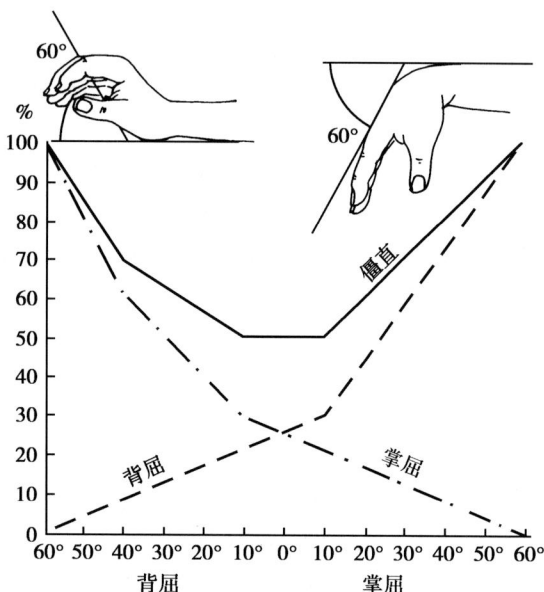

图 23-12 腕屈、伸失能百分比

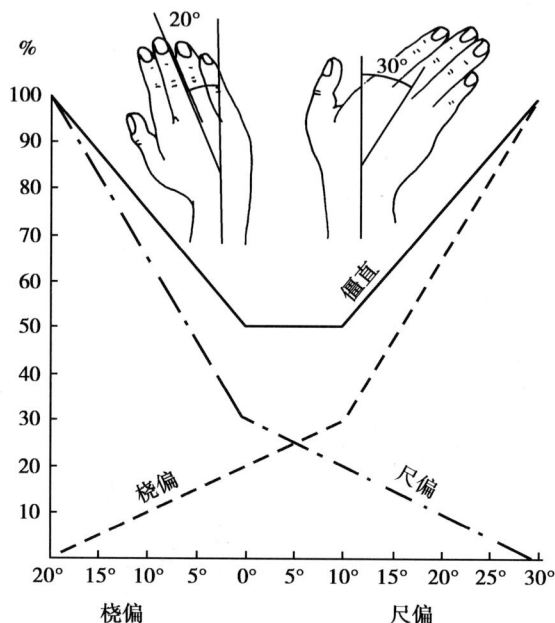

图 23-13 腕桡、尺偏失能百分比

(三) 应用计算机评定手功能

较复杂的手部疾患,常是指体残缺、运动及感觉障碍明显,经用前述方法检查测量后可得出多项数据,还要经过公式计算或查表,才能得出总的手的失能百分比,操作比较繁琐。

赵书强等已将手功能评定标准编成计算机软件,医生只要将手功能检查测量数据输入计算机,立即可得出明确的手失能百分数,并可打印出评定结果。软件采用图形方式,汉字菜单和提示,不需特殊训练,一般医务人员均可操作。

(四) 手功能评定有待进一步完善

手的功能复杂,现有的方法只是对手的主要功能进行评定,还有一些功能障碍、痛苦或影响外观的内容,由于一时不便定出评定标准,所以未能包括进去。如握力、捏力、前臂回旋功能、指体残端痛、无运动障碍的关节痛,以及皮肤有明显瘢痕但不影响手的活动等情况,都有待于在临床实践中进一步探索评定标准,不断完善对手的功能评定。

(王澍寰)

参 考 文 献

1. 李贵存. 手功能评定标准专题讨论会纪要. 中华外科杂志,1990,28:476,566
2. 赵书强. 手功能评定标准的改进. 中华外科杂志,1994,32:69
3. Swanson AB,Haqert CG. Evaluation of impairment of hand function. J Hand Surg,1983,8:709

第二十四章

与手外科相关的组织工程学研究概况

一、概　　述

组织工程学(tissue engineering)是一门涉及生命科学、工程学、材料学等多领域、多学科交叉的新兴学科。其主要任务是应用细胞生物学、遗传学、生物医学工程学、生物材料学、生物化学、基础和临床医学的有关原理,研究和开发能够用来修复和替代损伤或病变组织结构和功能的生物替代物。组织工程学研究的范围与手外科领域中的组织修复、再造与功能重建有密切的关系,如骨骼、软骨、肌腱、神经、血管和皮肤等组织在体外或体内的构筑。在手外科,过去与现在,一直将自体组织作为修复与重建组织缺损与功能重建的主要组织来源,但自体组织移植物的来源有限,且自体移植物的切取会给供区带来新的创伤、继发畸形,甚至新的功能障碍。在过去的数十年中,手外科界在异体组织移植方面做了大量的基础和临床研究,如异体肌腱移植和异体手移植等均获得了可喜的成绩。目前,临床应用异体骨与肌腱移植已趋成熟,但其他异体组织移植的免疫排斥及来源有限等问题,仍严重限制着异体组织移植的临床应用。

1987年,美国国家科学基金会正式提出了组织工程学的概念,即"应用生命科学和工程学的原理和方法,正确认识生理和病理状态下哺乳动物的组织结构和功能之间的关系,并研究和开发用于修复、维护和促进其组织功能的生物替代物的学科"。其基本方法是在体外培养扩增出具有特定生物学功能的细胞(种子细胞),并使其与具有良好生物相容性的可降解生物材料(载体)相结合,形成细胞-材料复合体,经过体外的培养后植入体内受区,生物材料在体内逐渐降解吸收,而种子细胞则不断增殖并分泌细胞外基质,最终形成与病损组织或器官形态和功能一致的生物替代物,进而达到修复和重建病损组织或器官的目的。

可以断言,随着组织工程技术的不断发展和进步,手外科领域中组织修复和功能重建所用的"拆东墙补西墙"的传统治疗模式,将发生根本性的改变。

二、组织工程的基本原理、技术和方法

将种子细胞培养、扩增后种植在生物支架上,使与支架融为一体,然后再移植到体内,在体内成长为所需要的组织或器官。

(一) 种子细胞

种子细胞是组织工程学研究的主要内容之一,也是组织工程化组织再生的首要物质基础。自体细胞为目前组织工程化种子细胞的主要研究对象和来源。虽然同种异体或异种组织细胞来源较为方便,但由于其免疫排斥反应等问题尚无法根本解决,还不能广泛采用。目前较多采用的种子细胞主要为成体组织细胞和干细胞,骨髓间充质干细胞获得容易、表型稳定、免疫源性低、可定向分化,因而有可能成为最有临床应用前景的种子细胞来源。

(二) 组织工程支架材料

组织工程支架材料是指能与组织活体细胞结合,并能植入生物体的材料,为种子细胞提供生长、繁殖、新

陈代谢、物质交换的场所,为形成新组织提供支持。支架材料必须具备细胞相容性和组织相容性。主要有天然和人工合成材料两大类。高分子材料、生物衍生材料、生物陶瓷材料、复合材料等为目前组织工程支架材料的主要研究对象。

(三) 组织工程组织的构建

组织工程组织的构建过程可以在体内或体外完成:①体外组织构建:将体外培养扩增的种子细胞接种在可降解的组织工程支架材料上,然后进行体外培养,随着支架材料的不断降解,种子细胞也不断地分泌特异性细胞外基质,直到形成组织工程化组织,再将其植入体内,修复和重建相应的病变或损伤组织。②体内组织构建:将体外培养扩增的种子细胞种在支架材料上,然后直接将其植入生物体内,在生物体内环境中逐渐生长成特定的组织以修复和重建相应的组织结构。

(四) 组织工程组织血液循环的重建

与其他移植组织一样,组织工程化组织在体内的存活也需要建立相应的血液循环,特别是在移植物较大的情况下。目前的研究方法有,组织工程组织中预构植入血管束、带血管蒂筋膜包裹组织工程组织、体外培养中应用目的细胞和血管内皮细胞复合培养、加入血管内皮细胞生长因子等。

三、与手外科有关的组织工程研究

(一) 肌腱组织工程研究

肌腱缺损后的修复与重建是手外科领域一直在努力解决的难题之一。临床上可以作为肌腱缺损修复或重建的方法有:①自体肌腱移植;②同种异体肌腱移植;③人工肌腱移植;④异种肌腱移植。

自体肌腱移植是目前治疗肌腱缺损临床应用最广、效果最为肯定的方法。自体肌腱的来源有限,且常带来供区的继发损伤。特别是当肌腱的缺损较多而自体肌腱供应不足时,临床上只能用阔筋膜等与肌腱组织学特性相似的组织来代替,而后者往往因术后严重的粘连而影响移植物的滑动,即使二期手术松解也难以取得好的手术效果。近20年来,同种异体肌腱移植已越来越受到手外科医师的重视,有关学者对其免疫原性有关问题、移植后的修复机制、异体肌腱的保存方法等作了大量的基础研究,并逐渐应用到临床上。但仍有问题应深入研究,如减少异体肌腱的免疫原性与保持肌腱生物活性之间的矛盾,为完全消除供体肌腱的疾病传播而进行的多次灭菌或处理措施对肌腱的机械力学的影响等。人工肌腱的临床应用虽有少量报道,但其与组织的严重粘连、抗张力强度弱、腱化程度差、疗效不肯定等问题仍未得到很好的解决。异种肌腱移植还主要集中在实验研究阶段,临床应用尚有距离。

组织工程化肌腱,从理论上讲是一种理想的肌腱修复和重建的方法,供腱来源不受限制,仅需少量的种子细胞在体外培养、扩增即可。形成的肌腱具有生物活力和功能,可以进行形态上的任意塑形。自20世纪90年代在动物模型上完成组织工程肌腱的构建以来,国内外学者在组织工程肌腱种子细胞来源、肌腱细胞与生物支架材料的复合、组织工程肌腱愈合机制及影响因素、力学因素与肌腱细胞及肌腱愈合的关系等方面,进行了大量深入的研究。在实验研究基础上,2001年,杨志明等首先报道了组织工程肌腱和韧带组织在临床的应用。他们将同种异体肌腱细胞作为种子细胞,接种在碳纤维和聚羟基乙酸(PGA)复合材料支架上,在体外培养约1周左右,然后植入人体,修复喙锁韧带损伤及跟腱缺损,经术后2年随访,功能恢复满意。他们通过短串联重复位点检测,证实植入体内的异体肌腱细胞存活,并分泌腱性胶原,形成新的肌腱及韧带。

目前,种子细胞的来源,被认为是组织工程化肌腱进一步研究的主要问题。自体肌腱细胞作为种子细胞,需切取自身肌腱组织来获取细胞,既要一定时间又要付出代价。异体肌腱细胞来源虽相对容易,但免疫排斥反应目前尚未从根本上解决。胚胎肌腱细胞增殖快、免疫原性低,可能是较为理想的同种异体种子细胞。已有研究表明,通过对皮肤成纤维细胞的基因改造,有可能使皮肤成纤维细胞取代肌腱细胞来构建肌腱组织,成为组织工程肌腱种子细胞的主要来源。聚羟基乙酸(PGA)是目前应用较广泛的肌腱细胞支架材料,它具有良好的生物相容性和可降解性,但其降解过程中产生的酸性环境对细胞的生长不利,加入生长诱导剂、使用复合的PGA材料或对材料进行修饰等,可以增强细胞黏附、繁殖和分化能力。与组织工程化肌腱有关的生物力学特性及其关系的进一步探索,是组织工程化肌腱的另一个研究重点。

（二）周围神经组织工程研究

周围神经缺损的修复和重建,是周围神经外科的一个热点课题。到目前为止,自体神经移植仍然是修复周围神经缺损的主要方法,但需牺牲供区的一定功能,且来源有限,不能适应大段或多发神经缺损的需要。其他组织,如骨骼肌、血管、膜管、筋膜、同种异体神经、人工合成神经导管等,也曾被用来作为桥接神经缺损,以诱导和促进神经生长,也有学者用软组织扩张器扩张周围神经来克服小范围神经缺损,但离临床实际需求都相距甚远。

组织工程化的有生物活性和功能的周围神经替代物,称为组织工程化神经,被认为具有广泛的应用前景。组织工程化神经,是以具有良好生物相容性的可降解高分子聚合物为载体,与具有活性的细胞结合形成的具有特定三维结构的复合体。主要研究内容包括:以施万细胞为主的种子细胞的分离培养,细胞外基质替代物及可降解的生物支架材料,组织工程化神经的有机整合和构建。

施万细胞是周围神经组织工程学研究的核心,施万细胞的分离、培养、纯化等技术已越来越成熟,但如何降低同种异体施万细胞移植的免疫排斥反应,是周围神经组织工程学研究的一个难题。延长同种异体施万细胞的扩增时间和冷冻保存,被认为可以降低免疫反应和移植后的排斥,缺点是导致细胞活性下降及促再生能力减低。另外,具有诱导和促进神经生长的一些神经生长因子,也越来越受到重视,并已取得一定的研究进展。神经干细胞作为种子细胞具有多向分化的潜能,作为神经组织工程的种子细胞其优势已越来越明显。特别是干细胞在改善细胞再生、增加移植组织与周围组织整合能力、不必使用免疫制剂等方面具有明显的优越性。

作为细胞载体的细胞外基质有天然和人工合成两种,天然细胞外基质的力学性能及生物学性质不稳定,并且外来胶原的免疫反应带来的一系列问题也需进一步解决。而人工合成材料引起的异物炎性反应及细胞癌性变等,均限制其使用。

虽然具有生物活性的神经组织工程研究已有所进展,但神经组织工程的研究尚有诸多问题等待解决。

（三）关节软骨组织工程研究

造成关节软骨缺损的原因有许多,如外伤、疾病(各种关节炎、退行性改变)、肿瘤等。关节软骨自行修复的能力差,目前应用的修复方法有自体软骨移植、异体软骨移植、软骨膜移植、骨膜移植和软骨细胞移植等,但这些方法临床结果尚不尽如人意,因此,其临床应用受到极大限制。关节软骨组织工程的研究为软骨损伤的治疗提供了新的希望和途径。

目前,可以作为关节软骨组织工程种子细胞的来源较多,自体或同种异体软骨细胞、间充质干细胞(来自骨髓、骨膜、软骨膜、肌腱、横纹肌等)、胚胎干细胞等,均可选择作为种子细胞。到底哪一种来源的细胞是首选的种子细胞尚无定论,人胚干细胞和转基因细胞作为种子细胞的研究,正越来越受到重视。聚羟乙酸(PGA)和聚乳酸(PLA)是用在软骨组织工程中较好的生物支架材料(Vacanti,1991;曹谊林,1996)。曹谊林于1996年利用PGA、PLA共聚物,通过组织工程技术成功地再生了人耳廓形态的软骨组织,被认为是组织工程学领域的一项重大成果。纤维蛋白和胶原蛋白也是软骨组织工程中应用较多的生物支架材料。

软骨组织工程学研究是所有组织工程学研究中进展较快的一个领域,但尚有相当多的问题需不断解决,如种子细胞在体外的调控、标准种子细胞系的建立、软骨组织生长因子的作用机制、新生软骨组织的生物力学特性及退化的控制等。

Vacanti于20世纪90年代首先报道组织工程软骨在临床应用,目前这一技术已经在修复小范围关节软骨缺损方面取得了一定的进展,并有望为手外科小关节软骨损伤提供新的修复方法。

（四）组织工程化人工骨的研究

目前,组织工程化人工骨研究中种子细胞的选择方法和手段已趋成熟,作为种子细胞的成骨细胞来源主要有骨组织、骨膜、骨髓间充质干细胞、成纤维细胞、胚胎干细胞等。来源于骨膜和骨髓的细胞是目前认为更为成熟的种子细胞。如何缩短细胞增殖时间、降低应用异体细胞引起的免疫排斥反应、种子细胞的传代及生物学和遗传特性的保持,是种子细胞研究中需重点解决的问题。有研究表明,生物衍生骨支架材料或其复合材料,有可能成为非常有应用前景的人工细胞外基质。具有特殊生物功能的纳米材料预计也将为组织工程骨组织研究提供新的载体。

组织工程化骨需要根据临床需要构建不同形态、大小,不同生物力学强度的组织工程化骨。目前常用的两种方法,体外构建和体内构建均已在实验室获得成功。国外(Quarto、Vacanti)已有组织工程化骨应用在临床上的初步报道,国内杨志明等也有相关的报道,但临床实际效果尚待长期随访和验证。近年来,国内外学者(Casabona、裴国献、杨志明等)先后进行了血管化组织工程骨的动物实验研究,认为其可以提高组织工程骨构建的效率和骨缺损修复的效果,并已成功地将该技术用在山羊体内负重骨缺损的修复。

(五) 组织工程化皮肤的研究

组织工程化皮肤是世界上最早进入市场的组织工程化产品,目前已在国内外有一定规模的临床应用。特别是在治疗各种皮肤慢性溃疡和创伤、烧伤引起的广泛皮肤缺损等方面,已取得了显著的临床疗效。

种子细胞(表皮角质形成细胞、成纤维细胞、干细胞)、支架材料(胶原海绵、异种脱细胞真皮、同种脱细胞真皮、人工多聚支架材料)及组织工程皮肤的体外构件等是研究的主要内容。根据皮肤的组织学结构又将其分为:表皮替代物、真皮替代物、表皮及真皮复合替代物三种。目前,临床上组织工程化人工皮肤的应用,主要局限在表皮和真皮替代物水平,距离理想的组织工程化皮肤替代物,如具有理想的外形、完整的皮肤组织结构及功能,尚有一段距离。目前常用的表皮替代物仍存在细胞培养周期较长、皮片回缩明显、耐磨性能差、瘢痕挛缩等缺陷。复合替代物同时可以达到修复表皮和真皮的目的,表皮和真皮基质成分可以相互诱导,促进彼此的分化,有利于恢复皮肤的功能和外观。如何能在较短的时间内完成,并能够合成或构建出含有黑色素细胞、郎格汉斯细胞,重建毛囊、汗腺、皮脂腺等附件,可以永久覆盖创面的组织工程化皮肤,仍是组织工程学研究的一项艰巨任务。

(六) 组织工程化血管的研究

目前,临床上常用的血管移植替代物有自体血管、同种异体血管、人工血管等。随着组织工程技术和研究的不断发展,组织工程化血管的研究也日益引起重视。组织工程化血管的构建及功能评价研究已越来越受到重视。

组织工程化血管种子细胞来源主要有,自体平滑肌细胞、内皮细胞、成纤维细胞,皮肤和脂肪细胞也可作为种子细胞的来源。同样,干细胞经诱导分化后也可作为种子细胞,此研究被认为是颇有前景的组织工程化血管研究方向。目前,最为常用的细胞外基质有 PGA、PLA 及其共聚物 PGLA。虽然有学者报道在体外构建出功能性血管,但是组织工程化血管研究仍面临相当多的问题需要解决,如不同的种子细胞培养条件对血管发育及功能的影响,组织工程化血管的生物学、组织学、机械特性的评价,血流动力学对组织工程化血管的影响,生物材料与构建血管顺应性的关系,如何构建口径较小的血管,组织工程化血管的机械强度的研究等。

(田 文)

参 考 文 献

1. 杨志明. 组织工程基础与临床. 成都:四川科学技术出版社,2000

2. 曹谊林. 组织工程学的研究进展. 中国美容医学,2005,14(2):134-135

3. 曹谊林. 组织工程学在外科领域的应用. 临床外科杂志,2005,13(1):33-36

4. 赵劲民. 组织工程学在骨科领域的研究现状. 广西医学,2004,26(4):459-462

5. 杨志明. 组织工程在创伤修复中的应用. 创伤外科杂志,2004,6(2):81-83

6. 曹谊林,崔磊,刘伟. 组织工程在创伤骨科领域的研究进展. 中华创伤骨科杂志,2004,6(7):724-727

7. 翟华玲. 组织工程人工肌腱的研究进展. 国外医学生物工程分册,2004,27(2):104-107

8. 龙剑虹,祁敏,黄晓元. 肌腱组织工程的研究进展. 中华整形外科杂志,2005,21(2):143-145

9. 陈继革,刘开俊,白祥军. 肌腱移植材料与组织工程化肌腱移植技术. 创伤外科杂志,2005,7(1):76-78

10. 曹得君,翟华玲,刘伟,等. 体外构建组织工程化肌腱的初步研究. 中华外科杂志,2004,42(2):110-113

11. 吴志伟,陈峥嵘. 周围神经组织工程进展. 复旦学报(医学版),2004,31(1):103-106

12. 孙晓红,佟晓杰,黄威. 周围神经损伤与组织工程修复的研究进展. 解剖科学进展,2004,10(2):140-143

13. 张鹏,林立新,唐胜建,等. 组织工程神经在修复周围神经缺损中的应用. 中华创伤骨科杂志,2004,6(11):1280-1282

14. 李强,伍亚民. 外周神经组织工程研究进展. 中华显微外科杂志,2004,27(2):158-159

15. 宋春辉,陈统一. 人工神经研究进展. 国外医学骨科学分册,2004,25(5):262-265

16. 胡文,王晓冬.周围神经组织工程研究进展,2004,27(3):149-152

17. 许国华,李家顺,叶晓建.组织工程化人工骨的研究进展.脊柱外科杂志,2005,3(1):47-50

18. 杨志明.组织工程骨的研究成果及存在的问题.中国修复重建外科杂志,2005,19(2):87-89

19. 裴国献,金丹.骨组织工程进展.中华创伤骨科进展,2004,6(1):38-42

20. 曲哲,郭英.血管化在骨组织工程中的应用.国外医学生物医学工程分册,2004,27(3):154-156

21. 梅治.组织工程化关节软骨损伤修复的研究进展.贵州医学,2005,29(5):475-477

22. 张兰玲,管剑龙,韩星海.软骨移植及关节软骨组织工程技术研究进展.第二军医大学学报,2004,25(1):101-104

23. 余方圆.组织工程关节软骨研究进展.中国矫形外科杂志,2004,12(10):785-787

24. 张喜梅,郭筠秋,刘慧雯.组织工程化皮肤的研究进展.国外医学生物医学工程分册,2004,27(1):41-44

25. 马忠锋,柴家科.组织工程皮肤在创面修复中的应用.国外医学外科学分册,2005,32(1):57-60

26. 杨军.组织工程化皮肤及临床应用研究进展.国外医学生物医学工程分册,2004,27(5):274-277

27. 陆新.组织工程皮肤的缺陷与对策.医学研究生学报,2005,18(1):74-76

28. 张友乐,杨克非,高新生,等.冷冻干燥异体肌腱移植的实验研究与临床应用.中华骨科杂志,1997,17:59-61

29. 杨志明,解慧琪,项舟,等.组织工程化肌腱修复喙锁韧带损伤及其体内测定.中华骨科杂志,2001,21(2):69-72

30. 任宏,黄惠民.血管组织工程.国外医学生物医学工程分册,2000,23(5):276-280

31. 刘肖衍,陈槐卿.组织工程化血管的构建及其功能评价.国外医学生物医学工程分册,2004,27(2):69-73

32. 陈兵,张柏根.血管组织工程研究进展和方向.中华外科杂志,2004,42(5):302-305

33. Kim DH, Conmlly SE, Kline DG, et al. Labelled Schwann cell transplants versus sural nerve grafts in nerve repair. J Neurosurg, 1994,80:254-257

34. Cao YL, Vacanti CA, Paige KT, et al. Transplantation of chondrocytes utilizing polymer-cell construct to produce tissue-engineered cartilage in the shape of a human ear. Plast Reconstr Surge, 1997,100:297-302

35. Young RG, Butler DL, Boivin GP, et al. Use of mesen-chymal stem cells in a collagen matrix for Achilles tendon repair. J Orthop Res,1998,16:406-413

36. Cao YL, Liu YT, Liu W, et al. Bridging tendon defects using autologous tenocyte engineered tendon in a hen model. Plast Reconstr Surg, 2002, 110:1280-1289

37. Vacanti CA, Paige KT, Kim WS, et al. Experimental tracheal replacement using tissue engineered cartilage. J Pediatr Surg, 1994, 29:202-204

38. Nasseri BA, Ogawa K, Vacanti JP. Tissue engineering: an evolving 21st-centry science to provide biologic replacement for reconstruction and transplantation. Surgery, 2001,130(5):781-784

39. Bultler CE, Orgill DP, Yanns, et al. Effect of Keratinocytes seeding of collagenglycosaminoglycan membranes on the regeneration of skin in a porcine model. Plast Reconstr Surg, 1998,101:1572-1575

40. Vacanti CA, Vacanti JP. The science of tissue engineering. Orthop Clin North Am,2000,31:351-353

41. Hadlock T, Sundback C, Hunter D,et al. A polymer foam conduit seeded with Schwann cells promotes guided peripheral nerve regeneration. Tissue Eng, 2000,6:119-121

42. Mackinnon SE, Dellon AL. Clinical nerve reconstruction with bioabsorbable polyglycolic acid tube. Plast Reconstr Surg, 1990, 85(3):419-424

43. Burkhard S, Erhard M, Bernhard S, et al. Rat Schwann cells in bioresorbable nerve guides to promote and accelerate axonal regeneration. Brain Research, 2003,963(2):321-326

44. Weinberg CB,Bell E. A blood vessel model constructed from collagen and cultured vascular cells. Science, 1986,231:397-400